临床实用心电图学

主编 吕聪敏 汤建民
主审 冯海新 方炳森

科学出版社
北京

内 容 简 介

本书共 46 章,作者从心电图基础知识入手,详尽阐述了各类心电图的产生、表现、临床意义,并介绍了近年来有关心电图的新知识、新理念(如食管心脏电生理、心脏起搏器技术);同时还融入了作者的经验,特别是对一些图例的分析,具有一些独到的新视点。本书图片资料丰富,内容深入浅出、由表及里、由此及彼,系统地阐述了常见心律失常、食管心脏电生理检查技术及现代起搏器的临床应用。

本书密切结合临床,可供各级内科医生、心电工作者、医学生及高级护理人员阅读参考。

图书在版编目(CIP)数据

临床实用心电图学/吕聪敏,汤建民主编.—北京:科学出版社,2016.6
ISBN 978-7-03-048813-8

Ⅰ.临… Ⅱ.①吕… ②汤… Ⅲ.心电图 Ⅳ.R540.4

中国版本图书馆 CIP 数据核字(2016)第 132807 号

责任编辑:于 哲 董 林 / 责任校对:蒋 萍
责任印制:赵 博 / 封面设计:**bp**柏平工作室

科 学 出 版 社 出版
北京东黄城根北街 16 号
邮政编码:100717
http://www.sciencep.com
北京建宏印刷有限公司印刷
科学出版社发行 各地新华书店经销
*
2016 年 6 月第 一 版 开本:889×1194 1/16
2025 年 2 月第十次印刷 印张:60 3/4
字数:1 958 000
定价:288.00 元
(如有印装质量问题,我社负责调换)

《临床实用心电图学》编写人员

主　编　吕聪敏　汤建民

副主编　焦丽华　冯月华

主　审　冯海新　方炳森

编写人员　（按姓氏笔画排序）

王鸿涛　冯月华　李　莉　吕聪敏

汤建民　焦丽华

主 编 简 介

吕聪敏，女，1967 年出生，教授、主任医师、硕士研究生导师，毕业于河南医科大学医学系，现就职于中国高血压联盟河南省协作中心郑州大学第二附属医院心血管内科高血压门诊。任中国医药信息学会康复信息专业委员会副主任委员、中国动态心电图专业委员会常委、第一届中国心电图会诊中心常委、河南省远程心电诊断学组副主任委员、河南省心脏起搏与电生理专业委员会常委、河南省心电学会常务理事、《实用心电学杂志》编委。国家继续医学教育项目负责人。擅长食管心脏电生理检查、起搏器心电图及心律失常心电图分析。注重追踪国内外本专业的发展动向，连续多年为全国和全省心电图学习班授课。以第一作者在 SCI 收录的期刊 *European geriatric Medicine* 发表论著 1 篇、*Circulation* 收录 1 篇；以第一或通讯作者在《中华心律失常学杂志》《临床心血管病杂志》《中国急救医学》《中华老年心脑血管病杂志》《现代预防医学》等中文核心期刊发表论著 20 余篇。参与主编的《临床心电学及图谱详解》获河南省教育厅科技成果一等奖。现主持科研项目 4 项。曾获省科技成果二、三等奖各一项，省教委一等奖 4 项。

汤建民，男，1970 年出生，主任医师，北京大学医学博士，硕士研究生导师，现任郑州大学第二附属医院心血管内科主任，郑州大学青年骨干教师，河南省医学会心血管病专业委员会委员，郑州市心电生理与起搏专业委员会常委。长期从事心血管内科临床和科研及教学工作，主要研究方向为冠心病和心律失常的介入治疗。目前累计已完成冠心病的介入治疗 3000 余例，心律失常的介入治疗 1000 余例；在国内、外有影响力的学术期刊上发表论著 40 余篇，其中在科学索引（SCI）收录的期刊上发表论著 4 篇，出版专著 4 部，曾参与完成国家自然科学基金 1 项，承担省、厅级科研课题 2 项。

序

　　心电图在 20 世纪临床心脏病领域有着最显赫的进展（Chan、Brady、Harrigan）。它对医学的贡献，任你如何评价都不会过分。美国每年有 1.08 亿急诊病例，绝大多数都要描记心电图。Hampton 认为，心电图是患者病史、体征范围内的自然延伸；完全有理由将它与血常规、尿常规检测并列为三大常规。Bayés de Luna 更是高度评价了心电图的价值，指出"心电图使我们更接近分子机制"可以很可靠地解释一些心脏疾病，例如心电图改变和基因的相关性（如长、短 Q-T 间期综合征）。

　　正由于心电图具有重要的临床诊断价值，近年来心电图书籍呈现蓬勃发展的态势，各种版本层出不穷，各有特色，有相对应的读者群。胡大一教授指出，不认真学习和掌握心电图技术难以成为合格的心血管病专科医师，也不能成为合格的全科医师。中国医科大学第四临床学院院长闻德亮教授认为，有必要对全科医师尤其是心内科医师和急诊科医师进行"系统"的心电图培训。

　　该书主编吕聪敏教授、汤建民主任医师将 20 多年来求真务实的敬业精神融合于字里行间，使该书内容翔实，概念清晰，密切结合临床，普及兼顾提高。作者立足于实用，同时反映近些年来的新知识。例如，较全面地介绍了食管调搏电生理测定、各种类型心脏起搏器的临床应用，特别是增添了与心脏有关的综合征和一些心电现象等内容，使该书更结合临床，具有可读性。该书也融入了作者自己的研究成果，首先在心电领域提出"腹臂导联"这一全新的描记方法，丰富了该书的内容。与时俱进，传承与拓新并举，成为该书的一大亮点。

　　心电图片是心电知识的重要载体，该书每个章节均图文并茂，深入浅出，同时还对不少罕见图片作了诠释，其中有不少独特的见解，可供读者互相启迪。

　　总之，该书内容广泛，可誉为心电知识的"资料库"，犹如一位良师，具有"传道、授业、释疑"的作用。详尽的索引是国内同类书籍中不多见的，成为该书的另一亮点。索引将该书中互有联系的内容组合起来，使分散于书中各个章节的知识点互相联系为一个整体。读者可通过详尽的"索引"，方便地查阅所需内容。

　　科学在发展，知识在更新。知识"变"是永恒的，"不变"是暂时的。今天是相对可信的，明天可能变为"不是"甚或错误。不少新颖的见解常常是从一家之言起步，创新也常常是孕育在"一家之言"中并由此开始的。诚然，其中也会有"不完善"甚或错误。这也是事物的两重性。

　　由衷地祝贺该书的出版，乐为作序。

中华医学会广西分会心电学学会顾问　方炳森
郑州大学第二附属医院原心电图室主任　冯海新

前　言

　　本书除详尽介绍了传统的心电学知识、各种心律失常、常见心电现象、与心电图有关的综合征、心电向量图等外,还详述了食管心脏电生理技术的应用、心脏起搏器心电图的分析,包括新型心脏起搏器特殊功能心电图分析等。同时又叙述了相关的新理念、新观点、新方法,有些是本书作者的新视点,如提高心房波振幅的新导联——腹臂导联、室性早搏发生部位与心肌缺血的关系、隐匿性房室旁道的定位诊断原则探讨以及新型起搏器心室自动阈值管理功能与心室安全起搏功能的鉴别诊断等,详述了一般心电工具书很少涉及的心律失常的难点(如夺获、干扰性窦房联接区分离),收集了大量宽 QRS 波心动过速图例。本书是作者从事心电专业工作 25 年来经验的总结,所选图例绝大多数为作者第一手资料,有些图例实属罕见。为了使本书尽可能地做到系统性,也少量采用了其他书籍和有关期刊文献的资料,个别图例为同行提供,在此对原作者深表感谢。天道酬勤,贵在坚持,难在创新,作者用了近 5 年多时间认真地总结、整理、提炼、加工自己的临床和教学经验及资料,编撰此书,希望它成为一本理论联系实际的综合性心电图专著。

　　为了使本书成为医学工作者,特别是心电图工作者、各级临床心血管医师案头的常用工具,使读者能够快速掌握当今临床心电学的有关知识、食管心脏电生理检查技术及心脏起搏器心电图分析方法,省去多方检索、到处查找之劳,特意编写了十分详细的索引。详尽的目录与方便的索引前后呼应,极大地方便了读者查阅。这些既体现了服务读者的理念,又充分满足了使用者的各取所需和自学的要求,提升了本书的可读性。

　　本书以"说理充分,层次清楚,逻辑严谨,语言规范,文字简洁"为宗旨,力尽求新、求全。编写过程中参阅了大量的心电图及心血管方面的专业书籍及文献资料,特别值得一提的是,有幸得到了我的心电图启蒙老师——郑州大学第二附属医院原心电图室主任冯海新教授的关心和大力支持。冯老师逐字、逐句、逐图阅读和批改本书,倾注了大量心血。没有冯老师的鼓励和指导帮助,本书就不可能得以顺利出版。在此向冯老师致以崇高敬意和诚挚感谢! 同时本书还得到了在我国心电图界享有盛誉的方炳森老师的审阅和相助,提出了许多宝贵的修改意见,付出了艰辛的劳动,在此亦表示衷心的感谢。本书初稿成型后,作者力求完美,尽量减少差错,反复推敲修改,但由于作者知识水平有限,书中若有疏漏及不完善之处敬请专家和各位读者不吝赐教,诚恳希望对本书中不妥和错误之处给予批评指正。

　　愿本书能成为广大心血管病科医师、心电图工作者的良师益友。

吕聪敏　汤建民
郑州大学第二附属医院

本书特点

首次提出提高心房波振幅的新导联——腹臂导联并附有较多实例应用图片，为心律失常的诊断开辟了新的途径（第492～496页）。

详述了干扰性窦房联接区分离、混合性分离并附有图例说明（第410～412页，第414页）。

专设"夺获"一章，提出了"滞后夺获"这一新概念。附有少见的心房夺获、滞后夺获心电图（第416～421页）。

归纳总结了室性早搏的定位方法，研究了室性早搏起源部位与心肌缺血的关系（已总结成文，在SCI期刊发表全文论著1篇）（第160页）。

详细阐述了经食管心脏电生理检查技术，同时附有大量图例和详细的说明（第566～P631页）。

详细介绍了新型起搏器及特殊功能并附大量正常、异常起搏心电图图例（第632～696页）。

窦性心律左心房逆传现象（第744页）。

展示了许多少见心电图：

- 罕见的亚洲第一例保留自身心脏的异位异体心脏移植术前后心电图分析（第499页）。
- 左旋心心电图（第451～453页）。
- 二度Ⅱ型窦房阻滞房性逸搏（第311页）。
- 房-室室性融合波（第166页）。
- 追踪了25年早复极综合征患者的心电图对比变化（第698页）。
- 追踪了3年肺栓塞患者心电图演变过程（第427页～431页）
- 8个月婴儿阵发性室性心动过速（第484页）。
- 4岁儿童预激综合征阵发性室上性心动过速（第485页）。
- 低钾血症患者出现紊乱性室性心律失常（第504页）。
- 再灌注心律失常演变过程（第85～86页）。
- 急性冠状动脉综合征演变过程（第842～843页）。

展示了大量宽QRS波心动过速图例并附有详细说明（第225～246页）。

全面总结了房室结双径路在体表心电图上的表现（第178～187页）。

隐匿性房室旁道的定位诊断原则探讨（第349～351页）。

新型起搏器心室自动阈值管理功能与心室安全起搏功能的鉴别诊断（第684页）。

心律失常分析透彻，例如间歇性预激、室性融合波与舒张晚期室性期前收缩的鉴别诊断等（第408页）。

第46章专列了心电图解析欣赏，该章图例分析透彻、语言精练、深入浅出、旁征博引（第915～933页）。

将近40余种心电现象（第728～803页）、近30种少见心电波及征（第697～727页）进行汇总。

目录、索引详尽，便于读者查找。

目　录

第 1 章

心脏解剖及心电产生原理

第一节　心脏的解剖与生理

心电图是心脏生理电活动在体表的表现,没有心脏电活动就没有心电图,要想学好心电图就需要了解心脏方面的一些生理和解剖知识。

一、心脏在胸腔的位置

心脏如人的拳头般大小,是一个中空的肌性器官,位于胸腔的中部,两肺之间、膈肌之上、胸骨之后。

心脏分4个腔,上部的两个腔是右心房和左心房,下部的两个腔是右心室和左心室。心脏的前面主要是右心室构成,下面(膈面)由左、右心室(主要是左心室)构成,心尖由左心室头部构成。右侧心脏为低压力系统,将静脉血泵入肺脏;左侧心脏为高压力系统,将动脉血泵入体循环(图1-1,图1-2)。

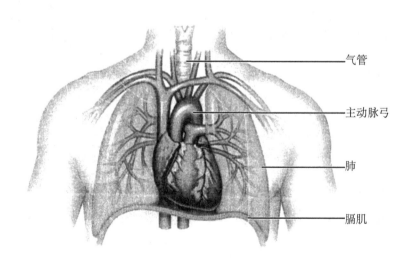

气管

主动脉弓

肺

膈肌

图 1-1　心脏在胸腔的位置
心脏位于胸腔中部,两肺之间,胸骨之后

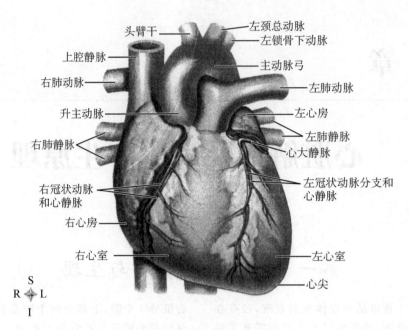

图 1-2　心脏及大血管的外观

心脏前面主要由右心室构成,心尖由左心室头部构成,心底部约在第二
肋间水平,下面(膈面)由左、右心室构成(主要是左心室)

二、心房和心室

心房是一个壁薄压力低的腔,被房间隔分为右心房和左心房。右心房接收上腔静脉(身体上部循环血)、下腔静脉(身体下部循环血)和冠状静脉窦(心脏本身循环血)回流的乏氧血,然后经肺脏氧合为富含氧的血通过肺静脉流入左心房。

心室是一个大而厚的腔,被室间隔分为左心室和右心室(图 1-3)。心室的主要功能是将血泵入肺循环和体循环。由于左心室是一个高压力腔,故其壁厚度超过右心室的 3 倍。左、右心室充盈量均约为150ml,正常情况下每次心室收缩所产生的全部射血量只有70～80ml,仅为心室充盈量的一半。

三、心脏壁及心肌的构成

心脏壁的结构有三层,即心内膜、心肌和心外膜。心内膜(最内的一层)薄而光滑,覆盖在心腔的内面及瓣膜、腱索和乳头肌的表面;心肌(中层)为一厚的肌层,由承担着心脏泵血功能的心肌纤维(细胞)组成。由于从不同的心腔泵血时克服的阻力不同,故每个心腔的心肌厚度不同。例如心房向心室泵血时遇到的阻力较低,故肌层较薄;相反,心室需将血泵入肺脏及机体的其他部分,因此心室的肌层比心房的肌层厚得多。同样,左心室需将血泵入机体的大部分血管,而右心室泵血只经过肺血管即回流入左心房,故左心室

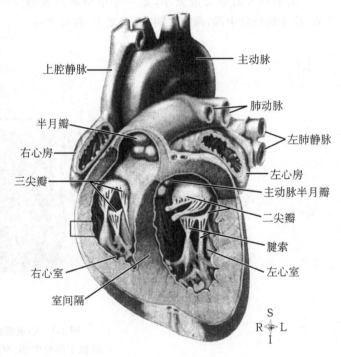

图 1-3　心脏剖面

的厚度超出右心室的 3 倍。心外膜是心脏的外层,含毛细血管、淋巴管、神经纤维和脂肪,冠状动脉的主支在进入心肌前需途经该层。心包是一双层的囊,它包裹心脏,保护心脏免受外伤和感染的侵害。心包的外层为纤维心包,内层是浆膜心包。浆膜心包包括壁层

和脏层。壁层紧贴于纤维心包的内表面,脏层即心外膜。壁、脏两层之间的空腔含浆液约 10ml,起润滑作用,可防止心跳时心包之间产生摩擦。急性心包炎时心包腔内血液或其他液体蓄积至相当量时可导致心脏压塞,损害心脏功能危及生命。

四、心脏瓣膜

心脏瓣膜的作用是确保血流沿心腔单向流动,防止血液反流。心脏中有两套房室瓣,处于房室之间的瓣膜为三尖瓣、二尖瓣,其作用是将心房和心室分开。位于右心房和右心室之间的瓣膜称为三尖瓣;位于左心房和左心室之间的瓣膜称为二尖瓣。右心房内压力随心房血液的充盈而升高,促使三尖瓣开放,使乏氧血液完全排入右心室,并经肺部氧交换后使富含氧血液流入左心房。当心室收缩开始后心房内压和心室内压相等,三尖瓣、二尖瓣开始关闭。房室瓣膜如发生了病变,心电图会出现相应的改变。

半月瓣也是两套,即主动脉瓣和肺动脉瓣,其作用是阻止心室舒张期血液自主动脉和肺动脉向心室反流。心室收缩时半月瓣开放,血液从心室流出,右心室将乏氧血液经肺动脉瓣射入右肺动脉;左心室将富氧血液经主动脉瓣射入主动脉,灌注全身的组织和器官。当心室收缩结束,流出道动脉压超过心室内压时,半月瓣关闭(图1-4)。

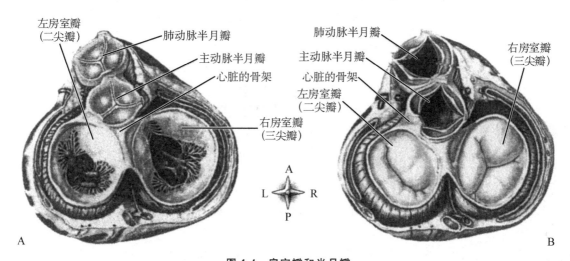

图 1-4 房室瓣和半月瓣

A. 房室瓣开放、半月瓣关闭;B. 房室瓣关闭、半月瓣开放

五、心脏血流及肺循环和体循环

右心房接收上、下腔静脉和冠状窦回流的乏氧富含二氧化碳的血液,经三尖瓣流入右心室。右心室收缩时三尖瓣关闭,右心室驱动血液经肺动脉瓣进入肺动脉干,肺动脉干分别将血液导入两侧肺脏,形成肺循环;经肺动脉入肺的血液在肺脏进行气体交换后进入肺静脉。当左心房接收来自两肺静脉的富含氧血后,左心房血经二尖瓣流入左心室。当左心室收缩时,二尖瓣关闭,血液经主动脉瓣进入主动脉及分支,然后将血液分布至全身,形成体循环。由于两侧心房、心室的收缩是同时的,体循环和肺循环是同步进行的(图1-5)。

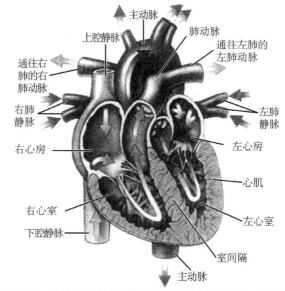

图 1-5 心腔和大血管(箭头表示通过心脏的血流方向)

六、冠状动脉

冠状动脉(图 1-6)是营养心肌的血管,在正常活动中,心肌从冠状动脉中摄取 65%～75% 的血氧含量;剧烈活动时,冠状动脉血流增加 3～5 倍,以确保心肌得到足够的氧供。当心脏对氧的需求超过冠状动脉循环的氧供时,就会导致心肌缺血。

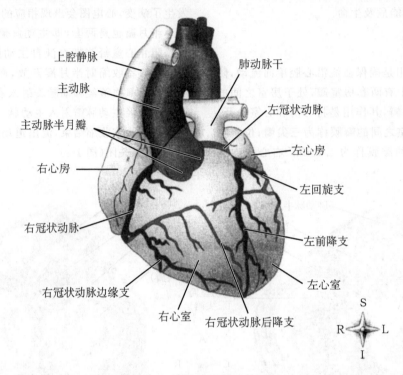

图 1-6　冠状动脉循环前面观

在心室舒张期,心肌主要靠主动脉最早发出的两个分支——左、右冠状动脉的血流灌注。左、右冠状动脉穿越心外膜并逐级发出分支进入心肌和心内膜,即分为小动脉和毛细血管。

右侧冠状动脉,从主动脉的右侧发出,沿右心房和右心室之间的房室沟走行。右冠状动脉的边缘支给右心房和右心室供血,人群中窦房结的血供 50%～60% 来自右冠状动脉,房室结的血供 85%～90% 来自右侧冠状动脉。大多数人是右侧冠状动脉发出后降支,被称为右侧冠状动脉优势型;另一些由左侧冠状动脉回旋支发出后降支,被称为左侧冠状动脉优势型。后降支供应两侧心室壁的血流,其中包括供应室间隔后 1/3 的间隔支。

左侧冠状动脉,从主动脉的左侧发出,第一个节段为左主干,长不足 2.54cm。左主干有两个分支,即左前降支和左回旋支。左、右心室前面的血供由左前降支的分支、对角支和间隔支提供。左前降支走行于旋支前面的心外膜中,左回旋支围绕于旋支的左侧面,行走在心脏背面的心外膜中,它的分支供应左心房及左心室的侧壁。有些患者的回旋支也供应左心室下部。

第二节　心脏传导系统

心脏是由心肌组织构成,并具有瓣膜结构的器官,是血液循环的动力装置。生命过程中,心房和心室不停地、有顺序地、协调地收缩和舒张,驱动血液在体内循环不已,维持人体能量代谢,成为生命的象征。

心肌组织按生理功能分为两类,一类为普通心肌细胞(心房肌和心室肌),亦称为工作细胞;另一类为特殊的心肌细胞,组成的结和束,构成了心脏的传导系统。正常传导系统包括窦房结、结间束、房室结、希氏束、左右束支和浦肯野纤维,少数人还存在副传导束(变异的房室旁道束),见图 1-7。其主要功能为形成激动和传导激动,电激动通过兴奋、传导扩布至整个心脏,控制心脏有节律的搏动。

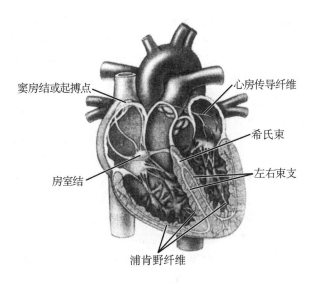

图 1-7　房室传导系统

一、窦房结

窦房结(sinoatrial node)是指挥心脏正常搏动的"总司令",位于上腔静脉与右心房结合部的界沟最上端,埋在心外膜下约 1mm 处;表面覆盖心外膜和脂肪,并被厚度不等的心房肌覆盖,很难与周围心房肌相区别(图 1-8)。窦房结的形态多呈长梭状或狭长的椭圆形,少数呈马蹄形,长 10～20mm,宽 2～3mm,长轴与界沟平行。窦房结由一群较小的特化心肌细胞即 P 细胞(起搏细胞)和 T 细胞(过渡细胞)组成。起搏细胞位于窦房结的中央,色苍白,具有起搏(pacemaker)功能,故称 P 细胞(pacemaker cell),它是心脏的"天然起搏点"。P 细胞的周围是传导细胞或过渡细胞(T 细胞),其中含有较多的肌原纤维成分,连接

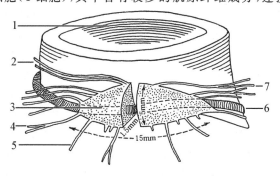

图 1-8　窦房结的位置和形态模式

1. 上腔静脉;2. 中结间束;3. 窦房结(中部切除一段);4. 后结间束;5. 至心房肌纤维束;6. 窦房结动脉;7. 前结间束。图中数字为窦房结的长(15mm)、宽(5mm)和厚(1.5mm)

P 细胞与普通细胞。窦房结发放激动后 T 细胞便将窦房结的电激动传至心房组织,直至房室结。

窦房结代谢远低于普通心肌细胞,但血供充足。窦房结中央有一条较大的窦房结动脉穿过,为窦房结的组织学标志之一。窦房结有丰富的交感神经和副交感神经分布,主要受右侧的交感神经和副交感神经支配。

二、结间束

目前多数学者认为窦房结与房室交接区之间的联系存在三条结间束(internodal bundle),即前结间束、中结间束以及后结间束(图 1-9)。

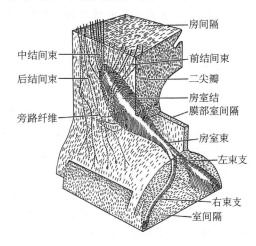

图 1-9　房室结与房间隔、三尖瓣膜部、室间隔和肌部室间隔的关系

房室束在肌部室间隔的顶部分成右束支和左束支。来自房间隔中央和尤斯太清嵴(eustachian ridge)的传导纤维进入房室结的后下缘,也可形成旁道,注意某些旁道可进入房室结的下缘、三尖瓣的基底部和直接进入室间隔

1. 前结间束　亦称上房间束或 Bachmann 束,从窦房结头端发出向左环绕上腔静脉口和心房前壁,在房间隔上缘分为两束:一束即上房间束左行延伸进入左心房前壁,是房间传导的主要传导束,该束受损时可造成房内传导阻滞;另一束即下降支(也称房间束)向下在卵圆窝前进入房间隔,并下行达房室结的上缘,此束是下房间束中最长者,它很少参与房间传导作用,只有在房室交接区心律时,异位激动经后结间束逆行至双侧心房。前结间束是窦房结和房室结之间的向前和向上的优势传导径路。

2. 中结间束　亦称 Wenckebach 束,由窦房结的后上缘发出,向右、向后呈弓形绕过上腔静脉右侧和

后面,向下进入房间隔,经卵圆窝的前、后缘下行,止于房室结的上端,构成中优势传导径路。

3. 后结间束 亦称下结间束或 Thorel 束,由窦房结的下端发出,向下沿界嵴下行,在下腔静脉瓣处转入内侧。经冠状静脉窦口的上方至房室结的后上端,然后急转向下入房室结,构成下优势传导径路。

一些资料实验证明,房内传导束的传导速度远比心房普通心肌纤维传导速度快,尤以前结间束最明显。几条结间束的存在有传导上的替补作用,一条束受损,激动传导可由其他束来"代劳"。结间束还有抗高血钾的功能,高血钾时心房肌被抑制不再兴奋,但窦性激动仍可通过结间束下传房室结继而传至心室。由于心电图上看不到 P 波,因此称为窦-室传导。

三、房室结

房室结(atrioventricular node)呈一扁椭圆形状,大小约为 8mm×4mm×1mm,位于右房间隔冠状静脉窦口前侧数毫米的 Koch 三角内。房室结深层表面紧邻中心纤维体,浅层表面由右心房心内膜覆盖。右侧面微凸朝向右心房,左侧面较平,紧贴中心纤维体的右侧面,中间无间隙相隔,倾斜的下面紧邻室间隔肌性部。房室结的细胞结构与窦房结相似,中央走行着一条房室结动脉,周围由 P 细胞相互交织。结内有致密结缔组织网。房室结内有三种细胞,即 P 细胞(起搏细胞)、T 细胞(移行细胞)和浦肯野细胞,主要是 T 细胞,P 细胞很少。浦肯野细胞宽而短,肌原纤维细而少。浦肯野细胞间有闰盘和缝隙连接,有利于冲动的快速传导(图 1-9)。

(一)房室结与房室交接区的关系

自从 1906 年日本学者田原(Tawara)发现心房与心室之间有独特的传导系统——房室结以来,人们一直认为房室结是继窦房结之后心脏第二起搏点。经多年电生理研究已证实真正的房室结部分尚未发现有起搏功能。所谓的房室结起搏点包括房室结周边的组织,房室结只不过是房室连接区的一部分,是心房激动传向心室的唯一通道,也是生理性和病理性产生复杂心律失常的主要"雷区",又是射频消融治疗阵发性折返性室上性心动过速的解剖基础。

(二)房室交接区的位置

房室交接区是心脏传导系统中位于心房和心室间相连接处的特殊心肌结构,位于房间隔下部右侧面,冠状静脉窦口的前方,上界由下腔静脉瓣延续至卵圆窝形成的 Todaro 腱,下界为三尖瓣隔侧瓣附着缘,三角的尖可达室间隔膜部后缘。在房室结的后缘和内侧缘,有数条纤维伸至房间隔和冠状窦口周围,为房室结的心房扩展部,亦为房内结间束的入结部分。房室结的前方连于房室束,但两者缺乏明确的界限。房室束穿过中心纤维体而至室间隔顶,沿顶向前行于膜性室间隔的后下缘,在此行程中渐分出左束支的纤维,最后分叉为左、右束支。

房室交接区分为三个部分:①房室结;②结间束进入房室结终末部,或称房室结向心房的扩展部;③房室束(希氏束)近侧部,即房室束分叉前的部分。根据微电极研究将传统的房室交接区范围分为房-结(A-N)区、结(N)区、结-束(N-H)区。房-结(A-N)区靠近心房的部分,又称房室结上部,此处有起搏功能;结(N)区,指房室结中部,为真正的房室结,此处可能无起搏功能;结-束(N-H)区是房室结延向房室束的部分,此处有起搏功能。鉴于房室结本身无起搏功能,根据多数学者的意见,早已把所谓的"房室结性心律"改为房室交接性心律或房室交接区心律。

(三)房室交接区的生理功能

1. 房室交接区是房室之间唯一的正常传导通道,其周围具有绝缘功能的结缔组织-房室环,其无自律性,但有传导性和兴奋性。由于绝缘的房室环起到屏障作用,把房室之间隔开,保证了心房的激动有规律地通过房室交接区下传心室。

2. 房室交接区是心脏的第二个起搏中枢,其自律性仅次于窦房结,当房内的起搏点(含窦性)之起搏功能暂时降低或持久性停搏,以及房室交接区高位存在阻滞时,房室交接区起搏点便起而代之,以维持心脏的生理功能。

3. 房室交接区起到"闸门"作用,由于房室结本身的传导纤维是迷路状排列,下传的房性激动进入迷路排列的纤维内,传导方向杂乱不一,在房室结内互相碰撞或互相抵消。激动在结内经过滤、梳理、排列这个过程需要延迟 0.04～0.06s,延迟使激动形成一个整体电位,再下传心室,保证了房室传导的协调性。不至于使室上性激动无节制地下传心室,影响心脏的正常生理功能。例如当室上性激动频率过快(阵发性房性心动过速、心房颤动、心房扑动)时,房率可高达 160～600 次/分,经过房室结的调控,使部分的房性激动波受阻,基本保证心室的有效排血量,避免引起心力衰竭或猝死。

四、室内房室束及分支

(一)房室束(atrioventricular bundle)或称希氏束(bundle of His)

房室束是心房和心室间电联系的唯一正常结

构,位于室间隔上部,把房室结和两个束支连接起来。房室束较房室结细,从房室结深面发出,房室束在中心纤维体中长约1mm,分叉前长10～20mm,直径1.5～4.0mm。在穿中心纤维体时稍变细,室间隔顶上横切片略呈三角形。由许多并行的浦肯野纤维组成,且在一端的纤维之间有闰盘紧密相连,这一点与房室结的迷走结构截然不同,纵行传导比横行传导快。因此,激动在房室束的传导速度远比房室结快。

房室束的分叉部开始于左束支的第一个细小分支处,约在室间隔膜部的下缘和肌部的顶端,很快分为左、右束支(图1-10)。左、右束支沿室间隔左右两侧向下分支,组成心内膜下浦肯野纤维网,共同构成希-浦系统。房室束的室内部分可分为束分叉和分叉部,束分叉部为房室连接部,而分叉部为左、右束支

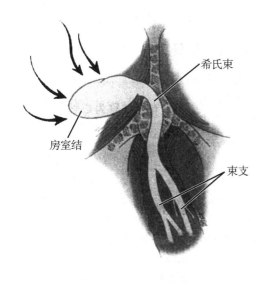

图 1-10　房室交接区包括房室结和希氏束主干

的起始部。实际上房室束内的传导纤维在分叉部以上已分为左、右两部分,即左半侧部的传导纤维为左束支的前身,右半侧部的传导纤维为右束支的前身,只不过在表面上尚未截然分开。房室交接性心搏QRS波变形,可能由激动点偏心性出现在某侧束支而又优先传至心室所致,并非都是室内差异传导。

(二)左束支(left bundle branch)

房室束下行至主动脉瓣和右半月瓣及后半月瓣之间的下方时,在室间隔膜部的左缘分出如瀑布状的宽而扁的带状左束支。左束支主干宽3～6mm,下行15mm到达室间隔左侧面1/3与中1/3分界处时进行再分支。根据分支的形态分为三组分支(图1-11),第一种是三分叉型,即分为左束支间隔支、左束支前分支、左束支后分支;第二种是二分叉型,即分为左前分支和左后分支,此型之间隔支分别从前分支和后分支分出;第三种是网状型,各组分支由许多网状构成,彼此之间的界限不太明显,其中间部分即间隔支。三型中以网状型多见,二分叉型次之,三分叉型少见。但不论哪一种形式的分叉,在左心室内面的分布基本上分为前分支、后分支和间隔支(图1-12)。

1. **左前分支**　位于心脏支架的左侧、邻近左心室流出道,长约35mm,宽约3mm,较左后分支窄,薄而长,此为易受损的原因。左前分支支配的范围包括前乳头肌、室间隔左侧面的前半部以及左心室的前侧壁、高侧壁,以高侧壁为主。主要由左冠状动脉前降支供血。

2. **左后分支**　是左束支主干的延续,靠近左心室流出道,长30mm,宽6mm,经心内膜下进入左心室后乳头肌根部及后旁隔区。左后分支较左前分支宽且厚但较短,故不易受损。在其延伸过程中分出许多细支,其支配范围为后乳头肌、室间隔左侧的后半部

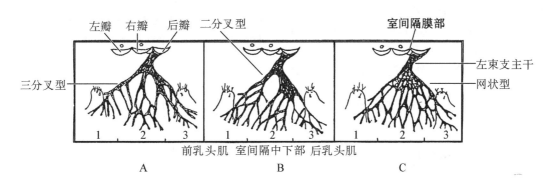

图 1-11　室间隔左侧面上左束支的分叉类型(引自谭允西)

A. 三分叉型;B. 二分叉型;C. 网状型

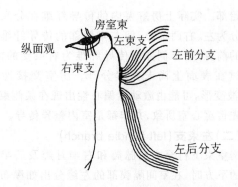

图1-12 房室束及左、右束支形态和直径的比较

以及左心室的后下壁。其供血多由冠状动脉的后降支,有时则由左冠状动脉的左旋支供血。

3. 左间隔支 亦称左束支间隔支,是室间隔最早除极的部位,而且是从左向右除极,产生的向右前方的早期除极向量,表现在V₁导联形成早期的r波和V₅、V₆导联的q波,成为左间隔分支除极的证据。左间隔分支在室间隔的中下部交织成网状,除支配室间隔外,还可绕过心尖而分布于左心室的游离壁。左间隔支的分支很多,它们与左前和左后分支交织成"篱笆"状的浦肯野纤维,并和右束支分出的浦肯野纤维网互相连接。左间隔支分布的部位应该是心室除极最早的部位。

(三)右束支(right bundle branch)

右束支犹如房室束的自然延续部分,主干呈圆柱状,长16~20mm,宽1~3mm,与左束支相比细长。沿室间隔右侧面向下方呈弓样在室间隔面上走行,与左前分支平行分别列于室间隔的两侧,全程几乎均在心内膜下。右束支主干全程分为三段,上段居室间隔上部,中段居锥状乳头肌的后方,为薄层心肌所覆盖,下段为束状带在心内膜下走行。

右束支在右室前乳头肌根部的前上方分为三组分支,即前组、外侧组和后组分支。三组分支散布于室间隔右侧面、右室壁及右室乳头肌。前组分支由主干在前乳头肌根部的前上方发出,反行向上沿室间隔前部及附近游离壁散开,因其走向肺动脉口又称肺动脉口支,多为1~2条分支。外侧组分支由主干绕前

乳头肌根部前外侧壁发出,是三组分支中最明显的一组,常有1~3条分支。后组分支可视为右束支的终末支,由前乳头肌根部散向后乳头肌、室间隔后部及游离壁后部,直径1~10mm。三组分支又分成无数的树枝状末梢,最后吻合成浦肯野纤维网,与左心室的浦肯野纤维互相连接。右束支在解剖上虽分为三组分支,因其尚不能形成独立的电势,故不能做出右束支某组分支阻滞的诊断。

临床心电图上右束支主干发生病理性阻滞或时相性功能性阻滞远较左束支阻滞多,此系右束支主干较左束支主干细长,约为左束支长度的2倍,且大部分走行于心内膜下,故易受损害。此外,右束支的生理不应期明显长于左束支及其分支,也是其容易发生室内差异传导的原因。右束支与左前分支在解剖位置上相邻近,且均细而长,又是同源供血,两者的不应期也均比左后分支长,故右束支阻滞时,常伴发左前分支阻滞,很少伴发左后分支阻滞。

五、浦肯野纤维

浦肯野纤维(Purkinje)是左、右束支及其分支分出的树枝状(网络状)末梢纤维,在心内膜下交织成网状,分布在心内膜下并垂直向心外膜侧延伸,其末端与心肌细胞相连接,构成心肌内网。浦肯野纤维由浦肯野细胞组成,比一般心肌细胞短宽,内含多量的糖原。因其较普通的心肌纤维粗,细胞间是端-端相连,此成为心室容易发生颤动的原因。浦肯野细胞间闰盘和联络远比心室肌多,细胞间接触面大,有时互相镶嵌,因此电阻小,传导速度比心肌约快10倍(传导速度为1.5~5.0m/s),能很快(0.02~0.03s)地将室上性激动传至普通心肌。浦肯野细胞还有起搏功能,在一定条件下尚能产生室性搏动。此外,浦肯野细胞常是3个细胞连接呈Y型,这为某些心律失常的发生提供了结构基础。临床心电图上见到的室上性QRS波时间延长,即不定型的室内传导阻滞,可能就是浦肯野纤维发生传导显著延迟所致。

第三节 心电产生原理

一、心肌细胞的跨膜电位

生物体内各组织和器官活动都会产生生物电,此为生物细胞具有生命的标志。生命在其静息状态和活动中,始终伴随一系列的电活动。如采用一个电位

负极端放在细胞外液中并与地相接,测得细胞外膜的电位为0,然后把电位计的正极微电极插入细胞内,细胞内的电位为-90mV。这种细胞外膜电位为0、内膜电位为-90mV,两者的电位差,便称为细胞的跨膜电位。

膜电位的产生与离子通道有关,正常情况下细胞内阳离子主要是钾离子(K^+),阴离子主要是带负电荷的有机大分子阴离子蛋白质(A^-)。细胞外液中阳离子主要是钠离子(Na^+),阴离子主要为氯离子(Cl^-)。细胞内液钾离子浓度为细胞外液的30倍,而细胞外液中的钠离子浓度约为细胞内液的20倍。心肌细胞膜通过膜上各种离子通道对带电荷的阴阳离子具有不同的通透性,加之细胞膜的半透性及离子泵的作用,造成细胞内外各种离子的不均匀分布,是产生细胞静息电位和动作电位的电生理基础。

(一)心肌细胞静息电位

心肌细胞静息电位指细胞未受刺激时,细胞膜内、外存在的电位差,所以又称跨膜静息电位,简称静息电位或膜电位。由于在静息状态下,细胞内钾离子浓度是膜外钾离子浓度的30倍,K^+通道开放,钾离子由膜内向膜外顺浓度差外流,然而膜内带负电荷的大分子(A^-)并不随K^+外流。结果膜内电位下降变负,而膜外电位变正,如此形成的电位差阻抗K^+继续外流。当膜内外钾离子浓度差(化学梯度)及其形成的电位差(电位梯度)两种互相拮抗的力量相等达到"电-化学平衡"时,细胞膜处于外正内负的平衡状态,称为极化状态。所谓的静息膜电位就是钾离子的平衡电位(E_k)。静息电位大小取决于膜对钾离子的通透性和膜内外钾离子的浓度差。当膜对钾离子的通透性降低或膜内外钾离子的浓度减少时,均可使静息电位变小,反之,则可使静息电位增大。

(二)心肌细胞动作电位

心肌细胞膜外钠离子浓度高于膜内浓度20倍,这种膜内外的浓度差使钠离子由膜外向膜内做顺浓度差内流,由于在静息状态下钠离子通道关闭,故仅有小部分钠离子内流。当心肌细胞发生内在变化或外来刺激达到一定程度时,钾离子慢通道关闭,钠离子通道被激活开放,钠离子便自细胞外顺浓度差内流,使静息电位升高,此为部分去极化。当静息电位上升至阈电位时,钠离子通道被快速激活开放,细胞外的钠离子迅速内流,使膜内电位急剧上升直至由负变正,称为除极化(0相)。这种心肌细胞在刺激下发生除极出现的一系列快速电位变化,称之为动作电位。动作电位上升的最大值($+20\sim+30mV$)形成所谓超射电位或称极化逆转,历时$200\sim300ms$,可划为5个时相(图1-13)。快速除极期称为0相;快速复极期称为1相;缓慢复极化阶段称为2相或平台期;最后复极阶段称为3相;舒张期或静息状态称为4相。

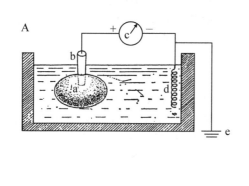
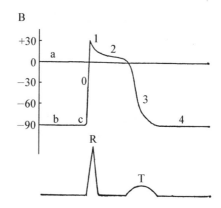

图 1-13　离体心室肌细胞的跨膜动作电位
A. 测定心肌细胞内外电位差示意图。a. 心肌细胞;b. 细胞内微电极;c. 电位计;
d. 细胞外液电极;e. 接地。B. 动作电位曲线(上)与单极电图(下)的关系。a. 零电位
线;b. 静息膜电位;c. 动作电位的开始

0相:是动作电位曲线的骤升线,也称快速除极相,相当于R波。由于0相对Na^+的通透性突然变得大于K^+的通透性,于是大量的Na^+顺着浓度差由膜外迅速流入膜内(同时静息电位时所形成的电场力也促进Na^+的内流),使膜内的电位由负变正。当细胞内由$-90mV$上升到零电位时,细胞内负电荷(Cl^-)对Na^+的吸引力逐渐减少以至消失。这时Na^+流入减少,直至膜内的正电位足以阻止Na^+的继续流入。由于大量的Na^+进入细胞内,当膜内的电位升至$+20\sim+30mV$时,预示着0相的结束。

1相:代表复极(repolarization)的开始,人类心室肌的1相占10ms左右,相当于J点。此时由于细胞的代谢作用,细胞膜重新恢复了对 K^+、Na^+ 的通透性。但细胞膜对 Na^+ 的通透性迅速降低,对 K^+ 的通透性重新升高,以及膜内过量的正离子与膜外过量的负离子的静电位作用,细胞内 K^+ 又开始外渗,因而细胞内正离子迅速下降,逐渐恢复静息膜电位水平,这一过程称为快速复极相。

2 相:相当于 ST 段,是缓慢复极相。人类心室肌此相约占 100ms,此时向内的 Na^+ 与向外的 K^+ 流动达到平衡,使细胞内电位近于零电位,形成一个平台期。目前认为平台期与细胞钙离子(Ca^{2+})通过除极后被激活而缓慢内流有关。缓慢的 Ca^{2+} 内流达到一定量时,2 相结束。细胞外 Ca^{2+} 浓度越高钙内流越快,2 相的时间也越短,反之亦然。因此高钙血症时动作电位的 2 相缩短,表现为 ST 段缩短或消失;低钙血症时动作电位的 2 相时间延长,心电图相应地出现 ST 段平坦延长。

3 相:是晚期迅速复极相,在动作电位曲线上,形成一个瀑布状的速降线,相当于心电图上的 T 波,人类心室肌此相位占 100～150ms。此期膜内外离子相等,缺乏静息电位作用,但此期膜对 K^+ 的通透性大大增加,故 K^+ 从膜内高浓度处加速外流,使细胞内电位迅速下降,变为负电位,直至降回到膜外正、膜内负的静息电位水平。

4 相:相当于 T 波后的等电位线,此时细胞内电位最后恢复到 -90mV 并维持在此水平线,表示动作电位的结束又回到静息电位。从 0 相到 4 相的时间,相当于 Q-T 间期。

膜内外这种被动性离子的转移,受细胞内外离子浓度差、静电力作用和膜的通透性三个因素的影响。从动作电位 4 相开始,便通过钠泵使细胞内过多的 Na^+ 主动转移到细胞外,同时将细胞外过多的 K^+ 主动进入细胞内,如此便完全恢复到原来的极化状态。

二、心肌的除极与复极

(一)除极

极化状态被破坏称为除极化(depolarization),例如心肌细胞的某一端受到物理或化学的刺激后,膜对 Na^+ 的通透性突然增加,大量 Na^+ 进入细胞内,结果细胞膜内电位突然升高,甚至细胞膜外变为负电位,膜内变为正电位,形成极化状态逆转。这个转变过程称为除极。已除极与未除极(极化)部分之间则出现电位差,二者之间则出现电流,除极部分向未除极(极化)部分扩展。除极时的电流如用箭头表示,电流的方向是除极部位向未除极部位推进。箭尾代表已除极的部分为负电荷(-),箭头代表未除极的部分为正电荷(+)。两距离很近的电荷所组成的一个总体,称为"电偶"。正电荷叫电偶的电源(+),负电荷叫电偶的电穴(-)。已除极部分为电穴,即膜外为阴离子;而未除极部分为电源,即膜外带阳离子。电源在前电穴在后,即除极进行时,正电位在前,负电位在后,这种除极直至扩展到所有心肌细胞为止。

当细胞处于静息状态时,膜外侧具有正电荷,膜内侧具有相同数量的负电荷。两侧保持平稳,无电位变化,故细胞表面无电位差。如此时在细胞膜外的两端,各放一探查电极,因无电位活动,记录仪记录的是一个等电位线(图 1-14A);当给细胞左端一个刺激后,刺激处便开始除极,并迅速向右推进,开始除极时面对电源的电极受正电位的影响,描出一个向上的曲线。背向电源的电极,即处于电穴端的电极描出一个向下的曲线(图 1-14B)。随着除极面的增大,描出的曲线也渐大,当除极结束无电位活动时,曲线骤然转折回至等电位线(图 1-14C)。至此除极完全结束。

(二)复极

心肌细胞完成一次除极化,继而出现恢复极化状态,恢复极化状态的过程称为复极化(repolarization)。一般是先除极的部位先复极,后除极的部位后复极。复极时细胞重新恢复对钠、钾离子的通透性,于是较多的钾离子又得以向膜外渗出,膜外的钠离子又恢复到原有的排列,整个细胞又恢复"极化状态"。但是,复极时电穴在前,电源在后,此种电偶不断向未复极推进,面对电穴端的电极描出一个向下曲线(图 1-14D)。当复极结束无电位活动时,曲线骤然转折回至等电位线(图 1-14E),自此复极完全结束。描记出的除极曲线与复极曲线相反。

(三)心脏除极与复极的曲线

心脏的除极与复极不同于单一的心肌细胞,心脏是由许多心肌细胞所构成,特殊的传导系统决定了心脏除极的顺序性。因此,心脏的除极和复极与单一的心肌细胞的除极和复极不同。心脏的传导纤维是从内膜向外膜分布,故除极先从心内膜面向心外膜扩布,而复极却先从心外膜向心内膜扩布,即先除极后复极,与单一的心肌细胞测试的先除极先复极相反。所以在临床心电图上描出的复极波(T 波)与除极波(QRS 波)方向基本一致(图 1-15)。

心室除极波与复极波概括起来有 5 种特征:①除极时由心内膜向心外膜,复极时由心外膜向心内膜;②探查电极对着正电位侧时描出一个向上的波,背着正电位侧时描出一个向下的波;③除极时进行的速度快,描出的波陡窄而高,复极时进行的速度慢,描出的

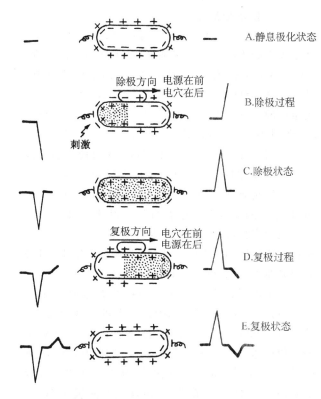

图 1-14 心肌细胞除极、复极过程电偶形成与探查电极位置的关系

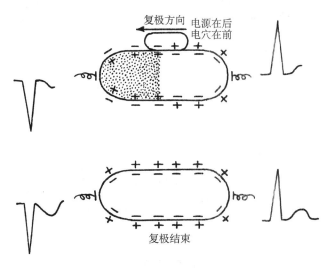

图 1-15 心脏除极与复极形成的 QRS-T 波
正常人心脏除极与复极波的方向一致

波圆钝而宽;④凡是探查电极置于心肌细胞的某一端,不论除极与复极,只要正极对着探查电极则描出的波形向上,负极对着探查电极则描出的波形向下,探查电极位于心肌细胞的中段,则描出的波形是双相的;⑤探查电极距心肌细胞越近,则波形的振幅越高,反之,则越低(图 1-16)。

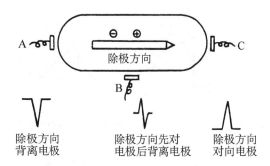

图 1-16 心脏除极与 QRS 波极性的关系
面向除极方向的电极(+)描出的波向上;背向除极方向的电极(-)描出的波向下
某电极先面向除极方向(+)后背离除极方向描出的波是先向上后向下的双向波

三、心肌纤维的电活动类型

根据跨膜电位及动作电位的形态和电生理特点,有学者提出将心肌纤维(细胞)分为"快反应"和"慢反应"两种电活动类型的概念,这对进一步理解心脏自律性的改变与心律失常的关系有很大帮助。

(一)快反应纤维

凡能以较快的速度传导激动的心肌纤维,均属于快反应纤维。快反应纤维包括心房肌、房内结间束、房室束、束支以及心室肌和浦肯野纤维。这类纤维的动作电位为快反应电位,即动作电位 0 相上升速度较快。在正常情况下有以下共同的特点:①静息电位负值较大,均在 $-80 \sim -90mV$;②阈电位数值在 $-60 \sim -70mV$ 水平;③动作电位 0 相上升速率较高,有明显的超射现象;④动作电位的振幅较大,膜电位可由 $-80 \sim -90mV$ 迅速上升至 $+25 \sim +35mV$;⑤激动的传导速度快,每秒 0.5~5.0m,且易向邻近细胞传布,一般不易受阻,故传导的安全度较高;⑥兴奋性和传导性的恢复较快,在复极尚未完全结束之前即可恢复。激动的传导一般不易被较慢的电障碍或解剖障碍所阻抑,故不易发生传导阻滞或折返。

上述心肌纤维之所以呈现快速反应及快速传导,是因为这类心肌细胞膜存在快速 Na^+ 通道,使大量的 Na^+ 在极短的时间内流入细胞膜内,使膜内电位骤然由负变正,呈超射现象。但是在 0 相之后 Na^+ 通道被抑制,于是膜内电位迅速下降。当膜电位降至 $-55mV$ 以前,细胞膜的钙通道激活,Ca^{2+} 缓慢内流。由于 Ca^{2+} 通道激活比较缓慢,抑制也较慢,因而在 0 相之后仍有阳离子持续内流,从而使动作电位出现一个平台期(图 1-17,图 1-18)。

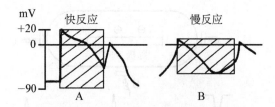

图 1-17　快反应细胞与慢反应细胞除极后兴奋性的恢复

A. 快反应动作电位：阴影区代表除极后的不应期，当细胞复极至约−60mV时，再次能激发出又一个动作电位，表明其不应期与复极期是相适应的。B. 慢反应动作电位：不应期明显超越整个复极期，直至舒张最大电位之后较久，才能激发出第二个动作电位（引自 Wit）

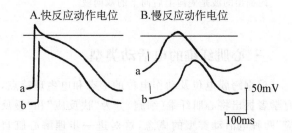

图 1-18　快反应与慢反应动作电位的比较

A. 用浓度正常钾溶液灌注犬的浦肯野纤维，产生快反应电位，示静息电位负值高（−90mV），除极速率较快，动作电位振幅亦大。a 为直接用微电极刺激的动作电位；b 为通过传导发生的被激动电位。a、b 两个动作电位的除极相几乎同时出现，表示激动的传导也很快。B. 用高钾溶液灌注后，使静息电位降为−60mV，从而抑制了快反应。此时刺激浦肯野纤维，产生的是慢反应动作电位。图示动作电位上升较缓慢，振幅也低。b 的除极相远远落在 a 的除极相之后约 100ms，表示激动的传导极为缓慢（引自 Wit）

（二）慢反应纤维

慢反应纤维包括窦房结、房室结、房室环、二尖瓣及三尖瓣的瓣叶上的心肌细胞，这类细胞动作电位的0相上升速率较低，以每秒 0.01～0.1m 的缓慢速度传导激动，因此称为慢反应纤维（细胞）。慢反应纤维的电生理特性如下：①静息膜电位较低，在−60～−70mV 水平；②阈电位数值在−30～−40mV；③动作电位 0 相上升速率较低（<10V/s），超射现象不明显；④动作电位的振幅较低，膜电位仅可升至 0～+15mV；⑤传导速度慢，每秒 0.01～0.1m，易发生传导阻滞，单向阻滞也多发生在慢反应纤维处，因此慢反应纤维的安全性较低，易产生折返性心律失常；⑥兴奋性和传导性的完全恢复很慢，要在复极结束后稍长时间方能出现恢复（图 1-17，图 1-18）。

这里需要提出的是快反应纤维在心肌缺血、缺氧、药物中毒或其他病理情况下，也可呈现慢反应现象。当快反应纤维的静息膜电位降低至−60mV 时，即可使快速内流的 Na^+ 通道关闭，致使快速反应完全受阻，不再依赖 Na^+ 所形成的快速除极，此时仅依赖于激活缓慢的 Ca^{2+} 流入，而出现缓慢除极速率和缓慢反应的动作电位。

除此之外，这两类纤维对离子浓度、药物和电刺激的反应也不相同。两种心肌纤维的动作电位和电生理特征见表 1-1。

表 1-1　两种不同电活动类型的心肌细胞比较

电生理特性	快反应细胞（心房肌、房内束、房室束、心室肌、浦肯野纤维）	慢反应细胞（窦房结、房室结、房室环和房室瓣叶上心肌细胞）
激活和失活速度	快	慢
主要离子流	钠离子快速内流	钙离子缓慢内流
阻断药	河豚毒素	锰、维拉帕米
舒张期除极坡度或自律性	无或较低	较高
静息膜电位或舒张期最大电位	高（−80～−90mV）	低（−60～−70mV）
阈电位	−60～−70mV	−30～−40mV
除极速度	迅速（200～1000V/s）	缓慢（1～10V/s）
动作电位幅度	大（100～300mV）	小（35～75mV）
传导速度	快（500～3000mm/s）	慢（10～100mm/s）
不应期	较短，终止于复极期末	延长，超越复极期

四、心肌细胞的类型和特性

心脏有规律的昼夜跳动,有赖于4种不同类型的细胞协调工作。

(一)P细胞

这种细胞早已证明具有自动产生电激动的能力,故称起搏细胞。P细胞是构成窦房结的主要细胞,在房室结中也可见到少量的P细胞。

(二)浦肯野细胞

心脏激动的扩布传导主要依靠这一类细胞。它广泛分布于心脏自律传导系统的各部分,是房室束支的主要细胞,也见于窦房结和房室结的边缘和房内传导束中,其生理特点是传导性强,具有潜在的自律性。

(三)普通细胞

这种细胞也称工作细胞,心肌收缩和舒张完成的泵血功能,主要依靠这些工作细胞来完成,心房肌和心室肌中的细胞,均为这类细胞。但两者也存在差异:①心房肌细胞比心室肌小,心房肌平行排列,相邻的肌膜间隙在桥粒和密集处形成短而平行的闰盘,这是心房肌特有的侧对侧的连接。心房激动不但可以端对端,还可以侧对侧的传导。因此心房组织比心室组织更容易形成折返机制,这些有助于解释何以心房组织比心室组织更容易发生颤动且多持续存在多年的原因。②心室肌工作细胞是心脏中最大的细胞,其结构最为复杂,细胞内充满交替排列的肌节和平行的线粒体。心室肌纤维由端对端闰盘相互紧密联系,故传导性能好。但因心室肌有极发达的横小管系统,细胞膜上有较多横小管的开口小孔,容易发生漏电而降低其传导速度,故心室肌的传导速度较浦肯野纤维缓慢,心室肌并无自律性。

在整个心脏中,绝大多数细胞是由心房和心室肌中的工作细胞所组成,不论在心肌的重量上和数量上工作细胞都占绝对优势。因此心房工作细胞除极和复极的综合向量可形成P波和Ta波;心室工作细胞除极和复极的综合向量可形成QRS波和T波,可直接显示在心电图上。而P细胞、移行细胞和浦肯野细胞占心肌总细胞量的比值较低,其活动电位在体表心电图上不能直接显示。

(四)移行细胞

指介于P细胞和其他两种细胞之间的细胞,也称过渡细胞,构成了窦房结内激动传播线路,把窦房结发出的激动传导到窦房结边缘的心房工作细胞和浦肯野细胞,其传导速度缓慢。移行细胞多见于房室结内,是构成房室结的主要细胞。

五、心肌细胞的电生理特性

心肌细胞的生理特性包括自律性、兴奋性、传导性、不应性和收缩性,后者与心律失常关系不大,前四种与心律失常关系十分密切。

(一)自律性

自律性指心肌能自动而具有规律地发放冲动的特性,从而保证了心脏有节律地跳动,体现了生命的存在。自律性并不限于窦房结,分布于房间束、房室束、束支、浦肯野纤维网、房室交接区,还分布于冠状静脉窦附近的特殊心房肌细胞以及二尖瓣、三尖瓣和瓣叶细胞等慢反应细胞,其中以窦房结的自律性最高,正常在每分钟60~100次,房室交接区次之,为每分钟40~60次,心室浦肯野纤维自律性最低,仅为每分钟25~40次。正常情况下,由于窦房结的自律性最高,成为心脏的主导节律点,即窦性节律。其他部位的自律点受窦房结激动的抑制,无机会形成有效的动作电位,成为"潜在的自律点"。当心脏生理条件发生变化或在病理情况下,"潜在的自律点"就有可能发放激动,变为有效自律点,即所谓的异位节律。

(二)兴奋性

兴奋性指心肌细胞对刺激有发生反应(产生动作电位)的特性。刺激强度很小就能引起一个动作电位,说明该心肌的兴奋性很高,相反,用较强的刺激才能引起一次动作电位,说明该心肌细胞的兴奋性很低。

(三)传导性

传导性指心肌细胞上某一点产生激动后,能以动作电位的形式将激动传到整个心肌细胞及其联结部分,并有传至相邻细胞的能力。窦房结细胞是心脏兴奋的起源点,其发出激动后由结周围纤维传至心房,再由结间束将兴奋传至两个心房、下传至房室结。房室结由慢反应纤维所组成,故传导慢,在此尚需延搁一段时间(0.05s)后进入希氏束、左右束支和浦肯野纤维组成的室内传导系统,最终到达心室肌,这个过程中心房和心室先后除极引起P波和QRS波。在整个兴奋传导过程中,房室结传导速度最慢,心房肌和心室肌较快,浦肯野纤维及结间束最快。心肌传导性的强度受某部心肌兴奋时动作电位的除极速度(即0相上升速度dv/dt)的影响,0相上升速度越快,振幅越大,传导速度越快,传导性也越强;反之,0相上升速度慢,最大振幅减低,传导速度就慢,传导性也弱(表1-2)。

表 1-2　心脏自律传导系统与心肌的传导速度

部位	传导速度(mm/s)
窦房结	50～100
房内束	900～1800
心房肌	800～1000
房室结	20～200
房室束	1000～1800
束支	约4000
浦肯野纤维	4000
心室肌	400

由于资料尚未统一,仅供参考。个别报告上房间束(Bachmann)的传导速度可达3000mm/s。(引自程树榘)

(四)心肌细胞不应性

不应性又称乏兴奋性,指心肌发生一次激动后的很短时间内,完全地或部分地丧失兴奋性,对刺激不再起反应,这段时间称为不应期,这一特性称为不应性。心肌细胞发生一次兴奋后,其兴奋发生以下周期变化(图1-19)。

1. 绝对不应期　相对于动作电位0相、1相、2相和3相的前半部分,相当于体表心电图上的Q点开始到T波峰顶所占的时间,即膜电位负值恢复到－55mV以前这段时间内。使用大于阈电位1000倍的强度刺激,也不会引起心肌的兴奋,因此这段时间在生理学上称为绝对不应期。当膜电位恢复到－55～－60mV时,给予刺激仅能产生局部电位,但因除极速度缓慢、振幅小,不能扩布到邻近细胞。但这个局限性兴奋可影响到下一个动作电位而形成隐匿性传导。生理学上将除极到膜电位恢复到－60mV以前的整个时期,称为有效不应期。之后,刺激方能引起除极速度快,振幅大的动作电位。最早能发生扩布性动作电位的时间,相当于心电图上T波的波峰,即表示有效不应期的结束。

2. 相对不应期　约占动作电位3相的后一半,相当于膜电位从－60mV恢复到静息电位水平(－80mV)的时限。心室肌的相对不应期,相对于心电图T波峰顶至T波末尾的时间。在相对不应期内需要大于阈值2～4倍强度的刺激才能引起心肌动作电位。

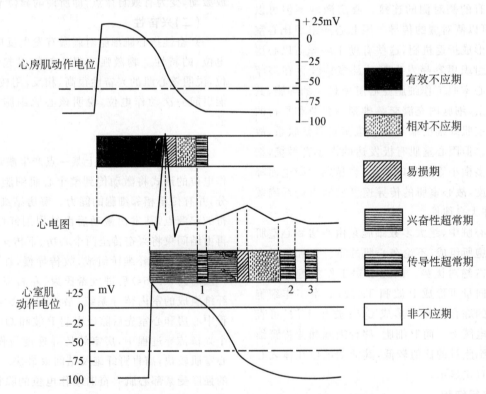

图 1-19　心肌细胞动作电位、心肌兴奋性时期与心电图的关系(心电图上的绝对不应期实际上是指生理学上的有效不应期)

1. 传导性的第一超常期(相);2. 传导性的第二超常期(相);3. 传导性的第三超常期(相)。传导性的第一超常期与心室的易颤期均占有绝对不应期中的一小部分

3. 超常期　心肌细胞继续复极，膜电位由－80mV 恢复到－90mV 这段时间内已基本恢复，其绝对值尚低于静息电位，与阈电位差距较小。低于正常阈值的刺激，即可引起动作电位，表现为心肌的兴奋性超过正常，故称超常期。这一期相当于心电图上 T 波的终末及 U 波所处的时期。

4. 易损期　介于绝对不应期终末阶段和相对不应期的初始阶段，相当于心电图上 T 波的上升支和波峰前 30ms 内的时间。这个时期需要大于阈值 10 倍强度刺激才能引起动作电位，但容易引起心室颤动，故称易损期(vulnerable period)或易颤期。心房的易损期相当于心电图上 R 波的下降支和 S 波的时段内。易损期之所以能引起室上性和室性心动过速或心室颤动，是因为此期兴奋性开始恢复，但心室或心房各部分心肌细胞的兴奋性还不一致，容易发生单向阻滞和折返。

第 2 章

心电图描记和正常值

心电图是心肌细胞动作电位的综合电位在体表的表现。通过带有阳极和阴极的导联线,把心脏传至体表的电活动输入心电图机,经过滤波和放大后记录下来,便成为心电图(图 2-1)。

心电图是属于非介入性检查方法,自 20 世纪荷兰生物学家 Einthoven 发明弦线心电图机以来,心电图已走过了百余年的光辉历史。百余年来心电图在征服心脏疾病的历程中,始终是心血管疾病医生的参谋和得力的助手,极大地提高了医师对心血管疾病的认识能力,为挽救患者的生命起到了不可磨灭的作用。特别是在 20 世纪前后对急性冠状动脉综合征的快速诊断和抢救中,心电图成为必不可少的重要工具。虽然目前诊断心脏病的手段层出不穷,但心电图在诊断心脏传导障碍以及各种心律失常方面的准确性,其他检查方法尚不能比拟;在发现和诊断电解质(钙、钾)紊乱方面比生化检查快捷;在评价抗心律失常药物的疗效、心脏外科手术危险度的评估、高危患者的筛选以及一些遗传性疾病的心电学或结构异常

的发现等方面,心电图检查都是不可缺少的。

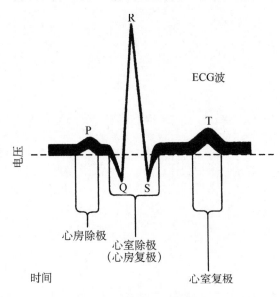

图 2-1　心电图模式图
ECG 的波形:P、QRS、T

第一节　心电图机附件名称

心电图机相当于一个电流表,是记录心肌细胞除极与复极所产生的电位变化的仪器。无论心电图机多么复杂,有多少附加功能、有多少通道,都不外乎是探测心脏的电位变化情况。要记录一份比较合格的图片,除能熟练使用心电图机外,尚须了解心电图机一些附件的知识。

1. **心电图记录纸**　记录纸由不同大小的方形网络格组成,以毫米(mm)为单位,小格为 1mm 宽 × 1mm 高。在常用记录速度(25mm/s)下,横轴每一小格=0.04s,5 小格(1 个大格)=0.20s,5 个大格=1.0s(图 2-2)。在定准电压 1mV=10mm 条件下,纵轴每一小格=0.1mV,10 个小格(2 个大格)=

1.0mV。测量时间看横轴,测量电压看纵轴。

2. **走纸速度**　标准走纸速度为 25mm/s。心率过快时 P-QRS-T 综合波易出现重叠,若影响阅图和测量,可把纸速调至 50mm/s,即拉大 P、QRS、T 之间的距离便于阅图和测量,但测出的时间应用 50mm/s 标准校正。

3. **秒与毫秒的换算**　在计算心电图的波段时间时,有人习惯用秒(s)计算,如 P-R 间期记录为 0.12～0.20s;有人常用毫秒(ms)计算,标记为 120～200ms。

4. **标准电压**　统用电压标准为毫伏(mV),有的以毫米(mm)计算,1mV=10mm。相当于心电图纸上的 10 个小格或两大格。测量电压是从纵向测量。

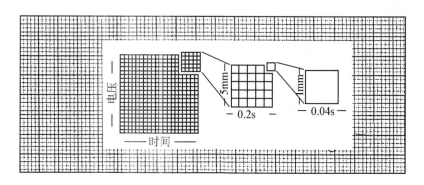

图2-2　ECG记录纸与时间、电压的关系及其度量单位

有的患者心电图的某些导联波幅太低看不清楚,可把标准电压定在1mV＝20mm,等于放大一倍。不管是加大电压标准还是降低电压标准,测算出的电压波幅均应校正为1mV＝10mm(图2-3)。

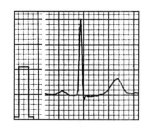

图2-3　标准情况下,1mV电压信号产生
的波的高度正好为10mm

5. 导联线　导联线又称导程线,是肢体与心电图机相连的电缆线,由两部分组成。

(1)电极:是用金属制成金属片、金属夹、金属吸球等,用以固定在体表一定位置上,通过金属导线将体表的心脏电位变化传至心电图机。

(2)导线:就是金属电缆线,一端接电极,另一端接心电图机,将心脏产生的电位变化传至心电图机。

6. 导联　是电极与导线相连的一条线。有双重意义:既指电极放置四肢和胸壁的特定位置,又表示描记出的图形。例如V₁导联既指示胸壁的特定位置,又代表该位置描记出的P波、QRS波形态。

7. 导联位置　一个导联记录的是两个电极之间的电活动,每一个导联只能记录部分在一定时间的瞬间平均电流。12个导联可以从额面和水平面观测心脏的电活动。例如位于额面的肢体导联,能从前面、上下、左右观测心脏;位于水平面的V₁~V₆导联能从前后、左右观测心脏,即12个导联从12个导联不同角度观测心房和心室的表面电活动。值得注意的是导联位置一定要放置准确,描记心电图时体位要恒定,不然描出的图形会因电极位置和体位的变化而变化,难以前后比较。

第二节　心电图导联

描记心电图时离不开导联,导联的作用是把心脏电活动传至体表的电位变化输入心电图机中,经放大、滤波后记录下来即成为心电图。

一、导联的组成

导联由导线和电极组成,导线是金属结构,一端接电极,另一端接心电图机,电极多是金属制成,根据应用部位和应用时间不同,分铲状、吸球状和一次性电极片三种。一次性电极片由黏胶环和中央的导电物组成。电极的导体将体表电压变化通过导线传递给心电图机。电极的安置部位不同,描记出的图形也

不同,电极位置偏离10~20mm,图形就会发生明显变化。

一个导联记录的是两个电极之间的电位变化。位于额面导联(肢体导联)观测的是心脏上下、左右的电活动;位于水平面导联(胸前壁导联)观测的是心脏前后、左右的电活动。12个导联可以从不同角度观测心脏的电活动。每一个导联均有正极和负极,把正极和负极分别放在体表的任何两点,都能够把心脏的电活动输入到心电图机中并记录下来。

二、标准 12 导联

标准 12 导联也就是常说的常规 12 导联,包括六个肢体导联(Ⅰ、Ⅱ、Ⅲ、aVR、aVL、aVF)和 6 个胸导联(V_1、V_2、V_3、V_4、V_5、V_6)。标准 12 个导联中只有 10 个电极,这是因为四个肢体导联的电极可以在不同导联中起作用,例如左上肢电极既可以作为Ⅰ导联的正极,又可作为Ⅲ导联的负极。标准 12 导联的标记除用字母或数码外,通常用更易识别的红、黄、绿、棕、黑、紫 6 种颜色作为标记。例如描记肢体导联心电图时,把红(R)、黄(L)、绿(F)和黑(N)4 种颜色的电极,分别置于右上肢(R)、左上肢(L)、左下肢(F)和右下肢(N)(接地电极);描记胸导联时分别将红(V_1)、黄(V_2)、绿(V_3)、棕(V_4)、黑(V_5)、紫(V_6)颜色的电极吸球,置于胸前壁的 6 个规定的部位。描记标准 12 导联的方法如下。

(一)标准肢体导联

标准肢体导联曾称双极导联,记录体表两点的电位差,是以爱氏(Einthoven)三角理论为基础设计的导联,导联标记为罗马字母Ⅰ、Ⅱ、Ⅲ。导联的连接方法是:将红(R)、黄(L)、绿(F)三个电极置于右上肢(腕部)、左上肢(腕部)和左下肢(踝部)的部位,三个导联便成立(图 2-4)。

Ⅰ导联:左上肢电极(黄)连接心电图机的正极,右上肢电极(红)连接心电图机的负极,反映左上肢与右上肢的电位差。当左上肢的电位高于右上肢的电位时,描记出的波形向上为主,反之,描记出的波形向下。

Ⅱ导联:左下肢电极(绿)连接心电图机的正极,右上肢电极(红)连接心电图机的负极,反映的是左下肢与右上肢的电位差。当左下肢的电位高于右上肢的电位时,描记出的波形向上,反之,描记出的波形向下。

Ⅲ导联:左下肢电极(绿)连接心电图机的正极,左上肢电极(黄)连接心电图机的负极,反映的是左下肢与左上肢的电位差。当左下肢的电位高于左上肢的电位时,描记出的波形向上,反之,描记出的波形向下。

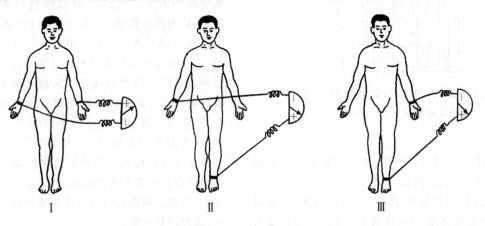

图 2-4　标准导联连接法

(二)加压单极肢体导联

标准肢体导联(双极导联)记录的是身体两点之间的电位差,而不能单纯反映电极部位的心肌电位。如果把探查电极放置在肢体的某一点,而把负极与零电位相连接,则可反映体表的某一点电位变化,这就是单极肢体导联。由于单极肢体导联描记的图形振幅太小,不便于分析。1942 年 Goldberger 对单极导联的线路进行了改进,则探查电极下描出的图形不变,但其图形波幅(电压)增大 50%,既便于观测又不影响单极性质,因此,被作为常规导联广泛应用于临床,这就是所谓的加压单极肢体导联(augmented uni-polar limb leads)aVR、aVL、aVF。这三个加压单极肢体导联前面的 a 代表增加,V 代表电压,R、L、F 分别代表右上肢,左上肢和左下肢。加压单极肢体导联的连接方法(图 2-5)如下。

aVR 导联:把右上肢导联作为正极,左上肢和左下肢导联组成负极,描记出的是右上肢电位。

aVL 导联:把左上肢导联作为正极,右上肢和左下肢导联组成负极,描记出的是左上肢电位。

aVF 导联:把左下肢导联作为正极,右上肢和左上肢导联组成负极,描记出的是左下肢电位。

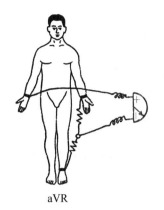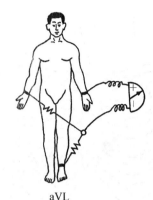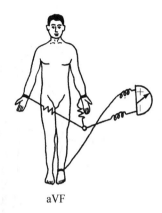

aVR　　　　　　　　aVL　　　　　　　　aVF

图 2-5　加压单极肢体导联连接法

（三）（前）胸导联

（前）胸导联曾称单极胸导联（unipolar chest leads），共计 6 个，即 V_1、V_2、V_3、V_4、V_5、V_6导联，分别用红、黄、绿、棕、黑、紫 6 种颜色作为标记。单极胸导联是美国的 Ann Arbor 及 Wilson 等为首的学者于 20 世纪 30——40 年代发明的。当时他们不满足三个肢体导联所提供的心电信息，于是把三个标准导联的右上肢、左上肢和左下肢的电极板连在一起，发现其综合电位几乎等于 0，便把这个综合电位称为"中心电端"，于是把这个"中心电端"连接于心电图机的负极，把另一个探测电极放在身体的不同部位，由于负极电位近于 0，因而自探查电极部位描记的电位便称为单极导联心电图，以便与双极导联（Ⅰ、Ⅱ、Ⅲ）心电图相区别（图 2-6）。Wilson 等在进行动物实验时，把探查电极直接放在犬的右心室上，心电图机描记出了"rS"形波，放在左心室上，心电图机描记出了"qR"形波。关闭犬的胸腔后，把探查电极分别放置前胸壁相当于右心室部位和左心室部位，心电图机分别描记出"rS"和"qR"形波，跟探查电极直接放在犬的右心室和左心室外膜描记出的波形相似。因而他们把探查电极放在胸前壁描记出的心电图，称为半直接导联心电图。最后 Wilson 等确定了胸前壁 6 个导联探查电极的放置位置，即从 V_1导联起自胸骨右缘第 4 肋间，然后序列围绕左侧胸围至 V_6导联的腋中线。（前）胸导联反映的是心脏前后、左右的电位，称为横面（水平面）导联。（前）胸导联放置部位（图 2-7）如下。

V_1：胸骨右缘第 4 肋间。

V_2：胸骨左缘第 4 肋间。

V_3：胸骨左缘 V_2 与 V_4 导联连线的中点。

V_4：左锁骨中线第 5 肋间。

V_5：左腋前线上与 V_4 导联同一水平线。

V_6：左腋中线上与 V_4、V_5 导联同一水平线。

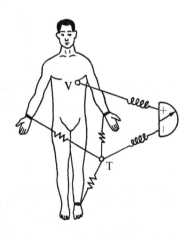

图 2-6　胸导联的连接方式

2009 年国际心电图标准和诊断指南一文中指出：在 12 个导联中 3 个标准导联（Ⅰ、Ⅱ、Ⅲ）、3 个加压单极肢体导联（aVR、aVL、aVF）和 6 个单极胸导联（$V_1 \sim V_6$），都应属于"双极"导联。在描述标准肢体导联、加压肢体导联和胸导联时，不要再区分"双极"和"单极"，不应再使用"双极"和"单极"这两个术语。

（四）附加导联

一般日常心电图检查，标准 12 个导联已基本满足要求。随着心脏病学的发展，对疑有右心室肥大、右心室梗死、正后壁心肌梗死、右位心等少数病例的确诊和定位尚不满意，需要附加一些导联，现已被心电学界广泛认可的附加导联有右侧胸导联和后壁导联等。

1. 右侧胸导联及放置部位（图 2-8）

V_{3R}：与 V_3 导联相对应的右侧胸壁处，即 V_1 和 V_{4R} 连线的中点。

V_{4R}：与 V_4 导联相对应的右侧胸壁处，即右侧锁骨中线第 5 肋间。

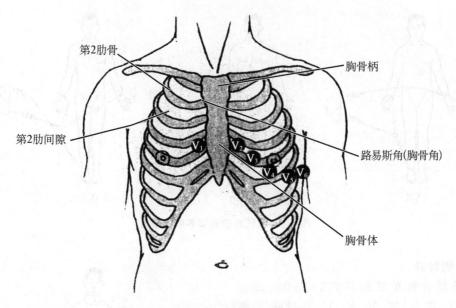

图 2-7　胸骨与胸导联电极正确安放位置

　　确定 V₁ 导联安放位置后,在胸骨柄左侧第 4 肋间隙安放 V₂ 导联。V₂ 导联下移一肋间为第 5 肋间隙,第 5 肋间隙与锁骨中线的交点即 V₄ 导联电极位置,通常在女性乳房下皱褶附近或男性胸大肌下方

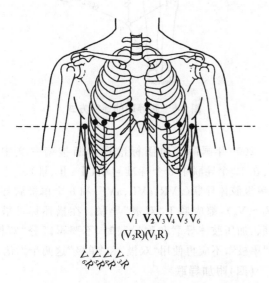

图 2-8　左侧和右侧胸导联安放位置

　　右侧胸导联放置等同标准左胸前导联,只是将位置移到了右胸

　　V₅ᵣ:与 V₅ 导联相对应的右侧胸壁处,即右侧腋前线与 V₄ᵣ 同一水平。

　　V₆ᵣ:右侧腋中线与 V₄ᵣ 同一水平。

　　2. **后壁导联及放置部位**(图 2-9)

　　V₇:左腋后线与 V₄～V₆ 导联同一水平处。

　　V₈:左肩胛线与 V₄～V₇ 导联同一水平处。

　　V₉:左脊柱旁线上与 V₄～V₈ 导联同一水平处。

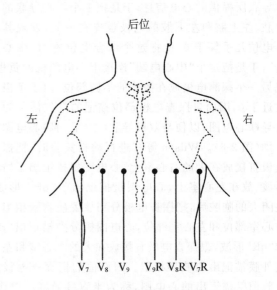

图 2-9　后壁胸导联示意图

　　左室后壁 V₇、V₈、V₉ 3 个导联在与 V₄ 导联在同一水平线上。V₇ 导联在腋后线,V₈ 导联在左肩胛线,V₉ 导联在左侧脊柱旁线

三、F 导联

　　晚近一些学者认为标准肢体导联、单极肢体导联这两个系统,反映的都是心脏上下、左右的电位,其导联轴的角度及指向,除 aVR 导联外,均以向左向下为主。如把 aVR 导联逆转过来,合并为一个统一的导联系统,整体观察 6 个肢体导联的波形既和谐又不影

响诊断。1944年Cabrera等曾建议将aVR导联逆转成—aVR,将心脏按从左上基底部到右下的解剖关系排列为:aVL、I、—aVR、II、aVF、III,分别用F₁、F₂、F₃、F₄、F₅、F₆取代,且波形渐变的规律。

黄宛也曾建议更名为F导联系统(图2-10)。F导联系统的优点:①两个额面导联系统(双极导联和单极导联)合并为一个F导联系统;②可以看出P、QRS、T自F₁~F₆顺序渐变;③可以看出上下、左右的角度;④有报道称镜像aVR导联可以提高急性下壁和侧壁急性心肌梗死的诊断和危险性评估。

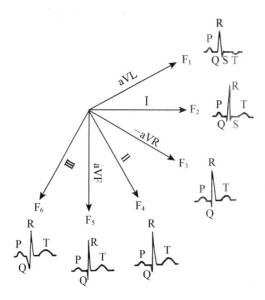

图2-10 F导联系统

四、头胸导联

头胸(HC)导联是我国学者伊炳生教授在1973年设计和创立的一种新型导联系统,旨在实现单极导联对心脏进行全方位的电学观察。他将一个无干电极放在右前额,另一个电极作为探查电极置于胸部不同部位,构成所谓的头胸导联,并设计了特制的头胸导联转换器。

(一)头胸导联的连接方法

一般无需特制的心电图机或头胸导联转换,利用普通心电图仪的导联系统,把标准I导联的负极与接地导联作为参比点,固定在右前额部位;把标准I导联的正极作为探查电极,可置于体表任何部位进行测试。

(二)头胸导联的优点

头胸导联从形式上看是双极导联,实际上它比Wilson导联更具有单极性,通过大量的临床应用有以下优点:①把探查电极放置在胸部、背部任何一点,描记出来的P-QRS-T综合波均以向上的正向波为主,只有振幅的高低及波幅宽窄的区别,而无极性的区别;②头胸导联描记出的心电波形较常规导联描记的心电波形振幅高且清晰,便于分析;③诊断右心室梗死的特异性优于常规导联,消灭了常规导联不能诊断右心室梗死的盲区;④对前间壁及下壁导联出现的Q波是否是梗死性Q波能初步做出判断。头胸导联与常规导联各测试点的对应点见表2-1。

表 2-1 头胸导联与常规导联各测试点的对应点

常规导联	V₂~V₉	V₁~V₉R	II	aVF	III	I	aVL	aVR
HC导联	HV₂~HV₉	V₁~V₉R	HL₃	HO	HR₃	AL₃	CL₂,₄,₆	AL₃

①各胸导联探查电极放置位置与常规胸导联放置相对应。②其他测试点的探查电极放置位置是:HL₃为左锁骨中线与平脐线的交点;HO为脐上;AL₃为左胸第一肋间与腋前线交叉点;HL₃、HO、HR₃是脐上沿水平与左腋前线、前正中线和右腋前线的交点;CL₂,₄,₆分别为第3肋间与胸骨旁线交点作一水平线与左锁骨中线、左腋中线、左肩胛线交点。

五、腹臂导联

1999年郑州大学第二附属医院吕聪敏等提出利用胎儿心电图机的放大系统,将常规心电图上不易清楚观察的心脏电信号或不易辨别的微小波形进行放大,结果描记出来的波幅比常规心电图上的波幅大7.4倍,放大效果比较满意[吕聪敏,李莉,崔天祥,冯海新.提高心房波振幅的新导联——腹臂导联.中华心律失常学杂志,2001,5(3):176-177]。

检查方法:将胎儿心电图仪的正极放置在上腹部,负极放置在任一肢体上。放大程度与正极和负极之间的距离呈正比,即距离越远,描记出来的波幅也越大(详见本书第35章提高心房波振幅的新导联——腹臂导联)。

六、导联电极安放位置和注意事项

1. 常规心电图有12个导联,每个导联的电极要准确无误地安放在规定的位置,描记出来的图形基线稳、没有伪差、不失真,才能满足诊断的要求。

2. 上肢电极应放置在腕关节内侧上部,因为此处肌肉较厚,皮肤柔软,不易出现肌电伪差波。

3. 下肢电极应放置在足踝关节上部,避开踝关节,踝关节以上肌肉较多,电极容易固定,不容易出现肌颤波和基线漂移。

4. 如有残肢、肢体损伤、石膏或绷带包绕残肢,影响电极安放时,上肢自肩胛下到手掌,下肢自臀部至足,只要有合适的部位均可安放电极。

5. 某侧下肢缺如,两个下肢电极(探查电极和接地电极)可置于同一侧下肢上。但两个电极勿放在同一侧面,以免发生交流电伪差;某侧上肢缺如,两上肢电极切莫放在同一侧上肢,可放在缺肢的肩胛下部。

6. 胸导联安放位置一定要准确,从 $V_1 \sim V_6$ 各测试点基本等距。测试点过高、过低,测试点间距相差较大,都会使心电波形失真。例如 V_1 电极高一肋间会出现 rSr′型的 QRS 波,低一肋间会使 R 波升高,造成假性右室电压优势。

7. 胸部手术或有创伤者,电极可高或低一至几个肋间放置,但在心电图纸上一定要标明具体位置。

8. 对乳房较大的女性患者,胸导联电极应放在乳房下,可减少身体阻抗引起的振幅衰减。相反,有作者认为电极放置在乳房上方会使测量结果重复性略有提高,第三种意见认为乳房部位的电极摆放对心电的影响很小,不必在意。在未证明电极放在乳房上更可行之前,还应放在乳房下。

9. 电极与皮肤的接触要良好稳固,太紧或太松都会出现肌电伪差或基线漂移。患者过瘦胸部电极不易吸附时,可用手轻扶电极的橡皮部分,但手不能接触金属部分。必要时可改为一次性电极片。

10. 电极安放前最好先用酒精清洁皮肤,胸毛长者可剃除胸毛,然后涂上适量的接触剂(导电膏),使皮肤电阻减少,描出的图形不失真。所涂接触剂的面积不超过 3cm,接触剂之间应保持间距,以免互相融合引起波形失真。

第三节　心　电　轴

指心脏在激动过程中,产生无数个瞬时综合向量,把变化着的瞬时综合向量连接起来,便形成一个空间的立体 P、QRS、T 环。如把 P、QRS、T 向量环分别综合成一个最大向量,即为 P、QRS、T 平均心电轴,简称心电轴。一般所说的心电轴,是指每一个心动周期所产生的 QRS 波平均电轴。而 P 波、T 波和 U 波亦都有其平均电轴,因其改变的临床应用并不广泛,仅在特殊情况下才测定。心电图上没有特别指明时所说的心电轴指的便是额面上 QRS 波电轴。采用任何两个肢体导联上 QRS 波的面积或振幅均可以计算出平均心电轴。双极导联的导联轴就是该导联两个电极之间的假象连线,例如 R-L(右-左)是 I 导联的导联轴,R-L 的中点的左侧为正,右侧为负,I 导联轴的方向是从右指向左;同理,R-F(右-足)是 II 导联的导联轴,F-R 的中点的下方为正,上方为负;L-F(左-足)是 III 导联的导联轴,L-F 中点的下方为正,上方为负。I、II、III 导联的导联轴构成了一个以心脏为中心的等边三角形(图 2-11)。

若单极导联也参与这一个构型,这 6 个导联轴互相交叉平分,便建立了一个所谓贝莱(Bailey)六轴坐标系统(图 2-12)。

这个 6 轴坐标系统代表额面上所有以心脏为中心的肢体导联,用来表示额面电轴的位置。轴与轴之间的距离形成一个 30°的夹角,每一根导联轴被中心

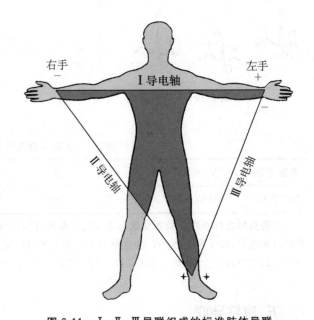

图 2-11　I、II、III 导联组成的标准肢体导联

连接于导联正、负极之间的线称为导联轴,这三个导联的轴组成一个以心脏为中心的等边三角形,称为 Einthoven 三角

O 点分为两部分,实线为正侧,虚线为负侧。上面半圆的度数标记为负,下一半为正。平均 QRS 向量(正常电轴)位于 0°～90°。平均向量的方向偏向正常的右侧时,称为电轴右偏(+90°～+180°);平均向量与

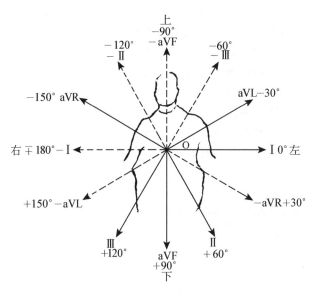

图 2-12　Bailey 六轴坐标系统示意图

正常相反时,称为"电轴不确定"、"无人区"、"电轴重度右偏"或"西北区"(−90°～−180°);平均向量偏向正常的左侧时,称作电轴左偏(0°～−90°)。

六轴坐标系统中,有些导联轴垂直相交,如 Ⅰ 导联垂直于 aVF 导联;Ⅱ 导联垂直于 aVL 导联;Ⅲ 导联垂直于 aVR 导联。当 QRS 向量指向某导联正极时出现正向波,背向正极时出现负向波,平行于某个导联时则波形最大,垂直于某导联时,该导联波形非常小或呈双向波。

计算心电轴的方法有面积法、标测法、目测法、查表法等。最简单的方法是目测法和查表法。

通常心电轴前不冠限定词者即指 QRS 波电轴,特指 P 波、δ 波、T 波电轴时,则在电轴前冠以 P、δ、T 波,为"某(波)电轴",例如:"P 电轴"。

一、目测法

目测法是测量电轴最简便的方法,根据 Ⅰ、Ⅲ 导联的 QRS 波的振幅和形态,可以初步估计电轴偏移的程度,但其准确受到限制(图 2-13)。例如:Ⅰ、Ⅲ 导联 QRS 波的主波均向上,电轴无偏移;Ⅰ 导联 QRS 波的主波向上,Ⅲ 导联 QRS 波的主波向下,表示电轴左偏;Ⅰ 导联 QRS 波向下,Ⅲ 导联 QRS 波向上,表示电轴右偏;Ⅰ、Ⅲ 导联 QRS 波主波均向下,表示电轴显著右偏。

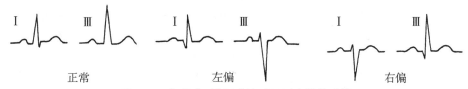

图 2-13　根据 Ⅰ、Ⅲ 导联波形目测电轴偏移情况

二、标测法

标测法又称 Einthoven 三角法、坐标法和振幅法。利用 Ⅰ 和 Ⅲ 导联轴构成极坐标,坐标原点为"O"点,将 Ⅰ、Ⅲ 导联 QRS 波的正向(＋)和负向(−)波的代数和分别标记在相关导联的(＋)和(−)电段上,然后自两点分别作垂线,两垂线相交于一点 A,OA 连线即为求得的平均电轴。然后再用量角器测量其与 Ⅰ 导联夹角的度数,即为该心电图的心电轴角度(图 2-14)。

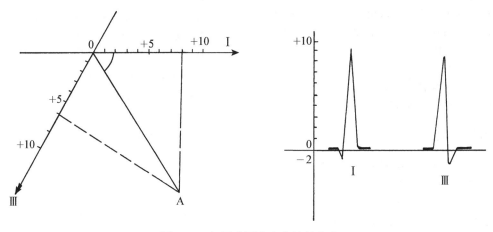

图 2-14　标测法测定心电轴的角度

三、查表法

分别测算 I 和 III 导联 QRS 波、P 波或 T 波的代数和再查表,即可得到 QRS 波或 T 波的额面电轴数值(见附录 A)。

四、平均电轴的范围

心电轴正常的变动范围较大,在 $-30°\sim+110°$,通常在 $0°\sim+90°$。一般认为 $0°\sim-30°$ 为轻度左偏,$-30°\sim-45°$ 为中度左偏,$-45°\sim-90°$ 为重度左偏。2009 年国际心电图标准和诊断指南中指出平均额面 QRS 波群电轴数值及分类见表 2-2。

(一)心电轴左偏的原因

1. 生理因素　如肥胖体型、妊娠、腹水等,均可使电轴左偏。

2. 病理因素　如高血压心脏病、肥厚型心肌病等引起的左心室肥大、左前分支阻滞也可出现电轴左偏。

表 2-2　平均额面 QBS 波群电轴数值及分类(2009 年国际指南)

年龄	正常值	异常值	描述
成人	$-30°\sim90°$	$<-30°$	左偏
		$-30°\sim-45°$	中度左偏
		$-45°\sim-90°$	显著左偏
		$90°\sim120°$	中度右偏
		$120°\sim180°$	显著右偏
8～16 岁	$0°\sim120°$	$>120°$	右偏
5～8 岁	$0°\sim140°$	$>140°$	右偏
		$<0°$	左偏
1～5 岁	$5°\sim100°$	$>100°$	右偏
1 个月至 1 岁	$10°\sim120°$	$>120°$	右偏
		$10°\sim-90°$	左偏
新生儿	$30°\sim180°$	$180°\sim-90°$	显著右偏
		$30°\sim-90°$	左偏

(二)心电轴右偏的原因

生理因素:如婴幼儿生理性右心室优势、瘦高体型引起的垂位心者、右心室肥大、左后分支阻滞等均可引起心电轴右偏。

(三)胸导联轴

胸导联轴由于其位于横面,也称为横面导联轴,是水平面向量图在各胸导联轴上的投影。以 V_6 导联轴为 $0°$,通过心电偶中心 O 点,其角度分布是 V_5 导联轴为 $+30°$;V_4 导联轴为 $+60°$;V_3 导联轴为 $+75°$;V_2 导联轴为 $+90°$;V_1 导联轴为 $+120°$。其中 V_6 与 V_2 导联轴,V_5 与 V_1 导联轴相互垂直。

五、无人区心电轴

无人区心电轴是指 QRS 波的额面电轴位于 $-90°\sim\mp180°$,这一区域电轴的别名有不定型电轴、西北象限电轴、极度左偏或重右偏电轴等。心电轴落在这一区域者比较少见,绝大多数具有病理意义。

(一)无人区电轴形成的原因

正常心室除极方向包括室上性激动合并室内差异传导,都是从右上开始,指向左下,不会出现无人区电轴。而无人区电轴的心室除极方向是从左下开始指向右上,与正常除极方向相反,因而平均电轴落入 $-90°\sim\mp180°$ 的无人区,即似时钟的 9～12 点的区域。无人区电轴除少数属于正常变异外,95% 属于病理性电轴异常,多见于心肌梗死、慢性阻塞性肺疾病、心肌病、先天性心脏病以及 $S_I S_{II} S_{III}$ 综合征。

(二)无人区电轴的测定方法

目测很方便,主要根据 I、aVF 导联 QRS 波的极性来判断,当 I、aVF 导联 QRS 波均以向下为主($S_{I、aVF}>R_{I、aVF}$)时,电轴便落在无人区。一般可把无人区分为两个范围,I、II、III 导联 QRS 波的主波均向下($S_{I、II、III}>R_{I、II、III}$)时,电轴在 $-90°\sim-150°$;I、II 导联 QRS 波的主波向下($S_{I、II}>R_{I、II}$),III 导联 QRS 波的主波向上($R_{III}>S_{III}$)时,电轴在 $-150°\sim\mp180°$(图 2-15)。

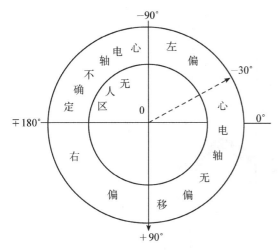

图2-15　无人区电轴

(三)无人区电轴的临床意义

出现无人区电轴应视为异常,发生的原因:①冠心病心肌梗死、心肌病;②右心室肥大、右室内阻滞、慢性阻塞性肺疾病以及先天性心脏病等;③室性心动过速。心房颤动时宽 QRS 心搏电轴落入无人区时,可确定为室性搏动而不是室上性搏动合并室内差异传导。因无人区电轴亦见于 $S_I S_{II} S_{III}$ 综合征,应有所区别(详见本书第 44 章"第三节　一、$S_I S_{II} S_{III}$ 综合征")。

第四节　心电图各波段的命名及正常值

人的心脏昼夜不停地除极和复极,驱动心脏的收缩和舒张,实现心脏的泵血功能,心脏每一次除极和复极,反映在心电图上的曲线称 P-QRS-T 波群。简单地说,心电图就是一个接一个的序列 P-QRS-T 波群。P 波代表心房除极波,QRS 波是心室除极波,T 波是心室复极波。除此之外,P 波后还有心房复极波 Ta 波,由于其电位很低,常隐没在等电位线(基线)中不能明确显示;在 T 波与 QRS 波的连接处有时还可见到一个凸起的小波称 J 波;T 波之后还可见一个小波称 U 波,U 波也是心肌复极的一部分。在波与波之间还形成 P-R 段、ST 段等,心电图的测量还包括 P-R 间期、Q-T 间期等。这些众多的大小波、段以及间期,比较全面地反映了心脏的电学活动,为临床提供了丰富的心脏信息(图2-16)。

一、P 波

P 波是心电图上第一个波,正常情况下(窦性心律时)是窦房结发出激动引起左右心房除极所形成的波。由于窦房结激动产生的电位特别小,体表心电图上记录不到窦房结的电位。心电图上的 P 波(Ⅱ导联 P 波直立、aVR 导联 P 波倒置)就是窦房结电活动的间接标记。P 波前部 20ms 是右心房除极电位,后半部分 20ms 是左心房除极电位,中间部分 30～80ms 是双房共同除极电位。有时 P 波的顶部出现小的切迹或双峰,是左、右心房除极的界限。

(一)P 波的电轴和极性(方向)

正常情况心房除极的方向近似窦房结至房室结的解剖方向,即从右上方指向左下方,P 电轴平均在

+45°～+65°,基本与Ⅱ导联轴的正侧和 aVR 导联轴的负侧平行。因此,Ⅱ导联的 P 波直立较大,aVR 导联的 P 波倒置且较清晰。由于个体差异、心脏位置改变以及心房内的传导系统分布变化,P 电轴也会发生较大的变化。例如:额面 P 电轴在+90°时与 aVF 导联轴正侧平行,与Ⅰ导联轴垂直而且投影在 aVL 导联轴的负侧,此种情况是 aVF 导联 P 波直立较明显、Ⅰ导联 P 波平坦、aVL 导联 P 波倒置;额面电轴在 0°时与Ⅰ导联轴的正侧平行,与 aVF 导联轴垂直、投影在Ⅲ导联轴的负侧,此种情况Ⅰ导联 P 波最明显、aVF 导联 P 波平坦、Ⅲ导联 P 波倒置。因此可以说:窦性心律时Ⅱ导联 P 波直立、aVR 导联 P 波倒置是恒定的;Ⅰ、aVF 导联 P 波可直立或平坦;Ⅲ、aVL 导联 P 波是多变的。

胸导联 V_1、V_2 的 P 波常直立、双向也可倒置,正向 P 波代表右房除极电位,负向部分代表左心房除极电位。V_3～V_6 导联 P 波均应直立,但 V_3、V_4 导联常出现小切迹或双峰,峰距有时可达 0.04s,而 P 波总时间仍<0.12s。

(二)P 波的形状

P 波多呈圆拱形,顶端圆钝。由于左、右心房除极不同步,有些人的 P 波顶端存在切迹或双峰,显示了左、右心房除极的界限。当心率加快时,房内传导束的传导速度随之加快,两房同步除极的程度增加,时间差值缩小,P 波切迹或双峰可以消失,这是一种生理现象。如果是病理性双峰,心率增快后双峰的峰距可能会进一步增宽(图2-17)。

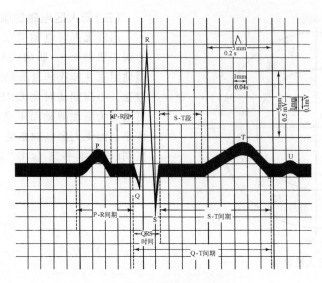

图 2-16 各波段的测量

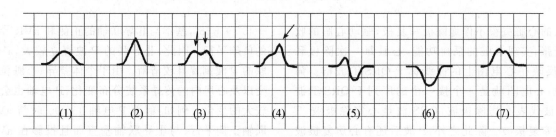

图 2-17 P 波形态

(1)P 波圆滑;(2)P 波尖耸;(3)P 波双峰;(4)P 波呈楼顶上烟囱型;(5)P 波双相(先正后负);(6)P 波倒置;(7)P 波有切迹

(三)P 波的测量方法

1. P 波振幅测量 选择 P 波宽大的导联作为测量导联,以 P 波前面的 T-P 段为基线。P 波直立时,从基线上缘测至 P 波顶端;倒置 P 波从基线下缘测至 P 波外缘的最低点;P 波双向时则先从基线上缘测至 P 波顶端,然后从基线下缘测至倒置 P 波外缘的最低点,把正、负波的振幅相加算术和,即为双向 P 波的振幅。测量 P 波振幅,莫把 P-R 段作为基线,因为 P-R 段受心房复极波(Ta)的影响,往往呈下斜形,与心电图的等位线不在一个水平型上,测出的 P 波振幅高于实际 P 波振幅。

2. P 波时间测量 同步 12 导联记录的心电图,实际 P 波的时间应为各导联 P 波最早的起点至各导联 P 波结束的最晚点。若对某一个导联测量 P 波的时间应为以水平线为基准,测量 P 波起始的外缘至 P 波结束的内缘(或测量 P 波起始的内缘至 P 波结束的外缘),这样就去除了基线粗细的影响。

3. Ptfv₁测量 Ptfv₁ 是指 V₁ 导联 P 波的负向振幅(mm)和时间(s)的乘积(mm·s),代表左心房除极的终末电势。Pv₁ 负向部分深和宽,反映左心房的负荷,测量方法见图 2-18。

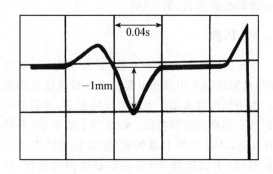

图 2-18 Ptfv₁ 值的测量和计算法

注:$-1mm \times 0.04s = -0.04mm \cdot s$,即 $Ptfv_1 = -0.04mm \cdot s$

(四)P 波的正常值及临床意义

1. P 波正常时间在 0.06~0.11s,10 岁以下<

0.08s,10～17岁≤0.09s,任何一个导联的P波时间≥0.12s,为P波时间增宽,见于左心房肥大或房内传导延迟。P波时间变窄见于单心房、小心脏、房性节律等。

2.P波双峰的峰距正常＜0.04s,任何一个导联的双峰P波其峰距≥0.04s,可视为异常,见于左心房肥大、房内阻滞、心房梗死。

3.P波振幅在肢体导联不应≥0.25mV,胸导联V₁直立P波应＜0.15mV,P波振幅超过正常应视为P波高电压,见于右心房肥大、先天性P波、低钾血症、甲亢、交感神经兴奋性亢进、新生儿等。

4.各导联P波振幅均＜0.05mV,称为P波低电压,见于黏液性水肿、高钾血症、心包积液、气胸、心房退行性变。

5.Ptfv₁正常值≥−0.02mm・s,临界值＝−0.03mm・s,异常值≤−0.04mm・s,Ptfv₁负值增大为左房肥大或负荷过重的表现。

二、心房复极波 Ta 波

心房除极产生P波,心房复极产生 Ta 波(atrial T wave,Ta)。心房复极波(Ta 波)是 Hering 等在1908年对蛙和犬的心电图实验中首次发现,1918年Boden 等在人体心电图中首次描述。由于心房肌菲薄除极时产生的P波较小,其复极时产生的 Ta 波当然微小。加之其出现的时段与 P-R 段、QRS 波、ST段起始部有一定的重叠,几乎难以判断其是否存在。

(一)Ta 波

Ta 波又称 Tp 波、P_T 波,代表心房复极过程所产生的电位变化,位于P波之后,与P波方向相反。Ta波紧接P波之后,形态浅小,电压在 0.05～0.1mV,持续时间为 0.22～0.26s。当心率增快、交感神经兴奋性亢进、低氧血症、心房负荷过重等使P波振幅增高时,Ta波就变得明显;一度房室传导阻滞 P-R 间期延长,或房室分离房率和心率较慢的情况下,可明显观察到 Ta 波(图 2-19,图 2-20)。

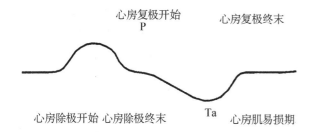

图 2-19　Ta 波示意图

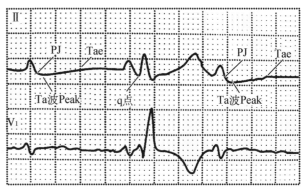

图 2-20　在完全性房室传导阻滞时 Ta 波显示的全貌

PJ:P 波与 Ta 波交界点;Ta 波 Peak:Ta 波的顶峰;Tae:Ta 波终点

Ta 波振幅增大时,常常使 P-R 段的后半部分压低,在 Ⅱ、Ⅲ、aVF 及左胸的导联上较明显。尤其是在窦性心动过速时,Ta 波最明显,往往造成缺血性 ST段压低的假象。为避开 Ta 波对 ST 段的影响,可沿P波的降支斜下划一半弧形曲线至 R-ST 连接点(J点),如压低的 ST 段在弧线上,是 Ta 波,为生理性 J点型压低,没有临床意义;压低的 ST 段在弧线之下,是原发性 ST 段压低,提示为病理性改变。

(二)P-Ta 段

P-Ta 段系指 P 波结束至 Ta 波开始前的一段时间,也即 P-R 段时间,1938年由 Abramsen 等命名,仅反映心房复极的一部分,相当于心室复极的 ST 段。P波直立时,P-Ta 段从 P 波的远肢开始缓慢斜行向下,然后与 Ta 波的近肢平滑地融合。P-Ta 段持续时间约 0.10s,振幅可达 0.08mV。在通常心率下,P-Ta段轻度压低≤0.05mV,属于正常范围。如压低达0.08～0.10mV,特别是水平型压低,甚至 P-R 段抬高均属于异常改变。

(三)P-Ta 间期

P-Ta 间期由 P 波、P-Ta 段、Ta 波三部分组成,系从 P 波开始至 Ta 波结束前的整个时间,代表心房除极和复极时间,犹如心室的 Q-T 间期(图 2-21)。P-Ta 间期持续时间为 0.15～0.45s,平均 0.30s,有的可达 0.60s。P 波＋P-Ta 段＋Ta 波和 P-P 周期直接相关,提示 P 波＋P-Ta 段＋Ta 波对于心房的意义犹如Q-T 间期对心室的意义。

(四)P-Ta 段、Ta 波改变的临床意义

P-Ta 段、Ta 波是心房复极电位,其振幅小又多与QRS 波重叠、交叉或掩盖不易被觉察,又因其重要性不及 ST 段及 T 波,故常被忽视。如果能把 P-Ta 段和 Ta 波的变化与临床结合,仍可提供诊断心房疾病的一些参数。例如 P-Ta 段(P-R 段)压低见于心房缺

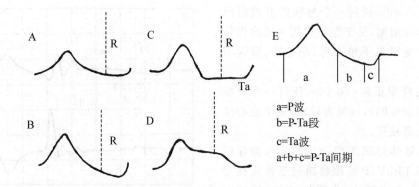

a=P波
b=P-Ta段
c=Ta波
a+b+c=P-Ta间期

图 2-21 P波正常与心房梗死时 Ta 波与 P-Ta 段(虚线 R 代表 QRS 波位置)改变示意图

A. 正常 P 波、Ta 波与 P-Ta 段。P 波直立 Ta 波倒置,P-Ta 段倾斜型压低;B. 正常 P 波,P 波增高 Ta 波随之增大,P-Ta 段压低更明显;C. 心房梗死 P-Ta 段明显压低呈水平型;D. 心房梗死 P-Ta 段明显抬高;E. P-Ta 段和 P-Ta 间期示意图

血、心房肥大、心房负荷过重、房内阻滞等;P-Ta 段抬高除见于预激综合征外,尚见于急性心房缺血、急性心房梗死等。Ta 波明显下移(≥0.1mV),见于严重肺功能损害、缺氧。另外在判断 ST 段是否下移时,应避开 Ta 波的影响,最好在 J 点后 0.08s 作为测定点。

三、P-R 间期

P-R 间期又称 P-Q 间期,是指从心房激动开始至心室激动开始的时间,即 P 波起始至 QRS 波起始时间。反映激动经心房、房室交接区、希氏束、束支以及浦肯野纤维的时间,上述任何部位出现传导延缓,都会出现 P-R 间期延长。

(一)P-R 间期测量方法(图 2-22)

不同的导联 P-R 间期不完全相同,测量 P-R 间期并非选择 P-R 间期最短或最长的导联,一般应选择 P 波最大而又有 Q 波的导联作为测量 P-R 间期的导联,或者寻求一个有最长 P-R 间期的导联,然后减去某导联中一个最宽的 QRS 波时间,作为标准的 P-R 间期时间正常值。同步描记的三个标准导联中的 P-R 间期相加,其均值也可作为标准 P-R 间期值。

(二)P-R 间期的正常值

成人 P-R 间期正常值在 0.12~0.20s 的范围内,年龄<14 岁的儿童正常值在 0.10~0.18s。一般 P-R 间期≥0.21s 是房室传导延迟的表现,称为一度房室传导阻滞;P-R 间期<0.12s 是房室传导加快的表现,见于预激综合征、短 P-R 间期 QRS 波正常综合征(L-G-L 综合征)。

人的 P-R 间期不是终生不变的,受年龄和心率的影响,年龄越小 P-R 间期相对越短;心率越慢,P-R 间期相对越长。要了解一个人的 P-R 间期正常值,可查看心率、年龄与 P-R 间期的对照表(附录 E)。简单推算 P-R 间期正常值的方法是:以心率 70 次/分为基数,P-R 间期正常的最大值为 0.20s,心率每增加 20 次/分应从 P-R 间期正常最大值上减去 0.01s,即 P-R 间期正常最大值应为 0.19s,以此类推。在健康人中卧位 P-R 间期长于坐位和立位,可能与迷走神经张力改变有关。

(三)P-R 间期的临床意义

P-R 间期延长有生理性和病理性两种,生理性常见于迷走神经兴奋性增高和某些药物的副作用;病理性原因见于左心房肥大、房内阻滞、风湿活动引起的房室阻滞以及老年性房室传导退行性变。P-R 间期缩短见于交感神经兴奋以及存在房室旁路的患者。P-R 间期长短本身没有任何自觉症状,重要的是查找引起 P-R 间期异常的原因。

四、P-R 段

P-R 段是指 P 波结束至 QRS 波起始的时间,即 P-R 间期减去 P 波时间。这一段时间相当于心房激动后,激动经过房室结、希氏束及浦肯野纤维到达心室的总时间。

(一)P-R 段的正常值

P-R 段的正常值为 0.06~0.14s,正常值随年龄增长而增加,随心率增高而降低。P 波时限/P-R 时限比值为 1.0~1.6,大于 1.6 提示左心房肥大或房内传导延迟。

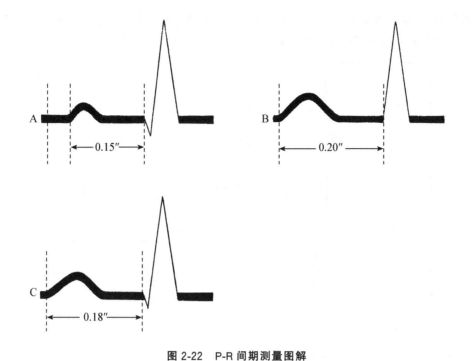

图 2-22　P-R 间期测量图解

A、B、C 三种测量方法中，以 C 测出的 P-R 间期比较准确

(二)P-R 段改变的临床意义

P-R 段是 P-R 间期的组成部分、P-R 段长短影响 P-R 间期的长短。

1. P-R 段延长　指 P-R 段＞0.14s，见于：迷走神经张力增高；房室传导系统存在器质性病变；房室结双径路，激动经慢径路下传。

2. P-R 段缩短　指 P-R 段＜0.06s，P-R 间期＜0.11s，见于：预激综合征；小房室结或房室结传导功能发生变异；运动、缺氧、甲亢等引起的心动过速；慢性肺部疾病或胸膜与心包粘连引起的心脏位置改变；脚气性心脏病、心肌病；急性下壁心肌梗死 3d 内有少数患者 P-R 段缩短，反映房室结部分梗死导致传导面积减少加快了传导，或因短期内交感神经兴奋性增高。

3. P-R 段抬高　见于：下壁心房肌梗死，表现为Ⅱ、Ⅲ、aVF 导联 P-R 段抬高，Ⅰ导联 P-R 段压低；心房上壁和侧壁梗死，表现为Ⅰ导联 P-R 段抬高，Ⅱ、Ⅲ和(或)$V_2 \sim V_4$ 导联压低。

4. P-R 段压低　见于：心房肌梗死，常与心室心肌梗死并存，并伴有短时房性心律失常；心肌炎，除 aVR、V_1 导联外，其他导联 P-R 段均压低，压低持续时间比较长。

五、P-J 时间

P-J 时间指 P 波开始至 J 波(J 点)的时间，正常值

为 0.27s(0.26s)，P-J 时间延长(≥0.27s)是束支阻滞的表现之一，常用此值作为预激综合征(WPW 综合征)与束支阻滞鉴别的方法之一。P-J 时间＞0.27s 多考虑为束支阻滞；＜0.27s 多考虑为预激综合征。

六、QRS 波

QRS 波是心室除极波，不像心房除极波那样单纯，有单项波、双向波、三向波以及多向波，但其基本波形是三个，即 Q 波、R 波及 S 波。这三个波组合在一起称为 QRS 综合波，代表心室除极的电位活动。

(一)QRS 波的命名

第一个向上的波称 R 波，一般振幅较高。如它的振幅不足 0.5mV，常把它写成小 r 波。R 波前向下的波称 Q 波，因为其宽不足 0.04s，深不到 0.15mV，不具有临床意义，人们单独书写时常用小写的 q 命名，称它为 q 波，以示与有病理意义的大写 Q 波区别。R 波后向下的波称 S 波，S 波振幅＜0.5mV 者可写成小 s 波。若 QRS 波全部向下，称为 QS 波，第一个 R 波后再有向上的波，称为 R′(r′)波，第二个 R′(r′)波后再出现向下的波称为 S′(s′)波。一个 QRS 综合波中只有一个 Q 波，但可出现多个 R′和 S′波。

(二)QRS 波的形态

心电图中 QRS 波可以呈 qRS 型、qR 型、Qr 型、RS 型、rS 型、Rs 型、R 型、rsR′型、rSr′型或 rsR′s′型

等,但没有单独的 Q 型,也没有单独的 S 型,而可以有 QS 型波(图 2-23)。在 R 波或 S 波的升支和降支有时会出现暂时极短的挫折或粗钝,反映室内局限性组织传导延缓,一般无诊断意义(图 2-24)。

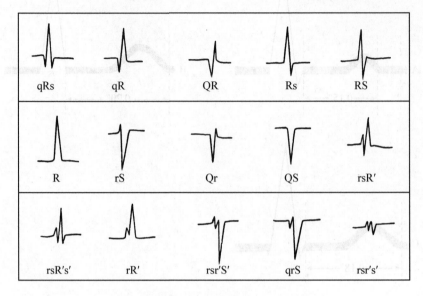

图 2-23 QRS 综合波各种形态的命名

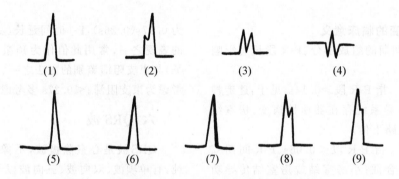

图 2-24 QRS 综合波的切迹与模糊
(1)顿挫;(2)切迹;(3)M 形;(4)W 形;(5)平滑峻峭;(6)上升支模糊;
(7)下降支模糊;(8)双峰及下降支模糊;(9)下降支模糊及切迹

(三)QRS 波振幅正常值

1. 肢体导联 QRS 波振幅(电压)　QRS 波振幅与 QRS 波电轴有关,正常电轴为 $-30°$~$+110°$,多数在 $+30°$~$+75°$。各个导联 QRS 波振幅不同,因 QRS 向量环在不同导联轴上的投影不同。肢体导联 QRS 波是额面向量环在不同肢体导联轴上的投影。Ⅰ 导联 QRS 波成人以 R 波为主,R_I 的上限为 1.5mV,儿童和青少年 QRS 波电轴多轻度右偏,Ⅰ 导联 QRS 波常呈 RS 型,R/S 比值≤1;Ⅱ 导联正常以 R 波为主,R_{II} 的上限为 2.0mV;Ⅲ 导联 QRS 波形态多变,如以 R 波为主,R_{III} 的上限为 2.0mV。Ⅰ、Ⅱ、Ⅲ 导联中可无 S 波,如有 S 波一般 <0.6mV,且 S_{III}>S_{II}。R_I>1.5mV,R_{II}、R_{III} 分别≥2.0mV 者,可作为某一导联 R 波高电压看待,如 R_{II}+R_{III}>4.0mV,或 R_I+S_{III}>2.5mV,可能是左心室肥大的表现。aVR 导联 QRS 波正常以向下为主,可呈 QS 型、Qr 型、rS 型或 rSr' 型,其 $R(R')$ 波应<0.5mV,R/Q 比值应<1.0。aVL 导联 QRS 波形态易变性较大,如以 R 波为主,R_{aVL} 应 <1.2mV;aVF 导联 QRS 波易变性较小,多以向上为主,R_{aVF} 应<2.0mV。如 aVR、aVL、aVF 的 R 波>正常标准,可能与心室肥大有关。

三个标准肢体导联或三个单极肢体导联中,每个导联的正向波(R)+负向波(S 或 Q)的电压算术和均<0.5mV 者,称为肢体导联 QRS 波低电压;若上述三个导联中有一个导联正向波+负向波的电压算术和≥0.5mV 者,而 3 个导联相加之算术和仍<

1.5mV 者,称为肢体导联低电压趋势。

2. 胸导联 QRS 振幅 胸导联 QRS 波振幅基本反映 QRS 向量环在横面导联上的投影,但胸导联 QRS 波的变化比肢体导联 QRS 波的变化相对较小,V_1、V_2 导联 QRS 波基本呈 rS 型,少数呈 rSr′ 型,偶呈 QS 型,正常情况下,一般不出现 q 波。R_{V_1} 的振幅多≤0.7mV(<1.0mV),如出现 r′ 波,r′ 应<r,V_1 导联 R/S 比值正常<1。V_1、V_2 导联以 S 波为主,其 S 深度<2.0mV。V_3、V_4 导联属于过渡区导联,QRS 波呈 RS 型,R/S 比值接近或等于 1.0。心脏沿纵轴呈逆时针转位时,V_3 导联的 QRS 波常呈 Rs 型或 qR 型;顺时针转位时,V_3 导联的 QRS 波可呈 rS 型。V_5、V_6 导联 QRS 波多呈 Rs 或 qR 型、qRs 型,少数呈 R 型。R_{V5}、R_{V6} 的振幅均应<2.5mV,S_{V5}、S_{V6} 的振幅均应<0.5mV,Q_{V5}、Q_{V6} 的时间均应<0.03s,深度<R/4。$R_{V5(V6)} + S_{V1(V2)}$>3.5mV(女)或>4.0mV(男)为左心室高电压或是左心室肥大的标准之一;R_{V6}>R_{V5}>2.5mV 也是左心室肥大的表现之一;$R_{V1} + S_{V5}$>1.2mV,是右心室肥大的标准之一。

整个胸导联 QRS 波电压趋势是:R/S 的比值自右(V_1)向左(V_6)逐渐增大,R 波振幅逐渐增高通常以 R_{V4} 或 R_{V5} 最高,S 波振幅逐渐降低,即 V_1 导联 R/S 比值<1.0;V_6 导联 R/S 比值>1.0;V_3 导联 R/S 比值=1.0,为过渡区导联。过渡区导联的 QRS 波常出现切迹或错综低波,多见于 R 波的顶部或降支。正常人中左胸导联约 75% 出现 q 波,这是室间隔从左向右除极的表现,但 V_1、V_2 导联不应出现 q 波,V_3、V_4 导联 q 波很少见,V_6 导联 q 波最常见。如 V_1 导联有 q 波或 V_6 导联无 q 波,则为异常的表现。V_5、V_6 导联出现了 q 波,其宽度应<0.03s,其深度应<R/4。然而在少数儿童和青少年人中其 q 波可能深至 0.3~0.4mV 不属异常。6 个胸导联中每个导联的 R+S 的算术和均<1.0mV,可视之为胸导联低电压。

右胸导联 QRS 波改变:右胸导联指 V_{3R}~V_{7R} 导联,正常人右胸导联 QRS 波的主要波形为 rS、rSr′ 型。有资料统计 90% 的正常人在 V_{3R} 或 V_{4R} 导联 QRS 波呈 rS 型,随着电极的右移,R 波逐渐变小而演变为 QS 型或 qr 型,V_{7R} 导联 75% 为 qr 型。如果 V_{3R}~V_{7R} 导联的 r 波全部缺如,均呈 QS 型,则要考虑右心室梗死。V_{4R} 导联的 R/S 比值>1.0,提示右心室肥大。

(四)QRS 波时限

QRS 波时限代表两个心室激动时间的总和,成人 QRS 时限的正常值为 0.06~0.10s,少数可达 0.11s,儿童正常值 0.04~0.09s。QRS 时限≥0.12s 为室内传导异常,<0.06s 未发现有特殊临床意义。

(五)QRS 波时限测量方法

QRS 波为三向波,从 Q 波起始的内缘开始测至 S 波上升支至等电位线;如为双向波 QR 型,从 Q 波起始的内缘测至 R 波结束;如为 RS 型,从 R 波起始内缘测至 S 波升支至等电位线;如为单向波 QS 型,从 Q 波的内缘测至 S 波的外缘;如为 R 波,从 R 波开始的内缘测至 R 波结束的外缘。

(六)QRS 波心脏钟向转位

心脏钟向转位是指心脏沿纵轴转位,这是假想的轴,主要用来解释胸导联 QRS 波的极性变化(图 2-25,图 2-26)。

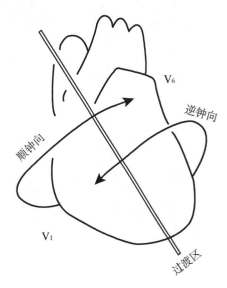

图 2-25 钟向转位示意图

正常情况下,V_1、V_2 导联的 R/S 比值<1.0,V_5、V_6 导联的 R/S 比值>1.0,V_3 导联的 R/S 比值=1.0 时,反映右胸导联和左胸导联 QRS 波的过渡区。如过渡区出现在 V_2(V_1)导联,称为心脏逆钟向转位,少数与左心室肥大有关。在正常成人中有 6.4%(男)和 1.5%(女)出现逆钟向转位。若 V_1 导联 R/S 比值>1.0,则为异常,见于右心室肥大、正后壁心肌梗死或 A 型预激综合征;若过渡区在 V_5 或 V_6 导联,则为心脏顺钟向重度转位。V_5 或 V_6 导联的 R/S 比值<1.0,则为异常,见于右心室肥大或右心室负荷过重。心脏顺钟向轻度转位,过渡区在 V_4 或 V_5 导联,见于青少年垂位心、$S_I S_{II} S_{III}$ 综合征、左束支分支阻滞等。

(七)室壁激动时间

室壁激动时间(ventricular activation time,VAT)又称类本位曲折,是指从 QRS 波的起始至 R 波顶峰之间的时距。从单极的观点理解 VAT,意味着激动(除极)从心室内膜开始至心室外膜激动结束的时间,

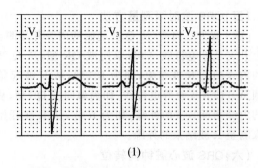

(1)

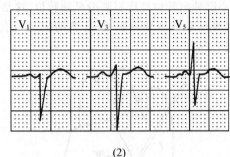

(2)

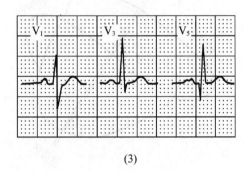

(3)

图 2-26 正常图形与钟向转位图形

(1)正常图形;(2)顺钟向转位图形;(3)逆钟向转位图形

间接地反映了室壁的厚度。从向量的观点来看,右侧胸导联(V_1)和左侧胸导联(V_5)的 VAT,是横面 QRS 向量环在相应导联轴正常最大幅度所需的运行时间。由于其反映心室厚度的敏感性不高,常不被人重视,特别是有了心脏 B 超,逐渐被后人所淡忘。但从心电图角度来看,VAT 作为诊断心室肥大的参考,仍有一定的价值。

VAT 正常值:V_1 导联 VAT<0.03s,>0.03s 可能是右心室肥大的表现之一;V_5 导联 VAT 男性应<0.05s,女性<0.045s;若超过正常值,可作为诊断左心室肥大条件之一。

(八)Q 波的正常及异常变化的临床意义

Q 波是心室除极综合波的第一成分,是室间隔除极向量所形成,故称为隔性 Q 波。正常隔性 Q 波时限一般在 0.02s 左右,<0.04s,Q 波电压<R/4,在书写时采用小写 q 波。正常情况下,隔性 Q 波出现在左胸导联如 V_4～V_6 导联和 I、aVL 导联,右胸导联通常

不出现 Q 波。隔性 Q 波一般不伴 ST-T 波异常,没有临床意义。心电图中除隔性 Q 波外,尚见于下列情况。

1. 心肌梗死型 Q 波 即 Q 波时限≥0.04s,Q 波电压>R/4。如原有 R(r)波的导联变为 QS 型波,也属于异常 Q 波,是大面积心肌梗死的表现,但要除外位置性 Q 波,即 aVR、III、aVL、V_1 导联出现的 QS 型波,亦称"病理性 Q 波"或"坏死型 Q 波"。

2. 边界性 Q 波 即介于正常与异常之间的 Q 波,例如有些 Q 波时限≥0.04s,但 Q 波电压<R/4;有些 Q 波电压>R/4,而 Q 波时限<0.04s。这种情况见于部分正常人,更多见于局限性陈旧性心肌梗死、室间隔肥厚、心肌病,诊断时一定要结合临床症状、ST-T 是否异常和其他检查资料,才能做出比较正确的判断。

3. 位置性 Q 波 指 Q 波的出现与心肌坏死无关,而与心脏位置、体位以及呼吸等所致初始向量发生变化有关。位置性 QRS 波常见于 aVL、III、aVF、V_1 等导联,是可逆性的且多不伴 ST-T 异常改变。

4. 假性异常 Q 波 这种 Q 波是激动传导异常引起初始向量变化造成的,例如预激综合征 B 型出现的 V_1～V_3 导联 QS 型波,A 型出现的 II、III、aVF 导联的异常 QS 型波,C 型出现的 V_4～V_6 导联假性 Q 波;左束支阻滞出现的假性前间壁心肌梗死的 QS 型波;左前分支阻滞出现的 V_1、V_2 导联小 Q 波;慢性阻塞性肺疾病出现的 V_1～V_4(V_5)导联 QS 型波等,均易误诊为心肌梗死性 Q 波。正确辨别生理性 Q 波和病理性 Q 波、正常变异性 Q 波和假性 Q 波,是心电图诊断中的一项重要内容。

(九)QRS 波形态、时限及电压改变的临床意义

1. QRS 波形态改变 见于束支阻滞、预激综合征、心肌梗死、心室肥大、室性异位节律、室内差异传导。

2. QRS 波时限改变 QRS 波时限>0.11s,见于束支阻滞、预激综合征、非特异性室内阻滞、室性异位节律。

3. QRS 波电压改变 ①左胸导联 QRS 波电压增高(R 波高电压),见于左心室肥大。右胸导联 R 波电压增高伴左胸导联 S 波加深见于右心室肥大;左胸导联 R 波增高伴右胸导联 S 波加深见于左心室肥大。②QRS 波低电压,指肢体导联每个导联 QRS 波电压算术和<0.5mV,即 ΣQRS I + II + III<1.5mV,称为肢体导联低电压;胸导联各导联 QRS 波电压算术和<1.0mV,称胸导联低电压。低电压见于心包炎、胸腔积液和积气、甲状腺功能减退、全身水肿、慢性阻

塞性肺疾病、皮肤干燥的老人以及部分正常人。

七、J波

(一)J波的命名

在QRS波与ST段的交接点,称为J点。J点标志着心室除极的结束、复极的开始。正常情况下,J点代表心室最晚除极化区和心室最早复极化区重叠的时间,约为10ms。大多数J点光滑不能显示出QRS波与ST段的界限。在部分运动员、体力劳动者、窦性心动过缓或在低温、电解质紊乱、早复极综合征、心包疾病、急性心肌炎、急性心肌缺血等生理、病理情况

下,J点处凸起一个呈圆顶状或驼峰状波,起名叫J波;近年多叫Osborn波,也称低温波、电流损伤波、驼峰波、晚发δ波、J点波。J波的发生机制尚不完全清楚,可能与心外膜心肌动作电位缩短发生过早复极有关。正常情况心室先除极后复极,两者重叠区窄,显示不出明确的J波,只把除极和复极的连接点叫J点。在某些因素影响下若心肌除极尚未结束,复极已经开始,则可出现J波。提前复极的心肌所占的成分越大,J波的电位(振幅)越高,时限越宽,ST段起始部分上抬就越明显(图2-27)。

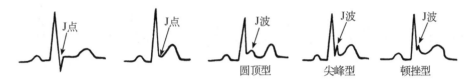

图2-27　J点和J波的各种形状

(二)J波的特点

1.J波起始于QRS波的降支部分,与其前的R波相连形成顶部圆钝的QRS附加波,一般呈尖峰圆顶状;根据不同的发生机制,J波的形态可呈多样化。

2.J波呈频率依赖性,心率慢时J波明显,心率快时J波变小或消失。

3.J波受多种因素的影响,体温越低J波越明显;体液呈酸性时J波明显,体液由酸性转为正常时J波可能消失。

4.J波多数出现在胸导联,尤多见于V₃~V₅导联,如出现在V₁导联,可形成假性右束支传导阻滞,即所谓的Brugada波;有时也可单独出现在Ⅱ、Ⅲ、aVF导联。

5.J波振幅变异性较大,低者0.05~0.2mV,高者可达0.5mV以上,甚至超过同导联的R波。

(三)J波的临床意义

当J点凸起的圆顶波伴ST段抬高0.2mV,持续时间≥20ms称为J波。在下列情况下常显现:①高钙血症、脑外伤或蛛网膜下腔出血、低体温、急性冠状动脉综合征等,这些情况出现的J波称为"病理性J波",容易发生恶性室性心律失常或猝死;②青年运动员或体力劳动者,常伴窦性心动过缓,但无任何心脏病症状而有J波者,此种J波可称为"功能性J波"或"良性J波",这就是临床心电图上诊断的"早复极综合征",一般无临床意义。但对40岁以上的男性患者出现J波,因有临床症状就诊者,应与急性冠状动脉综合征相鉴别,必要时应进行心电图监护或短时间内

复查心电图,观察有无动态变化,慎重下结论(可参阅特发性J波和J波综合征)。

八、J-T间期

J-T间期指QRS波结束至T波终末时间,反映了心室复极时间,正常值为0.37s。J-T间期≥0.37s反映Q-T间期延长,≤0.26s反映Q-T间期缩短。

九、ST段

QRS波的终点至T波的起始点这一段称为ST段,反映心室除极结束、复极开始之间的无电位变化的时段,ST段反映心室复极时间较长的2相平台期。理论上ST段不应发生偏移,因为在心室复极的2相平台期,无明显的电位差。但实际上即使正常人,在复极的早期也存在一定的电位差,表现在心电图上为ST段偏移。

(一)ST段偏移程度

1. 在肢体导联上正常人约75%的ST段呈等电位线,即无上下偏移,但也有部分正常人显示出ST段轻微向上或向下移位。在肢体导联中ST段可允许较等电位线抬高0.1mV,压低不超过0.05mV。ST段上、下偏移的幅度男女无差别。

2. 在胸导联上90%的正常人可见ST段的抬高,ST段抬高的幅度男性比女性大。在V₁~V₃导联ST段抬高可达0.3mV,≥40岁以上的男性抬高很少超过0.2mV,<40岁的男性在V₄~V₅导联ST段抬高很少超过0.1mV的上限。年轻人ST段上移幅度较

大,可能与早期复极有关,属于正常变异。但在任何一个胸导联中 ST 段压低都不应超过 0.05mV。

(二)ST 段偏移的形态

ST 段偏移有 ST 段抬高型和 ST 段压低型,ST 段抬高型包括 ST 段凸面向上、ST 段凹面向上型抬高、上斜型抬高。ST 段抬高超出正常范围往往是急性冠状动脉综合征表现之一,但也有些是继发性改变。ST 段压低有水平型、下垂型(下斜型)和上斜型(J 点型)压低。ST 段压低的原因很多,水平型压低多与心肌缺血相关,其他形式的压低是非特异性的多。

对待 ST 段改变的意义必须密切结合临床综合判断。

(三)ST 段测量方法

测量 ST 段的方法不同,往往造成误差。目前测量 ST 段的方法有两种,一种采用 P 波前的等电位线(T-P 段)作为基线,此种测量方法未能避开心房复极波(Ta 波)的影响,容易造成假阳性;另一种方法是把 P-R 段最低点作为参照线,可以避开 Ta 波对 ST 段的影响,或在 J 点后 0.06～0.08s 作为测量 ST 段的起始线,这样可以减少假阳性(图 2-28)。

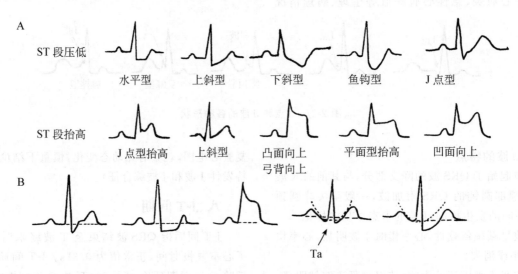

图 2-28　ST 段移位的各种形态和测量方法

(四)ST 段改变的临床意义

1. ST 段延长　见于低钙血症、长 Q-T 间期综合征,冠心病心肌缺血时偶可见 ST 段平坦延长 ≥0.20s。

2. ST 段缩短　见于高钙血症、洋地黄影响、预激综合征、短 Q-T 间期综合征。

3. ST 段抬高　多见于急性冠状动脉综合征、急性心包炎、早复极综合征、左束支阻滞继发性改变等。

4. ST 段压低　见于冠心病、药物的毒性反应、左心室肥大、心肌病、左束支阻滞的继发性改变。更多的属于非特异性改变,需结合临床和 ST 段压低的形态综合判断临床意义。

十、T 波

T 波是继 QRS 波之后的又一个大波,代表心室复极的电位。当心肌缺血时,心室复极发生改变,表现为复极时限延长,T 波幅度和形态发生改变,故 T 波在心电图中具有重要的诊断价值。

(一)T 波的形态

正常 T 波为圆钝型,无挫折或切迹。近肢由基线开始缓慢上升达顶点,然后迅速下降到基线,故 T 波升支和降支不对称。对 T 波形态的描述常常用高尖、低平、平坦、双向、倒置、对称等(图 2-29)。

(二)T 波的极性(方向)

T 波的极性一般与 QRS 波的主波一致,其高度应大于同导联 R 波的 1/10,小于同导联 R 波的 1/10 为 T 波低平,T 波平坦是指 T 波振幅在 0～＋0.1mV;T 波倒置定义为 −0.1～−0.5mV;−0.5～−1.0mV 为 T 波深倒;＜−1.0mV(绝对值大于 1.0mV)为巨大倒置 T 波。正常情况下 Ⅰ、Ⅱ 导联几乎都是直立的,Ⅲ 导联 T 波直立、倒置、平坦、双向不判为异常。T 波在 aVR 导联正常应倒置,如直立反为异常;aVL、aVF 导联的 T 波随 QRS 波极性而定,如其 R 波电压＞0.5mV,则其 T 波应直立;若 aVL 或 aVF 导联的 QRS 波为 rS 型、QS 型或 rs 型等综合小波时,其 T 波可为任何极性,但若倒置,T 波倒置深度一般不应超过 0.25mV。

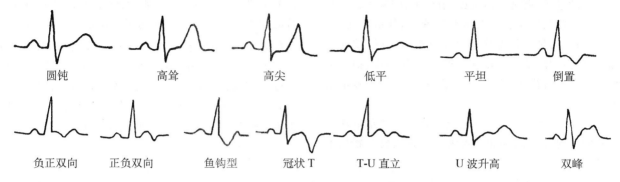

| 圆钝 | 高耸 | 高尖 | 低平 | 平坦 | 倒置 |

| 负正双向 | 正负双向 | 鱼钩型 | 冠状T | T-U直立 | U波升高 | 双峰 |

图 2-29　T 波的各种形态

胸导联 T 波极性与年龄有一定相关性,婴幼儿及少数中年女性 $V_1 \sim V_3$ 导联的 T 波可以倒置,即所谓"幼稚型 T 波"。正常成年人 V_1、V_2 导联 T 波变化较大,可以直立、双向或倒置,个别人 $V_1 \sim V_3$ 导联 T 波均倒置,但其倒置深度一般不超过 0.25mV。如 V_3 导联 T 波倒置,而 V_1、V_2 导联 T 波直立,则应视为异常。$V_4 \sim V_6$ 导联 T 波应直立,且应大于同导联 R 波的 1/10。V_1、V_2、$V_4 \sim V_6$ 导联 T 波直立,唯 V_3 导联 T 波倒置者,称为"孤立性 T 波倒置综合征",见于瘦长体型的年轻男性和妇女,属于正常变异。

(三)T 波振幅

T 波振幅的高度因导联不同而异,一般肢体导联振幅可达 0.4～0.5mV,胸导联直立的 T 波可高达 1.2～1.5mV。人们通常认为 T 波高一点总比低一点好,但不要忘记 T 波高尖常常是急性冠状动脉综合征和高钾血症的重要表现。

(四)T 波时限

T 波时限与心率有一定关系,正常为 0.1～0.25s,它是 Q-T 间期的一部分,单纯的 T 波时限临床意义较小,不纳入心电图诊断标准内。

(五)T 波改变的临床意义

1. T 波低平或倒置　T 波低平、平坦或浅倒多数属于非特异性改变或者是正常变异。以 R 波为主的左胸导联出现 T 波倒置或冠状 T 波,提示与心肌缺血有关。此外 T 波倒置还见于心肌病、脑血管疾病及心室肥大、束支阻滞的继发性改变等。药物的毒性反应、电解质紊乱、心包炎的恢复期也常出现 T 波倒置。

2. 巨大直立 T 波　见于高钾血症、心肌梗死超急性期、早复极综合征、先天性心脏病、左心室舒张期负荷过重等。关于 ST-T 改变详见 ST-T 改变一章。

十一、U 波

U 波是继 T 波之后 0.02～0.04s 的一个直立小波,于 1903 年由 Einthoven 命名。由于 U 波振幅较低,有些导联出现,有些导联不出现,所以往往被忽视。随着近几年对 U 波的研究增多,发现 U 波的变化与心律失常有一定相关性,渐被临床重视。

(一)U 波的形态

常规 12 导联中每个导联都有可能出现 U 波,也有可能不出现 U 波。在肢体导联中 Ⅱ 导联 U 波比较明显,胸导联中 V_2、V_3 导联 U 波较为常见。除 aVR 导联出现的 U 波倒置外,其他导联只要出现 U 波,正常情况都应为直立的单向波。U 波前支上升陡快,后支下降较缓慢,与 T 波前后支的速率正相反。

(二)U 波的电压(振幅)

U 波电压在肢体导联中最低,胸导联 V_2、V_3 最高。95% 以上的人群 U 波电压<0.05～0.1mV,极少数人可>0.2mV。U 波电压一般相当于同导联 T 波电压的 1/10,在任何导联均不应高于同导联 T 波的 1/2。U 波电压并不十分固定,常受心率的影响,心率较慢时,U 波电压相对高,心率<65 次/分者约 90% 可出现 U 波;心率>80 次/分时 U 波电压相对较低,心率>95 次/分时 U 波很少出现。

(三)U 波的时间

U 波的时间为 0.08～0.26s(0.04～0.22s),U 波时间与心率呈负相关,即心率快时 U 波窄,心率慢时 U 波宽。U 波与年龄呈正相关,即年龄大时 U 波宽。男性 U 波>女性 U 波。影响 U 波时间最大的因素是心率。T 波顶峰与 U 波顶峰(Ta-Ua)的时间为 0.16～0.24s,此与心率呈负相关,与年龄呈正相关。此特征在鉴别 U 波与 T 波切迹或双峰时有重要价值。因为无论 Q-T 间期延长还是缩短,T 波呈双峰时,其两峰间距均≤0.15s,而 Ta-Ua 间期总是≥0.16s。(注:此处 Ta 并非心房复极波,勿误解)

(四)U 波改变的临床意义

1. U 波振幅增大　包括 U 波振幅>0.2mV、U 波振幅≥同导联 T 波的 1/2 或 T-U 融合。U 波增高见于心动过缓,更见于洋地黄、奎尼丁、胺碘酮、钙剂、肾上腺药物的作用影响及电解质紊乱,如低钾血症、高钙血症,尚见于低温患者。还有报道早搏(期前收缩)代偿间期后第一个窦性心搏的 U 波增高,抬高下肢运动后也可出现 U 波增高,此可能与心室容量增大有关。

2. U 波电交替　U 波电交替是心肌严重电活动紊乱的表现,尚见于低钾血症和抗心律失常药物的不良反应。

3. U 波振幅降低　U 波降低的标准未见论述,但 U 波相对降低或无 U 波,可见于心室肥厚、冠心病、心肌梗死、脑血管意外、尿毒症、心力衰竭、死亡前的心电图中。

4. U 波倒置　U 波在等电位线以下称为 U 波倒置。U 波倒置绝大多数与其他心电图异常共存,即复合性 U 波倒置。单纯 U 波倒置称为孤立性 U 波倒置。U 波倒置主要是病理原因引起,常见于高血压心脏病、冠心病、心绞痛、心肌梗死、主动脉瓣和二尖瓣关闭不全、左心室或右心室负荷过重等。U 波倒置常出现的导联有 Ⅰ、Ⅱ、aVL 和 V₄～V₆ 导联。除 aVR 导联外,U 波倒置几乎全部发生在病理情况下,孤立性 U 波倒置有时成为高血压、急性心肌缺血的唯一表现。根据临床观察,除 aVR 导联外,任何一个导联出现 U 波倒置,都应视为异常,是器质性心脏病的指征之一,比 ST-T 改变的特异性高。(参见本书第 42 章"二十四、U 波")

十二、Q-T 间期

Q-T 间期是指从 QRS 波起始至 T 波结束的一段时间,即心室除极和复极的总时间。Q-T 间期受心率和性别的影响。心率快时,Q-T 间期短;心率慢时,Q-T 间期长;女性的 Q-T 间期比男性长。在年轻人中,Q-T 间期女性比男性长 12～15ms,这种差别在 40 岁后有减少的趋势,在老年这种差异基本消失,女性比男性只长 6～10ms。其原因可能与男性的睾酮影响有关。一般心率在 60～100 次/分者,Q-T 间期的正常为 0.36～0.44s,>0.44s 为 Q-T 间期延长,<0.36s 为 Q-T 间期缩短。《指南》提出了男女不同的标准,女性 Q-T 间期>460ms(0.46s)被认为是 Q-T 间期延长;男性 Q-T 间期>450ms(0.45s)被认为是 Q-T 间期延长。对于 Q-T 间期缩短的标准,女性和男性 Q-T 间期缩短的标准均为≤360ms(0.36s)。

(一)Q-T 间期的测定(图 2-30)

一个人的 Q-T 间期随心率快慢而变化,为准确测量 Q-T 间期需用个体的心率来校正,用心率校正

过的 Q-T 间期称 Q-Tc 间期(实际上是心率为 60 次/分时的 Q-T 间期)。Q-Tc 间期计算方法有多种,最常用的是 Bazett 的公式:Q-Tc=Q-T 间期/$\sqrt{RR}$。当心率为 60 次/分,即 RR 间期=1.0s 时,校正值 Q-Tc=Q-T 间期;当心率小于 60 次/分,即 RR 间期>1.0s 时,校正值 Q-Tc<Q-T 间期;当心率大于 60 次/分,即 RR 间期<1.0s 时,校正值 Q-Tc>Q-T 间期。

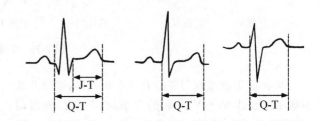

图 2-30　Q-T 间期测量方法

Lepeshkin 搜集文献中 5000 个正常人 R-R 间期数值并附其本人对 1000 例的测定,绘制出不同的 R-R 间期的 Q-T 间期正常范围图,使用起来比其他计算公式简单确切。QRS 波的终末部(J 点)至 T 波终末部的时间称为 J-T 间期,利用 Q-Tc 测算公式也可计算出校正的 J-Tc 间期。J-T 和 J-Tc 间期也是反映心室的复极时间,但 J-Tc 间期比 Q-Tc 间期更能精确地反映心室复极时间。在心室除极顺序发生异常时,可以认为 J-T 和 J-Tc 间期比 Q-T 和 Q-Tc 间期在判断心室复极时限上更为优越。

(二)Q-T 间期正常值

心率在 60～100 次/分时其对应 Q-T 间期值为 0.44～0.36s。正常 Q-T 间期与心率成负相关,心率越快 Q-T 间期越短,因此不同心率其 Q-T 间期正常值范围也不同。目前有不少学者主张用 Q-Tc 间期来衡量 Q-T 间期是否正常,即用 Q-Tc 表示,室内阻滞时可用 J-Tc 表示。

1. Q-Tc 和 J-Tc 的正常值　Q-Tc≤440ms(0.44s,男);Q-Tc≤450ms(0.45s,女、小儿);J-Tc≤360ms(0.36s)。

2. Q-Tc 及 J-Tc 延长　Q-Tc≥450ms(0.45s),有主张≥460ms;J-Tc≥370ms(0.37s)。

3. 快速评估 Q-Tc 间期长短的方法　将两个连续的 R-R 间隔时间除以 2,若测得的 Q-T 间期较 R-R 间隔的 1/2 短,则为 Q-T 间期正常;若等于 R-R 间隔的 1/2,为 Q-T 间期的临界值;若大于 R-R 间隔的 1/2,则为 Q-T 间期延长。

(三)Q-Tc 改变的临床意义

1. Q-Tc 间期延长　常见于心肌缺血、急性心肌

梗死演变期、低钙血症、低钾血症、低镁血症、脑血管意外、长 Q-T 间期综合征，以及奎尼丁、胺碘酮等不良反应。

2. Q-Tc 间期缩短　Q-Tc 间期缩短是指短于正常 Q-Tc 间期的最低值，常见于高钙血症、应用洋地黄期间、急性心肌梗死损伤期、心动过速、短 Q-T 间期综合征和部分正常人。

第 **3** 章

ST-T改变

ST-T改变是阅读心电图中的"重头戏"之一,其一是最多见,其二是难弄懂它的真正临床意义。如果没有深厚的心电图功底和广泛的临床知识,难以对ST-T的变化做出正确评价。引起ST-T变化的原因太多:站立和卧位会变化,饱餐和空腹会变化,心跳快和慢会变化,吃口冰块、吸支香烟会变化,有心脏病会变化,没有心脏病也会变化,可以说喜、怒、忧、悲、惊皆会变化。据Levine的不完全统计,引起ST-T变化的原因约67种。临床上最常见的疾病原因是心肌缺血,其次是心包炎、心肌炎、心肌病等心脏病变。心外病变也不少见,如急腹症、内分泌疾病、脑血管疾病、电解质紊乱、药物作用等,甚至一些功能性疾病和正常人都可能出现ST-T改变。除心肌缺血引起ST-T异常外,统称为非缺血型ST-T改变。除少数疾病引起的ST-T改变具有一定的特征外,多数病因引起的ST-T改变并无特征性。因此多数心电图医生常把这种ST-T异常诊断为非特异性ST-T改变,其临床意义留给临床医生结合其他检查资料进行综合判断。

第一节　ST段改变

ST段改变是指处在等电位线上的ST段发生了向上或向下偏移,向上偏移称为ST段抬高(ST segment elevation);向下偏移称为ST段压低(ST segment depression)。一般ST段抬高多反映急性冠状动脉综合征,ST段压低多反映慢性冠状动脉综合征,但都不是绝对的。

一、ST段抬高

ST段向上偏移在肢体导联的正常范围一般为0.05～0.1mV。在T波直立的导联ST段抬高不应超过0.1mV,T波倒置的导联ST段抬高不应超过0.05mV。胸导联ST段抬高的范围较宽,V_1～V_3导联可达0.3～0.4mV,但这种抬高多呈凹面向上或斜直形,绝不会呈弓背向上抬高,V_4以左导联ST段抬高很少超过0.1mV。

(一)分类

根据ST段抬高的形态分为以下三类。

1. *凸面向上(弓背向上)抬高*　见于急性心肌缺血(图3-1)及急性心肌梗死早期和演变期、变异型心绞痛,尚见于高钾血症、急性心肌炎、Brugada综合征。

2. *凹面向上抬高*　见于急性心包炎、早复极综合征(图3-2)。

3. *斜直型抬高*　见于左束支传导阻滞、左心室肥大引起的右侧胸导联(V_1～V_2)导联ST段抬高(图3-3)。

(二)原因

根据ST段抬高的病因可分为原发性复极异常、继发性复极异常和功能性异常三类。

1. *原发性心肌复极异常*　即心肌本身缺血损伤引起的复极异常,如急性心肌梗死超急性损伤期、变异型心绞痛,较常见的还有心外膜下心肌炎、恶性肿瘤转移至心脏、高钾血症。

2. *继发性心肌复极异常*　由于心肌除极异常而引起的继发性心肌复极异常,如左束支传导阻滞、预激综合征、左心室肥大等,常表现为右侧胸导联(V_1～V_2)ST段显著抬高。

3. *功能性心肌复极异常*　心肌本身无病变,也无其他疾病可解释的ST段抬高,如早复极综合征、迷走神经张力增高等。

(三)临床意义

原发性ST段抬高多见于急性冠脉综合征,例如急性心肌梗死的早期及超急性期,变异型心绞痛,在

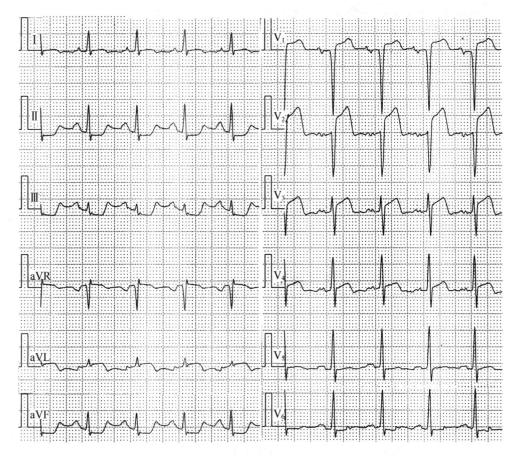

图 3-1　心肌缺血

患者男性,56 岁。临床诊断胸痛原因待查。心电图示:窦性心律(心率 102 次/分),P 波双峰,在 I 导联后峰＞前峰,
$V_2 \sim V_4$ 导联呈 M 型,两峰间距 0.04s,时限 0.11s,提示左心房肥大。此图特征性改变是 V_1 导联 QRS 波呈 QS 型,V_2 导联
呈 rS 型,r 波呈针尖状,ST 段 $V_1 \sim V_4$ 导联弓背型抬高分别为 0.2mV、0.4mV、0.3mV、0.1mV。I、aVL 导联 ST 段抬高
0.05mV、0.1mV 伴 T 波正负双向。II、III、aVF、V_6 导联 ST 段呈水平型压低 0.1～0.2mV(是 ST 段抬高的对应改变);
V_5、V_6 导联 T 波平坦。上述 ST 段属于原发性改变,是急性心肌缺血、ST 段抬高型心肌梗死早期改变

ST 段抬高期施行冠状动脉成形术或溶栓术是最佳时
间,可以防止心肌梗死的发生或心肌坏死区域的扩展。
继发性 ST 段的抬高,多持续不变,无特殊临床意义。

(四)鉴别诊断

急性冠脉综合征的 ST 段抬高,常伴有胸痛等症
状,ST 段抬高在短时间内有动态变化,而且多表现为
从抬高向降低回落;继发性 ST 段抬高多出现在 V_1、
V_2 导联,如左束支传导阻滞、左心室肥大出现的 ST
段抬高多经久不变;功能性 ST 段抬高常随心率变化
而出现 ST 段上升或下移,例如早复极综合征在心率
变慢时 ST 段抬高明显,心率增快时 ST 段抬高不明
显,甚至恢复正常。

二、ST 段压低

正常人除 III 导联 ST 段可压低 0.1mV 外,其他导

联 ST 段压低均不应超过 0.05mV,超过此标准,则称
为 ST 段压低。

(一)分类

根据 ST 段压低的形态可分为水平型、下垂型(下
斜型)、J 点型(上斜型)三种。

(二)原因

根据病因分为以下三类。

1. **原发性心肌复极异常**　除心肌缺血(图 3-4)
外,尚见于心肌炎、心肌病等。

2. **继发性心肌复极异常**　如左束支阻滞、左心
室肥大、预激综合征、低钾血症、洋地黄作用等出现的
左胸导联 ST 段下垂型压低(图 3-5)。

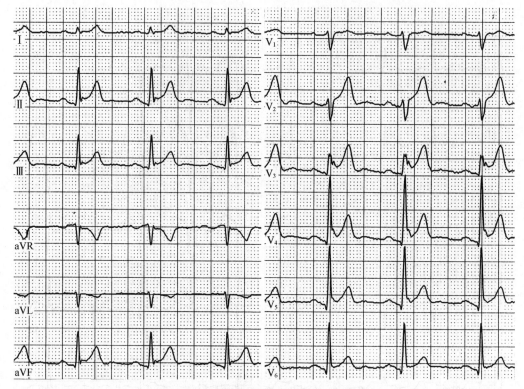

图 3-2 早复极综合征、功能性 ST 段抬高

患者男性,38 岁,体检心电图示:窦性心律。P 波后均继有室上性 QRS 波,其心电图特征性改变是以 R 波为主的导联 J 波显现、ST 段凹面向上型抬高伴 T 波高大、胸导联无过渡区。乍一看像 ST 段抬高型心肌梗死的超急性期。但结合临床患者在检查心电图前后无胸部不适症状,曾多次检查心电图未发现动态变化,根据上述心电图改变,完全符合典型的早复极综合征心电图。早复极综合征多见于迷走神经兴奋性亢进的中青年男性,心肌本身无病变,出现的 ST 段抬高应属于功能性改变

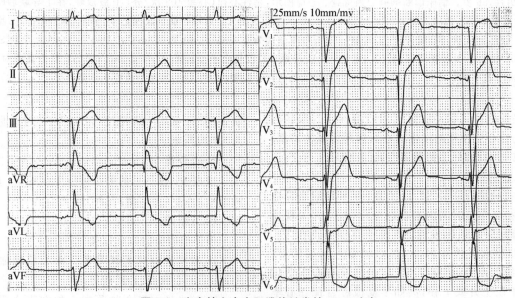

图 3-3 完全性左束支阻滞伴继发性 ST-T 改变

患者男性,58 岁,临床诊断:冠心病。心电图示:窦性心律(心率 49 次/分)、心电轴左偏(约 −56°),此图特征性改变是:QRS 波时限>0.12s,V_1 导联呈 QS 型,V_2～V_4 导联呈 rS 型;V_6、Ⅰ、aVL 导联呈 R 型,R 波顶部或降支有顿挫。V_1～V_4 导联 ST 段上斜型抬高伴 T 波高宽;V_6、aVL 导联 ST 段下斜型压低伴 T 波倒置。完全性左束支阻滞出现的右侧胸导联 ST 段抬高、左侧胸导联出现的 ST 段压低都属于继发性 ST-T 改变

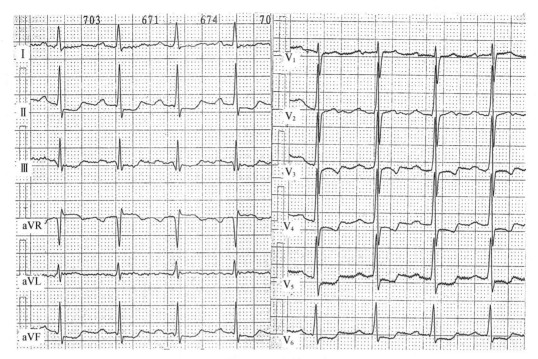

图 3-4 心肌缺血

患者男性,75 岁,临床诊断:冠心病。心电图示:窦性心律(心率 91 次/分),P 波时限 0.11s,P-R 间期 0.21s,为一度房室传导阻滞。心电图特征性改变是:Ⅱ、Ⅲ、aVF、V₄~V₆导联 ST 段呈水平型延长 0.16s,压低 0.05~0.1mV,aVR 导联 ST 段水平型抬高 0.1mV,各导联 T 波低平。描记此图正是胸痛发作时,与未发作的心电图对比,证实此图 ST 段改变与胸痛有关,故考虑此图 ST 段压低是原发性改变

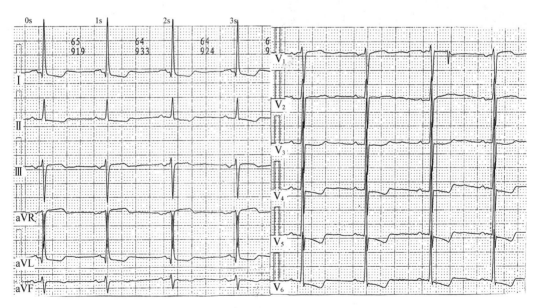

图 3-5 左心室肥大伴 ST-T 继发性改变

患者男性,78 岁,临床诊断:高血压心脏病。心电图示:窦性心律,P 波在 Ⅰ、aVR 导联呈双峰,峰距 0.04s,时限 0.11s。此图中特征性改变是以 R 波为主的导联 ST 段下斜型压低伴 T 波倒置,$R_{I,aVL}$ 电压分别为 1.9mV、1.5mV,$R_{V5}(2.5mV)+S_{V1}(1.0mV)=3.5mV$,电轴轻度左偏,结合临床考虑上述心电图改变,符合左心房、左心室肥大,其 ST 段下斜型压低、T 波倒置,应是左心室肥大的继发性改变

3. 功能性心房复极影响 由于心房复极波 Ta 波引起的假性 ST 段压低、窦性心动过速、β 受体高敏症等引起的 ST 段 J 点型压低(图 3-6)。

(三)临床意义

一般 ST 段呈水平型压低多见于心肌缺血;ST 段下垂型压低多见于继发性改变;ST 段 J 点型压低,特别是 J 点后 ST 段快速上升多无病理意义。一般非特异性 ST 段压低,压低的程度较浅,且其后的倒置 T 波也较浅;ST 段压低局限于 Ⅱ、Ⅲ、aVF 导联,多见于二尖瓣脱垂及功能性改变。

(四)鉴别诊断

左心室肥大伴劳损的 ST 段压低多表现在 V_5、V_6 导联,呈现为 ST 段呈轻微的凸面向上型压低与倒置的 T 波连接,倒置 T 波双肢不对称,基底部较钝。洋地黄作用引起的 ST 段压低常呈下垂型压低,下降坡度较小,终末部急剧上升,形成鱼钩样曲线,称为洋地黄作用曲线。缺血性 ST 段压低绝大多数呈水平型;功能性 ST 段压低多呈上斜型(J 点型)。ST 段压低的形态是诊断的一项参考,重要的是要结合临床全面评价。

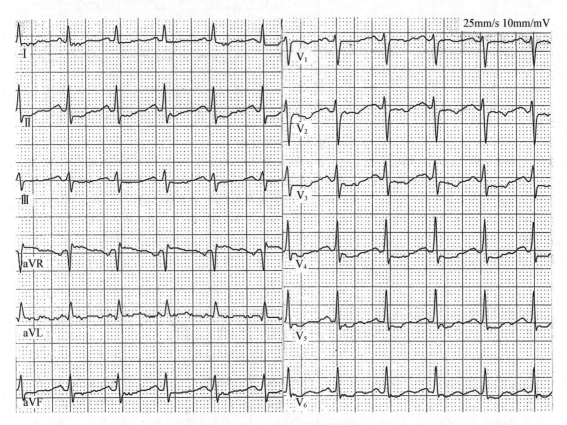

图 3-6 非特异性 ST-T 改变

患者女性,30 岁。临床诊断:低热原因待查,心电图示:窦性心律(心率 111 次/分),本图特征性改变是肢体导联和左侧胸导联 ST 段上斜型和下斜型压低伴 T 波低平和浅倒置。上述改变多见于交感神经兴奋、低热、低钾、甲亢等,很少见于冠状动脉病变,故考虑 ST-T 改变是功能性的,服用普萘洛尔或氯化钾后,心电图恢复正常

第二节 T 波改变

T 波是心室复极波,病理性和生理性等多种原因,常引起 T 波形形色色的改变,从 T 波高耸、低平、平坦、双向、双峰到 T 波深倒,均被列为 T 波异常的范围。尽管 T 波形态多种多样,但从大的方向讲,T 波异常分两大类:一是继发性改变;二是原发性改变。随着对 T 波的不断研究和认识,近年又提出了功能性 T 波改变和电张调整性 T 波。

一、原发性 T 波改变

原发性 T 波改变多指心室除极顺序正常而心室

的复极异常所形成的 T 波改变。这一类 T 波异常是最常见的 T 波改变(图 3-7):

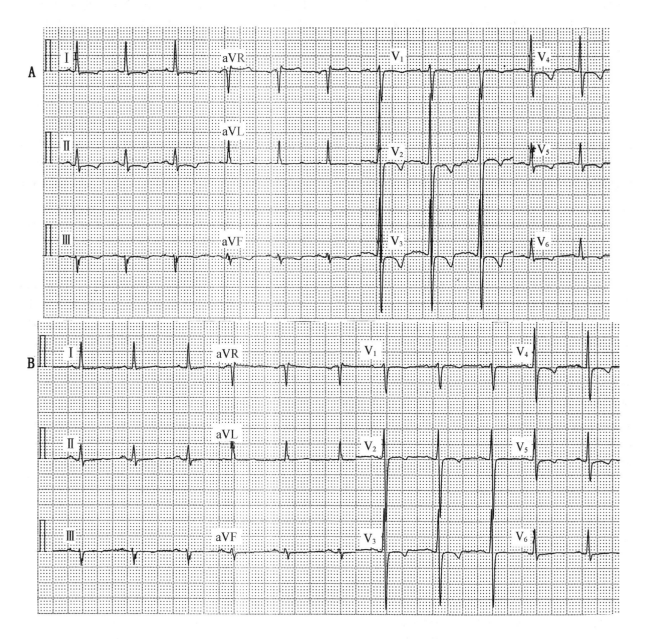

图 3-7　心肌供血不足

患者男性,55 岁。临床诊断:冠心病。心电图 A 图示:窦性心律(心率 91 次/分),$T_{I、II、aVF、V1\sim V6}$ 均倒置,其中 V_2 ~V_4 双支对称倒置较深,呈"冠状 T"改变,$ST_{I、II、aVF、V1\sim V6}$ 轻度水平或下斜型压低。2 个月后该患者复查心电图(B 图)示:窦性心律(心率 85 次/分),$T_{V1\sim V5}$ 仍倒置,其中 V_2 ~V_4 倒置变浅,$T_{I、II、aVF、V6}$ 由倒置变为低平。ST 段由原来轻度水平或下斜型压低基本恢复正常。综合 A、B 图表现,考虑该患者为慢性心肌缺血,其 T 波改变为原发性 T 波改变

（1）急性心肌缺血、急性脑血管意外引起的高耸T波。

（2）完全性房室传导阻滞、阿斯综合征出现的巨大倒置T波。

（3）慢性心肌缺血引起的T波低平、平坦、倒置（冠状T）等T波异常，此种T波异常表现时轻时重的动态变化，多有定位性，而且常与ST段压低相伴。

（4）心肌损害：如心肌炎、心包炎以及药物的毒副作用出现的T波异常，此类T波异常出现的导联比较广泛，而且多无定位性。

（5）电解质紊乱，如低钾血症出现的T波异常伴U波增高，高钾血症出现的T波高尖常伴P波时限增宽。

原发性T波异常需要干预治疗，预防进展。

二、继发性T波改变

继发性T波改变是指心室除极顺序异常而引起心室复极异常所形成的T波改变。临床心电图上常见的室内束支阻滞、心室肥大、预激综合征、室内异位心搏以及心脏起搏心电图，出现的T波改变绝大多数属于继发性T波异常。其特征是：T波极性大多数与QRS波主波方向相反，同时伴有与ST段同向性移位，即T波倒置伴ST段下斜型压低；T波直立伴ST段上斜型抬高。继发性T波改变本身无临床意义，心室除极恢复正常，继发性T波改变也随之消失。

三、功能性T波异常

功能性T波异常发生的原因比较复杂，有解剖生理原因、自主神经紊乱原因、还内分泌原因及至今难以搞清楚的原因，例如心脏神经官能症、β受体高敏症、两点半综合征、运动员心脏综合征、幼稚型T波综合征、孤立性T波倒置综合征等。这些T波改变多出现在Ⅱ、Ⅲ、aVF导联，而且多伴有轻度ST段压低，服用β受体阻滞药或氯化钾大多数有改善或完全恢复正常，故属于良性T波（图3-6）。

四、电张调整性T波

电张调整性T波是心脏为了适应异常的心室除极顺序，由于电张调整机制使T波与QRS波主波方向相反，属于一种特殊类型的T波。1982年Rosenbaum等首先提出了电张调整性T波的概念，指出不论是自发的还是诱发的（如心室调搏）引起除极顺序改变，均可导致两种心室复极顺序相反的变化，一种是继发性T波改变，另一种是电张调整性T波改变。继发性T波改变与心室除极顺序改变的程度成正比，但方向相反；电张调整性T波改变则是心脏为了适应异常的心室激动顺序，由于电张调整机制使T波与QRS波主波相反。例如特发性室性心动过速、阵发性室上性心动过速合并室内差异传导，就含继发性T波和电张调整性T波，但心电图上仅显示继发性T波改变。当心动过速终止后QRS波恢复正常时，继发性T波便即消失，电张调整性T波才能得以显现（T波仍倒置）。这种T波不需要任何处理，可在数小时、数天、多至数周自动恢复正常。这种T波滞后恢复过程称为T波电张调整的过程。电张调整性T波本身没有明确的临床意义，但容易误认为原发性T波而给予不必要的治疗（参阅本书第43章心电现象第十节 T波记忆现象与T波电张性调整）。

第三节 T波双峰

T波双峰（T wave double hump）是指T波顶端出现切迹形成的双峰，一般称为双峰T波，分病理性和生理性两类。在日常描记中不管是健康人还是器质性心脏病患者都可出现，属于非特异性改变。发生双峰T波的主要原因是左右心室之间或健康心肌与缺血心肌之间复极不同步。

一、右胸导联出现双峰T波

日本学者渡边报道，由于小儿生理性或病理性右室占优势，右心室复极往往晚于左心室，两室复极的界限显示出来形成了双峰：前峰代表左心室复极电位，后峰代表右室复极电位。这种双峰T波多出现在右侧胸导联，随着年龄增长左心室逐渐占优势，双峰T波渐消失。右束支传导阻滞和先天性心脏病引起的右心室负荷过重，有些病例右胸导联也会出现双峰T波，前峰代表以左心室复极为主的电位，后峰代表以右心室复极为主的电位。此外中枢神经系统疾病、甲状腺功能亢进症、酒精中毒、心肌缺血、心包炎、先天性心脏病和风湿性心脏病都有可能出现双峰T波（图3-8）。

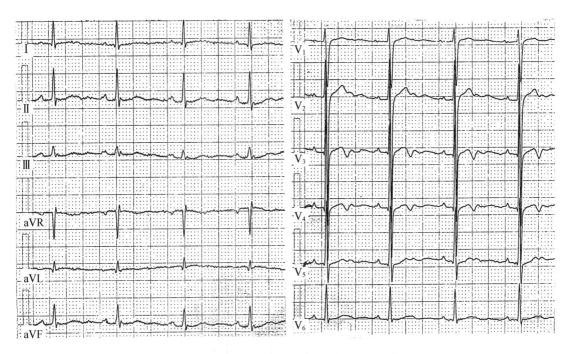

图 3-8 冠心病引起的双峰 T 波

患者男性,86 岁,临床诊断:冠心病。心电图示:V_1~V_5导联 T 波呈双峰,前峰＞后峰。双峰 T 波无特异性,左胸导联 T 波偏低,出现双峰 T 波可能与心肌缺血有关

二、左胸导联出现双峰 T 波

心肌缺血以及有心肌缺血的左心室肥大者也可出现双峰 T 波,往往出现在左侧胸导联。两峰间距大于健康青年人出现的双峰 T 波的间距,而且常伴 Q-T 间期延长。前峰代表健康心肌较早的复极电位,后峰代表心肌缺血的较晚复极电位。青年人发生心绞痛时,风湿性心脏病、心包炎等的恢复期,原倒置的 T 波转变为直立 T 波的过程中,可能会出现暂时性 T 波双峰。

三、其他疾病和原因引起的双峰 T 波

室间隔缺损和动脉导管未闭者 85％出现双峰 T 波,前者约 50％呈圆顶尖角型不光滑 T 波(图 3-9)。

青年人发生心绞痛时出现的倒置 T 波转为直立

的过程中,会出现暂时性 T 波双峰。健康成人运动试验后可能会出现双峰 T 波。

四、药物源性双峰 T 波

胺碘酮能直接影响心肌复极而引起双峰 T 波,长期口服胺碘酮者由于抑制窦房结的自律性,使窦性心率减慢,房室结和旁道的传导性降低,导致心室肌复极时间延长,表现为 Q-T 间期延长、T 波变低平或出现双峰。使用吩噻嗪类药物者半数出现 T 波双峰,其机制主要是交感神经紧张性变化,引起心肌代谢和复极过程中发生功能性改变。有报道低血镁患者也有出现双峰 T 波的,静注硫酸镁后 T 波双峰可消失。

对于双峰 T 波的评价要结合临床,一般认为右侧胸导联出现 T 波双峰,多为生理性改变,左侧胸导联出现 T 波双峰,多具有病理性意义。

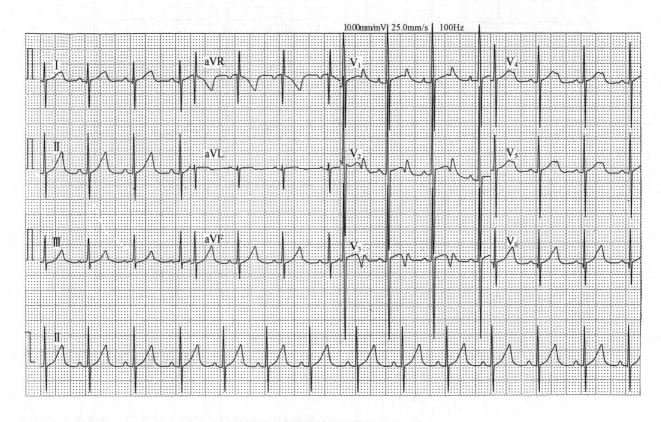

图 3-9 室间隔缺损引起的双峰 T 波

患者男性，2 岁，临床诊断：室间隔缺损。心电图示：窦性心律（心率 100 次/分），$P_{V1、V2}$ 顶尖，振幅 0.12mV；额面 QRS 波电轴 110°；QRS 波在 V_1～V_5 导联均呈 RS 型，V_6 导联呈 qRS 型。提示：右心房、右心室肥大。另一个特征性改变是 V_1～V_5 导联 T 波双峰，其中 V_1～V_3 导联呈明显的"圆顶尖角型"

第四节　ST-T 的正常变异

T 波的正常变异（T wave normal variant）是指 T 波的改变超出了正常公认的标准，实际上是一种功能性改变，不具有病理性意义。这种 T 波的正常变异多见于年轻人，以女性更为多见。对老年人的 T 波改变要慎重对待。

一、T 波的正常变异

常见的 T 波正常变异如下。

1. **持续性幼稚型 T 波**　婴幼儿时期 V_1～V_3（V_4）导联的 T 波可倒置，随年龄增长过了婴幼儿期可渐转为直立。但少数人特别是女性可持续到青壮年期，故称为持续性幼稚型 T 波或青年型 T 波，发生率约为 1%。心电图表现：①V_1～V_3 导联 T 波倒置深度一般＜0.5mV，且 V_1～V_3 渐浅；②深吸气或口服钾盐，T 波可转为直立。

2. **心尖现象**　又称孤立性 T 波综合征，表现为 V_3 导联或 V_4、V_5 导联 T 波倒置，右侧卧位或深吸气时，记录 T 波可转为直立。

3. **两点半综合征**　少数正常人特别是瘦长体型者，额面 QRS-T 夹角增大至 120°时，额面 QRS 波电轴位于＋90°（类似钟表长针），T 电轴位于－30°（类似钟表短针）。心电图上表现为 Ⅱ、Ⅲ、aVF 导联 QRS 主波向上，T 波倒置，类似下壁心肌缺血，口服钾盐或运动，T 波可恢复正常。

4. **β 受体高敏综合征**　由于体内 β 受体过度兴奋或敏感，多数导联 T 波低平或倒置伴 ST 段压低。多见于 20～40 岁的女性，无心脏器质性病变。口服 20mg 普萘洛尔，1h、2h 各描记 1 次心电图，ST-T 改变多恢复正常。

5. **餐后 T 波异常**　正常人饱餐高糖、高热量饮食后1h内会出现心率稍快及Q-T间期轻度延长,有些会出现T波低平、倒置,多见于Ⅰ、Ⅱ、$V_2 \sim V_4$导联。在空腹后再描记T波可恢复正常。机制尚不清楚,有学者认为可能与餐后血清及心肌内钾含量暂时降低有关。故常规心电图检查时最好在餐后2h进行,以免造成餐后对心电图的不良影响。

6. **过度换气T波异常**　平静呼吸T波正常,过度换气20s可能出现T波倒置,发生率11%。有些正常人运动试验后T波异常,可能与过度换气有关,而与心肌缺血无关。口服普萘洛尔可预防过度换气T波异常。

7. **心率慢时常出现T波低平或浅倒等异常**　运动、应用阿托品,心率增快后T波恢复正常,这种情况下T波异常可能与迷走神经兴奋性增高有关。

8. **心率快时出现的ST段下移及T波异常**　口服普萘洛尔,心率降低后T波恢复正常,可能与交感神经兴奋性增高有关。

9. **心动过速后综合征**　阵发性心动过速后约有20%的患者出现T波倒置,表现为Ⅱ、Ⅲ、aVF、左胸前导联T波或深或浅的倒置,类似"冠状T波"。T波倒置的持续时间短者数小时,长者数周至数月。发生机制不十分清楚,有学者认为属于心动过速后电张调整性T波。

10. **过早搏动后T波改变**　室性早搏后第一个窦性心搏,有时2~3个窦性心搏的T波出现低平或倒置。这种现象有学者认为是潜在的心肌损害显性化,还有学者认为是电张调整性T波。

11. **人工起搏器后T波倒置**　人工心室起搏后非起搏的窦性搏动出现T波低平、倒置,发生机制不十分清楚。有学者认为可能反映了慢性可逆性心肌损害,大部分学者认为系电张调整作用,是心肌除极顺序异常引起的一种特殊的复极表现,无明确的临床意义。心电图表现为:①T波深倒,深度可达1.5mV,基底部宽阔,底端较钝;②T波倒置的导联与心室刺激部位有关,起搏器置入右心室心尖部时,Ⅱ、Ⅲ、aVF、V_5、V_6导联出现T波倒置,起搏器置入右心室流出道时,V_1、V_2导联出现T波倒置。

二、体位对ST-T的影响

心脏在胸腔中的位置可因体位变化而发生移动,从而改变心脏与周围组织正常接触,同时也改变了心电向量环在各个导联轴上投影的方向,往往影响心脏除极和复极的方位。例如坐位和立位时心脏多呈垂位,Ⅱ、Ⅲ、V_2、V_3、V_4导联中的ST段可轻微下移伴T波改变;左侧卧位时心脏向左移位,心电轴随之趋向左偏,胸部各导联的探查电极相对右移,致使R波电压降低、S波增深;右侧卧位时恰与左侧卧位时相反,胸前导联上的R波振幅较平卧位增高而S波变浅。正常情况下描记心电图均采取平卧位,如患者因疾病的因素被迫采取坐位和立位描记时,心电图上出现一些变化,应考虑体位因素的影响,以免发生误诊。

第五节　巨大倒置T波

巨大倒置T波(giant inversion T wave)是指心电图上某几个导联的T波倒置,其倒置深度≥1.0mV、T波时限增宽、T波面积>QRS波的面积、Q-T间期明显延长(图3-10)。

早在1954年Burch就报道过脑血管意外患者出现形态奇特的巨大T波,但Millar研究发现脑血管意外患者仅有部分出现典型的巨大T波,更多的是出现T波低平、顿挫等轻度变异。2001年美国著名心脏病学家Hurst等报道了脑血管意外患者,心电图上出现一种形态奇特的巨大倒置T波,后命名为Niagara瀑布样T波。类似脑血管意外的巨大倒置T波还见于阿-斯综合征、完全性房室传导阻滞、交感神经兴奋性异常增高的急腹症患者,即所谓的"交感神经介导的倒置T波";心室颤动、心室停搏复苏后出现的巨大倒置T波,称为"晕厥T波",此与交感神经兴奋性增高影响心肌代谢导致复极异常有关。冠心病巨大倒置T波,即急性心肌梗死后1周左右出现的巨大倒置T波,可持续数日或更长时间,T波两肢呈对称性倒置。非Q波性心肌梗死在衍变过程中,巨大倒置T波可能是唯一的表现(图3-11)。

心尖肥厚型心肌病巨大倒置T波出现在$V_4 \sim V_6$导联,$T_{V4} > T_{V5}$(图3-12)。倒置T波基底部狭窄,"酷似冠状T波",伴有ST段压低。T波无动态变化或有轻微变化,不出现Q波。

$V_4 \sim V_6$导联R波电压很高,但与左心室肥大不同,增高的R波为$R_{V4} > R_{V5} > R_{V3}$。此外,尚见于心动过速后综合征、起搏器置入后窦性T波倒置等。巨大倒置T波一般出现后数天或更长时间随病情好转而恢复。巨大倒置T波多伴Q-T间期延长成为巨大倒置T波的重要特征,Q-T间期延长而致心肌区域性复极离散,成为发生心脑事件的危险因素。

巨大倒置T波的振幅多数>1.0mV,部分可达

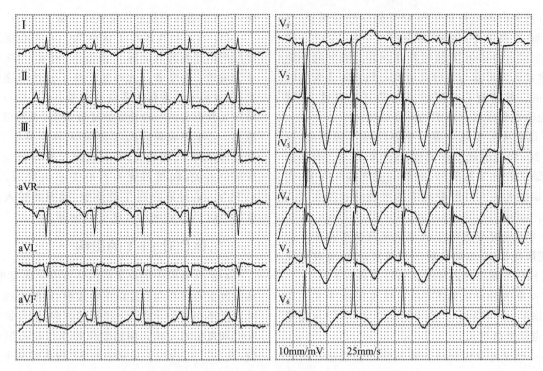

图 3-10　窦性心动过速、巨大倒置 T 波、肺型 P 波

　　患者女性,74 岁,临床诊断:慢性支气管炎、支气管扩张、心力衰竭。心电图示:窦性心律(心率 105 次/分),
$P_{II、III、aVF}$ 高尖,振幅≥0.25mV。本图中最突出的特点是以 R 波为主的导联 T 波宽大对称性倒置,$T_{V2、V3}$ 倒置深度
分别为 1.4mV、1.3mV。慢性阻塞性肺疾病患者出现这种巨大倒置 T 波罕见,急性肺栓塞的患者有些可出现全胸
导联 T 波倒置。当时以急性冠状动脉综合征进行处置

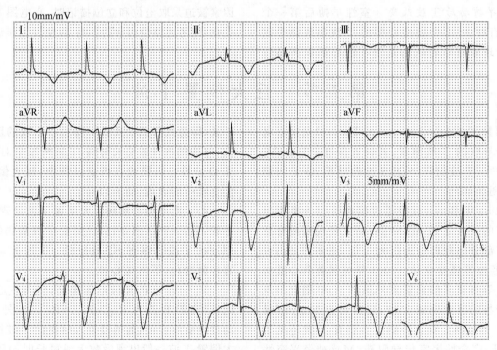

图 3-11　窦性心律、无 Q 波性心肌梗死

　　患者女性,57 岁。临床诊断:心绞痛。心电图示:窦性心律(心率 71 次/分)。此图最大的
特征是 I、II、aVF、V₂~V₆导联出现巨大深倒冠状 T 波,QRS 波没有明显的变化。单从心电
图 T 波改变分析考虑为急性心内膜心肌缺血,或无 Q 波性心肌梗死

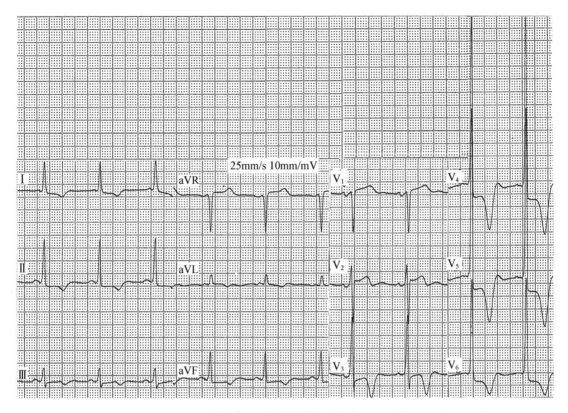

图 3-12 心尖肥厚型心肌病

患者男性,75 岁。临床诊断:高血压。心电图示:窦性心律(心率 72 次/分),本图特征性改变是:$R_{V4、V5、V6}$ 高电压,$R_{V4、V5}=6.5mV$,$R_{V6}=3.7mV$,$Ptfv_1=-0.04mm \cdot s$,以 R 波为主的导联 ST 段下移伴 T 波倒置,$T_{V4、V5}$ 呈巨大深倒 T 波,以 V_4 深倒最深达 1.35mV,类似冠状 T 波,符合心尖肥厚型心肌病心电图改变

2.0mV,多见于 $V_4 \sim V_6$ 导联,也见于肢体导联。这种宽大畸形的 T 波前支与 ST 段融合、后支与倒置的 U 波融合。这种倒置 T 波的开口和谷底呈圆钝形,常伴 ST 段斜形下移,可与急性冠状动脉综合征出现的巨大倒置 T 波相区别(表3-1)。

表 3-1 三种不同的巨大倒置 T 波的鉴别

	ST 段压低	病理性 Q 波	T 波特点		
			窄而对称	演变	导联
尼加拉瓜 T 波	-	-	-	快速	$V_2 \sim V_6$
缺血性 T 波	+	+	+	中速	缺血区导联
心尖肥厚型心肌病 T 波	+	+	-	无演变	$V_3 \sim V_6$(V_4 为中心)

第六节　高耸 T 波

高耸 T 波(T wave ligh-amplitude)也称巨大直立 T 波,是指 T 波振幅在单极肢体导联$>0.5mV$、双极肢体导联$>0.7mV$、胸导联$>2.0mV$。国内通常把高耸 T 波的标准定为肢体导联 T 波振幅$>0.8mV$、胸导联$>1.5mV$,或 T/R 比值>1。

一、高耸 T 波的原因

高耸 T 波既可见于病理性也可见于生理性,下面是出现病理和生理性高耸 T 波的几种常见原因。

1. **心肌梗死超急性期** 心电图表现:①在胸痛

出现数分钟或数小时内，与梗死部位相关的导联 T 波振幅显著增高，基底部增宽；②梗死部位相关的导联 QRS 波时限增宽（≥0.11s），R 波增高，即所谓梗死周围阻滞；③T 波高耸的导联伴 ST 段斜坡型或凹面向上型抬高，而对应性导联 ST 段显著压低；④上述心电图改变持续数分钟或数小时后出现心肌梗死性 Q 波。

2. 变异型心绞痛　心电图表现：①与心肌缺血相关导联出现高耸 T 波伴 ST 段抬高，原 ST 段压低或 T 波倒置的导联出现 ST 段和（或）T 波伪性改善；②数分钟后 ST-T 恢复正常，极少数不能恢复正常者演变为心肌梗死；③常伴发室性心律失常或传导阻滞。

3. 急性心包炎　早期多数导联出现 T 波高耸（除外 aVR、V₁ 导联）伴 ST 段凹面向上抬高；随时间推移抬高的 ST 段渐回落至等电位线时，T 波渐变为低平或倒置；常伴有 QRS 波电压普遍降低和心率增快。

4. 高钾血症　心电图表现：①血清钾在 5.5mmol/L 时，T 波出现高耸并呈帐篷状，基底部狭窄，Ⅱ、Ⅲ、aVF 导联最典型；②血清钾在 6.5mmol/L 时，ST 段弓背向上抬高，以 aVR 和右胸导联最明显；③血清钾在 7.0mmol/L 时，QRS 波增宽（≥0.12s），R 波降低、S 波增深、ST 段缩短；④血清钾在 8.0mmol/L 时，P 波渐宽而低平随后渐消失，出现所谓窦-室传导节律。当增宽的 QRS 波与 ST-T 融合形成正弦状波时，心室随时可停搏。

5. 颅脑病变　包括脑血管意外、颅脑内肿瘤，心电图表现：①T 波高耸直立，也可出现巨大倒置 T 波；②U 波增高、Q-T 间期延长；③合并各种心律失常。

6. 早复极综合征　心电图表现：①左侧胸导联（V₃～V₅）出现高耸 T 波伴 ST 段凹面抬高 0.3～0.4mV；②右侧胸导联（V₁～V₃）出现高耸直立 T 波伴 ST 段鞍背形抬高，而左侧胸导联 QRS 波、ST 段无显著改变；③心率常偏慢，此多属功能性改变。

7. 迷走性高耸 T 波　由于迷走神经兴奋亢进所引起，心电图表现：①V₃～V₅ 导联 T 波高耸，同时伴逆钟向转位；②心率增快后 T 波可降低，是早复极综合征的一个亚型，属于正常变异。此因迷走神经兴奋亢进使心搏减慢，心室舒张期延长，心室充盈过度，致心内膜下心肌复极延缓，反映在相关导联表现为 T 波增高（图 3-13）。

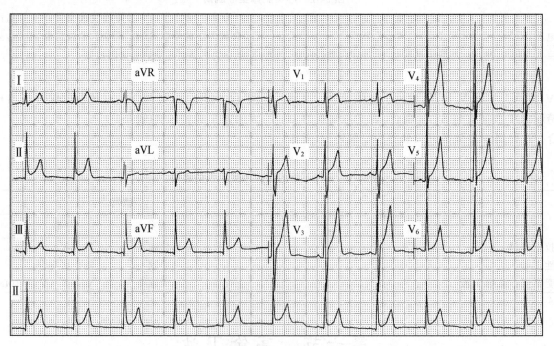

图 3-13　高耸 T 波

患者男性，19 岁。体检心电图示：窦性心律（心率 65 次/分），此图特点是以 R 波为主的导联 ST 段抬高伴 T 波高耸。结合患者无心脏疾病和临床症状出现 ST 段凸面向下型抬高伴 T 波高耸，考虑与患者迷走神经张力增高引起心室早复极有关，故可称迷走性高耸 T 波，属于正常变异

8. 二尖瓣型 T 波 部分先天性心脏病、风湿性心脏病二尖瓣狭窄及二尖瓣狭窄合并关闭不全的患者,胸导联常出现高耸 T 波,多见于 V₃、V₄ 导联,称为"二尖瓣型 T 波"。同时在 Ⅰ、aVL、Ⅱ 导联可见双峰 P 波,称为"二尖瓣型 P 波"(图 3-14)。

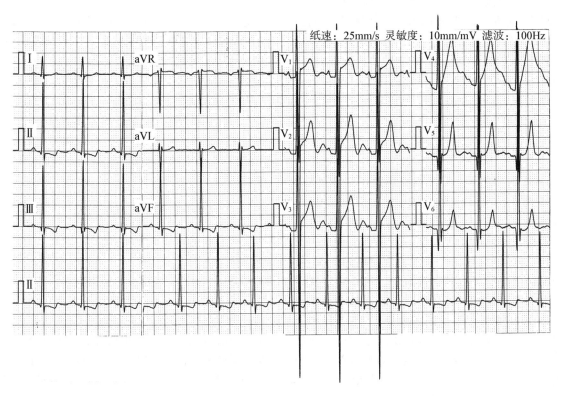

纸速:25mm/s 灵敏度:10mm/mV 滤波:100Hz

图 3-14　窦性心律、右房肥大、双侧心室肥大、高耸 T 波

患者男性,22 岁。临床诊断:先天性心脏病动脉导管未闭。心电图示:窦性心律(心率 88 次/分),本图特征性改变是 QRS 波电压增高、T 波高耸。$R_{Ⅱ、Ⅲ、aVF} > 3.0mV$,$V_1 \sim V_4$ 导联 QRS 波呈 RS 型波,$R_{V1 \sim V6}$ 电压分别为 2.5mV、3.5mV、3.7mV、3.2mV、5.8mV、5.8mV;$S_{V1 \sim V4}$ 分别为 3.8mV、8.1mV、6.8mV、3.9mV;$R_{V3}(3.7mV) + S_{V3}(6.8mV) = 10.5mV$,符合双侧心室肥大。$P_{V1}$ 正向波 > 0.1mV,为右心房肥大表现;$T_{V1 \sim V5}$ 电压均 > 1.5mV,为高耸 T 波。此外高耸 T 波导联伴 ST 段抬高,倒置 T 波伴 ST 段压低

二、高耸 T 波的鉴别

1. 高耸 T 波长期存在者多为继发改变,一般无临床意义;突然出现且伴有胸痛症状者多有病理意义,例如 V₁ 导联 T 波突然增高 ≥0.4mV 者,可能是后壁急性心肌梗死的对应性改变。

2. 高耸 T 波在短时间内有动态变化者,见于急性心内膜下心肌缺血、急性心肌梗死超急性期、脑血管意外。高耸 T 波长时间没有动态变化者,见于左心室肥大、左束支传导阻滞、早复极综合征、二尖瓣狭窄。

3. 高耸 T 波的振幅 > 同导联 R 波的振幅者多为病理性,见于心肌梗死超急性期、严重的高钾血症。T 波振幅 < 同导联 R 波振幅者多无病理意义。

4. 单纯 T 波高耸不伴 ST 段或 QRS 波等心电图异常者,为非病理性;同时伴有 ST 段或 QRS 波异常者,多为病理性。例如急性心肌梗死高耸 T 波伴 ST 段抬高,高钾血症高耸 T 波伴 QRS 波时限增宽等。

第七节　女性 T 波改变

女性 T 波改变是指该 T 波异常多见于女性,尤其多见于中青年女性。这部分人的 T 波改变表现在 Ⅱ、Ⅲ、aVF 导联上是 T 波低平、平坦、少数浅倒;表现在胸导联上是 V₁～V₃(V₄)浅倒、低平。这类所谓不

正常 T 波的检出,一是有心脏方面的自觉症状去医院诊病时被心电图检查发现;二是没有任何心脏方面的症状而是去医院体检被心电图发现。这部分 T 波异常者容易被某些医生当作器质性心脏病治疗。年轻患者给戴上"病毒性心肌炎"的帽子,常年吃养心的药物,40 岁以上的患者戴上"冠心病"的帽子,常年服用扩冠的药物。还有个别患者被医生左手摘掉"心肌炎"的帽子,右手又戴上"冠心病"的帽子。这种太看重心电图 T 波改变的现象,不但给患者增加了精神上的压力,又浪费了医药资源。

一、常见的生理原因

1. **单纯 T 波倒置**　心电图表现为 $V_1 \sim V_3$(V_4)导联 T 波倒置,多见于婴幼儿和儿童时期的心电图,其他导联未见异常。这种 $V_1 \sim V_3$(V_4)导联倒置 T 波随年龄增长逐渐转为直立或低平,但有一部分女性患者 $V_1 \sim V_3$(V_4)导联倒置 T 波可能持续到中年,易误诊为前间壁心肌缺血而进行治疗。这种持续性单纯性 T 波倒置,经口服氯化钾后 1～2h 可转为直立。

2. **孤立性 T 波**　心电图表现为 V_4(V_5)导联 T 波浅倒,其左右导联 T 波正常,类似心尖部缺血,多见于中年女性,罕见于男性。让患者取右侧卧位或深吸气后记录,V_4(V_5)导联的倒置 T 波可转为正常,口服氯化钾试验 T 波也可转为正常。

3. **X 综合征**　部分中年女性常出现类似冠心病的一些症状,服用扩张冠状动脉的药物,症状改善不明显。心电图检查有 T 波或 ST 段异常改变,运动试验阳性,但冠状动脉造影正常,也未发现冠状动脉痉挛。引起 X 综合征的原因可能与微血管痉挛或缺血有关,但未发现进展为大血管的病变,发生心肌梗死的危险极低。如果不伴发冠状动脉病变,不影响预后。

4. **更年期 T 波**　不少女性闭经后出现一系列自主神经功能紊乱的症状,其中心血管症状约占半数,例如心悸、胸闷、心前区不定时的疼痛等。心电图检查常出现 T 波低平、ST 段压低,但这种 ST-T 改变与自觉症状并没有相关性。使用硝酸类扩张血管药物症状改善不大,服用雌激素效果明显。

5. **交感性 T 波**　不少年轻人(39 岁以下)由于突然的恐惧、喜、怒的变化,而出现明显的循环系统症状,安静状态心率常＞90 次/分,自觉心悸。心电图检查 Ⅱ、Ⅲ、aVF 导联 T 波低平或平坦,服用小剂量 β 受体阻滞药,心率会降低、自觉症状会改善、异常 T 波也会转为正常。这种因交感神经兴奋性增高而出现的 T 波异常,称为"交感性 T 波",多见于女性患者。(详见 β 受体反应亢进综合征)

6. **神经心脏官能症 T 波**　是由于神经功能失调引起的心脏血管紊乱的一种综合征,经常出现心血管方面的症状,如心前区特别是乳头下出现瞬息刺痛,或长时间的隐痛,有时出现心悸、失眠、乏力、头晕等神经衰弱的症状。未发现心血管器质性病变,心电图检查 Ⅱ、Ⅲ、aVF 导联常出现非特异性 T 波改变,运动试验阳性,易误诊为心脏病变。本症多见于青壮年,特别是女性发生率最高,经过心理调整和辅以 β 受体阻滞药治疗,症状可慢慢消失,心电图可改善,预后良好。

二、女性 T 波异常的原因

在心脏正常的中青年人群中,因有自觉症状病检或体检心电图上出现 Ⅰ、Ⅲ、aVF 导联 T 波异常很常见,尤其是女性 T 波异常的检出率比男性高 5 倍。女性 T 波异常高于男性的原因还不太清楚。初步认为:其一是生理上的差别,女性内分泌变化没有男性稳定,例如月经前后、围更年期等激素水平的变化会影响心肌的复极;其二是自主神经调节功能比男性可能差些,女性对环境的刺激比较敏感,一般反应较强,往往交感神经占优势,常表现为心跳过快、心悸、容易过喜、过悲、过恐、过惊等情绪剧烈变化,也是影响心肌复极的原因。上述原因引起 T 波异常都是暂时性的、可逆的,因而认为女性 T 波异常是功能性的或者说是生理性的。

三、女性 T 波异常的临床意义

从流行病学统计,男性 40 岁以上、女性 55 岁以上为冠心病的多发年龄,近年男性的发病年龄有所提前,40 岁以下的女性发生心肌梗死很少见。女性在闭经前雌激素水平较高,对女性来说是一种保护。然而在临床心电图中 T 波异常却比同龄男性多,这进一步说明女性 T 波异常不是心肌缺血,而是与生理因素和神经精神因素有关。另外,女性 T 波异常没有轨迹可寻,随着年龄增长,T 波会逐渐转入正常,进入老年后男女 T 波变化不再有区别。这一点也足以说明女性中青年时期出现的 T 波异常不是冠状动脉病变所引起,而是一种功能性改变。但是,对于糖尿病患者,不管是男性还是女性,只要心电图上出现 ST-T 改变,就应想到是否与"糖尿病"有关。

第4章

房室肥大

第一节 心房肥大

心房肥大（atrial hypertrophy）是由于心房长期负荷过重，引起心房肌纤维增长、变粗、心房腔扩大。可同时存在房内传导束牵拉和损伤，心房除极P波发生振幅增大、时间延长改变。

心房长期因容量和压力负荷增加，心房肌纤维便会逐渐增长变粗发生结构改变，心房内的传导系统受到牵拉或损伤，便会发生功能性改变。发展到一定的阶段便导致单侧或双侧心房扩张或肥厚。反映在心电向量图上是P向量环增大，运行时间延长；反映在心电图是P波振幅增高、P波时限增宽，P电轴偏移。然而，Saunders和Soloff等根据血管造影对比研究，发现心房面积与P波之间无明确正相关，因此他们认为P波异常作为心房扩张或肥厚是不适当的，主张把P波异常诊断为"心房异常"更为合适，还有学者主张把P波异常作为"心房负荷过重"、"心房传导障碍"的表现。国内也有学者建议用"心房异常"取代"心房肥大"的诊断。2009年AHA/ACC/HRS（美国心脏病学会/美国心脏病学会基金会/美国心律学会）修订的《心电图标准化与解析建议》中的"心电图诊断术语的规范化"书中仍沿用心房肥大，本书也沿用传统术语"心房肥大"。

由于左心房和右心房的解剖位置和激动程序不同，左心房和右心房肥大的除极向量亦不同，心电图上P波改变的特点各异，根据P波各自的特点结合临床及其他资料，分别做出左心房肥大、右心房肥大以及双侧心房肥大的诊断。

一、右心房肥大

先天性心脏病或肺源性心脏病等引起右心房长期负荷过重，常常导致右心房肥大。表现在心电图上的特征是P波高尖。

(一)右心房肥大心电图改变机制

右心房肥大（right atrial hypertrophy）时右房的除极向量亦随之渐增大，在向量图上表现向右前方的向量增大。额面最大向量投影在Ⅱ、Ⅲ、aVF导联轴的正电段，故Ⅱ、Ⅲ、aVF导联的P波较其他导联的P波高耸；在横面P环向量向右前增大，投影在V_1、V_2导联轴的正电段，V_1或V_2导联的P波较其他导联高尖。右心房肥大在心电图上的表现有以下几点。

1. P波电压增高，最常见的是Ⅱ、Ⅲ、aVF导联P波高尖，振幅$\geqslant 0.25mV$（国外有定为$>0.20mV$），此与右心房肥大所产生的增大的附加电位重在P波的前半部分有关。Ⅱ、Ⅲ、aVF导联P波电压达不到0.25mV诊断标准时，只要P波电压呈高尖形，其电压达到同导联R波的1/2时，仍可考虑右心房肥大。

2. V_1、V_2导联P波振幅增加，V_1、V_2导联P波起始为正向时，其振幅$\geqslant 0.15mV$（有的学者定为$\geqslant 0.20mV$），形成尖峰状。

3. 心房复极波异常，右心房肥大时除极波异常的同时复极波亦常有改变，其表现为心房复极波－Ta波增大，其方向与P波相反，表现为P-R段或J点轻度下移。

4. P电轴右偏，在额面P电轴右偏时，P波振幅不到0.25mV也可作为右心房肥大的标准。

5. P波时间正常，各导联P波时间不超过0.10s，此因右心房虽有明显肥大，但其除极时间再长也不会长过左心房除极时间，故右心房肥大不会出现P波时间增宽。

(二)右心房肥大分型

由于引起右心房肥大的病因不同，心电图表现略有差别，Schamroth 提出了"先天性 P 波"和"后天性 P 波"的概念。以法洛四联症为代表的先天性心脏病引起的 P 波异常，称为先天性 P 波；以慢性肺源性心脏病为代表的后天性心脏病引起的 P 波改变，称为肺型 P 波。本书在诊断标准中分别列出，可作为临床初步诊断右心房肥大时的线索，或许有益。

（三）右心房肥大心电图标准

1. P 波在 Ⅱ、Ⅲ、aVF 导联高尖，振幅≥0.25mV，P 波时间正常，不超过 0.10s。

2. V₁ 导联 P 波直立或呈正负双向，正向 P 波振幅≥0.15mV。

3. P 电轴在＋75°～＋90°，在 aVL 导联 P 波多倒置。

4. 临床有引起右心房肥大的病因。

右心房肥大心电图举例见图 4-1～图 4-3。

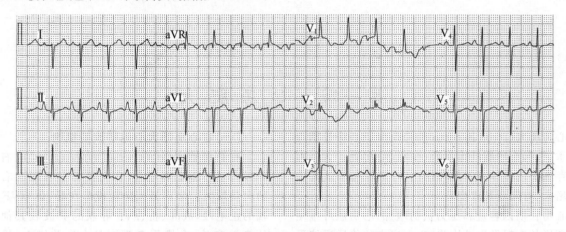

图 4-1 窦性心动过速、右心房肥大、右心室肥大

患者男性，60 岁，临床诊断：肺心病。心电图示：窦性心动过速（心率 115 次/分），P 波在 Ⅱ、Ⅲ、aVF 导联高尖，振幅高达 0.25～0.30mV；QRS 波额面电轴 144°，V₁ 导联 QRS 波呈 R 型、V₃～V₆ 导联 QRS 波均呈 qRS 型。心电图诊断：①窦性心动过速；②右心房肥大；③右心室肥大

（四）先天性 P 波诊断标准

1. 肢体导联 P 波振幅≥0.25mV。

2. Ⅰ、Ⅱ、aVL 导联 P 波高尖，一般比 aVF、Ⅲ 导联的振幅高。

3. Pv₁、Ⅱ 导联高尖有切迹，第一峰高于第二峰者，称为三尖瓣型 P 波。

4. Pv₁、v₂ 导联呈正向且高尖，振幅＞1.5mV，称为右位型 P 波。

5. P 电轴在＋30°～－45°。

先天性 P 波是由 Zuckermann（1952 年）报道，见于法洛四联症、肺动脉狭窄和大血管错位等。心电图上与后天性心脏疾病引起的 P 波不同之处是，Ⅰ、Ⅱ、V₁ 和 V₂ 导联 P 波高尖是其最突出的特点。

（五）非右心房肥大出现的肺型 P 波

通常我们所说的病理性右心房肥大，在心电图上指的是以法洛四联症为代表的先天性心脏病引起的 P 波电压增高和以慢性肺源性心脏病为代表的后天性心脏病引起的 P 波电压增高。人们往往习惯把前者称为"先天性 P 波"，把后者称为"肺型 P 波"，甚至不少人把肺型 P 波作为右心房肥大的代名词。随着人们对肺型 P 波认识的不断加深，发现临床上引起肺型 P 波的原因很多，而且这种 P 波大多数是暂时的、可逆的，与右心房肥大无明确关系。目前所能知道引起肺型 P 波的有以下几种，以资与真正的右心房肥大出现的肺型 P 波相鉴别。

1. **心房梗死**　心房梗死绝大多数并发于心肌梗死，心电图上表现为 P-R 段抬高或水平型压低，P 波高尖。多数在心肌梗死早期出现，1 周内恢复正常。这种肺型 P 波总是伴随左心房衰竭而出现，心衰改善而消失。心房梗死继心肌梗死出现肺型 P 波的机制还不太清楚，可能与交感神经兴奋、缺氧、心功能不全、心房内压上升或心房扩张等综合因素有关。

2. **低钾性肺型 P 波**　文献报道低血钾后期有 1/7～1/6 出现肺型 P 波，肺型 P 波多出现在 U 波异常之后，是严重低血钾心电图的表现之一，有学者称为"伪肺型 P 波"。发生机制还不清楚，低钾反射性引起窦性心动过速，亦是引起 P 波高尖的原因之一，这种改变补钾后可消失。应注意肺心病患者也可合并低钾血症。低钾性 P 波的患者容易出现尖端扭转型室性心动过速，如不及时补钾、补镁容易转为心室颤动。

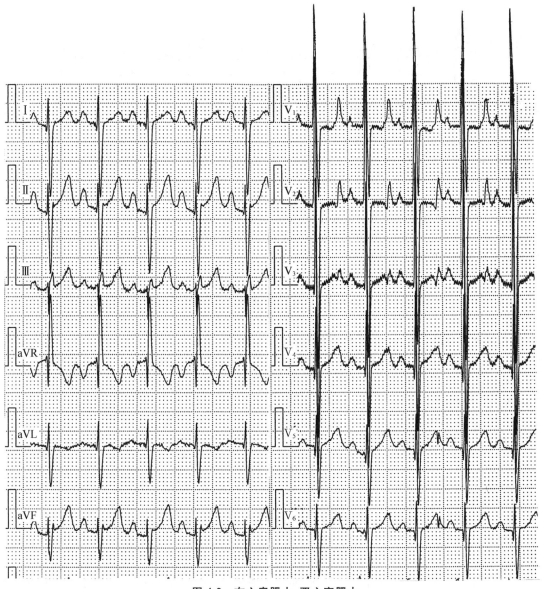

图 4-2 右心房肥大、双心室肥大

患者男性,5岁,临床诊断:法洛四联症。心电图示:窦性心律(心率113次/分),各导联P波明显,Ⅱ导联P波高达0.4mV,是右心房肥大的表现。QRS波电轴右偏,在Ⅰ、Ⅱ导联呈qRS型,Ⅲ导联呈rSr'型,aVR导联呈rsR'型。V₁、V₂导联呈RS型,V₃~V₆导联呈qRS型,V₂的R+S达7.5mV,是双心室肥大的表现

3. 脑性肺型P波 文献报道,中枢神经受损害的少数患者,Ⅱ、Ⅲ、aVF导联出现高达0.3mV的肺型P波。Cropp及Fantz等认为颅内出血P波增高的原因是由于13、14皮质区局部出血、水肿、缺氧以及间接机械刺激,导致下丘脑调节功能障碍,从而引起交感神经和副交感神经非对称性功能改变,交感肾上腺髓质分泌活性增加,儿茶酚胺增加,心率加快,出现一过性肺型P波。在出现脑性肺型P波的同时,还常伴有脑性T波、Q-U间期延长等其他心电图改变。

4. 左心室收缩功能不全出现肺型P波 乳头肌功能不全致左心室收缩功能不协调或左心室扩大等原因所引起的二尖瓣反流,可能出现肺型P波,出现肺型P波是二尖瓣反流的严重表现。其机制是二尖瓣反流致左心房负荷过重,继而导致左心房扩张,左心房扩张出现肺动脉楔压上升。随着肺动脉压上升,右心室压上升(舒张末期压上升)合并右心房负荷过重,可出现P波增高。或当左心室舒张末期压增高,左心室衰竭加重而出现肺水肿时,P波可以明显增高,病情好转高尖P波随之消失。Heikkila认为Ptfv₁异常是左心房负荷过重的敏感指标,当出现左心室泵衰竭时,Ⅱ、Ⅲ、aVF导联常出现伪肺型P波,这种伪肺型P波与Ptfv₁的临床意义相似。目前不少学者认

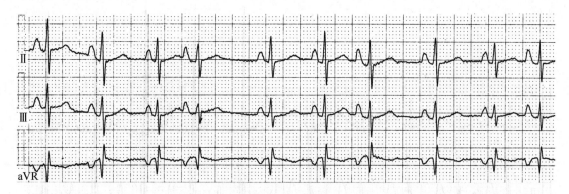

图 4-3　右心房肥大

患者男性,81 岁,临床诊断:慢性阻塞性肺疾病。心电图示:窦性心律(心率 91 次/分),展示的导联 P 波振幅增高≥0.25mm,符合慢性阻塞性肺疾病引起的右心房肥大(肺型 P 波)。此外尚可见频发的房性早搏,P′波振幅高于 P 波,提示早搏源于右心房高位

为伪肺型 P 波伴 Ptfv₁异常,属于左心房肥大第二型。

5. 右位性 P 波

(1)左侧心包大部分缺损症,由于左侧心包大部分缺损心脏沿纵轴顺时针转位,过渡区左移,心脏向左偏,又因右心压上升可能出现右位性 P 波,即心电图上表现为 V_1、V_2 导联的 P 波高尖。但这种高尖 P 波也可见于右心压正常的病例,这是因为心脏位置改变,右房更接近 V_1、V_2 导联的电极,故出现高尖的右位性 P 波。

(2)漏斗胸也可出现像左侧心包缺损症那样的右位性 P 波,这是因为漏斗胸心脏偏左,心脏和左胸的位置类似左侧心包缺损症,因此 V_1、V_2 导联 P 波高尖。

6. 右心房内不完全性阻滞所致肺型 P 波　冠心病、心房梗死、心肌缺血或坏死累及右心房结间束,特别是后结间束,使其传导速度减慢,心房除极向量更趋向垂直,投影在 Ⅱ、Ⅲ、aVF 导联轴的正侧向量增大,出现高尖 P 波。心电图中出现的一过性肺型 P 波或 2:1 交替出现的肺型 P 波,是右心房内不完全性阻滞的表现,随着缺血改善、炎症消退 P 波可恢复正常。

(六)肺型 P 波的评价

心电图上 P 波高尖对诊断右心房肥大有一定的参考价值,国内外许多学者采用超声心动图对心电图右心房肥大诊断的敏感性和特异性做了细致的分析与对照。Jeffrey 等对 100 例不同程度右心房肥大病例及 25 例正常人进行对比检查,提出右心房肥大的心电图最好的指标是 QRS 电轴＞＋90°,V_2 导联 P 波振幅＞0.15mV,无右束支阻滞时 V_1 导联 R/S＞1,这些标准综合敏感性 49%,特异性 100%。另一方面,经典的"肺型 P 波"标准的敏感性仅有 6%,与右心房

肥大并没有良好的相关。例如有些阻塞性肺疾病(肺气肿、哮喘)、肺动脉高压、先天性心脏病等,P 波也可以正常,而出现肺型 P 波的患者,并不一定存在右心室肥大。仅 P 波电压增高,患者无引起右心室肥大的病因,也无任何症状,不要轻易下右心房肥大的诊断,应根据具体情况,采用其他检查技术确定诊断。如 P 波电压增高,伴有右心室肥大,对诊断右心房肥大的敏感性和特异性都很高,但是,患者突然出现胸痛、呼吸困难,心电图上出现肺型 P 波,要警惕急性右心室梗死和肺栓塞的发生,应结合其他改变和临床资料综合判断。

(七)右心房肥大的临床意义

早在 1917 年 Pardee 已描述过肺型 P 波,1938 年 Berliner 再次提出肺型 P 波一词,其后许多学者研究证实在慢性肺部疾病的心电图中常出现高尖 P 波。长期以来把心电图中出现的高尖 P 波作为右心房肥大和(或)扩大的指征,慢性肺部疾病的主要表现。然而高尖 P 波形成的机制很复杂,很多原因都可能出现这种 P 波,除了以呼吸道为主的疾病、以右侧心脏为主的疾病外,近年文献还不断报道以左侧心脏为主的疾病如高血压、冠心病、二尖瓣膜病、心绞痛发作时、急性心肌梗死、左心功能不全等也会出现肺型 P 波。此外,一些非心脏疾病如低血钾、低血钙、糖尿病酮症酸中毒、甲状腺功能亢进症、颅脑损伤、胸廓畸形、交感神经兴奋以及个别正常人都可能出现肺型 P 波。Chou Te-chuan 等报道 100 例有肺型 P 波的人,其中 46 人无任何右心房肥大的临床证据,故他们把没有肺部疾病而出现高尖型 P 波称为"伪肺型 P 波"。前述可知,肺型 P 波不是肺部疾病所特有,也不是右心房肥大的代名词,其诊断右心房的价值受到了很大限

制。因此，国内外不少学者主张把高尖型 P 波作为"右房异常"或"右房损害"的心电图特征。

二、左心房肥大

由于风湿性心脏病、二尖瓣心脏病为主的左半侧心脏疾病，引起左心房压力长期增高，左心房代偿性肥大，使左心房除极时间延长，心电图上的典型表现是 P 波时间延长。

(一)左心房肥大心电图改变机制

左心房肥大(left atrial hypertrophy)时心房除极从右房向左房除极的总时间延长、左心房和右心房除极的时间差亦相应增大。表现在向量图上是 P 向量指向左后偏上，额面向量环向左上方明显增大；表现在心电图上是某些肢体导联 P 波时间延长≥0.12s，出现双峰 P 波，峰距时间达 0.04s 或更长；右胸导联(V₁、V₂)出现先正后负的双向 P 波，正向波微小，负向波宽(≥0.04s)、深(≥1mm)。此外，Macruz 指数增大，正常情况 Macruz 指数(P/PR 段比值)为 1.0～1.6，平均 1.2。左心房肥大时虽 P 波时限延长，但 P-R 间期无改变，P-R 段还相对缩短，致使 P/PR 段比值增大(>1.6)。上述 P 波改变，多出现在二尖瓣狭窄患者的心电图上，Lewis 称其为"二尖瓣型 P 波"(mitral P wave)。

(二)左心房肥大心电图标准

1. P 波时间延长≥0.12s。
2. P 波呈双峰，在 I、aVL 最明显，表现为前峰低后峰高的后峰型 P 波；也有表现为前峰高后峰低的前峰型 P 波，双峰间距≥0.04s；还有表现为单峰型或平顶型 P 波。
3. Ptfv₁ 绝对值≥0.04mm·s，即 Pv₁ 负向波的宽和深的乘积加大。
4. Macruz 指数>1.6，即 II 导联的 P/PR 段比值加大。
5. P 电轴轻度左偏在+30°～-30°。
6. 常出现快速性房性心律失常。
7. 少数病例肢体导联出现类似肺型 P 波，但 V₁ 导联 P 波负向增大，属于左心房肥大的二型。

左心房肥大心电图举例见图 4-4、图 4-5。

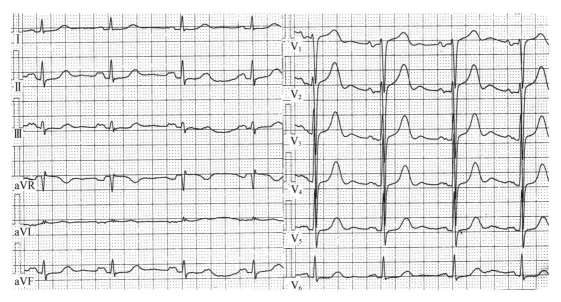

图 4-4 左心房肥大(一)

患者女性，40 岁，临床诊断：风湿性心脏病、二尖瓣狭窄。心电图示：窦性心律(心率 62 次/分)，此帧心电图上最大的亮点是 P 波宽阔且顶端有切迹，时限>0.12s，V₁ 导联 P 波正负双向，PₜfV₁≤-0.04mm·s，符合左心房肥大心电图改变

(三)左心房肥大的分型

根据左心房肥大心电图上肢体导联和右胸导联的表现不一致性，可把左心房肥大分为两型，此两型在心电向量图上无本质的区别。

1. **左心房肥大一型** 左心房肥大一型为常见型，亦称二尖瓣型 P 波。Pᵥ₁呈正负双向型，负向部分增大，亦有的病例 V₁ 导联 P 波全部为负向，但 I、aVL、V₅、V₆ 导联 P 波呈双峰或切迹，多见于典型的二尖瓣狭窄和关闭不全的患者，尚见于高血压和冠心病患者。Gross 报道，P 波升支缓慢、分裂是缺血性心脏病的特有表现，由于心房肌层缺血或房间束损伤等，心房激动过程延迟，导致 P 波时间延长或 P 波双峰，

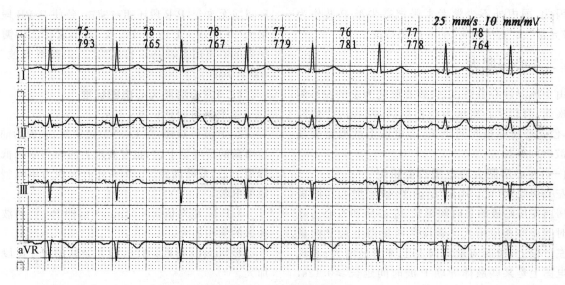

图 4-5　左心房肥大（二）

患者，男性，83 岁，临床诊断：脑梗死。心电图示：窦性心律（心率 77 次/分），P 波在 Ⅱ、Ⅲ、aVR 导联呈
平顶状顺序出现，P 波时限≥0.12s，符合左心房肥大心电图改变

这种 P 波改变并非是左心房肥大所特有，更可能是房内传导阻滞的表现。

2. **左心房肥大二型**　左心房肥大二型由日本学者佐野丰美首先提出，心电图表现为 Ⅱ、Ⅲ、aVF 导联的 P 波高尖为主，属于肺型 P 波的范畴，但在向量图上与肺型 P 波有本质区别，肺型 P 波在横面表现为 P 环长轴向前，右胸导联出现高尖型 P 波；左心房肥大二型 P 环长轴向后，右胸导联出现负向 P 波增大。此外，左心房肥大二型 P 波在 V₅、V₆ 导联也多呈双峰，类似左心房肥大的一型。

有资料显示，二尖瓣狭窄的病例出现二尖瓣型 P 波者只不过半数，而部分病例表现所谓"肺型 P 波"，因此，要注意与真正的肺型 P 波相鉴别，莫把左心房肥大二型误判为右心房肥大。但是也有少数右心房重度肥大或损害的病例，V₁ 导联 P 波呈负向，深度≥1mm，类似左心房肥大一型，两者的区别是右心房肥大时，V₁ 导联负向 P 波较窄（<0.04s），但在 V₂ 导联显示高尖 P 波；左心房肥大时，V₁ 导联负向 P 波较宽（≥0.04s），重要的是结合临床综合判断。

（四）Ptfv₁ 诊断左心房肥大的价值

左心房肥大时横面 P 向量比正常左心房更偏向左后，投影在 V₁ 导联往往出现先正后负的双向 P 波，起始波很小，类似胚胎 r 波，后继深宽的负向 P 波。V₁ 导联的负向 P 波深度（mm）和宽度（时间·s）的乘积，称为 P$_{V_1}$ 终末电势（P-terminal force in lead V₁，Ptfv₁）或称 P$_{V_1}$ 终末指数（terminal index），简称为 Ptfv₁，用毫米·秒表示，是目前诊断左心房肥大的一项最敏

感最有价值的指标。文献报道，正常组 V₁ 导联 P 波双向出现率在 13%～50%，二尖瓣狭窄组出现率 81%～94.8%，两者的根本区别是左心房异常组的 P$_{V_1}$ 负向部分宽而深，正常组 P$_{V_1}$ 负向部分窄而浅。正常组的 Ptfv₁ 为 −0.01mm·s（+0.01～−0.03mm·s），而左心房异常组 Ptfv₁≤−0.04mm·s。用这个标准诊断左心房肥大，正常组阳性率为 0；二尖瓣狭窄组阳性率为 85.7%，如把 Ptfv₁≤−0.04mm·s 作为阳性，诊断左心房肥大的可靠性很高。1967 年 Morris 首先提出 Ptfv₁ 绝对值增大是诊断左心房肥大最敏感的指标，故又称为 Morris 标准（Morris criterion）。

Ptfv₁ 阳性除见于风湿性瓣膜病外，还见于冠心病、高血压病、心肌梗死、心肌病、肺心病、甲亢、贫血等。Saunder 等指出，房间束肌纤维的脂肪浸润、破裂和变性以及纤维化，亦是 Ptfv₁ 负值增大的原因。因此，Ptfv₁ 负值增大不是左心房肥大所特有，很可能是房间传导延迟、左心房暂时负荷过重的表现，诊断时要结合临床。

（五）左心房肥大鉴别诊断

1. **不完全性左房内传导阻滞**　左房内的 Bachmann 束发生断裂、变性、炎症以及纤维化，可导致左房内传导延缓，心电图上出现"二尖瓣型 P 波"。临床上无左心房肥大的证据，此种情况多见于冠心病、高血压、心肌梗死的病例，而不是二尖瓣疾病。

2. **间歇性"二尖瓣型 P 波"**　即正常 P 波与"二尖瓣型 P 波"交替出现，不能用左心房肥大来解释者。出现此种情况可能与房间传导存在 3 相阻滞或 4 相

阻滞有关。

3. 左心房负荷增加引起"二尖瓣型P波" 当主动脉疾病、高血压病、急性心肌梗死等引起的左心房负荷过重,特别是引起急性左心衰竭和肺水肿时,常出现"二尖瓣型P波"。左心房负荷过重缓解后多数异常P波可恢复正常。

4. 慢性缩窄性心包炎 有时出现"二尖瓣型P波",此可能是瘢痕组织压缩心房所致,但此种P波的双峰间距<0.04s,P波增宽者不多。

(六)心电图诊断左心房肥大的评价

根据P波改变诊断左心房肥大的心电图标准,有的敏感性高、特异性低,有的特异性高但敏感性低。Munuswamy等采用超声心动图检查与常规12导联心电图诊断左心房肥大的标准进行了对比,对心电图诊断标准的敏感性与特异性进行分析,结果是最敏感的指标为V_1导联负向P波时间>0.04s,最特异的指标则为P波的峰间距>0.04s。参阅表4-1。

一项53例无并发症的原发性高血压研究,心电图Ⅱ导联P波时限>0.12s,振幅>0.25mV,Macruz指数>0.16s和$Ptfv_1$≤−0.04mm·s作为左心房异常的心电图诊断标准,采用心脏超声检测左心房内径和左心房充盈情况,结果表明麦氏(Macruz)指数检测左心房异常的敏感性为58.5%,是心电图诊断左心房异常的最敏感指标。该研究提示:心电图表现左心房异常者,多与心房负荷增加以及心室充盈受损有关。

表4-1 左心房肥大心电图诊断标准与超声心动图评估

心电图诊断标准	敏感性(%)	特异性(%)
P_{V_1}负向波宽度>0.04s	83	80
P_{V_1}负向波深度>0.10mV	60	93
P波峰间距>0.04s	15	100
P波时间>0.11s	33	88
P/PR段>1.6	31	64

(七)左心房肥大的临床意义

心电图上P波呈双峰,双峰间距延长,P波时限增宽,最先描述这种P波改变的是Lewis,1935年Winterm命名为"二尖瓣型P波"。这种P波合并右心室肥大时,高度提示二尖瓣狭窄,具有病因诊断价值。二尖瓣型P波除见于二尖瓣型心脏病外,尚见于主动脉瓣膜病、高血压病、冠心病、心肌梗死、心肌病、缩窄性心包炎、房间隔缺损、急性肺水肿等。这些病常伴左心室压力负荷增加,使血液从左心房向左心室流动的阻力增加,或血液从左心室向左心房逆流等,导致左心房发生继发性功能失调,左心房内压力增高,引起左心房肌僵硬、肥厚继而出现P波异常。此外,Bachmann束内肌纤维浸润、破坏、变性或纤维化引起传导障碍,也可出现二尖瓣型P波。因此,有些学者建议:把二尖瓣型P波或左心房肥大的心电图诊断标准,改为左心房异常或左心房损害的诊断为宜。

三、双侧心房肥大

双侧心房肥大(dual atrial hypertrophy)是指在同一帧心电图上,既表现有右心房肥大的特点,又表现有左心房肥大的特点。间接地反映了某种心脏病先由左向右分流,当肺动脉压超过左心室压力后,又出现由右向左分流,以致引起双侧心房负荷过重。

(一)双侧心房肥大心电图改变机制

双侧心房肥大时,心房除极程序不变,仍是右心房除极在先,左心房除极在后,右心房肥大的除极向量向右、向前、向下增大;左心房增大的除极向量向左、向后增大,左、右心房各自增大的除极向量不会重叠、不会抵消,能显示出各自肥大的向量特征,即右心房肥大引起的P波振幅增高,左心房肥大时引起的P波时限延长。

(二)双侧心房肥大的心电图特点

1. P波振幅增高,Ⅱ、Ⅲ、aVF导联P波振幅≥0.25mV;V_1导联P波双向,正向+负向振幅的绝对值≥0.25mV;或$Ptfv_1$≤−0.04mm·s。

2. P波时限≥0.12s,Ⅰ、Ⅱ、aVL、V_5、V_6导联P波峰顶常有切迹,峰间距≥0.04s。

3. 有引起双侧心房肥大的病因及其他检查的佐证。双侧心房肥大心电图举例见图4-6,图4-7。

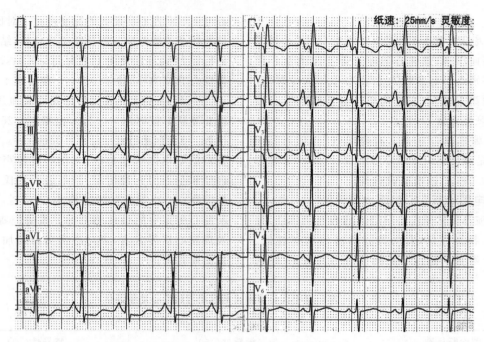

图 4-6　双心房肥大、右心室肥大

患者女性,39 岁,临床诊断:二尖瓣关闭不全。心电图示:窦性心律(心率 86 次/分),QRS 波电轴+116°。肢体导联 P 波高宽(振幅≥0.25mV,时间≥0.12s),V₁ 导联 P 波呈正负双向,正向部分高 0.25mV,负向部分深 0.1mV,V₂、V₃ 导联 P 波高 0.4mV,说明双侧心房肥大。QRS 心电轴右偏,V₁ 导联 QRS 波呈 rsR′型,V₆ 导联呈 RS 型,S$_{V_6}$＞R$_{V_6}$,说明右心室肥大

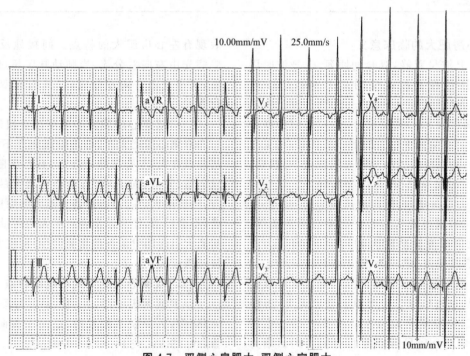

图 4-7　双侧心房肥大、双侧心室肥大

患者男性,1 岁,临床诊断:室间隔缺损术,肺动脉高压。心电图示:窦性心律(心率 142 次/分),P 波在Ⅱ导联振幅达 0.25mV,Ⅰ导联双峰,后峰＞前锋,Ptfv₁≤－0.04m·s,提示双侧心房肥大。V₁ 导联 QRS 波呈 Rs 型,V₄ 呈 RS 型 R＋S 达 7.3mV,R$_{V_5、V_6}$振幅分别为 3.8mV 和 4.6mV,故提示双侧心室肥大

(三)双侧心房肥大的临床意义

双侧心房肥大常见于严重的先天性心脏病,如先天性心脏病并发肺动脉高压、风湿性心脏病合并瓣膜病、扩张性心肌病等所引起的双侧心房负荷过重。双侧心房肥大易引起各种房性快速性心律失常。

第二节 心 室 肥 大

心室肥大(ventricular hypertrophy)是在病理的基础上,心室腔的容量或心室壁的厚度比原心室增大。

一、左心室肥大

左心室肥大(left ventricular hypertrophy)是左心室对于增高的动脉压的一种代偿机制,多有心脏收缩期负荷过重,即后负荷或压力负荷所致,如高血压病、主动脉瓣或肺动脉狭窄等。心室扩张多因心室舒张期负荷过度,即前负荷或容量负荷过重所致,如主动脉关闭不全等。心室肥大可为单侧或双侧,其主要病理改变是心肌纤维增粗、增长,而肌纤维数量并不增加。在心室肥厚的同时,一般都伴有扩张,故称为心室肥大。不论心室肥厚或扩张,都会影响到心肌的除极或复极过程。表现在心电图主要为心室除极面增大,QRS波电压增高、时间延长,继发性ST-T变化和心电轴偏移。

(一)左心室肥大心电图异常的机制

1. QRS波电压增高 左心室肥大时心肌细胞增粗、增长,致左心室表面积随之增加,产生的电偶数目增多,因而左心室除极产生的电动力增大,投影在左心室面导联上,QRS向量环的振幅增大,表现在心电图上为QRS波电压增高。由于左心室肥大时QRS环向左、向后增大,反映在横面导联V_1(V_2)上S波增深,V_5、V_6导联上R波增高更明显。诊断左心室肥大主要根据胸导联的QRS波电压增高,在额面上QRS向量增大,没有胸前导联明显。当QRS向量环向左上方向偏移时,投影在I、aVL导联的正侧,I、aVL导联上的R波增高,当QRS向量环向下方偏移时,投影在II、III、aVF导联的正侧,II、III、aVF导联上的R波增高。肢体导联QRS波电压增高,增加了诊断左心室肥大的可靠性。

2. QRS波时限增宽 左心室肥大时心室表面积增加,心室的除极时间亦相应延长,但仅延长约20ms。左心室重度肥大时QRS波时限也很少超过0.10~0.11s,如果超过0.11s,要考虑左心室肥大合并左束支阻滞或不定型室内阻滞。Pragola等对100例高血压病伴左心室肥大患者及48例正常人,同时进行心电图及超声心动图检查,认为男性QRS波时限≥114ms,女性QRS波时限≥107ms,诊断左心室肥大的敏感性仅12%,但特异性达99%。左心室肥大时QRS波时限略有延长的原因有三点:①左心室肥厚伴扩张,心室激动沿左心室内膜的进展受到影响而延长;②左心室扩张可牵扯左束支,产生机械性损伤,造成不完全性左束支阻滞;③左心室肥大心室壁增厚,自心内膜向心外膜除极时间比正常心肌稍延长。

3. 室壁激动时间延长 左心室肥大时心室除极从心内膜向心外膜除极时间必然延长,人们称其为室壁激动时间延长。在心电图上表现为V_5导联QRS波起始至R波顶峰的时间>0.05s,简称VAT延长。用向量观点来看,VAT对诊断左心室肥大没有参考价值,它仅有理论上的意义,实际应用价值不大。

4. QRS电轴左偏 单纯左心室肥大的病例约有65%出现电轴轻度左偏,这是由于左心室肥大时向后扩大受到横膈和其他器官限制,迫使左心室沿长轴作逆时针转位,位于左后的左心室便向左上方转动,因而造成额面电轴左偏。但这种电轴左偏一般不超过-30°,除非合并左前分支阻滞。

5. ST-T改变 左心室肥大时在QRS环增大的导联上,QRS-T的夹角往往增大,其原因是左心室肥大时心室除极时间延长,心室除极尚未结束时较早除极的部分心肌已经开始复极,复极时电偶移动的方向与除极相反,因此在R波增高的导联(V_5、V_6)出现ST段压低,T波倒置。此外,左心室肥大伴冠心病的患者,ST-T改变会更明显,两者的鉴别有一定困难。

(二)左心室肥大的分型

左心室肥大是心肌增厚和(或)心肌扩张所引起,根据不同类型的血流动力学改变,左心室肥大分为收缩期负荷过重型(压力负荷过重型)和舒张期负荷过重型(容量负荷过重型),两者在心电图的表现亦有所不同,根据这些不同可初步为临床诊断提供参考。

1. 收缩期负荷过重型心电图改变 左心室收缩期负荷过重引起的左心室肥大,以向心性肥大为主,主要见于高血压、主动脉瓣狭窄等。心电向量图上表现QRS环体增大,不能闭合,ST向量和T向量方向与QRS环方向相反。表现在心电图上左胸导联V_5、V_6以及I、aVL导联R波电压增高,ST段呈凸面向上型压低,T波倒置。这种心电学改变过去曾称为"心肌劳损型"。

2. 舒张期负荷过重型心电图改变 左心室舒张

期负荷过重引起的左心室肥大,以心室扩张为主,主要见于主动脉瓣关闭不全、二尖瓣关闭不全、动脉导管未闭等左心室回流血量增多为主的心脏疾病。向量图上 QRS 环呈狭长型或"8"字形,环的面积较小,T 环与 QRS 环之间的关系变化不大。表现在心电图上为左胸导联 V_5、V_6 以及 I、aVL 导联 R 波增高,并出现深而窄的 q 波,ST 段呈凹面向上型抬高伴 T 波高尖。

上述左心室肥大的分析,心电图的主要不同是 ST-T 改变,收缩期负荷过重而导致的左心室肥大,主要是 ST 段压低伴 T 波异常;而舒张期负荷过重导致的左心室肥大,ST-T 基本正常。但影响 ST-T 改变的因素很多,如药物作用、电解质紊乱、心肌供血不足等,在某些情况下,收缩期负荷过重引起的左心室肥大可以出现正常的 ST-T;舒张期负荷过重引起的左心室肥大也可以出现 ST-T 异常改变。因此,不能仅根据 ST-T 改变而作出收缩期负荷过重或舒张期负荷过重导致左心室肥大的结论。

(三)左心室肥大心电图标准

1. QRS 波电压增高 QRS 波电压增高是诊断左心室肥大的主要条件。

(1)肢体导联 QRS 波电压:①QRS 向量指向左上方时:I、aVL 导联明显增高,R_I＞1.5mV,R_{aVL}＞1.2mV,Ⅲ 导联出现深 S 波,R_I＋$S_Ⅲ$＞2.5mV;②QRS向量指向左下方时:Ⅱ、Ⅲ、aVF 导联出现高 R 波,$R_Ⅱ$＞2.5mV,$R_Ⅲ$＞1.5mV,R_{aVF}＞2.0mV。

(2)胸前导联 QRS 波电压:V_1、V_2 导联 S 波增深,S_{V1}＞2.5mV,S_{V2}＞2.9mV;V_5、V_6 导联 R 波明显增高,$R_{V5(V6)}$＞2.5mV,R_{V6}＞R_{V5} 诊断左心室肥大更可靠。

(3)R_{V5}＋S_{V1}＞4.0mV(男)R_{V5}＋S_{V1}＞3.5mV(女),是诊断左心室肥大敏感标准。

2. 额面电轴左偏 一般 0°～－30°,重度左偏＜－45°是左前分支阻滞的标准。

3. QRS 波时限轻度延长 QRS 波时限轻度延长≤0.11s,≥0.12s 是室内阻滞的标准。

4. ST-T 改变 以 R 波为主的导联 ST 段压低,T 波异常(低平、双向或倒置),见图 4-8～图 4-10。

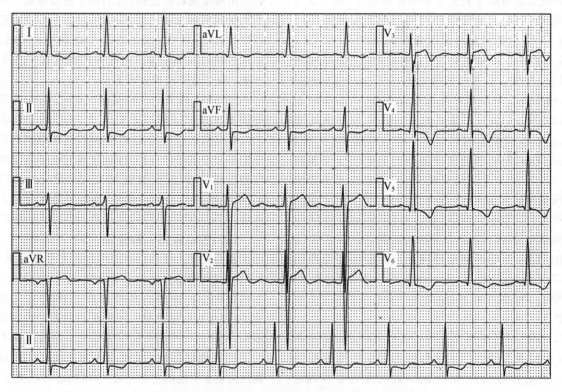

图 4-8 主动脉瓣关闭不全患者左心室肥大伴 ST-T 改变

患者男性,55 岁,临床诊断:主动脉瓣关闭不全。心电图示:窦性心律(心率 72 次/分),胸导联 V_1 呈 rS 型,S_{V1}＝3.0mV,V_5 呈 qRs 型,R_{V5}＝2.1mV,S_{V1}＋R_{V5}＝5.1mV,显示左心室肥大,I、Ⅱ、aVL、aVF、V_4～V_6 导联 ST 段下斜型压低伴 T 波倒置。心电图符合主动脉瓣关闭不全改变

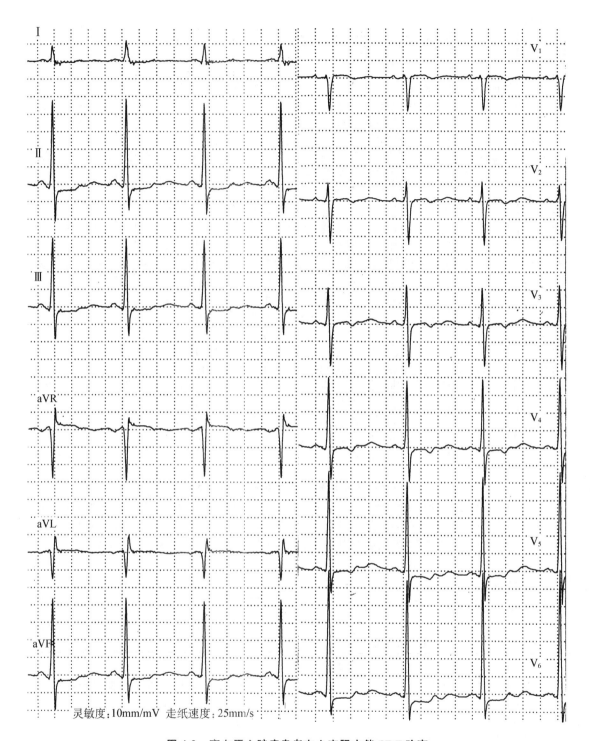

图 4-9 高血压心脏病患者左心室肥大伴 ST-T 改变

患者女性,42 岁,临床诊断:高血压心脏病。心电图示:窦性心律(心率 64 次/分),此图最大的特点是 V_6 导联 R 波高达 3.4mV,如加上 V_1 导联的 S 波(0.8mV),即 3.4mV+0.8mV=4.2mV,ST 段在 Ⅱ、Ⅲ、aVF、V_5、V_6 导联压低,各导联 T 波平坦或浅倒,符合左心室肥大改变

5. V_5 或 V_6 导联室壁激动时间(VAT) > 0.05s。

心电图诊断左心室肥大的标准,主要是根据:

①QRS波电压增高;②ST-T 改变;③额面电轴左偏。这三项标准的每个单项标准与实际的左心室肥大程度之间均存在一定的假阳性和假阴性。所以不少学

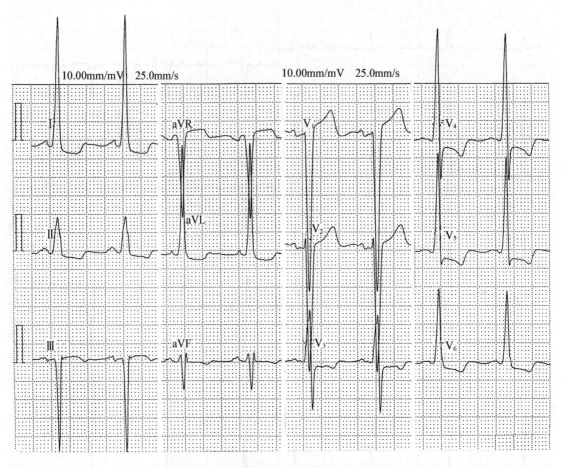

图 4-10 左心房肥大、左心室肥大、ST-T 改变

　　患者女性,65 岁,临床诊断:高血压病。心电图示:窦性心律(心率 81 次/分),P 波增宽,时间 0.12s,Ⅰ、Ⅱ、aVL 导联 P 波双峰,后峰>前锋,Ptfv$_1$≤−0.04m・s,S$_{V1}$深达 4.2mV,R$_{V5}$高达 2.7mV,Ⅰ、Ⅱ、aVL、V$_3$~V$_6$ 导联 ST 段下斜型压低伴 T 波倒置改变。心电图诊断:①左心房肥大;②左心室肥大;③ST-T 改变

者不断提出一些诊断左心室肥大的新标准,表 4-2 和表 4-3 介绍的标准供诊断左心室肥大时参考。

表 4-2　Romhilt-Esters 左心室肥大心电图计分法

标准	积分
1. QRS 波电压达到下列任何一项者	3
A. V$_1$ 或 V$_2$ 最深的 S 波≥3.0mV	
B. R$_{V5}$ 或 R$_{V6}$ 中最高的 R 波≥3.0mV	
C. 任何一个肢体导联的 R 波或 S 波≥2.0mV	
2. 典型 ST-T 改变	
A. 未用洋地黄者	3
B. 服用洋地黄者	1
3. Ptfv$_1$ 绝对值≥0.04mm・s	3
4. 心电轴+30°~−30°	2
5. QRS 波时间≥0.09s	1
6. 室壁激动时间(VAT)V$_5$ 或 V$_6$>0.05s	1

　　积 5 分肯定左心室肥大,积 4 分提示左心室肥大。

表 4-3　左心室肥大单项标准

Sokolow-Lyon	R$_{V5}$ 或 R$_{V6}$>2.6mV,或 S$_{V1}$+R$_{V5}$(R$_{V6}$)>3.5mV
Cornell	R$_{aVL}$+S$_{V3}$>2.8mV(男),>2.0mV(女)
Lewis 指数	(R$_I$−R$_Ⅲ$)+(S$_Ⅲ$−S$_I$)≥1.7mV

(四)左心室肥大时左心室电压标准

　　1. R$_{V6}$+S$_{aVF}$+S$_{V1}$≥3.5mV(>40 岁),≥4.5mV(<40 岁)。

　　2. R$_{V6}$+S$_{aVF}$+S$_{V2}$≥4.0mV(适用>40 岁和<40 岁)。

　　3. R$_{V5}$+S$_{aVF}$+S$_{V2}$≥4.5mV(>40 岁),≥5.5mV(<40 岁)。

(五)左束支传导阻滞合并左心室肥大诊断标准

　　1. R$_{aVL}$≥1.1mV。

　　2. 电轴≤−40°。

　　3. S$_{V1}$+R$_{V5}$≥4.0mV。

　　4. S$_{V2}$≥3.0mV 或 S$_{V3}$≥2.5mV。

(六)左束支传导阻滞合并左心室肥大单项参考标准

$S_{V_2} + R_{V_5} > 4.5mV$。

$Ptfv_1 \leqslant -0.04mm \cdot s$。

国内外学者提出了不少诊断左心室肥大的标准，上述举出的几种有综合性的标准亦有单项的标准。Romhilt-Esters 的计分法，为公认的比较准确的诊断左心室肥大的方法，特异性为 96.8%，敏感性达 60%；1949 年 Sokolow 和 Lyon 提出了著名的左心室肥大心电图诊断标准，其中应用最广的是 $S_{V_1} + R_{V_5}$ 或 R_{V_6} 最大值 $\geqslant 3.5mV$，该标准不依赖年龄和性别。但年轻患者，尤其是青年男性中，特异性不高。然而新近 Alfakih 等又提出新的诊断阈值，即男性 $\geqslant 3.8mV$，女性 $\geqslant 3.4mV$，还提出 50 岁以上者正常上限男性 4.6mV，女性 3.6mV，提高了特异性。Lawis 指数和 Cornell 电压标准是近年提出的诊断左心室肥大标准，据称由原来诊断左心室肥大的敏感性 48.92% 又增加 23%～38%，特异性达 95%，正确诊断率达 90%。Cornell 指数是康奈尔大学的研究人员于 1987 年提出的诊断左心室肥大的标准，该标准引入了电压时间乘积的概念，即 Cornell 电压与 QRS 波时间的乘积，使诊断更准确，重要的是它与心脏超声所显示的左心室改变相一致。

(七)左心室肥大鉴别诊断

1. **胸导联高电压** 在一些健康中青年男性、运动员瘦长体型的年轻人以及胸壁薄的人，胸前导联 QRS 波电压往往增高，有些达到左心室肥大标准，但不一定是左心室肥大。如果心电图上无 ST-T 改变、无引起左心室肥大的病因、无其他辅助检查资料作佐证，此种情况只能被看作是单纯左心室高电压，而不是左心室肥大。

2. **前间壁心肌梗死** 有些左心室肥大的心电图上，V_1、V_2 甚至 V_3 导联呈 QS 形波，容易误判为前间壁心肌梗死。如果仔细观察，两者有很多不同点，如左心室肥大时：①V_1、V_2 出现的 QS 形波起始部分光滑无挫折；②低 1～2 肋间描记原 QS 形波可变为 rS 形波，且 r 波有递增现象；③V_1、V_2 导联的 ST 段呈斜直抬高伴 T 波高耸，且 ST-T 无动态变化；④V_5、V_6 导联 R 波明显增高伴 ST-T 继发改变；⑤有引起左心室肥大的病因。

3. **预激综合征** 少数 B 型预激综合征 V_1、V_2 或 V_3 导联预激波为负向，QRS 波呈深 QS 型伴 ST 段抬高、T 波高耸，V_5、V_6 导联 R 波电压增高伴 ST-T 继发改变，类似前间壁陈旧性心肌梗死或左心室肥大。如果注意观察 QRS 波前有预激波（δ）、P-R 间期缩短

($<0.12s$)，QRS 时限 $>0.11s$，就可排除前间壁心肌梗死和左心室肥大。

(八)与左心室肥大有关的问题

1. **左心室肥大劳损问题** 一般把 QRS 波高电压、电轴左偏、VAT 时间延长诊断为左心室肥大；同时伴有 ST-T 改变者称为左心室肥大伴劳损。Grant 认为"劳损"是由于心腔内压力进一步增高引起心肌除极和复极的顺序发生变化所致。正常生理状态下，心内膜承受的压力比心外膜大，心肌除极时虽先从内膜开始，但其承受的压力大，复极时却先从承受压力小的心外膜开始，因此，在生理情况下左侧胸导联 ST-T 与 QRS 波同向。但左心室显著肥大时心内膜与心外膜所承受的压力差已不复存在，而变为内膜先除极先复极，心外膜后除极后复极，出现复极过程与正常相反，因而以 R 波为主的导联 ST 段压低 T 波倒置。Grant 把左心室肥大引起的心肌复极顺序改变而出现的 ST-T 改变，称为继发性改变，本身无临床意义，如作为"劳损"看待是不恰当的。中国心律学会编译的《心电图标准化和解析的建议与临床应用国际指南 2009》一书（以下简称"2009 年国际指南"），将 ST-T 改变分为原发性 ST-T 改变和继发性 ST-T 改变。临床上左心室肥大的患者不少存在冠心病心肌缺血，即原发性 ST-T 改变，但在心电图上很难明确哪一类 ST-T 改变是继发性改变，哪一类 ST-T 改变是原发性 ST-T 改变。为了减少"糊涂"诊断，应废除"劳损"一词，改为：左心室肥大并 ST-T 改变；左心室肥大无 ST-T 改变。

2. **左心室肥大心电图与心室负荷过重的关系**

(1)左心室舒张期负荷过重致左心室肥大：在左心室的舒张期如大量血液回流，左心室容量必然明显增加，随之容量负荷过重，导致左心室扩张。由于左心室扩张，其表面积增加，心肌进一步靠近左胸壁导联，此外，心电向量亦进一步向左、向后，表现在心电图上为 V_5、V_6 导联 R 波电压增高，V_1、V_2 导联 S 波增深，V_5 导联的 VAT $>0.05s$，在解剖学上反映左心室离心性肥大。心电图另一个最大的特点是左胸导联 T 波高尖，类似急性心内膜心肌缺血和高钾性 T 波。这种高尖型 T 波见于二尖瓣关闭不全、主动脉瓣关闭不全、动脉导管未闭等引起的左心室容量负荷过重的心脏病，故又称为"二尖瓣型 T 波"。

(2)左心室收缩期负荷过重致左心室肥大：左心室收缩期负荷过重，指左心室排血时的阻力增加，造成左心室的内压增加，导致左心室向心性肥大，故亦称压力负荷过重。左心室收缩期负荷过重所致的左心室肥大与左心室舒张期负荷过重所致的左心室肥

大在心电图上最大的不同点是:左心室收缩期负荷过重所致的左心室肥大多伴 ST-T 改变,左心室舒张期负荷过重所致的左心室肥大很少伴 ST-T 改变。其发生机制前面已讲过,主要与心肌复极顺序不同有关。收缩期负荷过重所致的左心室肥大,心肌复极时由原来的心外膜先复极变为先从心内膜复极,致使 ST 段下移、T 波方向与正常相反。舒张期负荷过重所致的左心室肥大,心肌复极时从心内膜和心外膜两个方向同时进行,两者的复极电位互相抵消,故 ST-T 改变不明显。收缩期负荷过重所致的左心室肥大,主要见于高血压病、主动脉瓣狭窄等流出道障碍性心脏病。高血压患者中 15%～20% 有左心室肥大,左心室肥大是高血压致心脏受损的主要标志之一。

3. 电轴左偏问题 左心室肥大时向左的电势亦随之增大,QRS 波最大向量指向左、后、上,心电图上表现为额面电轴左偏,即 $R_I > R_{II} > R_{III}$,R_I、R_{II} 分别 $> 1.5mV$ 和 $1.2mV$。S_{III} 增深,$R_I + S_{III} > 2.5mV$,$T_I < T_{II} < T_{III}$。然而左心室肥大的病例不都出现电轴左偏,少数瘦长体型的病人因膈肌位置较低,心脏呈垂位,心脏反呈顺钟向转位,额面 QRS 环主要向左下方增大,心电图表现为 $R_{II,III,aVF}$ 电压增高 $\geq 2.0mV$,而不出现电轴左偏。

4. 逆钟向转位问题 一般认为左心室肥大时左心室应向右向前呈逆时针转位,心电图亦表现胸前导联 QRS 波过渡带右移,即 V_2 或 $V_3 \sim V_4$ 导联以 R 波为主,呈 Rs、qR、qRs 型 QRS 波。实际上当左心室显著肥大时,大多数胸前导联 QRS 波过渡带左移,表现为顺时针转位,即 $V_1 \sim V_3(V_4)$ 导联呈 rS 型。出现这种情况的原因可能与左心室显著肥大致心脏向左向后增大有关。从心电位来看,左心室肥大时心脏多呈水平位及近似横位,即心脏逆时针转位而不是顺时针转位。出现这种矛盾现象至今无人作出明确解释,目前只能说左心室肥大时胸前 QRS 波的过渡带很窄,转位很突然,胸前探查电极放得不十分准确或不固定,就是同一个患者不同时间描记的心电图,过渡带亦会有时偏左,有时偏右。

5. 左心室肥大的诊断问题 心电图诊断左心室肥大的标准不少,主要的有三项,即①左胸导联高电压;②ST-T 改变;③电轴轻度左偏。

完全具备上述三项标准,诊断左心室肥大的准确性高。但有不少左心室肥大不完全具备上述三项标准,例如有些先天性心脏病引起的左心室肥大,心电图上仅表现左室高电压;有些高血压引起的左心室肥大,心电图上仅出现 ST-T 改变伴电轴左偏。此外,一些健康的青壮年并无左心室肥大,也常出现左室高电

压;一些冠心病患者常出现 ST-T 改变伴电轴左偏,但并无左心室肥大的病因。因此可以说,心电图上具备诊断左心室肥大标准的患者,亦有少数无左心室肥大;心电图上不具备诊断左心室肥大标准的患者,亦不能完全否定左心室肥大。

心电图上诊断左心室肥大的每一项标准,都有一定的局限性,符合诊断左心室肥大的标准越多,诊断左心室肥大的准确性越大。唯有全面掌握诊断左心室肥大的各项标准,同时结合病因和其他临床资料,才能提高诊断左心室肥大的准确性。

二、右心室肥大

右心室肥大(right ventricular hypertrophy)是指某些心脏疾病引起右心室壁增厚或右室腔扩大。正常生理情况下,左心室壁厚度与右心室厚度比为 3:1,右心室除极产生的向前 QRS 向量基本被左心室除极所产生的向左后的 QRS 向量所抵消,即使轻度右心室肥大,左、右心室厚度比例亦不会出现明显改变。一般心电图上所出现的 QRS 波基本上反映的是左心室的电位,唯右心室显著增大到一定程度时,其产生的除极向量不能被左心室所产生的除极向量所抵消时,心电图上才能显示出右心室肥大的特征。

(一)右心室肥大心电图改变机制

1. QRS 波改变和电轴右偏 右心室肥大时,额面向量环向下且偏向右,最大 QRS 向量环指向右下方,投影在 I、aVL 导联轴的负侧,形成以 S 波为主的 QRS 波,呈 rS 型或 QS 型;投影在 II、III、aVF 导联轴的正侧,形成以 R 波为主的 QRS 波,呈 qR、qRs、Rs 或 R 型,$R_{III} > R_{aVF} > R_{II}$,表现为额面电轴右偏,多 $> +110°$。

右心室肥大时横面 QRS 向量环向右前下向量增大,投影在 V_1、$V_2(V_{3R})$ 导联轴的正侧,形成以 R 波为主的 QRS 波,呈 Rs、R 或 qR 型;投影在 V_5、V_6 导联轴的负侧,形成以 S 波为主的 QRS 波,呈 RS 或 rS 型。部分慢性肺心病患者右心室肥大时,横面 QRS 向量环向右后移位,投影在胸前导联轴的负侧,胸前导联表现为 R 波振幅降低 S 波振幅增深,V_1、V_2 导联 QRS 波呈 QS 型、$V_3 \sim V_6$ 导联呈 RS 或 rS 型,表现为顺时针转位。

2. ST-T 改变和右心室壁激动时间延长 右心室肥大时心肌的除极过程虽延缓程度不大,但对复极亦有一定的影响,常引起 QRS-T 夹角增大,表现为右侧胸导联 ST 段下移,T 波倒置,有时也会形成 II、III、aVF 导联的 ST-T 改变。但 ST-T 改变,对诊断右心室肥大并不重要。

右心室肥厚时虽除极时间略有延长,但多在左心室除极时间结束之前就已经结束,故不影响 QRS 波时限。除非右心室显著肥厚,其除极向量环从开始到转向左后方的时间延长,右心室壁激动时间(VAT)可＞0.03s,这一点对诊断右心室肥大亦并不重要,仅为参考。

(二)右心室肥大心电图标准

1. 常用标准

(1)QRS 波形态:①V_1 或 V_{3R} 呈 R、Rs、qR、rsR′、qRs 型之一者,R/S 比值≥1;②V_5 或 V_6 导联呈 RS 或 rS 型,R/S 比值≤1;③aVR 呈 Rs 或 QR 型,R/S 或 R/Q≥1。

(2)QRS 波电压标准:①R_{V1}＞1.0mV,V_1 R/S≥1;②R_{V1}＋S_{V5}＞1.2mV;③R_{aVF}＞2.0mV。

(3)心电轴右偏:心电图轴＞＋110°。

(4)V_1 室壁激动时间(VAT):V_1 室壁激动时间(VAT)≥0.03s。

(5)ST-T 改变:V_1、V_2 或 V_{3R} 导联 ST 压低伴 T 波倒置。

(6)常出现先天性 P 波或肺型 P 波。右心室肥大心电图举例见图 4-11～图 4-13。

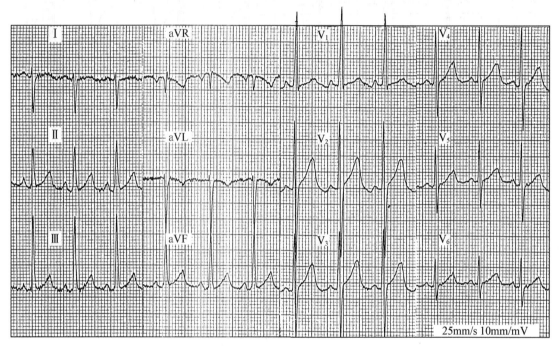

25mm/s 10mm/mV

图 4-11　右心室肥大

患者男性,8 岁,临床诊断:先天性心脏病肺动脉高压。心电图示:窦性心律(心率 94 次/分),主要改变是 QRS 波在 V_1 导联呈 Rs 型,R_{V1} 高达 2.3mV;V_6 呈 RS 型,R＞S;I 导联呈 rS 型,S_I＝1.0mV;Ⅲ导联呈 R 型,$R_Ⅲ$＝2.3mV;额面电轴＋114°。符合右心室肥大心电图改变

2. 特殊右心室肥大心电图

(1)V_1、V_2 导联 QRS 波呈 rS 或 QS 型;罕有 V_1～V_6 导联 QRS 波呈 rS 或 QS 型伴 T 波直立,酷似广泛前壁心肌梗死。

(2)$S_I S_Ⅱ S_Ⅲ$ 综合征伴 QRS 波低电压。

(3)肺型 P 波。右心房肥大常由右心室压力增高所致,心电图上有时先表现右心房肥大。

3. Roman(1961)右心室肥大标准

(1)额面电轴＞＋110°。

(2)V_1 R/S＞1。

(3)V_6 R/S＜1。

具备上述 1 条可怀疑为右心室肥大,具备 2 条可明确诊断右心室肥大。阳性率 87%,假阳性低。

4. Butler-Legget 诊断右心室肥大记分法(表 4-4)

表 4-4　Butler-Legget 诊断右心室肥大记分法

诊断条件	记分
1. QRS 电轴＞＋110°	2
2. R_{aVR}＞0.5mV	1
3. $R_{Ⅱ、Ⅲ、aVF}$＞2.0mV,$R_Ⅲ$＞R_{aVF}＞$R_Ⅱ$	1
4. R_{V1}＞1.0mV	
(1)qR、R 型	2
(2)rsR′、RS、Rs 型	1
(3)V_1～V_6 呈 rS 型	1
5. 继发性 ST-T 改变	1
6. 右心房肥大	1

总分在 5 分以上可诊断右心室肥大,仅有 R_{V1}＞1.0mV 者,诊断右心室高电压。

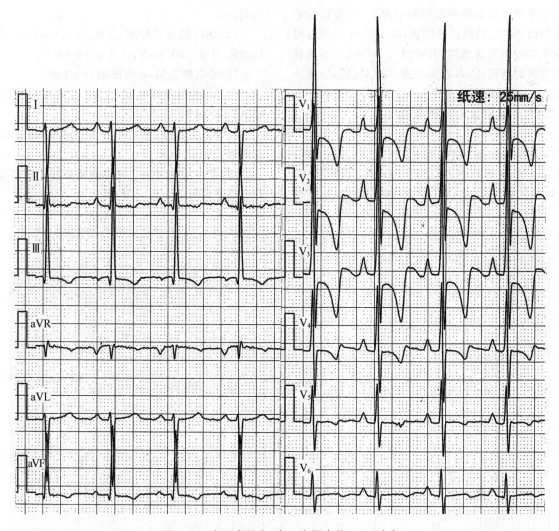

纸速：25mm/s

图 4-12 右心房肥大、右心室肥大伴 ST-T 改变

患者男性，12 岁，临床诊断：室间隔缺损。心电图示：窦性心律（心率 83 次/分）。本图特征性改变：$P_{V1～V4}$ 高尖≥2.5mm；R_{V1} 电压高达 3.1mV；$V_1～V_4$ 导联 ST 段压低伴巨大倒置 T 波；④额面电轴右偏约 +114°。上述改变符合右心房肥大、右心室肥大伴 ST-T 改变

（三）右心室肥大分型

Chon 和 Helm 根据心电图表现把右心室肥大分为三种类型。

A 型：V_1 导联 R 波电压增高，V_6 导联 S 波明显增深。

B 型：V_1 导联 R/S 比值＞1，R＞0.5mV。

C 型：V_1 导联 R/S 比值＜1，V_5、V_6 导联的 S 波明显增深。

A 型提示重度右心室肥大，见于肺动脉狭窄；B 型右心室肥大与风湿性心脏病相关；C 型右心室肥大与肺源性心脏病（COPD）相关，有时亦与二尖瓣狭窄相关。

（四）根据 V_1 导联 QRS 波形态分型

1. V_1 导联呈 rsR' 型右心室肥大 此型右心室肥大多见于右心室舒张期负荷过重的病例，最常见的病因为房间隔缺损、三尖瓣关闭不全。右心室舒张期回血增多，压力增高，而使游离壁扩张，晚期出现室上嵴肥厚，该部最后除极结束，QRS 环的终末向量向右向前，投影在 V_1 导联形成 rsR' 形波，呈现"不完全性"或"完全性"右束支阻滞图形。单纯性不完全性右束支阻滞时，以 R 波为主的导联 S 波增宽不增深，心电轴正常或轻度右偏，亦无顺时针转位。如为右心室肥大，出现心电轴明显右偏，V_5、V_6 导联 S 波不增宽而增深。如为两者合并存在，V_5、V_6 导联 S 波既增宽又增深（S 波＞0.5mV，＞0.04s），心电轴右偏＞+110°。一般认为不完全性右束支阻滞合并右心室肥大时，R'_{V1}＞1.0mV，完全性右束支阻滞合并右心室肥大

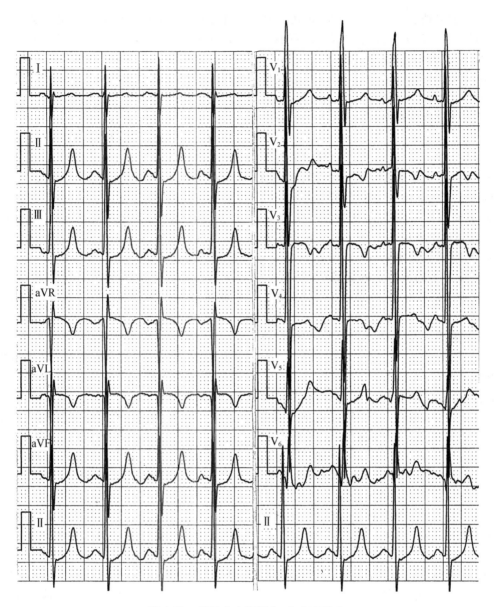

图 4-13 提示左心房肥大、右心室肥大

患者女性,20 岁,临床诊断:先天性心脏病。心电图示:窦性心律(心率 103 次/分),P_{II} 高宽,降支有切迹,提示左心房肥大。QRS 在 V_1 导联呈 Rs 型、R_{V1} 高达 1.8mV,说明右心室肥大

时,$R'_{V1}>1.5mV$。临床证实根据 R'_{V1} 的电压高度判断是否合并右心室肥大并不可靠,一些特发性右束支传导阻滞的患者,尽管 $R'_{V1}>1.0mV$ 或 $R'_{V1}>1.5mV$,实质上并无右心室肥大的病因。而 R'_{V1} 的电压并不超过标准,但存在引起右心室肥大的病因,同样可考虑合并右心室肥大,实际上 V_1 导联出现 rsR' 形 QRS 波,不少就是右心室肥大的表现。

2. V_1 导联呈 rS 型右心室肥大 V_1 导联呈 rS 型右心室肥大是一种特殊的右心室肥大,多见于慢性阻塞性肺部疾病的心电图中,由于长期右心室负荷过重

导致的右心室肥大,心电图主要表现 $V_1\sim V_6$ 导联均呈 rS 型 QRS 波,极个别呈 QS 形 QRS 波,酷似心肌梗死。同时,额面心电轴显著右偏,往往伴有肺型 P 波、$S_I S_{II} S_{III}$ 综合征及肢体导联低电压。

3. V_1 导联呈 qR 型右心室肥大 V_1 导联以 R 波为主呈 R 或 Rs 型的右心室肥大最常见,即所谓的典型右心室肥大,属于右心室收缩期负荷过重型。V_1 导联呈 qR 或 Qr 型右心室肥大很少见,一般认为 V_1 导联呈 qR 型是右心室显著肥大的可靠指标。有学者报道,若 V_1 导联 QRS 波呈 qR 型,右心室的压

力＞左心室压力的可能性为 75％；若 V₁ 导联 QRS 波呈 rsR′型，则右心室压力＝左心室压力的可能性为 75％；若 V₁ 导联 QRS 波呈 Rs 型，则右心室压力＜左心室压力的可能性为 75％。此型右心室肥大的病因为先心病肺动脉狭窄、肺动脉高压等，出现右心室射血受阻而致收缩期负荷过重，产生右心室代偿性肥厚。

关于 V₁ 导联出现 q 波的机制还没有圆满的答案，可能的解释是：①右心室极度肥大时右侧室间隔亦明显增厚，右心室间隔除极向量大于左心室间隔除极向量，使室间隔除极起始向量发生 180°的转向，原本室间隔起始除极向右前的 r 向量转向了左后方，投影在 V₁ 导联轴的负侧，故 V₁ 导联出现了 q 波；②室间隔除极产生的向右前的起始向量减少，r 向量在 V₁ 导联未能显示出来，可能与 r 向量垂直于 V₁ 导联轴有关。

（五）非右心室肥大 V₁ 导联出现 rSr′和 Rs 型波的原因

1. V₁ 导联出现 rSr′型波见于下列原因

（1）正常变异：正常人出现的 rSr′型 QRS 波，QRS 波时限≤0.08s，r′$_{V1}$＜0.6mV，加描 V$_{3R}$、V$_{4R}$ 时 r′$_{V1}$ 多消失，或者 V₁、V₂ 导联有 r′波，加描 V$_{3R}$ 无 r′波，这种 r′波属于正常变异。Burch 报道，正常人群 5％左右 V₁ 导联 QRS 波呈 rSr′型，r′波为室上嵴除极的表现，低 1～2 个肋间描记，r′波多能消失。

（2）S$_I$ S$_{II}$ S$_{III}$ 综合征：此征是右心室肥大的表现之一，90％见于先天性或后天性右心室扩张、肺气肿、心肌梗死、直背综合征。10％见于青少年和垂位心的正常人。本征 QRS 环终末向量主要向右上，但有些同时向右前，在 V₁ 导联可出现 r′波。

（3）左前分支阻滞：左前分支阻滞时 QRS 最大向量和终末向量主要在左上，表现电轴左偏。若终末向量向前为主，V₁ 导联可出现 r′波。

（4）正后壁心肌梗死：正后壁心肌梗死的患者右胸导联会出现电压增高的 rsR′、rR′或 RS 型 QRS 波，类似右束支阻滞或右心室肥大。加描 V₇～V₉ 导联有病理性 Q 波，一般可排除右束支阻滞和右心室肥大。

2. V₁ 导联出现 Rs 型波的一些原因

（1）正常变异：有些正常人 V₁ 导联 QRS 波呈 Rs 型，长期观察未发现变化，经各项检查未发现心脏异常，可能是心脏或心外某些原因引起心脏逆时针转位，如 S$_{V1}$ 有宽钝或挫折，亦可能是室内终末传导延迟的表现，一般作为正常变异看待。

（2）右心室高电压：某些胸壁薄的青少年由于生理性右心室电压优势尚未完全消退，V₁ 导联可出现 1.0mV 的 R 波或 R/S 比值≥1，易误诊为右心室肥大。单纯性右心室电压优势与右心室肥大有以下不同：①无右心室肥大的病因；②肢体导联 QRS 波电压无变化；③心电轴无明显右偏；④右胸导联 ST-T 无异常。单纯 V₁ 导联 R 波电压增高，随年龄增长、体质改变，右心室高电压可以消退。

（3）间隔支阻滞：间隔支阻滞时心电图上表现逆时针转位，出现 R$_{V2}$＞R$_{V1}$；右心室肥大时，R$_{V1}$＞R$_{V2}$，伴顺时针转位。

（4）预激综合征 A 型：预激综合征 A 型右胸导联 R 波电压增高，类似右心室肥大图形。两者的区别是预激综合征心电图上 P-R 间期≤0.12s，QRS 波起始部位有 δ 波，常伴发阵发性心动过速；右心室肥大 P-R 间期≥0.12s，QRS 波正常，有引起右心室肥大的病因。

上述介绍的非右心室肥大心电图上出现右心室肥大的一些表现，离开临床有时会做出错误的判断，只有结合临床其他资料和心电图的整个表现，才能做出正确判断。

（六）心电图诊断右心室肥大的可信度

右心室肥大的病例或多或少合并左心室肥大，再加上生理性左心室壁比右心室厚，即使右心室肥大增大 1 倍，亦难抵消左心室电势，轻度的右心室肥大图形常被掩盖，只有显著右心室肥大，其产生的电动力方能抵消左心室产生的电动力而显示出右心室肥大的图形。然而，有些正常人也会出现右心室肥大的一些心电图特点，例如 V₁ 导联 R/S＞1.0，S$_{V6}$＞0.5mV；R$_{V1}$＋S$_{V5}$＞1.2mV；R$_{aVR}$＞0.5mV 等阳性特征。Scott 报道，右心室肥大的心电图诊断标准，诊断右心室肥大阳性率在 23％～100％，假阳性率 33％，因此诊断右心室肥大的某单项诊断标准并不可靠，要采用多项诊断标准，密切结合临床综合判断，方能减少假阳性。

对于先天性心脏病和肺部疾病引起的右心室肥大，心脏超声图比心电图更有诊断价值。肺栓塞患者出现的演变过程，心电图有较高的价值。

三、双侧心室肥大

不管何种原因引起的双侧心室肥大（bilateral ventricular hypertrophy），在心电图上的表现不会像单纯单侧心室肥大那样典型、那样单纯。双侧心室肥大时每一侧肥大的原因不同、肥大程度不同，但所产生的电势都会受到对侧综合和抵消，不能真正反映出某侧心室肥大的真实电势。例如两侧心室肥大的程度相等,两侧心室肥大所增加的电势可以完全抵消,显示不出某侧电势的优势,心电图可能完全正常;右心室轻度肥大,所产生的电势很小,常被生理性肥大的左心室所产生的电势所抵消,右心室轻度肥大的图形被掩盖。唯有某侧心室肥大所产生的电势超过对侧心室肥大所产生的电势,破坏了两心室之间电学上的生理平衡时,才能显示出某侧心室肥大的心电图表现。从一些蛛丝马迹的改变中,寻找另一侧心室肥大的电学改变。

双侧心室肥大(图4-14,图4-15)诊断条件如下。

1. 胸导联 QRS 波既有符合诊断左心室肥大的条件,又有符合诊断右心室肥大的条件。

2. 符合诊断左心室肥大条件,同时出现下列表现之一者:

(1)电轴右偏＞＋90°;

(2)$R_{aVR}>0.5mV$;

(3)$S_{V_5、V_6}$增深$>0.5mV$。

3. 符合诊断右心室肥大条件,同时出现下列表现之一者:

(1)电轴左偏;

(2)V_5、V_6导联出现 ST-T 改变;

(3)Ⅱ、Ⅲ、aVF 导联出现深 q 波。

4. 表现某侧心室肥大图形,同时又出现对侧心房肥大的心电图表现。

5. V_3、V_4导联出现高 R 波和深 S 波,两波电压之和$\geqslant6.0mV$(儿童$\geqslant6.5mV$)或两个以上的肢体导联出现对等的高 R 和深 S 的 QRS 波。此称为 Katz-Wachtel Sign,多见于先天性心脏病,尤见于室间隔缺损引起的双侧心室肥大。

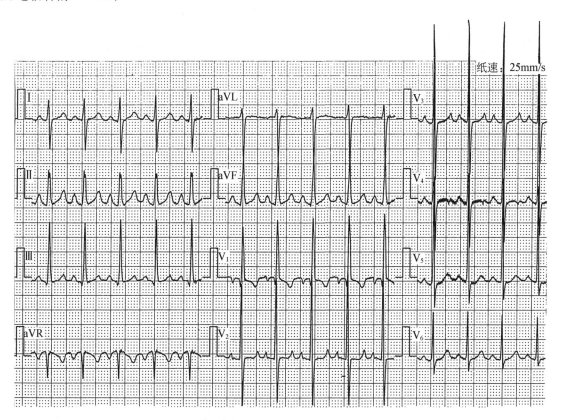

图4-14 窦性心动过速、右心房肥大、双侧心室肥大

患者女性,6岁,临床诊断法洛四联症。心电图示:窦性心律(心率125次/分),其特征性改变是 $P_Ⅱ$ 高尖振幅达 0.3mV,V_1 导联 QRS 波呈 qR 型,$R_{V_1}=2.1mV$,符合右心室肥大,V_5 导联 QRS 波呈 Rs 型,$R_{V_5}=3.4mV$,又符合左心室肥大。心电图诊断:①窦性心动过速;②右心房肥大;③双侧心室肥大

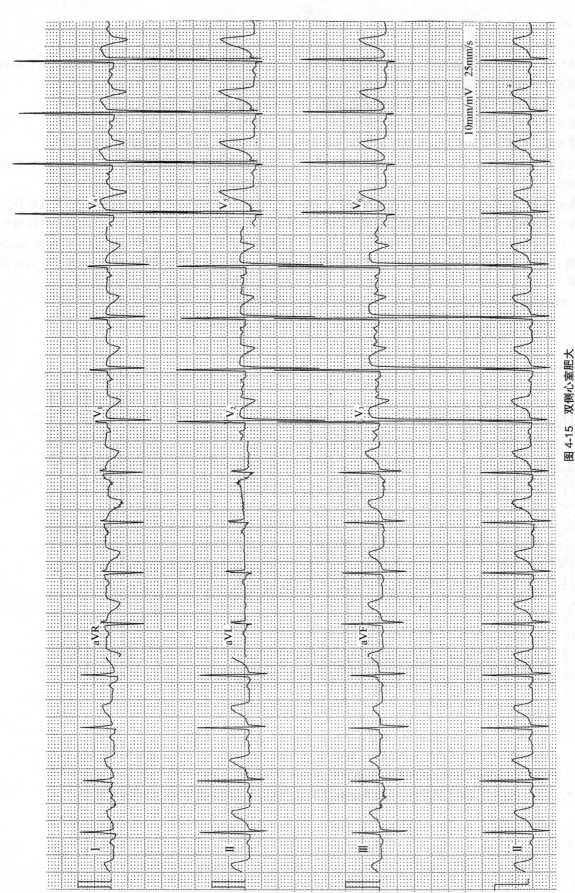

图 4-15 双侧心室肥大

患者男性，5 岁，临床诊断：动脉导管未闭。心电图示：窦性心律（心率 102 次/分），$V_2 \sim V_4$ 导联 QRS 波呈 RS 型，$R_{V3} + S_{V3} = 7.1\text{mV}$，即 Katz-Wachtel 征，符合双侧心室肥大，心电图改变

第 5 章

心 肌 缺 血

第一节　心肌缺血的病理生理

心肌缺血(myocardial ischemia)常由于冠状动脉硬化所致的一支或多支血管狭窄或冠状动脉痉挛引起的血管不完全性闭塞,导致其所供血部的心肌暂时缺血(氧),在心电图上表现为特征性的ST-T改变,并可伴有一系列临床症状,又称心肌供血不足。根据心电图上ST-T形态变化和持续的时间结合临床症状,分为急性心肌缺血和慢性心肌缺血;有症状心肌缺血和无症状心肌缺血。

一、动脉粥样硬化是心肌缺血的病理基础

动脉粥样硬化主要发生在动脉内层,包括脂质条纹、纤维粥样斑块、复合病变。脂质条纹是薄而扁平的黄色病变(主要是胆固醇)或由微突入动脉腔的平滑肌细胞构成。脂质条纹几乎发生于所有人群,包括冠心病低危人群。脂质条纹不会阻塞血管,不会引起临床症状。

脂质条纹与受损的内皮细胞激活炎症反应演变为复合病变,随着炎症反应的进展,脂质条纹变成脂质斑块,继而变成纤维斑块,最后形成复合病变。复合病变发生斑块内出血和血栓形成。斑块表面破裂通常出现在斑块生长过程中,可能是冠状动脉病变快速进展的重要机制。绝大多数情况下动脉粥样硬化并不出现临床症状,只有当斑块破裂血栓形成时,才会出现急性冠状动脉综合征。不同的动脉粥样斑块在成分、稳定性、易损性和形成血栓的倾向上各不相同。决定斑块破裂的因素包括脂质核心的大小和纤维帽的厚度。稳定型斑块(不易破裂)较硬,富含胶原纤维组织,脂质核心表面覆盖厚厚的纤维帽,使脂质核心不接触血流,所以斑块不易破裂。斑块体积的增大,导致血管腔严重狭窄,当狭窄达70%时才会出现心绞痛症状。

血管内斑块不断集聚,血管壁也不断扩张,即重塑。斑块体积变大到一定程度,即斑块占据管腔的40%时,血管不再扩张(重塑停止)以容纳斑块的增大。血管腔如完全堵塞便产生心肌梗死。但是典型的斑块进展需数月甚至数年,在此期间可出现侧支循环以代偿狭窄及不全堵塞的血管,所以,即使血管腔完全堵塞,亦不会完全梗死。

易损斑块(易于破裂)质地松软,在脂质核上有一个将其与血管腔隔离的薄纤维帽。易损斑块容易在动脉粥样硬化与正常血管壁之间的纤维帽处发生破裂。一旦纤维帽破裂,斑块内的成分暴露于血流中,就会发生血小板黏附和聚集,随后凝血机制启动,导致更多的血小板聚集,血栓形成。易损斑块破裂是随机(自发)还是被触发,目前还不大清楚。易损斑块破裂通常是发生在剧烈体力活动(不经常锻炼的人)、性交、严重精神创伤、吸毒、急性感染以及暴露于过冷环境中。引起斑块破裂的因素包括剪切力(血管腔与血流的摩擦力)、斑块处的冠状动脉痉挛,斑块内成分改变、危险因素的作用(如高血压、高脂血症)等。位于血管分叉处的斑块因易受快速血流的冲击和(或)湍流的作用更容易破裂。

血栓引起的冠状动脉阻塞可以是完全性的,也可以是不完全的,完全阻塞可引起ST段抬高型心肌梗死;不完全阻塞可无临床症状和体征(静息性心肌梗死),也可引起不稳定型心绞痛、非ST段抬高性心肌梗死。

二、心肌缺血的原因

心室壁由外层(心外膜)、中层(心肌)和内层(心内膜)组成。心肌分为两部分:内侧的一半心肌被称为心内膜下心肌;外侧的一半心肌称为心外膜下心

肌。冠状动脉主要走行于心外膜表面，含氧丰富的血流首先营养心外膜心肌，随后供应心内膜心肌。心内膜心肌需氧量大（负荷重）且又是冠状动脉的末端分支供血，所以比心外膜更容易缺血。

心肌缺血是心肌代谢需求（需氧）和冠状动脉供氧之间失衡所造成。如心肌需氧量增加或氧供给减少或两者兼有均可引起心肌缺血。例如体力活动、心动过速、交感神经兴奋、心脏肥大等，均可导致心肌耗氧量增加性心肌缺血（需求缺血）；冠状动脉功能和结构异常（如痉挛和管腔狭窄），导致营养心肌的血流量减少，氧供不足，引起供血不足性心肌缺血（供给缺血）。多数情况下心肌缺血是需氧增加和氧供不足同时作用的结果。

心肌缺血导致心肌工作细胞的收缩功能及心肌自律细胞的兴奋性和传导性下降，这些变化引起的心肌除极和复极延迟，表现在心电图上是一过性的 ST 段和 T 波改变，临床表现为胸痛等不适症状。心肌缺血持续数分钟就会发生心肌损伤，损伤的心肌仍然是存活的，如不能很快纠正缺血，就会发生心肌坏死（心肌梗死）。若心肌缺血迅速恢复就不会发生心肌坏死。心肌损伤的面积足够大时，可导致泵功能下降或受累细胞传导功能下降。损伤的细胞不能完全除极，其电位相对于周围未损伤的心肌为正，在心电图上面向损伤心肌的正电位导联 ST 段抬高。

三、急性心肌缺血的临床表现

急性心肌缺血（acute myocardial ischemia）是指有或无明显诱因突然发生冠脉供血不足，多出现胸痛或其他相关症状，如不能很快纠正心肌缺血恢复血流，则会出现心肌细胞损伤，最终发生心肌梗死。根据临床表现和心电图特征可分为以下几型。

（一）心绞痛

心绞痛（angina pectoris）是心肌缺血的一个临床症状，典型的描述是："压榨感""紧缩感""窒息感""胸部束带感""胸部承重感""濒死感"等难以说清楚的感觉。心绞痛的症状由心肌堆集的乳酸和二氧化碳刺激神经末梢所引起。疼痛的部位包括上胸部、胸骨后和腹部，疼痛可放射至颈部、下颌角、牙齿，也可以放射到上肢、左肩、肩胛间区等。根据心绞痛发作时的特点分稳定型心绞痛、不稳定型心绞痛和变异型心绞痛。

1. 稳定型心绞痛（stability angina pectoris） 也称劳力（累）型心绞痛、典型心绞痛。发病的频率、严重程度、持续时间、诱发因素、对药物治疗的反应相对稳定，并且可以预测。多是在各种导致心肌耗氧量增

加的体力或精神负荷过重的情况下，发生的一种急性心肌缺血。可以表现为气短、心悸、出汗、恶心、呕吐等，症状持续时间多为 2～5min，偶尔长达 5～15min，很少超过 30min。心电图表现为 ST 段压低 ≥0.1mV，T 波低平或倒置，很少出现 ST 段抬高。T 波反映心肌缺血没有特异性，如与心绞痛发作前的心电图对比有明显的动态异常，则可作为急性心肌缺血的参考。

2. 不稳定型心绞痛（instability angina pectoris） 是介于稳定型心绞痛与心肌梗死之间的综合征，是急性冠状动脉综合征的一种常见类型。

（1）病理生理过程：①动脉粥样硬化斑块不稳定而破裂，引起非阻塞型血栓；②动力性血管阻塞（如冠状动脉痉挛）；③进行性机械梗阻（如再狭窄）；④炎症反应和感染。上述病理生理特点造成急性严重性心肌缺血。

（2）临床特点：①在静息状态下或稍微活动就发病，持续 20min 以上；②初发心绞痛（新近 4～6 周发病）；③原稳定型心绞痛，近来发病时症状严重，持续时间更长、发作频率更高。

（3）心电图表现：①ST 段显著压低；②少数病例 ST 段抬高（初发心绞痛）；出现一过性异常 Q 波等。

3. 变异型心绞痛（variant angina pectoris） 又称 Prinzmetal 心绞痛，属于不稳定型心绞痛的特殊类型。是由于心外膜冠状动脉局部强烈痉挛所引发，虽有明显的临床症状但冠状动脉造影绝大多数正常，仅少数冠状动脉内有粥样斑块。发病时几乎都处于安静状态下，通常在凌晨发病可使患者痛醒，一般不被体力活动或情绪激动所诱发。通常症状仅持续数分钟，但伴有严重的心律失常，包括室性心动过速和心室颤动，甚至猝死。如果冠状动脉痉挛持续不缓解，多演变为心肌梗死。

心电图有以下特点：①ST 段抬高，对应导联 ST 段显著压低，抬高的 ST 段有时呈单向曲线；②T 波增高呈高尖状，往往和 ST 段抬高相伴随；③症状严重者可见 R 波增高、变宽及 S 波振幅减低；④部分患者发作时出现 U 波倒置；⑤发作时常出现室性心律失常和房室传导阻滞。

（二）无症状心肌缺血

无症状心肌缺血（silent ischemia）是指心电图上有 ST-T 改变的客观证据，而临床未出现胸痛或心肌缺血相关的主观症状。有统计，冠心病稳定型心绞痛患者无症状心肌缺血约占 75%；不稳定型心绞痛患者无症状心肌缺血约占 84%；半数心肌梗死患者在发生心肌梗死前可无心肌缺血的临床症状，这些病例多见

于老年人、糖尿病及脑卒中病人。这说明即使有严重的冠状动脉粥样硬化的患者,没有达到个体的心绞痛阈值,也不会出现明确的临床症状。根据动态心电图对比分析,在心肌缺血的相关导联上,出现ST段水平型或下斜型压低≥0.05～0.1mV,同时T波出现高尖、低平及倒置等动态变化,而无临床症状的患者,可视为无症状性心肌缺血。

1. 无症状心肌缺血的机制　目前不完全明确,一般认为与下列因素有关:①心肌疼痛阈或心肌的疼痛中枢感觉存在异常;②疼痛"报警"系统的功能改变或缺陷;③缺血心肌有良好的代偿调节作用。

2. 无症状心肌缺血的特点　无症状心肌缺血发作时,一般体力或脑力负荷并无明显的加重,故不常

引起警觉,但其危害并不亚于有症状心肌缺血。根据临床心电图特别是动态心电图观察有以下特点:①多见于糖尿病、脑卒中以及高龄老人;②常在日常生活中发生,例如步行、轻体力劳动或脑力劳动后,但也可发生在剧烈劳动中;③发作时心率多不增快,大部分低于当时的最高窦性心率水平;④发作时持续的时间一般较长,可超过20min;⑤有昼夜规律,以上午6～12时发生率最高,0～6时发生率较低。

目前已认识到胸痛不是心肌缺血的敏感指标,对于心绞痛而言,无症状心肌缺血ST-T改变的发生率远高于心绞痛发作,业已肯定无症状心肌缺血与有症状心肌缺血发作具有相同的临床意义,治疗上应同等看待。

第二节　心肌缺血与心电图

心脏表面分布的冠状动脉是营养心肌的血管,正常情况下冠状动脉供应心肌的血液与心肌所需求的血液处于动态平衡。如果冠状动脉发生粥样硬化,引起管腔狭窄;或管腔内的动脉硬化斑块不稳定造成管腔不全性堵塞;或管腔狭窄部位发生痉挛,影响冠状动脉的灌注,便可引起相关部位的心肌供需失衡。其结果是心肌缺血,即临床上出现胸痛症状,心电图上出现ST-T改变。心肌缺血分为急性心肌缺血和慢性心肌缺血两型,不管是急性还是慢性心肌缺血,心电图上的表现都是ST-T异常。前者的异常是一过性的且有动态变化,后者的异常是持续性的且多没有变化。

一、急性心肌缺血心电图变化

急性心肌缺血的临床表现是阵发性胸痛,心电图上的特征变化是ST-T异常。根据ST段抬高或压低分为ST段抬高型心肌缺血和ST段压低型心肌缺血。前者反映了透壁性心肌缺血,曾称为心外膜下心肌损伤(缺血);后者反映了非透壁性心肌缺血,曾称为心内膜下心肌损伤(缺血)。

1. ST段抬高型(图5-1～图5-3)　ST段抬高提示冠状动脉粥样斑块不稳定,在短时间内不全堵塞了管腔,或者是在原管腔狭窄的基础上发生了痉挛,导致了心室透壁性缺血所致的特征性心电图改变。此种ST段抬高弓背向上,抬高的幅度多≥0.1mV,同时伴有T波高尖。ST段抬高的时间为3～25min,随着心肌缺血症状的缓解,抬高的ST段和高尖的T波将回落至心肌缺血前的水平。少部分患者缺血时间>30min常为心肌梗死超急性期的前兆,多演变为

急性心肌梗死。

2. ST段压低型(图5-4)　ST段压低指ST段呈水平型或下斜型压低≥0.1mV,即ST下移与R波的夹角≥90°,持续压低时间>1min。随着心肌缺血症状的缓解,ST段将回复到心肌缺血前的水平。此型ST段压低的程度,反映了心内膜下心肌缺血的程度。

3. T波改变(图5-5)　急性心肌缺血时单独出现T波动态变化很少见,多伴随ST段的升降而变化。当ST段抬高时T波常表现高尖,ST段回落时T波也随之减低;当ST段压低时T波随之减低或倒置;ST段回复至原来水平时T波也随之回复到心肌缺血前的形态。

二、慢性心肌缺血心电图变化

慢性心肌缺血(chronic myocardial ischemia)是指冠状动脉粥样硬化性心脏病长期存在的一个病理生理过程,也是心肌由轻微的缺血到严重缺血的累积过程。长期存在动脉粥样硬化必然会发生管腔弥漫性狭窄,但慢性冠状动脉硬化又都建立了丰富的侧支循环。此类患者在安静状态心肌缺血的临床症状多不明显,缺血型的ST-T改变多介于正常与异常之间,长期处于稳定状态,无明显的动态变化。如果不进行心电图前后对比,不密切结合临床,容易得出错误的结论。

1. ST段压低的慢性心肌缺血(图5-6)　慢性心肌缺血主要反映的是心内膜下心肌缺血,又因存在良好的侧支循环,故不会出现急性心肌缺血时那样的ST段抬高和T波高尖,也不会出现典型的心绞痛症状,仅在部分导联出现非特异性ST段压低0.05～

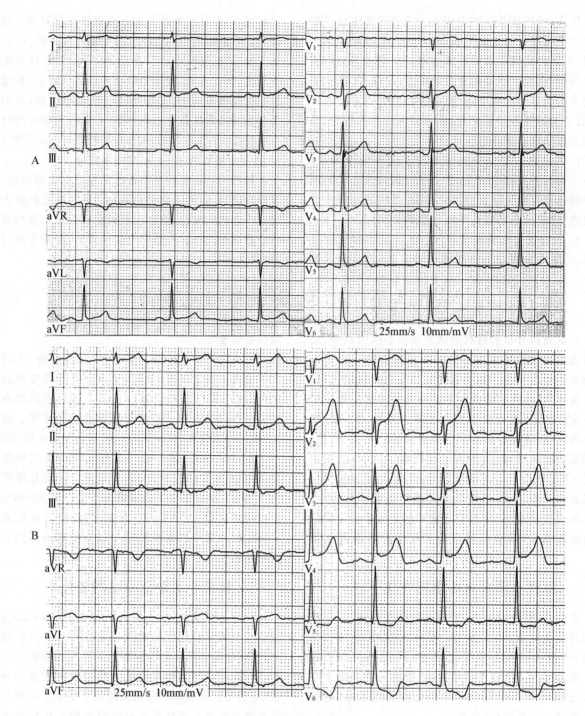

图 5-1　急性心肌缺血

患者男性,79 岁,临床诊断:胸痛原因待查。分图 A 显示窦性心律(心率 48 次/分),除 Ⅱ、Ⅲ、V_3、V_5 等导联 P 波增宽≥0.12s,心脏呈逆时针转位外,无其他异常。分图 B 是患者在后半夜胸痛发作期间描记的心电图,显示窦性心律(心率 71 次/分),心率较分图 A 增快,在 V_1~V_4 导联出现 T 波增高,J 点型 ST 段抬高分别为 1mm、3mm、3.5mm 及 2mm,同时 V_5、V_6 导联 ST 段呈水平型或下斜型压低伴 T 波倒置。这些改变示急性心肌缺血

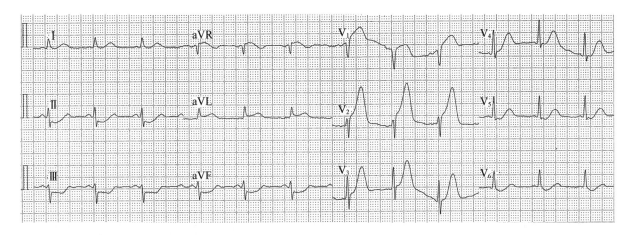

图 5-2　急性心肌缺血

　　患者男性，43 岁，临床诊断：心绞痛。心电图示：V_1～V_3 导联 ST 段 J 点型抬高伴 T 波高耸，Ⅱ、Ⅲ、aVF、V_5、V_6
导联 ST 段压低，为急性心肌缺血心电图改变

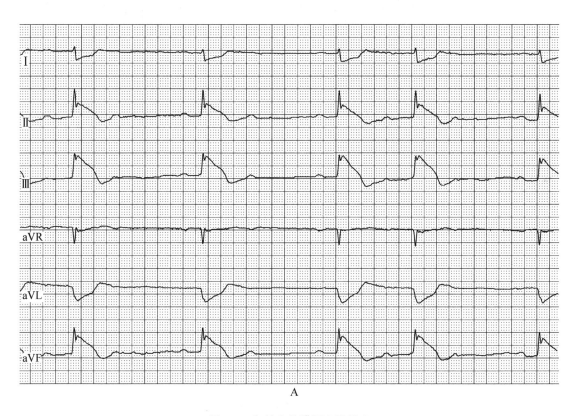

A

图 5-3　急性心外膜下心肌缺血

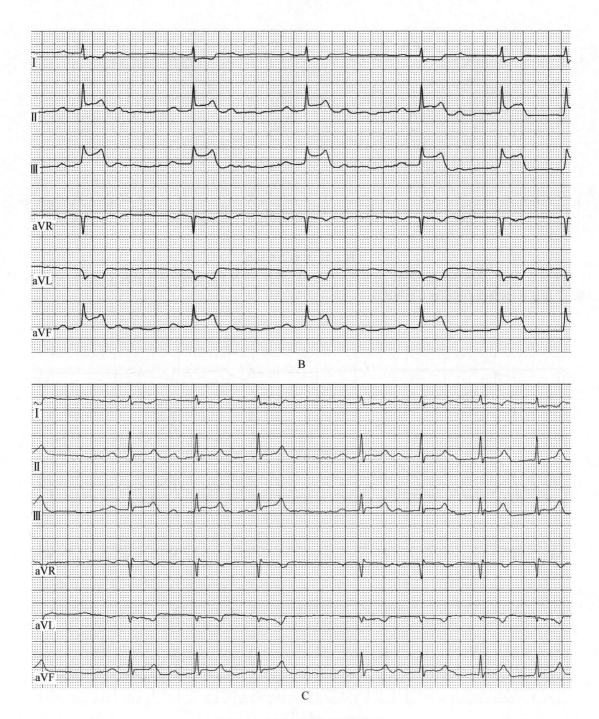

图 5-3 急性心外膜下心肌缺血

　　患者女性,70 岁,临床诊断心绞痛发作。A. 急性心外膜下心肌缺血,2∶1、3∶2 房室传导阻滞。动态心电图显示窦性心律、房室传导比例为 2∶1 和 3∶2,展示的 Ⅱ、Ⅲ、aVF 导联为 ST 段呈下斜型抬高,形成"λ"波和 J 波改变,Ⅰ、aVL 导联 ST 段呈上斜型压低,似有下壁心肌梗死的改变。B. 急性心外膜下心肌缺血,2∶1和文氏型房室传导阻滞。此图为患者在做完图 A 心电图 2min 后记录的心电图改变,已从下斜型 ST 段抬高伴 T 波浅倒转变为斜直形 ST 段抬高伴 T 波直立,原 Ⅰ、aVL 导联 ST 段上斜型压低变为近似水平型压低伴 T 波浅倒,原有的房室传导阻滞仍然存在。C. 急性心肌缺血恢复期,4∶3和5∶4房室传导阻滞。此图为图 B 之后记录的心电图,Ⅱ、Ⅲ、aVF 导联 ST 段由斜直形抬高变为水平型抬高 1mm,T 波业已直立,Ⅰ、aVL 导联 ST 段由压低已基本恢复正常,房室传导阻滞由 2∶1和3∶2变为 4∶3和5∶4

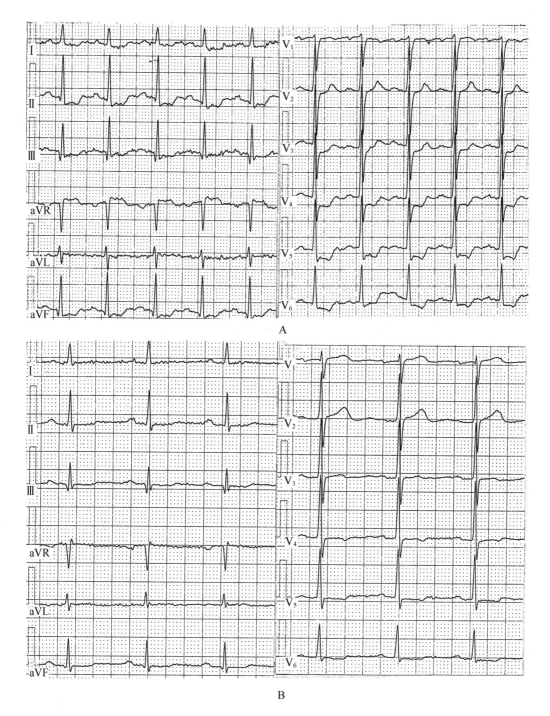

图 5-4 急性下壁及前侧壁心肌缺血

A. 患者男性,76 岁,临床诊断:冠心病心绞痛发作。心电图示:窦性心律(心率 100 次/分),ST 段在 Ⅱ、Ⅲ、aVF 导联呈水平型压低 1mm,在 V₄~V₆ 导联 ST 段呈下斜型压低约 2mm 伴 T 波倒置或负正双向。总览全图结合患者情况,本图应属于急性心肌缺血改变。B. 此图为图 A 2h 后记录的心电图,图中原心率 100 次/分降为 69 次/分,原 ST 段下移已基本恢复正常,遗留 T 波低平和浅倒置改变

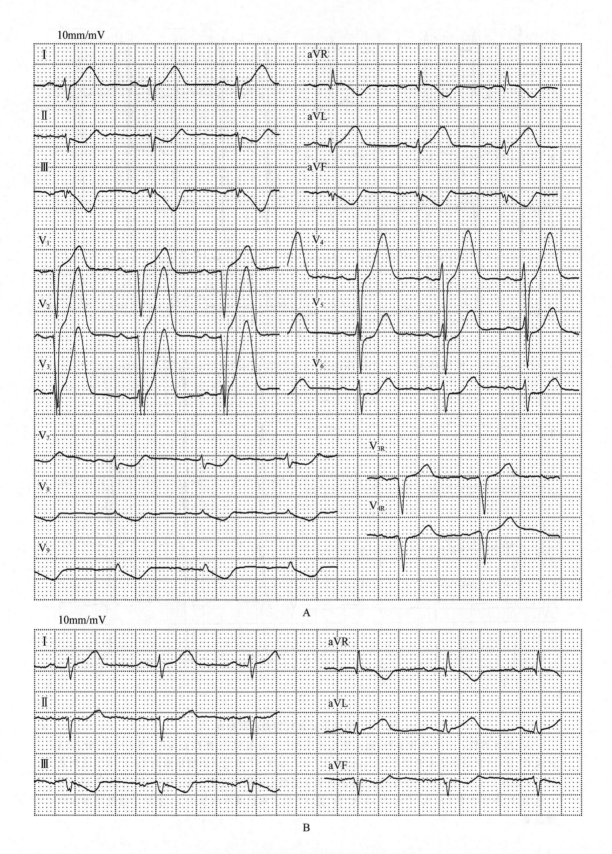

图 5-5　急性下壁及正后壁心肌缺血(1)

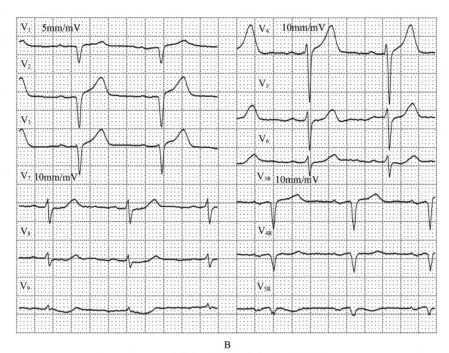

B

图 5-5　急性下壁及正后壁心肌缺血(2)

患者男性,65 岁,胸痛,心肌梗死病史 5 年。图 A 示窦性心律(心率 60 次/分),$ST_{II,III,aVF,V7\sim V9}$ 呈下斜型压低伴 T 波倒置,$ST_{V1\sim V3}$ 抬高伴高大 T 波,V_6 导联 ST 呈水平型压低伴 T 波直立。以上心电图表现提示急性下壁及正后壁心肌缺血。图 B 为 4h 后加描心电图,ST-T 改变基本恢复正常,心电图为陈旧性下壁、前间壁(不排除侧后壁及右室)心肌梗死

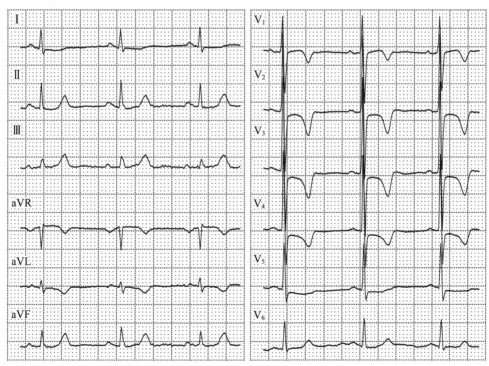

图 5-6　前间壁、前壁及高侧壁心肌缺血

患者男性,78 岁,临床诊断:冠心病。心电图示:窦性心律(心率 71 次/分),本图特征性改变是胸导联 $V_1\sim V_4$ 的 ST 段压低伴 T 波冠状倒置,V_5 导联 ST 段轻度压低伴 T 波平坦。此外肢体导联 I 、aVL 的 ST 段轻度下移伴 T 波浅倒和倒置。根据心电图 ST 段压低伴 T 波倒置,结合患者冠心病史考虑为慢性心肌缺血改变

0.10mV。由于 ST 段压低是渐进性的,故 ST 段的变化也相对缓慢,可历时数月、数年才出现轻微的变化。当怀疑患者存在慢性心肌缺血时,进行运动试验或 64 排 CT 造影可以进一步确定。

2. T 波异常的慢性心肌缺血(图 5-7) T 波的变化受很多因素的影响,易变性很大。对心肌缺血的诊断价值不如 ST 段。仅有 T 波低平(<R/10)、平坦、倒置,没有明显的动态变化,很难说与心肌缺血有关。如果左胸导联 T 波持续双向或倒置,除了继发性改变外,可能是左心室部分缺血的心肌与正常心肌复极不均匀的表现,亦可能是除极后缺血心肌电兴奋性下降的结果。如果 T 波倒置两支对称基底部狭窄者,一般称为"冠状 T 波",大都是慢性心肌缺血的表现。这种 T 波多是急性心内膜下心肌缺血或者是陈旧性心肌梗死留下的"印记"。

关于心电图诊断慢性心肌缺血的问题,近年国内有学者提出了不同的看法,认为慢性心肌缺血的诊断根本就不存在。过去所谓的慢性心肌缺血心电图,实际上是典型的心尖肥厚型心肌病或其他类型的心肌病心电图。中老年最常见的是缺血性心肌病,由于心脏长期慢性缺血引起心肌变性、心肌坏死、心肌纤维化等改变,可为块状或呈齿状坏死区,也可有非连续性多发性灶性心肌损害。心电图有以下特点:①ST-T 改变发生率高,为 30%～80%;②ST-T 改变可能长时间存在;③出现 ST-T 改变的导联广泛,不呈区域性分布。上述情况的 ST-T 改变不能作为慢性心肌缺血的理由是:持续性 ST 段压低的患者,冠状动脉造影大部分是正常的;有些急性心肌梗死的患者在梗死前绝大多数并不存在持续性 ST 段改变。

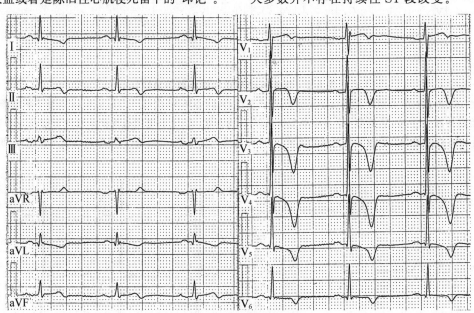

图 5-7 广泛前壁心肌缺血

患者男性,80 岁,临床诊断:冠心病。心电图示:窦性心律(心率 58 次/分),本图特征性改变是胸导联 V₂～V₆ 的 T 波呈冠状型倒置,肢体导联 Ⅰ、Ⅱ、aVL、aVF 的 T 波浅倒或正负双向。aVR 的 T 波直立,纵观全图是一帧心肌缺血的心电图改变

三、ST 段改变与心肌缺血的关系

(一)ST 段压低

1. 患者入院时检查有 ST 段压低,复查时 ST 段有动态变化,强烈提示患者有冠心病。

2. ST 段呈缺血型压低≥0.05mV,提示有严重心肌缺血,属于死亡率高的高危人群。

3. 入院时多导联 ST 段压低,提示有 3 支或左主干冠状动脉病变,早期介入治疗将获得明显效益。

4. 胸痛患者如有 6 个以上导联的 ST 段压低>0.1mV,其诊断冠心病的特异性高达 96.5%。

5. V₂～V₃ 导联 ST 段压低>0.1mV,特别是伴 V₁ 或 V₂ 导联 T 波高大直立者,提示左回旋支冠状动脉有病变(敏感度>70%,特异性 96%);胸导联 ST 段普遍性压低,尤以 V₄～V₆ 导联最明显,同时伴 T 波直立者,强烈提示左前降支冠状动脉有次全阻塞,导致心内膜下心肌缺血。

6. 侧壁导联(Ⅰ、aVL、V₅、V₆)ST 段压低者,心力衰竭发生率和病死率均增高,提示这类患者有 3 支和(或)左主干冠状动脉病变。

(二)非 ST 段抬高急性心肌缺血心电图分类

Nikus 在 2004 年将非 ST 段抬高型急性冠状动

脉的心电图表现分为四个亚组。

1. 弥漫性心内膜下心肌缺血 暂时性ST段压低≥0.05mV,出现在Ⅰ、aVL、aVF、V₄～V₆导联(V₄～V₅导联ST段压低最明显)同时伴T波倒置,而且还伴aVR、V₁导联ST段抬高≥0.05mV。

2. 局限性心内膜下心肌缺血 仅胸导联ST段压低≥0.05mV,而且以V₂～V₄导联最为显著同时伴T波直立。

3. 左冠状动脉前降支末阻塞性病变 仅有胸导联T波倒置≥0.1mV(V₂～V₄导联最为显著)而无ST段偏移,也无进展性心肌缺血表现;T波倒置<0.1mV无ST段偏移者,与冠状动脉病变无关。但前胸导联T波对称性倒置>0.1mV,常见于左前降支血管有严重狭窄。

4. 后壁心肌损伤 胸导联ST段压低(V₂、V₃导联最显著)。

四、动态观察ST-T变化的必要性

急性心肌缺血的心电图变化为阵发性改变,有些患者记录的心电图缺血改变不典型,仅凭1次心电图容易漏诊。例如有些患者入院时心电图表现不典型,在短期内经过多次复查,对照分析,才揭示出具有诊断意义的心电图,为治疗提供了依据。因此对有临床症状而首次心电图仅有可疑之处的患者,应多次追踪心电图,进行动态观察,比较分析,往往能做出正确的结论。

心肌缺血引起的心电图变化见图5-8。

五、加描导联的重要性

对可疑急性心肌缺血的患者,常规12导联记录正常时,应加描V₇～V₉、V₃ᵣ～V₅ᵣ,这样就不会漏掉正后壁心肌梗死和(或)右心室心肌梗死,可为早期诊断、早期治疗提供信息。

六、不可轻视aVR导联ST段变化

aVR导联反映的是右心室腔的电位,人们很少重视它的诊断价值。但临床研究发现在非ST段抬高型心肌梗死的患者中,如aVR导联ST段显著抬高,提示有3支冠状动脉病变或主干冠状动脉病变。如aVR导联ST段抬高>0.1mV,66%患者存在左主干冠状动脉病变,预示有较高的病死率。

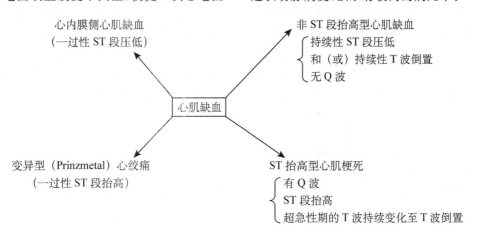

图5-8 心肌缺血引起的心电图变化(引自Goldberger)

第三节 急性心肌缺血再灌注心电图表现

冠状动脉严重狭窄或阻塞后,通过各种治疗措施使阻塞的血管重新开放,恢复血流,从血管阻塞到血管再通这个过程中的心电图变化,称为心肌缺血再灌注心电图。但是,心肌再灌注的治疗往往是双向性的,即再灌注治疗可使大量濒死的心肌早期获救,缩短病程,降低心肌电不稳定性,保护心肌功能,提高生存率;另一方面心肌再灌注治疗后也可出现再灌注损伤,引起心肌梗死扩展或严重心律失常,甚至猝死等,这种有害的改变多是一过性的,绝大多数预后是良好的。

一、心肌再灌注的标志

目前评价心肌是否再灌注的标准有多种,临床方面有无心力衰竭、心动过速、血压变化等;影像学方面有超声心动图、放射性核素、心室造影等。但上述几种标准有些没有量的指标、有些有创伤性、有些检查烦琐价格不菲。目前临床看好的还是心电图,心电图预测心肌再灌注简捷、价廉,便于跟踪观察。心电图预测心肌再灌注的指标有以下4种:①ST段改变;

②T波改变;③QRS波变化;④再灌注心律失常。

(一)再灌注 ST 段变化

在急性心肌梗死(AMI)的超急性期和早期,ST段抬高是心肌缺血损伤的标志,抬高的 ST 段迅速回落是判断 AMI 后心肌再灌注的重要指标。Richandson 等研究显示,抬高的 ST 段迅速回落 0.2mV 以上及 T 波下降 0.3mV 可作为血管再通的指标,其敏感性为 67%,特异性为 26%。Hogg 等研究结果显示,抬高的 ST 段回落 50% 可作为血管再通的指标,其敏感性为 93%,特异性为 67%。2004 年德国学者 Schroder 提出了采用单导联 ST 段回落的最大比率(STR)来评价再灌注的疗效和预后,其方法是选择 ST 段抬高最明显的导联,计算再灌注治疗 90min 后 ST 段回落的最大比率:

STR=(再灌注前 ST 段抬高值－再灌注后 ST 段抬高值)/再灌注前 ST 段抬高值×100%。

STR≥70% 时表示血流完全恢复,阻塞的"罪犯"血管完全再通,心肌组织水平的微循环得到有效灌注;STR<50%(下壁心肌梗死<20%)表示血流未恢复,提示再灌注治疗不成功;STR介于两者之间时,属于血流部分恢复,心肌组织水平的微循环得到部分恢复。但也有报告用此指标判断血流再通有一定的局限性。通常采用的再灌注指标是,AMI 早期 2h 内,ST 段抬高的导联,或任何一个导联 30min 间期 ST 段的前后对比,抬高的 ST 段回落≥50%,提示冠状动脉再通,是心肌组织水平再灌注的指标。再灌注治疗开始后 2h 内、相隔 2h 或相隔 30min,抬高的 ST 段回落≥50%,都可作为冠状动脉再通的指标。再灌注治疗后 ST 段回落>0.2mV,或再灌注治疗 3h 抬高的 ST 段回落>25%,都属于 ST 段迅速回落。对于 ST 段变化轻微或无明显变化者,也不能完全否定冠状动脉再通。

(二)再灌注 T 波变化

在 AMI 整个过程中,T 波也参与心肌梗死的演变。一般认为在溶栓治疗后 2h 内出现 T 波倒置,提示缺血的心肌得到了再灌注。在 AMI 获得再灌注者出现 T 波倒置仅有 60%,T 波倒置预测心肌再灌注的敏感性较低,经溶栓或介入治疗后未出现 T 波倒置,不能说明治疗的失败。发病 24h 后出现 T 波倒置者,是 AMI 本身演变过程中的变化,并不是溶栓后心肌再灌注的标志。

Corbalan 等提出,AMI 者 ST 段抬高的导联 24h 出现 T 波倒置>0.1mV 是反映与心肌梗死相关的冠状动脉再通的一个独立指标。他还提出判断溶栓疗效的不同时间有不同的标准,即在再灌注后 90min 观察 ST 段改变,12~24h 观察 T 波改变,均可作为判断

有效再灌注的敏感性或特异性指标。周文非等报道,尿激酶溶栓治疗后 24h 内 T 波倒置情况及溶栓前后 QTd(QT 离散度)变化研究,T 波倒置组冠状动脉再灌注率 62.7%,T 波未倒置组冠状动脉再灌注率为 31.6%,两组比较有显著差异;溶栓成功组 QTd 与溶栓前及失败组比较,溶栓成功组 QTd 显著缩小。结论是溶栓后 24h T 波倒置及 QTd 明显缩小,可作为冠状动脉再灌注的重要指标。陈清启等观察 AMI 溶栓治疗成功后 3h 内就有 T 波明显降低及 T 波倒置者,提示冠状动脉血流通畅,左心功能恢复快,预后好。并认为直立 T 波振幅明显降低,或在 ST 段抬高的导联 T 波较快地(12~24h)倒置>0.1mV,或呈"冠状 T",或向双向 T 波演变比平素加快,是急性心肌缺血再灌注有效性的心电图表现之一。

(三)再灌注对 QRS 波的影响

1. **降低病理性 Q 波的发生率** 及早发现 AMI、及早进行再灌注治疗,可阻止异常 QRS 波出现。有报道 40% 的 ST 段抬高型心肌梗死,经早期溶栓治疗,可演变为非 Q 波型心肌梗死。

2. **使 Q 波缩小或消失** AMI 已出现异常 Q 波者,经再灌注治疗,可使部分 Q 波变小或消失,出现此种情况可能与心肌顿抑获得解救有关。

3. **加速 AMI 的演变** 再灌注治疗虽不能阻止大多数患者 Q 波出现,但可加速心肌梗死的演变,降低心律失常的发生率,改善预后。

4. **再灌注对已有心律失常的影响** AMI 早期可出现室性早搏、心室颤动、室性心动过速等心律失常,如能在 AMI 早期施行有效的再灌注治疗,可以减少急性缺血期发生的各种心律失常,甚至阻止发生心律失常。而再灌注损伤发生的心律失常,往往是增多和加重。

二、心肌再灌注损伤

缺血的心肌及时施行有效的再灌注,有助于心肌结构和功能的恢复,但有少数患者施行再灌注治疗,不仅不能使缺血心肌结构和功能损害很快恢复,反而使其进一步加重,甚至死亡。造成这种事与愿违的原因,是心肌再灌注性损伤。

(一)再灌注损伤的心电图表现

1. **再灌注损伤性心律失常** 动物实验证明,冠状动脉断流 5~10min 并不会发生心室颤动,然而心肌再灌注后数秒钟便会发生心室颤动,心室颤动几乎与再灌注同时发生,且多发生在抬高的 ST 段正在回落过程中,说明心律失常的发生与心肌再灌注密切相关。

2. **ST 段持续性抬高** 急性心肌缺血引起的 ST 段抬高,施行再灌注治疗会在短时间内快速回落。如

再灌注后抬高的 ST 段持续（＞60min）不下降或 ST 段再抬高＞0.1mV，是再灌注损伤的表现，提示 AMI 范围扩大或再灌注损伤加重。

（二）再灌注损伤的临床表现

1. *症状*　再灌注损伤表现为胸痛加重，ST 段再度抬高，心肌坏死生物标记物持续增高。

2. *心肌顿抑*　心肌缺血 5～10min 后施行再灌注，局部心肌组织已正常或接近正常。然而此时的心肌代谢、生化、机械、电学等方面的功能障碍不但没有完全恢复反而进一步加重，甚至出现异常 Q 波而被误认为心肌梗死。出现上述功能性障碍的机制是再灌注损伤导致的心肌顿抑。经过一定时间可以完全恢复，出现的异常 Q 波也会消失。

3. *心肌再灌注心律失常*　是指 AMI 未施行灌注治疗时，未发生心律失常或很少发生心律失常，当施行再灌注治疗后出现室性心律失常（图 5-9）。

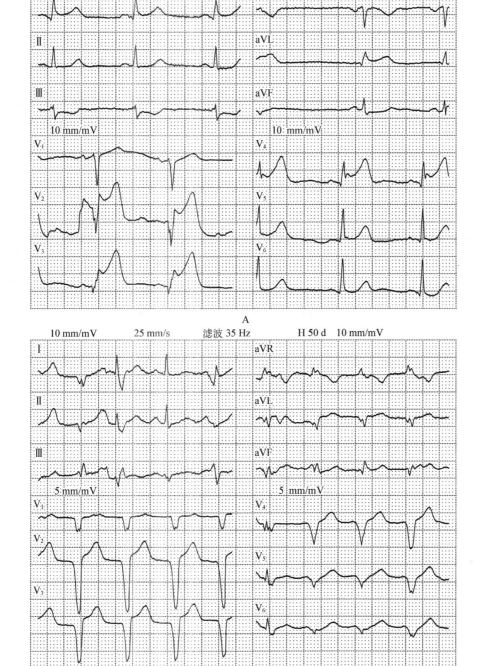

图 5-9　心肌再灌注损伤（1）

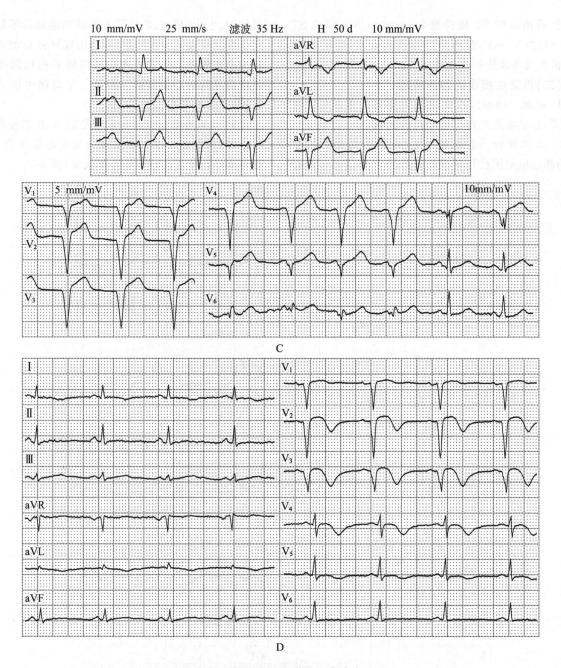

图 5-9 心肌梗死及再灌注心律失常(2)

A. 急性前间壁心肌梗死。患者男性,45 岁,临床诊断:胸痛原因待查。心电图示窦性心律不齐,平均心率 67 次/分,心电图主要改变为 I 、aVL 导联 ST 段轻度抬高,III 、aVF 导联压低,V₂～V₄ 导联 QRS 波呈 Qr 或 qR 型,伴 ST 段凹面向上抬高(2～4mm)及 T 波直立高大,上述改变符合急性前间壁心肌梗死。

B. 加速性室性自主心律(再灌注心律失常)。为图 A 的患者植入冠脉支架后 10min 描记的心电图,同步描记的 I 、II 、III 导联第 2、3 个心搏为室性融合波和窦性搏动,其余均为宽大畸形的 QRS 波,V₁～V₆ 导联为负向同向性的 QRS 波伴 T 波直立,心室率 103 次/分,符合加速性室性自主心律、偶发窦性心搏。属于再灌注心律失常。

C. 加速性室性自主心律、窦性夺获。为图 A 的患者植入支架后 2.5h 时描记的心电图,基本心律为加速性室性自主心律稍不齐,心室率平均 86 次/分,左胸导联最后 2 个心搏分别为窦性夺获和室性融合波。

D. 心肌缺血。为图 A 患者植入支架后 2d 描记的心电图,示窦性心律(心率 67 次/分),V₁～V₃ 导联 QRS 波呈 QS 型伴 ST 段轻度抬高、T 波倒置,表现为典型前间壁心肌梗死演变。此外,I 、aVL 、V₄ 、V₅ 导联 T 波倒置,II 、V₆ 导联 T 波平坦,为心肌缺血的表现

4. 再灌注微血管损伤　AMI 施行再灌注后相关的冠状动脉前向血流 TIMI 三级时，仍会有 20% ～ 25% 供血区心肌微血管得不到充分灌注，即无复流及低复流现象。其原因是再灌注时严重损伤了心肌微血管。临床表现为胸痛不缓解、ST 段不回落或再度升高，以及伴发心源性休克、心律失常等。

5. 再灌注引起细胞坏死　有些老年 AMI 患者施行再灌注治疗时，可引起致命性心肌损害及细胞坏死，加速受损细胞的破坏及心脏破裂。其间接根据是再灌注治疗后 6h 或第 1 天死亡率比对照组增加。

(三)心肌有效再灌注的临床判断

1. 症状　再灌注治疗后 2h 内胸痛完全缓解或部分缓解(70% 以上)。

2. 心电图变化　抬高的 ST 段在 2h 内或相隔 30min 回落＞50%。

3. 出现再灌注心律失常　最常见的是加速性室性自主心律。

4. 心肌酶学变化　CK-MB 的同工酶峰值提前到 12h 内，总 CK 峰值提前到发病后 16h 内。

具备上述 2、3 项，预测心肌再灌注的特异性高达 100%，敏感性达 70%。

三、心肌再灌注的病理生理改变

冠状动脉突然阻塞后，将会发生相关的严重而持续性的心肌缺血，此时产生的心肌损伤分为以下两个阶段。

1. 可逆性心肌损伤阶段　多数发生在血流完全中断的 30min 内，血流中断＜5min 心肌尚处于可逆损伤阶段。心肌灌注迅速恢复后，缺血心肌已形成的各种功能损伤，便会很快恢复，相当于"全或无"现象中的"全"；当血流中断＞15min 时，缺血造成的心肌功能障碍明显加重，此时发生心肌再灌注时，已经损伤的心肌细胞代谢、收缩、电学、生化功能障碍常需要数小时、数天、甚至更长时间才能完全恢复。这种心肌功能延迟恢复的现象，称为心肌顿抑。

2. 不可逆性心肌损伤　当严重而持续的心肌血供中断时间超过 30min 以上时，则可能造成心肌细胞不可逆的缺血性、凝固性坏死。血液断流＞90min 时，缺血区 50% 的心肌坏死；缺血超过 4～6h，仅有少数心肌存活。此阶段发生的心肌再灌注仅可挽救部分濒死的心肌，不能使缺血造成的损伤得到逆转。

四、急性心肌缺血再灌注类型

心肌再灌注包括下述 3 种临床类型。

(一)冠状动脉血栓的自溶和药物溶栓

当血管壁破损、血小板聚集，进而会形成血栓。血栓的主要成分是纤维蛋白，其在血栓中交织成网，网络血液中的各种有形成分维持着血栓结构。此时纤溶系统在血液凝固和血栓形成的同时被激活，纤溶酶结合到纤维蛋白上，逐渐将纤维蛋白溶解，降解为碎片，进而血栓化解。上述过程是在体内自然发生的，故称为血栓自溶。自溶发生率 15% ～40%，自溶一旦发生可使梗死面积缩小，冠状动脉血流增加，预后良好。

急性心肌梗死发生后，不能消极地等待血栓自溶，而应积极地进行药物溶栓治疗。常用的溶栓药物有尿激酶和重组组织型纤溶酶原激活剂(rt-PA)，能使纤维酶的形成增加，链激酶则间接激活纤维酶。药物溶栓治疗的成功率高(＞75%)、起效快(90min)、有效再灌注率高。

(二)冠状动脉痉挛的解除

冠状动脉痉挛是大的冠状动脉中层平滑肌发生过度、强直性收缩引起冠状动脉血流突然中断，而导致一系列临床和心电图改变。变异型心绞痛和急性心肌梗死常伴发的不同程度的冠状动脉痉挛。多数(90%)为单支冠状动脉痉挛，痉挛的时间短则几十秒，一般为几分钟到十几分钟。痉挛多数发生在已有冠状动脉狭窄的病例，痉挛的时间短，则可表现为变异型心绞痛伴 ST 段抬高。痉挛缓解后 ST 段回归原位，但每次发作都应看成是一次流产的心肌梗死。痉挛时间过长而不能缓解，则可形成急性心肌梗死。冠状动脉痉挛多能自动缓解或经药物解除。

(三)心肌再灌注治疗

心肌再灌注治疗包括药物溶栓、冠状动脉介入治疗等，临床最常应用的有冠状动脉球囊扩张术(PTCA)或支架放置术。冠状动脉急性阻塞后的患者，绝大多数(90%)适合介入治疗，其再通率高、再闭塞率低。

五、再灌注心律失常发生机制

Harris(1943 年)在进行动物实验时，受试动物的冠状动脉断流 5～10min 时并未发生心室颤动，心肌再灌注数秒后却发生了心室颤动，从而提出了再灌注性心律失常(reperfusion arrhythmia)这一概念。临床上再灌注治疗后心律失常发生率高达 80%，其发生的先决条件是再灌注区存在功能可以恢复的心肌细胞，而且可恢复细胞越多心律失常发生率越高。发生率与再灌注前心肌缺血持续时间长短也相关。心肌血供中断 15～45min 后出现再灌注时，心律失常发生率最高,而缺血时间过短或过长时,发生率均下降。除此之外,缺血程度越重、缺血心肌数量越多,心律失常发生率越高。心律失常的发生时间,常在冠状动脉再次开放的时刻和开放后的5min内。

再灌注心律失常多数发生在已抬高的ST段正在回落的过程中,多数为室性心律失常,最具有代表性的是非阵发性室性心动过速(加速性室性自主心律),成对或成串的舒张晚期室性早搏也很常见。根据室性早搏发生的时间不同,可区分缺血性室性早搏和再灌注性室性早搏。一般在ST段逐渐抬高的过程中出现的早搏为缺血性室性早搏;ST段逐渐回落过程中出现的早搏多为再灌注性室性早搏。R on T现象的室性早搏容易诱发室性心动过速、心室颤动,心室颤动也可由室性心动过速蜕变而来。再灌注性心律失常亦可能是心动过缓性心律失常,如一过性窦性心动过缓、窦性暂停、房室传导阻滞等,标志供应下壁心肌的冠状动脉(多数为右冠状动脉)已出现再灌注。这种现象是一种Bezold-Jarisch反射,由心脏压力感受器迷走神经张力增高,交感神经张力降低激发。23%~65%的右冠状动脉再灌注时会出现这种现象,因而可以作为再灌注的指标之一。

再灌注心律失常的机制多数为折返,系再灌注后的心肌细胞与正常心肌细胞之间的电位差增大,兴奋性与传导性的离散度加大,易产生折返激动。此外,心肌再灌注时的冲击作用、乳酸的沉积、儿茶酚胺的增多,导致心肌的自律性增高;细胞内钙离子超载,大量氧自由基的产生而引起触发活动;再灌注时的室颤阈值下降等均为发生心律失常的原因。

六、再灌注心律失常的治疗和预后

Goldberg等报道22例急性心肌梗死患者,经溶栓治疗成功的18例,100%发生再灌注心律失常,18例中左前降支病变14例,右冠脉病变4例。再灌注心律失常有以下特点:①左、右冠状动脉再灌注后最常见的心律失常是加速性室性自主心律;②左室下壁/后壁血管再灌注后发生的心律失常多为窦性心动过缓和房室传导阻滞;③溶栓治疗后发生心律失常,可作为心肌再灌注的一个标志;④再灌注心律失常一般不需要特殊治疗,对发生的心室颤动则需立即除颤,对心动过缓性心律失常可使用阿托品治疗或安置临时心脏起搏器;⑤发生再灌注心律失常,提示再灌注成功,预后良好。

第 **6** 章

心 肌 梗 死

心肌梗死(myocardial infarction,MI)是心肌缺血性坏死。为在冠状动脉病变的基础上,发生冠状动脉血供急剧减少或中断,使相应的心肌严重而持久地急性缺血导致心肌坏死。心肌梗死有心肌组织从缺血到死亡的进展过程,医生应当把精力用在心肌梗死的整个过程中,不但要早期做出诊断,还要及时治疗,免于或尽量减少心肌组织坏死。

一、急性心肌梗死的诊断标准

近年,急性心肌梗死的诊断模式发生了巨大变化,已从传统的3:2模式发展为1+1模式(表6-1)。3:2模式

是指3条标准中符合2条即可诊断;新的1+1诊断模式中是指1个必需条件(心肌坏死标记物),第2个1是指存在4项标准中的1项。1+1标准强调了心肌坏死标记物,然而生化标记物升高多在心肌坏死后2~3h出现,7~14d消失,对超急性期心肌梗死和急性心肌梗死早期诊断不如心电图敏感。2000年,ESC/ACC提出了诊断急性心肌梗死的心电图新标准(表6-2),对ST段抬高和病理性Q波的标准做了明确的规定。同时根据ST段抬高和病理性Q波的出现分为两期,即进展期和确定期。其将所有心肌缺血引起的心肌坏死均视为心肌梗死,明显提高了诊断急性心肌梗死的敏感性。

表 6-1 急性心肌梗死的诊断标准

3:2模式	1+1模式
缺血性胸痛病史	心肌坏死标记物动态改变+下列4项中的1项
心电图动态演变	1. 心肌缺血症状
心肌梗死标记物的动态变化	2. 新出现病理性Q波
	3. ST段抬高或压低
	4. 冠状动脉介入治疗术后

表 6-2 ESC/ACC 2000 年急性心肌梗死的心电图诊断标准

导联	进展期ST段抬高(mV)	确定期Q波时限(ms)
$V_1 \sim V_3$	≥0.2	任何Q波≥30
其他导联(aVR除外)	≥0.1	

心电图改变至少在2个导联出现,且Q波深度≥0.1mV。

(一)生化标准

心肌坏死标志物钙蛋白显著升高,又逐渐回落,或者CK-MB更快的升高和下降。

(二)临床症状

临床症状包括:①疼痛(典型或不典型);②全身症状(发热、心动过速、白细胞计数增高和红细胞沉降率增快);③胃肠道症状(恶心、呕吐和上腹胀痛);

④心律失常(室性早搏、室性心动过速、心室颤动、房室传导阻滞、束支阻滞等);⑤心力衰竭。

由于心肌梗死是在急性心肌缺血基础上发生的,患者最早、最常见的临床症状是胸痛(包括劳累时和休息时胸痛)或上腹部、上肢、背部、下颌角痛或不适。典型症状包括胸部沉重感、绞榨感、压迫感、濒死感;胸痛可起源于胸骨正中或左胸前,而向上肢、后背、肩

胀、牙齿放射。同时可伴发大汗、恶心、呕吐、胸闷气短、头晕等。约有20%的急性心肌梗死患者没有明显的胸痛等不适，缺乏特异的症状。老年人特别是85岁以上、糖尿病和女性患者，只有1/3的急性心肌梗死出现典型胸痛，而多数仅出现气急、劳累、头晕、中上腹不适。老年人常患有多种慢性病，对胸痛反应迟钝；糖尿病患者由于自主神经功能失调，仅表现为乏力、轻微头痛、情绪改变，甚至晕厥；女性急性心肌梗死患者多表现为烧灼感，饱胀感、疼痛部位多在后背、肩部和颈部，有些女性患者胸部不适的部位常不明确，无明显的诱因，通常不能及时就诊治疗，在发病的前几周死亡率是男性的2倍，再梗死率也高于男性，溶栓治疗发生颅内出血的概率也高于男性。

（三）心电图表现和分型

1. 心电图表现　典型心肌梗死心电图表现主要有三个方面：①病理性Q波；②ST段抬高（或压低）；③T波的动态演变。

由于梗死面积、深度以及梗死血管病变的不同，根据心电图不同表现可有不同的分型。

2. 急性心肌梗死分型的演变　心肌梗死分型经历了透壁性与非透壁性心肌梗死，Q波型与非Q波型心肌梗死，ST段抬高型与非ST段抬高型心肌梗死的演变过程。20世纪80年代以前把心肌梗死分为透壁性心肌梗死和非透壁性心肌梗死，即：出现病理性Q波者，表明心肌坏死已从心内膜到心外膜，"坏透了"；不出现病理性Q波仅有ST-T改变者，表明心肌坏死仅限于心内膜下，所以又称心内膜下心肌梗死。但在1971年Savage通过动物实验和病理解剖发现，心电图上有病理性Q波者，其心肌梗死灶可能仅局限于心内膜下，于是提出病理性Q波并不能真正代表透壁性心肌梗死，因而认为这种分法有一定局限性。1983年Spodick首先使用有Q波型心肌梗死和无Q波型心肌梗死的分型，后被临床医生和心电图工作者所接受，纷纷采用Q波型心肌梗死和非Q波型心肌梗死的分型方法。

随着冠状动脉介入治疗以及对急性心肌梗死远期预后的研究，发现急性心肌梗死的最佳治疗时间不应延误到Q波出现后，应当抢在Q波出现前的ST段抬高或无抬高期间。因而近年提出了ST段抬高型和非ST段抬高型急性心肌梗死的分型方法。ST段抬高型心肌梗死罪犯血管往往完全阻塞，血栓多为红色（由红细胞和纤维蛋白构成），此时溶栓效果更好；非ST段抬高型心肌梗死罪犯血管不完全阻塞，血栓多

为白色（以血小板为主），此时溶栓治疗作用不大。心肌严重缺血损伤引起ST段抬高是在冠状动脉血流完全中断后出现，此时心肌尚无坏死，施行有效的治疗能缩小梗死面积，大大提高梗死区域心肌的存活率，改善病程和预后。因而采用ST段抬高型和非ST段抬高型对急性心肌梗死分型方法，有利于急性心肌梗死的早期诊断和治疗。但是，这种分型并不能完全取代Q波和非Q波心肌梗死的分类法，病理性Q波才是心电图上诊断心肌梗死的确切证据，ST段抬高仅是急性心肌梗死在心电图上的最早表现之一，是指示性的治疗最佳时机。

（1）ST段抬高型心肌梗死：在无左心室肥大或无左束支阻滞情况下，相邻两个导联新出现ST段J点抬高，$V_2 \sim V_3$导联男性≥0.2mV、女性≥0.15mV或其他导联≥0.1mV，为异常ST段抬高。ST段抬高型心肌梗死的病理基础是冠状动脉内斑块破裂形成新鲜凝血块，突然堵塞了管腔的某一段，其所供血的心肌完全得不到血流而将逐渐坏死。在心肌坏死前的最初几分钟，心电图的特征表现是ST段抬高伴T波振幅尖锐增高而对称，也有在T波振幅增高的同时ST段逐渐抬高，这个时期心肌急性缺血、损伤，也就是所谓的心肌梗死超急性期（图6-1，图6-2）。

在心肌缺血、损伤的基础上，如果血供不能迅速恢复，病变继续进展，数小时便可出现病理性Q波——心肌梗死的证据。病理性Q波的出现说明了心肌组织已经发生坏死，心肌的电学活动丧失，急性心肌梗死的诊断便可成立。现在的医生称这一型心肌梗死为ST段抬高型心肌梗死。

（2）非ST段抬高型心肌梗死：有心肌坏死标志物动态改变，心电图中可在两个相邻导联新出现的水平型或下斜型ST段压低≥0.05mV；和（或）在相邻两个以R波为主或R/S>1的导联T波倒置≥0.1mV，也有部分患者心电图无明显ST-T变化，称为非ST段抬高型心肌梗死。非ST段抬高型心肌梗死的病理基础是冠状动脉内存在广泛的斑块病变，以斑块表面血小板聚集为主。非ST段抬高型心肌梗死一般心肌坏死的面积小，短期预后好于ST段抬高型心肌梗死。从长期预后来说与ST段抬高型心肌梗死相似，在短期内发生再梗死的可能性较大。也有长期随访报告，非ST段抬高型心肌梗死的病死率高于ST段抬高型心肌梗死，可能与该类患者多为老年人，尤其常为合并糖尿病和肾功能不全患者，血管病变复杂且多不稳定有关。

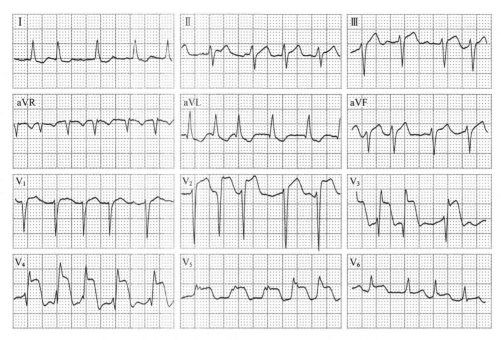

图 6-1 心房颤动、前壁及侧壁心肌梗死超急性期

患者男性,58 岁,临床诊断:心律不齐、心绞痛。心电图示:P 波消失,R-R 间期绝对不整齐,心室率约 140 次/分,额面电轴−45°,Ⅰ、aVL 导联 QRS 波呈 qR 型,且 ST 段下斜型压低。本图特征性的改变是 V₂∼V₆导联 ST 段弓背向上抬高,尤其是 V₃∼V₅导联最明显。从 ST 段抬高的形态分析,无疑是急性前壁心肌梗死的早期表现。由于其尚未完全出现异常 Q 波,故诊断为前壁及侧壁心肌梗死的超急性期。另外,本图还提示:左前分支阻滞

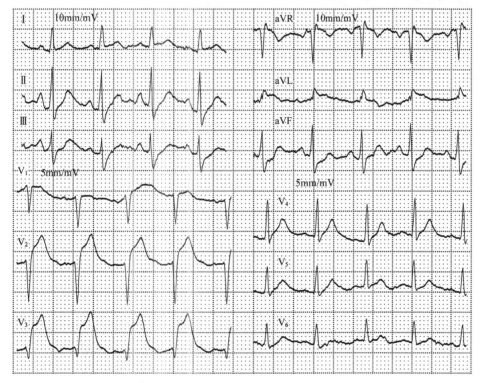

图 6-2 前间壁心肌梗死超急性期

患者男性,48 岁,临床诊断:心绞痛。心电图示:窦性心律(心率 125 次/分)。本图特征性改变是 V₁∼V₃导联 R 波电压低小(1/2 电压)且递增不良,V₂、V₃导联 ST 段抬高与高尖 T 波融合形成单向曲线,属于心肌梗死超急性期心电图改变

二、心肌梗死出现异常 Q 波的原因

正常人 12 个常规导联中,QRS 波群形态不完全相同,在有 Q 波的导联可呈 qRS 型、qR 型。这种 Q 波时限<0.04s,振幅<R/4,故写为 q,属于生理性 Q 波。如果发生了心肌梗死,坏死的心肌不再产生电活动,等于在心肌上开了个"窗"不再除极,而好的心肌仍能正常除极,故放在坏死心肌表面上的电极记录的是"窗"口电位,即负电位——异常 Q 波,或呈 QS 型波。在心电图上表现为 Q 波时限≥0.04s,振幅≥R/4,即所谓的病理性 Q 波。心肌梗死的面积越大,则 Q 波越大,出现 Q 波的导联数目越多。如果心肌梗死仅限于心内膜下,部分或大部心肌还产生电活动,相关导联不会出现病理性 Q 波,仅有 QRS 波群的电压或形态出现微小变化(图 6-3)。

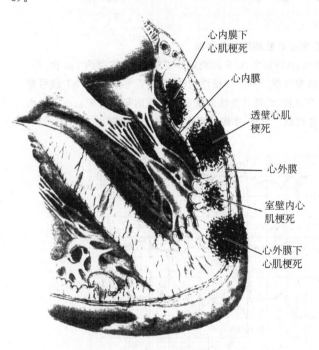

图 6-3　心肌梗死可能发生的部位

（图中标注）心内膜下心肌梗死、心内膜、透壁心肌梗死、心外膜、室壁内心肌梗死、心外膜下心肌梗死

（一）Q 波型心肌梗死形成的条件

1. 心肌梗死范围　心肌坏死直径>25～30mm,才出现病理性 Q 波。

2. 心肌坏死深度　当心肌梗死厚度达 5～7mm 或心肌坏死厚度>左心室厚度 50%,才会出现病理性 Q 波。

3. 心肌坏死部位　导联位于 QRS 波起始 40ms 的除极部位,出现病理性 Q 波。

（二）非 Q 波型心肌梗死的条件

1. 心肌坏死面积　心肌坏死面积≤25mm,左心室受损面积≤10%,一般不会出现病理性 Q 波,但可出现小 q 波或等位性 Q 波。

2. 心肌坏死深度　心肌坏死深度<左心室厚度 50%,一般不出现病理性 Q 波,但可引起 QRS 波形的改变。如 R 波振幅降低、胸导联 R 波递增不良、出现钝挫或切迹等。

3. 对应部位心肌梗死　两个对应部位发生心肌梗死且梗死面积相当者,所产生的除极向量互相抵消,形不成病理性 Q 波,但 QRS 波形态会出现改变。

4. 多部位小灶性心肌梗死　多部位小灶性心肌梗死,一般形不成病理性 Q 波,但 QRS 波形态会出现变化,例如碎裂 QRS 波。

5. 心肌梗死合并传导异常　心肌梗死合并束支阻滞、预激综合征、室性自主心律,因除极向量发生变化掩盖了心肌梗死,不会出现典型病理性 Q 波。

（三）等位性 Q 波

有些心肌梗死患者不出现病理性 Q 波,此与梗死面积小、心肌坏死厚度不足以及放置的导联位置探查不到有关。有些学者为使心肌梗死不漏诊,根据 QRS 波群蛛丝马迹的变化,提出了等位性 Q 波(相当于病理 Q 波)的概念,为小灶性心肌梗死、不典型心肌梗死的诊断提供了依据。

1. Q 波深度虽<R/4,但时限≥0.04s,而且 Q 波内出现切迹或挫折。

2. V_1、V_2 呈 qrS 型波,提示室间隔心肌梗死,但需除外右心室肥大或左前分支阻滞。

3. V_3～V_6 导联呈 qR 型或 qRs 型,q 的深度和时限递减,但胸导联位置放置要准确、固定。

4. V_1～V_4 的 R 波递增不良,但要注意与慢性阻塞性肺疾病心电图相鉴别。

5. V_1、V_2 导联 R 波增高呈 Rs 型,可能是正后壁心肌梗死的镜像反应,但需要与右心室肥大、A 型预激综合征相鉴别。

6. Q 波虽不满足心肌梗死标准,但近期有动态变化。

三、急性心肌梗死的分期

急性心肌梗死从始发到稳定是个较长的病理生理过程。根据各个波段在整个过程的演变,大致分为以下四期。

1. 超急性期　即心肌梗死的始动期,还没有出现心肌梗死的异常 Q 波,仅处在严重心肌缺血、损伤为主的阶段。

心电图表现:①T 波明显升高变尖呈帐顶状;②伴随心肌缺血 ST 段亦迅速上抬,与 T 波形成斜拉形或弓背形等不同形态的 ST-T 改变;③R 波振幅降低,甚至与 ST-T 融合为一体,形成"墓碑"形。

这一期约持续数分钟或数十分钟,这个时间段内可能出现两种结局:一是缺血、损伤的心肌长时间得不到再灌注逐渐坏死,出现标志心肌梗死的Q波;二是血栓自溶、治疗干预或冠脉痉挛解除,缺血的心肌得到再灌注,严重缺血、损伤的心肌逐渐恢复功能,ST-T逐渐恢复到原来的状态,不出现标志心肌梗死的Q波,避免了一次心肌梗死。

2. 急性期 也称心肌梗死展现期,图片上原无Q波者出现了Q波,或原为小q波变为异常Q波,说明缺血、损伤的心肌中心区已经坏死,即可明确诊断心肌梗死。

心电图表现:①出现异常Q波;②ST段呈弓背或水平型抬高或已抬高的ST段开始回落;③高尖的T波后半部开始倒置。

这一期将持续数小时至数天,个别患者在这一期出现的异常Q波突然消失,即所谓的一过性Q波。这一现象的解释是由于心肌严重缺血、损伤发生了"顿抑"、出现了"电静止",显示了心肌"顿抑"性Q波。当"顿抑"的心肌重新得到血供恢复了电活动,已出现的Q波便可消失。

3. 演变期 又称亚急性期,是从急性期转变为稳定期的图形变化过程,最突出的是T波变化,T波由直立→双向→倒置→倒置增深呈剑锋状→变浅→平坦→直立。若存在慢性心肌缺血,T波可能不再直立。ST段逐渐回落至基线;异常Q波一般可增深、增宽,少数Q波可缩小,甚至不足以诊断心肌梗死。

4. 陈旧期 也称心肌梗死稳定期或愈合期,这一期坏死的心肌已形成瘢痕,瘢痕组织的挛缩,使极少数患者的Q波缩小,一般Q波定型不变;T波倒置变浅或直立,不再有动态变化;ST段恢复原来位置。总之,QRS-ST-T综合波已经定格,除非再出现新的心肌梗死。

四、心肌梗死定位与导联的关系

临床判断心肌梗死的部位和范围,主要靠心电图上的导联,哪个导联上出现异常Q波,导联对应的心肌可能存在坏死;出现异常Q波的导联越多,心肌坏死面积越大。

(一)下壁心肌梗死

II、III、aVF是下壁心肌梗死的指示导联,即出现异常Q波的导联。下壁多数由右冠状动脉(RCA)的后降支供血(右冠优势型),如右冠状动脉发出的边缘支之前就阻塞,可以导致下壁和右心室梗死,如在右冠状动脉发出的边缘支之后阻塞,仅导致下壁心肌梗死,右心室不受累。少数由左冠状动脉的回旋支供血(左冠优势型),若回旋支阻塞,则常合并侧壁心肌梗死(图6-4~图6-7)。

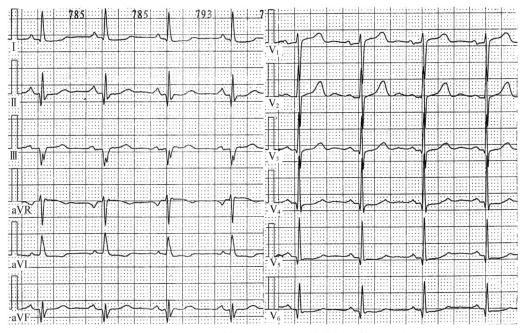

图6-4 陈旧性下壁心肌梗死、侧壁心肌缺血

患者男性,83岁,临床诊断:冠心病、心肌梗死。心电图示:窦性心律(心率75/min)。主要改变是II导联QRS波呈QRs型、aVF导联呈QrS型,$Q_{II、aVF}>0.04s$、$>R/4$,III导联呈QS型,S_{III}升肢出现挫折,符合陈旧性下壁心肌梗死改变。此外,I、aVL、V_5、V_6导联ST段轻度压低伴T波低平,考虑与心肌缺血有关

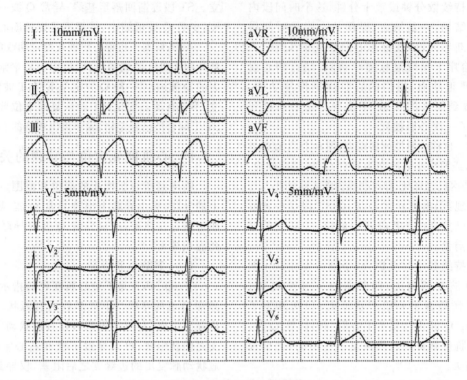

图 6-5　急性下壁心肌梗死

　　患者男性,58 岁,临床诊断:突发胸痛原因待查。心电图示:窦性心律(心率 71 次/分)。本图特征性改变是肢体Ⅱ、Ⅲ、aVF 导联的 ST 段弓背向上抬高与直立高大的 T 波融合形成单向曲线,其Ⅱ导联呈 R 波、Ⅲ导联呈 QS 型、aVF 导联呈 qr 型,aVR、aVL 导联 ST 段下移伴 T 波倒置。从心电图改变来看,符合急性下壁心肌梗死表现。aVR、aVL、V₁～V₃导联的 ST 段明显下移,应为急性下壁心肌梗死的对应改变

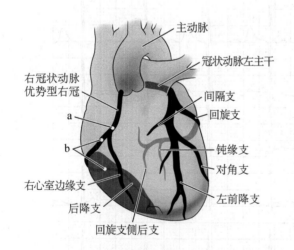

图 6-6　下壁心肌梗死冠状动脉阻塞(右冠状动脉优势型)

　　a 部位的阻塞导致下壁和右心室心肌梗死,如果在发出右心室边缘支之后的 b 部位阻塞,可导致下壁心肌梗死,右心室不受累

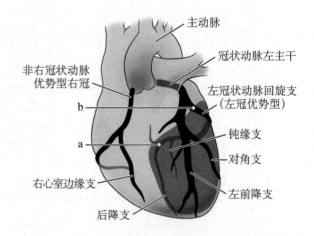

图 6-7　下壁心肌梗死冠状动脉阻塞(左冠状动脉优势型)

　　a 部位的阻塞导致下壁心肌梗死,b 部位阻塞导致侧壁和后壁心肌梗死

(二)前间壁心肌梗死

V_1、V_2、V_3 是前间壁心肌梗死的指示导联。前间壁由左冠状动脉前降支供血,如前降支发生阻塞则会形成前间壁心肌梗死。有时梗死面积小,仅累及 V_1、V_2 导联,可称为(局限)前间隔部心肌梗死。如果累及前壁心肌,则 V_1、V_2、V_3 和 V_4 导联出现异常 Q 波(图 6-8～图 6-12)。

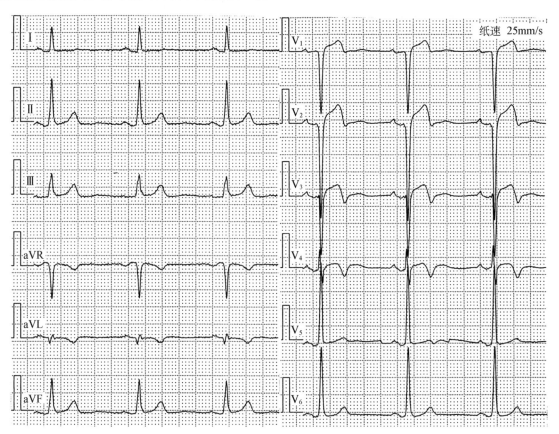

图 6-8 亚急性期前间壁心肌梗死

患者男性,46 岁,临床诊断:心肌梗死。心电图示:窦性心律(心率 58 次/分)。此图最大的特点是 V_1、V_2 导联 QRS 波呈 QS 型,V_3 导联 QRS 波呈 rsr'S' 型,即起始部呈多向挫折波。此外,胸导联 ST 段 $V_1 \sim V_4$ 导联呈弓背向上抬高 $1 \sim 2$mm 伴正负双向 T 波,提示心肌梗死还处在演变期(亚急性期)

(三)前壁心肌梗死

前壁心肌梗死的指示导联在 V_3、V_4 导联,有时波及 V_5 导联。若梗死局限于 V_3、V_4 导联,又称局限前壁(心尖部)心肌梗死。前壁心肌由左冠状动脉的前降支供血,单纯局限前壁心肌梗死很少见,多数与其邻近部位心肌梗死组合出现(图 6-13)。

(四)侧壁心肌梗死

I、aVL、V_5、V_6 是侧壁心肌梗死的指示导联。左心室侧壁由左回旋支(LCX)、左前降支(LAD)或右冠状动脉分支供血。单纯侧壁心肌梗死,通常涉及左回旋支,若梗死仅局限于 I、aVL 导联,则称为高侧壁心肌梗死(图 6-14,图 6-15)。

(五)前侧壁心肌梗死

前侧壁心肌梗死即前壁和外侧壁心肌梗死,梗死的指示导联是 $V_2 \sim V_6$ 导联,若 I、aVL 导联同时出现异常 Q 波,则可诊断为前、侧壁即前壁和侧壁心肌梗死(图 6-16,图 6-17)。

(六)广泛前壁心肌梗死

包括前间隔部至前外侧壁的大面积心肌梗死,是由左冠状动脉主干或前降支阻塞所引起,指示导联是 $V_1 \sim V_5$(V_6)导联;同时 I、aVL 导联亦可见异常 Q 波(图 6-18,图 6-19)。

(七)(正)后壁心肌梗死

(正)后壁心肌梗死的指示导联为 V_7、V_8、V_9。常规 12 导联记录不到左心室后壁的电位,需加描 $V_7 \sim V_9$ 导联。$V_7 \sim V_9$ 导联是 V_6 导联同一水平向左后的延续。V_7 在腋后线、V_8 在左肩胛线、V_9 在左脊柱旁线。由于左心室后壁心肌由左冠状动脉回旋支供血,

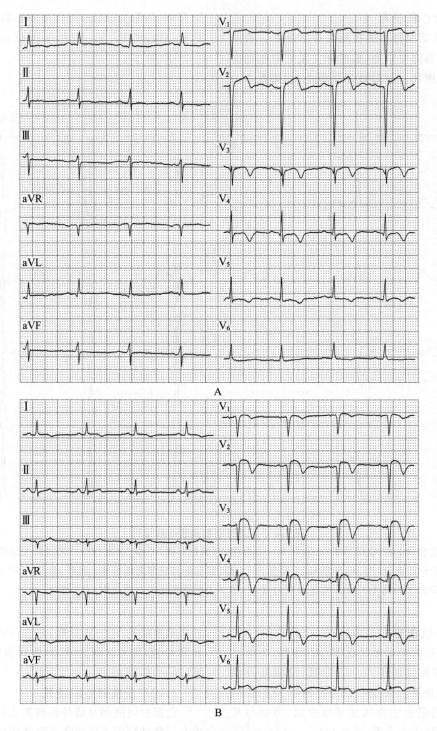

图 6-9　急性前间壁心肌梗死一

　　A. 患者男性,54 岁,临床诊断:心绞痛。心电图示:窦性心律(心率 73 次/分),肢体导联 T 波平坦,胸导联 $V_1 \sim V_3$ 导联呈 rS 型和 qrS 型,V_4 导联 Q 波>0.03s,V_5、V_6 导联无 Q 波,V_1、V_2 导联 r 波递增不良,$ST_{V_1 \sim V_3}$ 抬高伴 T 波直立或正负双向,V_4、V_5 导联 ST 段无偏移但 T 波倒置。结合临床以前无心肌梗死病史,故提示前间壁急性心肌梗死。B. 该患者第 2 天的心电图,肢体导联除 I、aVL 导联 T 波浅倒外,其他导联 T 波直立。其变化最大的是胸导联 $V_1 \sim V_3$ 导联的 QRS 波和 T 波,B 中 V_1、V_2 的 r 波全部消失,V_3 导联由分图 A 中的 qrS 形波变为 QS 形,$V_1 \sim V_6$ 导联 ST 段全部抬高伴 T 波倒置

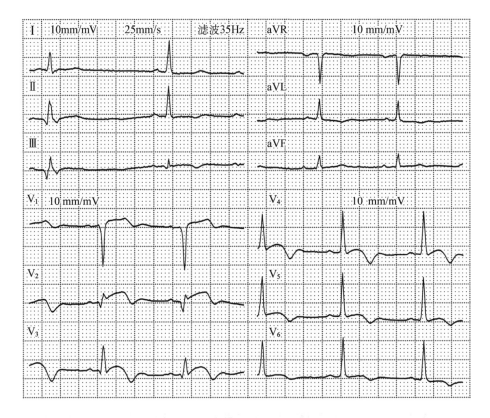

图6-10 急性前间壁心肌梗死二

患者女性,68岁,临床诊断:冠心病,现心前区发闷。心电图示:窦性心律(心率68次/分),偶发室性早搏。特殊改变是 V_1、V_2、V_3 导联 QRS 波分别呈 QS 型、Qr 型、qRs 型,V_4、V_5、V_6 导联 QRS 波均呈 R 型。全胸导联 ST 段呈弓背向上型抬高伴 T 波倒置,肢体 Ⅱ、Ⅲ、aVL 导联 T 波浅倒。根据上述改变,提示急性前间壁心肌梗死

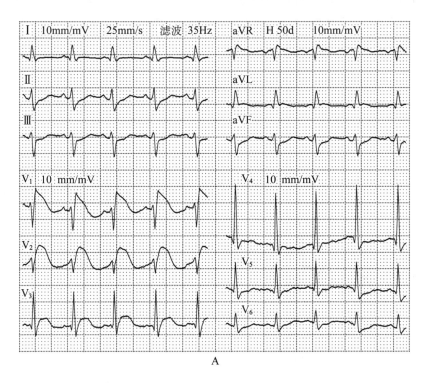

A

图6-11 窦性心动过速、急性前间壁心肌缺血和损伤(A)、前间壁及高侧壁急性心肌梗死(B)

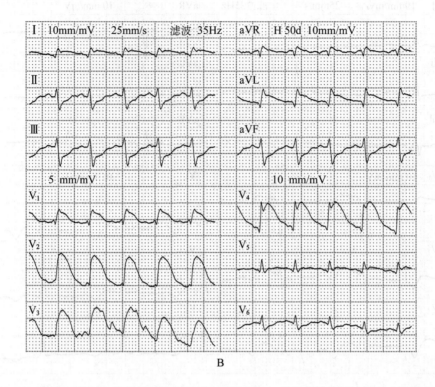

B

图 6-11　窦性心动过速、急性前间壁心肌缺血和损伤(A)、前间壁及高侧壁急性心肌梗死(B)

A. 患者男性,36 岁,入院诊断:急性肠梗阻。于 2011 年 3 月的某一天上午入院后 10 时 40 分描记心电图,示:心率 120 次/分。显著特点是 V_1、V_2 导联呈 rS 型,V_3 导联呈 qRs 型,并伴发 ST 段呈弓背向上型抬高与直立 T 波融合在一起。V_4~V_6 导联 ST 段轻度水平压低伴 T 波低平。肢体导联除 I、aVL、aVR 导联 ST 段略有抬高外,其他导联 ST 段均有轻度上斜型压低,额面电轴−58°。上述心电图中突出的表现是 V_1~V_3 导联 ST 段抬高与直立的 T 波形成单向曲线,应属于前间壁急性缺血损伤改变。B. 为该患者同日下午 4 时的心电图,心率达 142 次/分。心电图上突出的表现是:胸前 V_1~V_4 导联 ST 段呈墓碑形改变(5mm/mV),V_5、V_6 导联 R 波电压进一步减低。肢体导联 I、aVL 的 ST 段抬得更高,Q 波达 0.04s,下壁导联 ST 段呈上斜型压低也更明显。从全图变化来看应符合急性心肌梗死,而不是急性肠梗阻的诊断

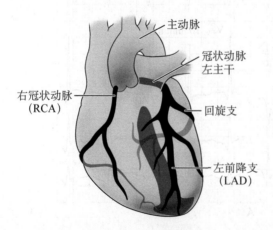

图 6-12　室间隔梗死与冠状动脉阻塞部位图形

正常室间隔由左前降支供血,如梗死部位仅限于室间隔,心电图改变主要见于 V_1、V_2 导联,如果梗死累及前壁,心电图改变可见于 V_1~V_4 导联

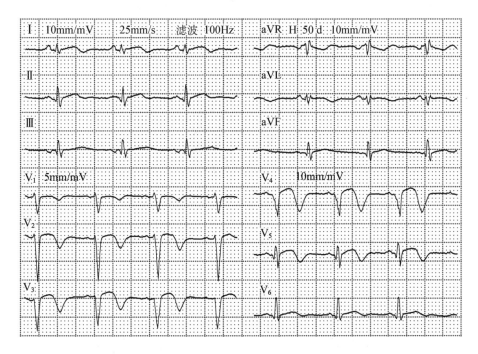

图 6-13 前壁心肌梗死演变期

　　患者男性,45 岁,临床诊断:前壁心肌梗死(2 周)。心电图示:窦性心律(心率 88 次/分)。本图特征性改变是:V₃、V₄导联的 QRS 波呈 QS 型,V₅呈 qRS 型,V₆呈 qRs 型,V₁、V₂导联 QRS 波呈 rS 型,V₂~V₆导联弓背向上抬高的 ST 段已基本回落至基线,T 波倒置,故诊断前壁心肌梗死演变期

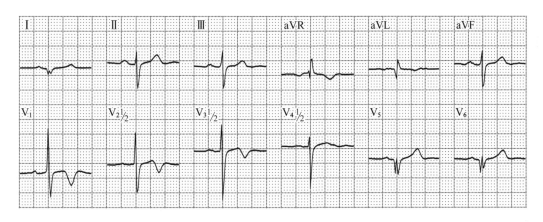

图 6-14 陈旧性侧壁心肌梗死、前间壁心肌缺血

　　患者男性,50 岁,临床诊断待查。心电图示:窦性心律。主要改变有:① I、aVL、V₅、V₆导联 QRS 波呈"W"型和 QR 型伴 T 波直立;②Sᵢ Sᵢᵢ Sᵢᵢᵢ综合征;③V₁导联 QRS 波呈 RS 型,R/S>1;④T 波在 V₁~V₃导联倒置。故诊断陈旧性侧壁心肌梗死、前间壁心肌缺血本图未描记正后壁 V₇、V₈、V₉ 导联,从 V₅、V₆导联 QRS 波呈"W"型和 V₁、V₂导联 R/S>1 来看,应还存在正后壁心肌梗死

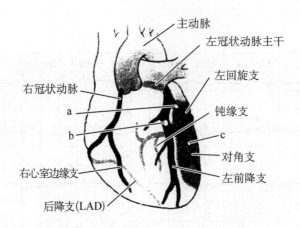

图 6-15 侧壁心肌梗死与冠状动脉阻塞部位

a. 显示左回旋支阻塞；b. 显示左前降支阻塞；

c. 显示对角支阻塞

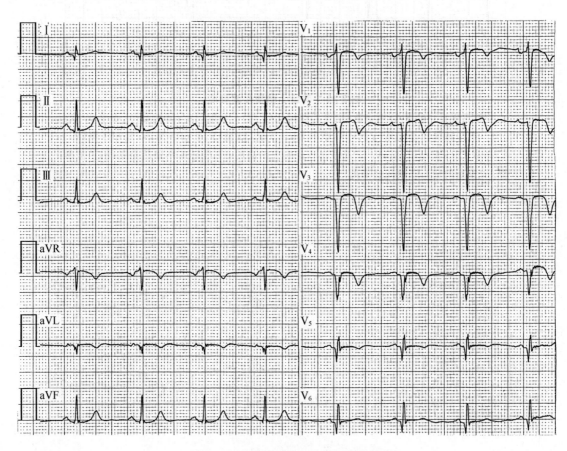

图 6-16 前壁及侧壁心肌梗死演变期

患者男性,56 岁,临床诊断:心肌梗死(1 个月)。心电图示:窦性心律(心率 75 次/分)。本图特征性改变是:V_1、V_2 导联的 R 波递减,V_3、V_4 导联 QRS 波呈 QS 型,V_5、V_6 导联 QRS 波呈 QRs 型,Q≥0.04s,>R/4,胸导联 T 波 V_1～V_5 导联倒置,以 V_3、V_4 导联 T 波倒置呈"冠状 T",V_6 导联 T 波直立,V_1～V_4 导联的 ST 段基本回落至基线,I、aVL 分别呈 qR 和 Qr 型,aVL 导联 QRS 波挫折伴 T 波倒置。$Ptfv_1$<$-0.04mm \cdot s$,提示左心房负荷过重

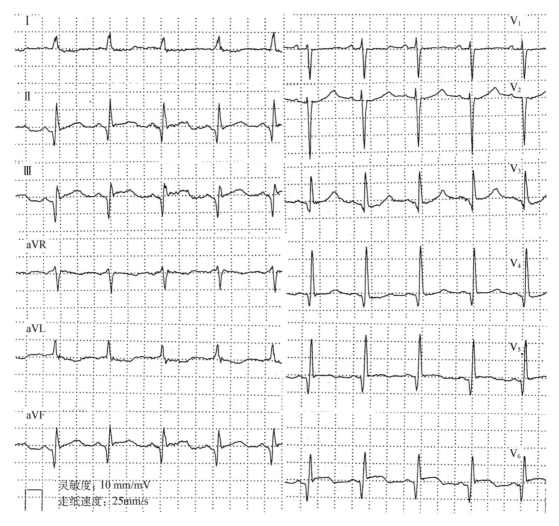

图 6-17 急性前侧壁及下壁心肌梗死

患者男性,38 岁,临床诊断:腹痛原因待查。心电图示:窦性心律(心率 94 次/分)。其特征性改变是:Ⅱ、Ⅲ、aVF 导联和 V₃～V₆ 导联 QRS 波均呈 QR 型,而且其 ST 段均有不同程度(0.05～0.1mV)的弓背型抬高伴 T 波直立或低平。此图多导联出现异常 Q 波和 ST-T 改变,可考虑引起腹痛的原因为急性心肌梗死

有些由右冠状动脉供血。故当出现 V₅、V₆ 或 Ⅱ、Ⅲ、aVF 导联异常 Q 波和 ST-T 改变或 V₁、V₂ 导联 R 波增高和 ST 段压低(可能为正后壁心肌梗死的对应改变)时,要加描 V₇、V₈、V₉ 导联(图 6-20)。

(八)右心室心肌梗死

右心室心肌梗死简称右室梗死,占心肌梗死发生率的 12%,由于右心室与左心室下壁为同一支冠状动脉供血,下壁心肌梗死有 50% 以上合并右室梗死。右室梗死主要是右冠状动脉主干阻塞所致,少数为左回旋支阻塞。右冠状动脉干发出右心室边缘支前阻塞,导致下壁和右室梗死;右心室边缘支阻塞,导致孤立性右室梗死(图 6-21,图 6-22)。由于常规导联 QRS 波在右胸导联可呈 QR、Qr 或 QS 型,故常规导联心电图对诊断右室梗死价值不大,主要靠其对应导联 ST 段抬高进行间接诊断,心电图有以下表现提示右心室心肌梗死。

1. V₃R～V₈R 6 个导联中每个导联 ST 段抬高≥1mm,对急性下壁心肌梗死合并右心室心肌梗死均有诊断价值,V₅R 导联 ST 段抬高≥1mm,对诊断右心室心肌梗死的特异性和阳性预测价值均达 100%,高于 V₃R、V₄R 导联。

2. V₁～V₅ 导联 ST 段呈递减性抬高,即 V₁～V₅ 导联 ST 段抬高程度渐低。如果右心室心肌梗死合并下壁心肌梗死,下壁心肌梗死引起的左胸导联"镜像"

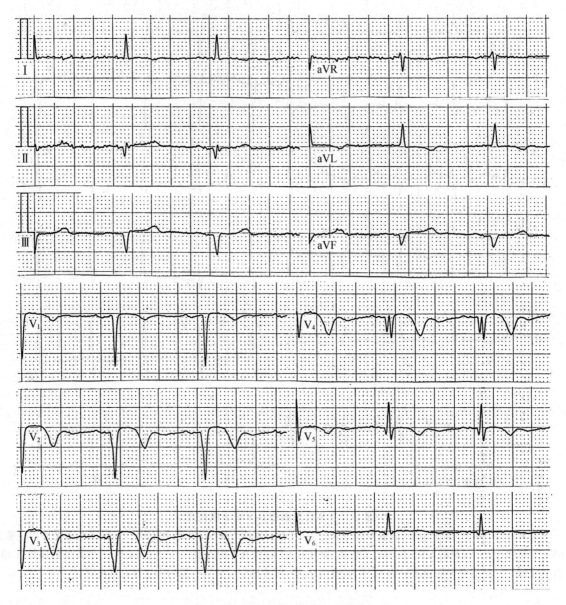

图6-18 广泛前壁及下壁心肌梗死

患者男性,90岁,心肌梗死已20年。心电图示:窦性心律(心率65次/分),主要改变是Ⅱ导联QRS波呈Qrs型,Ⅲ、aVF导联QRS波呈QS型;胸导联V$_1$~V$_4$QRS波呈QS型,V$_4$导联挫折,V$_5$、V$_6$呈qRs型。V$_2$~V$_4$导联ST段弓背向上抬高约0.1mV伴T波倒置。此外,Ⅰ、aVL导联T波浅倒,Ⅱ、Ⅲ、aVF导联T波直立。从胸导联来看ST段抬高伴T波倒置很像新近梗死,但患者心肌梗死已20年,提示心室壁瘤

性ST段压低,一定程度影响左胸导联ST段对急性右心室心肌梗死的判定。但V$_1$导联ST段抬高≥1mm,而V$_2$导联ST段压低,更具有诊断价值。

3.Ⅲ导联ST段抬高>Ⅱ导联抬高,因Ⅱ、Ⅲ导联显示下壁心肌的电活动。当右冠状动脉近端阻塞导致右心室心肌梗死时,反映右心室下侧面电活动的

Ⅲ导联ST段会明显升高,ST段抬高程度越大,右心室受损程度越重。

我国学者尹炳生教授提出的头胸导联系统,弥补了常规12导联的不足,头胸导联描记正常右胸QRS波主波向上,无Q波,若出现QR、Qr或QS型,可明确诊断右心室心肌梗死。

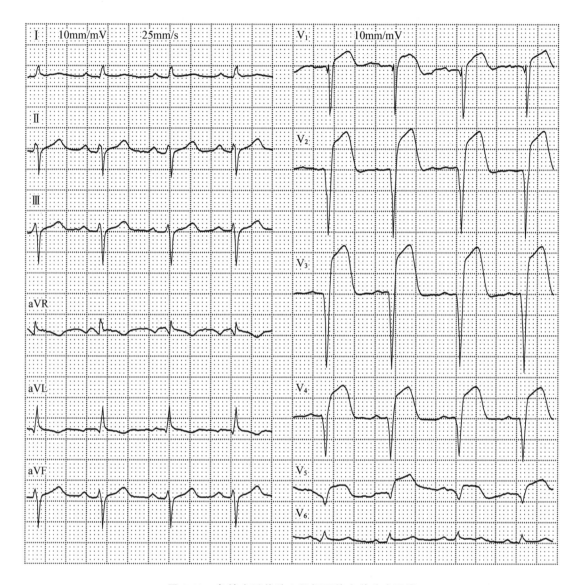

图6-19 急性广泛前壁心肌梗死伴左前分支阻滞

　　心电图示:窦性心律(心率94次/分),心电轴-65°。心电图特征性改变是:$V_1 \sim V_5$导联 QRS 波呈 QS 型伴 ST 段抬高与直立的 T 波融合成单向曲线。V_1导联处于梗死区的边沿,QS 型波的起始部尚存在胚胎 r 波,说明岛状心肌尚有电活动;V_6导联 QRS 波电压显著降低,虽未出现 Q 波,由于严重缺血,电动力已大部分丢失。本图的另一个特点为额面电轴明显左偏,I、aVL 导联 QRS 波呈 qR 型,$R_{aVL} > R_{\text{I}}$。故诊断急性广泛前壁心肌梗死伴左前分支阻滞

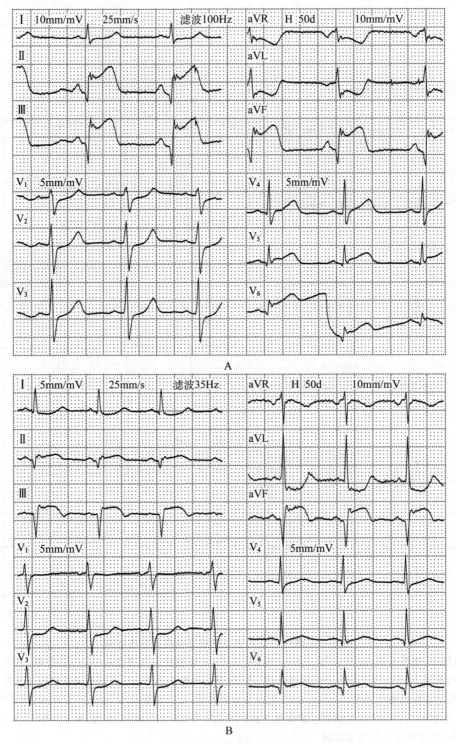

图 6-20　急性下壁及侧后壁心肌梗死(1)

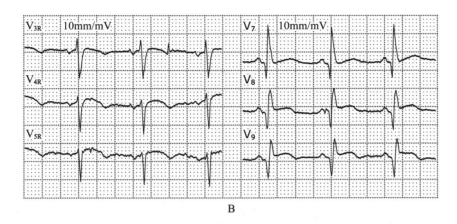

B

图 6-20 急性下壁及侧后壁心肌梗死(2)

A. 患者男性,52 岁,临床诊断:腹部疼痛,原因待查。心电图显示:窦性心律不齐(平均心率 65 次/分)。其特征改变是:Ⅱ、Ⅲ、aVF 导联 QRS 波呈 QR 型伴 ST 段弓背型抬高与直立的 T 波形成"墓碑"形改变,aVR 及 aVL 导联 ST 段呈下斜型压低伴 T 波倒置,为急性下壁心肌梗死的图形。此外,胸导联为半电压(5mm/mV),V_5、V_6 导联呈 qRs 形波伴 ST 段上斜型抬高与直立 T 波融合,提示侧后壁亦有急性心肌梗死。B. 为该患者第 2 天记录的心电图,两者比较Ⅱ、Ⅲ、aVF 导联 Q 波增深,ST 段开始回落,aVR 和 aVL 导联 QRS 波的振幅也明显增高。胸导联 V_6 的 QRS 波电压基本恢复正常,加描的 $V_7 \sim V_9$ 导联 QRS 波均呈 QR 型,Q 波约为 0.04s,Q 波>同导联的 R/4 波,ST 段尚弓背型抬高 0.1mV 伴 T 波直立。诊断急性下壁及侧后壁心肌梗死

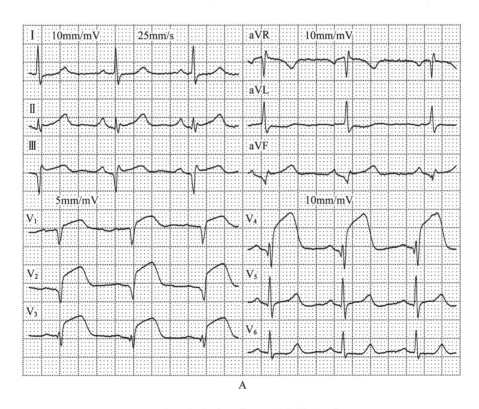

A

图 6-21 广泛前壁、右心室及下壁急性心肌梗死(1)

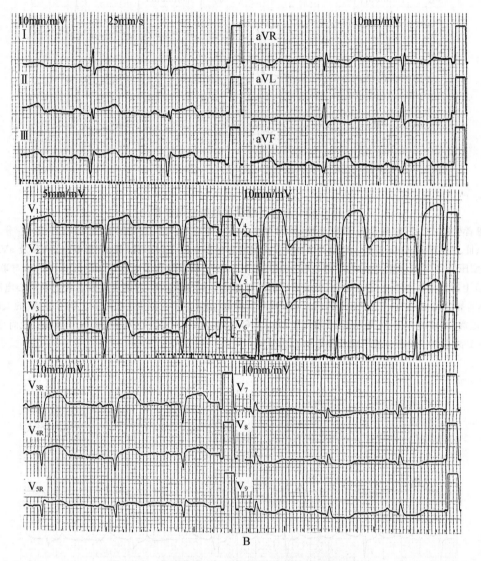

图 6-21　广泛前壁、右心室及下壁急性心肌梗死(2)

　　患者男性,53 岁,临床诊断:胸痛、胸闷原因待查。A. 心电图示:窦性心律不齐(心率平均 71 次/分)。其特征性变化为:胸导联 $V_1 \sim V_4$ 的 ST 段弓背向上抬高伴 T 波直立,QRS 波分别呈 QS 型和 qrS 型,Ⅱ、Ⅲ、aVF 导联分别呈 qRsr′型和 Qr 型,ST 段分别抬高 0.5~1mm。上述心电图改变符合急性前间壁和下壁心肌梗死。B. 为该患者 1h 后复查的心电图,胸导联 V_3、V_4 的 QRS 波由 qrS 型变为 QS 型,V_5 导联 QRS 波也由 qRs 型变为 qrS 型,$ST_{V1\sim V5}$ 和 $ST_{Ⅱ、Ⅲ、aVF}$ 抬高更明显。加描 $V_{3R} \sim V_{5R}$ 显示 ST 段抬高 2mm 和 1mm,V_{3R}、V_{4R} QRS 波呈 QS 型,V_{5R} QRS 波呈 Qr 型,符合右心室急性心肌梗死诊断。此外 $V_7 \sim V_9$ 导联呈低小的 qr 型,ST 段轻度压低

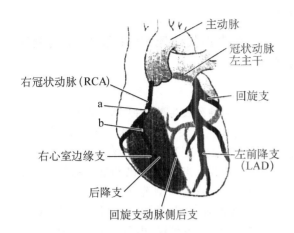

图 6-22 右心室梗死冠状动脉阻塞部位

右心室边缘支阻塞(b)导致孤立的右心室梗死,在右冠状动脉发出边缘支之前阻塞(a),可导致下壁和右心室梗死

五、心肌梗死超急性期 ST-T 形态改变及临床意义

心电图上判断急性心肌梗死的主要依据是:ST-T 异常和出现病理性 Q 波。可以说 ST-T 异常是急性心肌梗死的先兆,Q 波的出现是急性心肌梗死的证据。如能在急性心肌梗死的先兆时采取治疗措施,可大大减少急性心肌梗死的发生率以及缩小梗死面积,挽救部分心肌。因此,能否正确判断 ST-T 异常的临床意义,是衡量临床心电图工作者水平的一个重要标准。急性心肌梗死超急性期以及急性心肌梗死早期的 ST-T 异常的心电图表现如下。

(一)T 波形态改变

急性冠状动脉阻塞是引起急性心肌梗死的病理基础,最早出现的改变是 T 波高尖,常在胸痛后几分钟或几小时出现,是急性心外膜心肌缺血的标志,即急性心肌梗死超急性期的表现之一。典型的缺血性 T 波增高呈帐顶状,随着心肌缺血的加重,高尖 T 波与随后出现的抬高 ST 段融合,形成不同形态的 ST-T 改变。不典型的缺血性 T 波增高不明显,甚至出现 T 波倒置,个别患者的 T 波出现电交替,是心室复极离散的表现,有引起恶性心律失常的危险。但不要把高钾血症、早复极综合征、脑心综合征等非缺血性 T 波改变当作急性心肌梗死超急性期 T 波改变。

(二)ST 段抬高的形态及临床意义

在缺血性高尖 T 波之后,随之而来的是心肌损伤型 ST 段抬高,由于心肌损伤程度、面积、时间的差异,ST 段抬高的形态表现为多样性,一般的规律是先出现 ST 段凹面向上形(新月形)抬高,然后是斜直形→凸面向上(弓背形)→墓碑形→巨 R 波形抬高。

1. **新月形 ST 段抬高** 也称 ST 段凹面向上形抬高,抬高的幅度在 0.10~1.0mV,此型 ST 段抬高持续数小时至数周,常伴有对应导联 ST 段压低,曾认为是 ST 段抬高的镜像改变。近年经冠状动脉造影和放射性核素发现,对应导联 ST 段压低不完全是损伤电流的镜像改变,约半数 ST 段压低的区域存在缺血现象,如下壁心肌梗死伴前侧壁导联对应性 ST 段压低者,多数伴有前降支病变。新月形 ST 段抬高除常见于心肌梗死超急性期外,还可见于急性心包炎、早期复极综合征、左心室肥大、肥厚性心肌病、肺源性疾病等,应结合临床加以辨别。

2. **斜直形 ST 段抬高** 也称斜拉形 ST 段抬高,即 ST 段抬高从最初的凹面向上变为拉直熨平,具体地说轻度抬高的 ST 段呈斜拉形与直立 T 波升支峰顶相连,使 ST 与 T 波正常的连接角消失,不能区分 ST 段和 T 波的界线,因而 T 波较前增宽。这种斜直形 ST 段抬高多见于 Ⅱ、Ⅲ、aVF 导联,由于 ST 段抬高的程度不大,如果不注意观察容易漏诊。

3. **弓背形 ST 段抬高** 也称凸面向上形抬高,抬高的 ST 段与 T 波升支相连形似弓背,ST 段与 T 波无明确界线,又称为单向曲线。ST 段弓背形抬高可为一过性,如持续抬高数小时不能恢复者多过渡为急性心肌梗死。弓背形 ST 段抬高常发生在心肌梗死的超急性期或早期,尚可见于急性冠状动脉痉挛引起的变异型心绞痛。心肌梗死数天后 ST 段仍持续性抬高,可能已形成心室壁瘤。此外,左束支阻滞、左心室肥大时 V_1、V_2 导联多出现持续性类似弓背形 ST 段抬高,要结合临床进行鉴别。

4. **墓碑形 ST 段抬高** 1993 年 Wimalarama 首次报道急性心肌梗死早期,ST 段抬高 0.8~1.6mV 呈"墓碑"形(tombstoning)改变。其特点是 ST 段向上快速凸起与明显增高的 T 波升支融合,ST-T 融合抬高的顶峰高于其前的 R 波,而 R 波低小狭窄(<0.04s),整个 QRS、ST、T 综合波融合在一起,形成一个酷似竖有墓碑的坟丘,所以称为"墓碑"形 ST 段抬高。Wimalarama 描述的"墓碑"形 ST 段抬高有两层含义:一是取其形,酷似竖有墓碑的坟丘;二是取其义,即反映有严重的透壁性心肌缺血,具有致命的危险性。

大量临床证明"墓碑"形 ST 段抬高的患者绝大部分发展为透壁性心肌梗死,GUO 等报道了 124 例急性心肌梗死患者,24h 内描记的心电图及以后的冠状动脉造影,其中有 24 例出现"墓碑"形 ST 段抬高,100

例非"墓碑"形 ST 段抬高。两者对比,"墓碑"形 ST 段抬高者有以下特征:①冠状动脉造影为前降支完全闭塞或部分闭塞;②闭塞部位半数在左前降支的近端;③多为三支病变;④多见于前壁心肌梗死。

"墓碑"形 ST 段抬高者,1 周内合并症发生率较高,常见的合并症有泵衰竭、心肌梗死扩展、严重的心律失常、完全性房室传导阻滞及束支阻滞等,死亡率明显增高,预后不良,是衡量预后的一个独立指标。

5. 巨 R 波形 ST 段抬高　巨 R 波(giant R wave)形 ST 段抬高也是心肌梗死超急性期透壁性心肌缺血的表现之一。1993 年 Madias 首次描述并提出"巨 R 波"形 ST 段抬高。其特点是:

(1)ST 段呈尖峰形或下斜形抬高,抬高的 ST 段起始部分与 R 降支相融合,其后与 T 波升支相融,使 R、ST、T 三者融为一体,形成一个峰尖、边直、底宽的三角形波,分辨不出 R、ST、T 的界线,构成一个巨 R 波。

(2)巨 R 波形出现的导联,S 波大多数消失或变得很小,而且 ST 段抬高与 S 波减小呈正比,凡 ST 段抬高最显著的导联 S 波减少也最明显,巨 R 波时限可略增宽。

(3)巨 R 波常出现在缺血损伤的心外膜面导联(前壁或下壁),对应导联常出现镜像反应,远离巨 R 波的导联常能分辨出 R、ST、T 的界线。巨 R 波常出现在心肌梗死超急性期,也可见于变异型心绞痛、运动试验阳性病例以及冠状动脉置入支架过程中。

6. J 波增高　心肌梗死超急性期,主要的心电图表现是 ST 段抬高、T 波高尖。近年发现在缺血损伤的心外膜导联偶有 J 波出现,与 ST 段抬高、T 波高尖具有相同的临床意义,是心肌梗死超急性期、急性心肌梗死早期又一个警示标记;是严重心肌缺血、心电不稳定的敏感指标。Yan 等已将 J 波列为 Ito 介导的 J 波综合征。

(三)ST 段抬高与预后

心肌梗死超急性期及急性心肌梗死的早期,出现 ST 段抬高,T 波或 J 波增高,是心肌严重缺血损伤的表现。这个时期可以说是心肌的生死关头阶段,如能早期发现给予有效的治疗措施,缺血的心肌可得到再灌注,免于一死。心电图上可以不产生异常 Q 波,即使发生了心肌梗死,梗死的面积也会进一步的缩小,并发症也会大大减少,可提高生存率。如发现较晚,或治疗措施不到位,大部分病例会发展为心肌梗死。更危险的是发病后数小时内,心室颤动的发生率很高,常是心源性猝死的主要原因。因而早期认识心肌梗死超急性期心电图变化,对治疗和预后都有重要的

临床意义。

六、急性心肌梗死 ST-T 及 Q 波演变的临床意义

(一)T 波改变

急性心肌梗死发生数分钟、数小时内最典型的心电图改变是 T 波高尖,呈帐顶状或尖峰状,振幅可高达 2.0mV,甚至超过 R 波的振幅,并与抬高的 ST 段融合成单向曲线。当 T 波升高到极限后开始有高尖→低平→平坦→双向→倒置→冠状 T 波的演变。发病后 3～6 周倒置最深,数周至数月 T 波呈"V"字形倒置:两肢对称、波谷尖锐、内角变小。此时的异常 Q 波不再变化,但 T 波却不然,倒置的 T 波可能在数月至数年逐渐变浅或直立。T 波这种漫长的演变过程,多见于急性心肌梗死"罪犯"血管未通的病例,说明心肌微循环没有得到有效的再灌注。Sakata 等观察了 298 例前壁 Q 波型心肌梗死病人 T 波演变过程,连续观察一年结果的提示:①急性心肌梗死患者 T 波在 24h 倒置者,提示心肌梗死的血管得到了有效的再灌注,心肌再灌注加速了 T 波的演变。T 波倒置得越深,提示越多的顿抑心肌得到恢复,远期预后就越好。②心肌梗死 12 个月以上 T 波倒置仍持续存在时,常提示存在透壁性心肌坏死纤维化,左心室重构较差,心功能降低,远期预后也差。T 波倒置转为直立越早,左心功能恢复得越好。③急性心肌梗死后 T 波无负向过度伴持续直立者,其心功能比 T 波从倒置恢复到直立的患者还差;与 T 波持续倒置者相比,左室射血分数也显著降低。说明急性心肌梗死后 T 波没有经过倒置而直立者,其梗死部位室壁运动改善和整体收缩功能的恢复,并没有 T 波持续倒置的患者好。

(二)ST 段改变

急性心肌梗死 ST 段抬高是梗死早期的另一种表现,经典的 ST 段抬高发生在急性心肌缺血后,可持续数小时、数天。病理性 Q 波出现后抬高的 ST 段开始发生演变。ST 段抬高及演变呈多样化,ST 段抬高的程度及持续的时间具有重要临床意义。急性心肌缺血、损伤后常出现的 ST 段改变如下。

1. ST 段较长时间抬高　胸痛后 ST 段抬高在数小时内达峰值,持续数日后逐渐下降,提示与心肌梗死相关的冠状动脉完全堵塞,心肌微循环未得到有效的灌注,此种情况见于干预治疗(溶栓或 PCI)无效、血栓也未能自溶。当 ST 段持续抬高 2 周以上时,应怀疑心室壁瘤的形成。

2. ST 段短时间内回落　抬高的 ST 段在 2h 内回落≥50% 提示罪犯冠脉再通,心肌组织水平得到有

效的再灌注。ST 段回落越早、回落幅度越大,提示心肌组织水平的再灌注越充分,有利于心肌细胞功能的恢复及心功能的改善。多见于早期成功再灌注(溶栓或 PCI)者,也见于血栓自溶或侧支循环及时建立的病例。

3. ST 段再抬高

(1)ST 段一过性再抬高后迅速回落:多见于再灌注治疗时堵塞血管开通后又并发再灌注损伤,使 ST 段再度抬高。此后再灌注损伤的恢复或改善,微循环得到有效再灌注后,ST 段再次回落并持续下降。这些患者心肌细胞功能的恢复相对较快,预后较好。

(2)ST 段抬高与回落交替出现:多见于冠状动脉内血栓形成后或溶栓后 24h 内,反映了冠状动脉血管阻塞和再通交替发生,这种情况容易发生再梗死。如果 24h 后出现 ST 段的再抬高,应考虑发生了再梗死。

(3)ST 段短期内回落后再次持续升高:这种改变提示心肌组织水平得到再灌注后,又丧失了持续有效的血流灌注。此种情况见于:①溶栓成功后血栓再形成;②PCI 术中阻塞血管开通后出现再灌注损伤,无复流现象,即过多的氧自由基损伤、微血管栓塞、微血管痉挛等导致心肌组织水平无血流灌注。这种患者远期预后及心功能较差。

4. ST 段持续下移不伴 ST 段抬高　心肌缺血区的对应导联出现 ST 段持续下移超过 24h,属于非 ST 段抬高型心肌梗死。提示梗死部位在心内膜下,即所谓的心内膜下心肌梗死。

(三)Q 波改变

出现新的病理性 Q 波是确定急性心肌梗死诊断的重要依据之一,多数患者一般在急性心肌梗死后 6～14h 出现病理性 Q 波。传统观念认为出现病理性 Q 波意味着心肌已经坏死,并且坏死心肌的厚度超过了室壁厚度的 50%。病理性 Q 波一旦出现难以再恢复。目前认为出现病理性 Q 波的原因有两种:其一是组织学上的心肌坏死,表现为不可逆性 Q 波;其二是心肌顿抑暂时丧失电活动,表现为可逆性 Q 波。心肌梗死的 Q 波转归如下。

1. Q 波进行性加深后不再改变,持续存在,提示心肌发生组织学的坏死。

2. Q 波出现后部分患者的 Q 波变小或消失,其出现于急性心肌梗死的早期,提示处于濒死的顿抑心肌获得挽救,是缺血心肌获得再灌注"复活"的表现;其出现于急性心肌梗死的晚期,即陈旧期,可能与梗死灶较小、瘢痕组织挛缩及周围心肌肥厚的覆盖有关。

七、心肌梗死延展

心肌梗死延展(myocardial infarction extension)

是指心肌梗死部位或其周围又出现了新的梗死,心肌坏死的数量进一步增加。新的梗死区与原梗死区相毗邻,往往是处于同一病变血管支配的领域。梗死延展发生在急性心肌梗死后 4 周内(多在 10～14d)。其发生机制多为原梗死的冠状动脉自发再通后,又再次发生完全阻塞。此种情况常见于梗死范围较小的病例,其中 85% 发生在原梗死位置。从发病机制上梗死延展与原梗死区别不大,两者可以说是同义语。

心电图表现:①原为无 Q 波型心肌梗死变为 Q 波型心肌梗死。②原为小 q 波变为 Q 或 QS 型波。③原 T 波倒置变为直立、ST 段再次抬高。④在原心肌梗死的导联上,QRS 波振幅突然明显降低。⑤酶学检查又出现升高。

八、心肌再梗死

心肌再梗死(recurrent myocardial infarction)是指心肌梗死后 24h 至 28d 又发生了新的梗死,又称为早期再梗死,是又一次冠状动脉事件。再梗死可发生在原梗死的毗邻部位或远离原梗死部位。如原梗死部位的冠状动脉再通后,心肌梗死的图形可消失,ST 段回至等电位线。一旦又出现新的血栓形成,ST 段再次抬高,R 波丢失而进展为异常 Q 波,或突然出现新的坏死型 Q 波,说明原梗死部位发生了再梗死。如果在原梗死部位以外又出现 ST 段抬高和异常 Q 波,说明远离梗死区发生了再梗死。

1. 在原有心肌梗死部位,又出现了新的梗死图形。例如原前壁心肌梗死,再梗死后成为前壁及侧壁心肌梗死;原后壁心肌梗死变为后壁及后下壁心肌梗死。

2. 在陈旧性心肌梗死基础上,同一部位又发生了新的梗死,常见于:

(1)原为无 Q 波型心肌梗死,再梗死后出现 Q 波型心肌梗死,或原为 qR、QR 型波变为 QS 型波。

(2)在原有的梗死图形消失后,又出现了急性心肌梗死图形。

(3)原有心肌梗死部位,又出现了急性心肌梗死样的 ST-T 波改变,符合急性心肌梗死的演变规律。

3. 原心肌梗死部位的相对应部位出现新的梗死。例如在原有梗死图形的基础上,突然出现了电轴变化、心律失常或 Ptfv₁ 的绝对值增大,而不出现 ST 段改变和异常 Q 波。此种情况见于原梗死的相对应部位出现了较小面积的新梗死,或内膜下心肌梗死。此外,原陈旧性心肌梗死突然出现束支阻滞、房室传导阻滞、频发室性早搏、室性心动过速以及 Ptfv₁ 的绝对值异常,也提示再梗死。

鉴于再梗死可使原有梗死图形消失或不典型,仅靠心电图诊断再梗死就受到了限制,因此要密切结合临床和心肌坏死标志物的动态变化,即使原心电图出现"好转"也可能为再梗死。

九、梗死扩张

梗死扩张(infarction expansion)也称心室壁膨展,是近年提出的心肌梗死早期一个独立的并发症,指急性心肌梗死后数小时内,整个心肌梗死的面积并不增加的情况下,梗死区心肌持续的、不成比例的室壁变薄和拉长所致的心室扩张,或称心肌梗死的心室壁膨展,严重者在发病后数日室壁厚度可减薄到正常室壁的$1/3 \sim 1/2$。其组织学基础是心肌纤维束滑移致肌束重新排列,引起室壁全层心肌细胞数量减少,进而导致梗死区室壁膨出变薄,引起早期左心室扩大。有学者认为前壁心肌梗死后72h内,左心室扩大的主要原因是梗死壁扩张。

梗死壁膨展几乎均发生于穿壁性心肌梗死,左前降支闭塞者发生率明显增高,放射性核素心室造影显示:急性前壁心肌梗死后$24 \sim 48h$,梗死壁膨展发生率为20%,梗死后$1 \sim 2$周可达35%。大剂量皮质激素或非甾体类抗炎药物的应用,可能会促进梗死壁膨展发生,而早期再灌注治疗可能防止其出现。

梗死壁膨展虽心肌坏死数量不增加,但可导致无功能性心肌节段面积增大,左心室扩大或变性,引起明显的收缩功能障碍,可并发心力衰竭。室壁变薄成为促进附壁血栓和室壁瘤的形成,以及心肌穿孔,发生恶性心律失常的重要原因。文献报道,梗死面积越大,室壁膨展发生率越高,程度越重。急性心肌梗死发病30d病死者,尸检梗死区室壁膨展的发生率高达70%,其中1/3属中、重度膨展。严重室壁膨展者,1年内病死率为61%,而无严重室壁膨展者,年病死率仅为9%。B超或心室造影可明确诊断。

十、陈旧性心肌梗死

如前所述的心肌梗死陈旧期、愈合期,其ST段及T波不再有动态变化,留在心电图上的唯一标记是某些导联上存在的异常Q波;而这种Q波不能用其他原因所解释者,尚可考虑为陈旧性心肌梗死(old myocardial infarction)。

心电图诊断标准:

1. $V_2 \sim V_3$导联出现的Q波时限$\geq 0.02s$,或V_2和V_3导联出现QS型波。

2. 在Ⅰ、Ⅱ、aVL、aVF或$V_4 \sim V_6$导联中,出现相邻导联的任何两个导联(Ⅰ、aVL、V_6;$V_4 \sim V_6$;Ⅱ、Ⅲ、aVF)中Q波时限$\geq 0.03s$,Q波深度$\geq 0.1mV$或出现QS波。

3. 在没有传导阻滞的情况下,V_1、V_2导联R波时限$\geq 0.04s$,$R/S \geq 1$并伴有T波直立。

4. 曾有过心肌梗死病史。

十一、从心电图上判断心肌梗死的罪犯冠脉

冠状动脉血管的阻塞部位及程度决定着不同治疗方法的选择、疗效及预后的判断,冠状动脉的解剖及供血特点决定了不同导联对梗死相关冠脉的定位。随着冠心病的介入治疗技术的发展,对于梗死区对应导联与闭塞冠脉之间的对应关系有了更进一步的认识,使心电图对梗死相关血管的定位诊断价值得到大幅度提高。

(一)下壁心肌梗死阻塞血管的判断

下壁心肌梗死时主要是Ⅱ、Ⅲ、aVF导联心电图出现改变,右冠状动脉阻塞的概率为80%～90%,回旋支占10%～20%,少部分为前降支病变。下述改变可作为冠状动脉阻塞的定位参考。

1. 当$ST_Ⅲ$抬高/$ST_Ⅱ$抬高>1时,提示右冠状动脉阻塞,若同时伴有ST_{V1}抬高、ST_{V2}正常,提示右冠状动脉近端100%阻塞;若$ST_Ⅲ$抬高/$ST_Ⅱ$抬高<1时,提示左回旋支阻塞。

2. ST_{aVL}压低时,提示右冠状动脉阻塞,该指标被认为是右冠状动脉阻塞早期敏感的指标;ST_{aVL}不压低或抬高时,提示回旋支阻塞。aVL导联面对左室壁的高侧段,又是唯一下壁的对应性导联,下壁导联出现ST段抬高时,aVL导联ST段必然出现镜像性压低。

3. 当ST_{V3}下移/$ST_Ⅲ$抬高>1.2时,提示回旋支阻塞;ST_{V3}下移/$ST_Ⅲ$抬高<1.2时,提示右冠状动脉阻塞。

4. ST_{V4R}抬高,提示右冠状动脉阻塞,ST_{V4R}面对右室,由右冠状动脉供血。$ST_{V7 \sim V9}$抬高而R_{V1}电压明显升高时,提示回旋支阻塞。正后壁主要是回旋支供血。部分患者右冠状动脉优势,供血范围较大时,正后壁将由右冠状动脉供血,其发生阻塞时可出现下壁、右心室、正后壁的同时梗死,致使$ST_{Ⅱ、Ⅲ、aVF、V4R、V7 \sim V9}$抬高。

5. 前壁和下壁同时出现ST段抬高时,见于前降支阻塞。

(二)前壁心肌梗死阻塞血管的判断

前壁、前间壁、前侧壁出现急性心肌梗死图形时,阻塞血管多为前降支,少部分非ST段抬高型心肌梗死血管阻塞为左冠状动脉主干。

1. ST_{aVR} 与 ST_{V1} 同时抬高,并且 ST_{aVR} 抬高 $> ST_{V1}$ 抬高,提示左冠状动脉主干病变(常伴 Ⅰ、Ⅱ、V_5、V_6 导联 ST 段压低)此标准敏感性 80%～90%。当 ST_{aVR} 抬高 $< ST_{V1}$ 抬高时,提示前降支近端闭塞(常伴胸导联 ST 段抬高),此标准敏感性 43%,特异性 95%。

2. ST_{V2} 抬高幅度 $\leqslant 3.2mm$,ST_{V3} 轻度抬高,同时 V_5、V_6 导联出现新的病理性 Q 波时,提示冠状动脉前降支远端阻塞;当 ST_{V2} 抬高幅度 $> 3.2mm$,且 ST_{V3} 明显抬高时,提示冠状动脉前降支远端阻塞。

3. 前壁心肌梗死伴 $ST_{Ⅱ、Ⅲ、aVF}$ 明显压低时,提示冠状动脉前降支近端阻塞。

(三)高侧壁心肌梗死阻塞血管判断

高侧壁心肌梗死时阻塞血管可能为:

1. 回旋支近端或回旋支的第一钝缘支。

2. 前降支的近端或前降支的第一对角支。

当 $ST_{Ⅰ、aVL}$ 抬高伴 ST_{V2} 抬高时,提示前降支对角支阻塞,同时常伴 $ST_{Ⅱ、Ⅲ、aVF}$ 压低。如果伴发前壁心肌梗死时,则为前降支近端阻塞;当 ST_{V2} 压低时提示回旋支第一钝缘支阻塞;伴下壁及正后壁心肌梗死时,则提示回旋支近端阻塞。

冠状动脉阻塞部位对心肌梗死的定位诊断有重要参考价值,但心电图上的心肌梗死定位与冠状动脉阻塞部位并非完全一致,受多种因素的影响,如冠状动脉的直径大小、长度、走行方向、阻塞程度、侧支循环建立情况、室内差异传导等。因此,不是所有急性心肌梗死心电图都能满足急性心肌梗死相关的定位标准。表 6-3 为心电图导联与冠状动脉供血区域的关系。

表 6-3 心电图导联与冠状动脉供血区域的关系

导联	左心室部位	供血的冠状动脉
Ⅱ、Ⅲ、aVF	下壁、膈面	右冠状动脉或回旋支
Ⅰ、aVL、V_5、V_6	侧壁	前降支的对角支或回旋支
$V_3 \sim V_5$	前壁	前降支
$V_1 \sim V_3$	前间壁	前降支
$V_1 \sim V_5(V_6)$	广泛前壁	前降支
$V_7 \sim V_9$	正后壁	回旋支或右冠状动脉

十二、心电图改变对急性心肌梗死预后的判断

急性心肌梗死的心肌电活动反映于心电图,很多指标如出现病理性 Q 波的导联数 $\Sigma Q > 6$、ST 段抬高的总振幅($\Sigma ST \geqslant 13mV$)、ST 段抬高的形态、T 波的变化等,对预后的判断都具有重要的参考价值。

(一)ST 段的改变

1. ST_{aVR} 抬高和下移都提示梗死面积大,预后差

其伴前壁心肌梗死时,提示左主干或左前降支阻塞;ST_{aVR} 抬高伴 $ST_{Ⅰ、V5、V6}$ 压低时,提示左主干或三支病变;ST_{aVR} 压低伴前壁心肌梗死,提示梗死面积大、心力衰竭发生率高,预后不良;ST_{aVR} 压低伴下壁心肌梗死时,提示梗死面积大,预后差。

2. 再灌注后最大 ST 段抬高幅度(MaxSTE) ① 前壁 ST 段抬高型心肌梗死胸前 ST 段抬高最显著导联 $\leqslant 4.5mm$ 时,再灌注治疗后 ST 段抬高 $\leqslant 1mm$ 且无束支阻滞时为低危人群;再灌注后该 ST 段抬高 $> 5.0mm$ 或出现束支阻滞时,为高危人群;如治疗前该导联 ST 段抬高 $> 4.5mm$,再灌注后该导联 ST 段 $\leqslant 2mm$,且无束支阻滞时为低危人群;如治疗后该导联

ST 段抬高 $> 3mm$,或出现束支阻滞时,为高危人群。② 下壁导联 ST 段抬高型急性心肌梗死,如治疗后原下壁导联 ST 段抬高或压低 $\leqslant 1mm$,且无束支阻滞者,为低危人群;如 ST 段抬高或下降 $> 2mm$ 或有束支阻滞时,为高危人群。

3. ST 段抬高形态 ST 段抬高呈墓碑形提示梗死面积大,预后差。墓碑形 ST 段抬高的特征是:① R 波消失或时限 $< 40ms$ 的低小 R 波,不伴有下移波段;② R 波或 QR 波下降支出现弓背向上形 ST 段抬高;③ 弓背向上抬高的 ST 段峰值高于 R 波;④ 弓背向上抬高的 ST 段出现在 T 波的升支。

4. ST 段抬高与 ST 段下移并存 前壁梗死出现下壁 ST 段下移,提示可能为前壁严重缺血及左前降支近端阻塞,提示梗死面积大,预后差。下壁梗死合并左胸导联($V_4 \sim V_6$)ST 段压低,可能存在严重的左前降支病变或左主干病变引起前侧壁或间隔部心内膜下心肌受损,预后较差。部分患者的 ST 段压低属于镜像性改变,并与预后无关。

(二)QRS 波改变

1. Q 波越宽具有切迹时,提示心肌坏死的面积越大,异常宽且深的 Q 波常提示左心室射血分数明显降

低,患者预后差。

2. 研究发现急性前壁心肌梗死时 QRS 波时限≥100ms 者 30d 的死亡率高;而且是独立于年龄、血压、心率、Killip 分级和总 ST 段抬高值之外的因素;QRS 波时限延长程度与冠状动脉病变的血管数量相关;容易发生心源性休克、心室颤动;三度房室传导阻滞发生率高。

3. 心肌梗死超急性期相关导联 R 波升支延缓,左室壁激动时间≥45ms 时,提示病情严重,病死率高。

4. 急性前壁心肌梗死新发生束支阻滞时,提示左冠状动脉前降支近端阻塞导致广泛心肌坏死,梗死面积大,常伴心力衰竭、三度房室传导阻滞、心室颤动,死亡率可增加 40%～60%,心源性休克发生率高达 70% 以上。

(三)预测猝死的其他指标

1. **T 波电交替** 急性心肌梗死时出现 T 波电交替(含微伏级),是恶性心律失常、猝死的独立预测指标。

2. **窦性心律振荡** 正常人一次早搏后常有窦性心律先加速后减速的双相变化,称为窦性心律振荡现象。急性心肌梗死后部分患者因交感神经兴奋性增高,自主神经的平衡被打破,可出现窦性心律振荡现象减弱或消失。循证医学证实,急性心肌梗死患者窦性心律振荡指标阳性时,死亡率增高,是易发生恶性室性心律失常的独立预测指标。

3. **J 波** 在急性心肌梗死时出现 J 波预后差,这种 J 波属于继发性 J 波,常伴 Q-T 间期延长,易发生恶性室性心律失常而导致猝死。

十三、心肌梗死再灌注的心电图变化

(一)ST 段变化与心肌再灌注

目前 ST 段变化是评价急性心肌梗死是否发生有效再灌注的可靠指标,在一定程度上能反映心肌组织微循环是否得到有效血供。急性冠状动脉阻塞后 ST 段急剧抬高,冠状动脉血流恢复,ST 段能很快回落正常,这是评估心肌再灌注的简单方法。Zeymen 等指出,急性心肌梗死溶栓治疗后抬高的 ST 段降落幅度＞70%,是心肌获得充分再灌注的心电图敏感指标,溶栓治疗后抬高的 ST 段无回落,说明相关心肌并未获得充分再灌注。但是,这并不能说"罪犯"血管仍处于阻塞状态,有 50% 的患者其梗死相关的血管是开通的。ST 段之所以没有回落,是因为成功溶栓治疗后的早期,有 50% 的患者抬高的 ST 段又暂时出现了进一步抬高,随后才出现 ST 段明显的回落。一些接受

介入治疗(PTCA)的患者,在成功介入治疗后的早期也有 10% 的患者出现 ST 段进一步抬高。因此,提示成功溶栓治疗或介入治疗后抬高的 ST 段不能很快回落至正常,可能是一种迟发反应。

有报道显示,急性下壁心肌梗死患者溶栓治疗后心肌获得再灌注,其 ST 段回落的幅度比急性前壁心肌梗死患者溶栓治疗后 ST 段回落的幅度要大得多。故认为下壁心肌梗死溶栓治疗后 ST 段回落 70%,前壁心肌梗死溶栓治疗后 ST 段回落 50%,可作为心肌获得充分再灌注的心电图指标。

(二)T 波变化与心肌再灌注

在急性心肌梗死发生的整个过程中 T 波也参与了变化,T 波的变化对了解心肌再灌注的情况也有一定的参考价值。一般认为急性心肌梗死溶栓治疗后 2h 内,出现 T 波倒置提示梗死的心肌获得了再灌注。也有认为再灌注后 24h 内出现 T 波倒置是梗死血管再通、心肌组织水平得到再灌注的另一个心电图表现。但 T 波倒置仅出现在约 60% 获得再灌注的急性心肌梗死患者中,其预测再灌注的敏感性较低。在进行溶栓或介入治疗后未出现 T 波倒置,并不能说明治疗的失败。

(三)心电图对判断心肌再灌注的临床意义

大量研究显示,急性心肌梗死 ST 段的变化能反映心肌血流的状态,急性心肌梗死 ST 段抬高经溶栓治疗,ST 段显著下降是梗死区心肌血流恢复的标志。对急性心肌梗死进行早期溶栓治疗,可挽救濒临坏死的心肌,改善患者的预后。据 Vanthof 分析,急性心肌梗死患者早期介入治疗(PTCA)后,死亡率有明显差异,治疗后 1h ST 段无回落者死亡的相对危险性为 8.7,而 ST 段有部分回落者相对危险性仅为 3.6。另一项研究发现,急性前壁心肌梗死患者介入治疗后,ST 段仍然抬高者死亡率为 15%,而 ST 段明显回落者,死亡率仅为 2%。此外,急性心肌梗死患者经治疗 ST 段无明显回落者,充血性心力衰竭与远期死亡率亦明显增加。ST 段抬高的急性心肌梗死进行溶栓治疗或介入治疗后,密切观察 ST 段动态变化,对了解心肌梗死后堵塞血管是否再通以及预后都有重要的临床意义。

(四)心肌再灌注后 ST 段抬高与有无束支阻滞的关系

急性心肌梗死常并发束支阻滞,急性心肌梗死 ST 段抬高伴发束支阻滞,必伴发继发性 ST 段改变。进行溶栓治疗心肌再灌注后,根据 ST 段抬高的最大程度和有无束支阻滞,可初步预测患者的危险度,无束支阻滞者为低危人群,出现束支阻滞者,为高危人

群[详见本章 十二、心电图改变对急性心肌梗死预后的判断中(一)ST 段的改变]。

十四、心肌梗死再灌注性心律失常

冠状动脉阻塞后再通时,出现的心律失常称为再灌注性心律失常,最常见的是室性早搏、室性心动过速、心室颤动以及缓慢性心律失常。

1. **室性早搏** 心肌再灌注时可表现室性早搏增多,但是它对心肌再灌注的特异性较差,阳性预测值约为80%,引起早搏的原因太多,故不能把早搏作为再灌注的指标。

2. **加速性室性自主心律** 判断阻塞的血管再通心肌达到再灌注,最有代表性的心律失常应是加速性室性自主心律。特征是:略宽大畸形的 QRS 波有规律的连续出现,心室率为 60~120 次/分,而且呈阵发性出现。

加速性室性自主心律仅出现在心肌损伤时,是一种特殊的再灌注心律失常,其诊断特异性>80%,阳性预测值>90%。加速性室性自主心律的发生机制可能与心肌梗死灶边缘的存活心肌钙离子过载有关,钙离子向受损心肌内流增加,则是钙过载的原因。

加速性室性自主心律可能是心肌再灌注损伤的一种表现,其本身不会引起血流动力学障碍,亦不是恶性心律失常的前兆。因其常为短阵性发作,而且有自限性,一般不需要特殊治疗。实验研究发现,应用双嘧达莫与减少细胞内腺苷摄取,可预防加速性室性自主心律。

3. **非持续性室性心动过速** 非持续性单形性室性心动过速不判定为再灌注性心律失常。非持续性单形性室性心动过速不是急性心肌梗死所特有,既可以出现在心肌再灌注时的患者,也可以出现在心肌非再灌注时。如果非持续性单形性室性心动过速出现在急性心肌梗死过程中,提示患者过去曾发生过心肌梗死,且心肌内存在瘢痕组织。因此,在判断心肌有无再灌注时,非持续性单形性室性心动过速并无特殊价值(详见本书第 5 章心肌缺血 第三节急性心肌缺血再灌注心电图表现 图 5-9)

十五、急性心肌梗死所致的心律失常

急性心肌梗死的整个过程中,各种心律失常都可以出现,心律失常可为暂时性亦可为持续性,可为室上性亦可为室性;不同的心律失常有不同的临床意义。严重的心律失常,是急性心肌梗死过程中猝死的主要原因。为了及时发现致命性心律失常,在整个急性心肌梗死过程中需专人进行心电图监护。及时发现、及时治疗,将会大大降低死亡率。

(一)室上性心律失常

1. **窦性心动过速** 多项研究发现急性心肌梗死合并窦性心律失常,是预后不良的一个标志。有报道显示急性心肌梗死入院时心率>80 次/分者,早期死亡率有所增加;心率>100 次/分者,死亡率增加 3 倍;出院时心率仍然增快者,在发病后 6 个月内的病死率亦有明显增加。急性心肌梗死心率增快的原因:心脏迫近破裂、室间隔穿孔、乳头肌断裂、心肌梗死面积较大、曾有过陈旧性心肌梗死、梗死的远离部位有严重的心肌缺血。与心肌梗死无关的原因有贫血、炎症反应、肺栓塞、感染。

2. **窦性心动过缓** 急性心肌梗死出现窦性心动过缓很常见,主要见于急性下壁心肌梗死。下壁心肌梗死血流恢复时约有 30% 的患者出现窦性心动过缓,如在溶栓治疗后出现窦性心动过缓与心肌再灌注有关。急性心肌梗死引起窦性心动过缓的机制可能还有:①神经反射性;②体液反射性;③窦房结和(或)心房周围组织缺血或梗死。多数是迷走神经介导的 Bezodjarisch 反射所致,属于良性心律失常。近期与远期预后均好,不需要特殊治疗。如果出现显著的窦性心动过缓、血压下降、血流动力学降低,才考虑治疗。

3. **心房颤动** 急性心肌梗死合并心房颤动较多,有 10%~20%。其中半数可能在急性心肌梗死前就已经存在,另一半与急性心肌梗死有关。急性心肌梗死发生心房颤动的原因可能与疼痛、焦虑、恐惧等迷走神经兴奋性增高有关。急性前壁心肌梗死合并新发生的心房颤动,常提示即将发生泵衰竭,心肌梗死发病后 30d 与 1~4 年随访期间,死亡率高于无心房颤动者。

(二)室性心律失常

1. **室性早搏** 急性心肌梗死出现早发性室性早搏,尤其是 R on T 现象的室性早搏、频发室性早搏、多形性室性早搏、连发性室性早搏,都属于高危室性早搏,易诱发室性心动过速或心室颤动。延发性室性早搏如 R on P 现象,也有诱发室性心动过速、心室颤动的危险。由于不能预测急性心肌梗死哪一类室性早搏容易诱发室性心动过速或心室颤动,曾一度对急性心肌梗死者首先注射利多卡因作为预防室性早搏的措施。后来 Antman 和 Berlin 研究发现,预防性地应用利多卡因有使急性心肌梗死患者死亡率增加的风险,不主张常规预防性应用利多卡因,主张常规性应用 β 受体阻滞药替代利多卡因,对急性心肌梗死室性早搏更有益处。

2. 室性心动过速

(1)持续性单形性室性心动过速:指单一形态的室性心动过速,每次发作持续时间≥30s,发作频率每分钟≥100次。本型室速在急性心肌梗死患者中并不常见,而多见于同一支冠状动脉供血的心肌发生过两次心肌梗死,或曾有过陈旧性心肌梗死瘢痕化。急性心肌梗死早期或晚期(发病2d后)发生持续性室性心动过速者,预后均比无持续性室性心动过速者差。高龄急性心肌梗死者出现持续性室性心动过速常伴有左心室功能不全。急性心肌梗死出现持续性室性心动过速未必与心肌再灌注有关,有学者发现急性心肌梗死的患者接受溶栓治疗后出现持续性室性心动过速,其"罪犯"血管往往仍处于闭塞状态,提示持续性室性心动过速并非是心肌再灌注的特有表现。

(2)加速性室性自主心律:此型室性心动过速心室频率为每分钟60~120次,常发生在急性心肌梗死再灌注过程中,也叫再灌注性心律失常。此型室性心动过速与左心室壁运动异常有关,大多数发生在有心肌梗死的患者。该型室性心动过速一般不会演变为心室颤动,不影响预后。

3. 心室颤动　急性心肌梗死后数小时内心室颤动发生率很高,Kortes等指出,急性心肌梗死发生后1h死亡病人中15%~30%为心室颤动(图6-23)。因在急性损伤期,心室舒张期极化状态有显著差异,并且在损伤组织与周围健康组织之间存在显著不同的电病理改变,即时相混乱状态。加之损伤心肌内传导延缓,引起损伤性传导阻滞及房室传导障碍等,促使电病理状态进一步恶化,从而导致心室颤动的发生。自从进入溶栓时代,有许多研究资料显示,急性心肌梗死时出现室性心动过速或心室颤动者,梗死相关的血管往往未开通。这些患者即使无心力衰竭与低血压,早期死亡率亦比无心室颤动者高。在急性心肌梗死最早阶段发生的原发性心室颤动(不伴心功能不全),如能及时除颤复律,患者住院期间病死率与未发生心室颤动者无差别。有学者对有或无原发性心室颤动的心肌梗死患者随访观察15年,结果其预后并无不同。

原发性心室颤动的发生机制,多是心肌缺血诱发心电活动不稳定而引起,而继发性心室颤动是在心力衰竭和(或)低血压基础上发生的,且患者多有大面积心肌梗死。继发性心室颤动一般发生在急性心肌梗死发病的第2~3周,其预后主要取决于左心室心肌丧失的程度与范围。总之,对急性心肌梗死患者合并不同类型的心律失常,临床医师应及时发现,对恶性心律失常及其先兆予以处理,争取一个好的结果。

(三)急性心肌梗死合并传导阻滞

1. 房室结水平传导阻滞　房室结中分布着丰富的副交感神经末梢,90%的人群房室结的血供来自右冠状动脉。右冠状动脉的右心室支近端发生堵塞,可引起下壁与右心室梗死并发房室结水平传导阻滞。5%~10%的急性心肌梗死患者围梗死期会发生一度房室传导阻滞,呈P-R间期延长。一度房室传导阻滞通常是在急性心肌梗死后24~28h发生,往往是一过性的,心肌梗死发生后48~72h可恢复正常。房室结水平以下传导阻滞P-R间期一般不延长。迷走神经介导的房室传导阻滞,应用阿托品后可消失,而缺血引起的房室结水平传导阻滞不受影响。

冠状动脉近端阻塞不仅合并右心室梗死,约45%的患者还合并高度房室传导阻滞,阻滞部位多在房室结以下,这类患者住院病死率亦很高。急性下壁心肌梗死合并的房室结水平传导阻滞一般仅维持数日,很少超过2周;急性下壁心肌梗死合并高度房室传导阻滞者,一般心肌梗死范围大、病情严重,需尽早进行再灌注治疗。重建血运后房室传导阻滞迅速消失者是再灌注成功的心电图标志。合并低血压、心源性休克或频发室性早搏者,应使用临时心脏起搏器。个别患者发病2周后,二度、三度房室传导阻滞仍未消失者,可考虑安置永久性起搏器。

2. 房室结水平以下传导阻滞　指房室阻滞部位在希氏束或束支系统内,多由冠状动脉左前降支最近端阻塞引起的前壁心肌梗死造成。急性前壁心肌梗死并发束支阻滞发生率为3%~7%,完全性右束支阻滞发展为完全性房室传导阻滞可能性约是左束支阻滞的2倍,伴左前分支阻滞者预后十分严重。急性前壁心肌梗死患者早期出现右束支阻滞且持续存在,或同时合并左分支阻滞,均可增加完全性房室传导阻滞的发生率与早期病死率,个别急性前壁心肌梗死的患者在出现右束支阻滞后随之又出现左束支阻滞;个别急性前壁心肌梗死的患者在左前分支阻滞的基础上又突然出现QRS波增宽,亦是冠状动脉前降支近端阻塞的心电图表现。总之,凡急性前壁心肌梗死合并束支阻滞,特别是右束支阻滞,应快速实施再灌注治疗,快速施行介入治疗(PCI)的效果优于药物溶栓治疗。

左冠状动脉阻塞引起的前壁心肌梗死,是导致二度Ⅱ型房室传导阻滞的常见原因,易发展为三度房室传导阻滞,预后差。为预防不测应做好临时心脏起搏器的应用,避免使用阿托品。阿托品不能提高心室

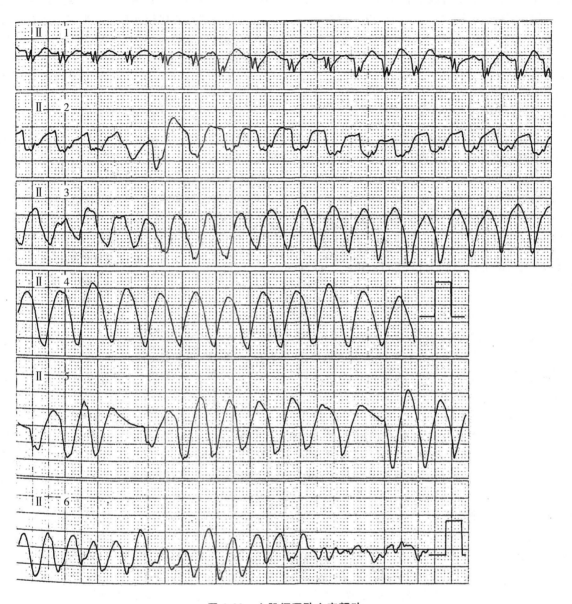

图 6-23 心肌梗死致心室颤动

连续记录的Ⅱ导联,ST段呈"墓碑"形抬高→室性心动过速→心室扑动→心室颤动

率,仅能增加窦性激动的频率,并不能改善血流动力学。前壁心肌梗死合并三度房室传导阻滞多是由束支阻滞进展而来,QRS波增宽,心律不稳定,心室率常＜40次/分,这种低心室率与迷走神经张力无关,多是严重的组织损伤所致,容易发生阿斯综合征,安装心脏起搏器是最好的防治方法。

十六、关于室性早搏诊断心肌梗死

有少数心肌梗死患者常规12导联不能显示梗死特征,如出现室性早搏其QRS波形态类似梗死样图形,尸检证实确有心肌梗死存在。1943年Dressler首先提出,利用室性早搏间接诊断心肌梗死,他提出在以R波为主的导联出现的室性早搏,如QRS波呈QR、QRs、qR、qRs或QRR′型波,不论QRS波如何微小均提示心肌梗死。如果室性早搏伴ST段抬高或T波倒置较尖锐者,提示存在急性心肌梗死。

有些学者指出V₁导联室性早搏呈QR型,Q≥0.04s,Q/R＝2.0,敏感性24%,特异性达93%。Schamroth等认为室性早搏诊断心肌梗死须符合以下条件。

1. 室性早搏的主波以向上为主,QRS波起始有异常Q波,呈qR、qRR′、qRs、QRs甚至QR型,则提示梗死;如呈 rS、QS 波形者则不能诊断。

2. 反映心外膜的导联($V_4 \sim V_6$)出现异常 Q 波。

3. 室性早搏的主波伴 ST 段抬高或巨大直立或倒置冠状 T 波,属于心肌缺血、损伤的原发性改变。

笔者认为,室性早搏不论起源于何部位,其向量均背离起源处,比如,起源于左心室心尖部的室性早搏,其除极方向背离 V_3、V_4、V_5 导联正方向,在 V_3、V_4、V_5 导联均可形成 QS 型波,并非心肌梗死表现。我们常见的右心室心尖部起搏的心电图,在 Ⅱ、Ⅲ、aVF、$V_1 \sim V_4$ 导联均可为 QS 型波,就是因为该处起源(起搏所致)的室性激动,其除极方向背离这些导联轴的正方向。所以用室性早搏出现异常 Q 波来诊断心肌梗死是不科学的。

十七、心肌梗死 ST 段持续性抬高－心室壁瘤

急性心肌梗死 ST 段抬高,当坏死的周围心肌逐渐得到再灌注,抬高的 ST 段便回落至正常水平;也有一少部分心肌梗死的病人 ST 段持续性抬高达数月之久仍不恢复,急性阶段早已过去,不能再认为是急性损伤期的持续存在。一般认为 ST 段抬高持续 6 个月以上,应考虑心室壁瘤(ventricular aneurysm)的表现。心室壁瘤发生率高达 38%,国内报道 20%～30%,低者 10%,仅根据心肌梗死后 ST 段持续性抬高来确定心室壁瘤有一定局限性。近年临床采用心脏 B 超检查,发现不少 ST 段抬高的患者不是心室壁瘤,而是心肌纤维化的表现。

(一)心室壁瘤形成的原因

心室壁瘤是急性心肌梗死的常见并发症,由于心肌梗死的面积较大,而且又是透壁性的心肌坏死,梗死区的心肌坏死组织逐渐挛缩,使室壁变薄,收缩力降低或丧失。在愈合过程中被结缔组织所代替,形成薄弱的瘢痕区,心脏收缩时心肌坏死区呈反向运动(矛盾运动),即心脏收缩时坏死区心肌向外膨出,心脏舒张时坏死区心肌内陷。人们把这种心脏收缩和舒张期均可见的膨出物称为心室壁瘤,可呈袋状、囊状或不规则状。如瘤体内无肌小梁,与周围正常心肌组织界线清楚,称解剖性真性室壁瘤。如心肌梗死区存留有活的心肌在愈合过程中形成局限性纤维化,与周围正常心肌组织界线不清楚,腔内可见肌小梁结构,而仅在心脏收缩时出现膨出,则称为功能性真性室壁瘤。真性室壁瘤按病理可分为急性和慢性两种:急性室壁瘤多在急性心肌梗死期形成,即常在心肌梗死发病后 24h 内形成,易出现心脏破裂;慢性心室壁瘤是在心肌梗死愈合过程中,梗死区逐渐被结缔组织

和瘢痕组织所替代,形成纤维瘢痕组织,较少发生心脏破裂,一般在心肌梗死后 15d 形成。还有一种假性心室壁瘤,它是心肌梗死时心脏出现小的破裂,破裂口周围由血栓阻塞或粘连,瘤壁由心包膜组成。假性心室壁瘤与真性心室壁瘤的本质区别在于假性心室壁瘤存在心脏小的破裂。

(二)心室壁瘤 ST 段抬高的机制

心室壁瘤 ST 段抬高的机制尚未完全阐明,Gaunt 和 Sodi 等认为,心脏收缩时贴近心室壁瘤边缘的正常心肌出现的反常运动导致损伤电流,因而产生 ST 段抬高。有作者认为,心肌梗死的心肌坏死区周围存在损伤区及缺血区,由于两者除极程度不同而存在电位差,从而导致损伤电流。Grishmann 则认为,ST 段抬高是心室壁瘤除极与复极过程相互重叠的缘故。还有学者提出窗口效应,即心室壁瘤是由处于电静止状态的瘢痕组织构成,但却能传导至心室腔内其他部位和对应部位正常心肌除极的负电位,从而形成 ST 段抬高;室壁瘤对应部位心肌代偿性肥厚可使心电向量增大,也是瘤壁部位 ST 段进一步抬高的原因。由于心尖部是室壁瘤的好发部位,故胸前导联最易出现 ST 段抬高。

(三)心电图诊断心室壁瘤的条件

心电图诊断心室壁瘤的根据是,在有 Q 波导联出现 ST 段持续抬高半年(图 6-24,图 6-25)。ST 段持续抬高不足半年是否可以诊断心室壁瘤还没有统一的意见。Hamani 等报道,30 例急性心肌梗死患者发病后 15d,其 ST 段仍抬高≥0.1mV,经左心室造影及超声心动图检查,心室壁瘤的阳性率分别 86% 和 70%,ST 段抬高>0.1mV 者,阳性率大于 ST 段抬高等于 0.1mV 者。Cohn 等研究认为 ST 段持续抬高≥0.1mV,诊断心室壁瘤的准确性为 56%;ST 段持续抬高≥0.2mV,诊断心室壁瘤的准确性为 73%。ST 段抬高程度与心室壁瘤的发生率成正比关系。心肌梗死的患者 ST 段持续抬高<0.1mV,并不能完全否认心室壁瘤的存在,运动试验 ST 段抬高可能会提高心电图诊断心室壁瘤的阳性率。下列 ST 段抬高可提示存在心室壁瘤:

1. ST 段弓背抬高≥0.1mV 持续 1 个月以上;或 ST 段抬高≥0.2mV 持续 15d。

2. ST 段持续抬高至少有 4 个导联。

3. 运动试验 ST 段抬高>0.1mV。

(四)临床意义

心电图诊断心室壁瘤的敏感性为 80%～90%,特异性为 60%～70%,但最终确诊还是要靠影像学检查。在有了准确、快捷、广泛应用于临床的超声心动

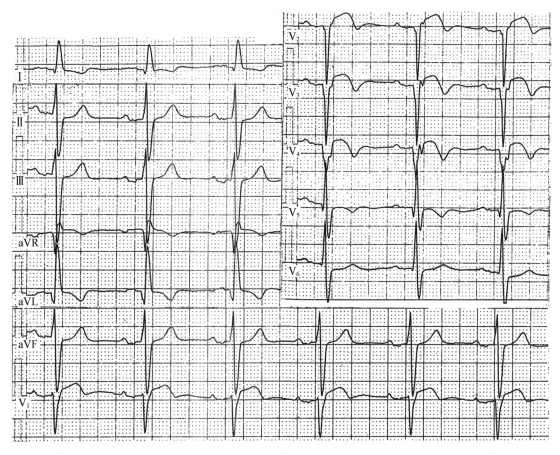

图 6-24 广泛前壁心肌梗死合并心室壁瘤

患者男性,87 岁,临床诊断:广泛前壁心肌梗死,一度房室传导阻滞、左前分支阻滞等。心电图上显示窦性心律(心率 60 次/分),P-R 间期 0.22s,心电轴显著左偏,P 波时间≥0.12s。$V_2 \sim V_4$ 导联 QRS 波呈 QS 型伴 ST 段抬高 1～2mm 和 T 波倒置,这种 QRS 波改变伴 ST 段抬高已 30 多年,应属于心室壁瘤改变

图之后,心电图诊断心室壁瘤的地位已大大下降,只能作为心室壁瘤的初步筛查方法。在缺乏相关资料佐证情况下,仅凭 ST 段持续抬高不宜做出室壁瘤的肯定诊断。

(五)心室壁瘤的预后

心室壁瘤是引起室性心律失常的原因之一,有引起心脏破裂的危险。国外一组临床随访报道,心肌梗死无心室壁瘤组 5 年生存率达 77%,而有心室壁瘤组 5 年生存率仅为 27%。

十八、心脏破裂

急性心肌梗死合并心脏破裂,是急性心肌梗死发生猝死的原因之一,通常所说的心脏破裂,主要是指心室游离壁破裂。有报道显示急性心肌梗死病例中,心室游离壁破裂近 2%,发生率高于室间隔穿孔、乳头肌断裂。急性心肌梗死后 2 周内是心脏破裂的高发期,其中半数发生在发病后 3d 内。

1. 发生心脏破裂的因素

(1)初发的穿壁性心肌梗死,梗死面积大于左心室面积的 25%。

(2)多发生在 50 岁以上的患者,特别是女性,原因还不清楚。

(3)有高血压病史者,心肌梗死后血压仍持续或间断升高导致左心室压力升高。

(4)发病后未能得到及时诊断仍进行体力过度负荷劳动。

(5)过度用力咳嗽或用力排便导致心室内压力突然增高者。

2. 临床症状 多数患者左心室游离壁破裂后立即死亡,室间隔穿孔的有些患者尚可存活几周。部分患者死亡前突然出现间歇性或持续性胸痛,可能与心肌和心外膜夹层分离、假性心室壁瘤形成有关;其他症状有突然出现恶心呕吐、发绀、气短、四肢厥冷及大汗等。血压测不出,对升压药物无反应,心音可突然

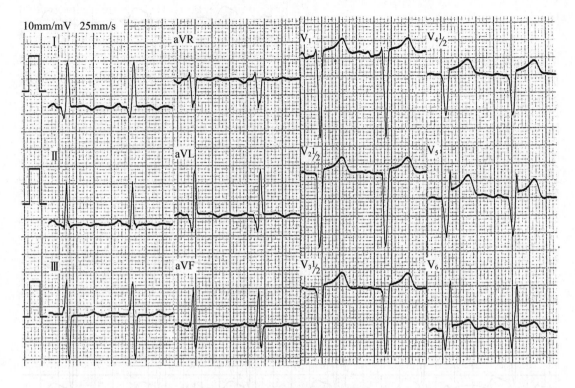

图 6-25　心肌梗死合并心室壁瘤

患者男性,56 岁,临床诊断:陈旧性心肌梗死。心电图示:窦性心律(心率 79 次/分)。乍一看心电图似急性高侧壁及广泛前壁心肌梗死,Ⅰ、aVL 导联 QRS 波呈 QR 型,$ST_{I,aVL}$ 稍有抬高伴 T 波浅倒;胸导联除 V_1 呈 rS 型外,$V_2 \sim V_4$ 导联 QRS 波呈 QS 型,V_5、V_6 导联呈 QR 型,$ST_{V2 \sim V5}$ 分别抬高 0.2mV 以上,伴 T 波直立,QRS 波时间达 0.11s。但从病史上看,患者已患心肌梗死 1 年余,故本图应诊断为陈旧性广泛前壁心肌梗死合并心室壁瘤

减弱或消失。在心脏破裂的早期可听到心包摩擦音,心包积血增多后摩擦音消失,心包积血量在 150~500ml 时可出现心脏压塞症状。

3. 心电图表现(图 6-26)

(1)急性心肌梗死后 ST 段又重新抬高伴 T 波高耸,或原 T 波倒置者又变为直立,少数患者出现 ST 段压低。

(2)突然出现窦性心动过缓→交接性心律或室性逸搏心律→濒死心电图,最后 QRS 波渐消失、全心停搏,此为心室游离壁破裂的特点之一。

(3)心室游离壁破裂后,壁层心包粘连于破裂处,则形成假性心室壁瘤。假性心室壁瘤一旦破裂,患者的生命难以挽救。

4. 急性心肌梗死合并心脏破裂标准　Grishmann 指出,急性心肌梗死合并心脏破裂标准有:①突然意识消失,呼吸停止,脉搏不能触及;②心脏破裂 2~3min,心电图保持缓慢节律,发生电-机械分离。

出现上述改变应立即实施心包穿刺或考虑外科手术。

十九、心肌梗死合并左束支阻滞

详见本书第 20 章 心室内阻滞"第一节　左束支阻滞　七、左束支阻滞合并心肌梗死"。

二十、心肌梗死合并右束支阻滞

右束支阻滞的 QRS 波起始向量并未改变,因此右束支阻滞基本不影响心肌梗死的诊断。当右束支阻滞合并心肌梗死时,QRS 波起始 0.04s 向量仍与单纯性心肌梗死一样。临床上右束支阻滞合并前间壁心肌梗死最常见,如原 V_1 导联的 rsR' 型波变为 QR 型波,或 V_1 导联呈 qR 型波伴 V_5 导联 S 波增宽,可明确诊断右束支阻滞合并前间壁心肌梗死。但在少数无心肌梗死的病例,QRS 起始向量和 V_1 导联呈直角,也可使原 rsR' 型波变为 qR 型波,掩盖了 V_1 导联起始的 r 波。但单纯性右束支阻滞异常 Q 波很少伸展到 V_2 导联,而前间壁心肌梗死异常 Q 波却可伸展到 V_2

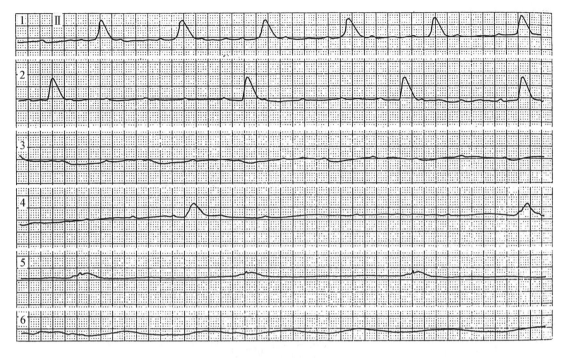

图 6-26 心脏破裂心电图

患者男性,73 岁。急性心肌梗死发病 5d,因心脏破裂突然猝死。抢救时记录的心电图:①窦性心律 2:1 房室传导阻滞,室内阻滞;② 3:1～5:1房室传导阻滞伴室内阻滞;③完全性房室传导阻滞,交接区和心室停搏;④窦性心动过缓伴不齐,完全性房室传导阻滞,偶发室性搏动;⑤心房停搏,心室缓慢蠕动波;⑥永久性心脏停搏

(V_3)导联(图 6-27,图 6-28)。

V_1 导联呈 rsR′型波,r_{V1}＞0.03s 且有切迹,提示正后壁心肌梗死。此种情况如伴有侧壁或下壁导联异常 Q 波,可进一步证明右束支阻滞合并正后壁心肌梗死。

文献报道急性心肌梗死合并完全性右束支阻滞发生率为 3%～29%,比合并左束支阻滞高 3～4 倍。有些右束支阻滞是在梗死前已经存在。Melgar 等报道在急性心肌梗死合并完全性右束支阻滞时,新发生的右束支阻滞占 38%,Ricou 等报道新发生的右束支阻滞的发生率高达 64%。急性心肌梗死合并右束支阻滞多见于前壁心肌梗死(约 75%),下壁和后壁心肌梗死较少,且住院病死率也较低。急性心肌梗死合并右束支阻滞者院内病死率(25.9%)高于单纯性心肌梗死(9.9%),还有报道分别为 28% 和 12%。急性心肌梗死新发生右束支阻滞死亡率高与严重的心功能不全有关,当急性心肌梗死并发新的右束支阻滞时,应加强心电监护。

二十一、非梗死性 Q 波与临床

Q 波时限≥0.04s,电压＞R/4,或呈 QS 型,称为异常 Q 波,多见于心肌梗死患者。但异常 Q 波并不都是心肌梗死引起,尚见于心脏位置改变、肺心病伴急性呼吸道感染、消化道出血、预激综合征、束支阻滞、急性胰腺炎、重症肝炎、肿瘤、败血症、脑血管意外、严重心绞痛、心包炎及严重代谢紊乱等 20 余种疾病。

(一)非梗死性 Q 波发生机制

1. **位置性学说** 当室间隔一侧肥厚、心脏顺钟向或逆钟向转位、横膈面升高或降低时,可使室间隔位置发生变化,心室除极方向改变,致原 qR 型的 q 波加大,或使原 rS 型的 r 波消失变为 QS 型。

2. **电静止学说** 由于某种因素致细胞内外离子比例失调,该部位心肌细胞失去电活动,即所谓"电静止",在心电图上表现为异常 Q 波。

3. **血液黏稠度学说** 出血性休克、消化道出血、手术等使血细胞比容在短期内急剧上升,出现血液黏稠度升高综合征。引发广泛的血流障碍,使心肌细胞除极延缓,电位微弱,心电图上出现 Q 波。当血液黏稠度降低后,异常 Q 波消失。

4. **屏障抑制学说** 严重感染可抑制细胞膜离子交换,使心肌细胞内外离子交换发生障碍,使某部心

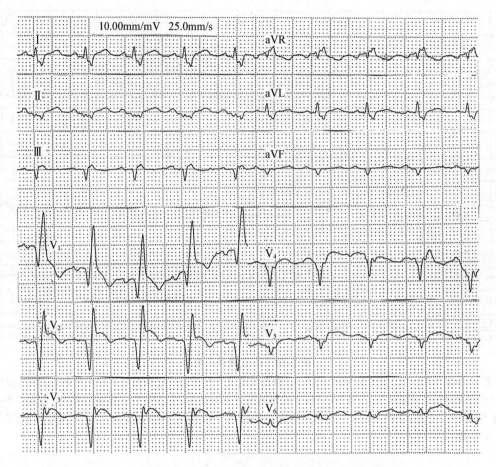

图6-27　急性下壁、广泛前壁心肌梗死合并完全性右束支阻滞

　　患者男性,47岁,临床诊断:急性心肌梗死。心电图示:QRS波在 II、aVF、V₄、V₅ 导联呈 QS 型,III、V₃ 导联呈 Qr 型,V₁、V₂ 导联呈 QR 型,V₆ 导联 qrs 型。II、V₂～V₅ 导联 ST 段弓背型抬高,符合急性下壁、广泛前壁心肌梗死心电图改变。此外,I、aVL、V₆ 导联 S 波挫折和宽钝,III、aVR、V₁ 导联 QRS 波终末部(R 波或 R′波)增宽明显,QRS 波时间≥0.12s,为完全性右束支阻滞所致

肌细胞失去电活动,出现异常 Q 波。

(二)正常变异的 Q 波

　　q 波反映室间隔自左向右除极的起始向量,称为隔性 Q 波。多出现在 V₅、V₆ 导联,有些青少年隔性 Q 波可≥0.4mV,是右室中隔生理性肥厚的表现。少数人 V₃ 导联也可见 q 波。若心脏逆钟向转位,则左胸导联大部分出现 q 波。垂位心时 q 波可出现在 I、aVL 导联;横位心时 q 波可出现在 II、III、aVF 导联(图 6-29)。

1. 肢体导联 Q 波的正常变异

　　(1)aVL 导联:正常 q 波<0.04s,振幅<R/2,如呈 QS 型波,见于垂位心,此种情况出现 q 波的同时 P 波和 T 波均应倒置,且无 ST-T 演变和 I、V₅、V₆ 导联异常 Q 波。

　　(2)III 导联:出现 QR 和 QS 型波可见于正常人,正常人群中 III 导联 Q 波异常并非罕见。如果 Q_III 伴 ST 和 T 波演变,或 II、aVF 导联有同样的改变,方可考虑为病理性 Q 波。II、aVF 导联无明确异常 Q 波,Q_III 再大甚至呈 QS 型波,也无诊断意义。

　　(3)aVF 导联:在正常人群中也偶见 Q≥0.04s,≥R/4,可见于横位心伴心尖向前移,心底向后移者。此种情况房室间环靠近心房部分,心脏后壁朝下肢,aVF 导联记录的是左心室后壁心底电位。但此时 aVR 导联 QRS 波应呈 QR 或呈 Qr 型波,不应呈 rS 型波,否则 aVF 导联出现的 Q 波可能是病理性的。因为位置性 Q 波的初始向量是向左而不是向上,所以 aVR 导联 QRS 波应呈 QR 或 Qr 型波,而不是 rS 型波。如下壁心肌梗死时,QRS 起始向量向上,投影在 aVR 导联轴的正侧,故产生

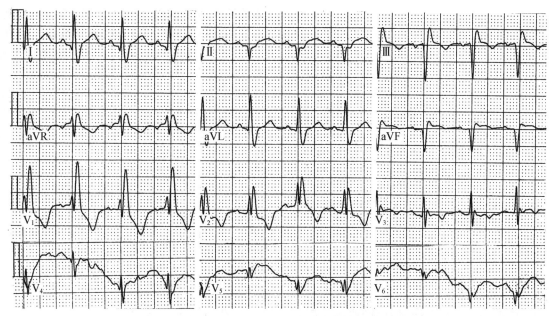

图 6-28 完全性右束支阻滞、陈旧性下壁及侧后壁心肌梗死

患者男性,38 岁,临床诊断:冠心病、心肌梗死。心电图表现为窦性心律(心率 100 次/分),完全性右束支阻滞。另一个特征性改变是 Ⅱ、Ⅲ、aVF 导联分别呈 QS 型和 Qr 型波,V₅、V₆ 导联呈"W"型 QRS 波。V₅、V₆ 导联 QRS 波呈"W"型提示梗死已波及心肌的后壁

一个 r 波。

1971 年 Horan 报道正常人群中,aVF 导联有异常 Q 波者约 1/2 无解剖学上的下壁心肌梗死。正常人 aVF 导联有 7% 出现 Q≥0.04s,20% Q≥R/4。唯 Ⅱ 导联出现异常 Q 波,或伴有 ST-T 的动态变化,方可考虑 aVF 导联的 Q 波是病理性的。

2. 右侧胸导联 QRS 波的正常变异　长期以来认为 V₁、V₂ 导联不应出现 q 波,但可呈 QS 型,否则被视为间隔部心肌梗死的表现。文献报道,V₁~V₃ 导联异常 Q 波患者中约 1/3 无解剖上的前间隔心肌梗死,正常人大样本体检资料显示,约 1.4% V₁ 导联出现 q 波,0.67% V₁、V₂ 导联同时出现 q 波。

此外,一些人为因素常改变右胸导联 QRS 波的形态,例如右胸导联电极位置放置过高,记录的是心底部电位,V₁、V₂ 导联的 r 波往往消失;女性乳房过大,V₃、V₄ 导联电极置于乳房上面时,也可引起假性 R 波递增不良。

3. 右侧胸导联位置型 Q 波和病理性 Q 波鉴别

(1)正常的 V₁、V₂ 导联呈 QS 型波,一般光滑无切迹或模糊,T 波可直立、平坦或浅倒,若 T 波倒置>5mm,则提示右室梗死或室间隔缺血。若为前中隔梗死,QS 型波常有切迹或模糊,尤见于 QRS 波起始部,常伴有 T 波倒置,若加描 V₃ᵣ、V₄ᵣ 或 Vᴇ 导联 QRS 呈 rS 型波,则高度提示前中隔心肌梗死。

(2)V₁、V₂ 导联出现 q 波,属于正常变异者,T 波多直立,无心肌梗死的病史,不能证明有过 ST-T 演变,低一肋间描记 q 波可消失,此种情况多伴有左前分支阻滞、胸廓畸形、室间隔纤维化等;而心肌梗死多有过急性冠状动脉事件和 ST-T 演变。正常变异的 q 波低一肋间描记时 q 波可消失,但也有不少室间隔心肌梗死的病例低 1~2 肋间描记异常的 q 波同样会消失,因此这种鉴别方法并不可靠,仅供参考。有学者提出,V₁ 导联有 q 波而 V₆ 导联无 Q 波,V₁ 导联的 q 波则肯定是异常的,特异性 100%。

(三)系统性硬皮病与 Q 波

系统性硬皮病又称进行性系统性硬化症,属于一种原因不明的胶原性疾病,可直接或间接累及心脏及其他脏器,多发生于育龄的中青年女性。部分病人心电图上可出现梗死样 Q 波,此 Q 波反映在无冠心病情况下,心肌出现了灶性坏死、萎缩和广泛纤维化。

(四)心脏肿瘤与 Q 波

心脏肿瘤包括原发性和转移性肿瘤,转移瘤比原发肿瘤多 20~25 倍。原发性肿瘤 3/4 为良性的,其中黏液瘤占原发性肿瘤的 35%~50%,心电图主要表现为心房或心室肥大,罕见的病例出现异常 Q 波伴 ST-T 改变,酷似急性心肌梗死,最常见的是非特异 ST-T 改变、心律失常等各种传导阻滞以及继发于心包积液的 QRS 波低电压。

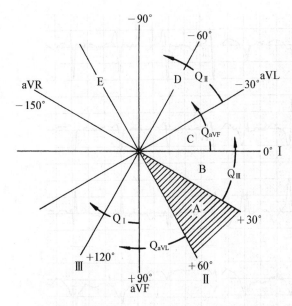

图6-29 额面起始0.04s向量在不同导联形成Q波

A区：称为无Q区，起始QRS向量在30°～60°，投影在Ⅰ、Ⅱ、Ⅲ、aVF导联轴的正侧，故这些导联均不出现Q波

B区：称为Q$_Ⅲ$区，起始0.04s向量在0°～30°，Ⅲ导联出现0.04s的Q波

C区：称为Q$_{Ⅲ、aVF}$区，起始0.04s向量在0°～-30°，Ⅲ、aVF导联均出现异常Q波，提示下壁心肌梗死

D区：称为下壁心肌梗死区，起始0.04s向量在-30°～-90°，投影在Ⅱ、Ⅲ、aVF导联轴的负侧，这3个导联均出现异常Q波，下壁心肌梗死可以确立

(五)类肉瘤病与Q波

类肉瘤病(sarcoidosis)是一种可侵犯全身多脏器的非干扰性肉芽肿性疾病，约25%累及心脏，又称心脏结间病。多见于青年人，女性高于男性。由于结节性肉芽肿病变易侵犯室间隔的传导系统和心肌，心电图上常出现各种传导阻滞、心律失常和非特异性ST-T改变；约有15%的患者心脏广泛地被肉芽组织及纤维化所代替，可出现梗死样Q波。这类病人可发展为真正的室壁瘤，出现室壁瘤的相应心电图改变。

(六)心内膜弹力纤维增生症与Q波

本症是一种原因不明的心肌病，大致分为两种：一种见于婴儿和儿童，另一种见于成人。特征是左心室内层原发性弹性组织和胶原组织增生，弹力纤维组织的厚度可达数毫米，纤维组织可侵入心肌，使其发生萎缩。心室内附壁血栓也甚为常见，可引起栓塞。心电图多出现左心室肥大、心脏传导阻滞，罕有出现异常Q波。异常Q波如出现在儿童期，除考虑因心内膜弹力纤维增生症外，尚见于心肌炎、左冠状动脉

起源异常、川崎病等，仅靠心电图不能进行鉴别诊断。

(七)心肌纤维化伴慢性缩窄性心包炎与Q波

本病主要改变有QRS波低电压、窦性心动过速和T波倒置三大特征。另约有2/3出现"二尖瓣型P波"，23%～36%出现心房颤动，极少数出现梗死样Q波。Levine报道，少数明显缩窄性心包炎病例，无冠心病而出现异常Q波，认为心肌纤维化可能是出现梗死样Q波的原因。

(八)结节性多动脉炎与Q波

结节性多动脉炎又称结节性动脉周围炎，是中小动脉坏死性炎症；炎症可累及心、脑、肾、胃、神经和肌肉关节等。累及心脏的主要部位多在冠状动脉，可导致心肌缺血、心肌纤维化和心肌坏死。心电图上可能出现梗死样Q波，此与心肌梗死的区别是很少发生心绞痛。

(九)心肌病与Q波

1. 扩张型心肌病与Q波 扩张型心肌病多见于中青年，男性多于女性。心脏扩大是本病的最早表现，组织学改变为心肌细胞灶性坏死、变性、萎缩和间质纤维化。心肌病变广泛时可波及窦房结或传导系统，部分病人出现病理性Q波和心律失常。病理性Q波的发生机制是多因素的，包括心肌灶坏死的融合、心肌纤维化、左右心室扩张或室内传导阻滞，改变了心脏除极的初始向量。

2. 肥厚型心肌病与Q波 肥厚型心肌病的Q波呈锐利的深尖峰状，此与病理性Q波有切迹、顿挫、起始部含糊不同。肥厚型心肌病的Q波可以出现在任何导联，如类似前间壁(V$_1$～V$_3$)心肌梗死、前侧壁(Ⅰ、aVL、V$_5$、V$_6$)心肌梗死、下壁(Ⅱ、Ⅲ、aVF)心肌梗死。切除肥厚的室间隔Q波可变小或消失。

Q波产生机制：①室间隔肥厚；②心肌纤维化或瘢痕，形成电动力降低或消失；③部分病例与室内传导障碍或心脏转位有关，主要系室间隔肥厚。室间隔肥厚引起室间隔初始向量增大，导致侧壁或下壁导联Q波增大，右胸导联R波增高。如果室间隔向量明显增大，可以抵消左室游离壁产生的向量，在左心前或下壁导联出现QS型或W型梗死样改变。Klein认为室间隔后方或左心室侧显著肥厚时，出现前壁心肌梗死图形。室间隔前方或右心室侧显著肥厚时，出现后壁心肌梗死图形。

3. 心肌病Q波与心肌梗死Q波的鉴别

(1)心肌病和心肌梗死出现的Q波有些相似，但产生机制不同，是完全不同的两种疾病。前者的Q波是由小渐渐增深，而后者往往是由一次急性冠脉事件突然出现。

（2）心肌病出现 Q 波的导联 ST-T 波恒定，T 波一般直立，梗死型 Q 波随 Q 波的出现，ST-T 有明确动态改变，T 波多以倒置为主。

（十）酒精性心肌病与 Q 波

酒精性心肌病系长期过量饮酒引起的一种心肌病，临床上表现为心脏扩大、心力衰竭、心律失常而又无异常病因。病理学上可显示心腔扩大、室壁松软，且有轻度或中度心肌增厚以及附壁血栓。镜检显示散在的心肌细胞溶解、坏死、纤维化。心电图上主要表现为非特异性 ST-T 改变，偶有病理性 Q 波。出现病理性 Q 波，直接反映了酒精诱发的心肌损害。

（十一）急性胰腺炎与 Q 波

文献报道急性胰腺炎 60% 出现心电图改变，重症病例 10% 出现异常 Q 波。考虑与胰蛋白酶直接损害心肌、心肌抑制因子使心肌损害、剧烈疼痛引起冠状动脉痉挛、电解质紊乱、心外脂肪坏死等有关。

（十二）高钾血症与 Q 波

正常情况下细胞内外钾离子的浓度有很大的差异，细胞内钾离子的浓度约是细胞外的 30 倍，这种比例是决定心肌纤维负性静止膜电位的主要因素。当心肌细胞外钾浓度明显增高时，降低了这种比例，静息膜电位便下降。实验证明把心肌放在高钾溶液中，心肌电活动完全丧失，处于电静止状态。此时如把心肌再放到正常钾浓度溶液中，心肌电活动便又恢复。临床上若高钾血症的病例出现的异常 Q 波，可能就是细胞膜电活动障碍的结果。一些病例出现一过性 Q 波，与浦肯野纤维传导障碍和抑制有关。

Depasquale Burch 和 Phillips 提出急性心肌坏死细胞产生局部自溶，引起可逆性细胞的静止，当局部高血钾消失后，局部心肌电活动可重新恢复，已出现的 Q 波可消失，R 波再现或恢复正常。上述现象可解释高钾血症出现 Q 波的原因。

（十三）自主神经直接或间接刺激与 Q 波

自 Bcyer 报道脑血管障碍出现梗死样 Q 波以来，这样的病例不断有报道，其发生机制认为与自主神经高位中枢障碍有关。关于自主神经刺激引起梗死样 Q 波和其他心电图改变的机制归纳如下。

1. 脑交感神经中枢直接或间接刺激分布于心肌的交感神经末梢，分泌过多的儿茶酚胺引起心肌缺氧、缺血和损伤，甚至出现坏死性的所谓儿茶酚胺性心肌炎。

2. 脑病时与 13 及 24 皮质区局部缺氧或受到单纯刺激有关，上述部位是调节心脏自主神经中枢的皮质代表区。

3. 脑血管和冠状动脉疾病同时存在，反射性地引起冠状动脉痉挛或缺血，加之蛛网膜下腔出血等中枢影响使血压骤升，加重了心肌负荷，出现心脑综合征。

4. 低血压、循环障碍、酸中毒、新陈代谢和内分泌紊乱等综合因素。

（十四）急性代谢性疾病与 Q 波

临床和试验均证明，急性冠状动脉缺血引起的各型心绞痛、休克、严重代谢紊乱和电解质紊乱、农药中毒等均可出现梗死样 Q 波，这些病例出现异常 Q 波，多有心肌酶学变化。异常的 Q 波能在短时间内消失，故称为一过性 Q 波或暂时性 Q 波。一过性 Q 波多表示某一部分心肌严重缺血失去电活动，处于电静止状态，不能进行除极和复极，但未坏死，一旦得到血供，便可重新获得除极和复极的能力，原有 Q 波便很快消退。如 Q 波不消退预示着心肌不可逆性坏死，异常 Q 波将长期存留。

（十五）左侧气胸与 Q 波

左侧气胸时气体使纵隔右移，心脏与前壁导联的距离增大，心脏和电极之间存在大量绝缘的气体，胸导联的导电性明显降低，引起记录导联 R 波递减和低电压，导致 R 波消失呈 QS 型波，类似前壁及侧壁心肌梗死。这些变化多在平卧时出现，立位或坐位时心脏贴近胸壁，R 波可再现。因此立位或坐位记录，可作为鉴别左侧气胸和心肌梗死的方法。右胸气胸心脏向左移位，一般不出现梗死样 Q 波。

（十六）漏斗胸与 Q 波

漏斗胸是先天性胸骨下陷畸形，由于胸骨下陷挤压心脏，使心脏向左移位。除出现幼稚型 T 波外，胸导联可出现 R 波递增不良，甚至出现下壁或侧壁导联梗死样改变。因为胸廓畸形心脏可能下移或由于右胸导联电极位置上移的差异，V_1、V_2 甚至 V_3 导联可出现 qrS 或 QS 型波，类似前间壁心肌梗死。如电极下移 1～2 个肋间描记，右胸导联可出现初始的 r 波。

（十七）慢性阻塞性肺疾病与 Q 波

肺气肿、慢性肺心病出现顺钟向转位是其特征性表现，有些病例 V_1～V_4 导联可呈 QS 波，极少数病人从 V_1～V_6 导联均呈 QS 型波，酷似前间壁或广泛前壁心肌梗死。与梗死不同点是全胸导联 T 波直立，罕有下壁导联出现梗死样 QS 型波。电轴显著右偏时Ⅰ、aVL 导联也可出现 QS 型波。Littman 评价肺气肿心电图时，指出假性梗死样图形发生率 2%～3%。这种假性心肌梗死由多种因素引起：①肺气肿使横膈下降，心脏呈垂位、电轴显著右偏；②右心室肥大扩张，心脏更向前呈顺钟向显著转位，使心尖朝后，改变了 QRS 波的起始向量。如果电极还放在原来的常规位置,描记的是心底部或左室心腔的电位区,是造成假性 Q 波的原因,也可解释 R 波递减的原因。低一肋间描记心电图,胸导联可出现 r 波而否定心肌梗死。若低一肋间描记 V_3 导联,$R_{V_3} \leqslant 0.5mm$,提示心肌梗死;$R_{V_3} > 0.5mm$,提示肺气肿。

(十八)左心室肥大与 Q 波

1. **出现假性前间隔部心肌梗死** Master 报道,有风湿性心肌病和左心室肥大而无冠心病既往史者,约 13% V_1、V_2 甚至 V_3 导联呈 QS 型,同时有过渡区左移(顺钟向转位)和 $ST_{V1\sim V2}$ 抬高伴高耸直立 T 波,酷似前间壁急性心肌梗死。但这种继发性 ST-T 改变动态观察无明显变化,QS 型波内不形成切迹和顿挫、V_4 导联呈 rS 型,R 波时限 $> 0.02s$,起始部光滑,此是和前间壁梗死的主要区别之一。左心室肥大 V_1、V_2 甚至 V_3 导联呈 QS 型的原因,可能是心肌肥厚或扩张的左心室产生向后的早期除极向量,抵消或过分平衡了正常的间隔向量。

2. **左胸导联出现深 Q 波** 由于左心室持续的压力负荷和容量负荷引起室间隔肥厚,心室早期除极向量从左向右增大,左侧导联就会出现较深的生理性 Q 波。深 Q 波产生的主要原因是间隔纤维化。因为左心室肥厚时有一些病例心肌的慢性瘢痕,可引起间隔的纤维化,使向右除极时间延缓。

(十九)右心室肥大与 Q 波

1. *右心室肥大 V_1、V_2 甚至 V_3 导联呈 qR 型酷似前间壁心肌梗死* 其发生机制是心脏沿纵轴显著顺钟向转位,使右胸导联面对原心脏后背面,或由于室间隔除极从左向右的方向发生了改变。

2. *右心室肥大 V_5、V_6 或 Ⅰ、aVL 呈 QS 型酷似侧壁心肌梗死* 其发生机制是右心室显著肥大超过了左心室,使正常除极发生了颠倒,右胸导联出现高 R 波,左胸导联和(或)Ⅰ、aVL 导联出现 QS 或 QR 型伴电轴右偏。

3. *右心室肥大 $V_1 \sim V_3$ 导联出现高 R 波类似正后壁心肌梗死* 其发生机制是右心室肥大,向右前的除极向量增加。两者的鉴别是:①右心室肥大 2/3 病例有电轴显著右偏,而正后壁心肌梗死仅有 5% 电轴右偏;②后壁心肌梗死多伴下壁及侧壁异常 Q 波,右室肥大上述部位不出现异常 Q 波;③右心室肥大 V_{3R}、V_{4R} 为 QR 或 qR 型,而后壁心肌梗死上述导联呈 Rs、RS 或 rS 型;④右心室肥大 $T_{V1\sim V3}$ 多倒置,后壁心肌梗死 $T_{V1\sim V3}$ 多直立。

4. *右心房肥大 $V_1 \sim V_3$ 导联呈 qR 型* 右心室肥大往往伴右心房显著肥大,右胸导联探查电极直接面对右心房腔,反映的是室间隔底部的除极电位。这种改变不超过 V_3 导联。此时肢体导联 P 波有切迹,多见于三尖瓣狭窄或关闭不全、房间隔缺损的病人。

(二十)预激综合征与 Q 波

预激综合征存在房室旁道,部分心室提前激动改变了正常的起始向量,使心室激动传导途径发生部分异常;由于旁道位置不同,初始预激向量方向也不同,导致出现多样化的变化,假性心肌梗死的图形就是其中常见的一种。这种假性梗死样 Q 波可称为预激综合征的位置性 Q 波。A 型预激综合征时 δ 波向量自后指向前方,$V_1 \sim V_3$ 导联出现以 R 波为主的图形,类似正后壁心肌梗死;B 型预激综合征时 δ 波向量自右指向左后方,V_1、V_2(V_3)导联可呈 QS 图形,类似前间壁心肌梗死;C 型预激综合征时 δ 波向量自左指向右前方,V_5、V_6 导联出现异常 Q 波,V_1、V_2 导联 R 波增高,类似侧壁心肌梗死。A 型和 B 型预激综合征在额面 δ 波向量指向 $-30° \sim -70°$ 时,可类似下壁心肌梗死(图 6-30,图 6-31)。

Schamroth 认为 δ 波向量左偏 $< -30°$ 时,背离 Ⅱ、Ⅲ、aVF 导联轴的正侧,酷似下壁心肌梗死;δ 波向量右偏 $> +100°$ 时,则背离 Ⅰ、aVL 导联轴的正侧,出现酷似高侧壁心肌梗死;δ 波向量向后,则 $V_1 \sim V_3$ 导联或 V_4 导联出现酷似前间壁心肌梗死。预激综合征与心肌梗死的根本区别是,预激综合征具有短 P-R 间期,QRS 波时限长,有预激的所谓"三联征"。此外预激综合征的 QRS-ST-T 变化比较稳定,无急性心肌梗死和急性心肌缺血的演变过程。

预激综合征有引起假性心肌梗死的一面,又有掩盖真性心肌梗死的一面。例如 δ 波向量向下向右,额面电轴位于 $+90° \sim +100°$ 区,反映在 Ⅱ、Ⅲ、aVF 导联为正向预激波,可掩盖或抵消下壁心肌梗死图形;预激向量指向上向左,额面电轴位于 $-30° \sim -70°$ 区,反映在 Ⅰ、aVL 导联为正向预激波,可掩盖高侧壁心肌梗死图形;A 型预激综合征为后间隔部预激,δ 波向量指向前方,在 $V_1 \sim V_3$ 导联产生正向预激波,可掩盖前间壁心肌梗死。如果预激 δ 波向量和梗死向量同方向,则可加重心肌梗死的表现。A 型预激综合征可加重正后壁心肌梗死图形;B 型预激综合征可加重前间壁心肌梗死图形;预激 δ 波电轴左偏,可加重下壁心肌梗死图形;预激 δ 波向量右偏,可加重前侧壁心肌梗死图形。

因此存在显性预激综合征的病人,从心电图上诊断心肌梗死或否定心肌梗死都有一定的片面性。唯有观察到心电图的动态变化可作为诊断心肌梗死的参考。要明确诊断心肌梗死,只有使预激综合征消失

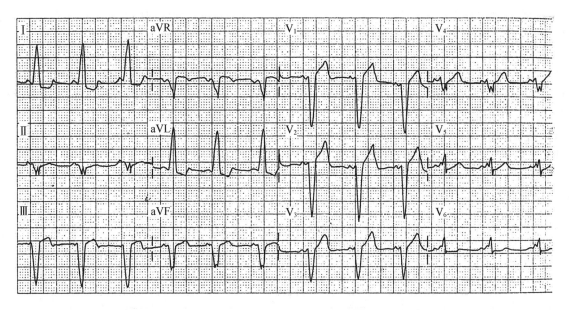

图 6-30 预激综合征(B型)、假性下壁心肌梗死

患者男性,35岁,临床诊断:预激综合征。心电图表现:P-R间期<0.12s,QRS波时限>0.12s,QRS起始部可见 δ 波。Ⅱ、aVF 导联 QRS 波呈 QS 型,Ⅲ导联呈 rS 型,易误诊为下壁心肌梗死。该例 B 型预激 QRS 起始向量指向左后上,背离Ⅱ、Ⅲ、aVF、V₁～V₃导联轴的正侧,在这些导联易形成 QS 或 rS 型,造成心肌梗死的假象

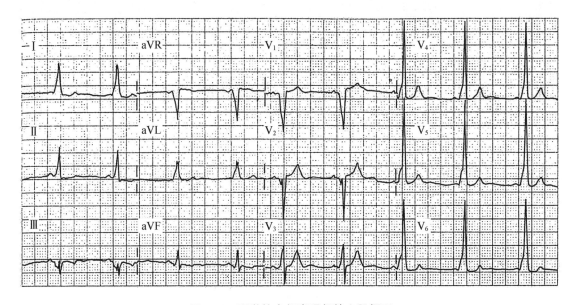

图 6-31 预激综合征出现假性心肌梗死

患者男性,38岁,临床诊断:预激综合征。心电图表现:P-R间期<0.12s,QRS波时限>0.12s,QRS起始部可见 δ 波。V₁导联 QRS 波呈 QS 型,V₂呈 qrS 型,符合前间隔心肌梗死条件,但出现在预激综合征的心电图中就不能诊断。因为房性激动经右侧旁道(特别是右间隔旁道)下传心室,使心室除极起始向量由原来的向右前变为向左后,投影在 V₁、V₂导联轴的负侧,故出现异常 Q 波。是否有真正心肌梗死只有使预激波消失才能明确

或出现间歇性预激综合征时方为可靠。

(二十一)左前分支阻滞与 Q 波

1. 出现假性前间壁心肌梗死 有少数左前分支阻滞病例 V_1、V_2 或 V_3 导联呈 qRs、qrS 型波，或 QRS 波起始部出现小挫折，像局限性前间壁心肌梗死或右心室梗死，这种现象首先由 Rosenbaum、Elizai 和 Dazzari 描述。出现这一现象时如把 V_1 导联电极上移一肋间 Q 波会更加明显，电极位置低一肋间(置第5～6肋间)Q 波便可消失。他们指出左前分支阻滞时出现 Q 波，是左室通过左后分支先激动左室后下壁的结果，这种情况早期室间隔和左室除极的向量向前、向上部分减少，仅指向偏后偏下，投影在 V_1、V_2 导联轴的负侧，因此可能会出现一个占时极短(0.02s)的 Q 波，低一肋间描记可记录到初始向后下的电位，使 V_1、V_2 导联的起始 r 波显现。但是前间壁心肌梗死的患者，若起始向量指向下方而无明显偏后时，低一肋间描记也可出现起始的 r 波。因此可以说，低一肋间描记心电图作为与心肌梗死的鉴别并不可靠，应结合 ST 段和 T 波变化进行判断(图 6-32)。

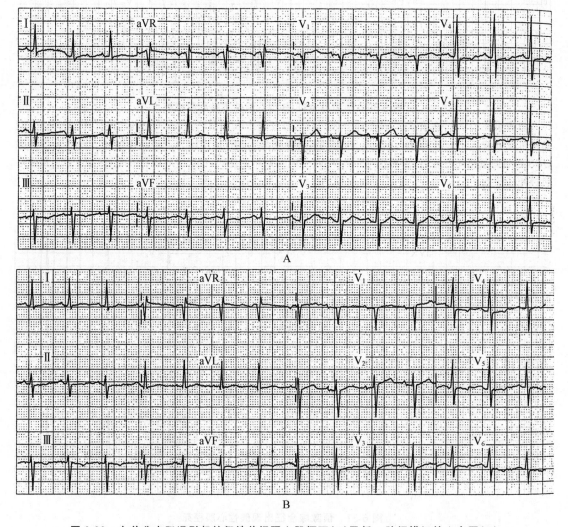

图 6-32 左前分支阻滞引起的假性前间隔心肌梗死(A)及低一肋间描记的心电图(B)

A. 患者男性,50 岁,临床诊断：冠心病。心电图示：额面电轴 -35°,V_1 导联 QRS 波呈 QS 型,且有切迹,V_2 导联 QRS 波呈 qrS 型,V_3 导联呈 RS 型,提示陈旧性前间隔心肌梗死。B. 为图 A 患者低一肋间描记的心电图,V_2 导联 QRS 波呈 rS 型,其 r 波振幅较图 A 明显增高,可以排除前间隔心肌梗死。这里需要指出的是低 1～2 肋间描记心电图并不是鉴别真假前间隔心肌梗死的"法宝",仅是一种参考,因为部分前中隔梗死低 1～2 肋间描记 Q 波也可消失。真假前间隔梗死的鉴别主要是观察有无 ST-T 动态变化、临床症状、心肌梗死的病因以及心外因素引起的心脏或电极位置的变化等

2. **左前分支阻滞掩盖心肌梗死** 左前分支阻滞时 QRS 波起始向量向右下,可使原下壁导联的 Q 波消失,而呈 rS 型,致下壁心肌梗死难以诊断。如下壁导联出现 qrS 型波,表示初始向量尚残留,即梗死的 Q 波和左前分支阻滞的 R 波并存。

3. **左前分支阻滞合并心肌梗死**

(1)左前分支阻滞合并前间壁心肌梗死,降低一肋间记录,V_1、V_2(V_3)导联保留 Q 波,同时伴有相应的 ST 段和 T 波动态变化。

(2)左前分支阻滞合并下壁心肌梗死,Ⅱ、Ⅲ、aVF 导联呈 QS 型,且 S 波增深,深 S 波是左前分支阻滞时 QRS 终末向上向量。

(3)左前分支合并前壁心肌梗死,Ⅰ、aVL 导联出现暂时短的 q 波,呈 qR 型波。

(二十二)左束支阻滞与 Q 波

左束支阻滞时 QRS 波起始 30ms 向量多指向左后,使心前 V_1、V_2 或 V_3 导联出现 QS 型波,由于环体扭曲还可能出现 $V_1 \sim V_3$ 导联的 R 波振幅递减,酷似前间壁心肌梗死的表现,与真正的前间壁心肌梗死难以区别。一般假性前间壁心肌梗死 ST 段抬高呈弓背向下,T 波直立高宽,紧接 QS 型的左侧导联出现 rS 型或 Rs 型波,但 R 波光滑,V_5 或 V_6 导联出现典型的宽阔 R 波或呈 M 型波伴 ST-T 继发改变。

左束支阻滞引起假性心肌梗死又能掩盖真正的心肌梗死,两者的鉴别是一个"捉摸不透"的问题,如在诊断时结合病史、酶学变化、临床症状及动态 ST-T 改变,可减少诊断失误率。

(二十三)急性心肌炎与 Q 波

重症心肌炎急性期,炎性过程出现心肌不同程度的缺血、损伤。严重的缺血、损伤心肌出现生物和超微结构的改变,诸如胞浆空泡形成、肌纤维水肿、糖原耗竭,ATP 浓度减低,可出现心肌暂时性"电静止",甚至导致不可逆性心肌坏死失掉除极能力,出现异常 Q 波。

近年发现因广泛心肌缺血致传导延迟或出现一过性 Q 波,普遍认为是病毒性冠状动脉炎引起心肌梗死,或因感染性休克引起冠状动脉血流急剧不足所致。小儿或儿童期出现的异常 Q 波,首先要考虑心肌炎和川崎病的后遗症。

二十二、与 Q 波有关的综合征

详见本书第 44 章"第二节 与 Q 波有关的综合征"。

二十三、心房梗死

心房梗死(atrial infarction)比较少见,孤立性心房梗死更少见。1948 年 Hellerstein 首次报道一例生前确诊的心房梗死,曾经死后尸检证实,自此继续不断有心房梗死的若干报道。心房梗死比心室梗死少见,原因是心肌收缩时心房内压低,较薄的心房肌容易从心房内腔得到血供,而且还易建立侧支循环。其次是心房梗死常并发于心室梗死,多被心室梗死所掩盖,加之心房梗死的心电图变化小,且持续时间短,又无明确的心电图诊断标准,易被忽视或漏诊。心电图上诊断心房梗死的病例不多。

Cushing 报道 180 例心肌梗死患者中,有 13 例(17%)同时伴有心房梗死。Wartman 报道 235 例心肌梗死患者中,有 17 例(7.3%)伴有心房梗死,其中 4 例只有心房梗死而不伴心室梗死。心房梗死占心肌梗死的 7.3%~17%,其中右房梗死占全部梗死病例的 81%~98%。右房梗死较多的原因是右房由静脉供血,左房是由动脉供血。心房梗死经常发生于房室沟附近,此处心房壁薄,通常为穿透性,多累及右心耳。Wade 报道,右室梗死时右房受累高达 35%,87% 的右房梗死病例与右冠状动脉近端阻塞有关。右房前壁、右心耳和右房上部的部分血液源于右冠状动脉,故右冠状动脉高位阻塞多造成右室梗死易同时累及右房。

大面积心房梗死容易发生附壁血栓,附壁血栓发生率可高达 84%,肺动脉栓塞率为 24%,明显高于体循环栓塞。心房破裂是心房梗死的另一个并发症,发生率为 4.5%。心房破裂者几乎无一生还,常死于破裂后 24h,临床出现的栓塞症和猝死与心房梗死无不相关。

(一)心房梗死的心电图表现

心房梗死的早期以损伤电流为主,梗死电流表现为 P 波直立时,P-Ta 段抬高,对应性导联 P-Ta 段压低;而后转为缺血为主时,梗死导联多表现为 P-Ta 段压低。

1. **Liulazar 等总结心房梗死的标准**

(1)V_5、V_6 导联 P-Ta 段抬高>0.5mm,伴 V_1、V_2 导联 P-Ta 段压低。

(2)Ⅰ 导联 P-Ta 段抬高>0.5mm,伴 Ⅱ、Ⅲ 导联 P-Ta 段压低。

(3)胸导联 ST 段压低 1.5mm,伴 Ⅱ、Ⅲ 导联 P-Ta 段压低。

(4)异常 P 波,如 P 波呈 W 型、M 型、不规则型或房内传导阻滞等。

2. **Mayaga 等对上述标准又做了如下补充**
①连续观察 P 波,J 点和 P-R 段有动态变化;②房性心律失常与 P 波形态和 P-R 段变化同时存在。近年

根据大量心电图病例报告和临床资料,认为在急性心肌梗死的病例出现下列之一者,可提示心房梗死。

(1)心房除极异常,P波增宽、增高、切迹、双相和房性Q波(QA波)。

(2)心房复极异常。右房梗死:Ⅱ、Ⅲ、aVF、V₁~V₃导联P-Ta段下移≥1mm;aVR、aVL导联P-Ta段抬高>0.5mm;左房梗死:Ⅱ、Ⅲ、aVF、V₁、V₂导联P-Ta段下移>1mm;aVR、aVL、V₅、V₆导联P-Ta段抬高>0.5mm。P-R段呈水平型下移或抬高,使P与P-R段连续成角变锐。有报道广泛性右房梗死表现P电轴左偏,Ⅲ导联P波双向或倒置;广泛性左房梗死表现P电轴右偏,Ⅰ导联P波双向或倒置。接近房室交界区的右房后壁梗死,Ⅲ或Ⅱ导联P-Ta段抬高,左房梗死Ⅰ导联和食管导联P-Ta段抬高。

(3)房性心律失常:出现房性早搏、房性心动过速、心房扑动或心房颤动、窦性暂停或窦房阻滞等。

心房梗死后房性心律失常的发生率为70%,下壁心肌梗死伴右室功能不全者,更易发生房性心律失常、心房梗死、心房缺血、心房扩大。如果不伴心肌梗死的单纯房性梗死,特异性很低,因很多原因都能引起P波形态和各种房性心律失常,如心脏外伤、各种原因所致的心房过度负荷、心包炎、呼吸性或代谢性碱中毒以及心动过速等均可产生P-Ta移位,不能因P和P-Ta变化而诊断心房梗死。要结合临床,特别是急性心肌梗死伴有P-Ta段动态变化或出现房性心律失常,可考虑心房梗死,不伴急性心肌梗死的情况下,诊断心房梗死要慎重。

(二)心房梗死伴发的心律失常

心房梗死伴发窦性心动过速比伴发窦性心动过缓、窦性暂停较常见。一般心房梗死伴发持续性窦性心动过缓者预后较差,死亡率较高。常见的房性心律失常还有房性心动过速、心房扑动和心房颤动。

第 **7** 章

窦性心律和窦性心律失常

第一节　正常窦性心律

窦房结是心脏中自律性最高的组织,正常情况下,窦房结的自律性控制着心脏的搏动,人们称这种心脏节律为窦性心律(sinus rhythm)。窦房结发放的激动电位很小,在体表心电图上记录不到,只有靠其引起的心房激动形成的 P 波推理来诊断。

一、窦性 P 波

凡是窦房结发出的激动引起的 P 波,称为窦性 P 波;窦房结以外部分发出激动引起的 P 波,称为异位 P′波。窦性 P 波的出现需具备三个条件:①窦房结有发放冲动的功能;②窦房结发放的冲动能传至心房;③心房肌对窦房结发放冲动具有应激反应。三者缺一就不会显示窦性 P 波。

(一)窦性 P 波的极性(方向)

窦房结位于腔静脉窦与右心房之间,窦房结发出的激动自右心房的前上方向左后下方扩布。投影在各导联轴上的角度不同,P 波的极性(方向)也有差别。投影在额面上 P 电轴的正常范围为 0°～＋90°,一般在＋45°～＋65°,大致与Ⅱ导联的正电端方向一致,Ⅱ导联的 P 波正向(直立)且电压最高;大致与 aVR 导联的负电端方向一致,aVR 导联的 P 波呈负向(倒置)且电压较深。由于Ⅱ导联和 aVR 导联上的 P 波极性分明,在分析心律失常时这两个导联是最佳观察导联。一般额面电轴在＋30°～＋60°时,P 波在Ⅰ、Ⅱ、Ⅲ、aVL、aVF、V_5、V_6 导联均直立,在 aVR 导联倒置,此为判断窦性心律的间接证据。但是,P 电轴也会因体形、年龄、呼吸及疾病等原因出现轻度的变化,例如 P 电轴左偏在 0°时Ⅲ导联 P 波会倒置、aVF 导联 P 波变平坦;P 电轴右偏＋90°时,aVL 导联 P 波倒置、Ⅰ导联 P 波平坦。在窦性心律中 P 电轴虽有轻度偏移,但Ⅱ导联和 V_5 导联的 P 波直立、aVR 导联 P 波倒置是不变的。其他导联任凭

P 波直立、平坦、双向或倒置,都不影响窦性心律的诊断。如果 P 波频率突然增至＞180 次/分,此时可能是阵发性房性心动过速,而不是窦性心动过速,因为成人窦房结发放激动的频率很少＞180 次/分。

(二)窦性 P 波的形态

不同导联有不同的 P 电轴投影,故 P 波的形态不尽相同,有直立、倒置、双向和平坦;也有切迹、双峰,但多数呈圆丘状且光滑。P 波出现的切迹或双峰,显示左、右心房除极的界线。正常情况下右房先除极,左房后除极,P 波切迹或双峰间距≤0.03s。一般来讲,P 波前 1/3 为右心房除极电位,P 波的后 1/3 为左心房除极电位,P 波中 1/3 为左心房和右心房共同除极电位。

(三)窦性 P 波时间

P 波时间指 P 波的宽度。左、右两房除极的总时间在 0.11s 之内,如果≥0.12s,要考虑是两房间传导延迟,或是左房肥大的表现。一般 P 波时限正常值与年龄有一定的关系,成人≤0.11s;10～17 岁≤0.09s;10 岁以下≤0.08s。P 波时限超过规定的正常值,一是说明从右心房到左心房的传导时间延长,即房间束传导功能降低,表现为双峰 P 波,两峰之间的时间≥0.04s;其二是左房肥大或扩张,即左房除极的时间延长,表现为 P 波第二峰后的时间后延。

(四)窦性 P 波的振幅

导联不同,P 波振幅亦不同。除新生儿外不管哪个导联 P 波振幅都应＜0.25mV,若≥0.25mV,应视为异常,考虑与右房负荷过重或结间束阻滞有关。胸导联 V_1、V_2　P 波有时呈正负双向,正向部分应＜0.15mV,负向部分应＜0.10mV。若正向部分＞0.15mV 提示右房肥大、负向部分＞0.10mV 提示左房负荷过重,正向部分和负向部分振幅绝对值相加＞

0.20mV 者,提示双房异常。其他胸导联的 P 波多呈低小切迹波,只要时间<0.12s 和振幅<0.25mV 均应视为正常。

二、与 P 波时间、振幅等相关的复合指标

(一)Macruz 指数

Macruz 指数即 P 波时间/P-R 段时间比值(P/P-R 比值),正常值为 1.0～1.6。相同的 P-R 间期,P 波时间越长,P-R 段越短,P/P-R 比值越大;相反,P 波高尖,P-R 段相对延长,P/P-R 比值就小。根据这个道理可用 P/P-R 比值来鉴别心房肥大的类型,当 P/P-R 比值≥1.6 时提示左房肥大;<1.0 时提示右房肥大。

先天性心脏病左房肥大时,P/P-R 比值增大比 P 波增宽还敏感。P/P-R 比值增大诊断左房肥大的阳性率为 78.1%,与二维超声心动图诊断相近,而 P 波增宽阳性率仅为 37.5%。右心房肥大时,P/P-R 比值减少的阳性率为 67.51%,而 P 波增高的阳性率仅为 13.5%,说明 P/P-R 比值减少在诊断右房肥大方面比 P 波电压增高有价值。

(二)Morris 指数

Morris 指数是指 $Ptfv_1$(V$_1$ 导联 P 波终末电势)值,即 V$_1$ 导联 P 波负向部分的深度(mm)和负向 P 波时限(s)的乘积,单位为 mm·s。这个乘积称为"Pv$_1$ 终末电势"(Pv$_1$ treminal force,Ptfv$_1$)。正常 V$_1$ 导联 P 波也可出现负向部分,但负向部分窄而浅,Ptfv$_1$ 在 -0.01～-0.03mm·s。当左心房肥大肥厚或扩张时 P 波向量向左后增大,表现为 V$_1$ 导联 P 波后半部分增大,其深度和宽度的乘积往往≤-0.04mm·s,

成为诊断左心房异常的一项敏感指标。

(三)V$_1$ 导联 P 波起始指数(iPi)

V$_1$ 导联 P 波起始指数(initial Pv$_1$ index,iPi)是指 V$_1$ 导联 P 波起始直立部分的振幅和时限的乘积,代表右心房除极向量投影在横面的面积。当 iPi 正值≥0.03mm·s 时,表示右心房异常或损害,但也有学者认为 iPi 正值≥0.06mm·s 时,方判为异常(Cookey,1977 年)。iPi 异常反映了右心房压力、容量负荷加重,也可能是右心室负荷过重的先兆或右心室不全的早期表现。文献对于 iPi 的研究不像对 Ptfv$_1$ 研究那么多,这是因为左心功能较右心功能更容易受到临床医生的关注。从发病机制而言,P 波异常的向量变化较容易反映在横面上,因而 iPi 异常优于或先于肢体导联的 P 波振幅改变。但心电图工作者和临床医生往往注更多地关注肢体导联 P 波振幅的改变,很少兼顾 iPi 改变。

三、正常窦性节律的频率

国际心电图组织及临床医生通用的成人窦性节律的频率标准为 60～100 次/分,低于 60 次/分为窦性心动过缓,高于 100 次/分为窦性心动过速。有些西方国家规定正常心率为 55～95 次/分,著名心电图专家 Zipes 等在 1995 年编著的《心电生理学》第 2 版一书中谈到窦性心律时,引用 Spodick(1992 年)检查 500 名青年男女的心电图结果,认为应把窦性心律的心率定为 50～90 次/分,我们认为这种建议是合理的。根据动态心电图资料,睡眠时心率 40～60 次/分,24h 平均心率 60～80 次/分,活动时心率增快,若剧烈活动中心率不高于 90 次/分,应属于病理性心率改变。

第二节　窦性心律失常

窦房结是心脏主导节律点,在自主神经的调控下有节律地发放冲动,支配心脏的跳动,维持人体血流的正常循环,人们称此节律为窦性节律或心律。窦性心律发生了过快、过慢或显著不匀齐的变化,称为窦性心律失常(sinus cardiac arrhythmia)。

一、窦性心动过速

窦性心动过速(sinus tachycardia)是指窦房结发出激动的频率≥100 次/分。它是人体生理和病理性应激反应的最常见表现,通常是迷走神经张力降低或交感神经张力增高的结果。

(一)发生原因

1. **生理原因**　常因运动、过度兴奋、精神紧张、恐惧、过量饮酒、饮茶及咖啡等引起。这些原因引起

的窦性心动过速是暂时性的,消除诱因,心率即恢复正常。

2. **病理原因**　例如发热、贫血、缺氧、感染、出血过多、甲亢、心力衰竭、心肌炎、心包炎、β 受体高敏症等均可引起窦性心动过速。这些原因引起的窦性心动过速是持续性的,需针对病因处置,原有疾病治好后心率便自然恢复正常。

(二)心电图表现

1. 证明心脏起搏点源于窦房结,即 P 波在 Ⅰ、Ⅱ、V$_5$ 导联直立,在 aVR 导联倒置。

2. P 波的频率≥100 次/分,即 P-P 间期≤0.6s,成人一般为 100～150 次/分,很少>160 次/分,剧烈运动时可达 180 次/分。

3. P 波后继有 QRS 波,也可不继以 QRS 波。

(三)窦性心动过速的继发改变

窦性心动过速不仅是频率增加,常常伴随心率的增快出现其他波段的继发改变,充分认识这些继发性改变,可以减少不必要的误诊。窦性心动过速时常出现的继发改变如下。

1. **肺型 P 波** 窦性心动过速时,Ⅱ、Ⅲ、aVF 导联的 P 波振幅明显增高,类似肺型 P 波。其机制是窦性心动过速时自律点多在窦房结的头部,激动优先沿前结间束传导。同时左、右心房除极时间差缩小,双侧心房除极电压重叠于一起,P 波振幅增高。窦性心动过速产生的肺型 P 波,又称"交感性肺型 P 波",不应作为右心房肥大的表现。

2. **T 波改变** 窦性心动过速时 T 波低平、平坦或浅倒,在Ⅱ、Ⅲ、aVF 导联表现比较明显,此种改变多见于年轻女性,多与交感神经亢奋有关,易误诊为 T 波异常。心率恢复正常或服用普萘洛尔后 T 波可恢复原来状态。窦性心动过速产生的 T 波改变,又称为"交感性 T 波",属于非特异性 T 波改变,不应作为心肌缺血对待。

3. **ST 段改变** 在窦性心动过速 P 波振幅增高的同时,心房复极波(Ta 波)随之增大,P-R 段也随之缩短,Ta 波往往延伸至 QRS 波结束附近,引起 ST 段 J 点型压低,易误诊为缺血性 ST 段压低。测量 ST 段时为了避开 Ta 波的影响,应将 J 点后 0.08s 作为测定点。

4. **诱发心肌缺血** 原有冠心病的患者,当窦性心动过速心率>140 次/分,相当于亚极量运动试验,容易出现水平型或下斜型 ST 段压低伴有心绞痛,提示阳性改变。如出现 ST 段上斜型压低,多为 Ta 波影响,属于窦性心动过速的继发性改变,无临床意义。

(四)窦性心动过速的治疗

窦性心动过速不应作为原发性心律失常进行治疗,而应针对病因给予适当的处理。例如情绪激动可适当使用镇静药,发热引起的窦性心动过速可适当降温等。

二、特发性窦性心动过速

心电图上诊断的窦性心动过速绝大多数有原因可查,现代医学检测技术还找不到原因的窦性心动过速,称为特发性窦性心动过速(idiopathic sinus tachycardia)。1939 年美国医生 Codvelle 首次报道一例无器质性心脏病的年轻患者,休息状态窦性心率达 160 次/分。特发性心动过速有一个特征,稍有活动或运动心率就不成比例的增加,故又称不适当的窦性心动过速(inappropriate sinus tachycardia),见图 7-1。

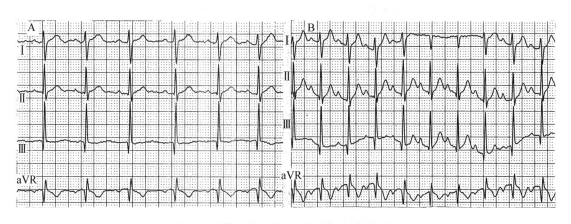

图 7-1 正常窦性心律(A)及窦性心动过速(B)

A. 患者女性,21 岁,临床诊断:心悸原因待查。安静下记录的心电图心率为 94 次/分,除电轴右偏+110°外,无其他异常。B. 该图为患者到医院中快走 1min 后记录的心电图,心率增至 136 次/分,活动量不大,心率增加了 42 次/分,说明患者存在不适当的心动过速

(一)临床特征

有资料报道,在无任何继发疾病的状态下,在中年人群进行随机 24h 动态心电图检测,24h 平均心率>90 次/分,白天卧位和坐位时心率>100 次/分者,可作为特发性窦性心动过速病例。临床上诊断不适当的心动过速并不多见,但不罕见,在一组中年人群中约占 1.16%,明显高于预激综合征(0.15%~0.31%)、阵发性室上性心动过速(0.23%)和异位房性心动过速(0.46%)。国外文献报道,不适当的窦性心动过速多见于 20~35 岁,尤其多见于年轻女性患

者。Morillo 等报道 6 例均为女性，Kalman 等报道一组 21 例中有 20 例为女性，部分患者有家族性遗传倾向。由于个体差异，多数患者的症状与心率不成比例，即使轻微活动便可引起过度的心率反应。其临床表现有心悸、胸闷、头晕、气短、乏力，少数会发生晕厥，最常见的还是心悸。大多数患者各项心血管检查指标均属正常，少部分伴有心脏疾病，但其心率变化与心脏疾病无明确相关。中晚期患者可合并心律失常性心肌病、顽固性心力衰竭等，预后很差。

（二）发生机制

发生机制不太清楚，目前有三种学说：①自主神经调节功能失常，即迷走神经介导作用。心率变异测定显示交感神经兴奋性增高，迷走神经张力过低，使得心率对外界环境变化不能做出正常反应。②窦房结本身存在功能异常，在窦房结异常基础上产生自律性异常增高，而正常的窦房结不会发生自律性功能性紊乱。③右房高位心动过速，有认为心动过速不是来自窦房结，而是来自非常接近窦房结处的房性异位心动过速。

目前即使用创伤性检查也难对两者做出明确诊断。

（三）特发性窦性心动过速的诊断

1. 符合窦性心律的条件。

2. 休息或轻微活动心率超过 100 次/分，伴有相应的症状。

3. 24h 心电图平均心率＞90 次/分，心率趋势为白天高、夜间相对低，部分病例夜间可正常。

4. 短时间运动心率不适当增加，平均心率可达 140 次/分。

5. 心动过速可表现为间歇性、持续性或永久性。

6. 大部分患者对 β 受体阻滞药和钙拮抗药治疗反应差。

（四）鉴别诊断

1. 排除其他原因引起的继发性窦性心动过速，如贫血、甲亢、心力衰竭、发热、糖尿病、低血钾、嗜铬细胞瘤等内分泌及代谢性疾病。

2. 排除以下心律失常：①一般窦性心律；②窦房折返性心动过速（表 7-1）；③折返性房性心动过速；④自律性房性心动过速。

3. 一般的窦性心动过速 β 受体阻滞药效果显著，特发性窦性心动过速疗效较差。

表 7-1 特发性窦性心动过速、局灶性房性心动过速、窦房折返性心动过速的鉴别诊断

	特发性窦性心动过速	窦房折返性心动过速	局灶性房性心动过速
诱发	肾上腺素能药物阿托品	期前刺激易诱发	期前刺激，burst 刺激，肾上腺素能药物
发作时心率反应	数秒/数分钟逐渐反应	立即	立即，温醒现象发生数个心搏内
起源点移位	逐渐	突然	突然
局部心内心电图	正常	正常	碎裂电位
终止方式	逐渐	突然	突然
对迷走神经刺激反应	减慢/下移	突然终止	无效，减慢或终止

（五）治疗

1. 药物治疗　首选 β 受体阻滞药和钙拮抗药维拉帕米，多数反应差需不断增量，过高剂量又会引起乏力、血压下降。上述药物无效可改为胺碘酮降心率，长期应用要考虑利弊。

2. 非药物治疗　手术切除窦房结使自律点下移；或经导管化学性窦房结动脉栓塞、闭合术，射频消融术。目前认为在窦房结头部进行射频消融，使窦房结自律点下移，窦性心律可望减慢。

三、慢性非阵发性窦性心动过速

慢性非阵发性窦性心动过速（chronic nonparoxysmal sinus tachycardia）是一种罕见的特殊类型的窦性心动过速，心动过速持续时间常达数月甚至数年，因而称为持续性窦性心动过速。常发生于无明确病因的健康人，引起的病因与自主神经失调有关，系交感神经兴奋性增高、副交感神经兴奋性降低，导致的窦房结自律性增高。持续性窦性心动过速可引起头晕、胸闷、心悸、乏力等不适症状，如非折返性心动过速是由于交感神经兴奋性过高引起者，给予 β 受体阻滞药效果不错，预后良好。如为副交感神经张力低下所致，则纠治比较困难。

四、窦性心动过缓

窦性心动过缓（sinus bradycardia）是指窦性节律的频率低于 60 次/分。我们建议窦性节律低于 60 次/分（50～59/min）称为轻度窦性心动过缓；40～49 次/分称为中度窦性心动过缓；低于 40 次/分称为显

著窦性心动过缓。鲁端教授曾提出50～59次/分为轻度窦性心动过缓(可见于健康人);35～49次/分为中度窦性心动过缓(发生在白天为病理性,发生在夜间为生理性);<35次/分为重度窦性心动过缓(病理原因所致)。

(一)发生机制

从生理角度分析,窦房结自律性降低与下列因素有关:

1.窦房结起搏细胞舒张期(4相)除极速度减慢、坡度变小。

2.最大舒张期膜电位水平下移。

3.阈电位水平上移。

以上每种原因均能使窦性频率减慢。

(二)心电图表现(图7-2,图7-3)

1.P波符合窦性节律的特征,即Ⅱ、V_5导联P波直立,aVR导联P波倒置。

2.P波频率50～59次/分为轻度窦性心动过缓,40～49次/分为中度窦性心动过缓,<40次/分为显著窦性心动过缓。

3.常伴有窦性心律不齐。

4.P-R间期≥0.12s。

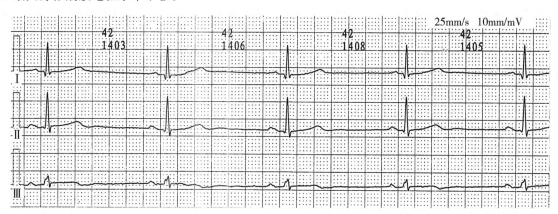

图7-2　窦性心动过缓一

患者男性,40岁,临床诊断:心动过缓。心电图示窦性心律,心率42次/分,其他各波段未发现异常

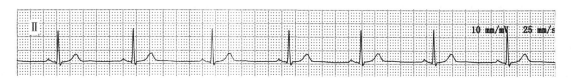

图7-3　窦性心动过缓(二)

本图记录的长条Ⅱ导联显示PP缓慢匀齐出现,P后均继有室上性QRS波,心率56次/分

(三)窦性心动过缓的继发改变

1.**P波降低**　窦性心动过缓时窦房结自律点多下移至窦房结尾部,窦房结尾部的自律性较窦房结头部低。窦性激动优先沿中结间束下传,P波向量往往偏左,P波在Ⅱ、Ⅲ、aVF导联电压较低,甚至出现切迹,类似房间束传导延迟,此称为"迷走性P波"。

2.**窦性心律不齐**　窦性心动过缓多是由迷走神经张力增高引起,心率多不稳定,常伴有窦性心律不齐,属于生理性改变。

3.**T波改变**　窦性心动过缓时常伴发心室早期复极综合征的表现,即在以R波为主的导联ST段轻度抬高伴T波高耸,V_2～V_4导联尤为明显。心率增

快后T波电压降低。相反,还有少数病例T波低平类似缺血性改变,心率增快后T波可恢复正常。上述两类T波改变均属正常变异,无临床意义。

4.**继发性室性早搏**　窦性心动过缓为折返性室性早搏提供了条件。室性早搏产生的长代偿间期又为下一个室性早搏提供了折返条件,此为室性早搏二联律法则,多属功能性,心率增快后早搏可消失。

5.**交接性逸搏**　显著的窦性心动过缓,频率低于交接性逸搏频率时可出现交接性逸搏,甚至出现交接性逸搏心律伴干扰性房室脱节,易与完全性房室传导阻滞相混淆。如果是窦性心动过缓引起的干扰性房室脱节,心率增快后上述现象可消失。交接性逸搏

或逸搏心律是对窦性心动过缓的一种补偿,属于保护机制。

6. 血流动力学变化 成年人心率<60 次/分、>50 次/分一般无任何症状,一些训练有素的运动员和体力劳动者,在安静状态下心率在 35～45 次/分也不出现明显症状。少数患者心率在 40～50 次/分可能会出现胸闷、乏力等症状;心率 35～40 次/分将产生显著血流动力学异常,脑供血受到影响,有时会头晕或晕厥。

(四)窦性心动过缓的常见原因

1. 心外因素 迷走神经张力增高(如脑血管病变、脑瘤等颅脑病变引起的颅内压增高)、反射性迷走神经张力增高[如 Valsalva's(用力呼气关闭声门)和 Muller's(呼气后关闭声门再强力吸气)动作,按压颈动脉窦、呕吐、胃扩张、食管憩室、肠梗阻、胆石症,颈部和纵隔肿瘤等]、生理性(体力劳动者、运动员或经常参加体育活动的年轻人)、药物影响(一些降压药、抗心律失常药如洋地黄、β 受体阻滞药以及镇静药和麻醉药)、代谢性疾病(如甲状腺功能减低;脑垂体功能减低、低温状态等)、某些传染病恢复期(如流感、伤寒、麻疹等)、高钾血症、家族性等。

2. 心肌病变 炎症、缺血、中毒性病变,退行性变侵及窦房结,病态窦房结综合征,病理性起搏细胞功能丧失,心肌梗死引起的反射性迷走神经兴奋等。

(五)临床意义

窦性心动过缓患者大多数是神经性的,只有少数是心肌性的,如窦房结功能减退。两者的区别是:神经性窦性心动过缓,活动或应用阿托品等心率很快能>90 次/分;而心肌性窦性心动过缓心率则无显著变化。临床上常见的窦性心动过缓(>40 次/分)多见于正常人,其心血管状态良好,不引起临床症状,就其本身的治疗应针对病因。心率<40 次/分有症状者应给予提高心率的药物,严重者需安装起搏器。

此外,目前通用的窦性心动过缓范围较宽,心率59 次/分为窦性心动过缓、39 次/分也是窦性心动过缓,但两者的临床意义绝不一样。例如在安静状态下心率 50 次/分以上,常见于健康的劳动型人群和运动员,一般不是治疗对象;心率 40～50 次/分者,上述人群中也不罕见,这些患者中有的可能出现胸闷、头晕、乏力等;心率 40 次/分以下者,大多数出现临床症状,需要干预治疗。基于不同的心率出现不同的症状,治疗措施不同。我们建议把心动过缓对象进行分度,即心率在 50～59 次/分者定为轻度窦性心动过缓;心率在 40～49 次/分者定为中度窦性心动过缓;心率<40 次/分者定为显著窦性心动过缓。当然,也不能仅靠心率次数判定心脏功能情况,还应结合临床症状,发病前后心率对比以及动态心电图情况综合判定。

五、窦性心律不齐

窦性心律不齐(sinus arrhythmia)是指窦房结发放激动的频率时快、时慢不均匀,表现在心电图上是P-P 间期不整齐,同一导联差值≥0.16s。引起的原因除窦房结本身原因外,还受心脏自主神经系统的影响。交感神经兴奋时自律性增高,表现为心率增快;迷走神经兴奋时自律性降低,表现为心率减慢。两者对心脏窦房结的调节作用既有对抗又有统一,在对抗和统一中维持窦房结的正常活动。短时间对窦房结自律性调节主要是通过迷走神经来实现的。迷走神经对窦房结自律性的调节作用反映在每一个心动上,而交感神经对窦房结自律性的调节作用比较迟缓,需在 2s 以上才能反映出来。在正常生理情况下,呼吸动作是影响自主神经的主要原因,自主神经反过来又影响窦房结的自律性。例如吸气时迷走神经活性降低,相对交感神经活性增强,窦房结自律性增高,心率增快;相反,呼气时迷走神经活性增强,相对交感神经活性降低,窦房结自律性下降,心率减慢。由此可知在正常生理情况下,窦房结的自律性不会总是匀齐的。

窦房结的自律性因受自主神经影响,不齐现象经常出现,有时差异小,有时差异大。在安静状态下心动周期之间的不齐差值大到某种界限时,才能称为窦性心律不齐。1956 年 Katz 和 Pick 提出心动周期之间(P-P 之间)的差值≥0.16s,称为窦性心律不齐。1960 年 Massie 和 Walsh 提出心电图上同一导联 P-P之间相差>0.12s 者,作为窦性心律不齐的条件。我们认为窦性心律不齐多数是正常生理现象,临床意义不大,为减少某些心理不稳定者对窦性心律不齐诊断的错误理解,主张把 P-P 间期最大差值≥0.16s 作为窦性心律不齐的条件为宜。窦性心律不齐除生理呼吸因素影响外,尚有病理因素的影响。窦性心律不齐从大的方面可分以下三种类型:①呼吸性窦性心律不齐,心率的快慢随呼吸而变化;②非呼吸性窦性心律不齐,即心率快慢与呼吸无关;③室相性窦性心律不齐,此为一种特殊类型的心律不齐。

(一)呼吸性窦性心律不齐

呼吸性窦性心律不齐又称呼吸性相性心律不齐,心率快慢随呼吸而变化,是一种生理性心律失常,又是临床心电图中最常见的一种心律不齐。

1. 发生机制 主要是自主神经对窦房结自律性

支配的张力强弱不匀所致。由于呼吸对肺及血管中的压力感受器产生的压力不同,因而随延髓呼吸中枢传入不同程度的兴奋,反射地影响迷走神经的张力。在呼气时迷走神经亢进,使迷走神经终端产生乙酰胆碱,引起窦房结过度极化,舒张期自动除极化的坡度降低,导致心率减慢;吸气时迷走神经张力降低,使颈动脉窦及主动脉弓的压力感受器受到刺激,反射性引起交感神经兴奋,释放儿茶酚胺类物质,使心率加快。如病人有意识地做深呼吸动作心律不齐则更显著。凡能增加心率的方法,如运动、药物等可使心率变为匀齐。此种呼吸性窦性心律不齐是健康的标志之一。多见于心脏正常的育龄儿童和幼儿以及青少年,亦见于急性传染病的恢复期,是一种生理性变化。随着年龄的增长,这种呼吸性窦性心律不齐减轻或消失,无需治疗。

2. 心电图表现(图7-4,图7-5)

(1)符合窦性心律的条件,即 $P_{I、II、V5}$ 直立,P_{aVR} 倒置。

(2)P-P 间期之间的差值≥0.16s(或>0.12s)。

(3)心率变化与呼吸周期有关,吸气时心率加快,呼气时心率减慢,每3~4个心动为一个周期,P-P 间期逐搏缩短而后又逐搏延长,周而复始。个别病例心率的慢相和快相对比,P-P 间期差值接近2倍,酷似窦性暂停或窦房阻滞,但在闭气或活动后两者之差值明显减少或消失。

(4)呼吸性窦性心律不齐的另一个特点是,短 P-P 间期各不相等,长 P-P 间期也各不相等。若做深呼吸动作窦性心律不齐加重,停止呼吸窦性心律不齐消失。

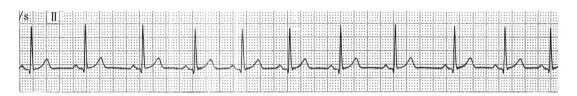

图 7-4　呼吸性窦性心律不齐

本图记录的长条 II 导联显示 P-P 间期长短呈周期性变化,长 P-P 间期与短 P-P 间期相差>0.16s,符合呼吸性窦性心律不齐的心电图表现

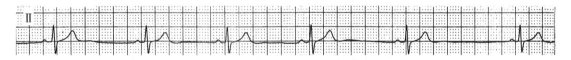

图 7-5　窦性心动过缓并不齐

本图描记的长条 II 导联显示为窦性心律,P 波顺序发生,P 波后均继有室上性 QRS 波,心律缓慢不齐,P-P 间期有渐长-渐短-渐长倾向,长 P-P 间期与短 P-P 间期相差>0.16s,应属于呼吸性窦性心律不齐

(二)病理性呼吸性窦性心律不齐

此种不齐见于濒危患者的潮式呼吸,当呼吸幅度增大时心率变慢;呼吸幅度减少时,心率变快。出现此种呼吸性窦性心律不齐后果严重。

(三)非呼吸性窦性心律不齐

非呼吸性窦性心律不齐又称与呼吸无关的窦性心律不齐。此种与呼吸周期无关的 P-P 间期长短变化,往往是在心率较快的情况下突然变慢,或由慢突然变快,快、慢不能预料,闭气后心律不齐仍然存在。每次 P-P 间期缩短与延长交替出现的周期,比呼吸性窦性心律不齐长。偶可见于健康人,多见于有心脏疾病的患者和老年人,常提示窦房结及其周围有器质性

损害。

(四)精神性窦性心律不齐

患者首次接受心电图检查不免紧张,开始记录心电图时心率偏快,当精神紧张状态逐渐解除心率渐慢,起始和结束前 P-P 间期差值>0.16s(或 0.12s)。有时出现相反情况,开始几个心搏心率偏慢,以后心搏心率加快,前后心电图的 P-P 间期出现差异。这种心律不齐多见于自主神经过敏的患者,无临床意义。

(五)神经性窦性心律不齐

指压迫眼球或颈动脉窦等治疗阵发性室上性心动过速时,引起的反射性窦性心律不齐,心电图上往往表现为 P-P 间期由长渐短而后趋向稳定的"预热"

现象,本身属于生理现象。

(六)早搏后窦房结超速抑制性窦性心律不齐

这种窦性心律不齐是一种窦房结受抑制解除后的节律重整现象,属于继发性窦性心律不齐。由于室上性早搏或室上性心动过速以及超速抑制试验,使窦房结受到暂时的抑制或窦房阻滞。当抑制解除后窦房结有一个"苏醒"或节律重整过程。心电图表现最初几个窦性 P-P 间期延长,而后窦房结的自律性恢复到稳定的固有窦性周期,这种现象是窦房结恢复自律性过程的起步现象,属于正常的生理反应。

(七)窦房结内游走性窦性心律不齐

此种心律不齐与迷走神经对窦房结抑制的强弱变化有关。窦房结生理上存在头部自律性高,中部次之,尾部最低。由于迷走神经纤维在窦房结头部分布最多,而尾部分布相对较少。当迷走神经张力增高时,窦房结头部受抑制重,受抑制相对较轻的窦房结尾部便发出自律性,故频率较慢;迷走神经张力降低时窦房结头部恢复自律性,故频率较快。这种心律快慢的波动与呼吸周期无明确相关。这是因为迷走神经变化引起的起搏点移动所致窦性心律不齐,多属于生理现象,见于正常人,也可见于服用洋地黄等药物影响。

(八)游走性心律不齐

游走性心律不齐是指室上性节律点从窦房结至房室连接区之间的游走,即起搏点离开窦房结而移到房室结区,然后又逐渐回到窦房结,这种情况多见于窦房结受到暂时性抑制。最常见的是呼吸周期引起迷走神经张力发生变化。当迷走神经张力增高时起搏点可移至窦房结尾部,然后移至房室结区,随着迷走神经张力降低(吸气),起搏点又回到窦房结。心电图表现为心率快时,P 波振幅高、P-R 间期长;心率慢时,P 波低或倒置,P-R 间期短。

此种游走性心律不齐多见于青少年,除呼吸原因影响外,尚见于各种拟迷走神经药物、早搏后、窦房阻滞等。活动后此种不齐可消失。

(九)室相性窦性心律不齐

室相性窦性心律不齐属于继发性窦性心律不齐,又称室因性窦性心律不齐。根据夹有 QRS 波的 P-P 间期与不夹 QRS 波的 P-P 间期出现的差值变化分为 A 型和 B 型。

A 型:为常见型,属于正变时效应,即加速(accelerated)型。在二度或以上的房室传导阻滞中,心电图表现为含有 QRS 波(R)的 P-P 间期比不含 QRS 波(R)的 P-P 间期短,其差值>0.02s(图 7-6)。

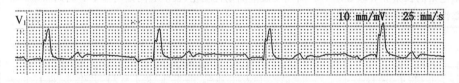

图 7-6 室相性窦性心律不齐

本图 V₁ 导联示:窦性心律、2:1房室传导阻滞、完全性右束支传导阻滞,夹有 QRS 波的 P-P 间期略小于不夹有 QRS 波的 P-P 间期,为室相性窦性心律不齐

B 型:为罕见型,又称变异型,属于负变时效应,即延迟(retarded)型。在二度或以上的房室传导阻滞中,心电图表现为含有 QRS 波(R)的 P-P 间期比不含 QRS 波(R)的 P-P 间期长,其差值≥0.02s。

上述 A、B 两型心律不齐不是自发的,而是心室活动影响了窦房结的自律性引起的不齐,多出现二度或以上的房室传导阻滞的病例,也见于室性早搏、交接性早搏伴逆向阻滞以及交接性心律、室性并行心律和心室起搏器节律的心电图中。

1. 发生机制 室相性窦性心律不齐发生机制目前尚未完全阐明,多数学者认为 A 型室相性窦性心律不齐是由于以下原因引发:①心室机械收缩改善了窦房结的血供,触发窦房结的自律性增高,使夹有 QRS 波(R)的 P-P 间期短;②心室机械收缩牵动了心房,对窦房结也是一种机械刺激,促进窦房结提前发放激动;③通过 Bainbridge reflex(班布里奇反射)抑制迷走神经,"躯体大静脉或右心房压力升高,心搏加快"。如室性早搏时心房压力增大,发生压力反射导致迷走神经张力下降,使窦性自律性加快。

关于 B 型室相性窦性心律不齐,Rosenbaum 等证明在心动周期的后半期(second half)出现的 QRS 波,可使窦性 P 波延迟出现,这种现象可能是由于脉波刺激了动脉压力感受器,引起迷走神经反射使窦性频率减慢。另一种意见认为,心室收缩过早(距前面的 P 波近)时心房收缩尚未结束,房室瓣就关闭,则房内压会意外地升高。这对心房肌和窦房结是一个反常刺激,可使窦性激动延迟发放。

Tanabe 等认为心室收缩引起的主动脉弓反射理

论可以解释 A、B 两型室相性窦性心律不齐,这种理论认为心室收缩后的第一个窦性激动的提前或延迟出现,依赖于心室收缩与前一个窦性 P 波的距离,即心室收缩距前一个 P 波近,主动脉压力增高反射性地使窦房结自律性减慢,表现为夹有 QRS 波(R)的 P-P 间期比不含 QRS 波(R)的 P-P 间期长,即 P-R-P>P-P。相反,心室收缩太晚紧靠其后的 P 波时,主动脉压力增高只能反射性地使下一个窦性激动周期变长,表现为夹有 QRS 波(R)的 P-P 间期比不含 QRS 波(R)的 P-P 间期短,即 P-R-P<P-P。还有学者认为室相性窦性心律不齐,与窦房结动脉时相性物理因素有关。窦房结动脉从窦房结穿过,窦房结动脉的扩张与收缩可改变窦房结的自律性,即窦房结动脉收缩时引起窦性频率加速,扩张时引起窦性频率减慢。

2. 临床意义 室相性窦性心律不齐是二度以上房室传导阻滞和其他心律失常的一种继发改变,本身无临床意义。

六、窦性早搏

窦性早搏(sinus premature beat)是指窦房结突然提前发放 1~2 个窦性激动,引起一个 P-QRS-T 综合波,其 P 波形态、振幅、时间与同导联的窦性节律的 P 波完全相同,不能用其他原因解释者,便称为窦性早搏。最早报道窦性早搏的系 Geiger 及 Goemer(1945 年),此后 Langendrof(1946 年)、Dorkin(1962 年)相继报道。

(一)发生机制

窦性早搏多为偶发,也有频发,亦可呈二联律、三联律等。常见的发生机制有:

1. 自律性增高:当窦房结内某一细胞族群自律性突然增高,"引领"窦房结提前发生激动,代替窦房结的一次常规激动。

2. 折返激动:当窦房结常规发放激动向心房传导时,激动传至窦房交接区时又经另一条径路折回窦房结引起一次再激动。这种现象连续发生可形成折返性窦性心动过速。

3. 窦房结内有 2 个自律性不同的起搏点,交替地发放激动形成二联律。

(二)心电图表现

1. 提前出现的 P 波,其形态、振幅、时限与同导联窦性 P 波完全相同。

2. 提前出现的 P 波与其前窦性 P 波的联律间期固定,其后继有室上性 QRS 波。

3. 早搏后的代偿间期恰等于一个正常的窦性 P-P 间期,即等周期代偿间期。

上述 3 条标准中第 1 条是诊断窦性早搏的基本条件,第 2、3 条是辅助诊断条件。第 2 条中窦性早搏的联律间期绝大多数是固定的,在窦性节律不齐或窦房传导延迟时可能会出现差异,但最大差异<0.08s;第 3 条中的等周期代偿是否等同一个正常的窦性 P-P 间期要看窦性节律是否规整,窦性节律整齐者等周期代偿间期应等于一个窦性 P-P 间期;若不齐者,等周期代偿或等于窦性节律中的某个快相 P-P 间期或者某个慢相 P-P 间期,如既不等于快相也不等于慢相 P-P 间期,可不作为窦性早搏而作为窦性节律不齐看待(图 7-7,图 7-8)。

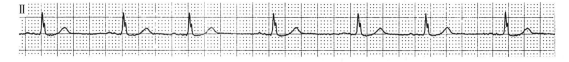

图 7-7 窦性早搏

本图描记的长条 Ⅱ 导联显示:窦性心律,P 波直立低平,P 波后均继有室上性 QRS 波,第 3 个、第 6 个心搏提前出现,P-QRS-T 综合波与窦性心搏完全相同,其后的代偿间歇等于基本窦性心搏的 P-P 间期,即等周期代偿,符合窦性早搏心电图表现。另外,P 波双峰,时限≥0.12s,峰间距≥0.04s,提示左心房肥大

(三)临床意义

窦性早搏被心电图工作者和临床医生认可,从而结束了早搏都是异位起搏点所引起的概念。实际上窦性早搏就是窦性心律不齐的另一种表现形式,或为一种变异性窦性心律不齐。它并不比房性早搏具有更多的临床意义,只是丰富了心电图内容,拓宽了分析心电图的视野。

(四)鉴别诊断

1. 与窦性心律不齐鉴别 窦性心律不齐多与呼吸周期有关,P-P 间期有渐快到渐慢的特点,窦性早搏是突然出现而形成一个"短-长序列",长 P-P 间期恰等于一个正常的窦性 P-P 间期。

2. 与房性早搏鉴别 房性早搏发生在窦房交接区或窦房结附近,其 P' 波类似窦性 P 波,但房性早搏

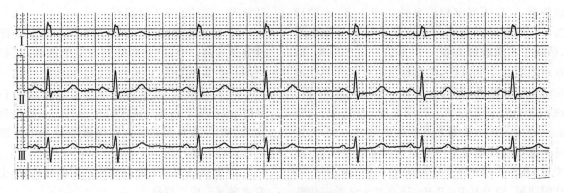

图7-8 窦性早搏二联律

患者女性,74岁,临床诊断:冠心病、心律不齐。心电图表现为P-QRS-T综合波成对出现,偶联间期
0.80s,代偿间歇1.00~1.04s,平均心率为65次/分。从P波形状来看长短周期出现的P波完全一样,QRS
波和T波形态也完全相似,因此认为本图是一例少见的窦性早搏二联律,其临床意义同房性早搏二联律

常出现窦房结内干扰,代偿间期略长于一个窦性间期(P'-P间期>P-P间期),代偿间歇不完全(P$_{前}$-P'-P$_{后}$<2倍P-P间期)。

3. 与窦房阻滞相鉴别 窦性节律出现有规律的不齐,形成二联律、3:2窦房阻滞。若早搏后的长P-P间期等于两个短P-P间期(长P-P间期=2个短P-P间期),为3:2窦房阻滞;若长P-P间期短于两个P-P间期(长P-P间期<2个短P-P间期),为3:2窦房阻滞文氏现象。若长P-P间期与未出现不齐时的窦性P-P间期相同,为窦性早搏二联律,而不是3:2窦房阻滞文氏现象。

七、窦性暂停

窦性暂停(sinus standstill)又称窦性停搏、窦性停止,是指窦房结内因性或外因性暂时地或长时间地丧失起搏功能而停止搏动。根据窦性暂停的时间可分暂时性或持久性停搏。暂时性停搏是指某一时间段内窦房结的自律性降低不能按时间发出激动。出现一个无窦性活动的较长P-P间期,一般不超过1min,持久性停搏是指窦房结丧失了自律性不再发放激动,窦性P波在心电图上消失,只存留房室交接性或室性自主节律。

(一)窦性暂停的分类

窦性暂停分为原发性和继发性两类,单纯继发性窦性暂停常见于阵发性室上性心动过速、按压颈动脉窦、气管插管、咽喉刺激反射等对窦房结的抑制后,属于继发性窦性暂停,是生理现象,停搏时间一般<2.0s。原发性窦性暂停,即在阵发性室上性心动过速后出现长达2.0s以上的间期,这样的病例可能在未发生阵发性室上性心动过速之前,就存在显著的窦性

心动过缓或窦性暂停,提示窦房结本身存在病变,是诊断病态窦房结综合征的一项重要指标。此外,急性心肌梗死、心肌炎、心肌病等引起的窦房结损害而导致的窦性暂停,也属于原发性窦性暂停,治疗效果往往不甚满意。

(二)心电图表现

1. 规则的窦性心律突然出现一个显著延长的P-P间期,这个长P-P间期不是正常窦性P-P间期的整倍数(图7-9)。

2. 一个无P波的长P-P间期内可出现1~2个继发性交接性或室性逸搏。

3. 单导联记录仪的12导联心电图中出现<4次的窦性停搏可诊断为偶发性,≥4次可诊断为频发性窦性暂停。

4. 一幅心电图上无窦性P波,仅有交接性或室性逸搏心律,且能除外逆行P波对窦房结的干扰或抑制,属于持久性窦性停搏。逸搏心率<40次/分,或逸搏周期>3s可能会出现晕厥。

有学者把窦性暂停按时间分为轻、中、重三度:轻度为1.5~1.9s;中度为2.0~3.0s;重度为>3.0s。

(三)临床意义

窦性暂停多由病理原因所致,但也可见于迷走神经张力增高或颈动脉窦过敏的患者,此类患者通过活动或使用拟交感神经的药物窦性暂停可消失。吞咽、刺激咽喉、气管插管以及压迫颈动脉窦等均可诱发窦性暂停。消除诱因,窦性暂停可消失。此外,见于药物的毒副作用,高血钾、冠心病、心肌炎、心肌病以及病态窦房结综合征。一般窦性暂停伴有逸搏或逸搏心律出现,没有多大临床意义。如果窦性暂停不能及时出现逸搏心律,或逸搏周期>2.0s有临床意义,过

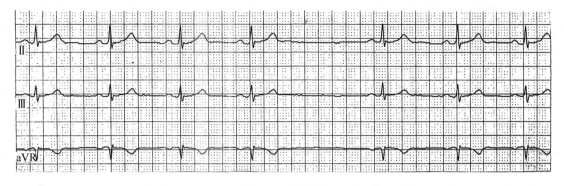

图 7-9　窦性暂停

患者男性,68 岁,临床诊断:糖尿病。心电图示:窦性心律(心率平均 54 次/分)。因中部有一个无 P 波
和 QRS 波的长 P-P 间期,此长 P-P 间期不是其后任何一个正常 P-P 间期的整倍数,故考虑为窦性暂停

长的停搏会导致晕厥甚至死亡,药物治疗无效时可安装心脏起搏器。

(四)鉴别诊断

1. 与窦性心律不齐的鉴别　短暂的窦性暂停,实际上是一种显著的窦性心律不齐,两者无绝对明确的界限。例如窦性心律不齐的慢相 P-P 间期显著长于快相的 P-P 间期,类似窦性暂停。但窦性心律不齐的慢相 P-P 间期和快相 P-P 间期长短不一,P-P 间期有渐快渐慢的过渡变化;而窦性暂停是突然变化。有学者提出长 P-P 间期比短 P-P 间期长 1/2 以上作为窦性暂停。如两者难以区别时,只要长 P-P 间期<1.5s 可作为显著窦性心律不齐,≥1.5s 可作为窦性暂停。

2. 与窦房阻滞鉴别　二度 I 型窦房传导阻滞表现为 P-P 间期有"由长渐短-突长"的特点,而窦性暂停是在规律的心动周期中突然出现一个长 P-P 间期,长 P-P 间期也不是短 P-P 间期的整倍数关系。

3. 与三度窦房传导阻滞的鉴别　两者均表现为 P 波消失,仅存留缓慢的逸搏心律,此种情况需与过去心电图对比。原有过频发窦性暂停,可考虑为持久性窦性暂停;原有过不完全性窦房阻滞,可考虑三度窦房传导阻滞。如果无从参考过去心电图,可诊断为心房停搏。

八、窦性回声

窦性回声(sinus echo)是窦房之间的一种折返现象,指房性异位激动传回窦房结,激动在窦房结内或窦房交接区折返又产生一个激动,也称窦性回波。Hoffman 和 Granefield 等认为窦房交接区和房室交接区一样,存在功能性分离,这种功能性分离成为产生窦性回声的原因。产生窦性回声的条件是必须有

适时的房内异位激动,通过已能应激的窦房交接区进入窦房结内,激动在窦房结内折返,又从窦房交接区的另一条径路传回心房产生一个窦性 P 波。窦性回声的折返途径是:房内异位激动→窦房交接区→窦房结→窦房交接区→心房。

心电图表现如下:

1. 房性早搏或低位早搏激动产生室房传导夺获心房形成 P'波。

2. 两个正常的窦性心搏中间夹有这个异位 P'波,形成 P-QRS-P'-QRS-P-QRS 序列或 P-QRS-P'-QRS-P 序列,类似插入性房性早搏。

3. 夹有异位 P'波的 P-P 间期,即 P-P'-P 间期<P-P 间期,此为窦性回声的基本特征。若等于一个基本窦性间期,与插入性房性早搏无法区别。

4. 异位 P'波后的第一个窦性 P 波(窦性回声波)形态与窦性 P 波相同,如窦性回声的出口与其前的窦性激动出口距离稍远者,P 波形态可略有差异,易被误认为二连发房性早搏或房性早搏伴房内差异传导。

5. 窦性回声激动如果在窦房交接区形成环行折返,就形成了窦房折返性心动过速。

九、窦房折返性心动过速

窦房结折返性心动过速这一概念最早由 Barker(1943 年)提出,而后在狗和兔的实验中也能诱发出窦房结折返,近年来随着心脏电生理研究的不断深入,在人体中均清楚地显示折返部位可能在窦房结。但也有学者根据波长(传导速度和不应期乘积)的研究,对折返只限于窦房结内的结论提出质疑。认为所谓的窦房结折返性心动过速最可能是窦房结和(或)周围组织提供了慢传导条件而形成的折返,故称之为窦房折返性心动过速(sinoatrial reentrant tachycardia,

SART）。在折返性心动过速中比较罕见，占折返性心动过速的 4%～5%。

（一）心电图诊断条件

1. 由窦性早搏或房性早搏诱发或终止，心动过速发作时的 P 波与窦性 P 波相同，因为折返激动的出口与窦性激动的出口相同，心房除极的顺序完全一样。

2. 发作时心率通常为 100～160 次/分，平均 130 次/分。PR 间期＜RP 间期，PR 间期≥0.12s。发作时心动过速与正常窦性频率之间呈跳跃性转变。

3. 多呈反复发作，即突然发生突然终止，每次发作仅持续 10～20 个心搏，在间歇中间常插入数个窦性心搏。

4. 心动过速时 P-P 间期规整，但有些病例先出现 P-P 间期逐搏延长而后恢复窦性心律，提示折返环中存在文氏现象。

5. 按摩颈动脉窦或其他刺激迷走神经的方法可使折返终止，应用 β 受体阻滞药或钙拮抗药例如普萘洛尔、维拉帕米也能终止发作。

6. 典型的窦房折返性心动过速终止时，心动过速的最后一个 P 波与其后第一个窦性 P 波的间距等于一个基本窦性周期，即等周期代偿。

（二）发生机制

窦房交接区也可像房室结一样发生功能性分离，窦房之间的折返是形成心动过速的原因。窦房折返性心动过速的折返环包括窦房结、窦房交接区和高位心房。由于窦房结及周围组织属于慢反应纤维，激动传导慢、有递减传导特性，加之窦房结内 P 细胞之间不应期存在功能性差异，或者心房内病变波及窦房结及其周围组织，使局部的传导性不均匀，可能是形成窦房折返性心动过速的基础。在正常的窦性心律中，进行适时的心房刺激或房性早搏，激动如受阻于窦房结的一端，激动便通过已能应激的另一端进入窦房结，然后激动缓慢地传入原先窦房结受阻的一端，此时窦房结受阻的一端脱离不应期，激动便沿着脱离不应期的窦房结细胞传导，当激动从窦房结原先受阻的一端传出时，心房肌亦已脱离不应期出现再激动，完成一次窦房交接区折返，折返激动通过窦房交接区再进入窦房结，依此形式不断地连续折返 3 次以上，便形成窦房折返性心动过速。

（三）临床意义

窦房折返性心动过速可见于任何年龄，有报道多见于男性和老年人，好发年龄在 42～56 岁。多见于器质性患者，常见的有冠心病、心肌病、风湿病，尤多见于病态窦房结综合征患者。窦房折返性心动过速与窦房结自律性增高心动过速的鉴别是，前者刺激迷走神经可终止发作，后者刺激迷走神经只能使心率减慢不能使心动过速终止。

（四）治疗

首先针对基础疾病进行治疗，发生心动过速时心率不太快且无明显自觉症状者，无需特殊处理。①药物治疗：首选 β 受体阻滞药或维拉帕米、地尔硫䓬。②导管射频消融：但远期效果尚须进一步观察。

第 8 章

早　搏

早搏是过早搏动的简称,也称为期前收缩(extrasystole)是一种比正常心动周期(主要是窦性心动周期)提前出现的搏动。若早搏是插入在两个窦性心搏之间,无代偿间期,称为插入性早搏(interpolated premature beat)或间位性早搏,又称为期外收缩或额外收缩。

早搏是一种常见的心律失常,人的一生中自觉或不自觉地都会感觉到出现早搏,只不过是出现的次数多少不一,感受不同而已。多数人出现的早搏是良性的,即功能性的,仅约有 10% 的人出现的早搏由器质性心脏病所引起。

根据早搏在心脏中发生的部位不同,通常分为房性早搏、室性早搏、房室交接性早搏三种,还有少见的窦性早搏、窦房交接区性早搏、房室旁道性早搏。房性早搏和室性早搏常见。

第一节　有关早搏的基本概念

一、联律间期

(一)定义

联律间期(coupling interval)也称"早搏前间期"、"偶联间期"、"配对间期"或"配对时间",是指早搏与其前主导心搏的时距。

(二)联律间期的测量

联律间期的测量需根据早搏起源于心脏不同部位而定。

1. 窦性早搏的联律间期为窦性早搏的 P 波与其前窦性 P 波的时距。

2. 房性早搏的联律间期为房性 P′波与其前窦性 P 波的时距(PP′)。

3. 室性早搏的联律间期为早搏的 QRS 与其前 QRS 的时距。

4. 交接性早搏的联律间期以其 QRS 与其前 QRS 时距来表示,若交接性早搏只有逆行 P⁻波而无 QRS 波群,则以 P⁻与其前窦性 P 波的间距 PP⁻来表示。

1955 年 Langendorf 建议,当联律间期的变动范围不超过 0.08s 时,即可称为联律间期恒定。

(三)影响因素

1. 心肌的不应期　由于在有效不应期内早搏的兴奋是不会侵入心肌的,故联律间期必然长于心肌的有效不应期。

2. 基础心律的心动周期　联律间期不会超过窦性心动周期。早搏联律间期的长短及其变动范围用于衡量早搏的提前程度,其与早搏异位起搏点的多少、起搏点自律性强度、早搏是否引起基本心律的节律重整、代偿间期的变化以及折返途径、折返速度等有关。

3. 其他　通常情况下,若早搏起源点相同,在同一导联中早搏的形态基本相同(有时因差传略有不同),其联律间期相等;若早搏起源点不同,在同一导联早搏的形态不同,其联律间期亦多不相等。

二、代偿间期

(一)定义

代偿间期(compensatory period)也称"早搏后间期"或"回转周期"。是指从提前的激动(大多为早搏,也包括窦性夺获、反复心搏、短阵心动过速和 S₂刺激)到恢复基本心律的心搏间的一段较长的间期。从表面看,似乎是对较短联律间期的代偿,故称代偿间期。

(二)代偿间期的测量方法

从早搏的起点测至早搏后第一个基本心律心搏的起点。

（三）影响因素

1. 早搏是否产生真正的代偿间期，或是呈插入性。

2. 基本节律是否发生节律重整。

三、代偿间歇

代偿间歇（compensatory pause）与代偿间期并非是同一概念。

（一）定义

代偿间歇是指联律间期（早搏前间期）与代偿间期（早搏后间期）之和，也就是中间夹有早搏的两个基本心搏的时距（图8-1）。

代偿间歇＝联律间期＋代偿间期

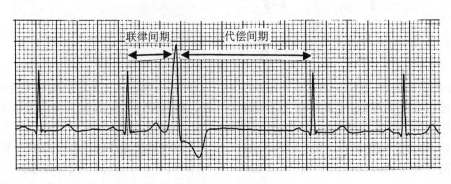

图8-1 代偿间歇

（二）代偿间歇的测量

要判断代偿间歇是否完全，必须用代偿间歇（联律间期与代偿间期之和）与两个基本心动周期之和相比较。

但应注意，测量早搏前的两个连续的基本周期比早搏后两个连续的基本周期为好；因后者可受早搏的影响，发生快慢变化（窦性心律振荡现象）。若早搏前没有两个连续的基本心动周期，可取一个基本心动周期乘以2。

（三）代偿间歇的类型

1. **无代偿间歇** 是指早搏插于一个基本心律的心动周期中，即夹有早搏的两个基本心搏与不夹有早搏的基本周期相等。常见于各种插入性早搏。

2. **等周期代偿间歇** 是指早搏后代偿间期与基本心律周期相等。呈现等周期代偿间歇的早搏起搏点必与基本心律的起搏点紧相邻。见于窦性心律伴窦性早搏、交接性逸搏心律伴交接性早搏及室性逸搏心律伴室性早搏。

3. **次等周期代偿间歇** 是指夹有插入性早搏的两个心搏之间的时距，比不夹有早搏的两个基本心搏之间的时距略长，但代偿间期比一个基本心动周期短得多。它是介于等周期代偿间歇与无代偿间歇之间，常见于插入性早搏。

4. **不完全代偿间歇** 是指代偿间期比基本心动周期长，而联律间期和代偿间期之和小于两个基本心动周期。它是基本心律在早搏的影响下发生节律重整的标志，常见于房性早搏。

5. **完全性代偿间歇** 是指联律间期与代偿间期之和恰好等于基本心动周期的2倍。它反映了基本心律不受早搏的影响而没有发生节律重整，但由于早搏的影响而减少下传心室一次，完全性代偿间歇多见于室性早搏。

基本心律不受早搏的影响，原因主要有：

（1）由于早搏起搏点与基本心律起搏点相距较远，造成早搏激动侵入基本激动的机会较少。

（2）早搏激动与基本心律的激动可在窦房连接区、心房内、交接区或心室内发生干扰，致使早搏激动无法侵入基本心律的起搏点。

（3）存在各种完全性传导阻滞，如局限性完全性房内阻滞等。

（4）基本心律起搏点周围具有传入阻滞。

6. **超完全代偿间歇** 是指联律间期与代偿间期之和大于基本心律的两个心动周期，但代偿间期短于两个基本心律的心动周期。常见于早搏或异位快速性心律失常后直接引起的或反射性的窦性抑制、节律重整后窦性心律不齐的慢相、发生在窦性心律不齐基础上的完全性代偿间歇。

7. **延期的代偿间歇** 是指插入性室性早搏后，窦性P-R间期延长，出现QRS波后移现象。由于早搏后窦性激动下传，遇到早搏隐匿性传导的不完全干扰，使早搏后代偿间期＞一个窦性心动周期。

8. **类代偿间歇** 是指当心房颤动伴室性早搏

时,虽然 RR 间隔长短不一,但在室性早搏后仍可见到一较长的代偿间期。类代偿间歇的产生原理是室性早搏激动隐匿逆传至交接区与一系列快速的 f 波发生绝对干扰的结果。未下传的 f 波数目愈多,类代偿间歇愈长。

(四)代偿间歇完全与否的判定

代偿间期是代偿间歇的一个组成部分。代偿间歇完全与否取决于代偿间期的长短,而代偿间期的长短又取决于窦房结是否发生了节律重整。

1. 如果早搏传至窦房结使其提前激动,窦性周期重建,虽然窦性激动仍按固有频率发生,但下一次窦性激动必定提前出现,这样包含早搏的 P-P 间期短于两个窦性周期之和,则为不完全代偿间歇。

2. 如果早搏未能传至窦房结,窦性周期未发生重建,窦性激动仍规律出现,包含早搏的 P-P 间期等于 2 倍窦性周期之和,则为完全性代偿间歇。

3. 当窦性心律不齐时,窦房结发出的激动显著不匀齐,以致心率时快时慢,故会使代偿间期延长或缩短,影响对代偿间歇完全与否的判断。

4. 任何一个起搏点的过早除极(节律重整)都会暂时抑制这个起搏点的自律性,其结果将使它原有的心率变慢,并使其周期延长。早搏出现的程度越早所产生的抑制程度也越大,而这种抑制作用会影响到代偿间歇的长短。因此仅代偿间歇的完全与否,不能用来区别房性早搏或室性早搏。

(五)影响代偿间歇长短的因素

1. 早搏在基本心律周期中的出现时间。

2. 该激动是否到达主要起搏点及其周围组织并使之提前除极。

这两个因素的相互作用,决定了:①早搏是否产生真正的代偿间歇,或是呈插入性;②基本节律是否发生重整;③是否可发生激动折返。

第二节 房 性 早 搏

房性早搏(atrial premature beat,APB)在心电图中尤其是动态心电图中较常见的,特别是老年人群中更为常见。日本的一项研究表明,年龄 14~87 岁的 164 例研究对象的 96.9% 有房性早搏,且随年龄增长相应增加。成对房性早搏或短阵房性心动过速的发生率在低于 60 岁人群中为 21.4%,在高于 60 岁人群中为 74.2%。

一、房性早搏的心电图特征与诊断

房性早搏在心电图中以提前出现的房性 P′波为标志,有以下特征。

1. 提前出现房性 P′波　P′波形态(包括方向、振幅和时间)与同导联上的窦性 P 波不同。由于 P 波本身振幅小,提早的 P′波与窦性 P 波方向(极性)相同时应仔细观察,一个导联不易鉴别时,应观察其他同步导联。有时 P′波可与 T 波或 U 波重叠,使 T 波或 U 波形成切迹、振幅增高、减低、双向或倒置加深等。P′波若出现过早,往往会落在心室的有效不应期,即 P′波后无后继的 QRS-T 波群,则诊断为房性早搏未下传心室。

2. P′R 间期≥0.12s　由于心房激动下传心室要经过房室结的延迟作用,故房性早搏的 P′R 间期≥0.12s(合并 WPW 综合征时 P′R 间期<0.12s)。P′R 间期长短与其前 RP′间期长短有关,即 RP′间期愈短,PR′间期愈长;反之,RP′间期愈长,P′R 间期愈短。P′R 间期的长短还与房性早搏起源的部位有关,比如起源于房间隔处的房性早搏,左、右心房同时除极,P′波变窄,相应 P′R 间期也会变短。

3. 下传的 QRS 波群多正常　房性早搏下传的 QRS 波形态一般与窦性激动下传的 QRS 波形态相同,有时也可形成时相性室内差异传导,多数呈右束支阻滞型,少数呈左束支阻滞型。

4. 代偿间歇多不完全　多数房性早搏伴有不完全性代偿间歇,系房性早搏侵入了窦房结,使窦房结节律重整。少数可出现完全性代偿间歇,此为房性早搏未侵入窦房结的表现。

二、房性早搏常见类型

1. 单源性房性早搏　同一导联中,房性早搏 P′形态相同。

2. 多源性房性早搏　同一导联中,房性早搏 P′波形态不同。

3. 成对房性早搏(房性早搏连发两次)　连续出现两次房性早搏。

三、房性早搏的定位诊断

根据同步 12 导联中房性早搏 P′波的形态,判定房性早搏的起源部位(图 8-2~图 8-9)。

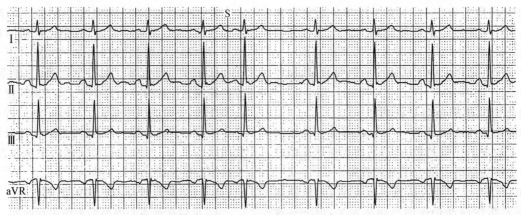

图 8-2　偶发房性早搏

　　本图显示窦性心律,第 5 个心搏系提前发生,其前有异于窦性的 P′波,P′R 间期＞0.12s,P′后继有与窦性心搏相同的 QRS 波,代偿间歇不完全,为房性早搏。因 P′波方向与窦性 P 波方向一致,故提示房性异位激动点在右心房上部

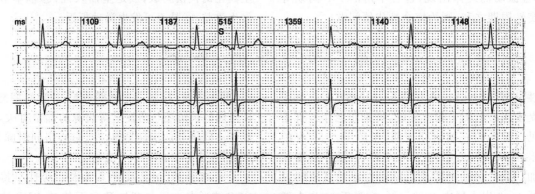

图 8-3　偶发房性早搏伴室内差异传导

　　本图记录的肢导联为窦性心动过缓(心率 53 次/分),第 4 个心搏系提前发生,P′波形态异于窦性 P 波(P′_I直立,P′_{II、III}倒置),P′R 间期＞0.12s,其后继有与窦性心搏基本相同的 QRS 波,代偿间歇不完全,提示房性异位激动点在右心房下部

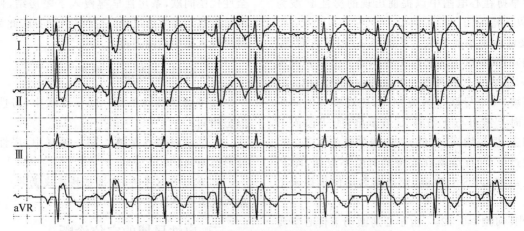

图 8-4　完全性右束支传导阻滞偶发房性早搏

　　本图记录的肢导联为窦性心律伴完全性右束支阻滞,第 5 个心搏提前出现,其前 P′波异于窦性(P′_{I、II、III}倒置,P′_{aVR}直立),P′R 间期＞0.12s,P′后继有与窦性心搏相同的 QRS 波,代偿间歇完全,提示房性早搏起源于左心房下部。另外,本图中 QRS 波终末部增宽,为完全性右束支传导阻滞所致

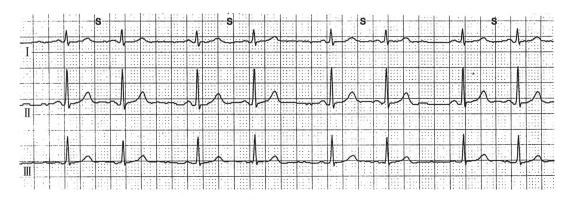

图 8-5　房性早搏二联律

　　本图记录的Ⅰ、Ⅱ、Ⅲ导联示窦性心律，心电图上突出表现为每个窦性心搏后跟随一个提前出现的心搏，形成二联律，提前出现的心搏其前 P'波异于窦性心搏的 P 波，其后继有与窦性心搏相同的 QRS 波，P'R间期＞0.12s，P'$_{Ⅰ,Ⅱ,Ⅲ}$直立，应属于右心房上部早搏

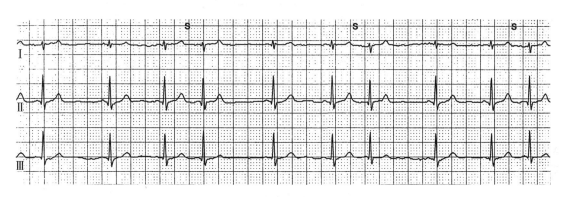

图 8-6　频发房性早搏呈三联律

　　本图同步记录的Ⅰ、Ⅱ、Ⅲ导联示窦性心律，其特征性改变是每 2 个窦性心搏后出现 1 个提前的与窦性心搏相同的 QRS 波，其前 P'波异于正常窦性 P 波，P'R间期＞0.12s，代偿间歇不完全，符合房性早搏三联律

（一）基本定位原则

　　1. 根据Ⅰ导联中房性早搏 P'波直立或倒置，判断早搏起源于左心房或右心房，P'$_Ⅰ$直立，早搏起源于右心房，P'$_Ⅰ$倒置，早搏起源于左心房。

　　2. 根据Ⅱ、Ⅲ、aVF 导联中房性早搏 P'波直立或倒置，判定早搏起源于心房上部或下部。P'$_{Ⅱ,Ⅲ,aVF}$直立，早搏起源于心房上部；P'$_{Ⅱ,Ⅲ,aVF}$倒置，早搏起源于心房下部。

　　3. 根据 V$_1$ 导联 P'波方向判定早搏起源于心房前部或后部。P'$_{V1}$直立，早搏起源于心房后部，P$_{V1}$倒置，早搏起源于心房前部。

　　本定位原则还适用于房性心律、房性心动过速等房性心律失常。

（二）具体定位

　　1. **右心房上部早搏**　房性早搏 P'波方向与窦性 P 波方向一致。Ⅰ、Ⅱ、aVF、V$_4$～V$_6$ 导联 P'波直立，aVR 导联 P'波倒置。

　　2. **右心房下部早搏**　Ⅰ、V$_4$～V$_6$ 导联 P'波直立，Ⅱ、Ⅲ、aVF 导联 P'波倒置。

　　3. **左心房前上部早搏**　Ⅰ、V$_1$～V$_6$ 导联 P'波倒置，Ⅱ、Ⅲ、aVF 导联 P'波直立。

　　4. **左心房前下部早搏**　Ⅰ、V$_1$～V$_6$ 及Ⅱ、Ⅲ、aVF 导联 P'波倒置。

　　5. **左心房后上部早搏**　Ⅰ、V$_4$～V$_6$ 导联 P'波倒置，Ⅱ、Ⅲ、aVF 导联 P'波直立，V$_1$ 导联 P'波呈圆顶尖角型。

　　6. **左心房后下部早搏**　Ⅰ、V$_4$～V$_6$ 及Ⅱ、Ⅲ、

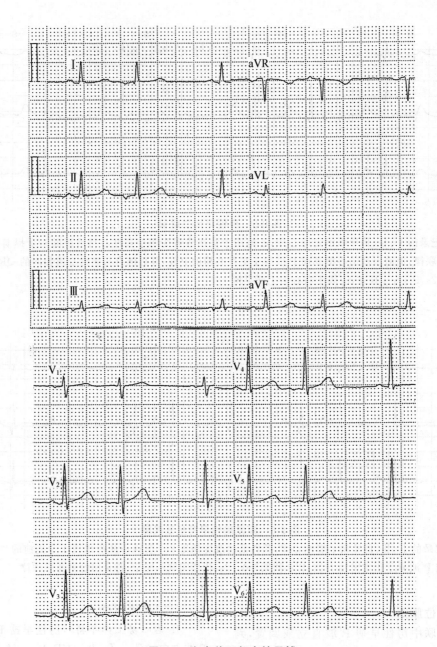

图 8-7 左房前下部房性早搏

第 2 个心搏提前出现,其 P′波在 Ⅰ、Ⅱ、Ⅲ、aVF、V₂~V₆ 导联倒置,P′R 间期≥0.12s,提示为起源于左心房前下部的房性早搏

aVF 导联 P′波倒置,V₁ 导联 P′波呈圆顶尖角型。

7. **房间隔上部早搏** 因左、右心房同时除极,P′波时限较同导联窦性 P 波时限变短,Ⅱ、Ⅲ、aVF 导联 P′波直立。

8. **房间隔下部早搏** P′波时限较同导联窦性 P 波时限变短,Ⅱ、Ⅲ、aVF 导联 P′波倒置。

心电图包括动态心电图检查中,房性早搏以右心房上部早搏最为常见。

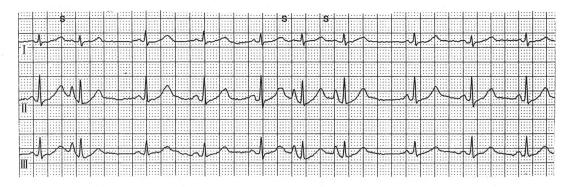

图 8-8 房性早搏二连发

在同步记录的 I、II、III 导联中,第 1 个及第 6、7 个心搏提前出现,其前 P′波高尖,明显异于窦性 P 波,P′-R 间期>0.12s,QRS 波形态与窦性心搏相同,符合房性早搏,第 6、7 个早搏系连续发生,可称为二连发性房性早搏或成对房性早搏。

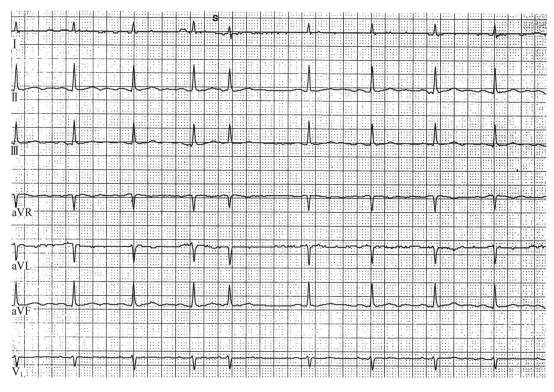

图 8-9 房间隔下部房性早搏

第 5 个心搏提前发生,其 P′波异于正常窦性 P 波,在 II、III、aVF 导联倒置,且 P′波时限较同导联 P 波时限变短,为起源于房间隔下部的房性早搏

四、房性早搏伴发的心电现象

1. **房性早搏未下传心室**(图 8-10) 房性早搏下传时,房室传导系统若处于有效不应期内(相当于 ST 段和 T 波顶峰以前的一段时间)P′波因干扰未能下传心室,即房性早搏伴房室传导绝对干扰现象。在动态心电图中房性早搏未下传心室是很常见的。动态心电图分析中,遇到长 R-R 间期,特别是在已明确有房性早搏的病例中,应仔细观察 P′波是否重叠于前次心搏的 QRS 波终末部、ST 段或 T 波中,可使这些波段中出现切迹或振幅变化。分析这些长 R-R 间期时,需与窦房阻滞或窦性停搏相鉴别。

2. **房性早搏伴 P′R 间期延长** 房性早搏下传时,房室传导系统处于相对不应期(相当于 T 波顶峰至 T 波或 U 波结束的一段时间),发生干扰性 P'R 间期延长,即房性早搏伴房室传导相对干扰现象(图 8-11)。如果 P'波出现在 U 波之后,是房室结的正常应

激期,此时 P-R 间期仍长于窦性 P-R 间期,提示房室交接区存在隐性一度房室传导阻滞。

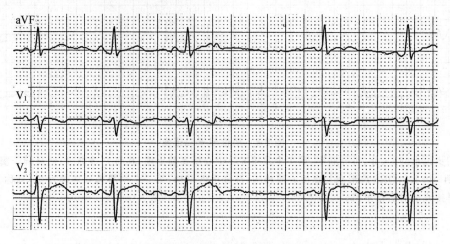

图 8-10 房性早搏未下传心室

同步描记的 aVF、V₁、V₂ 导联可见第 3 个心搏的 T 波前部重有提前出现的异于
正常窦性的 P'波,P'波后无 QRS 波跟随,为房性早搏未下传心室

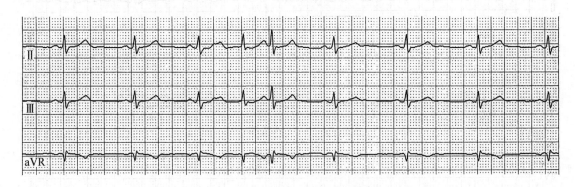

图 8-11 房性早搏伴 P'R 间期延长

第 4、5 个心搏为成对房性早搏,其中第 4 个心搏的 P'波位于前一个心搏 T 波前部,P'R 间期明显延长,
第 5 个心搏的 P'波位于前一个心搏 QRS 波的 S 波内

3. **房性早搏伴心室内差异传导** 房性早搏和窦性心搏向心室内的传导途径完全相同,故 QRS 波的形态应完全相同,如不同则称为房性早搏伴心室内差异传导,是室内某束支出现阻滞(多为快频率依赖性即 3 相阻滞)的表现(图 8-12,图 8-13)。其原因是:①房性早搏出现得早;②房性早搏前的 R-R 间期较长,束支的不应期也相对延长。当房性早搏激动下传,遇到束支的有效不应期或相对不应期,激动通过该束支时传导缓慢或完全受阻,改变了原来心室除极的时间或途径,致使房性早搏下传的 QRS 波变形。房性早搏伴室内差异传导的 QRS 波多呈右束支阻滞图形,也可呈左束支阻滞图形或左前分支与左后分支阻滞

图形。

4. **房性早搏伴二度传出阻滞**

(1)房性早搏伴二度Ⅰ型传出阻滞:呈现二联律的房性早搏,其联律间期逐渐延长,直至早搏消失一次,此种现象周而复始出现。

(2)房性早搏伴二度Ⅱ型传出阻滞:房性早搏二联律变为三联律(两个正常窦性 P-QRS-T 波群和一次房性 P'-QRS-T 波群)。

5. **房性早搏伴隐匿性联律** 房性早搏伴隐匿性二联律时,显性房性早搏之间的窦性心搏数目呈 1、3、5、7……等奇数分布,符合 2n+1(n 为任一正整数);房性早搏伴隐匿性三联律时,显性房性早搏之间的心

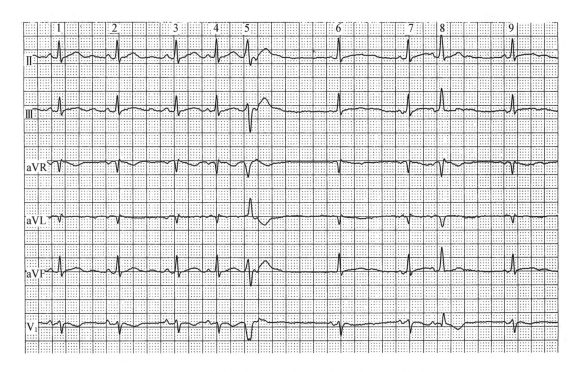

图 8-12 房性早搏伴心室内差异传导、房性反复搏动

第 4、5、8 个心搏均为房性早搏且下传心室，其中第 4、5 个心搏为连续两次房性早搏，第 5 个心搏 QRS 波后可见逆传心房的 P′波，即形成 P′-QRS-P′序列，为房性反复搏动。第 5、8 个心搏的 QRS 波均异于正常窦性的 QRS 波，为房性早搏伴心室内差异传导所致

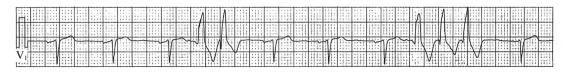

图 8-13 房性早搏伴心室内差异传导和蝉联现象

长 V_1 导联描记，第 4、5 个心搏为房性早搏伴右束支阻滞型心室内差异传导，第 9、10、11 个心搏为房速伴连续右束支阻滞即蝉联现象

搏数目呈 2、5、8、11、14······等偶数与奇数交替出现，符合 3n+2(n 为任一正整数)的规律。

6. 房性早搏伴不同的代偿间歇 房性早搏可出现不同的代偿间歇，常见房性早搏代偿间歇不完全，少见的为房性早搏代偿间期完全，更少见的为房性早搏无代偿间期和次等代偿间歇和过度代偿，现分述如下。

(1)房性早搏代偿间歇不完全：其本质为房性早搏伴窦房结节律重整。由于房性早搏异位起搏点距窦房结很近，早搏激动侵入窦房结内，使窦房结较正常无早搏时提前除极，即发生了节律重整。重整从房性早搏侵入除极开始重新恢复窦性固有周期，因而联律间期(X)+早搏后间期(Y)之和(代偿间歇)小于两

个基本窦性周期(2Z)，即 X+Y<2Z。

(2)房性早搏代偿间歇完全：其本质是房性早搏伴窦房交接区绝对干扰现象。房性早搏激动向窦房结传入过程中，适遇窦房交接区的有效不应期不能进入窦房结，或房性早搏出现较晚，传入窦房结的过程中，适遇窦性发出的激动传向心房，两者在窦房交接区发生干扰。结果房性激动未进入窦房结内，窦性激动也未进入心房内，窦性固有节律未能被打乱，仅使一次窦性激动变为隐匿性。因此代偿间期完全，即 X+Y=2Z。

(3)房性早搏无代偿间歇：房性早搏无代偿间歇见于插入性早搏。此是由于窦房交接区存在单向阻滞(传入阻滞)或过早出现的房性早搏遇到窦房结刚

发出的激动造成的窦房交接区有效不应期,未能进入窦房结内。窦房结仍能按时发出激动,在传向心房过程未受到窦房交接区的干扰又能激动心房,形成一个插入性房性早搏,即X+Y=Z。

(4)房性早搏次等代偿间歇:房性早搏次等代偿间歇即插入性房性早搏后的窦性P波延迟出现,表现为P-P'-P>P-P间期,即X+Y>Z。说明房性早搏未能侵入窦房结,但已引起窦房交接区相对不应期,使窦性激动向心房传出延迟,致使P波传出后延迟出现

P-P'-P间期>P-P间期;此称为次等代偿间期,多出的时间即为窦房传出的时间。

(5)房性早搏过度代偿:房性早搏过度代偿表现为房性早搏后窦性心搏出现明显后移,称为代偿过度或特超代偿间歇,即X+Y>2Z(图8-14)。其机制是房性早搏激动抑制了窦房结(窦房结内干扰),房性早搏后窦房结苏醒缓慢(恢复时间延长),此种情况多见于病态窦房结综合征。

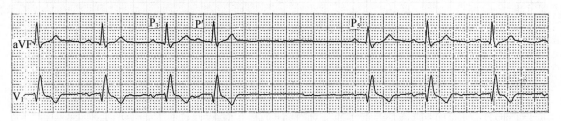

图8-14 房性早搏过度代偿

患者男性,85岁,临床诊断:高血压、冠心病。同步记录的aVF、V_1导联可见第4个心搏提前出现,其P波异于正常窦性,为房性早搏P'波,其联律间期P_3P'+代偿间期$P'P_5$>正常PP间期的2倍,即X+Y>2Z,为超完全代偿间歇,即房性早搏过度代偿。另外,本图V_1导联QRS波呈rsR'型,aVF导联S波宽钝,QRS时限0.14s,为完全性右束支阻滞

7. **房性早搏伴房性融合波** 房性早搏伴房性融合波见于舒张期的房性早搏和房性并行心律。房性早搏激动出现延迟,遇到传入心房的窦性激动在心房内发生绝对干扰,各自除极心房一部分,形成一个既不同窦性也不同房性的形态介于两者之间的P波。

8. **房性早搏后P波形态改变** 有些房性早搏后窦性P波变形,此为房内差异性传导,属于4相阻滞,系房性早搏引起心房复极不匀所致,即为钟氏(Chung)现象。

9. **房性早搏P-R间期短于窦性心搏P-R间期** 房性P'波落在ST段的中段,按理不能下传心室,如下传P-R间期也应长于窦性心搏P-R间期,如意外地短于窦性P-R间期,称之为超常传导。

另外房性早搏后可出现节律改变、加温(温醒)现象和冷却现象、P-R间期长短变化、QRS波变化以及T波改变等心电图改变。

五、房性早搏诱发的心律失常

房性早搏可诱发多种心律失常,例如:心房扑动、心房颤动、窦性停搏、继发性室性早搏二联律、窦性回波、窦房折返性心动过速、房性心动过速、房室结折返性心动过速、房室折返性心动过速等(图8-15,图8-16)。

六、房性早搏的临床意义

临床检查未发现器质性心脏病的证据,大多数是功能性的。这些房性早搏多在睡眠前或静息状态出现,运动后心率加快多有减少或消失的倾向。疲劳、失眠、情绪激动、精神紧张、饮酒、喝茶和饮用咖啡、饱餐、腹胀和便秘等原因均可诱发,消除上述原因早搏可消失。器质性心脏病引起的房性早搏,活动后心率加快时出现或明显增加。风湿性心脏病二尖瓣狭窄引起的房性早搏反复出现,可演变为心房颤动。慢性肺部疾病引起的房性早搏,有不少呈多源性。冠心病、心肌炎、心肌病等心脏疾病均可引起房性早搏。缠绕于肺静脉或腔静脉壁上的心肌组织(肌袖)可发出激动产生肌袖性房性早搏和肌袖性房性心动过速、心房扑动、心房颤动以及紊乱性心房律,需射频消融治疗。房性早搏是诱发快速性心律失常的原因之一,应查明原因,针对性治疗。

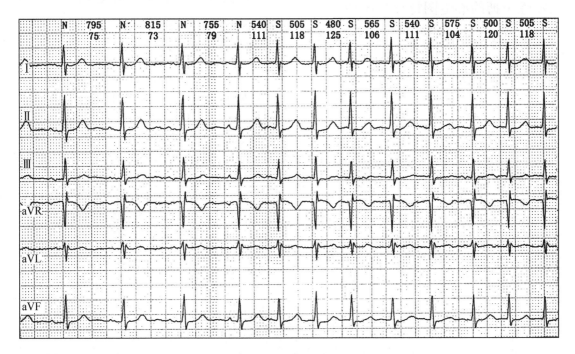

图 8-15　房性早搏诱发心房颤动

　　患者男性，80 岁，临床诊断：冠心病、脑卒中。心电图示：窦性心律（心率 75 次/分），第 4 个心搏 P 波窄尖，提示右房内结间束阻滞，第 5 个心搏提前出现，P 波呈双峰，紧随其后连续出现数个快速且不匀齐的室上性 QRS 波，其前无明确的 P 波，提示为房性早搏诱发的短阵性心房颤动，可称为房性早搏后综合征

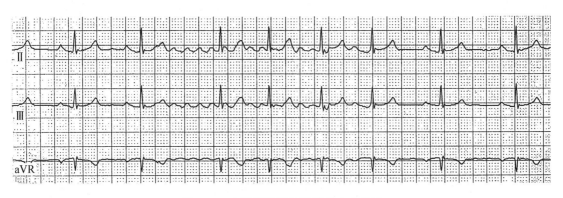

图 8-16　房性早搏诱发阵发性心房扑动

　　患者男性，76 岁，临床诊断：腔隙性脑梗死。心电图示：窦性心律（心率平均 60 次/分），此图特征性改变是在第 2 个窦性心搏后的 T 波上有 1 个未下传的房性早搏，此房性早搏诱发了短阵心房扑动

第三节　室性早搏

　　室性早搏（ventricular premature beat，VPB）在常规和动态心电图中极为常见，Hiss 和 Lamb 研究表明 122 043 例健康男性 24h 动态心电图，室性早搏检出率为 50%。据笔者统计 2006—2013 年郑州大学第二附属医院健康体检人群中，24h 动态心电图室性早搏检出率为 48%，门诊和住院病人室性早搏检出率为 70%。

一、室性早搏的心电图特征与诊断

室性早搏在心电图中以提前出现宽大畸形的 QRS-T 波群为标志,有以下特征:

1. 提前出现的宽大畸形的 QRS 波,时限一般≥0.12s。

2. 其前无相关 P 波。

3. 代偿间歇多完全。

4. T 波方向与 QRS 波方向相反。

二、室性早搏常见类型

室性早搏的分类方法较多,常见的有以下几种(图 8-17～图 8-25)。

1. 按数量多少和出现的频率分类

(1)偶发室性早搏:早搏发生的频率每分钟<5 次;

(2)频发室性早搏:早搏发生的频率每分钟≥5 次;

(3)室性早搏二联律:每个窦性心搏后出现一个室性早搏,如此连续出现三组以上。

(4)室性早搏三联律:每个窦性心搏后出现两个室性早搏,如此连续出现三组以上,称为真室性早搏三联律;每两个窦性心搏后出现一个室性早搏,如此连续出现三组以上,称为假室性早搏三联律。

(5)室性早搏四联律:每三个窦性心搏后出现一个室性早搏或每两个窦性心搏后出现成对室性早搏,如此连续出现三组以上。

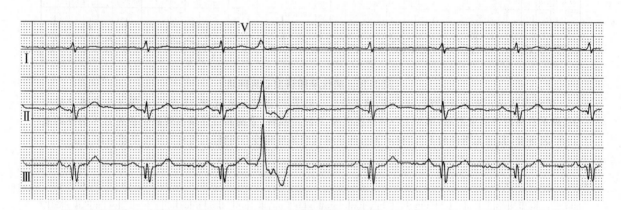

图 8-17 偶发室性早搏

患者男性,50 岁,临床诊断:陈旧性下壁心肌梗死。心电图示:窦性心律,第 4 个心搏系提前出现的宽大畸形 QRS 波,其前无 P 波,T 波与 QRS 波方向相反,代偿间歇完全

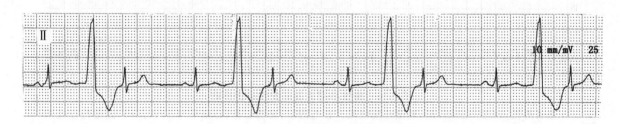

图 8-18 插入性室性早搏

患者男性,80 岁,临床诊断:冠心病。心电图记录的长 II 导联显示:窦性心律(心率 58 次/分),其特征性变化是每 2 个窦性心搏后的 RR 中间插入一个宽大畸形的室性 QRS 波,室性早搏后的窦性 P 波重在室性早搏后巨大 T 波中,未能明确显示

2. 按形态分类

(1)单形性室性早搏:指同一导联中联律间期相等,QRS 波群形态相同的室性早搏。

(2)多形性室性早搏:指同一导联中联律间期相等,QRS 波群形态不同的室性早搏。

3. 按起源部位分类

(1)单源性室性早搏:指起源于同一异位起搏点的室性早搏。

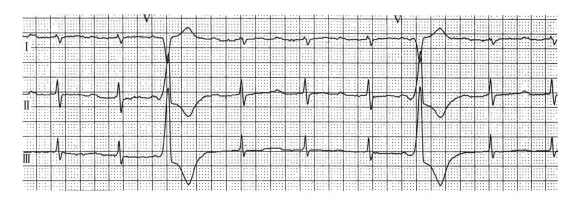

图 8-19 室性早搏

患者男性,60 岁,临床诊断:冠心病。心电图示:窦性心律、P 波增宽、一度房室传导阻滞(P-R 间期 0.36s)。第 3 个和第 7 个心搏提前出现,形态宽大畸形,其前虽有窦性 P 波但与之无传导关系,T 波与 QRS 波方向相反,代偿间歇完全

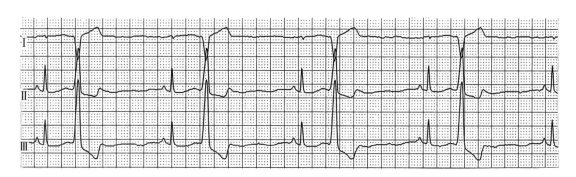

图 8-20 室性早搏二联律

患者男性,22 岁,体检示心电图示:窦性心律,每一个窦性心搏后出现一个宽大畸形的 QRS 波,时限 0.12s,其前无 P 波,T 波与 QRS 波方向相反,在 T 波的终末部可见一直立的窦性 P 波,代偿间歇完全,符合室性早搏二联律

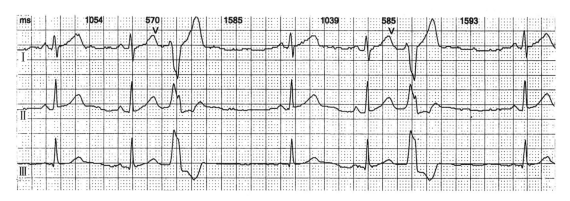

图 8-21 室性早搏三联律

患者男性,40 岁,临床诊断:胸闷原因待查。心电图示:窦性心律(心率 58 次/分),每 2 个窦性心搏后出现 1 个宽大畸形的 QRS 波,时限>0.12s,其前无 P 波,T 波与 QRS 波方向相反,代偿间歇完全。符合室性早搏三联律

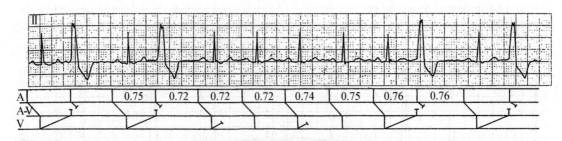

图 8-22　隐匿性室性早搏二联律

本图开始和最后部分每个窦性心搏后出现 1 个提前的宽大畸形 QRS 波,图中间有 5 个窦性心搏伴 1 个提前宽大的 QRS 波。全图早搏与早搏之间的窦性心搏呈奇数,符合隐匿性室性早搏二联律

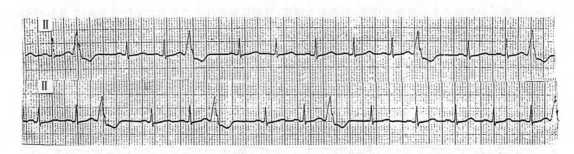

图 8-23　室性早搏三联律部分呈隐匿性

患者女性,35 岁,临床诊断:胸闷发热原因待查。本图上、下两条为 II 导联连续描记心电图,示窦性心律(心率 100 次/分),每隔 2 个或 5 个窦性心搏出现 1 个宽大畸形的 QRS 波,时间 0.12s,其前无 P 波,T 波与主波相反,除下条中第 3 个室性早搏后代偿间期内出现 1 个交接性早搏外,代偿间歇均完全

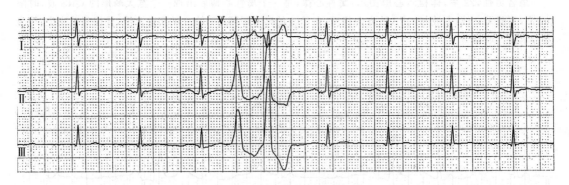

图 8-24　成对室性早搏

同步描记的 I、II、III 导联可见连续出现两个室性早搏,即成对室性早搏

(2)多源性室性早搏:指起源于不同异位起搏点的室性早搏。

(3)根据具体起源部位可分为:流出道早搏、心尖部早搏、左束支性早搏、右束支性早搏和分支性早搏等。

4. 按有无代偿间期分类

(1)插入性室性早搏:两个正常窦性心搏之间出现 1 个室性早搏,或称间位性室性早搏,其后无代偿间期。

(2)非插入性室性早搏:早搏后有代偿间期。

5. 其他类型的室性早搏

(1)隐匿性室性早搏:联律间期固定的室性早搏合并传出阻滞时,可使部分室性早搏未能显现,该种未能显现的室性早搏称为隐匿性室性早搏。

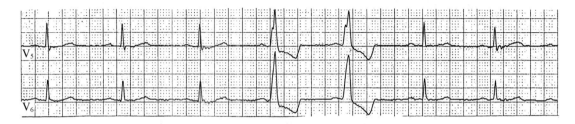

图 8-25 成对舒张晚期室性早搏

同步描记的 V₅、V₆导联可见第 4、5 个 QRS 波宽大畸形,其前虽有窦性 P 波,但因 PR 明显短于正常窦性 P-R 间期,故可知该 P 波与其后宽大畸形的 QRS 波无传导关系,该两个宽大畸形的 QRS 波为舒张晚期的成对室性早搏

(2)隐匿性室性早搏二联律:在较长的心电图记录中,当二联律伴有隐匿性室性早搏时,窦性激动便代替了未能显现的室性早搏,此时两个室性早搏间的窦性心搏数目呈 1、3、5、7……2n+1(n 为正整数)奇数,此时二联律并未中断,而是以隐匿性的形式存在,称为隐匿性室性早搏二联律。

(3)隐匿性室性早搏三联律:在较长的心电图记录中,当三联律伴有隐匿性室性早搏时,两个室性早搏之间的窦性心搏数目将呈 5、8、11、14……3n+2(n 为正整数),此时三联律并未中断,而是以隐匿性的形式存在,称为隐匿性室性早搏三联律。

三、室性早搏的定位诊断

(一)室性早搏的定位原则

室性早搏发生部位不同,QRS 波形态也不相同,根据 QRS 波在不同导联的形态,可对室性早搏进行定位诊断。

根据希氏束电图可将室性早搏分为心室肌性早搏和室内分支性早搏。在希氏束电图上 V 波前有 H 波,且 H-V 间期缩短(正常 H-V 间期 35～55ms),为室内分支性早搏。V 波前无 H 波,则为心室肌性早搏。

进行室性早搏定位,必须树立心室除极的动态观和立体观,必须将各个导联(包括额面和水平面导联)的导联轴位置和方向铭记在心,观察各导联早搏 QRS 波形态、时间,分析与哪些导联轴方向相同、哪些相反,明确早搏起源部位。

基本定位原则如下:

1. 根据 V₁及 V₅、V₆导联早搏 QRS 波形态和时间,判定早搏来自左心室、右心室或分支性。

(1)呈典型左、右束支阻滞图形,或典型左前、左后分支阻滞图形(结合希氏束电图),则分别为右束支、左束支、左后分支、左前分支性早搏(QRS≥0.11s)。

(2)呈类似左束支传导阻滞图形,则为右心室肌性早搏(QRS≥0.12s)。

(3)呈类似右束支传导阻滞图形,则为左心室肌性早搏(QRS≥0.12s)。

2. 根据早搏 QRS 波在 II、III、aVF 导联中主波方向判定早搏来自心室上部或下部。

(1)II、III、aVF 主波向上,早搏来自心室上部。

(2)II、III、aVF 主波向下,早搏来自心室下部。

3. 根据早搏 QRS 波在 V₁～V₆导联中主波方向判定早搏来自心室前部或后部。

(1)主波向上,来自心室后部。

(2)主波向下,来自心室前部。

4. 寻找室性早搏形态呈 QS 型的导联,早搏起源并背离该导联轴除极。

(二)室性早搏的具体定位

1. 室内分支性早搏 希氏束电图上,V 波前有 H 波,H-V 间期缩短。

(1)右束支性早搏:①早搏起自右束支,故右束支除极早,左束支除极较晚,室性早搏的 QRS 呈类似左束支阻滞型。②I、aVL、V₅、V₆呈 R 型,V₁、V₂呈 QS 型或 rS 型。③QRS 时间≥0.11s。④出现继发性 ST-T 改变。

(2)左束支性早搏:①早搏起自左束支,早搏 QRS 呈类似右束支阻滞型。②V₁(V₂)呈 rsR′型,V₅、V₆呈 Rs 型,各导联早搏 QRS 波终末部增宽。③QRS 时间≥0.11s。

(3)左前分支性早搏(图 8-26):①早搏起自左前分支处,肢体导联 QRS 波呈左后分支阻滞型,胸导联 QRS 波呈类似右束支阻滞型。②QRS 时间≥0.11s。

(4)左后分支性早搏(图 8-27):①早搏起自左后

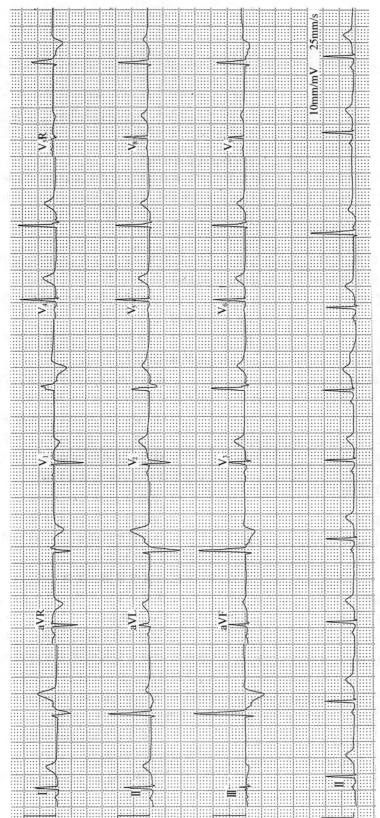

图8-26 起源于左前分支处的室性早搏

室性早搏QRS波电轴右偏，Ⅰ导联呈rS型，Ⅱ、Ⅲ、aVF导联呈qR型，V₁导联呈qR型，V₂～V₄导联呈Rs型，V₅、V₆导联呈Rs型，S波宽钝，时间≥0.04s，即呈典型的左后分支阻滞图形+不完全性右束支阻滞图形。室性早搏QRS波时限≤0.12s，室性早搏起源于左前分支处

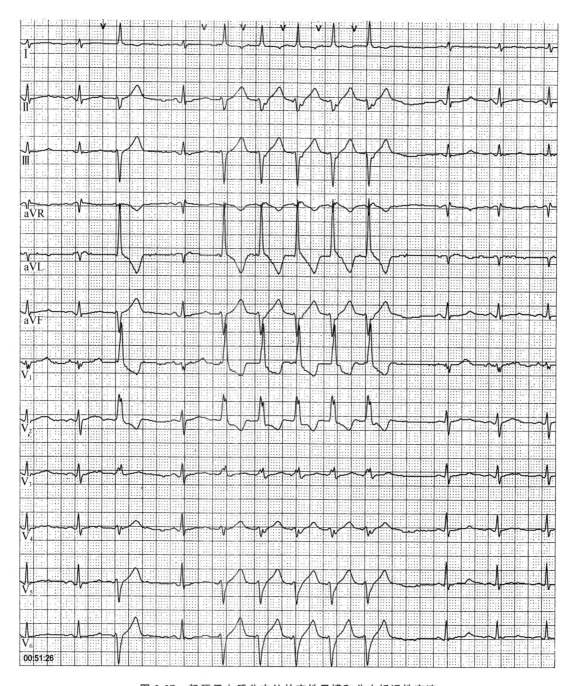

图8-27 起源于左后分支处的室性早搏和分支折返性室速

室性早搏与室性心动过速的QRS波电轴显著左偏,I、aVL导联呈qR型,$S_{III}>S_{II}$,$R_{aVL}>R_{I}$,即呈典型的左前分支阻滞图形,时限≤0.12s,为起源于左后分支处的室性早搏和分支折返性室性心动过速

分支处,肢体导联QRS波呈左前分支阻滞型,胸导联QRS波呈类似右束支阻滞型。②QRS时间≥0.11s。

2. 心室肌性早搏 希氏束电图上,V波前无H波。

(1)室间隔早搏:①早搏起自室间隔,QRS波形态与窦性下传的QRS波大同小异。②QRS时间0.09~0.12s。

(2)右心室流出道早搏:起源于右心室流出道的早搏,V_1导联呈类似于左束支传导阻滞型(rS、QS型),II、III、aVF导联主波高大向上,I导联主波常向上,也可向下,aVL导联常向下(图8-28)。

(3)右心室前壁及心尖部室性早搏:起源于右心室前壁及心尖部的早搏在右胸导联QRS波主波向

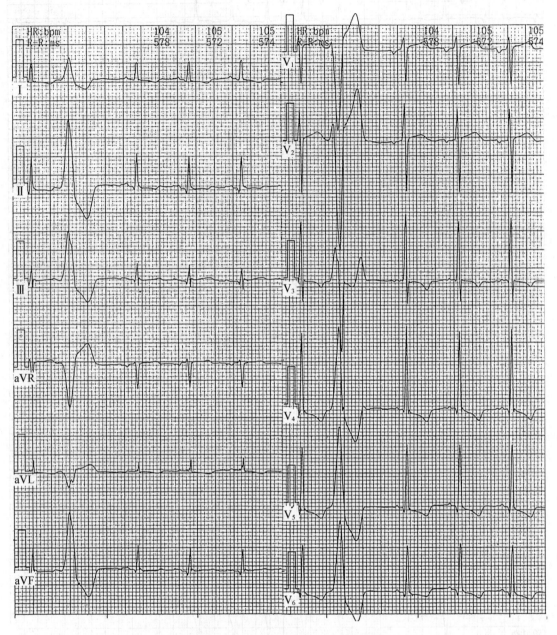

图 8-28　起源于右心室流出道的室性早搏

室性早搏 QRS 波在 V₁、V₂ 导联呈 rS 型(呈左束支阻滞型),即室性早搏起源于右心室;Ⅱ、Ⅲ、aVF 导联高大直立,即室性早搏起源于心室上部;V₄~V₆ 导联高大直立,即室性早搏起源于心室后方,故该早搏起源于右心室后上部,即右心室流出道早搏

下,Ⅱ、Ⅲ、aVF 导联主波向下,Ⅰ、aVL 导联主波向上,呈类似左束支传导阻滞型。此外起源于右心室心尖部的早搏 V₁、V₂ 可呈 QS 型(图 8-29)。

(4)左心室流出道早搏:起源于左心室流出道的早搏 V₁ 导联呈类似右束支传导阻滞型(qR、R、Rs、rsR′、rsr′型),少部分 V₁ 导联呈 rS 型,但 R/S≥30%,R 波时间/QRS 波时间≥50%,胸导联移行区在 V₂ 导联或 V₂~V₃ 导联之间,Ⅱ、Ⅲ、aVF 导联主波高大向上,Ⅰ、aVL 导联主波常向下(图 8-30)。

(5)左心室前壁及心尖部早搏:起源于左心室前壁及心尖部的早搏在左胸导联 QRS 波主波向下,Ⅱ、Ⅲ、aVF 导联主波向下,Ⅰ、aVL 导联主波向下,呈类似右束支传导阻滞型。此外起源于左心室心尖部的早搏 V₃、V₄ 多呈 QS 型(图 8-31)。

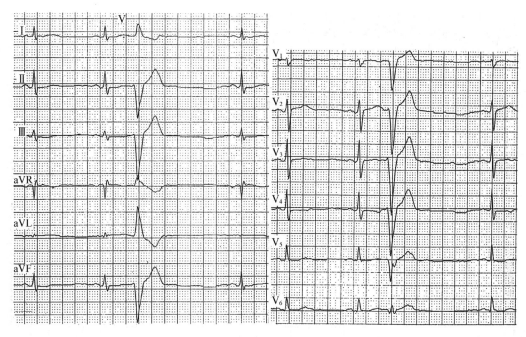

图 8-29 起源于右心室心尖部的早搏

室性早搏 QRS 波在 V_1、V_2 导联呈 rS 型（左束支阻滞型），即早搏起源于右心室，在 Ⅱ、Ⅲ、aVF 导联主波向下，即室性早搏起源于心室下部，在 V_2～V_5 导联主波向下，即早搏起源于心室前部，故该早搏起源于右心室前下部，即右心室心尖部。起源于右心室心尖部的室性早搏一般除 Ⅰ、aVL 主波向上外，其余导联主波均向下，但也有 20% 左右 V_5、V_6 导联 QRS 波呈 RS 型或 Rs 型。该图形特征与右心室心尖部起搏图形相似

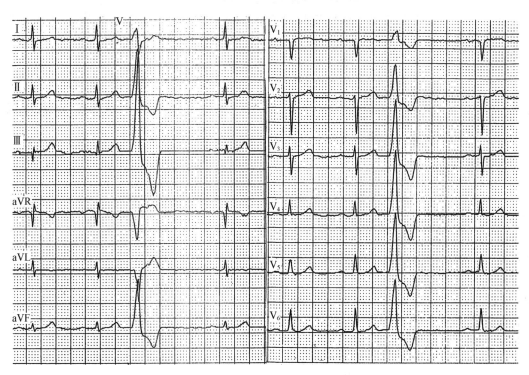

图 8-30 起源于左心室流出道的早搏

室性早搏 QRS 波在 V_1、V_2 导联呈 R 型（类似右束支阻滞型），可判定室性早搏起源于左心室，在 Ⅱ、Ⅲ、aVF、V_2～V_6 导联高大直立，可判定室性早搏起源于心室后上部，故该早搏为起源于左心室流出道的早搏

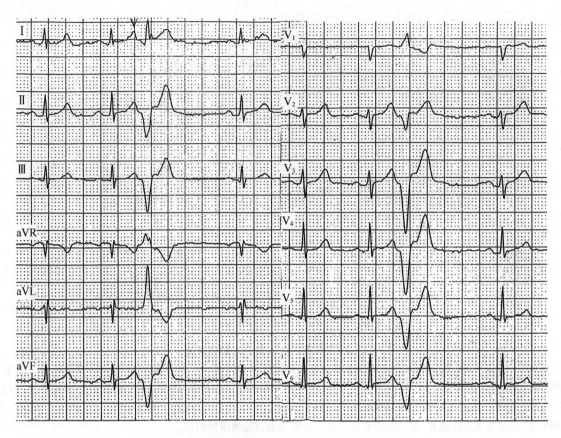

图 8-31　起源于左心室心尖部的早搏

室性早搏 QRS 波在 V₁ 导联呈 R 型（右束支阻滞型），说明室性早搏起源于左心室，在 Ⅱ、Ⅲ、aVF 导联主波向下，说明室性早搏起源于心室下方，在 V₂～V₆ 导联主波向下，说明室性早搏起源于心室前部，故室性早搏起源于左心室前下部，即起源于左心室心尖部的早搏

（6）左心室后下部早搏：起源于左室后下部的早搏，Ⅱ、Ⅲ、aVF 导联 QRS 波主波向下，V₁～V₆ 主波向上。

（7）左心室侧壁早搏：早搏起源于左心室侧壁，V₁ 呈 qR 型、R 型、Rs 型，V₅、V₆ 呈 rS 型或 QS 型（图 8-32）。

室性早搏是心电图中最常见的心律失常，室性早搏的定位诊断有重要的临床意义，不同疾病的室性早搏发生部位及各部位发生率不相同。我们研究发现冠心病患者左心室前壁早搏发生率显著高于其他疾病患者和健康人，老年人不同部位室性早搏合并心肌缺血的发生率不同，其中左心室前壁早搏合并心肌缺血率显著高于流出道早搏；不同部位室性早搏治疗方法也不同，例如无器质性心脏病的频发的右心室流出道早搏、右心室流出道特发性室性心动过速可采用射频消融治疗。近年来，分支性早搏的射频消融治疗成为国际研究热点。室性早搏定位诊断是射频消融治疗早搏的基础。

四、室性早搏的 Lown 分级及其意义和局限性

1971 年，Lown 和 Wolf 对 220 例心肌梗死后 1～24 个月的病人进行了连续 12h 心电监测，根据这些病人的资料分析，结合他们自己在冠心病监护室的临床经验，提出了室性早搏的分级方案，后进行适当修改，称为 Lown 分级方案（表 8-1）。

表 8-1　室性早搏的 Lown 分级标准

分级	心电图特点
0	无室性早搏
1	单形、偶发、室性早搏每小时＜30 次
2	单形、频发、室性早搏每小时≥30 次
3	频发、多形性室性早搏
4A	连续的（成对）室性早搏
4B	连续≥3 次的室性早搏（短阵室性心动过速）
5	R on T 型室性早搏

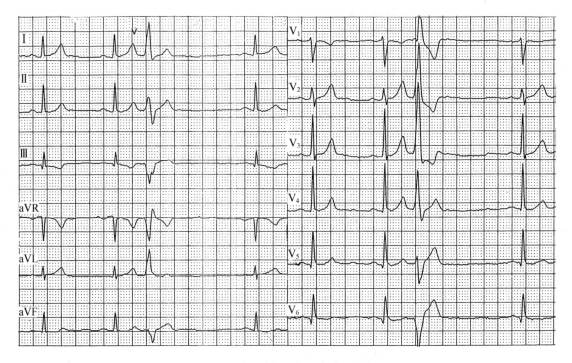

图 8-32　起源于左心室侧壁的早搏

室性早搏 QRS 波在 V₁ 导联呈 rsR′型（右束支阻滞型），即早搏起源于左心室，在 Ⅱ、Ⅲ、aVF 导联主波向下，即室性早搏起源于心室下方，在 V₆ 导联呈 QS 型，说明早搏除极方向正好背离 V₆ 导联，故该早搏起源于左心室侧壁

(一)Lown 分级的临床意义

室性早搏的症状主要为心悸、心脏突然强烈的异常扭动感、喉部牵动感、落空感可伴被迫咳嗽，有的患者诉胸闷、头晕等。对于无器质性心脏病者，即使出现频发、连续的室性早搏，也不意味着猝死危险性高。但对于有器质性心脏病的患者，特别是心肌梗死患者有一定的预后意义。主要表现于以下两方面。

1. 器质性心脏病越严重，室性早搏的 Lown 分级越高。

心肌梗死病人室性早搏发生率远高于正常人群。Pantidge 对心律失常进行了前瞻性研究，在急性心肌梗死症状出现的前 4h 内，室性早搏发生率高达 93%，2h 内为 85%。在急性心肌梗死出现的室性早搏，Lown 分级 2 级以上者高达 93.5%，在陈旧性心肌梗死患者中，频发室性早搏发生率高达 80%～90%。

充血性心力衰竭患者室性早搏和室性心动过速发生率很高。Podrod 统计了 13 个样本共 1322 例充血性心力衰竭患者的资料，室性早搏发生率 70%～95%，非持续性室性心动过速为 30%～80%，以充血

性心力衰竭为主要表现的扩张型心肌病的室性心律失常发生率高达 83%～100%，≥Lown 分级 3 级的发生率为 58%～87%，短阵室性心动过速发生率为 42%～60%。

2. 对器质性心脏病患者，室性早搏 Lown 分级越高，病人死亡率越高。

近年来，多项临床多中心研究证明，室性早搏是病人发生心搏骤停危险的独立预测因子。Lown 分级对室性早搏危险性有较高的预测价值，尤其对于 Lown 分级≥3 级的心肌梗死患者。

欧洲的一个 856 例病人的研究表明，Lown 分级 1～2 级的病人心肌梗死发生率、室性心动过速及心室颤动的发生率、心绞痛的发作等均明显低于 Lown≥3 级的病人。

(二)Lown 分级的局限性

1. Lown 分级最初研究的对象是急性心肌梗死恢复期的病人，因此应用不能泛化。

2. 等级的划分仅仅是根据体表心电图上室性早搏的数量和频度及提前程度的特征，而没有考虑到室性早搏的电生理机制，不同机制引起的室性早搏预后意义可以完全不同。正常人曾有室性早搏，

甚至可出现频发和复杂型室性早搏,但不等于预后很差,将 Lown 分级用于这部分人推断预后是不适用的。

对于非心肌梗死的器质性心脏病病人仅通过室性早搏 Lown 分级进行预后评价也不适合,更应强调潜在心脏病的类型和严重程度。

五、室性早搏后心电图改变及心电现象

早搏后心电图改变包括室性早搏、房性早搏和房室交接性早搏后的心电图改变,临床心电图上最常见的是室性早搏后心电图改变。早搏常因心动周期的改变,引起血流动力学的变化以及心室的机械收缩,常导致后续心搏的除极、复极以及传导的生理性改变,丰富了心电图的内容。

(一)插入性室性早搏后的心电图变化

1. P-R 间期的变化　插入性室性早搏出现在两个窦性心搏之间,即两个正常 QRS 波中间夹一个室性早搏,这一类型的早搏,其后的第一个或连续几个窦性 P-R 间期延长,使 R 波(QRS 波)后移(图 8-33)。其机制是:①室性早搏激动隐匿性逆向上传至房室交接区,产生一个新的不应期,窦性激动在相对不应期中缓慢下传心室,出现干扰性 P-R 间期延长。下传的第一个窦性心搏 P-R 间期过长还可能影响其后第二个窦性 P 波下传,造成一过性 2:1 房室传导阻滞或房室传导倒文氏现象(即 P-R 间期明显延长→稍长→恢复正常)。②室性早搏激动逆向传导阻断了房室结的快径路,早搏后的窦性激动改由房室结慢径路下传心室,故 P-R 间期突然明显延长。

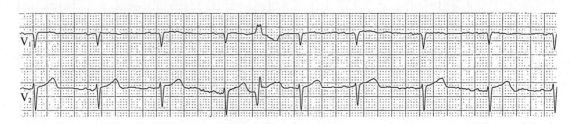

图 8-33　插入性室性早搏后 P-R 间期延长

同步描记的 V₁、V₂ 导联可见第 4、5 个正常窦性 P-QRS-T 波群中插入了 1 个宽大畸形的 QRS 波,前无相关 P 波,为插入性室性早搏,室性早搏后窦性 P-R 间期明显延长

2. QRS 波的变化　插入性室性早搏后的第一个窦性 QRS 波形态改变很常见,可以称其为室性早搏后室内差异传导。其机制是室性早搏后造成一个新的不应期,随之而来的窦性激动遇到室内某些束支的生理性不应期,激动优先通过度过了不应期的束支传导,致使室内除极不同步;形成不同程度的室内差异传导,可表现为不完全性或完全性某束支阻滞的图形,此属于功能性阻滞,无临床意义。但需与多源性或成对多源性室性早搏相区别。

(二)非插入性室性早搏后的心电图变化

1. 早搏后 P 波改变

(1)早搏后 P 波形态改变:常见的有非时相性房内差异传导(钟氏现象)、室性早搏逆传心房可形成房性融合波、房性逸搏及房室交接性逸搏。

(2)早搏后 P 波提前:见于时相性窦性心律不齐的快相,室性早搏引起的窦性回声以及室上性早搏。

2. 早搏后节律改变

(1)早搏后出现游走节律或"加温"现象。

(2)早搏后房性逸搏心律,如加速性房性逸搏心

律、房性心动过速、房性逸搏心律。

(3)早搏后出现窦性暂停、窦房阻滞、交接性逸搏,此与异位早搏对窦房结的抑制有关。

3. 早搏后 P-R 间期变化

(1)早搏后 P-R 间期延长,见于 4 相性一度房室传导阻滞、房室结慢径路传导,以及早搏隐匿性室房传导的干扰。

(2)早搏后 P-R 间期缩短,见于房室交接区 3 相阻滞、室性逸搏致窦室融合波(图 8-34)。

4. 早搏后 QRS 波变化

(1)早搏后束支阻滞图形消失,其机制是室性早搏后出现的代偿期间使受损束支得到充分休息,窦性激动抵达心室时,受损的束支已能应激,故 QRS 波恢复正常。由此也间接证明束支阻滞不是三度,而是 3 相阻滞。

(2)早搏后出现束支阻滞,室性早搏长间歇后,第一个室上性激动出现一侧束支或其分支阻滞图形,称为室性早搏揭示 4 相阻滞现象。

(3)早搏后预激综合征消失,提示房室旁道存在 3

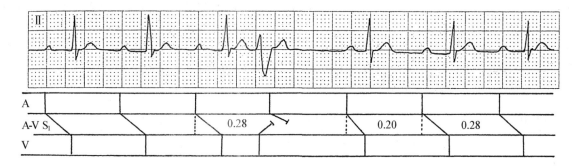

图 8-34　室性早搏后 P-R 间期一过性缩短

　　本图存在一度房室阻滞,室性早搏后第 1 个窦性心搏的 P-R 间期明显短于早搏前的 P-R 间期,说明房室交接区存在 3 相阻滞,早搏后出现较长的代偿间期,交接区暂时得到休息,传导功能得到改善,窦性激动下传相对较快,故 P-R 间期一过性缩短。此种诊断需排除交接性逸搏

相阻滞。

　　(4)早搏后出现预激综合征,提示房室旁道存在 4 相阻滞。

　　5. **早搏后 T 波改变**　室性早搏后第一个或连续数个室上性(主要为窦性)心搏的 T 波出现形态、电压、极性改变者,称为室性早搏后 T 波改变。早搏后 T 波改变也见于房性或交接性早搏,但都没有室性早搏后 T 波改变明显。

　　目前认为早搏后 T 波改变的机制有两种:一种是与心肌缺血有关;另一种认为是电张调整性 T 波。

　　(1)心肌缺血:由于早搏提前出现,扰乱了心动周期时相和心室的除极顺序,致使早搏的搏出量明显减少,如果冠状动脉血流储备能力降低,可引起早搏后的室上性心搏出现一过性供血不足,表现为 T 波改变。另一学者认为早搏后 T 波倒置或倒置加深,其机制是早搏后的长代偿间期回心血流量增多,致使心室负荷量增大,心室收缩时做功增加,因而氧耗量增多,使心室复极时间延长,缺血性 ST-T 改变得以显露。

　　(2)电张调整性 T 波:早搏后 T 波改变不应认为是心肌缺血改变,而是属于电张调整现象。临床心电图上发生的阵发性心动过速、人工心室起搏终止后出现的 T 波改变,均属于电张调整性 T 波,其机制是心室除极顺序异常,即在电张力调整心室复极顺序过程中出现的 T 波改变。心室除极顺序改变的持续时间与电张调整性 T 波改变的持续时间呈正相关,也就是说 T 波电张调整是逐渐发生、逐渐消失的,是一种累积和"记忆"作用。而偶发的单发性室性早搏后 T 波电张调整不充分、不持久,甚至缺如,所以早搏后 T 波改变有的病例明显、有的不明显、有的无改变。一般

病程时间长的早搏、频发性早搏、连发性早搏后容易发生 T 波改变,这也说明早搏后 T 波改变与累积和记忆作用的时间长短有关。多源性早搏不容易出现早搏后 T 波改变,其原因可能与心室除极顺序多变,T 波电张调整不恒定,也不易被记忆有关。

　　此外,Schmroth 等认为早搏后 T 波改变与机械因素有关,正常情况下心内膜复极向量小于心外膜下心肌复极向量,面对左心室侧面的导联 T 波是直立的。当早搏后长的代偿间期使心室充盈量增加,心室射血量增多,而机械性地过度冲击胸壁,导致心肌复极过程不同步,加速了心内膜下心肌的复极速度;或使心外膜下的心肌复极速度减慢,致使心内膜下心肌复极 T 向量大于心外膜下心肌复极 T 向量,而出现早搏后 T 波改变。

　　6. **早搏后 ST 段改变**　早搏后有时出现一个或连续几个室上性心搏的 ST 段压低或抬高,是否与心肌缺血有关尚难确定。但不少学者认为早搏后 ST 段呈水平型或下垂型压低≥0.1mV,提示心内膜下心肌缺血;ST 段抬高≥0.1mV,提示心外膜下心肌缺血。

　　7. **早搏后 Q-T 间期改变**　早搏后 Q-T 间期改变包括 Q-T 间期延长、Q-T 间期缩短。早搏后 Q-T 间期突然延长,提示心肌复极时间延长,Q-T 间期延长超过了预测的标准,提示心肌有病变;早搏后 QT 间期缩短,表明室上性心搏复极加快,提示原有隐匿性心肌复极延长,早搏后出现的长代偿间期使心肌得以休整而复极加快。

　　8. **早搏后 U 波改变**　正常情况下,早搏后 U 波振幅可有轻度的升高,但不会超过同导联 T 波高度,更不会 T-U 融合。服用胺碘酮者、早期低钾血症者,

早搏后 U 波明显增高。早搏后 U 波倒置,均提示心肌缺血。

(三)室性早搏伴室房传导

室性早搏逆传心房大多数发生在窦性心律较缓慢而联律间期较短之时。因为此时下一次窦性激动尚未传入心房,心房肌处于应激期,室性早搏逆传的激动才能得以传入心房而产生逆行 P⁻ 波。若其 R-P⁻ 间期>0.20s,则存在一度室房阻滞。若室性早搏 QRS 波群后出现间歇性逆行 P⁻ 波,则存在二度室房阻滞(图 8-35)。

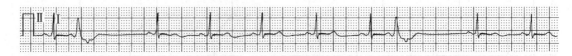

图 8-35　室性早搏伴室房传导

长 Ⅱ 导联描记可见第 2、8 个 QRS 波提前出现、宽大畸形,前无相关 P 波,为两次室性早搏,该两次室性早搏后均有逆传心房形成的 P⁻ 波,即室性早搏伴室房传导现象

(四)室性早搏伴室房逆传双径路

室性早搏的 RP⁻ 间期呈长、短两种,且互差≥0.06s,P⁻ 波形态可不同。沿快径路传导时,联律间期短而固定;通过慢径路传导时,联律间期突然延长。

(五)室性早搏逆传引起窦性节律重整

室性早搏逆传心房后再逆传至窦房结使其节律重整,出现不完全性代偿间歇。

(六)室性早搏 R on T 现象

室性早搏落在前一个心搏的 T 波上,称为室性早搏 R on T 现象,可分为 A、B 两型(图 8-36)。

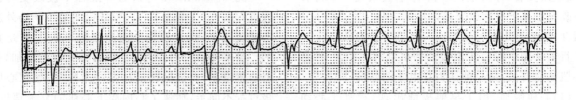

图 8-36　低钾血症、单源多形性室性早搏二联律、R on T 现象、伪肺型 P 波

低钾血症患者,Q-T 间期>0.44s,提前出现的早搏落在 T 波上,即 R on T 现象。在低钾血症情况下出现 R on T 现象,易发生室性心动过速,由于室性早搏的联律间期相等,而形态不同,考虑为单源多形性室性早搏。此外 P 波高尖,提示低钾血症引起的"伪肺型 P 波"

A 型:基本心律的 Q-T 间期不延长,室性早搏的联律间期较短而形成 R on T 现象(图 8-36)。

B 型:基本心律的 Q-T 间期延长(有时 T、U 融合),舒张早期或舒张中期室性早搏落在前一心搏的 T 波上而形成 R on T 现象。

(七)室性早搏 R on P 现象

室性早搏落在后一个心搏的 P 波上,称为室性早搏 R on P 现象(图 8-37)。现不少报道 R on P 现象引起恶性心律失常的危险性高于 R on T 现象。

(八)室性早搏代偿后出现起搏心律

安置心脏起搏器的患者室性早搏后的长间歇超过心脏起搏器的基本起搏间期时,即出现起搏心搏(图 8-38)或起搏心律。

(九)早搏后窦性心率变化——窦性心率振荡

1. 在正常情况下,一个单纯室性早搏后窦性心率很快加速,即出现短时的 P-P 间期缩短,然后出现窦性心率减速,即出现连续的长 P-P 间期,再恢复至原心率,这一现象称为窦性心率振荡(详见本书第 43 章心电现象"第二十二节　窦性心率振荡"),见图 8-39。

2. 夹有早搏 QRS 波的 P-P 间期较不含早搏的 P-P 间期短者,我们通常称之为室性时相性窦性心律不齐。

(十)室性融合波

室性早搏若发生于舒张晚期,窦性 P 波已下传并激动部分心室,可和窦性激动发生心室内融合,形成室性融合波(图 8-40)。少见的为房性早搏与室性早搏在心室内形成融合波(图 8-41)。

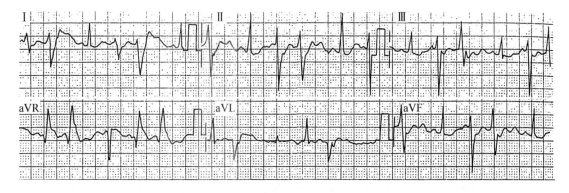

图 8-37　频发性室性早搏、R on P 现象

　　患者男性,51 岁,低钾血症。基本心律为窦性心动过速(125 次/分),室性早搏呈二联律。多表现为二连发,即真三联律。二连发早搏的形态略有不同,但早搏与早搏、早搏与正常心搏的联律间期相同,说明早搏二连发的形态略有差异,与早搏在室内的折返途径差异有关。此外,室性早搏均骑跨在窦性 P 波的降支上,属于 R on P 现象,很易发生室性心动过速

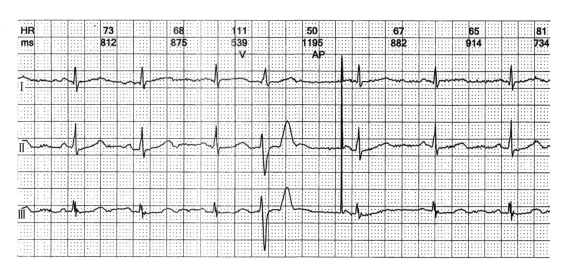

图 8-38　室性早搏代偿间期显示起搏心搏

　　动态心电图记录的同步 I、II、III 导联,可见窦性心律稍不齐,室性早搏代偿间期超过了起搏器的基本起搏间期而出现起搏心搏

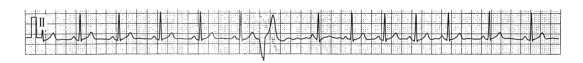

图 8-39　室性早搏后窦性心率振荡现象

　　II 导联描记可见室性早搏后窦性心率先增快后又减慢,即窦性心率振荡现象

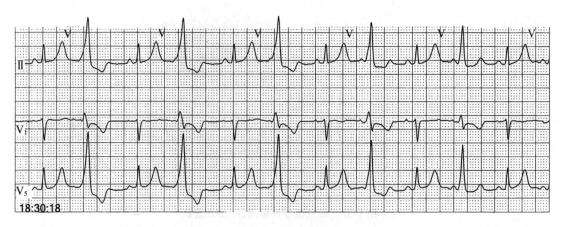

图 8-40　窦-室室性融合波

同步 II、V₁、V₅ 导联记录可见室性早搏二联律,联律间期固定。第 8、10 个心搏 QRS 波形态介于正常窦性和室性早搏之间,其前有较短的 PR 间期,为室性融合波。融合波形成的原因是由于窦性心率逐渐增快,即窦性心搏逐渐提前出现(窦性 P-P 间期渐短),窦性激动下传并除极部分心室,与室性早搏在心室内相遇,形成窦-室室性融合波

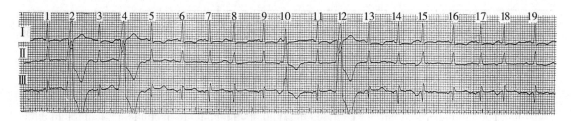

图 8-41　房-室室性融合波

同步记录的 I、II、III 导联心电图示:窦性心动过速、频发房性早搏(8,10,15,18)和频发室性早搏(2,4,10,12),第 10 个心搏之 QRS 波形态介于正常与室性早搏之间,其前有提前出现的异于正常窦性的 P'波,即为房性早搏,故该 QRS 波是房性早搏下传心室与室性早搏形成的房-室室性融合波

六、室性早搏联律间期的变异

1. **短联律间期室性早搏**　室性早搏的联律间期 <0.43s,包括 T 波上室性早搏(R on T)。当提早指数 R-R'/R-R<0.90 时,易诱发严重的室性心律失常。

2. **长联律间期室性早搏**　室性早搏的联律间期 ≥0.80s,此时室性早搏的频率每分钟≤75 次,有人称之为加速的室性逸搏。若基本节律较慢,加速的逸搏即为早搏。

3. **继发性室性早搏**　也称慢频率性室性早搏,是指继发于长周期后的室性早搏,即该早搏仅在长 R-R 间期后出现,且可形成一系列室性早搏二联律现象。室性早搏后代偿间歇又为下一个慢频率性室性早搏创造条件,周而复始。

4. **联律间期递增型室性早搏**　也称联律间期文

氏型室性早搏。室性早搏呈二联律时,其联律间期逐渐延长,直至早搏消失,连续出现2~3次窦性搏动,周而复始。若连续出现 3 次窦性搏动,则为心室折返径路内交替性 A 型文氏周期;若连续出现 2 次窦性搏动,则为折返径路内交替性 B 型文氏周期。

5. **联律间期递减型室性早搏**　也称联律间期反向文氏型室性早搏。室性早搏二联律时,其联律间期逐渐缩短,直至早搏落到前一窦性搏动后的绝对不应期中而消失,以致连续出现 2 次或 3 次窦性搏动,周而复始。前者为折返径路内交替型 B 型反向文氏周期;而后者则为折返径路内交替性 A 型反向文氏周期。

6. **联律间期长、短交替型室性早搏**　室性早搏呈二联律时,其联律间期呈长、短交替或间歇性出现,系折返径路内快、慢径路传导所致。

七、室性早搏诱发的心律失常

室性早搏可诱发多种心律失常。

1. 室性早搏诱发窦性心律失常 主要为窦性心律不齐、窦性暂停等。

2. 室性早搏诱发折返性心动过速

(1)室性早搏诱发房室结内折返性心动过速:室性早搏激动可沿房室结快径路上传心房,通过房室结慢径路下传,形成常见的慢-快型房室结内折返性心动过速,表现为室性早搏 QRS-逆行 P$^-$ 波-窄 QRS 波-逆行 P$^-$ 波型心动过速,心动过速 RP$^-$<P$^-$R,RP$^-$<70ms。

少见的室性激动沿房室结慢径路上传心房,通过房室结快径路下传心室,形成少见的快-慢型房室结内折返性心动过速,表现为室性早搏 QRS-P$^-$ 波-窄 QRS 波-P$^-$ 波型心动过速,此时 RP$^-$>P$^-$R。应与起源于心房下部的房性心动过速和持续性交接性反复性心动过速(PJRT)相鉴别。

(2)室性早搏诱发房室折返性心动过速:室性早搏激动可沿房室旁道逆行传至心房,再经房室结下传,再次激动心室,周而复始形成顺向型房室折返性心动过速。心电图表现为室性早搏宽 QRS 波-逆行 P$^-$ 波-窄 QRS 波-逆行 P$^-$ 波-窄 QRS 波……,RP$^-$<P$^-$R,RP$^-$>70ms(多>90ms)。少见的为室性早搏激动沿房室结逆传至心房,再沿房室旁道下传心室,周而复始,形成逆向型房室折返性心动过速。心电图表现为室性早搏宽 QRS 波-逆行 P$^-$ 波-预激宽 QRS 波-逆行 P$^-$ 波-预激宽 QRS 波……,P$^-$ 波常融合于预激宽 QRS 波起始部不能明示。

3. 室性早搏诱发室性反复搏动 一种是室性激动经房室交接区逆向传入心房引起逆行 P$^-$ 波,在逆向传导过程中通过房室交接区折回心室引起第 2 个 QRS 波,形成室性 QRS 波-P$^-$ 波-QRS 波(室上性多伴室内差异传导)序列。折返方式:心室→房室结→心房→房室结→心室。另一种是室性异位激动虽逆向传导但未进入心房又经交接区折回心室,引起第 2 个 QRS 波,形成室性 QRS 波-QRS 波(室上性)序列。折返方式:心室→房室结→心室。

4. 室性早搏诱发的室性心动过速 室性早搏在心室内折返,可形成室性心动过速。特别是心肌梗死后病人,室性早搏易诱发室性心动过速,一旦发生室性心动过速,应立即用胺碘酮静推,或用电生理刺激终止,或采用同步直流电复律终止室性心动过速。伴

R on T 现象或 R on P 现象的室性早搏还可诱发心室颤动。

5. 室性早搏诱发心室颤动 室性早搏诱发心室颤动,将终止心动过速现象。

八、室性早搏与常见心血管疾病

1. 高血压与室性早搏 室性早搏常发生于高血压患者,早年的 MEFIT 研究和最近的 ARIC 研究发现,血压升高的幅度与室性早搏出现的频率呈正相关。Framingham 研究显示,左心室肥厚的高血压患者的猝死和心肌梗死的风险高于心脏正常者。ARIC 研究证实在左心室肥厚患者中室性早搏的发生率增加。

2. 冠心病与室性早搏 冠心病患者 24h 动态心电图监测室性早搏发生率可高达 90%,特别是急性心肌梗死病人。室性早搏的数目与左心功能关系密切,而与血管狭窄的程度关系不大。

3. 心肌病与室性早搏 原发性肥厚型心肌病与非缺血性扩张型心肌病患者室性早搏发生率很高。

4. 瓣膜病与室性早搏 左心室功能正常的瓣膜病患者室性早搏并不常见,但二尖瓣脱垂患者室性早搏常见,可能与乳头肌张力异常、增厚的腱索对心内膜产生机械刺激、自主神经张力或儿茶酚胺的改变以及复极异常有关。

5. 先天性心脏病与室性早搏 在先天性心脏病中,原发性缺损或外科修补术后均可发生室性早搏,伴右心室血流动力学异常者更常见,且是心脏性猝死的危险因素。法洛四联症修补术后频发室性早搏检出率更高。

6. 心功能与室性早搏 室性早搏的发生率和类型,与患者的左室功能不全程度有关。随着左室射血分数的进行性下降,室性早搏和非持续性室性心动过速的发生率增加。Chako 等报道,88% 的扩张型心肌病患者有频发和复杂的室性早搏。

心肌病和洋地黄中毒时,常见多源性和多形性室性早搏。

九、室性早搏的鉴别诊断

1. 室性早搏与房性早搏伴时相性室内差异传导的鉴别 见表 8-2。

2. 室性早搏与房室交接性早搏伴时相性室内差异传导的鉴别 见表 8-3。

表 8-2　室性早搏与房性早搏伴时相性室内差异传导的鉴别

鉴别要点	室性早搏	房性早搏伴时相性室内差异传导
提早的 P′波	无相关的 P′波	有相关的 P′波，P′R≥0.12s
QRS 波形	多呈单相或双相的 qR 或 R 波宽大	呈右束支阻滞图形、右束支阻滞加左前（或左后）分支阻滞图形、左束支阻滞图形或不定型室内阻滞图形
逆行 P⁻波	可有，在 QRS 后，R-P⁻＞0.12s	无
期前收缩前周期	不一定长	相对较长
QRS 波时限	多为 0.12～0.14s 甚至 0.20s	多在 0.12s 左右
QRS 易变性	小	大
室性融合波	可有（多发生于舒张晚期早搏）	无
代偿间歇	多数完全	多数不完全
S₅或食管导联	窦性 P 波，少数可见 QRS 波后逆行 P⁻波	提前房性 P′波

表 8-3　室性早搏与房室交接性早搏伴时相性室内差异传导的鉴别

鉴别要点	室性早搏	交接性早搏伴时相性室内差异传导
逆行 P⁻波	可有，位于 QRS 波之后，R-P⁻间期长	P⁻位于 QRS 之前，P⁻-R 间期＜0.12s；P⁻位于 QRS 之中，无法分辨；P⁻位于 QRS 之后，R-P⁻间期＜0.20s
室性融合波	可有（多发于舒张晚期早搏）	无
期前收缩前周期	不一定长	较长
QRS 波形	多呈单相或双相的 qR 或 R 波宽大	多呈 3 相右束支阻滞图形，也可为左束支阻滞图形
QRS 时间	宽，多为 0.12～0.14s，甚至可达 0.20s	不宽，宽者多在 0.12s
QRS 易变性	单形者图形一致，多形者多变	可有
发生率	高	低

第四节　房室交接性早搏

交接性早搏（junctional premature beat，JPB）指的是发生在房室交接区的早搏。

一、房室交接性早搏的心电图表现

房室交接性早搏常见心电图表现为：提前出现的室上性 QRS 波，形态与窦性 QRS 波基本相同，其前或后可有逆行 P⁻波，亦可无。若其前有逆行 P⁻波，P⁻-R 间期＜0.12s（如＞0.12s，则提示合并前向性传导延迟）。若其后有逆行 P⁻波，R-P⁻间期＜0.20s（如＞0.20s，则提示逆向传导延迟）。若其前后均无逆行 P⁻波，提示完全性逆向传导阻滞或逆行 P⁻波重在 QRS 波之中。

另外可有以下心电图表现：

1. 提前出现的逆行 P⁻波，其后不继有 QRS 波，此称为未下传的房室交接性早搏或称为房室交接性早搏伴完全性前向传导阻滞。如同一次心电图记录中有提前出现的逆行 P⁻波后继有室上性 QRS 波，P-R 间期＜0.12s 者可确定诊断，不然则难以与未下传的低位房性早搏相区别。

2. 隐匿性房室交接性早搏，最早是由 Langendorf（1947 年）描述，是指房室交接性早搏伴双向性传出阻滞，不引起 P⁻波和 QRS 波。心电图诊断只能依靠在 P-R 间期固定的窦性心律中，突然出现一度或二度房室传导阻滞来判断。因为隐匿性交接性早搏已使房室交接区产生了新的不应期，窦性激动下传时遇到了房室交接区不应期的干扰，使窦性激动传导延迟产生一度房室阻滞，或传导受阻产生二度 I 型或二度 II 型房室传导阻滞，此种阻滞称为假性房室传导阻滞，均为一过性的。若心电图中出现有显性房室交接性早搏，同时也出现一过性的房室传导延迟或阻滞，则可推断为隐匿性房室交接性早搏。

3. 舒张晚期出现的房室交接性早搏，激动逆向传入心房与窦性激动在心房内发生绝对干扰，各除极心房一部分而产生一个介于窦性 P 波与逆行 P 波形态之间的 P′波,此称为房性融合波。

4. 房室交接性早搏有时与窦性心搏交替出现或每两个窦性心搏出现一个房室交接性早搏,形成房室交接性早搏二联律或三联律甚至四联律。

5. 两个窦性心搏中间夹有一个房室交接性早搏,称为插入性房室交接性早搏。

二、房室交接性早搏诊断中常遇到的一些问题

(一)房室交接性早搏的 P⁻波和 QRS 波之间的关系

房室交接区有顺向和逆向两种传导功能,因而房室交接区的异位激动既可以顺向传导也可以逆向传导,有些房室交接性早搏的 P⁻波和 QRS 波之间的关系常发生变化。这种关系变化有两种学说,即异位点的位置学说和异位点激动传导速度学说。前者认为异位点距心房近、距心室远,激动先传入心房后传入心室,P⁻波在 QRS 波之前;若异位点距心室近、距心房远,激动先传入心室后传入心房,P⁻波在 QRS 波之后;异位点距心房和心室相等时,激动同时传入心房和心室,P⁻波重在 QRS 波之中。后者认为异位点位置不变,激动向心房和向心室的传导速度不同,是引起 P⁻波和 QRS 波之间的关系发生变化的原因。例如异位点在发生交接区的中部,激动逆向传导速度快于前向传导速度,P⁻波在 QRS 波之前;如果相反,则 P⁻波在 QRS 波之后;逆向和前向传导速度相等,P⁻波和 QRS 波重在一起。因此可以说仅根据 P⁻波和 QRS 波之间的关系来推断异位激动点的位置,而不考虑传导速度有失偏颇。

(二)房室交接性早搏伴单向阻滞

异位激动伴逆向完全阻滞,QRS 波前、后和中间均无逆行 P⁻波;异位激动伴前向完全性阻滞,只显示逆行 P⁻波而无 QRS 波;异位激动伴双向阻滞,P⁻波和 QRS 波全部消失,此称为隐匿性房室交接性早搏。

(三)房室交接性早搏 P⁻-R 间期变化

房室交接性早搏 P⁻-R 间期一般比窦性心律 P-R 间期短(P⁻-R 间期<0.12s),这是由于异位点激动同时双向性传导,节省了传导时间。偶有房室交接性早搏伴前向传导延迟,P⁻-R 间期>0.12s,此不易于心房下部早搏相区别,遇到此种情况,一般作为低位房性早搏或冠状窦性早搏。唯有窦性心律伴一度房室阻滞时,P⁻-R 间期>0.12s,可考虑房室交接性早搏伴前向传导延迟。

(四)房室交接性早搏伴室内差异传导

房室交接性早搏联律间期较短或异位点较低时,当早搏激动传入心室,此时如心室内某一区域正处于不应期,激动在心室内的传导往往不能按正常途径进行,因此出现 QRS 波变形,此称为交接性早搏伴室内差异传导(图 8-42,图 8-43)。伴室内差异传导的 QRS 波多类似高位室性早搏。如 QRS 波前有倒置 P⁻波或 QRS 波后有倒置 P⁻波,R-P⁻间期<0.16s,多为交接性早搏伴室内差异传导,否则为高位室性早搏。

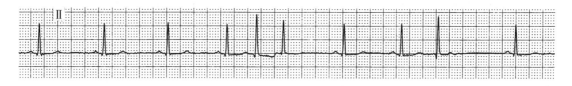

图 8-42　交接性早搏伴室内差异传导

本图记录的长条 Ⅱ 导联是窦性心律。第 5 个和第 9 个心搏系提前发生,其前无 P 波,QRS 波形态略异于窦性心搏,为房室交接性早搏伴室内差异传导。第 5 个提前出现的心搏的 T 波中有逆行 P⁻波,其后又出现 1 个与窦性相同的 QRS 波,系交接区反复搏动,第 9 个提前出现的心搏其 T 波内重有 1 个窦性 P 波、代偿间歇完全

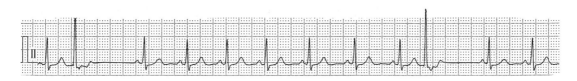

图 8-43　交接性早搏伴室内差异传导

本图记录的长条 Ⅱ 导联是窦性心律,第 2 个及第 10 个心搏系提前发生,其前无 P 波,QRS 波形态略异于窦性心搏,在 J 点处可见一逆行 P⁻波,RP⁻<0.20s,符合交接性早搏伴室内差异传导的心电图变化

(五)房室交接性早搏的代偿间歇

因逆向传导阻滞,交接性早搏部分未逆传心房或逆传心房的激动在窦房交接区与窦性激动发生干扰,或在心房内发生干扰形成房性融合波,不打乱窦房结的固有频率,故交接性早搏的代偿间歇多完全,但也有部分交接性早搏逆传心房并使窦房结节律重整,形成不完全代偿间歇。

三、房室交接性早搏 QRS 波变形的原因

1. **房室交接性早搏伴束支阻滞** 早搏的 QRS 波多呈右束支阻滞图形,即所谓的室内差异传导。

2. **房室交接性早搏起源点位置的偏移** 早搏起源点存在偏心性,偏向某侧束支而某侧束支便出现优先传导,心室除极不同步是产生室内差异传导的原因。

3. **房室交接性早搏偏心性传导** 房室束存在解剖学上或功能上纵向分离的两条径路,某些原因出现两条径路传导速度上的差异,早搏激动有先后不同顺序地进入心室,使心室除极不同步。

4. **房室交接性早搏激动传导途径异常** 早搏激动沿 Mahaim 束下传,使某部心室肌提前激动,QRS波呈 Mahaim 型预激波。

5. **交接性早搏和窦性激动融合** 早搏激动沿慢径路下传和沿快径路的窦性激动在室内发生绝对干扰,形成室性融合波。

四、房室交接性早搏的临床意义

交接性早搏和其他早搏一样,可见于健康人和器质性心脏病患者,频发性或连发型交接性早搏多见于病理性,特别是心肌炎、风湿性心脏病、冠心病、心肌病等。心力衰竭引起的早搏应用洋地黄治疗有显著效果,低钾血症、洋地黄引起的交接性早搏患者,补钾后可消失。偶发性交接性早搏查不到病因的,可不必用药。

第五节 窦房交接性早搏

异位激动点发生在窦房交接区,产生窦房交接性早搏(sinoatrial junctional premature beat)。这是一种比较少见的早搏,不易与窦性早搏区别。

一、窦房交接性早搏的心电图表现

1. 提前出现的 P′-QRS-T 综合波,P′波形态和窦性 P 波相同或差异很小。

2. 出现不完全性代偿间歇,代偿间歇比一个基本窦性心律周期略长。

3. 少数窦房交接区与窦性激动发生绝对干扰,可形成完全性代偿间歇。

4. P′-R 间期正常或伴干扰性延长(P′波出现在 T 波上或 ST 段内)或 P′-R 间期阻滞性延长(P′波出现在 T 波终点后)。

5. 下传的 QRS 波时限及形态正常。

6. P′波可因干扰或阻滞未下传心室。

7. QRS-T 波群宽大畸形,常伴有时相性室内差异传导、束支阻滞、预激综合征。

8. 联律间期多固定。

二、鉴别诊断

1. **窦房交接性早搏与窦性早搏的鉴别** 窦性早搏其后是等周期代偿间期,即代偿间期=窦性周期。而窦房交接性早搏激动很容易侵入窦房结,使窦性节律重整,窦房交接性早搏后代偿间期>窦性周期,即不完全性代偿间歇(联律间期+代偿间期<2个窦性周期);少数窦房交接区与窦性激动发生绝对干扰,使一次窦性激动不能传出,形成完全性代偿间歇(联律间期+代偿间期=2个窦性周期),而不是等周期代偿。

2. **窦房交接性早搏与窦性心律不齐的鉴别** 窦房交接性早搏是突然提早发生的,频发出现时有固定的联律间期,代偿间期大于一个窦性周期。窦性心律不齐的变化特点是 P-P 间期渐短又渐长,即吸气时 P-P 间期渐短,呼气时 P-P 间期突然延长。暂时停止呼吸以后 P-P 间期匀齐,窦性心律不齐的现象消失。

第六节 房室旁道性早搏

Kent束也有自律性,偶可引起房室旁道性早搏(accessory atrioventricular pathways premature beat)或旁道心律。但这种异位心律失常比较罕见,即使发生也往往误认为是室性早搏。两者不易区分。

一、房室旁道性早搏的心电图表现

1. 提前出现的宽大畸形 QRS 波,起始部有粗顿

的预激波,QRS 时限>0.14s,其前无窦性 P 波。

2. 有完全或不完全性代偿间歇。

二、房室旁道性早搏的临床意义

房室旁道性早搏的临床意义与室性早搏的临床意义相同(图 8-44)。

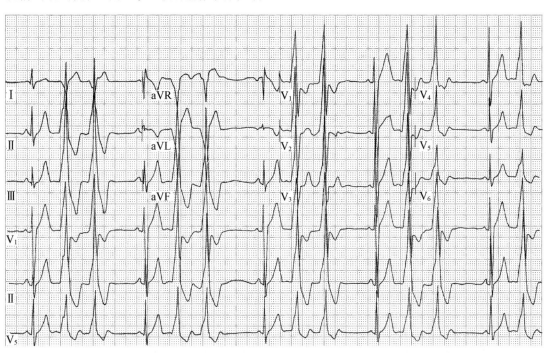

图 8-44 提示起源于房室旁道的成对室性早搏

患者男性,19 岁,有心动过速史,临床疑似心肌炎。连发的宽大畸形 QRS 波起始部有明确的 δ 波,QRS 波时限 0.16s,提示起源于房室旁道的成对室性早搏。由于 V₁导联 QRS 波 R/S>1,Ⅰ导联 QRS 波呈QS 型,故应考虑为左侧游离壁旁道

第七节 窦 性 早 搏

详见本书第 7 章窦性心律失常"第二节窦性心律 失常六、窦性早搏"。

第 9 章

房室交接性心律失常

第一节 房室交接性心律

自从 1896 年 Tawara 发现心房与希氏束之间有一个独特的传导系统——房室结之后,人们认为房室结是继窦房结之后心脏又一个最重要的起搏点。随着研究的深入,逐渐认识到房室结并未证实有自律性,而房室结区周围却具有不同程度的自律性,人们通常将房室结及其周围房室交接处组织称为房室交接区。

房室交接区是心脏的第二起搏中枢,当窦房结暂时不能发放激动或发放激动的频率过缓,房室交接区便被动地担负起心脏起搏任务,以每分钟 40~60 次的频率发放激动控制心脏搏动,称为房室交接性心律(atrioventricular junctional rhythm)。

房室交接区起搏点位于交接区的上、中、下三个部位,即房-结(A-N)区、结(N)区、结-希(N-H)区或希氏束。房室交接区自律点的自律强度也不同,一般自上而下自律强度递减,如房-结区自律性最高;结区次之;结-希区最低,但也不是绝对不变,自律强度随病理和生理变化而变化。

一、房室交接区的自律性分类

房室交接区自律性(atrioventricular junctional automaticity)没有窦房结自律性稳定,可停、可慢和可快,自律性丧失称为交接区停搏;自律性降低称为交接性逸搏;自律性不规则称为交接性心律不齐;自律性轻度增高称为加速性交接性逸搏;自律性强度进一步增高或激动在交接区内折返,称为阵发性交接性心动过速。在窦性或房性心律中,突然出现提前的交接性搏动,称为交接性早搏;在窦性或房性心律出现的长 R-R(P-P)间期后出现的交接性搏动,称为交接性逸搏;在交接性搏动后紧随其后又出现一个交接性搏动,称为交接性反复搏动;若此反复搏动连续出现 3

个或 3 个以上时,称为折返性交接性心动过速。

二、交接性起搏点的传导性

交接区起搏点发出的激动具有双向传导功能,激动既可以逆行上传心房,产生逆向 P⁻ 波,也可以前向下传心室产生 QRS 波。但也可以发生双向传导阻滞,即激动既可以逆向上传阻滞不产生 P⁻ 波,也可以前向下传阻滞不产生 QRS 波。多数情况下交接性搏动的双向传导,心电图上表现为 P⁻-QRS 波或 QRS-P⁻ 波序列,少数情况表现为单向阻滞,即只出现 P⁻ 波或只出现 QRS 波。如果同时发生了双向阻滞,心电图上既无 P⁻ 波也无 QRS 波,即所谓的隐匿性交接性搏动。从图 9-1 可以看出房室交接区异位自律点的位置不同,传导速度不同,QRS 波与 P 波的关系即可改变。

三、交接性 P⁻ 波的极性

交接区起搏点发放的激动逆向上传进入心房所产生的 P⁻ 波,称为交接性 P⁻ 波,它可以出现在 QRS 波之前,一般 P⁻-R 间期<0.12s;也可以出现在 QRS 波之中或 QRS 波之后。典型的交接性 P⁻ 波表现为 Ⅱ、Ⅲ、aVF 导联倒置,aVR 导联直立,与正常窦性 P 波极性恰好相反。房室交接区在右房下部,发出的激动沿后结间束上传激动心房,P 向量自右下方指向左上方,P⁻ 电轴多位于 -60°~-90°,投影在 Ⅰ、aVL 导联的正电端,Ⅱ、Ⅲ、aVF 的负电端,因而 Ⅰ、aVL 导联 P⁻ 波直立,Ⅱ、Ⅲ、aVF 导联 P⁻ 波倒置。通常 Ⅲ 导联 P⁻ 波倒置最深,aVF 导联次之,Ⅱ 导联倒置最浅;若 P⁻ 电轴位于 -90°,aVF 导联 P⁻ 波倒置最深,Ⅰ 导联 P⁻ 波低平、平坦;P⁻ 电轴在 -60° 以左时,aVR 导联 P⁻ 波直立。极少情况下 P⁻ 电轴>-60°,aVR 导联 P⁻

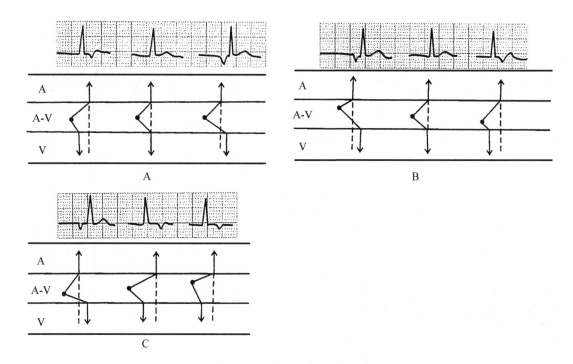

图 9-1　房室交接区心搏逆行 P 波和 QRS 波群之间的关系

A. 交接区异位节律点的位置相同,传导速度不同,P 波和 QRS 之间的关系;B. 交接区异位节律点的位置不同,传导速度相同,P 波和 QRS 之间的关系;C. 交接区异位节律点的位置不同,传导速度也不同,P 波和 QRS 之间的关系

波可倒置、低平或双向(图 9-1)。

四、正向逆行 P⁻ 波

在少数情况下,交接区起搏点发出的激动逆向上传先引起左心房除极,右心房后除极,P⁻ 向量从左下方指向右上方,额面 P⁻ 电轴位于 −90°～−110°,表现为 Ⅰ、Ⅱ、Ⅲ、aVF 导联 P⁻ 波倒置,aVL、aVR 导联 P波直立,胸导联 $V_1～V_3$ 导联 P⁻ 波可直立、双向或倒置,$V_4～V_6$ 导联波均倒置,即构成左心房下部节律。

罕有情况心电图上可出现"正向逆行 P⁻ 波"的交接性心律,即 P⁻ 波在 Ⅱ、Ⅲ、aVF 导联直立,aVR 导联倒置,其机制可能是交接区的激动沿后结间束逆行上传至窦房结后,再沿前、中结间束下传,引起心房除极顺序自上而下,最大 P 向量指向下方,像窦性心律除极顺序。P 环投影在 Ⅱ、Ⅲ、aVF 导联轴的正电端而出现直立 P⁻ 波;投影在 aVR 导联的负电端而产生倒置 P⁻ 波。正向逆行 P⁻ 波可位于 QRS 波之前、之中或之后,但这种情况总是罕见的,是一种推测性诊断。

第二节　加速性交接性心动过速

加速性交接性心动过速(accelerated junctional tachycardia)(速率每分钟 70～130 次),以往称为非阵发性交接性心动过速,属于主动性交接性心动过速的一种(图 9-2～图 9-4)。它的起搏频率比阵发性交接性心动过速的起搏频率(每分钟 150～220 次)慢,但又比交接区固有起搏频率(每分钟≤60 次)快。

一、发生机制

在正常生理情况下,房室交接区的固有起搏频率每分钟＜60 次。由于完全性房室阻滞、窦房结功能低下等原因才启动交接性心律,交接性心律属于被动心律,是一种生理性保护机制。当药物的毒副作用(例如洋地黄用量过大)、心肌炎症、急性心肌梗死、风湿热以及心脏外科手术后等情况下,房室交接区起搏细胞舒张期除极速度增加;当超过或接近窦房结的除极速度时,便产生快于交接区固有频率的所谓加速性交接性的心动过速。

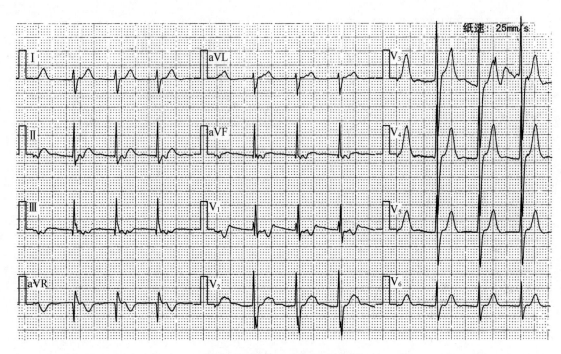

图 9-2　加速性交接性心动过速

　　患者女性,8 岁,临床诊断:先天性心脏病术后。心电图示:RR 匀齐出现,室上性 QRS 波后出现逆向
P⁻波,心室率 100 次/分,符合加速性交接性心律。额面电轴+108°,V_1 导联 QRS 呈 rsR′s′ 型,R'_{V1}=
0.9mV,V_2~V_6 导联 QRS 波均呈 RS 型,R_{V1}(0.9mV)+S_{V5}(1.2mV)=2.1mV,右心室电压偏高,提示右
心室肥大

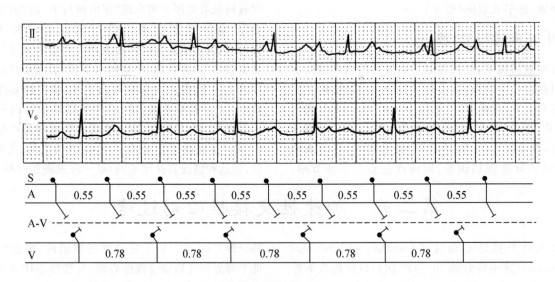

图 9-3　窦性心动过速、加速性交接性心动过速、三度房室传导阻滞、低钾血症

　　患者女性 34 岁,子宫肌瘤术后 8 天,心电图展示的 Ⅱ、V_6 导联 P 波规律出现,心房率 109 次/分,
室上性 QRS 波规律出现,心室率大于 70 次/分,心房率明显快于心室率,P 波不论出现在心动周期的哪
个部位均未能下传心室。P 波和室上性 QRS 波各自按其频率规整出现,两者互不影响,说明房室交接
区存在完全性传导阻滞。本图 T 波平坦,U 波明显,Q-U 间期 0.42s,房率和室率均较快,符合低钾血症
改变。患者无心血管疾患,提示房室传导阻滞与低钾血症有关

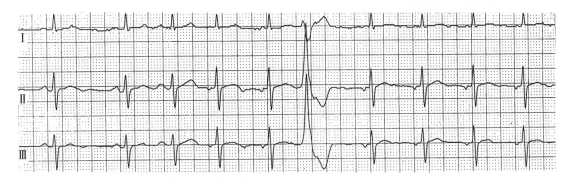

图9-4 加速性房室交接性心动过速

患者男性,44岁,临床诊断:心律不齐。本图选取的Ⅰ、Ⅱ、Ⅲ导联分析,起始的两个心搏为窦性,第3个提前出现的心搏为房性早搏,第4个提前出现的心搏为房室交接性早搏,其后连续提前的心搏构成房室交接性心律。交接性心律的RR间距十分匀齐,心率86次/分,在QRS波前均有逆向P⁻波,P⁻-R间期<0.12s。此外在交接性心律的中间还出现了一个宽大畸形的QRS波,代偿间歇完整,为室性早搏。根据以上心电图表现,可诊断为窦性心律、偶发房性和室性早搏、加速性房室交接性心动过速

二、心电图表现

1. 心率在70～130次/分,多数在70～100次/分,其心律与窦房结心律无关。

2. QRS波为室上性,QRS波前后可无P′波,如有P′波为逆向P⁻波,在Ⅱ、Ⅲ、aVF导联P⁻波倒置,在aVR导联P⁻波直立,少数情况下,仅见连续出现的P⁻波,无QRS波。

3. 当窦性心律和交接性心动过速并存时,可出现不同形态的房性融合波,以及干扰性房室分离、心房夺获心室或心室夺获心房。

4. 窦性心律与加速性交接性心动过速接近时,心室激动有时受窦房结控制,有时又受交接区控制,这种两个节律点逐渐交替地控制心室的现象,是加速性心动过速的特征。

5. 整齐、规律的室上性心律,频率为每分钟70～130次,如同时伴有心房颤动或心房扑动,不影响加速性交接性心动过速的诊断。

三、临床意义

加速性交接性心动过速本身很少产生症状,一般不会影响血流动力学。但因该心律失常患者常伴严重心脏病,由原心脏病产生的症状占很大的比例,例

如:

1. **洋地黄中毒** 在治疗风心病、冠心病等心脏病时,没有严格掌握好洋地黄制剂用量而导致中毒时,可能会出现加速性交接性心动过速,发生率往往是发生房性心动过速伴房室传导阻滞的3倍。

2. **心肌梗死** 急性心肌梗死心肌再灌注约有10%出现加速性交接性心动过速。

3. **心脏手术** 外科心脏瓣膜手术、先天性心脏病修复术后,常出现加速性交接性心动过速。

4. **急性风湿热** 急性风湿热在疾病过程中也可出现加速性交接性心动过速。

绝大多数加速性交接性心动过速患者无须抗心律失常治疗,主要针对原发病进行治疗。加速性交接性心动过速的预后,主要视原发病的性质及严重程度。

四、鉴别诊断

房性心律与加速性交接性心动过速的频率相近,但房性心律QRS波前均有P′波,P-R间期≥0.12s,不会出现干扰性房室分离;交接性心动过速发生时,可无逆行P⁻波。若不出现窦性心律、心房和心室都由交接区节律点控制,逆行P⁻波多在QRS波之前,且<0.12s,也可在QRS波之后,RP⁻<0.20s。

第三节 房室结折返性心动过速

房室结折返性心动过速(atrioventricular nodal reentrant tachycardia,AVNRT)是窄QRS波心动过

速的一种常见类型。根据房室结双径路和多径路的电生理特点,一般把AVNRT分为慢-快型房室结折

返性心动过速、快-慢型房室结折返性心动过速及慢-慢型房室结折返性心动过速,窄 QRS 波鉴别诊断见图 9-5。

类型及心电图表现:详见本书第 40 章　经食管心脏电生理检查 "第六节　三、房室结折返性心动过速"。

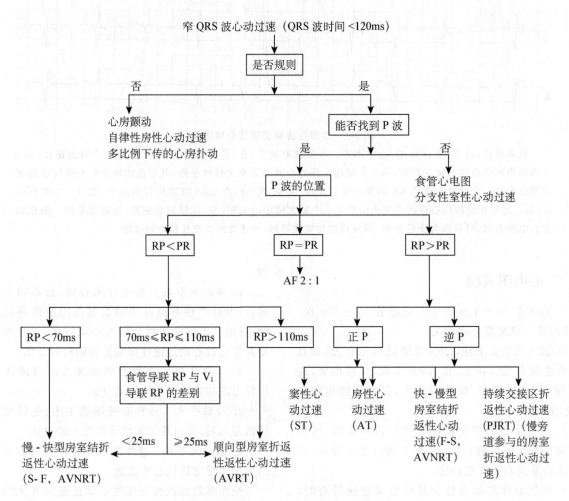

图 9-5　窄 QRS 波心动过速鉴别流程图

第四节　双重性房室交接性心律

在少见的情况下,房室交接区内存在两个节律点,这两个节律点的自律性快慢不一,一个节律点发出激动逆向上传控制心房引起 P⁻波,另一个节律点发出激动下传心室引起 QRS 波,从而形成双重性房室交接性心律(dual atrioventricular junctional rhythm),见图 9-6、图 9-7。

一、心电图表现

1.P⁻波为逆向,即在 Ⅱ、Ⅲ、aVF 导联倒置,aVR 导联直立,以自己的频率出现。

2. 交接区另一个节律点控制心室,QRS 波为室上性,以自己的频率出现。

3. 两个节律点各自按自己的频率发放激动,形成干扰性房室交接区内分离,但有时房性激动可夺获心室。

4. 若两个节律点之间存在完全性房室传导阻滞,则不会出现心房夺获心室现象。

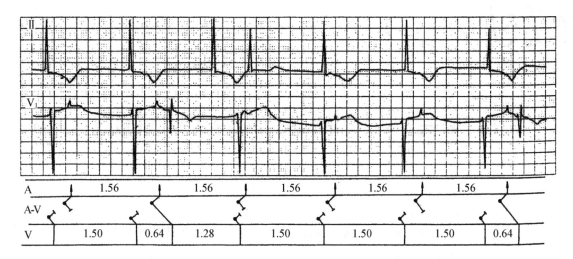

图9-6　双重性房室交接区逸搏心律、不完全性干扰性房室分离

　　该心电图的特征是：每一个室上性QRS波之后有一个逆行P⁻波，R-P⁻间期逐渐延长直到出现心室夺获，酷似交接性心律逆向传导文氏现象伴反复搏动。但仔细测量逆行P⁻-P⁻间期非常匀齐，周期1.56s；R-R间期除夺获心室搏动外，均为1.50s。P⁻波与QRS波两者各自频率固定，说明没有内在联系。当R-P⁻间期延长至0.40s时，低位自律点不应期已过，P⁻波可夺获心室。故心电图诊断为：双重性房室交接性逸搏心律，不完全性干扰性房室分离

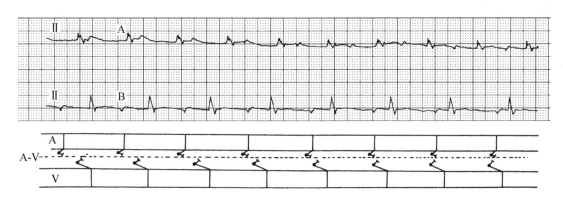

图9-7　双重性房室交接性逸搏心律伴完全性房室传导阻滞

　　患者男性，70岁，临床诊断：呼吸道感染。心电图A条P波狭窄倒置，重在T波上形成"负正"双向。心房率73次/分，心室率79次/分，P波与QRS波无固定时间关系，QRS时限0.10s。次日描记的B条与A条相比，P波形态无变化，QRS波振幅增高，心房率和心室率均慢于A条，心房率61次/分，心室率64次/分。P波不论出现在心动周期的任何时相，都未能夺获心室，符合房室交接区双重性心律伴完全性房室传导阻滞

二、临床意义

　　双重性房室交接性心律十分罕见，多见于急性心肌梗死、急性风湿性心肌炎、洋地黄过量以及应用抑制交感神经的药物等导致窦房结功能低下时，去除病因可恢复窦性心律。

第10章

房室结双径路在体表心电图上的表现

正常情况下房室结是心房与心室间唯一的传导通路,由于房室结呈立体的网状结构,极易形成功能性甚至解剖结构的双径路或多径路。这种现象称为房室结双径路或多径路传导(atrioventricular nodal dual or multiple pathway conduction)。房室结双径路的电生理特征是:快径路传导速度快,不应期长;慢径路传导速度慢,不应期短。房室结双径路的存在,成为引发房室结折返性心动过速(AVNRT)的病理生理基础。除房室结折返性心动过速外,房室结双径路还有诸多的心电图表现,例如:P-R间期长短改变、反复搏动、1:2房室传导等。虽然判断房室结是否存在双径路主要靠电生理检查,但此项检查需要一定的设备和技术含量,一些基层医院尚未开展此项检查者,可根据心电图上出现的以下线索,初步推断房室结是否存在双径路,为临床诊断和治疗时提供参考。在一定条件下,不同径路出现传导或阻滞(包括顺向、逆向和双向)是形成这些心电图表现的原因。

一、P-R 间期长短的突变(图 10-1～图 10-3)

1. 窦性节律逐渐增快时,P-R 间期突然明显延长,比正常的 P-R 间期延长≥0.06s。此种现象是窦性节律增快至某种程度时,快径路突然进入有效不应期(3 相阻滞)而出现顺向性传导阻滞,窦性激动便沿不应期短的慢径路下传心室,故 P-R 间期突然延长。

2. 窦性节律逐渐减慢时,P-R 间期突然明显延长,比正常 P-R 间期延长≥0.06s。此种现象是窦性节律减慢至某种程度时,快径路突然进入有效不应期(4 相阻滞),窦性激动便沿不应期短的慢径路下传心室,故 P-R 间期突然延长。

3. PP 间期匀齐,P-R 间期出现长、短交替,此种现象是快径路出现 2:1 传导阻滞,当快径路出现顺向阻滞时,窦性激动便沿慢径路下传,因而 P-R 间期出现长、短交替,R-R 间期也随 P-R 间期变化而变动。

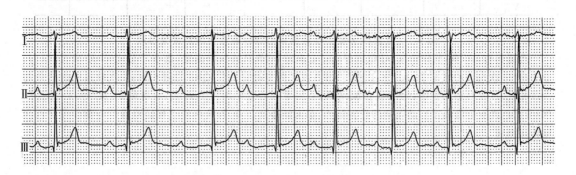

图 10-1 窦性心律不齐、房室结双径路

患者男性,40 岁,心电图展示的同步肢导联 P 波符合窦性心律,P 波高尖似肺型 P 波,PP 间期略不匀齐,本图突出的表现为 P-R 间期长短有变化,第 1、2 个心搏 P-R 间期为 0.28s,第 3、4 个心搏 P-R 间期为 0.48s,第 5 个心搏为 0.32s,第 6 个心搏为 0.24s。第 7 和第 8 个心搏又变为 0.22s,最长的 P-R 间期(0.48s)与最短的 P-R 间期(0.22s)差值为 0.26s,提示房室结内存在快、慢双径路

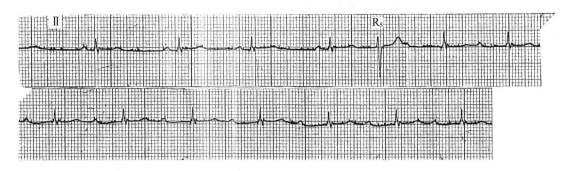

图 10-2 室性早搏揭示房室结双径路

在规整的窦性心律中突然出现一个室性早搏 R_5，其发生隐匿性逆向传导，使房室交接区形成不应期，因快径路不应期长，慢径路不应期短，其后窦性激动便沿慢径路下传心室，同时又向快径路发生隐匿性传导，致使快径路产生持续性功能性传导阻滞，窦性激动便持续沿慢径路下传。这种 PR 间期由 0.16s 因早搏突然变成 0.36s，说明房室结内存在两条传导径路

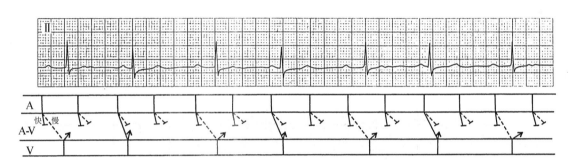

图 10-3 2:1 房室传导阻滞伴房室结双径路（引自朱萍）

图为 II 导联，图中窦性 P 波顺序出现，P-P 间期匀齐，频率 107 次/分，呈 2:1 下传心室。P-R 间期长短交替，短者为 0.16s，长者为 0.28s，差值 >0.06s，RR 间距也出现长短交替，分别为 0.92s 和 1.20s。提示存在房室结双径路伴 2:1 房室传导阻滞

4. 同一次心电图上房性早搏的联律间期相同，但 P′-R 间期明显不同，其差值 ≥0.06s 者，提示房性早搏时分别沿快、慢径路下传心室。

5. 联律间期相同的室性早搏，其后的窦性心搏有长短两种 P-R 间期，其差值 ≥0.06s 者，提示室性早搏激动隐匿性逆向上传导致快径路处于有效不应期，室性早搏后的窦性激动沿慢径路下传心室，故 P-R 间期明显延长。

二、反复搏动

反复搏动（reciprocal beat）是指一次心腔激动后，激动又传回该心腔引起再次激动的现象。即心脏某一个心腔的激动在传向另一心腔时又经另一条径路重新传回该心腔，再次引起该心腔激动的现象。1924年 Drury 曾对房室传导系统有两条通路进行过描述，其后 Scherf 和 Shookhoff 动物实验结果，认为房室结内（特别是结上部）传导径路有功能性纵向分离。Scherf 进一步指出这个纵向分离不是经常都具有传导功能的。在早搏及迷走神经兴奋时，容易发生功能性纵向分离，而 P′-R 或 RP′ 间期延长是发生反复搏动的条件。Moe 和 Mendez 把房室结内纤维分为不应期长传导速度快的 β 径路（快径路）和传导速度慢不应期短的 α 径路（慢径路）。这种纵向分离的双径路也许是先天性异常，或是病变侵袭引起解剖学的变化。当双径路存在单向阻滞、隐匿性传导以及不均衡传导时，才有可能引起反复搏动。

（一）窦性反复搏动（sinus reciprocal beat）

在各种房室干扰的心电图中，窦性夺获心室的 QRS 波后又出现一个逆向 P⁻ 波（心房回波），形成 P-QRS-P⁻ 序列。第一个 P 波为窦性，QRS 波为窦性夺获心室，第二个 P⁻ 波为夺获心室的激动在下传心室的过程中又经快径路逆向传至心房所引起。另一种

情况是在二度Ⅰ型房室阻滞时 P-R 间期逐渐延长,突然在长 P-R 间期的 QRS 波后又出现一个逆向 P⁻波(心房回波),结束了一个文氏周期,形成一个 P-QRS-P⁻序列。其发生机制同上。两者反复搏动的共同特征是:QRS 波前的 P-R 间期明显延长,QRS 波后的 R-P⁻间期明显缩短(≤0.07s),逆向 P⁻波常形成假性 S 波(图 10-4)。

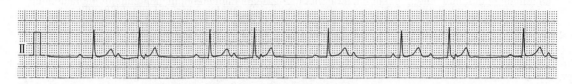

图 10-4　窦性反复搏动

本图记录的长条Ⅱ导联系窦性心律,心电图显示二度Ⅰ型房室传导阻滞,即 P-R 间期逐渐延长(0.26s、0.36s),在第 2 个 QRS 波后未见窦性 P 波,而在其 QRS 波的终末部出现一个逆向 P⁻波(像一个 S 波),结束了文氏周期,形成一个 P-QRS-P⁻序列的综合波。本图第 5 个心搏其前一个窦性 P 波,其后还有一个未下传的窦性 P 波,形成 2:1 房室传导阻滞,第 6 个心搏的 P-R 间期仅为 0.17s,明显短于其他心搏的 P-R 间期,此与快通道已过了不应期有关

(二)房性反复搏动(atrial reciprocal beat)

房性早搏的 P′-R 间期显著延长,QRS 波后出现逆向 P⁻波,形成 P′-QRS-P⁻序列,R-P⁻间期≤0.07s,逆向 P⁻波常形成假性 S 波,发生机制同窦性反复搏动(图 10-5)。

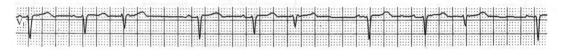

图 10-5　房性反复搏动

本图第 3、6、9 个心搏为房性早搏,其 P′波重于前一个窦性心搏的 T 波上,P′-R 间期明显长于窦性 P-R 间期,且 QRS 波终末部出现假性 r′波,为房性早搏 P′波经房室结慢径路下传心室又经快径路逆传回心房形成的逆行 P⁻波重于 QRS 波终末部所致

(三)房性隐匿性反复搏动(atrial concealed reciprocal beat)

连续出现两个提前的房性 P′波和 P⁻波均未下传心室,形成 P′-P⁻序列。第一个 P′波是原发性心房激动波。原发性心房激动沿慢径路顺向传至房室结下端共同道时受阻,又回头沿快径路逆向传至心房引起第二个 P⁻波。此与连续两个未下传的房性早搏不同,前者两个 P′-P⁻形态迥异,后者两个 P′-P′形态相同。此种情况又称为不完全性房性反复搏动。

(四)交接性反复搏动(junctional reciprocal beat)

房室交接区易形成功能性或解剖结构上的双径路或多径路,所以是最容易产生反复搏动和反复心律的部位。交接区反复搏动表现在心电图上有以下形式(图 10-6、图 10-7)。

1. QRS-P⁻-QRS 组合序列　第一个 QRS 波是交接区激动点发出的激动经快径路顺向下传产生的 QRS 波;P⁻波是该激动沿慢径路逆向上传心房产生的 P⁻波;第二个 QRS 波是激动逆向上传至房室结上端双径路共同道时,激动又回头沿脱离了不应期的快径路顺向下传心室产生的 QRS 波。交接区反复搏动的这种组合序列与交接区逸搏后窦性夺获心室形成的 QRS-P-QRS 组合序列的区别是:前者两个 QRS 波中间夹一个逆行 P⁻波;后者是两个 QRS 波的中间夹一个窦性 P 波。

2. P⁻-QRS-P⁻组合序列　第一个逆向 P⁻波是交接区发出的激动沿快径路逆向上传至心房产生的 P⁻波;同时激动沿快径路顺向下传心室产生 QRS 波;激动在向心室传导至共同道时又回头沿脱离了不应期的慢径路逆向上传心房产生逆向 P⁻波。

3. QRS-QRS 组合序列　第一个 QRS 波是交接区发出的激动沿快径路顺向下传心室产生的 QRS

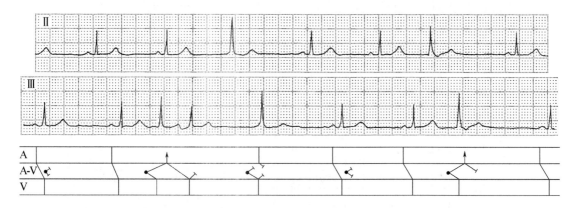

图 10-6　窦性心律、交接性并行心律伴反复搏动、交接区绝对干扰

　　患者男性,40 岁,临床诊断:心肌炎。心电图示:两种形态稍不同的室上性 QRS 波,R 波振幅偏低的 QRS 波其前有窦性 P 波,P-R 间期>0.12s,心率平均 60 次/分。R 波较高的 QRS 波(称 R′)前无 P 波,有些其后伴有逆行 P⁻波,R-P⁻长者其后又紧随 1 个室上性 QRS 波。R′-R′间期之间,存在整倍数关系。下条第 5 个 QRS 波(R′)前后无逆行 P⁻波,中间重有 1 个直立的窦性 P 波,两者在房室交接区发生绝对干扰

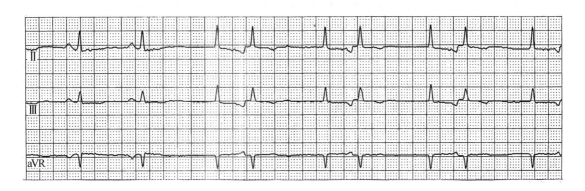

图 10-7　房室交接性逸搏反复搏动二联律

　　患者女性,73 岁,临床诊断:病态窦房结综合征。动态心电图记录可见窦性停搏和窦房阻滞。本图前两个心搏为窦性心搏,后为房室交接性逸搏节律。每个交接性 QRS 后均有逆行 P⁻波,P⁻波后继有正常室上性 QRS 波。该 P⁻波是房室交接性逸搏激动沿房室结慢径路逆行上传心房形成,P⁻波激动又经快径路下传心室形成其后的 QRS 波。该 QRS-P⁻-QRS 序列为完全性顺向型房室交接性反复搏动。该序列持续重复出现形成本图的房室交接性逸搏反复搏动二联律

波;第二个 QRS 波是激动沿慢径路逆向上传至房室结共同道时受阻未进入心房,却又回头沿已脱离不应期的快径路顺向下传心室产生的 QRS 波。此种情况又称为不完全性顺向型交接性反复搏动。

　　4. P⁻-P⁻ 组合序列　第一个 P⁻波是交接区发出的激动沿快径路逆向上传心房产生的 P⁻波;第二个 P⁻波是该激动沿快径路顺向传至房室结下部共同道时沿慢径路逆向传至心房形成,但顺向下传心室受阻未产生 QRS 波。此种情况也称为不完全性逆向型交接性反复搏动。

(五)室性反复搏动(ventricular reciprocal beat)

　　室性早搏或逸搏激动沿房室结慢径路逆向上传进入心房引起逆向 P⁻波,在逆向上传过程中激动又回头沿快径路下传心室,引起一个室上性 QRS 波(有时伴室内差异传导),形成宽 QRS-P⁻-窄 QRS 序列(图 10-8)。第一个宽 QRS 波是心室自发激动波,倒置 P⁻波是心室激动逆向上传心房所引起。第二个窄 QRS 波是室性激动逆向上传至房室结上方共同通道时又折回心室引起的室上性 QRS 波。室性反复搏动与室性逸搏窦性夺获的区别是:前者两个QRS波中

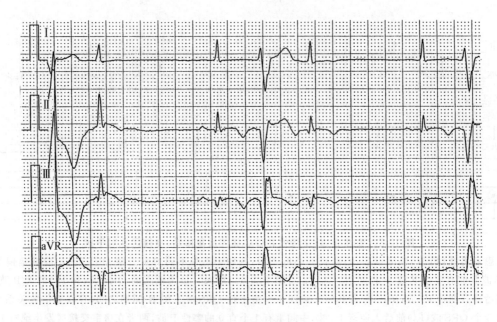

图 10-8 室性反复搏动

患者男性,70 岁,临床诊断:冠心病。心电图示:窦性心动过缓,频发多源性室性早搏。
图正中部的室性早搏 QRS 波后可见逆行 P⁻ 波,该 P⁻ 波为室性早搏经房室结慢径路逆行上
传心房所致。P⁻ 波又经房室结快径路下传心室形成其后正常室上性的 QRS 波。该室性早
搏 QRS 波-P⁻ 波-室上性 QRS 波序列为一个完全性室性反复搏动

间夹一个逆行 P⁻ 波,后者两个 QRS 波中间夹一个窦
性 P 波。有时室性自发激动沿房室结慢径路逆向上
传,激动传至房室结上部共同通道时受阻未进入心
房,又回头沿快径路下传至心室引起一个室上性激
动,形成宽 QRS-窄 QRS 序列,即两个 QRS 波之间无

心房波(P 波)。此称为隐匿性室性反复搏动,也称为
不完全性室性反复搏动。

(六)反复搏动的分类及心电图特征

反复搏动的分类及心电图特征见表 10-1。

表 10-1 反复搏动的分类及心电图特征

根据起搏点分类	根据传导的单双向分类	心电图特征
窦性反复搏动	完全性窦性反复搏动	窦性 P-QRS-逆 P⁻,PR 延长和(或)RP⁻ 延长
	不完全性窦性反复搏动	窦性 P-逆 P⁻
房性反复搏动	完全性房性反复搏动	房性 P′-QRS-逆 P⁻,P′R 延长和(或)RP⁻ 延长
	不完全性房性反复搏动	房性 P′-逆 P⁻
交接性反复搏动	完全性交接性反复搏动	交接性 QRS-逆 P⁻-室上性 QRS,R P⁻ 延长和(或)P⁻ R 延长
		交接性 P⁻-交接性 QRS-逆 P⁻
	不完全性交接性反复搏动	交接性 QRS-室上性 QRS 或交接性 P′-逆 P⁻
室性反复搏动	完全性室性反复搏动	室性 QRS-逆 P⁻-室上性 QRS,R P⁻ 延长和(或)P⁻ R 延长
	不完全性室性反复搏动	室性 QRS-室上性 QRS

本节所述的反复搏动(图 10-9)为房室结双径路
引起的反复搏动,当房室旁道存在时,正常房室传导

通路和房室旁道间可形成房室旁道参与的反复搏动,
两者心电图表现不同,鉴别见表 10-2。

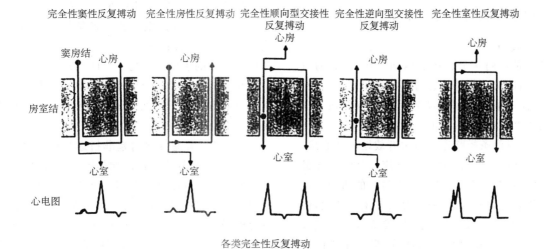

各类完全性反复搏动

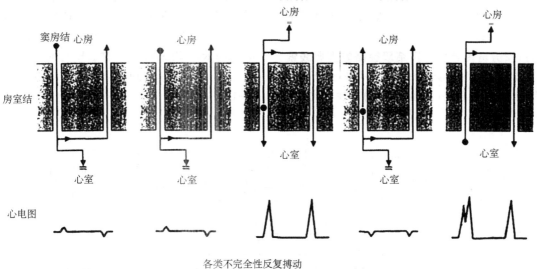

各类不完全性反复搏动

图 10-9 各类反复搏动

表 10-2 房室结双径路参与的反复搏动与房室旁道参与的反复搏动的鉴别

鉴别要点	房室结双径路参与的反复搏动	房室旁道参与的反复搏动
发生部位	房室结内	包括心房、心室、正常房室传导系统、房室旁道
漏搏情况	可伴有心房或心室漏搏情况,形成不完全性反复搏动	心房、心室必须参与折返,不会出现漏搏情况,一旦出现,反复搏动立即终止
R-P⁻间期	慢-快型 RP⁻<P⁻R,RP⁻间期<0.07s;快-慢型 RP⁻>P⁻R	顺向型 RP⁻<P⁻R,RP⁻间期>0.07s(一般≥90ms);逆向型一般 RP⁻>P⁻R(双旁道者也可 RP⁻<P⁻R)
QRS 波形	正常或伴心室内差异传导	逆向型呈典型预激波形,顺向型呈正常或伴心室内差异传导

三、1∶2房室传导与1∶2室房传导

（一）1∶2传导

1∶2传导是指同一个起搏点内同一次激动，通过两条径路先后两次有效地使心房或心室肌产生激动。若1次心房激动通过两条径路先后两次有效地激动心室，称为1∶2房室传导（也叫1∶2心室反应）。若1次心室激动通过两条径路先后两次有效地激动心房，称为1∶2室房传导（也叫1∶2室房反应）。1∶2传导最常见的发生部位是房室交接区，从心房来的激动通过房室结快、慢径路顺向传导，先后使心室激动2次，便产生P(P′)-QRS-QRS的组合序列；或从房室交接区或心室发出的激动，通过房室结的快、慢径路逆向性传导，先后使心房激动两次，便产生QRS-P⁻-P⁻组合序列。1∶2房室传导或1∶2室房传导可由房室结双径路引起，也可由房室结和房室旁道参与引起，本章仅述及房室结双径路。

（二）1∶2房室传导是房室结双径路的重要线索

通常窦性或房性激动均沿快径路顺向性下传心室，慢径路因受主导径路（快径路）的隐匿性干扰处于无作为状态，不能显示其存在。只有当快、慢径路的不应期趋向一致时，室上性激动能同步不同速地沿快、慢径路下传引起双心室反应时，才能成为房室结存在双径路的重要线索之一。1∶2室房传导出现的条件必须是：快、慢径路传导速度的差异较大，而且希浦系统及心室肌的不应期短于快、慢径路的时间差，慢径路又存在逆向阻滞。

（三）1∶2房室传导引起非折返性心动过速

1∶2房室传导连续出现便形成心动过速。这种心动过速与折返性心动过速和自律性心动过速不同，称之为"房室结双径路引起的非折返性心动过速"或"非折返性阵发性室上性心动过速"。心电图表现为：①基本节律为窦性也可为房性，无需早搏便可诱发，心室率视心房率而定。②一个P波之后连续出现两个QRS波，具有固定的短、长P-R间期。短P-R间期（第一个P-R间期）正常，长P-R间期可成倍延长。两个P-R间期分别代表激动经快、慢径路的传导时间。③R₁与R₂后均无逆向P⁻波。R₁与R₂ QRS波形态基本正常，R₂偶有出现差异传导。见图10-10～图10-12。

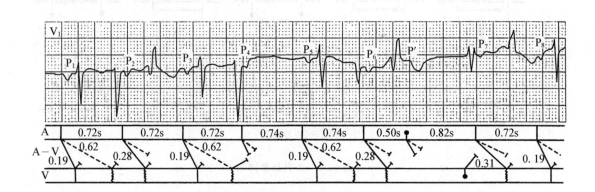

图10-10 房室结双径路同步传导引起双重心室反应（引自王志毅）

本图记录的V₁导联，P波顺序出现，心房率83次/分，心室率平均96次/分。P₁、P₃、P₅均为1次心房激动其后引起两次心室反应，第1次下传心室的P-R间期0.19s，QRS波正常，第2次下传心室的P-R间期均为0.62s并伴有QRS波增宽，考虑为左束支3相阻滞引起的室内差异传导。P₂、P₆、P₇的出现适逢前一心动周期的不应期，使得快径路的传导时间普遍延长（为0.28s、0.28s、0.31s)，慢径路被阻而未出现双重心室反应。由于前次激动是沿右束支下传心室，本次激动到达时右束支仍处于不应期而出现右束支阻滞型差异传导，P₄由于距前次激动较近，所以在房室交接区形成完全干扰，造成快、慢径路均未下传

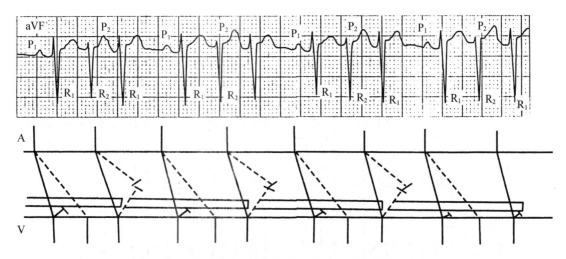

图10-11　房室结双径路引起的房室1:2传导(引自张文篪)

本图选自aVF导联,图中PP间距基本规则,每3个QRS波为一组,每组中P₁后出现两个QRS波,而P₂后只有一个QRS波,很有规律。从梯形图中可知P₁通过房室结快、慢径路同步下传心室,使心室先后两次产生激动,而P₂只通过快径路下传心室,形成1:2及1:1交替出现的房室传导。本例房室结双径路特别之处是1:2与1:1交替出现。众所周知,1:2传导出现的条件之一是慢径路必须有单向(逆传)阻滞,本例1:2及1:1交替出现,究其原因是慢径路尚存在逆传功能

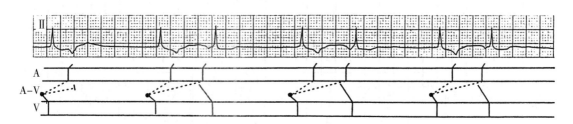

图10-12　房室结双径路1:2室-房传导(引自张文篪)

患者女性,74岁,临床诊断:病态窦房结综合征。本图中主导心律是交接性逸搏心律,全图基本呈R-P₁⁻、P₂⁻-R序列,本例可以肯定的是室房之间有两条或两条以上的传导径路且认为是快、慢双径路。0.20～0.28s是快径路传导时间,0.68～0.76s是慢径路传导时间,为交接性逸搏形成的1:2室-房传导

四、房室结折返性心动过速

房室结双径路是引起折返性心动过速的病理生理基础,各种早搏是引起房室结折返性心动过速的主要诱因,最常见由房性早搏所诱发。

(一)房性早搏诱发房室结折返性心动过速

一般来讲,房室结双径路时,快径路传导速度快,不应期长;慢径路传导速度慢,不应期短。如有适时的房性早搏下传恰遇不应期较长的快径路有效不应期,激动便沿慢径路顺向下传,当激动传至房室结下端共同道时,快径路已脱离不应期,激动便回头沿快径路逆传至心房,形成单次折返。心电图表现为:长P⁻-R间期-窄QRS波-逆向P⁻的组合。如果向上逆向传导的激动在房室结上端共同通道,能再回头沿慢

径路顺向下传又沿房室结下端共同通道快径路逆向上传,如此反复进行,便可形成慢-快型房室结折返性心动过速(图10-13、图10-14)。这是典型的又是最常见的房室结折返性心动过速。心电图表现为房性早搏后出现连续快速的室上性QRS波,逆向P⁻波重在QRS波内或形成假性S波,R-P⁻间期<P⁻-R间期,R-P⁻间期<70ms。如果适时的房性早搏沿快径路顺向下传,并从已脱离不应期的慢径路逆向传导,再回头沿快径路顺向传导,又沿慢径路逆向传导,如此反复进行,便可形成快-慢型房室结折返性心动过速。心电图表现为房性早搏后出现连续的室上性QRS波,逆向P⁻波位于QRS波前,P⁻-R间期<R-P⁻间期。慢-快型与快-慢型房室结折返性心动过速在心电图上的区别是:前者P⁻-R间期>R-P⁻间期;后者P⁻-

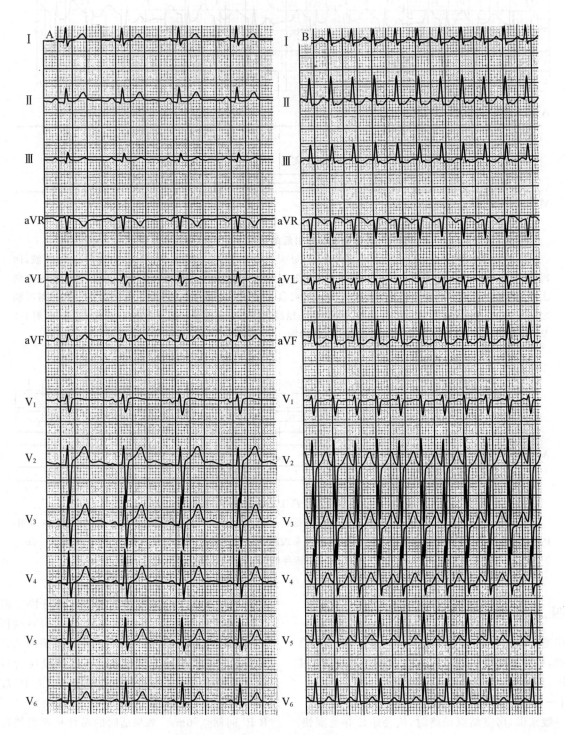

图 10-13　慢-快型房室结折返性心动过速

A. 常规 12 导联心电图显示：窦性心律 75 次/分，正常心电图。B. 与 A 图为同一患者，心动过速发作时，Ⅱ、Ⅲ、aVF 导联出现假"S"波，aVL、V_1 导联出现假"r′"波，为逆行 P^- 波重叠于 QRS 波终末部所致。$RP^- < P^- R$，$RP^- < 70ms$，为慢-快型房室结折返性心动过速

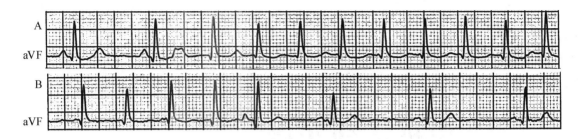

图 10-14　房性早搏诱发和终止慢-快型房室结折返性心动过速

患者女性,49岁,发作性心慌病史。A. 为长 aVF 导联心电图记录,第3个心搏为房性早搏沿慢径路下传心室,并诱发慢-快型房室结折返性心动过速,逆行 P⁻ 波重于 QRS 波终末部不能明示,此亦为慢-快型房室结折返性心动过速的特点。B. 仍为长 aVF 导联心电图记录,第4个心搏后房性早搏沿快径路下传心室而终止心动过速,恢复为窦性心律

R间期<R-P⁻间期。在临床心电图上快-慢型房室结折返性心动过速很少见。

(二)室性早搏诱发房室结折返性心动过速

室性早搏容易在希-浦系统内及房室结快径路发生逆向传导阻滞,激动很少能逆向传至心房。如果希-浦系统和房室结快径路具有良好的逆向传导功能,同时慢径路又存在逆向传导阻滞时,室性早搏激动沿快径路逆向传导至房室结上端共同通道时激动便从已脱离不应期的慢径路顺向下传,形成单次折返。心电图上表现为宽 QRS 波-逆向 P⁻-窄 QRS 波(有时出现差异传导)的组合。如果沿慢径路顺传的激动至房室结下端共同通道时又沿快径路逆向上传,如此反复进行,便可形成慢-快型房室结折返性心动过速。大多数快-慢型房室结折返性心动过速常由室性早搏诱发,因为快径路不应期长于慢径路,室性激动在快径路逆向上传受阻后,沿不应期短的慢径路缓慢逆向上传,再沿快径路顺向下传,便可诱发快-慢型房室结折返性心动过速。

五、房室结快慢径路交替前传的顺向型房室折返性心动过速

心房激动经房室结慢快径路交替前向传导至心室形成长短两种 P⁻-R 间期,心室激动经房室旁道逆传回心房,R-P⁻ 间期>70ms(一般情况下≥90ms),为顺向型房室折返性心动过速。QRS 波多呈正常室上性,少数可伴有心室内差异传导,R-R 间期随 P⁻-R 间期长短交替变化,但 R-P⁻ 间期固定不变(图 10-15)。

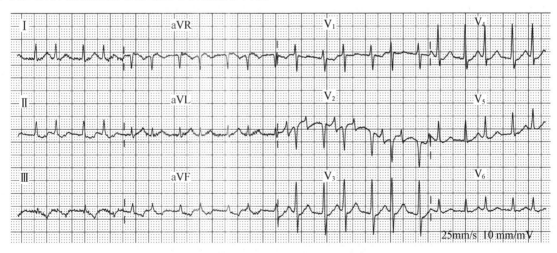

图 10-15　房室结双径路、房室结慢快径路交替顺向传导的房室折返性心动过速

患者男性,21岁,临床诊断:心动过速原因待查。心电图示:RR成双快速发生,P⁻波在 Ⅱ、Ⅲ、aVF 导联倒置,重在 T 波中,P⁻-R 间期长短交替,心房率和心室率一致,平均为165/min。V₂ 导联系食管导联,P⁻波清楚可见,P⁻-R 间期长短交替顺向下传,RP⁻<P⁻-R,RP⁻间期>90ms,为房室结慢快径路交替顺向传导的房室折返性心动过速

第11章

房性心律失常

第一节　房　性　节　律

房性节律(atrial rhythm)是指心脏激动的起搏点不在窦房结而在心房的某部位。心电图中起源于心房的激动产生的 P′波,连续 3 个或 3 个以上即称为房性节律。

一、房性 P′波的特征

由于心脏的起搏点在心房的某部位而不在窦房结,心房除极所产生的 P′波必然异于窦性 P 波。心房不同部位起源的激动,除极心房形成的房性 P′波形态亦不同。心房内不同部位的起搏点形成的 P′波形态如下。

1. 起搏点在右心房上部　右心房上部发出的激动在心房内除极的方向是自右上方指向左下方,其起搏点邻近窦房结,与窦房结激动在心房内扩布的方向基本一致。如在同步描记的 12 导联比较或与同导联出现的窦性 P 波比较,会发现微小差别。

2. 起搏点在右心房下部　右心房下部发出的激动在心房内的除极是自右下方指向左上方,与窦性激动除极方向不同。心电图上表现为 Ⅱ、Ⅲ、aVF 导联 P′波倒置,aVR 导联 P′波直立。但此种情况与房室交接区产生的 P 波相似,其根本区别是 P′-R 间期不同,前者是 P⁻-R 间期≥0.12s,后者是 P-R 间期<0.12s。

3. 起搏点在左心房前上部　左心房前上部发出的激动在心房内的除极是自左向右、自上而下、由前向后,P′波在 I、aVL、V₁～V₆ 导联轴倒置;在 Ⅱ、Ⅲ、aVF 导联直立。

4. 起搏点在左心房前下部　左心房前下部发出的激动在心房内的除极方向是自下而上、由前向后,P′波在 I、Ⅱ、Ⅲ、aVF、V₁～V₆ 导联轴倒置;在 aVR 导联直立。

5. 起搏点在左心房后上部　左心房后上部发出

的激动在心房内除极方向自左向右、自上而下、由后向前,P′波在 I、aVL、V₄～V₆ 导联倒置;在 Ⅱ、Ⅲ、aVF、V₁、V₂ 导联直立。在 V₁ 或 V₂ 导联 P′波形成圆顶尖角型,即 P 波起始圆钝,后半部分高尖。

6. 起源点在房间隔　当 P 波时限较窄时(40ms),提示左房和右房可能同时除极,是起源于房间隔的 P 波特征。起搏点位于心房下部时,发出的激动在心房内是自下而上除极,P′波在 Ⅱ、Ⅲ、aVF 导联倒置。若起源点位于房间隔上部,则 P′波在 Ⅱ、Ⅲ、aVF 导联直立。

此部分房性 P′波特征与房性早搏定位诊断相同,各类图详见本书第 8 章早搏"第二节房性早搏 三、房性早搏的定位诊断"。

二、房性 P′波的频率

多数情况下心房内起搏点的自律性低于窦房结的自律性,是一种备用自律点,在窦房结自律性降低的情况下,以逸搏的形式出现。但在病理情况下,如电解质紊乱、药物的不良反应等原因的影响下,自律性突然增强亦可成为主导节律。根据心房内起搏点发放频率有如下分类。

1. 过缓的房性逸搏或逸搏心律　房性逸搏周期>1.2s 者,称为过缓性房性逸搏,过缓的房性逸搏连续出现 3 次或 3 次以上者即心房率<50 次/分,称为过缓性房性逸搏心律。

2. 房性逸搏和房性逸搏心律　房性逸搏周期在 1.0～1.2s 称为房性逸搏,房性逸搏连续 3 次或 3 次以上,心房率在 50～60 次/分,称为房性逸搏心律。

3. 加速的房性逸搏与加速的房性逸搏心律　提早出现房性 P′波,P′-P′间期在 0.60～1.0s 者,称为加速的房性逸搏,房性 P′波连续出现 3 次或 3 次以上,心率在 60～100 次/分,称为加速的房性逸搏心律。

4. 房性早搏　提早出现的 P'波,不管其后有无 QRS 波即为房性早搏,连续 3 次或 3 次以上的房性早搏,称为房性心动过速。

三、房性融合波

心脏内由两个起搏点发出的激动共同除极心房形成的另一种形态的 P'波,称为房性融合波(atrial fusion wave)。房性融合波的类型有:①窦-房房性融合波;②窦-交房性融合波;③窦-室房性融合波;④房-交房性融合波;⑤房-室房性融合波。最常见的是窦-房房性融合波。

四、P'-R 间期

房性心律和窦性心律一样,P'-R 间期在 0.12～0.20s,合并预激综合征者 P'-R 间期＜0.12 s,合并一度房室传导阻滞或在房室交接区发生相对干扰,P'-R 间期可以＞0.20s。过早的房性早搏落入房室交接区的绝对不应期不能下传心室,故没有 P'-R 间期。

五、房性心搏引起的 QRS 波

房性心搏引起的 QRS 波与窦性心搏出现的 QRS 波相同,但在下列情况可发生变化。

1. 房性早搏伴时相性室内差异传导　房性早搏落在心室内某束支的相对不应期,心室内除极不同步,可导致 QRS 波变形。

2. 房性早搏揭示预激综合征　原窦性心律 QRS 波正常,出现的房性早搏却呈现典型预激综合征波形,此乃房性早搏激动通过隐性房室旁路优先传入心室除极,使隐性房室旁路显性化。

第二节　房性节律的分类

窦房结发放的激动引起心房除极所形成的 P 波形态和极性在体表心电图上的表现,基本已固定化,被大家所认可。心房内异位起搏点发出的激动所形成的 P 波形态变化比较大,许多心电图专家和心电生理学家试图根据体表心电图上 P 波的形态,对心房异位节律进行定位,或对心房内的不同部位进行起搏刺激,探讨反映在心电图上的表现来进行定位。结果并没有想象的那样单纯,Woldo(1970 年)在心房各个部位进行起搏刺激,即使在同一部位起搏,P 波的极性可以出现正向、负向;刺激心房下部,P 波有正向、负向或双向,刺激点仅有数毫米的移动,P 波极性就会改变。这些 P 波的易变性除异位起搏点的位置不同外,心房传导径路变化、差异传导、结间束或房间束阻滞,都会引起 P 波形态甚至极性改变。此外,体位改变、自主神经的影响都参与 P 波形态的改变。例如卧位时Ⅱ、Ⅲ、aVF 导联 P 波倒置,站立后倒置的 P 波可转入直立;交感神经兴奋、心动过速时 P 波出现高尖,即所谓"交感 P 波";迷走神经兴奋、心动过缓时 P 波低小出现切迹,即所谓"迷走 P 波"。

不少学者为研究 P 波形态改变与心房内异位起搏位置的关系,做了大量的工作,对变化多端的 P 波进行了梳理,根据 P 波极性变化的规律与体表心电图对照,初步确定了左房节律、右房节律、冠状窦结性节律、冠状窦性节律。尽管这些房性异位节律还存在局限性、推测性,其临床意义还不十分明确,但其丰富了心房电活动的内涵,为今后研究探索心房内不同位置刺激引起不同形态 P 波的机制提供了开拓性的基础。

一、左房节律

左房节律(left atrial rhythm)是指心脏的主导节律点在左房的某一部位,因而心房的除极方向改为从左向右、从后向前。表现为水平面电轴指向右前,V₁ 导联 P 波直立,多呈圆顶尖角型,前半部分代表左房激动电位,后半部分代表右房除极电位。在额面 P'电轴显著右偏在＋90°～＋180°,探查电轴位于左侧的Ⅰ、aVL 导联 P'波倒置。由于左房异位激动点的位置不同,P'波的形态或极性也会发生变化。当额面 P'电轴＞＋75°时,Ⅰ导联 P 波变小、aVL 导联 P'波呈负向。Tang 等发现 aVL 导联、V₁ 导联 P 波的形态,有助于鉴别房性心动过速起源于左房还是右房。aVL 导联 P 波正向和双向预测右房起源的敏感性和特异性分别为 88%和 79%;V₁ 导联 P 波正向(不论其前是否为一负向波)预测房性心动过速起源于左房的敏感性和特异性分别为 93%和 88%。

(一)心电图表现

左房节律的激动起源点在左房内,心房除极是从左向右,P'波形态和极性有别于窦性节律的 P 波。其特征改变是Ⅰ、V₅、V₆导联 P'波倒置,V₁ 导联 P'波呈圆顶尖角型(dome and dart)。但有些文献指出,左房节律的位置并非都在胸腔的左边,而在胸腔的左后上方,Ⅰ导联的 P 波不一定倒置,可以低平甚至直立,V₆导联 P 波轻倒或平坦。近年有人通过对左房节律的患者进行房内电生理标测,结果认为Ⅰ导联 P 波倒置,V₆导联 P 波倒置或低平是诊断左房节律的必要条件,而 V_1 导联 P 波呈圆顶尖角型仅是一项辅助诊断条件。左房节律 P 波极性是根据左房异位起搏点的位置不同而定(图 11-1):当左房异位起搏点在左房偏前位置,则 $V_1 \sim V_6$ 导联 P 波全部倒置;异位起搏点在左房上部,则 Ⅱ、Ⅲ、aVF 导联 P' 波直立;异位起搏点位于左房下部,则 Ⅱ、Ⅲ、aVF 导联 P' 波倒置。

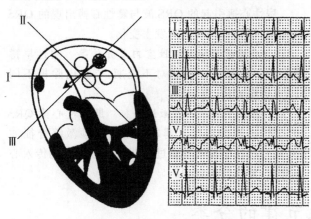

图 11-1 左房心律的 P 波特点

左房心律起源于左房肌或肺静脉。典型的左房心律 P 波在 Ⅰ 导联为负向,Ⅱ、Ⅲ 导联为正向,Ⅲ 导联的 P 波振幅最高时,提示房性心律起源于左房上部,P 波时限较宽时,说明从左房向右房的激动时间较长,激动起源靠近左房侧壁

(二)分类及部位

目前多将左房节律分为三型、四个部位。

1. 三型

(1) Ⅰ 型:Ⅰ、V_6 导联 P' 波倒置,V_1 导联 P' 波呈圆顶尖角型,起源点在左房后壁。

(2) Ⅱ 型:Ⅰ、V_6 导联 P' 波倒置,V_1 导联 P' 波不呈圆顶尖角型,起源点在左房前壁。

(3) Ⅲ 型:V_6 导联 P' 波倒置,Ⅰ 导联 P' 波平坦或直立,起源点多位于左房侧壁。

2. 四个部位

(1) 左房前上部:Ⅱ、Ⅲ、aVF 导联 P' 波直立,$V_4 \sim V_6$ 导联 P' 波倒置。

(2) 左房前下部:Ⅱ、Ⅲ、aVF 导联 P' 波倒置,$V_1 \sim V_6$ 导联 P' 波倒置。

(3) 左房后上部:Ⅱ、Ⅲ、aVF 导联 P' 波直立,V_1 导联 P' 波双向,$V_4 \sim V_6$ 导联 P' 波倒置。

(4) 左房后下部:Ⅱ、Ⅲ、aVF、V_6 导联 P' 波倒置,V_1 导联 P' 波不定。

(三)临床意义

左房节律可见于各年龄段,临床多见于各种器质性心脏病,如心肌梗死、高血压、冠心病等引起的窦房结供血不足,促发左房异位起搏点兴奋性增高;先天

性心脏病上腔静脉缺损,先天性心脏病合并窦房结功能不全时,左房异位起搏点作为补充节律而出现,对血流动力学起到维护作用。左房节律也可见于正常人,本身不引起明显临床症状,当窦性节律增快时左房节律可自动消失,无需治疗。

(四)对左房节律的质疑

左房节律最先由 Mirowski 提出,但对左房节律持怀疑或否定态度的人也不少。1970 年 Lau 用导管电极刺激冠状窦,不仅 Ⅱ、Ⅲ、aVF 导联 P 波倒置,V_6 导联 P 波也倒置。Massumi 和 Tawakkol 用导管电极刺激左房,Ⅰ、V_1、V_6 导联 P 波形态呈多样化,认为左房和右房不是单纯的左右关系。Somlyo 和 Grayzel (1963 年) 刺激左房,Ⅰ 导联 P 波多数倒置,也有双向和等电位性 P' 波,不一定出现固定性 P' 波。故认为刺激点固定,而 P 波形态不一,与激动差异传导有关。因而对左房节律是否存在,无足够的证据。然而,电生理测定确实证明左房内存在起搏细胞,刺激左房心内膜侧,心电图上可出现类似左房节律的 P' 波,否定左房节律的存在也不容易。目前多数心电图工作者仍认为 $V_5(V_6)$ 导联 P 波倒置是左房先除极引起,故把 $V_5(V_6)$ 导联 P 波倒置作为左侧旁道逆向传导的佐证。电生理测定左房和右房激动所形成的 P 波形态还是有明显区别的,保留左房节律这一诊断还是必要的,并不是说左房节律有什么特殊的临床意义,而是会促进今后对 P 波形态变化的更深入研究。

二、右房节律

1965 年 Mirowski 首先提出肢体导联上 P 波正常,胸导联 $V_1 \sim V_3(V_4)$ P 波倒置,是右房节律(right atrial rhythm)的表现。窦房结在右房的后上部,窦性心律时心房除极的最大向量指向下、前、左,投影在 $V_1 \sim V_3(V_4)$ 导联轴的正电段侧,$V_1 \sim V_3(V_4)$ 导联的 P 波应是直立的;右房节律时,如异位起搏点在右房的前上部,心房除极时的最大向量指向下、后、左,投影在 $V_1 \sim V_3(V_4)$ 导联轴的负电段侧,故 $V_1 \sim V_3(V_4)$ 导联的 P 波应是倒置的。由于右房节律的异位起搏点不同,P 波也有一些变化。

(一)心电图表现(图 11-2)

1. 右房后上部异位起搏点 除了窦房结外,右房上部发出的激动形成的 P' 波与窦房结发出的激动形成的 P 波无法区别。

2. 右房前上部异位起搏点 此部位起搏点激动形成的 P' 波形态,在肢体导联上与窦性节律形成的 P' 波无法区别,唯有胸导联 $V_1 \sim V_3(V_4)$ 导联的 P' 波倒置。

3. **右房低位起搏点** 此部位起搏点发出的激动形成的 P'波,表现在 Ⅱ、Ⅲ、aVF 导联倒置,aVR 导联直立,V₁导联负正双向,Ⅰ、V₅导联直立。此种 P 波形态类似房室交接性节律,两者的唯一区别是低位房性节律的 P'-R 间期≥0.12s,房室交接性节律的 P⁻-R 间期<0.12s。然而房室交接性节律如伴有前向传导延迟,P⁻-R 间期也可≥0.12s,两者在体表心电图上就难以区分。

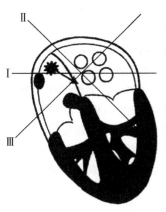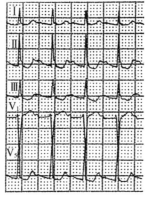

图 11-2 右房心律的 P 波特点

典型的右房心律,P 波在 Ⅰ、Ⅱ、Ⅲ 导联为正向,而且在 Ⅱ 导联振幅较高时,提示房性心律起源于高位右房侧壁

(二)临床意义

右房节律见于窦房结功能损害、冠心病、心肌梗死早期、风湿性心脏病等。右房节律临床心电图上非常少见,一旦出现易变性较少,可能会长期存在。由于此种节律报道很少,尚需更多资料证实。

三、冠状窦结性节律

1956 年 Katz 和 Pick 报道一种类似窦性 P 波的心房波,但其 P-R 间期却<0.12s,推测其起搏点的位置在房室结的冠状窦部,即房室结的上部近窦房结的尾部。发出的激动从右后向左前,类似从窦房结尾部发出的激动,P 波与窦性节律的 P 波形态、极性无法区分,当时命名为冠状窦结性节律(coronary nodal rhythm)。这种节律与窦性节律的唯一区别是 P-R 间期<0.12s。

冠状窦结性节律和冠状窦性节律,两者不管是否是发生在同一个部位,但其最大的不同点却是 P 波极性相反,其发生机制耐人寻味。20 世纪 60 年代 Massie 和 Walsh(1960 年)、Lancaster(1965 年)等认为所谓冠状窦结性节律,其起搏点的位置就在窦房结,P-R 间期<0.12s 属于房室传导的一种正常变异。这与 1952 年 Lown-Ganong-Levine 报道的"短 P-R 间期、正常 QRS 波和快速性心律失常综合征"一致。与目前所说的"James 预激综合征"心电图表现完全相同。其发生机制不是起搏点位置的改变,而是房室结传导的途径发生改变或与传导功能加速有关。近年冠状窦结性节律这一诊断名称已无人再用,而改为房室结加速传导现象或短 P-R 间期综合征。

冠状窦结性节律临床上见于高血压病、肺源性心脏病、缺氧、交感神经亢进或正常人。偶尔会出现阵发性室上性心动过速,其发生机制及临床意义详见本书第 21 章预激综合征"第六节 LGL 综合征"。

四、冠状窦性节律

冠状窦性节律(coronary sinus rhythm)是指心脏主导节律点在心房冠状窦附近,在此部位发出的激动支配心脏搏动,称为冠状窦性节律,是心房异位节律的一种。1906 年 Tawara 发现冠状窦连接房室结的特殊心肌具有自律性,1910 年 Aschcff 把冠状窦附近的特殊心肌与窦房结、房室结并列,称为第三起搏中枢。1912 年 Zahn 首次发现实验性冠状窦性节律,即在狗冠状窦部加温,诱发出冠状窦性节律。接着 Eyster 和 Mee(1922 年)切除狗的窦房结,出现了 P-R 间期正常和 P 波倒置,用导联直接寻找发生 P 波倒置的起搏点位置,结果发现起搏点在冠状窦部位。此后不断有人报道窦房结部分损伤、功能降低时出现冠状窦性节律。1946 年 Scherf 和 Harris 等提出冠状窦性节律的概念,1965 年 Lancaster 用导管电极刺激冠状窦部,出现了 P-R 间期在 0.12~0.24s 的逆行 P⁻波,大体上确认了冠状窦性节律的存在。

(一)心电图表现

1. 额面 P 波电轴在-30°~-90°,Ⅱ、Ⅲ、aVF 导联 P 波倒置,aVR 导联 P 波直立,类似左房节律改变,但左房节律 Ⅰ、V₅导联 P 波倒置,而冠状窦性节律 Ⅰ、V₅导联 P 波则低平或直立。

2. P-R 间期≥0.12s。

3. P 波易变形大,心率增加,变换体位大都能转为窦性节律。

(二)临床意义

冠状窦性节律在临床心电图中很常见,多呈暂时性,不用治疗都能自然转换为窦性节律。大部分无明确心脏病证据,少数见于冠心病、急性心肌梗死、高血压病以及风湿性心脏病和先天性心脏病(特别是腔静脉异常)、洋地黄过量等。Hancocr 报道腔静脉残留、静脉窦缺损继发的房间隔缺损,容易发生冠状窦性节律。1969 年古濑报道 1244 例先天性心脏病患者,有12 例出现冠状窦性节律,其中有 10 例腔静脉异常,左上腔静脉残留症占其中的 12%;下腔静脉缺损症的 67% 出现冠状窦性节律,可以说下腔静脉缺损症是引起冠状窦性节律最常见的病理原因。

(三)对冠状窦性节律的质疑

目前大多数学者公认冠状窦有起搏功能,但对冠状窦性节律的存在仍持怀疑态度。Zahn(1912 年)认为冠状窦起搏点的位置近于窦房结的下端,属于窦房结组织的一部分。Bellet(1963 年)曾假定房室结上部延伸到冠状窦领域,因此 Scherf 和 Harris(1946 年)把这种节律称为结上节律,与房室交接性节律伴前向传导延迟(一度房室传导阻滞)无法区别。Mooye(1967 年)等直接刺激冠状窦部未能复制出逆行 P 波,但损伤了心房特别是损伤了房间组织却出现了逆行 P 波。Rothberger 结扎窦性节律时的 Bachmann 束,出现 P-R 间期正常 P 波倒置;James 刺激欧氏脊区的结间束出现逆行 P 波。心电图大师 Schamaroth 认为逆行 P 波伴 P-R 间期延长应属于房性节律范畴。鉴于冠状窦性节律与结上节律、房间阻滞、房室交接

性节律伴一度房室传导阻滞不易在体表心电图明确加以区别,国内有些学者主张废除"冠状窦性节律"的诊断,改称为"房室交接性节律伴一度房室传导阻滞"或"低位房性节律"的诊断。但至今国内外心电图的权威学会以及心电图方面的期刊,对"冠状窦性节律"这一诊断名称"去"与"留"的问题很少谈及。

有作者认为把"冠状窦性节律"改为"房室交接性节律伴一度房室传导阻滞"并不确切:其一,房内起源的 P 波与房室交接区起源的 P 波,两者最大的区别不是 P 波的极性,而是 P-R 间期>0.12s 和<0.12s 的差别;其二,房室交接性节律伴一度房室传导阻滞仅是一种推测,当房室交接性节律转为窦性节律后 P-R 间期并未见明显延长。关于把"冠状窦性节律"改为"低位房性节律"问题两者看法并不相悖,因为"低位房性节律"也包括"冠状窦性节律"。但其定位比较笼统,不如"冠状窦性节律"定位缜密,而且还丰富了心房节律的内涵,给人留下思考或再探索房性节律的余地。

第三节 房性心动过速

房性心动过速(atrial tachycardia,AT)是指起源于心房的一种快速性心律失常。关于房性心动过速的确切定义还未统一,广义的房性心动过速是指起源于心房内的心动过速,包括不适当的窦性心动过速、窦房折返性心动过速、房内折返性心动过速、房室结折返性心动过速;狭义的房性心动过速是指起源于窦房结以外房室结不参与的左、右房任何部位的心动过速。在成人室上性心动过速就诊的人群中,60 岁以上患者房性心动过速超过室上性心动过速总数的 20%;40 岁以下非儿童房性心动过速大约占 10%。儿童的室上性心动过速中房性心动过速占第二位,先天性心肌病儿童患者占室上性心动过速的 10%~15%。房性心动过速在老人和儿童人群中发病率较高。

一、发生机制

传统观点认为房性心动过速与心房扑动的区别是房性心动过速心率<240 次/分,P' 波之间有等电位线。欧洲心脏病学会和北美起搏与电生理学会组,按照发生机制和解剖定位的不同对心房扑动和房性心动过速进行分类,把起源于心房并有规律心房率的心动过速定义为房性心动过速,又进一步分为局灶性房性心动过速和大折返性心动过速。局灶性房性心动过速可能是自律性机制、触发机制或微折返机制所引

起。激动由单一灶发放的兴奋呈放射状、圆形或向心性向外传播,不存在电活动跨越整个折返环。局灶性房性心动过速可起源于心房的任何部位,右房发生的房性心动过速起源最常见部位是界嵴、三尖瓣环、冠状窦口、接近房室结区域附近的房间隔和右心耳;左房局灶性房性心动过速的好发部位为肺静脉内或肺静脉口周围、左心耳以及二尖瓣环的附近。大折返房性心动过速是通过一个相对较大的、并有潜在明确特点的折返环所引起,电活动围绕整个折返环反复激动模式为特点,已知的激动模式包括单一折返环、2 个折返环形成的 8 字环以及通过邻近瘢痕或解剖学屏障处(如三尖瓣)的狭窄通道所形成的折返。典型心房扑动、低位折返环行折返、双折返环折返、左房大折返性房性心动过速、瘢痕性房性心动过速以及右房游离壁大折返性房性心动过速等,都属于大折返性心动过速。大折返性房性心动过速是围绕一大的屏障形成的折返环路进行折返的心动过速,它既可见于非器质性心脏病患者(如围绕界嵴的折返),也可见于心房组织病理改变的患者。大折返性房性心动过速分为峡部依赖性和非峡部依赖性房性心动过速。成人中大折返房性心动过速绝大多数为峡部依赖性,非峡部依赖性房性心动过速绝大多数与瘢痕区域有关,常常是切口性。大折返房性心动过速包括心房扑动、低位环行折返、起源于右房游离壁的大折返以及与既往手

术有关的发生于右房或左房的大折返性房性心动过速,包括既往心房切开、手术瘢痕、间隔部人工补片、缝合或其他解剖学障碍。

二、类型

(一)自律性房性心动过速

自律性房性心动过速(automaticity atrial tachycardia)也称早搏性房性心动过速,是房性心动过速中最常见的一种,是由于正常自律细胞或异常自律细胞的4相自动除极加速引起。

1. 电生理特点

(1)房性心动过速发作时,起始的几个心搏有逐搏增快的"温醒"现象,终止前几个心搏有逐渐减慢的"冷却"现象。

(2)颈动脉窦按压和静脉注射腺苷不能终止心动过速。

(3)程序刺激不能诱发和终止心动过速。

(4)静注异丙肾上腺素能诱发心动过速,普萘洛尔能终止心动过速。

(5)刺激迷走神经不能终止心动过速,但可产生不同程度的房室传导阻滞,据此可排除房室结折返性心动过速和房室折返性心动过速。

2. 心电图特点(图11-3,图11-4)

(1)P'波与窦性P波不同,但P'波自始至终形态一致。

(2)心房率一般在100～160次/分。婴幼儿年龄越小心率越快。

(3)房性心动过速无需房性早搏诱发,在提前的第一个房性心搏往往开始于窦性心搏的舒张晚期。初始几个P'-P'间距有逐搏缩短,即"温醒"现象,之后P'-P'间距固定不变,一般P'-P'间距相差不超过0.02s。

(4)可伴有不同程度的不完全性房室传导阻滞,尤其是在洋地黄过量的情况下最常见。房室传导阻滞不影响自律性房性心动过速的诊断。

(5)刺激迷走神经不能终止自律性房性心动过速,能加重房室传导阻滞。

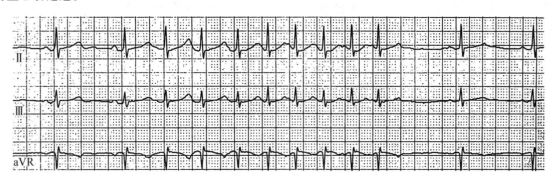

图 11-3　房性心动过速"温醒"现象

同步记录的Ⅱ、Ⅲ、aVR导联,图中出现的室上性心动过速其前均有直立的P'波,部分重在T波降支内,P'-R间期≥0.12s。R-R间期稍不齐,心率约150次/分,P'-P'间期由长渐变短,即所谓的房性心动过速"温醒"现象

3. 鉴别诊断

(1)自律性房性心动过速与折返性房性心动过速鉴别:①自律性房性心动过速不是由房性早搏突然诱发,而是由心率逐渐增快呈"温醒"现象;折返性房性心动过速是突然有一个P-R间期延长的房性早搏所诱发。②自律性房性心动过速多倾向于持续性或无休止性;折返性房性心动过速多为阵发性。③自律性房性心动过速刺激迷走神经只能增加房室传导阻滞,而不能终止心动过速;折返性房性心动过速刺激迷走神经80%的患者可终止心动过速。

(2)自律性房性心动过速与窦性心动过速的鉴别:自律性房性心动过速的起源点如在窦房结附近,

P'波形态与窦性P波相近,而且P波都在QRS波之前,与窦性心动过速有时难以区别。但是还有以下不同:①自律性房性心动过速的心率比窦性心动过速快,休息和睡眠时窦性心动过速可消失,而自律性房性心动过速一般仅有频率降低,心动过速不会消失;②自律性房性心动过速频率不固定,体位变化、交感神经或迷走神经变化会影响房性心动过速的频率,不适当窦性心动过速的心率易受体位和自主神经兴奋性影响而变化,而且又是多发生在年轻的女性患者。

(二)折返性房性心动过速

心房肌纤维化是产生心房内折返性心动过速的病理生理基础,心房内传导组织的不应期不一致和传

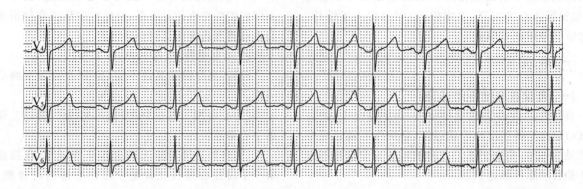

图 11-4 房性心动过速

同步描记的 V_4～V_6 导联,第 5～9 个心搏为一阵房性心动过速,可见房性心动过速的 R-R 逐搏延长而终止,为房性心动过速"冷却"现象

导性存在差异,是形成心房内折返性心动过速的电生理基础。心房内结间束的纵向分离和各结间束相连接的吻合构成的折返环路,都为房内激动折返提供了条件。当心房肌某一局部发生了病变,如缺血、损伤、变性、纤维化或电解质紊乱,均可使心房肌除极速度不一致,即可引起激动折返。又例如先天性心脏病心房重塑手术以及房间隔缺损修补术造成心房分割,导致心房组织的传导性不一致,易产生折返性房性心动过速(reentry atrial tachycardia)。折返环路可发生于心房的任何部位,可沿房内一定的解剖径路形成大折返,也可局限在心房的某一部形成微折返。折返环路可以固定,也可以不固定。

1. **心电图特点**(图 11-5,图 11-6)

(1)连续出现 3 个或 3 个以上的房性早搏,P′波形态异于窦性 P 波,房率在 150～250 次/分。

(2)P′波在 Ⅱ、Ⅲ、aVF 导联直立、aVR 导联倒置,异位起源点在心房上部;P′波在 Ⅱ、Ⅲ、aVF 导联倒置而在 aVR 导联直立,异位起源点在心房下部;I、V_6 导联 P′波倒置,提示异位起源点在左房。

(3)一般 P′波后都继有 QRS 波,P′-R 间期>0.12s,R-P′>R-R 的 1/2,P′-R<R-R 的 1/2。有少数病例 P′波与 QRS 波无固定时间关系,但不影响诊断阵发性房性心动过速。

(4)突然发生、突然终止,心率绝对整齐,无"温醒"现象,也无"冷却"现象。心动过速终止后可出现长的代偿间期。

(5)可能伴室内差异传导:折返性心动过速的心室率过快或心室内某些束支传导功能降低时,可出现不同程度的室内差异传导。

(6)可伴房室传导阻滞:折返性房性心动过速发作时的 P′-P′间期>房室结的不应期,房室传导的比例为1:1,如 P′-P′间期<房室结的不应期,常出现 2:1房室传导阻滞,也称 2:1房室反应。一般心房率>160次/分容易出现 2:1房室反应,是一种生理性保护机制。如果心房率>200 次/分仍不出现 2:1房室反应,提示房室旁路参与的折返性心动过速。

2. **临床意义** 折返性房性心动过速可发生于任何年龄,与其他折返性室上性心动过速相比较,33%～100%的折返性房性心动过速有器质性心脏病,常见于先天性心脏病施行重塑手术后。其他依次为缺血性心脏病、急性心肌梗死、瓣膜性心脏病、心房肌纤维化、扩张性心肌病、高血压心脏病、肺源性心脏病、某些药物过量等患者。

折返性房性心动过速的临床症状有心悸、头晕、乏力、气短,耐力下降,有心脑血管病的老年人偶有发生晕厥、心绞痛等症状。因情绪激动或劳力致心率增加而诱发的心动过速可持续数分钟、数十分钟,短者几秒钟,发作时心率较慢的患者可不出现明显症状。

3. **鉴别诊断** 折返性房性心动过速需与房室结折返性心动过速(AVNRT)和顺向型房室折返性心动过速相鉴别,因三者均为阵发性,有时都可见到异常 P′波及正常的或异常的 QRS 波,而且 P′波又与 QRS 波相关。若仔细分析 P′波与 QRS 的关系也有区别之处。

(1)折返性房性心动过速 P′波在 QRS 波前,P′-R≥0.12s,P′-R<R-P′;房室结折返性心动过速的 P′波多埋藏在 QRS 波之中、QRS 波起始部或 QRS 波结束部分,不易明确看出;房室折返性心动过速的 P′波在 QRS 波之后,R-P′<P′-R 间期,P′波多埋藏在 ST 段或 T 波中。

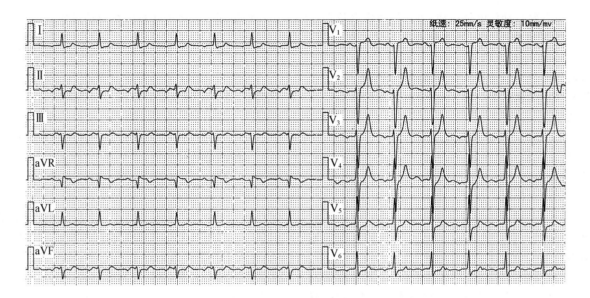

图 11-5 房内折返性心动过速伴2∶1房室传导

患者男性,71岁,临床诊断:冠心病。心电图示 P′波规律性出现,且在Ⅱ、Ⅲ、aVF、V₂～V₆导联均倒置,aVR 导联 P′波直立,其后均继有室上性 QRS 波,P′-R 间期>0.12s,心率 88 次/分,符合房性心律。仔细观察在Ⅱ、Ⅲ、aVF 导联的 T 波之前还有一个倒置的 P′波,形成 2∶1 房室传导阻滞,心房率恰是心室率(88 次/分)的 2 倍(176 次/分),符合房内折返性心动过速伴 2∶1 房室传导。此外该图还提示左前分支阻滞(电轴左偏约−46°)及心脏沿纵轴顺钟向转位

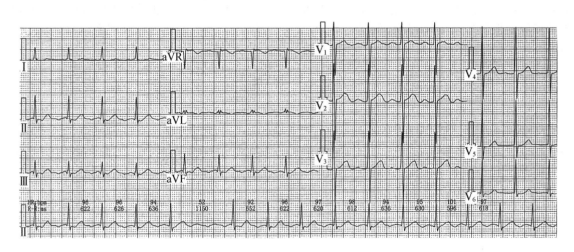

图 11-6 房内折返性心动过速

患者男性,50岁,临床诊断:冠心病、心律不齐。心电图示房性心律,P′波顺序出现,在Ⅱ、Ⅲ、aVF 导联 P′波倒置,P′-R 间期>0.12s,为房性心动过速伴 2∶1 房室传导。同步记录的长条Ⅱ导联中出现一个长 R-R 间期,为 4∶1 房室传导。故本图为房内折返性心动过速,多呈 2∶1 偶见 4∶1 房室传导

(2)按摩颈动脉窦或注射腺苷造成房室传导阻滞后,房室结折返性心动过速和房室折返性心动过速可终止,而不影响房性心动过速的存在,或仅降低房性心动过速的心室率。

(3)窦性心律时心电图上有预激波,或心动过速时心室率>200 次/分,提示旁道参与的房室折返性心动过速。

(4)室性早搏刺激心动过速能终止者,房室结折返性心动过速或房室折返性心动过速可能性大,心动过速不能终止者,房性折返性心动过速的可能性大。

(三)触发性房性心动过速

触发性房性心动过速(triggered atrial tachycardia)发生前需要有动作电位驱动,当跨膜动作电位存在的正常震荡振幅增加达到除极阈电位时而被引发。因此,触发激动是在前一次动作电位基础上发生,前一次动作电位可以是心脏自主激动的动作电位,也可以是心脏电刺激引起的动作电位,两者都称为驱动性动作电位。

1. 触发活动的心电特征

(1)触发性心动过速:一次触发活动形成一次触发性早搏,连续性触发活动则形成触发性心动过速。触发活动的动作电位在前一次动作电位时发生,同时又能为下一次触发活动的发生提供必需的驱动性动作电位,并触发新的触发活动,进而导致持续性的触发活动。

(2)触发性心律失常具有自限性:触发反应诱发的房性心动过速以及持续的心动过速过程中,频率有逐渐减速、自行终止的倾向。此点可作为与自律性增高持续的心动过速相区别,自律性增高持续的心动过速往往有"温醒"现象,即频率逐渐加速至频率稳定的现象。

(3)触发性心动过速的频率多变:影响触发活动的因素较多,最明显的是受儿茶酚胺以及交感神经兴奋性的影响,体内的儿茶酚胺和交感神经的张力在短时间内就可能发生较大的变化。因而触发的心动过速在不同时间就会出现不同的频率变化,甚至表现为R-R间期绝对不整,类似心房颤动。

2. 鉴别诊断 触发活动引起的房性心动过速与折返性房性心动过速在体表心电图上很难鉴别,根据电生理特点,触发性房性心动过速表现为:心房 S_2 刺激的联律间期与心动过速的折返间期呈正相关,即随早搏刺激的联律间期缩短,被触发的激动也随之提前;部分房性心动过速采用刺激迷走神经的方法或静脉注射腺苷等药物可终止房性心动过速。

三、治疗

房性心动过速的治疗取决于房性心动过速发作的类型、持续时间和对血流动力学的影响。自律性房性心动过速主要针对病因治疗,例如低血钾、洋地黄中毒、肺部感染等疾病的治疗。不同的房性心动过速类型根据病情选择药物,例如腺苷、维拉帕米、洋地黄制剂、胺碘酮、β受体阻滞药等。对慢性无休止性房性心动过速或持续性房性心动过速,可采用导管射频消融根治或药物控制基本心室率,以防止心律失常型心肌病。目前药物治疗主要是通过抑制心房异位兴奋灶、减慢或阻滞房内折返环的传导,从而终止心动过速或是降低心室率,减少对血流动力学的影响。常用的药物有:

1. 普罗帕酮(心律平) 通过延长心房、房室结和心室动作电位时间及有效不应期而发挥抗心律失常功能。

2. β受体阻滞药 通过延缓房室结传导和有效不应期,阻断内源性交感神经作用,从而降低自律性减慢心率。

3. 胺碘酮 通过延长心房肌的不应期,减慢房内传导,延长心房肌复极时间和抑制房室传导,发挥抗心律失常作用。

4. 钙拮抗药 如维拉帕米、硫氮草酮可延长房室结有效不应期,降低心率,使一部分房性心动过速终止。

5. 其他 洋地黄过量引起者,应立即停用。非洋地黄引起者,发作时,西地兰 0.4～0.6mg 加入 20ml 葡萄糖液静注,发作控制后可改口服地高辛 0.25mg,1 次/天。

第四节 紊乱性房性心律失常

紊乱性房性心律失常(chaotic atrial arrhythmia)又称多源性房性心律失常,根据 Octhrok 等意见把紊乱性房性心律失常分快、慢两型。心房率在 100～250 次/分者,称为紊乱性房性心动过速;心房率在 100 次/分以下者,称为紊乱性房性心律。

一、发生机制

紊乱性房性心律失常属于自律性房性心动过速的一种特殊类型,常由多源性房性早搏发展而来,其 P'波形态呈多形性,因而提示心房内至少有 3 个异位起搏点发放激动除极心房。房内异位起搏点发放激动快者,形成多源性房性心动过速;慢者形成多源性自律性房性心律。这种心动过速施行程序刺激不能诱发和终止,可以除外折返机制。

二、心电图表现

1. 有清晰可辨的 P'波,同一个导联有 3 种或 3 种以上不同形态的 P'波,可直立、双相、双峰、高尖或倒置,很难确定哪一种 P'波是主导节律。注意不要把房性融合波作为 3 种不同形态中的一种 P'波。

2. P'-P'间期明显不等,但 P'-P'之间存在等电位线,P'-R 间期多有差异,但大多数 P' 波都能下传心室,偶有 P'波下传受阻。

3. R-R 间期明显不等,出现长-短周期时容易发生时相性室内差异传导(3 相阻滞)。

4. 心房率＞100 次/分者为紊乱性房性心动过速;心房率＜100 次/分者为紊乱性房性心律。

5. 多呈短阵性发作,也可持续发作,半数以上发作后出现心房颤动或心房扑动。

紊乱性房性心动过速举例见图 11-7,图 11-8。

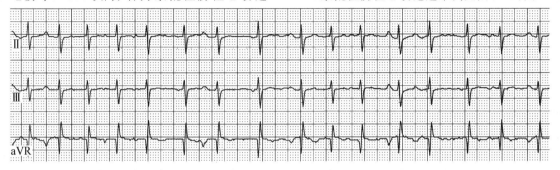

图 11-7　紊乱性房性心动过速

本图系同步描记的 Ⅱ、Ⅲ、aVR 导联,快速而不匀齐的 QRS 波连续出现,每个 QRS 波前均有 P'波,但 P'波形态不一致,有直立、低平、平坦和倒置,构成了一幅紊乱性房性心动过速心电图

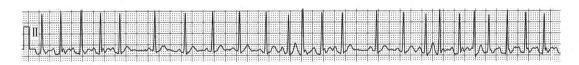

图 11-8　窦性心动过速、无休止性紊乱性房性心动过速

患者女性,38 岁,临床诊断:心律失常原因待查。心电图特征性表现是窦性心律与紊乱性房性心动过速交替出现,即每 2～5 个窦性心搏之间插入数个形态各异的心房波(3 种或 3 种以上形态),构成一组频率不同的房性心动过速

三、临床意义

多见于老年人,是多源性房性早搏向心房颤动过渡过程中出现的一种心律失常,可以说是心房颤动的前兆。常见于肺部疾病者,例如慢性阻塞性肺疾病、肺栓塞、肺炎等。心脏病中多见于冠心病、心肌病、风湿性心脏病、先天性心脏病、心房梗死;尚见于电解质紊乱、洋地黄过量等。少数病例原因不明,在发病前心电图上多有心房肥大、ST-T 异常、多源性早搏等。

另外,某些动作可引起房性心律失常,例如吞咽性房性心律失常(是指吞咽食物时出现的一种快速性房性心律失常),该心律失常常表现为室上性,如房性心动过速、心房扑动、心房颤动以及紊乱性房性心动过速等(图 11-9)。

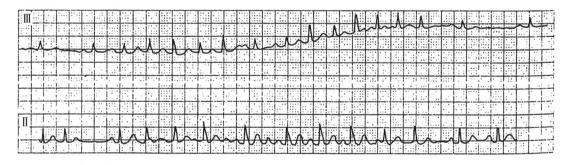

图 11-9　吞咽性房性心律失常

患者女性,35 岁,因招待客人忙于做饭,精神比较紧张,当口尝做出饭的味道时,咽后发现一阵心慌,再下咽一口饭又出现一阵心慌。患者到医院就诊心电图正常,后让患者下咽一口面包,下咽时出现一阵房性心律失常,如此数次重复性良好,每阵心律失常发作 5s 左右,自动恢复

四、治疗

针对病因治疗大多数可以消失,抗心律失常药物治疗欠佳,钙拮抗药(维拉帕米)、β受体阻滞药对控制心室率或转复心律有效。但这种心律失常多存在潜在的肺部疾病,β受体阻滞药通常是忌用的。在治疗期间不管有无电解质紊乱,适当补充钾、镁有助于改善症状和预后。

第五节 肌袖性房性心律失常

肌袖性房性心律失常(myocardial sleeve mediated atrial fibrillation)是指由缠绕于肺静脉或腔静脉壁上的心肌组织(肌袖)发出的激动产生的房性心律失常。肌袖性房性心律失常最早是由国内学者杨延宗于2002年提出,之前还未见其他文献报道。根据肌袖性心律失常的特点,分为肌袖性房性早搏、房性心动过速、心房扑动、心房颤动及紊乱性心房节律。

一、心电图表现

1. **基础心电图** 大部分病例P波正常,部分病例P波增宽、电压增高、有切迹。上述P波改变,尚不能明确与肌袖性房性心律失常之间的联系。

2. **房性早搏** 房性早搏比较常见,但偶联间期极短(多在200~300ms),常表现为:①P' on T早搏;②房性早搏P'波下传受阻;③房性早搏伴室内差异传导;④常伴发短阵房性心动过速、短阵或阵发性心房扑动或心房颤动。

3. **肌袖性房性心动过速** 可呈短阵性或持续性房性心动过速无休止性发作,发作时间短者由连续3个房性激动波组成,持续时间多以秒或数分钟计。多与窦性心律交替出现,也可与房性早搏、心房扑动、心房颤动合并出现。阵发性房性心动过速发作时持续时间多数以小时或数天计,心房率为150~250次/分,此可作为两者的区别。

4. **肌袖性心房扑动** 肌袖性心房扑动心电图表现同峡部依赖性(即Ⅰ型)或非峡部依赖性(即Ⅱ型)。心房频率为280~320次/分。肌袖性心房扑动与典型或通常意义上的不典型心房扑动之间的不同处在于:①心房扑动波高大明显、下壁导联多为直立;②扑动波升支和降支多对称;③心房频率多变或不规则;④多数呈短阵发作,表现为连续3~8个扑动波组成,且伴高度和连续的房室传导阻滞,易误判为基线干扰,常与心房颤动交替出现(图11-10)。

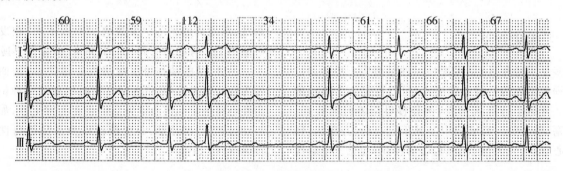

图11-10 肌袖性心房扑动

心电图示:窦性心律,第4个心搏提前发生,其前后连续出现5个规整的直立P'波,P'P'间隔0.24s,折合房率为250次/分,且伴连续房室传导阻滞,代偿间期后又出现窦性心律

5. **肌袖性心房颤动** 多由单个或多个成串的短偶联间期房性早搏、房性心动过速或心房扑动所触发,心房频率高达400~600次/分而欠规律性的心房电活动。发作的持续时间长短不一,长者发作可持续数小时、数天,短者持续数秒或1~2个R-R间期,易漏诊或误判为基线干扰(图11-11)。同时常与肌袖性心房扑动、房性心动过速并存。

6. **肌袖性紊乱性心房心律** 心电图表现为:①同一份心电图上有3种或以上的肌袖性房性心律失常,如常与房性早搏、房性心动过速、心房扑动、心房颤动并存;②肌袖性房性心动过速或心房扑动的频率多变,而在体表心电图上难以分类;③心房扑动和心房颤动交替持续出现,或均不典型难以诊断和区分(图11-12)。实际上大多数肌袖性心律失常,只要发作时记录的时间足够长,均可表现为肌袖性紊乱性心律失常。

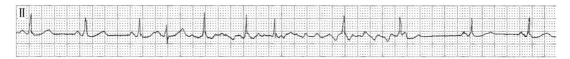

图 11-11　肌袖性心房颤动

本图前 3 个心搏为窦性,第 4 个提前出现的心搏为房性早搏,房性早搏后出现短阵的大小不等、间隔不齐的房颤波,类代偿间期后转为窦性心律

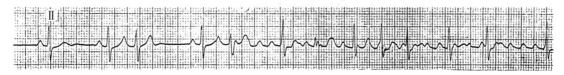

图 11-12　肌袖性紊乱性房性心律

本图中第 1、2 个心搏为窦性心律,第 3 个心搏提前出现,其前有 P′ 波,P′R 间期>0.12s,代偿间期后又出现 1 个窦性心搏,继之其后连续出现心房扑动、心房颤动,中间夹有窦性 P 波,心室率极不规整

二、异位 P′ 波的特征

1. P′ 波的形态多样性　肌袖性心律失常发作时,至少有两种心律失常并存,因而 P′ 波形态呈多样性。表现为房性早搏性 P′ 波、房性心动过速性 P′ 波、心房扑动或心房颤动性房波共存于同一次心电图中。心房颤动时,则持续无序或相对无序的各异的 P′ 波电压变化。

2. P′ 波形态易变性　由于多种肌袖性心律失常并存,而且常互相转化,故 P′ 波的形态、电压、频率表现为多变性。有时在某一时段甚至难以明确具体诊断属于哪一类型的房性心律失常。

3. 发作短阵性　肌袖性心律失常发作的早期多呈短阵性,仅数秒时间,常表现为短阵房性心动过速和窦性心律反复交替出现。

4. 有序与无序性　肌袖性心律失常发作的早期多表现为房性早搏、房性心动过速或单纯的短阵性房扑动发作,P′ 波呈现有序性;随着病程发展,触发的心房颤动增多,心房电活动呈现无序性。

三、发生机制

肌袖性心律失常是缠绕于肺动脉或肺静脉壁上的心肌病灶组织(肌袖)自律性增高,发放的单个或连续、有序的或无序的、快速的或慢速的电激动触发或驱动心房肌所产生的房性心律失常。所谓触发是指肌袖组织发出的激动传至心房,引起心房组织电活动与肌袖电活动类型不同或无关的快速电活动。当肌袖电活动终止后,心房肌电活动依然存在。所谓驱动是指引起房性心律失常的心房肌的快速电活动,其发生和持续恒定与肌袖的快速电活动有关。当肌袖电活动终止后,或隔离肌袖与心房的电或解剖连接后,心房的快速电活动随之终止。

四、临床意义

肌袖性房性心律失常见于中老年人,平时多有阵发性心悸、胸闷乏力。活动或情绪激动后多见。有些与呼吸有关,有的与体位改变有关,推测可能与自主神经功能变化和静脉壁的压力改变有关。多数无器质性心脏病史,部分病例有高血压病史或左心房肥大。

肌袖性房性心律失常的提出,丰富了房性心律失常的内涵,开阔了心电图工作者的眼界,使以往房性心律失常存在的一些心电现象得到进一步解释。由于肌袖性心律失常具有独特的心电图特点,也为射频消融治疗提供定位参考。

第12章

室性心动过速

第一节 室性心动过速概述

室性心动过速(ventricular tachycardia,VT)指起源于希氏束分叉以下,发放激动的频率>100 次/分,或自发性地连续出现 3 个或 3 个以上的室性异位心搏,简称室速。QRS 波时间多≥0.12s,但分支性起源的也可<0.12s。

一、心电图特征(图 12-1)

1. 连续出现 3 个或 3 个以上的宽大畸形 QRS 波,时限≥0.12s(分支性起源的也可<0.12s),其前无相关的 P 波。

2. 如能看到 P 波,P 波与宽大畸形的 QRS 波一定呈分离状态,各自按其固有频率出现,绝大多数 P 波出现的速率慢于 QRS 波的速率。

3. 在连续记录的心电图上偶尔可见到 P 波夺获心室(P 波后有室上性 QRS 波)或室性融合波(P 波后出现一个中间形态 QRS 波)。

4. 心电轴可落入无人区,即位于 $-90°\sim-180°$(或 $+180°\sim+270°$)。

5. aVR 导联 QRS 波呈 R 型或初始 r 或 q 波>40ms 或主波负向时前支有顿挫。

6. 胸导联 QRS 波同向形。

7. 胸导联 QRS 波图形:

(1)V_1 导联呈单向 R 波或双相的 qR、RS 或 QR 型高度提示室速。

(2)V_1 导联出现兔儿征前耳大时($R>R'$),高度提示室速。

(3)V_6 导联出现 S 波>R 波。

(4)V_1 导联 R 波时间>30ms;S 波降支有顿挫;RS 时间>60ms 时的所谓三联征。

8. 室速时 QRS 波形态与非室速时出现的室性异位搏动(如早搏、逸搏)相似。

二、室速分类

根据室速发作的持续时间、QRS 波的形态、发作方式、发生机制、发生部位以及有无心脏疾病等进行分类,有助于评价室速的危险度和治疗效果。

1. **按发作持续时间分类** 持续性室速(发作持续≥30s;心室率快持续时间长者,易引起血流动力学恶化,可导致心力衰竭、休克以及有蜕变为心室颤动的危险)、非持续性室速(发作持续时间<30s,可自行终止)。

2. **按发作形式分类** 阵发性室速(表现为突然发作,突然终止,心室率多≥150 次/分)、非阵发性室速(又称加速性室性自主心律,室速开始于舒张晚期,以窦性夺获心室而终止,心室率一般<100 次/分)。

3. **按室性早搏原因分类** 原发性室速、早搏性室速、并行心律性室速。

4. **按室性早搏起源部位分类** 室间隔性室速、右室性室速、左室性室速、分支性室速、流出道室速、心尖部室速等。

5. **按异位起搏点数目分类** 单源性室速、多源性室速。

6. **按室速发生机制分类** 自律性室速、折返性室速、触发性室速。

7. **按 QRS 波形态分类** 单形性室速、多形性室速、双向性室速。

8. **按有无心脏病分类** 继发性室速、特发性室速(无器质性心脏病室速)。

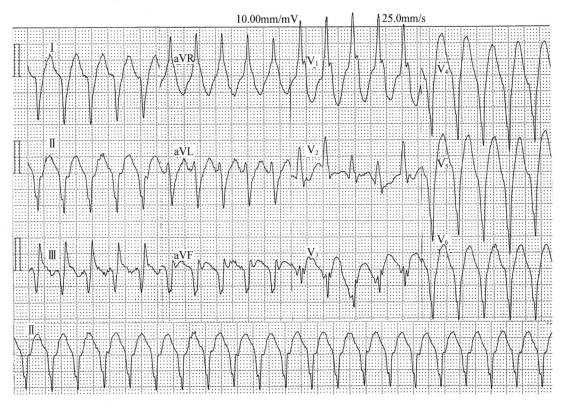

图 12-1　室性心动过速

QRS 波宽大畸形,心室率 184 次/分,心电轴位于无人区,aVR 导联 QRS 波呈 R 型,V_1 导联为单向 R 波,$V_4 \sim V_6$ 导联均呈 QS 型。这些特点均为室性心动过速的特征性改变,故诊断为室性心动过速

三、室速的病因

室速的患者 90% 以上都有器质性心脏病,如冠心病、心肌病、致心律失常性右室发育不良,或其他原因引起的 QT 间期延长、Brugada 综合征等遗传性疾病,以及电解质紊乱、药物中毒、二尖瓣脱垂等。另有 10% 的室速患者至今还查不到病因,这类室速称为特发性室速,例如特发性右室流出道室速等。

四、室速的发生机制

1. 自律性增高　具有自律性的浦肯野纤维自律性增高(4 相自动除极斜率增高),其速率超过主导节律(主要为窦性心律)的速率,成为心脏的主导节律;或是原来本无自律性的心肌细胞,在病理情况下发生转变而产生舒张期自动除极,如果其自律的速率超过主导节律,也同样能形成室速。

2. 折返激动　有器质性心脏病的病变心肌或心肌的瘢痕组织,容易形成激动折返的基质,如在结构上或功能上存在的不应期差别较大时,常形成两条或多条径路,某一条径路出现单向阻滞伴另一条径路传

导迟缓等,可导致束支间的折返、分支间的折返或心室肌内的折返等心动过速。

3. 触发活动　触发活动的发生不同于自律性增高和激动折返机制,而是后除极引起的一种激动起源的触发性自律性机制。按照后除极发生的时相可分为早期后除极和延迟后除极。前者如某些 LQT 综合征、尖端扭转型室速;后者如洋地黄中毒出现的室速。

五、室速的临床表现

患者在发病时的心室率、持续的时间、有无基础心脏病等的不同,临床症状也有差别。室速发作时,心室率慢的患者症状比较轻或无明显症状,多数患者出现胸闷、心悸、眩晕等,严重者可出现心绞痛、休克、晕厥、心力衰竭。极少数室速可蜕变为心室扑动或心室颤动而猝死。

六、室速的鉴别诊断

详见本书"第 13 章宽 QRS 波心动过速"。

第二节 特发性室性心动过速

特发性室性心动过速（idiopathic ventricular tachycardia，IVT）是指心脏结构正常，在目前医疗诊断技术条件下还没有发现有器质性心脏病，也没有电解质和已知离子通道功能异常（如 LQTS 或 Brugada 综合征等）的患者中，经常发生的阵发性室速。根据特发性室速的起源部位不同，临床上分为特发性右室心动过速和特发性左室心动过速，前者主要源于右室流出道。特发性室速的特异表现是心电图上为单形性室速，临床上没有明确的器质性心脏病。但多源性室速和心室颤动也可以在正常心脏中出现，只不过其预后与特发性室速预后有很大不同。

一、右室特发性室速

右室特发性室速（idiopathic right ventricular tachycardia，IRVT）最常见起源部位在右室流出道（right ventricular outflow tract，RVOT），少见于流入道和心尖部。近年还发现起源于肺动脉肌袖，即肺动脉瓣上的室速。右室流出道室速（right ventricular outflow tract ventricular tachycardia，RVOT-VT）表现为反复单形性非持续性或发作性持续性室速，以前者多见，每次发作持续 <30s，多在静息状态下发作，也可在运动后诱发，少数可发展为持续性室速。室速发作时心室率一般在 110～160 次/分。发作性持续性室速多在中等量运动中诱发，常持续数分钟、数小时至数天，大多数在运动结束后停止。心动过速的终止心率是逐渐下降至正常窦性心律，而不是突然终止发作。用心房或心室分级递增起搏较程序性早搏刺激容易诱发 RVOT-VT，加用异丙肾上腺素更易诱发。此与精神紧张的患者在运动时容易诱发的特点相吻合，这些诱发特点不支持折返机制。事实上绝大多数患者的 RVOT-VT 为腺苷敏感性的，发病机制为儿茶酚胺介导的延迟后除极（DAD）和触发活动。

（一）心电图表现

1. 右室流出道室速（图 12-2）

（1）平时心电图正常，无 ST-T 改变、无 Epsilon 波，可见与心动过速时图形相同的室性早搏。

（2）心动过速发作时呈左束支阻滞图形，QRS 波时限在 0.14～0.16s，心室率在 150～260 次/分，Ⅰ 导联 QRS 波群低小，aVL 导联呈 QS 型，Ⅱ、Ⅲ、aVF 导联呈正向的大 R 波。

（3）额面心电轴与心动过速的起源部位有关，源于流出道近间隔部位心电轴右偏，Ⅰ 导联 QRS 波为负向或呈等电位线的小挫折；源于流出道游离壁近三尖瓣环部位心电轴正常，Ⅰ 导联 QRS 波呈正向；源于上两个部位之间者，心电轴不偏或轻度右偏，Ⅰ 导联 QRS 波振幅较低。

（4）胸导联 $V_1 \sim V_6$ 的 R 波逐渐增大，多在 $V_3 \sim V_4$ 导联 R/S>1，心动过速起源点越高（离肺动脉瓣越近）或偏向流出道右侧游离壁，则胸导联 R/S 移行越早，即在 V_3 导联 R/S>1，起源点越低或越接近流出道间隔部，胸导联 R/S 移行越晚，即 V_4 或 V_5 导联才出现 R/S>1。

（5）RVOT-VT 发作时常表现两种形式：①单形室速，发作持续时间>30s；②非持续性反复性单形室速，典型的反复性单形室速可表现为无休止性室速，即在短阵的室速之间夹有数个窦性心搏。

（6）运动试验可使 1/4～1/2 的患者诱发室速，也可在运动后反复出现室速。心动过速的持续时间与心动过速发作前的窦性心律的速率呈正相关，即心动过速发作前窦性心搏的周期有逐渐缩短的现象。这种频率依赖性心动过速，表明右 RVOT-VT 的出现与交感神经活性增强有关。

2. 右室心尖部室速　心动过速时宽 QRS 波呈左束支阻滞型，Ⅱ、Ⅲ、aVF、$V_1 \sim V_4$ 导联均呈 rS 型或 QS 型，V_5、V_6 可呈 rS 型或 RS 型，额面 QRS 电轴左偏，Ⅰ、aVL 呈 R 型（图 12-3）。

（二）鉴别诊断

1. RVOT-VT 与致心律失常性右室心肌病（ARVC）相鉴别　①RVOT-VT 时窦性心律心电图正常，而 ARVC 时窦性心律时常出现右束支阻滞或不全性右束支阻滞，并常伴 Epsilon 波；②RVOT-VT 发作时 aVL 导联呈 QS 型，而 ARVC 心动过速发作时 aVL 导联多不呈 QS 型；③RVOT-VT 时心室晚电位阴性，而 ARVC 时晚电位则呈阳性。

2. RVOT-VT 与其他器质性心脏病室速相鉴别　①RVOT-VT 时窦性心律心电图多正常，其他器质性心脏病心电图上常有明显异常；②RVOT-VT 各肢体导联 R 波振幅相加之和多>4.0mV，而器质性心脏病心动过速时各肢体导联 R 波振幅相加之和<4.0mV；③RVOT-VT 心动过速发作时额面心电轴向下，可有右偏而不会左偏，而器质性心脏病发生心动过速时额面心电轴左偏而不会右偏；④RVOT-VT 心

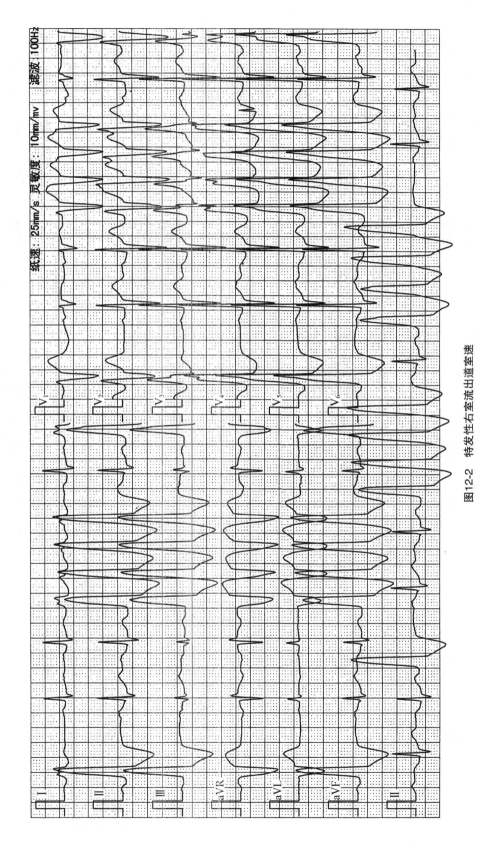

纸速：25mm/s 灵敏度：10mm/mv 滤波：100Hz

图12-2 特发性右室流出道室速

患者男性，39岁，无器质性心脏病史。心动过速时QRS波呈左束支阻滞型，Ⅰ导联QRS波呈R型，顶部挫折，振幅较低，aVL导联呈QS型，Ⅱ、Ⅲ、aVF和V₄~V₆导联呈高大的R波，为特发性右室流出道室速

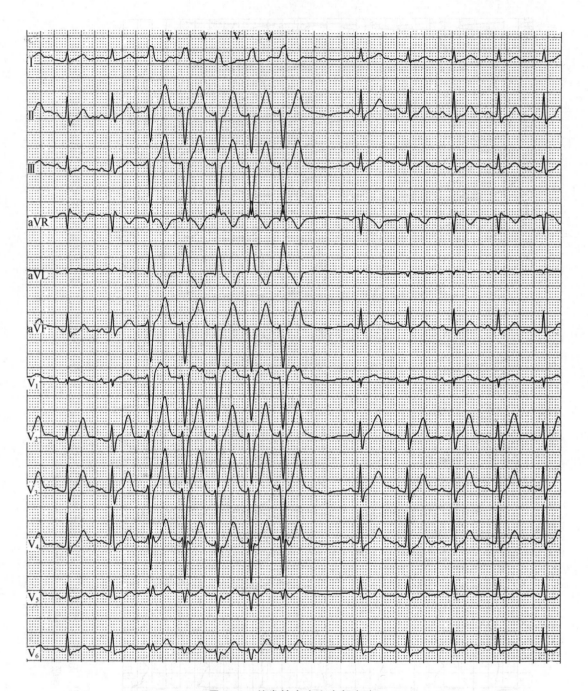

图 12-3 特发性右室心尖部室速

患者男性,20 岁,无器质性心脏病史。心动过速时 QRS 波呈左束支阻滞型,Ⅱ、Ⅲ、aVF 和 V₁~V₄ 导联均呈 rS 型,为特发性右室心尖部室速

动过速发作时除 aVR 导联外只有 aVL 导联呈 QS 型,其他心动过速,aVL 导联无 QS 型表现。

(三)临床表现与治疗

RVOT-VT 并非少见,但发作时症状多轻微,约有 80% 的患者有心悸,约 50% 的患者有头晕,约 10%

的患者发生过晕厥。女性发生率高于男性,大致为 8:1。其治疗取决于室速发作时的频率及其症状轻重,发作不频繁、症状轻微或无症状者可不必治疗而随诊观察。发作频繁、有头晕、黑矇、晕厥者,可施行导管射频消融予以根治。

二、左室特发性室速

左室特发性室速（idiopathic left ventricular tachycardia，ILVT）是指心室异位激动点位于左室内，心动过速发作时 QRS 波呈右束支阻滞图形，V₁ 导联 QRS 波可为 R、rsR′、rSR′、RS、qR、qRs 等形态，QRS 波时限相对较窄，一般≤140ms。它常见起源于左室间隔中后部，极少数起源于游离壁或左室流出道部位。

（一）心电图表现

1. **分支折返性室速** 这种室速对维拉帕米（异搏定）敏感，也称维拉帕米敏感性室速。发病年龄在 15～40 岁，男性多见，通常表现为与运动相关的室速。90％～95％发生室速时，QRS 波呈右束支阻滞图形伴额面心电轴左偏，提示其折返环位于左室后间隔区域。在该部位可以记录到左后分支电位，而且起搏可以产生与临床左室特发性室速一致的 QRS 波形。在此部位射频消融可以成功终止室速。部分患者在发生室速时可以同时出现心电轴右偏和左偏两种形态；也有患者在消融过程中 QRS 波心电轴发生变化而室速并不终止，提示左室特发性心动过速可能有不同的传导路径和出口。该室速呈左前或左后分支阻滞＋类似右束支阻滞图形（图 12-4）。

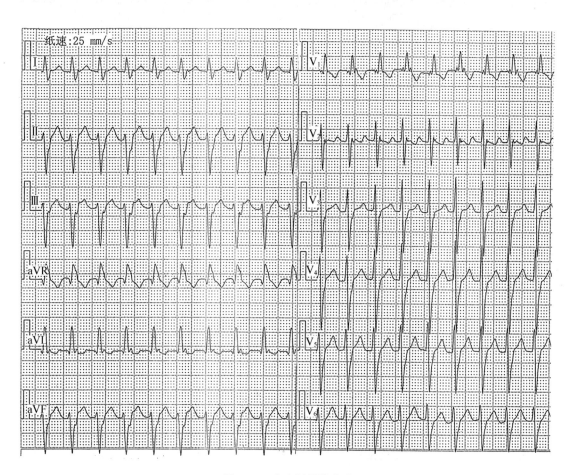

图 12-4 分支折返性室速

患者男性，16 岁，心动过速发作时 QRS 波呈右束支阻滞图形伴额面电轴左偏，QRS 时限 0.12s，为起源于左后分支处的特发性分支折返性室速

2. **左室流出道室速** 这种室速又称维拉帕米、腺苷敏感性室速，认为它起源于室间隔的内部而出口于室间隔的左侧。临床上使用 Valsalva 动作、颈动脉按压或维拉帕米以及 β 受体阻滞药可终止室速，提示为触发机制。它发作时心电图呈右束支阻滞图形、胸前导联常表现单向 R 波，心电轴右偏；部分患者还可呈左束支阻滞图形，心电轴右偏，胸导联 QRS 波移行区在 V₂ 导联（图 12-5）。概括起来心电图有以下表现。

（1）QRS 波增宽多在 0.14～0.16s，I 导联 QRS

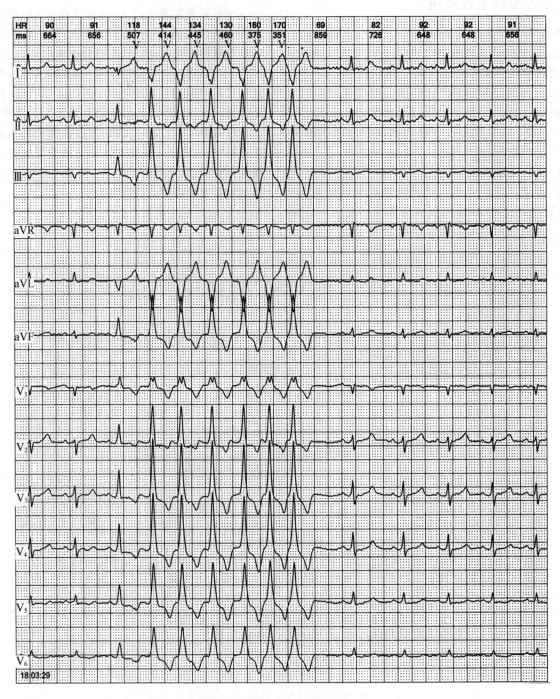

图 12-5 特发性左室流出道室速

心动过速发作时 QRS 波宽大畸形,时限 0.16s,V₁ 导联呈右束支阻滞型,I、aVL 导联呈 QS 型,II、III、aVF 和 V₃～V₆ 导联均呈高大的 R 波,为特发性左室流出道室速。第 3 个 QRS 波为窦性激动与心室起源激动形成的室性融合波

波振幅低小,可呈 QS、rs、rS 等形态,aVL 导联为负向波,II、III、aVF 导联呈正向的大 R 波;胸导联呈不典型右束支阻滞图形,即 V₁ 导联呈 R、Rs 或 qRs 型;有些呈不典型左束支阻滞图形,即 V₁ 导联可呈 rS 或 RS 型,但 r 或 R 波一般振幅≥s/3,时限≥s 波时限,且 R 波移行区在 V₂ 导联。

(2)不典型右束支阻滞图形伴心电轴右偏,V₁ 导联呈 R 波形,心室激动起源于左室上部二尖瓣与主动脉瓣连接处的左纤维角;呈不典型左束支阻滞图形,V_1导联呈rS形,R波移行区在V_2导联。心室激动起源于左室流出道间隔侧,即左室间隔上部流出道基层面,在窦性心律时电生理测定可记录到希氏束电位。

(3)室速发作的形式与右室流出道室速相同,也表现为:①阵发性持续性单形室速;②非持续性反复性室速,即表现为无休止室速,在短阵室速之间夹有几个窦性搏动。

3. 左室间隔室速 起源于左室间隔部,心电图有以下特点。

(1)QRS波时间在0.12~0.14s。

(2)QRS波呈右束支阻滞图形伴心电轴左偏,Ⅰ、Ⅱ、Ⅲ导联主波均一致向下,或Ⅰ导联主波向上,Ⅱ、Ⅲ导联主波向下,V_1导联呈R、Rr′、RrR′或rsR′等形态,胸前导联V_1~V_6的S波渐增深,通常在V_6导联R/S<1。

(3)室速发作可持续数小时、数日、数周或数月。

(4)转复正常心律后出现电张性T波(T波倒置),可持续数日不等。

(二)鉴别诊断

呈不典型右束支阻滞图形的左室流出道心动过速与右室流出道心动过速鉴别比较容易。但少数左室流出道心动过速呈不典型左束支阻滞图形,单从心电图上有时难以与右室流出道心动过速相鉴别,若V_1导联R波时间/QRS波时间≥50%,且R波振幅/S波振幅≥30%,Ⅰ导联QRS波主波向下,应考虑为左室流出道心动过速。

(三)临床表现与治疗

左室流出道心动过速的发生常与运动和情绪波动有关,对腺苷、维拉帕米、β受体阻滞药以及迷走神经刺激都很敏感,但射频消融是最根本的治疗方法。异搏定(维拉帕米)对特发性左室间隔室速疗效较好,心律平静注也可终止此类室速,胺碘酮、索他洛尔可减少发作。导管射频消融则可根治。

第三节 加速性室性自主心律

加速性室性自主心律(accelerated idioventricular rhythm)是一种缓慢性室速,又称非阵发性室速,为心室内异位自律性增高,其搏动频率超过心室的正常固有频率(30~40次/分),但又慢于其他室速的频率。

一、发生机制

主要为室内异位自律点的自律性增高,发作时的起始与终止均呈渐进性,当室性搏动频率超过正常窦性心律的频率时,加速性室性自主心律便成为心脏的主导节律;当窦性心律的频率渐增高,加速性室性自主心律便渐隐退,窦性心律便成为心脏的主导节律。在两种心律的转换过程中常出现干扰性房室脱节、心室夺获、室性融合波(图12-6)。

二、心电图表现

1. 连续出现3个或3个以上宽大畸形的QRS波,时限≥0.12s,频率在60~130次/分。

2. 有些患者的加速性室性自主心律和窦性心律的频率相近或有重叠,两者可以交替出现。

3. 常出现完全性或不完全性干扰性房室分离。

4. 经常出现心室夺获或室性融合波。

三、临床意义

1910年Lewis报道过这种病例,1950年Harris详细描述了实验性心肌梗死时容易发生加速性室性自主心律,并注意到这种心律是"良性"的,不会导致心室颤动。加速性室性自主心律绝大多数发生于器质性心脏病的患者,如冠心病、急性心肌梗死再灌注时、风湿性心脏病、扩张性心肌病、急性心肌炎、心肌病、高血压等,少数患者可没有器质性心脏病。由于加速性室性自主心律的频率不太快,持续时间不长,此种心律本身一般不会导致血流动力学异常,不会出现明显的自觉症状。加速性室性自主心律与室性并行心律有很大的相似之处,区别的地方在于前者异位自律点不存在保护性传入阻滞,长R′-R′之间无整倍数关系。

四、治疗

主要是病因治疗和祛除诱因。急性心肌梗死出现加速性室性自主心律,是心肌再灌注的表现,不需要治疗。

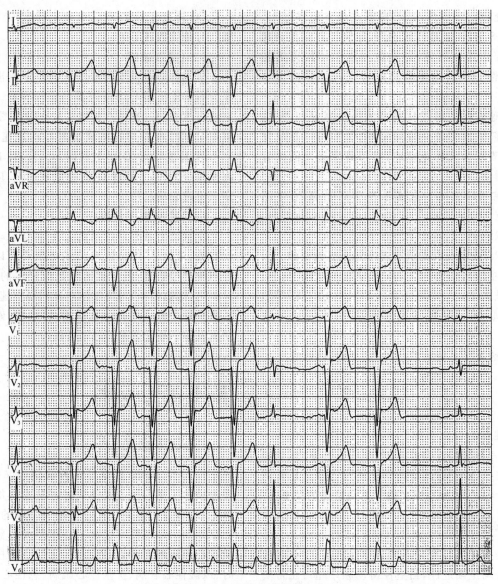

图 12-6 加速性室性自主心律

室速频率较慢,约 92 次/分。图中第 2、8 个 QRS 波为窦性激动和起源于心室的激动形成的室性融合波。第 7 个 QRS 波为窦性激动夺获心室形成。本图为加速性室性自主心律。因可见窦性夺获和室性融合波,故室速发作时形成不完全性干扰性房室分离

第四节 并行心律性室性心动过速

并行心律性室性心动过速(parasystolic ventricular tachycardia)是室内异位自律性增强,引起的与窦性心律并存的一种室速;具有保护性传入阻滞为其特征。

一、发生机制

当心室某一部位的浦肯野纤维或心肌细胞因病理生理改变而产生舒张期自动除极,形成自律性兴奋性增高,便按其固有频率发放激动。由于异位兴奋灶周围存在传入阻滞,故不受主导节律(主要是窦性节律)

的影响,当异位兴奋灶的自搏频率较快,超过了窦性心律时,异位兴奋灶的自搏节律便控制心室搏动,这个异位搏动称为室性并行搏动,连续出现 3 个室性并行搏动便称为室性并行心律;室性并行搏动的 R′-R′间距≥0.86s(心率≥70 次/分)时,称为并行心律性室速。

二、心电图表现(图 12-7)

1. 室性搏动间歇性成组出现,每组室速的频率在 70～140 次/分,少数可达 140～200 次/分。

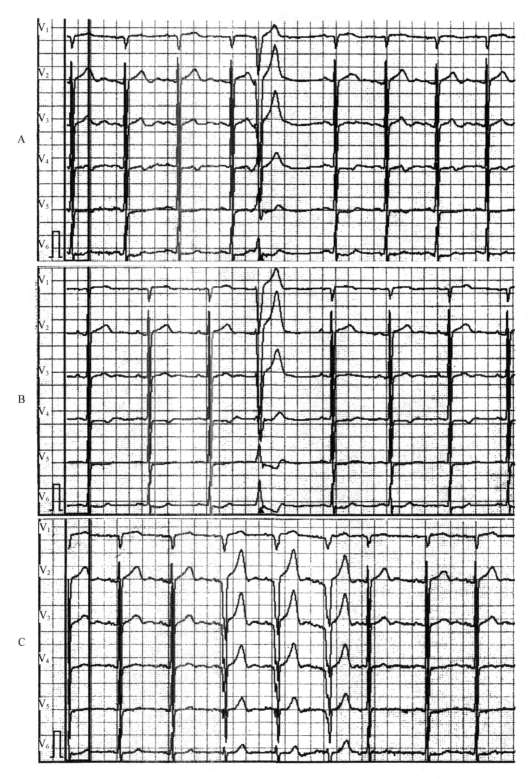

图 12-7 并行心律性室速

A、B、C 图为同一患者的动态心电图记录。A 图可见宽大畸形 QRS 波与其前 QRS 波联律间期较短。B 图可见宽大畸形 QRS 波与其前 QRS 波联律间期较长。C 图宽大畸形 QRS 波连续 3 次出现，其形态介于正常窦性 QRS 波与 A、B 图中宽大畸形 QRS 波之间，前有较正常略短的 PR 间期，为室性融合波。综合以上，图 C 诊断为并行心律性室速

2. 每组心动过速的第一个异位室性搏动的联律间期不等。

3. 每组心动过速发作之间的距离为 R'-R' 间期的整数倍。

4. 可出现室性融合波,或窦性夺获心室。

三、临床意义

这种室速频率不太快,多为非持续性的,很少引起血流动力学改变。可见于一般稳定的各种器质性心脏病,预后佳,不需要特殊治疗。

第五节　束支折返性室性心动过速

束支折返性室性心动过速(bundle branch reentrant ventricular tachycardia,BBRVT)是一种单形室速,其发生机制为涉及希氏束、左束支、右束支、浦肯野系统和心肌的大折返环路的室速。

一、发生机制

由于左、右束支的不应期不同,在心动周期突然发生变化时一个室性早搏激动优先进入某一束支可以引起束支之间的折返。如早搏激动先进入右束支,在右束支正向传导经左束支逆向传导折返形成折返性心动过速,QRS 波呈左束支阻滞图形(图 12-8);激

动如先从左束支正向传导,经右束支逆向传导折返,形成的折返性心动过速,QRS 波呈右束支阻滞图形。

二、心电图表现

1. 正常窦性心律时常表现为一度房室传导阻滞(多为左束支传导延迟引起)。

2. QRS 波宽大,畸形的 QRS 波快速匀齐出现,多呈完全性左束支阻滞图形,少数病例呈完全性右束支阻滞图形。

3. 完全性房室分离,心室率快于心房率。

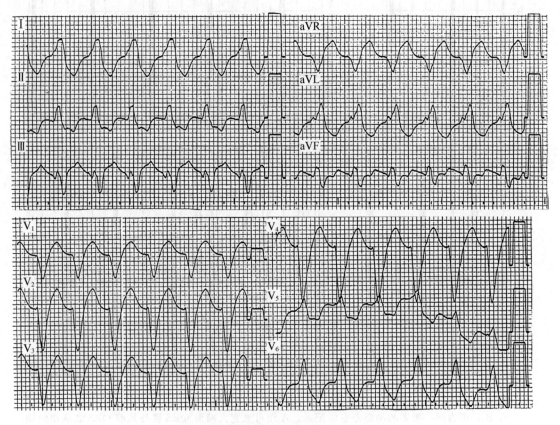

图 12-8　束支折返性室性心动过速

QRS 波宽大畸形,快速匀齐发生,呈完全性左束支阻滞图形,为束支折返性室性心动过速

三、发病原因

束支折返性心动过速通常见于器质性心脏病和传导系统显著受损者,尤其是扩张型心肌病占95%,其他尚见于冠心病所致的心肌缺血、瓣膜病等。偶见于心脏结构正常的患者。

四、临床表现

临床表现为心脏扩大,发生心动过速常伴严重血流动力学改变,而出现心悸、低血压、晕厥或心脏骤停。

五、治疗

使用抗心律失常药物可以控制其发作,但射频消融技术效果更好,可根治此种心动过速。在理论上消融任何一个束支均可终止心动过速,临床上认为消融右束支更合适,不会造成完全性房室阻滞。

第六节 儿茶酚胺敏感性室性心动过速

儿茶酚胺敏感性室性心动过速(catecholaminergic polymorphic ventricular tachycardia, CPVT)是一种具有遗传特征的原发性心脏电紊乱疾病,常在运动或情绪激动时诱发室速为其特征,临床主要表现为晕厥,甚至猝死。

一、发生机制

1975年Reid描述了CPVT的临床现象,1978年由Coumel及其同事最早报道。他们将这种病描述为不仅表现为晕厥和猝死,而且还有家族聚集性或散发的室性心律失常,并将这种临床综合征定义为儿茶酚胺诱导的多形性室速。Coumel指出CPVT有三个特点:①心律失常的发生与肾上腺素分泌增多(躯体运动或情感应激)有关;②心动过速发作时表现为典型的双向性室速,而在静息状态心电图正常;③无任何心脏结构异常。

二、心电图表现

1. 静息状态心电图 无明显心电图异常,QT间期在正常范围。少数患者心室率与同龄人相比有轻度窦性心动过缓或严重窦性心动过缓,动态心电图发现有窦性暂停或房室传导不全阻滞。

2. 运动试验心电图 运动试验或肾上腺素激发试验时,患者心律失常发生的心率阈值一般在120~130次/分,随着心脏负荷增加,先从单个室性早搏开始而逐渐进展为早搏二联律,最后发展为非持续性室速。如果继续运动,室速的持续时间也将延长,最终转为持续性室速,运动不停止多蜕变为心室颤动。

3. QRS波形态 室速发作时QRS波额面心电轴呈左偏和右偏逐搏交替,即QRS波在同一导联主波一次向上一次向下的交替变换,形成双向性。也有部分患者表现为多形性室速或心室扑动。

4. 多源性心律失常 有些患者运动试验中常伴发房性心律失常,如心房扑动、心房颤动,且多出现在室速、心室颤动发生之前。有些资料显示CPVT患者运动时血清中儿茶酚胺浓度尚无明显增加时,则可出现房性或室性心律失常,说明CPVT患者心房和心室对生理性交感神经的敏感性增加。儿茶酚胺敏感性室性心动过速图例见图12-9。

三、临床表现

目前研究证明CPVT具有家族聚集现象,属于遗传性疾病,其遗传模式有两种:常染色体显性遗传和常染色体隐性遗传。躯体运动或情绪激动诱发的晕厥往往是CPVT患者的首发症状。但在一些原先无症状者中,心脏猝死可以是首发症状。CPVT患者发作时表现为面色苍白、头晕、全身无力,严重者可出现意识消失,可伴惊厥、抽搐、大小便失禁等,数秒、数分钟后可自行恢复意识。大约30%的患者在发生猝死前的儿童期往往发生过一次或多次猝死的前兆(晕厥)。大多数患者在儿童时期出现过晕厥症状,极少数患者到成年才出现第一次晕厥症状。Leenhardt等研究发现,首次发生症状的年龄平均是(7.8±4)岁,Priori等对RyR_2基因突变的CPVT患者研究,其发生首次症状的平均年龄是(8±2)岁。家系调查发现30%的患者中,一个或多个成员有过早期猝死史,猝死多发生在儿童期,也可见于20岁以上的病例。在心脏没有结构异常发生猝死的病例,尸检后往往诊断为特发性室速。

四、鉴别诊断

在运动或情绪激动时出现室速、心室颤动的疾病不少,如长QT间期综合征、短QT间期综合征、致心律失常型右室心肌病、急性心肌缺血、心功能不全、洋地黄中毒或乌头碱中毒等,均可出现双向性或多形性室速。有器质性心脏病者,如急性心肌缺血、心功能不全等通过心电图、心脏B超等检查可以得到明确诊断,而长QT间期综合征、致心律失常右室心肌病容易与CPVT相混,下面几点可作为鉴别。

1. 与长QT间期综合征(LQTS)鉴别 目前LQTS分为10种基因型,其中的LQT_1、LQT_2、LQT_3占绝大多数,而LQT_1、LQT_2者均可在交感神经兴奋状态出现尖端扭转型室速、心室颤动,特别是LQT_1为典型的运动诱发室速、心室颤动。因而在临床上需要与CPVT相鉴别,特别是一些儿童和间歇性QT间期延长者更需留心鉴别。两者鉴别的基本点是:LQTS有QT间期延长,典型的心电图是尖端扭转型室速,而CPVT的心电图为双向性室速。但两者又均可出现多形性室速,这就需要长程记录心电图,排除LQTS。

2. 与致心律失常右室心肌病(ARVC)相鉴别 ARVC是以右室脂肪浸润伴有起源于右室的致命性心律失常为特征的疾病,常在运动后出现反复发作的心悸、晕厥、猝死的一个综合征。心电图上可见右胸导联有Epsilon波(细小棘波),病理检查可见右室纤维脂肪浸润,影像学检查可见右室扩张、脂肪组织浸润和室壁运动异常。而CPVT心电图静息状态下通常正常,心脏结构无任何异常。但在ARVC的早期心脏结构不足以显示异常时,两者鉴别也有一定的难度。

五、治疗

1. β受体阻滞药是治疗CPVT的基石,临床试验证实β受体阻滞药对大多数CPVT患者效果良好,胺碘酮和一类抗心律失常药物治疗无效。

2. ICD治疗有一定价值,对长期足量应用β受体阻滞药者,若仍不能满意控制心律失常的发生时,可采用ICD治疗。2006年欧洲心脏病学学会/美国心脏协会/美国心脏病学学会颁布的室性心律失常和心脏性猝死防治指南,将CPVT发生过心脏骤停者列为ICD治疗的I类适应证;服用β受体阻滞药时出现晕厥的CPVT患者,列为ICD治疗的IIa类适应证。

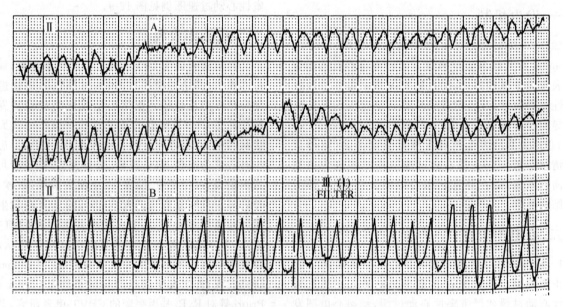

图12-9 儿茶酚胺敏感性室速性心动过速

患者男性,23岁,有晕厥病史。运动中出现:A. 室速似有尖端扭转;B. 单形室速。该患者β受体阻滞药治疗有效,为儿茶酚胺敏感性室性心动过速

第七节 双向性室性心动过速

双向性室性心动过速(bidirectional ventricular tachycardia)是指心电图某些导联上(多见于肢体导联)QRS波的主波(极性)逐搏交替变化,QRS波时限≥0.12s,心室率>140次/分的心动过速。1969年Rosenbaum提出,双向性心动过速起于房室交接区,为心动过速依赖性右束支阻滞伴交替性左前分支与左后分支下传。他认为双向性心动过速是一种室上性心动过速。1973年Morris等和Cohen等分别用希氏束电图证实洋地黄中毒所致的双向性心动过速为室速,并认为心室内可能存在两个起源灶,或者一个起源灶伴交替性心室内左前分支和左后分支差异传导。

一、发生机制

发生机制尚不完全清楚,可能与下列机制有关。

1. 折返机制 单源性心室内异位激动点在心室内折返,并有两个折返出口。

2. 触发活动 当心肌内钙细胞超载引起延迟后除极(如洋地黄中毒、儿茶酚胺敏感性室速等)时,心室壁内、外三层心肌均能成为异位激动点(主要源自外层心肌),外层和内层心肌的异位激动点交替发放激动,使其激动心室壁的顺序相反,表现在心电图上QRS主波方向的交替。

3. 乒乓机制 该机制认为:①心脏内存在两个部位的位点,而触发两个位点发生迟后除极的阈值心率不同,其中1个位点引发迟后除极的心率低,另一个位点阈值心率可能高。当患者窦性心率升高到阈值心率时,则在1次正常心室激动后,1次后除极触发1次新的动作电位而形成室性早搏;待窦性心率再上升到另一位点的阈值心率时,将触发该部位的迟后除极,结果形成双向性室速。②位于希浦系统两个不同位点的组合,最常见的是位于左前分支和左后分支两个位点形成的双向性心动过速,表现为完全性右束支阻滞伴心电轴左偏及右偏的交替出现。③少有左束支与右束支阻滞交替出现。④左前分支阻滞和左后分支阻滞交替出现。

二、心电图表现(图12-10)

1. 同一导联出现一系列快速匀齐的QRS波,其额面心电轴或QRS波主波(极性)交替改变,心率多在140～200次/分。

2. QRS波畸形时限≥0.12s,提示异位激动点在心室内。

三、临床意义

双向性室速比较少见,心室率不快时对血流动力学影响不大,常见于洋地黄中毒、乌头碱中毒,尚见于扩张型心肌病、冠心病等器质性心脏病、低钾血症周期性麻痹和儿茶酚胺敏感性室速。

四、治疗

病因治疗。属于洋地黄中毒引起者应停药,补钾、补镁,无明确心脏病引起者应首选β受体阻滞药进行治疗。

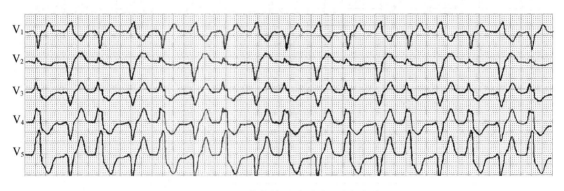

图12-10 双向性室性心动过速(引自卢喜烈)

患者男性,74岁,临床诊断:冠心病。两种宽QRS波群交替出现,心室率101次/分,双向性室性心动过速

第八节 多形性室性心动过速

多形性室性心动过速(multiform ventricular tachycardia)是和单形性室性心动过速相对而言。指在同一个导联中QRS波在形态和(或)心电轴方向发生多变为特征的室速。心室率一般＞100次/分,其节律不匀齐,可自发终止,也可蜕变为心室颤动。根据心电图表现和临床发生原因,可分为尖端扭转型室速、双向性室速、多形性室速。发作时可无症状、有自限性到反复发生晕厥乃至心脏性猝死。

多形性室速既可见于无器质性心脏病者,也可见于器质性心脏病的患者,还可见于心脏疾病以外的情况(电解质紊乱、药物的毒性作用)。器质性心脏病主要见于心肌缺血、急性心肌梗死、心肌再灌注;无器质性心脏病主要见于长QT间期、短QT间期、Brugada综合征、儿茶酚胺诱发的室速、短联律间期室速、特发性室速等。

一、发生机制

多发性的快速折返。室性异位节律点激动的折返途径发生改变,以及室性异位激动点发出激动的出口有变动。

二、心电图诊断

1. 具备室速的条件。

2. QRS波形态不一。

3. 心室率多在150～300次/分。

多形性室速图例见图12-11。

三、临床意义

多形性室速的临床表现不一,轻者并无明显症状,也可表现为反复晕厥发作,严重者表现为心脏性猝死。一些未成年和年轻人平素表面健康,未发现心脏异常,而突然发生猝死者,多与原发性心脏电疾病引起的多形性室性心动过速有关。

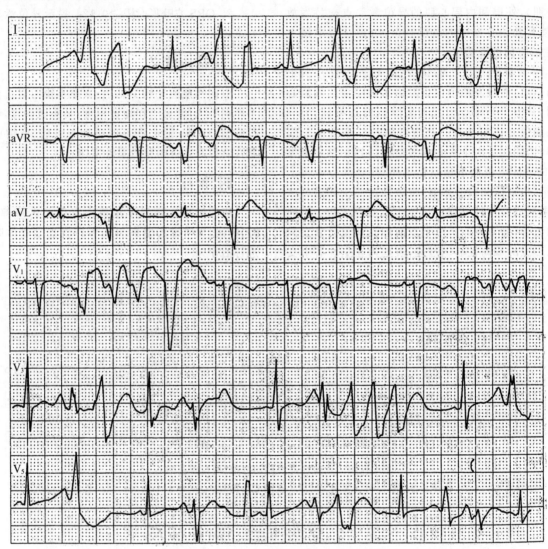

图 12-11 低钾血症致多形性室性心动过速

低钾血症患者心电图(非同步描记),肢体导联 QT(U)间期 0.56s,紧接 U 波出现提前的宽大畸形 QRS 波,形成室性早搏二联律或多形性成对室早。胸导联中同一导联出现连续 3 个或以上形态不同、间隔不齐的两组宽大畸形的 QRS 波,构成多形性室性心动过速。如果仔细分析,室速的第 1 个 QRS 波与其前的联律间期固定,紧随其后出现的畸形 QRS 波与早搏形态不太相同、间隔不齐,提示为早搏激动在室内多向折返且折返路程长短不一所致

第九节 尖端扭转型室性心动过速

尖端扭转型室性心动过速(torsades de pointes,TDP)是一种特殊类型的多形性室速,最早由法国学者 Desrtene 在 1966 年描述并命名,也有称之为穗尖现象、芭蕾舞样心律、室颤前奏型室速。TDP 发作时 QRS 波形态发生周期性变化,并以等电位线为轴线,QRS 波的尖端围绕轴线发生 180°的扭转。TDP 者绝大多数伴有原发性或继发性 Q-T 间期延长,我国学者把 Q-T 间期延长作为诊断 TDP 的必要条件,将 Q-T 间期正常的 TDP 拒之门外,TDP 变成狭义的概念。认为根本不存在无 Q-T 间期延长的 TDP。近年有学者提出了伴 Q-T 间期延长的 TDP 和短联律间期 TDP 两种类型。

一、伴 Q-T 间期延长的尖端扭转型室速

尖端扭转型室速是指心电图上除具有特征性的 QRS 波极性改变外,尚伴有 Q-T 间期延长。

(一)TDP 心电图特征(图 12-12)

1. QRS 发生尖端扭转,TDP 发生时 QRS 波具有多形性,但变化仍然具有一定的周期性和规律性。即 QRS 波的形态、振幅和极性(QRS 波的方向)呈周期性变化,每 5～15 个心动周期内 QRS 波的主波围绕等电位线扭转一次。使 QRS 波主波方向忽上忽下,犹如"芭蕾舞样室速"。

2. 发作时心室率 150～280 次/分,多数大于 200 次/分。

3. 发作持续几秒可自行终止,也可蜕变为心室颤动危及生命。

4. 发作前后有原发性和继发性 Q-T 间期延长。

5. 由于 QRS 波变化在常规 12 个导联上可有不同,有些导联表现典型征;有些导联不典型。

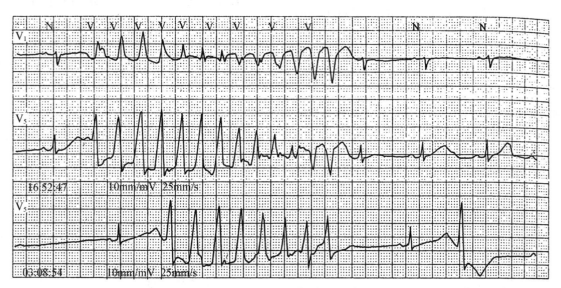

图 12-12 尖端扭转型室性心动过速、心室电风暴

患者女性,64 岁,常发生晕厥,临床诊断:扩张型心肌病。动态心电图 16:52 时发生尖端扭转型室速,03:08 又发生一次短阵室速。本图室速的开始均在长 QT 间期(0.60～0.76s)出现,即 U 波后出现,其前均有一个长的心动周期,形成长-短周期现象。因 24h 内发生多次室速且伴有尖端扭转,符合心室电风暴

(二)TDP 的分型

根据 TDP 启动时的特点不同,可分为间歇依赖性及儿茶酚胺依赖性两型。

1. 间歇依赖性 又称慢频依赖性,常在严重窦性心动过缓、高度或三度房室传导阻滞、R-R 间期显著延长时引发。另一种间歇依赖性的启动模式为一次室性早搏引起长的代偿间歇,在长代偿间期后的窦

性搏动后又紧随一个室性早搏而诱发 TDP,形成一个"短-长-短"的周期现象,这一序列与随后的心律失常严重性相关。前一个室性早搏的联律间期越短,该室性早搏后的代偿间期就越长,发生恶性室性心律失常的概率就高,发生后持续的时间也越长。缓慢的心室率形成的长间期,长间期与其后的早搏则能形成"长-短"周期现象或"短-长-短"周期现象,这些心电现象都

是启动 TDP 的常见形式。采用较快的心房或心室起搏,或滴注异丙肾上腺素后心率加快,可预防 TDP。

2. 儿茶酚胺依赖性 又称心动过速依赖性 TDP。顾名思义,在发生 TDP 前无心动过缓或"长-短"周期现象,而有心动过速。部分心动过速发生前还可能出现明显的 T 波电交替(微伏级电交替)。这种 TDP 的发生与交感神经兴奋有关,例如运动、情绪激动。

(三)TDP 的引发因素

1. 特发性 Q-T 间期延长 其属于先天、遗传性 Q-T 间期延长疾病,因某些基因位点的突变引发的 Q-T 间期延长(>480ms),T 波正常。

2. 继发性 Q-T 间期延长 绝大多数源于心动过缓、电解质紊乱及抗心律失常药物。①病窦态窦房结综合征或严重的房室传导阻滞,导致心室率过缓而使 Q-T 间期延长,引起心肌复极显著不均衡。当 Q-T 间期≥700ms 时,发生 TDP 的预测值 0.83。心动过缓伴有显著 Q-T 间期延长时,即使未发现恶性心律失常,也应起搏或药物治疗提高心室率,使 Q-T 间期相应缩短,以防止发生晕厥或猝死。②电解质紊乱,低钾血症可使心肌细胞的动作电位时程延长,U 波明显,Q-T 间期明显延长。临床过度使用利尿药,可出现低钾、低镁血症,容易发生 TDP。③药物也是引起 Q-T 间期延长的常见原因,例如抗心律失常药物奎尼丁、心律平、普卡酰胺、索他洛尔、胺碘酮等;抗精神病药物如吩噻嗪和三环类抗抑郁药物,抗组胺药如特非那定、阿司咪唑等可导致 Q-T 间期延长,少数可引起 TDP。

(四)TDP 发生机制

尚无统一认识。早期认为是两个心室异位节律灶引发的折返互相干扰时引起心电图的特征性表现,而后认为触发机制者居多,即触发机制引起的早后除极与迟后除极能引发 TDP。近年的实验研究结果倾向折返机制的可能性大。两种机制都能解释 TDP 的某些方面,但不能成为其发生机制的唯一解释。因此不能排除这样一种可能,触发机制是启动机制,折返是其维持机制。

1. 折返机制 Q-T 间期延长时,某个部位心肌的复极时间延长可能不均衡,引起复极离散度的增加,激动在心室肌不同的区域传导时,常从不应期短的区域传向不应期长的区域,激动传导可以缓慢受阻,形成折返。

2. 触发机制 触发活动在一次正常的动作电位后发生,因此又称为正常激动后的后除极。根据其发生的早晚而分成早后除极与迟后除极,心室水平的早

后与迟后除极在心电图分别表现为联律间期长短不一的室性早搏。早后除极易在心动过速时发生,可以形成 U 波或 T-U 波的改变。当达到阈电位时可形成一次新的激动,新的激动又称触发活动。常被低钾、低镁、儿茶酚胺所诱发,也可被快速起搏诱发,镁制剂治疗有效。早后除极可能与慢频率依赖性 TDP 相关;而迟后除极可经儿茶酚胺和快速起搏诱发,与特发性 Q-T 间期延长综合征发生的 TDP 相关,即与儿茶酚胺敏感性或快频率依赖性 TDP 的发生相关。还有人认为早后除极参与了心动过速的触发,迟后除极参与了心动过速的维持。

(五)TDP 临床症状

临床症状包括黑矇、眩晕或晕厥,常反复发作但持续时间短暂,发作时间较长者,可引起患者抽搐、阿斯综合征,甚至猝死。上述临床症状不是 TDP 所特有,如在上述症状发作时记录到 TDP 可以明确诊断。

(六)TDP 治疗

1. 紧急治疗 当发生 TDP 而不能自行终止时,应立即实施电除颤,或静注镁制剂,并除去诱因。

2. 长期治疗 抗肾上腺素能治疗,即长期服用 β-受体阻滞药,避免精神刺激或剧烈运动。有条件植入心脏起搏器防止心动过缓及心室停搏,可预防 TDP 发生。为防止心脏骤停可植入 ICD。

二、短联律间期尖端扭转型室速综合征

当患者发生尖端扭转型室速,是被短联律间期(<300ms)的室性早搏诱发而又不伴 Q-T 间期延长和相关病因时,则可确定为短联律间期尖端扭转型室速综合征。国内不少学者对这一综合征持否定态度,认为不伴长 Q-T 间期者则不能诊断 TDP,郭继鸿教授主张短联律间期 TDP 为一种独立的心电疾病。

(一)心电图特征

1. 尖端扭转型室速的心电图特征 患者均有典型的尖端扭转型室速反复发作,发作时的心电图特征与前述的长 Q-T 间期引起的 TDP 特征相同。

2. 短联律间期的室性早搏 TDP 均由室性早搏诱发,室性早搏的联律间期多数在 220~280ms,一般不超过 300ms。Coumel 报道的 25 例中,室性早搏的联律间期为(245±28)ms。

3. 室性早搏的形态 室性早搏的形态绝大多数呈左束支阻滞伴心电轴左偏,提示其起源部位靠近右室心尖部。但也有表现为右束支阻滞伴心电轴右偏。

4. 体表心电图的 Q-T 间期、Q-Tc 间期均在正常范围内

(二)发生机制

迄今发生机制仍不清楚,可能与下列因素有关。

1. 交感神经兴奋性增高　交感神经兴奋性增高可以表现为心率增快,也可表现为室性早搏联律间期缩短、Q-T 间期依赖性改变等。短联律间期 TDP 综合征者如有上述表现,提示交感神经兴奋性增高,同时自主神经的调节功能受损。

2. 触发机制　由于室性早搏的联律间期极短,其多数发生在 ST 段的终末或 T 波起始部,相当于动作电位的 2 相或 3 相早期,系早后除极引起。因有交感神经兴奋性增高、对维拉帕米治疗十分敏感等特征,均提示 TDP 的发生与触发机制相关。

3. 其他　尚不能排除以 Ca^{2+} 为基础的折返机制所引发,折返性 TDP 常对异搏定治疗反应良好。

(三)临床症状

1. 常有反复发作的 TDP,一般没有器质性心脏病。

2. 无原发性或继发性 Q-T 间期延长。

3. 发作时心室率极快,常在 250 次/分左右,可伴有眩晕、晕厥,甚至猝死。

(四)诊断

心电图上记录到 TDP 特征;但无原发性或继发性 Q-T 间期延长、无儿茶酚胺敏感性室性心动过速、无低钾血症、无 Brugada 波、无右室心肌病心电图表现等。

(五)治疗

维拉帕米是唯一持续有效的治疗药物,其可治疗室性早搏并能延长室性早搏的联律间期,故能减少或消除 TDP 的发作。急性期治疗时,应使用较大剂量的维拉帕米(800mg/d),但其会出现副作用,需要长久治疗者很难维持。有人主张植入 ICD。

第十节　心室电风暴

心室电风暴(ventricular electrical storm,VES)是指心室电活动极度不稳定所导致的恶性心律失常,成为心脏性猝死的病理基础。美国心脏病学学会(ACC)、美国心脏协会(AHA)、欧洲心脏病学学会(ESC),在 2006 年"室性心律失常的诊疗和心脏性猝死预防指南"(下称指南)中,将心室电风暴定义为:24h 内自发的 VT/VF≥2 次,需要紧急治疗的临床综合征。

一、心室电风暴的命名

心室电风暴有多种名称,由于交感神经过度兴奋导致恶性室性心律失常,来势凶险、猝不及防,犹如不能预测的风暴,所以又称为交感风暴、儿茶酚胺风暴。又由于近几年 ICD 开展较多,发生在植入 ICD 患者中的频繁放电现象也较多,故又有专指 ICD 风暴。心室电风暴、交感风暴、ICD 风暴,尽管名称不同而内在含义基本一致,以上名称可以互相通用。

二、病因

1. 器质性心脏病　尤其是冠心病,见于急性心肌梗死、陈旧性心肌梗死、稳定型和不稳定型心绞痛、冠状动脉痉挛患者。除冠心病多见外,尚见于糖尿病、高血压病、扩张性心肌病及先天性心脏病。

2. 非器质性心脏病　部分患者心脏结构正常无器质性心脏病证据,由于存在其他影响因素如高血钾、尿毒症及精神创伤等,亦可以触发心室电风暴。

3. 遗传性心律失常　如长 Q-T 间期、短 Q-T 间期、特发性 J 波、Brugada 综合征等离子通道病变。

三、促发因素

Credner 等报道,仅有 36% 的患者能找到促发因素,比较多见的促发因素。

1. 心肌缺血　大多数患者有冠心病的基础,一旦急性心肌缺血,就有可能成为心室电风暴的首发因素。

2. 自主神经影响　交感神经过度兴奋在电风暴中起决定作用,常促发 VT/VF。处于应激状态的患者应避免使用儿茶酚胺类血管活性药物。

3. 药物影响　过量利尿药可造成低钾血症,儿茶酚胺类制剂可激活过度代偿的交感神经,抗心律失常药物的过度应用,都有可能触发心室电风暴。

4. 电解质紊乱　电解质紊乱为常见的诱发因素,可见于扩张型心肌病、遗传性心律失常,一旦存在低钾血症、低镁血症,极易促发复发性 VT/VF。

5. 急性心力衰竭　由于心功能失代偿,交感神经激活,心肌应激性增加,容易促发心律失常。

6. 心脏除极及复极异常　长 Q-T 间期综合征、短 Q-T 间期综合征、特发性 J 波、ST 段抬高型急性心肌缺血、T 波高尖、T 波电交替、巨大倒置 T 波、U 波倒置、Brugada 波、联律间期极短(≤300ms)等。以上心脏除极及复极的异常,是心室电风暴的信号,预示着心室电风暴将要来临(图12-12)。

四、心电图特征

1. 在心室电风暴来临之前先有窦性心律加速,显示交感神经被激活。

2. T波电交替或T波宽大畸形、Niagara瀑布样T波,T波改变的同时可伴ST段偏移。

3. 频发室性早搏,其与心室电风暴有不可分割的联系。早搏可呈单源形、多源性、单形性、多形性,在心室电风暴发作前频发出现,犹如暴风雨前的电闪雷鸣,紧随其后的是VT/VF。室性早搏的ST抬高呈墓碑型者特别凶险,可能预示其早搏来自缺血损伤区心肌,其后随之出现VT/VF。

4. VT/VF的特点:①反复发作连续不断,需及时干预;②发作可越来越剧烈,往往需多次电复律;③VT多数为多形性、尖端扭转型,极易恶化为VF;④VT频率极快,一般在$250\sim350$次/分,甚至可>400次/分,但心室率极不规则;⑤发作时伴晕厥;⑥电复律效果不佳,转复后不能巩固仍反复发作;⑦静注β受体阻滞药疗效极好,部分患者对胺碘酮、维拉帕米反应良好;⑧发作时大多数与交感神经过度激活有关。诸如急性冠状动脉综合征时、运动过程中、情绪激动时、心力衰竭波动时、围术期间以及儿茶酚胺制剂应用不当均可诱发心室电风暴。

五、发生机制

1. **交感神经过度激活** 过量的儿茶酚胺释放,经过系列酶促反应,使细胞膜离子通道构型发生改变,导致大量钠、钙离子内流,大量钾离子外流,引起各种心律失常,特别是恶性心律失常。由于恶性心律失常的反复发作,而施行频繁的电复律进一步增加了脑缺血,导致中枢性交感兴奋,使电风暴反复持久,呈恶性循环,导致电风暴加剧。

2. **β_2受体反应性增高** β_2受体介导的儿茶酚胺效应,在生理状态下并不重要,但在心力衰竭和心肌梗死的发作过程中起着不可忽视的作用,可导致严重的恶性心律失常。Lown等认为肾上腺素可能通过β_2激活,使心肌复极离散度增加,触发室性心律失常。Billman等发现用β_2受体拮抗药可显著降低实验犬心肌梗死恢复期心室颤动的发生率。

六、临床表现

1. 起病突然,病情凶险,以发作性晕厥为主要表现,心电图监测或动态心电图可记录到VT/VF。

2. 发作性胸痛,多由急性心肌缺血所引起。

3. 发作前常伴心率加速,血压增高,呼吸加快等交感神经兴奋的表现。

4. 存在发生心室电风暴的基础病因和诱因,如心功能不全、颅脑损伤、电解质紊乱、遗传性心律失常等。

七、治疗及临床意义

心室电风暴的死亡率极高,一旦诊断首先要阻断交感活性,β受体阻滞药是一种最安全有效的抗电风暴的药物。交感风暴时,Na^+、Ca^{2+}内流增加,K^+外流增加,而β受体阻滞药兼有阻断Na^+、Ca^{2+}、K^+离子通道的作用,能逆转这些离子改变;可对抗交感神经,降低心肌耗氧量,预防心肌缺血;能抑制中枢和局部儿茶酚胺的释放,逆转儿茶酚胺对心肌电生理方面的不利影响,保持缺血心肌的电稳定性、提高心室颤动阈值;能竞争性地拮抗肾上腺受体,抑制交感神经介导的触发机制,抑制Ca^{2+}离子的过度释放,减慢交感神经启动的窦性心动过速;能使儿茶酚胺释放的昼夜节律高峰减低,减少儿茶酚胺对粥样硬化斑块的破坏,特别是在睡眠和清晨预防猝死的作用更加明显;能抑制血小板的聚集功能,减少血栓的形成;能改善心肌局部阶段性运动异常,减少心肌耗氧量。此外,要针对病因及诱因进行治疗,特别是急性心肌缺血、心力衰竭加重、电解质紊乱、精神与躯体的应激等常是交感风暴的基础原因,针对病因治疗也是非常重要的。

在AVID研究中,90例交感风暴患者有34例在随访过程中死亡,死亡率高达38%,而快速性室性心律失常未达到心室电风暴标准的患者中,同期死亡率仅15%。大样本临床研究显示,电风暴患者的高死亡率基本是后期非心律失常原因所致,发生心室电风暴的患者最初几个月的治疗很重要。此外,心肌基质的恶化、药物的副作用、ICD反复放电造成的心肌损伤、心肌炎症和心肌重构等治疗中都应加以考虑。只有全面兼顾,才能改善预后和降低死亡率。

第13章

宽QRS波心动过速

宽 QRS 波心动过速(wide QRS complex tachycardia)是指 QRS 波宽度≥0.12s、心室率>100 次/分的心动过速。QRS 波增宽的原因系左、右心室除极不同步或虽然同步但心室内传导时间延长。宽 QRS 波心动过速的鉴别始终是临床医生和心电工作者的一个难题,它关系到治疗和预后,在诊断宽 QRS 波心动过速是属于哪一种心动过速时应很慎重。经验丰富的心电工作者通过体表心电图对许多宽 QRS 波心动过速能做出正确诊断,但对部分宽 QRS 波心动过速仅靠常规心电图鉴别确实相当困难,甚至有时是不可能的,必须借助心脏电生理检查才能确诊。近半个世纪以来由于心脏电生理检查以及射频消融广泛开展和应用,在鉴别方面有了新的认识,提出了一些新的诊断标准,误诊率已大大减少。

一、分类(图 13-1)

根据发生的机制和部位可分为:

1. 室性心动过速。

2. 室上性心动过速合并心室内差异传导。

3. 室上性心动过速合并束支阻滞。

4. 预激综合征旁道前传型房室折返性心动过速(逆向型房室折返性心动过速,包括 Kent 束及 Mahaim 旁道前传型房室折返性心动过速)。

5. 各种室上性心动过速合并预激旁道前传,包括心房颤动或心房扑动。

6. 室上性心动过速合并非特异性 QRS 增宽(①心肌纤维化或肥厚;②高钾血症;③使用引起除极时间延长的药物,尤其使用 Ic 类抗心律失常药物后)。

7. 起搏器相关的宽 QRS 波心动过速。例如起搏器介导性心动过速、频率适应性心室起搏、快心房率时 VAT 工作方式等。

二、诊断和鉴别要点

(一)P 波

辨认 P 波是诊断任何心律失常的重要环节,正确

识别 P 波有时确实困难。常规导联若不能识别,可选用胸壁双极导联、食管导联以及腹臂导联:

1. Lewis 导联　正极置于胸骨右缘第四肋间,负极置于胸骨右缘第二肋间。

2. S$_5$导联　正极置于胸骨右缘第五肋间,负极置于胸骨柄上。

3. 食管导联　若仍不能辨识,可选用放置食管电极,做食管心电图。

4. 腹臂导联　正极置于腹部,负极置于前臂,详见本书"第 35 章提高心房波振幅的新导联——腹臂导联"。

(二)QRS 波时限

宽 QRS 波心动过速呈右束支阻滞形态时,若 QRS 时限≤0.14s,有利于阵发性室上性心动过速伴心室内差异传导的诊断,但特发性室性心动过速时,QRS 波时限多在 0.12～0.14s;QRS 时限≥0.16s,有利于室性心动过速或预激旁道前传的逆向型房室折返性心动过速的诊断;QRS 时限≥0.20s,更有利于室性心动过速的诊断。

(三)额面心电轴

额面心电轴若指向无人区(-90°～-180°或+180°～+270°),诊断室性心动过速的敏感性为 30%左右,特异性为 95%左右(图 13-2)。宽 QRS 波呈右束支阻滞图形伴心电轴左偏或宽 QRS 波呈左束支阻滞图形伴心电轴右偏,均高度提示室性心动过速。发生心动过速前额面心电轴正常,发生心动过速时,心电轴左偏(≤-30°),多为室性心动过速。但对于先天性心脏病人或极度右室肥厚者,若窦性心律时心电轴极度左偏,发生室上性心动过速时心电轴可能仍左偏。应注意无人区电轴不能用于室性心动过速与逆向型房室折返性心动过速、心房颤动合并预激旁道前传的心动过速的鉴别。

(四)胸导联 QRS 波形态

1. 宽 QRS 波呈右束支阻滞图形时,V$_1$导联 QRS 波出现兔耳形波(RsR′型),前耳大时(R>R′),诊断

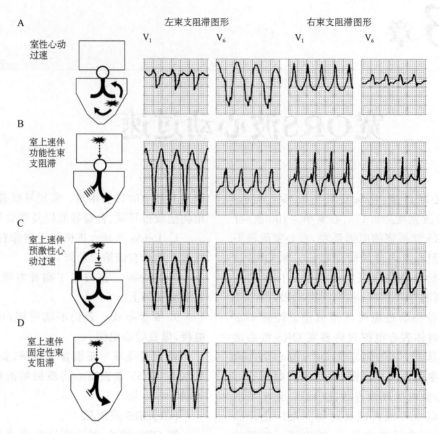

图 13-1 宽 QRS 波心动过速的主要类型

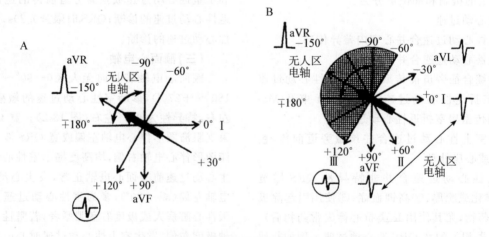

图 13-2 无人区电轴及肢体导联的 QRS 波形态
当目测 I、aVF 导联的 QRS 波都向下（rS 型），可判定心电轴在无人区

室性心动过速的敏感性 23%，特异性 100%（兔耳症系 Marriott 在 1970 年首先提出，1986 年 Wellens 进一步证实前耳大的兔耳症只能发生在室性心动过速，后耳大则没有鉴别意义）。

2. 宽 QRS 波心动过速呈左束支阻滞图形时，若出现下列一条或一条以上，可诊断室性心动过速。

（1）V_1 或 V_2 r 波大于 30ms。

（2）V_6 出现 q 波或 Q 波。

（3）V_1 或 V_2 QRS 波起点至 S 波最低点之间时距大于 60ms。

（4）V_1 或 V_2 S 波有顿挫。

3. 宽 QRS 心动过速时，若 V_1 导联 QRS 波呈典型三相波型（rsR' 型），V_6 导联呈 qRs 型，则高度提示室上性心动过速伴室内差异传导。

4. 胸导联 $V_1 \sim V_6$ QRS 波均为正向性或均为负向性者，支持室性心动过速。但也有例外，如：①旁路前传型房室折返性心动过速时，胸导联 QRS 波呈正向同向性；②胸导联 QRS 波呈负向同向性，可见于心肌梗死、完全性左束支阻滞。V_1 导联呈单向 R 型或双向（qR 型、QR 型、Rs 型），V_6 导联呈 QS、QR、rS 型时，高度提示室性心动过速（图 13-3）。

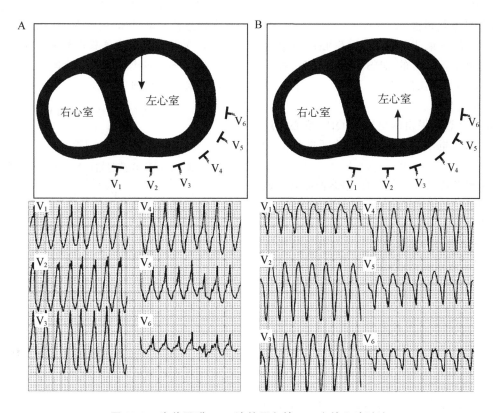

图 13-3 胸前导联 QRS 波的同向性——室性心动过速

A. 左室后壁起源的室性心动过速可引起 QRS 波的正向同向性；B. 左室前壁起源的室性心动过速可引起 QRS 波的负向同向性

5. V_6 导联呈 QS 型。无论是左束支阻滞还是右束支阻滞图形的宽 QRS 波心动过速，只要是 V_6 导联 QRS 波呈 QS 型，诊断室性心动过速的敏感性 30%，特异性 100%；右束支阻滞图形的心动过速，V_6 导联 R/S＜1，诊断室性心动过速的敏感性 38%，特异性 100%。

（五）房室分离

室性心动过速发作时室房间无逆传功能，则室性心动过速不会影响窦房结的自律性，因而心室激动的

QRS 波和窦性激动引起的 P 波各按自身频率出现。在较长的心电图记录中可看到时隐时现的 P 波，隐藏在快速宽 QRS 波、ST 段或 T 波的某一部位，可出现偶发心室夺获的窄 QRS 综合波或室性融合波，是诊断室性心动过速的最特异表现，但敏感性只有 20%。单靠出现房室分离（包括心室夺获、室性融合波）诊断受到一定限制。

（六）心室夺获

在较长记录的心电图中突然出现一个较为提前

的正常 QRS 综合波,其前有窦性 P 波,称为窦性夺获心室或心室夺获;如出现稍提前的 QRS 波既不像宽大畸形的室性 QRS 波,也不像正常窦性心律的 QRS 波,其前有相关的 P 波,则为室性融合波。心室夺获或室性融合波的出现,是诊断室性心动过速的可靠指标。

(七)早搏形态鉴别法

平时心电图上出现的室性早搏与宽 QRS 波心动过速时的 QRS 波形态相同,提示室性心动过速;平时心电图上出现的房性早搏伴室内差异传导与宽 QRS 波心动过速时的 QRS 波形态一致,则提示室上性心动过速合并室内差异传导。

(八)束支阻滞鉴别法

窦性心律时已有束支阻滞者,发生心动过速时 QRS 波形态与束支阻滞时的 QRS 波形态一致,提示室上性心动过速合并束支阻滞。

(九)Vi/Vt 比值

Vi/Vt 比值是近年提出的鉴别宽 QRS 波心动过速的一项独立的心电学指标,据统计诊断准确率为82.2%。

1. Vi/Vt 比值的定义　是指宽 QRS 波心动过速时,心室初始 40ms 与终末 40ms 除极速度的比值。

2. 测量方法

(1)导联选择:选择 QRS 波群始点与终点清晰可辨,呈双相或多相的胸导联,如 V₃、V₅导联。

(2)Vi 值:从 QRS 波始点后 40ms 处测其电压绝对值为 Vi。

(3)Vt 值:从 QRS 波终点前移 40ms 处测其电压绝对值为 Vt。

(4)Vi/Vt 比值:Vi 与 Vt 的绝对值相除。

应注意 Vi/Vt 比值不能用于室性心动过速与逆向型房室折返性心动过速、心房颤动合并预激旁道前传的心动过速以及分支性室速与室上速的鉴别。

3. 结果判定　Vi/Vt 比值>1,提示室上性心动过速;Vi/Vt 比值≤1,提示室性心动过速。

4. 发生机制　心室除极过程要经希浦系和心室肌细胞,前者除极速率是后者的 8～10 倍。室性心动过速时,心室初始除极先经心室肌,速度慢,Vi 值小,当除极逆向到达希浦系后,传导速度变快,Vt 值大,结果 Vi/Vt 比值<1;室上性心动过速伴束支阻滞时,心室初始除极先经希浦系,速度快,Vi 值大,中及终末段除极经心室肌,传导速度慢,Vt 值小,结果 Vi/Vt 比值>1。

(十)其他特点

1. 心动过速起始方式　室上性心动过速起始时

常可见到提前出现的 P′波,室性心动过速起始时常由室性早搏引起。

2. 与窦性心律时心电图比较　对鉴别心动过速时的性质极有帮助;如窦性心律时心电图已经存在完全性左束支阻滞或右束支阻滞,室上性心动过速时其 QRS 波形态及心电轴方向与窦性心律时相同,室性心动过速时 QRS 波形态与窦性心律时显然不同。

三、鉴别流程图

1. Brugada 四步鉴别诊断法　见图 13-4。

2. Brugada 三步鉴别诊断法　用于室性心动过速(VT)和逆向型房室折返性心动过速(旁道前传的房室折返性心动过速)的鉴别(图 13-5)。

3. Vereckei 四步流程诊断法　见图 13-6。

4. Vereckei 新四步流程诊断法——单一 aVR 导联诊断流程　见图 13-7。

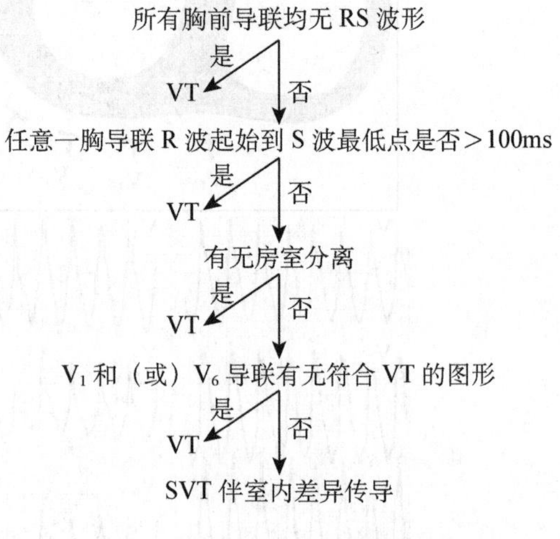

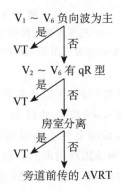

所有胸前导联均无 RS 波形
是／否
VT

任意一胸导联 R 波起始到 S 波最低点是否>100ms
是／否
VT

有无房室分离
是／否
VT

V₁ 和（或）V₆ 导联有无符合 VT 的图形
是／否
VT

SVT 伴室内差异传导

图 13-4　Brugada 四步流程诊断法
SVT. 室上性心动过速;VT. 室性心动过速

V₁～V₆ 负向波为主
是／否
VT

V₂～V₆ 有 qR 型
是／否
VT

房室分离
是／否
VT

旁道前传的 AVRT

图 13-5　Brugada 三步诊断法

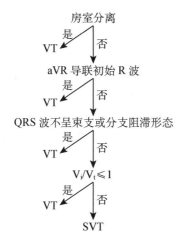

图 13-6 Vereckei 四步流程诊断法

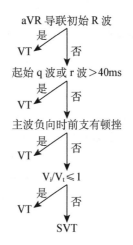

图 13-7 Vereckei 新四步流程诊断法
（单一 aVR 导联诊断流程）

四、常见宽 QRS 波鉴别诊断表

1. 室性心动过速与室内差异传导蝉联现象的鉴别诊断 见表 13-1。

2. 心房颤动伴束支差异传导蝉联现象与室性心动过速的鉴别 见表 13-2。

3. 心房颤动合并预激旁道前传与室性心动过速的鉴别 见表 13-3。

表 13-1 室性心动过速与室内差异传导蝉联现象的鉴别

鉴别要点	室性心动过速	室内差异传导蝉联现象
QRS-T 波形	QRS-T 宽大畸形；分支性室性心动过速呈左前或左后分支阻滞＋类似右束支阻滞图形	多呈右束支阻滞图形，少数呈左束支阻滞图形
QRS 波时限	≥0.12s，多≥0.14s；分支性室性心动过速 0.10～0.12s	≤0.14s
无人区 QRS 电轴	见于室性心动过速	不出现
V_1 导联 QRS 波形态	呈 qR、RS、R 型或 RR′ 型（R＞R′）	呈 rsR′ 型、QS 型或 rS 型
V_5 或 V_6 导联 QRS 波形态	如呈 rS 或 QS 型，多为室性心动过速	呈 R 型或 Rs 型
V_1～V_6 导联均呈 R 型或 QS 型	可以见到	很少见到
速率及常见类型	快慢不一，特发性右室流出道室性心动过速及分支性室性心动过速常见且速率快	较快，常伴有阿斯曼现象

表 13-2 心房颤动伴束支差异传导蝉联现象与室性心动过速的鉴别

鉴别要点	心房颤动伴束支差异传导蝉联现象	室性心动过速
基础心室率	快速	较慢
R-R 间期	绝对不规则，极速时可基本规则	基本规则或绝对规则
畸形 QRS 波群前周期	长	不一定长
QRS 波群畸形程度与心室率快慢的关系	心室率增快时易出现畸形程度不一致的 QRS 波群	多数心室率较快，QRS 波群畸形程度一致，与心室率快慢无关
心室率减慢后 QRS 波形	正常	可有同形态的室性早搏
联律间期	长短不一	多固定，与室性早搏的联律间期一致
畸形 QRS 时间	多≤0.12s	多≥0.12s

（续　表）

鉴别要点	心房颤动伴束支差异传导蝉联现象	室性心动过速
畸形 QRS 形态	呈束支及其分支阻滞图形	多呈流出道或心尖部室早图形；分支性室性心动过速呈左前或左后分支阻滞＋类似右束支阻滞图形
$V_1 \sim V_6$ 呈 QR 型	一般不会出现	一般可诊断室性心动过速
QRS-T 波群易变性及其与时相的关系	较大，可呈不同程度束支阻滞图形，与时相有密切关系	较小，呈单种或几种固定图形，与时相无密切关系
畸形 QRS 波群频率	多大于 160 次/分	多在 100～160 次/分
无人区电轴（$-90° \sim \pm 180°$）	一般不会出现	可出现
类代偿间期	无	有
室性融合波	无	可有异源性融合波
病因	由心室率加速引起	可为特发性或见于严重的器质性心脏病、洋地黄中毒等

表 13-3　心房颤动合并预激旁道前传与室性心动过速的鉴别

鉴别要点	心房颤动合并预激旁道前传	室性心动过速
R-R 间期	绝对不规则，极速时可基本规则	基本规则或绝对规则
QRS 波群畸形程度与心室率快慢的关系	心室率极快，常＞180 次/分，心室率越快，QRS 波群越宽大畸形	多数心室率较快，QRS 波群畸形程度一致，与心室率快慢无关
宽 QRS 波	具多形性，初始同 δ 向量，有些可见 δ 波	同源室性心动过速波形相同（偶见心室融合波）
窄 QRS 波	延迟出现（为正路下传）	提早出现（为心室夺获）
QRS 波群时限	多≥0.16s	多≥0.12s
QRS 波形易变性	较大，有"手风琴"改变	较小
QRS 波形态	常有 δ 波，符合 A 型、B 型预激波形特征	V_1 导联多呈单相、双相波形
联律间期	长短不一	多固定，与室性早搏的联律间期一致
无人区电轴（$-90° \sim \pm 180°$）	一般不出现（少数左后旁道可出现）	可出现
心室率减慢后 QRS 波形	正常和（或）预激波形	可有同形态的室性早搏
室性融合波	为同源性融合波	有异源性融合波
类代偿间期	无	有
临床情况	有预激综合征、阵发性心动过速史	可为特发性或器质性心脏病、多见心房颤动、心力衰竭、心肌缺血、电解质紊乱、药物影响等

五、宽 QRS 波心动过速图例

1. 室性心动过速　见图 13-8～图 13-14。

2. 室上性心动过速合并室内差异传导

（1）房性心动过速伴室内差异传导蝉联现象：见图 13-15、图 13-16。

（2）房室结折返性心动过速（AVNRT）伴功能性束支阻滞：体表心电图表现为 QRS 波宽大畸形，快速匀齐，多为右束支阻滞型，少数为左束支阻滞型。电生理检查心动过速发生时有 S_2R 突然延长≥60ms，即跳跃现象，食管心电图 RP′＜70ms，折返环路为：心房→房室结慢径路→心室→房室结快径路→心房。激动在心室内传导时，左、右束支不同步，由于一般右束支不应期长于左束支，故多表现为右束支阻滞（图 13-17）。

（3）顺向型 AVRT 伴功能性束支阻滞（图 13-18）：未发生心动过速时，体表心电图可有或无预激综合征。心动过速时，RP′＜P′R，RP′＞70ms。折返环路为：心房→房室结→心室→房室旁路→心房。QRS 波由窄变宽时，若 R-R 不变（RP′不变），则考虑房室

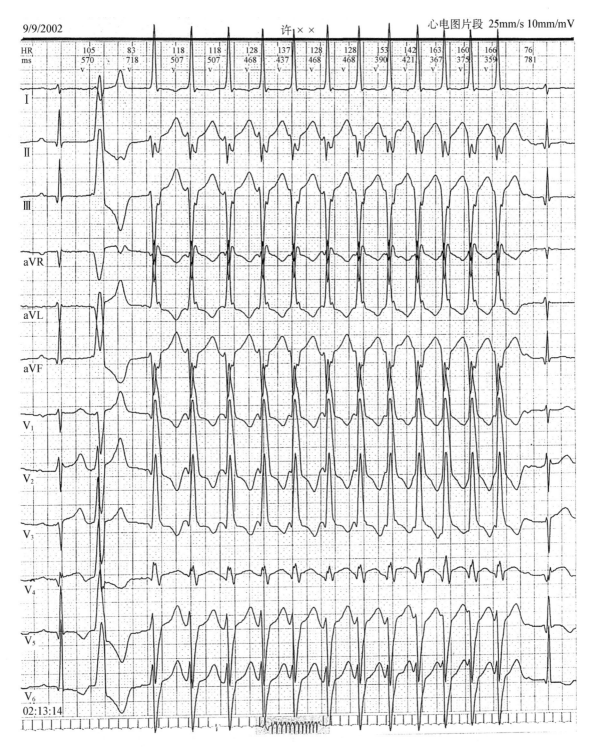

图 13-8 室性早搏引起的分支折返性室性心动过速

    动态心电图记录,室性早搏后出现一阵宽 QRS 波心动过速。原 QRS 波电轴正常,心动过速时,QRS 波电轴显著左偏,呈左前分支阻滞+类右束支阻滞型,V₁ 导联呈 qR 型,V₆ 呈 rS 型,故诊断为分支折返性室性心动过速(左后分支前传、左前分支逆传)。该心动过速发生于 1 次室性早搏后,机制可能为室性早搏激动沿心室传导系统逆传引起左前分支和左后分支除极的不同步,不应期不一致,而形成激动在分支间折返。折返起始稍慢(RR 稍长),后逐渐增快(RR 渐短),最后 1 次 RR 略较前延长而终止

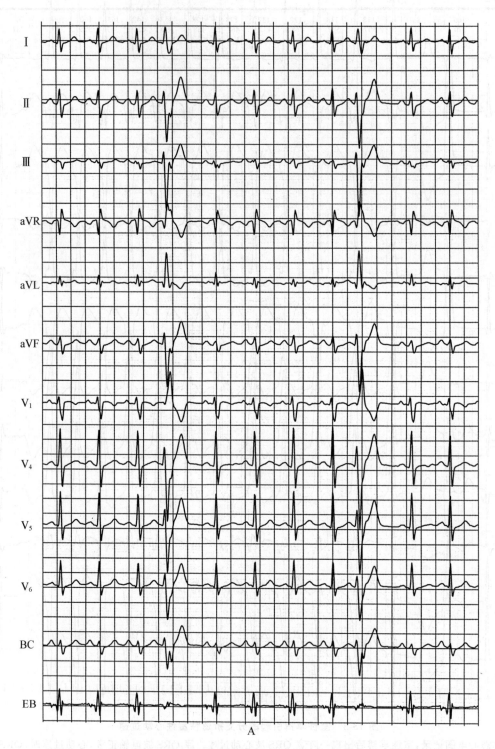

图 13-9　起源于左后分支处的室性早搏(A)及分支折返性室性心动过速(B)

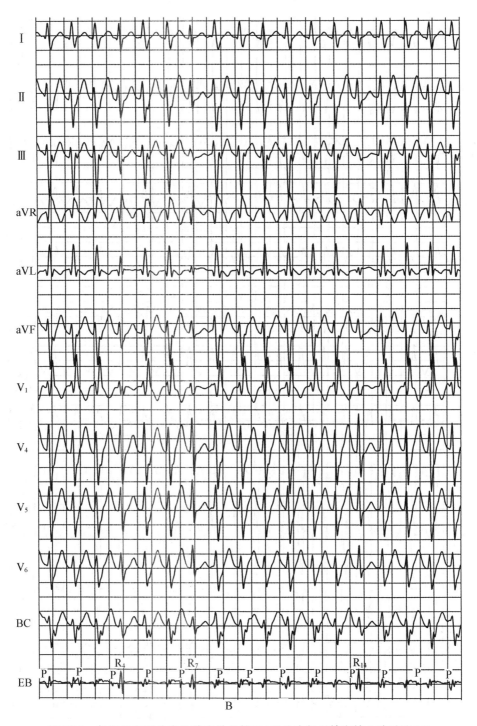

图 13-9　起源于左后分支处的室性早搏(A)及分支折返性室性心动过速(B)

A. 未发生心动过速时,可见频发室性早搏,呈左前分支阻滞＋类右束支阻滞型,为起源于左后分支处的室性早搏(BC 为右胸导联,EB 为双极食管导联)。B. 心动过速发作时,宽 QRS 波与未发生心动过速时的室性早搏图形一致,R_4 为室性融合波,R_7 和 R_{14} 为窦性夺获心室。EB 导联可明确房室分离和窦性夺获前的窦性 P 波。故明确诊断分支折返性室性心动过速

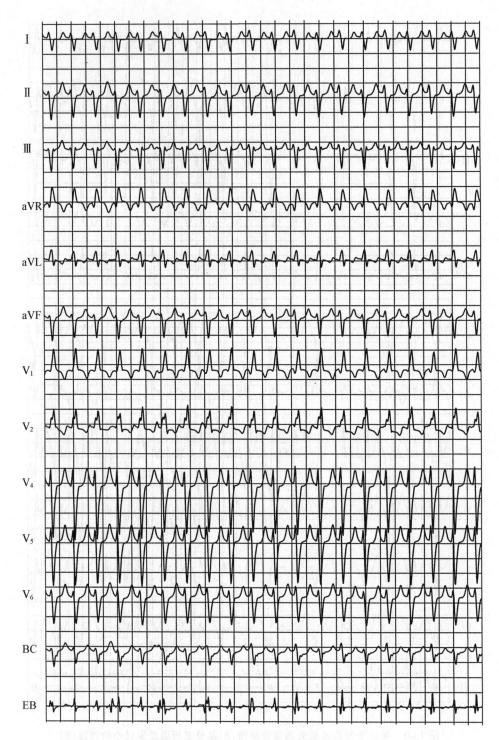

图 13-10　分支折返性室性心动过速

　　患者女性,27 岁,临床诊断:心动过速病史。心动过速发作时,QRS 波电轴显著左偏,呈左前分支＋类右束支阻滞型,频率 190 次/分。双极食管导联 EB 清晰可见房室分离现象,诊断为分支折返性室性心动过速

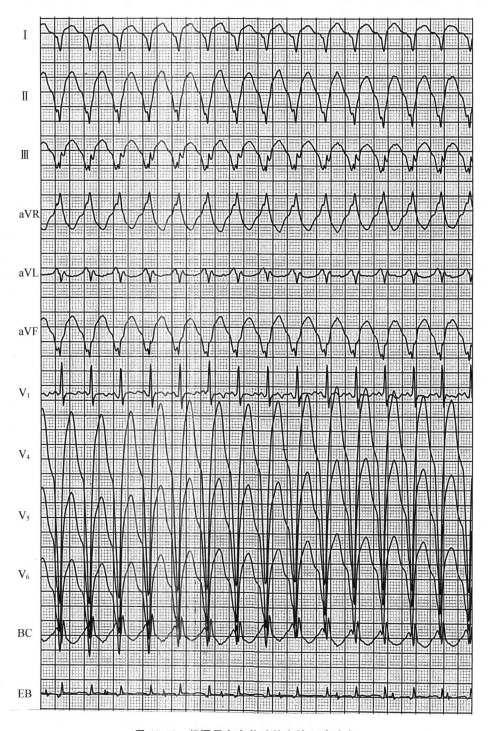

图 13-11　起源于左室前壁的室性心动过速

　　患者男性,63 岁,临床诊断:冠心病。宽 QRS 波时限 0.16s,心电轴在无人区,aVR 导联起始 R 波,胸导联 $V_4 \sim V_6$ 均呈 QS 型,符合室性心动过速的特点。双极食管导联 EB 清晰显示房室分离,由于 I、II、III、aVF、$V_4 \sim V_6$ 导联均呈 QS 型,故室性心动过速起源于左心室前壁

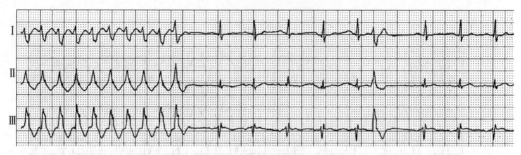

图 13-12 室性早搏与室性心动过速

心动过速终止后出现的室性早搏形态与心动过速时 QRS 波形态一致,该心动过速明确诊断为室性心动过速

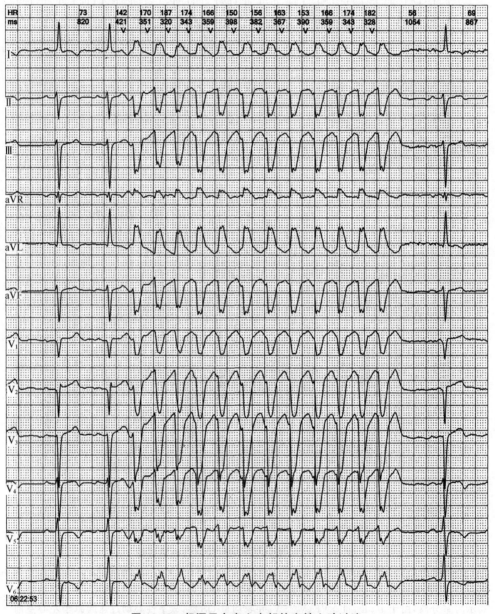

图 13-13 起源于右室心尖部的室性心动过速

QRS 波形态呈左束支阻滞型,I、aVL 导联主波向上,呈 R 型,顶部挫折,Ⅱ、Ⅲ、aVF、V₁~V₅ 导联主波均向下,为典型的起源于右室心尖部的室性心动过速。注:室性心动过速的定位可参照室性早搏的定位诊断

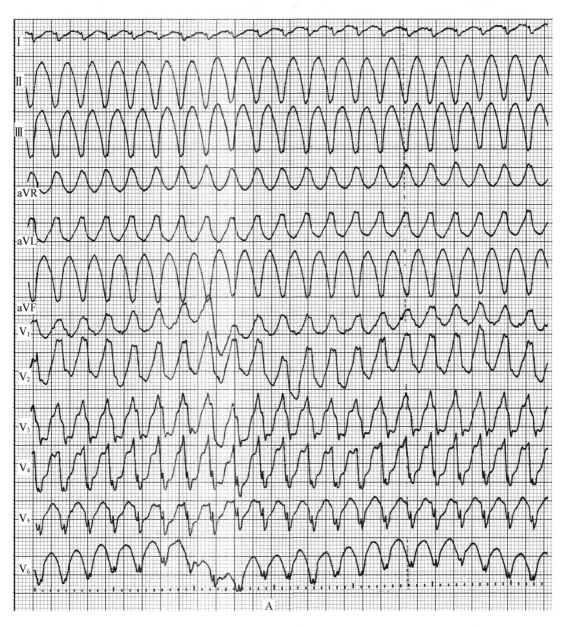

图 13-14　阵发性室性心动过速(A)和心房颤动、偶发室性早搏、非特异性 ST-T 改变(B)

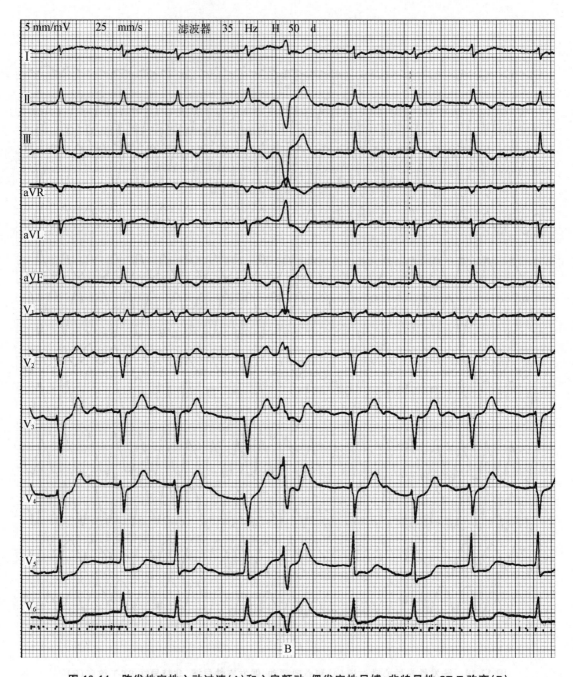

图 13-14　阵发性室性心动过速(A)和心房颤动、偶发室性早搏、非特异性 ST-T 改变(B)

　　A. 患者男性,47 岁,临床诊断:阵发性心动过速。心电图示快速匀齐宽大畸形的 QRS 波连续出现,心室率约 212 次/分,各导联未见 P 波,额面电轴在无人区。初步诊断为阵发性室性心动过速。B. 为图 A 心动过速终止后记录的心电图,QRS 波为室上性,RR 间期不匀齐,多数导联心房波不能明视,V_1 导联可见"f"波。同步记录的 12 导联中第 5 个心搏系提前出现的宽大畸形 QRS 波,其形态类似图 A 心动过速时的 QRS 波,进一步印证图 A 为阵发性室性心动过速

截图描述：(14：49 速度：25mm/s 体表：10mm/mV 食管：10mm/mV)

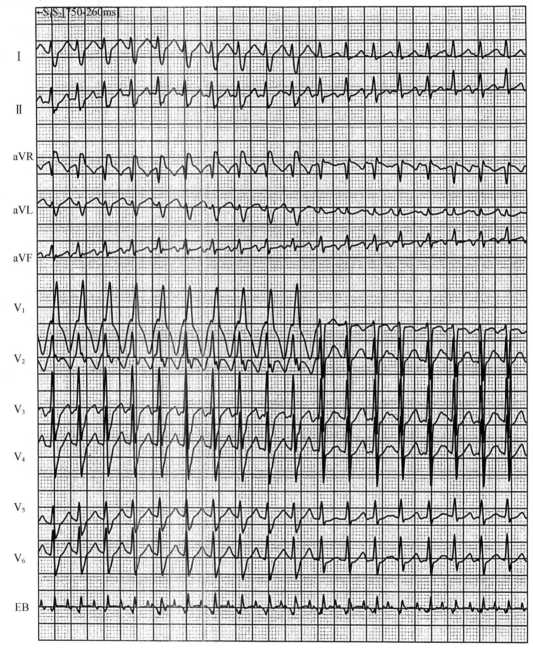

图 13-15　房内折返性心动过速伴室内差异传导蝉联现象

电生理刺激诱发心动过速，双极食管导联可见 P′R＜RP′，为心房内折返性心动过速。前半部 QRS 波宽大，呈右束支阻滞型，为心室内差异传导蝉联现象。该图诊断：房内折返性心动过速伴室内差异传导蝉联现象

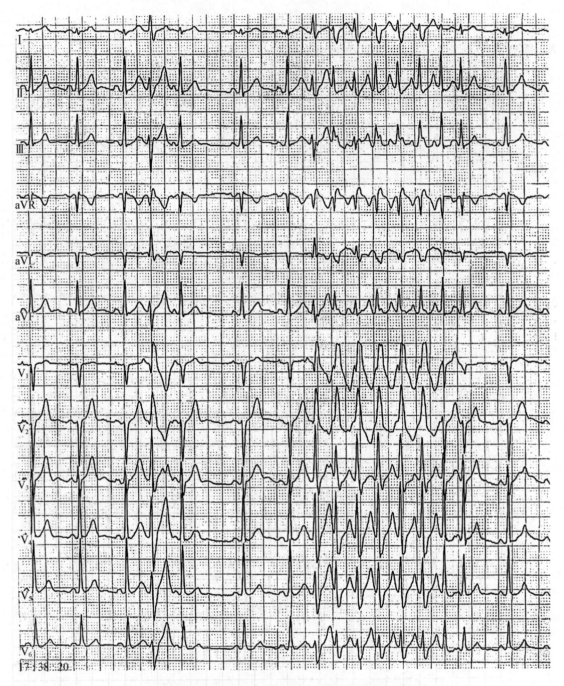

图 13-16　房性心动过速伴室内差异传导蝉联现象

RR 间期突然变短时，发生心室内差异传导蝉联现象。本图第 4 个心搏为房性早搏，从第 8 个心搏开始为一阵房性心动过速伴右束支阻滞型室内差异传导蝉联现象，V_1 导联提前出现的房性 P′ 波清晰可见

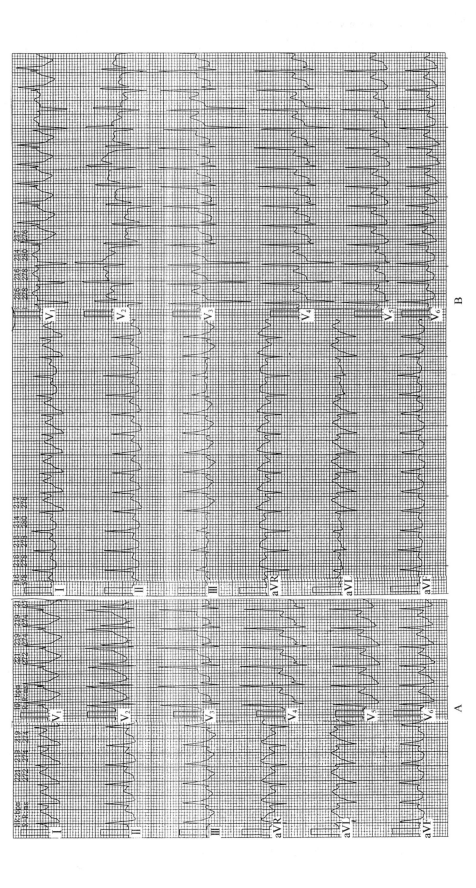

图13-17 房室结折返性心动过速伴右束支阻滞蝉联现象（A、B、C）

截图描述：(25mm/s体表：1cm/mV食管：1cm/mV)

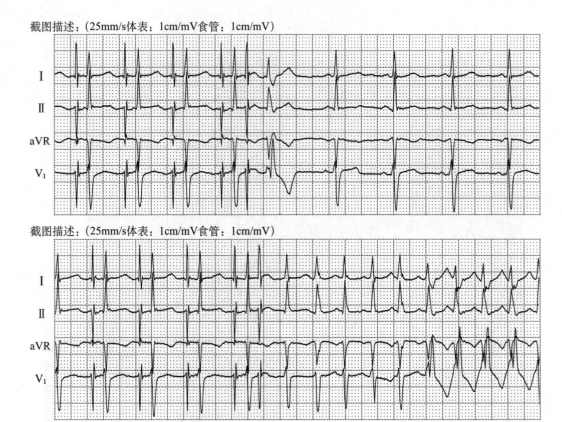

截图描述：(25mm/s体表：1cm/mV食管：1cm/mV)

C

图 13-17　房室结折返性心动过速伴右束支阻滞蝉联现象(A、B、C)

A. 宽 QRS 波心动过速，心室率 219 次/分，QRS 波呈右束支阻滞型。B. 与图 A 为同一患者，正常 QRS 波与右束支阻滞型 QRS 短阵交替出现，V_2 为食管导联，P' 波位于 QRS 波终末部，$RP' < 70ms$，为房室结折返性心动过速，宽 QRS 波心动过速为房室结折返性心动过速伴右束支阻滞蝉联现象。C. 与图 A 为同一患者，该患者行食管调搏检查，可见 S_1S_2 600—310ms 时，S_2R 280ms；S_1S_2 600—300ms 时，S_2R 340ms，即 S_2R 跳跃性延长，并诱发心动过速，心动过速持续 5 跳后，呈现右束支阻滞蝉联现象

旁路位于阻滞束支对侧；若 R-R 延长（RP' 延长）≥30ms，则考虑房室旁路位于阻滞束支同侧（Coumel 定律）。

(4)心房颤动伴心室内差异传导蝉联现象：心动周期恒定时，束支有较恒定的不应期，若突然出现一个较长的 R-R 间期，束支的不应期也随之延长，特别是右束支不应期延长更为明显，这时室上性激动首先经左束支下传心室，故出现右束支阻滞图形。此时的右心室除极靠左心室激动穿过室间隔进行，因此右心室最后除极。当第二个室上性激动下传时，因右心室除极最晚，仍处于不应期，激动再次通过左束支下传心室。而后穿过室间隔激动右心室，再次出现右束支阻滞图形。如此接二连三的快速性室上性激动均优先通过左束支下传，右束支阻滞图形可连续出现（图 13-19）。

3. **室上性心动过速合并束支阻滞**　见图 13-20、图 13-21。

4. **预激综合征旁道前传型房室折返性心动过速**（即逆向型房室折返性心动过速，包括 Kent 束与 Mahaim 旁道前传型房室折返性心动过速）　逆向型房室折返性心动过速，由于房室旁路的存在，可形成折返性心动过速。该心动过速的折返环路为：心房→房室旁路→心室→房室结→心房（图 13-22）。

5. **房性心动过速、心房颤动或心房扑动合并预激旁道前传的心动过速**　见图 13-23～图 13-25。

6. **起搏器相关的宽 QRS 心动过速**　宽 QRS 波由快速心室起搏形成，宽 QRS 波前有"钉样"起搏脉冲信号（图 13-26）。

在临床实践中，遇到宽 QRS 波心动过速时，若病人出现严重血流动力学障碍（休克、意识障碍等）时，首要的问题是抢救而不是鉴别诊断，最有效的治疗方法是同步直流电复律。

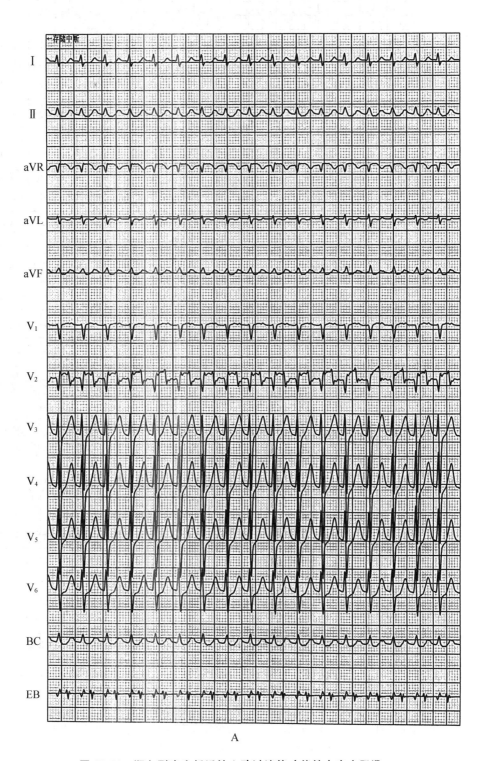

图 13-18 顺向型房室折返性心动过速伴功能性右束支阻滞

截图参数：(36∶07速度∶25mm/s体表∶10mm/mV　食管∶10mm/mV 双极胸导∶10mm/mV)

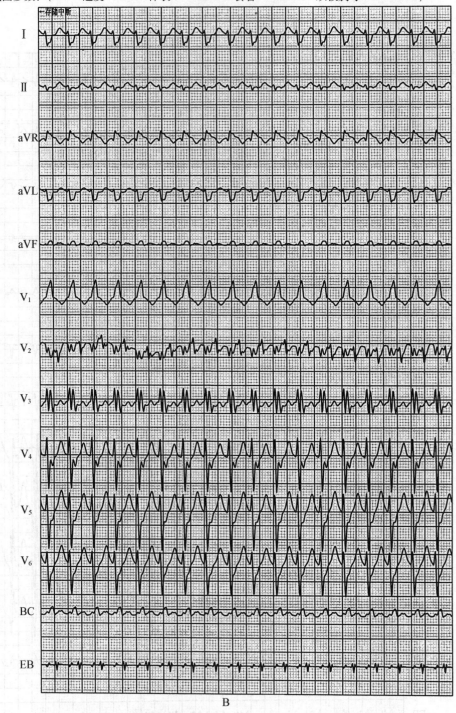

图 13-18　顺向型房室折返性心动过速伴功能性右束支阻滞

A. 患者男性,53 岁,心动过速病史。V_2 为单极食管导联,EB 为双极食管导联,BC 为右胸导联,RP^- 间期<P^-R 间期,P^-R 间期 140ms,$P_{\overline{E}}$ 领先 $P_{\overline{V1}}$ 及 $P_{\overline{BC}}$,$P_{\overline{I}}$ 倒置,可明确诊断为顺向型房室折返性心动过速(左侧旁道)。B. 与图 A 为同一患者,窄 QRS 波心动过速变为宽 QRS 波心动过速,呈右束支阻滞型,食管导联(V_2、EB)仍为 RP^- 间期<P^-R 间期,$P_{\overline{E}}$ 领先 $P_{\overline{V1}}$ 及 $P_{\overline{BC}}$,为顺向型房室折返性心动过速伴功能性右束支阻滞。根据 Coumel 定律,窄 QRS 波心动过速变为宽 QRS 波心动过速时 R-R 间期不变,可判定旁道位于阻滞束支对侧,即为左侧旁道

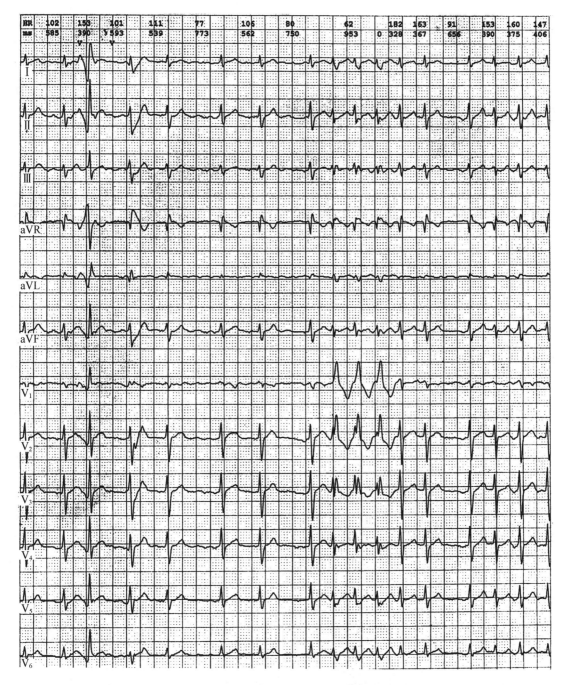

图 13-19 心房颤动伴心室内差异传导蝉联现象

　　束支的不应期随 RR 间期的变化而变化,长 RR 间期时,束支不应期长,此时若突然出现很短的 RR 间期,则易发生心室内差异传导现象。此种情况在心房颤动时多见。多数情况下,因右束支不应期较左束支长,右束支阻滞型室内差异传导多见。此时右心室除极依靠左心室激动穿过室间隔进行。当第 2 个室上性激动下传时,因右心室除极最晚,仍处于不应期,激动再次通过左束支下传心室,而后穿过室间隔激动右室,再次呈现右束支阻滞图形。如此接二连三的快速性室上性激动均优先通过左束支下传,便形成了右束支阻滞型室内差异传导蝉联现象。本图即为心房颤动伴心室内差异传导蝉联现象

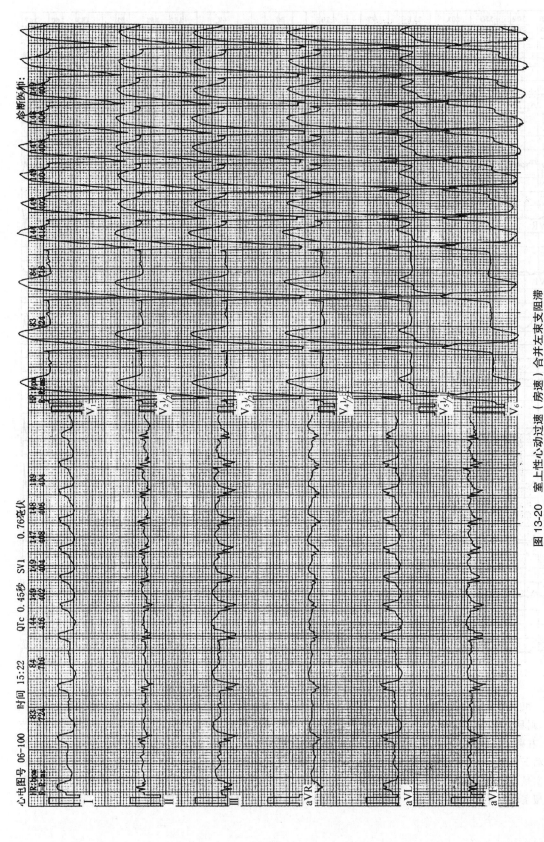

图 13-20　室上性心动过速（房速）合并左束支阻滞

同步 12 导联心电图，前部为窦性心律（心率 83 次／分），完全性左束支阻滞型，后部发生心动过速，为房性心动过速，QRS 波仍呈完全性左束支阻滞

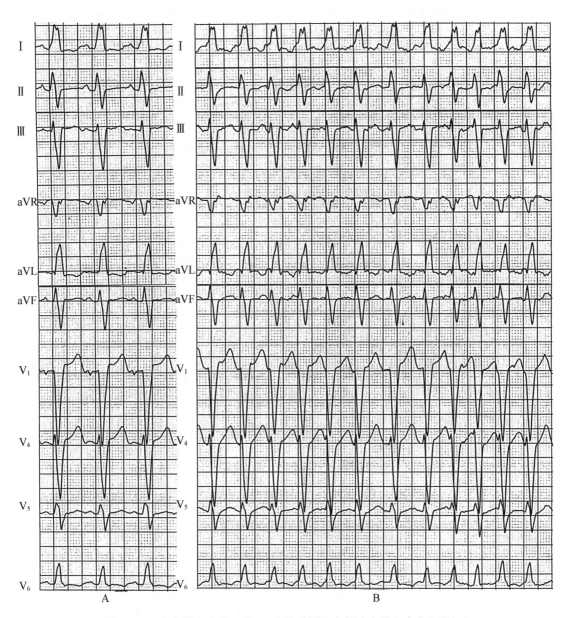

图13-21　完全性左束支阻滞(A)和快速型心房颤动合并左束支阻滞(B)

A.患者女性,57岁,临床诊断:冠心病。1.窦性心律95次/分;2.完全性左束支阻滞。B.与图A为同一患者,发生快速型心房颤动,形成宽QRS波心动过速,对比A图可知为:1.快速型心房颤动;2.完全性左束支阻滞

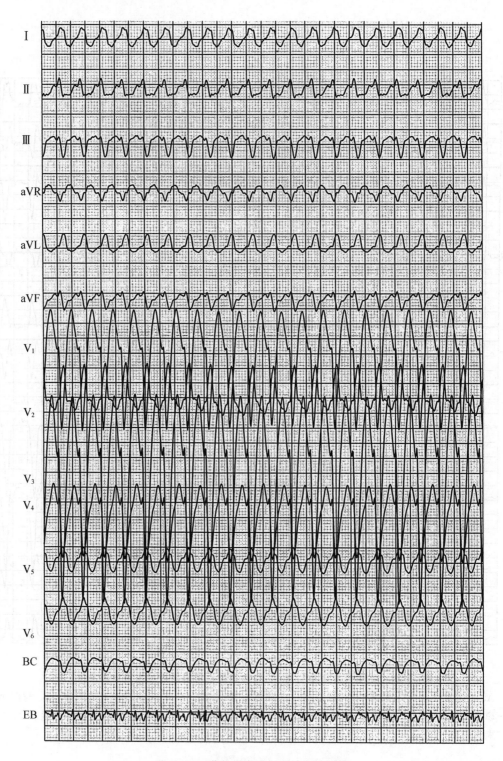

图 13-22　逆向型房室折返性心动过速

宽 QRS 波心动过速,频率 207 次/分,常规导联 P 与 QRS 波融合,不能明示。双极食管导联可见 P′R＜RP′,P′R＜0.12s,为逆向型房室折返性心动过速。由于 QRS 波呈类似左束支阻滞型,I、aVL、V₅、V₆呈 R 型,R 波顶部挫折,胸导联 V₁～V₄均呈 rS 型,似右心室心尖部先激动,故提示 Mahaim 旁道前传的逆向型房室折返性心动过速

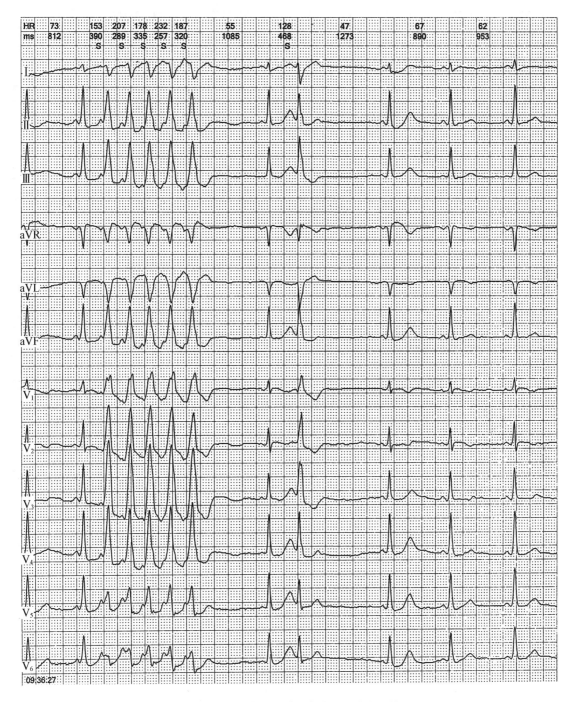

图 13-23　房性心动过速合并预激旁道前传

　　显性 A 型预激患者,动态心电图记录到房性早搏及一阵房性心动过速,房性心动过速时预激旁道前传成分增加,QRS 波较原始更宽

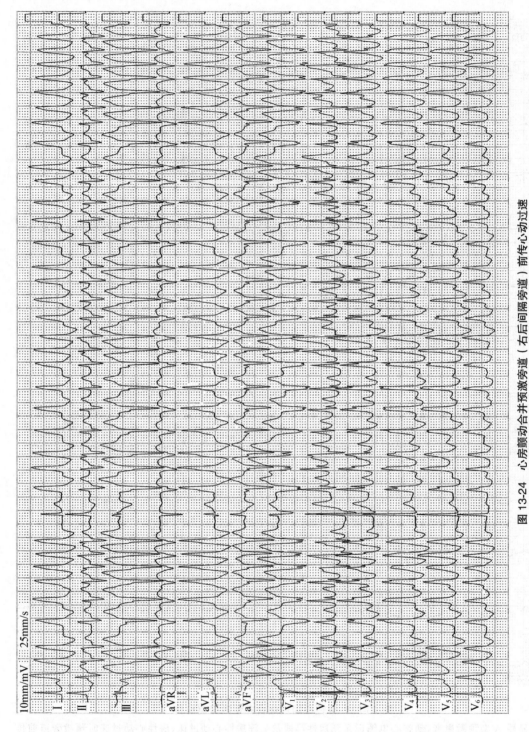

图 13-24　心房颤动合并预激旁道（右后间隔旁道）前传心动过速

心室率快而极不整齐，宽 QRS 波形态不一致，起始部可见 δ 波（Ⅲ、aVL 导联明显）。第 11 个 QRS 波呈正常室上型，表现为延迟出现，为激动经正常房室传导系统下传心室形成。最短 R-R 间期为 180ms，即房室旁道不应期极短合并心房颤动前传心动过速

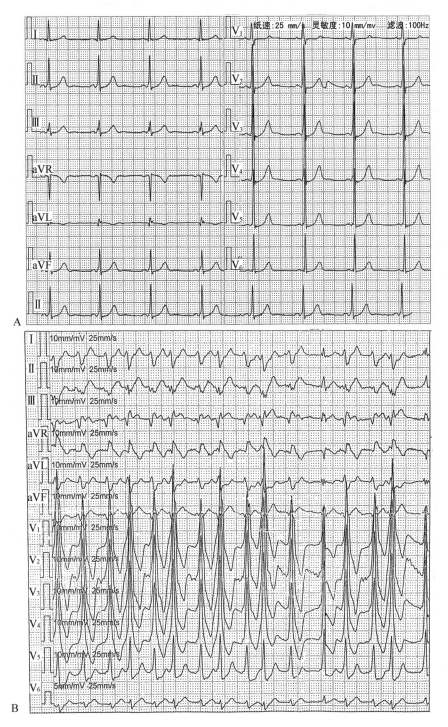

图 13-25 心室预激（A 型）（A）及心房颤动合并预激旁道（左侧游离壁旁道）前传心动过速

A. 未发生心房颤动时，显示心室预激（A 型）。B. 与图 A 为同一患者，发生心房颤动，RR 间期绝对不齐，QRS 波形态略异，为心房颤动合并预激旁道前传的心动过速

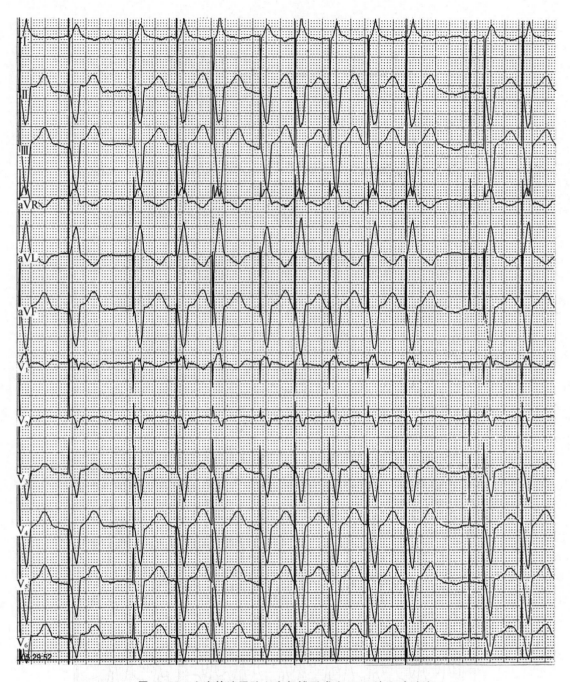

图 13-26　心室快速跟踪心房起搏形成宽 QRS 波心动过速

宽 QRS 波心动过速,RR 间期绝对不匀齐,每个 QRS 波前均有心室起搏脉冲,为心房颤动时心室快速跟踪心房起搏形成,即 DDD 起搏器的 VAT 工作模式,仅倒数第 2 个心搏为房室顺序起搏,即 DDD 工作模式。诊断:心房颤动;DDD 起搏器 VAT 工作模式形成宽 QRS 波心动过速

第14章

无休止性心动过速

第一节　概　　述

无休止性心动过速（incessant tachycardias）指长时间记录的心电图中，心动过速停了又发作，反复出现，心动过速的心搏次数占总心搏次数的半数以上。实际上大多数病例心动过速所占心搏总数的比例都在80％以上，仅间断出现几个窦性搏动。已有文献把无休止性心动过速称为慢性反复性持续性心动过速或永久性心动过速。

一、无休止性心动过速的心电图表现

心动过速发作持续的时间或长或短，与窦性心律交替，每阵窦性心律持续的时间长短也不相同，有时仅隔一次窦性搏动，心动过速再次发作，最常见的是发作数秒、数分钟。White 报道，心动过速发作时，不出现窦性心搏者，称为持续性心动过速；被窦性心搏隔开者，称为反复性心动过速；持续数月者，称为慢性反复性心动过速。这种类型的无休止性心动过速在休息或睡眠时正常窦性心律的比例增加，运动或激动时，心动过速持续时间将延长。典型的持续性交接性反复性心动过速（permanent junctional reciprocating tachycardia，PJRT）就属于这种类型。

二、无休止性心动过速的原因

1. 原发性无休止性心动过速　多见于婴幼儿，常由先天性、遗传性或解剖学因素造成。
2. 继发性无休止性心动过速　常有明确可寻的引起无休止性心动过速的原因，例如：先天性或后天性获得性心脏病、心肌炎、心包炎等；药物引起；心脏

手术所致的瘢痕（又称切口性无休止性心动过速）；射频消融术时损伤引起。射频消融术引起的无休止性心动过速常发生在术后几天或几周，常因消融放电后原心动过速的折返环部分受到损伤，传导速度变得更慢，容易从原来的心动过速变为无休止性心动过速。

三、无休止性心动过速的分类

无休止性心动过速按发生的部位不同可分为无休止性房性心动过速、无休止性交接性心动过速、无休止性室性心动过速。

四、无休止性心动过速的治疗

1. 药物治疗　各种抗心律失常的药物都可选择，疗效差时可选择胺碘酮和氟卡胺两者合用。应注意对加重心律失常的其他因素的控制，如心力衰竭、电解质紊乱、内分泌疾病、心肌炎、心肌缺血等。已合并心律失常心肌病时，心力衰竭的治疗更为重要。

2. 射频消融治疗　对 PJRT、折返性房性心动速、无休止性室性心动过速等可首选射频消融术，疗效好，副作用少，可以根治。

3. 外科手术治疗　对药物疗效差，射频消融术不能奏效者，可以选择外科手术治疗。尤其是先天性、自律性、合并其他心脏病者，外科手术不仅能切除心律失常病灶，还能同时处理引起心律失常的其他解剖学基质。

第二节　无休止性房性心动过速

无休止性房性心动过速(incessant atrial tachy-cardias)是一种特殊类型的房性心动过速。1934 年 Weiss 报道一例持续 10 年以上,Sperizi 和 Rey 报告一例持续性房性心动过速和反复性房性心动过速交替发作 20 年。日本学者桥场提出诊断无休止性房性心动过速的 5 条标准:①房性异位心动过速长时间不变;②心房率在 130～150 次/分;③心房率可因活动、体位改变、情绪激动等出现短时间变化;④发作时易伴文氏现象和 2:1 房室传导阻滞;⑤药物或常规方法不能使其终止。

一、发生机制

根据房性心动过速发生机制可分为:自律性房性无休止性心动过速、房内折返性无休止性心动过速以及多灶性(混乱性)房性无休止性心动过速等。最常见的是房内折返激动引起的无休止性心动过速,其发生机制是:窦性心动周期逐渐缩短,缩短到某一限度时,造成房内传导径路某处不应期延长,便产生传导径路的功能性分离,当窦性激动传出时落入某条径路的不应期而出现单向阻滞,于是窦性激动便沿另一条径路传导,当激动再一次传至单向阻滞区时已能应激,激动便通过阻滞区返回近端共同径路再次出现传导,如此形成环形折返性房性心动过速。

二、心电图特征(图 14-1)

1. 突发突止,每阵发作持续 3～5s,长者不超过 30s,每阵发作间歇夹有 1～5 个窦性心搏,如此反反复复的心动过速和窦性心搏交替出现,可持续数天、数月、数年。

2. 发作时心率在 100～150 次/分,很少超过 200 次/分,其心率受呼吸、吞咽、体位及情绪的影响而变化。睡眠时心率减慢、持续时间长,可自发终止。

3. 房性异位 P'波形态各例不同,P'-R 间期不太固定,但在发作前窦性下传的 P-R 间期并不延长,心动过速发作时常伴不同程度的房室传导阻滞。

4. 房性心动过速多由窦性心率加快引起,发作前几个窦性 P-P 间期常有逐搏缩短现象,P-P 间期缩短越明显,两阵心动过速之间夹有的窦性心搏越少。反之,夹有的窦性心搏相对就多。

5. 房性心动过速第一个房性搏动周期与发作的联律间期明显不同。

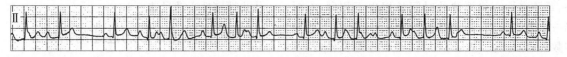

图 14-1　无休止性房性心动过速

患者男性,66 岁,临床诊断:心律失常。长 II 导联记录显示,每一个窦性心搏之后紧随数个房性心搏,即每一阵房性心动过速均被一个窦性心搏所隔开,形成无休止性房性心动过速。同时可见房性心动过速时有二度房室传导阻滞

三、临床意义

无休止性房性心动过速多见于青壮年人,尤其多见于女性,不能证明有器质性心脏病,临床意义不太明确。本型心动过速的发作,多有运动、体位突然改变、咽食、精神负荷等诱因,虽可自行终止,但很顽固。刺激迷走神经不能消除,药物治疗效果不明显,导管射频消融治疗成功率 90% 以上。此型心动过速如发生在小儿和青少年,随着年龄增长多能自愈,长期预后一般良好。但长期存在可并发心功能不全,形成心动过速性心肌病。

第三节　无休止性交接性心动过速

无休止性交接性心动过速(ectopic junctional incessant tachycardia,EJIT)的表现形式与无休止性房性心动过速一样,不同之处是无休止性交接性心动过速的 P'波是倒置的,近年认为是一种具有逆传功能的房室慢旁道参与的折返性心动过速。

一、发生机制

无休止性交接性心动过速发生机制可能为：①房室结双径路，快慢径路引起的房室结无休止性折返性心动过速；②自律性增高引起的房室交接性无休止性心动过速，可能为希氏束性心动过速；③房室旁路参与的折返性心动过速。近年经电生理检查和射频消融证实，房室之间存在隐匿性逆传性慢旁道。这种具有逆传功能的慢旁道是由一组特殊的心房肌构成，旁道纤维细长且走行迂曲，加之旁道纤维与巨大的心室壁之间存在电阻抗不匹配，是引起旁道只有逆传功能而无前传功能的原因，故在窦性心律时，不出现预激波。又因旁道细长而走行迂曲，可能是导致递减性传导心动过速自限性的原因。

二、心电图特征

1. **房室结双径路引起的无休止性交接性心动过** 速 常由窦性或房性早搏下传时 PR 间期延长（沿慢径路下传）而从快径路逆传心房诱发心动过速，反复无休止性发作。

2. **自律性增高引起的房室交接性心动过速** 窄 QRS 波心动过速，QRS 波前可有或无逆行 P⁻ 波，P⁻-R＜0.12s，若 P⁻ 波位于 QRS 波后，则 R-P⁻＜0.20s，反复无休止性发作（图 14-2）。

3. **慢旁路参与的折返性心动过速（PJRT）** 窦性心搏和心动过速交替出现，窦性心搏的 PR 间期正常，无预激波；常 1～5 个窦性心搏诱发一阵心动过速，心动过速时 Ⅱ、Ⅲ、aVF 导联 P 波倒置，aVR 导联 P 波直立，R-P⁻/P⁻-R≥1，但也有 R-P⁻＜P⁻-R 者；频率为 100～200 次/分，P⁻ 波与 QRS 波呈 1:1 关系；R-P⁻ 间期进行性延长至心动过速终止（图 14-3）。

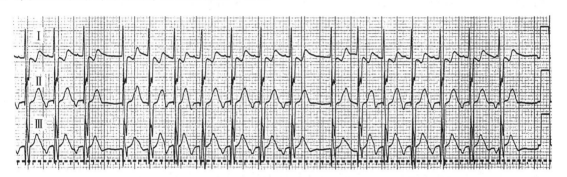

图 14-2 无休止性交接性心动过速（一）

患者女性，18 岁，临床诊断：心动过速。心电图记录的同步 Ⅰ、Ⅱ、Ⅲ 导联显示快速连续出现的室上性 QRS 波被加速的交接性逸搏所隔开，形成交接性逸搏-窦性夺获-交接性心动过速序列。加速的交接性逸搏周期 0.50s，交接性心动过速的 RR 间期为 0.32～0.38s，P⁻R 间期 0.11s

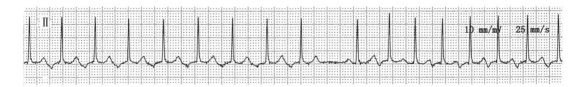

图 14-3 无休止性交接性心动过速（二）

患者女性，11 岁，临床诊断：不间断心动过速原因待查。心电图示：心动过速，本图选取长条 Ⅱ 导联分析，Ⅱ 导联 P 波倒置，P⁻R 间期固定为 0.17s，但 RP⁻ 间期渐长致使 RR 间期渐长。心动过速自行终止时，P⁻ 波随即消失。代偿间歇之后出现一个窦性反复搏动，第 3 个心搏为房性早搏，其后又诱发了心动过速。心动过速又重复了前面的心动过速现象。根据心电图特征，应诊断为慢旁道逆传的房室折返性心动过速

三、临床意义

无休止性交接性心动过速很少见，约占室上性心动过速病例的 1.4%。多见于儿童和青少年，也见于成年人，老年人罕见。临床上多见于无器质性心脏病者，预后良好。但其具有持续性、反复性发作的特点，可能会诱发心功能不全和心脏扩大，明确为隐匿性慢旁道参与折返者，可射频消融治疗。

第四节　无休止性室性心动过速

无休止性室性心动过速（incessant ventricular tachycardias，ITV）是指较长时间内（数小时至数天），虽经采取各种治疗手段，室性心动过速仍持续或反复发作，室性起源心搏超过心电监测时段内总心搏的10%。

一、分型及分类

1. 根据室性心动过速的起源部位分为左室、右室、心尖部、流出道以及特殊部位如：三尖瓣环下部等。

2. 根据室性心动过速的病因分为原发性和继发性，前者多见于婴幼儿（例如婴儿猝死综合征），常因先天性、遗传性或解剖因素造成。后者多见于可查到病因的室性心动过速。

3. 根据诱因分为药物性（普鲁卡因胺、奎尼丁、美西律、异丙肾上腺素、钙通道阻滞药等）和非药物性。

4. 根据血流动力学分为稳定型室性心动过速、无脉型室性心动过速，后者可导致猝死。

5. 根据心电图特征分为单形性、多形性、束支折返性、双向性、尖端扭转型（Tdp）等。

二、心电图特征（图14-4）

1. 在窦性心律中突然出现3～7个连发性室性早搏，然后又突然终止恢复窦性心律，随之又出现数个室性早搏型QRS波，此种现象无休止地重复出现。

2. QRS波时限≥0.12s，QRS波形态多单一，可呈束支阻滞图形或分支阻滞图形。

3. 上述现象也可发生在房室交接性心律中。

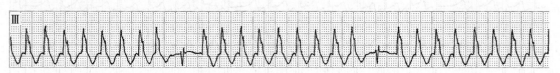

图14-4　无休止性室性心动过速

患者男性，16岁，临床诊断：心动过速原因待查。描记的Ⅲ导联心电图显示宽大畸形的QRS波快速匀齐发生，呈阵发性，每数个心搏后中间夹有一个窦性心搏，反复出现，心室率176次/分

三、诱发因素

诱发因素比较复杂，电解质紊乱、毒性物质、药物毒副作用、心肌缺血、缺氧、交感神经兴奋、感染、应激、内环境紊乱、理化因素、新发生心力衰竭或恶化性心力衰竭、心理压力等都是诱发因素。

四、临床意义

无休止性室性心动过速和无休止性室上性心动过速的心电图表现相似，但前者发作时，对血流动力学影响相对大一些，临床症状较重。室性心动过速起病于青少年时期，多呈良性经过，随着年龄增长，发作次数会减少或消失。如长期存在反复发作难以终止者，会引起心动过速性心肌病，预后差。伴发于心肌病的无休止性室性心动过速者，常在短期内死亡。

第15章

心房扑动与心房颤动

第一节 心房扑动

心房扑动（atrial flutter，AFL）简称房扑，是指心房肌连续不断快速地规律性地收缩和舒张，在心电图上表现为 P 波消失，代之以形态、大小、方向、间距相同的锯齿状或波浪样扑动"F"波，频率多在 220～450 次/分。房内折返激动是心房扑动发生的主要基础。

一、心房扑动的分型

心房扑动的分型尚未统一，不同的研究者在不同的时期提出了不同的心房扑动分型方法，1979 年 Wells 提出将心房扑动分为Ⅰ型和Ⅱ型，Ⅰ型心房扑动的特征是扑动波的频率为 240～340 次/分，可被快速心房起搏终止；Ⅱ型心房扑动的扑动波频率为 340～430 次/分，快速心房起搏不能终止。1997 年，Olgin 将心房扑动分为典型心房扑动、非典型心房扑动和手术切口型心房扑动。2001 年，Scheinman 提出根据发生部位和机制，将心房扑动分为峡部依赖性心房扑动、非峡部依赖性心房扑动和左房心房扑动。近年临床上把心房扑动分为典型心房扑动和不典型心房扑动。

（一）典型心房扑动

典型心房扑动（也称峡部依赖性心房扑动），根据折返方向不同分为逆钟向折返型心房扑动（又称常见型心房扑动或Ⅰ型心房扑动）和顺钟向折返型心房扑动（又称少见型心房扑动或Ⅱ型心房扑动）。逆钟向折返型心房扑动的心房激动顺序为：沿三尖瓣环的间隔部向上至终末嵴→沿右心房前侧壁呈头-脚方向至瓣环侧壁→下腔静脉口和三尖瓣环之间的峡部。心电图表现为Ⅱ、Ⅲ、aVF 导联的 F 波锐角尖端向下（负向）。顺钟向折返型心房扑动的心房激动顺序为：从峡部开始沿右心房前侧壁呈脚-头方向传导→终末嵴→间隔部→峡部。心电图表现为Ⅱ、Ⅲ、aVF 导联的 F 波较圆顿，凸面向上（正向）。

（二）不典型心房扑动

不典型心房扑动包括非峡部依赖性心房扑动（即折返环不经过峡部的心房扑动）、与右心房手术瘢痕相关的心房扑动、环绕肺静脉折返或消融后出现的心房扑动以及环绕修补术后补片的房间隔折返的心房扑动等。各导联扑动波方向和形态一般无规律可循，频率一般超过 350 次/分。还有一种不典型心房扑动，F 波的形态不完全一致，频率也不完全规则，易演变为心房颤动，称为不纯性心房扑动。

二、发生机制

公认的心房扑动发生机制是心房内的大折返，折返环在右房和左房，围绕解剖或功能性的传导障碍区域形成。研究较多而且认为比较清楚的是经过下腔静脉和三尖瓣环之间"峡部"的右房内的大折返。折返环的前界是三尖瓣，后界以腔静脉口、界嵴、Eustachian 瓣为后界，最狭窄处是三尖瓣环和下腔静脉入口处的峡部。1985 年国内心电学专家方炳森首先发现并报道部分心房扑动患者的"F"波在某些导联表现为尖端逆转，命名为"F 波尖端逆转型心房扑动"，并得到国内同行认可。其发生机制类似"尖端扭转型室性心动过速"。

三、心电图表现（图 15-1～图 15-7）

1. **心房扑动波（F 波）** 无正常的 P 波，代之以连续、快速的锯齿状 F 波（图 15-1）。F 波形态表现为形态、大小、方向相同，间隔一致。部分 F 波重在 QRS 波中、ST 段上、T 波内不易识别。有些 F 波的形态不完全相同,频率也不完全规整,但多数仍以形态、大小、方向相同,间隔一致为主,仅部分时段类似 f 波,此种情况可称为不纯性心房扑动(图 15-2)。

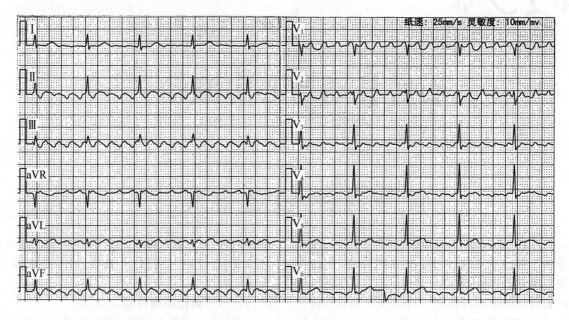

图 15-1 心房扑动(一)

患者男性,40 岁,临床诊断:心律失常。心电图示:正常 P 波消失,代之以形态、大小、方向相同,间隔一致的"锯齿"样扑动"F"波,频率约 273 次/分,房室传导比例为 4:1。由于 Ⅱ、Ⅲ、aVF 导联 F 波的锐角向下,应为右房内逆钟向运行的峡部依赖性大折返激动形成

2. F 波频率　心房扑动时 F 波的频率多在220～450 次/分,典型者频率为 240～350 次/分。F 波频率超过 350 次/分,多见于不典型心房扑动,F 波频率<220 次/分,为低频率心房扑动。

3. 房室传导比例　心房扑动时房室传导的情况取决于 F 波的频率和房室交接区的传导功能,绝大多数 F 波不能全部下传心室,总是以不同比例下传。如果房室传导的比例固定,心室率是规整匀齐的。房室传导比例不固定,或存在不同程度的隐匿性传导等原因,心室率只是相对规整。房室传导比例有如下变化。

(1)1:1房室传导比例:即每个 F 波均继一个QRS 波,心房率(F 波)与心室率(QRS 波)是相等的。此种情况很少见,常被误诊为房性心动过速。

(2)2:1房室传导比例:即每两个 F 波出现一个QRS 波,心室率仅是心房率的一半。2:1房室传导比例比较常见,这与房室交接区的"过滤"作用有关,不使心室率过快而影响血流动力学,是一种保护机制。

此外,由于隐匿性传导的存在,房室传导比例尚可为 3:1、4:1、5:1 等。5:1 以上的房室传导比例,可能是房室结本身传导功能降低或药物原因引起的不完全性房室传导阻滞,不应视为生理现象。

4. 心房扑动的 QRS 波变化　心房扑动时只要室内传导系统正常,QRS 波形态不会异常。当 2:1与 4:1房室传导交替出现时,容易形成 2:1室内差异传导,即一个正常 QRS 波、一个异常 QRS 波,很像室性早搏二联律。此系 4:1室房导传时心室激动的间隔时间变长,室内的束支不应期也较长,而2:1房室传导时心室内的激动间隔较短,室内的束支不应期也短。第 2 个 F 波激动下传心室,恰好落在前一个心室搏动的相对不应期,产生了室内差异传导。上述交替性 QRS 波变化,是长周期短配对(即长-短周期)引起的一种生理性传导现象,也就是所谓的阿斯曼现象。

四、鉴别诊断

心房扑动 1:1或 2:1房室传导比例,很容易与阵发性房性心动过速相混淆,以下几点可作为两者的鉴别参考。

1. 心房扑动时一般没有等电位线,F 波振幅大呈波浪状连接;房性心动过速 P' 波与 P' 波之间有等电

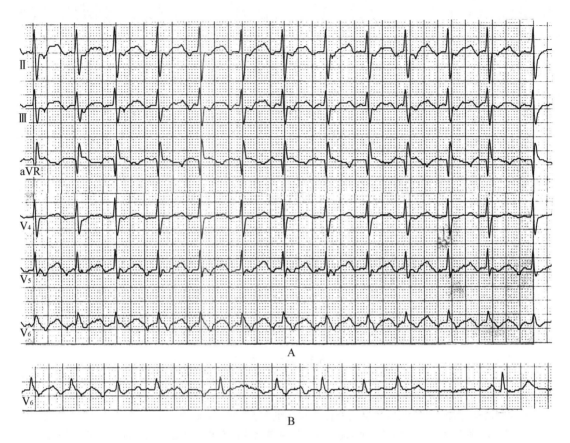

图 15-2 慢频率性心房扑动(A)和不纯性心房扑动(B)

A. 患者男性,80 岁,临床诊断:阵发性心慌原因待查。心电图示心房扑动,"F"波呈波浪状,V_6 导联表现最清楚。由于"F"波在Ⅱ、Ⅲ、V_5、V_6 导联锐角向下,仍考虑为逆钟向运行的峡部依赖性大折返激动形成,但折返速度较慢。每 2 个"F"波后继有 1 个室上性 QRS 波,形成 2∶1房室传导,心房率 204 次/分,心室率 102 次/分,应属于慢频率性心房扑动。B. 是图 A 患者另一时间记录的心电图,前 3 个心搏仍为心房扑动 2∶1房室传导,其后心房扑动、心房颤动交叉出现,最后"F"波和"f"波消失,在长间歇后出现窦性心搏,形成心房扑动→心房颤动→窦性心搏的转变过程

位线,波形孤立、低小。

2. 心房率>220 次/分多为心房扑动;心房率<220 次/分多为房性心动过速。

3. 心房扑动多为 2∶1房室传导;房性心动过速多为 1∶1房室传导。

4. 两个 R 波中间位置有心房波时,应想到尚有一个房波被埋在 QRS 波内,据此可以提示是心房扑动而不是房性心动过速。奥地利心脏专家 Bix 把这种现象命名为"Bix 法则"。

5. 两者分不清时刺激迷走神经抑制房室结传导,心房扑动者室率减慢后 F 波可明显暴露;若是房性心动过速,一般可终止发作。

五、病程及病因

心房扑动是一种常见的心律失常,可表现为阵发性或短暂过程,历时数秒、数分钟或数小时可自行转变为窦性心律,也可进展为心房颤动。也有持续数周、数月甚至数年,持续半年以上者称持续性心房扑动。一般持续 72h 以上的心房扑动很少自行转为窦性心律,多数发展为心房颤动。临床上常见的心房扑动多呈阵发性,可发生于无器质性心脏病,持续性心房扑动通常伴随有心脏病,包括风湿性心脏病、高血压心脏病、心肌病、肺心病、先天性心脏病修补术后。此外,甲状腺功能亢进、酒精中毒、心包炎以及药物转复房颤过程中也可出现心房扑动。

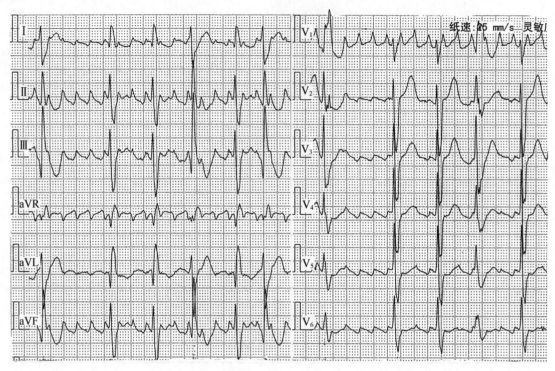

图 15-3　心房扑动(二)

患者女性,40 岁,临床诊断:风湿性心脏病。心电图示:P 波消失,代之以形态、大小、方向均相同且间隔一致的"F"波,频率 300 次/分。每 3 个或 5 个"F"波继一个 QRS 波,QRS 波时限为 0.12s,在肢体导联和胸导联提前出现的宽大畸形 QRS 波呈完全性右束支阻滞型,QRS 波时限 0.16s。此外,I、aVL 导联 QRS 波呈 qR 型,II、III 导联 QRS 波呈 RS 型,$S_{III} > S_{II}$,胸导联过渡区左移。上述心电图除符合心房扑动外,尚存在室性早搏、左前分支阻滞、非特异性室内阻滞

六、临床表现

心房扑动的临床症状取决于心室率快慢、个体耐受力以及原发性心脏病的严重程度。心室率快时可引起心慌、胸闷、呼吸困难、头晕等症状。原有器质性心脏病者易诱发心绞痛、心力衰竭。较高的房室传导比例者(心室率不快)可不出现明显症状。由于心房扑动时心室率控制比较困难,对于心功能不全者容易导致血流动力学恶化,如不能恢复窦性心律预后差。

七、治疗

1. **直流电复律**　治疗心房扑动最有效的方法是直流电复律,通常应用很低的电能(<60J)便可迅速转为窦性心律。体外直流电复律的成功率为 95%～100%。

2. **食管心房调搏(快速心房起搏)终止**　直流电复律无效或已应用大量洋地黄不适宜电复律者,可将电极导管插至食管的心房水平,以超越心房扑动的频率刺激心房(超速抑制),此法能使大多数典型心房扑动转复为窦性心律或心室率较慢的心房颤动。

3. **药物转复**　在直流电转复为窦性心律不成功的情况下,也可应用药物控制心室率将其转变为心房颤动后,再用药物控制心室率。钙通道阻滞药维拉帕米或地尔硫䓬,能有效减慢心房扑动的心室率,静脉给药也可使新发生的心房扑动转为窦性心律。超短效 β 受体阻滞药艾司洛尔亦可减慢心房扑动的心室率。洋地黄亦可用来减慢心室率,用药后心房扑动通常先转为心房颤动,停药后再恢复为窦性心律。单独应用洋地黄未能奏效者,可联合 β 受体阻滞药或钙通道阻滞药以控制心室率。

Ia 类奎尼丁或 Ic 类普罗帕酮等抗心律失常药物能有效转复心房扑动并预防复发,但应事先用洋地黄、钙通道拮抗药或 β 受体阻滞药减慢心率;对合并冠心病、充血性心力衰竭等严重心脏病者,应用 Ia 类或 Ic 类药物易导致严重室性心律失常,甚至死亡;应用胺碘酮的主要不良反应为低血压和心动过缓,长期应用的主要不良反应为甲状腺功能改变,其他不良反应有肺间质纤维化、日光敏感性肺炎、角膜色素沉着等。β 受体阻滞药索他洛尔可作为预防心房扑动用药,但有心力衰竭者不宜应用。

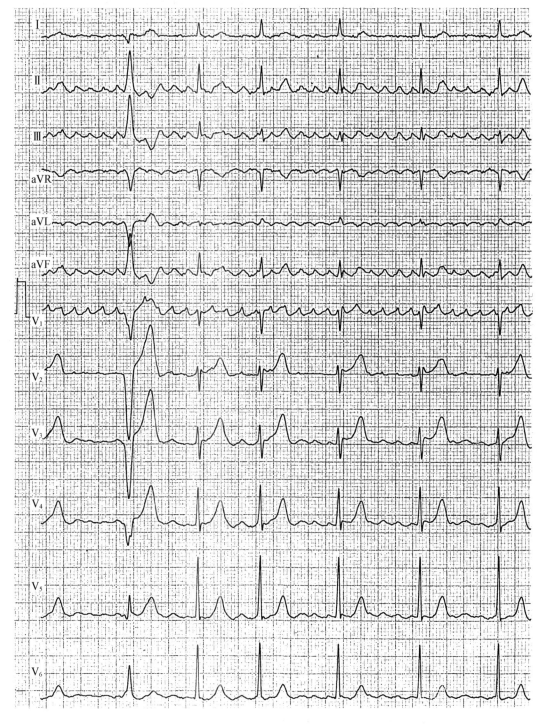

图 15-4　心房扑动、偶发室性逸搏

　　患者女性,80 岁,临床诊断:冠心病、心律不齐。心电图上Ⅱ、Ⅲ、aVF、V₁等导联出现像波浪一样的扑动"F"波,每 4 个或 6 个"F"波继一个室上性 QRS 波,心房率平均 350 次/分,心室率平均 73 次/分,根据Ⅱ、Ⅲ、aVF 导联"F"波均以锐角向上为主,应属于右房内顺钟向运行的峡部依赖性大折返激动形成的心房扑动。另外,本图第 1 个宽大畸形的 QRS 波为延迟出现,提示为一个室性逸搏

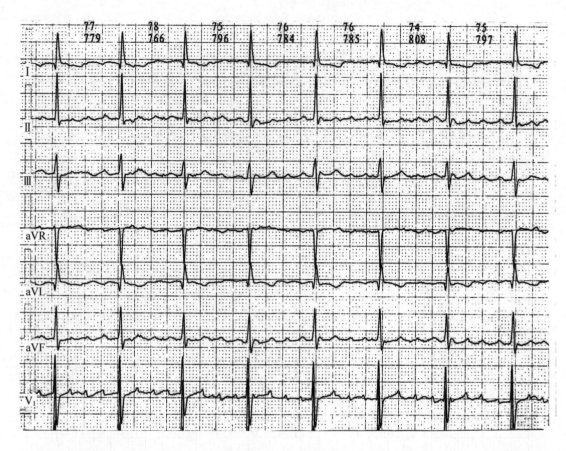

图 15-5　心房扑动（三）

　　患者女性，77 岁，临床诊断：心律失常。心电图显示：P 波消失，代之以形态、大小、方向均相同且间隔匀齐的扑动"F"波，每 4 个"F"波继 1 个 QRS 波，心房率 300 次/分，心室率 75 次/分。由于心房扑动波小，反映在 Ⅱ、Ⅲ、aVF 导联类似 P 波的形态，应属于顺钟向运行的峡部依赖性大折返形成的心房扑动

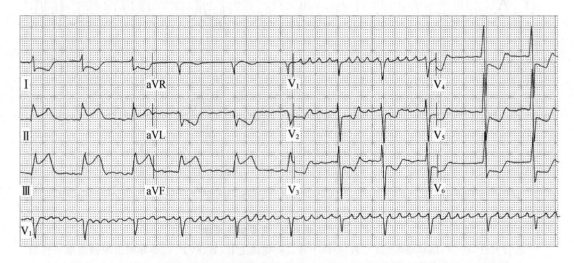

图 15-6　下壁心肌梗死超急性期伴广泛性前壁 ST 段压低，不纯性心房扑动伴尖端扭转

　　本图是一例典型的下壁心肌梗死超急性期，在心肌梗死的急性期出现心房扑动，要考虑梗死波及心房，引起了心房缺血和（或）梗死

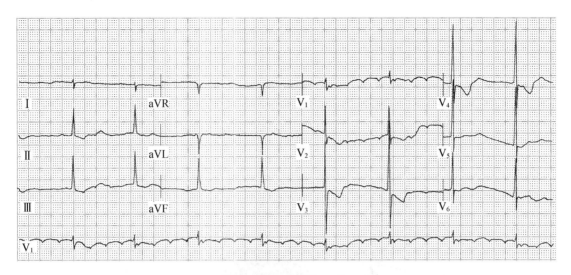

图 15-7 心房扑动 4:1 房室传导,提示低钾血症

患者女性,62 岁,临床诊断:风湿性心脏病二尖瓣狭窄伴关闭不全。心电图示:心房扑动,"F"波在肢体导联不明显;V_1、V_2导联可见规则形态相同的负向"F"波,心房率 218 次/分,心室率 54.5 次/分,从心房率来看属于房性心动过速范围,但从 V_1 导联无等电位线来看,诊断慢频率型心房扑动比较合适。此外,Ⅱ、Ⅲ、aVF、V_2~V_6 导联 ST 段下斜型压低伴 U 波直立,U>T,T、U 波融合,提示低钾血症

第二节 心 房 颤 动

心房颤动(atrial fibrillation,Af)简称房颤。心房颤动是临床最常见的一种以心房不协调活动而导致心房机械功能恶化为特征的快速性心律失常。正常心脏是从右心房上部的窦房结发出激动信号传向整个心房,使心房收缩,把血液送入心室进行血液循环。心房颤动时心房肌细胞被来自心房内多个异位灶发出的电信号所激动,窦房结的自律性被异位激动所抑制。心房每分钟接受 450~600 次混乱的电信号,此时心房已无法形成合力。失去了有序的收缩和舒张节律,处于不协调的乱颤状态,影响了正常的血液循环,更大的危害是容易发生血栓引发脑卒中。

一、分类

1. 阵发性心房颤动　是指发作能够自行终止的心房颤动,持续时间数秒至数天。48h 以内发生的心房颤动,称为急性心房颤动。3~7d 前发生的心房颤动称为近期心房颤动。

2. 持续性心房颤动　指心房颤动发作后持续24h 或 7d 以上不能自行终止,需要药物或电复律才能转为窦性心律。

3. 永久性心房颤动　指经过各种治疗手段,均

不能终止其发作。

4. 特发性心房颤动　经各种检查方法均未能发现器质性心脏病或其他疾病者。

5. 初发性心房颤动　指首发心房颤动,不能获知心房颤动病史,且无症状或症状轻微。

6. 继发性心房颤动　指急性心肌梗死伴发的心房颤动。

7. 孤立性心房颤动　指除单纯的心房颤动外无其他心、肺疾病,年龄<60 岁者。

8. 非瓣膜性心房颤动　指那些无风湿性二尖瓣疾病或瓣膜置换术患者发生的心房颤动。

9. 家族性心房颤动　指家族中发生的孤立性心房颤动,其父母患心房颤动、其子女患心房颤动的可能性较大。说明心房颤动有家族易感性,但是否存在遗传基因的缺陷目前尚不清楚。

二、发生机制

心房颤动的发生机制研究始于 1914 年,近百年也没有完全阐明。2006 年美国心脏学会(ACC)和美国心脏协会(AHA)发表的《心房颤动治疗指南》认为现有资料支持心房颤动发生机制的是:①局灶自律性增高;②多子波折返(图 15-8,图 15-9)。

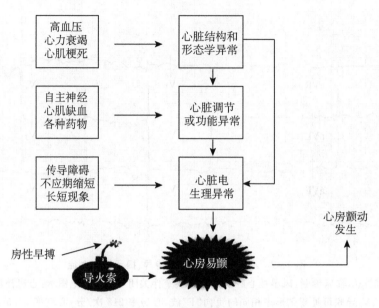

图 15-8　心房颤动发生机制

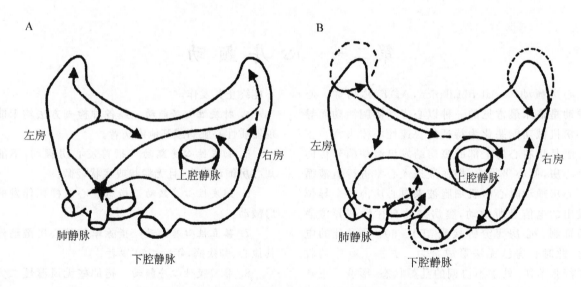

图 15-9　心房颤动的心房电生理机制
A. 局灶起源(★)常位于肺静脉区域,其存在颤动样传导;B. 多子波折返

1. **局灶起源学说**　局灶起源学说即起源于心房的局灶自律性增高,发放高频激动导致心房颤动。它的临床特点是:①男性患者多见;②常见器质性心脏病;③多呈阵发性发作,可持续数秒到数小时;④多为房性早搏诱发,心房颤动发作时常伴频发性房性早搏;⑤房性早搏的联律间期多数＜500ms,常伴有 P on T 现象而诱发心房颤动,运动、激动等交感神经兴奋增高时可诱发心房颤动;⑥年龄较轻者,心房常不

大,心房颤动发作时心室率相对较快。

诱发心房颤动的局灶解剖位置,90％以上在肺静脉,少数位于上腔静脉、左心房、左后游离壁、冠状窦等。肺静脉作为触发心房颤动的局灶起源点,如能用射频消融除去,大多数心房颤动能够消除。射频消融有两种方法:①对局灶部位点状放电消融,在局灶周围进行组织破坏;②采用肺静脉口周围部位的线性消融,将肺静脉与相邻左房间进行电学隔离,

围绕其开口作消融,可产生阻滞线或者直接将四支肺静脉开口处全部实施电隔离,心房颤动不再发生。

2. **多子波学说**　1959 年 Moe 等根据对犬迷走神经介导心房颤动模型研究的结果,首先提出"多子波"学说作为折返性心房颤动的机制,认为前向波通过心房时形成自身延长的子波,心房颤动的维持有赖于一定数量(至少 1~5 个)的折返子波同时存在。这些折返子波在空间上随机运行和分布,其折返环路并不是由心房解剖结构所决定,而是由心房局部的有效不应期和可兴奋性决定。正是由于这个缘故,这些折返子波的波峰、波尾相互之间发生碰撞、湮灭、分裂、融合等多种作用方式,从而导致折返子波的数量、折返环的大小、速度等随时发生改变。多子波模型显示,任何时间波群的数量依赖于心房不同部位的不应期、体积及传导速度。心房体积大而不应期短和延迟传导可以增加波群数目,促进了心房颤动的发生和维持。

3. **心房电重构**　临床发现心房颤动持续时间<24h,药物或电复律具有较高成功率,心房颤动持续的时间越长,转复窦性心律和维持窦性心律可能性就越小,因而出现了"心房颤动导致心房颤动"的说法。对山羊的实验证明,通过电刺激诱发心房颤动时发现:起初电刺激引发的心房颤动可自动终止,但重复诱发心房颤动时,有心房颤动发作时间进行性延长与心房颤动逐渐增加的倾向。心房颤动发作时持续时间延长,心房肌的有效不应期则进行性缩短,这种现象称为"电生理重构",它在心房颤动的维持机制中起重要作用。研究发现持续性快速心房起搏,也可以导致肺静脉心肌细胞发生电重构,导致动作电位时限缩短和早期或延迟后除极。胺碘酮可以逆转心房电重构,这可以解释胺碘酮为何能把持续性心房颤动转为窦性心律。

4. **其他**　涉及诱发与维持心房颤动的因素还有:①解剖学基质,如心房扩张、心房梗死、心房缺血、心房肌纤维化等;②功能性基质,包括心房牵张、自主神经影响、药物影响、电解质紊乱、心动过缓或心动过速;③炎症,研究显示房性心律失常患者的血清 C 反应蛋白水平高于无心律失常患者,而且持续性心房颤动患者的水平高于阵发性心房颤动患者。

三、心电图特征

(一)主要特征

P 波消失代之以大小、形状、间隔均不同的颤动波(f 波),频率在 350~600 次/分,在 V_1 导联最明显,

R-R 间期绝对不整(图 15-10,图 15-11)。

(二)次要特征

1. **f 波的变化**　根据 f 波的振幅大小分为粗颤波(f 波>0.1mV)、细颤波(f 波<0.1mV)。f 波振幅的大小与病因、病程有一定关系,病程时间越长 f 波越细,冠心病、高血压病、心肌病多为细颤波。新近发生的心房颤动、风湿性瓣膜病、先天性心脏病未经治疗者多表现为粗颤波。应用洋地黄的患者多为细颤波。有些心房颤动的细颤波难以辨认,只有依靠 R-R 间期绝对不整齐做出心房颤动的诊断。在同一导联中交替出现锯齿样扑动波(F 波)和形态各异的毛刺样颤动波(f 波),并以颤动波(f 波)为主,称为不纯性心房颤动(图 15-12,图 15-13)。

2. **房室传导与心室率**　R-R 间期绝对不整齐是心房颤动的主要特征之一。心室率所以不规整,与不规则的心房激动、房室结的传导功能和隐匿性传导有关。在生理情况下心房肌的不应期短于房室结的不应期,心房每分钟数百次的激动经过房室结时,房室结如果无限制地放行进入心室,心室也会出现颤动,失去泵血功能。因此,房室结充分发挥它的生理保护机制,有限制地放行。当一个 f 波通过房室结传入心室后,下一个 f 波到来时正好落在房室结的绝对不应期。被阻在房室结内,如果落在房室结的相对不应期,则可能引起连续的隐匿性传导,造成房室结新的不应期,随后而至的 f 波均在房室结受阻出现一个长达 2s 左右的间歇。仅当房室结完全恢复应激状态,随机而来的 f 波才能通过房室结而进入心室,引起心室激动。f 波通过房室结进入心室越多,室率就越快(R-R 间期越短);反之,受阻在房室结的 f 波越多,进入心室的就越少,室率就越慢(R-R 间期越长)。由于 f 波通过房室交接区无一定的规律性,所以 R-R 间期也就绝对不齐。心室率平均每分钟<60 次/分,称为慢心率性心房颤动;>100 次/分可称为快心率性心房颤动或心房颤动伴快心室反应。

3. **心房颤动伴房室传导阻滞**　心房颤动时 R-R 间隔绝对不整是心房颤动的特征之一,当药物干预或病理原因 R-R 间隔变得整齐或相对整齐时,就要想到是否存在以下房室传导阻滞:①R-R 间期由长逐搏变短,而后出现一个长的 R-R 间期,这种现象周而复始出现,提示心房颤动伴二度 I 型房室传导阻滞。②R-R 间期多次出现长达大于 1.5s 的长间期,提示心房颤动伴二度 II 型房室传导阻滞。③多数 R-R 间期出现长而规则,偶尔出现较短的 R-R 间期,提示心房颤动伴高度房室传导阻滞。④R-R 间期长而整齐,QRS 波正常,心室率在40~60 次/分,提示心房颤动伴完全

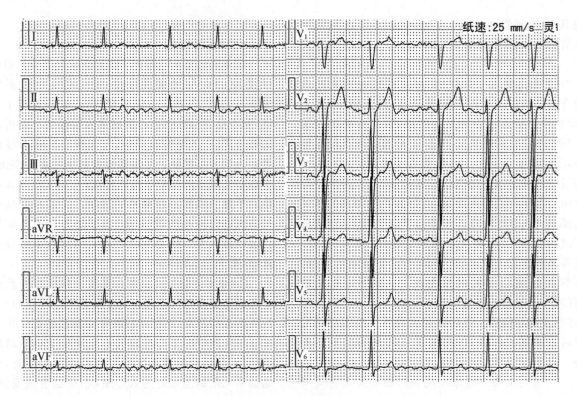

纸速:25 mm/s 灵1

图 15-10　心房颤动

　　患者男性,38 岁,临床诊断:甲状腺功能亢进。心电图示:P 波消失,代之以大小不等、间隔不匀齐的颤动"f"波,RR 间隔不匀齐,为心房颤动心电图

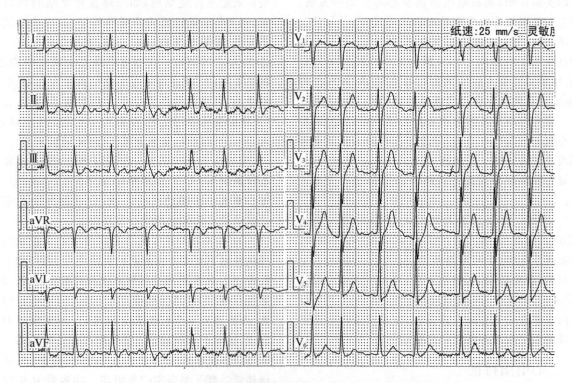

纸速:25 mm/s 灵敏

图 15-11　快室率性心房颤动(心房颤动伴快心室反应)

　　患者男性,74 岁,临床诊断:冠心病、心力衰竭。心电图示:P 波消失,代之以大小不等,形态、间隔不匀齐的"f"波,在肢导联"f"波最明显,R-R 间期绝对不齐,心室率平均 115 次/分,为快室率性心房颤动

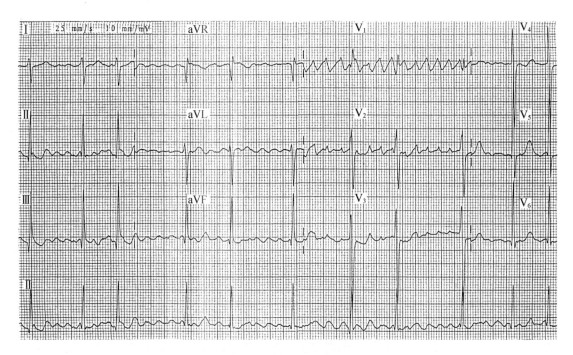

图 15-12 粗颤型心房颤动

患者女性,31 岁,临床诊断:风湿性心脏病。心电图示:V_1、V_2、Ⅱ、Ⅲ、aVF 导联出现大小不同、间隔不齐的粗大心房波。从胸导 V_1、V_2 来看像心房扑动波,从长条Ⅱ导联看是心房颤动波,心房率平均 333 次/分,RR 间期绝对不整,心室率平均 75 次/分,可诊断为粗颤型心房颤动。另外,心电轴右偏,R_{V5} 高电压,V_1 导联 QRS 波主波向上,结合风湿性心脏病史,可提示双侧心室肥大

房室传导阻滞,交接性逸搏心律;如 QRS 波为宽大畸形,心室率在 30～40 次/分,提示心房颤动伴完全性房室阻滞,室性逸搏心律(图 15-14～图 15-20)。

4. **药物对心房颤动的影响** 为控制心房颤动的室率,提高正性肌力,纠正心力衰竭,临床最常用的药物是洋地黄。应用洋地黄制剂后心电图有以下改变:①原较大的 f 波变细小,原较快的心室率变得较慢;②ST 段下移与其后倒置的 T 波形成鱼钩样改变,此称为洋地黄作用曲线或洋地黄效应;③未用洋地黄制剂前心房颤动时除心室率快以外,很少出现其他异位心律失常。用洋地黄制剂后如出现频发室性早搏二联律,多源性室性早搏或非阵发性交接性心动过速等,应视为洋地黄的毒性反应。

5. **预激综合征合并心房颤动** 由于预激综合征患者存在房室旁道,心房颤动的发生率明显增加(10%～35%),随年龄增长发生心房颤动的比例还会增加。预激综合征合并心房颤动有以下特点:①P 波消失 f 波不能明示。②心室率特快但不规则,室率可达 180 次/分以上,有时达 200～240 次/分,>200 次/分可称为特速性心房颤动。心室率越快,R-R 间期越趋向整齐,由于心室率过快易伴功能性束支阻滞,类似阵发性室性心动过速,容易转化为心室颤动。③由于心房激动经旁道也可以经房室结下传心室,经旁道下传 QRS 波群宽大畸形;经房室结下传 QRS 波正常;经旁道和经房室结同时下传,激动在心室内相遇,可形成程度不同的单源性室性融合波,因而预激综合征合并心房颤动时 QRS 波常呈多样化。

6. **心房颤动伴病态窦房结综合征** 心房颤动可能是病态窦房结综合征的一种临床表现,阵发性心房颤动终止后,窦性停搏时间超过 3s,则提示窦房结功能障碍。持续性心房颤动患者在不用药物的情况下,心室率<60 次/分,同时经常出现>3s 的长 R-R 间期。除提示房室结传导障碍外,也可能存在窦房结功能障碍。

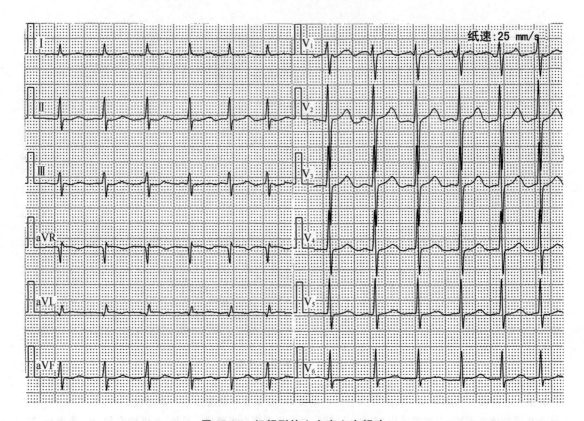

图 15-13 细颤型快心室率心房颤动

患者女性,79 岁,临床诊断:冠心病。心电图示:P 波消失,代之以纤细的"f"波,多数导联不能明示,RR 间期快而不匀齐,心室率平均 103 次/分,符合细颤型快心室率心房颤动

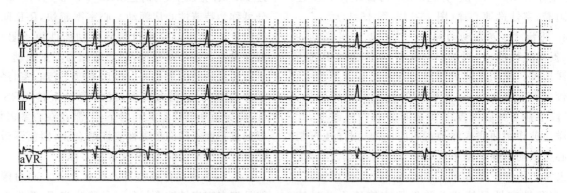

图 15-14 慢心室率性心房颤动伴隐匿性传导

同步记录的 II、III、aVR 导联显示,P 波消失,代之以大小不等、间隔不齐的"f"波,心室率缓慢而不匀齐,在第 4 个心搏后出现一个长达 2.16s 的 RR 间期,这个长 RR 间期是房室交接区出现连续性隐匿性传导所致

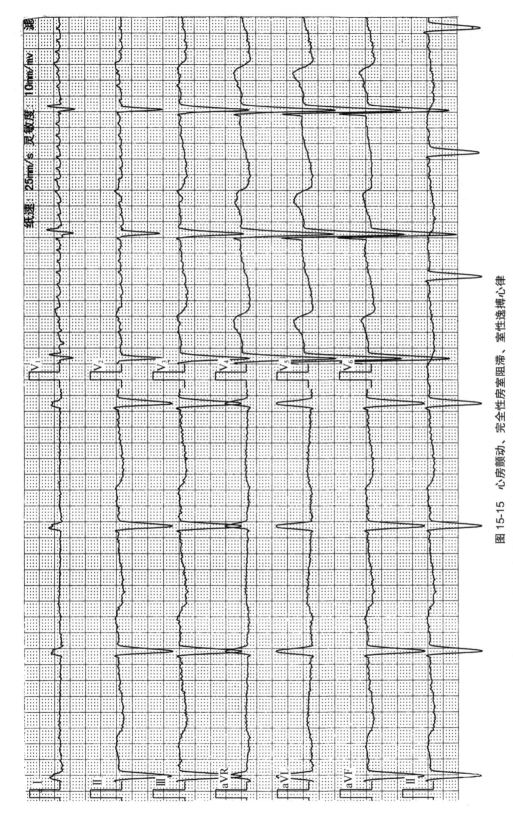

图15-15 心房颤动、完全性房室阻滞、室性逸搏心律

患者男性，84岁，临床诊断：冠心病、心房颤动。心电图示：P波消失，代之以大小不等、形态不同的颤动"f"波，QRS波缓慢出现，RR间期匀齐，QRS波时限＞0.12s，频率38次／分，为心房颤动、完全性房室阻滞、室性逸搏心律

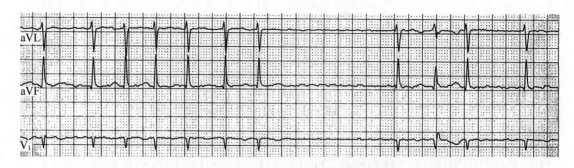

图 15-16 快室率性心房颤动伴隐匿性传导、长间期短偶联出现差异传导

本图是心房颤动,连续较短的 RR 间期后突然出现一个长达近 2s 的长间期,长间期后的第 2 个 QRS 波由于距其前的 QRS 波近而出现室内差异传导,此称为长-短周期现象。其原因是连续的隐匿性传导造成 1 个长的心动周期,周期越长,心室不应期也越长,当其后突然出现 1 个室上性激动向心室下传时,心室尚处于相对不应期而造成室内差异传导

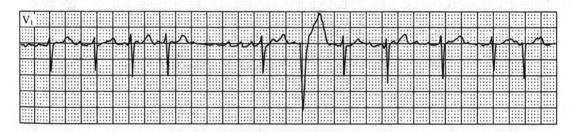

图 15-17 心房颤动、左束支阻滞型室内差异传导

本图记录的长条 V₁导联有明确的"f"波,RR 间期绝对不齐,在一个长 RR 间期后突然出现一个宽大畸形的 rS 型 QRS 波,其后无代偿间期,符合阿斯曼现象,为左束支阻滞型室内差异传导。室内差异传导出现左束支阻滞图形较少见

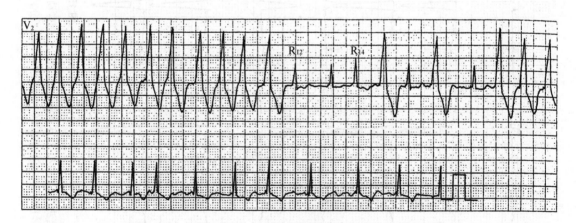

图 15-18 心房颤动、酷似室内差异传导蝉联现象的室性心动过速

上条图展示的 V₂导联连续出现数个或单个宽大的 R 型 QRS 波,酷似心房颤动伴室内差异传导蝉联现象。正常 QRS 波形态呈 Rs 型或 R 型,起始部有顿挫,但形成不典型的 rsR′型波。宽大 QRS 波的 RR 间隔不匀齐,最长 0.42s,最短 0.34s,差值 0.08s。单独出现的高宽 R 波与前一个正常 QRS 波的联律间期 (0.38s、0.40s)基本固定。考虑为室性早搏和室性心动过速。仔细观察可知 R₁₂和 R₁₄为室性融合波。下条图是静注利多卡因后宽宽 R 型 QRS 波消失,表现心房颤动,不完全性右束支阻滞(图记录的是 V₂导联),完全否定了右束支阻滞型室内差异传导蝉联现象。本图明确诊断为非持续性室性心动过速

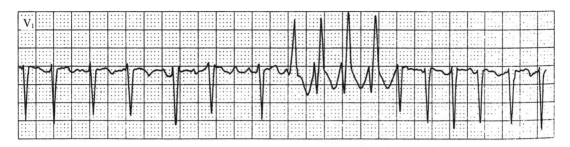

图 15-19 心房颤动、室内差异传导蝉联现象

描记的长条 V₁ 导联示 P 波消失,代之以大小不等、间隔不齐的"f"波。长条的后半部分突然出现连续 4 个呈右束支阻滞图形的 QRS 波,此与长-短心动周期有关,即畸形 QRS 波前有一长周期,畸形 QRS 波发生在短周期。长心动周期后束支或分支的不应期相对延长,突然出现的短心动周期,室内的某传导系统(多见于右束支)还处于不应期,使左、右束支传导不同步,因而出现右束支阻滞图形,这种连续出现的室内差异传导称为室内差异传导蝉联现象

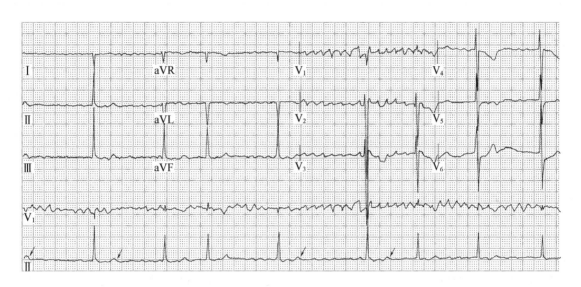

图 15-20 过缓性尖端扭转心房颤动、二度Ⅱ型房室传导阻滞伴交接性逸搏

各导联可见明确的"f"波,大小不等,形态不一。"f"波振幅时高、时低,主峰有时在等电位线之上,有时在等电位线之下,形成尖端扭转。RR 间期绝对不规则,心室率平均 55 次/分。长条Ⅱ导联第 1 个 T-T 间期(箭头所指)与第 2 个箭头所指周期均为 1.6s,提示二度房室阻滞,两个长周期后出现的 R 波振幅均高于其前后的 R 波,提示是房室交接区逸搏

四、鉴别诊断

心房颤动伴心室内差异传导与心房颤动伴室性

早搏的鉴别见表 15-1。

表 15-1 心房颤动伴心室内差异传导与心房颤动伴室性早搏的鉴别

鉴别要点	心房颤动伴心室内差异传导	心房颤动伴室性早搏
前一个 R-R 间期	一般长,多在一长一短周期后出现	一般可长可短,无一定规律
提前程度	较早,但与其前 R 无固定配对关系	多有固定联律间期
QRS 波形	绝大多数呈右束支阻滞图形,即 V₁ 导联呈 rsR′型、rsr′s′型等	不定,V₁ 导联多呈 QS 型、rS 型、qR 型、Rs 型等

（续　表）

鉴别要点	心房颤动伴心室内差异传导	心房颤动伴室性早搏
QRS变化程度	提前越早QRS变形越明显，QRS波时限可≤0.12s	与提前无关，图形一致或多源性，QRS波时限多≥0.12s
无人区电轴	一般不会出现	可出现
Vi/Vt值	>1	<1
QRS初始向量	初始向量大多数和正常QRS相同	大多数不相同
类代偿间期	较短或无	较长
平均心室率	较快	大多数较慢
洋地黄应用	常为用量不足，停药后心室内差传增多	常为过量，继续用药室性早搏增多
洋地黄试验	快速静注洋地黄，心室内差传减少或消失	快速静注后室性早搏增多，如果心力衰竭引起者可减少或消失
蝉联现象	常有	常无
二联律、三联律	常无	常有

五、病因

1. **急性病因**　过量饮酒、吸烟、电击、急性心肌梗死、心包炎、心肌炎、肺动脉栓塞、低血糖、各种原因引起的缺氧、低钾、局部或全身感染等。

2. **心血管疾病**　风湿性心脏病（特别是二尖瓣狭窄）、慢性缺血性心脏病、高血压心脏病、充血性心力衰竭、先天性心脏病（特别是房间隔缺损）、肥厚型心肌病、扩张型心肌病、二尖瓣脱垂或钙化、慢性阻塞性肺部疾病、老年性心房纤维化、预激综合征。

3. **其他病因**　肥胖、甲状腺功能亢进、内分泌失调、药物影响、自主神经功能紊乱、左房黏液瘤伴左房肥大、窦房结动脉闭塞、遗传因素。

六、临床表现

无论是阵发性心房颤动、持续性心房颤动还是永久性心房颤动，由于心律绝对不整，心房泵血功能减弱或消失，使心室充盈量减少20%，降低了每搏的心排血量，给患者带来多方面的不适感，如心悸、气促、胸闷、疲劳、乏力、呼吸困难、头晕甚至晕厥。原有心功能不全者，可进一步加重。心房颤动患者的病因、心功能状态、心室率快慢、自身耐受力、临床表现、生活自理能力等不同。有的老年患者随着对持久性心房颤动的适应，而无明显的自觉症状。

七、并发症和预后

流行病学研究表明，心房颤动患者的死亡率和致残率明显增高，其死亡率为一般人群的2倍，主要与基础心脏病的加重、动脉血栓栓塞及脑卒中有关。有

统计心房颤动患者中，50～59岁脑卒中的发生率约15%；80～89岁脑卒中的发生率达23.5%～36%。心房颤动患者外周血栓栓塞的危险是无心房颤动者的4倍，男性是女性的5.7倍。最常见的是肢体动脉的血栓栓塞，占外周血栓栓塞的61%。特别是下肢，其中半数栓塞在髂动脉段，另一半栓塞在股动脉和胫动脉。肠系膜动脉栓塞占29%，盆腔动脉栓塞占9%，主动脉栓塞占9%，肾动脉栓塞占2%。心房颤动患者痴呆的发生率是非心房颤动者的2倍，心房颤动患者和痴呆的关系不受年龄、心血管危险因素和既往卒中史的影响。

心房颤动是心血管死亡率增加的危险因素，男性死亡率是非心房颤动者的1.5倍，女性1.9倍。即使没有任何其他心血管疾病，心房颤动仍然使死亡率增加近1倍。

八、治疗

心房颤动的治疗有三个目标：①控制心室率；②转复为窦性心律；③预防血栓栓塞并发症。

（一）控制心室率

心房颤动未经阻断房室传导的药物治疗，平均心室率为110～125次/分，运动时还会明显增加。由于心房失去了舒缩功能，使心脏的排血降低10%以上。快速而又不规则的心室率又加重血流动力学受损，会诱发和加重心力衰竭。长期持续下去又进一步损害心室功能和结构，易形成血栓。控制心室率可以使舒张期延长，减少快速心室率引起心肌病的可能性，减少心室率过快引起的不适症状。因此，心房颤动患者不适合转复心律或转复心律不成功者，控制心室率是

治疗心房颤动的重要措施。

1. 控制心室率的目标 心房颤动患者在安静状态下心室率应控制在 60~80 次/分；在日常活动情况下心室率应控制在 90~100 次/分。

2. 控制心室率的治疗措施 一般采用口服药物，常用药物有：①洋地黄制剂，它在减慢心室率的同时，有正性肌力作用，常用于心功能不全的心房颤动患者；②β受体阻滞药，如美托洛尔、阿替洛尔、普萘洛尔等，可拮抗交感神经活性，但有严重心力衰竭、低血压以及迷走神经介导的心房颤动患者应慎用或不用；③胺碘酮，具有抗交感神经和钙通道的拮抗活性，抑制房室传导，可有效控制心室率；④预激综合征合并心房颤动者禁用洋地黄制剂，因其有增强房室旁道的传导性，使心室率更快而增加心室颤动的危险性。无器质心脏病的预激综合征患者，首选β受体阻滞药或非二氢类钙拮抗药维拉帕米等。

（二）转复窦性心律

心房颤动患者转复窦性心律是最好结果，一般初发房颤在 24h 内有 50% 会自动转复为窦性心律，故症状较轻且无器质性心脏病者，在 24h 内并非要转复心律，仅给少量镇静剂或休息就可恢复窦性心律。心房颤动持续 24h 以上应尽快复律，因心房颤动超过 48h 可能出现心房肌电重构，引发"心房颤动产生心房颤动"，增加心房颤动的持续性，还可能增加血栓栓塞的并发症。下列情况的心房颤动患者应该尽快复律：①心房颤动造成急性心力衰竭、低血压、心绞痛发作；②中青年人的特发性心房颤动、心房内有血栓或既往有血栓抗凝治疗 3 周以上；③心脏手术后心房颤动持续存在 1~3 个月者。心房颤动患者的复律一般采用药物和电复律。

心房颤动持续一年以上很难复律，尤其是左心房肥大者复律更困难。有报道慢性心房颤动患者复律成功的机会虽然很少，但如复律成功后半年再测定患者的左右心房容积，可见显著缩小，而且房室功能也有改善。下列情况的心房颤动患者并非是复律的对象：①原因未除，如尚未进行治疗的心脏瓣膜病变、未控制的甲状腺功能亢进、活动性心包炎、心肌炎、药物中毒尚未排空者等；②心房明显增大者；③病态窦房结综合征无心脏起搏器保护者。

1. 药物复律 心房颤动发生在 7d 内药物复律效果最好，我国复律常用的药物有：①胺碘酮，此药为心房颤动伴心功能不全患者的首选，不良反应主要是对甲状腺有影响，甲状腺功能不全者应慎用；其次是肺毒性，即容易引起肺间质纤维化。②普罗帕酮，不良反应较少，可与β受体阻滞药合用，心功能不全者慎

用。③莫雷西嗪，不良反应较少，但复律成功率低于胺碘酮。如因胺碘酮的不良反应而停药者再用莫雷西嗪仍然有效。④索他洛尔，应用时应检测 QT 间期，如 QT 间期＞0.50s 时应停药。有心功能不全者要慎用。⑤伊布利特，是新的Ⅲ类抗心律失常药，能延长心房、心室的不应期，对新近发生的心房颤动转复心律的效果好。转复心房颤动的疗效优于普鲁卡因酰胺。

2. 直流电复律 在药物复律无效的情况下，可施行胸外直流电复律。术前先用奎尼丁、胺碘酮、索他洛尔或普罗帕酮等药物可增加复律的成功率。直流电复律的能量一般为 100~200J，转复成功率 80%~88%，加上药物几乎达到 100%。为避免损伤心肌，2 次复律间隔应＞1min。

3. 射频消融术 各种复律方法不成功，药物控制心室率有困难者，考虑进行导管射频消融治疗心房颤动。利用射频能量对右心房行线性消融，成功率低；后来将右房线性消融与左房消融相结合，有效率可高达 80%。近年已经发现许多阵发性心房颤动是灶激动所引起的，这些致心房颤动的兴奋灶 90% 位于肺静脉口附近和入口内 1~4cm，而且绝大多数在左右上肺静脉，少数起源于上腔静脉内。国内外一些学者通过消融或隔离肺静脉或上腔静脉内的异位激动灶，这些灶性心房颤动可以不再发生，但有产生肺静脉狭窄的危险。不同的学者采用不同部位的消融，各有不同的成功率。因此目前还没有值得推荐的标准消融方法。

接受射频消融的患者术后可能转为窦性，但心房颤动复发率高，或变为房性心动过速或心房扑动，或需安装起搏器，仍然需要用药，射频消融的优势并未凸显。因此，新指南建议：对于年龄＜75 岁，无或轻度器质性心脏病患者，左心房直径＜50mm 的反复发作的阵发性心房颤动患者，在有经验的电生理中心射频消融可以考虑作为一线治疗手段，对于其他心房颤动患者，可以考虑作为二线治疗手段。

4. 心房颤动的外科手术治疗 即迷宫手术治疗，源于 20 世纪 80 年代，成功率可达 95%，其中以考克斯（COX）疗效最好。由于手术复杂、创伤大，只局限在极少数大医院开展。COX 手术是在心房内创建电迷路，手术中要做许多切口，使得瘢痕之间的区域变小，不能使心房颤动持续存在。迷宫手术的并发症之一是心房肌的广泛损伤，结果是心房功能障碍影响到血流动力学。

近年外科医生通过外科微创手术进行心房颤动射频消融治疗，术者以胸腔镜为辅助，在心脏不停跳

的情况下,通过胸腔外侧缘小切口消融心房颤动,成功率较高,费用低于经皮心房颤动射频消融术。一些外科专家认为非瓣膜病心房颤动,是外科手术适应证。

(三)预防血栓栓塞

所有心房颤动患者,特别是伴有糖尿病、高血压、肥胖和高龄患者,均应进行抗凝治疗预防血栓形成。临床常用的药物:

1. 华法林　一般作为首选,保持适宜的剂量指标 INR(国际标准化凝血酶原时间比值),抗凝剂量

INR 保持在 3.0;国内推荐 2.0～2.5,但国内有些医院为 1.5～2.0。文献报道 INR<2.0 栓塞发生率将增加;INR>4.0～5.0 严重出血率大大增加。

2. 阿司匹林　大多数文献认为,小于 65 岁、无高血压、栓塞病史、近期心力衰竭病史的心房颤动患者,每天口服阿司匹林 300～325mg,对预防血栓并发症既安全又有效。对大于 65 岁特别是 75 岁以上的患者,先前存在基础心脏病或危险因素的心房颤动,应服用华法林。华法林与阿司匹林应避免合用。

第三节　迷走神经介导性心房颤动

各种心律失常都与自主神经变化都有一定关系,只是程度不同而已。目前动态心电图越来越证实心房颤动的发生与自主神经失衡有关。交感神经张力增高时诱发的心房颤动,称为交感神经介导性心房颤动;迷走神经张力增高时诱发者,称为迷走神经介导性心房颤动(vagus nerve mediating atrial fibrillation)。在自主神经介导的心房颤动中,迷走神经张力增高是诱发心房颤动的主要原因。

一、临床特点

1. 男性多见,男女发生率为 4:1。

2. 中年患者多见,首次发生房颤的平均年龄在 45 岁左右,年龄范围在 45～65 岁。

3. 多数无器质性心脏病,属于特发性或孤立性心房颤动,超声心动图证实无右心房异常。

4. 心房颤动多在夜间发生,发生前有心动过缓,洋地黄药物和 β 受体阻滞药可增加心房颤动的发作。从不发生在体力活动或情绪激动时。

5. 心房颤动发作与进餐有一定关系,尤其在晚餐后迷走神经不仅处于消化食品时的兴奋刺激中,而且也发生在白天到夜间迷走神经张力逐渐增高的转换过程中。少数心房颤动患者发生在进食吞咽过程中,即所谓的吞咽性心房颤动。此可能与食物刺激咽喉部和食管直接引起迷走神经张力增高有关,饮酒后

的酒精吸收期也常是诱发因素。

6. 心房颤动常在凌晨或清晨终止,此时迷走神经张力渐降低,交感神经张力渐增高。

7. 机械性或药物刺激迷走神经也常能诱发心房颤动。

8. 几乎所有的心房颤动患者,均随病情进展而发作频繁,不同患者的复发率不同。从每年发作几次到每月、每周,甚至每天发作几次,发作持续时间从几分钟到几小时而逐渐延长,但很少变为持续性心房颤动。

二、心电图特点

1. 心房颤动发作前一般先出现进行性窦性心律减慢,当窦性心律减慢到一定临界程度时才发生心房颤动。多数患者的临界心率在 60 次/分以下,此现象提示与迷走神经张力进行性增高有关。

2. 动态心电图资料显示,除心率减慢以外,心房颤动发作前几分钟常出现房性早搏或房性早搏二联律。这也是迷走神经介导性心房颤动发作前的心电图特征。

3. 在心房颤动发作过程中,可见心房颤动与心房扑动Ⅰ型(常见型)交替发生,记录长时还可见心房扑动变为心房颤动或从心房颤动变为心房扑动的过程。

第16章

逸搏与逸搏心律

逸搏（escape beat）是指在心脏主导节律（主要是窦房结）功能不全（起搏周期延长、暂停起搏、激动外传受阻）时，低位节律点"被迫"发出激动防止心脏停搏。这种低位节律点在心脏暂停的较长空档期后出现1～2次搏动，称为逸搏。如果连续出现3次或3次以上的逸搏，称为逸搏心律（escape rhythm）。逸搏或逸搏心律是继发于高位起搏点功能低下时才出现的，所以逸搏或逸搏心律也可称为心脏的补充搏动、补充节律，是一种生理现象，是心脏的自我保护机制。

心脏的搏动受四大起搏点支配，按其起搏频率的快慢序列为窦房结、心房、房室交接区、心室，其中窦房结的自律性最高，是心脏起搏的基本节律点。其他的起搏点被窦房结发出的激动所抑制，处于备用状态。根据逸搏的起搏点位置不同，分为房性、房室交接性、室性三种，最常见的是房室交接性，其次是室性，房性最少见。近几年人们把以异位搏动为主的心律中，长间歇后出现的偶发窦性心搏称为窦性逸搏，它符合常见逸搏的诊断条件，诊断窦性逸搏也在情理之中。

一、逸搏和逸搏心律的特点

1. 逸搏的周期是固定的　凡起源于一个起搏点的逸搏或逸搏心律，其逸搏周期基本是固定的，其差距不超过0.08s。

2. 延迟出现　逸搏都是在窦性心律或基本心动周期的长周期后出现，即逸搏周期都长于一个窦性周期或基本心动周期。一般室性逸搏固有频率为每分钟20～40次，房室交接性逸搏固有频率为每分钟40～60次，房性逸搏固有频率为每分钟50～60次。

3. 逸搏或逸搏心律规则　异位起搏点的自律性受自主神经的影响较少，故其自律性较窦性稳定，表现为节律规则。个别病例刚从窦性心律的抑制下"解放"出来，自主节律的恢复有个"温醒"过程，才能逐渐

稳定，所以有些逸搏心律可有心律暂时不齐，这种不齐现象多见于室性逸搏心律。

4. 逸搏与逸搏心律只以补充形式持续　逸搏心律的持续时间与窦性或基本心律的自律性变化有关。如窦性起搏点发放激动的频率增快，超过逸搏心律起搏点的频率，窦性心律可抑制逸搏自律点，重新夺获心脏的控制权。若窦性起搏点功能衰退或有窦房阻滞成为永久性，或有完全性房室传导阻滞时，逸搏心律将持续存在。若窦性起搏频率和逸搏心律的起搏频率接近，在窦性心律的慢相，逸搏心律会代替窦性心律成为主导心律；在窦性心律的快相，窦性心律可夺获心室成为主导心律。心电图上两者可以交互出现。

二、窦性逸搏与窦性逸搏心律

基本心律为阵发性异位心动过速时，异位心律突然暂停后的长间歇内出现1～2个窦性心搏，其频率在每分钟60～100次者，称为窦性逸搏（sinus escape）。如果连续出现3次或3次以上窦性心搏者，便称为窦性心律，也有人称为窦性逸搏心律（sinus escape rhythm）。

1. 发生机制　在异位心动过速的情况下，异位心搏的频率快于窦房结发放的频率，窦房结的激动被抑制。一旦异位节律点的活动终止后的长间歇内，窦房结便有机会发放激动控制心脏搏动。由于这个窦性激动出现在长间歇后，故称为窦性逸搏。

2. 心电图特征（图16-1）

（1）在快速的异位心动过速终止后的长间歇期内出现1～2次窦性搏动，频率在每分钟60～100次，若频率每分钟<60次者，称为过缓的窦性逸搏。

（2）窦性逸搏连续出现3次或3次以上者，可称为窦性心律。

3. 临床意义　在异位心动过速后出现窦性逸搏，反映窦房结的起搏功能正常，在异位快速性心律

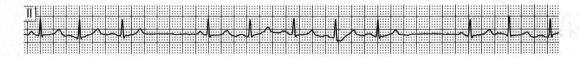

图 16-1　窦性逸搏

此图系无休止性房性心动过速,在房性心动过速终止后的长间歇出现一个窦性心搏,这个窦性心搏应视为窦性逸搏,由于逸搏间期>1.0s,故可称为过缓的窦性逸搏

失常后能很快恢复正常窦性心律。如果快速的异位心律失常终止后出现过缓的窦性逸搏,提示窦房结的自律性降低,恢复窦性心律后可能会出现窦性心动过缓或窦性暂停。

三、房性逸搏与房性逸搏心律

(一)房性逸搏

房性逸搏(atrial escape)是指在窦房结起搏功能降低、暂停或传出阻滞时,心房中的异位起搏点从窦房结激动的抑制下解脱出来,按其固有频率发放激动,暂时取代窦房结的功能,以维持心脏的搏出功能。在窦房结的长间歇后偶发出现的具有房性激动特点的心脏搏动,也称为房性逸搏。

1. 发生机制

(1)窦房结起搏功能降低:最常见的是窦性心动

过缓或暂停,此时窦房结起搏周期等于或小于心房起搏点的固有周期;房性起搏点摆脱了窦房结的抑制,进而代替窦房结的起搏功能。当窦房结的起搏功能恢复正常,便又夺回对心脏的控制权,成为心脏的主导心律。

(2)窦性激动的传导受阻:最常见的是窦房阻滞,窦房结虽能正常地发放激动,但激动在窦房连接区受到阻滞无法激动心房,故心房异位激动点有机会按固有频率发放激动,暂时或持续地控制心脏激动,形成房性逸搏或房性逸搏心律。

2. 心电图特征(图 16-2)　在一个较窦性周期为长的间歇之后出现一个房性 P'波,其形态异于窦性 P波,其后继有室上性 QRS 波,P'-R 间期≥0.12s,如其后不继有 QRS 波,一般称为房性逸搏未下传,也可称为不完全性房性逸搏。

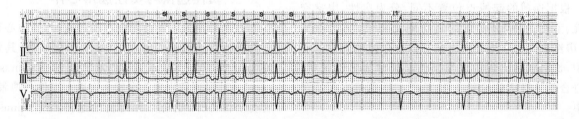

图 16-2　房性逸搏

同步描记的 I、II、III、V₁ 导联可见规整的窦性心律后出现一阵房性心动过速。房性心动过速终止后的较长间歇后出现的第 1 个心搏(即该图第 11 个心搏)之 QRS 波为正常室上性,其前有异于窦性的 P'波,P'R≥0.12s,为房性逸搏

3. 临床意义　当窦房结自律性降低或窦性暂停以及暂时出现窦房阻滞时,心房内的自律点便以逸搏的形式发出 1~2 次激动,支配心脏的搏动,以免影响心脏的血流灌注。可以说房性逸搏是对心脏血流的一种暂时性补偿,是心脏的一种自身保护机制。

(二)房性逸搏心律

当窦房结停搏时间过长或窦房传导阻滞持续存在,房性逸搏连续出现 3 次或 3 次以上,便称为房性逸搏心律(atrial escape rhythm)。

1. 发生机制　心房是心脏的第 2 个起搏自律点,其自律的频率略低于窦房结,当窦房结的自律性低于心房时,或出现窦房阻滞、窦性停搏时,房内自律点摆脱窦房结的抑制连续发出激动,控制心脏的自律性,以维持心脏的排血功能,此为心脏的一种生理保护机制。

2. 心电图特征(图 16-3)

(1)窦性 P 波消失,连续出现 3 次或 3 次以上的房性心律,P'波异于窦性,P'-R 间期≥0.12s。

（2）心房率与心室率相同，缓慢而规则，心房率50～60次/分。若心房率<50次/分称为过缓的房性逸搏心律；>70次/分为加速的房性逸搏心律。

（3）P′波形态可略有不同，可能与心房内异位节律点游走有关，此时心律也可稍有不齐。

（4）出现房性融合波，由于房性逸搏频率缓慢，容易和缓慢的窦性节律或其他异位激动在心房内相遇

而发生干扰产生房性融合波。

（5）出现房室干扰分离，缓慢的房性异位P′波与缓慢的房室交接性逸搏或室性逸搏在房室交接区相遇，容易形成干扰性房室分离，P′-R′间期<0.12s，说明P′波与QRS波并不相关。

（6）房性起搏点如在心房下部，下壁导联P′波会倒置，但P′-R间期应>0.12s。

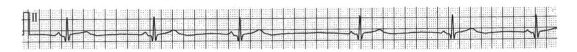

图16-3 房性逸搏心律

此长条Ⅱ导联取自一位60岁的男性冠心病患者的心电图，此图前3个心搏的P波与后3个心搏的P波形态不一，前3个P波振幅稍高于后3个P波，且降支光滑，后3个P波不但振幅低于前3个P波且降支还出现小的钝挫。此外第3个P波与第4个P波之间出现一个长达2.16s的间歇把两者隔开，前3个心搏间距折合心率39次/分，后3个心搏折合心率37次/分，故可以把前3个心搏作为显著的窦性心动过缓，后3个心搏作为过缓的房性逸搏心律

3. 临床意义　房性逸搏和房性逸搏心律很少见，尽管房性起搏点的固有频率比房室交接区起搏点的固有频率稍高一点，但在窦性暂停或窦房阻滞时，首先出现的是房室交接性逸搏或逸搏心律，很少出现房性逸搏心律。其原因还不太清楚，推测引起窦性起搏点的自律性降低或窦房阻滞的病变，可能亦会影响到心房异位起搏点的自律性，使其自律性降至房室交接区自律性以下。在窦性自律性降低或窦房阻滞的情况下，不管是先出现房性逸搏或逸搏心律还是房室交接性逸搏或心律，均属于良性心律，是一种保护心脏功能的生理现象。

四、房室交接性逸搏与房室交接性逸搏心律

（一）房室交接性逸搏

房室交接性逸搏（atrioventricular junctional escape）是在窦性心动过缓及不齐、窦性停搏、窦房阻滞、不完全性房室传导阻滞以及过早搏动后出现长的代偿间期情况下，房室交接区内自律起搏点起而代替窦性起搏点出现1～2次搏动。

1. 发生机制　房室交接区是心脏第3级自律起搏点，平时被窦房结、心房发出的激动抑制。当窦房结或心房的自律性暂时降低、暂停或出现暂时性房室传导阻滞时，房室交接区为了避免心脏停搏，便被动性发出1～2次逸搏替代正常的心脏搏动，以维持心脏的排血功能，此种现象是心脏的一种保护性机制。

2. 心电图特征（图16-4）

（1）在一个长心动周期后出现一个室上性窄QRS波，形态与窦性QRS心搏相同，少数情况下也可略异于窦性QRS波，此为交接区内偏心性传导或室内差异传导现象。

（2）QRS波前或后可见相关的逆行P⁻波（Ⅱ、Ⅲ、aVF导联P⁻波倒置，aVR导联P⁻波直立），P⁻波在QRS波之前P⁻-R间期<0.12s，P⁻波在QRS波之后R-P⁻<0.20s，或埋在QRS波中不见逆行P⁻波。

（3）房室交接性逸搏前也可能出现窦性P波（aVR导联P波倒置，Ⅰ、Ⅱ导联P波直立），但P-R间期<0.11s，说明P波与QRS波无关。此系房室交接性逸搏与窦性P波偶然相遇，窦性P波未能继续顺向下传，交接区逸搏也未能逆向上传，这是发生在房室交接区内的一种房室干扰现象。

3. 临床意义　房室交接性逸搏属于生理性的保护机制，不使心脏停搏时间过长，可以说是窦房结自律性降低后的补充节律。短暂的房室交接性逸搏除见于窦房结本身原因外，尚见于迷走神经张力增高。偶发性房室交接性逸搏对患者无重大影响，房室交接性逸搏的预后取决于形成逸搏的原因。

（二）房室交接性逸搏心律

当窦性心动过缓合并不齐、窦性暂停或窦房阻滞持续存在时，房室交接性逸搏连续发放3次或3次以上，便构成房室交接性逸搏心律（atrioventricular junctional escape rhythm）。

1. 发生机制　当窦房结、心房内的自律性降低、停搏或心房颤动伴完全性房室传导阻滞时，心脏的第

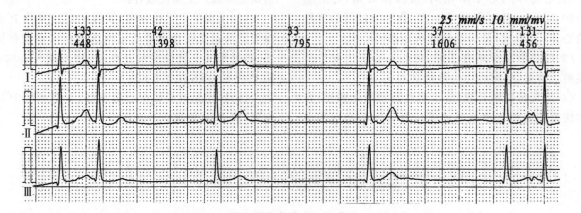

图 16-4 房室交接性逸搏、窦性夺获

本图显著的窦性心动过缓伴不齐,在窦性不齐的长相出现的 QRS 波前无窦性 P 波,此波属于房室交接性逸搏,逸搏周期 1.80s,逸搏的 QRS 波 J 点处有一个窦性 P 波,因落在房室交接区的有效不应期不能下传心室,此逸搏后的 1.32s 又出现一个逸搏,其后的 T 波降支出现一个窦性 P 波夺获了心室。此图的第 2 个心搏也是在逸搏后出现的窦性夺获

3 级自律起搏点——房室交接区起搏点,便被动性担负起心脏的起搏功能,以维持心脏的血液循环。房室交接性逸搏心律是心脏最重要的保护机制。

2. 心电图特征(图 16-5、图 16-6)

(1)其特点与房室交接性逸搏相同,但需连续出现 3 次或 3 次以上。

(2)心室率缓慢匀齐发生,心室率在 40~60 次/分。若心室率<40 次/分为过缓的房室交接性逸搏心律;若心室率在 61~100 次/分为加速的房室交接性逸搏心律。

(3)窦性 P 波可消失,也可存在,可形成房室干扰现象(窦性 P 波受逸搏干扰不能下传心室)。在高度或完全性房室传导阻滞情况下,窦性 P 波和房室交接性逸搏心律可以共存,但 P 波频率高于心室波频率,两者无固定的时间关系。

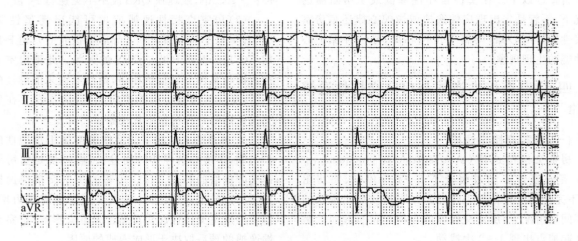

图 16-5 房室交接性逸搏心律

患者男性,50 岁,临床诊断:心动过缓。心电图同步记录的 Ⅰ、Ⅱ、Ⅲ、aVR 导联示房室交接性逸搏心律(心率 45 次/分),QRS 波时限<0.12s,ST 段上均出现一个逆向 P⁻ 波,R-P⁻ 时间固定为 0.18s,说明是交接区性逸搏逆向传导至心房所致。此外 ST 段在 Ⅰ、Ⅱ 导联压低,aVR 导联抬高;T 波在 Ⅰ、Ⅱ 导联倒置,aVR 导联直立;U 波在 Ⅰ、Ⅱ 导联直立,aVR 导联倒置,电轴右偏。本图除存在房室交接性逸搏心律外,可能尚存在心肌缺血

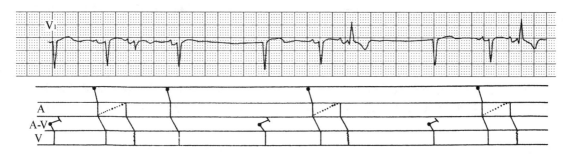

图 16-6　房室交接性逸搏、窦性夺获心室、房性早搏

此图表现为长周期后出现一个前后无 P 波的室上性 QRS,继之出现一个提前的前有窦性 P 波的室上性 QRS 波和一个前有房性 P′波呈右束支阻滞图形的 QRS 波,三者形成一组特殊的三联律。由于 P-P′间距固定,考虑为心房内折返形成的房性早搏。房性早搏距下一个窦性心搏 2.30s,说明窦房结功能明显降低

（4）QRS 波为窄 QRS 波形,如为宽 QRS 波形多为室性逸搏心律。

3. **临床意义**　房室交接性逸搏心律是一种继发现象,不是原发性心律失常,其临床意义不在于房室交接性逸搏心律的本身,而是在于引起房室交接性逸搏心律的原因。短暂性出现对身体无影响,持久性存在多是病理现象,要寻找病因给予恰当的治疗。临床上多见于窦房结功能降低、迷走神经功能亢进、冠心病、风湿性心肌炎、心肌病、洋地黄中毒引起的完全性房室传导阻滞等。消除病因,房室交接性逸搏心律可望消失。

（三）房室交接性逸搏夺获心律

房室交接性逸搏 QRS 波后出现的一个窦性 P 波,此窦性 P 波下传又引起一个 QRS 波形成为 QRS-P-QRS 序列,称为房室交接性逸搏-夺获心搏。如果房室交接性逸搏窦性夺获心室现象连续出现形成二联律,便可称为房室交接性逸搏夺获心律（atrioven-

tricular junctional escape-capture rhythm）。

1. **发生机制**　引起房室交接性逸搏及窦性夺获形成二联律的常见原因有显著的窦性心动过缓、3：2 窦房阻滞和 3：2 房室传导阻滞等情况下,房室交接区被动性地释放激动维持心脏搏动。恰在此时缓慢的窦性激动产生的 P 波出现在逸搏 QRS 之后,正值房室交接区已脱离了有效不应期,窦性 P 波便通过房室交接区下传心室产生一个 QRS 波,形成一组 QRS-P-QRS 序列的逸搏夺获心电图。假如逸搏和窦性 P 波巧合配成对连续出现,便构成逸搏夺获性心律。

2. **心电图特征**（图 16-7）

（1）两个房室交接性逸搏的中间夹有一个窦性心搏（并非 P⁻波）,此种组合连续出现 3 次或 3 次以上。

（2）窦性心搏的 P-R 间期必须＞0.12s,需排除反复搏动。

（3）窦性心搏的 P 波出现基本符合窦性心动周期的出现时间。

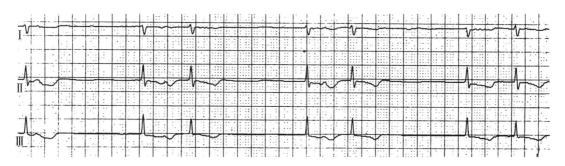

图 16-7　房室交接性逸搏心律、窦性夺获形成二联律

本图系动态心电图记录的部分导联,在长 R-R 之间出现一个室上性 QRS 波,其后出现一个窦性 P-QRS-T 综合波,形态与其前的 QRS 波相同,形成逸搏-夺获二联律。此外,Ⅱ、Ⅲ导联的 T 波均倒置,提示心肌下壁可能存在缺血改变

五、室性逸搏和室性逸搏心律

(一)室性逸搏

当窦房结、房室交接区因某种原因自律性异常降低时,心室的起搏点被动性地发放激动引起一个延迟出现的宽 QRS 波,称为室性逸搏(ventricular escape)。

1. 发生机制

(1)当室上性起搏点的自律性低于室性起搏点的自律性时,室性起搏点不再受到抑制临时出来"替补"一下室上性主导节律点的工作。出现这种情况的原因有显著窦性心动过缓、窦性暂停或窦房阻滞伴发房室交接区起搏点的自律性显著降低等。

(2)在二度和三度房室阻滞时,窦房结发出的激动不能通过房室交接区下传心室,房室交接区也未能替代性地发出激动,由心室起搏点临时或持续发出激动,发挥心脏的最后一道防线作用,不使心脏停搏。

(3)某些室上性激动强力抑制了窦房结或房室交接区的起搏点,使其不能发放激动,室性起搏点起而代之。

2. 心电图特征(图 16-8)

(1)在一个较窦性心动周期为长的间歇后,出现一个宽大畸形的 QRS 波,QRS 波时间多>0.12s,其ST-T 可与 QRS 波方向相反,为一种继发性 ST-T 改变。

(2)宽大畸形的 QRS 波前后无相关的 P 波。

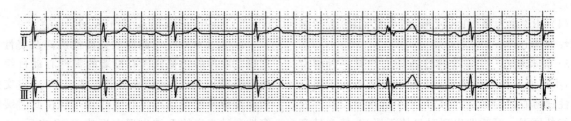

图 16-8 室性逸搏伴完全性房室交接区干扰

此图显示 P 波顺序发生,P 后均继有室上性 QRS 波,但 P-P 间期显著不匀齐,应属于窦性心律不齐。在图的中间出现一个长的 R-R 间期,其间出现一个与窦性 P 波略不同的 P 波:稍有提前出现,其后不继有 QRS 波,当属房性早搏未下传。房性早搏后的间歇出现一个宽大畸形的 QRS 波,其前有窦性 P 波,但 PR 间期(0.12s)小于任何窦性心搏的 PR 间期,故考虑此 P 波与宽大畸形的 QRS 波无关,该宽大畸形之 QRS 波应属于室性逸搏

3. 临床意义 室性逸搏的出现属于生理性保护机制,也是防止心脏停搏的最后一道防线,此道防线如果失去作用,后果将十分严重。

(二)室性逸搏心律

窦性激动不能通过房室交接区进入心室,而房室交接区又不能及时发出激动时,心室便以每分钟20～40 次的频率发出激动支配心脏跳动,此种情况即称为室性逸搏心律(ventricular escape rhythm),也称心室自主心律(idioventricular rhythm);心室若以每分钟超过 40 次的频率发出激动支配心脏跳动,则称为加速性室性逸搏心律(accelerated ventricular escape rhythm);若每分钟低于 20 次的频率支配心脏跳动,则称为过缓的室性逸搏心律(brady-ventricular escape rhythm)。

1. 发生机制 室性逸搏心律的出现应该说是心脏本身的一种"自救"机制,是生理性的。出现的原因是:①室上性起搏点的自律性降低或衰竭;②室上性起搏点发出的激动出现传出阻滞;③完全性房室传导

阻滞;④电解质紊乱、药物过量对心肌的严重损害等。

2. 心电图特征(图 16-9)

(1)连续出现 3 个或 3 个以上的室性逸搏便构成室性逸搏心律,它可以与窦性 P 波共存,但两者没有固定的时间关系,如发生在三度房室传导阻滞时则处于完全阻滞性脱节状态。

(2)宽 QRS 波缓慢匀齐出现,频率每分钟 20～40 次。频率越慢 QRS 波越宽大畸形,而且心室率越不规则,心室停搏的危险性也越大。

(3)宽大畸形的 QRS 波时限≥0.12s,心室起搏点越低 QRS 波时限越宽,QRS 波与 ST-T 波的界线越不易分清,最后可溶合在一起变为低矮的心室蠕动波,失去泵血功能。

3. 临床意义 找出引起室性逸搏心律的病因进行适当的治疗,室性逸搏心律可消失,恢复正常心律;窦性停搏或窦房阻滞或高度房室传导阻滞等,逸搏间期较长者应植入心脏起搏器;如是某些疾病的晚期出现时,则预后严重不良。

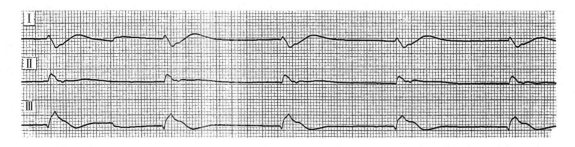

图 16-9 室性逸搏心律

记录此心电图时,患者已昏迷,同步描记的Ⅰ、Ⅱ、Ⅲ导联上P波已完全消失,唯可见缓慢匀齐的低矮宽阔的 QRS 波顺序出现。这种异常 QRS 波应属于高危室性逸搏心律伴心房停搏

六、过缓的逸搏心律

过缓的逸搏心律是指心脏某部位起搏点的自律性过低,低于其固有频率以下者,便称为过缓的逸搏心律(brady-escape rhythm)。

(一)过缓的逸搏心律分类

1. 过缓的房性逸搏心律是指房性频率每分钟低于 50 次,亦称房性心动过缓(atrial bradycardia)。

2. 过缓的房室交接性逸搏心律是指房室交接区的频率每分钟低于 40 次(图 16-10),亦称房室交接区性心动过缓(atrioventricular junctional bradycardia)。

3. 过缓的室性逸搏心律是指室性频率每分钟低于 20 次,亦称室性心动过缓(ventricular bradycardia)。

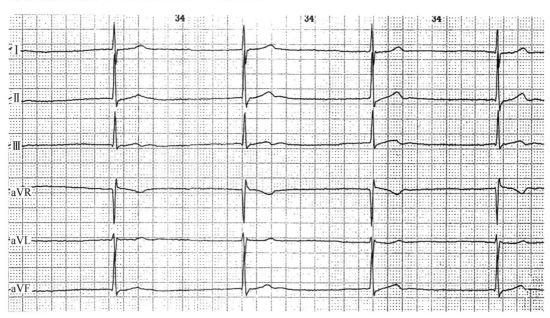

图 16-10 过缓的房室交接性逸搏心律

这是一例病态窦房结综合征患者的动态心电图,心电图示心房波消失,缓慢的室上性 QRS 波匀齐发生,心室率 36 次/分,属于过缓的房室交接性逸搏心律

(二)临床意义

心室率快慢与心脏每分钟搏血量密切相关,过缓的逸搏心律较一般的逸搏心律每分钟搏血量要少,因而容易出现头晕、乏力、晕厥等临床症状。此外,还可通过某个节律点的过缓逸搏心律间接了解其对邻近节律点的影响,可作为判断预后的参考。例如一个经常发生窦性停搏的患者合并房室交接性逸搏心律者,可初步考虑为一般的病态窦房结综合征。若合并过缓的房室交接性逸搏心律,除反映有双结病变外,比房室交接性逸搏心律更容易发展为心脏停搏而出现阿斯综合征,甚至死亡,其预后较一般的逸搏心律更严重。又如房室交接性逸搏心律在 42 次/分时一般

意味着存在<42 次/分的窦性心动过缓或窦性停搏；而明显过缓的房室交接性逸搏心律（例如 26 次/分）不但意味显著窦性心动过缓（<26 次/分）或窦性停搏，更提示可能同时还合并明显过缓的房性逸搏心律或房性停搏，尚不能除外合并过缓的室性逸搏心律（<20 次/分）或室性停搏的可能性。

注：加速的逸搏心律与非阵发性心动过速

许多心电学专著上，将加速的异位（房性、交接性、室性）逸搏心律认为是对应的非阵发性异位（房性、交接性、室性）心动过速，心电专家程树槃等认为将加速的逸搏心律与"非阵发性"心动过速混为一谈，似嫌欠妥。理由如下：①加速的逸搏心律不像心动过速那样突然以较短的配对时间，继以较快的频率（其周期与配对时间相近）而出现，终止时也不以较长的代偿间歇为结束，因此没有心动过速那种"起止突然"。②频率超过逸搏频率的异位心律，某些与窦性心律有融合波出现。鉴于此种质疑，现有学者将频率在 61～100 次/min（房性、交接性）、41～70 次/min（室性）不伴有窦-异（房性、交接性、室性）竞争的，心电图上始终未见窦性 P 波出现，仅有单一的异位节律的，称为加速的异位（房性、交接性、室性）逸搏心律；将频率在 61～120 次/min（房性、交接性）、60～100 次/min（室性）同时伴有窦-异（房性、交接性、室性）竞争的，两者竞争性地控制心房或心室，心电图上可见窦性 P 波出现，甚至有时可形成融合波（窦-房、窦-交竞争形成房性融合波，窦-室竞争形成室性融合波），称为非阵发性异位（房性、交接性、室性）心动过速。

第17章

游 走 节 律

游走节律(wandering rhythm)是指控制心脏活动的起搏点不固定在一个部位,有时沿一定部位或沿一定方向有规律地反复变动。节律点的移动多是暂时的。游走节律包括室上性游走节律(窦房结内游走节律、窦房结至心房内游走节律、心房内游走节律、窦房结至房室结游走节律、房室结内游走节律)和心室内游走节律。

一、室上性游走节律发生机制

室上性游走节律(supraventricular wandering rhythm)很不稳定,多为暂时性的,心脏的起搏点为何会出现有一定规律的游走,其电生理机制还不完全清楚。根据游走节律多在安静状态下出现,活动后消失的特点,考虑与自主神经不平衡有一定的关系。在安静状态下,迷走神经占一定优势,窦房结的自律性受到一定的抑制,容易发生自律点的不稳定。当活动时交感神经兴奋占优势,窦房结的自律性增强,窦房结节律即控制整个心脏。对于窦房结内游走节律而言,迷走神经张力增强时,窦房结头部自律性降低,窦房结体部和尾部节律可暂时表现出来,但很快又被窦房结头部节律取代,形成窦房结内游走节律。

二、窦房结内游走节律

窦房结是心脏的主导节律点,窦房结的头、体、尾三部分均有自律性,头部自律性最高,体部自律性次之,尾部自律性最低。在体力活动时交感神经兴奋性增强,心脏起搏点在窦房结的头部,心率较快,安静状态下迷走神经兴奋性增强,心脏起搏点移到窦房结的尾部,心率相对较慢。窦房结在自主神经的影响下起搏点发生周期性移动,可能是产生窦房结内游走性节律(sinoatrial node wandering rhythm)的原因。

心电图表现(图17-1,图17-2):

1.P波系窦性,在同一导联上P波形态出现轻微的差异,一般是逐渐由高变低或由低变高,不会出现跳跃性变化。

2.P-P间隔可稍有不齐,P-P间隔短者P波振幅稍高,P-P间隔长者P波振幅稍低或平坦。

3.P-R间期多固定不变或略有变化,P-R间期≥0.12s。

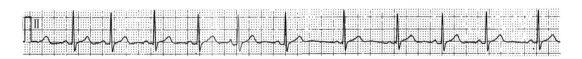

图 17-1　窦房结内游走节律(一)

患者男性,21岁,体检心电图取其Ⅱ导联,心电图示:窦性心律不齐,心率快时P波电压稍高,心率慢时P波电压较低,且有逐渐变化趋势。这种P波电压的变化对PR间期影响不大,PR间期均>0.12s,为窦房结内游走节律

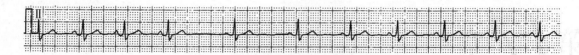

图 17-2　窦房结内游走节律(二)

患者女性,30岁,体检心电图取其Ⅱ导联,心电图示:窦性心律不齐,心率快时 P 波电压高,心率的慢时 P 波电压低,而且两者之间显示了过渡,但 PR 间期基本不变,均>0.12s,为窦房结内游走节律

三、窦房结至心房内游走节律

心房上部特别是右心房上部,与窦房结距离很近,两者发出的激动引起心房除极形成的 P 波相似,在心电图上无法区别。单纯的心房上部游走节律在理论上存在,但心电图尚不易诊断。唯起搏点游走至心房下部出现倒置 P 波,P-R 间期>0.12s,才能推断

窦房结至心房内游走节律(wandering rhythm from sinoatrial node to intra-atrium)的存在。

心电图表现:P 波由高→低平→平坦→倒置;或由倒置→平坦→低平→高的渐变过程,P 波正向时 P-R 间期稍长,P 波负向时 P-R 间期稍短,但 P-R 间期均应≥0.12s(图 17-3,图 17-4)。

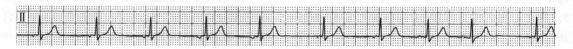

图 17-3　窦房结至心房内游走节律(一)

患者女性,21岁,临床诊断:心律不齐。从记录到的长条Ⅱ导联心电图显示,R-R 间期不整,但每个 QRS 波前均有 P 波,PR 间期≥0.12s,随着心率的变化,P 波由浅倒至深倒,较长 P-P 后 P 波变为浅倒至直立双峰,随后又出现一个较长 P-P 间期,P 波又浅倒,P 波极性的变化与呼吸周期有一定的关系

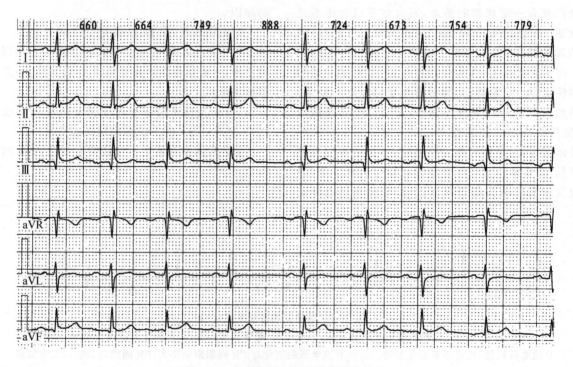

图 17-4　窦房结至心房内游走节律(二)

患者男性,73岁,临床诊断:脑梗死。心电图示:窦性心律不齐(心率平均 82 次/分),P 波在Ⅱ导联由直立→低平→平坦,aVF 导联 P 波由直立→低平→倒置,其他导联的 P 波也有不同程度的变化,但 P-R 间期均>0.12s。提示本图 P 波变化的程度已超出窦房结内游走的程度,故考虑 P 波改变应属于窦房结至心房内游走节律

四、心房内游走节律

当窦房结节律自律性降低或丧失时,心房内的起搏点不固定而不断移动,称为心房内游走节律(intra-atrial wandering rhythm)。房内起搏点的移动过程,是通过房性 P′波形态演变间接做出诊断的。

心电图表现:

1. P′波均为房性。

2. P′波缓慢出现,P′-P′间期周期性发生变化,频率在 50/min 左右,P′波后多继有 QRS 波。

3. 长程记录时同一个导联上 P′波形态逐渐发生变动,可有直立、平坦、双向甚至倒置的三种以上形态 P 波,难以确定某一种形态的 P′波是主导节律。

4. P′-P′间期不匀齐,一般 P′波正向时,P′波频率快,P′波负向时,P′波频率慢,不管 P′波形态如何,P′-R 间期均≥0.12s。

五、窦房结至房室结游走节律

窦房结至房室结之间的游走性节律(wandering rhythm between sinus and atrioventricular node)是指心脏的起搏点从窦房结开始逐渐下移至房室结之间的游走性节律。它与窦房结至房内游走性节律的根本区别是前者 P-R 间期在游走至房室结时<0.12s,后者是 P-R 间期>0.12s。

心电图表现:

1. P 波由直立、低平逐渐变为倒置,呈周期性变化。

2. P-R 间期随心率变化而变化,心率快时 P 波振幅高、P-R 间期长(>0.12s);心率慢时 P 波平坦或倒置、P-R 间期短(<0.12s)。

3. 心率呈进行性不齐,P 波振幅高时心率快,P 波低平或倒置时心率慢。

六、房室结内游走节律

房室结内游走节律(atrioventricular nodal wandering rhythm)包括整个房室交接区,其自律性较低、心率较慢(50 次/分),起搏点可在房室交接区内上、中、下之间的游走。如果每搏前向和逆向传导速度都相同,起搏点在房室结上部,逆向 P⁻波出现在 QRS 波之前;起搏点游走至房室结中部,P⁻波出现在 QRS 波之中;起搏点游走至房室结下部,P⁻波出现在 QRS 波之后。若每搏前向和逆向传导速度不同,在体表心电图上确定起搏点的位置就有困难。

心电图表现:

1. P⁻波倒置形态相同,频率缓慢(40～60 次/分)

而基本匀齐,同时伴有相同频率的窄 QRS 波。

2. 倒置 P⁻波有时出现在 QRS 波之前,继之出现在 QRS 波之中难以显现,然后出现在 QRS 波之后。倒置 P⁻波出现在 QRS 波之前者 P⁻-R 间期<0.12s;出现在 QRS 波之后者,R-P⁻ 间期一般<0.20s。

七、室上性游走节律的鉴别诊断

室上性游走节律的心电图表现是 P 波形态以及极性的变化,有其共同点也有不同点,不同点有:

1. 窦房结内游走节律,P 波是同向性变化,Ⅱ、Ⅲ、aVF 导联不会出现倒置 P 波。

2. 心房内游走节律,P 波有同向性变化也有逆向性改变,出现 P 波倒置者 P-R 间期均应>0.12s。

3. 房室结区内游走性节律,P⁻波均为逆向性,且形态无变化,P⁻-R 间期<0.12s。

4. 窦房结至心房内游走节律,P 波有同向性变化也有逆向性改变,出现 P 波倒置者 P-R 间期均应>0.12s。

5. 窦房结至房室结区游走,P 波有同向性变化也有逆向性改变,出现 P 波倒置者 P-R 间期应<0.12s。

八、心室内游走节律

当窦房结或房室交接区的自律性被抑制和(或)完全性房室传导阻滞时,心室内的起搏点被动的发出激动引起心室除极和复极,产生一个宽 QRS 波(室性 QRS 波)。当宽 QRS 波连续缓慢的出现,且有 QRS 波的形态逐渐发生变化时,考虑为心室内游走节律(intraventricular wandering rhythm),宽 QRS 波不变者为室性逸搏心律。

心电图表现:

1. 频率缓慢的宽 QRS 波(20～40 次/分)连续出现。

2. 心率基本匀齐或略不齐,宽 QRS 波的形态逐渐发生变化。

3. 心率渐慢 QRS 波时限渐宽、振幅渐低呈周期性出现者。

九、游走节律的临床意义

室上性游走节律多见于健康人,尤其多见于青少年,其本身对血流动力学无影响,一般无临床意义,不需要任何治疗,稍稍活动后就可消失。对洋地黄过量或有风湿活动的心脏病患者,除去病因后不影响预后。但心室内游走节律,可能是在整个心脏功能衰竭的基础上发生的,是心脏停搏的一个前兆,预后不良。

第*18*章

房室传导阻滞

房室传导阻滞（atrioventricular block，AVB）是指心房激动下传心室的过程中发生传导延缓、部分或全部传导中断的现象。在心电图上表现为 P-R 间期延长或 P 波后无相关 QRS 波跟随。

第一节　房室传导阻滞的分类

房室传导阻滞按病因可分为先天性房室传导阻滞、原发性房室传导阻滞、继发性房室传导阻滞。

一、先天性房室传导阻滞

先天性房室传导阻滞即胎带的阻滞，分为孤立性先天性房室传导阻滞和合并其他心脏畸形（如矫正性大动脉转位、房间隔缺损、内膜垫损伤等）的先天性房室传导阻滞。先天性房室传导阻滞的病理性改变有：①心房输入组织与房室组织间的联系缺如，房室结发育虽正常，但房室结与心房肌之间的联系甚少或无联系；或心房输入组织发育良好，但被包裹在房室环的纤维组织内，未能与房室结相连接。②房室束中断，房室束被过多房室环中的纤维组织所分割，其远端组织缺如。详见本章第二节"五、先天性房室传导阻滞"。

二、原发性房室传导阻滞

在房室结以下部位阻滞的慢性房室传导阻滞中，约半数不属于冠状动脉硬化、心肌炎、药物中毒或各种浸润性疾病范围，这种不明原因的慢性房室传导阻滞，称为原发性房室传导阻滞或特发性双束支纤维化。阻滞的本质是传导系统逐渐纤维化，而非心肌本身受累所致。因此本病是以房室传导传导障碍而不是心力衰竭为主要特征。房室传导阻滞的病变可长达 10 年以上，并且逐渐加重。出现显著心动过缓或阿-斯综合征（Adams-Strokes syndrome），及时置入人工心脏起搏器仍可长期存活。

三、继发性房室传导阻滞

很多心脏疾病可损及传导系统，最常见的有冠状动脉粥样硬化性心脏病、各种心肌病、心肌炎等。一些全身性疾病也可影响传导系统，如风湿病、系统性红斑狼疮等结缔组织病，药物影响、电解质紊乱也是引起暂时性房室传导阻滞的常见病因。除此之外，还有些房室传导阻滞属于功能性改变。

1. 冠状动脉粥样硬化性心脏病　急性心肌梗死是急性房室传导阻滞中最常见的病因，据统计，急性心肌梗死病例中各种房室传导阻滞的发生率为 11.6%～17.7%，其中一度、二度Ⅰ型和三度房室传导阻滞发生率相近，二度Ⅱ型房室传导阻滞较少见。下壁心肌梗死较前壁心肌梗死更易并发房室传导阻滞。下壁心肌梗死发生的房室传导阻滞可为一度、二度Ⅰ型及三度，由于阻滞部位都在房室结水平，阻滞程度也多从轻到重逐渐衍变；但恢复时则由重变轻。即使完全性房室传导阻滞，QRS 波形态和时限多在正常范围，这系阻滞部位在束支分叉以上，极少数病例阻滞部位在束支分叉以下时，QRS 波时限可≥0.12s。

下壁心肌梗死伴发房室传导阻滞的机制，可能与下列因素有关：①房室结暂时的缺血与缺氧。90% 以上的房室结动脉发自右冠状动脉的后降支，与左室下壁的血液供应属同一来源。该冠状动脉严重狭窄或闭塞，即形成下壁心肌梗死和房室结血供严重不足，房室结暂时的缺血必然影响到房室结的传导功能。随着缺血因素的消失，传导功能渐改善而恢复。②局部钾离子积聚。房室结周围的心肌发生坏死释放出大量钾离子，弥散进入传导系统过多的钾离子引发传导阻滞。③迷走神经张力增高。有人指出冠状窦区存在迷走神经感受器，心肌梗死时窦房结受到迷走神经刺激而被抑制。④心肌梗死后房室结的水肿及炎性浸润,导致传导功能降低。⑤缺血性代谢产物的负性传导作用导致传导阻滞。

前壁心肌梗死引起房室传导阻滞的主要原因是束支缺血、损伤。急性前壁心肌梗死的房室传导阻滞多在束支传导阻滞的基础上发生,故多为二度Ⅱ型,QRS波时限增宽(≥0.12s)。希氏束电图检查也证明阻滞部位常在希氏束以下水平。急性前壁心肌梗死合并房室传导 QRS 波增宽临床表现较严重,传导阻滞多在梗死后数小时内发生,且常伴黑矇、晕厥或猝死。同时多合并休克及充血性心力衰竭,死亡率高达85%,即使幸存,房室传导阻滞也多不能完全恢复而转为慢性。

2. 慢性缺血性心脏病　慢性缺血性心脏病,包括陈旧性心肌梗死及慢性冠状动脉供血不足,是引起房室传导阻滞的常见原因之一。陈旧性心肌梗死所致的传导组织被梗死后的瘢痕组织所代替,成为慢性房室传导阻滞的原因。慢性心肌缺血导致的传导组织纤维化,伴或不伴有脂肪浸润及束支的萎缩性改变,其阻滞部位多在希氏束以下,起病缓慢、逐渐发展,往往先有一侧束支阻滞而后损伤另一侧。

3. 炎性疾病　多种原因引起的心肌炎症性病变可侵及房室传导系统。病因包括细菌、病毒、立克次体及寄生虫等。炎症既可以是致病微生物或它们的毒素直接引起,也可以是机体对病因产生变态反应所致。风湿性心脏病患者约 26% 出现一过性一度或二度Ⅰ型房室传导阻滞;临床上常见的病毒性心肌炎,可累及传导系统,产生各种传导阻滞,急重症者可在发病后 2~3d 出现休克及三束支完全性传导阻滞。

4. 心肌病　扩张性心肌病合并传导阻滞最常见,其中一度房室传导阻滞约 8%,二度 4%,三度15%。当发生完全性房室传导阻滞时室内逸搏点较低,对血流动力学的影响较大。同时常伴发室性心律失常及顽固性心力衰竭。肥厚型梗阻性心肌病者,位于增厚室间隔处的左束支可因长期受挤压而变细,但发生三度房室传导阻滞则少见。限制性心肌病因其心内膜及心内膜下弹力纤维性增厚、心室内膜硬化,影响传导系统,导致房室传导阻滞。

5. 传导系统钙化　多见于老年人,随着年龄增长,心脏瓣膜会发生退行性改变。随着人口的老龄化,钙化性主动脉瓣的发病率逐渐增高。由于房室束主干在距主动脉瓣及二尖瓣环仅几毫米处穿过中央纤维体并分出左束支及其分支,因此任何引起主动脉瓣钙化、二尖瓣环钙化的病变波及房室束主干和左束支近端时,都有可能导致完全性房室传导阻滞。超声心动图有二尖瓣环钙化者,传导阻滞的发生率比对照组明显增高。

6. 药物不良反应　药物的毒副作用是引起房室传导阻滞的常见原因,常用的心血管药物奎尼丁、双异丙吡胺以及普鲁卡因胺等有直接延长房室结的功能不应期,使房室传导减慢的作用;普罗帕酮可降低房室结的传导功能;洋地黄制剂通过抗交感神经作用减慢房室结传导并延长不应期;高浓度β受体阻滞药可以直接减慢房室结的传导;钙离子拮抗药中维拉帕米、硫氮䓬酮等通过阻断心肌细胞的 Ca^{2+} 通道,不仅降低慢反应细胞 4 相除极速率,抑制窦房结和房室交接区的自律性;同时也降低 0 相的除极速度及振幅,减慢房室结的传导,并延长其不应期。

7. 其他疾病和原因

(1)浸润性疾病:包括心脏淀粉样变、色素沉着病、进行性肌营养不良等神经肌肉疾病。

(2)肿瘤:肿瘤引起的心脏传导阻滞是由于肿瘤组织压迫和破坏传导系统所致,既可以是肿瘤实体团块的局部性损坏,也可以是血液系统恶性疾病的弥漫性浸润。

(3)结缔组织病:结缔组织病包括类风湿关节炎、强直性脊柱炎、系统性红斑狼疮、结节性动脉周围炎、硬皮病和皮肌炎等。既可因自身免疫对心脏和心脏传导系统的直接损害产生房室传导阻滞(如系统性红斑狼疮、硬皮病、类风湿等),也可因供应房室传导系统的血管病变产生相应部位的缺血、坏死所致。

(4)治疗引起的房室传导阻滞,手术损伤传导系统是心脏手术多见并发症之一,特别是房间隔缺损、室间隔缺损、心内膜垫缺损等先天性心脏病手术;主动脉瓣、二尖瓣置换术中有时也易损伤传导束,导致束支或房室传导阻滞。

第二节　房室传导阻滞的分型

一、一度房室传导阻滞

一度房室传导阻滞(first degree atrioventricular block)是指激动从心房向心室的传导过程中发生了传导延迟,但每个心房激动均下传心室。体表心电图上表现为 P-R 间期延长,超逾相应心率所规定的正常上限值。P-R 间期的测量是从 P 波的起始测至 QRS 波起始的这一段的长度。一般成人超过 0.20s、小儿（14 岁以下）超过 0.18s，便称为一度房室传导阻滞。正常人群中 P-R 间期＞0.20s 或＜0.12s 者各占 1.3%，反映了正常人群中的 P-R 间期常态分布曲线的两端。个别患者的 P-R 间期＞0.20s，并不完全意味房室传导异常。

（一）一度房室传导阻滞的部位

一度房室传导阻滞的部位包括心房、房室交接区、希氏束、左右束支以及末梢纤维。上述任何部位发生传导延缓都会导致 P-R 间期延长，形成一度房室传导阻滞。常见的房室传导阻滞部位有：

1. **心房内传导延迟**　窦性激动通过结间束在房内传导，如生理或病理因素导致传导时间延长，可使 P-R 间期延长。希氏束电图表现为 PA 间期延长，AH 和 HV 间期正常。心房内传导正常时 PA 间期为 10～55ms，PA 间期占整个 P-R 间期的比例很小，房内传导延迟所导致的一度房室传导阻滞很少见，据统计，一度房室传导阻滞发生在心房内仅占 4%，但在先天性心脏病患者中约占 20%，有报道心内膜垫缺损者中有 50% 的一度房室传导阻滞，完全是心房内传导延迟或部分地由心房内传导延迟合并了缺损波及房-结交接区所致。

2. **房室结区阻滞**　房室结的传导纤维呈网状交错，激动在传导中互相干扰，极易发生传导延缓，所以激动在房室结区传导占据正常房室传导的大部分时间。房室结区是一度房室传导阻滞的最常见部位，约占一度房室传导阻滞的 90%。在正常情况 AH 间期的正常范围为 60～130ms，但其传导时间及不应期易受自主神经的影响。一度房室传导阻滞时希氏束电图表现为 PA 间期正常，AH 间期延长（＞140ms），HV 间期正常。

3. **希氏束内阻滞**　希氏束除极占整个房室除极时间的比例非常小，因希氏束中的传导纤维是纵行排列，传导速度快不易发生阻滞，故希氏束传导延迟导致的一度房室传导阻滞非常少见。正常情况下希氏束的总传导时间（H 波时间）为 25～30ms，如总时间超过 30ms，尤其出现希氏束电位分裂或有碎裂波时，说明希氏束内发生了传导延缓。

4. **希氏束以下部位阻滞**　希氏束以下部位阻滞包括左、右束支及其分支，次级分支及浦肯野系统。阻滞部位多发生在左、右束支及分支。由于束支阻滞多数是非同步的，不会影响 HV 间期和 P-R 间期的延长，只要有一个分支能正常传导，HV 间期不超过 55ms，完善的房室传导便得以维持。发生在束支及末

梢的一度房室传导阻滞约占 6%。希氏束以下部位的一度房室传导阻滞的特点是 HV 间期＞55ms（正常 HV 间期 35～55ms）。根据双束支或三分支阻滞程度不同，心电图上可表现持续性一侧束支阻滞伴 P-R 间期延长，也可表现为 P-R 间期不固定的延长伴 QRS 波呈左、右束支阻滞的交替图形，有时还可伴有心电轴的偏移。

（二）一度房室传导阻滞的发生机制

1. 房室传导系统不应期的病理性延长。

2. 房室结区动作电位 3 相复极不全，即 3 相阻滞。

3. 房室结区存在 4 相阻滞。房室结区有较强的自律性，当心率减慢时房室结区内起搏细胞发生自动除极，但在未达到阈电位前又被窦性除极，故窦性下传受到不全干扰，导致 P-R 间期延长。

4. 房室结双径路。在某种因素影响下，房室结快径路受阻，室上性激动沿房室结慢径路下传心室。

5. 双侧束支相同速度传导延迟。

6. 心房间传导延迟使 P 波增宽，导致 P-R 间期延长，此称假性一度房室传导阻滞。

（三）心电图诊断标准

1. 每个 P 波后均继有 QRS 波，成人 P-R 间期＞0.20s，小儿（14 岁以下）≥0.18s。

2. P-R 间期与心率有关，心率快时 P-R 间期相对缩短，心率以 70 次/分为标准，P-R 间期为 0.20s。心率每增加 20 次/分，P-R 间期应缩短 0.01s，方为正常的 P-R 间期。

3. 同一患者不同时间记录的心电图，心率相同的情况下 P-R 间期增加 0.04s，虽未超过正常范围（0.20s），仍应视为一度房室传导阻滞。

（四）一度房室传导阻滞的分型

有些心电图工作者根据 P-R 间期固定延长、间歇性延长或变化不定的延长，超过规定的正常值又不出现 QRS 波漏搏者分为三型，这种分型指出了一度房室传导阻滞的多样性（图 18-1～图 18-7）。

1. **一度Ⅰ型**　即 P-R 间期递增-递减型，P-R 间期逐渐延长，而后又逐渐缩短，呈周期性变化，但始终不出现 QRS 波漏搏。可称它为"P-R 间期长短增减型"一度房室传导阻滞。

一度Ⅰ型房室传导阻滞原理不十分清楚，推测与下列因素有关：①某些可能为当 P-R 间期延长到某种程度，产生一个隐匿性反复搏动，终止了房室传导文氏现象，使房室传导功能暂时恢复，P-R 间期缩短。②可能与迷走神经张力周期性变化对房室交接区的影响有关。

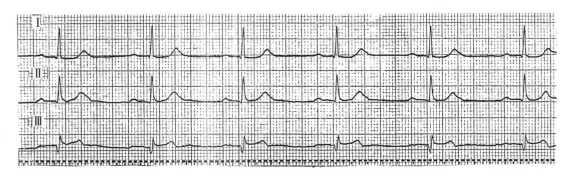

图 18-1　一度房室传导阻滞

患者男性,40岁,健康检查。心电图示:窦性心动过缓(心率50次/分),P波缓慢顺序发生,P波后均继有室上性 QRS 波,ST-T 无明显偏移,PR 间期 0.24s,考虑迷走神经张力增高引起的一度房室传导阻滞

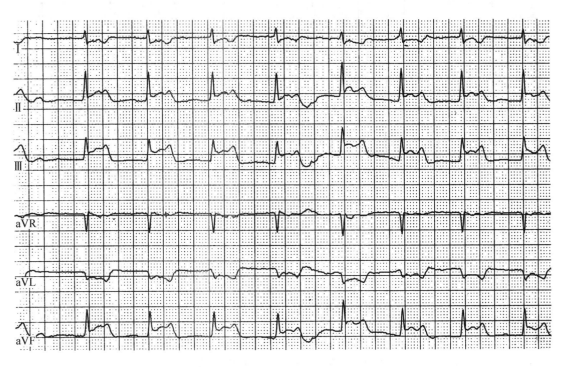

图 18-2　急性心肌缺血、一度房室传导阻滞

患者女性,70岁,临床诊断:冠心病、心绞痛。心绞痛发作时描记的心电图,肢体导联室上性 QRS 波顺序匀齐出现,Ⅱ、Ⅲ、aVF 导联 ST 段水平型抬高与直立 T 波融合,I、aVL 导联 ST 段压低伴 T 波倒置,心室率 71 次/分。此图 QRS 波之前未见 P 波,仔细观察,在 R 波之后 T 波之前抬高的 ST 段上有个圆丘状 P 波,与直立 T 波重合形成假性双峰 T 波。P-R 间期 0.70s,如此长的 P-R 间期十分罕见,可称为"越过 T 波的一度房室传导阻滞"

当迷走神经张力增高时 P-R 间期渐增超过了正常范围;当迷走神经张力降低时 P-R 间期渐短。③不能排除房室结存在 3 相依赖性阻滞,当迷走神经张力增高时,心房率减慢,房室结功能暂时性改善而 P-R 间期缩短;当迷走神经张力降低时,心率增加,P-R 间期延长。

2. 一度Ⅱ型　即为常见的典型一度房室传导阻滞,通常不冠以分型名称,为不与其他型一度房室传导阻滞相混淆,可称其为"P-R 间期固定性"一度房室传导阻滞。

3. 一度Ⅲ型　即 P-R 间期长短不定型一度房室传导阻滞,P-R 间期不像一度Ⅰ型房室传导阻滞递增或递减,也不像一度Ⅱ型房室传导阻滞那样 P-R 间期固定。其 P-R 间期变化无一定的规律性,但不出现

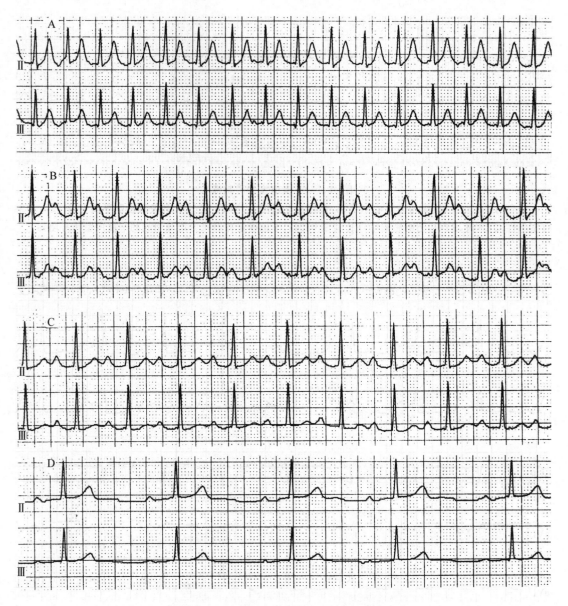

图 18-3 不同心率的一度房室传导阻滞

该图为同一患者不同心率时描记的心电图：A. 心率 150 次/分，P-R 间期 0.24s；B. 心率 107 次/分，P-R 间期 0.26s；C. 心率 88 次/分，P-R 间期 0.28s；D. 心率 43 次/分，P-R 间期 0.32s。从此图可以看出心率快 P-R 间期相对短，心率慢 P-R 间期相对长，即 P-R 间期长短与交感神经和迷走神经的张力变化有关

QRS 波漏搏。其机制可能与迷走神经张力不规律变化引起房室结区传导速度不规则变化有关。目前多认为与房室结双径路有关，即室上性激动通过房室结快径路下传时 P-R 间期短，通过房室结慢径路下传时 P-R 间期长。但也不能排除与房室结区相性阻滞有关，即心率快时出现 3 相阻滞，P-R 间期长，心率慢时 P-R 间期正常；或者心率慢时出现 4 相阻滞，P-R 间期长，心率快时，P-R 间期正常。此型一度房室传导阻滞，可称为"P-R 间期不定型"一度房室传导阻滞。

（五）鉴别诊断

1. P-R 间期显著延长或心动过速时，P 波常埋藏在其前的 T 波或 U 波中，酷似房室交接性心律，遇此情况要详细观察 T 波或 U 波是否呈双峰或切迹，必要时可按压颈动脉窦使心率减慢，窦性 P 波可以从 T 波或 U 波中分离出来。

2. 窦性心律时 P-R 间期突然延长，可能是隐匿性交接区性早搏引起交接区干扰所致，属于一过性假性一度房室传导阻滞。

3. 房内传导延迟，常使 P 波增宽呈双峰或切迹，

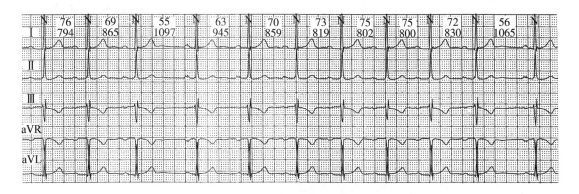

图 18-4　一度Ⅰ型房室传导阻滞

　　心电图示:窦性心律不齐,PR 间期呈渐长-减短的周期性变化,符合一度Ⅰ型房室传导阻滞

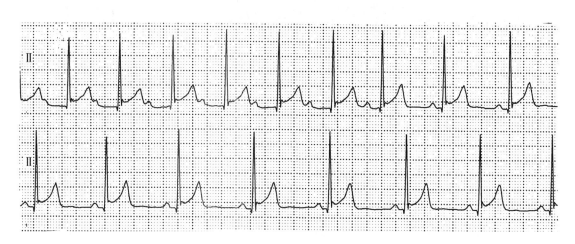

图 18-5　快频率依赖性一度房室传导阻滞,提示房室结双径路

　　此图是连续描记的Ⅱ导联,心电图示:窦性心律不齐,P 后均继有室上性 QRS 波,前 6 个心搏的心率 83 次/分,P-R 间期固定为 0.32s。第 7 个 P 波并未提前发生,因 P-R 间期缩短至 0.20s 而形成其后 QRS 波提前出现,其后心率由 66 次/分降至 57 次/分,P-R 间期固定在 0.16s,与前 6 个心搏 P-R 间期相比差值达 0.16s,因而考虑本例为快频率依赖性一度房室传导阻滞,提示房室结存在双径路

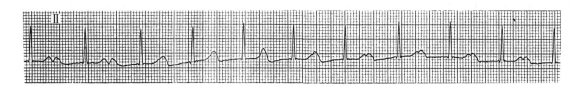

图 18-6　一度房室传导阻滞

　　本图描记的Ⅱ导联显示 P-R 间期 0.40s,心率慢时(RR 0.76s)QRS 波前的 P 波部分与 T 波重合形成双峰 T 波,心率快时(RR 0.72s)P 波完全重合在 T 波中,使 T 波增高,易误为一过性房室交接性心动过速

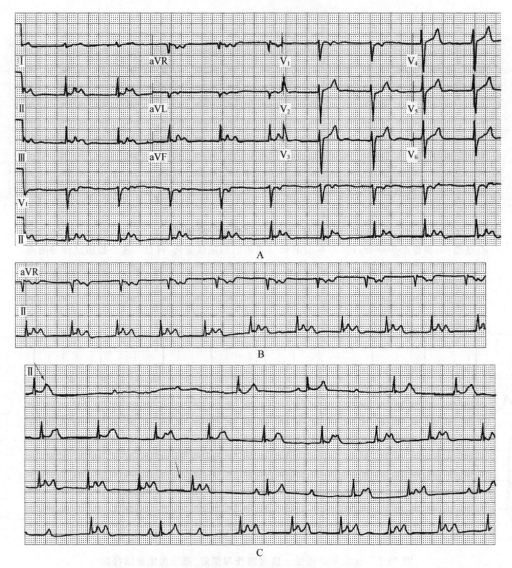

图 18-7　一度房室传导阻滞及按压颈动脉窦后心电图变化

A. P 波跨越 T 波的一度房室传导阻滞。患者男性,50 岁,临床诊断:食管癌。心电图 QRS 波规律出现,其前无 P 波,其后 ST 段上有明确 P 波,$P_{I、II、aVF}$ 直立,P_{aVR} 倒置,考虑为窦性 P 波,心率 61 次/分,仔细测量 PR 间期固定为 0.80s,RP 间期稍不固定,考虑为 P 波跨越 T 波下传的一度房室传导阻滞。这种 P 波跨越 T 波下传心室的一度房室传导阻滞比较少见,为排除房室交接性心律伴等频率房室分离,特进行以下试验(见下图);B. 活动后心电图仍为一度房室传导阻滞。aVR 导联为活动前心电图,心率 64 次/分,II 导联是患者在床上起卧活动 10 次后描记的心电图。活动后心率增至 70 次/分,心室波和心房波的关系无改变,P 波仍位于 T 波前。由于心率增快,PR 间期缩短为 0.76s,说明 P 波和 QRS 波有关。活动后心房率和心室率同时等频增加,可排除等频干扰性房室分离。患者活动后窦性心率增加不明显,PR 间期无明显缩短,其原因:①活动量不足;②窦房结功能和房室传导功能低下;C. 按压颈动脉窦后心电图变化。为进一步观察 P 和 QRS 波的关系,行按压颈动脉窦试验,第一次按压颈动脉窦(箭头所指)出现一过性完全性房室传导阻滞,心室暂停(3.94s)伴房室交接区性逸搏,继之出现一个 2:1 房室传导,PR 间期 0.20s。而后又变为 1:1 房室传导,心房率由慢(50 次/分)渐增至 59 次/分,P 波多重在 T 波上。第二次按压颈动脉窦(箭头所指)出现短暂的 2:1 房室传导阻滞,PR 间期 0.20s。从按压颈动脉窦试验分析,按压颈动脉窦对窦房结、房室结都有抑制,窦性频率减慢,房室传导阻滞一过性加重,当出现 2:1 房室传导阻滞时,PR 间期 0.20s,2:1 房室传导之后的 PR 间期又恢复到 A 图的 PR 间期(0.80s),上述表现说明 P 波和 QRS 波有固定关系,排除等频性干扰性房室分离,可以明确诊断为 P 波跨越 T 波的一度房室传导阻滞。P 波跨越 T 波下传心室的一度房室传导阻滞很少见,该图发生机制考虑为房室结存在双径路,快径路因病理原因出现 3 相阻滞,窦性激动通过房室结慢径路下传,慢径路也存在传导功能降低,因此出现特长的 PR 间期(0.80s)。非阵发性房室交接性心动过速伴完全性干扰性房室分离钩扰现象,可造成假性一度房室传导阻滞。可通过运动或阿托品试验进行鉴别,例如活动后 P 波频率增快,R-R 间期随之缩短者是一度房室传导阻滞;活动后出现窦性夺获心室,为干扰性房室分离,心房率快于心室率 P 波和 QRS 波无固定关系,为完全性房室传导阻滞而致 P-R 间期延长,多见于"二尖瓣型 P 波"者,是左房肥大的表现,而代表房室结区、希浦系统传导的 P-R 段并不延长。

4. 心率正常时 P-R 间期正常,心率增快时出现 P-R 间期延长,称为快频率依赖性一度房室传导阻滞。心率≥150 次/分出现的 P-R 间期延长,属于生理现象,称为功能性一度房室传导阻滞;心率≤130 次/分出现的 P-R 间期延长,属于病理现象,称为隐匿性一度房室传导阻滞。

5. 心动过缓(≤60 次/分)时出现的 P-R 间期延长,称为慢频率依赖性一度房室传导阻滞,多见于身体健康的体力劳动者和运动员,是由于迷走神经张力增高所引起,亦可称为功能性一度房室传导阻滞。

6. 窄 QRS 波型一度房室传导阻滞者,房室传导延缓部位多在心房、房室结区、希氏束。少数传导延迟部位可出现在双侧束支同速传导减慢的病例。

7. 宽 QRS 波型的一度房室传导阻滞者,传导延迟部位多在希氏束以下传导速度不同步的双侧束支上,心电图上表现为一侧束支阻滞伴 P-R 间期延长。

8. 一度房室传导阻滞伴右束支阻滞图形电轴正常者,传导延迟的部位多在房室交接区;右束支阻滞图形伴电轴左偏,传导延迟部位可在房室结区、希-浦系统内。

9. 一度房室传导阻滞伴左束支阻滞图形电轴右偏者,传导延迟部位半数以上在希-浦系统内。

(六)临床意义

一度房室传导阻滞可见于正常健康人,更多见于有心脏疾病者。有些体力劳动的青壮年人、运动员以及 60 岁以上的老年人,P-R 间期≥0.21s,多系迷走神经亢进引起,经过运动或注射阿托品 P-R 间期可恢复正常,不是治疗对象。对于患有急慢性心脏病的人出现 P-R 间期延长,应针对病因治疗。对于青少年出现的 P-R 间期延长,要更多地考虑心脏因素,经运动试验或阿托品试验 P-R 间期不变或进一步延长,要考虑病理性改变,应积极对症治疗。药物引起的 P-R 间期变化,停药后 P-R 间期可很快恢复正常。老年人 P-R 间期延长,查不到明显的心脏病,多属于一种退行性、老年性疾病,即 Lev 病。

二、二度房室传导阻滞

二度房室传导阻滞(second degree atrioventricular block)是一种不完全性房室传导阻滞,指心房激动向心室传导的过程中,部分激动不能下传心室的现象。心电图表现为一部分 P 波后不跟随 QRS 波,即 P 波后出现心室漏搏(P 后无 QRS 波)现象。1924 年

Mobitz 根据自己对心电图的观察和前人(Wenckebach 等)的研究资料,把二度房室传导阻滞分为两型,即莫氏(Mobitz)Ⅰ型和莫氏(Mobitz)Ⅱ型。现多称二度Ⅰ型房室传导阻滞和二度Ⅱ型房室传导阻滞。

二度房室传导阻滞的诊断跨度很大,例如在长时间记录中仅出现一次 P 波未下传心室,便可诊断为二度房室传导阻滞;而大多数的 P 波未下传心室,心室搏动靠房室交接性或室性逸搏来维持,也叫二度房室传导阻滞。上述两种情况对血流动力学的影响、临床症状、治疗方法以及预后都有很大不同。有些心电图工作者根据 P 波与 QRS 波数目之比和阻滞程度,将二度房室传导阻滞分为五种类型,即二度Ⅰ型房室传导阻滞、二度Ⅱ型房室传导阻滞、2:1房室传导阻滞、高度房室传导阻滞和几乎完全性房室传导阻滞,这样更有利于进行治疗和评估预后。

(一)二度Ⅰ型房室传导阻滞

二度Ⅰ型房室传导阻滞亦称文氏型(Wenckebach)房室传导阻滞,基本特征是:P-R 间期逐搏延长,直至出现一次 P 波后不继有 QRS 波(心室漏搏)为止,形成一个周期。这种周期可以周而复始出现称为文氏周期。P 波和下传的 QRS 波比例可用数字来表示,例如每 4 个 P 波中有 3 个 P 波后继有 QRS 波,有一个 P 波后不继有 QRS 波(心室漏搏),房室传导比例为 4:3,也可称为 4:3 房室传导阻滞或 4:3 房室反应。又例如每 5 个 P 波中有 4 个 P 波后继有 QRS 波,有一个 P 波后不继有 QRS 波,房室传导比例为 5:4,也可称为 5:4 房室传导阻滞或 5:4 房室反应。

1. **二度Ⅰ型房室传导阻滞的部位** 阻滞部位 72% 在房室结内,9% 在希氏束,19% 在希氏束分叉以下(束支及末梢纤维)。希氏束电图证实,80% 阻滞部位发生在房室结内,表现为 AH 间期进行性延长,直至 A 波后 H 波消失,而 PA、HV 间期则固定不变。正常情况下快速心房起搏,心房率>130 次/分时,绝大部分受检者在某一频率范围内出现二度Ⅰ型房室传导阻滞。此系快速的心房起搏激动下传至房室结时,房室结正处于相对不应期,故而出现特有的递减传导。在病理情况下或迷走神经张力增高时,房室结的有效不应期延长,心房率即使<130 次/分,也可出现二度Ⅰ型房室传导阻滞。

希氏束内发生二度Ⅰ型房室传导阻滞不常见,为 7%~9%,其特征是出现分裂的希氏束电位,即近端的 H 波与远端的 H' 波之间的间期进行性延长,直至 H 波后无 H' 波。如不合并束支阻滞,下传的 QRS 波正常。

2. **二度Ⅰ型房室传导阻滞发生机制** 二度Ⅰ型

房室传导阻滞的电生理基础是房室传导组织的绝对（有效）不应期和相对（功能）不应期都延长，而相对不应期延长更明显。传导组织的绝对不应期内激动不能传布，相对不应期内激动传导递减、传导速度减慢。在文氏周期中第 2 个心搏的 P 波下传至某传导组织时，该处组织正处于前一个心搏的相对不应期，传导速度减慢，引起 P-R 间期延长，QRS 波后移。当第 3 个心搏的 P 波下传时，便落在第 2 个心搏 P 波下传造成的相对不应期的早期阶段，递减传导更明显，故 P-R 间期更长。循此规律下传，直到一个 P 波落在其前心搏的绝对不应期便不能下传，发生一次心室漏搏（P 波后无 QRS 波）。心室漏搏后的第一个 P 波下传落在某组织的应激期，便可正常地下传心室，P-R 间期在文氏周期中则最短。

3. 心电图特征

（1）在一系列心搏中 P-R 间期出现进行性延长，直至发生一次心室漏搏（P 波后无 QRS 波）为止，形成一个周期，这个周期周而复始出现。

（2）在心室漏搏后的第一个心搏的 P-R 间期最短，而第二个心搏的 P-R 间期延长最明显，即递（净）增量最大。

（3）含有心室漏搏的长心动周期（R-R），短于其前任何两个心动周期（R-R）长度之和。

（4）在 P-R 间期进行性延长的变化中，R-R 间期则出现进行性缩短。

（5）P 波后的 QRS 波形态绝大多数是正常的，有极少数可呈束支阻滞图形。

（6）一个文氏周期，应符合等同间期的整数倍律，即文氏周期的总时间是 P 波周期的整倍数。现以房室传导阻滞（二度 I 型）文氏现象为例计算窦性心动周期（P-P）的公式说明如下：

$$窦性周期 = \frac{一个文氏周期的总时间（周期内各 P-P 间期相加之和）}{P-P 间期数（或 R-R 间期数 + 1）}$$

4. 二度 I 型房室传导阻滞分型　Okada 根据心电图表现，把二度 I 型房室传导阻滞分为以下五型，分型的标准以 P-R 间期递增量变化不同为依据。

（1）I 型：为典型的文氏现象，又称为 P-R 间期递增量递减型，每个文氏周期有以下 6 条特征。

①P-R 间期逐渐延长后出现一次心室漏搏，这是文氏周期的基本特征。

②每个文氏周期中，第二个心搏的 P-R 间期递增量最大。

③P-R 间期逐渐延长，但 P-R 间期递增量逐渐减少，此为典型文氏周期的特征表现。

④R-R 间期进行性缩短，直至出现一个心室漏搏的长间歇，R-R 间期呈渐短而突长的特征，与 P-R 间期递增量逐渐减少有关。

⑤心室漏搏的长间歇总是小于任何短的 R-R 间期的 2 倍。

⑥心室漏搏前的 R-R 间期最短，漏搏后的第一个 R-R 间期（并非指心室漏搏的 R-R 间期）最长。

（2）II 型：为变异性文氏现象，比典型文氏现象更多见，每个文氏周期有以下 6 条特征。

①每次文氏周期以一次心室漏搏而终止，心室漏搏前的 P-R 间期虽比心室漏搏后的 P-R 间期长，但在文氏周期中 P-R 间期不一定是逐次递增。

②P-R 间期的递增量一般是逐次递减，但在心室漏搏前递增量反而增加。

③通常是第 1 个及最后一个 P-R 间期递增量最大，中间几个 P-R 间期递增量最小或不递增。

④R-R 间期呈渐短、渐长和突长的规律。

⑤心室漏搏的长间歇短于漏搏前任何两个窦性 R-R 间期之和。

⑥心室漏搏后的第一个 R-R 间期，短于心室漏搏前的最后一个 R-R 间期。

多数变异型文氏周期前一半像典型文氏现象，后一半像不典型文氏现象。但也有呈相反表现者。

（3）III 型：为不典型文氏现象，每个文氏周期也有以下 6 条特征。

①P-R 间期递增后出现一次心室漏搏。

②P-R 间期的递增量逐渐增加。

③通常每个文氏周期中，最后一个 P-R 间期的递增量最大。

④R-R 间期逐渐延长后继之明显延长，呈渐长突长的特点。

⑤心室漏搏的长间歇略短于两个窦性周期。

⑥心室漏搏后第一个 R-R 间期短于心室漏搏前的最后一个 R-R 间期。

（4）IV 型：P-R 间期固定型，即第一个 P-R 间期正常，而后的 P-R 间期出现延长，但延长的程度相等，直至 P 波不能下传出现心室漏搏为止，R-R 间期相等而固定。

（5）V 型：心室漏搏前 P-R 间期递增量变为负性，即 P-R 间期与心室漏搏后的第一个 P-R 间期相等，并未延长。故心室漏搏前的 P-R 间期短于漏搏后的其他 P-R 间期，这种现象可能是由于超常传导所致。

5. 不典型文氏现象的原因　二度 I 型房室传导阻滞时，房室传导的比例可以固定，也可以不固定。最常见的房室传导比例为 3:2、4:3。5:4、6:5、7:6 房室传导比例少见。房室传导比例越大，文氏现象越不典型。有报道称传导比例为 3∶2 的房室传导阻滞病例,66% 的文氏周期不典型。房室传导比例超过 6∶5 时,约 86% 的文氏周期不典型。出现不典型文氏周期的原因有以下几方面。

(1)显著的窦性心律不齐:窦性心律不齐可打乱典型文氏现象的 R-R 间期渐短突长的规律。例如窦性心律不齐的慢相可使 P-R 间期递增量发生改变,使原来短的 R-R 间期变为长的 R-R 间期。P 波后该出现的心室漏搏变为 P 波又下传心室,改变了原文氏周期的规律。

(2)合并窦房阻滞:在文氏周期中该漏搏的 QRS 波,因出现窦房阻滞 P 波消失,使漏搏的 QRS 波在心电图上无法表现。或文氏周期中突然出现窦房阻滞或窦性暂停终止了文氏周期,结果显示为一度房室传导阻滞。

(3)合并房性早搏:在文氏周期中出现了房性早搏未下传,早搏后的长代偿间期替代了一次文氏周期中的心室漏搏。代偿间期后的 P-R 间期就变短,又重新开始了一个文氏周期。

(4)合并逸搏:在文氏周期心室漏搏后的长周期,为房室交接性逸搏提供了出现的条件,出现逸搏又往往干扰窦性 P 波下传,使文氏周期发生改变。

(5)合并隐匿性传导:在文氏周期中未下传的 P 波出现隐匿性传导时,对下一个 P 波下传将发生不完全性干扰,致使心室漏搏后的第一个心搏的 P-R 间期不但不缩短,反而会意外地出现延长。

(6)合并反复搏动:在文氏周期中随着 P-R 间期的延长,有时会出现反复搏动而终止文氏周期,使文氏周期中的心室漏搏无法表现。

(7)混合性二度房室传导阻滞:在一次描记的心电图中,既有二度Ⅰ型房室传导阻滞,又有二度Ⅱ型房室传导阻滞。

6. 二度Ⅰ型房室传导阻滞的临床意义 二度Ⅰ型房室传导阻滞多是一过性的,常因洋地黄过量、急性下壁心肌梗死、急性风湿热、病毒性心肌炎、高钾血症等引起。正常健康人、运动员和体力健壮的体力劳动者,由于迷走神经张力增高,在安静状态或睡眠中常出现二度Ⅰ型房室传导阻滞,当情绪激动、运动或应用阿托品后阻滞便消失。二度Ⅰ型房室传导阻滞很少发展为三度房室传导阻滞。治疗以针对病因为主,预后较好。

(二)二度Ⅱ型房室传导阻滞

二度Ⅱ型房室传导阻滞亦叫莫氏(Mobitz)Ⅱ型房室传导阻滞,其特征是在 P-R 间期不变的情况下出现心室漏搏,漏搏前的 P-R 间期并无延长,心室漏搏后的 P-R 间期也并不缩短。

1. 二度Ⅱ型房室传导阻滞的发生机制 房室传导组织的不应期发生病理性改变,有效不应期(绝对不应期)显著延长,相对不应期很短或消失,房室传导组织的状态很不稳定,在激动的传导过程中以全或无的方式反应,表现为室上性激动只能完全下传或全然不能下传心室。例如第一个 P 波落在有效不应期内,传导必然完全受阻;第 2 个 P 波落在有效不应期之外,可以等速下传心室,因而下传的 P-R 间期均相等。由于 P-R 间期相等,R-P 间期亦固定,无 R-P/P-R 反比关系;更确切地说,P-R 间期长短和 R-P 间期长短无相应关系,在短 R-P 间期后(漏搏的 P 波前)和长的 R-P 间期后(P 波后的漏搏)的 P-R 间期是相等的。但是,也有少数病例下传的 P-R 间期>0.20s,此可称为二度Ⅱ型房室传导阻滞伴房室传导延迟或一度房室传导阻滞。其原因:①有效不应期延长的同时,相对不应期也有延长;②可能是第 1 个 P 波落在有效不应期与相对不应期的临界期,虽未下传但已发生隐匿性传导,使得第 2 个 P 波下传延迟。前者房室传导阻滞程度较重,易演变为高度房室传导阻滞;后者房室传导阻滞程度较轻,易演变为房室传导阻滞文氏现象。

2. 心电图特征

(1)规则的心律中,在若干心动周期后突然出现 P 波后心室漏搏,但 P-R 间期固定不变。

(2)长的 R-R 间期(含 QRS 波脱漏)等于短 R-R 间期的 2 倍。

(3)P 波下传的 QRS 波可正常,也可呈某侧束支阻滞图形。宽 QRS 波的阻滞部位多在束支分叉以下;窄 QRS 波的阻滞部位多在房室结。

(4)每 6 个 P 波或每 5 个 P 波中有一个 P 波未下传(P 后无 QRS 波)形成房室传导比例为 6∶5 或 5∶4,依次类推可形成 4∶3、3∶2 等房室传导比例。

3. 二度Ⅱ型房室传导阻滞的鉴别诊断

(1)Ⅱ型房室传导阻滞呈 2∶1 传导时,未下传的 P 波如重在 T 波中,易误诊为窦性心动过缓。如遇较长 R-R 间期的窦性心动过缓,应观察 T 波是否有切迹,必要时让患者在床上做起卧活动,如窦性心率增快后仍为 1∶1 房室反应,可排除二度Ⅱ型房室传导阻滞。

(2)二度Ⅱ型房室传导阻滞未下传的 P 波有时重在 T 波的降支,类似未下传的房性早搏,遇该情况可按压颈动脉窦,P 波可消失或从 T 波中分离出现,可明确诊断。

(3)二度房室传导阻滞Ⅰ型和Ⅱ型的鉴别:二度Ⅰ型房室传导阻滞是由于传导系统某部位相对不应期延长所致,二度Ⅱ型房室传导阻滞则是有效不应期延长或相对不应期缩短或消失所致。在相对不应期延长时,传导的速度取决于激动抵达阻滞部位的时刻。如激动抵达房室结越早传导越慢,抵达越晚则传导越快。形成二度Ⅰ型传导阻滞的原因就是连续的激动逐次越来越早地落在房室结的相对不应期内,直至一次激动落在房室结区的有效不应期内而不能下传。房室传导的文氏现象,可称为短 R-P 间期时有长 P-R 间期,而长 R-P 间期后则有一短的 P-R 间期,此称为 RP/PR 的反比例关系或"RP 决定 PR 间期"。在心电图上能证明存在这种反比关系,则可以肯定系在房室交接区的某个部位存在二度Ⅰ型房室传导阻滞。

在二度Ⅱ型房室传导阻滞时,因阻滞部位相对不应期缩短或无相对不应期,激动基本上可以用相同的速度逐次传导,因而 P-R 间期相同。无论激动落在舒张期早期还是晚期,只要是在有效不应期之外,下传的 P-R 间期都是相等的,无 RP/PR 的反比例关系。

2:1房室传导阻滞时,P-R 间期延长而不伴束支阻滞,应考虑为二度Ⅰ型房室传导阻滞;如 P-R 间期正常伴束支阻滞,应考虑为二度Ⅱ型房室传导阻滞。

2:1或3:2房室传导阻滞同时存在时,P-R 间期出现长短交替,属于二度Ⅰ型房室传导阻滞顿挫型,此与窦性心律不齐有关。为进一步确定诊断可做运动试验或阿托品试验,当运动或阿托品注入后心房率增快,此时房室传导阻滞程度减轻或消失,属于二度Ⅰ型房室传导阻滞;如房室传导阻滞的程度加重,属于二度Ⅱ型房室传导阻滞。

窦性心动过缓伴二度Ⅱ型房室传导阻滞时,易发生干扰性房室传导阻滞,下传心室的 P-R 间期固定者为二度Ⅱ型房室传导阻滞;P-R 间期延长且不固定者属于二度Ⅰ型房室传导阻滞。

4. 二度Ⅱ型房室传导阻滞的临床意义 二度Ⅱ型房室传导阻滞的病变部位多在希氏束的远端,阻滞部位在希氏束中、下段占35%,位于双侧束支水平占65%,常有双束支阻滞。QRS 时限≥0.12s,QRS 波呈右束支阻滞伴左前分支阻滞图形者,易发展为高度或完全性房室传导阻滞,多见于原发性传导束退化症(Lenegre)以及前壁心肌梗死等不可逆性病变,预后较差,是安置心脏起搏器的适应证。

(三)2:1房室传导阻滞

2:1房室传导阻滞是二度房室传导阻滞中的特殊类型,指每2个 P 波后继随一个 QRS 波,即室上性激动有半数受阻不能下传心室。有人认为2:1房室传导阻滞本身不能做出分型诊断,也有人认为2:1房室传导阻滞既可能是二度Ⅰ型房室传导阻滞,也可能是二度Ⅱ型房室传导阻滞。有资料统计阻滞部位在房室结内33%,希氏束内和双侧束支水平分别为17%和

50%。阻滞部位既可以发生在房室结水平,也可以发生在希氏束或双侧束支水平,在体表心电图上难以准确判定是二度Ⅰ型阻滞还是二度Ⅱ型阻滞。2:1房室传导阻滞在室上性心动过速、心房扑动2:1室传导时属于房室结生理性干扰现象,而非病理性房室传导阻滞。

心电图特征:

(1)P 波规律出现,P-R 间期正常或延长,但 P-R 间期恒定。

(2)每2个 P 波出现一个 QRS 波,QRS 波可以正常,也可以呈束支阻滞图形。

在考虑2:1房室传导阻滞的临床意义时,还要注意心房率的改变。心房率≥130 次/分出现的2:1房室传导时,未必是病理性阻滞,可能是房室交接区的一种干扰现象;心房率≤100 次/分出现的2:1房室传导时,说明房室传导系统存在病理性改变,但不是高度房室传导阻滞;心房率≤60 次/分出现的2:1房室传导,应考虑是高度房室传导阻滞;心房率≥150 次/分出现的2:1房室传导,是房室结发挥的一种保护机制。

(四)高度房室传导阻滞

高度房室传导阻滞指连续2个或2个以上的 P 波不能下传心室,其房室传导比例可以是3:1、4:1、5:1、6:1等,是二度房室传导阻滞较重的一种,反映传导系统有较重的病变,常演变为三度房室传导阻滞。

心电图特征:

(1)P 波规律出现,P-R 间期固定,可正常或延长。

(2)房室传导比例多呈 3:1～8:1。

(3)多数 P 波下传受阻,常继发交接性逸搏(窄QRS波)或室性逸搏(宽 QRS 波),P 波与逸搏的 QRS 波无固定关系,形成不完全性房室分离。

(五)几乎完全性房室传导阻滞

此型房室传导阻滞是二度房室传导阻滞最严重的一种类型,绝大部分 P 波受阻不能传至心室,心脏搏动基本是由房室交接区或心室自主节律控制。其发生机制是传导系统的有效不应期异常延长,或房室传导系统存在多层阻滞。

心电图特征(图 18-8～图 18-14):

(1)绝大多数 P 波受阻不能下传心室,偶有 P 波夺获心室,但每分钟不超过3次(2次及2次以下)。

(2)绝大多数 P 波与 QRS 波无关,两者形成不完全性房室分离。

(3)阻滞部位几乎均在希氏束内或希氏束的远端,极易蜕变为三度房室传导阻滞。

(六)二度房室传导阻滞的希氏束特征

1. 发生在房室结阻滞:AH 延长,下传的 HV 间

期正常,QRS波正常,不能下传的 A 波后无 H 波、无 V 波。

2. 发生在希氏束内阻滞:H 波分裂,呈现为 H 和

H'波,阻滞发生在 H 和 H'波之间。

3. 发生在双侧束支阻滞:AH 间期正常,HV 间期固定性延长,未下传的激动 H 波后无 V 波。

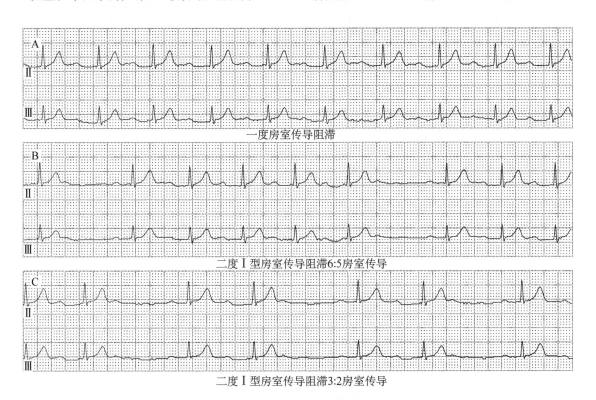

一度房室传导阻滞

二度Ⅰ型房室传导阻滞6:5房室传导

二度Ⅰ型房室传导阻滞3:2房室传导

图 18-8　一度与二度Ⅰ型房室传导阻滞

A、B、C 三图是同一患者不同时间记录的Ⅱ、Ⅲ导联心电图。A. 表现为窦性 P 波顺序出现,每个 P 波均继有 1 个室上性 QRS 波,P-R 间期 0.42s,为一度房室传导阻滞;B. 表现为每 6 个 P 波中前 5 个继有室上性 QRS 波,每最后 1 个 P 波后 QRS 波脱落,形成 6:5房室传导,QRS 波脱落前的 P-R 间期有逐搏延长现象,符合二度Ⅰ型房室传导阻滞;C. 表现为每 3 个 P 波有 2 个继有 QRS 波,一个其后 QRS 波脱落,形成 3:2房室传导,QRS 波脱落前的 P-R 间期有递增现象,符合二度Ⅰ型房室传导阻滞

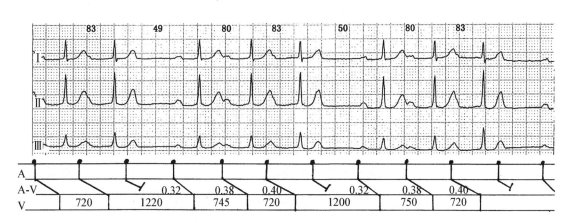

图 18-9　二度Ⅰ型房室传导阻滞 4:3传导

同步记录的Ⅰ、Ⅱ、Ⅲ导联示 P 波顺序发生,每 4 个 P 波有 3 个继有室上性 QRS 波,1 个 QRS 波脱落,呈 4:3房室传导。P-R 间期逐搏延长,第 3、4 个 P 波重在 T 波中使 T 波振幅增高。QRS 波脱落后的第 1 个 P-R 间期 0.32s,说明此图尚存在一度房室传导阻滞

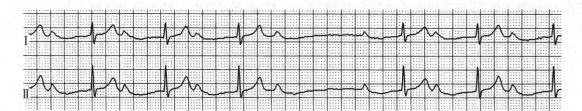

图 18-10　不典型二度Ⅰ型房室传导阻滞

　　此图取Ⅰ、Ⅱ导联,可见窦性心律不齐,P-P 间期 1.06～1.24s,P-R 间期固定为 0.60s,第 4 个 P 波后出现 QRS 波漏搏,QRS 波漏搏后出现一个长达 1.24s 长 P-P 间期,第 5 个 P 波下传心室,P-R 间期缩短为 0.56s。第 4 个 P 波前未经 P-R 间期逐搏延长而 QRS 波漏搏,第 5 个 P 波下传 P-R 间期又缩短,这种现象应属于不典型文氏现象

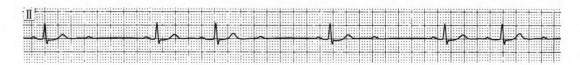

图 18-11　二度Ⅰ型 3:2 房室传导阻滞和 2:1 房室传导阻滞交替

　　本图二度Ⅰ型 3:2 房室传导阻滞与 2:1 房室传导阻滞交替出现,且每个 QRS 波漏搏后的 P-R 间期均相等

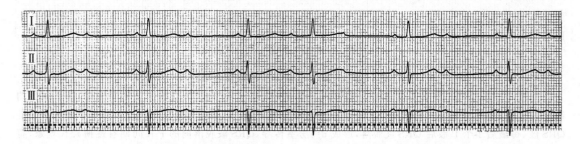

图 18-12　2:1 房室传导阻滞、一过性二度Ⅰ型房室传导阻滞

　　同步描记的Ⅰ、Ⅱ、Ⅲ导联示窦性 P 波规律出现,绝大多数为 2 个 P 波继有 1 个室上性 QRS 波,P-R 间期 0.20s,唯第 4 个心搏提前出现,其前有窦性 P 波,PR 间期 0.32s,形成二度Ⅰ型 3:2 房室传导阻滞

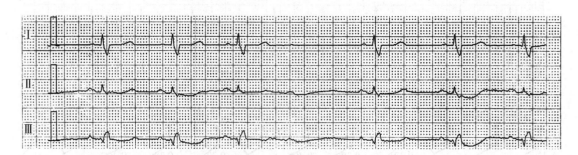

图 18-13　二度Ⅱ型房室传导阻滞、完全性右束支阻滞、心房内传导延迟或左心房肥大

　　同步描记的Ⅰ、Ⅱ、Ⅲ导联可见窦性 P 波规律显现,每 4 个窦性 P 波的前 3 个均下传心室形成 QRS 波,且 PR 间期固定,第 4 个 P 波未下传心室,形成二度Ⅱ型房室传导阻滞。本图 QRS 波终末增宽,QRS 时限 0.13s,为完全性右束支阻滞。另外,本图还表现为 P 波双峰,峰间距增宽,P 波时限 0.12s,为心房内传导延迟或左心房肥大

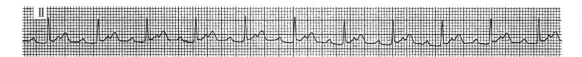

图 18-14 功能性 2:1 房室传导阻滞

本图 P 波快速匀齐出现,每 2 个 P 波继有 1 个室上性 QRS 波,心房率 174 次/分,心室率 87 次/分,由于心房率＞150 次/分,故考虑为房室结保护性的功能性 2:1 房室传导阻滞

三、伪房室传导阻滞

1947 年 Langendorf. Mchlman 提出了隐匿性交接性早搏能产生貌似一度和二度房室传导阻滞和房性早搏未下传的心电图表现。1966 年 Langendorf 和 Pick 又提出隐匿性交接性早搏也能引起 P-R 间期交替性改变和伪文氏现象。1970 年 Rosen 等通过记录希氏束电图,发现了第一例由隐匿性希氏束性早搏产生的间歇性一度和二度房室阻滞。1976 年 El-sherif 等证实隐匿性希氏束早搏亦能诱发折返性心律失常。

隐匿性交接性或希氏束早搏引起的 P-R 间期延长和心室漏搏,虽貌似二度Ⅰ型或二度Ⅱ型房室传导阻滞,实际上并非真正的房室传导阻滞,只是隐匿性交接性或希氏束早搏既无前向性下传也无逆向性上传。但在房室交接区引起一个新的不应期,窦性 P 波下传暂时遭遇到新的不应期干扰而传导延缓或传导受阻,故有学者把此现象称之为"伪房室传导阻滞"(pseudo AV block)。隐匿性交接性早搏或希氏束早搏对正常房室传导的影响程度,取决于隐匿性早搏出现的早晚,如出现在心室舒张的早期,距下一个 P 波较远,P 波下传遇到房室结区的干扰较小,仅表现 P 波下传延缓,貌似一度房室传导阻滞。隐匿性早搏如出现在心室舒张中期,对房室交接区的干扰较大,P 波下传会更缓慢,会出现文氏现象。隐匿性早搏如出现在心室舒张的晚期,P 波下传会受到交接区的绝对干扰而传导中断,造成二度Ⅱ型房室阻滞。隐匿性早搏如能下传心室,就形成了显性交接区性早搏,如能逆向传至心房,便产生一个逆向 P⁻ 波貌似房性早搏未下传。隐匿性早搏的定位在心电图上是推断性的,希氏束电图检查可证实早搏多发生在希氏束上,故可称为隐匿性希氏束早搏。在心电图上如出现暂时性的 P-R 间期延长、心室漏搏,又有显性交接区性早搏出现,可以明确肯定不完全性房室传导阻滞是由隐匿性希氏束早搏引起,是一种"伪房室传导阻滞"。临床意义同显性交接区性早搏。此外,室性并行心律伴逆向隐匿性传导传至房室结区,也可产生"伪房室阻滞",不过比较少见。

四、三度房室传导阻滞

三度房室传导阻滞(third degree atrioventricular block)又称完全性房室传导阻滞,系指心房的激动完全不能下传至心室。由于房室传导完全阻滞,心室接收不到"高级起搏中枢"的指令,房室传导阻滞部位以下的次级起搏点便起而代之地发出缓慢的激动,控制心室的搏动,以维持最低的血液循环。

1. 心电图特征

(1)P 波和 QRS 波无固定的时间关系,各自按固有频率出现,心房率快于心室率。

(2)心室率缓慢而匀齐,心室率通常在 25～50 次/分,心室搏动呈窄 QRS 波者心室率较快,通常在 40～60 次/分;心室搏动呈宽 QRS 波者,通常在 25～40 次/分。

(3)心房颤动的病例,R-R 间期呈匀齐缓慢心室率者,是三度房室传导阻滞的表现。

(4)国内有学者提出体表心电图诊断三度房室传导阻滞时,必须具备以下条件:①完全性房室分离;②心室率足够慢,一般认为应≤45 次/分;③RR 间期＞2 倍 PP 间期。另外,心房率不宜超过 135 次/分,＞135 次/分时,不易除外生理不应期。

2. 三度房室传导阻滞心电图定位诊断 房室传导阻滞的治疗和预后不仅取决于阻滞的程度,更取决于阻滞部位,而且后者更为重要。根据临床症状、心电图的演变、QRS 波形态以及心率的变化等,归纳三度房室传导阻滞有以下特征(图 18-15～图 18-18)。

(1)QRS 波形态:三度房室传导阻滞时逸搏心律的 QRS 波形态一般有两种:一种是窄 QRS 波,时限≤0.11s,一种是宽 QRS 波,时限＞0.12s。前一种阻滞部位在希氏束分叉以上,可能在房室结内或希氏束内,心室率多在 40～60 次/分,见于急性下壁心肌梗死、急性风湿热、洋地黄过量反应,尚见于先天性三度房室传导阻滞,老年女性的原发性希氏束退行性改变。消除病因后多能改变或消失。后一种宽 QRS 波形三度房室传导阻滞,其阻滞部位多在希氏束分叉以下,一般是双侧束支阻滞的结果,心室率多在 25～35

次/分,几乎都是持久性三度房室传导阻滞。常见原因有冠心病、心肌炎后心肌病变或其他器质性心肌病变。

(2)有晕厥或阿-斯综合征者:其阻滞部位多在希氏束以下,有报道房室结内阻滞者晕厥发生率为29%,希氏束内阻滞者晕厥发生率为25%,希氏束以下阻滞者晕厥发生率为71%。阻滞部位越低,发生晕厥的概率越高,反复发作晕厥者阻滞部位多在双侧束支。

(3)心室逸搏频率:逸搏室率≥40次/分者阻滞多在房室结内或希氏束内,心室率<40次/分者阻滞多在双侧束支。

(4)心电图动态变化:原为一侧束支阻滞发展为三度束支阻滞者多为低位阻滞,若从一度或二度房室传导阻滞演变而来,甚至在幼年就出现三度房室传导阻滞,多为高位阻滞。

(5)运动或药物试验:运动时逸搏心率变动范围很小(0~5次/分),或静注阿托品0.04mg/kg后,逸搏心率没有增加或增加很少(1~5次/分),阻滞部位在希氏束分叉以下。

依靠逸搏的频率和QRS波的窄宽,尚不能确切判断阻滞的部位,准确定位还需希氏束电图检查。

3. 希氏束电图特征

(1)房室结内阻滞:即AH阻滞,A波后无H波,而V波前有H波,HV间期固定,A波与H波及V波无固定关系。

(2)希氏束内阻滞:A波后有H波,AH间期固定正常,A波与V波无关,H-H′中断,H波与H′波无固定关系,每个V波前有H′波,H′V间期固定,V波可以正常。有时未能记录到希氏束远端电位H′,而QRS波呈宽形,类似希氏束下双侧束支水平阻滞。如果逸搏QRS波正常,仍可以判断阻滞部位在希氏束内。

(3)希氏束远端阻滞:即双侧束支水平阻滞(HV阻滞),其特征是A波后有H波,AH间期固定,但H波不能下传,完全阻滞于HV之间,故A波、H波均与V波无关,呈完全分离状态。

在无条件施行希氏束电图检查的情况下,可采用运动试验、注射阻滞迷走神经的阿托品(0.04mg/kg)来评定逸搏自律点的反应。例如逸搏心律呈宽QRS波,通过上述试验心室率明显增快,提示逸搏自律点在房室结内;心室率有增加但不太明显,提示逸搏自律点在希氏束内;心室率无变动,提示逸搏自律点在心室内。

4. 三度房室传导阻滞出现的心电现象

(1)心室率过缓:三度房室传导阻滞时心室自律

点在束支分叉以上者,QRS波时限≤0.11s,心室率多在40次/分;自律点在束支分叉以下者,QRS波时限≥0.12s,心室率多>25次/分。如果前者心室率<40次/分,后者心室率<25次/分,说明心脏自律性降低,是心电衰竭的表现,发生心脏停搏和恶性心律失常的概率很高,应尽快采取补救措施。

(2)心室率较快:三度房室传导阻滞交接区心律(窄QRS波),心室率≥70次/分,心室自搏心律(宽QRS波),心室率≥60次/分,属于加速性自主节律,对血流动力学的影响不大,不是治疗对象。这种现象多见于:①年龄较轻的患者;②先天性三度房室传导阻滞;③洋地黄使用过量或其他药物治疗中。

(3)心室率不齐:三度房室传导阻滞的患者心室自主心律一般是匀齐的,下列情况可出现不齐:①心室自律点本身的自律性轻度不规则;②心室自律点的自律性不稳定,出现自律点的游走,自律点越低心室率越慢,心律不齐也越明显,QRS波的形态也可能发生变化;③心室内存在多个自律点,心电图上表现为不同形态的QRS波交替出现或间歇性出现;④出现室性早搏或并行心律;⑤心室内自律点伴不同程度的传出阻滞,表现规则的R-R间期中突然出现更长的R-R间期,长的R-R间期是短的R-R间期的整倍数,此为二度Ⅱ型异-室(肌)传出阻滞,若长R-R间期不是短R-R间期的整倍数,但有渐长或渐短的规律,可考虑为二度Ⅰ型异-室(肌)传出阻滞;⑥心室内自律点衰竭而出现紊乱性室性搏动,QRS波形态各异类似心室颤动,但QRS波振幅较心室颤动大而频率较心室颤动低。

(4)出现巨大T波:三度房室传导阻滞如发生阿-斯综合征,常伴发巨大倒置或巨大直立T波。此种T波可能与心室停搏所致的交感神经极度兴奋或心肌缺血有关。又因多见于三度房室传导阻滞伴心脑缺血综合征之后,故又称晕厥后T波或尼亚加拉瀑布样T波。

(5)室相性窦性心律不齐:在高度或三度房室传导阻滞时常见到含有QRS波的P-P间期比不含QRS波的P-P间期短0.02s以上,称为室相性窦性心律不齐或室因性窦性心律不齐。此产生机制有以下解释:①含有QRS波的P-P间期短于不含QRS波的P-P间期,此称为正变率(加速频率)效应,是由于QRS波后的P波提前出现所引起。这种正变率效应最好的解释是:因心室收缩使含有窦房结的右心房受到牵拉,产生一个加速的机械刺激,诱发窦房结的自律性增强,QRS波后的P波提前出现,使含有QRS波的P-P间期缩短。②另一种情况是含有QRS波的P-P间期

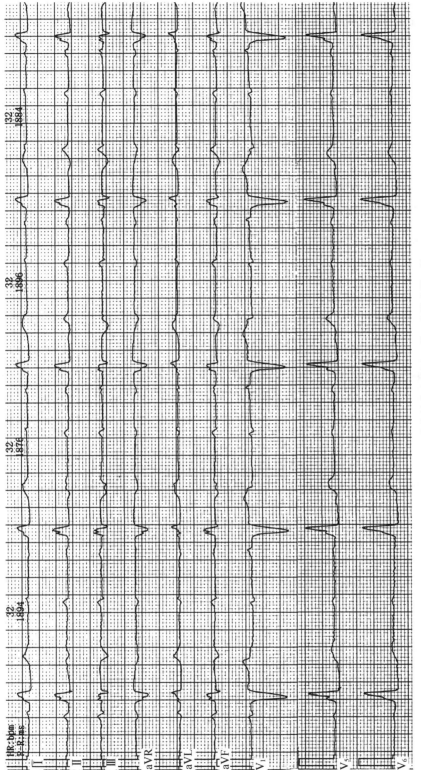

图18-15 完全性房室传导阻滞、室性逸搏心律

患者男性，74岁，临床诊断：心律失常。心电图示：心房波循序出现，心房率稍不齐，平均94/次/分，QRS波缓慢，匀齐出现，频率33次/分，QRS波宽大，呈左束支阻滞型，时限>0.12s，心房波和QRS波无固定的时间关系，为完全性房室传导阻滞，室性逸搏心律。仔细观察可见第4、7、10、13个P波提前出现，形态异于正常窦性P波，应为房性早搏P′波，该图为完全性房室传导阻滞，窦性P波和房性早搏P′波均不能下传心室。

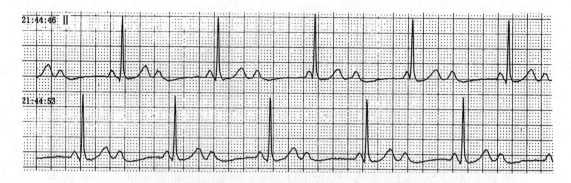

图 18-16　完全性房室传导阻滞、房室交接性逸搏心律、室相性窦性心律不齐

　　本图是动态心电图连续记录的 Ⅱ 导联,心电图显示 P 波顺序发生,P-P 间期稍不齐,心房率 94 次/分,QRS 波缓慢匀齐出现,心室率 46 次/分,P 波与 QRS 波无固定的时间关系,符合完全性房室传导阻滞。此外夹有 QRS 波的 P-P 间期小于不夹有 QRS 波的 P-P 间期,两者相差 0.04s(>0.02s),说明尚存在室相性窦性心律不齐

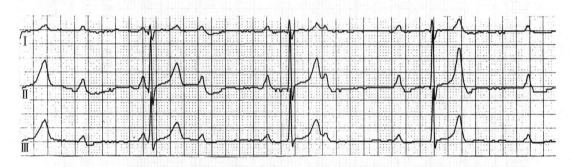

图 18-17　完全性房室传导阻滞、缓慢的房室交接性逸搏心律

　　本图是动态心电图记录的 Ⅰ、Ⅱ、Ⅲ 导联,P 波顺序发生,心房率略不匀齐,平均 68 次/分,心室率 29 次/分,QRS 波时限<0.12s,P 波与 QRS 波无固定的时间关系。此外 P 波在 Ⅱ 导联显示高尖,振幅>0.25mV,提示右心房肥大

长于不含 QRS 波的 P-P 间期,此称为负变率(减慢频率)效应,是由于 QRS 波后的 P 波延迟出现所引起的。这种负变率效应仅见于心室率过缓的房室传导阻滞病例。合理的解释是心室收缩时射血的血液压迫了主动脉的压力感受器,与产生的反射作用有关。

　　室相性窦性心律不齐仅在心室率较慢时出现,心室率较快时很少出现,因为心室率快时心室机械收缩引起的牵拉心房作用(加速频率效应)与主动脉压力的反射作用(减慢频率效应)几乎同时发生,两者对窦房结自律性的影响可互相抵消,故有些三度房室传导阻滞的病例不出现室相性窦性心律不齐。

　　(6)房室等频现象:在三度房室传导阻滞时,常出现短阵的室性逸搏频率与窦性 P 波频率完全相同,称为房室等频现象,又称房室同步现象。房室等频现象持续 3s 以上者称为较久的或持久性的完全等频现象,持续 3s 以下者称为短暂性完全等频现象。等频

现象与动脉血压的波动有关,一旦血压稳定等频现象可消失。房室完全等频现象的产生机制与下列反馈控制有关:①由于心房收缩影响心室充盈,从而使动脉血压发生波动;②动脉血压通过压力感受器或直接压力效应对窦性频率发生影响,即压力高时频率低,压力低时频率高;③窦性发放激动的频率通过心房与心室的相互关系,来决定心房收缩对心室充盈的影响。这种控制机制,无论在临床上还是在实验上都起作用。

五、先天性房室传导阻滞

　　先天性房室传导阻滞(congenital atrioventricular block)是指胎儿期或出生时即为三度房室传导阻滞。先天性三度房室传导阻滞与后天性三度房室传导阻滞的区别是:前者阻滞部位多在房室交接区近端,QRS波呈窄形,心室率较快;后者阻滞部位多在房室

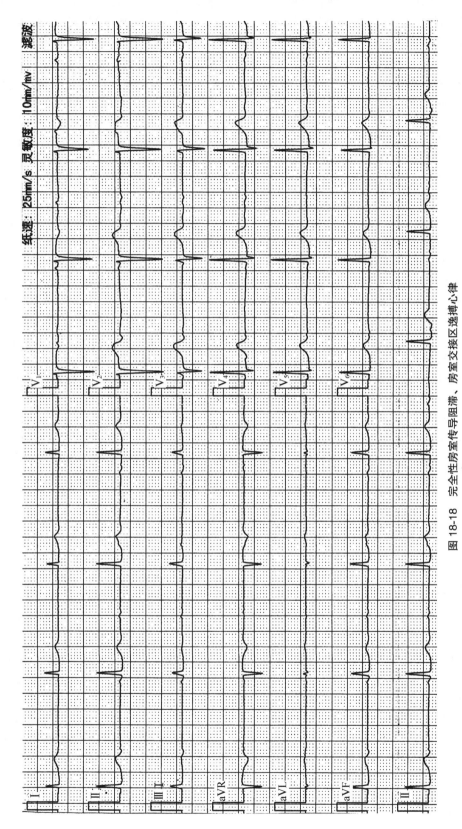

图18-18　完全性房室传导阻滞、房室交接区逸搏心律

患者女性，40岁，临床诊断：心肌炎。心电图示：窦性心律略有不齐，P波与QRS波无固定的时间关系，心房率68次/分，心率68次/分；QRS波正常室上性心室率43次/分，P波频率快于QRS波频率，符合完全性房室传导阻滞房室交接区逸搏心律。

交接区的远端,QRS 波呈宽形,心室率较慢。单纯性先天性三度房室传导阻滞比较少见,大部分伴有先天性心脏病,如大血管发育异常、单心室、房室共通道永存、单纯性室间隔缺损、肺动脉发育不良、大血管错位、先天性心内膜弹性纤维增生症,其在瓣膜闭锁时纤维组织伸展到传导系统内,形成结缔组织团块,阻止室上性激动下传(图18-19)。先天性房室传导阻滞在病理解剖上分为以下 4 种类型:①房室结发育不全,未能与结间束相连。②希氏束发育不全,未能连接房室结。③希氏束或束支部分缺损。④房室结和希氏束不能按正常方向形成。

根据临床资料和希氏束图检查对比,以下 4 点可作为定位诊断的参考:

(1)QRS 波型:宽 QRS 波型者阻滞部位在希氏束远端;窄 QRS 波型者阻滞部位在希氏束近端。

(2)心室率:心室率在 40 次/分以下者,阻滞部位在希氏束远端;心室率在 45 次/分以上者,阻滞部位多在希氏束的近端。

(3)临床症状:出现晕厥或阿-斯综合征者,阻滞部位多在希氏束的远端;未出现晕厥或阿-斯综合征者,阻滞部位在希氏束的近端。

(4)心电图演变:证明先有一侧束支阻滞后有三度房室传导阻滞者,阻滞部位在希氏束的远端;先天性三度房室传导阻滞者,阻滞部位在希氏束近端。

单纯性先天性三度房室传导阻滞患者,体力功能一般正常或轻度降低,这是因为通过心脏容量增大,每搏排血量增加,代偿了心室率缓慢的不足。QRS 波增宽和QT 间期延长都是高危因素,常发生晕厥的患者,需要安置永久性心脏起搏器,少数患者可能会发生猝死。

六、室房传导阻滞

房室传导发生前向性(房室)阻滞时,其逆向传导(室房传导)功能不一定有相同程度的阻滞。有时在三度房室传导阻滞时,可观察到逸搏心律的 QRS 波反而能逆向传导至心房产生逆向性 P⁻ 波(心房夺获)。使用按需型心室起搏器(VVI)治疗完全性房室传导阻滞时,起搏的 QRS 波逆向传导而产生心房夺获,并不少见。

有人对室-房(V-A)传导观察结果如下:①前向性房室传导正常的健康人,可以没有室-房传导存在,其机制待阐明;②室-房传导与年龄有一定关系,随年龄增长室-房传导发生率降低,60 岁以上的人群中 70%没有室-房传导,而前向性房室传导仍正常;③室-房传导时间一般比房-室传导时间长。如果室-房传导时间短于房-室传导时间,应考虑有隐匿性房室旁道;④室-

房传导受迷走神经影响的程度大于房-室传导;⑤当心室率增快时,可出现室-房传导延迟和二度Ⅰ型或偶尔二度Ⅱ型阻滞,阻滞区大多数在房室结内,也可以在束支-希氏束水平。

(一)三度房室传导阻滞伴室-房传导的机制

三度房室传导阻滞时,严格地说应该出现双向阻滞:即室上性激动前向传导受阻,室性激动逆向传导本也应受阻。但在少数情况下仅有前向传导完全阻滞,而保留逆向传导功能,即在三度房室传导阻滞时伴室-房传导。关于三度房室传导阻滞伴室-房传导的机制有如下解释。

1. **超常期传导学说** 窦性激动前向传导至房室交接区时虽完全受阻,但在房室交接区产生一个超常期,此时阻滞区以下适时的室性激动遇到超常期可逆向传导至心房。

2. **递减传导学说** 一般窦性激动电势较低,加之衰减性传导,窦性激动遇到房室交接区远端的阻滞区时,电位越来越小,无力通过阻滞区。相反,来自心室的激动电势较强,在激动衰减之前已到了阻滞区,到达阻滞的电势虽有递减,仍有通过阻滞区的能力,最终激动进入心房。

3. **房室之间存在双径路学说** Danielopolu 等认为房室之间前向性传导和逆向性传导各自有自己的径路。当前向性传导径路破坏而阻滞时,逆向传导径路仍被保存,因而会出现前向传导阻滞伴逆向传导。

4. **机械刺激学说** 心室收缩产生的机械刺激,使房室传导阻滞区产生振动,或心室激动产生的电紧张,诱发阻滞部位以上的起搏细胞发生一次激动,逆向传入心房。

(二)室房传导阻滞的心电图表现

室房传导方向和房室传导的方向相反,当房室交接区或心室发出的激动经房室交接区逆向传至心房过程中,发生传导迟缓或中断,便称为室房传导阻滞(ventroatrial block)。其室-房传导的受阻程度和房室传导阻滞的分度相同。

1. **一度室房传导阻滞** 指异位心律 QRS 波后的固定时间,出现逆向性 P⁻ 波,窄 QRS 波的 R-P⁻ 间期>0.16s,宽 QRS 波的 R-P⁻ 间期>0.20s,便可判定为一度室房传导阻滞。一度室房传导阻滞可分Ⅲ型:Ⅰ型 R-P⁻ 间期逐次延长但不出现心房漏搏;Ⅱ型 R-P⁻ 间期固定延长;Ⅲ型 R-P⁻ 间期延长程度不同且也无规律性。

2. **二度室房传导阻滞** 指异位心律的 QRS 波后逆向性 P 波时有时无,根据室房传导阻滞程度亦分三型:Ⅰ型是 R-P⁻ 间期由短逐次延长至心房漏搏(QRS

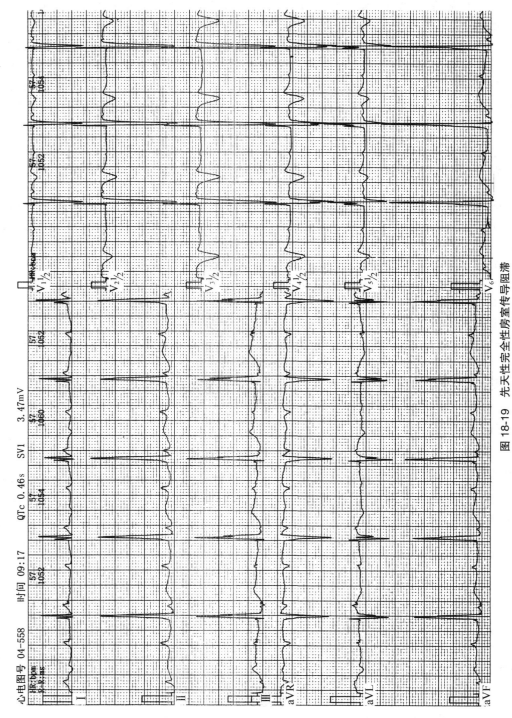

图18-19 先天性完全性房室传导阻滞

患者女性，5岁，临床诊断：先天性心脏病。心电图示：窦性心律，心房率115次/分，心室率55次/分，两者各自为政，互无关系，为先天性完全性房室传导阻滞。QRS波为室上性，R_{II}、R_{III}、R_{aVF} 分别为2.4mV、2.1mV、2.2mV；V_1导联呈qrS型，S_{V1}=3.4mV，R_{V6}=3.5mV，$S_{V1}+R_{V6}$=6.9mV，$T_{V1～V5}$ 倒置或正负双向，$R_{V3}+S_{V3}$=7.4mV，心脏顺钟向转位。提示：双侧心室肥大波后无 P⁻ 波),心房漏搏一次后 R-P⁻ 间期再次由短逐渐延长至心房漏搏,呈现文氏周期;Ⅱ型是每 2 个 QRS 波后出现一次心房漏搏,形成 2∶1 室房传导阻滞;Ⅲ型是 QRS 波后有若干比例的心房漏搏。如果每个 QRS 波后均不出现逆向性 P⁻ 波,是室-房传导完全阻滞的表现。

3. 三度室房传导阻滞 指窦性心动过缓心率<40 次/分,或心房停搏后,出现房室交接区心律或室性心律时,QRS 波后均不出现逆向性 P⁻ 波,即室性激

动不能夺获心房,可称为三度室房传导阻滞。

(三)室房传导阻滞的临床意义

室-房传导又称逆向性传导、心房夺获,是生理现象。不管有无房室传导阻滞,只要出现室-房传导,对心脏有害无利。其理由是:①室-房传导引起心室肌机械收缩不协调,对心脏循环功能无益;②R-P⁻ 间期延长易引起反复搏动,类似早搏造成不适感;③反复搏动可引起阵发性心动过速,影响心脏正常功能。因此,室-房传导越少越好。

第三节　希氏束阵发性完全性房室传导阻滞

1933 年,Sachs 和 Trayor 首次描述了希氏束阵发性房室传导阻滞(His bundle paroxysmal atrioventricular block)的概念,指出该阵发性房室传导阻滞是一个很难界定的定义,可能有致死性危险,易被误诊和漏诊。1971 年,Coumel 报道了 2 例因房性早搏引发的阵发性房室传导阻滞;2007 年 Banchs 等和 Undavia 等报道了室性早搏诱发的阵发性房室传导阻滞。这类阵发性房室传导阻滞的显著特征是从正常的 1∶1 房室传导(偶尔 2∶1 房室传导)突然转变为完全性房室传导阻滞。在房室恢复正常传导或次级起搏点产生逸搏之前,常有一段心室停搏的长间歇,从而产生显著的血流动力学障碍,临床表现为晕厥或阿斯综合征,甚至猝死。

一、发生机制

心脏冲动在心脏任何部位传导时,相应的心肌纤维跨膜电位必须达到一定程度的负值(通常>－65mV),使其保持兴奋性和反应能力。一般在－85～－90mV 时膜反应性、兴奋性最好。在舒张期具有起搏功能的细胞会慢慢减少其跨膜电位(4 相除极)。当舒张期延长时,房室结以下传导系统(如希氏束)某个位点的跨膜电位逐渐减小,反应性、传导性逐渐降低,以致不能进行激动传导而出现阻滞。

二、心电图特征

希氏束阵发性房室传导阻滞的最大特点是 P-P 间期突然延长后出现完全性房室传导阻滞,具有以下心电图特征:①出现于 P-P 间期突然延长后,常为房性早搏的代偿间期、房性心动过速终止后出现的长间期、窦性心律不齐的慢相或伴有逆传的室性早搏后;②发生阻滞的部位在房室结以下,希氏束之内;③发生阻滞的机制是房室结希氏束内局部 4 相阻滞;④缺乏可靠的逸搏位点,又无恒定 4 相阻滞的临界心率,

可能出现长间歇后心室停搏;⑤基础心电图 P-R 间期、QRS 波形正常,4 相阻滞呈阵发性出现。颈动脉窦按摩及 Valsalva 动作时可诱发。

三、鉴别诊断

未经电生理检查,希氏束型完全性房室传导阻滞与希氏束下部位阻滞(频率依赖性房室阻滞)或房室结阻滞(迷走神经介导阻滞)无法区别。根据心电图发作前后比较,其鉴别可参考如下。

(一)与频率依赖性房室传导阻滞鉴别

频率依赖性房室传导阻滞分两种,一种是心率增快出现房室传导阻滞,心房减慢时房室传导阻滞消失,称为快频率依赖性房室传导阻滞,又称 3 相阻滞;另一种是心率慢时出现房室传导阻滞,心室增快时阻滞消失,称为慢频率依赖性房室传导阻滞,又称 4 相阻滞。心率增快出现房室传导阻滞的最低心率,称为 3 相房室传导阻滞的临界心率,而心率减慢出现房室传导阻滞的最高心率为 4 相房室传导阻滞的临界心率。快频率依赖性房室传导阻滞是当心率增快时出现房室传导阻滞,易与希氏束阵发性房室传导阻滞相鉴别;而慢频率依赖性房室传导阻滞,易与希氏束阵发性房室传导阻滞混淆。两者的鉴别是:慢频率性房室传导阻滞大多数是在一侧束支或分支已有完全性阻滞的基础上,而对侧束支或分支又发生了 4 相阻滞的结果,而希氏束阵发性房室传导阻滞的发生,是在室性早搏或房性早搏后的长周期发生的,阵发性房室传导阻滞消失后,房室传导时间恢复正常时,P-P 间期和 QRS 波形态正常,无束支、分支阻滞的表现。

(二)迷走神经反射介导的房室传导阻滞

1978 年,Massie 等报道迷走神经反射可引起阵发性房室传导阻滞,这类阵发性房室传导阻滞患者临床有可逆性原因如排尿、恶心呕吐、吞咽所诱发。心电图记录均无束支阻滞及分支阻滞,其阵发性房室传

导阻滞也无明显频率依赖性。多发生在夜间睡眠时，房室传导阻滞发生前 P-R 间期延长或在文氏型房室传导阻滞基础上发生，窦性心率加速时阻滞消失，传导恢复正常，可伴有 P-R 间期延长，推测此类房室阻滞发生的重要原因是迷走神经张力增高，阻滞部位在房室交接处。迷走神经反射介导的房室传导阻滞有以下特征。

1. 常发生在没有心脏疾病的人群，如出现于咳嗽、呕逆、吞咽或排尿等迷走神经反射增强时。

2. 房室传导阻滞呈一过性，伴心电图上窦性心律减慢，可有明显的心律不齐和长 P-P 间期。

3. 窦性心律加速或迷走神经张力降低时，阻滞改善。

4. 多伴窄 QRS 波，电生理检查多正常。

四、临床意义

希氏束阵发性阻滞是一种严重的心律失常，常发生在心肌病、心肌炎的病例中，基本上属于病理性的。据报道前壁心肌梗死、下壁心肌梗死、变异型心绞痛等缺血性心脏也常出现一过性房室传导阻滞。当阻滞属于高度时阻滞部位以下的节律点又不能及时的代偿，心排血量突然降低易引起晕厥、阿-斯综合征。由于希氏束阵发性完全性房室传导阻滞的发生是间歇性的，不可预测的，故诊断比较困难。一旦明确诊断，可紧急植入临时起搏器，当原有疾病治愈或好转，可去掉起搏器，预后良好。

第四节 生理性房室传导阻滞

生理性传导阻滞（physiological block）是与病理性阻滞相对应而提出的概念，意指心脏激动传导因遇生理不应期而出现传导延缓或中断的一种现象。广义的生理性阻滞还包括生理因素引起的不应期相对延长而出现的传导阻滞。例如运动员出现的卧位性一度房室传导阻滞或二度Ⅰ型房室传导阻滞，当属生理现象。生理性阻滞是由暂时的生理因素作用下，影响或干扰了传导系统的不应期和传导性，诱因一旦消除传导系统便可恢复正常，不需要任何治疗。生理性阻滞可以发生在心脏激动传导系统的任何部位，也可发生在房室旁道、双径路和折返环路中，最常见的是房室传导阻滞。

一、生理性房室传导阻滞的原因

生理性房室传导阻滞也分三度，即一度为传导延缓，二度为部分传导中断，三度为完全传导中断。引起生理性房室传导阻滞的常见原因如下：

1. 心房率过快 心房率过快时心房周期（或联律间期）＜交接区生理性不应期，如心房颤动、心房扑动、房性心动过速、房性早搏等，在房室交接区常出现不同程度的干扰性房室传导阻滞。

2. 心室率过快 心室的频率快于心房率时，心房激动下传常遇到室性激动隐匿性上传造成房室交接区新的不应期。如阵发性室性心动过速、室性早搏出现的干扰性房室分离。

3. 窦性心动过缓 窦性激动的频率低于逸搏频率时，窦性 P 波下传常遇到逸搏引起的不应期而受阻。如窦性心动过缓、交接性逸搏出现的房室交接区不完全性干扰（窦性夺获心室 P-R 间期延长）或完

全性干扰（P 波后无 QRS 波）现象。

4. 房室结双径路 房室结双径路中的蝉联现象出现的假性一度房室传导阻滞，室性插入性早搏出现的房室传导反文氏现象。

5. 生理性因素 运动员、强体力劳动者在安静状态下出现迷走神经兴奋，引起的房室交接区不应期延长，出现一度或二度Ⅰ型房室传导阻滞，也应属于生理性房室传导阻滞。

二、生理性一度房室传导阻滞

心房率在 72 次/分左右时，P-R 间期＞0.20s 便可称为一度房室传导阻滞，心房率每增加 20 次/分，P-R 间期应减去 0.01s，作为 P-R 间期的正常标准。生理性一度房室传导阻滞判定的标准和病理性一度房室传导阻滞的标准相同。常见的生理性一度房室阻滞有下列原因：

1. 早搏引起 ①房性早搏出现在 Q-T 间期内适遇房室交接区的相对不应期，P 波下传缓慢 P-R 间期＞0.20s，或 P 波下传受阻，其后的窦性心搏 P-R 间期＞0.20s；②间位性室性早搏或房室交接性早搏（包括隐匿性房室交接区早搏）隐匿性激动房室交接区，其后的窦性激动下传受到房室交接区隐匿性除极的干扰，下传缓慢而使 P-R 间期＞0.20s。

2. 心房率过快 房性心动过速心房率＞150 次/分或心房扑动 1:1 房室传导时，心房周期＜房室交接区生理相对不应期，P'-R 间期或 F-R 间期＞0.20s。

3. 房室结双径路的蝉联现象 房室结存在双径路时，在窦性心律时 P-P 间期＞快径路的有效不应期，窦性激动均经快径路下传，故 P-R 间期在正常范

围。当出现的早搏其联律间期（P-P′间期）小于快径路的有效不应期时，早搏激动只能沿慢径路下传，P′-R间期必然延长（＞0.20s）。如经慢径路下传的激动传至房室结远端的共同道时，激动除向心室传导外又隐匿性向快径路传导，使快径路又处于新的不应期，下一次窦性激动下传时又经慢径路下传再次隐匿性向快径路传导，快径路再次处于新的不应期。如此激动一次次经慢径路下传，快径路一次次进入新的不应期，处于无作为状态，即所谓的蝉联现象。此种情况表现在心电图上是P-R间期连续性延长，形成"假性一度房室传导阻滞"。

三、生理性二度房室传导阻滞

在比较匀齐的房性节律中，P波后出现心室漏搏现象，称为生理性二度房室传导阻滞。常见的原因如下：

1. 心房率过快　房性（含窦性）心动过速时，心房率≥180次/分出现的2:1房室传导；或心房率≥150次/分时出现文氏现象，均属于生理性二度房室传导阻滞。如心房率＜150次/分出现2:1阻滞或＜130次/分出现文氏现象，提示房室交接区不应期延长，应考虑为病理性房室传导阻滞。

2. 早搏引起　①隐匿性房室交接区早搏，常使其后的窦性激动下传受阻，心电图表现为突然出现一过性2:1房室传导阻滞或房室传导文氏现象；②间位性早搏后的窦性心搏P-R间期出现房室传导文氏现象，表现为早搏后的第一个窦性心搏的P-R间期显著延长，第二个窦性P波落在第一个窦性心搏造成的房室交接区的有效不应期下传受阻；③室性早搏后的窦性P波下传受阻，表现为代偿间歇完整。

3. 运动员心脏综合征　由于运动员长期运动，心脏发生适应性增大（心肌纤维增粗、室壁增厚伴室腔或多或少扩张、冠状内径增大），窦性心动过缓，心功能良好。在静息状态下迷走神经张力增高，往往出现二度Ⅰ型或二度Ⅱ型房室传导阻滞。这种生理性

阻滞轻微活动后可完全消失。

四、生理性三度房室传导阻滞

生理性三度房室传导阻滞是指激动下传在房室交接区一过性完全受阻，出现暂时性房室分离现象。常见的原因如下：

1. 干扰性房室分离　心房率过缓，当窦性激动的频率低于房室交接性节律的频率时，缓慢的窦性P波遇到较快的房室交接性激动时，发生暂时性的完全干扰性分离。当患者稍加活动窦性频率稍有增加，窦性激动P波便可夺获心室，完全干扰性房室分离便告结束。

2. 干扰合并阻滞引起的房室分离　心房率＜心室率，支持干扰性房室分离，如还出现下列情况提示合并阻滞：①房性P波落在T波之后夺获心室，但P-R间期＞0.20s提示合并一度房室传导阻滞；或P波落在其前逸搏的T波后的应激期未能下传心室，考虑存在二度房室传导阻滞；②心房率＞心室率出现的房室分离，支持高度房室传导阻滞或三度房室传导阻滞。但出现下列情况要考虑存在干扰：室性加速性逸搏心律心室率＞60次/分；R-R间期＜P-P间期的2倍。在没有病情变化的情况下间歇性2:1或3:1房室传导阻滞时，应考虑阻滞并干扰所致的房室分离。

3. 房室结双径路隐匿性折返而致的假性三度房室传导阻滞　一个早搏激动在双径路中进行隐匿性环形折返时，由于折返激动的频率较快，导致折返环上端房室结入口的共同道以及折返环下端房室结出口的共同道均被折返激动所除极，持续处于有效不应期。室上性激动不能下传心室，心室内自搏激动不能逆传至心房，造成完全性房室分离的假性三度房室传导阻滞。假性三度房室传导阻滞的特点是：①在正常房室传导的节律中，一个适时的早搏后突然变成了三度房室传导阻滞；②在三度房室传导阻滞的节律中，一个适时的早搏后突然三度房室传导阻滞消失。心电图上出现上述两种现象之一，就要考虑假性三度房室传导阻滞。

第五节　房室传导阻滞的治疗与诊断

一、房室传导阻滞的治疗

房室传导阻滞的治疗、预后取决于病因、阻滞程度、阻滞部位、临床症状、阻滞的持续时间等因素，其中症状（头晕、黑矇、乏力、晕厥发作等）和阻滞部位尤为重要。必须根据每个人的具体情况制定治疗方案，例如急性心肌梗死合并三度房室传导阻滞，不管是前

壁和下壁，也不管是逸搏QRS波是窄型还是宽型，都应安置临时起搏器以保证心室率，防止心脏停搏或室性心动过速、心室颤动；其次，心室率增加可帮助缺血的心肌恢复供血。又如洋地黄中毒、风湿病、急性感染、电解质紊乱、急性下壁心肌梗死、迷走神经张力增高等引起的一度、二度Ⅰ型房室传导阻滞，多是暂时性的、可逆性的，很少发展为三度房室传导阻滞，也很

少发生晕厥,治疗主要是针对病因。

慢性缺血性心脏病、原发性传导系统病变(Lev病、Lenegre病)、扩张性心肌病以及慢性器质性心脏病所致的二度Ⅱ型和三度房室传导阻滞,一般传导系统已发生不可逆的损伤。阻滞部位大都在希-浦系统,心排血量已很差,加之基础心脏病、心功能已很差,有猝死的危险。这些患者的治疗原则是提高心室率,增加心排血量,可预防心室率慢时出现的室性恶性心律失常所致的晕厥和猝死,最好的治疗方法是植入永久性心脏起搏器。

单就房室传导阻滞的程度来说,一度及二度Ⅰ型房室传导阻滞因其本身对血流动力学无明显的影响,仅治疗原发病即可,不需要特别处理。二度Ⅱ型及三度房室传导阻滞,应根据逸搏心室率的快慢以及阻滞部位采取不同措施。心室率在 40～50 次/分以上,QRS 波正常者,说明阻滞部位在希氏束分叉以上,可采用静注阿托品提高心率,血压低者可采用滴注异丙肾上腺素,提高血压;对于心室率在 40 次/分以下,QRS 波宽大畸形,说明房室传导阻滞部位在希氏束分叉以下,对药物反应差,应考虑植入心脏起搏器。

二、体位改变对房室传导阻滞的诊断意义

一度和二度Ⅰ型房室传导阻滞,可分为功能性和病理性两种,功能性阻滞多是由于迷走神经张力增高所引起,病理阻滞多是由于交接区损伤所致。体位试验对两者的鉴别有一定参考意义。

试验方法:在仰卧位时出现一度或二度Ⅰ型房室传导阻滞,然后可分别采取坐位或站位,立即记录心电图,如坐位或站位时原房室传导阻滞消失或 P-R 间期缩短 0.04s,或二度Ⅰ型房室传导阻滞变为一度房室传导阻滞,提示传导阻滞是由于迷走神经张力增高所引起,多属于功能性房室传导阻滞;原房室传导阻滞的程度不变或阻滞进一步加重,多属于病理性改变。

平卧位时 P-R 间期延长,坐位或站位 P-R 间期无明显改变的病例,尚可采取右侧卧位试验。取右侧卧位后在心电监测下观察 2min 或 5min 记录一次心电图,在 20min 的时间段内,某个时间段的 P-R 间期最长,或比原来 P-R 间期延长≥0.04s,应看作是一度房室传导阻滞。关于右侧卧位时 P-R 间期延长的机制,认为右侧迷走神经主要控制窦房结,左侧迷走神经主要控制房室结。当右侧卧位时胸腔里的脏器向右侧移位,右侧迷走神经受到的牵引力相对减少,张力也相对降低,而左侧迷走神经的张力相对增高。前者可使窦性心律的频率有所增加,后者可使房室结内的不应期相对延长,因而右侧卧位时 P-R 间期明显长于其他体位。体位改变引起的 P-R 间期差值,反映了迷走神经对房室结的影响程度。

三、按压颈动脉判断房室传导阻滞的部位

在房室传导阻滞中,逸搏心律的 QRS 波宽大畸形时,为明确房室传导的阻滞部位,便于制定治疗方法,最简单的方法是按压颈动脉窦刺激迷走神经,因迷走神经对房室结有影响,对希-浦系统无影响。方法是取卧位在心电图的监护下,按压一侧颈动脉窦,先轻按渐加重观察心室率的变化。心室率无变化时,提示阻滞部位在希氏束分叉以下;心室率减少或心搏暂停,提示阻滞部位在希氏束分叉以上伴一侧束支阻滞。

四、阿托品试验对房室传导阻滞的诊断意义

使用阿托品可增加心房率和改善房室结传导功能,而对希-浦系统的传导有抑制作用。利用这种差异进行此试验,有助于鉴别房室传导阻滞的部位及阻滞程度,为诊断和治疗提供参考。

方法:先描记常规心电图以备对照,取阿托品 2mg 加入生理盐水 5ml 静脉推注,然后每 2min 描记一次心电图,可观察到 30min。

结果判定:

(1)原有一度或二度房室传导阻滞消失者,提示阻滞部位在房室结内;阻滞程度进一步加重者,提示阻滞部位在希-浦系统。

(2)完全性房室传导阻滞逸搏心室率显著增加≥72 次/分,提示阻滞部位在希氏束近端;逸搏心室率仅稍有增加且出现 QRS 波变宽者,提示阻滞部位在希-浦系统。

(3)房室传导阻滞伴 QRS 波增宽者,注射阿托品后心室率每分钟增加>9 次者,提示阻滞部位在希氏束近端且合并一侧束支阻滞。如心室率不变或每分钟增加<5 次者,提示阻滞部位在希-浦系统。

阿托品试验对房室阻滞的定位诊断仅可作为参考,确切的定位诊断还要依靠希氏束电图。

第**19**章

心房内阻滞与窦房阻滞

第一节 心房内阻滞

心房内阻滞(intra-atrial block)是指心房内的结间束(窦房结至房室结的传导束)及房间束(右房至左房的传导束)发生传导障碍,改变了固有的传导途径或传导速度,反映在心电图上的特征变化是P波形态改变以及P波时间延长。正常情况下心房的电活动总是右房在先、左房在后,右房内传导时间为50ms,左房内传导时间为60~70ms,当右房的电活动经Bachmann束(上房间束)向左房传导时间延长称为房间束阻滞或左房内阻滞。仅有P波形态改变而无P波时限延长者,称为结间束阻滞或右房内阻滞。

一、心房内的传导组织

现在普遍认为心房内存在特殊的传导通路,即结间束和房间束,窦房结发出的激动通过结间束和房间束传至房室结和左房内。目前已知结间束有三支。

(一)前结间束

前结间束是由窦房结前缘发出,呈弓状走向左前,绕过上腔静脉和右房前壁而行向左前。在此处分为两支,一支进入左房内称上房间束,又称Bachmann束;另一支为下降支,先走向后下方进入房间隔顶部,再向下经主动脉根后方降至房室结上缘。此束最短,窦性激动主要通过此束传向左房和房室结。

(二)中结间束

中结间束又称Wenckebach束,从窦房结后缘发出,向右绕至上腔静脉后方,经卵圆窗前方(前结间束降至后方)止于房室结上缘。

(三)后结间束

后结间束又称Thorel束,从窦房结后缘发出,经界嵴、下腔静脉瓣和冠状窦口上方进入房室结后缘。

通常情况下窦性激动主要沿前结间束下传。由于前结间束最短,在心房传导中起重要作用。切断前

结间束常引起房室传导延迟,同时也容易引起房间束阻滞,而切断中或后结间束很少发生传导延迟。

(四)房间束

窦性激动从右房传至左房的传导径路称房间束,分为两支。

1. **上房间束** 也称Bachmann束,是前结间束在右房前壁向左发出的一个分支,走行于左房前壁和右心耳后心肌内。

2. **下房间束** 与上房间束在房室结上方相互交织,并有分支与房间隔左侧的左房肌纤维相连,从而将右房激动传至左房。

上房间束支(Bachmann束)的损害可能是房间束阻滞的病理基础。

二、房间束阻滞

房间束阻滞(interatrial bundle block)是指心房内的房间束传导延迟或阻滞。上房间束发生明显阻滞时,窦性激动经前结间束的降支——下房间束传入左房,并在左房内向左上方传导,直至激动全部传入左房,结果使心房传导的总时间延长。当前结间束传导明显延长时,激动不能经上房间束和降支传入左房,激动便通过中结间束缓慢传至房室结,而后逆传激动左房,心房总的传导时间也会延长。心房传导总的时间延长表现在心电图上是P波增宽,出现切迹或双峰。根据阻滞程度分为不完全性和完全性。

(一)心电图表现

1. **不完全性房间束阻滞** 也称Bachmann束阻滞,是指左、右心房之间的传导发生了障碍,心电图主要表现为所谓的"二尖瓣型P波",即P波时间≥0.11s,P波出现双峰或切迹、峰间距离≥0.04s。根据房间束阻滞程度不同,心电图有如下表现形式。

（1）固定性一度房间束阻滞：也称为房间（房内）传导延迟，P 波时间≥0.11s，P 波双峰，峰间距离≥0.04s。有称固定性"二尖瓣型 P 波"，但需除外左房肥大或左房负荷过重。

（2）二度Ⅰ型房间束阻滞：P-P 间期基本规整，P 波形态由正常逐搏增宽演变为"二尖瓣型 P 波"，尔后又渐变为正常，即 P 波轻微改变→显著改变→正常，也可呈相反的规律性变化，如此周而复始，但需排除房性游走性节律、房性逸搏、房性融合波。

（3）二度Ⅱ型房间束阻滞：P-P 间期基本规律，"二尖瓣型 P 波"和正常 P 波交替出现或间歇性出现，需排除房性逸搏或其他房性节律（图 19-1）。

（4）频率依赖性（相性）房间束阻滞：即心率慢时 P 波正常，心率快时出现"二尖瓣型 P 波"，称为快频率依赖性（3 相）房间束阻滞；相反者，称为慢频率依赖性（4 相）房间束阻滞（图 19-2）。

2. **完全性房间束阻滞**　多称为完全性房内阻滞。心电图中最常见的是不完全性房间束阻滞，完全性房间束阻滞非常少见。心电图表现为：同一患者心电图与以往正常窦性 P 波相比，P 波变得窄而尖；也可表现为两种各自独立的心房波，一种窄而尖且下传心室，另一种为异位心房 P′波或心房扑动或心房颤动波，未下传心室。

（二）发生机制

房间束阻滞的发生机制还不十分清楚，一般来说是由于 Bachmann 束供血不足或 Condorelli 动脉粥样硬化狭窄以及痉挛时间过长，造成房间束缺血、缺氧而影响其传导功能。房间束阻滞的可能原因还包括右房上壁和房间隔部位以及前结间束和（或）上房间束的纤维化，脂肪浸润、变性、心房肥大时造成的牵拉、损伤导致的前向传导中断，使左房除极延缓，甚至反向传导。

由于房间束阻滞使心房电活动的不同步性增加，是发生短阵性房性心动过速、心房颤动、心房扑动的电生理基础。Bayes（1988 年）等发表了一项前瞻性研究成果：体表心电图上有明显房间束阻滞的患者，随访两年中 94% 的患者发生过一次以上的心房颤动，而对照组仅有 28% 的患者发生心房颤动。另一组 30 例房间束阻滞的患者随访 6 个月至 10 年，所有患者都发生过快速性房性心律失常。Bayes 等同时指出：有房间束阻滞的患者，在随访期有很高的阵发性房性心动过速的发病率（93.7%），而对照组仅为 27.7%。Bachmann 束的传导延迟或阻滞，使激动从右房传至左房的时间延长，容易产生激动折

返，成为引发短阵性房性心动过速、心房颤动、心房扑动的原因。

Coyal 通过超声心动图研究房间束阻滞对左房的影响，结论认为：有房间束阻滞的患者左房收缩缓慢得几乎无收缩，可以说房间束阻滞是左房电机械功能失调的制造者和引发充血性心力衰竭的危险因素。Spodick 也证实：在左房激动之前有 37ms 的平均延迟，通过在心房的关键点测量左房容积评价左房功能，与正常的左房相比，房间束阻滞与左房的增大和收缩减弱有关，收缩减弱使室的充盈和心房泵血量显著减少。Framingham 研究表明，非风湿性心脏病心房颤动的栓塞危险是对照组非心房颤动者的 5.6 倍，而风湿性心脏病合并心房颤动者高达 17.6 倍。左房功能减退，导致血流速度减慢更进一步增加血栓和栓塞的危险性。

（三）鉴别诊断

房间束阻滞与左房肥大的心电图表现十分相似，不结合临床单凭心电图，鉴别有一定难度。一般认为二度Ⅰ型或二度Ⅱ型的房间束阻滞，P 波有动态变化或能变为正常。一度房间束阻滞即"二尖瓣型 P 波"永久存在者，应考虑左房肥大的可能性，但仍需通过 X 线或心脏彩超来确认。

（四）临床意义

房间束阻滞是一种与左房肥大、心房颤动、心房扑动相关的疾病。2001 年 Jairath 等对 1000 名有心脏疾病的成人心电图分析评价，结果显示房内阻滞发生率很高，窦性节律的病人中占 41.1%，所有病人中占 32.8%，并预料 60 岁以上的患者中房内阻滞会更普遍。房内阻滞的临床意义在于容易发生房性心律失常、左房肥大、血栓和血管阻塞。另有文献报道，房间束阻滞在一般人群中仅为 1%，随着年龄增长发生率有所增加。单纯 P 波出现切迹，P 波时限<0.11s 者，正常人组检出率为 20%，高血压组检出率高达 53%，说明 P 波出现切迹很常见，临床意义不大。P 波出现切迹，P 波时限≥0.11s，长期固定不变者，多有临床意义。

三、结间束阻滞

结间束阻滞（internodal bundle block）也称右房内阻滞。心房内前、中、后三支结间束、两支房间束，并不像室内左、右束支及其分支的分布那样恒定。结间束在心房内的排列先为离心性后为向心性分布，相互间存在复杂的交叉，有的还互相吻合。三支结间束中的任何一支发生传导障碍时，便会引起整个房内传导

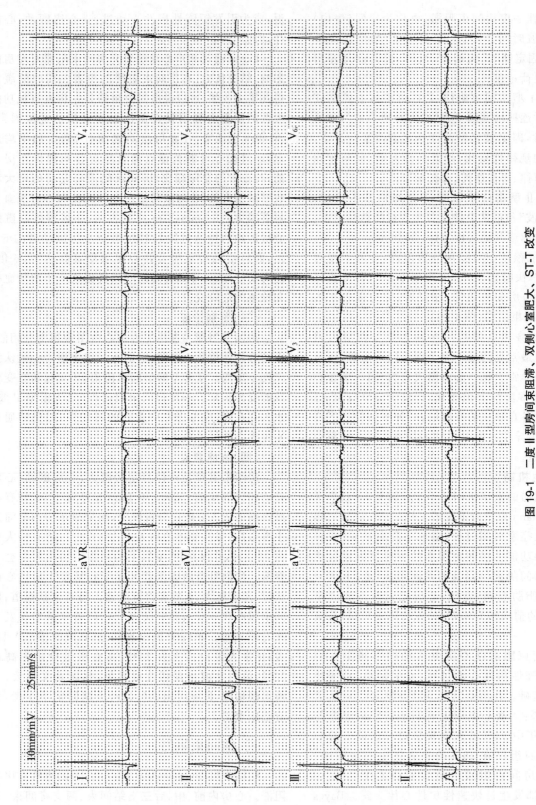

图 19-1 二度 Ⅱ 型房间束阻滞、双侧心室肥大、ST-T 改变

患者女性，38 岁，临床诊断：先心病室间隔缺损。心电图示：窦性心律（心率 64次/分），在连续记录的 Ⅱ 导联 P 波由肺型 P 波（高尖形 P 波）突然转为二尖瓣型 P 波。这种 P 波电压和形态的改变与心率变化无关，故用二度 Ⅱ 型房间束阻滞解释比较合理。另外，I、aVL 导联呈 qR 型，$R_{I, aVL}=2.0mV$，V_1 导联呈 RS 型，$R_{V1}=1.4mV$，V_5 导联呈 Rs 型，$R_{V5}=2.6mV$，考虑双侧心室肥大 I、aVL、$V_3 \sim V_6$ 导联可见 ST-T 改变

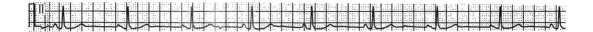

图 19-2　慢频率依赖性二度 Ⅱ 型房间束阻滞

　　患者女性,70 岁,临床诊断:脑卒中、胸闷。心电图示:窦性心动过缓(心率 54 次/分),从记录的 Ⅱ 导联分析,P 波出现两种形态,一种呈尖窄形;另一种呈顶端切迹形,两者间歇性出现,与频率有关。顶端切迹即双峰形 P 波在慢频率时出现,P 波时间≥0.12s,峰间距≥0.04s,为慢频率依赖性房间束阻滞

方式的变异,不言而喻 P 波外形可出现多样性。但是,目前尚不能根据 P 波形态变化来判断某一结间束传导阻滞,故泛指右房内阻滞。近年有文献报道 P 波形态出现间歇性变化者,可考虑为后结间束传导阻滞。

(一)心电图表现

　　1. 一度结间束阻滞　心电图上表现固定型伪肺型 P 波。右房内结间束自右上而下分布,当发生阻滞时自右上而下出现传导迟缓,其除极几乎和左房除极同步,左、右心房除极的电位近于叠加,因而 P 波振幅增高,形似"肺型 P 波"。这种高耸的 P 波不能用右房肥大、右房负荷过重来解释者,提示右房内结间束阻滞。

　　2. 二度Ⅰ型右房内结间束阻滞　在规律的窦性节律中,P 波振幅由正常→轻微高尖→显著高尖的系列变化,或呈相反的规律变化,即显著高尖→轻微高尖→正常的系列变化,周而复始重复出现。但 P 波时限、P-R 间期无明显变化。

　　3. 二度Ⅱ型右房内结间束阻滞　P-P 间期基本规律,正常 P 波与高尖 P 波交替出现,或两种 P 波间歇性出现。

　　4. 频率依赖性右房内结间束阻滞(相性阻滞)　心率慢时 P 波正常,心率相对快时 P 波高尖(3 相阻滞),称为快频率依赖性结间束阻滞(图 19-3);心率较快时 P 波正常,心率相对慢时 P 波高尖(4 相阻滞),称为慢频率依赖性结间束阻滞。

(二)鉴别诊断

　　右房内结间束阻滞心电图上表现为 P 波高尖,和右心房肥大引起 P 波高尖的"肺型 P 波"机制不同,但在心电图上的表现相似。单从心电图上鉴别有一定困难,需要结合临床,排除慢性阻塞性肺疾病,才能做出一度结间束阻滞的诊断。但还需排除房内差异传导、房内游走节律、紊乱性房性节律等引起的 P 波形态改变。

(三)临床意义

　　一度结间束阻滞多见于器质性心脏病,如心房肌

纤维化、脂肪化、淀粉样退行性改变、左心房和(或)右心房肥大;先天性心脏病、风湿性瓣膜病、心房肌的急性炎症、慢性缺血及心房梗死等,但尚需排除"交感 P 波"。

四、弥漫性完全性心房肌阻滞(窦-室传导)

　　弥漫性完全性心房肌阻滞(diffuse complete atrial muscular block)是指心房肌工作细胞丧失了兴奋性,窦性激动不能引起心房激动(心电图上窦性 P 波消失),但结间束传导功能正常,窦性激动沿结间束下传房室结-希浦系统而引起心室激动,又称窦-室传导,也可属于房内阻滞的范畴。详见本书第 37 章电解质及药物对心电图的影响"第四节　窦室传导节律"。

五、特殊房内阻滞

(一)房间束阻滞伴左房逆传激动

　　这是一种特殊类型的心房内阻滞心电图表现,又称房间隔阻滞型 P 波。在心房较高水平阻滞(Bachmann 束阻滞)时,窦性激动可先抵右心房底部,再经房间隔下部向左、尔后向上逆传除极左房,从而出现房间束阻滞伴左房逆传激动的 P 波图形。

　　P 波时限≥0.11s,Ⅱ、Ⅲ、aVF 导联 P 波呈先正后负双向(图 19-4)。P 波的第一个成分为右房除极形成,终末成分为左房延迟传导和逆向除极形成,两个成分间可有等电位线。

　　这种特殊的房内阻滞,有些表现为房间束阻滞伴左房逆传激动文氏现象,即 P 波时限≥0.11s,Ⅱ、Ⅲ、aVF 导联 P 波呈正负双向,P 波负向部分由深渐浅或由浅变深呈周期性变化,P-R 间期不变,P-P 及 R-R 间期基本恒定。房间束(Bachmann 束)完全阻滞伴左房逆传激动是左房肥大的特异表现,是引起快速性房性心律失常,尤其是心房颤动的重要原因。

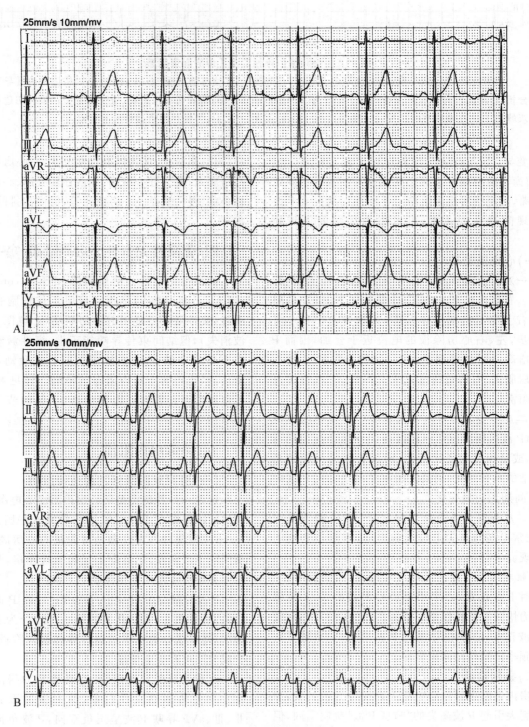

图 19-3　右房内结间束阻滞

　　A、B 两图为同一患者同次不同时刻动态心电图记录。A. 窦性心律（心率 60 次/分），P 波时限 0.12s，振幅≤0.20mV。B. 窦性心律（心率 75 次/分），P 波高尖，Ⅱ 导联 P 波振幅高达 0.50～ 0.55mV。诊断为快频率依赖性右房内结间束阻滞

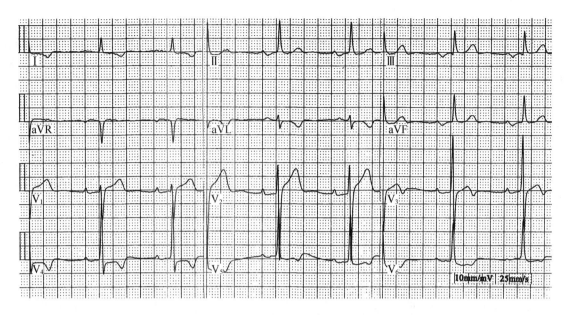

图 19-4　房间束阻滞伴左房逆传激动

患者男性,87 岁,临床诊断:冠心病、脑梗死。心电图示:窦性 P 波(心率 57 次/分)顺序出现,P 波在 Ⅱ、Ⅲ、aVF 导联呈先正后负型,P 波时间≥0.12s,PR 间期 0.21s。P 波在 Ⅱ、Ⅲ、aVF 导联呈先正后负现象考虑为右房先激动,左房延迟或逆向激动所致,房间束阻滞伴左房逆传激动,是左房肥大的一种表现。此外,胸导联 V₄~V₆ 以及 I、aVL 导联 ST 压低伴 T 波倒置

(二)房间束阻滞伴右房逆传激动

心电图表现为 P 波振幅≥0.25mV,Ⅱ、Ⅲ、aVF 导联 P 波呈负正双向,aVR 导联 P 波呈正负双向。这种 P 波改变多见于慢性阻塞性肺疾病的患者,与右房负荷过重引起右房内阻滞有关。

六、房内阻滞的发生机制

房内阻滞比室内阻滞发生率高,但它的诊断率比室内阻滞诊断率低,这是因为心房除极的电位小,P 波的特征性改变不明显,出现的阻滞易被忽视;室内除极的电位大,QRS 波改变的特征明显,出现阻滞易于识别。从病理生理上分析心房和心室的差别如下:

1. 心房肌结构上比心室肌薄,不同部位的厚薄不均匀,血流动力学改变时,易于扩张或增大。

2. 心房肌基本是由单一的细胞所构成,仅有少量的浦肯野细胞,不具有心室内完善的希-浦系统,传导速度也较心室慢。

3. 心房肌内自主神经末梢分布丰富,容易受自主神经的影响。

4. 心房肌细胞较小,纤维排列相当紊乱,连接部分较多,激动扩布的空间很不均匀。

5. 心房肌血液供应与心室相比不够丰富,所以心房肌更容易发生缺血性改变,从而导致不同程度的纤维化,包括病理性和生理性退行性变化。

由于心房肌具有上述特点,当整个心脏的血流动力学发生改变、自主神经不平衡等生理变化,最容易波及心房,引起心房发生几何形态改变或扩张,形成更多的折返径路。心房缺血、冠心病、心肌炎、高血压、先天性心脏病、风湿性心脏病、电解质紊乱、药物作用的影响,导致心房肌的激动传导、不应期等的改变,成为诱发房性心律的常见原因,其中房内阻滞最常见。

第二节　窦　房　阻　滞

窦房阻滞(sinoatrial block)是指窦房结发出的激动向心房传导时,在窦房交接区传导延迟或传导受阻未能传入心房,导致 P 波缺如的一种心电现象。根据窦房阻滞的程度也像房室传导阻滞一样可分为三度。

一、窦房阻滞的分类

(一)一度窦房阻滞

指窦房结发出的激动向心房传导的速度明显延缓,但每个窦性激动都能传入心房引起 P 波。由于心

电图上不能显示窦房传导时间,不影响基础心律的P-P间期,与正常心电图无法区别。心电图上虽有一度窦房阻滞这个名词,但因为窦房结激动电位太低,心电图表现不出来,只能是一种推断性诊断。患者是否存在一度窦房阻滞,唯有窦房结电图才能确定。

(二)二度窦房阻滞

指窦房结发出的激动向心房传导的过程中,少数窦性激动在窦房交接区受阻未能传入心房,导致P波脱漏。根据P波脱漏的表现形式,二度窦房阻滞可分为三型,即二度Ⅰ型窦房阻滞、二度Ⅱ型窦房阻滞以及高度窦房阻滞。

1. **二度Ⅰ型窦房阻滞** 二度Ⅰ型窦房阻滞也属文氏现象,指窦性激动向心房传导一次比一次延迟,直至有一次窦性激动在窦房交接区完全受阻,出现一次P波脱漏。

心电图表现:①P-P间期逐搏缩短,直至因一个P波脱漏而出现一个长P-P间期;②P波脱漏前的最后一个P-P间期最短,因P波脱漏的P-P间期最长,最长P-P间期<最短P-P间期的2倍(图19-5)。

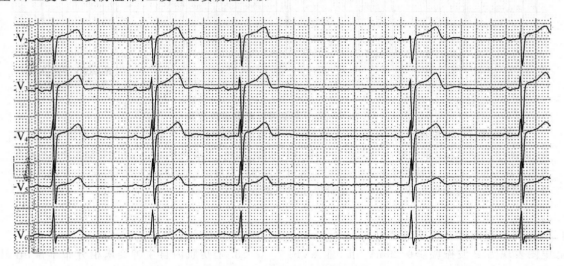

图 19-5 二度Ⅰ型窦房阻滞

患者男性,80岁,临床诊断:冠心病。动态心电图示:一度房室传导阻滞,此图最大的特点是PP间期渐短后出现一个长PP(RR)间期,这个长PP间期<2倍的最短PP间期,故为二度Ⅰ型窦房阻滞

上述心电图表现周而复始,反复出现。

2. **二度Ⅱ型窦房阻滞** 是指窦房传导组织的绝对不应期延长所致,即在规律的P-P间期中突然出现一个中间没有P波的长P-P间期,这个长P-P间期是基础心律P-P间期的整倍数。

心电图表现:①P-P间期匀齐发生,突然出现一个长P-P间期;②长P-P间期与短P-P间期之间有倍数关系(图19-6、图19-7)。

3. **高度窦房阻滞** 在规律的P-P间期中,出现一个较长的P-P间期,中间没有异位心房P波,可有心室波,这个长P-P间期若是基础心律P-P间期的3倍或3倍以上倍数者,可视为高度窦房阻滞。此说明窦性激动连续2次或2次以上未能传入心房,意味着心房停搏。作为心脏次级起搏点的房室交接区或心室摆脱了窦性节律的抑制,被动性地发放激动,以交接性或室性逸搏的形式出现,控制心脏的搏动,维持血液循环。

(三)三度窦房阻滞

三度窦房阻滞是指窦房结发出的激动在向心房传导时完全受阻于窦房交接区未能传入心房,表现在心电图上是房性P波消失,犹如窦性停搏的心电图。如在三度窦房阻滞前曾出现过不完全窦房阻滞,可考虑窦性P波消失为三度窦房阻滞;如曾出现过窦性停搏可考虑窦性P波消失为窦性停搏。由于窦性激动传出完全受阻,低位节律点便被动性地起搏而发放激动支配心室搏动。但低位节律点发放激动的频率较低,导致血液循环功能降低,常会发生头晕、乏力、甚至晕厥。

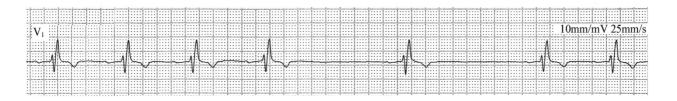

图 19-6 二度Ⅱ型窦房阻滞

　　患者男性,77岁,临床诊断:脑卒中。长 V₁ 导联心电图可见窦性 P 波规律出现,两个长 P-P 间距为基本短 P-P 间距的 2 倍。PR 间期 0.25s,QRS 波呈 rsR'型。心电图诊断:①窦性心律(心率 60 次/分);②二度Ⅱ型窦房阻滞;③一度房室传导阻滞;④完全性右束支阻滞

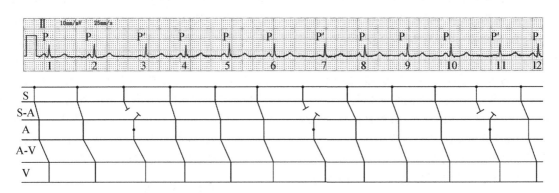

图 19-7 二度Ⅱ型窦房阻滞、房性逸搏

　　患者女性,60岁,临床诊断:冠心病。长Ⅱ导联心电图记录,窦性 P 波顺序显现,P 波后均继有室上性 QRS 波,心率 71/min,但窦性 P-P 间期不等,长窦性 P-P 间期(P₂-P₄、P₆-P₈、P₁₀-P₁₂)恰为正常窦性短 P-P 间期的 2 倍,考虑为二度Ⅱ型窦房阻滞(窦房传导比例 4:3)。每个长窦性 P-P 间期中可见 1 个延迟出现的异于窦性的 P'-QRS-T 波群,为房性逸搏下传心室形成,逸搏间期 0.98s。因房性逸搏至其后窦性激动之 P'-P 间距小于正常窦性 P-P 间距,可知该房性逸搏未侵入窦房结,未使窦房结节律重整,更有力地说明了恰等于正常短 P-P 间期 2 倍的长 P-P 间期为二度Ⅱ型窦房阻滞所致

二、鉴别诊断

　　从病理生理上讲窦房阻滞应该是存在的,但要在体表心电图上做出很明确的诊断比较困难。例如一度窦房阻滞与正常窦性节律相似,三度窦房阻滞与窦性停搏无法区别,可以说一度和三度窦房阻滞在心电图上无法诊断。所谓的一度、三度窦性阻滞也是根据心电图前后的动态变化对比,做出的推论性诊断。二度Ⅰ型窦房阻滞需与呼吸性窦性心律不齐相区别;二度Ⅱ型窦房阻滞需与窦性停搏相区别。二度Ⅰ型窦房阻滞时,P-P 间距逐渐缩短,突然出现 1 个长 P-P 间距,且长 P-P 间距<最短 P-P 间距的 2 倍;而呼吸性窦性心律不齐则 P-P 间距渐短渐长,最短与最长 P-P 间距不邻,且无二度Ⅰ型窦房阻滞的规律性。二度Ⅱ

型窦房阻滞形成的长 P-P 间距是正常 P-P 间距的整倍数;而窦性停搏形成的长 P-P 间距不是正常 P-P 间距的整倍数。唯有熟练掌握诊断条件,仔细测量各自心电图变化规律,才能做出比较正确的判断。

三、发生机制

　　窦房阻滞常见于病态窦房结综合征、迷走神经功能亢进以及应用洋地黄、奎尼丁等药物的患者,使窦房交接区的不应期延长或暂时性抑制,导致窦性激动向心房传导延迟或受阻。

四、临床意义

　　病理性窦房阻滞多有器质性心脏病史,如冠心病、原发性高血压、心肌炎、心肌病、病态窦房结综合

征等。在窦性心动过缓情况下出现的二度以上窦房阻滞,常出现房室交接性逸搏或室性逸搏及逸搏心律。患者常有乏力、心悸、头晕等不适症状,可针对病因进行治疗。一般功能性窦房阻滞进行运动或使用阿托品,窦房阻滞可消失,不需特殊治疗;病理性窦房阻滞发作频繁伴有晕厥者,可考虑植入心脏起搏器。

第三节　心房分离

心房分离(atrial dissociation,AD)是指心房内出现两个自律点,即主导节律点和附加节律点。主导节律点以窦房结为主,控制右心房的除极;附加节律点以异位心房自律点为主,控制心房的某一局部心肌或左房心肌除极。两者虽为近邻,却"鸡犬之声相闻,老死不相往来"。表现在心电图上为同一导联出现两种心房波,两者各自为政,各按自己的固有频率发放激动,虽有时可以重叠在一起,但从不会发生电学上的干扰形成房性融合波。两种节律点的最大不同是:主导节律点发放的激动可以下传室引起 QRS 波;附加节律点发放的激动,绝对不可能夺获心室。

人们对心房分离本质的认识,直到目前还处在蒙眬状态,因而名称众多,有完全性房性分离、心房脱节、房性脱节、房间脱节、房房脱节、完全性房内传导阻滞、局限性完全性房内传导阻滞等。《中国医学百科全书·心脏病学》定名为"完全性心房内传导阻滞"(完全性心房分离);而《中国医学百科全书·诊断学》则称之为"心房脱节";全国自然科学名词审定委员会最后审定为"心房分离"。

一、历史回顾

心房分离是 1900 年 Hering 在一次实验中发现的,1920 年 Schrumpf 发表了一例心房分离的心电图,此后相继不断有心房分离的报道。然而对心房分离是否存在的争议也不断出现,著名心脏病学家 White(1951 年)、Katz 和 Pick(1958 年)等对心房分离的存在持怀疑态度,认为是一种心电学上的伪差。1965 年国内报道了首例心房分离的文献,1975 年马向荣、郭继鸿发表了一例在窦性心律的基础上还附加一阵心房颤动,此后陆续发表了心房分离的病例。由于诊断标准不一,认识不同,也确实有不少心电伪差,尤其是呼吸肌肌电伪差,误诊为心房分离者不少。1984 年《心电学杂志》在第 3 期发表了题为"严格掌握心房分离的诊断标准"的编者按,认为心房分离是经 Hering、Lewis、Tait 和 Condorelli 等相继在动物实验中得到证实的,不能轻易否定心脏中自然发生的心房分离的可能性。但另一方面注意不要把一些伪差,特别是呼吸辅助肌引起的伪差当作心房分离。

二、发生机制

1916 年 Bachmann 描述了房间束,该束为前结间束的一个分支,沿房间沟向左房而散布于左房内,后被称为 Bachmann 束。它将窦房结的头部与左房互相连接起来,成为激动从右房向左房传导的优先径路。Bachmann 束的受损,可能是心房分离的病理基础之一。Deitz 等认为 AD 是房内有两个或更多的兴奋灶发出激动,其中的附加节律,具有双向阻滞。它与主导节律之间不能相互激动、干扰或抑制对方,两者可以同时在心房内出现形成双重节律,但附加节律发出的激动绝对不能下传心室。1983 年 Chung 指出,心房分离是异位灶控制心房内的局部区域,与其周围心房肌之间存在保护性传入阻滞和传出阻滞,或功能性双向传导障碍。

三、心电图表现

1. 同一个导联的心电图上出现不同的心房波,一种心房波频率较快、振幅较大,基本规则,其后的固定时间出现 QRS 波,称为主导节律 P 波,多为窦性 P 波;另一种心房波频率较慢、振幅窄小,可稍不规则,其后不出现 QRS 波,称为附加节律 P′波,多为心房异位性 P′波。

2. 主导节律 P 波和附加节律 P′波两者之间完全无关,即使在心房肌最短的有效不应期(0.09s)内均能各自显示,或者两者重叠,但绝不会形成房性融合波(图 19-8)。

3. 主导节律可以是窦性 P 波,附加节律可以是房颤或房扑波,两者可以发生重叠,使心房波变形,而不发生电学上的干扰,各自按其固有频率出现。

4. 主导节律可以是心房颤动或心房扑动,附加节律也可以是心房颤动或心房扑动,两者同时出现,将难以诊断。

5. 应排除胎儿心电图、心脏移植心电图、心脏起搏心电图、房性并行心律、呼吸肌肌电伪差等,方能诊断心房分离。

四、心房分离的分型

心房分离是主导节律点发出的激动与附加节律

点发出的激动在心电学上各自独立活动,互不干扰,形成两种心房波共存的一种心电图表现。主导节律绝大多数为窦性节律,仅少数为异位心房节律;附加节律一定为局限性单侧异位心房节律(包括房速、房颤、房扑)。两者最大的区别是,前者可以下传心室引起 QRS 波,后者绝不会下传心室引起 QRS 波,根据局限性单侧附加节律的类型,可将心房分离分为以下4 种类型。

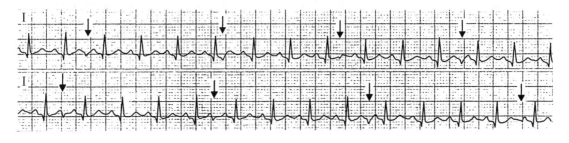

图 19-8 心房分离(引自都兴亚)

患者女性,74 岁,临床诊断:慢性喘息型支气管炎、慢性肺源性心脏病。心电图示:窦性心动过速(心率117～125 次/分),从连续记录的 I 导联分析,在比较规整的窦性心律中,尚可见一系列窄小缓慢而不规则倒置 P′波出现(↓所指),P′-P′间距 1.55～2.07s,落在窦性心搏的不同部位,其后均不继有 QRS 波。上行的第 3 个 P′波和下行最后一个 P′波呈负正双向,为房性 P′波落在 T 波和窦性 P 波上形成的"重叠波"。上述心电图改变符合窦性心动过速合并心房分离

1. 单侧缓慢的异位心房节律型 此型最常见,心电图上表现为同一个导联上出现两种 P 波。一种 P 波为主导节律 P 波,绝大多数为窦性节律 P 波,少有房室交接性 P⁻波,其后均继有 QRS 波;另一种 P 波为附加节律 P 波,由于系心房局限性心肌除极所形成,比窦性节律的 P 波窄小,且频率也缓慢(30～50次/分),P-P 间隔也不太匀齐,其后没有相关的 QRS 波。又由于两种 P 波的自律点存在电学上的绝缘,绝不会发生电学上的干扰,不产生房性融合波,但两者可以重叠使 P 波变形。

2. 单侧心房颤动型 此型少见,心电图上表现为同一导联上的窦性节律 P 波与快速的心房颤动波共存。两者各按自己的频率出现,虽可发生重叠,使窦性 P 波变形或被掩埋,但不会发生电学上的干扰。P-P 间期或 R-R 间期不受心房颤动波的影响。在诊断单侧心房颤动型心房分离时,必须排除伪心房颤动,即常见的肌颤波及其他伪差波干扰。

3. 单侧心房扑动型 此型罕见,心电图上表现为同一个导联上的窦性节律 P 波与快速匀齐的心房扑动波共存,两者各按其固有的频率出现,不会发生电学上的干扰。由于心房扑动时的 F 波振幅较大,容易将窦性 P 波掩遮而变形,但 R-R 间期符合窦性节律的规律。只要注意观察 QRS 波前的固定时间内(0.12～0.20s)出现的 F 波均有变形或挫折,基本可以认定存在 P 波,据此单侧心房扑动型心房分离可确立。

4. 单侧房性心动过速型 此型更罕见,心电图上表现为同一个导联上的窦性 P 波(也可为异位 P⁻波)与快速的异位 P′波共存,各按其固有频率出现,不会发生电学上的干扰。窦性 P 波后继有 QRS 波,单侧房性心动过速 P′波后均不后继有 QRS 波。但 P′-P′周期变化比普通房性心动过速显著。有时单侧房性心动过速可以持续很长一段时间,甚至窦性节律停止后单侧房性心动过速仍可持续存在,因其存在双向阻滞,所发放的激动不能下传心室,如低位节律点不能及时发放逸搏,就会出现心脏停搏。

五、国内学者对心房分离的分型

心房分离的上述分型,主要以附加节律(局限于阻滞内的节律)的表现为依据。国内学者沈文等提出新的分型意见:窦房结位于阻滞圈外者为Ⅰ型,Ⅰ型的主导节律可为窦性节律或房性异位节律(含心房颤动、心房扑动),附加节律可分为房性异位节律。窦房结位于圈内者为Ⅱ型,Ⅱ型的主导节律可为房性异位节律,附加节律可为窦性或房性异位节律。国内著名心电图学家赵易把心房分离简明扼要地分为Ⅲ型;Ⅰ型主导节律为窦性节律,附加节律为异位房性节律(含房室交接区、心室逆传 P⁻波);Ⅱ型主导节律和附加节律均为房性异位节律;Ⅲ型主导节律为房性异位节律,附加节律为窦性节律。国内心电学家方炳森等根据赵易提出的Ⅲ型又在文字上加以简化,更为通俗、实用,即"窦-房"型、"房-房"型、"房-窦"型来表

述主导节律和附加节律。

六、鉴别诊断

1. 与房性并行心律的鉴别　同一个导联上有窦性 P 波和房性异位 P′波，应属于心房双重心律。房性并行心律的特征是起搏点具有保护阻滞，不受主导节律点的干扰，按其固有频率发放激动使心房除极形成心房异位 P′波，如异位起搏点发出的激动与主导节律发出的激动同时激动心房，可形成房性融合波；如异位起搏点发出的激动落在主导节律点发出激动后的有效不应期，可被"灭活"而不出现异位 P′波。此两点与心房分离不同，心房分离时主导节律的 P 波和房性异位 P′波可以重叠在一起，但不会融合；两种 P 波可以并存，但谁也吃不掉谁。另一个区别是房性并行心律的 P′波在适当的时机内夺获心室形成 QRS 波；心房分离时的附加房性异位 P′波，绝不会夺获心室。

2. 与呼吸肌肌电波的鉴别　呼吸肌肌电波很像心房分离中的房性异位 P′波，被人称为"伪 P 波"，过去报告的心房分离心电图，伪 P 波为数不少。这种伪 P 波多出现在有严重呼吸道疾病患者的心电图上，可通过呼吸屏气试验进行鉴别。

七、临床意义

心房分离多有严重的疾病背景，例如严重的风湿性心脏病、先天性心脏病、急性心肌梗死、心房梗死、病毒性心肌炎、尿毒症、脑出血、脑疝形成的脑昏迷、急性肺炎以及临终前。此外尚见于洋地黄、奎尼丁等抗心衰、抗心律失常药物中毒以及农药中毒等。心房分离的时间比较短暂，在一般心电图上容易漏掉，有时还容易被忽视，所以临床被确定诊断的心房分离心电图并不多见。

附：呼吸肌肌电图

呼吸肌肌电伪差由 Fleischmann 等于 1968 年命名为呼吸肌肌电图（respiratory electromyogram，REG），基本不属于心电图范畴，因其易与心电图上的一些图形相混淆，特简介如下。

1. 伪 P 波和（或）高频细颤波与呼吸动作有关。其频率与呼吸频率相一致，多在每分钟 18～43 次。当呼吸十分整齐时，伪 P 波之间距也会比较整齐。

2. 伪 P 波后必定有高频细颤波紧随其后。所谓的伪 P 波就是吸气开始被增大的高频细颤波，即"P 样波"。一般伪 P 波尖锐而狭窄，或为高尖的正向波后有一浅负向的双向波，不具有 P 波的圆钝形态。跟随伪 P 波之后的高频细颤波的振幅在 0.01～0.05mV、频率为每分钟 500～3000 次，持续 0.40～1.20s。这种"P 样波"其后伴随高频细颤波，曾经当作过典型心房分离而出现在文献中。

3. 伪 P 波系肥大的呼吸辅助肌——斜角肌强烈收缩所引起，患者在体征上出现呼吸困难状，例如张口、耸肩、仰颈、扩胸等动作。患者呼吸困难缓解后 REG 可消失。由于斜角肌的肌纤维走向与躯体呈纵向平行，REG 之综合向量位于上、下空间方位导联，故 Ⅱ、Ⅲ、aVF 导联上表现为最清晰的正向波。

4. 伪 P 波其后必定伴随有高频细颤波，不可能单独出现伪 P 波，但可单独出现一组高频细颤波。

5. REG 可出现于心动周期的任何位相时段，和心电图各波并不发生干扰，仅表现为重叠，伪 P 波绝不会夺获心室。

6. REG 的出现和呼吸动作相关。呼吸困难程度加重容易产生伪 P 波，呼吸困难程度减轻伪 P 波可消失，屏住呼吸伪 P 波不再出现。

第20章

心室内阻滞

心室内有一条束,为索状结构,称为希氏束。希氏束起自房室结的下缘,穿越中央纤维体后跨越于室间隔的顶端,然后分为两条束:一条称为右束支,较为纤细,沿室间隔右侧心内膜下行至右心室心尖部,再分支至右心室的乳头肌及游离壁。右束支将室上性激动传导至右心室,使右室收缩。另一条称为左束支,主干呈扁带状,沿室间隔左侧下行约16mm,穿出室间隔膜部后发出许多分支于室间隔左侧内膜下。左束支主要分为两组纤维,前上部位纤维组织称为左前分支,分布于室间隔的前、上部及心室前壁及侧壁内膜下;另一组纤维称为左后分支,分布于室间隔的后下部及心室的下壁、后壁内膜下。左束支将室上性激动迅速传至左心室,使左心室收缩。正常左、右两条束支传导速度必须相同,才能保证左、右两侧心室同时收缩。无论其中哪支出现了问题,均导致左、右两侧心室激动不同步(图20-1)。

20世纪60年代后,在原有左束支和右束支的基础上,Rosenbaum把室内的传导系统分为3个分支,即右束支、左前分支、左后分支。至此心室内3个分支的概念被确立,并明确了左束支分支阻滞(left bundle branch divisional block)的心电图诊断标准。右束支只有一条而没有分支阻滞(divisional block)。关于左束支的另一个小分支——左中隔支阻滞(left septal fascicular block),其心电图诊断条件尚未统一。

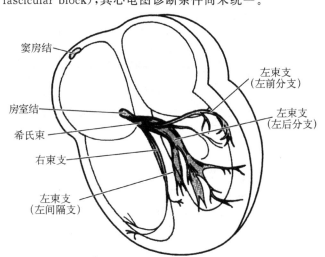

图 20-1 心室内传导系统示意图

第一节 左束支阻滞

左束支是从室间隔上端的希氏束分出,经主动脉瓣下方穿出膜部,并在室间隔左侧的内膜下发出许多分支,一组分布在左室的后下部,即在左室的下壁及后壁而形成左后分支;另一组分布在室间隔的前上部,即在左室的前侧壁形成左前分支。

左束支阻滞(left bundle branch block,LBBB)包括左束支主干部阻滞、左前分支阻滞及左后分支阻滞。左束支主干很短且较粗,从希氏束分出两组纤维,在左侧室间隔内膜下呈扇形展开,到达左心室各部位的内膜下分为浦肯野纤维。由于左束支接受左冠状动脉前降支和后降支供血,受损的机会比右束支少得多。有报道40岁以上的患者发生率为3.6%,40岁以下的发生率仅为0.9%,30岁以下的患者左束支阻滞发生率更低。右束支阻滞发生率要比左束支阻滞发生率高8~16倍。左束支一旦阻滞意味着室内传导系统损伤的范围广,多存在结构性病变。但是出现完全性左束支阻滞并不意味着左束支传导系统完全断裂,部分可能是由于暂时性心肌缺血、炎症或水肿等导致左束支传导纤维的不应期延长、传导速度显著慢于右束支。这一类的传导阻滞大多数是可逆的,可以完全恢复正常。也有一小部分可能发展为永久性左束支阻滞。

一、左束支阻滞心电图改变

当左束支传导速度比右束支传导速度延迟0.02s时，便可出现不完全性左束支阻滞图形；延迟0.04s以上便可出现完全性左束支阻滞图形（图20-2）。左束支发生阻滞时，左心室壁的激动传导已不再通过左束支及浦肯野纤维正常除极，而是靠来自右束支传至右心室的激动经室间隔肌传抵左心室进行除极。由于左心室除极是通过没有特异性电传导的心肌传导，传导速度远较通过左束支系统缓慢。因而整个左心室肌除极时间明显延长，而且心室的除极顺序亦发生了变化，反映在心电图上有以下改变。

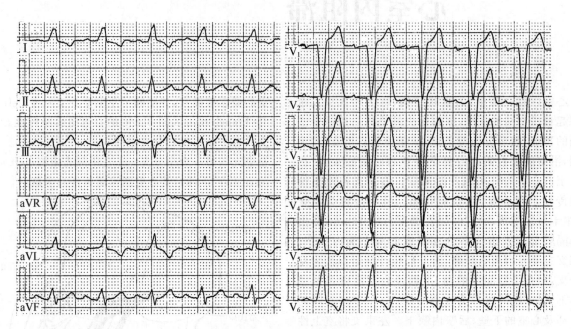

图20-2　完全性左束支阻滞

患者男性，82岁，临床诊断：冠心病。心电图示：窦性心律（心率91次/分），P波后均继有QRS波，I、aVL导联QRS波呈R型伴T波倒置，V_1、V_2QRS波呈QS型，V_3、V_4导联呈rS型，V_5导联呈R型，R波升肢出现切迹，V_6导联呈R型。$V_1 \sim V_4$导联ST段轻度抬高伴T波直立高耸，V_5、V_6导联ST段下斜型压低伴T波倒置。该图符合完全性左束支阻滞

1. **QRS波时限延长**　由于左、右心室除极不同步，右心室先除极、左心室后除极而且传导速度又较慢，使整个心室肌的除极过程延长，故QRS波时限≥0.12s，这是诊断完全性左束支阻滞的基本条件。

2. **QRS波形态改变**

（1）V_5、V_6导联绝大多数无q波而呈有切迹或平顶的低矮R波，少数呈Rs或RSR'型波，此时将V_6导联电极左移至V_7导联可显示出典型的宽矮有切迹的R波。

（2）V_1、V_2（V_3）导联呈深宽的QS或rS型波。

（3）I、aVL导联呈低宽、顶部切迹的R波，此为左束支阻滞时一个持续时间较长的向左向量投影在I、aVL导联的表现。

（4）II、III、aVF导联有时呈QS型波，特别是III、aVF导联常呈QS型，类似下壁陈旧性心肌梗死，这是由于左束支阻滞QRS向量环向左偏上所

造成。

3. **ST-T改变**　左束支阻滞时ST-T改变绝大多数是继发性改变，表现为以R波为主的导联ST段下移伴T波倒置，以S波为主的导联（右侧胸导联）ST段抬高伴T波直立。然而也有部分完全性左束支阻滞的患者多有心肌缺血、心肌炎症、心肌纤维化等病变，出现原发性ST-T改变，使继发性ST-T改变不典型，遇此情况应结合临床全面考虑。

4. **心电轴左偏**（图20-3）　完全性左束支阻滞时心电轴是否左偏的问题尚有不同的看法，有学者认为完全性左束支阻滞时心电轴正常，是诊断左束支的标准之一，如伴有心电轴左偏大多数是左束支主干阻滞伴左前分支阻滞。另有学者认为完全性左束支阻滞时，心电轴左偏可以是左束支阻滞的特征之一，其理由是左束支阻滞时，激动经右束支激活右心室，然后通过室间隔的肌性传导至左心室面。激动最早到达

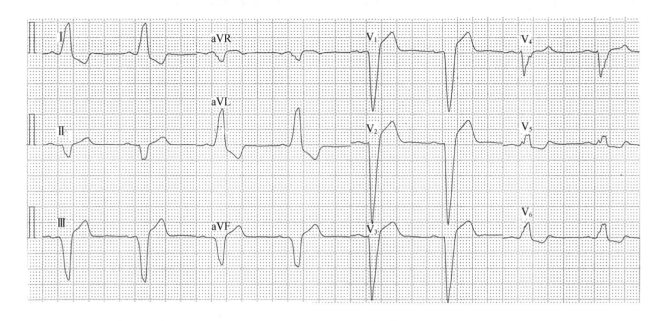

图 20-3 完全性左束支阻滞伴电轴左偏

患者男性,62 岁,临床诊断:冠心病。心电图示:窦性心律(心率 61 次/分),宽大的 QRS 波时限≥0.12s,QRS 波在 Ⅲ、aVF、V₁ 导联呈 QS 型,Ⅱ、V₂、V₃ 导联呈 rS 型,r 波很小,T 波在这些导联均宽大直立。V₄ 导联 QRS 波呈 rS 型。Ⅰ、aVL、V₅、V₆ 导联 QRS 波呈宽阔的 R 型,R 波顶部钝挫,伴 ST 段继发性压低。这幅图很像陈旧性下壁、前间壁心肌梗死,该患者无心肌梗死病史。此图额面电轴左偏-50°。心电图诊断:完全性左束支阻滞伴电轴左偏

左后分支的浦肯野纤维,则左心室前侧壁激动延迟,心电轴则可向左偏;如激动最早到达左前分支的浦肯野纤维时,则心电轴可右偏;激动同时到达双分支浦肯野时,则心电轴不偏。

二、左束支阻滞心电图诊断标准

(一)完全性左束支阻滞诊断标准

1. V₅、V₆、Ⅰ、aVL 导联 q 波消失,呈宽阔、低矮而有切迹的单向 R 波。

2. V₁、V₂(V₃)导联呈宽大而深的 rS 或 QS 型波。

3. QRS 波时间≥0.12s,4～16 岁>0.10s,4 岁以下>0.09s,V₅、V₆ 导联室壁激动时间>0.06s。

4. ST-T 呈继发性改变,即以 R 波为主的导联 ST 段下移伴 T 波倒置,以 S 波为主的导联(右侧胸导联)ST 段抬高伴 T 波直立。

(二)不完全性左束支阻滞诊断标准

心电图上出现完全性左束支阻滞的特征,但 QRS 波时限<0.12s 者,可称为不完全性左束支阻滞。不完全性左束支阻滞的出现,是因其传导速度比右束支传导慢 0.025～0.03s。

心电图表现:①V₅、V₆、Ⅰ、aVL 导联 q 波消失,呈高 R 型或 Rs 型波,R 波有轻度切迹或模糊。②V₁、V₂ 导联呈 rS 型波,r 波窄小 S 波增深。③QRS 波时限<0.12s,8～16 岁为 0.09～0.10s,小于 8 岁为 0.08～0.09s。④继发性 ST-T 改变不典型,没有完全性左束支明显。

对于不完全性左束支阻滞的诊断历来都没有统一的看法,有学者认为 V₅、V₆、Ⅰ、aVL 导联无 q 波,R 波略显粗钝,是诊断不完全性左束支阻滞的依据。也有学者认为 V₅、V₆ 等左胸导联有小 q 波,也可诊断,其理由是左束支传导延缓发生的部位较低,在左中隔支发出以后的部位出现左束支阻滞时,左中隔支传导正常,所以 V₅、V₆ 导联可有小 q 波。在临床心电图中 V₅、V₆ 导联无 q 波尚可见于部分健康人、左心室肥厚以及心脏转位室间隔除极起始向量与左侧胸导联垂直时;V₅、V₆ 导联有 q 波者在正常人的心电图中尤为常见。因此体表心电图上诊断不完全性左束支阻滞不能仅靠一帧心电图下结论,要参考以往心电图以及临床病史综合判断。

三、左束支阻滞的分度

左束支阻滞可分为一度(轻、中、重三型)、二度(Ⅰ 型、Ⅱ 型)、高度、几乎完全性和三度阻滞。所谓完

全性左束支阻滞,1/3~1/2 属于重度一度左束支阻滞。

(一)一度左束支阻滞

一度左束支阻滞(first degree left bundle branch block)是左束支传导速度延缓的表现,根据传导延缓程度分为以下三型。

1. **轻度一度左束支阻滞** 轻度一度左束支阻滞亦称不完全性左束支阻滞前期改变或早期改变。

心电图表现:①V_5、V_6、Ⅰ、aVL 导联的 Q 波消失或很小,此与左束支的间隔分支受损(纤维化或硬化)有关;②V_5、V_6 导联的 R 波升支含糊,类似预激的 δ 波,此种改变与室间隔从右向左异常除极有关;③V_1、V_2 导联的 R 波变细小乃至消失而变为 rS 或 QS 型;④QRS 波时限稍延长(0.10~0.11s);⑤心电轴轻度左偏;⑥左胸导联 T 波降低(T_{V_1}>T_{V_6})或倾向倒置。

2. **中度一度左束支阻滞** 中度一度左束支阻滞即典型的不完全性左束支阻滞图形,V_1、V_2 或 V_3 导联呈 rS 或 QS 型波,S 波增深,V_5、V_6 导联呈单向的 R 波型,出现轻微的继发性 ST-T 波改变,酷似左心室肥大图形,多误诊为左心室肥大。

3. **重度一度左束支阻滞** 重度一度左束支阻滞即完全性左束支阻滞图形。此为左束支传导速度重度延缓但并未传导中断。室上性激动沿右束支下传心室,而左束支还在缓慢传导,两者传导时间的差值≥0.04~0.06s,故呈完全性左束支阻滞图形,此与三度左束支阻滞在体表心电图上无法区别。

(二)二度左束支阻滞

二度左束支阻滞(second degree left bundle branch block)是指左束支传导有中断现象。根据传导中断程度分二度Ⅰ型左束支阻滞和二度Ⅱ型左束支阻滞。

1. **二度Ⅰ型左束支阻滞**(second degree type Ⅰ left bundle branch block) 是以左束支相对不应期延长为主而出现的文氏传导现象。心电图表现 QRS 波正常→不完全左束支阻滞图形→完全性左束支阻滞图形,周而复始形成文氏现象。

2. **二度Ⅱ型左束支阻滞**(second degree type Ⅱ left bundle branch block) 主要是束支传导纤维的绝对不应期延长,只留很短的反应期。传导能力处于不稳定状态,即使是心动周期的晚期来的室上性激动,也只能以"全或无"的形式下传。因此心电图上表现为在心动周期长度不变的情况下,可以突然出现或间歇出现完全性左束支阻滞的图形。

(三)高度左束支阻滞

高度左束支阻滞(high grade left bundle branch block)是指一帧心电图中左束支阻滞图形占全图心搏的 1/2 以上。

(四)几乎完全性左束支阻滞

几乎完全性左束支阻滞(near complete left bundle branch block)是指在一帧心电图中左束支阻滞图形占绝大多数,偶尔可见 1~3 个正常的 QRS 波出现。

(五)三度左束支阻滞

三度左束支阻滞(third degree left bundle branch block)是指室上性激动完全受阻于左束支而不能下传心室,全帧心电图均呈完全性左束支阻滞图形。

四、左束支阻滞的特殊类型

(一)V_5、V_6 导联出现 Q 波的左束支阻滞

左束支阻滞的主要特征之一是 V_5、V_6 导联无 q 波,但有些病例出现 q 波却不是心肌梗死的表现。V_5、V_6 导联出现 q 波的原因如下:①少数病例右心室近心尖部的除极向量向右,且大于同时进行的间隔自右前向左后的除极向量。两者的向量抵消后净效应是起始向右的向量仍大于向前向左后的向量,故投影在 V_5、V_6 导联轴的负侧而产生小 q 波。然而出现这种情况时,多数都诊断为左心室肥大,而忽略对左束支阻滞的诊断。②左束支的阻滞水平在室间隔分支以下,不影响心室间隔早期从左向右除极向量,故 V_5、V_6 导联仍出现隔性 q 波。③心脏沿纵轴顺钟向转位,使室间隔转向右后,起始向量指向右后,投影在 V_5、V_6 导联轴的负侧产生隔性 q 波。单纯性左束支阻滞出现上述心电图改变很罕见,如出现上述心电图改变不伴原发性 ST-T 改变,排除心肌梗死之后仍可诊断单纯性完全性左束支阻滞。

(二)V_5、V_6 导联有 S 波的左束支阻滞

左束支阻滞的心电图上 V_5、V_6 导联出现 S 波很少见,如出现 S 波见于左心室肥大、心肌梗死、顺钟向转位。此种情况应加描 V_7、V_8 导联,S 波消失而伴心电轴左偏者,提示左束支阻滞合并左心室肥大;不伴心电轴左偏者如能排除心肌梗死,考虑 V_5、V_6 导联 S 波的出现与顺钟向转位有关。

(三)伴心电轴偏移的左束支阻滞

单纯性左束支主干阻滞心电轴一般正常或轻度左偏(≥-30°),文献报道约有 35% 的左束支阻滞合并心电轴左偏≤-45°,认为这种心电轴显著左偏多伴有左前分支阻滞,但这种看法并未完全被认可。1963 年 Rosenbaum 及 Swiryn 等把心电轴左偏解释

为病变不限左束支主干,病变包括左前分支或左后分支,室上性激动经右束支传至右心室,激动再通过室间隔肌性组织传至左心室。由于激动到达左心室的先后不同,若先激动后分支浦肯野纤维,则左室后壁先激动,结果出现心电轴左偏(图 20-4);若激动先到达左前分支浦肯野纤维,后到左后分支浦肯野纤维,则心电轴右偏;若左前和左后分支末梢纤维系统同时激动,心电轴则无明显偏移。

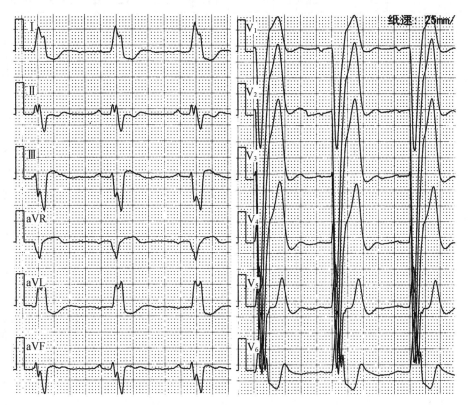

图 20-4　完全性左束支阻滞伴电轴左偏

　　患者男性,48 岁,临床诊断:高血压。心电图示:窦性心律(心率 60 次/分),宽阔的 QRS 波时限 0.16s,V₁、V₂ 导联呈深宽的 QS 型,V₃、V₄ 导联呈 rS 型,S$_{V3}$、S$_{V4}$ 分别深达 5.0mV、4.0mV,V₅ 导联呈 RS 型,I、aVL、V₆ 导联呈 R 型,降支或顶部有钝挫,伴继发性 ST-T 改变。III、aVF 导联 S 波降支有大的锗折。额面电轴左偏 −56°,符合完全性左束支阻滞伴电轴左偏。胸导联 R 波递增不良、右胸和中胸导联 S 波增深也是左束支阻滞特征之一,需与左心室肥大鉴别。另外,此图 V₁~V₄ 导联 ST 段抬高≥0.5mV,要结合临床和患者症状,考虑有无急性前间壁心肌梗死

　　有报道左束支阻滞伴心电轴左偏见于下列情况:①一度左束支阻滞合并左前分支阻滞发展为完全性左束支阻滞后;②完全性左束支阻滞伴左室壁阻滞,心电图先出现完全性左束支阻滞而后出现心电轴左偏;③左前分支阻滞合并左后分支阻滞,左前分支阻滞重于左后分支阻滞,心电图先出现左前分支阻滞后出现左后分支阻滞,或左前分支阻滞与左后分支阻滞间歇出现,发展为完全性左束支阻滞后出现心电轴左偏;④左束支主干阻滞伴左前分支阻滞;⑤完全性左前分支阻滞伴不完全性左后分支阻滞;⑥完全性左束支阻滞伴弥漫性"灶性"阻滞;⑦完全性左束支阻滞伴前壁心肌梗死;⑧完全性左束支阻滞伴右束支上分支阻滞。总之,上述列出的左束支阻滞伴心电轴左偏的许多原因,都说明一个问题,左束支阻滞伴心电轴左偏,说明左室内传导系统受损的范围更广泛。

（四）间歇性左束支阻滞

　　左束支阻滞与右束支阻滞一样,有间歇性(图 20-5)、频率依赖性(图 20-6)、混合性和隐匿性,其发生机制相同,只不过间歇性左束支阻滞(intermittent left bundle branch block)比间歇性右束支阻滞更少见;混合性左束支阻滞比混合性右束支阻滞更多见而已。

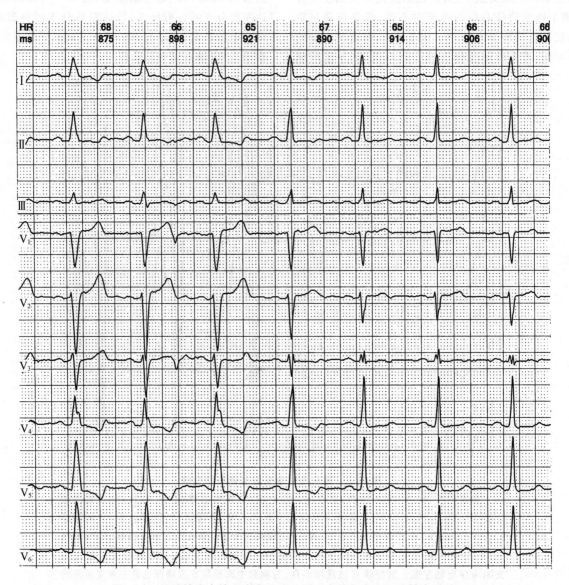

图 20-5　间歇性完全性左束支阻滞→不完全性左束支阻滞转变过程

　　患者男性,58 岁,临床诊断:冠心病。心电图示:窦性心律,平均心率 66.5 次/分。前 3 个心搏呈完全性左束支阻滞图形,后 4 个心搏呈不完全性左束支阻滞图形,V_3 导联可清晰地显示出两者转变的过程。从上述标出的 ms 来看:R_1-R_2、R_3-R_4 分别为 875ms、898ms 时呈完全性左束支阻滞图形,当 R_3-R_4 为 921ms 时,R_4 为呈不完全性左束支阻滞图形,此后 RR 间期均较前 2 个 RR 间期长一点,提示该图为快频率依赖性完全性左束支阻滞(即 3 相阻滞)

(五)孤立性左束支阻滞

　　临床上可见到有些患者显示左束支阻滞,十几年乃至几十年无症状,也未发现其他器质性心脏病,照常工作。这样的病人所患的左束支阻滞,称为孤立性左束支阻滞(isolated left bundle branch block),其患病率低,普通人群中占 0.1%,年龄越大患病率越高。Fahy 等认为孤立性左束支阻滞患者的病死率及首次心血管病发病率比正常人高,其远期病死率高于正常

人。孤立性左束支阻滞,其左、右心室的激动顺序发生了变化,左心室激动明显晚于右心室。不言而喻左心室收缩也晚于右心室,室间隔异常运动造成左、右心室之间的压力梯度异常,不论有无器质性心脏病,左束支阻滞者其心脏射血分数、心排血量、平均动脉压及左心室压力均下降。因此,不能完全认为单纯孤立性左束支阻滞患者不会有问题,也不能轻易下"良性"左束支阻滞的结论。

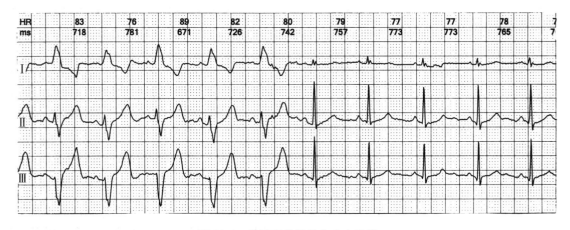

图 20-6　快频率依赖性左束支阻滞

患者男性,60 岁,临床诊断:冠心病。心电图示:窦性心律(心率 80 次/分),前 5 个心搏 QRS 波呈完全性左束支阻滞,后 5 个心搏 QRS 波呈正常室上型。左束支阻滞的出现和消退与频率有关。从上面标出的心率和 RR 间隔的时间可以看出,呈左束支阻滞图形的心率平均 81 次/分,呈正常图形心搏平均 79 次/分,两者心率虽差别不大,也说明受频率的影响。故本图可诊断为快频率依赖性左束支阻滞

五、左束支阻滞的临床意义

左束支阻滞极少见于健康人,大多数都有器质性心脏病,常见的有冠心病、高血压心脏病、心肌病、心肌炎、瓣膜性心脏病、Lev 病和 Lenegre 病等。Lev 病通过引起心肌纤维骨架钙化导致左束支阻滞,有部分心脏传导系统位于纤维骨架附近,或者从中穿越,如心肌纤维骨架发生钙化,电活动的传导就会被"夹住",从而出现阻滞;Lenegre 病是弥漫性硬化退行性疾病,往往影响传导系统远端部位,但也影响传导系统近端部位。这一过程与年龄相关,与缺血性心脏病无关,有时称作传导系统的退化。完全性左束支阻滞伴心脏扩大者占 72.5%,左心室扩大者占 41.9%、左、右心室均扩大者占 22.6%、心房扩大者占 8.1%;左束支阻滞伴有心力衰竭者占 51.6%,心脏扩大不伴心力衰竭者占 20.9%。不完全性左束支阻滞与完全性左束支阻滞的临床意义相似,但不完全性左束支阻滞病变较轻,是发展为完全性左束支阻滞的过渡阶段,容易漏诊。

健康体检中发现的左束支阻滞患者,随访期间出现高血压、冠心病、心肌病等疾病,心力衰竭发生率比无左束支者高 7 倍之多。心力衰竭患者在病程中出现左束支阻滞,为病情恶化的独立危险因素,是预后不良的标志。急性心肌梗死时出现左束支阻滞,是非依赖于左室功能和冠状动脉病变的独立危险因素。老年人新出现的左束支阻滞,近期内可能会发生新的心血管病变。表面健康的人群或病人有左束支阻滞,

死亡率均增加。大部分左束支阻滞者有心脏结构性病变,仅有少数为孤立性传导系统退行性变。有结构性心脏病者 10 年存活率为 50%,冠心病患者出现左束支阻滞,强烈提示多支病变,如再合并左心功能不全,则生存率会更低。

六、左束支阻滞合并左心室肥大

详见本书第 4 章房室肥大第二节心室肥大"一、左心室肥大(五)左心室肥大合并左束支阻滞诊断标准、(六)左心室肥大合并左束支阻滞单项参考标准"的内容。

七、左束支阻滞合并心肌梗死

左束支阻滞时 QRS 波的起始向量已发生改变,可抵消心肌梗死向量、掩盖心肌梗死波型;同时也可形成假性心肌梗死波型,故左束支阻滞时诊断心肌梗死有一定的困难。

(一)国内外学者提出以下左束支阻滞合并心肌梗死的标准作为参考

1. 左束支阻滞时,I、V_5、V_6 导联不出现 Q 波,如出现可能存在心肌梗死。但 Cott 认为 V_5、V_6 导联 q 波<0.02s 与心肌梗死并无直接关系,若 q 波>0.04s,则可能存在心肌梗死。

2. 胸导联 R 波递减,即 $V_1 \sim V_4$ 导联的 R 波不是递增反而是递减,是等位性 Q 波的表现,提示前间壁心肌梗死,但也存在假阳性。

3. V_3、V_4 导联呈 rS 型波或 QS 型波,S 波的降支

出现宽而深的切迹或终末部出现0.05s以上的切迹。

4. Cabrera 征和 Chapman 征，$V_2 \sim V_4$ 导联呈 rS 型或 QS 型，S 波升支出现切迹持续时间0.05s以上，称为 Cabrera 征；I、aVL、V_6 导联 R 波升支出现切迹，称为 Chapman 征。这两种征象均提示合并前壁心肌梗死。

5. 限制心肌梗死面积多中心研究（MILIS），评价以往左束支阻滞合并急性心肌梗死的诊断标准，认为下列标准具有较高的特异性（90%～100%）和阳性预测值（85%～100%）。

（1）I、aVL、V_5、V_6 导联中，至少有两个导联存在 Q 波。

（2）$V_1 \sim V_4$ 导联 R 波递减。

（3）$V_3 \sim V_5$ 导联中至少有2个导联出现的迟发的 S 波升支切迹。

（4）梗死区的邻近导联至少2个或更多导联出现原发的 ST-T 改变。

（二）Sgarbossa 提出的诊断指标

Sgarbossa 总结150例急性心肌梗死合并左束支阻滞的诊断经验，提出以下诊断指标。

1. QRS 波主波向下的导联，ST 段抬高 ≥ 0.5mV。

2. QRS 波主波向上的导联，ST 段抬高 ≥ 0.1mV。

3. $V_1 \sim V_3$ 导联 ST 段压低≥0.1mV。

（三）左束支阻滞合并心肌梗死的定位诊断

1. 左束支阻滞合并前间壁心肌梗死

（1）$V_1 \sim V_2$ 导联 ST 段抬高＞0.8mV，或超过同导联 T 波高度的一半，或 ST 段抬高超过 rS 或 QS 波型的深度，提示急性前间壁心肌梗死。

（2）V_5、V_6 导联或 I、aVL 导联中出现明显 q 波呈 QR 或 qR 型，是左束支阻滞伴前间壁梗死的一个可靠指标。单纯左束支阻滞这些导联很少出现 q 波，如前侧壁心肌梗死损害了左前分支纤维，I、aVL 导联可出现 qR 型波，即所谓的梗死周围阻滞。

2. 左束支阻滞合并前侧壁心肌梗死

（1）单纯左束支阻滞时 ST-T 向量与 QRS 波主波的向量方向相反，如出现左侧胸导联 ST 段抬高，无论其后 T 波是否倒置，都是诊断左束支阻滞合并前侧壁心肌梗死的一个指标。

（2）胸导联自右向左的 r 波递减以至于消失，提示左束支阻滞合并前壁心肌梗死。

3. 左束支阻滞合并下壁心肌梗死

（1）II、III、aVF 导联 ST 段抬高的程度如超过同导联中 S 波深度的1/6，可能是左束支阻滞伴有下壁心肌梗死的表现，如 ST 段抬高再伴有"冠状 T 波"，则诊断下壁心肌梗死的意义更大。

（2）II、III、aVF 导联出现 Q 波或呈 QS 型波，特别是 II 导联出现 Q 波，可提示下壁心肌梗死。单纯左束支阻滞时，III、aVF 导联有时也可见 Q 波，而 II 导联不出现 Q 波。如 II 导联也出现 Q 波，可明确诊断左束支阻滞合并下壁心肌梗死。

八、左束支阻滞与预激综合征的鉴别

左束支阻滞合并预激综合征时，在心电图上诊断左束支阻滞有一定的困难。单纯预激综合征时，预激旁路在右侧时会出现假性左束支阻滞图形；预激旁路在左侧时会出现假性右束支阻滞图形。预激旁路与束支阻滞同侧时，旁路代替束支阻滞侧功能，掩盖了束支阻滞图形；若旁路与束支阻滞非同侧，则会显示阻滞侧图形。束支阻滞与预激图形的根本区别是 P-R 间期是否正常，后者 P-R 间期＜0.12s，如果两者同时存在，只有预激旁路受阻后才能判定是否存在束支阻滞。

第二节 右束支阻滞

右束支是从室间隔上端的希氏束分出，实际上是希氏束的延续。因其纤细没有分支，单独一支沿室间隔右侧内膜下走行，进入右室心尖部位时才分出一些纤细分支入右室乳头肌和右室游离壁。由于右束支在室内的分支纤维不引起动作电位，故心电图上不出现特异的表现。

右束支阻滞（right bundle branch block，RBBB）是指右束支传导速度减慢或传导功能丧失，室上性激动主要或全部靠左束支下传，激动在优先除极左心室的同时通过室间隔肌进入右心室，部分或全部地协助右心室除极。如此左、右心室的除极就出现了不同步、不同速，结果心室除极的 QRS 波就失去了原貌：V_1 导联出现了一个具有特征性的 rsR'、rSR' 型 QRS 波或 RR' 波（R'＞R，又称右兔耳征）或"M"型 QRS 波。右束支阻滞时根据 QRS 波的时限（宽度）分为完全性右束支阻滞和不完全性右束支阻滞。QRS 波时限≥0.12s 者称为完全性右束支阻滞（complete right bundle branch block，CRBBB）；QRS 波时限＜0.12s 者称为不完全性右束支阻滞（incomplete right bundle branch block，IRBBB）。

一、完全性右束支阻滞

(一)心电图表现(图 20-7,图 20-8)

1. QRS 波时限延长　由于右束支阻滞右心室除极时间相应的延长,QRS 波的总时间≥0.12s。

2. QRS 波的形态变化　由于横面 QRS 向量环的后半部缓慢运行,形成突向右前的附加环,心电图上表现为在 V_1 导联正常的 rS 波变为 rsR' 形 QRS 波;

由于心电向量环的后半部分指向右前方,投影在 V_5、V_6 导联轴负侧,V_5、V_6 导联的 S 波变得宽钝。在肢体导联上凡是出现 S 波的导联,也像 V_5、V_6 导联的 S 波一样变得宽阔粗钝。

3. ST-T 改变　右束支阻滞时心肌除极程序发生了变化,必然会引起继发性复极程序的变化,例如在 V_1 导联 ST 段压低伴 T 波倒置,V_5、V_6 导联 ST 段轻度上抬,T 波直立、振幅增高等。

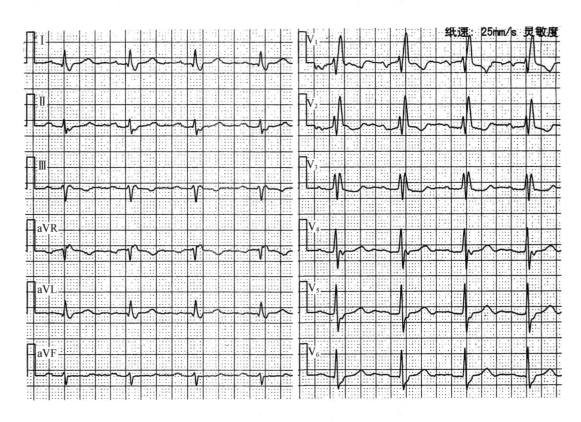

图 20-7　完全性右束支阻滞、一度房室传导阻滞

患者男性,86 岁,临床诊断:高血压性心脏病。心电图示:窦性心律(心率 71 次/分)。P 波匀齐出现,P 后均继有 QRS 波,P-R 间期 0.22s。V_1、V_2 导联呈 rsR' 型伴 T 波倒置,V_5、V_6 导联 S 波宽钝,时间≥0.05s,QRS 波时间 0.15s,符合完全性右束支阻滞。本图 P 波双峰,时间 0.12s,Ptfv$_1$ 绝对值>0.04mm・s,提示左心房肥大

(二)诊断标准

1. V_1(V_2)或 V_{3R} 导联出现 rsR'、rSR'、rR' 型 QRS 波,伴继发性 ST 段下移和 T 波倒置。

2. 以 R 波为主的导联(V_5、V_6 等)S 波的降支或升支有挫折或粗钝,时限≥0.05s,T 波直立,ST 段轻度上移。

3. QRS 波时限≥0.12s。

4. V_1 导联的波峰时间(室壁激动时间)≥0.07s。

二、不完全性右束支阻滞

(一)诊断标准

不完全性右束支阻滞(图 20-9,图 20-10)在心电图上与完全性右束支阻滞的特征基本上相同,最大的区别是 QRS 波时限没有完全性右束支阻滞宽,R' 波振幅没有完全性右束支阻滞高,V_1 导联 rsR' 波没有完全性右束支阻滞典型。具备下列三项便可诊断。

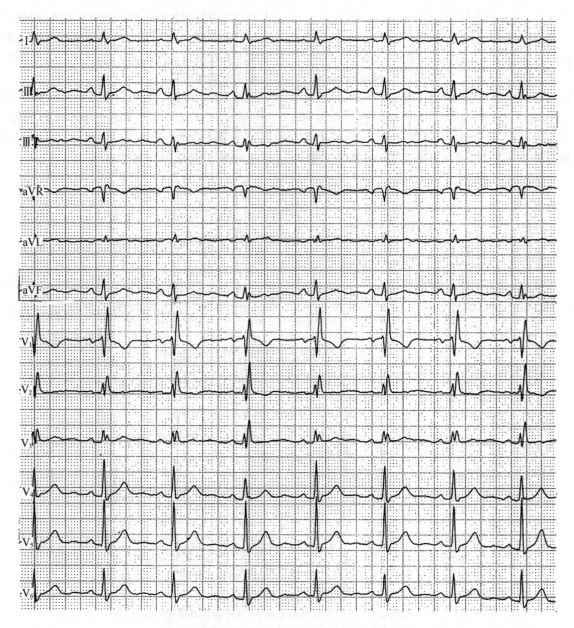

图 20-8　完全性右束支阻滞伴 QRS 波阶梯样改变

患者男性,75 岁,临床诊断:冠心病。心电图示:窦性心律(心率 58 次/分),此图主要特征是 V_1～V_3 导联 QRS 波呈 rsR′型或 M 型,QRS 波时限 0.12s,QRS 波形态呈周期性变化,最明显的是 V_2、V_3 导联的 R′波振幅由低逐搏增高,每 4 个心搏构成一个周期,类似阶梯样改变。这种现象似乎与频率无关,可能与呼吸周期有关

1. V_1 导联 QRS 波呈 rsR′型,R′波峰时间＜0.07s。

2. QRS 波时限＜0.12s。

3. S 波(V_5、V_6)稍粗钝,时限≥0.04s。

(二)不典型不完全性右束支阻滞的心电图表现

有不少正常人特别是青少年人群中,V_1 导联经常见到出现不典型的 rSr′、rsr′、rR′、rSr′s′、rsr′S′波,S 波低矮具有多向挫折。上述这些图形有些学者认为应属于不典型不完全性右束支阻滞范围,也有学者认

为不属于不完全性右束支阻滞。我们根据对上述不典型图形的动态观察和部分心电图工作的意见,认为有下列情况可作为不典型或变异性不完全性右束支阻滞图形。

1. V_1 导联 rSr′型波,r′＜r,但 r′波时限较宽,在以 R 波为主的导联 R 波降支有挫折或 S 波变宽时限≥0.04s,aVR 导联有晚期的 R′宽钝。

2. V_1 导联呈 rsr′型波,S_{V_1} 较浅伴 T 波倒置,其他

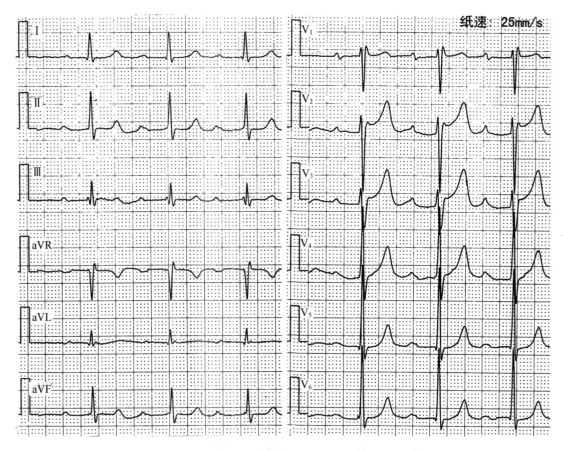

纸速: 25mm/s

图 20-9　不完全性右束支阻滞伴一度房室传导阻滞

患者男性,76 岁,临床诊断:冠心病。心电图示:窦性心律(心率 64 次/分),P-R 间期明显延长达 0.36s,另一个特征性改变是 V$_1$ 导联 QRS 波呈 rSr′型,r′>r,QRS 波时限 0.11s,是不完全性右束支阻滞的表现,如果 r′<r,常诊断为室上嵴型 QRS 波,可能是右心室室上嵴迟晚除极的表现。另外本图 P 波增宽,提示房内传导延迟或左心房肥大

导联符合不完全性右束支阻滞条件。

3. V$_1$ 导联呈 rsr′S′或 rSr′s′型波,其他导联符合不完全性右束支阻滞条件。

4. V$_1$ 导联呈 Rs 或 rs 型波,R$_{V1}$ 振幅较低,S$_{V1}$ 有多向错折,其他导联符合不完全性右束支阻滞条件,仍可提示不完全性右束支阻滞。

5. V$_1$ 导联呈 rR′型或 qR 型波,此时低一肋间描记心电图,可出现典型的 rsR′型。同时其他条件也具备不完全性右束支阻滞条件。

6. V$_1$ 导联呈 rs 型波,S$_{V1}$ 有钝挫,肢体导联出现左前分支阻滞图形,但 V$_5$、V$_6$ 导联的 S 波增深增宽,可提示左前分支掩盖了不完全性右束支阻滞。遇到这种情况,高一肋间描记 V$_1$ 导联或加描 V$_{3R}$ 导联可出现 rsR′型 QRS 波。

(三)不典型不完全性右束支阻滞出现的原因

右胸导联电极位置放置不当、不完全性右束支阻滞的早期改变、右束支分支或远端纤维受损、右心室流出道圆锥部肥厚致传导纤维受损以及被室内其他部位的阻滞所掩盖使右束支阻滞图形不典型等。

三、假性不完全性右束支阻滞

假性不完全性右束支阻滞(false incomplete right bundle branch block)是指 V$_1$ 导联出现 rSr′型 QRS 波,r′<r,但其他导联不符合不完全性右束支阻滞的条件。其发生机制:①生理性室上嵴肥厚产生的终末向右或偏前微小向量所引起;②胸廓畸形或形态上的差异;③电极位置放置不当,如高一肋间描记出现的机会增多,低一肋间描记 r′波可消失;④有些 r′波常随呼吸出没,此可能由于呼吸使胸廓上下移动,改变了电极与心脏的对应关系。假性不完全性右束支阻滞没有临床意义,不作为右束支阻滞对待。

四、右束支阻滞的分度

右束支阻滞和房室传导阻滞一样,大部分先由轻

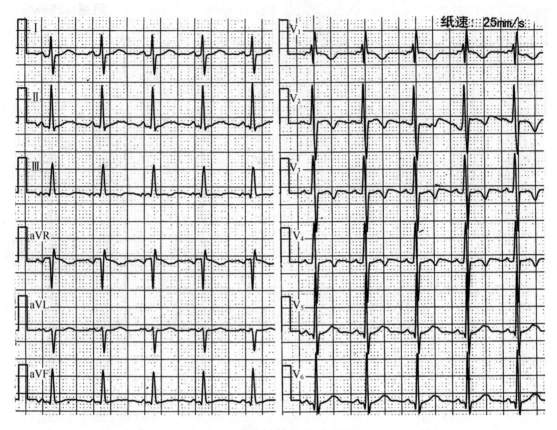

图 20-10 不完全性右束支阻滞

患者女性,22 岁,临床诊断:先天性心脏病,房间隔缺损。心电图示:窦性心律(心率 100 次/分),此图特征性改变是 V₁ 导联 QRS 波呈 rsR′型,QRS 波时间 0.10s(<0.12s),为不完全性右束支阻滞。此外,V₁～V₄导联 T 波浅倒置改变

度阻滞渐演变为重度阻滞,即一度至三度。

(一)一度右束支阻滞

一度右束支阻滞(first degree right bundle branch block)是指右束支传导速度较正常迟缓,根据传导延缓的程度又细分为轻、中、重三种类型。

1. **轻度型** 心电图表现:①V₅、V₆等以 R 波为主的导联 S 波增宽至≥0.04s;②S V₁变浅,升支有粗钝或挫折。此为不完全性右束支阻滞的最早期表现。

2. **中度型** 心电图上出现典型的不完全性右束支阻滞图形。

3. **重度型** 在不完全性右束支阻滞的基础上,当心率增快时 QRS 波时限或 V₁ 导联 R′波时限较前进一步增宽,R′波振幅也较前增高时,与完全性右束支阻滞无区别。

(二)二度右束支阻滞

二度右束支阻滞(second degree right bundle branch block)是指右束支传导功能显著降低,出现传导中断现象,表现为间歇性右束支阻滞。根据间歇的表现形式分为莫氏Ⅰ型(文氏现象)和莫氏Ⅱ型。

1. **二度Ⅰ型文氏现象右束支阻滞** 心电图表现为室上性 QRS 波由正常形态逐渐演变为不完全性右束支阻滞和(或)进一步演变为完全性右束支阻滞,如此现象周期性重复发生。具备下列三种类型中的一种心电图改变者,便可诊断为二度Ⅰ型文氏现象右束支阻滞。

(1)直接显示型文氏现象:正常 QRS 波相继出现右束支阻滞图形,且阻滞程度由轻逐渐加重,直至 QRS 波时间形态固定不变,达到完全性右束支阻滞图形,此现象周而复始出现(图 20-11)。

(2)不完全隐匿型文氏现象:一组 QRS 波中除第一个 QRS 波正常外,其余的 QRS 波均显示右束支阻滞图形,与间歇型右束支阻滞无区别,未显示出 QRS 波渐变的过程。如能从前 1～3 个心搏中看出 QRS 波时间或 R′波振幅有微小的变化,便可更明确诊断为不完全隐匿型右束支阻滞文氏现象。

(3)完全隐匿型文氏现象:全帧心电图呈完全性

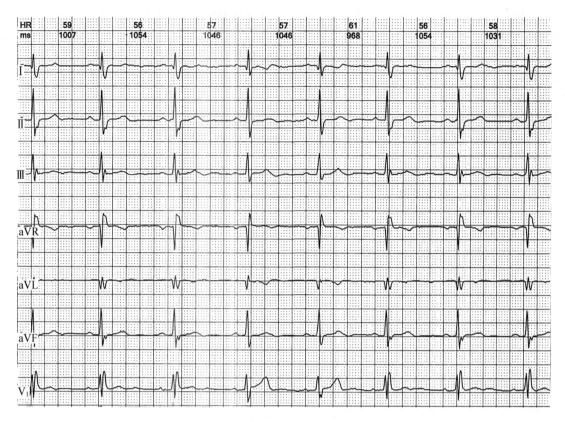

图 20-11　文氏型右束支阻滞

患者女性,80 岁,临床诊断:脑梗死后遗症。心电图示:窦性心律(心率 58 次/分),本图 QRS 波的形态出现周期性变化,例如 V₁ 导联前 3 个心搏的 QRS 波呈 rSR′型,QRS 波时限 0.14s,T 低平;第 4 个心搏呈 RS 型,第 5 个心搏呈 Rs 型,S$_{V1}$ 钝挫,QRS 波时限仅 0.08s,而且 T 波宽大。第 6、7、8 个心搏 QRS 波在 V₁ 导联呈 rSR′型,R′波有渐增倾向,T 波低平。上述心电现象符合文氏现象,这种 QRS 波形态的周期改变似乎与呼吸性心律不齐有关。本图符合直接显示型文氏型右束支阻滞

右束支阻滞图形,与常见的完全性右束支阻滞没有一点区别。推测第一个心搏右束支传导速度已慢于左束支 0.04s 以上,尔后的心搏传导速度虽有进一步的延长,但在心电图上也无法再显示,故无法与三度右束支阻滞区别,临床上把它作为完全性右束支阻滞对待。

2. 二度Ⅱ型右束支阻滞　正常 QRS 波与右束支阻滞 QRS 波交替出现(2:1)或间歇出现,但 P-R 间期固定不变。

(三)高度右束支阻滞

高度右束支阻滞(high grade right bundle branch block)是指在正常的 QRS 波形中,出现右束支阻滞图形的 QRS 波占全部心搏的 1/2 以上。

(四)几乎完全性右束支阻滞

几乎完全性右束支阻滞(near complete right bundle branch block)是指全帧心电图中绝大多数 QRS 波呈右束支阻滞图形,偶有 1～3 个正常的 QRS

波出现。

(五)三度右束支阻滞

三度右束支阻滞(third degree right bundle branch block)即所有激动均不能通过右束支下传,QRS 波时限、形态始终不再变化,与重度一度右束支阻滞图形无法区别。唯在心率发生变化而 QRS 波时限、形态固定不变时,才能确定三度右束支阻滞,否则是重度一度右束支阻滞。

五、右束支阻滞的特殊类型

(一)间歇性右束支阻滞

间歇性右束支阻滞(intermittent right bundle branch block)是指右束支阻滞的图形时有时无,但与心率变化不相关。即在相同或基本相同的心率情况下,有时出现右束支阻滞图形,有时会自动消失。其发生机制可能与右束支的绝对不应期突然延长(出现完全右束支阻滞)或相对不应期突然延长(出现不完

全性右束支阻滞)有关。临床上多见于器质性心脏病、心肌损害暂时性加重的病例,例如心绞痛发作时、急性心肌炎及电解质紊乱等。病情好转后束支阻滞图形都能很快消失。间歇性束支阻滞虽与心率无关,但仔细测量多数与心率尚存在微妙的关系,只不过其差值很小,肉眼不易察觉。

(二)快频率依赖性右束支阻滞

快频率依赖性右束支阻滞(fast rate dependent right bundle branch block)属于3相阻滞,指同一次描记中心率增快时出现右束支阻滞图形,心率减慢时束支阻滞图形消失。但是在正常与异常QRS波的过渡期,心率界限常出现重叠交叉,即相同的心率可出现正常图形,也可出现束支阻滞图形。这种现象可能是转变过程中的电位调整现象。引起右束支阻滞的原因可能与右束支的相对不应期和绝对不应期延长有关。当心率限定在某一频率时段,右束支不应期轻度延长,下一个激动下传时不应期已过,右束支能正常传导。当心率增快超过某一频率段时,下一个激动下传时遇右束支的相对不应期或绝对不应期,使激动传导延迟或中断而出现束支阻滞图形(图20-12)。

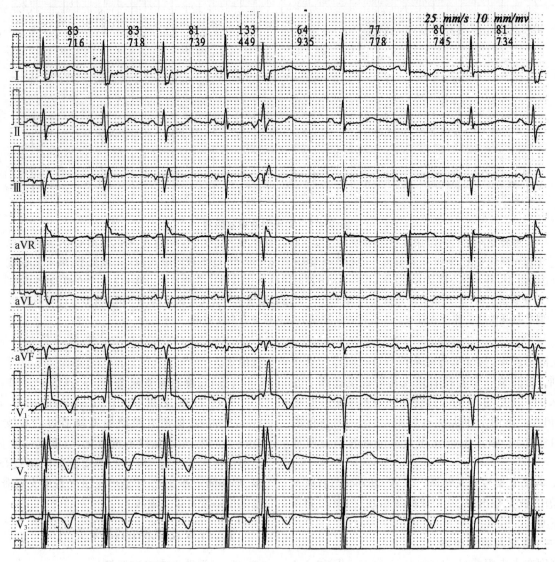

图 20-12 快频率依赖性右束支阻滞

患者女性,81岁,临床诊断:冠心病、脑梗死。心电图示:窦性心律(心率79次/分)。QRS波形态发生间歇性变化,同步记录的第1~3个心搏、第5个和第9个心搏,QRS波呈右束支阻滞图形(V_1呈qR型,V_2呈M型)伴明显的继发性ST-T改变,QRS波时限0.12s。其他各波为正常室上型,QRS波时限为0.08s。经测量RR间隔≤0.72s者为右束支阻滞图形,≥0.76s者为正常图形,即快频率依赖性右束支阻滞。第5个心搏系房性早搏,其QRS波呈右束支阻滞图形,进一步证明右束支阻滞与频率有关。此外,房性早搏后出现T波改变,第7、8个心搏T波倒置在V_3导联深于V_2导联,提示心肌缺血关于病理性和生理性右束支 3 相阻滞心率的界定,有认为心率≤100 次/分出现右束支阻滞图形,提示右束支存在病理性延长;心率≤130 次/分出现右束支阻滞图形,提示右束支存在隐性病理性不应期延长;心率>130 次/分多为右束支生理性不应期延长。

(三)慢频率依赖性右束支阻滞

慢频率依赖性右束支阻滞(slow rate dependent right bundle branch block)属于 4 相阻滞,指同一次描记中心率增快时出现正常的 QRS 波;心率减慢时出现右束支阻滞图形,和快频率依赖性右束支阻滞一样,心率界限也存在重叠交叉现象。关于右束支 4 相阻滞发生的原因,多与右束支浦肯野纤维舒张期自动化除极加强,致动作电位的负值降低有关,也可能与极化不足(或)阈电位负值减低有关。

(四)混合性右束支阻滞

此型右束支阻滞既存在 3 相阻滞又存在 4 相阻滞,指在同一次描记中,心率的快相或心率的慢相均出现右束支阻滞图形,而在心率的快相与慢相的过渡期 QRS 波正常。当病情好转时心率的快相与慢相之间的过渡范围逐渐增大,出现正常 QRS 波的时段增加。混合性右束支阻滞(mixing right bundle branch block)属于病理性改变,多数可变为永久性右束支阻滞。

(五)隐匿性右束支阻滞

隐匿性右束支阻滞(concealed right bundle branch block)指在安静状态下心电图正常,当随意活动或轻微劳作时出现右束支阻滞图形。这种正常与异常图形的转变过程中,心率的变化幅度不大,心率都在正常范围,故不属于快频率依赖性右束支阻滞的范围,可作为隐匿性右束支阻滞的一种表现。此型右束支阻滞的主要原因是右束支损害的程度已达到阻滞的临界线,少有活动就可进一步加重缺血和损伤,引起病理性右束支不应期延长,下传的激动多落在右束支的不应期,使激动传导明显延迟或中断,出现显性右束支阻滞图形。

(六)被掩盖的右束支阻滞

1. **左前分支掩盖的右束支阻滞** 原有右束支阻滞,当出现左前分支阻滞时,强大的延缓向左或向后的终末向量,与右束支阻滞的延缓向右或向前的终末向量相抵消,使 V₁ 导联的 R' 波消失而呈 rS 型,掩盖了右束支阻滞图形。但其他导联仍然显示 QRS 波增宽和额面心电轴左偏的左前分支阻滞图形,类似不定型室内阻滞。当左前分支阻滞出现间歇时,方能见到右束支阻滞的全貌。遇到上述情况可加描高一肋间

的 V₁ 或 V₃R、V₄R 导联,可出现明确的 R' 波。

2. **左束支阻滞掩盖的右束支阻滞** 当左束支和右束支出现不对称性阻滞时,左侧束支阻滞重于右侧束支阻滞时,右束支阻滞图形被掩盖,而仅表现为左束支阻滞的图形并 P-R 间期延长,也可表现为 PR 间期逐搏延长后伴 P 波后 QRS 波脱漏(完全性左束支阻滞伴文氏型右束支阻滞)或固定延长伴有些 P 波后 QRS 波脱漏(完全性左束支阻滞伴二度 II 型右束支阻滞)(图 20-13)。

六、右束支阻滞的鉴别诊断

(一)右束支阻滞合并心肌梗死

参看本书第 6 章心肌梗死二十、心肌梗死合并右束支阻滞心电图。

(二)右束支阻滞合并右心室肥大

一般认为不完全性右束支阻滞时 R'ᵥ₁>1.0mV 可能合并右心室肥大;完全性右束支阻滞时 R'ᵥ₁>1.5mV 可能合并右心室肥大。上述诊断标准仅能作为参考,有些单纯性右束支阻滞达到上述标准,未必合并右心室肥大;有些先天性心脏病患者的右束支阻滞达不到上述标准,不少已合并了右心室肥大,甚至有些右束支阻滞本身就是右心室肥大的表现。因此在诊断右束支阻滞合并右心室肥大时,还应结合心电轴右偏,V₅、V₆ 导联 S 波增深,更重要的是要有引起右心室肥大的病理基础。

七、右束支阻滞的临床意义

不典型右束支阻滞或假性不完全性右束支阻滞,多见于健康和青少年人群,可能与右心室侧壁或肺动脉圆锥除极延迟有关,属于生理性变异,多无临床意义。典型的不完全性右束支阻滞更多见于心脏疾病患者,尤其是右心室容量负荷过重的心脏病,例如房间隔缺损的患者有 70%左右表现为不完全性右束支阻滞图形;风湿性二尖瓣狭窄的患者约有 1/3 出现右束支阻滞的图形。不完全性右束支阻滞者约有 5%发展为完全性右束支阻滞,但从临床长期观察,右束支阻滞本身不影响预后。

完全性右束支阻滞的病例,可见于正常健康人,更多见于器质性心脏病,如高血压、冠心病、心肌病、先天性心脏病、传导系统退行性变以及电解质紊乱等。心肌梗死出现完全性右束支阻滞,常提示梗死面积较大,预后差。单纯性完全性右束支阻滞的病例经临床长期观察,日后心血管发病率与无束支阻滞的正常人无差别。因此可以说单纯性完全性右束支阻滞不具有临床意义,可如同正常人一样生活、学习和工作。

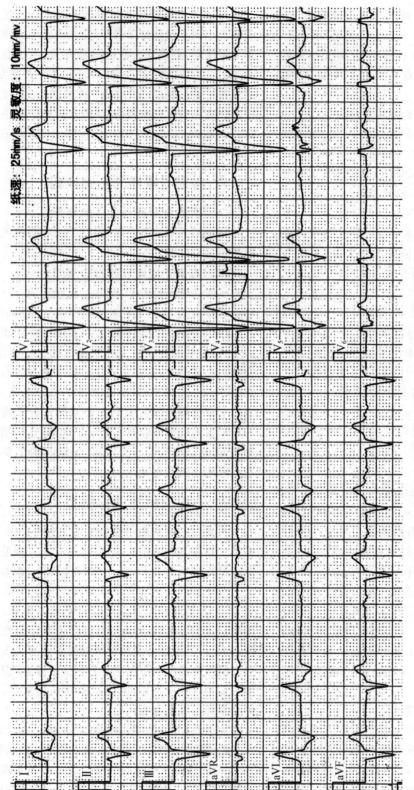

纸速：25mm/s　灵敏度：10mm/mv

图 20-13　完全性左束支阻滞伴心电轴左偏，二度 I 型房室阻滞

患者男性，91 岁，临床诊断：冠心病，脑梗死。心电图示：窦性心律（心率 75 次/分），本图的特征：①电轴左偏−60°，②P-R 间期逐搏延长有 QRS 波漏搏现象（第 2 个 P 波重在 T 波中其后 QRS 波脱漏），③QRS 波时限 >0.12s，V₁ ~ V₆ 导联 R 波递增不良，酷似前壁心肌梗死，V₆ 导联 QRS 波低矮呈 Rs 型，R 波平顶伴切迹，I、aVL 导联宽阔 QRS 波呈宽阔 R 波伴发性 ST-T 波改变。本图 V₅、V₆ 导联出现显著的 R 波递增不良除左束支阻滞原因外，顺钟向转位也是原因之一。完全性左束支阻滞伴二度 I 型房室阻滞常提示完全性左束支阻滞合并右束支的二度 I 型阻滞，右束支阻滞被左束支阻滞掩盖，未表现出右束支阻滞图形，仅表现出了 P-R 间期的变化，但也不排除完全性左束支阻滞伴房室阻滞或希氏束室结的二度 I 型阻滞。鉴别两者需用希氏束电图

第三节　左束支的分支阻滞

左束支(left bundle branch)本身是一个长 1～2cm 的扁带状支,1968 年 Rosenbaum 等报道左束支存在左前和左后两个分支,1971 年 Rossi 报道左束支分 3 个分支。Demoulin 及 Kulbertus(1972、1973)经过细微的组织学研究,认为在左束支分出前和后分支两组纤维之间还存在一组中隔支纤维。1976 年 Nakaya 在切断狗的间隔支之后,发现 QRS 向量环前移,肯定了中隔支的存在。

目前基本肯定左束支大致分为两个大组和一个分支,即左前分支、左后分支和中隔支(也称中心支)。左前分支细长分布于室间隔的前上部及心室前壁和侧壁;左后分支似像左束支的延续,较左前分支粗,向左向后分布于室间隔的后下部及心室下壁和后壁;中隔支分布于室间隔中部,既不属于左前分支也不属于左后分支,故可称为左束支的第三分支。

一、左前分支阻滞

左前分支阻滞(left anterior fascicular block,LAFB)曾称左前半阻滞(left anterior hemiblock,LAH)。左前分支阻滞时左室激动先沿左后分支下传,产生向下偏右前的初始向量,一般不超过 0.02s。然后是右心室和左心室下壁及心尖部同时激动,最后激动左前分支分布区。综合向量指向左上后方,额面 QRS 环逆钟向运行,最大向量位于-30°～-90°。反映在心电图上由于 QRS 环初始向量向下偏右,形成 I、aVL 导联的 q 波和 II、III、aVF 导联的 r 波;QRS 环中部和终末向量向左上后方,形成 I、aVL 导联的 R 波和 II、III、aVF 导联的 S 波;即 QRS 波在 I、aVL 导联呈 qR 型,在 II、III、aVF 导联的 rS 型。又因 QRS 电轴位于-30°～-90°,$R_{aVL}>R_I$,$S_{III}>S_{II}$。虽然左前分支阻滞前侧壁心肌除极有些迟缓,但激动仍是沿着浦肯野纤维进行,所以 QRS 时限仅有轻度增宽,一般不超过 0.11s。

(一)诊断标准(图 20-14)

1. 心电轴左偏-30°～-90°(有主张-45°～-90°)。

2. QRS 波在 I、aVL 导联呈 qR 型,$R_{aVL}>R_I$;II、III、aVF 导联呈 rS 型,$S_{III}>S_{II}$。

3. QRS 波时限≤0.11s。

4. 胸导联多呈顺时钟转位。

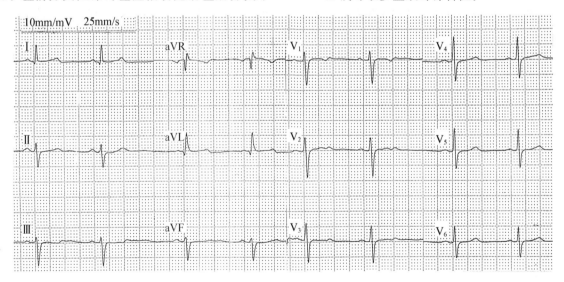

图 20-14　左前分支阻滞

患者男性,59 岁,临床诊断:冠心病。心电图示:窦性心律(心率 67 次/分)。I、aVL 导联 QRS 波呈 qR 型,$R_{aVL}>R_I$,II、III、aVF 导联 QRS 波呈 rS 型,$S_{III}>S_{II}$,QRS 波时限为 0.10s,额面电轴-53°,符合左前分支阻滞标准。本图胸导联 QRS 波表现顺时针转位,此与左前分支阻滞影响了横面向量环有关

注:诊断左前分支阻滞的主要标准是心电轴左偏,目前采用心电轴左偏的有≤-30°和≤-45°两个标准。Friedman 提出心电轴-30°～-45°为不完全性左前分支阻滞,而目前更多人采用≤-30°作为诊

断左前分支阻滞的标准。心电轴左偏的绝对值不是十分可靠,结合临床和 QRS 波的形态以及心电图的动态变化,有时比心电轴左偏的绝对值更有意义。例如患者原心电轴＋60°,由于前间隔心肌梗死等原因心电轴左偏 0°～－30°,左偏虽不到－45°也应考虑为左前分支阻滞。儿童或瘦长体型人(垂位心)正常情况下,心电轴可以轻度右偏(＋60°～＋110°),如果心电轴左偏,则提示这种心电轴变化可能是左前分支阻滞的表现。又如一些健康矮胖者(横位心)心电轴可偏至－30°,也未必是左前分支阻滞,若≤－45°方可诊断左前分支阻滞。

(二)左前分支阻滞的分型

Rosenbaum 把左前分支阻滞心电图分为以下四型。

1. Ⅰ型(标准型)

(1)额面心电轴左偏－45°～－90°。

(2)Ⅰ、aVL 导联出现 q 波,Ⅱ、Ⅲ、aVF 导联呈 rS 型,即 $Q_Ⅰ$、$S_Ⅲ$。

(3)Ⅱ、Ⅲ、aVF 导联 S 波增深,$S_Ⅲ＞S_Ⅱ$。

(4)aVL 导联的 VAT≥0.04～0.05s。

(5)aVR 导联呈 QR 或 qR 型,R/Q≥1。

(6)Ⅰ导联不出现 S 波,V_5、V_6 导联无 q 波出现明显的 S 波,呈 RS 型,R 波振幅降低。

2. Ⅱ型 心脏横位及顺时针转位伴左前分支阻滞,与一型不同点是 $Q_Ⅰ$、$S_Ⅲ$ 发生改变,即:①Ⅰ导联无 Q 波而出现 S 波;②Ⅲ导联 r 波极小或出现较迟的 r' 波,多见于胖人及孕妇。

3. Ⅲ型 左前分支阻滞合并肺气肿时,心电轴左偏－60°左右,$S_Ⅱ$、$S_Ⅲ$ 较深,有时出现 $S_Ⅰ$。由于肺气肿引起心尖向后转位,故出现 $S_Ⅰ S_Ⅱ S_Ⅲ$ 而且有低电压。当有 $S_Ⅱ$、$S_Ⅲ$ 而无 $S_Ⅰ$ 时,则应考虑左前分支阻滞。此外,肺气肿时心电轴左偏超过－60°则应考虑左前分支阻滞。

4. Ⅳ型 左前分支阻滞合并左心室肥大,①$S_Ⅲ＞1.5mV$ 或心电轴－60°左右;②左胸导联出现高 R 波伴有继发性 ST-T 改变。

(三)左前分支阻滞的分度

根据左前分支阻滞的程度不同,一般可分为三度。

1. 一度(轻度) 心电轴由正常偏至 0°～－30°,

或根据同一个患者心电图对比有演变,其差值＞60°者,可诊断为不完全性(一度)左前分支阻滞。

2. 二度Ⅰ型 即文氏现象,心电轴在同一导联(Ⅱ或Ⅲ、aVF)S 波逐搏增深尔后又逐搏变浅;或 R 波逐搏变浅 S 波逐搏增深周而复始。排除呼吸引起的 QRS 波电压阶梯现象。

3. 二度Ⅱ型 心电轴间歇性左偏,或心电轴左偏与正常心电轴交替改变的现象。与频率有关的心电轴左偏,也属于不完全性的间歇性左前分支阻滞。

4. 三度 指心电轴≤－45°,或心电轴左偏的程度不再变化。

(四)左前分支阻滞胸前导联 QRS 变化

一般左前分支阻滞不影响横面 QRS 波向量改变,但也不是绝对的。有些左前分支阻滞的病例胸导联可出现下列改变。

1. $V_1(V_2)$ 导联出现 q 波,易误诊为前间壁心肌梗死 这是因为初始向量向下略朝后所致。此时电极降低一肋间描记 q 波可消失。如为前间壁心肌梗死,不会因电极降低一肋间而消失。

2. $V_1(V_2)$ 导联有时出现 r' 波 特别是电极位置放得偏高时更容易出现,此与 QRS 终末向量向上又偏前有关,低一肋间描记 r' 波可消失。

3. V_5、V_6 导联无 Q 波而出现 S 波增深 过去认为左前分支阻滞不影响心前导联 QRS 波的形态,但从多数病例观察,胸前导联 QRS 波多表现为顺钟向转位的图形。这是因为 QRS 最大向量向左后而终末向量偏向右后方,投影在左心前导联轴上,所以 V_5、V_6 导联无 q 波、R 波振幅降低、S 波增深,呈 RS 型。

(五)左前分支阻滞合并症的诊断与鉴别

1. 慢性阻塞性肺疾病伴左前分支阻滞 慢性阻塞性肺疾病的心脏被膨胀的肺所掩盖,使心脏周围电场发生变化,加之右心室肥大引起的心电轴严重右偏,使额面心电轴指向右上象限(＋180°～＋270°),出现 $S_Ⅰ S_Ⅱ S_Ⅲ$ 图形,QRS 主环体投影在Ⅱ导联轴的负侧量最大,故 $S_Ⅱ＞S_Ⅲ$,$R_{aVR}＞R_{aVL}$。而左前分支阻滞时 QRS 主环体投影在Ⅲ导联轴的负侧量最大,所以出现 $S_Ⅲ＞S_Ⅱ$,$R_{aVL}＞R_{aVR}$。慢性阻塞性肺疾病患者如果出现 $S_Ⅲ＞S_Ⅱ$,$R_{aVL}＞R_{aVR}$ 仍可诊断左前分支阻滞。

2. 左前分支阻滞与慢性阻塞性肺疾病所致"假性"心电轴左偏的鉴别(表 20-1)

表 20-1　左前分支阻滞与慢性阻塞性肺疾病所致"假性"心电轴左偏的鉴别

鉴别要点	左前分支阻滞	慢性阻塞性肺疾病所致"假性"心电轴左偏
额面 QRS 心电轴	$-30°\sim-90°$	$-90°$ 以上
Ⅱ、Ⅲ 导联 S 波振幅比较	$S_Ⅲ>S_Ⅱ$	$S_Ⅲ<S_Ⅱ$
Ⅰ 导联 S 波	无或很小	有
aVL 导联 q 波	有	无
aVL、aVR 导联 R 波振幅比较	$R_{aVL}>R_{aVR}$	$R_{aVL}<R_{aVR}$
低电压	一般无	常伴有

3. **左前分支阻滞合并左心室肥大**　属于Ⅳ型左前分支阻滞,①$S_Ⅲ>1.5mV$;②心电轴左偏$-60°$左右;③Ⅰ、aVL 导联呈 qR 型,且 $R_{aVL}>R_Ⅰ$;④左胸导联出现高 R 波伴继发性 ST-T 改变。

4. **左前分支阻滞与左心室肥大的鉴别**　左前分支阻滞与左心室肥大均可引起心电轴左偏,两者的鉴别见表 20-2。

表 20-2　左前分支阻滞与左心室肥大的鉴别

鉴别要点	左前分支阻滞	左心室肥大
额面 QRS 心电轴	$-30°\sim-90°$	$0°\sim-30°$
Ⅱ、aVF 导联 QRS 形态	呈 rS 型	Ⅱ 导联呈 RS 或 Rs 型,aVF 导联呈 RS 型
V_5、V_6 导联的 R 波	$<2.5mV$	$>2.5mV$
V_5、V_6 导联的 S 波	增深	不深

5. **左前分支阻滞合并右心室肥大**　胸导联表现右心室肥大图形,肢体导联表现为左前分支阻滞图形。重度右心室肥大时,胸导联表现右心室肥大图形和心电轴右偏,可掩盖左前分支阻滞。但 aVL 导联和(或)Ⅰ 导联的 q 波仍然存在,同时多呈 qrS 型,这是左前分支阻滞与右心室肥大共存的唯一标志。左前分支阻滞伴轻度右心室肥大时,仅表现左前分支阻滞,但Ⅱ、Ⅲ、aVF、V_1 导联的 S 波粗钝,QRS 时限 0.11s,V_5、V_6 导联 R 波降低 S 波增深,QRS 波呈 RS 型,显示顺钟向转位图形。

6. **左前分支阻滞伴下壁心肌梗死**　尚未见成熟的统一标准,下列心电图表现可供参考。

(1)Ⅱ、Ⅲ、aVF 导联均呈 QS 型,完全掩盖了左前分支阻滞图形,但此时的 $S_Ⅲ>S_{aVF}>S_Ⅱ$,可考虑合并左前分支阻滞。

(2)左前分支阻滞时,Ⅱ、Ⅲ、aVF 导联均出现 r 波而掩盖心肌梗死的 Q 波,如下壁心肌梗死面积大,波及整个下壁的前区及后壁,下壁导联呈 QS 型;如梗死面积小,只波及下壁前区而未受损区左前分支所产生的向后下向量对抗了下壁心肌梗死的 Q 波向量,则出现 $R_{Ⅱ、Ⅲ、aVF}$ 而掩盖病理性 Q 波。

(3)左前分支阻滞终末向量指向左上方,Ⅱ、Ⅲ、aVF 导联不出现终末的 r 波,单纯下壁心肌梗死Ⅱ导联可出现终末的 r 波。Ⅱ 导联出现终末 r 波或 R 波者,提示单纯性下壁心肌梗死;若无 r 波或 R 波,且有 QRS 波起始部分有粗钝切迹,则提示下壁心肌梗死合并左前分支阻滞。

7. **左前分支阻滞掩盖完全性右束支阻滞**　左前分支阻滞时产生的指向左后方的强大 QRS 向量,有些可以抵消右束支阻滞时产生的指向右前的 QRS 向量,出现左前分支阻滞伴假性前间壁心肌梗死。

(六)左前分支阻滞的临床意义

左前分支阻滞临床很常见,因其较细位于左心室流出道血流冲击处,且与右束支解剖位置靠近,共同接受冠状动脉左前降支供血,因此常与右束支阻滞并存。单纯性、永久性左前分支阻滞,提示传导组织有器质性病变。对 40 岁以上的男性发生左前分支阻滞,可能是冠心病的早期改变,年轻者多考虑与心肌炎有关。此外高血压、原发性心肌病、风心病、先心病、电解质紊乱、休克也可暂时性出现左前分支阻滞,部分健康人也可出现。文献报道:45~69 岁的人群,检出率为 1.5%。

二、左后分支阻滞

左后分支阻滞(left posterior fascicular block,LPFB)曾称左后半阻滞(left posterior hemiblock,

LPH)。左后分支比左前分支粗,似为左束支主干的延续,向后向下分布于后乳头肌、室间隔左侧后半部及左室后下壁。接受左冠状动脉前降支及右冠状动脉后降支双重供血。当左后分支受损传导速度减慢或受阻时,左心室激动先从左前分支所辖区开始,即由前间隔旁区的心内膜面以及室间隔中部开始激动,向左室间壁及前侧壁传播。因激动通过左后分支传导延缓或受阻,故左心室下壁的激动延迟发生,该区的激动依靠左前分支的逆行传导进行。上述原因使QRS初始0.02s向量向左略向上,此后左室前壁及前侧壁激动QRS向量指向左前渐转向下而后。最后除极的区域是左室的下壁及后壁,产生的QRS向量指向下、右、后。综合向量介于+90°～+120°,反映在心电图上是特征性心电轴右偏。

(一)左后分支阻滞心电图改变

1. 心电轴右偏在+90°～+120°,多在+120°左右。

2. QRS波在I、aVL导联呈rS型,II、III、aVF导联呈qR型,$R_{III} > R_{II}$,即$S_I Q_{III}$型。

3. 胸导联V_1呈rS型,V_5、V_6导联的S波较深。

4. QRS波时限≤0.11s。

5. 除外肺部疾病、右心室肥大和重度垂位心。

(二)左后分支阻滞的分度

1. 一度(轻型) 即不完全性左后分支阻滞,心电轴右偏在+80°～+100°。同一个人动态观察心电轴向右偏移的差值>60°者,或同一个人心率增快后心电轴右偏的差值>60°者,应提示存在一度左后分支阻滞。

2. 二度 心电轴右偏呈间歇性,心电图表现为:①文氏现象,即心电轴右偏程度有逐搏加重或由显著右偏逐搏恢复正常现象,形成周期性;②心电轴正常和心电轴右偏呈2:1交替出现,或呈3:2交替出现。

3. 三度 显著心电轴右偏≥+110°或+120°,无动态变化,而排除其他原因者。

(三)左后分支阻滞合并其他心电图改变

1. **左后分支阻滞合并右心室肥大** 右心室肥大时心电轴右偏+120°左右,呈$S_I Q_{III}$图形。如果S_I、aVL突然增深,$R_{II、III、aVF}$明显增高,提示合并左后分支阻滞。

2. **左后分支阻滞合并左心室肥大** 左心室肥大一般心电轴左偏,可抵消垂位心引起的心电轴右偏。若出现心电轴右偏+120°,呈$S_I Q_{III}$图形,提示合并左后分支阻滞比提示垂位心更合理,但也可能是双侧心室肥大的表现,要结合临床进行判断。

(四)左后分支阻滞的临床意义

单纯性左后分支阻滞发生率很低,左后分支阻滞比左前分支阻滞少见的原因是:①左前分支只接受左冠状动脉前降支室间隔一处血液供应,而左后分支除上述血液供应外,还接受右冠状动脉后降支的血液供应;②左前分支纤维较长(平均25mm),分布在一较薄层心肌内(平均厚度3mm),而左后分支纤维较短(平均20mm),又分布在较厚层的心肌内(平均厚度6mm);③左前分支主要分布于血流较为急速的左心室流出道,左后分支主要分布于相对说来血流比较缓慢的流入道。

左后分支阻滞预示着心肌病变范围比较广泛,临床常见的病因有冠心病、高血压心脏病、心肌病、心肌炎、高钾血症、急性肺心病、肺动脉栓塞、左侧心肌纤维支架严重钙化等。急性心肌梗死时出现左后分支阻滞预后较差。

三、左中隔分支阻滞

左中隔分支阻滞(left septal fascicular block,LS-FB)简称左室中隔阻滞或左间隔支阻滞。Demoulin及Kulbertus(1972,1973)通过正常的解剖学研究,发现左束支系统有3个分支系统组织,即在左束支分出前(上)及后(下)二组纤维之间还分出一组前行的中隔支纤维。1976年Nakaya在切断犬的中隔支后,成功的造成了中隔支模型,Pick称之为20世纪70年代心电图上的重大发展。1976年Hoffmann等对6例QRS环体明显前移者进行冠状动脉造影及左心室造影,其中5例左前降支完全堵塞,左心室前壁功能失调,认为QRS环体前移系中隔支损伤所引起。Uhley描述左中隔分支阻滞时的心电向量变化;正常情况下当室上性激动下传经希氏束达到心室时,左束支三组分支支配的心室区域同时激动,左前分支激动时向量指向左前上方,左后分支激动时向量指向左后下方,两者相抵消。心室除极初始向量决定于中隔支的除极,中隔支的除极向量指向右前下方。当中隔受损时,左束支的激动仅能通过前、后二支传布,开始的向右向量消失。最后激动通过浦肯野纤维网到达中隔支及其分布区域从而使中隔中部及左心室前壁除极,综合向量指向左前下,QRS环体明显向前移位。心电图表现为右侧胸导联R波振幅增高,V_5、V_6导联无q波,QRS时限无明显延长。

(一)左中隔分支阻滞心电图诊断标准

1. $R_{V_1～V_3}$导联电压增高,V_2的R/S>1和(或)R_{V_2} > $R_{V_5、V_6}$。

2. I、aVL、V_5、V_6导联无q波,如有q波电压<

0.1mV,时间<0.02s。

3. 额面心电轴正常。

4. 除外右心室肥大、不完全性右束支阻滞、正后壁心肌梗死、A 型预激综合征。

(二)左中隔分支阻滞的临床意义

左中隔分支阻滞的诊断尚有争议,对它的心电图标准至今未统一,但也没有人否定左中隔分支阻滞的存在。Nakaya 等认为中隔支对心肌缺血或异常代谢产物非常敏感。常见于缺血性心脏病、糖尿病和心肌病等,其病理基础可由心肌缺血、心动过速、创伤或心肌退行性变。部分正常人也可出现,属于正常变异。

注:中国心律学会编译的《心电图标准化和解析的建议与临床应用国际指南 2009》一书(以下简称"2009 年国际指南"),不建议应用左间隔支阻滞的术语和诊断标准。

第四节 复合性束支阻滞

一、右束支阻滞合并左前分支阻滞

(一)心电图诊断标准 (图 20-15)

1. 右胸导联 QRS 波呈右束支阻滞图形,即 V_1(V_2)导联呈 rsR′、rSR′或 M 型。

2. 以 R 波为主的导联(I、V_5、V_6 等)S 波增宽(S>0.04s)或宽钝有挫折。

3. I、aVL 导联呈 qR 型,II、III、aVF 导联呈 rS 型,S_{III}>S_{II}。

4. 心电轴左偏−45°~−90°。(有学者认为≥−30°也可作为诊断标准)。

5. QRS 波时间≥0.12s。

(二)临床意义

RBBB 合并 LAFB 常见,其病因包括冠心病、高血压性心脏病、主动脉瓣病变、心肌病、先天性心脏病、Lenegre 病、Lev 病等,其中以冠心病发生率最高(40%~60%),其次为高血压心脏病(20%~25%)。先天性心脏病中,RBBB 合并 LAFB 主要见于心内膜垫缺损、室间隔缺损、法洛四联症术后以及二尖瓣心脏病换瓣术后等。

单纯 RBBB 伴 LAFB 而无明显心脏病征象、没有临床症状、心脏大小正常,以后发展为完全性房室阻滞者,称之为"Lenegre 病",即传导系统的钙化及退行性改变。此外由心脏左侧纤维支架硬化引起的室内传导异常,表现为 RBBB 合并 LAFB 者,称为"Lev 病",多见于老年人且无其他心脏病者。Lev 病和 Lenegre 病属同一类疾病,为原发性传导系统疾病,是向完全性双侧束支阻滞的过渡阶段,容易发展为完全性房室传导阻滞。

二、右束支阻滞合并左后分支阻滞

右束支阻滞(RBBB)合并左后分支阻滞(LPFB)较少见,由于 LAFB 心室的激动只能沿左前分支向上方除极,使室间隔上方最先除极,产生向前向上和向左的初始向量,继之左心室前壁及侧壁除极,然后通过浦肯野纤维向左下传导至左后分支区域,使左心室后下部除极,与此同时室间隔产生左向右的延迟除极,当左心室除极结束时,右心室的延缓除极形成一个向右向前的终末向量。

(一)心电图诊断标准 (图 20-16)

1. 右胸导联(V_1 或 V_2)出现 rsR′或 qR 型的 QRS 波。

2. 心电轴右偏+90°~+130°,$R_{II、III、aVF}$ 电压增高,S_1 增深。

3. QRS 波时限≥0.12s。

4. 除外肺气肿、右心室肥大、侧壁心肌梗死等引起的心电轴右偏。

(二)临床意义

RBBB 合并 LPFB 很少见,其病因与 RBBB 合并 LAFB 相同,最常见于冠心病、高血压心脏病。由于其发展为完全性房室传导阻滞的机会比 RBBB 合并 LAFB 的机会大得多,故预后差。

急性心肌梗死时右束支阻滞合并左后分支阻滞多为多支血管病变,较容易发展为完全性房室传导阻滞,应安装心脏起搏器。

三、三分支阻滞

三分支阻滞(trifascicular block)也称三支阻滞,是指右束支、左前分支、左后分支均发生传导障碍。因阻滞程度不同可有多种组合,当三个分支均完全阻滞时,心电图表现为完全性房室传导阻滞、室性逸搏心律,此称为"完全性三分支阻滞"。当三个分支中某个分支尚存在传导功能时,称为"不完全性三分支阻滞"。

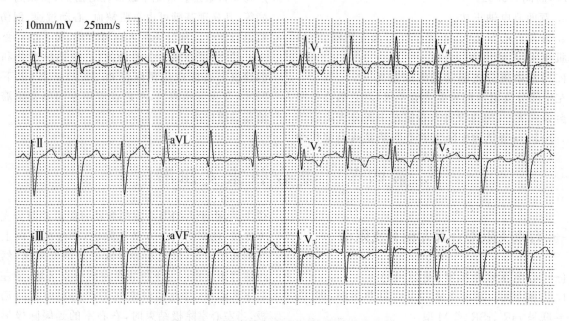

图 20-15　完全性右束支阻滞、左前分支阻滞

　　患者男性,73 岁,临床诊断:冠心病。心电图示:窦性心动过速(心率 104 次/分),Ⅰ、aVL 导联 QRS 波呈 qRs 型,Ⅱ、Ⅲ、aVF 导联呈 rS 型,额面 QRS 波电轴−76°,QRS 波时限为 0.12s。V₁ 导联 QRS 波呈 rSR′型,V₅、V₆ 导联呈 RS 型,S 波宽钝,胸导联 QRS 波表现顺时针转位。符合左前分支阻滞和完全性右束支阻滞

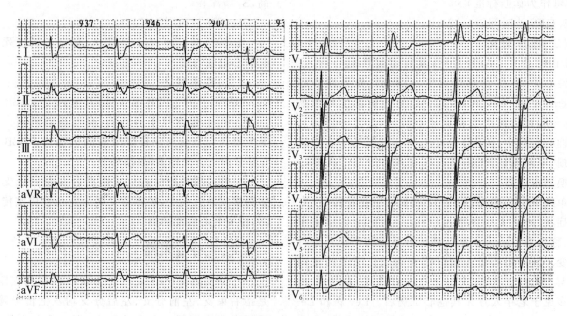

图 20-16　完全性右束支阻滞、左后分支阻滞

　　患者男性,84 岁,临床诊断:脑卒中后遗症。心电图示:窦性心律(心率 71 次/分),此图特征性改变是 V₁ 导联 QRS 波呈 rsR′型。多导联 S 波宽钝,QRS 波时限 0.15s,是典型的完全性右束支阻滞图形。此外,Ⅰ 导联 QRS 波呈 rS 型,Ⅲ 导联 QRS 波呈 qR 型,额面 QRS 波电轴 +110°,符合左后分支阻滞。单纯性完全性右束支阻滞 QRS 波很少>0.14s,而本图 QRS 波时限 0.16s,提示左后分支阻滞增加了室内的传导时间

(一)不完全性三分支阻滞心电图表现

1. 右束支阻滞＋2∶1房室传导阻滞＋心电轴左偏。

2. 右束支阻滞＋心电轴右偏＋P-R间期延长。

三分支阻滞必须具备不完全性房室传导阻滞、束支阻滞和分支阻滞。三分支阻滞是向完全性房室传导阻滞的最后驿站,是安装人工心脏起搏器的适应证。

(二)完全性三分支阻滞心电图

完全性三分支阻滞是指右束支、左前分支和左后分支完全阻滞,失去了传导功能,室上性激动不再支配心室,心室出现被动的自主节律。心电图上表现为完全性双侧束支(右束支＋左束支主干阻滞)阻滞,即完全性房室传导阻滞。诊断完全性三分支阻滞的条件是,心电图上曾出现过不完全性三分支阻滞图形,尔后演变为完全性房室传导阻滞,才考虑完全性房室阻滞是完全性三分支阻滞的结果。

各种类型三分支阻滞的组合及心电图表现:

1. 右束支阻滞(RBBB)＋左前分支阻滞(LAFB)＋房室传导阻滞(AVB)一度至二度。

2. RBBB＋左后分支阻滞(LPFB)＋AVB一度至二度。

3. 左束支阻滞(LBBB)＋AVB一度至二度。

4. RBBB＋LAFB＋间歇性一度至二度AVB。

5. RBBB＋LPFB＋间歇性一度至二度AVB。

6. LBBB＋间歇性一度至二度AVB。

7. RBBB＋LAFB＋AVB或RBBB＋LPFB＋AVB。

8. RBBB＋LAFB＋AVB或LBBB＋AVB。

9. RBBB＋LPFB＋AVB。

10. 两支阻滞时RBBB＋LAFB,RBBB＋LPFB,或完全性LBBB。一支阻滞时LAFB、LPFB或RBBB。阻滞程度相等或无阻滞时QRS波正常。

11. 完全性房室传导阻滞伴室性逸搏心律。

四、双侧束支阻滞

双侧束支阻滞(dual bundle branch block),指左束支主干和右束支均发生传导阻滞,根据阻滞程度分完全性和不完全性两种。根据心电图上的表现可分为一度、二度和三度。三度完全性左束支阻滞加三度右束支阻滞,心电图上表现为完全性房室传导阻滞。这种情况容易诊断,而不完全性双侧束支阻滞,因阻滞未必同步、同速和同程度,故有不同的组合和各式各样的心电图表现(图20-17,图20-18)。

1. 双侧束支一度阻滞,传导同步、同速,心电图上表现为P-R间期延长,QRS波正常,与房室交接区一度阻滞不易区别。

2. 双侧束支一度阻滞,右侧束支阻滞程度轻,左侧束支阻滞程度重,心电图表现为P-R间期延长,QRS波呈左束支阻滞图形。此与房室交接区一度阻滞伴左束支阻滞不易区别。如果先有左束支阻滞,后有P-R间期延长,方可考虑双侧束支阻滞。

3. 双侧束支一度阻滞,右侧束支阻滞程度重,左侧束支程度轻。心电图表现为P-R间期延长,QRS波呈右束支阻滞图形,此与房室交接区一度阻滞并右束支阻滞不易区别,如先有右束支阻滞后有一度阻滞,可考虑双侧束支阻滞。

4. 右侧束支一度阻滞,左侧束支二度Ⅱ型阻滞(2∶1,比右束支传导时间长),心电图表现P-R间期延长,QRS波呈完全性左束支阻滞。由于左束支阻滞时还存在比右束支传导延迟,故左束支2∶1阻滞不能显示,仅表现完全性左束支阻滞。

5. 右侧束支一度阻滞,左侧束支二度阻滞(2∶1,传导时间左束支比右束支快)。心电图表现长P-R间期并左束支阻滞;短P-R间期并右束支阻滞,两者交替出现。其原因是当两者同步下传时,右束支因有一度阻滞,传导速度慢于左束支,故出现右束支阻滞伴P-R间期正常;当左束支完全阻滞时,右束支存在一度阻滞,故出现左束支阻滞并P-R间期延长。

6. 双侧束支阻滞呈2∶1同步同速,心电图表现为QRS波正常,2∶1房室传导阻滞。如曾有过间歇性某侧束支阻滞,尔后出现2∶1房室传导阻滞,方可进一步证实2∶1房室传导阻滞部位,是在双侧束支,而不是在房室交接区。

7. 双侧束支二度阻滞,均为2∶1,但双侧束支传导同速不同步,心电图表现为1∶1房室传导伴左束支阻滞图形和右束支阻滞图形交替出现。

8. 双侧束支二度阻滞,左、右束支传导同步但不同速,左束支传导速度慢于右束支。心电图表现为完全性左束支阻滞2∶1房室传导阻滞。

9. 双侧束支二度阻滞,不同步、不同速(左侧慢于右侧),心电图表现为左、右束支阻滞图形交替出现,呈左束支阻滞图形时P-R间期稍短,呈右束支阻滞图形时P-R间期延长。

10. 右束支一度阻滞,左束支三度阻滞,心电图表现为完全性左束支阻滞伴P-R间期延长。

11. 右侧束支二度(2∶1)阻滞,左束支三度阻滞,心电图表现为左束支阻滞图形伴2∶1房室传导阻滞。

12. 双侧束支三度阻滞,心电图表现为完全性房室阻滞伴缓慢的室性逸搏心律。

13. 左前分支三度阻滞伴右束支三度阻滞,心电图表现为完全性右束支阻滞伴额面心电轴显著左偏。相反,若左后分支阻滞心电图表现为完全性右束支阻滞伴心电轴显著右偏。

注:"2009 年国际指南",不建议应用三分支阻滞、双侧束支阻滞术语。

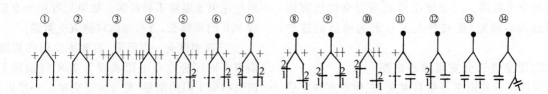

图解		①	②	③	④	⑤	⑥	⑦
双侧束支阻滞分类名称		双侧一度(传导时间相同,同时,对称)	双侧一度(右轻度,左中度延长)	双侧一度(中度,传导时间相同,同时,对称)	双侧一度(右重度,左中度延长)	右一度,左二度(2:1,左传导时间比右长)	右一度,左二度(2:1,传导时间左比右短)	双侧二度(房室比例相同,同时,传导时间相同)
心电图	PR间期	+	+	++	++	+	++ +	+
心电图	QRS波形	正常	完全左	正常	完全右	完全左	ⒶⒷ 完全左 完全右 交替出现	正常
心电图	房室比例	1:1	1:1	1:1	1:1	1:1	1:1	2:1
图解		⑧	⑨	⑩	⑪	⑫	⑬	⑭
双侧束支阻滞分类名称		双侧二度(房室比例相同,但不同时,传导时间相同)	双侧二度(房室比例相同,且同时,传导时间右轻度,左中度)	双侧二度(房室比例相同,但不同时,传导时间右轻度,左中度)	右一度,左三度	右二度(2:1),左三度	双侧三度(完全性双侧束支阻滞)	左前分支三度,右束支三度
心电图	PR间期	+	+	++ +	++	+		－
心电图	QRS波形	ⒶⒷ 完全左 完全右 交替出现	完全左	ⒶⒷ 完全右 完全左 交替出现	完全左	完全左	完全性房室阻滞图形,室性逸搏心律	完全右+左前分支阻滞
心电图	房室比例	1:1	2:1	1:1	1:1	2:1		1:1

图 20-17 双侧束支阻滞示意图及心电图表现说明

传导时间延长:+轻度;++中度;+++重度;－不延长;十一度阻滞;十二度阻滞;十三度阻滞;完全右:完全性右束支阻滞图形;完全左:完全性左束支阻滞图形

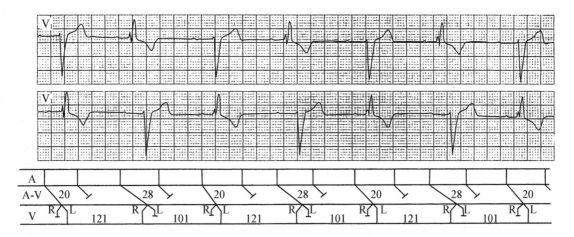

图20-18　窦性心动过速、二度房室传导阻滞、间歇性左右束支阻滞交替出现形成二联律（引自朱力华）

患者男性，46岁，临床诊断：高血压性心脏病、充血性心力衰竭。心电图示：V_1导联记录。窦性心律（心率107次/分），房室传导比为2∶1。下传心搏的长P-R间期0.28s，QRS波呈完全性左束支阻滞图形；短P-R间期0.20s，QRS波呈完全性右束支阻滞图形。长、短P-R间期及双束支阻滞图形在2∶1房室传导阻滞的基础上交替出现形成二联律

第五节　束支阻滞的病因

一、单纯性束支阻滞的病因

在健康人群中进行体格检查时，一些中青年人的心电图上出现束支阻滞的图形并不少见，特别是单纯性右束支阻滞和左前分支阻滞。这些病例临床上多无任何心脏方面的症状，经多年的观察也不出现其他异常心电图变化，这种现象的束支阻滞可称为单纯性束支阻滞。文献报道普通人群中，单纯性右束支阻滞发生率为0.18%，左束支阻滞发生率为0.1%。患左束支阻滞的平均年龄明显高于右束支阻滞患者的年龄，有明显的性别差异。左束支阻滞和右束支阻滞患者中，男性分别占73%和86%。单纯性束支阻滞的发生率有随年龄增长而增加的趋势，其发生原因尚不清楚；可能与年龄相关的传导系统退行性变有关，如浦肯野纤维化引起的Lenegre病（原发性传导退化症）或Lev病（左束支支架硬化症）等，但也应考虑与右束支先天性结构疏散和细而脆弱有关。有报道患有右束支阻滞的健康飞行员，经多年随访未发现发生完全性房室传导阻滞、晕厥和猝死。因此可以说在无明显心脏病条件下，与无束支阻滞的病例存活率无明显差异。单纯性左束支阻滞的病例，远期心脏病的死亡率或发展为明显心血管病危险症状者，高于右束支阻滞的病例。

二、病理性束支阻滞的病因

心室内的传导系统大部分居于心内膜下，与心脏的纤维支架有密切关系，因此有共同的病理变化。引起束支阻滞的常见病因有风湿性心肌炎、心肌病、Lenegre病、Lev病、高血压病、瓣膜病以及心脏外科手术损伤等。有些病如心肌炎引起的束支阻滞常是暂时性的，很少发展为双束支或三分支阻滞。

在束支阻滞中，一般最多见的是右束支和左前分支阻滞，此是因为右束支、左前分支完全靠冠状动脉前降支供血，所以最易受到缺血性损伤，而左束支、左后分支靠冠状动脉前降支和后降支双重供血，发生缺血性损伤的机会较少。房室结和房室主干大多数由冠状动脉总支供血，只有1%由左回旋支末段供血，故不易出现缺血性损伤。某支冠状动脉一旦发生狭窄和阻塞，即可引起所供血的束支或分支阻滞。单纯供血不足引起束支和分支阻滞，大多数是由于缺血造成的传导系统纤维化所致。

1964年Lenegre报道62例双侧束支阻滞的病例，经组织学检查，其中11例冠状动脉和心肌均正常，只发现冠状动脉右支有硬化、退行性变。这种退行性变最初只是传导组织空泡变形，继之发生玻璃样变及纤维变性，使传导组织与附近的心肌纤维融合在一起，这是一种独立的疾病。目前不少人把这种不明

原因出现的束支阻滞,命名为"Lenegre病",推测大部分中老年人患束支阻滞,以后发展为完全性房室传导阻滞,可能是 Lenegre 病所致。Rosenbaum(1968)观察 40 岁以上患者,在没有明确冠心病证据,而先有左前分支阻滞后又出现束支阻滞时,都应当考虑是 Lenegre 病。这种病发展很慢,常需要经过多年才可能由单一的束支阻滞发展为完全性房室传导阻滞。临床上在无其他异常表现的情况下,突然出现高度或完全性房室传导阻滞,甚至伴有阿-斯综合征的患者,更可能与 Lenegre 病有关。除 Lenegre 病外,还有一种非特异性纤维病变,其部位主要在室间隔顶部及所有心脏左侧支架组织,这些部位发生纤维性病变甚至钙化,可以累及传导系统。Lev 对这种病进行了研究,证明老年人发生右束支阻滞合并左前分支阻滞的病例,最常见的原因是室间隔顶部发生纤维性病变或二尖瓣环以及中心纤维性病变,是老年人发生完全性房室传导阻滞而 QRS 波正常的原因。此后有人把上述病变引起的完全性房室传导阻滞命名为 Lev 病。

Framingham 研究报道,有 60% 的个体高血压患者,束支阻滞的平均发病年龄为 61 岁。高血压病发生束支阻滞的原因是左心室内膜经常受到较高的压力,久之可能引起主动脉下区内膜增厚,易导致这一区域的左束支及左前分支阻滞。其次高血压病最容易导致冠状动脉硬化,引起束支供血不足而出现各种类型的束支阻滞。高血压还可促进 Lev 病和促发心肌增厚或心肌扩张,亦是引起束支阻滞的原因。主动脉瓣狭窄的病例,由于主动脉瓣下区心内膜的机械作用影响,常引起左束支阻滞或左前分支阻滞。主动脉或动脉膜部的本身病变,常累及传导系统,从而导致右束支、左束支和左前分支阻滞,甚至完全性房室传导阻滞。此外,主动脉疾病常引起左心室扩张,亦是造成左前分支阻滞的原因。心脏外科手术,特别是室间隔缺损修补术,是发生右束支阻滞的最常见原因,有报道可高达 70%。但是,有些束支阻滞是可逆的,我们遇到一位 78 岁的男性患者,60 岁时心电图出现完全性右束支阻滞,70 岁时又出现左前分支阻滞,因患癌症进行化疗,半年后右束支阻滞消失,仅存左前分支阻滞,未出现新的异常,其机制还不清楚。

第六节　非特异性室内阻滞

一、非特异性室内阻滞概述

非特异性室内阻滞(non-specific intra-ventricular block)是指室上性激动下传心室产生的 QRS 波时限 ≥0.11s,QRS 波形态既不像左束支阻滞图形也不像右束支阻滞图形,除外预激综合征和室性节律者。心电图上除表现 QRS 波时限延长外,还常有 QRS 波低电压、分裂及 T 波变化伴 Q-T 间期延长。

动物实验证明,切断犬的浦肯野纤维可以复制出这样的心电图。尸检可见冠状动脉硬化、心肌纤维增生、显著心脏扩大。非特异性室内阻滞预后较束支阻滞预后差。该种阻滞除非特异性 QRS 波增宽外,还可表现为某些导联 QRS 波起始部增宽即室内局灶阻滞和 QRS 波终末部增宽,即 QRS 波终末传导延迟。

二、室内局灶阻滞

局灶阻滞(focal block)指胸导联的某个导联室壁激动时间(VAT)延迟,表示该导联下的心肌传导障碍,见于心肌梗死的邻近导联。

三、QRS 波终末传导延迟

QRS 波终末传导延迟是指 QRS 波的终末 S 波增宽或 V$_1$ 导联 S 波升支接近基线时出现 ≥0.04s 挫折,QRS 波时限 0.10～0.11s,类似不完全性右束支阻滞图形。多是右束支的分支传导延缓所致。临床多为正常变异,也可见于心肌炎。

第七节　生理性室内阻滞

生理性室内阻滞(physiological intraventricular block)主要是指室内的束支及分支出现的功能性阻滞。心电图上表现为室上性节律(心房率<150 次/分)时 QRS 波形态正常,当心室率过快或室上性早搏时 QRS 波形态发生不同程度的改变——室内差异传导。生理性室内阻滞多是暂时性的、可逆性的。

一、心电图表现

1. 室上性早搏发生在 QT 间期内出现的 QRS 波呈束支或分支阻滞图形。

2. 房性早搏二联律伴交替性左、右束支阻滞图形。

3. 房性心动过速或心房扑动伴二度 I 型房室阻

滞中的室内差异传导。

4. 室上性心动过速伴持续性室内差异传导蝉联现象。

5. 心房颤动时出现的长短周期引起的 QRS 波变形。

6. 在干扰性房室分离出现的窦性夺获心室出现 QRS 波变形。

二、发生机制

在正常窦性节律时室内的束支及分支不应期正常,室上性激动在室内循固有的传导组织正常传导,形成的 QRS 波是正常的。如突然出现的室上性早搏,此时室内的传导系统某些部分尚未脱离生理不应期,激动在室内的传导只能先沿已脱离不应期的束支或分支传导。由于传导径路的改变,产生的 QRS 波与正常传导的 QRS 波相比,就有些不同,故称为室内差异传导。产生室内差异传导的机制如下。

1. 室内传导系统的不应期存在差异 在生理情况下室内传导系统各部分(束支、分支)的不应期就存在差异。例如右束支的不应期就比左束支长,左前分支的不应期就比左后分支长。提前传下来的激动传导就有先后。当提前的室上性早搏下传心室时,右束支或左前分支尚处于前一个激动的绝对不应期或相对不应期,很容易出现差异传导;如处于绝对不应期,传导往往中断,出现完全性右束支或左前分支阻滞的图形;处于相对不应期,传导速度缓慢,出现不完全性右束支或左前分支阻滞图形。

2. 室内传导系统的不应期与前周期有关 前心动周期长,其后的不应期也长;相反,前心动周期短,其后的不应期也短。在较长的心动周期后出现的较早室上性心搏,易落入前一个心动周期的不应期中,是产生室内差异传导的最常见原因之一。

3. 束支内隐匿性传导 室上性激动在室内优先沿某束支(主要左束支)传导的同时,还向传导速度慢的束支发送隐匿性传导。当下一次室上性激动下传时,传导速度慢的束支又处在隐匿性传导造成的不应期,不能传导,传导快的束支一次次向传导速度慢的束支发送隐匿性传导,使其持续处于不应期状态,这种隐匿性传导蝉联现象,是室上性心动过速、心房颤动、心房扑动连续发生室内差异传导的原因。

三、临床意义

生理性室内阻滞本身无临床意义。但室上性早搏出现的室内差异传导很像室性早搏,室上性心动过速引起的连续性室内差异传导很像室性心动过速,两者进行鉴别对于治疗有指导意义。此外,在心室不太快的情况下(<150 次/分)出现室内差异传导,未必都是生理性室内阻滞,也可能是室内传导系统存在病理性阻滞,尚需结合临床综合判断。

四、鉴别诊断

生理性束支阻滞与病理性束支阻滞的鉴别见表 20-3。

表 20-3　生理性束支阻滞与病理性束支阻滞的鉴别

	生理性束支阻滞	病理性束支阻滞
束支不应期	正常	延长
束支阻滞类型	常呈右束支阻滞型	常呈左束支阻滞型
临界心率	>150 次/分	50～85 次/分,一般不超过 120 次/分
开始束支阻滞的周期与前周期的关系	明显短于前周期,构成一长一短周期相结合的特征	轻微或不明显短于前周期,但与更前面正常 QRS 的周期相比,能显出束支阻滞开始时心率变快
畸形 QRS 波与前面 U 波的关系	畸形 QRS 出现于前面 U 波顶峰之前	畸形 QRS 出现于前面 U 波终末部或之后

第21章

预激综合征

第一节　经典预激综合征

正常情况下人的心房和心室之间的激动传导联系，只有房室结-希浦系统，但有个别的房室之间还存在一条或多条附加肌束（Kent束）相连，人们把这种附加肌束称之为房室旁道，是一种先天性异常。当这些附加肌束处在休眠状态时心电图上看不到它的存在，一旦肌束被激活就有了传导功能。当心房（窦房结）发出激动通过正常传导通路向心室传导时，附加肌束（旁道）也同时向心室传导。由于激动从房室旁道下传不经过房室结传导，传导速度快，提前激动心室。通过正常通路下传的激动慢于房室旁道，故心室的前部分是旁道下传的激动除极，后部分是正常通路除极，于是心电图上出现了特征性的表现——预激波（δ波）。有预激波的患者易发生阵发性心动过速、心房颤动等，引起心悸、头晕等临床症状，称为预激综合征（preexcitation syndrome）。

一、历史的回顾

认识预激综合征已百余年，但其真面目近年才算基本搞清。1839年His最早描述了心房和心室之间有一股肌束，后人取名为希氏束，并认为房室结-希浦系统是房室之间传导系统的唯一正常传导径路。同年Kent报道在房室之间还有另一个肌束相连，并参与房室之间的电活动，后人就把Kent发现的肌束称为Kent束。1930年Wolff、Parkinson和White三人分别在波士顿和伦敦发表了关于11名病人联合研究的报告，Wolff的论文题目是"健康青年人容易发生阵发性心动过速伴P-R间期短的左束支阻滞"。当时他们把功能性束支阻滞和P-R间期短误认为是左束支阻滞。1932年Scherf和Holzman认为这种QRS波增宽、P-R间期短，并非是左束支阻滞，可能是激动从房室旁道优先下传心室除极所致，从而提出了"预激"

这一概念。1941年Levine把这种P-R间期短、QRS波增宽，易伴发阵发性心动过速的所谓左束支阻滞心电图，命名为Wolff-Parkinson-White简称W-P-W综合征。1943年Wood和Wolferth及1944年Öhnell先后宣告在房室之间找到了具有传导功能的附加肌束，而且Öhnell首次将W-P-W综合征更名为"预激综合征"。以后陆续有一些类似的临床病例报告，学者们逐渐倾向于Kent束是产生预激综合征的解剖生理基础，因而也称Kent束预激综合征。1967年Durrer和Roos对一例预激综合征伴心动过速的患者进行心外膜标测，在右心室游离壁记录到心室提前激动点，指出心室提前激动点是异常房室旁道从心房连接心室的部位。并阐述了心动过速大折返与这条旁道参与有关。近年射频消融和外科手术成功地阻断房室旁道，有效地治疗预激综合征，进一步证实了房室旁道的存在。

二、预激综合征的组织学和生理学基础

房室之间的附加肌束（Kent束）也称为房室旁道，是在胚胎早期发育过程中连接心房和心室的未能完全退化而残存的肌束。在胚胎发育的早期心房和心室肌是互相连接的，在发育过程中因中央纤维体和房室环的形成，分离了心房和心室的连接，而房室交接区成为房室之间唯一的正常连接的传导通路。然而有少数人的心房和心室之间连接的肌束还未完全退化，仍存在于房室之间，成了房室之间附加的一个异常通路。

房室旁道在人群中发病率为0.1%～0.3%，不同人群中年龄、性别略有差别。具有房室旁道的患者大多数无器质性心脏病，而伴有器质性心脏病的患者中，以先天性心脏病多见，特别是Ebstein畸形，有报

道此畸形房室旁道发生率高达 5% ～25%,而且旁道都发生在右房室侧。此外房间隔缺损、室间隔缺损、大动脉转位、二尖瓣脱垂等伴有房室旁道的概率也比自然人群高。

三、预激旁道的传导功能

预激综合征患者的旁道有单向或双向两种传导功能,有前向传导功能而逆向阻滞的患者在窦性心律时心电图上有预激波(δ 波),故为显性预激。仅有逆向传导功能者因旁道只能逆向往心房传导,心电图不出现预激波,故称为隐匿性预激旁道。但隐匿性预激旁道在一定条件下可参与房室折返性心动过速的形成。有些预激旁道虽有前向传导功能,因前向传导功能较弱,不能持续性前向传导,即有时有前向传导能力,有时前向传导受阻,此称为间歇性预激旁道。

房室旁道的电生理特性与正常房室传导通路完全不同,大部分旁道纤维为普通的心肌细胞,无自律性,属于快反应纤维,不应期短、比正常房室传导速度快,具有全或无的特点;没有明显的频率依赖性递减传导,因而可使快速的心房激动全部或大部分传入心室。例如心房颤动时如伴有短不应期的旁道,能引起快速的心室反应,可导致室性心动过速甚至心室颤动而有致命的危险。少数旁道呈房室结样结构,有 P 细胞,偶含浦肯野细胞,因此有导致电生理特性的变异,出现自律性、兴奋性和传导性变化。1983 年 Rosenbaum 报道,有部分预激综合征者其旁道具有较长的不应期,心率加快时预激波反而减少或消失,心率减

慢时才出现预激波。这些具有长不应期的旁道预激综合征者,一般不会发生严重的心律失常,即使发生心率也较慢,对药物的反应亦很好。

四、经典预激综合征的心电图特点

1. P-R 间期<0.12s(儿童<0.09s)　P-R 间期短是心房激动通过房室旁道优先传入心室提前激动心室的表现,是诊断典型预激综合征的先决条件。心房激动通过房室旁道下传心室比通过房室结下传心室略快一些,故提前激动心室一部分形成一个 δ 波,占据了 P-R 段的末端部分,使 P-R 间期缩短。

2. QRS 波时限≥0.12s　心房激动经房室旁道提前激动心室形成的 δ 波,与心房激动经正常房室结传导下传心室除极的 QRS 波相遇,两个电位相加使 QRS 波时限变宽、增大。一般是预激心室的面积越大,δ 波也越大,QRS 波时限也越长。

3. QRS 波起始部分有显著粗钝的心室预激波,即 δ 波　心房激动通过房室旁道提前激动心室形成 δ 波,因该部分心室非经传导系统浦肯野纤维统一激动,心室肌细胞间相互传导激动较慢,除极同步性差,故 δ 波粗钝。δ 波极性的确定很重要,因其影响 PR 间期和 QRS 波时间测定的准确性。体表心电图上规定 QRS 波起始的 0.04s,δ 波在等电位线以上为正向 δ 波(+);在等电位线以下为负向 δ 波(-);偏离等电位线之后又回到等电位线,与其前 P 波相连时易构成一个假性双峰 P 波。若 δ 波投影与导联垂直,δ 波可不显示(图 21-1)。

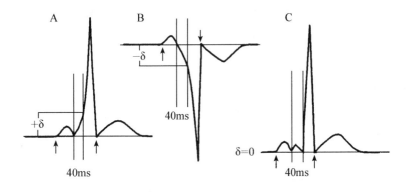

图 21-1　δ 波极性的确定

4. ST-T 改变　由于房性激动经房室旁道下传参与了 QRS 波的形成,改变了心室正常的除极顺序,使 QRS 波形态发生了改变,心室复极顺序也相应地发生了变化,表现在心电图上是 ST 段和 T 波发生异常变化。可以说激动经旁道预激心室的面积越大、δ 波就越大、ST-T 改变的程度也越明显。不过,这种 ST-T 改变属于继发性改变,不是心肌缺血或其他复极异常的表现。

5. P-J 时间正常(≤0.27s)　预激综合征患者的 QRS 时限延长是心室提前激动造成的,即心室虽提前

激动但激动并没有后延,故从 P 波开始到 QRS 波结束(P-J)这个时间段并没有发生量的变化。如果 P-J 时间延长(>0.27s)应注意是否合并束支阻滞或非特异性心室内阻滞。

有些预激综合征的图形很像束支阻滞图形,两者的 QRS 波时间≥0.12s,两者的鉴别主要靠 QRS 波起始部分有无预激波(δ 波),有时 δ 波不典型难以区

分时就要借助 P-J 时间来鉴别(图 21-2)。正常心电图的 P-J 时间<0.27s,束支阻滞时 P-J 时间≥0.27s。预激综合征时 P-J 时间正常(<0.27s),其理由是预激综合征的 QRS 波在 P 波后提前出现,QRS 波增宽是占据了 P-R 段的时间,而没有后延;束支阻滞时 QRS 波增宽,并不是 QRS 波提前出现引起,而是心室除极向后延长时间引起,故 P-J 时间≥0.27s。

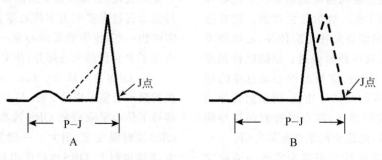

图 21-2　心室预激(A)与束支阻滞(B) P-J 间期鉴别

6. 常伴发房室折返性心动过速或心房颤动　由于房室旁道的存在,常伴发房室折返性心动过速,以顺向型(房室结顺传,旁道逆传)多见,极少数为逆向型(旁道顺传,房室结逆传)。预激旁道者心房颤动的发生率可达 1/3,明显高于普通人群。

具有前 5 项者称为心室预激波,具备上述 6 项可称为经典型预激综合征。

五、预激综合征的分型

房室旁道位置不同,心电图波形表现亦不同。1945 年 Rosenbaum 根据胸前导联 QRS 波的形态,把预激综合征分为 A、B 两型。A 型预激所有胸前导联的 δ 波均为正向,QRS 波以 R 波为主,提示旁道在左后,心室除极方向由左后向前,预激平均向量指向右前下方。A 型预激应注意与右心室肥大、右束支阻滞、正后壁心肌梗死、显著逆钟向转位相鉴别。B 型预激 V_1～V_3 导联的 δ 波和 QRS 波的主波向下以 S 波为主,V_5、V_6 导联 δ 波及 QRS 波主波向上,提示预激旁道在右室前壁侧壁。心室除极由右前向左后,预激向量平均指向左后方。B 型预激综合征应注意与前间壁心肌梗死、左心室肥大、左束支阻滞相鉴别。后人又提出了 C 型预激综合征,即 V_1、V_2 导联的 δ 波及 QRS 波向上为主,呈 RS 或 R 型,而 V_5、V_6 导联呈 QR 型或 QS 型,此型很罕见。提示预激旁道在左前或左前侧壁,心室除极向量由左前向右前,预激向量平均向右前。此型类似外侧壁心肌梗死和右心室肥大,应注意鉴别。上述三型预激综合征发生率以 A 型

最多、B 型次之、C 型罕见。上述分型的定位意义有限,但在心电图上仍不失其实用性。

六、经典预激综合征 δ 波的变化

δ 波是心室预激的标志,窦性心律时心房激动分别经房室旁道和房室结-希浦系统下传心室,心房内激动点距离房室旁道的远近、房室旁道传导速度的快慢以及正常房室传导途径传导速度的变化等方面的相互影响,都会导致代表心室预激程度的 δ 波发生变化。

(一)心室预激程度(心室预激量)变化

1. 心室最大预激或完全预激　在心房除极的同时心室也开始除极,心电图上表现为 P 波和 δ 波重叠,P-R 间期消失,QRS 波显著增宽伴继发性 ST-T 改变,类似室性心律。

2. 最小预激或无预激的 δ 波　心电图上表现为 P-R 间期和 QRS 波正常或近于正常,没有心电图对比往往易被遗漏。

3. 不完全预激　预激波介于上述两者之间,心电图表现为典型的预激综合征。即有小于 0.12s 的短 P-R 间期和心室预激 δ 波,QRS 波为预激和正常房室传导形成的融合波。

(二)δ 波的诱发或消失试验

吸气时,交感神经兴奋性增高,相对加速了正常路的传导速度,δ 波变小;呼气时,迷走神经兴奋性增高,δ 波增大。当 δ 波过小或不典型时,可采用运动或药物试验,使其显示或消失,以避免漏诊或误诊。应

用洋地黄、维拉帕米有加速旁道传导作用,δ波可变大,应用普鲁卡因酰胺、利多卡因、胺碘酮等可抑制旁道,使旁道传导速度减慢,δ波可变小或消失。

七、预激综合征的鉴别诊断

由于预激的存在,心室除极的起始向量以及除极时间发生变化,QRS综合波失去了原有的(未发生预激前的形态)形态,导致一些生理变化和病理变化相混淆,很容易把真的当成假的,把假的误认为真的,使患者增加不必要的精神和经济负担。例如:

1. 预激综合征与心肌梗死 有些预激综合征的患者预激波(δ波)呈负向,很像心肌梗死的Q波,加上ST-T的继发改变,误诊为心肌梗死而住院者并不少见。常见的B型预激综合征患者心电图上$V_1 \sim V_3$导联QRS波呈QS型,貌似前间壁心肌梗死(图21-3);Ⅱ、Ⅲ、aVF导联QRS波呈QR或QS型,貌

似下壁心肌梗死;C型预激综合征患者的V_5、V_6导联呈QR型,类似前侧壁心肌梗死;Ⅰ、aVL导联的负向δ波像高侧壁心肌梗死。又如A型预激综合征患者$V_1 \sim V_3$导联呈R型,可掩盖前间壁心肌梗死。因此,凡遇到心电图上有异常Q波时,要仔细测量P-R间期并结合年龄、临床症状等全面考虑,莫把假的心肌梗死当成真的梗死,把真心肌梗死当成假的梗死。

2. 预激综合征与束支阻滞 预激综合征可以与束支阻滞同时存在,有些并不存在束支阻滞可误认为束支阻滞。例如房室旁道在右侧右室先除极时,心电图上往往表现为左束支阻滞图形;旁道在左侧,左心室先除极时,心电图上往往表现为右束支阻滞图形,如不注意测量P-R间期和P-J时间,会把预激综合征当成左束支阻滞或右束支阻滞(表21-1,图21-4,图21-5)。

表 21-1 预激综合征与束支阻滞的鉴别

鉴别要点	预激综合征	束支阻滞
P-R间期	<0.12s	≥0.12s
QRS终末时间	终末不宽	终末增宽
QRS波易变性	较大	无或较小
QRS波中段与末段	多正常	左束支阻滞中段挫折或切迹
QRS时限	≥0.12s,宽大畸形少见	≥0.12s,宽大畸形常见
P-J时间	<0.27s	≥0.27s
QRS起始	有δ波多呈斜坡状	无δ波多呈陡直状
伴发的心律失常	多伴发室上性心动过速、心房颤动	少见

3. 预激综合征与心室肥大 A型预激综合征$V_1 \sim V_2$(V_3)导联以R波为主,易误诊为右心室肥大(图21-6);B型预激综合征V_1、V_2导联S波增深,V_5、V_6导联R波振幅增高,易误诊为左心室肥大。除注意P-R间期、QRS波时限外,还要结合年龄和临床有无心动过速史等综合判断。

4. 预激综合征与ST-T改变 预激综合征出现QRS波变形是心室肌除极顺序发生改变,继之心室复极顺序也会有变化,ST-T改变应属于继发改变,与心肌缺血没有直接关系,故无临床意义。但继发性ST-T改变也会掩盖原发性ST-T改变。两者要鉴别尚需消除预激综合征。

5. 预激综合征与舒张晚期室性早搏和室性融合波 孤立的或间歇性出现的预激心搏,需要与舒张晚期出现的室性早搏和室性融合波相鉴别。遇此情况

通过刺激迷走神经或活动,改变窦性心律的频率,有助于鉴别。室性融合波仍出现者,多是预激心搏。

八、预激综合征的旁道定位

预激综合征的前述分型简单明了,对初步判断房室旁道的位置仍有参考价值。近年随着导管射频消融技术的广泛应用,对房室旁道的定位要求更高,目前较为常用的是将旁道分为10区(图21-7)。据统计,40%～60%位于左侧游离壁,20%位于左后或右后间隔,13%～21%位于右侧游离壁,2%～10%位于前间隔。

通过多年来导管射频消融的经验和心内电生理的检测,不少学者相继推出了自己的定位标准,我们参阅大量文献、参考前人经验和射频消融结果对比,总结以下旁道定位标准可供参考。

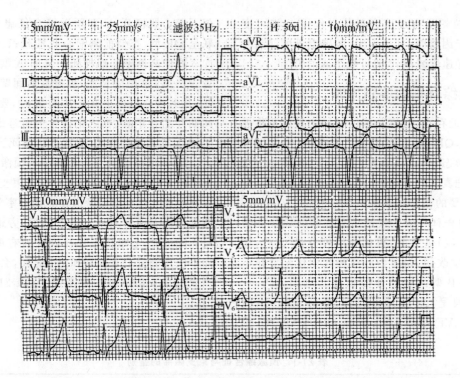

图 21-3　B 型预激综合征(右后间隔旁道)、假性下壁及前间壁心肌梗死

　　患者男性,28 岁,临床诊断:阵发性心动过速。心电图示:窦性心律(心率 86 次/分),心电图特征性表现:①P-R 间期<0.12s,QRS 波起始迟缓,时间>0.12s;②Ⅱ、Ⅲ、aVF 导联 QRS 波呈 QS 型,V₁ 导联呈 QS 型,V₂ 导联呈 qRs 型,类似下壁及前间壁心肌梗死,提示旁道在右后间隔部。预激综合征可以出现假性心肌梗死,又可以掩盖真正的心肌梗死,两者鉴别要结合临床、心电图动态变化以及生化检查

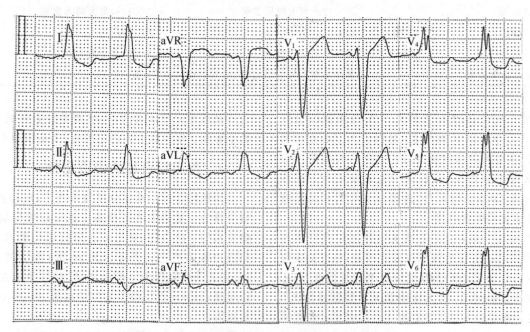

图 21-4　B 型预激综合征、假性左束支阻滞

　　患者男性,30 岁,临床诊断:阵发性心慌原因待查。心电图示:窦性心律(心率 91 次/分)、PR 间期<0.12s,QRS 波起始部有 δ 波,时间 0.13s。QRS 波在Ⅰ、Ⅱ、aVL、V₄~V₆ 导联呈 R 型,R 波顶部有挫折,酷似完全性左束支阻滞,但 PJ 时间<0.27s,符合预激综合征心电图改变。本图为右侧游离壁旁道

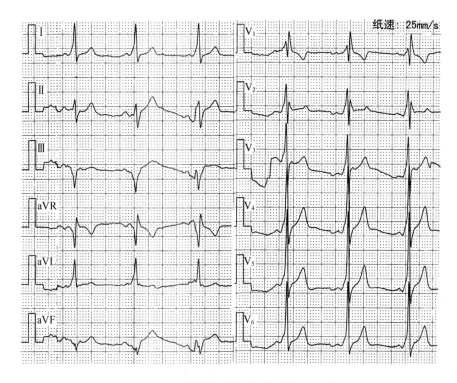

图 21-5　A 型预激综合征、假性右束支阻滞型

　　患者男性,21 岁,体检心电图示:窦性心律(心率 68 次/分),心电图特征性改变是:P-R 间期 0.10s,QRS 波呈右束支阻滞型(V$_1$ 导联 QRS 波呈 rSR'),时限 0.14s,起始部有 δ 波,符合预激综合征 A 型,由于 I 导联 δ 波和 QRS 波向上,III、aVF 导联 δ 波和 QRS 波向下,故提示旁道在左后间隔部。预激综合征假性右束支阻滞与真右束支阻滞的区别是 P-J 时间的不同,前者 P-J 时间<0.27s,后者 P-J 时间≥0.27s,本图 P-J 时间 0.25s,可排除右束支阻滞

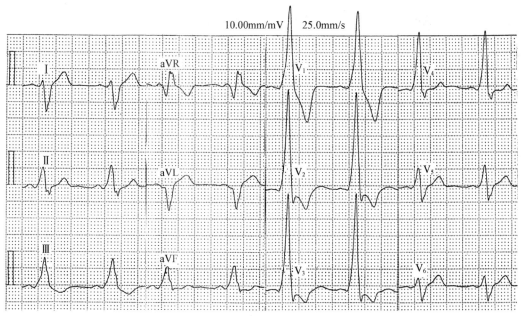

图 21-6　A 型预激综合征酷似右心室肥大

　　患者男性,32 岁,临床诊断:阵发性心慌原因待查。心电图示:窦性心律(心率 77 次/分),各导联 PR 间期均<0.12s,V$_1$ 导联 QRS 波呈 R 型,V$_2$～V$_4$ 导联呈 Rs 型,QRS 波起始部可见 δ 波,QRS 波时限≥0.12s,属于 A 型预激综合征,而非右心室肥大。本图为左侧游离壁旁道

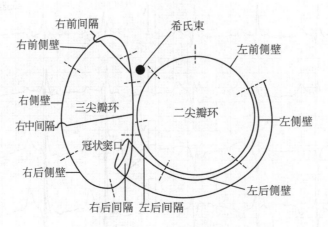

图 21-7　自左前斜心脏投影旁路分区(10 区)

(一)显性旁道的定位诊断原则

所谓显性旁道指旁道正向传导,心电图呈典型心室预激图形(图 21-8~图 21-15)。

1. 根据 V_1 导联 QRS 波主波方向推断旁道位于左侧或右侧。

若 V_1 导联 QRS 波主波方向向上(R/S>1),则为左侧旁道(一般 V_1 导联 P-R 间期>0.09s,有明显 P-R 段)。

若 V_1 导联 QRS 波主波方向向下(R/S<1),则为右侧旁道(一般 V_1 导联 P-R 间期<0.07s,无 P-R 段)。

若 V_1 导联 QRS 波主波双向(R/S≈1),可参看 I、aVL 导联 QRS 波和 δ 波方向及 V_1 导联的 P-R 间期和有无明显 P-R 段,还可参考 V_2 导联 R/S 值(图 21-8)。

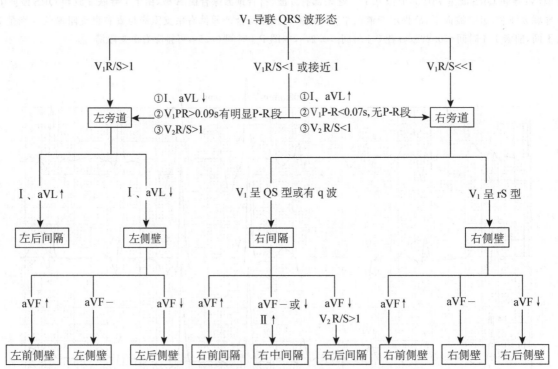

图 21-8　体表心电图简明显性预激旁道定位流程

图中 I、aVL↑和 I、aVL↓分别指 I、aVL 导联 δ 波方向或 QRS 波主波方向向上和向下,aVF↑、aVF-和 aVF↓分别指 aVF 导联 δ 波方向或 QRS 波主波方向向上、平基线和向下

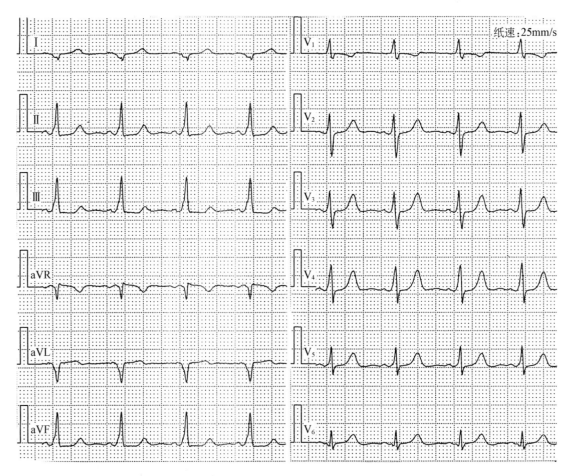

图 21-9 A 型预激综合征(左侧壁旁道)、假性高侧壁心肌梗死

患者女性,36 岁,临床诊断:阵发性心动过速。心电图示:窦性心律(心率 86 次/分),P 波后均继有室上性 QRS 波,P-R 间期 0.10s,QRS 波时限 0.11s,V₁ 导联 QRS 波呈 Rs 型,符合预激综合征 A 型。由于心室预激量较小,QRS 波形态变化不大,故无明显的继发性 ST-T 改变。本图另一个特征性改变是 Ⅰ、aVL 导联 QRS 波呈 QS 型,酷似高侧壁陈旧性心肌梗死。这种假性高侧壁心肌梗死图形,是预激旁道在左室侧壁的心电图表现之一

2. 根据 aVF、Ⅲ 导联 δ 波或 QRS 主波方向推断旁道位于前、后或侧壁。若 aVF、Ⅲ 导联 δ 波或 QRS 主波方向向上,则旁道在前。若 aVF、Ⅲ 导联 δ 波或 QRS 主波方向向下,则旁道在后。若 aVF、Ⅲ 导联 δ 波不明显,位于等电位线上,则旁道位于左、右心室侧壁。

3. 根据以下特征推断旁道位于游离壁(侧壁)或间隔部。

(1)左侧旁道时,若 Ⅰ、aVL 导联 δ 波或 QRS 主波方向向下,则旁道位于游离壁;若 Ⅰ、aVL 导联 δ 波或 QRS 波主波方向向上,则旁道位于左后间隔部。

(2)右侧旁道时,V₁ 导联呈 rS 型,则为右侧游离壁旁道;V₁ 导联呈 QS 型或有 q 波,则旁道位于间隔

部,此时,aVF 导联 δ 波直立,则为右前间隔旁道;aVF 导联 δ 波倒置或呈正负双向,Ⅱ 导联 δ 波直立,则为右中间隔旁道;若 R/S 比值移行突然(即 V₁ 导联呈 qrS 或 QS 型,V₂ 导联呈 R 或 Rs 型),则为右后间隔旁道。

(二)隐匿性旁道的定位诊断原则

因隐匿性旁道不发生前传,无法用显性旁道的定位诊断原则,可以在隐匿性旁道参与的心动过速(顺向型房室折返性心动过速)时,根据逆行 P⁻ 波特点对其进行定位。此定位原则也适合显性旁道参与的顺向型房室折返性心动过速时的定位。

顺向型房室折返性心动过速发作时旁道作为逆传支,逆行 P⁻ 波总是在 QRS 波之后(RP⁻ < P⁻R,R

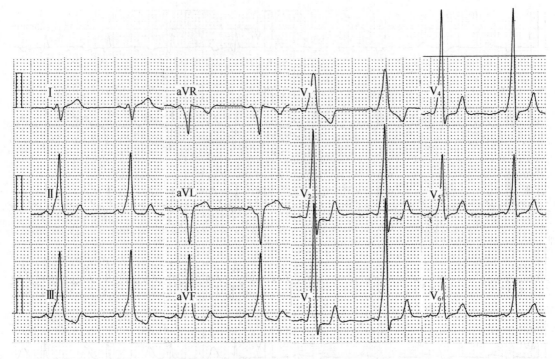

图 21-10　A 型预激综合征(左前侧壁旁道)

　　患者男性,33 岁,有心动过速病史。常规 12 导联心电图示:P-R 间期＜0.12s,QRS 波增宽,时限 0.16s,起始部有明显 δ 波;继发性 ST-T 改变;胸导联 QRS 波均向上,为 A 型预激综合征。因Ⅲ、aVF 导联 δ 波及 QRS 波主波向上,Ⅰ、aVL 导联 δ 波及 QRS 波主波向下,故为左前侧壁旁道

P⁻间期＞70ms)。

　　1. 观察 P⁻波的极性,Ⅰ、V₅或 V₆导联 P⁻波倒置者,旁道多位于左侧;Ⅰ、V₅、V₆导联 P⁻波直立者,则旁道位于右侧。

　　左侧房室旁道时,左房先激动,额面 P⁻电轴指向右上(−90°～±180°),Ⅰ、V₅、V₆导联 P⁻波倒置。Ⅱ、Ⅲ、aVF 导联 P⁻波方向取决于旁道的位置,如旁道在左前,Ⅱ、Ⅲ、aVF 导联 P⁻波直立;旁道在左后,Ⅱ、Ⅲ、aVF 导联 P⁻波倒置。

　　右侧旁道时额面 P⁻电轴指向−75°～−90°,P⁻波在Ⅰ导联直立或平坦,在Ⅱ、Ⅲ、aVF 及 aVL 导联多呈倒置,若旁道位置位于右前间隔部,Ⅱ、Ⅲ、aVF 导联可直立。

　　另外,临床上常见并且具有特征性 P⁻波的隐匿性旁道,如后间隔旁道时,P⁻$_{Ⅱ,Ⅲ,aVF}$深倒,P⁻$_{aVR,aVL,Ⅰ}$直立;前侧壁或右前间隔旁道时,P⁻$_{Ⅱ,Ⅲ,aVF}$直立,P⁻$_{Ⅲ}$电压高度＞P⁻$_{aVF,Ⅱ}$电压高度或 P⁻$_{Ⅱ}$电压高度＞P⁻$_{aVF,Ⅲ}$电压高度。

　　2. 仔细测量 V₁、V₅导联的 R-P⁻间期,R-P⁻$_{V1}$＞R-P⁻$_{V5}$(P⁻$_{V5}$出现早),提示旁道在左侧;R-P⁻$_{V1}$＜R-P⁻$_{V5}$(P⁻$_{V1}$出现早),提示旁道在右侧。此外食管导联(P$_E$)反映

左房后壁的激动,V₁导联(P⁻$_{V1}$)反映右房前壁的激动,如 R-P⁻$_{V1}$＞R-P$_E$,即 P$_E$领先于 P⁻$_{V1}$出现(P$_E$出现早),旁道在左侧;R-P⁻$_{V1}$＜R-P$_E$,即 P⁻$_{V1}$领先于 P$_E$出现(P⁻$_{V1}$出现早),旁道在右侧。应该说用 P$_E$和 P⁻$_{V1}$哪个领先来判断左、右旁道,是最准确的左、右旁道的判定方法。

　　3. 心动过速发作中,突然出现功能性束支阻滞时,R-R 间期比未伴束支阻滞时的 R-R 间期延长(实际为 R-P⁻间期延长)≥35ms 者,旁道在束支阻滞侧,R-R 间期不变者,提示旁道位于阻滞束支的对侧。

　　近年来,有学者认为隐匿性房室旁道从心室向心房传导时,心房发生了预激,遂用 P⁻$_{V1}$直立判定旁道位于左侧,P⁻$_{V1}$倒置判定旁道位于右侧,以 P⁻$_{Ⅱ,Ⅲ,aVF}$直立判定旁道位于前部,P⁻$_{Ⅱ,Ⅲ,aVF}$倒置判定旁道位于后部,这完全模仿了心室显性预激旁道的定位原则,我们认为这是不妥当的。理由如下:①隐匿性房室旁道从心室向心房传导时,心房发生预激固然存在,但心房预激波很小,无法以肉眼在体表心电图上观察到。肉眼观察到的 P⁻波是受极小心房预激波影响后的心房除极波,而并非是心房预激波本身。但受房室旁道影

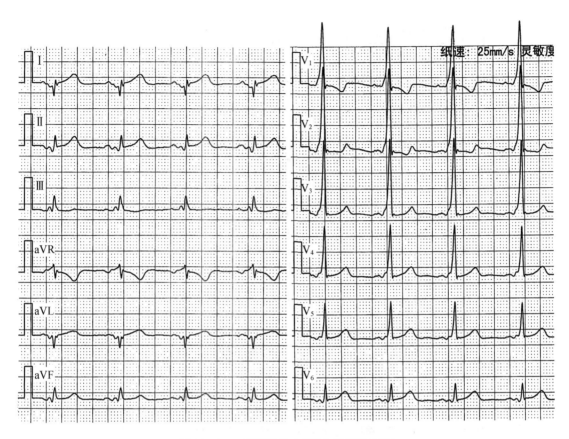

图21-11 A型预激综合征(左后侧壁旁道)

患者男性,47岁,临床诊断:冠心病。心电图示:窦性心律(心率71次/分),此图特点是:①P-R间期<0.12s;②QRS波时限>0.12s;③心电轴右偏;④V_1~V_6导联QRS波均呈Rs型,R_{V_1}=2.0mV;⑤R波起始均有明确δ波。上述改变符合A型预激综合征。受预激δ波影响,Ⅰ、Ⅱ、Ⅲ、aVF导联出现假性Q波,即Ⅰ、Ⅱ、Ⅲ、aVF导联预激波向下,提示旁道位于左后侧壁(左后游离壁)

响,左房与右房除极是不同步的,P波电轴发生改变,以反映左右方向关系的Ⅰ导联P^-波直立或倒置来判定左、右侧旁道应是比较可靠的。②正常窦性节律时,P_{V_1}方向是不固定的,可正负双向,亦可直立或倒置,在隐匿性房室旁道逆传时,以$P_{V_1}^-$直立或倒置判定旁道位于左侧或右侧,本身就是不妥当的。③虽然逆传的P^-波不是通过房室结逆传至心房形成的,而是通过隐匿性房室旁道将心室激动逆传至心房形成的,但心房除极主要还是从心房下部向上除极的,虽然受二尖瓣、三尖瓣前高后低解剖位置的影响,位于前部的旁道P^-波会直立,但大部分位置的旁道仍是表现为P^-波倒置。

因为影响旁道定位的因素很多,如δ波的大小、心率的快慢、左心室肥大、肥厚性心肌病、左束支阻滞、心肌梗死等,使得体表心电图定位受到限制。根据体表心电图推测房室旁道的位置,进行导管射频消融并非完全可靠,仅作为初步的参考,精确的房室旁道定位,还需心内多电极标测。

(三)房室多旁道的诊断线索

1. 未发作心动过速时的诊断线索

(1)在窦性心律或心房扑动、心房颤动时,出现不符合任何部位单旁道的QRS波。

(2)同一导联δ波向量与额面QRS波电轴有非一致性者。单旁道δ波向量与QRS波电轴呈同一方向,而多旁道者δ波向量与QRS波电轴不在同一区域,即所谓非一致图形。例如δ波向量符合后间隔旁道时,Ⅱ、Ⅲ、aVF导联的δ波为负向,QRS波电轴应在0°~-60°,如果QRS波电轴在+30°,显然δ波向量和QRS波电轴的一致性不复存在。

(3)在应用影响旁道的药物后,原预激的QRS波图形消失而出现了另一种形态的预激QRS波。

(4)出现A型预激综合征和B型预激综合征交

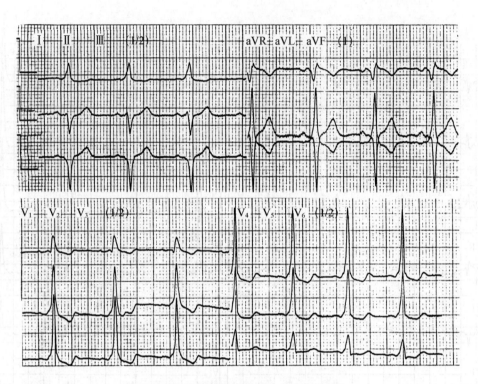

图 21-12　A 型预激综合征(左后间隔旁道)

　　患者男性,24 岁,体检心电图示:窦性心律稍不齐(心率 86 次/分),额面电轴左偏,P-R 间期为 0.11s,QRS 波起始部略粗钝,QRS 波时限 0.14s。QRS 波 V_1 导联呈 qR 型,V_2 ~V_6 导联呈 R 型,R 波普遍增高伴继发 ST-T 改变,符合 A 型预激综合征(左侧旁道),因 Ⅰ 导联 δ 波和 QRS 波向上,Ⅱ、Ⅲ、aVF 导联 δ 波和 QRS 波主波向下,故提示旁道在左后间隔

替者。

　　2. 心动过速发作时的诊断线索

　　(1)不同时间发生的顺向性房室折返性心动过速,出现两种不同形态的 P^- 波。

　　(2)同一患者出现顺向型和逆向型房室折返性心动过速时,心房除极的方位与心室除极的方位不一致。如左侧旁道顺向型房室折返性心动过速时,Ⅰ、aVL 和 V_6 导联的 P^- 波呈负向,食管导联 P^- 波领先 V_1 导联,即 P_E^- 领先 $P_{V_1}^-$。在逆向型房室折返性心动过速时,QRS 波于 V_1 导联负向,于 Ⅰ、aVL 导联呈正

向,即具有右侧旁道的特点,说明存在多旁道。

　　(3)房室折返性心动过速时,自发地从逆向型转为顺向型,或者相反,从顺向型转为逆向型。

　　(4)快速型心房颤动时出现两种以上的完全性预激 QRS 波,除外室性融合波。

　　(5)两种不同的逆向型房室折返性心动过速交替出现时,图形类似尖端扭转型心动过速,但在未发生心动过速时,心电图显示预激 QRS 波。

　　(6)患者有 Ebstein 综合征,伴有逆向型房室折返性心动过速(宽 QRS 波),高度提示存在多旁道。

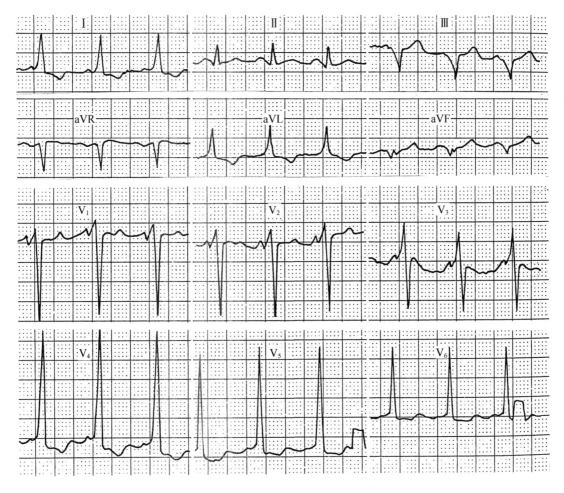

图 21-13 B 型预激综合征(右后侧壁旁道)

患者男性,9 岁,临床诊断:埃勃斯坦综合征。心电图示:窦性心律(心率 100 次/分),心电图特征性表现是 Ⅰ、aVL 及胸导联 QRS 波起始部有 δ 波,P-R 间期<0.12s,QRS 波时限≥0.12s,V_1、V_2 导联 QRS 波呈 rS 型、V_4~V_6 导联 QRS 波呈高 R 型,伴 ST-T 继发改变,符合预激综合征 B 型改变。此外,Ⅱ 导联 QRS 波呈 qR 型,Ⅲ、aVF 呈 QS 型,酷似下壁心肌梗死。本图 P_{II} 时限 0.12s,V_5、V_6 导联的 R 波电压特别高,提示左房、左室均增大。由于 V_1 导联 QRS 波呈 rS 型,Ⅰ 导联呈 R 型,aVF 导联呈 QS 型,故提示旁道位于右后侧壁

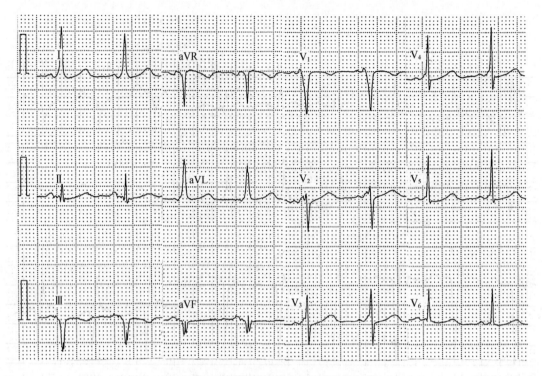

图 21-14　B 型预激综合征（右后侧壁旁道）

　　患者女性，42 岁，子宫肌瘤术前检查。同步 12 导联心电图示：P-R 间期<0.12s，QRS 波起始部有预激 δ 波，V₁、V₂ 导联 QRS 波主波向下，为 B 型预激。因 V₁、V₂ 导联 QRS 波呈 rS 型，I、aVL 导联 QRS 波及 δ 波向上，Ⅲ、aVF 导联 QRS 波及 δ 波向下，故为右后侧壁旁道

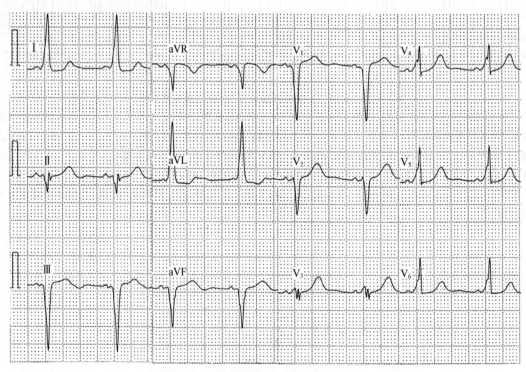

图 21-15　B 型预激综合征（右后间隔旁道）

　　患者女性，27 岁，有心动过速病史。同步 12 导联心电图示：P-R 间期<0.12s，QRS 波起始部有预激 δ 波，V₁、V₂ 导联 QRS 波主波向下，为 B 型预激。因Ⅲ、aVF、V₁ 导联 QRS 波均呈 QS 型，故旁道位于右后间隔部

第二节　间歇性与隐匿性预激综合征

一、间歇性预激综合征

间歇性预激综合征（intermittent preexcitation syndrome）指心电图有时出现预激波（δ波），有时δ波消失的一种现象（图21-16）。δ波时有时无的原因是激动经旁道和正常传导通路的时间关系发生改变，而导致旁道的传导速度和传导概率不断发生动态变化，并不均表示旁道的前传功能时有时无。间歇性预激波的出现和消退的常见原因如下。

1. 运动　静息状态出现δ波，运动试验可使50%患者的δ波消失，心电图正常化。运动可引起交感神经兴奋性亢进、迷走神经兴奋性减退，加速正常传导通路的传导速度，相对降低了旁道的传导速度，表现在心电图上是δ波减少或消失，P-R间期≥0.12s。

2. 自主神经张力的变化　迷走神经兴奋性亢进对房室结有抑制作用，能使正常传导通路的传导速度降低，相对而言旁道的传导速度加快，预激心室的面积较大，δ波也越大；反之，迷走神经的兴奋性降低，正常传导通路的传导速度较快，旁道预激心室的面积就小或无机会预激，δ波就小或消失。

3. 旁道的不应期较长　有些预激综合征者旁道的不应期较长，当心率在某一临界值之下出现δ波，心率超过临界值时，δ波可突然消失。这种频率依赖性旁道传导阻滞也是产生间歇性预激的原因之一。若旁道不应期短于正常房室传导系统，则不会出现间歇性预激。

4. 旁道内存在隐匿性传导　房性早搏或室性早搏以及房性心律失常，常引起旁道内隐匿性传导，使激动在旁道内前传被阻而出现间歇性预激波。预激综合征合并心房颤动者，时而出现δ波时而δ波消失，这种现象是旁道隐匿性传导的典型表现。

5. 旁道传导阻滞　旁道和其他传导系统一样可存在传导阻滞，如旁道出现2:1或3:1传导阻滞，心电图上可见每隔1个或2个正常QRS波，出现1个有δ波的QRS综合波。有时可表现为二度Ⅰ型旁道传导阻滞，在窦性心律时，δ波由大逐渐变小直至消失，偶尔出现δ波由小渐变大。三度旁道传导阻滞，是指旁道射频消融后δ波不再出现或隐匿性预激（旁道无前传功能，可认为是前向传导三度阻滞）。

二、隐匿性预激综合征

隐匿性预激（concealed preexcitation）是指存在房室旁道而心电图上始终不出现预激波（δ波），不出现预激波的原因是旁道无前向传导功能（前向传导不应期太长），仅有逆向传导功能。心电图上虽无δ波出现，但却能参与房室折返性心动过速的形成。根据电生理检查发现，隐匿性旁道存在"快传"和"慢传"两种类型。该两种类型旁道的细胞构成和电生理特性均有明显不同，临床特点亦不相同。"快传"型逆传旁道具有经典房室旁道的电生理特性，即不应期短、传导速度快、无递减传导。"慢传"型逆传旁道则传导慢而不应期长，具有递减传导的特点。阿托品、异丙肾上腺素和运动能加速"慢传"型逆向传导。"慢传"型逆传旁道是电生理性能上的"弱支"，在引起折返性心动过速后常可自行终止，但又常能在几次心搏后又引发心动过速。所以心动过速常呈慢性或持久性特点。"快传"型逆传旁道大多位于房室环周围，"慢传"型逆传旁道则均位于室间隔部。"慢传"型逆传旁道的特性，近年来已被大量电生理和射频消融研究结果所证实，那种所谓的持续性、反复性交接性心动过速（PJRT），就是由"慢传"型逆传旁道引起的一种特殊类型的心动过速。

三、隐匿性预激和间歇性预激的临床意义

隐匿性和间歇性预激在心电图上虽均可无预激表现，但两者的电生理特性和临床意义却完全不同。隐匿性预激的旁道无前向传导功能，故在心房颤动时不会经旁道下传引起快速的心室反应，对血流动力学影响较小，不会出现高危症状。间歇性预激旁道具有前向传导功能，只是暂时被掩盖，当其发生心房颤动时，如伴有短不应期，易发生快速的心室反应，有蜕变为心室颤动的危险。因此两者的区别很重要。

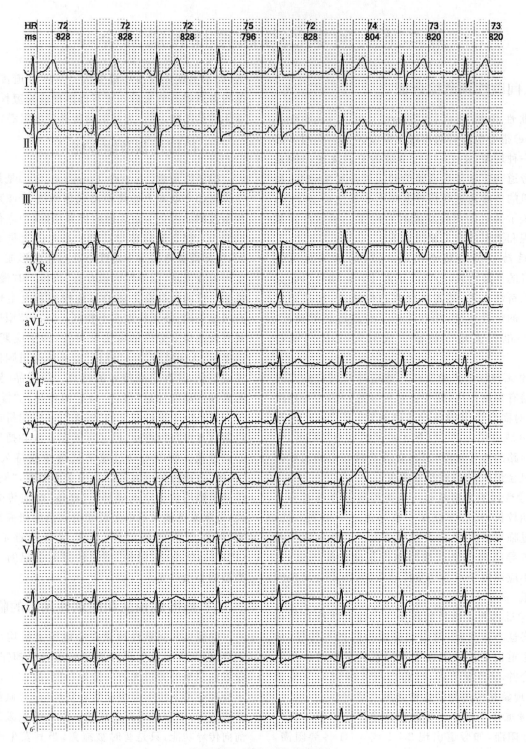

图 21-16　间歇性预激综合征

　　患者男性,35 岁,临床诊断:间断心慌原因待查。心电图示:窦性(心率 73 次/分),间歇性预激综合征。其特征改变是第 4、5 个心搏的 QRS 波形态稍异于正常,P-R 间期也短于正常(仅 0.08s),QRS 波起始部出现 δ 波,QRS 波时间≥0.12s,显示了间歇性预激综合征的特点

第三节　预激综合征与心律失常

一、预激综合征与心动过速

预激综合征患者出现快速性心动过速有两种情况:一是由房室旁道参与的折返性心动过速,包括顺向型房室折返性心动过速和逆向型房室折返性心动过速;二是与房室旁道无关的心动过速,包括房性心动过速、房室结折返性心动过速和室性心动过速。

(一)房室折返性心动过速(图 21-17,图 21-18)

详见本书第 40 章 经食管心脏电生理检查 第六节"四、房室折返性心动过速"。

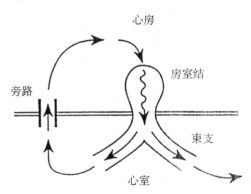

图 21-17　顺向型房室折返性心动过速

激动从心房下传,经房室结下传心室,然后通过旁道逆行传回心房,完成一次折返循环。若是循环周而复始,则发生折返性心动过速。心房和心室都是折返环径必需部分

(二)与房室旁道无关的心动过速

有些患者虽然存在房室旁道,由于其房室旁道的生理特性不具备折返的生理条件,不会形成折返性心动过速,但这不等于不会发生心动过速,异位灶自律性增高的房性心动过速(图 21-19)、房室交接性过速可以发生,房内折返性心动过速、房室结折返性心动过速也同样会发生。当发生上述某一种心动过速时,房室旁道只是个"旁观者"。房室旁道折返性心动过速与其他室上性心动过速鉴别时应注意:房室旁道折返性心动过速,折返环路较长,VA 间期>70ms,但不会出现房室传导阻滞,一旦出现房室传导阻滞,则意味折返环路中断,心动过速终止;房室结内或心房内折返性心动过速,折返环路较短,可以出现不同程度的房室传导阻滞或室房传导阻滞,心动过速不终止。房室旁道折返性心动过速,心率十分规整,常突

然出现、突然终止,刺激迷走神经可突然终止心动过速,异位灶自律性增高的心动过速易受自主神经的影响,其心率常变动使 RR 间隔不十分匀齐,常发生不同程度的房室传导阻滞。刺激迷走神经可降低心率,但不能终止心动过速。鉴别详见本书第 40 章 经食管心脏电生理检查 第六节"四、房室折返性心动过速"。

二、预激综合征与心房颤动

预激综合征伴发心房颤动的发生率在 10%～40%,比普通人群的 0.5%～2.0%明显为高,可由房室折返性心动过速蜕变而来,也可首发为心房颤动。显性预激综合征发生心房颤动的概率明显高于隐匿性预激综合征。预激综合征伴发心房颤动与否,与年龄、性别、左房大小以及心脏功能均无明显关系,大部分无高血压、冠心病、心脏瓣膜病等器质性心脏病证据。青年人无器质性心脏病而反复发生心房颤动,应高度提示隐匿性房室旁道的存在。关于房室旁道在心房颤动的发生中起什么作用,目前尚无确切的定论,有学者认为预激综合征引发心房颤动的原因是心房发生激动的传导异常所致,旁道本身与心房颤动发生关系不大,也有学者认为室性早搏经旁道快速逆传心房,较易落入心房的易颤期而触发心房颤动。

(一)房室旁道与心房颤动的关系

目前虽无足够的资料证实心房颤动的发生直接与房室旁道有关,但下列因素表明房室旁道与心房颤动有一定关联。

1. 旁道室房传导比前向传导速度快,而且逆向传导的不应期亦比前向传导不应期短,有利于室房传导。如有室性早搏激动很容易经旁道传入心房,激动易落入心房的易颤期而发生心房颤动。

2. 心房本身存在病变,心房病变所致左心房肥大或物理性扩张以及房内传导束受损等因素使室房逆传激动在房内传导呈各向异性而导致心房颤动。

3. 房室折返性心动过速蜕变。由于折返性心动过速时,心室率过快,时间较长,引起心房内压力过高、相对缺血、缺氧、心房肌除极和复极不同步,致心房肌电不稳定,直接诱发心房颤动或经过短阵心房扑动蜕变为心房颤动。

4. 房室旁道本身存在电活动不稳定。旁道的不稳定电活动传入心房,心房激动亦随之发生相应变化而诱发心房颤动。文献报道,预激综合征合并心房颤

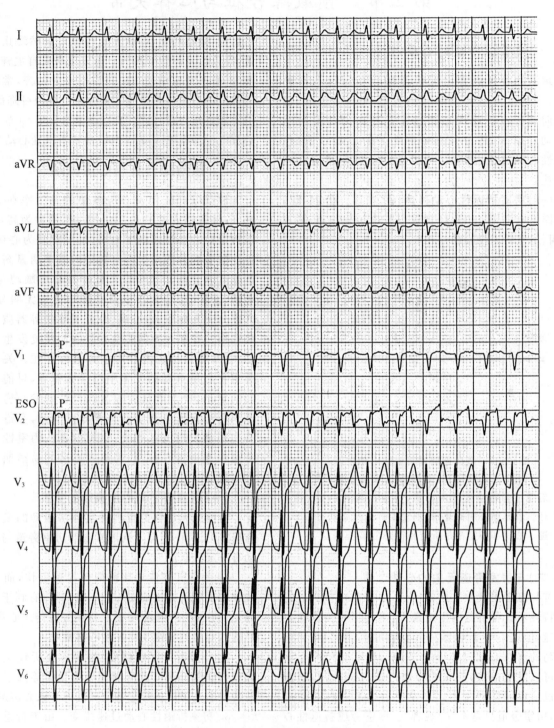

图 21-18 顺向型房室折返性心动过速（左侧旁道）

　　患者男性,43岁,阵发性心动过速病史。心动过速发作时,心率170次/分,QRS波正常室上型,V₂食管导联清楚显示每个 QRS 波后均有 P⁻波,R-P⁻(VA)160ms>70ms,仔细观察 V₁导联 T 波中有 P⁻波,与 V₂导联对比可见 P⁻_E 领先 P⁻_V1,为左侧旁道

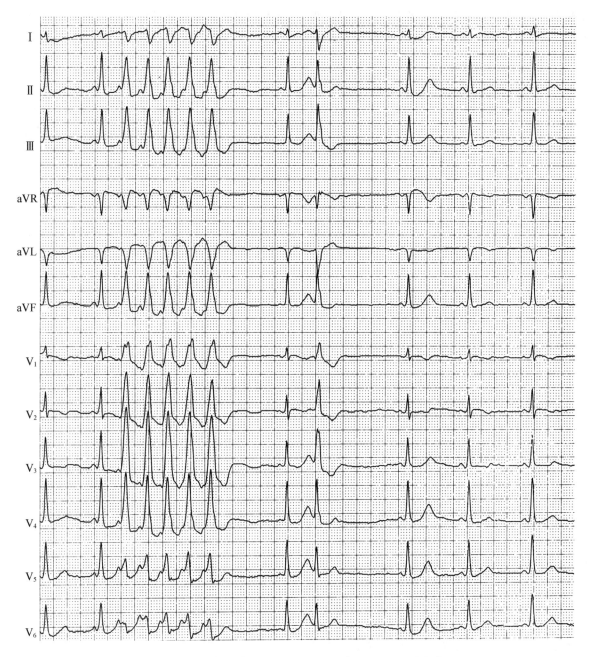

图 21-19　房性心动过速伴 A 型预激综合征（左前侧壁旁道）

同步 12 导联示：A 型预激心电图，中部（倒数第 4 个心搏）为 1 个房性早搏，心室预激成分较正常心搏时加大。自第 3 个心搏至第 7 个心搏为一阵房性心动过速，且 P-R 间期逐搏缩短至完全预激图形，此为心率快时正常房室传导路径传导速度相对减慢所致。由完全预激图形 V_1 导联 QRS 波向上，Ⅰ、aVL 导联 QRS 波向下，Ⅲ、aVF 导联 QRS 波向上可知预激旁道位于左前侧壁

动者，如切除旁道心房颤动可消失，提示心房颤动与旁道电活动不稳定有关。

5. 存在多旁道。多旁道的不应期互不一致，室性早搏的激动有过多的机会通过旁道逆传至心房，因而引起 R on T_a 的机会增多，则诱发心房颤动的机会也增加。

6. 自主神经对旁道的电生理有明显的影响，如交感神经兴奋，儿茶酚胺分泌亢进，心肌的应激性随之增高，有利于旁道激动折返，如出现 R on T_a 易诱发心房颤动；迷走神经兴奋，则不易引起旁道的折返，出现心房颤动的机会大大减少。

7. B 型预激综合征易发生心房颤动。文献曾报

道右侧显性旁道发生心房颤动的概率远远高于左侧
显性旁道和隐性房室旁道,其机制还不清楚,推测预

激综合征伴发心房颤动的机制可能与右心房压力升
高以及电不稳定有关(图21-20)。

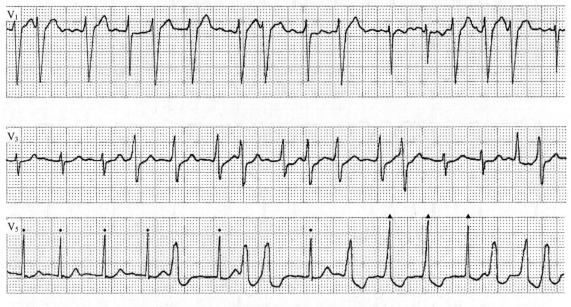

图 21-20　B 型预激综合征合并心房颤动(引自王承堃)

　　患者男性,66 岁,病史不详。心电图特征:V₁、V₃、V₅ 长条,由 V₁ 导联基线有明显的 f 波,基本心律为心房
颤动。同一导联 QRS 形态两种以上,以 V₅ 为例标"●"者形态和时限正常为房颤下传。标有"△"者,起始部有
δ 波 QRS 时限增宽为典型预激。其他 QRS 更加宽钝、ST-T 改变更为明显可能是完全性预激所致。心电图诊
断:B 型预激综合征合并心房颤动

　　8. 波峰碰撞学说。在心肌内有时同时存在两个
或多个激动波,当一个激动波的波峰侵入另一个激动
波的波峰时,即发生波峰碰撞。预激综合征因有房室
旁道,室内激动逆传入心房,就有可能与窦性激动发
生波峰碰撞,若同时有波峰扭转、波峰碎裂和传导阻
滞,就会形成多种途径的折返,从而触发心房颤动。
心房颤动发生后,逆传进入心房的激动与心房内的心
房颤动波,不断发生波峰碰撞,产生的扭转波峰或碎
裂波峰,成为新的颤动波,使心房颤动得以维持。

　　(二)预激综合征合并心房颤动的心电图表现

　　预激综合征合并心房颤动时,由于房室之间存在
房室旁道和正常房室结-希浦系统两条传导径路,心
房激动无选择性地向心室传导,又因两条径路房室传
导的速度和心室除极的量存在差别,因此 QRS 波形
态的易变性较大,QRS 波形态有如下类型。

　　1. 房室旁道前传优势型　心房颤动时房室旁道
的不应期明显缩短,有良好的前传功能,故心房颤动
时房性激动多从旁道下传,QRS 波呈完全预激波,
QRS 波时限 0.14～0.16s,类似室性心动过速(图21-
21);同时心房颤动患者又因精神过度紧张,儿茶酚胺

水平升高,可使旁道的不应期进一步缩短,又加速旁
道传导,心室率多快于 180 次/分以上,甚至 200 次/
分,有恶化为心室颤动的潜在危险。此时除心室率过
快和心室激动顺序异常外,心室率不规则,造成心室
肌不应期和传导速度离散是蜕变为心室颤动的主要
原因。

　　2. 房室结区前传优势型　房室旁道有效不应期
比正常房室传导系统不应期长时,房性激动全部通过
正常房室传导系统下传心室,同时心室激动又隐匿传
入旁道,可暂时完全干扰旁道下传,故 QRS 波完全正
常。与一般常见的无预激综合征患者无区别,心室率
多在 100 次/分以上。此类心房颤动常见于隐匿性预
激综合征患者。

　　3. 混合型传导的心房颤动　该类心电图介于上
述两型之间,房性激动正遇两条通路的应激期,两条
通路可以同时下传,有时可通过某一条通路下传。心
电图上可表现为完全预激 QRS 波、不全预激 QRS 波
和正常 QRS 波的交互出现,心室率达 150～200 次/
分,但不规则。心室率快时易误诊为阵发性室性心动
过速、室上性心动过速。如心电图放快描记速度可暴

露出 R-R 绝对不齐,便于进行鉴别。

4. 心房颤动呈阵发性 预激综合征合并心房颤动多无器质性心脏病,缺乏持续心房颤动的条件,故心房颤动多呈阵发性,器质性心脏病者心房颤动多呈持续性。

(三)鉴别诊断

预激综合征合并心房颤动与室性心动过速的鉴别见表 21-2。

表 21-2　预激综合征合并心房颤动与室性心动过速的鉴别

指标	预激综合征合并心房颤动	室性心动过速
心率	180～300 次/分,常＞200 次/分	140～180 次/分
f 波	有	无
δ 波	有	无
QRS 波	因心室预激程度不同而形态多变,若出现正常 QRS 波,其前无 P 波	形态与已出现过的室性早搏相似,如出现正常 QRS 波,其前有 P 波(夺获心室)
联律间期	长短不一	多固定,与室性早搏的偶联间期一致
类代偿间期	无	有
无人区电轴(−90°～±180°)	一般不出现	可出现
R-R 间期	极不规则	较规则
房室分离	无	有

(四)预激综合征合并心房颤动的治疗

预激综合征伴发心房颤动的患者,虽大多数无器质性心脏病,但心室率过快时,或心房激动从旁道前传时往往有明显症状,影响生活质量,甚至有猝死的危险,故还应紧急处理。

1. 急诊治疗

(1)普罗帕酮(心律平):可作为预激综合征合并心房颤动的首选药物。首次剂量 70～105mg(1～2mg/kg)缓慢静注以控制心室率,然后静点 210mg 以维持疗效,多数患者心室率控制后可自行恢复窦性心律。少数患者需连续用药 1～3d 并加用口服剂(150mg 每日 3 次),才能恢复窦性心律。

(2)胺碘酮:对多种快速性心律失常均有良好疗效,对心房颤动的治疗可与奎尼丁媲美。首次静脉缓慢推注 200mg,继以 300mg 维持滴注。胺碘酮不仅能控制心室率,而且可使绝大多数的心房颤动患者转复为窦性心律。

(3)普鲁卡因胺:对房室旁道有肯定的抑制作用,部分病人用药后随着心室率的控制,心房颤动可转为窦性心律。

(4)体表直流电复律:部分预激综合征者发生心房颤动时,最短预激性 R-R 间期≤180ms,容易发生严重血流动力学改变,有蜕变为心室颤动的危险,应及时采用体表直流电复律,疗效快捷,可预防致死性心律失常。

2. 预防心房颤动的复发 不管有无预激综合征,预防心房颤动的措施是口服抗心律失常的药物,常用的有胺碘酮、普罗帕酮、索他洛尔等。长期口服有一定的预防作用,尚能抑制和消除各种早搏等诱发心房颤动的因素。如果没有诱发心房颤动的因素或很少发生心房颤动、折返性心动过速,无需常年吃药,最好的预防措施是射频消融根治预激性心动过速。

目前导管射频消融房室旁道的技术在国内已广泛开展。手术成功率已达 95% 以上,大多数患者的房室旁道被阻断后心房颤动不再发生。少数患者虽还可发生心房颤动,但也未必与预激房室旁道有关。

三、预激综合征与心房扑动

预激综合征患者伴发心房扑动较少见,多在与心房颤动相互转变过程中出现。心房扑动发作持续时间较短,持续几秒至数十秒钟,长者数小时、数日。心房扑动的特征:①P 波消失,代之以快速、匀齐、形态一致的心房扑动波(F 波);②F 波频率为 250～430 次/分;③F 波 1∶1 下传心室,如遇房室结或希浦系统不应期,激动经旁道下传心室。QRS 波表现为完全预激波,QRS 波宽大畸形酷似室性心动过速,常诱发或加重心功能不全,但很少恶化为心室颤动。房室传导比例为 2∶1 的心房扑动,心室率多在 150 次/分左右,3∶1 以上的心房扑动,F 波清楚可见,下传的 QRS 波可呈不完全性或完全性预激波(图 21-22)。

四、预激综合征与心室颤动

预激综合征伴发原发性心室颤动极少见,多数是由预激综合征伴极快的心室率衍变而来,是预激综合

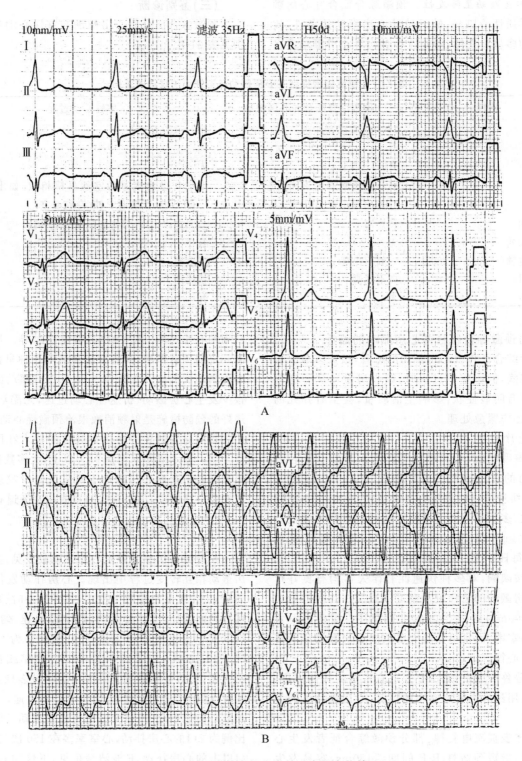

图 21-21　1 例预激综合征患者的心电图变化情况(1)

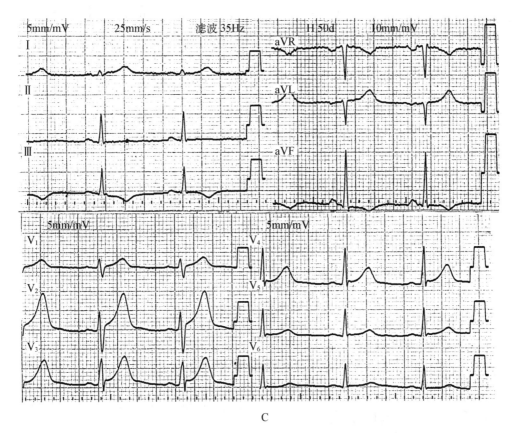

图 21-21 1 例预激综合征患者的心电图变化情况(2)

A. 预激综合征(提示左后间隔旁道)。患者男性,29 岁,临床诊断:间歇性心慌原因待查。心电图示:窦性心律(心率 71 次/分),P 波后均继有 QRS 波,P-R 间期 0.10s,QRS 时限 0.12s,胸导联以 R 波为主,R 波起始部出现 δ 波。V₁ 导联 P-R＞0.09s,有明显 P-R 段,V₂ 导联 R/S＞1,Ⅲ、aVF 导联 δ 波向下,V₁ 导联 QRS 波起始部有 q 波,Ⅰ、aVL 导联 δ 波向上,故提示左后间隔旁道。B. 预激综合征合并心房颤动酷似室速。为图 A 患者心慌发作时记录的部分心电图,显示 P 波消失,宽大畸形的 QRS 波连续快速发生,RR 绝对不整,心室率平均 150 次/分,酷似阵发性室性心动过速。但结合图 A 以及宽大畸形 QRS 波起始部不光滑和 RR 绝对不整,此图为预激综合征合并心房颤动。C. 预激波消失。是图 A 患者经射频消融旁道后记录的心电图,除下壁及前间壁 T 波改变外,其他波段基本正常

征患者猝死的直接原因。Klein 等研究认为 R-R 间期平均 180ms 患者,心室颤动发生率明显增加,R-R 间期＜270ms 属于高危病人。Rashore 回顾分析 135 例预激综合征,有 16 例发生心室颤动,其共同特点是心房颤动时 R-R 间期≤205ms。预激综合征发生心室颤动的原因如下。

1. 预激综合征发生心房颤动 预激综合征合并心房颤动时,因心室率过快,引起心室排血量迅速下降,心肌出现严重缺血而导致心室颤动。大多数作者认为心房颤动时 R-R 间期＜250ms 可能具有较高的危险性,也有作者将心房颤动时 R-R 间期≤220ms 作为极易发生心室颤动的标志。

2. 误用洋地黄药物 预激综合征患者误用过量洋地黄,使旁道前向传导的不应期缩短,加快了房室传导速度,心室率进一步加快,又加重了心肌的缺氧,易出现 R on T 现象而诱发心室颤动。

3. 多条预激旁道 多条旁道的有效不应期各有不同,室上性激动经多条有效不应期不同的旁道下传心室,使心室受到无规律地除极和复极,造成激动在心肌内多部位的折返而形成心室颤动。

4. 频发室性早搏 频发室性早搏的患者,如同时伴有 Q-T 间期延长的因素(如低钾血症、心肌缺血、药物影响等),易产生 R on T 现象而诱发心室颤动。

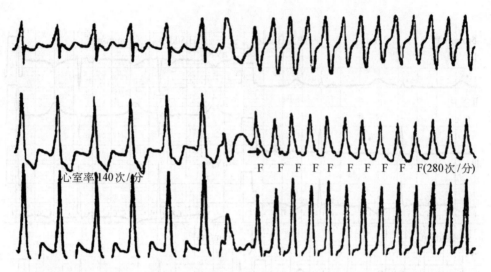

图 21-22 预激综合征合并心房扑动 2:1 和 1:1 房室传导(引自《临床荟萃》杂志)

患者女性,52 岁,临床诊断:发作性心慌。心电监护心电图示:心动过速,心室率 140 次/分,绝对匀齐,两个 QRS 波之间可见明显心电波,根据 Bix 法则,两个 QRS 波之间可能隐藏一个心房波,故考虑为心房扑动 2:1 房室传导。另外 QRS 波起始部增宽粗钝可能同时存在预激综合征。该图的后半部心室率突然增加至 280 次/分,患者出现全身抽搐、意识消失,立即给予 150J 的电击复律,转为窦性心律,证实为 B 型预激图形

五、预激综合征合并房室传导阻滞

显性预激综合征的病例也可伴发不同程度的房室传导阻滞,两者并无内在的联系,但可影响预激综合征 δ 波的大小。心电图表现为:

1. 一度房室传导阻滞 正常的房室传导系统传导速度减慢,不言而喻相对增加旁道的前传速度,如原处于隐匿性的预激旁道可显性化,出现显性预激综合征;原显性预激的 δ 波较小,随着正常房室传导的延迟,可使旁道除极的面积相对增加,δ 波可较前增大,QRS 波时限增宽,P-R 间期更加缩短。一度房室传导阻滞消失后心室预激量又相对减少;δ 波、QRS 波时限,P-R 间期可恢复原来的状态。

2. 二度 I 型房室传导阻滞 随着房室传导的逐渐延迟,心室预激面积的渐增,心电图上表现为 P-R 间期渐短、δ 波渐大、QRS 波时限渐宽,直至出现一次完全性预激 QRS 波,同时正常传导受阻一次。随着传导功能改善,δ 波又从小渐大,P-R 间期从长至渐短,QRS 波从窄变渐宽;如此周而复始形成 δ 波的文氏现象,Ōhnrell 称之为"手风琴效应",但在每个文氏现象周期中绝不会出现心室漏搏。

3. 二度 II 型房室传导阻滞 如果房室交接区出现 2:1 房室传导阻滞,旁道仍呈 1:1 传导,心房激动一次经房室交接区和旁道同时下传心室,心电图上出现

不完全性预激 QRS 波;一次正常房室传导受阻,旁道仍下传心室的完全性预激 QRS 波。心电图表现 δ 波一小一大、QRS 波一窄一宽、P-R 间期一长一短的交替性表现。

4. 三度房室传导阻滞 当房室交接区传导完全阻滞,心房激动可完全经过房室旁道下传,心电图表现为宽大畸形的完全预激 QRS 波,P 波重在 QRS 波起始部,P 波与 QRS 波呈固定关系,如不注意 P 波的存在易误诊为室性自主心律。

六、预激旁道出现房室传导阻滞

预激旁道和房室传导系统一样,可以出现不同程度的旁室阻滞。心电图表现为:

1. 旁道一度旁室阻滞 原有预激综合征,因某种原因旁道不应期长于房室结区不应期时,典型的 δ 波消失,出现正常 P-R 间期和 QRS 波,或 δ 波很小落在等电位线上,不易与正常 P-R 间期和 QRS 波区别。

2. 二度 I 型旁室阻滞 旁道前传功能出现递减,δ 波渐小,P-R 间期渐长,直至出现一个无 δ 波的 QRS 波,形成"手风琴效应",此现象周而复始。

3. 旁道 2:1 前向传导阻滞 心电图表现一个正常 QRS 波和一个有 δ 波的 QRS 波交替出现(图 21-23),酷似舒张晚期出现的室性早搏二联律。两者的鉴别是,预激的 P-R 间期短,后有 δ 波和 P-J 时限正常

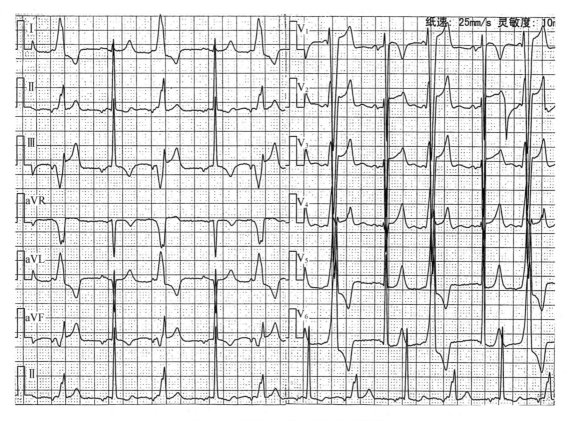

图 21-23 旁道 2∶1 前向阻滞心室预激

患者女性,22 岁,临床诊断:二尖瓣、三尖瓣关闭不全。心电图示:$P_{I,aVL,V_4\sim V_6}$直立、双峰,时限增宽达 0.13s,P_{V_1}正负双向,|$Ptfv_1$|>0.04mm·s,提示左心房肥大。因 $P_{aVR,II,III,aVF}$均倒置,提示窦性心律伴 P 电轴左偏。每一个 P 波后跟随一个室性早搏样的预激心搏形成二联律,窄 QRS 波之 $S_{V_1}=3.2mV$,$R_{V_6}=3.0mV$,符合左心室肥大

(≤0.26s),此不难与室性早搏区别。旁道与房室交接区发生同步 2∶1 阻滞时,心电图表现一个预激 QRS 波和一个 P 波后无 QRS 波交替出现,即 2∶1 房室传导阻滞伴预激综合征;旁道与房室交接区不同步 2∶1 阻滞时,表现为一个预激的 QRS 波和一个正常的 QRS 波交替出现,即 2∶1 预激综合征;旁道 3∶1 阻滞,表现为两个正常的 QRS 波和一个预激的 QRS 波交替出现。

4. 旁道三度房室传导阻滞 原有显性预激的 δ 波消失,旁道处于隐匿状态,QRS 波正常。

七、预激综合征的临床意义

预激综合征多见于健康人,文献报道 20%～30% 合并心脏病或其他疾病,如冠心病、高血压心脏病、特发性心肌病、风湿热、甲状腺功能亢进、进行性肌萎缩等。上述疾病引起正常的房室传导系统纤维变性,使传导速度变慢,诱发原来不应期较长的隐性旁道显性化,出现所谓的获得性预激综合征。极少数病例具有

家族史。新生儿室上性心动过速多与预激综合征有关,其中不少病例在一周岁后预激多自动消失。某些病例旁道失去前传功能,但仍保留逆传性功能;一般老年人预激旁道有效不应期比年轻患者旁道有效不应期明显延长,所以部分预激综合征的患者在进入老年后,发生房室折返性心动过速的机会逐渐减少,甚至有些预激波完全消失。此种原因可能与年龄增加、旁道有效不应期逐渐延长、甚至丧失传导功能有关。

八、预激综合征的治疗

预激综合征或预激波多是在体检中或偶然发生阵发性心动过速而得到诊断,如果仅发现心电图上有预激波而未发生过阵发性室上性心动过速和心房颤动者,不必强调其有害,以免增加患者及其家属的恐惧心理。对那些经常发生房室折返性心动过速者,因发作时排血量减少,容易出现心脑缺血,有发生意外的危险。部分患者原有心脏病或无明确心脏病的婴儿,有 15%～39% 会因心动过速发作时间过久引起心

力衰竭或心室颤动而猝死,因而应强调早期治疗的必要性。暂无条件进行导管射频消融的可应用一些抑制或延长房室旁道不应期的药物,如胺碘酮、β受体阻滞药等。一劳永逸的根治方法是射频封闭房室旁道。

第四节　预激综合征伴发的快慢综合征

近年来有相当数量的文献报道预激综合征患者可发生猝死,其主要危险来自房室旁道。旁道与正常的房室径路相比缺乏生理的延迟传导作用。即正常的情况下房室结不应期随前一个心动周期的缩短而延长,心率越快不应期相对越长,可以防止心室率过快,对心脏具有生理性保护作用。预激旁道的不应期则相反,即随其前一个心动周期变短而缩短,心房率越快,旁道的传导功能越强,心室率也越快,极快的心室率可引起严重的心肌缺血。如旁道不应期≤270ms时为不应期超短,旁道不应期≤250ms常被认为是猝死的高危患者。郭继鸿等发现部分预激综合征患者发生阵发性心动过速后,可能出现缓慢的心律失常,如严重的窦性心动过缓、窦房阻滞等缓慢性心律失常,引起急性脑缺血发作,临床出现晕厥、阿-斯综合征,成为猝死的另一个原因。他们将阵发性心动过速后出现缓慢性心律失常,称为快慢综合征。

一、临床及心电图特点

1. 发病年龄以 20～40 岁的青年病人多见,多数不伴有器质性心脏病。

2. 反复发生折返性室上性心动过速,发作时心率在 200 次/分以上,伴有明显的 ST-T 改变。

3. 晕厥反复发作,且与心动过速同时发生,心动过速终止时,可有严重的窦性心动过缓、窦房阻滞、窦性停搏。同时可发生程度不同的急性脑缺血发作的临床表现,严重者可发生阿-斯综合征,甚至死亡。

4. 患者除有明显的显性预激综合征外,平素未出现过显著的窦性心动过缓、窦性暂停等病态窦房结综合征的心电图表现。窦房结功能检测、阿托品试验等均为阴性。

5. 冠状动脉造影未发现异常。

二、预激综合征伴发快慢综合征的发生机制

1. 急性冠状动脉供血不足　心动过速发作时出现明显的 ST 段下移,可能有 2 个原因:①心动过速的心房复极波(Ta 波)后移,Ta 波重在 ST 段上,使 ST 段假性压低;②心肌相对供血不足。心动过速以及后来严重心动过缓可能造成心肌相对性供血不足。

2. 急性窦房结功能不全　平素窦房结功能正常者,室上性心动过速发作时心室率高达 200 次/分时,快速的心肌局部释放乙酰胆碱增多,并在心肌局部堆集,增加窦房结起搏细胞的 K^+ 外流。细胞外 K^+ 浓度增加,舒张期电位负值增大,4 相自动化除极坡度降低,对窦房结的自律性产生明显的抑制。同时较快的心房率对窦房结自律性也有直接的抑制,造成急性窦房结功能降低。心动过速终止后,窦性心率降低或伴有窦房传导阻滞,导致心率显著缓慢,从而产生暂时性脑缺血发作。

三、快慢综合征与慢快综合征的区别

慢快综合征是 1974 年提出病态窦房结综合征的一个亚型,而快慢综合征是近年才提出的,是预激综合征发生阵发性心动过速后出现的继发改变。由于两者都有快、慢心律的交替,都会出现反复发作的晕厥,易被混淆。如作仔细分析,还是有不少区别(表 21-3)。

表 21-3　快慢综合征与慢快综合征的对比

	快慢综合征	慢快综合征
提出的时间	近年提出	1974 年提出
与病态窦房结综合征的关系	不清楚	病态窦房结综合征的亚型
发病年龄	多数为年轻人	常见老年患者,少见年轻人
常规心电图和动态心电图	无病态窦房结综合征的表现	有病态窦房结综合征的表现
窦房结功能检查	正常	异常
晕厥	反复发生	反复发生
基础心律失常	预激综合征室上性心动过速	病态窦房结综合征伴缓慢型及快速型心律失常
诱发晕厥	室上性心动过速终止后发生	常在心房扑动、心房颤动终止后发生

（续　表）

	快慢综合征	慢快综合征
基础心脏病	常无	常伴发
发生机制	不清楚,可能因室上性心动过速引起窦房结一过性缺血,一过性抑制,引起急性窦房结功能不全(快率是起因)	不清楚,与窦房结基础病变有关,属于窦房结功能不全(慢率是起因)
治疗与预后	射频消融可根治	难以治愈,常为终生性疾病,严重时需植入人工心脏起搏器

四、快慢综合征的临床与治疗

快慢综合征患者常无器质性心脏病,冠状动脉造影正常,又无病态窦房结综合征的表现,但在室上性心动过速发作时常发生晕厥、阿-斯综合征,甚至有猝死的危险。快慢综合征的发生机制还不清楚,其是否属于急性窦房结功能不全,是否属于病态窦房结综合征一个新的亚型,是否是一个独立的临床综合征,还需要更多的病例进行分析研究。目前治疗最便捷的方法是采用射频消融封闭预激旁道。

第五节　Mahaim 综合征

1937 年 Mahaim 在对一位青年男性进行尸检时,发现一束心肌纤维从左束支穿过进入室间隔部与心室肌相连,并称此束为"束-室旁道"。后来人们又发现房室结也有直接与心室肌相连、房室结与束支相连以及房室束与心室肌相连的纤维。1975 年 Anderson 把这些类似相连的纤维分成结-室纤维、结-束纤维和束-室纤维。后来人们又把这些纤维都纳入了 Mahaim 纤维的范围。由于 Mahaim 纤维参与了阵发性心动过速的形成,故称为 Mahaim 综合征。

一、Mahaim 纤维的解剖特征

随着电生理检查和介入治疗的进展,传统的 Mahaim 纤维受到了质疑。近年发现 Mahaim 纤维起自三尖瓣环上方的右心房侧壁,并在三尖瓣环处形成类似右束支特性的传导纤维,此纤维大部分行至右心室尖部与右束支末梢相连,形成房-束旁道;少部分纤维止于右束支末梢附近的心室肌,形成房-室旁道。这些连接纤维都具有递减传导的特性。近年由于导管射频消融术的广泛开展,陆续有不少报道都证明参与折返性心动过速的 Mahaim 纤维均是起源于右心房而止于右心室心尖部的房-束旁道。有个别报道结-室纤维亦参与形成房室折返性心动过速,尚未发现结-束纤维、束-室纤维参与折返性心动过速(图 21-24、图 21-25)。

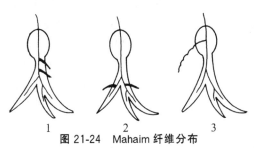

图 21-24　Mahaim 纤维分布

1. 束室纤维;2. 分支束室纤维;3. 结室纤维

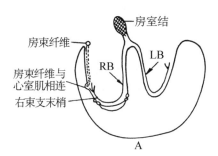

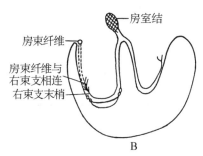

图 21-25　房束纤维走行模式

A. 房束纤维远端入右束支端附近心肌;B. 房束纤维远端直接与右束支末梢相连。

房束纤维起点位于三尖瓣环上方右心房侧,并在三尖瓣环处形成类似右束支特性的传导纤维,大部分行至右心室心尖部与右束支末梢相连,少部分止于右束支末端附近的心室肌。这些纤维具有前向传导递减性,无逆向传导功能

二、Mahaim 综合征心电图特点

1. 窦性心律，P-R 间期正常或延长（伴一度房室传导阻滞时）。

2. QRS 波起始部有小的预激波（δ波）或无预激波，QRS 时间≥0.12s。

3. 伴有继发性 ST-T 改变。

4. QRS 波呈左束支阻滞图形。

三、Mahaim 综合征伴心动过速心电图表现

1. QRS 波呈左束支阻滞图形，Ⅰ、aVL 导联呈 R 型，Ⅱ、Ⅲ、aVF 导联以负向波为主；在 V₁ 导联呈 rS 型，初始 r 波小而窄。V₂、V₃（V₄）亦以负向波为主，呈 rS 型，即胸导联过渡区移至 V₄ 或 V₅ 导联，V₅、V₆ 导联多呈低矮的 R 波。

2. QRS 波时限≥0.12s，但一般不超过 0.15s。

3. QRS 波额面电轴左偏。

4. 心室率在 130～270 次/分。

5. 房室传导 1:1，不会出现房室分离（图 21-26）。

四、不同部位 Mahaim 纤维的心电图特征

（一）结-室纤维

结-室纤维预激时 P-R 间期的长短取决于结-室纤维的起始点，起于房室结的近端，激动不经过缓慢的房室结，以较快的速度通过结-室纤维直接进入心室肌时，心室的预激量较大，故 P-R 间期短，QRS 波增宽有δ波；结-室纤维插入端如在室间基底部，除极向量由基底部开始先向右而后向左，QRS 波类似左束支阻滞图形；部分结-室纤维插入端在左心室，可出现右束支阻滞图形。上述部位的心电图改变有时难以与 Kent 束预激的心电图相区别。有些 Mahaim 纤维分出的水平在房室结的远端，室上性的激动经过传导延迟的房室结，虽有预激，但 P-R 间期正常或稍有延长（伴一度房室传导阻滞时），大部分病例的 QRS 波起始部无δ波，QRS 波时间正常，不易和正常 QRS 波相区别。

（二）束-室纤维

束-室纤维是指从希氏束分出的束纤维，直接插入心室肌使其预激，此纤维的传导速度与正常通路的传导速度差异不大，其进入室间隔的时间并不比正常传导提前多少。因此，束-室纤维的预激量不大，心电图上 P-R 间期正常，QRS 波起始部δ波不明显，不能明确诊断。只有当浦肯野纤维同时出现传导延迟至某临界值时，才能显示出束-室纤维提前进入室间隔，心电图上方出现δ波。

（三）房-束纤维

1982 年 Giuette 在用手术治疗阵发性室上性心动过速时，发现右心房与右心室之间也存在具有 Mahaim 纤维束电生理特性的旁道连接，称为 Mahaim 束型旁道。因其组织结构及电生理特点都与房室结相似，有人称之为"类房室结结构"或称为"副房室结"。根据其解剖部位及电生理特点，特称为"房-束"旁道。房-束旁道大多数在右心腔，故又称为右房束旁道，多数情况房束旁道为单根纤维，长度超过 4.0cm。房束旁道的心房端位于右心房游离壁，多数位于侧壁；少数位于前壁。房束旁道的心室端均位于右心室心尖部，即右室游离壁附近心尖的 1/3 处，与右束支末梢相连，或直接插入右室心肌。该旁道无逆传功能，前向传导具有递减性，在未发生阵发性心动过速时，心电图有以下特征：常无δ波，如有δ波亦较典型预激综合征的δ波小，无论δ波有无其 P-R 间期≥0.12s。

（四）不同部位 Mahaim 纤维与心动过速

1. **结-室纤维**　引起阵发性心动过速比较少见，一旦发生，结-室纤维作为折返环路的前传支。其折返途径是：结-室纤维→心室→希氏束→房室结→结-室纤维。QRS 波酷似室性心动过速，因绝大多数结-室纤维在右心室，心电图多呈左束支阻滞图形。心电图有下列表现：①QRS 波时限≥0.12s；②心电轴在 0°～75°；③心室率 150～270/min；④Ⅰ导联 QRS 波呈 R 型，V₁ 导联 rS 型或 QS 型波，V₅、V₆ 导联以 R 波为主。上述心电图改变见于结-室纤维插入室间隔底部的病例。

2. **束-室纤维**　Miyaguchi 对束-室纤维的研究提示，在除外其他器质性心脏病所引起的异常心电图前提下，V₁ 导联出现 Q 波，Ⅰ、V₅、V₆ 导联无 Q 波伴顺钟向转位，方可提示束-室纤维的存在。束-室纤维虽也能出现预激波，但不引起折返性心动过速，在其他原因引起心动过速时，它是一个旁观者。

3. **房-束纤维**　房-束旁道无逆传功能，前向传导具有递减性，在参与折返性心动过速时，房-束纤维作前传支、房室结作为逆传支，折返环路为右心房→右房束→右心室→希氏束→房室结→右心房。由于旁道在右侧，故发生阵发性心动过速时 QRS 波呈左束支阻滞图形。

五、Mahaim 综合征鉴别诊断

Mahaim 纤维参与的折返性心动过速多呈左束支阻滞图形，需与束支折返性心动过速、右心室起源的室性心动过速以及右侧 Kent 束形成的逆向房室折返性心动过速相鉴别。因为这些心动过速均呈左束支

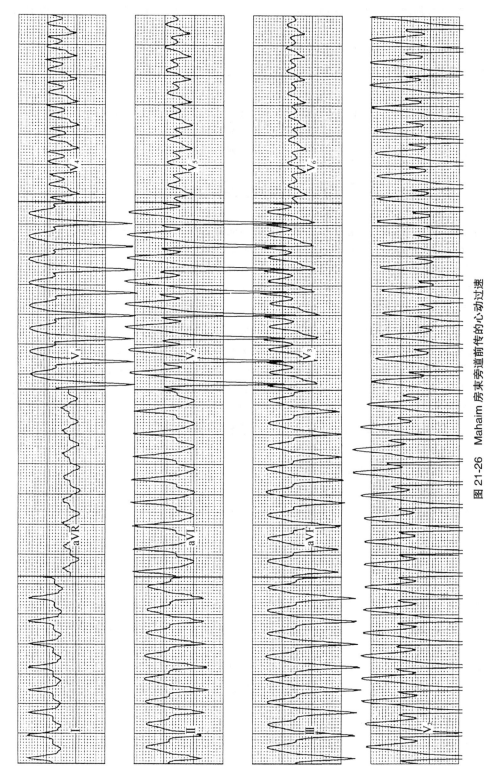

图 21-26 Mahaim 房束旁道前传的心动过速

心动过速频率188次/分，QRS波呈左束支阻滞型，时限0.12s，额面电轴左偏，胸导联过渡区左移，V₅、V₆导联仍呈RS型。此种心动过速特点为心房激动经右侧房束旁道前传，首先激动右心室尖部，尔后心室其他部位激动。折返环为右心房→希氏束→右心室→房室结→右心房，是一种特殊的逆向型房室折返性心动过速（激动经房室结逆向传导）

阻滞图形,因此诊断时需进行鉴别。

(一)与右侧 Kent 束参与的房室折返性心动过速鉴别

1. Kent 束为显性旁道,窦性心律时有明显预激波,而房-束旁道心电图多数正常或有 δ 波,但 P-R 间期≥0.12s。

2. 房-束折返性心动过速更类似左束支阻滞图形,V$_1$ 导联 r 波小而尖,其后 S 波急下行,胸导联过渡区移至 V$_4$、V$_5$ 导联,这一点与右侧 Kent 束旁道形成

的折返性心动过速不同。

3. Kent 束旁道无递减传导特征,但具有逆向传导功能,而房-束旁道有前向递减传导特征而无逆向传导功能。

(二)与束支折返性心动过速鉴别

束支折返性心动过速主要见于扩张性心肌病,而房-束折返性心动过速多无器质性心脏病;前者不会出现预激波,后者可能出现小的预激波,而且两者的电生理特性也不同。

第六节　LGL 综合征

1938 年 Clerc 等首先报道频发阵发性心动过速伴短 P-R 期间和正常 QRS 波的病例,1952 年 Lown、Ganong 和 Levine 三位学者又报道了 200 例短 P-R 间期 QRS 波正常的一组病例,这些病例心悸发生率明显高于 P-R 期间正常的对照组(0.5%)。从而对引起了阵发性心动过速伴 P-R 间期短、QRS 波正常病例的重视,此后以三位学者的名字命名为 LGL 综合征。Lown 报道,短 P-R 间期、QRS 波正常的患者,伴阵发性心动过速发生率约为 11%,比 P-R 间期和 QRS 波均正常的患者发生阵发性心动过速的 0.5% 明显高,但比典型的预激综合征患者发生阵发性心动过速(25%~80%)明显低。LGL 综合征还可发生心房颤动或心房扑动,但合并器质性心脏病的患者比典型预激综合征患者少得多而且危险性亦少得多。患此综合征者以女性居多,占全部病例的 71%,常在 40 岁以下发生阵发性室上性心动过速。LGL 综合征可能是由于 James 束优先下传所引起,又称 James 束型预激综合征。

一、LGL 综合征的解剖基础

LGL 综合征的特征是:短 P-R 间期、QRS 波正常,常伴发窄 QRS 波型心动过速。关于 LGL 综合征的解剖学基础,至今还未搞清楚。早在 1931 年 James 曾提出心房内的后结间束纤维并不都是止于房室结的头部,有些人的 James 束绕过房室结的下部,直接与希氏束相连。心房激动如沿 James 束下传则不经过房室结的生理延迟直接传至希氏束,故 P-R 间期可短于 0.12s,似乎可以解释 LGL 综合征的发生机制。但是,这条 James 束并非是 LGL 综合征患者所独有,在正常人中这条 James 束也较普遍存在,因此对 James 束传导的短路作用产生了怀疑。1975 年 Brechemaker 报道,从心房至希氏束有条旁道,可能是 LGL 综合征的发病基础,但此种结构很少见,也无解

剖学证据。后来心脏电生理工作者认为 P-R 间期短于正常,不在于有无房室结旁道束,而还要考虑房室结自身结构的变化,于是提出了"房室结加速传导"的概念,认为房室结加速传导是房室结的一种正常变异,是一种电生理现象。除上述解释外,还曾提出过:小房室结、房室结发育不良、房室结内"残存"未成熟的快速传导纤维、房室结双径路传导的极端表现等。Caracta 对短 P-R 间期、QRS 波正常的病例分析,认为短 P-R 间期的原因:①把房室结全部或部分作为旁道;②解剖学上存在小房室结;③房室结内径路较短,传导速度相对较快;④存在等频性房室分离造成的假象。

二、LGL 综合征的电生理特征

电生理检查,LGL 综合征的特征是房室传导的加速现象,即 A-H 间期<正常低限的 60ms,大部分患者的房室传导加速部位在房室结,而心房内传导和希-浦肯野系统的传导正常。心房起搏频率增快时,A-H 间期可有所延长,但<100ms;心房起搏频率达 200 次/分时,仍能保持 1:1 房室传导。在电生理检查中,部分患者的 P-R 间期>0.12s,心房起搏频率>200 次/分也能保持 1:1 房室传导。因此,可以说房室结加速传导不仅见于短 P-R 间期的病例,也可见于正常 P-R 间期病例,所以不能说有房室结加速传导的病例 P-R 间期一定要<0.12s。电生理检查还发现少部分患者的房室结加速传导,是由于存在心房-希氏束旁道,此旁道起于心房绕过房室结,止于希氏束远端,电生理检查显示 A-H 及 H-V 间期均短。

三、LGL 综合征心电图特征

1. 在成人 P-R 间期<0.12s。

2. QRS 波时间正常(<0.12s),起始部无明确的

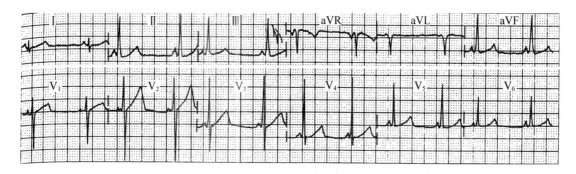

图 21-27 LGL 综合征

患者女性,42 岁,临床诊断:阵发性心动过速,心率最快为 200 次/分。心电图示:P-R 间期 0.08s,QRS 时限 0.10s,QRS 波起始部似有占时极短的小 δ 波,如作为房室旁道预激综合征,是预激量非常小的不典型预激;作为房-结旁道预激综合征,也无可非议。临床上有阵发性心动过速史,这种 LGL 综合征,才算是真正的预激综合征,具有临床意义。因未做电生理检查,不能肯定心动过速与 James 束有关

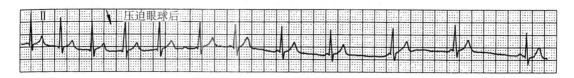

图 21-28 一过性 LGL 综合征

患者男性,16 岁,临床诊断:腹泻、心肌炎。心电图示:交接性心动过速,但 T 波较尖,疑似 P 波,压迫眼球后显示 P 波伴 P-R 间期延长,可排除交接性心动过速。值得惊奇的是压迫眼球后 P-R 间期由 0.26s、0.20s,突然固定在 0.06s,P 波频率由快渐变慢,但 P 波形态均相同,可排除异位 P 波,P 波和 QRS 波的频率同步变化,可排除房室分离。这种 P-R 间期缩短是在压迫眼球后发生,提示刺激迷走神经后正常房室传导路受阻,房-结旁道(James 束)开通,随着迷走神经张力降低,逐渐恢复正常路传导,PR 间期渐延长

预激波(δ 波)。

3. 曾出现过阵发性室上性(窄 QRS 波)心动过速。

LGL 综合征举例见图 21-27～图 21-29。

四、诊断 LGL 综合征的注意事项

1. 具备 1、2 条而没有阵发性室上性心动过速的患者,说明房室结有加速传导现象,一般可诊断为短 P-R 间期或房室结传导过速;具备上述 1～3 条,方可诊断 LGL 综合征。

2. 在观测 P-R 间期时要在常规 12 导联中寻找 P-R 间期最长的导联测量。如果某个导联 P-R 间期最长亦<0.12s 方可称为短 P-R 间期,不要搞平均 P-R 间期。

3. 注意年龄和性别对 P-R 间期的影响,年龄小心脏相对亦小,其传导速度也较快,16 岁以下的人 P-R 间期≤0.11s 应视为正常;女性 P-R 间期较男性短,年轻人比老年人短。此外,还有个体差异,据资料报告,正常人群中 P-R 间期≤0.11s 和≥0.21s 者,各占

2%,≤0.09s 和≥0.24s 者,各占 0.6% 和 0.8%。有些人 P-R 间期稍短,可能是正常人群中 P-R 间期正态分布曲线两端的最小值一端,因而对年轻人、女性患者 P-R 间期在 0.11s 者,如不伴发阵发性室上性心动过速,毫无临床意义。

4. 心率和自主神经也有影响,一般情况是心率快 P-R 间期相对短,心率慢 P-R 间期相对长,但也有相反的情况。例如迷走神经亢进时心率慢 P 波低,部分 P 波起始部落在等电位线上,P-R 间期相对短;交感神经亢进时心率快,心房兴奋性高 P 波也随之升高,P-R 间期相对长。同一个人心率不同,P-R 间期长短也会有变化。

5. 测量 P-R 间期要以常规体表心电图特别是同步记录的 12 导联心电图为基础,不宜采用其他单导联体系测定的 P-R 间期为标准。

五、LGL 综合征产生快速性心律失常的机制

LGL 综合征的关注点是可能发生快速性心律

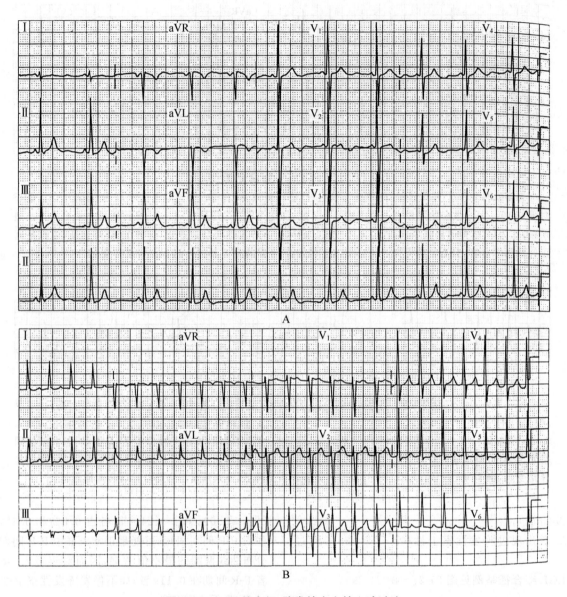

图 21-29　LGL 综合征、阵发性室上性心动过速

A. LGL 综合征。患者男性,19 岁,临床诊断:先天性心脏病房间隔缺损。心电图示:窦性心律,P 波窄小,P-R 间期 0.08~0.10s,QRS 时间最长 0.10s,QRS 波起始部 δ 波不明确,诊断 LGL 综合征比较合适。结合临床及电轴右偏,V₁导联高 R 波考虑是右心室肥大的表现。下图(B)是发生心动过速时记录的心电图。B. 阵发性室上性心动过速与图 A 为同一患者心动过速发作时心电图,P 波不能明示,RR 快速匀齐发生,心室率 150 次/分,QRS 时限 0.08s,符合阵发性室上性心动过速,仔细观察 V₁导联呈 rSr′型,r′像逆行 P 波,R-P 间期为 0.08s(>0.07s),提示房室折返性心动过速,但 QRS 波形态与图 A 不同,回头分析图 A 可能就是典型预激综合征(Kent 束预激)A 型,非右心室肥大,QRS 时限不宽与预激量小有关

失常,其中最常见的是阵发性室上性心动过速,其次是心房颤动。发生快速性心律失常的机制是折返,快速传导的旁道(推测为 James 束)与传导相对缓慢的房室结,是引起激动折返的电生理基础。James 束作为快传支,房室结作为慢传支,快传支向前传导,慢传支逆向传导,形成折返性窄 QRS 波型心动

过速。心室率可达 200~240 次/分,此极快的心室率可作为与房室结双径路引起的窄 QRS 波型心动过速的区别。如房室结慢纤维作为顺传支,旁道束作为逆传支形成的室上性心动过速,心率较慢则难与房室结双径路引起的室上性心动过速相区别,只有靠电生理检查来判定。不过,LGL 综合征出现阵

发性室上性心动过速很罕见，Gollagher 从 12 例短
P-R 间期出现心律失常者发现，其中室上性心动过
速 6 例，心房颤动 2 例，室性心动过速 4 例。经电生
理检查，曾发作过室上性心动过速 6 例中，3 例为房
室结折返性心动过速，2 例为隐匿性房室旁道参与
的顺向性房室折返性心动过速，另一例机制不明。
阜外医院报告的室上性心动过速，电生理检查资料
中，有 13 例具有房室加速传导（占 24%）。房室结
加速传导的患者心率明显快于无房室结加速传导的
患者，提示房室结加速传导可能是快径路的表现。
Brechenmacher 报道，心房-希氏束旁道有解剖学证
据，但在 687 例心脏电生理检查中只发现 2 例。作
者遇到 2 例短 P-R 间期患者曾发生过阵发性室上性
心动过速，经食管电生理检查，2 例均发现房室结双
径路。从上述谈到的 LGL 综合征与快速性心律失
常的关系来看，LGL 综合征大部分与快速性心律失
常无直接关系，即使出现快速性心律失常也可能是
其他机制引起。因此，LGL 综合征这一诊断有可能
渐被废弃。

六、LGL 综合征的临床意义

Lown 等报道，短 P-R 间期尚见于高血压病、甲状
腺功能亢进、精神病、心肌病、慢性肺部疾病、急性心
肌梗死特别是下壁心肌梗死的最初几天也可出现。
因目前对短 P-R 间期以及短 P-R 间期出现的阵发性
室上性心动过速的关系还不清楚，很难判定 LGL 综
合征对身体的危害程度。但只要不引发阵发性心动
过速，就不能说它是一个病症。如果说短 P-R 间期患
者出现阵发性心动过速，不管是什么机制引起，它的
心室率常>180 次/分，会导致继发性心肌缺血、缺氧，
诱发心房颤动甚至晕厥，应加以重视。

七、LGL 综合征的治疗

仅有短 P-R 间期而无阵发性室上性心动过速发
生，不是治疗指征。如经常出现阵发性室上性心动过
速，可选用药物治疗，常用的有 β 受体阻滞药、钙拮抗
药等。同时应进行电生理检查，查找引发阵发性室上
性心动过速的原因，进行导管射频消融治疗。

第22章

早复极和早复极综合征

早复极(early repolarization,ER)和早复极综合征(early repolarization syndrome,ERS)是指部分心肌提前复极产生R波终末挫折和ST段抬高等一些特征性改变,但没有器质性心脏病证据的心电综合征。目前认为只有心电图特征性改变,没有临床症状者称为早复极;伴有临床症状者,方可称为早复极综合征或早复极变异(early repolarizationvariant,ERV)。1936年,Shipley和Haellaran首先注意到部分人的心电图上出现ST段抬高,却没有器质性心脏病依据。后来Meyers和Coldman将这种特殊的心电图命名为"早复极综合征"。历经80余年,临床和心电图工作者一直把本征作为心电图正常变异和良性改变,甚至作为年轻运动员心脏健康的一种特殊标志。近年来国内外学者认为本征的患者与心室颤动和猝死有一定的内在联系。2000年Antzelevich依据临床上的试验结果提出,本征并不是正常和良性的心电图异常改变,在一定条件下具有很强的致心律失常危险性。在35~54岁的人群中,本征引起的心脏性死亡率增加2~4倍。若本征的心电图持续在下壁导联,心脏性死亡的危险性可能明显增加,因而备受关注。

一、发生率和流行病学

本征在健康人群发生率1%～2%,青壮年男性中发生率更高,且呈区域性分布。发生率:美洲2.2%、亚洲2.6%、非洲9.1%,有报道黑人发生率高达78%。美国空军6014名健康军人,年龄16~58岁,本征检出率高达91%,心电图表现为≥1个胸导联ST段抬高0.1~0.3mV。Surawicz等报道,本征表现有明显的性别差异,其中男性(529名)17~24岁发生率高达93%,随年龄增长发生率逐年下降,≥76岁时约30%,至年龄最老组(达96岁)仅14%;而女性组(544名)总发生率约20%,且从青春期至老年较为恒定。上述资料均取自国外文献,2001年3月至2002年7月,我国学者王小嘉等对19 795例健康人采用整群抽样原则,完成本征的普查工作,发现早复极患病率为3.40%,其中男性3.99%(21～30岁为4.50%、31～40岁为4.24%,41～50岁为2.78%);女性0.46%(21～30岁为0.51%、31～40岁为0.49%,41～50岁为0.34%);轻度体力活动强度人群患病率2.42%;中度以上强度体力活动人群患病率4.12%。早复极多发生在男性青壮年,而且更容易发生在有氧活动量较高的人群中,提示早复极与迷走神经张力增高有关。

二、发生机制

(一)心室除极不同步

动物实验中发现,心室游离壁的除极顺序是从心内膜向心外膜,而乳头肌区域心肌除极顺序从心肌中层同时向心内膜和心外膜扩展,后者与浦肯野纤维穿透心内膜后大量地分布于心肌中层有关。这种除极不同步导致复极不同步而致部分心肌"提早"复极。

(二)部分心肌"提早"复极

对一例本征患者心脏表面36个部位同步进行标测发现:①左室前壁和后壁广泛区域除极化较早(50~60ms),而左室侧壁和后壁基底部以及右室除极较晚(>60ms);②优势J波的分布区域不一致,左室前壁激动时51~54ms等区较明显,且每个J波均发生于心外膜除极完成以后;③从跨膜激动记录中可见到从心内膜向心外膜除极单向进行,而后壁除极从心肌中层同时向心内膜和心外膜双向进行。由此后壁除极结束(42ms)早于前壁(59ms)。Boineau认为部分本征患者QRS波群起始部缓慢粗钝与左室前壁、间隔的除极向量受到后壁除极向量的相反作用相关。以上说明本征与除极不同步导致了复极不同步以及部分心肌"提早"复极相关。

（三）其他因素

自主神经张力改变、过度运动、遗传性基因变异等也与早复极相关。一般运动员中有10%发生早复极综合征样改变，而在训练有素的耐力性运动员中发生率高达100%，此种ST段抬高可于运动和应用β受体激动药（如异丙肾上腺素）后减轻或消失，而应用β受体阻滞药后显著，提示自主神经系统在其发生中起作用，脊髓损伤组本征发生率19%。而迷走神经张力增高或交感神经张力降低或消失与ST段抬高相关。

三、离子机制

形成本征确切离子机制仍不清楚，主要涉及K^+、Ca^{2+}和Na^+通道。任何增加外向电流[I_{to}、I_{ks}、I_{kr}、$I_{k(Ach)}$、$I_{k(ATP)}$]或降低动作电位I相末期内向电流（I_{Na}、I_{Ca}）的因素，都能使J波或ST段抬高更明显。目前认为各种原因引起的心肌细胞1相、2相内外向复极电流失衡，形成的跨室壁复极梯度，导致J波或ST段抬高，并可形成2相折返，达到阈值即发生室性心动过速/心室颤动。但导致早复极和早复极综合征区别的确切离子机制仍不清楚。

四、心电图表现（图22-1～图22-3）

1. ST段J点型抬高，以胸导联（V_2～V_6）最明显，下壁导联（Ⅱ、Ⅲ、aVF）也可出现ST段J点型抬高。12导联心电图中有相邻2个或2个以上导联ST段抬高≥1mm，最高者可达3～4mm。

2. J波明显，在ST段抬高的导联J波上移，可见小的切迹。

3. R波降支切迹或顿挫，伴或不伴ST段抬高。

4. 患者常有窦性心动过缓，活动后心率加快ST段可下降或恢复正常。

5. 胸前QRS过渡区常右移，多在V_2甚至V_1导联。

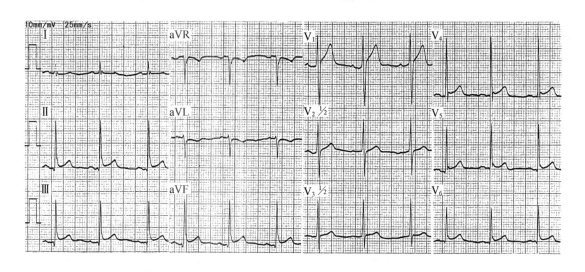

图22-1 心室早复极

患者男性，28岁，体检。心电图示：Ⅱ、Ⅲ、aVF导联R波降支出现粗钝、ST段上斜形抬高伴T波直立；V_4～V_6导联出现J波并J点形ST段抬高1mm伴T波直立，$T_{V1}>T_{V6}$，心室过渡区右移，患者心脏方面未出现过任何不适，故考虑上述心电图改变是属于早复极

五、早复极心电图的新标准

2015年6月Peter W. Macfarlane、Charles Antzelevitch及严干新教授等共同商讨制订了早期复极专家共识，发表于 *Journal of the American College of Cardiology*（美国心脏病学会杂志）。

心电图诊断早复极需符合：

1. QRS以较突出的R波结束，R波降支有切迹或钝挫；QRS波终末部的切迹应完全位于基线上方，QRS波终末部的钝挫必须高于基线。

2. 在12导联心电图中（不含V_1～V_3导联），有2个或2个以上相邻导联的Jp≥0.1mV（Jp即切迹或钝挫的顶点）。

3. QRS时间<120ms。

4. 可伴或不伴ST段抬高，ST段抬高者称早复极伴ST段抬高。

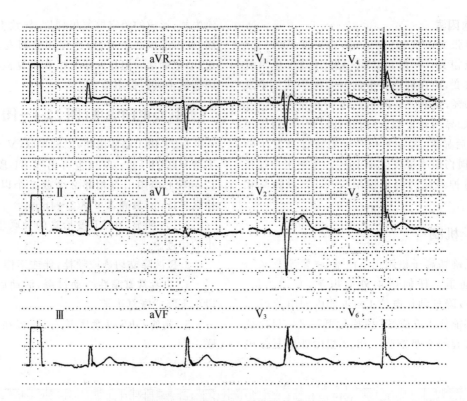

图 22-2　J 波增大、早复极综合征

　　患者男性,43 岁,临床诊断:晕厥原因待查。心电图示:窦性心律,各导联 J 波显现,伴 ST 段抬高,以胸导联最明显。患者出现晕厥提示与早复极引起的室性心律失常有关。此图不排除 Brugada 综合征

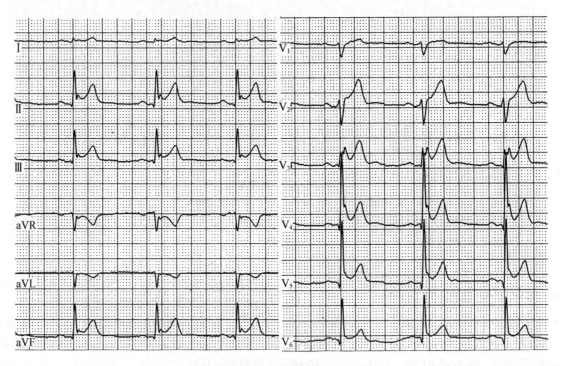

图 22-3　早复极综合征

　　患者男性,42 岁,临床诊断:胸闷原因待查。心电图示:窦性心动过缓(心率 54 次/分),其特征性改变为下壁及前壁胸导联 J 波明显伴 ST 段凹面向上抬高并 T 波高大直立,胸前过渡区右移。此图符合典型早复极综合征心电图改变

六、鉴别诊断

(一)本征需与下列心脏病鉴别

与急性心肌梗死超急性期、急性心包炎、Brugada

综合征的鉴别见表22-1。

表 22-1 早复极综合征、急性心肌梗死、急性心包炎和 Brugada 波心电图鉴别

	早复极综合征	急性心肌梗死	急性心包炎	Ⅰ型 Brugada 波
ST 段形态	凹面向上	凹面向下	凹面向上	凹面向上
病理性 Q 波	无	有	无	无
镜像反映	无	有	无	可能有
相关导联	肢体和左胸导联	与缺血冠脉有关导联	肢体和 $V_2 \sim V_6$ 导联	$V_1 \sim V_3$ 导联
演变时间	数年	数小时、数天	数天至数周	无规律
R 波电压	正常	降低	降低	正常
R 波终末	顿挫或 J 波	可有顿挫或 J 波	一般无	仅 $V_1 \sim V_3$ 导联 R′
V_6 ST/T 比值	<0.25	不适用	>0.25	不适用

(二)早复极综合征与 ST 段抬高或 J 波显现的鉴别

临床心电图中出现 ST 段抬高或 J 波显现的原因很多,在诊断早复极综合征时,还应注意与下列原因引起的 ST 段抬高和 J 波相鉴别。

1. 心源性 ST 段抬高

(1)ST 段抬高型心肌缺血、急性心肌梗死、变异型心绞痛出现的 ST 段暂时性抬高。

(2)心肌梗死后并发的心室壁瘤 ST 段持续性抬高。

(3)左束支阻滞、左心室肥大、肥厚型心肌病出现的前胸壁导联($V_1 \sim V_3$)ST 段抬高。

2. 心外疾病引起的 ST 段抬高

(1)急腹症出现的 ST 段抬高,例如急性胰腺炎、急性胆囊炎、急性腹膜炎等。

(2)中枢性神经系统出血引起的 ST 段抬高,例如脑出血、蛛网膜下腔出血。

(3)急性肺栓塞、脊髓损伤等。

3. 代谢性 ST 段抬高

(1)高钾血症。

(2)低温性 J 波(Osborn 波)伴 ST 段抬高。

(3)过度换气综合征。

七、临床表现

绝大多数无任何症状,仅少部分患者出现自主神经功能紊乱或迷走神经张力增高的表现。如头晕、疲劳、胸闷、胸痛、心悸等不典型症状。上述症状多数是在安静状态下发生,与体力活动无关。午睡、夜间睡眠、心动过缓时,心电图上的早复极改变更明显、更典

型,运动、体力活动、情绪激动等应激状态下,心动过速时,心电图上的早复极改变可恢复正常或变为不典型。从上述症状和心电图改变来看,说明早复极与迷走神经张力增高、交感神经张力降低有关。Ezaki 等报道,青春期前早复极改变的患者 ST 段抬高的幅度相对较少,青春期滞后男性 ST 段抬高会明显增强,右胸前导联尤为明显,随着年龄的增加逐渐减弱。

八、早复极综合征与心室颤动

本征是否与特发性心室颤动而导致的猝死有关,成为 2007 年心电图研究领域争论的热点。自从 1936 年 Shipley 等提出早复极综合征的概念以来,80 余年中一直认为本征是正常变异心电图。但是近年发现 J 波和 Brugada 综合征与室性心动过速有关,而与 J 波和 Brugada 综合征心电图相似的本征,是否也与心室颤动相关引起了临床和心电图学界的关注。以往报道的猝死患者中有的心电图上就有早复极综合征,至于两者之间是否有确切的关系,目前临床和基础研究还不能完全回答这个问题。多年来临床实践说明本征是一个良性经过,但是确有极少数本征患者发生猝死,从而引起了人们的怀疑。Boineau 等从 1960 年就发现了不明原因的有色人种猝死者中有本征的心电图表现,Kalla 等报道一例 29 岁越南患者反复发生心室颤动,下壁导联有明显 J 波和 ST 段抬高,经临床检查未发现低温、电解质紊乱和心肌缺血等异常。Boineau 等报道一例本征患者在运动试验时发生了尖端扭转型室性心动过速,冠状动脉造影等检查均无异常发现。临床上一些特发性心室颤动者和肥厚型心肌病者有早复极综合征,认为本征有可能严重到一定

程度会引起心室颤动,但未有确切证据。国内杨延宗等注册研究的一个长 QT 综合征合并心房颤动的家族,其家族中 2 个十几岁的孩子表现为本征,QTc 正常,其中一个 12 岁男性有晕厥、心悸症状,期待基因诊断进一步明确。更有意思的是有早复极综合征而猝死的人几乎全是男性,可能与男性心电图的发现率远远高于女性有关。2008 年《新英格兰医学杂志》进一步肯定了早复极与特发性心室颤动有关。2009 年的相关报道称下壁导联早复极不仅可以引起心室颤动,而且可引起心室颤动风暴。《新英格兰医学杂志》研究证实,下壁导联早复极与心室颤动相关。加拿大一项特发性心室颤动的多中心研究,发现合并本征的长 QT 综合征和 Brugada 综合征患者猝死发生率更高。2009 年报道一例本征合并特发性心室颤动的基因 KCNJ8 基因突变,编码 $I_{k(ATP)}$ 通道,首次说明早复极可能与基因异常相关,I_{to} 电流的改变与早复极的发生密切相关。

就目前而言对早复极综合征与心室颤动的关系尚有争论,是否与特发性 J 波综合征、Brugada 综合征属于同一个临床谱,还需进一步深入研究。

九、早复极综合征的高危患者

1. 有胸痛、胸闷、显著的窦性心动过缓,有晕厥、心脏猝死家族史者。

2. 合并有器质性心脏病、慢性阻塞性肥厚型心肌病、左束支阻滞、高血压者。

3. 下壁及侧壁导联(Ⅱ、Ⅲ、aVF、Ⅰ、aVL、V_5、V_6)有早复极改变者,尤其是 J 点抬高≥2mm 者。

4. 运动试验 J 点和 ST 段抬高不能返至基线,或动态心电图 J 点和 ST 段抬高昼夜无变化者。

5. 家族成员中有 J 波综合征或 Brugada 综合征。

6. 心电图上具有如下三个特征,则提示其可能与恶性心律失常有一定关联:①J 波后 ST 段呈水平型或下斜型压低,可能会增加心律失常的死亡风险;②J 波呈现间歇依赖性增高(含出现在早搏后增高);③J 波不仅振幅增高,而且分布导联广(图 22-4～图 22-6)。但上述所谓的高危早复极综合征未经前瞻性研究予以证实。

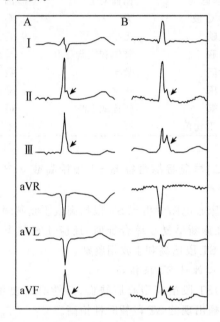

图 22-4　J 波后的 ST 段呈水平型或下斜型压低

J 波后的 ST 段呈水平型(A)或下斜型压低(B)者,可能有一小部分与恶性室性心律失常相关

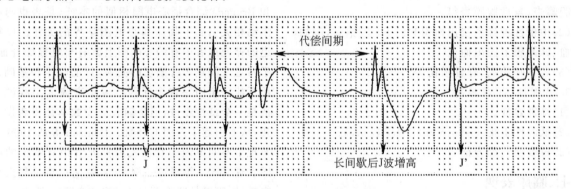

图 22-5　长间歇依赖性 J 波振幅增高

图中前 3 个 QRS 波为窦性心搏,第 4 个 QRS 波为一早搏,代偿间期后可见 J 波振幅显著升高,此种特征性改变主要见于高危早复极综合征患者

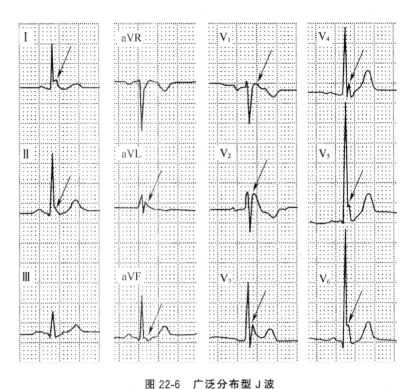

图 22-6　广泛分布型 J 波

除 aVR 导联外,其余导联均可见到 J 波,且多导联 J 波振幅≥0.2mV,
易发生阵发性心室颤动

十、治疗

1. **急性期治疗**　当早复极综合征并发室性心动过速/心室颤动电风暴时,最有效的静脉用药是异丙肾上腺素,应用此药维持心率在较高水平是治疗本征心室颤动风暴的最有效方法。静脉滴注此药后,患者下侧壁导联 ST 段抬高的幅度显著降低,甚至完全恢复正常。

2. **慢性期治疗**　本征慢性期心室颤动的预防,最有效的药物是奎尼丁,Haissaguerre 等研究表明,服用奎尼丁者发作可完全消失,而且心电图早复极也完全消失。

十一、临床意义

本征大多数属于良性改变,即心电图上的一种正常变异。由于该征多见于心动过缓者,与迷走神经张力增高有一定的关系,故有些患者在安静状态会感到胸闷,活动后心率增快,胸闷症状会很快消失,ST 段多降至等电位线。文献报道,体检人群中发现的本征,15 年后进行再评估,与非本征人群比较,两组中的高血压、冠心病、心力衰竭以及心血管病症状发生率,无明显差异;心律失常的发生率在<40 岁的人群中,两组无显著差异;在>40 岁人群中,早复极综合征组较其他人群组略高(4.4%:0.8%,$P=0.03$)。因心血管病和非心血管病的住院率两组无显著差异。此外,本征的心电图与部分正常心电图变异有重叠。新近 Mizumaki 及同事报道 8 例本征患者出现特发性心室颤动,而且早复极均为下壁及侧壁导联。随着心率减慢,J 波幅度在良性和恶性患者均升高,恶性者 J 波升高幅度明显,尤其当 RR 间期>1.2s 时,恶性早复极综合征患者的 J 波幅度升高更加明显。近年来虽然报道少数本征患者出现反复心室颤动和猝死受到临床医师的关注。但不能听风就是雨,尚需深入的研究。目前还应把多数早复极综合征看作心电图的正常变异。

第23章

恶性心律失常

第一节　心室扑动与心室颤动

心室扑动和心室颤动是最严重的心律失常,心室一旦发生扑动或颤动,便失去了有效的泵血功能。

一、心室扑动

心室扑动(ventricular flutter,VF)简称室扑,是阵发性室性心动过速的超速状态。心电图已失去了心室除极与复极的固有 QRS-T 的形态,变为连续快速而规整的上下起伏正弦形曲线。心室扑动的出现总是阵发性的,绝大多数蜕变为心室颤动,仅有少数恢复为窦性心律。

(一)心室扑动的心电图表现(图 23-1)

1. QRS-T 波形的基本形态消失,代之以形状、时间、振幅大致相等,间隔匀齐的快速连续的正弦波。

2. 心室扑动的频率多在 250～300 次/分,可低于 150 次/分甚至 100 次/分。

3. 反复发作,每次发作持续数秒或 1～2min。心功能好者扑动波的振幅高,可转为室性心动过速或窦性心律,扑动波的振幅低、频率慢者,很快会转为心室颤动而猝死。

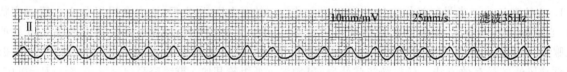

图 23-1　心室扑动
心电图 P-QRS-T 波群消失,代之以形态、大小、间隔一致的快速连续出现的正弦波,频率 200 次/分,为心室扑动

(二)心室扑动的治疗

有条件施行电除颤复律,无电复律条件用拳击或人工心脏按摩。

二、心室颤动

心室颤动(ventricular fibrillation,Vf)意味着心脏的电活动变得十分紊乱,在细胞水平上电活动可能是有序的,但在心脏整个效应上呈快速而不规则的状态,心脏输出量几乎为零。心电图表现为一种无序的颤动波曲线,心脏听诊心音消失,自行转复者极少。

(一)心室颤动的心电图诊断

1. 正常的 P-QRS-T 综合波消失,代之以形态各异、振幅不等、间距不一的颤动波,频率为 250～500 次/分。颤动波之间无等位线(图 23-2)。

2. 心室颤动发生时,颤动波的振幅有高有低,振幅≥0.5mV 者称为粗波型心室颤动;振幅＜0.5mV 者称为细波型心室颤动。粗波型心室颤动多见于心功能较好的病例,如能及时进行电除颤转复窦性心律的成功率较高;细波型心室颤动多见于心功能较差的病例,即使电除颤转复窦性心律的成功率极低。

(二)分型

1. 根据颤动波频率分型

(1)快速型心室颤动:心室颤动波频率＞100 次/分,振幅较高,电除颤转复窦性心律的希望较大。

(2)缓慢型心室颤动:心室颤动波频率＜100 次/分,振幅低,在短时间内心电活动波递减而消失,变为一条直线。

2. 根据病因分型

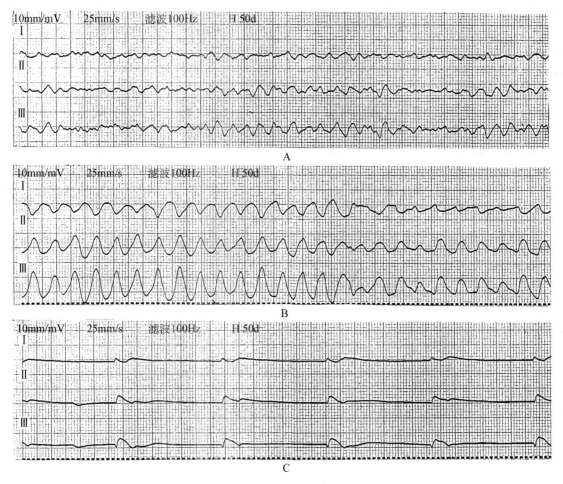

图 23-2　心室颤动(A)、心室扑动(B)、心室蠕动波(C)

A. P 与 QRS-T 波消失,代之以大小不等、形态各异、间距不一的心室颤动波,频率约 300 次/分。B. 为图 A 记录后经电复律描记的心电图,显示 P-QRS-T 的基本图形消失,代之以形状、时间与振幅大致相等、间隔匀齐的快速连续出现的正弦波,频率 200 次/分。C. 为 B 图后 6min 描记的心电图,示振幅较低、频率缓慢、间距相等与形态相同的室性蠕动波,频率 30/min

(1)原发型心室颤动:心室颤动前常无明显低血压、心力衰竭或呼吸衰竭。心室颤动的发生常与急性心肌梗死有关,电除颤成功率约为 80%,如无电除颤设备可用拳头叩击胸廓产生机械能转换为电能,每按压 1 次胸廓产生 1～15J 的电能,可使部分心肌除极以消除早期的低频高幅的心室颤动波,对部分病人起到机械除颤效果。

(2)特发性心室颤动:心室颤动发生前后确未发现器质性心脏病,心室颤动常是突然发生,短时间终止而幸存,但常有再发倾向,多数患者来不及除颤而猝死。

(3)继发性心室颤动:心室颤动发生前常有低血压、心力衰竭、呼吸衰竭,同时常存在药物副作用以及电解质紊乱等综合因素,电除颤一般无效,抢救及时者也可能会生还。

(4)无力型心室颤动:也称临终前心室颤动,不管哪一种疾病临终时,约 50% 的心电图上能记录到"垂死挣扎"的心室蠕动波。其特点是电活动振幅低、频率慢。这种缓慢而低小的蠕动波,属于濒死心电图,无任何抢救价值,等于心脏死亡。

(三)心室颤动的发生原因

心室颤动发生的原因包括急性心肌梗死、冠心病心绞痛、风湿性心脏病、二尖瓣脱垂综合征、甲状腺功能亢进、电解质紊乱、代谢性酸碱失衡、药物的毒副作用、触电、溺水、急性肺栓塞、心脏手术或介入治疗过程中。其他疾病临终前约半数心电图上均可出现心室颤动。

(四)心室颤动的发生机制及诱因

发生心室颤动的机制很难用某种学说来阐明的,①心室内数个起搏点的兴奋性异常增高,先后发放激动,当一个激动进入另一个激动的"易颤期"便可触发产生心室颤动;室内多源性激动或激动折返,可以促进心室颤动的形成。②早期后除极触发形成螺旋子波,子波在传导中碰撞成碎裂电位。③触发因素:室性早搏 R on T 现象;预激综合征合并心房颤动;阵发性室性心动过速;遗传特征的心脏病,如先天性长 QT 综合征、Brugada 综合征、致心律失常右心室发育不良综合征。

第二节　心室分离

心室分离是一种特殊类型的完全性心室内阻滞,由于心室内传导障碍使心室分离成为互不相关的两个部分。这两个部分又存在双向传导障碍,结果使得心室内两个互不相关的节律点各控制一部分心室活动。

一、心室分离的类型

心室分离时可分为以下五个类型。

1. 室上性节律和心室内异位节律点共存。

2. 心室内有两个互不相关的节律共存。

3. 心室内自主节律伴有心室扑动或心室颤动共存。

4. 室上性节律和心室扑动或心室颤动共存。

5. 室上性激动经左、右束支下传分别使左、右束支除极,产生两个互不相关的 QRS 波形成特殊的心室分离。

二、鉴别诊断

诊断心室分离时,尚需要与下列情况相鉴别。

1. 与心房颤动、心室颤动和心房扑动、心室扑动相区别,必须排除心房颤动和心房扑动。

2. 防止外来干扰,记录心电图时可暂不要做心脏按压。

三、临床意义

心室分离时,由于心室内两个部位的电活动都不十分稳定,一个心室自律点位置和频率常变动,另一个自律点的电活动会更不稳定,往往存在很短时间即可消失,因此心室分离的情况很难发现。心室分离是心室传导系统存在广泛而严重的传导障碍所致,多见于严重器质性心脏病的晚期或临终期。Katz 等认为心室分离是一种不可逆转的病理现象,它使血流动力学及冠状动脉严重灌注恶化,导致心肌缺血,在心肌不同层次发生碎裂波,表现为心电离散,预后极差。

第24章

并行心律

一、概述

（一）并行心律（parasystole rhythm，PSR）

并行心律是心律失常的一种表现，属双重心律的范畴。《英汉医学词汇》中文译为并行收缩，并行心律则采用 Pararrhythmia。

"收缩"一词可以应用于一、二次心搏，并不必须要求至少 3 次（或 3 次以上）。例如通常所见的期前收缩（也称早搏），当然也可以连续 3 次（或 3 次以上）成为心动过速。但并不必须要求 3 次（或 3 次以上）才可称为期前收缩（早搏）。

"心律"则必须要求有 3 次（或 3 次以上）。PSR 至少要求 3 次并行心搏的呈现（并不一定是连续 3 次），可以是间有基本心搏。同时，PSR 有序列性特征（联律间期不等、有最大公分母平均值、融合波）才可显示 PSR 的特征，予以诊断。仅出现一二次并行心搏，心电图无法建立 PSR 的诊断。它无法揭示 PSR 的序列性特征。

因此，将 Parasystole Rhythm 译为并行心律较之并行收缩更为贴切。也有人将并行心律用 Parallel Rhythm 一词，或将 PSR 译为副收缩，均不如并行心律更能表达其本意。Pararrhythm 一词则可译为并行的心律失常，也有译为两律性心律失常，以和 PSR 区分。并行的心律失常和并行心律是有区别的，为避免混淆，用两律性心律失常较并行的心律失常似更合适。

临床上常常将 PSR 误为一般的早搏，无怪乎国际著名心电学大师 Marriott 在他的专著《Challenging ECG》一书中将"早搏与 PSR"作为该书的首篇，以示醒目及其对 PSR 的高度关切。

PSR 并不少见，但临床上对其尚未引起足够重视。早在 1998 年 Marriott 在他的专著《心电图的经验与教训》一书中明确地指明"并不神秘的 PSR"，但临床医师对 PSR 的诊断认识上尚有误区或分歧，也

存有诸多困惑。相对而言，对早搏的诊断似乎更简便、容易些，易于接受。这样，将 PSR 误诊为早搏当在情理之中。从心电专业人员而言，对 PSR 的认识上也有不足。尽管自 1912 年以来，人们已认识到 PSR 这一心电现象，至今已近百年。但常常把 PSR 作为早搏的一种类型。这种指导思想上的偏颇，必然会影响对 PSR 的深入认识。PSR 虽然常常以"提前"的形式显示；但是以"逸搏"形式表现的 PSR 也不罕见。用"早搏"来涵盖 PSR 是不符合实际的。早在 1970 年著名心脏病学家 Stock 就精辟地将异位心搏分为早搏、逸搏与并行心搏三类，这是十分有见地的分类。将 PSR 从早搏中独立出来，是认识上的一种飞跃。

（二）PSR 属于推理性的判断

如同其他心律失常的体表心电图分析一样，PSR 也属于推理性的判断。心电图记录的只是"心脏激发电场中的电位变化，而不直接记录电源本身的电活动"（Fisch）。Zipes 指出：窦房结除极和传导以及某些情况下房室交接区的除极和传导仅仅是假设，它们的活动在体表心电图上是不能够记录下来的。这样，心电图的分析，不得不借助于逻辑推理。从心律失常诊断要义而言，应该始终从"序列性"特征，把握住"起源-传导-心肌反应（结果）"，这三个环节构成的"总纲"进行分析。心电图并不直接说明电源情况，而是通过激发电场的电位变化，由心房肌、心室肌为载体显示成为 P 波与 QRS-T 波。由心肌应激后传到体表，通过导联记录下来，显示心电波形。可惜直到现在，心电活动究竟如何自心脏传到体表，并产生各个导联心电图的确切概念这个问题，国内外的研究资料仍然没有得到完善的科学性很强的解决（黄宛）。因此，人们对于"起源-传导-心肌反应"的认识，都只是借助于 P 波、QRS-T 波这两大部分（心房与心室）的表现，以及两者的相互关系作为依据的。这会受到推理过程中设定的大前提所制约。实验室中电生理的检测应该

是引领体表心电图认识的重要依据，也应该用来指导对 PSR 的认识。

（三）PSR 属双重心律的范畴

什么是双重心律？1982 年心电学大师 Schamroth 对双重心律的定义界定为，心脏并存两个相伴随的起搏点，各自独立地发放激动，并各自控制心脏的一部分。心律失常中绝大多数是在基本心律（大多数为窦性起源）以外，都伴有异位节律点的活动。少数系单一节律点组成，如窦性心律不齐、窦性心动过速、窦性心动过缓、窦性早搏、窦房阻滞、窦性停搏等；更多的是除了基本心律以外，尚有异位节律灶的存在。有两种心律存在，却不一定是双重心律；两种心律的互相转变、先后更迭也不是双重心律。

诚如 Schamroth 指出的那样：双重心律要求整个序列性心搏中，始终存在两种不同起源心搏的各自序列特征。这两种不同心搏各有自身的频率（可以相同，更多的是不同）。然而此时，频率优势规律却无法实施其统领的作用。两种心律的存在，必定会发生干扰、阻滞或两者均参与。对于干扰、阻滞的理解与分析就成为认识双重心律的重要切入点。何以两种不同频率的心律之间不发生频率优势者对低频者的节律重整？保护机制的存在，无论是干扰还是阻滞的缘由就成为双重心律十分重要的形成基础。

双重心律中的 PSR 只是其中的一部分，此外尚有不伴心室逆传心房的三度房室阻滞、不合并逆向传导的室性心动过速、完全性干扰性房室分离等。双重心律中的 PSR，又有它与其他双重心律不同的特征，详见 PSR 的定义部分。

二、定义

PSR 又称并行收缩、副收缩，后者译名的不合适前面已进行了讨论，副收缩也少有选用。

PSR 是由被传入阻滞保护的 1 个（或以上）独立起搏点，与另一个未被传入阻滞所保护的起搏点（大多数为窦性，也可以是其他异位起搏点）组成的双重心律。两个起搏点各自发出一系列激动互相并行。前者以自发、持久、重复发放一系列或快或慢的节律，属自律性改变。同时伴有"异-肌"不同程度的传出阻滞，成为自律性与传导性相结合的复合性心律失常。后者未被保护的节律点，为基本心律。

PSR 大多以"早搏"姿态重复出现，传入阻滞始终存在，包括心动周期的不同时相（收缩期、舒张期），这与只存在于心搏不应期的干扰现象不同。这种传入阻滞是位于 PSR 灶起搏点的周围，属"异-肌"界面部位。PSR 与三度房室传导阻滞、完全性干扰性房室分

离等双重心律的不同，在于后者的保护机制不在"异-肌"界面部位。后者的有效起搏点周围并无传入阻滞，仅仅在有效起搏点的远处存在阻滞。只是在激动传出以后遇到干扰或阻滞。

Marriott 在《心电图的经验与教训》一书中提到 PSR 的两个显著特征——不受干扰、独立性。这只是指 PSR 起搏点本身的"只出不进"形成的不受干扰、独立性。但并不意味 PSR 的独立性是指它不对基本节律的发生影响；更不是指基本节律也具独立性。因此有作者认为 PSR 是两个节律点各自独立、不受干扰的看法是不合适的。有必要指明基本节律是无保护的这一特征，才可较完整地表述 PSR 的特点。指明基本节律不受保护、并非独立，对于认识 PSR 时的继发性心电效应，对分析 PSR 特征是十分重要的。

经典的 PSR 定义曾被喻为在功能上是一个固定频率不同步发放的起搏点，类似于一个固定频率无感知的起搏器（VOO）。PSR 的节律不受基本心律频率优势规律的作用，只要心肌处于应激状态，均可使心肌受 PSR 节律的除极。因此，PSR 灶波形显示的间距，是其基本异位周期的整倍数，鉴于基本异位周期并非绝对整齐，故显示的 PSR 心搏间距也并非是绝对的整数倍数值，而是可以有一定的差异。这种差异数值应该用生物学上的变异范围界定较好。有的作者用绝对值的差别来认定是不合适的，显然，基本异位周期越小，绝对值也应变小。

PSR 的研究显示，经典的 PSR 定义需要修正。研究证明：即使是 PSR 灶周围具有保护性传入阻滞，但基本节律仍可对 PSR 起搏点进行调频。调频后的 PSR 频率可有很大差异，成为临床上所见的不典型 PSR 的主要原因。

三、发生机制

直到目前为止，所有心律失常机制的探索，仅仅是折返机制可以获得体表心电图的直观证实。自律性增高、3 相或 4 相阻滞、触发活动等均是建立在推论基础之上。PSR 的机制研究必然地也离不开这种推论，它的诊断也必然要依赖于对非并行心律做出排除诊断。按照传统诊断标准，排除类似于 PSR 的其他心律失常，依然是当前诊断 PSR 的主要思维原则。

这并不排除在最新实验基础上，对现行公认的诊断 PSR 标准的有效性进行评估。对目前采用的诊断标准作出修正与补充，通过"实践-认识"的双向互动，可不断对 PSR 的发生机制有所认识。

随着电生理技术发展、人工起搏技术的不断进步，为 PSR 的发生机制提供了不少实验和临床依据。

众所周知,所有的自律性异常引致的心律失常,都是指起搏点周围具有传入阻滞,才可维持自律性异常的存在。这种传入阻滞体现的保护机制产生,服从于自律性的频率优势规律。PSR时的基本心律,都是不具有传入阻滞的,称之为无保护性传入阻滞。只有当基本心律不太快的情况下,心房肌与心室肌以及传导系统始有较长的应激期,方可使具有被保护的PSR得以显示。

目前对于PSR的发生机制尚未完全清楚,各家看法尚未取得一致。实验资料证明:正常自律性、异常自律性、早期(或晚期)后除极引致触发激动等引起的兴奋灶,只要存在"异-肌"保护性传入阻滞,都可形成PSR灶。这些不同机制在体表心电图上是无法区分的。多数认为,4相自动化除极达到阈电位时,即可成为异位搏动频率,当其规律、快速发放即是PSR最常见的缘由。这种快速发放的频率本身即可形成传入阻滞。有关PSR发生机制的电生理基础是1966年由Hoffman及1967年Hoffman、Singer、Lazzara所发现,他们首先提出心肌某些具有的自律性细胞能引发激动,也可使膜电位降低而致其他冲动的进入,同时阻止冲动的传出,他们认为4相阻滞是发生PSR的机制。这是研究PSR进程中最有意义的,使得PSR不再是一种假设,而是具有实验基础的。1971年Watanabe在心房颤动患者取得心房组织,证实PSR确有自律性并用4相阻滞说明,提出PSR系基本节律受阻于PSR灶周围的3相、4相不应期形成。因组织细胞膜电位降低致单向性传入阻滞,在早期与3相相关、舒张晚期则系4相阻滞。1973年Cranefield、Wit和Hoffman应用微电极对传入阻滞作研究,证实了膜电位的降低在抑制组织中可出现单向阻滞;他们发现在被抑制的浦肯野纤维中,通过冲动的相加与抑制,有可能形成PSR。Wit等认为心脏病变时的慢反应活动,就是形成PSR的基础。1974年Rosenbaum认为3相、4相共同作用可能是PSR发生的机制。20世纪70年代后期,Moe和Jalife提出调频性PSR,使得PSR的诊断更加复杂。他们在蔗糖间隙模型上对PSR进行了一系列实验研究,并相继建立了PSR的数学及生物学模型,加深了对PSR机制的认识。以往认为的PSR灶周围存在持久的保护性传入阻滞的认识需要修正。从而使PSR的心电图诊断增加了难度。可以这么认为,Jalife等的实验,在PSR研究中具有里程碑的意义。1981年Nau提出隐匿性室性并行心律。1982年Rosenbaum认为在3相、4相阻滞共同起作用的基础上,两者之间有一条狭窄的正常传导窗,不典型PSR的诸多类型与此相关。

保护性传入阻滞的存在是较多学者的认识,但这种传入阻滞是否是完全性的,可以商榷。Scherf认为系在PSR灶周围的兴奋性和基本节律强度不均衡所致。Pick等则认为室性冲动的电生理特点和下传的室上性冲动有所不同。Schamroth主张PSR灶的高频兴奋性导致保护性传入阻滞,其呈现的慢频率系存在有高比例的传出阻滞。也有人认为在特殊传导系统的某些小区域,含有不同受损情况细胞群的阈电位水平上移和(或)膜反应性降低,由外到内损害逐步加重地处于低极化状态,形成单向阻滞。但中心区细胞却具有正常或较高的自律性可以外传,形成PSR时的"只出不进"特征。近年更证明浦肯野纤维网有微小循环性折返造成的心动过速可具有保护性传入阻滞。

有关束支阻滞特别是左束支阻滞在室性PSR中的意义,业已受到关注。国内早在20世纪80年代已有病例报道,既和局部组织病损有关,也和束支阻滞区下游细胞的自动化4相除极相关。当心脏某个小范围内由于缺血、炎症、变性导致细胞膜通透性改变,造成不同程度的膜电位降低,而有些心肌细胞的动作电位时间延长,主要发生3相阻滞。有些则发生4相自动除极化加速和舒张期电位降低、自律性增加形成异位节律、4相阻滞。

四、诊断标准

标准的社会价值在于可用它来干预客观事物,对事物能客观地进行评估,其核心要义在于它的公正、可靠和客观性。可操作性更是标准应该具有的重要内涵。有时在某一些时空范围是"金标准"也会随着实践的不断深化、认识的不断完善需要重新评估。X综合征的提出与确定,便是对冠状动脉造影作为诊断冠状动脉粥样硬化性心脏病"金标准"的修正与挑战。任何医学诊断标准,必须接受医疗实践的检验,实践出真知。

当医疗实践中应用PSR的传统诊断标准后发现临床工作中不仅有漏诊,也有误诊的病例,虽然以漏诊更为多见。这不仅源于诊断标准的制定与把握是否确切、掌握与理解上有无偏差,也与诊断操作上是否认真有关。另外也受制于客观原因,例如对一份图片要判定是否属于PSR,必须要显示出至少有3次以上的异位心搏,才可构成2个异位心搏间距,方能判定有否不等的联律间期或逸搏间期。至于"不等"的规定性那是另一个问题。另外,关于图片上显示的异位搏动之间的距离(可称之为异搏间距)应进行认真细致的测量,进而用数学原理推算出最大公分母平均值(可称之为异搏间期),并计算其变异范围。异搏间距与异搏间期虽只是一字之差,但它们有不同内涵。数学推算出的异搏周期是符合变异范围(要求可有不同)的平均值,它不是固定的一个数值。因此笼统地讲"长异搏间距是短异搏间距的整数倍"是不严密的,更不可以用分规量出短的异搏间距后,用此长度去比对"长的异搏间距"。用这种分规长度去量度以求证整数倍的方法从操作层面看是不当的,会带来误导。

为了获得一份可供有效判断是否 PSR 的资料,应该记录一份质量符合要求的图片,显示足够的异位心搏。有学者提出,必须有 5 个异搏间距(即显示 6 个异位心搏),同时必须呈现出无保护的基本心搏已入侵异位灶,进入异位搏动间距的记录达 3 次以上。

有了符合要求的记录,然后进行仔细、准确的测量,做到"一个也不可少"地对 P-QRS-T 以及每个心搏作严密的测量,分析 P 波与 QRS-T 波各自的序列特征、P 波与 QRS-T 波之间的关系。当获得各种指标(如联律间期、逸搏间期、最大公分母平均值、变异范围、融合波等)后,再依据对这些数值的判定,按诊断标准予以诊断有否 PSR。此时,采用何种标准,如何理解这些标准,就取决于诊断者的认识水平。不同的诊断标准,有不同的量化指标,如何理解和操作这些不同的标准,就成为问题的症结所在。现对传统标准、国人提出的建议标准(简称《建议标准》)分别进行讨论。

(一)传统标准

联律间期不等、有最大公分母平均值、有融合波这三条是对典型 PSR 而言的,不适用于非典型者。多数文献将联律间期不等作为诊断 PSR 的首要条件,我们认为首要的诊断标准应该是反映典型 PSR 的本质特征——"只出不进"即具有保护性传入阻滞和一定程度的传出阻滞。因此,应该将具有最大公分母平均值(变异范围符合要求)放在 PSR 诊断标准的第一位。

1. **具有最大公分母平均值** PSR 灶以自发、持久、重复发放一系列或快或慢的节律,它始终存在并受到保护;PSR 又存在一定的"异-肌"传出阻滞,简称"只出不进"。但通过数学推算,它可以显示为"最大公分母平均值"。有学者用绝对值来表达这种变动的差异,认为不应该超出 0.01s。有人对图片上显示的异搏间距(不是异搏周期)的变动范围在 0.08～0.20s。Fisch 认为异搏间距不应超过 0.18s;也有认为可高达 0.27s。更有学者提出异搏间距(不是异搏周期)应该小于联律间期的差数或异位搏动 QRS 波的宽度。鉴于 PSR 的频率可达 400 次/分(在 20～

400 次/分),最短异搏间期仅 0.15s。此时用绝对值的表达方式有其弊端。不同的 PSR 频率,应该有不同的变动数值,采用变异范围来表示较为合理。至于设定变异范围的大小,那是另一个问题。多数采用 95% 的可信区间来表达,即变异范围在 ±5.0% 之间较为合理(建议标准则要求在 ±7.5% 之间)。

有时最大公分母平均值因数值上的巧合也可以在非 PSR 中显示符合要求,例如在加速性异位自主心律被误诊为 PSR。早在 1980 年 Schamroth 就指出许多所谓 PSR 性心动过速实际上并不是 PSR 性质,而是自主性心动过速。不少急性心肌梗死时的所谓并行心律性室性心动过速可能是此种误诊。

异搏间期数值多数较基本心律为长,即 PSR 的频率较基本心律为慢,始可证明基本心律未能行使其频率优势规律、显示 PSR 有保护性传入阻滞。但有时也可出现 PSR 性心动过速而使其频率高于基本心律,此时一定要排除由加速性异位自律性心律引起者。有学者对国际上颇负盛名的心电学大师级人物(如 Schamroth、Chung)发表的 PSR 文献进行考核,发现虽然最大公分母可以符合要求,却不是 PSR。最大公分母的要求是必不可少的,但仍然有它的适用范围,不可绝对化。为此他们提出了《建议标准》。当 PSR 灶有二度 I 型传出阻滞时,形式上似乎无法获得最大公分母平均值,此时显示在图片上的异位间距有"渐短-突长"序列,要充分考虑有否二度 I 型传出阻滞的 PSR。此时宜对"渐短-突长"的异位间距的整个序列作为计算对象,测出其总长度(即"渐短-突长"的总和)。最好有两阵此种改变,如能有两阵发作时,更理想的要求是两阵序列有不同比例的传出(如 5:4 与 4:3)阻滞;然而采用"等传间歇整数倍律"的计算方法,可以得到其异搏间期。若此间期变异范围又在 ±5.0% 之间时,即可证实为 PSR。

最大公分母平均值虽然是 PSR 诊断中十分重要的指标,但也应该结合其他两条传统标准进行综合判断。

2. **联律间期不等** 传统将此作为首要标准提出。所谓"联律"(或偶联)一词,它是从早搏借用而来,移用于 PSR。早搏时,异位搏动与其前的基本心搏之间的距离,即为联律间期。至于不同部位的早搏联律间期的具体测量方法上的不同,那是另一个问题。对早搏时所以称之为"联律",源于其发生与基本心搏有内在联系。不少实验证明:早搏者,若抑制其前的窦性活动,早搏即可消失,可能和窦性活动的折返机制相关。对于 PSR 而言,它和基本心搏相遇仅仅是一种巧合,两者并无发生机制上的内在联系。

PSR 时称之为"联律"实际上是不合适的，鉴于约定俗成、沿用至今。

联律间期不等的具体界定数值是多少，值得讨论。有人界定为互差 ≥0.08s，也有人界定为 ≥0.06s。据 Shellong 资料统计，早搏者联律间期相等者占 91.6%、不等者仅 8.4%。PSR 时联律间期间不等，系两种节律的频率不等导致的。鉴于 PSR 得到保护，基本心律无法对 PSR 灶形成节律重整。因此，是否出现联律间期不等，取决于异搏周期的长度、基本心律的频率、心肌不应期长度。联律间期不等并非是保护性传入阻滞这一本质特征的直接体现，何况联律间期相等并不能摒除 PSR。它只有在具有最大公分母平均值条件的前提下始有价值，再者，在多源性早搏时，联律间期不等也可出现。这样，将这一指标列为第二位的标准是合适的。联律间期不等最大的意义在于它具有导向性作用，提示判断者有目的地进行异位心搏间距的认真测量，进而进行最大公分母平均值的数学推导以及变异范围的计算，求证有否 PSR。

最短的联律间期代表心肌的有效不应期，最长的则必然是融合波，其数值和基本心律的周期长度相关。当基本心律过缓时，呈现出心肌的有效不应期范围较大，加上相对不应期的时间其范围更宽泛。只要 PSR 激动落于这一宽泛的阶段以后，便可获得下传（即或是延缓下传），这样联律间期的变动范围就大，为 PSR 的诊断提供更多的提示。诊断者可以借助于按压颈动脉窦、按压眼球、屏气动作、运动、药物激惹等以改变基本心律频率的人工干预，可有助于对具有联律间期固定的 PSR 者，揭示出联律间期不等的特征。从而提供诊断 PSR 的证据。

PSR 时呈现联律间期相等的情况有：

(1) PSR 的频率与基本心律的频率呈现数字上的倍数关系时，或者两者处于等频状况。

(2) PSR 的出现位于基本心律搏动的超常期应激。

(3) 逆联律间期的组合。

(4) 基本心律呈快速频率，招致其应激期短暂、只能在心动周期的较晚阶段心肌才能接受应激，联律间期变异不大而相对固定，未能显示出明显不等的特征。密切结合基本心律的情况，往往为分析者所忽略。

联律间期不等是属于 PSR 和基本心律两者频度不同所派生出的指标。

3. 融合波 这一指标作为传统标准的第 3 条，主要基于它出现的频度不是很高，多数学者认为在诊断

条件中并非必须具备。主要受制于描记的图片长度有一定限制，即使是动态心电记录也受到基本心律的频率、心肌不应性长度改变、PSR 灶发放频度等因素影响。理论上可以推定，只要描记长度达到基本心搏长度乘以 PSR 的异搏间期，融合波必然出现。能否显示融合波仅仅是机遇问题。当基本心律为心房颤动时，这种高频度（350～650 次/分）的室上性无序激动与有序的 PSR 心搏相互碰撞的概率大为增加，其融合波的呈现机会较之窦性室上性心律者明显增多即源于此种数学关系。当基本心律是心房颤动时，呈现较多的不同形态的融合波可以认为是诊断 PSR 的一个重要标志。

传统诊断标准只提出以上三个诊断标准，但是 Zipes 认为，应该将传出阻滞作为 PSR 的第四个特征，这是十分中肯的、有见地的看法。

（二）建议标准

这是我国学者根据传统标准在诊断 PSR 时出现的漏诊、误诊的情况提出的建议。标准提出后虽已有多年，但国内仅有零星文献提出讨论，似乎尚未引起业内的关注。建议标准认为传统标准（或称之为现行标准）的缺陷是"特异性不够高"。他们为了探索新的诊断标准，将 87 例典型 PSR 的心电图数据用电脑处理后，选取能反映异位灶有完全性传入阻滞的定量指标作为新的标准。得到 PSR 的三项定量指标。本文称之为建议标准。具体内容如下。

(1) 用最先记录到的 5 个异搏间距计算异搏间期，其中至少有 3 个异搏间距包含有已激动异位灶所在区域的窦性或其他心搏。最短联律间期/最短异搏间期皆＜80%。

(2) 异搏间期的变异系数皆＜7%或变异范围在 ±7.5%之间。

(3) 联律间期相差皆≥0.11s。

建议标准应用于 PSR 的诊断，提出者认为排除各种非 PSR，具有高度的敏感性和特异性。主张"最短异搏间期≤最短联律间期是 PSR 的反指征"。建议标准未包括以下几种 PSR：①间歇性 PSR；②由非 PSR 心搏起调频作用的调频性 PSR；③联律间期相等的 PSR；④各种干扰引起的偶然巧合；⑤二度Ⅰ型传出阻滞的 PSR。

建议标准较传统标准有以下不同点：①提高了联律间期不等的数值，将≥0.08s 提升至≥0.11s；②对变异范围的要求作了扩大，由±5%改为±7.5%；③对异搏间距由 2 个（即 3 个异位心搏）提高到 5 个（即 6 个异位心搏）。

另外提出了组合指标，如最短联律间期/最短异

搏间期<0.8,主张最短异搏间期<最短联律间期是PSR的反指征。

应该肯定,建议标准的提出者应用电脑处理技术,对典型PSR者作分析,得到新的定量指标,为PSR的判断标准作了有益的补充,值得赞许。建议指标中的核心内容要求异搏间距的数量达到5个,1999年又修正为8个异搏间距,其中至少4个间距包含有已激动异位灶所在区域的其他心搏,如不足此数需依次递补。

修订的建议标准为:①最短联律间期/最短异搏间期应<0.8;②8个异搏间距的变异系数应<6%;③联律间期最大互差应≥0.11s。

修正的建议标准中核心的第1条(最短联律间期/最短异搏间期<0.8)是一个复合指标,重点在于"联律间期"。有文献指出的:虽然PSR多数以"早搏"形式显示,当PSR以固定联律间期相等的形式出现时,易和折返性机制形成的早搏混淆,需要进行鉴别,可借助于动态心电图长时程记录、颈动脉窦按压、迷走神经刺激、运动试验、药物激惹等以变动PSR频率、基本心律频度予以揭示联律间期是否有差异,有助于鉴别。

应该指出PSR也会以"逸搏"的形式显示,已有不少文献报道。此时的联律间期即逸搏间期,实际上PSR的频率往往较基本心律的频率为慢,便形成"形早实迟"的特征,"提早"是现象,被保护的"逸搏"才是本质。此时,最短联律间期/最短异搏间期<0.8在大多数PSR是可靠的。但也应注意到致使这一指标无法达到的情况,当PSR的频率较快时,数字推导出的异搏间期较小,因伴传出阻滞在图片上显示的异搏间距并不是最短的。此时,无论是逸搏(即联律)间期的变大还是异搏间期的变小都会使比值大于0.8,"反指征"的提法不尽合适。

无论是建议标准还是修正的建议标准的提出,对传统的标准提出了有益了的补充,这是国人对PSR研究做出的积极贡献,应该肯定。希望业内(特别是我国学者)给予足够重视,使用两套标准对PSR的诊断予以探讨,进行大样本的对比、验核、论证。

任何不同诊断标准的提出,都应该从各个标准总体上予以把握,可以互相补充,形式上的不相容性只要各自有一定依据,可以兼容并蓄,在实践中找到其最佳结合点。

五、心电图表现

(一)以"提前"心搏形式出现

这种"提前"心搏可以是P波、P′波或QRS波,依据并行心律的不同定位而有不同波形的提前。窦性并行心律以窦性P波(外形)的提前(伴或不伴QRS波),房性并行心律则以P′波(不同于窦性P波外形)为标志,房室交接区性并行心律和室性并行心律则为QRS波(或P⁻波)的提前为代表。

由于"提前"就酷似一般的早搏,多数尚可伴有代偿间歇,表现为"短-长"序列的特征。只有呈现为间位性时就无"短-长"序列的特点,间位性者在并行心律时较为多见。

并行心律的提前,在各个并行心搏中是不同的,称之为联律间期明显不等。系大多数情况下并行心律的搏动频率较基本心律频率慢所致。两者并行发放时就呈现为"形早实迟"的序列形式。正因为并行心律易误判为早搏,要注意与早搏进行区分。

并行心律的"提前"有以下特点:

1. 联律间期明显不等。

2. 多为单源性。

3. 多为频发性。

4. 可出现在舒张中、晚期。

5. 常常表现为间位性,且多在基本节律不缓慢的情况下发生。

6. 每阵异位心搏发作之间的间距,可因并行心律异位心搏常有传出阻滞而相差悬殊,但仍可计算出最大公分母平均值,长间距是计算出的短间期的倍数;短间期的波动范围为±5.0%(或±7.5%)。

7. 可有融合波(提前心搏和基本心搏发生交汇)。

8. 当有短阵连续发作的并行心律心搏时,可呈现为并行心律性心动过速。

9. 提前心搏结束后长R-R间歇可继以"逸搏",此时逸搏和提前搏动的外形一致或雷同。

10. 并行心律心搏伴室内差异性传导时,可酷似多源性早搏,特别是尚伴有联律间期不等时,极易误判。

11. 基本心律的频率与并行心律的频率互相接近时,后者又无传出阻滞的情况下,即成为并行心律性心动过速,只有当其短阵间歇发作时,才可和心室(房)自主性心动过速区分;此时,①间歇发作前、后两个并行心搏之间的异位间距是最大公分母平均值的整数倍;②每阵发作时第一次并行心搏的联律间期明显不等;③并行心律的发作转变时可有融合波。

12. 当基本心律为心房颤动时,并行心搏和基本心搏的QRS波有不同的外形,此时对附加的异位并行心搏可进行定位判定。因附加心搏易和基本QRS

波发生碰撞,室性融合波甚为多见,其外形也易多变。但并行心搏(含室性融合波)连续出现时若无传出阻滞可以呈整齐的序列,易和心房颤动的R-R明显不等作出区分。

13.对于多重性并行心律的诊断必须借助于梯形图的绘制,分别标明不同起源并行心搏的具体位置,审视各不同定位心搏之间的时相关系、位序,求解

是阻滞、干扰或两者兼而有之。

在对"提前"形式的并行心搏进行分析时,不能再与早搏混淆了。有时心电图也难以作出区分,两者可以共存,也可互相转化。这种困难与检查时某些局限性有关,如描记过短、并行心搏出现频度不高、图形不典型等。表24-1是两者的鉴别,可供参考。

表 24-1　并行心律与早搏的鉴别

鉴别要点	并行心律	早搏
发生机制	以舒张期自动化的自律性改变、保护性传入阻滞并存,多并有传出阻滞	大多为折返机制
心电改变	联律间期多不固定(互差≥0.08s) 有最大公分母平均值 多数呈提前形式出现、也可以滞后"逸搏"形式显示 可有融合波 为双重心律	联律间期相对固定(互差<0.08s) 无最大公分母平均值 仅以提前形式出现 舒张晚期者可能有融合波 非双重心律
运动	可使并行心律异搏周期延长而窦性周期相对缩短,更好地显示并行心律特征,可减慢并行心律频率(或消失)	可以消失或增多,联律间期运动后仍固定
颈动脉窦按压及刺激迷走神经	可暴露并行心律异搏周期真正长度,可减慢、引起或消除室性并行心律。颈动脉窦按压对房性、房室交接性并行心律有减慢、消失作用。有时可诱发并行性心动过速	抑制窦房结,出现窦性心动过缓,可诱发早搏
药物治疗	多数抗心律失常药物无效或疗效差,与洋地黄类药物无关;伴有充血性心力衰竭者,洋地黄可改善心力衰竭后使并行心律消失	多数抗心律失常药物有效
临床意义	早年认为预后不良。近年多数认为即使发生在急性心肌梗死者也不提示预后不良。与心脏病预后无可靠联系,也可见于健康人,尤其是儿童、年轻人起源于房性、房室交接区性者。多重性并行心律多有器质性心脏病	多见于健康人,如发生在急性心肌梗死者,可诱发心室颤动,增加猝死发生率

(二)以"滞后"逸搏形式显示的并行心律

有人认为并行心律的本质是逸搏,以逸搏形式表现当在情理之中。通常情况下,基本心律的频率高于并行心律的频率;两者之间的数学关系与心肌生理性不应期的存在,使并行心律常常以"提前"形式出现。何以基本心律的高频率却不能行使"频率优势规律"?足见逸搏具有被保护的传入阻滞。它并非继发于主导基本心律的缓慢频率引发的替代性、继发性的逸搏,此种以逸搏形式显示的并行心搏,体现在各个逸搏间期数值上会有明显的差异,互差可以达到≥0.08s。此时的逸搏间期实际上便是"提前"形式并行心搏的联律间期。更重要的是各个逸搏之间的距离,

具有最大公分母平均值,其变异范围也在±5.0%(建议标准为±7.5%)之间。有时也可见逸搏与基本心搏形成的室性(房性)融合波。

(三)具有"早搏-逸搏"的序列性

当提前搏动后伴有滞后出现的逸搏,组合成"早搏-逸搏"序列时,成为心电图上显示并行心律的一种表现。它们具有前面已讨论过的"(一)"与"(二)"的各自特征。此时可以对"提前"与"滞后"心搏作为同一对象,进行最大公分母平均值的计算。此时,提前心搏与滞后心搏在心电波形上相似,但也可以因有时相性差异性传导而略有差异。诚然,它们都应该符合并行心律的传统或建议标准。

六、临床意义

对于并行心律的诊断，完全仰仗于心电检查，其他临床检查无法完成。心内电生理检查虽然已成为引领体表心电图向纵深发展的重要指导性技术，但无法普及应用。如何使临床评估更好地与心电判别相结合，需要临床医师与心电工作者密切联系、通力合作，使并行心律临床意义得到更好的评估。

心电学发展早期，由于心电检查不普及，大多应用于有器质性心脏病者；这种有选择性地应用于特定对象，其检测后的临床意义评估，必然带有局限性。由此评估的结论中认为多数并行心律预后不良、与严重器质性心脏病相关、属严重心律失常的看法并不确切。临床也极少见到有诱发室性心动过速、心室颤动的报道。至于并行心律性室性心动过速的频率多数较慢，常伴有传出阻滞（这是并行心律的第 4 特征），难以发生血流动力学的严重后果。

随着心电检查的普及，以及动态心电图的广泛应用、12 导联同步记录的发明、检测人群的变更（如健康体检的普及），使得心电记录在时间、空间上大为拓展。加上对并行心律认识上的提高，其临床意义的评估已有明显改观。

临床上记录到并行心律者，最年幼的是出生 1h 的女婴，最年长的为 84 岁老人，特别是 64 岁以上老年人可占并行心律者的 65%。随着大量健康人群心电检查比例的增加，并行心律的年龄分布结构也会有变动。年轻人中出现的房性并行心律、房室交接区并行心律多为良性性质，即使以往被认为是具有病理意义的室性并行心律，也有 15% 为健康人。在美国空军中，室性并行心律的检出率是 0.65%（37/5746）。即使在具有明确心脏疾病者（如陈旧性下壁心肌梗死者）出现有并行心律，也不能证明其有任何严重性质及不良的预后。Kolter 等研究了 160 例心肌梗死的男性存活者，80% 至少有一次的动态心电图记录到的室性异位搏动中，有 27 例（占 16.8%）有并行心律，但无心源性猝死发生。此 27 例占 80% 的 21.1%（27/128）可见其在异位搏动中占有 1/5 以上。在非并行心律的心肌梗死者中，有 14 例发生安静时的心源性猝死，占 160 例的 8.8%。Salazar 等则观察到急性心肌梗死后起初的 24h 内出现的并行心律属良性性质，易被药物控制。有人认为并行心律极少有发生"R on T"现象。

并行心律与束支阻滞存在一定关系，Watanabe 研究 21 例并行心律者，8 例在窦性节律时有束支阻滞。国内在 1984 年报道束支阻滞者中出现室性早搏者较正常室内传导者为高，间接支持室性并行心律与束支阻滞的密切关系。早在 1977 年 Watanabe 认为并行心律与配对型室性早搏关系很密切，间歇性并行心律很可能是配对型室性早搏与典型并行心律的桥梁。文献认为左束支阻滞呈现的并行心律较右束支阻滞者为高。

显然，并行心律的发生部位与其临床意义也有差异。窦性并行心律已得到确认，从发生机制上看，位于窦房结的传入阻滞与一定程度的传出阻滞并存的这种双向阻滞，应该考虑与病态窦房结综合征相关。房室交接区易发生双向阻滞，故常见于心脏正常者，尤其是年轻人。间歇性并行心律则有自律性活动的消失，或其并行灶受到主导节律的调频，其保护性是不完全的，可能趋向于并行节律的消退。

据文献报道，并行心律可见于常见的冠心病、高血压病、风湿性心脏病、肺源性心脏病、先天性心脏病、心肌病、感染性心内膜炎，尚可见于肾炎、尿毒症、低血钾、白血病等。这类疾病本身，与并行心律并无必然的内在联系，并行心律的良好预后已是 20 余年来不少观察者长期追踪后的体会。有时室性并行心律持续较久，也属预后良好，即使是室性并行心律性心动过速，也为良性。

关于并行心律与洋地黄类药物的关系。有认为并行心律属非洋地黄中毒性心律失常，当心力衰竭者的并行心律经洋地黄治疗后，心力衰竭得到改善，并行心律也消失。迄今为止，尚未提出洋地黄中毒可引致并行心律的可靠文献。

治疗上，并行心律有症状者，可应用 I 类抗心律失常药（如奎尼丁、普鲁卡因酰胺等）。鉴于并行心律起因中，包括细胞外液中有钾离子、其他离子的浓度改变，电解质的纠正应该在治疗上给予足够关注。多重性并行心律，则多有器质性心脏病，预后较差。

下面介绍几例并行心律的心电图（图 24-1～图 24-7）。

注：并行心律的有关计算公式及说明：并行心搏最大公分母平均值＝（均值±标准差），均值≈（最大值＋最小值）/2，标准差≈（最大值－最小值）/2，变异系数＝标准差/均值再乘以 100%。变异范围指变异区间（－变异系数～＋变异系数），比如变异系数为 3%，则变异范围为－3%～＋3%。传统标准认为并行心律变异范围－5%～＋5%。

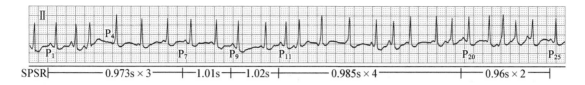

图 24-1 多源性房性早搏、经 Kent 束下传的预激综合征、窦性并行心律

患者男性,76 岁。临床诊断:脑梗死、冠心病。本图示 II 导联窦性 P 波散在出现,有 $P_{1,7,9,11,20,25}$ 外形正常,P-R 间期 0.12s。因无连续出现 2 次以上者,无法确定窦性频率。另可见和窦性 P 波外形不同,呈高尖、低矮、倒置状的各种 P'波,P'波的 P'-R 间期长短不一,但均<0.12s。P'波均后继以畸变 QRS 波,畸变 QRS 波起始部粗钝,为 δ 波。δ 波的大小与 P'-R 间期呈反比关系:凡 P'-R 间期越短者,QRS 波畸变越显著,如 $P'_{12,14,22,23}$,但 P'-J 间期均相同。值得提出的是窦性 P 波之间有最大公分母平均值(0.99±0.03)s,变异范围在±3.0%之间。P'-P(联律)间期为 0.38~0.50s。最短联律间期/最短公分母值<0.8。符合传统与建议标准,为窦性并行心律。心电图诊断:①多源性房性早搏;②经 Kent 束下传的预激综合征;③窦性并行心律。本例的大部分心搏为多源房性早搏,构成本例的基本心律。由于其 P'-R 间期缩短、QRS 波变宽伴起始部粗钝的 δ 波,可判为房性早搏伴 Kent 束下传的预激综合征。有人称之为房性早搏伴显性预激综合征或房性早搏显示潜在性预激综合征。通常情况下,窦房结并无传入阻滞,何以多源的房性早搏未对窦性节律发生节律重整,足见窦性者具有保护性传入阻滞,成为窦性并行心律。窦性 P 波仍能保持其固有频率(平均 60 次/分),说明房性早搏成为基本心律、窦性节律成为附加心律。窦性并行心律是 20 世纪 60 年代才被认识的,早在 1960 年 Jedlicka 曾有此类图例报道,可惜未提出这一诊断。直到 1967 年 Schamroth 首次明确提出这一诊断并报道 1 例,50 余年来报道并不很多,国内也有报道,因此不要固守"窦性心律一定是基本心律"的看法,它也可以是附加心律

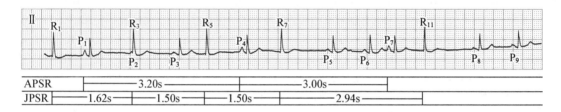

图 24-2 房性、房室交接区性双重并行心律

患者女性,71 岁。临床诊断:冠心病、慢性心力衰竭。以长 II 导联作分析。窦性心搏:有 $P_{2,3,5,6,8,9}$,P_2 埋在 R_3 中,P 波外形正常,可测出的 P-P 间期为 0.74~0.84s(71~81 次/分)。P-R 间期 0.13s,下传的 QRS 波呈 qR 型。房性并行心律:有 $P'_{1,4,7}$,高尖且提前出现,P'波下传的 QRS 波与窦性者类同。P'波距离前一心搏明显不等(>0.08s),P'-R 间期 0.12s。P'波之间有最大公分母平均值(3.10±0.10)s(平均 19 次/分),变异范围在±3.2%之间,为房性并行心律。房室交接区并行心律:有 $R'_{1,3,5,7,11}$,呈现 qR 型,唯 R 波振幅较窦性 QRS 波为高、T 波则稍低。此乃房室交接区心搏有非时相性室内差异性传导。R'波呈提前出现,个别(R'_3)于长 R-R 序列时出现。联律(R-R')间期为 0.56~0.90s,各 R'波之间有最大公分母平均值(1.545±0.075)s,变异范围为±4.85%,符合房室交接区并行心律。心电图诊断:①窦性心律;②房性、房室交接区性双重并行心律。本例长 II 导联仅记录 10s 时间,显示 13 次心搏,其中房性、房室交接区异位心搏有 8 次,占 61.5%。以 P'而言仅有 3 次,有 2 次发生在 R'波之后,无法测出 P-P'(联律)间期。但就 R-P'间期作比较,其互差 0.08s,可以排除为房性早搏。鉴于其具有最大公分母平均值、变异范围也符合并行心律诊断标准,应诊断为房性并行心律。房室交接区性心搏具有非时相性室内差异性传导外形,系起源于房室交接区的偏心部位,激动沿纵行分离的通道下传。这种外形改变在定位和传递关系的判定上,有其独特的方法学意义,值得引起重视。对于非时相性室内差异性传导,不仅注视 QRS 波的微细改变,也要着眼于此种 QRS 波的 T 波。此乃除极的变化必将导致复极(T 波)的差异,有时 QRS 波变化不大、T 波改变则明显。窦性频率为 71~81 次/分,而房性、房室交接区者仅 19 次/分、39 次/分,何以窦性心律未能控制心房、心室活动?系异位节律点具有保护性传入阻滞。房性并行心律与房室交接区并行心律心搏先后出现时,互不影响各自的时序,也无节律重整现象,说明异位 P'波和 R'波也存在各自的保护性传入阻滞,构成了双重性并行心律。两者均符合传统标准和建议标准。双重性并行心律具有明确的病理意义,是较为少见的心律失常。患者有冠心病、慢性心力衰竭,支持这种看法

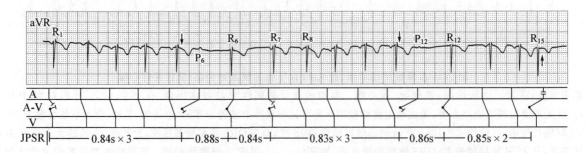

图 24-3　窦性心律、房室交接区并行心律逆向心房传导伴前向房室传导阻滞

患者男孩,9 岁。临床诊断:病毒性心肌炎。本图示 aVR 导联。窦性 P 波为倒置形态,按序出现,时限、振幅正常。P-P 间距为 0.56~0.64s(93~107 次/分),P-R 间期 0.12s。QRS 波宽 0.07s,呈 rSr' 型。图中可见 P'$_{6、12}$ 和窦性 P 波极性相反,虽位于前一心搏 T 波结束后 0.12s,却并未伴有下传的 QRS 波。基本心律并无房室传导阻滞,对 P'$_{6、12}$ 判为"未下传房性早搏"似不合适。P'$_{6、12}$ 后 0.60~0.62s 处出现和窦性 QRS 波相同外形的 R$_{6}$、R$_{12}$,为长 R-R 间歇后的房室交接区逸搏,逸搏周期为 0.92s。R$_{6}$-R$_{7}$ 间距为 0.84s,未在逸搏周期序列位置上呈现。R$_{11}$~R$_{12}$ 与 R$_{5}$~R$_{6}$ 类同,但 R$_{11}$~R$_{12}$ 间距为 1.08s,也不支持为通常的逸搏序列。另可见到 R$_{15}$ 提前出现,外形也和窦性 QRS 波相同。R$_{1}$ 为该条记录的首次心搏,无法判明其在序列中系提前抑或滞后出现。但 R$_{1}$ 与 P$_{1}$ 处于干扰状态可以确定。R$_{7}$ 于 R$_{6}$ 后发生,与 R$_{1}$ 外形类同。R$_{15}$ 的 ST 段与 R$_{6}$、R$_{7}$、R$_{12}$ 的 ST 段外形有异,系 R$_{15}$ 有逆 P 波呈现且与窦性 P 波形成房性融合波("窦-交"房性融合波,见 ↑ 所示)。其序列性(窦性 P 波-逆 P' 波),也与 P$_{5}$-P$_{6}$、P$_{11}$-P$_{12}$ 一致,佐证对 P$_{6}$、P$_{12}$ 的定性为逆 P 波是合理的。试测量 R$_{1}$~R$_{6}$、R$_{6}$~R$_{7}$、R$_{7}$~R$_{12}$、R$_{12}$~R$_{15}$ 的间距可获得最大公分母平均值(0.86±0.02)s,变异范围在±2.3% 之间。以此数值可绘制成梯形图显示,R$_{5}$、R$_{11}$ 之后 ↓ 所示处应各有 1 次房室交接区激动伴前向传导阻滞(故无 QRS 波)。但房室交接区激动却可向心房逆传,呈现为极性和窦性 P 波完全相反的 P'$_{6、12}$。佐证此种 R$_{1、6、7、12、15}$ 为房室交接区性并行心律心搏的判断,可圆满对本图作出说明。心电图诊断:①窦性心律;②房室交接区并行心律逆向心房传导伴前向房室传导阻滞。房室交接区并行心律并不多见。房室交接区呈纵行分离、多条通路、优先传导、分层传递的立体网状迷路样结构。这种解剖和电生理特性可在心电图上呈现复杂多样性改变,是心律失常变幻多态的区域;其单向、双向或在传导程度上的消长,常会带来分析时的困难。本例 R$_{15}$ 呈提前状态,联律间期为 0.38s,也有外形与其相同的以滞后"逸搏"(R$_{6、12}$)形式显示者。鉴于此种房室交接区逸搏前长间歇中有直立逆 P 波存在,应高度疑及此种逆 P 波系由未下传心室、可逆传心房的房室交接区激动的表现。此种房室交接区激动对其后的房室交接区发生节律重整,呈现为以逸搏形式的并行心搏(R$_{6、12}$)。可以认为,此种房室交接区激动系位于房室交接区的上部,当其提前出现时,尚位于其前面一个心搏房室交接区及心室肌的不应期时(↓ 所示)未获下传心室,故无 QRS 波。由于心房肌的不应期较心室肌为短,可允许其逆行传入心房显示为逆 P 波。经数学推算,可知其具有最大公分母平均值(0.86±0.02)s(平均 70 次/分)。尽管窦性频率为 93~107 次/分,远远高于房室交接区并行心律的频率(平均 70 次/分),何以窦性心律未能控制,足见房室交接区心律具有保护性传入阻滞。本例的"提前"与"滞后"型房室交接区心搏,均属并行心律的序列特征。最短联律间期/最短异搏间期=0.38s/0.84s=0.45(<0.8)也符合建议标准的要求

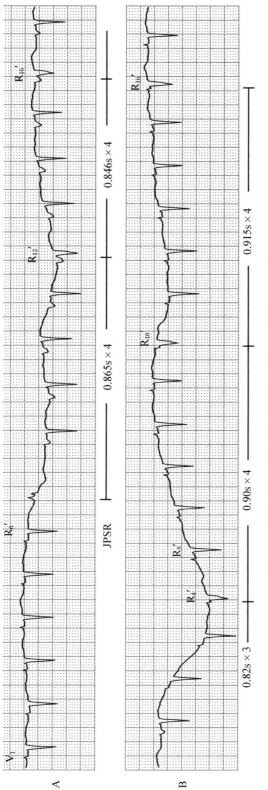

图 24-4　左房心律、房室交接区性并行心律、一过性 Ptfv1 异常

患者女性，64 岁。临床诊断：冠心病。A、B 两条为连续记录。A、B 两条末与下条初系初系重印。A 图前 6 次与 B 图 R3，以后心搏 P 波呈圆顶尖角状，符合左房心律的 P 波改变，P-R 间期 0.15s。A 图 R7 呈提前出现，A 图 R4、10、16，B 图 R4、10、16 均有不同程度的提前，R'外形稍有变异，变异有变异。变异范围在±5.0% 之间。最短联律间期↓最短公分母值＝0.48s/0.826＝0.58（<0.8）。联律（R-R'）间期 0.48～0.56s，各 R'-R'之间有最大公分母平均值（0.8705±0.0445）s，可判为房室交接区性并行心律。A 图中 R7 后出现 P 波持续 10 次的改变，Ptfv1 有 9 次达－0.09mm·s，最后一次改变为－0.06mm·s，其余条件均可符合传统及建议标准，可判为房室交接区性并行心律。心电图诊断：左房心律，房室交接区性并行心律，一过性 Ptfv1 异常，可作为急性左心衰竭的无创检查指标之一，且和预后后有关。Braun-Wold 指出，如左房舒张期终末压力增高超过 12mmHg（1.6kPa）时，即可出现双向 P 波。Ramo 提出，Ptfv1 也与肺动脉压上升（＞30mmHg）有关。本例有冠心病，此种一过性 Ptfv1 的异常改变，是否提示其有潜在的心功能不佳，值得考患。因此，已有人将 Ptfv1 改变作为心电图运动试验的阳性指标之一

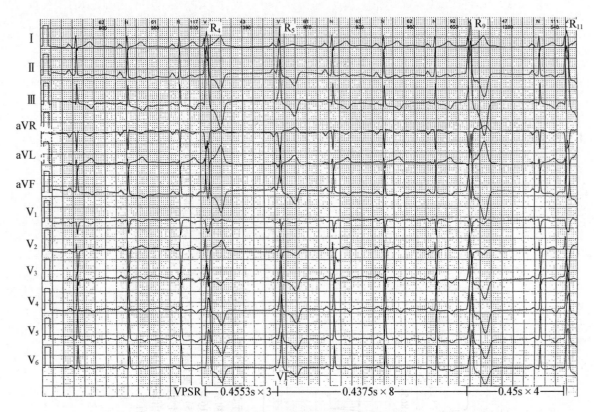

图 24-5　窦性心律、室性并行心律、室性融合波

　　患者女性，61岁。心律不齐待查。本图示基本心律为窦性心律，P 波时限达 0.12s，振幅也在正常值上限。P-P 间期为 0.95~0.98s(61~63 次/分)，P-R 间期 0.15s，下传 QRS 波正常；$T_{aVF,Ⅲ、V_3~V_6}$ 倒置，T_{V_2} 直立，提示 T 波异常。另可见 $R_{4,9,11}$ 提前出现，宽大畸变，其 T 波与畸变 QRS 波主波方向相反。$R_{4,9,11}$ 的联律间期 0.44~0.57s，$R_{4,9,11}$ 之间有最大公分母平均值(0.4464±0.0089)s，变异范围在 ±1.99% 之间。R_5 延迟出现，外形介于窦性 QRS 波与畸变 QRS 波之间，前有窦性 P 波，P-R 间期较窦性 P-R 间期缩短，位于畸变 QRS 波的序列位置上，符合室性融合波。心电图诊断：窦性心律、室性并行心律、室性融合波

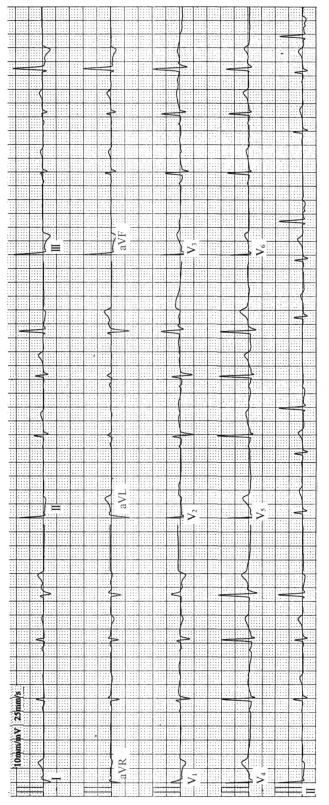

图24-6　起源于左前分支的并行心律

患者女性，45岁，临床诊断：子宫肌瘤术前检查。同步12导联心电图示：窦性QRS波与异位QRS波形成"三联律"。异位QRS与其前窦性QRS波形成的"联律间期"不等，相差0.12s（＞0.08s）但它们彼此波此间距基本相等，故为并行心律。该异位QRS波呈典型的左后分支阻滞型，即于 I 导联呈rS型，II、III、aVF呈qR型，V1导联呈R型，时限较正常QRS波宽，为0.11s，故判断其起源于左前分支处，加长 II 导联的后2个异位QRS-T波群的T波起始处变形为窦性P波重在其中所致。本图诊断为起源于左前分支的并行心律

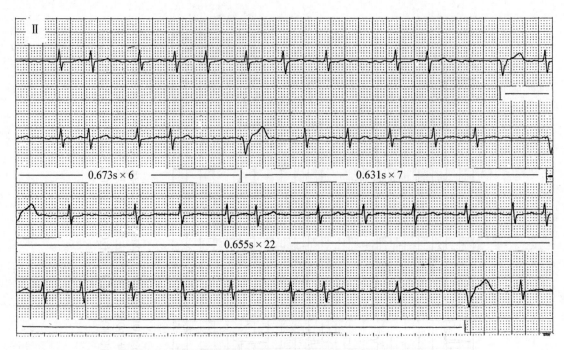

图 24-7　心房颤动、以"逸搏"形式显示的室性并行心律

　　患者女性,42 岁。临床诊断为风湿性心脏病,服用维持量地高辛。本图示Ⅱ导联 4 条连续记录。图中 P 波消失,代之以大小不等、方向迥异、间隔不匀的 f 波,R-R 间距明显不等,QRS 波有两种外形:①大多数 QRS 波呈 RS 型,时限正常,R:S≈1。②有 4 次呈 rS 型(R')宽达 0.12s,其外形与基本心搏明显不同,其 T 波方向与主波明显相反。R'波均于长 R-R 间距达 1.00～1.08s 时出现,似为室性逸搏。值得注意的是逸搏周期为 1.00～1.08s,互差达 0.08s。经测量各畸变 R' 波之间有最大公分母平均值(0.652±0.021)s,变异范围在±3.22%之间。符合以"逸搏"形式显示的室性并行心律。心电图诊断:心房颤动、以"逸搏"形式显示的室性并行心律

第 25 章

心 电 停 搏

心脏某个自律点在无外来刺激和高频率抑制的情况下,理应按其固有频率发放激动。如果在较长的间期后仍不发放激动,称为该自律点的自律性停搏。窦房结或异位起搏点暂时性或永久性丧失起搏功能,导致心电静止,就称为心电停搏(electrocardio arrest)。心电停搏专指心脏自律性部分丧失或全部丧失。需要指出的是心电学上的"心电停搏"一词与临床上的心脏停搏的概念不同,后者还包括循环骤停的严重致命性心律失常——心室颤动。

一、心电停搏的分类与分型

(一)心电停搏的分类

根据心脏自律点部位不同,可分为窦性停搏、房性停搏、交接性停搏、室性停搏和全心停搏。

(二)心电停搏的分型

1. 根据停搏时间长短分型

(1)短暂性(一过性)停搏:每阵停搏时间<3s。

(2)较长时间停搏:每阵停搏时间>3s,但不超过1次心电图的描记时间。

(3)持久性停搏:1次心电图记录中某自律点在所有导联均显示停搏,但不能肯定停搏时间是否在3个月以上。

(4)永久性停搏:经多次心电图描记某自律点在所有导联均显示停搏,停搏时间在3个月以上。临终前的停搏,无论心电图记录的长短,均属于永久性停搏。

2. 根据停搏的频度分型

(1)偶发性停搏:每分钟停搏3次以下(一般单导联心电图机描记12个导联中出现3次或3次以内)。

(2)频发性停搏:每分钟停搏3次以上。

3. 根据停搏与快速性心律失常以及药物治疗等的关系分型

(1)原发性停搏:与快速心律失常(超速抑制)及治疗措施无关的停搏。其病因多是由于自律点本身

病变所致。

(2)继发性停搏:继发于快速心律失常之后、刺激迷走神经或药物毒性反应引起的停搏,是超速抑制的反应或窦房结功能低下的表现。

二、窦性停搏

窦性停搏(sinus arrest)又称窦性暂停、窦性静止,是指窦房结内因性或外因性原因引起暂时或长时间的丧失起搏功能而停止搏动,是心电图上最常见的停搏(图 25-1)。详见本书第 7 章"第二节中七、窦性暂停"的内容。

三、房性停搏

房性停搏(atrial arrest)又称房性静止,是指窦性停搏后>1.2s的长间期内不出现房性逸搏,而被更缓慢的交接性或室性逸搏所代替。

(一)发生机制

心房停搏的发生机制还不十分清楚,可能与以下因素有关。

(1)房内结间束与心房肌长期损害和纤维化,均丧失了电生理功能,既对窦性激动不传导,心房内自律细胞本身也不能发出激动。

(2)窦房结本身丧失自律性。

(3)窦室传导:由于高钾血症抑制了心房肌,使其失去了应激性。

不管何种原因引起房性停搏,均说明窦房结、心房肌存在弥漫性病变,不仅使窦房结失去了自律性,也使心房肌失去了兴奋性与自律性。

(二)心电图表现

1. 单纯性房性停搏 在显著的窦性心动过缓和窦性停搏后,房性逸搏应该首先出现,但出现的往往是交接性逸搏。

2. 房性停搏与窦性停搏并存 在多次心电图描记中,既不出现 P 波和 P′波,也不出现心房颤动波(f

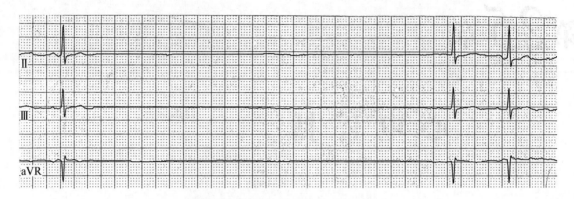

图 25-1　窦性停搏、房室交接性逸搏

　　患者女性,77 岁,临床诊断:冠心病、病态窦房结综合征。动态心电图示夜间 2 点出现一个长达 5.64s 的窦性停搏伴延迟出现的房室交接性逸搏,造成长时间心室停搏

波)和心房扑动波(F 波),经心电图放大描记或经食管导联以及电生理检查,证实心房电活动消失,提示持续性或永久性房性停搏(图 25-2)。

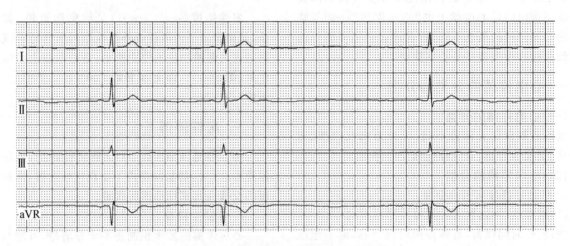

图 25-2　显著的窦性心动过缓、房性停搏

　　患者男性,78 岁,临床诊断:脑梗死。心电图记录部分肢体导联显示窦性心律显著不齐,第 1 个 P 波与第 2 个 P 波间距1.76s,第 2 个与第 3 个 P 波间距 3.24s,提示有房性停搏。如此缓慢的窦性心动过缓并房性停搏,除反映迷走神经亢进外,窦房结的自律性降低也是主要原因

　　3. 房性停搏与窦房阻滞并存　在较长的心电图描记时间内,不出现窦性 P 波与房性 P′波,同时有二度至三度窦房阻滞。

　　4. 房性停搏与交接性停搏并存　在长间歇内,应该出现而不出现房性逸搏或交接性逸搏,说明房性停搏与交接性停搏并存。两者停搏以后,由心室起搏点发放激动,形成室性逸搏及逸搏心律,植入起搏器的患者将出现心室起搏心律。

　　(三)临床意义

　　临床心电图中房性停搏较多见,此可能与其自律性低于交接性的自律性有关,往往被交接性逸搏所代替,使其无机会表现。多见于洋地黄、奎尼丁中毒、高钾血症、低氧血症。单纯房性停搏多无重要临床意义。在房性停搏以后,自律性较强的交接区仍能发出激动,形成交接性心律。房性停搏与窦性停搏并存常见于快速室上性心律失常终止后出现的长间歇中。但也有部分患者虽有频发的窦性停搏而无房性停搏,其原因是房性起搏点可分散在心房内各个部位,比窦房结的分布面积大。不少患者既有窦性停搏,又有房性快速心律失常,不能用窦性起搏点与房性起搏点同时受抑制来解释。

四、交接性停搏

交接性停搏（junctional arrest）是指在窦性或房性停搏后的较长间期内,交接性逸搏不能按其固有频率发出激动,而被自律性更低的室性逸搏所代替。

(一)发生机制

房室交接区存在自律中心。窦性、房性激动不能按时抵达心室时,交接区起搏点自动发放激动,出现交接性逸搏心律。交接区起搏点一旦丧失起搏功能,将导致交接性停搏。

(二)心电图表现

1. 窦性停搏或窦房阻滞以及房性停搏后出现的长间期（>1.5s)不出现交接性逸搏,而出现的是室性逸搏。

2. 在无束支阻滞的情况下,出现了二度Ⅰ型房室传导阻滞,此时出现的是<40次/分的室性逸搏或逸搏心律,而不是交接性逸搏或逸搏心律。

3. 显著窦性心动过缓的频率低于交接性起搏点频率下限,而不出现交接性逸搏或交接性逸搏心律,提示交接性停搏。

(三)临床意义

交接性起搏点是心脏中最重要的补充节律点,当房内自律性显著降低或高位房室传导阻滞时,作为代替房内起搏点的首先应该是交接性逸搏。如房性停搏>1.5s仍不出现交接性逸搏而出现的是室性逸搏,提示交接区起搏功能显著降低或存在病变。

五、室性停搏

室性停搏（ventricular arrest）是指在室上性自律点自律性降低、消失或严重失常情况下,或完全性房室阻滞时,停搏时间>3.0s仍不出现室性 QRS 波。说明心室自律性降低或丧失自律性。

(一)发生机制

心室内起搏点自律性强度较低,一旦丧失自律性,将导致室性停搏。

(二)心电图表现（图 25-3)

1. 室性逸搏周期>3.0s,提示室性停搏。

2. 仅有一系列心房电活动,而不出现 QRS 波。

3. 在三度房室传导阻滞及完全性双束支阻滞中,原有的室性逸搏及室性逸搏心律消失,或长的室性 R-R 周期不是基本心室节律周期的倍数。

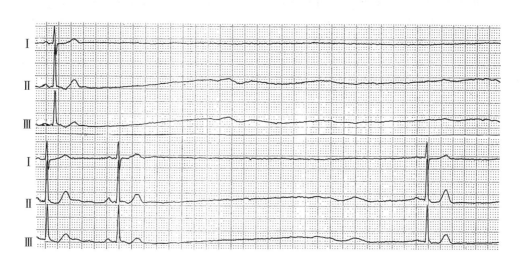

图 25-3 交接性停搏、室性停搏

此图取自一位 82 岁女性患者连续记录Ⅰ、Ⅱ、Ⅲ导联动态心电图,在心脏停搏 7.50s 之后出现两跳窦性心搏,随之又出现了 4.98s 的心脏停搏。在心脏出现长时间的停搏间期中不出现交接性或室性逸搏,应为交接性停搏、室性停搏

(三)临床意义

室性逸搏是心脏代偿机制的最后一条防线,心室暂时停搏可引起心悸、心绞痛甚至晕厥;长时间停搏则可引起阿-斯综合征;持久性或永久性室性停搏,是心脏自律性完全衰减的表现,表示心脏死亡。

六、全心停搏

全心停搏（whole heart arrest）是指心脏任何部位的自律性均已完全丧失,P-QRS-T 波群完全消失。

(一)发生机制

窦房结、心房、房室交接区及心室同时丧失自律性,心房与心室机械性收缩和舒张停止,导致心脏的各种活动消失。

(二)心电图表现

P-QRS-T波群完全消失,心电图呈现一条等电位线(图 25-4)。

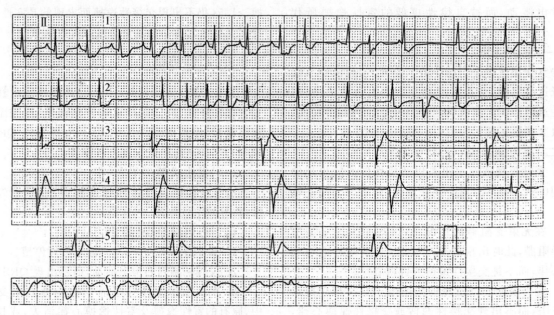

图 25-4　心脏停搏前心电图变化、心脏持久性停搏

患者男性,50 岁,心脏停搏前记录的 Ⅱ 导联心电图。1. 为窦性心动过速伴缺氧性 ST 段压低,继之出现窦性停搏、交接性心律和偶发室性早搏。2. 交接性心律、短阵性交接性心动过速,偶发室性早搏。3. 室性逸搏(考虑为 2 个节律点)。4. 室性逸搏心律进一步减慢、ST 段缩短、T 波高尖。5. QRS 波的极性以负向为主转为正向,频率较快,提示室内逸搏节律点转移。6. 心脏电活动消失,较快的大波是心前按压产生的机械波,按压停止仅出现一个心室不全除极小波,而后心脏永久性停搏

(三)临床意义

全心停搏是最严重的致命性心律失常,一旦发生,必须立即采取有效的抢救措施,否则患者必将死亡。

第26章

干扰与分离

第一节　概述与定义

一、概述

(一)心电图是诊断心律失常的金标准

心律失常中除少数由单一同源性起搏点所引起者,如窦性心动过速、窦性心动过缓、窦房阻滞、窦性停搏、窦性早搏等;绝大多数由两个(或两个以上)不同起搏点所致。有时,即或由单一同源性起搏点引致者,也可因心律失常本身引发继发性的另外一个起搏点的形成。例如窦房阻滞(或窦性停搏)会使下位起搏点(如房室交接区)发生替代性的逸搏或逸搏心律,这是一种保护性的替代机制。可以认为,绝大多数心律失常具有两个(或两个以上)起搏点。必然地,这两种起搏点会彼此发生影响,这种相互之间的影响,在一定条件下便可形成干扰。何况,单一同源性的节律本身也可形成干扰,例如窦性心动过速时,窦性 P 波可与前一个心搏的 T 波降支发生重叠。此时,位于 T 波降支上的窦性 P 波因位于前一心搏的相对不应期而发生干扰性 P-R 间期延长;不可因 P-R 间期超过正常值而判为一度房室传导阻滞。

可以这么认为,干扰是心律失常中最常见、最普遍存在的现象,它几乎无处不在、无时不在;凡有心律失常必有干扰。无怪乎有人不无夸大地说,如果不懂得干扰,就无法认识和分析心律失常。正是这种干扰现象的存在,造成了心律失常分析中的难点所在。大凡复杂的心律失常几乎都有干扰的参与,并常带来诸多困惑。分离,则是指发生在某一部位、连续出现 3 次(或 3 次以上)的一系列绝对干扰,故也常常称之为干扰性分离(尚有阻滞性分离、混合性分离)。

(二)两个节律点的存在是形成干扰的必备前提

这两个节律点可以是同源或不同起源的异源性。前述的窦性心动过速伴 P-R 间期干扰性延长便来自

同一起源属同源性。诚然,更多的心律失常呈现的干扰系由两个(或两个以上)不同起源部位形成的,例如窦性心律伴发房性早搏。

有两个节律点的存在,会呈现两种情况。

1. 传导系统某个部位(含心肌)发生除极后,对于同一个方向接踵而至(即先后发出)的激动,可以不再发生应激或应激反应迟缓出现,多见于房室交接区。

2. 两个起搏点的激动相向而行,共同进入心房(或心室),各自除极了一部分心肌组织,彼此干预了对方激动进入已激动除极的心肌。这可以发生在心肌的任一部位。

(三)正常生理性不应期的存在,是发生干扰的生理学基础

仅仅有两个起搏点,若不发生在正常生理性不应期内,也不会形成干扰,这是心肌生理特性决定的。干扰是心电学上的一种生理性改变,它与不应期病理性延长时出现的阻滞,有不同的病理生理基础;因有相似心电图表现,故被人喻为"干扰是阻滞的影子"。心电学上鉴别两者的不同发生学基础,显得格外重要。两者的存在,提示有不同的临床背景、治疗措施和预后判断。

如何从体表心电图上对干扰与阻滞做出判断的前提是在心电图的时相上,对不应期做出界定。用以判断某个激动所处的时相位序:是属于生理性的干扰,抑或是病理性的阻滞? 其依据是不同心肌组织经电生理检测后,对有效不应期及相对不应期长度做出的划分。图 26-1 示心肌细胞动作电位、心肌兴奋性时相与心电图的对应关系。

有关各位学者对心脏各部位不应期测定的正常值见表 26-1。

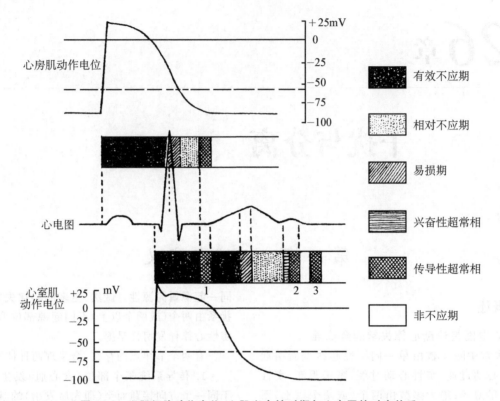

图 26-1 心肌细胞动作电位、心肌兴奋性时期与心电图的对应关系

1. 传导性的第一超常期(相);2. 传导性的第二超常期(相);3. 传导性的第三超常期
(相);传导性的第一个超常相与心室的易损期均占有效不应期中的一小部分

图例：有效不应期、相对不应期、易损期、兴奋性超常相、传导性超常相、非不应期

表 26-1 心脏各部位不应期测定(ms)

作者	A		AVN		HPS	V
	FRP	ERP	FRP	ERP	ERP	ERP
Denes	190～390	150～360	350～495	250～365		
Akhtar		230～330	320～680	280～430	340～430	190～290
Josephson		170～300	330～525	230～425	330～450	170～290
Dubrow		391	493	335		
Lopez		344	543	395		
Wu		361	508	393		
Schuilenburg			330～500	230～390		
Furman,Maloney		144～300	338～502	186～374	170～290	

A. 心房;AVN. 房室结;HPS. 希-浦系统;V. 心室;FRP. 功能不应期;ERP. 有效不应期。

表 26-1 示不同的实验室所得的数据不尽相同，有的数值差异悬殊。可能和检测对象不同、基础起搏心律互异、自主神经活动张力不一有关，这些均可导致电生理参数的差别。同时，心肌各部位的不应期还可能具有不均一性(dispersion)；特别是当心肌有缺血时。

心肌组织的不应期，无论是前向传导还是逆向传导都是存在的。测定前向传导时采用心房刺激，而测定逆向传导则用心室刺激。需要说明的是，并非所有心肌组织的不应期指标在同一个体中都能测到，它取决于心肌各不同部位不应期的差别。心房刺激时，若心房有效不应期比房室结的有效不应期还长，就无法测到客观存在的房室结有效不应期；同样，若心房不应期比希氏束-浦肯野纤维系统的有效不应期长，也就无法测出希氏束-浦肯野纤维系统的有效不应期。这是基于心房刺激无法使心房刺激在心房有效不应期内发生刺激效应与传导。在用心室起搏测定逆向不应期时，也是如此。

1. **心房肌不应期**　目前对人类心房肌不应期的长度，尚缺乏精确的数据。根据心房颤动时心房活动的频率为350～650次/分作判断，其有效不应期的最短极限在0.09～0.17s，此后为相对不应期。体表心电图上，心房肌有效不应期系从P波起点开始，直至QRS波的R波波峰；相对不应期则从QRS波波峰开始，直至ST段的终点，即T波的起始处。鉴于ST段与T波的分界点在体表心电图上难以确定，心房肌有效不应期的终点也较难确定。整个心房肌的有效不应期与相对不应期较心室肌短，约为心室肌的1/3。

2. **房室交接区不应期**　房室交接区的不应期在心肌组织中是最长的，而房室束不应期较短，通常所称的房室交接区，实系指房室结部分。这对心脏的泵功能具有十分重要的意义，有助于心脏血流动力学的正常维持。其有效不应期开始于P波起点后的0.04s处，并非开始于P波结束处。有效不应期的终点，大约在T波波峰附近。其长度用绝对值表达，在通常心率时是0.35～0.39s。相对不应期从有效不应期结束处算起，直至T（或U）波结束。

3. **心室肌不应期**　整个心室肌不应期，大概相当于Q-T间期的长度。有效不应期从QRS波的起点开始，至T波波峰附近，相对不应期则为T波波峰至（或U）波结束处。位于心室肌内的右束支不应期较左束支的不应期为长，左前分支不应期又较左后分支为长。

4. **"异-肌"联接处不应期**　异位灶与邻近心肌的边缘称为"异-肌"联接处，其不应期视心肌不同部位而有不同长度。异位心房灶与心房肌的异肌联结，因位于心房内，故较心室内的异-肌联接处不应期短。这种异-肌联接处不应期，又较邻近细胞的不应期长，故具有"闸门"样作用。

从整个不应期而言，其长度变化与心率快慢有相关性；当心率变慢在一定范围以内时，心率变慢、不应期也变长。但房室交接区呈现快频率时，房室交接区不应期的缩短，较其邻近区域的不应期缩短程度小，甚或不缩短，以维持心脏收缩过于频繁带来的不利影响。就性别差异而言，女性者不应期较男性者长约0.01s。

在心率不变的前提下，迷走神经张力增加可使心房肌不应期缩短、房室交接区不应期延长；对心室肌传导纤维可能延长、对心室肌则无影响。交感神经对所有心肌的不应期则缩短。

通常情况下，心室肌的有效不应期占0.2s，相对不应为0.05s，整个不应期约占0.25s，相当于心室肌的收缩期时程。应激期也在0.25s左右，与心室肌的舒张期大致相近。在正常窦律频率适中时，不应期约为一个窦性周期的一半，应激期（非不应期）也是一个窦性周期的一半，称之为频率适应规律。从这个意义上理解，干扰也是一种代偿机制。由以上不应期长度作推算，心室肌的频率最高为250次/分。

定位性是整个医学的重要原则，心电学也不例外，心脏激动点可分为窦性、房性、房室交接区性和室性四类，简称为四级定位。对干扰也可做出不同发生部位的相应定位判断。前述的不同心脏部位有不同的不应期长度，就成为不同部位干扰（或分离）的定位分析依据。

二、定义

对于干扰的定义，曾有多种不同的解读。

1. 经典的看法是，当心脏"同时"被两个起搏点激动时，两者遂各自兴奋其周围的组织，并向外扩展而激动心肌，双方的激动在某处相遇。基于各自兴奋心肌时随即形成了正常生理性的不应期，遂不能再接受对方传来激动的扩布。即彼此干扰了对方激动的推进。此定义的不足之处是只表达了"同时"相向而行的激动，未表述出"先后同向"顺序的兴奋性发生的干扰。

2. 规则的心室节律被另一个提前夺获的下传搏动所中断。如窦性心律与房室交接区逸搏心律并存时出现的不完全性房室分离，当窦性夺获下传激动时，即"干扰"了规则的房室交接区逸搏心律。

3. 双重心律（如窦性心律并发房室交接区节律）时，主导的窦性节律隐匿地侵入房室交接区并夺获了房室交接区激动点，使原先整齐的房室交接区心搏延迟发生。使其原先整齐的R-R序列发生改变，系窦性激动隐匿夺获了房室交接区节律点，它提前释放了原先规则的房室交接区节律灶，即后者受到了"干扰"。

4. 双重心律时，附加的房室交接区或心室激动，逆向地向心房传导（有时可形成逆P波），使得基本窦性节律的P波未能夺获下传。此为房室交接区（或室性）QRS波干扰了基本窦性QRS波的序列。

5. 两个节律点相向而行，当抵达某一部位时，可因绝对干扰而相互抵消（或相对干扰形成融合波），也属干扰。

6. 两个节律点先后同向而行，先到达的激动兴奋了心肌组织形成的不应期，使随后接踵而至的后续激动，在兴奋的传导过程中发生了心电的干扰性改变（如 P-R 间期延长、QRS 波脱漏、隐匿性传导、室内时相性差异传导、节律重整等）。

7. 对连续 3 次"干扰"呈现的干扰性房室分离，不同的作者曾有不同的诠释，甚至有人认为这个名词是多余的。如果说干扰代表不同起源的冲动相互影响，那么唯一没有干扰的情况是在分离的传导途径有双向阻滞，所有其他发生的情况如抑制、重整、反复、同步、不应期改变、隐匿性传导、融合、夺获等均可被看成是干扰的一种形式。

众多对"干扰"的诠释是指激动传导性发生的改变，认为激动在传导过程中遭遇到处于生理性不应期的心肌而发生的传导障碍而称之。干扰是以心肌的不应期为基础，是心肌不应期引起的结果，这种结果反映在心电图上是可以显示的。实际上，尚应该包括激动发放的序列性改变、激动点的转变，如常见的节律重整、代偿间歇、隐匿性节律点被夺获等。心电工作者的任务就是要诠释心电图的具体表现，并进行逆向追溯、推理分析。以心电图的结果（图形）为起点，分析不应期的存在机制，论证位于心动周期不同时相内出现的激动起源，进而判定是干扰、抑或是阻滞。例如间位性房性早搏，可引起窦性周期的移后，产生次等周期的代偿间歇，此乃窦性激动在窦房联结处受到房性早搏的相对干扰，致窦性激动传出延缓所致。

总之，尽管对干扰的表述形式、对象不同，但它们离不开两个基本点：①两个节律点（同源或不同源）的存在；②发生在生理性不应期之内的改变。这两个基本点是核心要义。可以这么表述：生理性不应期的存在是干扰的基础；两个节律点的共存是干扰形成的前提。仅有一个节律点无法形成干扰；发生在生理性不应期之外的心电改变也不属于干扰。诚如 Pick 在 1963 年的房室分离文献中指出的：心房和心室独立活动——一字不能多，一字不能少。Marriott 更精辟地指出：由房室传导系统功能损害引起的房室分离应称为房室传导阻滞；由远端起搏点加速引起者应称为不应期引起的房室分离。

第二节　机制与分类

一、发生机制

诚如有学者指出的：关于房室分离的定义有许多争议和困惑。如果能记住两个问题，谁和谁分离？为什么分离？就可避免这种困惑。大多数情况下，当心房和心室的节律各自分别独立活动时，遂被称为房室分离。并可根据"为什么分离"进一步分为干扰性分离、阻滞性分离或混合性分离。每一个病例中，两个节律点之间的关系，都会和房室的前传、逆传密切相关。若基本心律的室率被打乱，发生节律重整便成为干扰性房室分离，而房室分离是建立在"干扰"基础之上的。

（一）两次激动发放的定位

两次激动可以是位于同一部位（同源性）也可以发生在不同的部位（异源性），以异源性占多数。关于定位性，即界定为窦性、房性、房室交接性或室性。心电图定位的原则，系基于两点：心搏形态与心搏的序列。不同部位有不同的心搏外形与心搏的序列特征，前者人们多加关注而序列性特点易被忽视。两者应同时得到关注。以窦性定位为例，窦性 P 波的心搏外形系 P 波电轴经过两次投影，可推导出 P 波在 12 个导联上的外形。这是理解窦性 P 波外形的基础。正常窦性 P 波电轴和 QRS 波电轴是一致的，位于 +64° ±19.9°。因此，在 aVR 导联倒置、V_5、V_6 导联直立成为正常窦性心律的外形特征，已得到较多学者的认同。至于整个窦性（不仅仅限于正常窦性）的 P 波电轴，可位于 -60°～+120°，这遂成为理解窦性 P 波电轴显著左偏的依据。诚然，窦性心律的起源尚需要结合序列性予以判定。诸如正常窦性心律、窦性心动过速、窦性心动过缓、窦性心律不齐、窦房阻滞、窦性停搏、窦性早搏、窦性并行心律、窦室传导等。心搏形态与序列性特征的有机结合，始可完成定位诊断。同理，房性、房室交接区性、室性起源也必须从心搏形态与序列性的有机结合上予以确定。

四级定位中，离不开 P 波与 QRS 波两大部分。窦性、房性、房室交接区性，可合称为室上性，它们都有不同的 P 波外形并和 QRS 波发生关联。窦性 P 波、房性 P′波只能在窦性、房性 QRS 波之前的一定时距发生并与 QRS 波发生关联，不可能在 QRS 波之后与其相关。房室交接区 P⁻波，却可以在 QRS 波的前、中、后出现，并与 QRS 波相关。室性 P⁻波则不可能出现在 QRS 波之前，只能在 QRS 波之后与其相关。关于室上性 QRS 波与室性 QRS 波的形态学特征的划分，两者是相比较而存在的，没有固定不变的模式。传统在描述室性 QRS 波的特征时认为"宽大畸形（时限≥0.12s）"，这在绝大多数情况下是合适的,但不具必然性。从严格意义上讲,这种叙述是不确切的、不严密的。有时候,室性起源的 QRS 波也可以呈现窄 QRS 波的外形,例如室间隔起源、分支性起源、QRS 波正常化等都属于室性起源。室上性起源的 QRS 波也可以表现为宽大畸变的 QRS 波外形,如室内差异性传导、束支阻滞、预激综合征。可知,对同一个体欲确定是否属于室性 QRS 波时,应先判定何者为室上性 QRS 波、其外形特点。判定了室上性 QRS 波后,则以此作为参照。当呈现和室上性 QRS 波外形有"明显不同"时,此种明显不同的 QRS 波即判为室性起源,并不要求其必须宽大畸变。当室上性 QRS 波有宽大畸变时,则室性者反而会变成窄形 QRS 波,此即 QRS 波正常化现象。例如在基本室上性 QRS 波属窦性起源伴右束支阻滞时,其 QRS 波可宽达0.12s 以上,当右束支阻滞平面以下出现室性异位心搏时,遂表现为 QRS 波正常或接近正常的外形,称之为"QRS 波正常化"。

(二)心电图形中,最基本的两大要件

心电图形中,最基本的两大要件是 P 波与 QRS 波,两者之间有否互相传递又是不可回避特别重要的问题,特别是对于干扰、分离而言。P 波与 QRS 波(含 T 波,下同)的传递性,是依赖序列性经逻辑推理后判定的。P-R 间期的数值只是在符合传递性逻辑原理的前提下,经统计学处理后得出的。P-R 间期数值 0.12s~0.20s 仅仅是大多数正常人可以传递的外在表现。这一数值只有在逻辑推理实证 P 波与 QRS 波有相关性的前提下,才是有意义的。同时,决不意味<0.12s 必然无关,也不意味>0.20s 也属无关。房与室之间,尚有附加旁道。因此,逻辑判定、同源性之间 P 波与 QRS 波"匹配"原则才是 P 波与 QRS 波有传递关系的本质特征。在有房室传导阻滞的情况下,有了可获得传导的数值时,低于可获得传导的数值即使 P-R 间期>0.20s 也是无法传递的。

(三)生理性不应期的存在是干扰的发生机制

对于不同部位的不应期时域长短,是判断干扰在不同部位发生的重要依据。位于整个不应期内的为干扰;连续发生3次(或3次以上)者成为分离。应该指出,一种干扰引致的结果,又可成为下一次干扰的原因。例如两次连发的房性早搏,第一次发生者可因位于前一基本心搏的有效不应期而未获下传心室。但它又可对房室交接区形成新的不应期,又干扰了第二次房性早搏的下传。干扰可发生在同一水平层面、多个水平层面,酷似同一水平、多水平层面的阻滞。干扰只发生在 Q-T 间期(即收缩期)中,而阻滞却发生于任何时相(即收缩期和舒张期)。这一特征,为人

们区分干扰与阻滞做出了提示。

(四)两个节律点的频率是在分析干扰时要考虑的另一个重要因素

频率的高低和不应期的长短有相关性,两者有不同频率,成为分析干扰还是阻滞必然要考虑的。当两个节律点连续发生3次(或3次以上)时,两者的频率是否整齐,两者的频率各在什么水平,对于分离的是否为完全性、是干扰性分离、还是阻滞性分离的形成及判断具有十分重要的意义。

四级起搏点的固有频率是:窦性 60~100 次/分、房性 50~60 次/分、房室交接区性 40~60 次/分、室性 25~40 次/分。在此固有频率基础上的加速,则为加速性逸搏心律。当发生干扰或分离时,窦性节律点是常见的基本节律,其余三类则成为附加节律。诚然,除窦性节律外的3类也可成为基本节律,只是较为少见而已。

当附加的次级节律点有自律性增高,接近或超过基本主节律点频率时,成为干扰或分离的第一种缘由。至于主节律点自律性降低或因传出阻滞(如窦性停搏、窦房阻滞)招致次级节律点的自律性替代性地发放并控制心脏活动,则是干扰或分离常见的第二种机制,虽然其也有阻滞的始动缘由。第三类的发生机制则是次级节律点的自律性有轻度、中度增高,且具有传入性保护作用;尽管主节律点并无自律性降低。但主节律点却无法以频率优势规律对次节律点行使功能。

(五)干扰区域的认定

干扰系发生在不应期范围内,显然,两个节律点的不同部位、两者的传导速度不同、使传抵干扰区域有先后,决定了两者在干扰区域的"时差"。

图 26-2、图 26-3 仅以窦性、室性两种起搏点为例进行说明,至于四级定位中的任何两个起搏点可以有多种组合,如房-房、房-室、房-交接区、交-交、交-室、室-室等就不一一列举了。

二、分类

1. **从发病机制而言分类**

(1)干扰性:如通常命名的干扰性房室分离。

(2)阻滞性:系指三度房室传导阻滞。

(3)混合性:指在阻滞基础上又合并干扰机制参与者。

2. **从形成干扰的传导障碍情况分类**

(1)相对干扰:即位于相对不应期时相内出现的干扰性 P-R 间期延长、不同程度的室内差异性传导、不同形态的房性融合波、室性融合波。

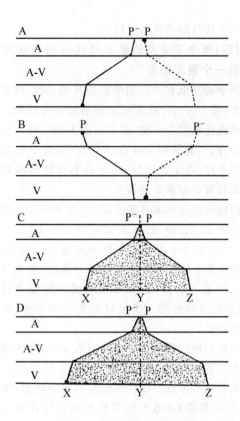

图 26-2 可能发生干扰区域

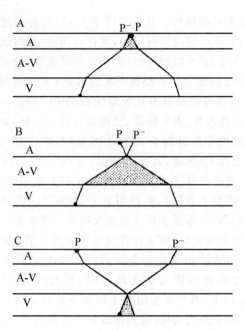

图 26-3 可能产生干扰区域

A、B、C 图说明了当窦性心律和异位室性心律存在干扰脱节时的三种干扰区域

A 图表示室性激动在先、窦性激动居后。室性激动沿实线先行逆传抵达心房,窦性激动居后沿虚线下传心室。B 图为窦性激动居先、沿实线下传心室,室性激动居后、沿虚线逆传至心房。C 图阴影区为可发生干扰的区域,A 区内 P⁻-P 间的阴影为心房可干扰区域。A-V 区内阴影区为房室交接区可干扰区域。V 区内 X-Z 间的阴影为心室肌可干扰区域。D 图显示当室-房、房-室传导较 C 图有延缓时,3 个可干扰区域的范围都将扩大,更易发生干扰。超过了正常界限时,这种房-室、室-房传导延缓即变成阻滞性质,在此基础上连续发生三次阻滞即成为阻滞性脱节

(2)绝对干扰:即位于有效不应期内呈现 P 波后 QRS 波脱漏、QRS 波后的无 P⁻波形成。

3. 按照干扰对传导方向的影响分类

(1)顺向(下行)性干扰。

(2)逆向(上行)性干扰。

4. 按两个节律点是否位于同一部位分类

(1)同源性:位于同一起源。

(2)异源性:位于不同的两个起源。

5. 按两个节律点各自传播的方向分类

(1)同向性:指两者先后向同一方向传播;

(2)相向性:指两者同时相向而行,互相影响。

6. 按呈现干扰的持续与否分类

(1)完全性干扰:指在一定时间内持续存在,而无夺获发生。

(2)不完全性:指干扰时有夺获发生者。

7. 从干扰发生的部位分类 见图 26-4。

当干扰连续发生 3 次(或 3 次以上)时,遂成为分离,有关分离的不同部位见图 26-5。

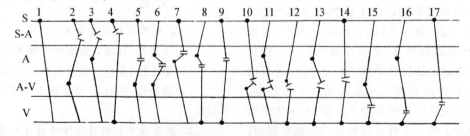

图 26-4 干扰发生于不同部位

1. 窦性心搏;2～4. 窦房交接区干扰;5～9. 房内干扰;10～14. 房室交接区内干扰;15～17. 室内干扰

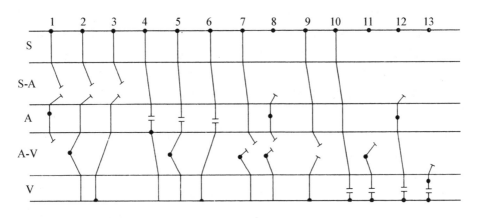

图 26-5　分离发生于不同部位
1～3. 窦房干扰分离；4～6. 房内分离；7～9. 房室干扰分离；10～13. 室内分离

第三节　干扰的心电图特征

干扰广泛存在于各种心律失常中，其心电表现多种多样。它被喻为"阻滞的影子"，故常常类同于各种阻滞，凡有一种阻滞的心电现象，必有一种对应的、类同于阻滞的干扰性心电表现。如何对两者进行区分，便成为诠释干扰性心电表现的价值所在。

一、如何解读和分析干扰现象

1. 首先按照四级定位原则，根据心搏波形、序列性特征，确定存在有两类不同的起搏点，并对两类不同起搏点做出定性判断，这是第一步。

2. 根据"起源-传导-图形结果"原理，对两类不同起搏点的各自频率、传播方向、传导抵达位置，判定干扰发生的具体部位，这是第二步。

3. 依照干扰发生部位不应期的长短，对正常不应期的时限作出划定，排除阻滞的存在以确定干扰，这是第三步。

二、"干扰"的具体心电图表现

有关"干扰"的具体心电图表现，可按 P 波、P-R 间期、QRS 波三个部分进行讨论，分述于后。

1. P 波变形　干扰在 P 波方面的表现形式，有房性融合波、房内差异性传导。其对应于阻滞性 P 波改变者，便是心房内传导阻滞。

(1)房性融合波：当有两类不同起源的激动，共同传抵心房时，在一定条件下便可形成房性融合波。其诊断依据是：①必须同时有两类不同外形的 P 波与各自的序列性，一种是基本节律的 P 波；另一种是附加节律起源的 P'波（或 P⁻波）。②房性融合波的呈现必须出现在两类不同 P 波序列的交汇点上，其外形必须是两类 P 波单独呈现波形时的中间形态。

(2)房内差异性传导 P 波：系结间传导径路不协调形成的 P 波改变。它多见于各类早搏后的第一个窦性 P 波的变形，此 P 波必须位于窦性序列位置上，并有和窦性 P-R 间期相同数值的 P-R 间期。这是基于早搏对房内优势传导通路产生干扰形成的。致使房内各条优势传导通路之间的兴奋性不协调、不应期互有差异，使得早搏后的第一次窦性激动在下传抵达心房时，异于正常时传导的协同性，导致心房肌的正常兴奋顺序发生改变，遂使 P 波变形。如果早搏激动未侵入心房，这种改变便不会形成；故多见于房性早搏或房室交接区早搏伴逆行传入心房（伴有逆 P 波）者。室性异位激动若可逆行传入心房（伴逆 P 波），也可形成房内差异性传导。

2. P-R 间期延长　在判定 P-R 间期数值之前，必须先确定 P 波与其后 QRS 波有否相关性。只有在 P 波与其后 QRS 波同源匹配的前提下测量出的 P-R 间期数值才有意义。同时也必须审视此种 P 波所在的具体位置，即是否位于前一个心搏的 T 波结束之前。当 P 波位于 T 波波峰之后、T 波结束之前的时段内，提示此 P 波位于相对不应期。此时段内呈现的 P 波便可出现干扰性 P-R 间期延长，若导致 P-R 间期数值超过正常的最高值，则不属于一度房室传导阻滞。只有位于应激期（即 T 波结束以后）出现的 P-R 间期超过正常最高值，始可判为一度房室传导阻滞。这便是对应于干扰性 P-R 间期延长的一度房室传导阻滞。

3. P 波后 QRS 波脱漏　指 P 波后未伴有 QRS

波,此时也必须审视 P 波所在的位置,若位于前一心搏的有效不应期阶段(相当于前一心搏的 T 波波峰之前),则属干扰性 P 波后的 QRS 波脱漏。如 P 波位于相对不应期或应激期时伴有 P 波后 QRS 波脱漏,则属于阻滞性质,此时可判为二度房室传导阻滞,对应于干扰性 P 波后 QRS 波脱漏。

4. 室内差异性传导 室内差异性传导有广义和狭义之分。广泛意义上应用此名词,则包括预激综合征、室内阻滞(又可分为间歇性、永久性、非时相性)。狭义的室内差异性传导又称为不完全性室内干扰、生理性心室内传导阻滞。当室上性激动因提早出现或前一心动周期的延长,导致室内传导系统某一部分尚处于生理性不应期,此时,室上性激动抵达时,使激动不协调地通过束支、分支,使 QRS 波畸变。Bellet 界定室内差异性传导为室上性激动在心室内的传导发生可逆性改变。1963 年 Schamroth 又将其分为时相性与非时相性室内差异性传导两类,后者已不包括在狭义的室内差异性传导之内。由此可见,与干扰相关的室内差异性传导应该属于狭义界定的范畴,其要害依然是起搏点位于心动周期的何种时相位置,即位于不应期抑或是应激期,前者又要区分是有效不应期还是相对不应期时段。

有学者指出束支阻滞是心室差异性传导的极端形式,而频率依赖性束支阻滞则是短暂差异性传导最简单的形式。这是属于广义的心室内差异性传导,是属于"偏离正常的传导形式或径路"。心电工作者的责任在于识别出各种形式的室内差异性传导:固定或者永久性者,表现为束支阻滞、分支(双分支或三分支)阻滞以及非特异性室内阻滞。其要害依然是对起搏点位于不应期抑或是应激期的辨识。

5. 室性融合波 绝大多数室性融合波由两个不同来源的激动同时或几乎同时激动心室,是发生在心室内的相对干扰现象的心电图表现。单一来源的室性融合波是预激综合征,系经由不同径路(房室正道和旁道)共同传导后发生在心室内相对干扰的特例。绝大多数两个不同来源室性融合波的定性,可分为"窦-室"和"窦-交"室性融合波,以前者居多。形成"窦-室"室性融合波时,产生一个既不像窦性也不像室性的但介于两者之间的第三种形态的 QRS 波。

(1)心电图特征

①室性融合波出现的时间位序,恰好是两个激动(窦性、室性)都应该出现的时间序列上;室性融合波前的 P 波必须明确显示在窦性 P 波的序列位置,其 P-R 间期必须小于单纯窦性心搏的 P-R 间期,两者 P-R 间期互差不可大于 0.06s。

②室性融合波的 QRS 时间通常短于单纯室性 QRS 波时间,且不会互差大于 0.06s;但比单纯窦性 QRS 波要宽,互差也不会大于 0.06s。

在室性 QRS 波呈现后 0.06s 以内,窦性激动必须抵达心室,否则就不能形成室性融合波。但也有例外:①当室上性起源心搏伴束支阻滞时,室上性心搏与阻滞同侧的室性激动发生的融合波会呈现较两种起源的 QRS 波均为窄的 QRS 波;②两种室性异位激动形成的室性融合波,较两种室性异位心搏单独出现时的 QRS 波窄。

(2)鉴别诊断:室性融合波的 P-R 间期变短时,需要与舒张晚期的室性早搏、间歇性预激综合征鉴别。舒张晚期室性早搏是一种单一起源的异位搏动,其与前面的窦性 P 波的时序关系仅仅是巧合,此时对于 QRS 波的畸变外形作对比可以做出认定。多次出现时,它始终具有室性早搏的"原貌",不受 P-R 间距的变动而改变自身的畸形 QRS 波的外形。至于间歇性预激综合征心搏,则是 P 波与畸变 QRS 波有相关性。仅是 P 波经过附加旁路传导,不同于经由房室正道下传而已。若仅仅单独出现一次(即使是间歇性呈现一次,不是连发二次),是无法对间歇性预激综合征心搏与舒张晚期室性早搏作出确切的区分。试测量两者的 P-J 间期与窦性心搏的 P-J 间期作比较;只有当窦性 P-J 间期数值与被判认者的 P-J 间期有明显不同时,才可对 P-J 间期短于窦性 P-J 间期时的心搏判为室性早搏心搏。P-J 间期与窦性 P-J 间期相同者为间歇性预激综合征。但是当两种畸变 QRS 波有相等的 P-J 间期,并与窦性 QRS 波的 P-J 间期相等时,则无法区别是室性早搏或是间歇性预激综合征。只有当具有短 P-R 间期 QRS 心搏连续发生两次时,始能区分出间歇性预激综合征或连发两次的室性早搏。当连发两次的畸形 QRS 波的 P-J 间期相同,且与窦性 QRS 波的 P-J 间期相同时,属间歇性预激综合征。如连发两次畸变 QRS 波的 P-J 间期不等者,或与窦性者的 P-J 间期不同时,则为室性早搏的连发两次。

第四节　不同部位的干扰性分离

干扰性分离(interference dissociation)的基础是干扰,只是它呈现为连续 3 次(或 3 次以上)的序列性

改变。两类不同起源激动点的存在是必备的前提,两类起搏点各有自己的心搏外形与序列性,序列性体现

在频率的各自特征。由此"两两组合"就构成了不同的心电图表现。

生理性不应期的存在是基础,生理性不应期的长短关系到干扰带(或时间窗)的宽窄;而不同干扰部位其干扰时间窗的宽窄是不同的。房室交接区较窦房联接区的时间窗就宽得多。同时,心脏内四级定位的起搏点各固有频率也是不同的,频率不同也使不应期时域互异。由此可知,不同起源的"两两组合"使不同干扰部位形成的干扰时间窗长短不一,从而影响到两个激动点进入干扰带时间窗能否发生连续3次(或3

次以上),表现为干扰性分离。

以上种种因素都关系到干扰性分离的心电图表现,使其具有多态性的心电现象。现按干扰性分离发生的不同部位,分述于后。

一、干扰性房室分离

干扰性房室分离(interference atrioventricular dissociation)发生的部位在房室交接区(图26-6,图26-7)。心电特点为:

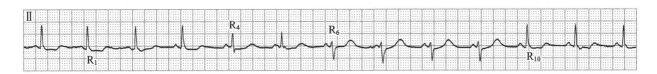

图 26-6 窦性心律、加速性房室交接区心律伴非时相性室内差异性传导、干扰性"窦-交"房室分离

患者男性,48岁,常规体检。图示长条Ⅱ导联作剖析,着重于心律失常部分。正常P波按序出现,P-P间距0.78~0.86S(70~77次/分)。QRS波分属三种外形:①qR型,有$R_{1\sim3,10\sim12}$,宽度正常,前有相关窦性P波,P-R间期固定于0.13s,属窦性下传的基本心律。②rS型,有$R_{6\sim9}$,时限正常,其前虽有P波,但P-R间期不固定且<0.12s,两者无相关性。属房室交接区性QRS波伴非时相性室内差异性传导。R-R间距相当整齐为0.82s(73次/分),属房室交接区加速性心律。与窦性心律组成干扰性房室分离。③Rs型,有$R_{4,5}$,形态介于"①"与"②"之间,前有部分相关的窦性P波,属"窦-交"室性融合波。R_4与R_5形态略有不同,系融合时各占不同的"窦-交"成分所致。心电图诊断(心律失常部分):①窦性心律;②加速性房室交接区心律伴非时相性室内差异性传导;③"窦-交"室性融合波;④干扰性房室分离

1. 两个节律点中的一个可以是窦性节律,主要系窦房结兴奋性下降或冲动形成的障碍,如窦性静止、窦性心动过缓、窦房阻滞等。此时,大多数情况下则被动地、继发性地引发房室交接区逸搏心律;即成为两个节律点时的另一个节律点,与窦性节律并存。当两者连续发生3次(或3次以上),就形成"窦-交"干扰性房室分离。这种类型临床上较为多见。若窦性节律发生障碍时,房室交接区功能也有低下,成为"窦-室"干扰性房室分离。此时,室性起源的QRS波与窦性QRS波外形有明显不同,可资区分两种不同的起源。此时,确定窦性P波与何种QRS波有传导关系也较为容易。

当"窦-交"干扰性房室分离时,若源于房室交接区的QRS波与窦性QRS波两者的外形完全相同时,对于何种QRS波与其前P波有相关性在认定上会发生困惑。此时,固然可以用"R-R"的序列性有否变化(如提前)来判定有否夺获,即P波与后继的提前QRS波有否相关性,有时会遇到困难。①夺获者尽管多数有QRS波提前的序列特征,但房室交接性节律本身也可有R-R不齐,此时如何判定"提前"还是"不齐"?当有隐匿性房室交接性夺获时,QRS波不仅不提前,反而可滞后出现。②有关夺获心搏的P-R间期虽然多数较单纯窦性者的P-R间期为短,但当夺获的窦性P波位于前一个心搏的T波降支上时,遂有干扰机制参与,此时的P-R间期不仅不缩短,反而可延长。

当房室交接区QRS波有非时相性室内差异性传导的外形改变时,此时因偏心起搏和窦性下传QRS波有细微不同,遂可带来判断上的明确区分,为是否夺获提供可靠依据。具有非时相性室内差异性传导改变的QRS波属房室交接区性质,它和其前的窦性P波并非同源匹配,故并非夺获下传。因此,房室交接区心搏伴有非时相性室内差异性传导时,对于与窦性P波有否同源匹配可带来判断上的结论。此时,不论QRS波有否提前,也不论P-R距离是否大于0.12s均可判为无相关性,即属干扰性房室分离。

心电史上第一份房室分离的心电图片,系Weil于1914年报道。有人对于此种心电改变描述为"P波犹如幽灵一样地伴随着QRS波,P波游弋于QRS波前后"。说明游弋的P波是一个被"分离"了的节律点,它按自身的序列性出现,QRS波却是按另一个节律点的序列性呈现。诚然,如伴随夺获,这种干扰性分离遂成为不完全性。

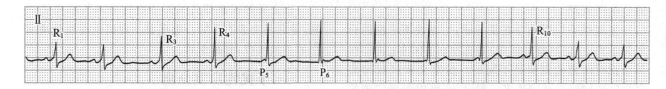

图 26-7 窦性心律并发预激综合征与房室交接区心律构成的房室分离

患者男性,53 岁,自诉心悸 1 年。图示 II 导联长条记录。窦性 P 波外形正常、按序呈现。P-P 间距 0.76～0.92s(65～79 次/分),互差>0.12s,属窦性心律不齐。窦性 P 波($P_{1～4,11,12}$)下传心室时,显示为经典的预激综合征特点:①P-R 间期 0.11s;②QRS 波增宽达 0.14s,起始部有 δ 波;③P-J 间期 0.25s。P_3 于 P_2 后 0.92s 时出现,且在 $R_3～R_{10}$ 序列中伴随有相等的 R-R 间距为 0.88s(68 次/分)。同时有 QRS 波振幅的逐搏递增至 1.0～1.7mV,R_{10} 又有振幅减低。$R_{3,4,10}$ 应判定为"窦-交"室性融合波,$R_{5～9}$ 为单纯由房室交接区节律控制的加速性房室交接区心律。$R_5～R_9$ 与 $P_5～P_9$ 构成"窦-交"干扰性房室分离。心电图诊断:①窦性心律不齐;②间歇性预激综合征(Kent 型);③加速性房室交接区心律;④"窦-交"干扰性房室分离;⑤"窦-交"室性融合波、手风琴样效应。

本例有窦性心律不齐,伴有间歇性经典型预激综合征。$R_{1,2,11,12}$ 系单独由窦性心律下传的预激综合征心搏,$R_{1～4,10～12}$ 的 P-J 间期相同。但从 R_3 开始,QRS 波振幅有逐渐增高,R_{10} 又变低;从 $R_{1～4,10～12}$ 可判为预激综合征的手风琴效应。$R_{3,4,10}$ 则为窦性与房室交接性共同下传的"窦-交"室性融合波。这种发生在预激综合征基础上的"窦-交"室性融合波是一种特殊的室性融合波。本例的房室交接区心搏外形(R 波振幅增高)与序列特征(R-R 匀齐为 0.88s),成为本例中与区分窦性下传 QRS 波外形、频率不同的重要切入点,即成为双重心律性质。在 $R_{5～9}$ 序列中,窦性 P 波游弋于 QRS 波的前、中、后,构成典型的干扰性房室分离。$R_{5～9}$ 的外形特征,属房室交接区起源的非时相性室内差异性传导的改变,系房室交接区激动点偏心位置使然。这种无 δ 波的房室交接区心搏,又为经典预激综合征(即 Kent 型)的诊断,提供了实证的依据。房室交接区起源的心搏由于偏心起搏,呈现为非时相性室内差异性传导显示的外形,不仅显示为 $R_5～R_9$ 的序列上,而且也显示在"窦-交"室性融合波(R_3、R_4、R_{10})也有此种改变。同时,不仅仅限于 QRS 波也可影响到 T 波。请比较窦性的预激综合征波群($R_{1,2,11,12}$)的 T 波较房室交接区性搏动($R_{5～9}$)的 T 波为高,由于除极的变化必然会影响到复极的顺序。决不要忽视 T 波的改变,做到"见微知著",这种 T 波的细微改变,有时对于判断 QRS 波与其前 P 波有否相关性可提供重要依据

2. 窦性节律并无兴奋性低下或传导冲动形成的障碍,而房室交接区(或室性)异位灶激动有加速、较窦性节律为快;两者在房室交接区内相遇。此种加速的房室交接区(或室性)频率与窦性频率不能相差悬殊,否则两者不可能在房室交接区的有效不应期内连续相遇达到 3 次(或 3 次以上)构成干扰性分离。

二、干扰性窦房联接区分离

干扰性窦房联接区分离(interference sinoatrial junction dissociation)系发生在窦房结周围或窦房结与心房肌联接处,称之为窦房联接区(不用"窦房交接区"一词,以免和房室交接区相混)干扰性分离。它也是建立在干扰基础之上,连续发生 3 次(或 3 次以上)的绝对干扰。

1. 窦房间干扰(sinoatrial interference) 指异源性两类起搏点相向而行,在一定时间窗内抵达窦房结和心房的联接区,两者发生碰撞,互不侵入对方激动的区域。鉴于干扰区在窦房结周围,两类起搏点中的一个必然是源于窦房结的窦性激动;另一类可以是心房的 P′波,或者是房室交接区性(或室性)的 P⁻ 波。

对应于窦房间干扰的为窦房间阻滞(简称窦房阻滞),两者的不同在于窦房间干扰属于生理性范畴,而窦房阻滞却属病理性改变。

窦房间干扰属于窦房干扰的范畴,窦房干扰的范围较广,它包括窦房结性干扰与窦房间干扰两部分。窦房结性干扰是指激动可以通过窦房间联接区进入窦房结,对窦房结发生节律重整。窦房间干扰却是指激动未能通过窦房间联接区进入窦房结,仅在窦房间联接区内有两类激动点的相遇并发生干扰。窦房间干扰又可分为完全性与不完全性两种,它们的心电改变是不同的。

对于窦房间干扰的心电改变,有的仅仅表述为房性早搏时伴有完全性代偿间歇。实际上这是指窦房间的完全性干扰。另外尚有窦房间的不完全性干扰,它表现为间位性房性早搏时,房性早搏后的第一个窦性 P 波稍稍向后推迟呈现,似有不完全性代偿间期。但房性早搏后的第二个窦性 P 波却仍然按序出现。这样,从间位性房性早搏之前的一次窦性 P 波,测量至间位性房性早搏后的第二个窦性 P 波的时距,恰好为基本窦性 P-P 间距的两倍。房性早搏后第一个窦

性 P 波向后推迟,只是侵占了此一 P 波至房性早搏后第二个 P 波的时距(即早搏后第一个 P 波至第二个 P 波有缩短)。

在分析房性早搏时,仍然要关注对 P′波所在的位序,即 P′波在心动周期内的提前程度。过早出现的 P′波如落在有效不应期,则 P′波未能下传形成 QRS 波,称之为未下传的房性早搏。设若位于心动周期较晚呈现的 P′波,可和下一次窦性 P 波的激动在窦房联接区发生绝对干扰,使房性早搏伴有完全性代偿间歇。有时,较早出现的 P′波也可形成完全性代偿间歇,此时要考虑房性早搏之 P′波伴有房-窦传入阻滞,P′波才未入侵窦房结进而扰乱窦房结的正常序列性。

2. 窦房干扰性分离(sinoatrial interference dissociation)　当窦房间有完全性干扰且连续出现 3 次(或 3 次以上)时,即成为窦房干扰性分离。窦房联接区的组织实际上即心房肌,这一部位的有效不应期即心房肌的有效不应期,其实验室数据见表 26-1 所示,各学者的测定数据互有差异,依据心房颤动时心房激动最高可达 650 次/分判断,心房肌的最短有效不应期约为 0.09s,其宽度范围在 0.09~0.17s。只有当两类起搏点的频率相等或基本相等、两者从不同方向的传导速度又基本相近时,冲动进入窦房间联接区时在心房肌的有效不应期内相遇,始可形成绝对干扰。但必须维持 3 次(或 3 次以上)时,始可成为窦房间的干扰性分离。仅仅只有 1~2 次是不属于窦房干扰性分离的范围。

由此可见,欲形成窦房干扰性分离已经达到了相当苛刻的程度。据统计国内自 1988 年至今 20 余年之间,见于文献的、诊断可靠的病例未逾 10 例,足见其罕见。罕见是一回事,误诊、漏诊是另一回事。遗憾的是人们对此尚未足够重视、没有充分的认识,不少专业书刊在介绍干扰性分离时,没有窦房间联接区发生的干扰性分离。

窦房干扰性分离的必备节律点是窦房结心律,而窦房结节律具有较大的易变性,容易呈现窦性心律不齐;而这恰恰是窦房间联接区干扰性分离不易形成的重要原因。当窦性 P-P 序列明显不等时,从而改变了它与另一个节律点在频度上的接近。只要两个节律点的频率发生明显差异,就不易在窦房间组织狭窄的有效不应期内相遇。两个节律点中的一个节律点必然可以进入对方的区域,窦房间干扰性分离遂告终止。因此,这种分离的序列性只有数次或 10 多次,如不认真分析,易漏诊。

两个节律点要呈现分离性,并要求两者各自呈现 3 次(或 3 次以上),即成为双重心律。双重心律与两个节律点的交替、先后转换是不同的概念:两个节律点的并存是双重心律的核心,而交替者呈现在某一时段内都只是单个节律的存在。对于窦房间干扰性分离而言,其心电现象形式上似乎也是窦性 P 波与异位 P 波(含 P′波、P⁻波)两者之间的先后交替出现,酷似单一节律的转变。由于绝对干扰的连续存在,窦性 P 波(除了窦性 P 波参与的房性融合波)的序列性和窦性 P 波的外形,往往是不显的。需要借助于梯形图来给予证实。可以这么认为:窦房间干扰性分离的 P 波是隐匿性地存在于心电图中。这也是此种干扰性分离易于被人忽视的重要原因之一。它不像房室干扰性分离在图片上可见到同时呈现的两类不同起源的 QRS 波、P 波,P 波游弋于 QRS 波前后。

窦房干扰性分离时虽也有两类起源:QRS 波伴同源匹配的 P′(或逆 P⁻)波是显性的,而窦性 P 波则要依据其序列性进行推算后认定。发生窦房干扰性分离之前有显性窦性 P 波,发生窦房干扰性分离的当时,窦性 P 波即隐匿不见,需借助于另一起搏点显示的 P′(或逆 P⁻)波来推导其绝对干扰的存在(详见诊断标准)。当推算出的隐匿性窦性 P 波位序与 P′(或逆 P⁻)波的实际位序之间的距离在心房肌有效不应期内,诊断即可成立。

窦房干扰性分离的诊断标准,是我国学者于 1980 年提出的,诊断标准有三:①有"纯"的窦性 P 波;②有"纯"的异位 P′波;③在两个长的窦性 P 波(或房性融合波)间的间歇内为"纯"的异位 P′波,长的窦性 P 波间距是通常窦性 P-P 间距的 4 倍以上,而且成倍数。

上述标准的不足之处在于对两类起搏点,即窦性 P 波、异位 P 波(含异位 P′波和 P⁻波)在出现之位序的对应关系上,未进行明确的规定。未提出此种双重心律在频率上的相近或一致,这一特点才有可能使两类冲动相向而行并传抵窦房间联接区时,才能位于窦房联接区的有效不应期内;并维持这种对应关系达 3 次(或 3 次以上)。只有在此种苛刻的特定条件下,窦性激动才不至于因频率的变动使窦房干扰性分离终止。

从以上讨论可知,窦房间的干扰性分离与房室交接区的干扰性分离的差异性,找出差异是分析思维中十分重要的原则。明确了差异所在,要从机制上深入。正是窦房干扰性分离时,窦性激动无法通过窦房结周围的窦房联接区,因而无法显示窦性 P 波,只有依靠异位 P′波呈现时的序列特征再与预测的窦性 P 波序列作比较,分析窦性 P 波与异位 P′波的位序之间的差异是否符合心房肌的有效不应期,做出认定(图 26-8)。

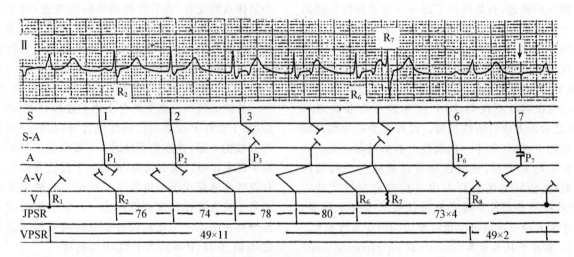

图 26-8　窦房干扰性分离

　　患儿女性，9 岁。临床诊断：心肌炎。此图中可测出-P₁～P₂ 间距为 0.92s（65 次/分），R₂～R₆ 为 3.32s，是 0.88s 的 4 倍。基于 R₂-R₆ 属于房室交接区起源（与窦性下传 QRS 波比较有不同，属非时相性室内差异性传导的 QRS 波变异）。房室交接区心搏尚具有向心房逆行传导，呈现为 R-P⁻ 间期，且有逐搏递增最终在 R₆ 后形成反复搏动。从而终止其房室交接区并行心律。在这种并行心律激动向窦房联接区传播时，适遇窦性激动 S₁～S₆ 按顺序发放。两者在窦房联接区形成绝对干扰达 3 次（见梯形图所示），即成为窦房干扰性分离。试比较 S₃～S₅ 与 P₃⁻～P₅⁻ 的序列，可以确定两者之间距在心房肌的有效不应期（0.09～0.17s）之间，符合窦房干扰性分离的要求。本例出现窦房干扰性分离十分短暂，这与窦性心律的频率与房室交接区并行心律的频率的变动特别是 R₆ 后发生反复心搏有关。图中 P⁻ 波的显示是显性可见的序列，而窦性 P 波却是隐性的，要靠 P₁～P₆ 的序列性予以推导并借助于梯形图的绘制予以论证。心电图诊断：①窦性心律；②三度房室传导阻滞伴室-房逆行传导；③加速性房室交接区并行心律伴右束支阻滞；④反复心搏伴室内差异性传导；⑤窦房干扰性分离

三、干扰性房室交接区内分离

　　干扰性房室交接区内分离（interference intraatrial ventricular junction dissociation）又称双重性房室交接性心律。房室交接区内存在两个节律点，一个节律点发出激动逆向上传控制心房，产生逆行 P⁻波，另一个节律点发出激动下传控制心室，产生室上性 QRS 波。由于两个节律点的中间存在绝对干扰，而使产生逆行 P⁻ 波的激动不能下传心室，产生室上性 QRS 波的激动也不能上传心房。当绝对干扰在交接区内发生连续 3 次（或 3 次以上），便形成干扰性房室交接区内分离。在心电图上表现为一系列逆行 P⁻ 波和一系列室上性 QRS 波，彼此之间无时间上的相关性，便形成干扰性房室交接区内分离（见图 9-6、图 9-7）。

四、干扰性室内分离

　　心脏内存在双重心律时，室上性激动与室性激动

在心室内发生绝对干扰，形成连续 3 次（或 3 次以上）的室性融合波，称为干扰性室内分离（interference intra-ventricular dissociation）。室性融合波可以是异腔性也可以是同腔性的融合，例如完全性房室传导阻滞时，室内两个异位节律点发出的激动在室内融合形成的室性融合波，就是同腔性融合（图 26-9，图 26-10）。

五、干扰性房内分离

　　心房内两部分激动在房内发生绝对干扰，各激动心房一部分形成的房性融合波，连续出现 3 次（或 3 次以上）房性融合波便称为干扰性房内分离（interference intra-atrial dissociation）。发生干扰性房内分离的条件是心房内两部分激动的频率相等或频率接近，并且激动心房的时间差小于 P 波的时间。干扰性房内分离实质上是一种不完全性干扰性分离，临床心电图中很少见（图 26-11）。

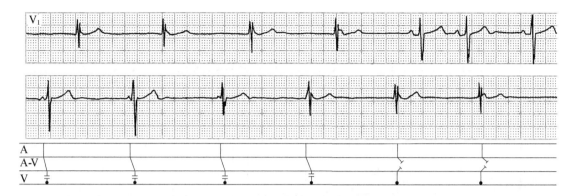

图 26-9　干扰性室内分离

　　患者男性,68 岁,临床诊断:冠心病。本图展现的是 V₁导联,第 1 条前 4 个 QRS 波缓慢出现,心率 42 次/分,QRS 波呈 RSR′型,时限 0.12s,R′波降支渐宽,第 4 个 R′波后显露出 1 个直立 P 波,说明前 3 个 QRS 波降支内重有 P 波。第 5 个 QRS 波呈 RS 型,其前有 P 波 P-R 间期 0.14s,QRS 波时限正常,属于等频性心室夺获。第 6 个 QRS 波提前出现,其前 P 波异于窦性,P′-R 间期 0.15s,QRS 波和窦性 QRS 波相同,是房性早搏。第 2 条前 4 个 QRS 波前均有 P 波,P-R 间期渐短(0.08～0.02s),其后 QRS 波渐变,与第 1 条中 P-R 间期＞0.12s 的窦性 QRS 波有明确的差异,说明 P 波与 QRS 波还存在不同程度的关系,引起不同程度的室性融合波,形成室内干扰性分离。上述心电图的出现是在显著窦性心动过缓并不齐的基础上出现的继发改变,提高窦性的频率上述现象可消失。心电图诊断:①窦性心动过缓并不齐;②不完全性干扰性房室分离;③室性逸搏心律;④干扰性室内分离

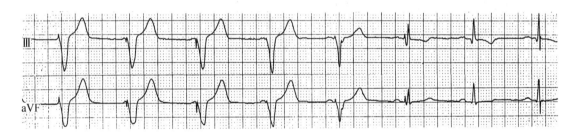

图 26-10　心室起搏所致干扰性室内分离

　　患者男性,70 岁。因病态窦房结综合征置入 VVI 起搏器。窦性 P 波规律显现,P-P 间期 0.97s(62 次/分),VVI 起搏节律 60 次/分。第 1 个 QRS 波起始部心室起搏脉冲信号与窦性 P 波起始部相重合,此 QRS 波为心室起搏形成的宽大畸形 QRS 波。第 7 个(倒数第 2 个)QRS 波为正常窦性 P 波下传形成的正常形态 QRS 波,PR 间期 0.17s。最后 1 个 QRS 波形态正常,其前 PR 间期亦为 0.17s,为正常窦性 P 波下传激动心室形成,因其终末部重有心室起搏脉冲信号,故为假性室性融合波。第 2、3、4、5、6 个 QRS 波前均有窦性 P 波,起始部有心室起搏脉冲信号,这些 QRS 波形态均介于心室起搏 QRS 波与正常 QRS 波之间,均为真性室性融合波,随着 P-V 间期(P-R 间期)逐搏的延长,心室起搏成分渐少,而窦性下传激动心室成分渐增加,其形态渐接近正常 QRS 波。该图连续出现 5 次真性室性融合波,即心室起搏和正常窦性激动下传激动心室在心室内形成绝对干扰(融合波)5 次,为干扰性室内分离。心电图诊断:窦性心律 62 次/分、VVI 心室起搏节律 60 次/分、干扰性室内分离

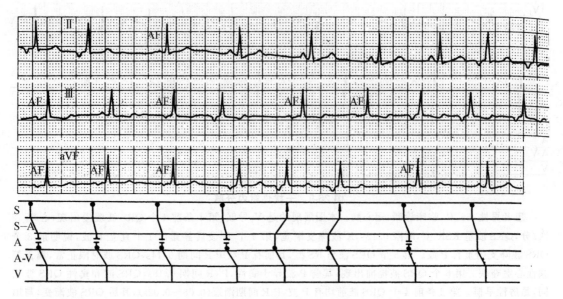

图 26-11 干扰性房内分离

患者男性,65 岁。临床诊断:冠心病。本图展示的 3 个导联 R-R 间隔部不匀齐,每个 QRS 波前均有 P 波,但 P 波的形态不同,大致分为 3 种:①P 波直立;②P 波倒置;③P 波形态介于①②之间,即中性 P 波。倒置 P 波的 P-R 间期和窦性 P 波的 P-R 间期相同,故可排除交接性心动过速,诊断为房性心动过速并不齐。窦性心律不齐的慢相和房性心律不齐的慢相频率接近,又是同步发生,因此在房内发生绝对干扰产生 1 个和数个中性 P 波,即房性融合波,连续 3 个房性融合波为干扰性房内分离。心电图诊断:①窦性心律不齐;②非阵发性房性心动过速并不齐;③房性融合波;④干扰性房内分离。

连续出现的房性融合波与房内游走性心律的心房过渡区-心房中间的节律引起的 P 波相似,有时很难区别。一般房性心动过速逆行 P 波多是提前出现,消退时逐搏变慢被窦性激动代替,而房内游走节律是逐渐发生的,中性 P 波的频率应高于心房下部 P 波(倒置 P 波)的频率,但本例相反,倒置 P⁻ 波频率多快于窦性 P 波和中性 P 波的频率。不过两者的发生机制大多数与自主神经不平衡有关,仅依靠体表心电图有些也会判断错误

第五节 混合性分离

有关混合性分离(mixing dissociation)无专题性的介绍,仅散见于文献报道。1971 年著名心电学大师 Langendorf 和 Pick 指出,一度房室传导阻滞合并心室率轻度增速时,可呈现为房室分离。1980 年国内有学者在专著中介绍 10 例窦性心律伴一度房室传导阻滞、加速房室交接区逸搏心律,命名为综合征,实际上即混合性分离。Marriott 更明确地以"阻滞/干扰性房室分离"称之。提示人们千万不要将房室分离机械地分为干扰性与阻滞性两类,更不要认为阻滞性分离仅仅发生在三度房室传导阻滞中。对于混合性房室分离的诊断切入点,仍需从双重心律、寻找两个不同起源点着手;重点以不应期的划分为鉴别要点。当室上性激动处于相对不应期或应激期而未获下传(或延

缓下传),应考虑有混合性房室分离的存在(图 26-12)。

所谓"应该下传而未能下传"的意思是指:①室上性激动的频率要合适,心房颤动时的高频 f 波未能全部下传属正常保护机制;②只有具备下传条件而未获下传者。Marriott 明确指出,传导阻滞是形成房室分离的 4 个原因(传导阻滞、窦性过缓、次级起搏点加速发放、暂时停搏)之一。

需要特别指出的是:传统认为干扰性分离是心室率快于心房率、阻滞性分离是心房率快于心室率;当混合性分离存在时,这一特征便不复存在。这便是讨论混合性分离的重要价值所在。

第六节　临床意义

干扰与分离的临床意义应视他们形成的疾病背景，它们是一种继发性心电现象，临床意义差异甚大。何况分离的定义尚有狭义与广义之分。显然，干扰是一种生理性改变；需要讨论的是分离的临床意义。

在此讨论的临床意义，必须对生理性的含义加以厘清。此处所谓的生理性是从心电学意义上而言的，与是否有临床疾病有一定不同。以心房颤动而言，由于心房异位激动高频度对房室交接区的刺激导致隐匿传导，室内传导发生改变而成为生理性干扰出现室内差异性传导。这种室内差异性传导从心电学改变角度看，属生理性变化。这并不代表此患者没有疾病

意义上的病理性改变。再如，当窦性有心律不齐时，这在正常人中常可见到。此时当呈现窦性心律的缓慢时相时，房室交接区可呈现为逸搏心律，并和窦性缓慢心律构成短暂的干扰性房室分离。这也属正常生理性的改变。

然而在有疾病时，如急性风湿热心肌有炎性改变时，可形成加速性房室交接区心律，并与窦性节律构成干扰性分离。药物的过量或毒性作用（如洋地黄类）也可促使窦性节律过缓、次级起搏点自律性增强，成为干扰性分离的原因。总之，心电改变要密切结合临床。

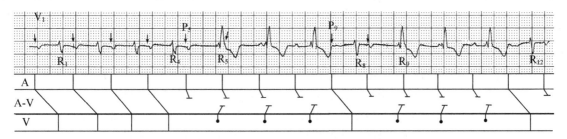

图 26-12　混合性房室分离

患儿，女，15 岁。临床诊断：风湿性心肌炎。图示 V_1 导联。P 波外形正常、按序出现。P-P 间距 0.52～0.60s（100～110 次/分），R_1～R_4 属窦性 P 波下传心室搏动，呈 rS 型，时限 0.08s。因为 R_1～R_4 的 P 波埋藏于前一搏动 T 波中，所以改变了 T 波外形。P-R 间期长达 0.30s，P_5 未能下传系有二度房室阻滞。距 R_4 后 0.64s 处显现 R'_5，呈 rsR′ 型（R′），宽 0.10s 伴 ST-T 改变。R′ 连续呈现 3 次（R_5～R_7），R′-R′ 间距为 0.68～0.72（83～88 次/分），属分支型加速性室性心动过速，$R_{5～8}$ 与其前 P 波间距＜P_1～P_4 下传形成的 PR 间期，形成了干扰性房室分离。P-P 间期＜R′-R′ 间期，P_9 位于 R_7 T 波结束处，以 0.32s 间期下传形成 rS 型的 R_8，P_{10} 又重复 P_5 以后的序列，出现类同于 R_5～R_7 的 R_9～R_{11}。这种可重复性证明其有一定的内在规律性。本例在房室传导阻滞的基础上形成干扰性房室分离，实质上是混合性房室分离心电图诊断：窦性心动过速、一度房室传导阻滞并二度房室传导阻滞、分支型加速性室性心动过速、混合性房室分离。

本例有室性心动过速，通常认为室性起源的 QRS 波应宽大畸形（≥0.12s），这种看法在大多数情况下是合适的。但这种认知是不完整、有缺陷、不确切的，BELLET 指出：QRS 波宽度正常或几乎正常，并非是排除室性心动过速的条件，决不要将室性起源与宽大畸形（≥0.12S）画等号。国内外已有报道 QRS 波不增宽的分支型室性心动过速，具右束支阻滞外形者不多，源于左后分支者可呈不完全性右束支阻滞外形，本例与此相符。Chung 认为，此类加速性分支型室性心动过速几乎都是非阵发性的，易误为房室交接区心动过速伴室内差异性传导。不少文献认为此种加速性分支型室性心动过速多以舒张晚期早搏形式出现，本例却以逸搏方式显示。有认为此种室性心动过速与窦性频率互差不大于每分钟 5 次，本例无此特征。本例窦性心率与室性心率均有加快。通常认为，体表心电图上对房室传导时的有效不应期、相对不应期的划分是十分粗略的、有条件的，不可绝对化认定。那种认为位于 T 波波峰前的激动一定不能下传的看法是不全面的。当房室交接区有加速传导或阻滞时，位于 T 波波峰前的激动也可下传，本例 P_1～P_4 均位于 T 波波峰之前下传形成 RS 型 QRS 波也是例证

第27章

夺 获

心脏的四级起搏点(窦房结、心房、房室交接区和心室)中,任何两类都可组成双重节律的主导节律和附加节律。在双重性节律控制心脏的情况下,偶尔出现由附加的节律点控制心脏某部位的现象,便称为夺获(capture)。临床上多见于在房室分离、房室传导阻滞情况下,主导节律由房室交接区控制,偶尔由另外的室上性节律点控制心室称为心室夺获。同样在房室分离情况下,原来由窦房结控制心房时,偶尔也可改由房室交接区、室性控制心房称为心房夺获。根据夺获的部位分心室夺获和心房夺获;根据夺获的程度又分为完全性夺获和不完全性夺获。

一、心室夺获

在干扰性分离、房室传导阻滞的情况下,窦性激动与心室激动逐渐分离至一定程度,窦性激动遇到房室交接区脱离了不应期乘机下传心室,使心室获得了窦性激动而除极,表现在心电图上为一个提前出现的P-QRS-T综合波,此称为心室夺获(ventricular capture),又称窦性夺获心室。在少数情况下,夺获出现延迟,称为滞后夺获。心室夺获时P-R间期的长短与其前的R-P间期成反比,即R-P间期相对短者,因P波处于前一心动的相对不应期,故下传的P-R间期就相对较长;反之R-P间期越长,房室交接区已脱离了不应期,下传的P-R间期也就越短。

(一)完全性心室夺获

完全性心室夺获(complete ventricular capture)是指窦性(或房性)激动下传心室,完全激动心室形成的夺获。

心电图表现(图27-1~图27-3):

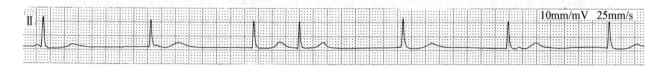

10mm/mV 25mm/s

图27-1 不完全性窦-交干扰性房室分离、心室夺获

患者女性,71岁,临床诊断:冠心病。长Ⅱ导联示:室上性QRS波缓慢规律显现,为房室交接性逸搏心律。窦性P波亦缓慢规律出现,位于QRS波前、中或后,形成窦-交干扰性房室分离。仅第4个QRS波为其前的窦性P波(重在第3个心搏的T波中)下传心室形成,为心室夺获(窦性夺获心室)。心电图诊断:①显著窦性心动过缓;②房室交接性逸搏心律伴不完全性窦-交干扰性房室分离;③心室夺获(窦性夺获心室)

1. 夺获的QRS波一般提前出现,少数情况下,夺获的QRS波可滞后出现,其前有相关的P波。

2. P-R间期≥0.12s。

3. 夺获的QRS波多呈正常室上型,少数可伴心室内差异传导。

(二)不完全性心室夺获

不完全性心室夺获(incomplete ventricular capture)指窦性(或房性)激动下传心室,仅激动部分心室形成的夺获。即在干扰性房室分离时,窦性(或房性)激动下传心室的同时,异位主导节律点也激动心室的一部分,两者在心室内相互干扰形成室性融合波,也称部分性心室夺获。

心电图表现(图27-4,图27-5):出现室性融合波。此时P-R间期较正常窦性(或房性)的P-R间期稍短,两者互差不应>0.06s。

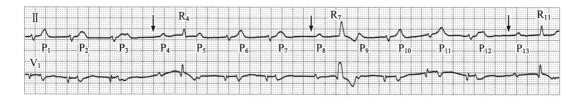

图 27-2 滞后型心室夺获

Ⅱ、V_1 导联为同步记录。$P_1 \sim P_{13}$ 按序出现，P-P 间距 0.70~0.76s（79~85 次/分），P_{V1} 正负双向。$P_{1\sim3,5\sim7,9\sim12}$ 位于 T 波前支，与 $R_{1\sim3,5,6,8\sim10}$ 构成房室干扰（或分离）。$R_{1\sim3,5,6,8\sim10}$ 于 Ⅱ 导联呈 rS 型，于 V_1 导联呈 Qr 型，宽 0.10s，其 R-R 间距 0.76~0.80s（75~79 次/分），为加速的房室交接区节律。↓ 处示 3 次 QRS 波未按序显示，为该交接区节律伴传出阻滞，此时正逢 $P_{4,8,13}$ 于未能显示的 QRS 波形成的相对不应期内出现，遂夺获心室形成 $R_{4,7,11}$ 伴 P-R 间期延长。从整个序列而言，$R_{4,7,11}$ 滞后出现，故为滞后型心室夺获

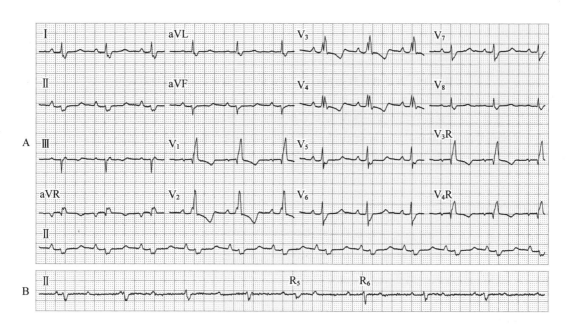

图 27-3 高度房室传导阻滞、心室夺获与滞后型心室夺获

患者女性，45 岁，临床诊断：心内膜垫缺损。A. 长条 Ⅱ 导联与 12 导联非同步记录，术前，心电图示窦性心律，P 波高尖，PR 间期 0.22s，QRS 波终末部增宽，伴 ST-T 改变。诊断：①右心房肥大；②一度房室阻滞；③完全性右束支阻滞。B. 心内膜垫缺损修补术后，心电图示窦性 P 波多数不能下传心室，QRS 波仍呈右束支阻滞型。除 $R_{5,6}$ 外，其余 R-R 间期整齐（1.25s，即 48 次/分），为高度房室传导阻滞，房室交接区逸搏心律。R_5 提前发生，其前有窦性 P 波，P-R 间期 0.26s，为窦性夺获心室（心室夺获）。R_6 延迟出现且 R 波时间变窄，与其前窦性 P 波形成 P-R 间期 0.30s，考虑为窦性夺获心室过程中，左束支传导延缓，左、右束支传导时间差变小，致 QRS 波正常化，但房室传导时间即 P-R 间期较正常夺获时延长。诊断：①窦性心律（心房率 92 次/分）；②高度房室阻滞；③房室交接性逸搏心律（心室率 48 次/分）；④心室夺获，滞后夺获伴 QRS 波正常化

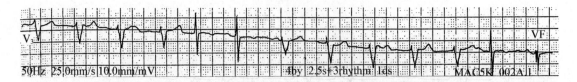

图 27-4　不完全性干扰性房室分离、心室夺获、非阵发性室性心动过速

　　患者女性,68 岁,自觉心慌,查心电图示前 4 个心搏规律出现,QRS 波宽大畸形,时限 0.12s,其前多无 P 波,有 P 波 P-R 间期<0.12s,第 5 个心搏提前出现,呈 RS 型,QRS 时限<0.12s,其前有 P 波,重在前一心搏的 T 波中,P-R 间期>0.12s,第 6 个心搏与第 5 个心搏形态相同,属于窦性心搏。窦性心搏后又连续出现 5 个宽大畸形的 QRS 波,与 P 波不相关。第 12 个心搏又提前出现,其前有 P 波,P-R 间期>0.12s,形态与第 5 个心搏相同,均属于心室夺获。最后 1 个心搏 QRS 波形态介于前两者 QRS 波之间,其前有相关的 P 波,应属于不完全性心室夺获,即室性融合波(VF 波)

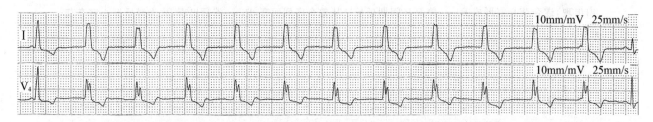

图 27-5　加速性室性逸搏心律、不完全性心室夺获形成室性融合波

　　患者女性,19 岁,临床诊断:心律失常。同步描记的 Ⅰ、V₄ 导联可见宽大、畸形的 QRS 波规律、匀齐显现,频率 76 次/分,为加速的室性逸搏心律。窦性 P 波亦规律显现,除第一个和最后一个窦性 P 波外,均未下传心室,形成窦-室干扰性房室分离。最后一个窦性 P 波下传心室形成正常 QRS 波,为完全性心室夺获。第一个窦性 P 波亦下传心室,但 PR 较短,形成的 QRS 波形态介于正常与室性 QRS 波之间,为不完全性心室夺获形成的室性融合波

二、心房夺获

　　心房夺获(atrial capture)是指在干扰性房室分离中,心房不应期过后,交接性或室性激动逆传入心房而产生逆行 P⁻ 波的一种现象。由于交接性或室性激动夺获心房,故常引起节律重整。

(一)完全性心房夺获

　　在干扰性房室分离的心电图中,交接性或室性激动逆向上传完全控制整个心房的电活动,产生逆行 P⁻ 波,称为完全性心房夺获(complete atrial capture)。发生在交接性心律中,称为完全性交-房夺获,发生在室性心律中,称为完全性室-房夺获。

　　心电图表现(图 27-6～图 27-8):

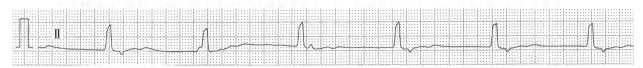

图 27-6　心房夺获

　　患者女性,60 岁,临床诊断:冠心病。加长 Ⅱ 导联心电图示:QRS 波宽大畸形,规律、缓慢、匀齐显现,频率 44 次/分,为室性逸搏心律,第 2、3 个 QRS 波前、后可见窦性 P 波,为干扰性房室分离。其余 QRS 波后均可见逆行 P⁻ 波,为心室激动逆行上传心房形成的心房夺获,即完全性室-房夺获

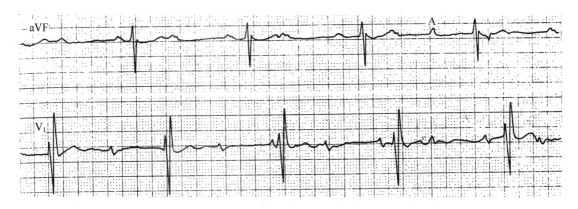

图 27-7 完全性房室传导阻滞、室性逸搏节律、心房夺获

aVF、V₁导联为连续记录,P波和QRS波匀齐发生,心房率为83次/分,心室率为38次/分,两者无固定的时间关系。aVF导联最后一个QRS波前有一个房性早搏未下传,其后出现一个逆行P⁻波,应视为室性逸搏心房夺获

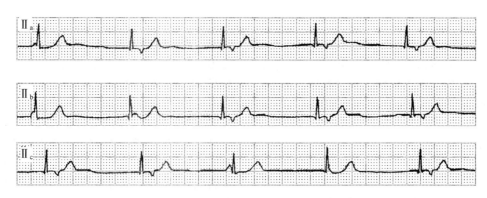

图 27-8 交接性逸搏心律伴心房夺获、干扰性房室分离

患者男性,74岁,临床诊断:冠心病。心电图连续记录的Ⅱ导联显示缓慢匀齐的室上性QRS波连续发生,心率44次/分。在图Ⅱa第1个,图Ⅱb第1个、第2个,图Ⅱc第3个、第4个心搏前、中及后重有直立的窦性P波,与QRS波无固定的时间关系,考虑为干扰性房室分离。其他心搏QRS波后的固定时间(0.16s)均出现一个逆向P⁻波,应视为心房夺获

1. 交接性或室性激动逆传心房形成逆向P⁻波。

2. 代偿间歇多不完全。

(二)不完全性心房夺获

在干扰性房室分离的心电图中,交接性或室性激动逆向上传仅控制部分心房的电活动,产生的逆向

P⁻波和其他的P波融合形成房性融合波,称为不完全性心房夺获(incomplete atrial capture),也称部分性心房夺获。

心电图表现(图27-9):

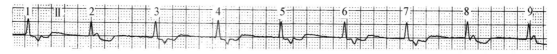

图 27-9 窦性心律、不完全性干扰性房室分离、交接性心律伴心房夺获

本图描记的Ⅱ导联心电图显示第2、8、9个室上性QRS波后均出现1个窦性P波,因处于心室的绝对不应期而未能下传。其他心搏的QRS波后均有一个逆向P⁻波,RP⁻间期固定,为交接性心律伴心房夺获。第3、4个心搏后逆向P⁻波的形态与其他逆向P⁻波略有差异,是窦性激动与交接性逆向激动在心房内发生干扰所产生的房性融合波,即不完全性心房夺获

1. 有房性融合波。

2. 代偿间歇完全。

三、隐匿性夺获

在干扰性房室分离时,有时窦性激动可在交接区或心室内发生隐匿性传导,虽未出现 QRS 波,但使交接区或心室内节律点提前兴奋而重整交接性或室性周期,称为隐匿性夺获(concealed capture)。

心电图表现(图 27-10):

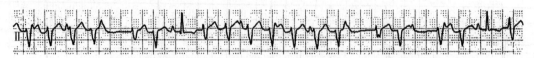

图 27-10　隐匿性心室夺获和显性心室夺获(引自徐金义)

根据记录的 II 导联分析,窦性 P 波和室性心动过速的 QRS 波各按自己的规律出现,心房率 94 次/分,心室率 158 次/分。第 4 个心搏的 ST 段上重的 P 波之后出现 1 个无 QRS 波的代偿间歇,继之出现 2 个室性心搏和 1 个 P 波跟随 1 个室上性 QRS 波,形成了 1 个隐匿性心室夺获和 1 个显性心室夺获。该图的后半部分又出现了 2 个隐匿性心室夺获和 1 个显性心室夺获

1. 不出现可见的夺获搏动,而只表现为交接性或室性 R-R 间期突然延长。

2. 在构成长 RR 间期的第 1 个 QRS 波稍后处可见 1 个窦性 P 波(该 P 波隐匿性下传交接区或心室,使交接区或心室节律重整,是形成长 RR 间期的原因)。

四、逸搏夺获心律

详见本书第 16 章逸搏与逸搏心律"四、房室交接性逸搏与房室交接性逸搏心律　(三)房室交接区性逸搏夺获心律"。

五、起搏夺获

起搏器通过起搏电极发放足够能量的脉冲引起心脏除极产生有效收缩,称为起搏夺获。它同样包括心室夺获和心房夺获。

(一)心室起搏夺获

1. 完全性心室夺获　心电图表现:心室起搏脉冲后跟随宽大畸形 QRS-T 波群。

2. 不完全性心室夺获　心电图表现:心室起搏脉冲后跟随较宽大畸形 QRS-T 波群,该 QRS 波形态介于正常室上性 QRS 波与心室起搏之宽大畸形之 QRS 波群之间,即真性室性融合波。

(二)心房起搏夺获

1. 完全性心房夺获　心电图表现:心房起搏脉冲后跟有相应的 P′波。

2. 不完全性心房夺获　心电图表现:心房起搏脉冲后跟有相应的 P′波,该 P′波形态介于自身 P 波与心房起搏之 P′波之间,即真性房性融合波。

(三)起搏夺获延迟

起搏夺获延迟是指起搏器发放的脉冲和该脉冲引起的除极波之间存在时间差,即每个刺激信号均能夺获相应部位的心肌,只是信号和除极处之间有一个延迟。这是一种少见的起搏现象,通常发生在心房起搏后,表现为起搏心房阻滞,这与心房结构、功能性改变有关,可能存在右房增大,造成心房起搏后激动扩布到整个心房需要的时间较长,因此形成心房起搏夺获延迟。同样这种起搏现象也会发生在心室起搏后,表现为心室起搏阻滞,多发生在心肌药物中毒、心肌缺血缺氧、高钾血症等情况下,是心肌严重病变的表现。

1. 起搏夺获延迟的心电图判断　不能仅用一个导联判断。通常用两个向量互相垂直的导联去观察夺获延迟。如 I 导联显示从右至左的除极波,而 II 导联或 aVF 导联显示自上而下的除极波。当多个导联上均出现刺激信号与除极信号之间的距离都延长时,才能确定存在夺获延迟,而单一导联上的延长可能是除极波的起始部分在等电位线上的缘故(图 27-11)。

2. 处理方法　对于心房起搏夺获延迟,可以采取降低心房起搏频率;将 AV 间期设置得足够长,该方法虽不一定减少起搏百分比,但肯定能增加房室的同步性而使心房的血液射入心室。

(四)起搏夺获心律

详见本书第 41 章心脏起搏器与起搏心电图"第六节与起搏器有关的心律失常一、竞争性心律失常 4.起搏-夺获心律和成对出现的起搏器夺获心室"。

(五)起搏器自动夺获功能

详见本书第 41 章心脏起搏器与起搏心电图"第五节　起搏器的特殊功能与心电图　三、自动阈值管理功能"。

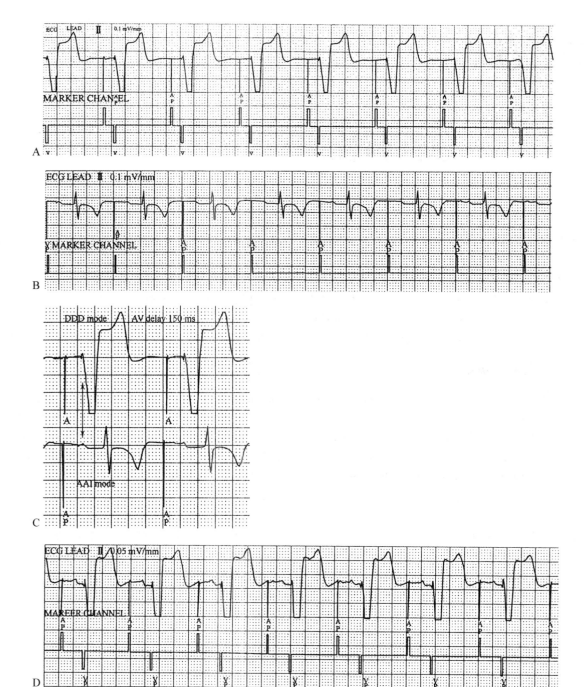

图 27-11 心房起搏夺获延迟(见 A→D 图)(引自宿燕岗)

A. DDD 工作模式,AV 间期 150ms,心室起搏功能良好,心房起搏脉冲后未见明确的心房起搏 P′波(未见明确的心房夺获)。B. 程控为 AAI 模式,从心房起搏脉冲至起搏 P′波时间长达 160ms,即心房夺获延迟。C. AAI 和 DDD 模式图放在一起比较,可见 DDD 起搏模式 AV 间期 150ms 时,心房起搏夺获之 P′波与心室起搏之宽大 QRS 波几乎重合,↕指示心房夺获之 P′波(该患者心房收缩和心室收缩同时进行,心房的血液不能进入心室,心排血量下降,而心房压升高又导致静脉淤血和呼吸困难)。D. 将 AV 间期延长至 340ms,DDD 工作模式,可见明确的心房、心室夺获,房室顺序收缩良好

第28章

急性肺栓塞

急性肺栓塞(acute pulmonary embolism)是指内源性或外源性栓子(多数是血栓),堵塞了肺动脉主干或其分支而引起肺循环灌注不足,导致急性右心功能障碍的临床综合征。由于栓子堵塞肺动脉程度不同以及栓塞速度、受累血管的截断面和血管内皮纤维功能状态等的差别,临床表现各异,心电图也呈多样化。

一、急性肺栓塞心电图

急性肺栓塞患者约有82%出现急性右心室劳损的改变,肺栓塞面积与心电图改变呈正比关系,大块肺栓塞者87%有改变,次大块肺栓塞者77%有改变。这些心电图改变呈多样性、易变性、暂时性,发病后数分钟或数小时内消失。只有不断的监测、动态地观察对比,才能从一些蛛丝马迹的变化中发现有价值的诊断资料。

(一)窦性心动过速

急性肺栓塞的心率通常在$100 \sim 125$次/分,心率>90次/分对肺栓塞的诊断可能就有意义。急性肺栓塞常引起急性左心室舒张期容量减少,导致心脏搏出量降低,而反射性引起窦性心动过速。故对原因不明的窦性心动过速患者,特别是伴有呼吸困难和(或)胸痛者,应将急性肺栓塞列入考虑的范围。但也要注意有部分肺栓塞患者并不出现明显的心动过速。

(二)肺型P波

急性肺栓塞者,也可以出现肺型P波。有资料显示出现率为$2\% \sim 30\%$,常见于严重肺动脉高压者,是右心房扩大的表现。

(三)右束支传导阻滞

研究发现,急性肺栓塞患者出现不全性或完全性右束支传导阻滞者,病死率增加。肺栓塞患者右束支传导阻滞发生率报道不一,低者6%,高者67%,比较可靠的约为25%。与肺栓塞有关的右束支传导阻滞常为一过性的,随着右心室血流动力学的改善,右束支传导阻滞大多数消失,有些可持续存在。肺栓塞患者引起的右束支传导阻滞如是进展性的,是肺动脉主干完全阻塞的标志,更容易引起急性肺源性心脏病与休克,对此类患者应迅速强化治疗。

(四)$S_I Q_{III} T_{III}$图形

早在1953年Mc Ginn和White首先报道了肺栓塞的心电图改变,并发现急性肺栓塞的$S_I Q_{III} T_{III}$图形。经典的$S_I Q_{III} T_{III}$图形指的是I导联出现S波或原S波增深,III导联出现Q波和T波倒置;是急性肺栓塞的典型而具有一定诊断意义的图形,但并非是特征性心电图改变。因为有无肺栓塞的患者都可以出现$S_I Q_{III} T_{III}$图形,$S_I Q_{III} T_{III}$图形诊断肺栓塞的敏感性$20\% \sim 50\%$,而且仅见于巨大肺栓塞患者。该图形持续时间不长,多在肺栓塞后2周内消失,也有持续时间较长者。

$S_I Q_{III} T_{III}$图形的发生机制尚未完全阐明,可能是急性右心室扩大引起心脏顺钟向转位,致使心室早期室间隔除极时,除极向量背离III导联,而出现Q波;同样机制心脏转位使QRS终末向量指向右方,背离I导联而产生终末S波。T_{III}倒置可能系右心室与间隔下部心内膜下心肌缺血所致。也有人认为急性肺栓塞时$S_I Q_{III} T_{III}$图形的暂时出现,可能系继发于左后分支缺血导致的左后分支阻滞。

(五)前壁导联T波改变

胸前导联$V_1 \sim V_4$T波倒置,是急性肺栓塞最常见的改变之一($40\% \sim 68\%$)。T波倒置多呈对称性,倒置的深度由右向左逐渐变浅,有的病例倒置的T波可在病后数天发生,这一点与冠心病心肌缺血不同。$V_1 \sim V_4$导联T波倒置标志着右心室压力负荷过重,而且多见于病情严重的大块肺栓塞患者。T波倒置的机制尚不清楚,有人认为系迅速增加的右心室压力过度负荷、右心室扩张引起的急性肺源性心脏病,导致严重的右心室心肌缺血或儿茶酚胺-组胺引起的心肌缺血。也有人认为是右束支传导阻滞引起的"记忆"现象,或心外膜与心肌M区和心内膜与心肌 M 区间相反压力阶差（跨室壁复极离散度）所造成。

（六）弥漫性 T 波倒置和（或）ST 段改变

怀疑肺栓塞的患者若出现弥漫性多导联 T 波倒置伴有呼吸困难和（或）胸痛，应考虑急性肺栓塞。Kosuge 等研究了急性肺栓塞 T 波倒置的预后意义，他们观察了 40 例急性肺栓塞严重程度与入院时心电图 T 波倒置的相关性。根据 T 波倒置的导联数，将患者分为三组：<3 个导联者 15 例；4～6 个导联者 12 例；≥7 个导联者 13 例，住院并发事件（心力衰竭、猝死等）率分别为 0%、8%和 46%。说明 T 波倒置数可能是有效且简单的预测急性肺栓塞并发症增加的危险因素。

根据大样本病人统计，急性肺栓塞患者有一半呈现 ST 段抬高或压低。出现 ST 段压低者约 33%，ST 段抬高者约 11%。ST 段压低较明显的导联在前壁、下壁和侧壁导联，其发生机制与肺栓塞引起的冠状动脉痉挛或其本身"劳损"引起的缺血有关。下壁心肌复极异常，仅在 Ⅲ 导联与 aVF 导联出现 ST 段抬高与 Q 波者，多考虑为急性肺栓塞；Ⅱ、Ⅲ、aVF 导联均有 ST 段抬高与 Q 波形成，则多考虑为急性下壁心肌梗死。

（七）QRS 波改变

呈现肢体导联低电压、aVR 出现终末 R 波、V_1、V_2 导联顿挫性 S 波。急性肺栓塞患者心电图改变的特征是短暂性、多变性、多样性，故对可疑病例要强调多次记录，观察其动态变化。一般肺动脉收缩压需比正常水平增加 50%左右方可出现心电图异常。文献指出急性肺栓塞患者发病后的初次心电图检查有 9%～26%完全正常。急性肺栓塞各种心电图改变出现率见表 28-1。

表 28-1 急性肺栓塞的常见心电图出现率（%）

	出现率
正常心电图	18
心动过速	44
前壁导联 T 波倒置	34
右束支传导阻滞	18
$S_I Q_{III} T_{III}$	20
肺型 P 波	9
电轴右偏	16
房扑、房颤	8

（根据 11 篇报道共 820 例急性肺栓塞的分析资料）

（八）其他心律失常

急性肺栓塞的患者部分可出现一度房室传导阻滞、右房性早搏、右室性早搏、房性心动过速、心房纤颤、心房扑动。有人指出，突发性原因不明的心房扑动应考虑肺栓塞。大块肺栓塞亦有致心室颤动而猝死者。

（九）可能存在肺栓塞的心电图变化

Sreeram 等复习 49 例住院肺栓塞并发肺动脉高压的患者，提出符合下列 3 条或 3 条以上心电图改变者可能存在肺栓塞（图 28-1）。

1. 完全性或不完全性右束支传导阻滞伴 V_1 导联 ST 段抬高或 T 波倒置。

2. I、aVL 导联 S 波振幅>1.5mm。

3. 胸前 QRS 波移行区向左移至 V_5 导联。

4. Ⅲ、aVF 导联出现 Q 波，但 Ⅱ 导联缺如。

5. QRS 电轴右偏或不确定电轴。

6. 肢体导联低电压，QRS 波<5mm。

7. Ⅲ、aVF 或 V_2～V_4 导联 T 波倒置。

二、肺栓塞心电图鉴别诊断

急性肺栓塞的心电图并无特异性，根据贾上滨等 2006 年对我国 4 年中肺动脉栓塞误诊的文献分析，被误诊的疾病多达 70 余种，前 4 位依次为冠心病（26.8%）、肺炎（12.9%）、充血性心力衰竭（8.5%）、胸膜炎（6.8%）。国外 Goldhaber 提出的前两位需与急性肺栓塞相鉴别的疾病也是冠心病与肺炎。国内外文献报道，肺栓塞是最容易误诊的疾病，其与急性冠状动脉综合征，特别是急性心肌梗死的发病年龄、临床症状以及心电图都很相似，再加上人们对急性肺栓塞缺乏足够的认识，80%的肺栓塞患者被误诊为心肌梗死；生前能得到诊断的也只有 20%左右，尤其是不出现 $S_I Q_{III} T_{III}$ 的典型心电图患者，有不少掉进了急性冠状动脉综合征的"陷阱"内。

为了避免将急性肺栓塞误诊为急性冠状动脉综合征，Kosuge 等研究了急性肺栓塞与急性冠状动脉综合征之间 T 波倒置的差异。他们连续观察经肺动脉造影（31 例）、肺灌注显像（27 例）、螺旋 CT（26 例）检查确诊的急性肺栓塞患者和 87 例经冠状动脉造影证实的冠状动脉综合征患者。这些患者入院心电图检查均有 V_1～V_4 T 波倒置，但急性肺栓塞患者有较特异的"肺型 P 波"、$S_I S_{II} S_{III}$ 综合征、$S_I Q_{III} T_{III}$ 图形，此外还有 QRS 波低电压、顺钟向转位。急性肺栓塞

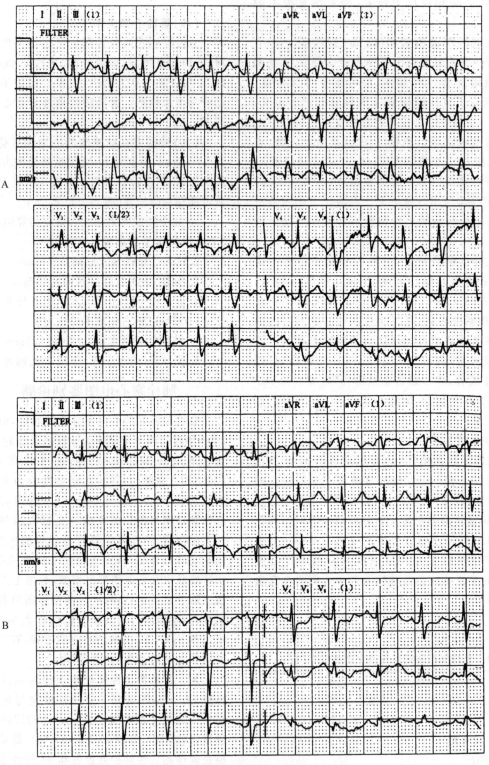

图 28-1 急性肺栓塞心电图改变

A. 患者男性,69 岁,临床诊断左肺癌合并肺炎,冠心病?患者大便后突然呼吸困难,及时大量吸氧,半卧位仍不缓解,血压消失。心电图示:窦性心律(心率 150 次/分),I 导联 QRS 波呈 RS 型,III 导联 QRS 波呈 QR 型伴 T 波倒置,呈现典型的 $S_I Q_{III} T_{III}$ 改变,符合急性肺栓塞。V_1 导联 QRS 波由原来的 rS 型突变为 rsR' 型,此与急性右心室负荷过重有关,也是急性肺栓塞的一个典型表现。B. 缓解期,是 A 图后 5h 再次记录的心电图,窦性心率由 150 次/分降为 120 次/分,I 导联由原 RS 型转为 qRs 型,III 导联仍为 $Q_{III} T_{III}$ 图形伴 ST 段轻度弓背向上抬高,V_1 导联由原 rsR' 型变为 rS 型,说明急性肺栓塞经用溶栓药后右心室负荷减轻患者 T 波倒置见于 Ⅱ、Ⅲ、aVF、V_1、V_2 导联，而少见于 Ⅰ、aVL 导联和 V_3～V_6 导联；急性冠状动脉综合征在 Ⅲ 导联和 V_1 导联 T 波倒置者仅有 1%，而急性肺栓塞患者则为 88%。这些表现对急性肺栓塞诊断的敏感性、特异性、阳性预测值及阴性预测值分别为 88%、99%、97% 和 95%，提示 Ⅲ 导联和 V_1 导联 T 波倒置，对鉴别急性肺栓塞与以胸前导联 T 波倒置较多的急性冠状动脉综合征有很大帮助。肺栓塞的诊断见表28-2。

表 28-2 Daniel 心电图评分系统评估肺栓塞严重度

特征	评分
心动过速＞100 次/分	2
不全性右束支传导阻滞	2
完全性右束支传导阻滞	3
V_1～V_4 T 波全部倒置	4
V_1 导联 T 波倒置（不存在，则不填充）	
＜1mm	0
1～2mm	1
＞2mm	
V_2 导联 T 波倒置（不存在，则不填充）	
＜1mm	1
1～2mm	2
＞2mm	3
V_3 导联 T 波倒置（不存在，则不填充）	
＜1mm	1
1～2mm	
＞2mm	3
Ⅰ 导联 S 波	0
Ⅲ 导联 Q 波	
Ⅲ 导联 T 波倒置	1
存在 $S_I Q_{III} T_{III}$ 图形	2

Daniel（2001 年）设计的心电图评分系统，对评估急性肺栓塞严重度有一定参考价值，其评分多少与肺动脉高压程度有关。≥10 分者诊断为严重肺动脉高压（收缩压＞50mmHg）的特异性为 97.7%。肺栓塞成功溶栓后，心电图变化为心率减慢，顺钟向转位程

度减轻，QRS 波电轴左移，S_I 变浅，$Q_{III} T_{III}$ 消失，但 V_1～V_3 导联的 T 波则常呈倒置加深，机制不明。

（一）与急性下壁心肌梗死的鉴别

急性肺栓塞心电图表现在下壁导联上有一定的特征性，如 $S_I Q_{III} T_{III}$（伴 ST 段抬高）；而急性下壁心肌梗死心电图表现在下壁导联上也有一定的特征性，如 $Q_{II、III、aVF}$，$T_{II、III、aVF}$（伴 ST 段抬高）。在遇到上述两种图形的任何一种，首先要排除急性肺栓塞，然后再考虑下壁心肌梗死。这是因为在临床心电图工作者的脑海里，想到急性肺栓塞的概率太少，想到下壁心肌梗死的概率太多，很容易忘掉急性肺栓塞的存在。两者的鉴别可参考表 28-3。

（二）与急性前壁心肌梗死的鉴别

急性肺栓塞并非只有下壁导联心电图改变，也常有胸导联 ST-T 的改变，易误诊为急性前壁非 Q 波型心肌梗死或心肌缺血。两者的不同点如下。

1. 急性肺栓塞时胸前 T 波倒置的时间较长，可达 2～4 周，而急性前壁心肌梗死和（或）心肌缺血的 T 波倒置持续时间较短，而且 T 波具有特征性的演变过程。

2. 急性肺栓塞时 T 波倒置是自 V_1～V_4 导联逐渐变浅，而急性前壁心肌梗死和（或）心肌缺血时 T 波倒置是自 V_1～V_4 导联逐渐变深，两者相反。如果 T 波倒置左移到 V_5、V_6 导联，提示肺栓塞严重程度显著增加。

3. 急性肺栓塞时右胸导联 ST 段抬高程度较轻，且短时间内无动态变化。

三、肺栓塞心电图改变的病理生理学基础

急性肺栓塞心电图改变的基础是栓子机械性堵塞肺动脉，导致肺动脉压突然升高而出现急性右心室扩张和右心功能不良、排血量下降，继而左心室前负荷减少、左心室充盈不足、心搏出量下降、血压降低，继而冠状动脉灌注减少，出现心肌缺血；慢性肺栓塞性肺动脉高压出现心电图改变的基础是长期右心室后负荷增加而致右心室肥厚；复发性肺栓塞可能兼有右心室扩张和肥厚，多出现类似急性肺栓塞的心电图改变。典型的心电图改变（$S_I Q_{III} T_{III}$ 图形）多是由大块肺栓塞引起；不典型心电图改变可由非大块肺栓塞引起，或同时存在其他心血管疾病或受某些药物的影响。

表 28-3　急性肺栓塞与急性下壁心肌梗死的鉴别

鉴别要点	急性肺栓塞	急性下壁心肌梗死
心率	窦性心动过速	窦性心动过缓多于窦性心动过速
下壁 Q 波	Ⅲ导联 Q 波比 aVF 导联 q 波深,且Ⅱ导联无 Q 波,V_1、V_2导联常有 R 波增高与 T 波倒置,有时伴 V_1～V_4 T 波倒置	Ⅱ、Ⅲ、aVF 导联均出现异常 Q 波
下壁 ST 段	Ⅲ导联与 aVF 导联 ST 段呈等电位线或抬高,但Ⅱ导联 ST 段压低	Ⅱ、Ⅲ、aVF 导联均出现 ST 段抬高
aVR 导联	aVR 导联出现终末性 R 波	aVR 导联出现起始性 r 波
时间	上述心电图改变存在时间较短	上述心电图改变存在时间较长

急性肺栓塞患者心电图缺乏特征性异常,小的肺动脉分支栓塞多无心电图改变,一次心电图检查正常不能排除肺栓塞的诊断,而较大的肺栓塞或反复性肺栓塞时心电图都会有多样性改变,特别是伴发呼吸困难、急性右心衰竭或低血压者,心电图会提供诊断急性肺栓塞的有价值资料。

四、急性肺栓塞的病因

1. 深部血栓形成,见于长期卧床患者、静脉瘀滞、静脉壁损伤、充血性心力衰竭、深部静脉曲张、手术后血液高凝状态等,血栓大多来自下肢、股部或小腿部。

2. 软组织损伤、骨折或手术造成的静脉壁损伤,肿瘤、微生物侵及静脉壁,引起血栓形成。

3. 右心室心内膜赘生物形成并脱落,如感染性心内膜炎。

4. 血小板增高症,或创伤、手术、分娩所致的血小板反应性增高,红细胞增多症、血液浓缩或组织溃裂所造成的高凝状态。

5. 女性骨盆是肺静脉血栓的重要来源,见于产科分娩、产科手术或盆腔疾病。

6. 其他栓子,见于创伤、心肺复苏时脂肪栓塞,恶性肿瘤的瘤栓子,凡是有过反复发生栓塞的老年人,要想到是否有隐形恶性肿瘤的可能。

五、急性肺栓塞的病理生理

急性肺栓塞可反射性引起组胺、5-羟色胺及前列腺素释放,导致肺血管收缩和支气管痉挛,常引起通气灌注失调,病人出现呼吸困难和低氧血症。继而出现胸痛、低血压、过度换气,导致低碳酸血症,甚至晕厥。

正常肺血管床横断面面积受累达50%以上,可引起显著的血流动力学障碍和心电图变化。这些变化是暂时的,常在数分钟或数小时内消失。几乎在肺栓塞的同时,栓塞部分的纤溶作用即开始,随之血栓在

肺血管床位置可发生轻微变化,以上两种作用均可使栓塞由完全性变化到不完全性,使急性期症状减轻。血管造影证实肺栓塞的血栓完全溶解是在栓塞后的 7d 到 4 个月以内,一般在 2～3 周完全溶解。如无反复栓塞,临床和心电图将会有进行性改善。心电图上如出现新的异常,提示出现反复肺栓塞。患者如原有心肺疾病,仅有 15%～30% 的肺血管床栓塞,亦会产生显著的血流动力学和心电图改变。

六、慢性栓塞性肺动脉高压

急性肺栓塞患者如能度过危险期,血栓多数都会有某种程度的溶解使血流再通,因此心电图也随血流动力学的改善而变化,部分人的心电图可以完全正常,也有人会遗留急性期所出现过的图形。有 3.1%～5.0% 的急性肺栓塞患者发展为慢性栓塞性肺动脉高压症。肺动脉平均压升高程度与预后有关:肺动脉平均压>30mmHg 者,3 年病死率达 90%。中、重度慢性栓塞性肺动脉高压患者,可表现不同程度的右心室肥大图形。如轻、中度右心室肥大时,V_1导联呈 rS 型或 rSr′型;重度右心室肥大时,V_1导联呈 qR 型的典型右心室肥大图形,一般还伴心电轴右偏、顺钟向转位。如果还存在 $Q_{Ⅲ}T_{Ⅲ}$ 图形,这时已不表示右心室扩张,而是右心室肥厚的表现。

七、复发性肺栓塞的心电图改变

复发性肺栓塞的心电图改变与原肺栓塞的面积和再栓塞面积有关。多数患者心电轴右偏加重,再现 $Q_{Ⅲ}T_{Ⅲ}$ 图形,V_1导联呈右束支传导阻滞图形或 S 波错折、粗钝、电压变小,胸前导联出现新的 T 波倒置或原 T 波倒置加深等。也有报道复发性肺栓塞可出现 Q-T 间期延长,V_5、V_6导联 ST 段下降,顺钟向转位以及发生新的心律失常(图 28-2)。

八、肺栓塞的临床症状

典型的肺栓塞症状是突然出现呼吸困难、胸痛、

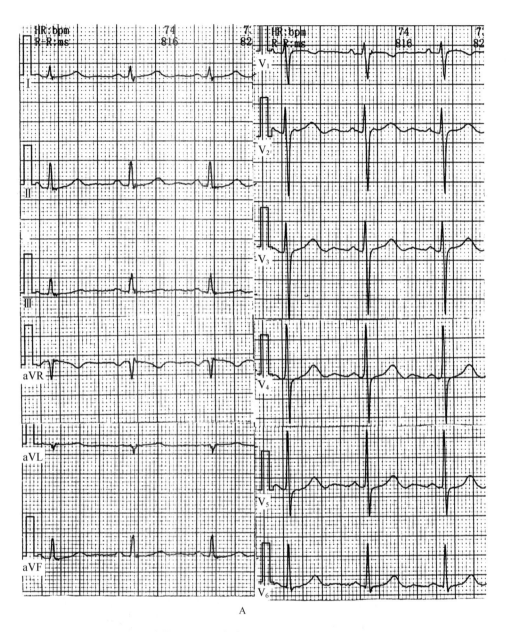

图 28-2　肺栓塞演变及复发性肺栓塞心电图一例(A→G)(1)

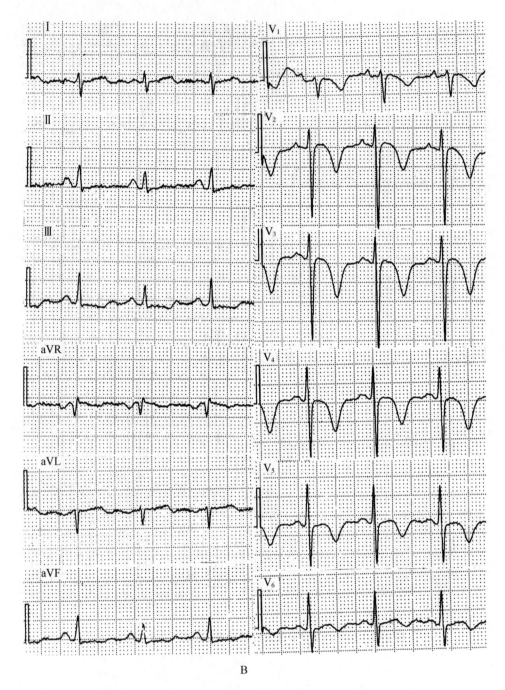

B

图 28-2　肺栓塞演变及复发性肺栓塞心电图一例(A→G)(2)

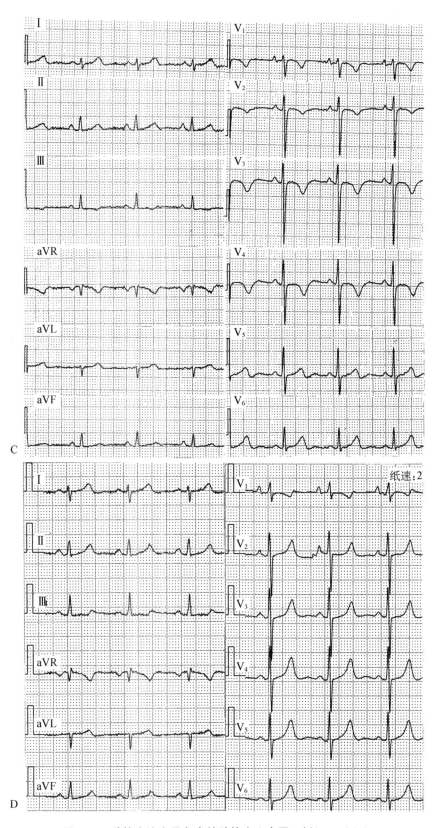

图 28-2　肺栓塞演变及复发性肺栓塞心电图一例(A→G)(3)

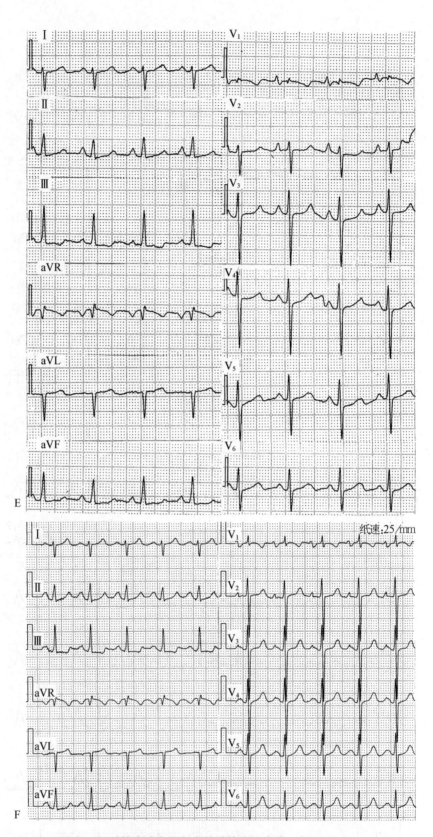

图 28-2　肺栓塞演变及复发性肺栓塞心电图一例（A→G）（4）

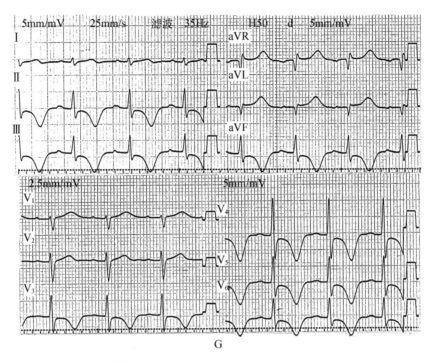

图28-2　肺栓塞演变及复发性肺栓塞心电图一例(A→G)(5)

A. 肺栓塞前正常心电图。患者女性,68岁,正常体检做的心电图,示窦性心律(心率72次/分),心电图正常。B. 提示右心房肥大、广泛前壁T波倒置。2007年3月29日下午突然出现胸闷、呼吸困难,立即去医院做心电图,示P_{II}增宽、增高,P_{V1}振幅达1mm,胸导联$V_1 \sim V_6$ T波呈冠状倒置,肢体导联II、III、aVF的ST段轻度下移伴T波平坦。以冠心病心绞痛住院治疗,后经加强CT检查提示肺栓塞,按肺栓塞治疗,并口服华法林。C. 提示右心房增大、前间壁T波倒置。2007年4月3日复查心电图,示P_{V1}振幅较前增加(＝1.5mm)并出现负向P_{V1},其他P波无明显变化;肢导联T波均由平坦转位正常,胸导联$T_{V2 \sim 4}$倒置较前变浅,$T_{V5,v6}$转为直立。D. 右心房肥大、提示右心室肥大。2008年4月20日复查心电图示P_{V1}振幅又较前增加(＝2.0mm),其他导联无明显变化,胸导联除V_1的T波倒置外,其余导联T波均明显直立。但额面电轴由前＋90°变为＋107°,V_1导联QRS波由rS型变为Rs型伴T波倒置。E. 提示双侧心房肥大、右心室肥大。2008年10月11日复查心电图,示P_{II}振幅较前增高达2.5mm,V_1导联P波呈正负双向,正向部分≥1.0mm,负向部分＝1.0mm,宽0.04ms,V_2、V_3导联P波振幅高尖≥2.5mm。V_1导联QRS波由前的Rs型变为qr型,V_6导联也由Rs型变为RS型。额面电轴也由＋107°变为＋114°。F. 双侧心房肥大、右心室肥大。2009年1月19日心电图示P波较前变宽,P_{II}、$V_4 \sim V_6$时间≥0.12s,P_{V1}呈正负双向,负向部分深达1.5mm,宽0.05s,终末电势(Ptf_{V1})＜−0.04mm·s。V_1导联由qr型转变为rs型r＞s,V_6导联仍为RS型、额面电轴变化不大。G. 下壁及前侧壁T波倒置。2009年3月6日突然出现浑身无力。休克状态,再次入院治疗。心电图示II、III、aVF导联ST段压低2mm伴T波倒置,胸导联$V_3 \sim V_6$ ST段分别压低1mm、2mm伴T波倒置,其他原有心电图异常如心房、心室肥大均消失。后经溶栓治疗(重组组织型纤溶酶原激活剂)和继续口服华法林后心电图改变和临床症状消失。为了强化溶栓治疗在口服华法林的同时又增加波立维,在服用过程中出现烦躁、浑身不适感、坐卧不安,3月30日夜12点开始大口吐血,血如肉冻样一直不终止,3月31日晨经气道插管封堵肺出血点,在封堵过程中患者窒息,心肺复苏无效而死亡咳嗽、咯血和晕厥。此外还有出汗、不安、心动过速等不适症状，然而这些症状都不具有特异性，其他疾病特别是呼吸道疾病非肺栓塞患者均可出现。因此，通过症状和体征很难肯定是否发生肺栓塞。

九、肺栓塞的预后

肺栓塞的预后险恶，在美国死于肺栓塞的人数已超过急性心肌梗死或脑卒中的死亡人数，其中1/3的患者死于突发性肺栓塞。大面积肺栓塞的患者大多数还未被诊断就迅速死亡，只有28%的患者在死亡时得到正确诊断，11%的患者在第1小时内死亡，43%～80%在2h内死亡，6h内死亡达85%。从发病到死亡的时间间隔如此之短，难有回天之力。但只要能尽早做出诊断进行有效的溶栓治疗，预后还是可获改善的。如果错过了有效的溶栓时间，短期或长期预后都不太乐观。

第 29 章

先天性心脏病及其他疾病心电图

第一节 房间隔缺损与心电图

房间隔缺损(atrial septal defect,ASD)是指在胎儿发育过程中出现的一种心脏异常,即在左心房和右心房之间仍残留一个未闭的房间孔。是最常见的先天性心脏病,女性多于男性,男女比例为 1:2~4。

一、房间隔缺损血流动力学变化与心电图改变的关系

按其发生机制分为原发孔型和继发孔型,两者的心电图表现也存在不同。从血流动力学改变分析,通常左心房压力高于右心房,左心房血液通过房间隔缺损部流入右心房。此时右心室不仅接收上、下腔静脉流入右心房的血液,同时还接收由左心房流入右心房的血液,故右心室排血量大,主要表现为右心室和右心房肥厚或扩张。随着病情进展,肺小动脉内膜增厚,肺血管阻力增大,肺动脉高压从动力性变为阻力性,病程晚期右心房压力超过左心房,心房水平发生右向左分流,可形成左心房、左心室肥大。在原发孔缺损型并二尖瓣关闭不全时,也会出现左心室肥大。

二、原发孔型房间隔缺损心电图表现

原发孔型房间隔缺损(foramen premium atrial septal defect)是胚胎发育过程中,原发间隔发育不良或心内膜垫发育不良,使原发间隔和心内膜垫不能融合连接所致(图 29-1,图 29-2)。

1. P 波改变 P 波可正常;也可高尖即表现为右心房肥大。若 P 波时限和振幅均增大,V₁ 导联表现双向 P 波,正向和负向 P 波的振幅均增大,为双心房肥大表现。

2. QRS 波改变 绝大多数(80%~100%)额面 QRS 电轴左偏在-30°以上,类似左前分支阻滞,是原发孔 ASD 的特征性改变,此与左心室后壁提前除极

和左心室前壁除极延迟有关。当缺损面积大时,右胸导联 QRS 波表现为 rsR′、rSr′为其特征性变化,心电图提示右心室肥大、负荷过重,而不是真正的右束支阻滞。左胸导联(V₅、V₆)R 波高尖,提示左心室负荷过重或肥大,左心室负荷过重还常伴 q 波。

3. T 波改变 多数导联 T 波呈对称性直立高尖。

4. P-R 间期改变 主要表现为一度房室传导阻滞,发生率高达 70%,其原因是房室结后移和右心室扩大,使窦房结至房室结的传导时间延长。

三、继发孔型房间隔缺损心电图表现

继发孔型房间隔缺损(ostium secundum defect)是继发于房间隔发育不良或原发性房间隔组织被吸收过多,致第二房间孔不能闭合所致,缺损部分 70%是中央型,其次是下腔型、上腔型及混合型。早期无症状,40 岁左右发生肺动脉高压、右心衰竭和心律失常等表现(图 29-3)。

1. P 波改变 约 20%~30%的患者 P 波高尖,是右心房肥大的表现,如 P 波增宽有切迹,则为房内阻滞的表现。上腔型 ASD 多伴 P 电轴左偏,Ⅱ、Ⅲ、aVF 导联的 P 波倒置,此可能与伴随窦房结组织缺损有关。P 波时限及振幅均增大,V₁ 导联 P 波呈双向,P波正向、负向均增大,则提示双心房肥大。

2. QRS 波改变

(1)额面 QRS 电轴右偏(+90°~+120°),右偏越严重右心室越大。

(2)V₁、V₂ 导联 QRS 波呈 rSr′型或 rSR′型、rsR′型,类似不完全性右束支传导阻滞或完全性右束支传导阻滞图形,此为右心室舒张期负荷增加或肺动脉圆锥肥大的特征表现。V₁ 导联的 R 波振幅增高或出现

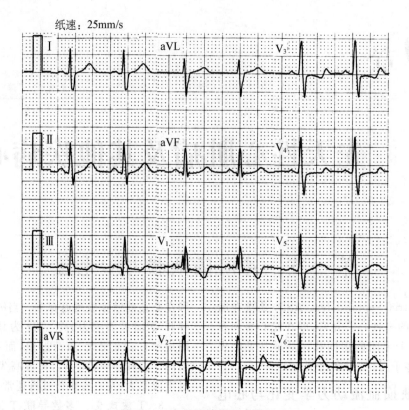

图 29-1　房间隔缺损心电图（一）

患者女性,21 岁,房间隔缺损。心电图示:窦性心律(心率 97 次/分),心电轴
+90°,V₁ 导联 QRS 波呈 rsR′s′型,V₂ 呈 RS 型。心电图诊断:①窦性心律(心率
97 次/分);②不完全性右束支阻滞;③提示:右心室肥大

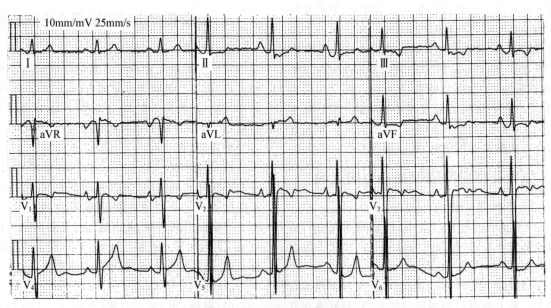

图 29-2　房间隔缺损心电图（二）

患者男性,56 岁,房间隔缺损。心电图示:窦性心律(66 次/分),Ⅱ导联 P 波高达 0.3mV,V₁ 导联 P 波呈正负双向,正向部
分＞0.1mV,负向部分＝0.1mV,时限 0.04s,反映双侧心房肥大。V₂ 导联 QRS 波呈 RS 型,S_{V2}＝3.3mV,V₅ 导联 QRS 波呈 Rs
型,R_{V5}＝3.4mV,$S_{V2}+R_{V5}$＝6.7mV,符合左心室肥大;另 V₁ 导联呈 RS 型,R_{V1}＝0.5mV,V₆ 导联呈 RS 型,S_{V6}＝1.3mV,$R_{V1}+$
S_{V6}＝1.8mV,符合右心室肥大心电图改变。心电图诊断:①窦性心律(66 次/分);②双侧心房肥大;③双侧心室肥大

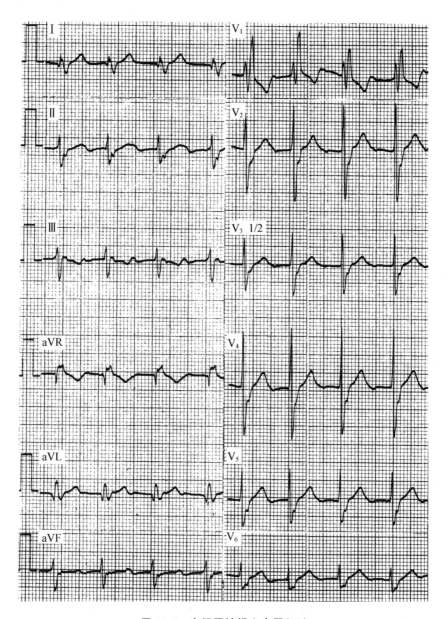

图 29-3 房间隔缺损心电图(三)

患者男性,34 岁。心电图示:窦性心律(98 次/分),P-R 间期 0.28s,V₁导联
QRS 波呈 rsR′型,Ⅰ、Ⅱ、aVL、V₂～V₆导联 S 波宽阔、QRS 波时间 0.12s,额面电
轴约+132°,符合一度房室传导阻滞、完全性右束支阻滞。心电图诊断:①窦性心
律(98 次/分);②一度房室传导阻滞;③完全性右束支阻滞

q 波,使 QRS 波演变为 Rs 型或 qR 型,提示肺动脉高
压形成,右心室肥厚的程度进一步加重。Heller 等发
现不管有无右束支传导阻滞,继发孔型或静脉窦型
ASD 患者,其下壁导联的 R 波常出现切迹,此种图形
被称为"钩形"波,约 73.1%的 ASD 患者心电图上的
R 波出现"钩形",若存在较大的自左向右分流时,此
种"钩形"R 波发生率增加,手术修补术后约 35.1%的

患者"钩形"R 波消失,其发生机制尚不清楚。当心电
图上出现不完全性右束支传导阻滞或三个下壁导联
上出现"钩形"R 波时,诊断继发性 ASD 的敏感性和
特异性都很高。(详见本书第 42 章的钩形 R 波)

3. 钟向转位 QRS 波胸导联的过渡区偏向 V₅、
V₆导联,V₁导联的 rSr′图形可移至 V₅、V₆导联,同时
aVF 导联的 R 波振幅增高。

4. **T 波改变** 一般 T 波多为直立,若发生肺动脉高压时,右侧胸导联可见 T 波深倒置。

5. **P-R 间期改变** 部分患者 P-R 间期延长,一度房室传导阻滞发生率约占 20%,此可能与右心房负荷增加引起心腔扩大导致窦房结至房室结的间距增加,从而房室传导时间延长有关。

6. **心律失常** 多数有窦性心动过速,部分患者 40 岁以后常合并肺动脉高压,常发生各种房性心律失常,介入封堵术或外科修补术后,部分患者可恢复窦性心律,约 88% 的心房颤动患者转为持续性心房颤动。

第二节　室间隔缺损与心电图

室间隔缺损(ventricular septal defect,VSD)是在胚胎发育期间室间隔发育不良所致,为常见的先天性心脏病,占先天性心脏病的 20%~30%,在所有先天性心脏病中 70% 左右合并 VSD,以男性较多见。

一、室间隔缺损血流动力学变化与心电图改变的关系

VSD 的病理生理变化是左心室压力高于右心室,故血液自左向右分流,即左心室→右心室→肺血管→左心房→左心室。分流增加了右心室、肺循环、左心房和左心室的负荷。小型缺损(缺损直径<0.5cm)的病例因分流量较小,可无症状,心电图也可正常;中型缺损(缺损直径 0.5~1cm)及大型缺损(缺损直径>1cm)的病例,因其分流量大,肺循环血流量可达体循环的 3~5 倍。随着病程进展,肺循环量的持续增加,致使肺小动脉发生痉挛,产生肺动力型肺动脉高压,此种情况自左向右分流减少,最后持续双向分流或反向分流(自右向左分流),导致左、右心室的负荷量均增加,结果是左、右心室均可能增大(表 29-1)。

二、室间隔缺损心电图表现

VSD 心电图改变取决于缺损的大小、缺损的部位以及肺血管阻力的变化。小型缺损自左向右分流量少,双侧心室的负荷量增加不明显,心脏变化不大,心电图正常;中型缺损自左向右分流量增多,可导致右心室肥大,心电图表现为 QRS 波电轴右偏,Ⅱ、Ⅲ、aVF 导联出现高大的 R 波,$R_Ⅱ > R_{aVF} > R_Ⅲ$,V_1、V_2 导联 QRS 波呈 R、Rs 或 rsR' 型,R 波有切迹或顿挫,V_5、V_6 导联呈 RS 或 rS 型。大型缺损时自左向右分流增大,随病程进展,肺动脉压接近甚至超过左心室收缩压,出现自右向左的分流,左心室也逐渐开始增大。心电图上表现为双侧心室肥大图形,即肢体导联和中胸导联出现高振幅的双向 QRS 波。此外在大型缺损和双向分流患者的心电图上,常出现一种相当特异的图形,即 $S_1 S_Ⅱ S_Ⅲ$ 图形或者 Ⅰ、Ⅱ 导联出现深 S 波,Ⅲ 导联不出现深 S 波(图 29-4,图 29-5)。

三、心电图特征

1. **QRS 波电轴右偏** VSD 的新生儿额面电轴为 90°~130°,数月后降至 60°~70°,提示肺循环阻力逐渐下降,预后较好。如电轴右偏程度继续加重,说明肺循环阻力仍在增高,预后不良。电轴左偏,提示缺损部位多在流出道。

2. **T 波改变** VSD 自左向右分流大的幼儿,胸前导联 T 波出现前半部分圆顶伴后半部分高尖的圆顶尖角形。前半部分代表左心室复极,后半部分代表右心室复极,两者间的裂隙可能是前室间隔延长复极所致。

3. **Katz-Wachtel 征** 多见于巨大 VSD 的患者,是双心室肥大的征象,心电图上表现中胸导联(V_2~V_4)的 QRS 波双向电压增大。

4. **右束支传导阻滞** 10% 的 VSD 患者出现右束支传导阻滞图形,此与右心室负荷过重和室上嵴肥厚有关。

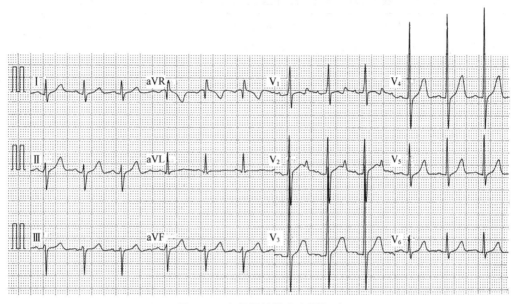

图 29-4　室间隔缺损心电图(一)

患者男性,11 岁,室间隔缺损。心电图示:窦性心律(心率 95 次/分),V_1 导联 QRS 波呈 Rs 型,V_2 呈 RS 型,V_3、V_4 导联呈 Rs 型,R_{V_3}、R_{V_4} 振幅均达 3.6mV。T_{V_2} 呈圆顶尖角型,是室间隔缺损的特征性改变。心电图诊断:①窦性心律(95 次/分);②右心室肥大;③提示:左心室肥大

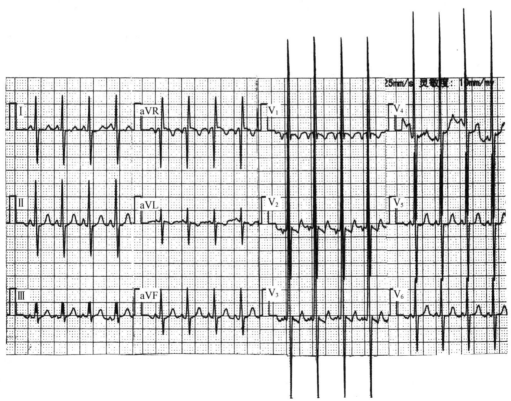

图 29-5　室间隔缺损心电图(二)

患者男性,5 个月,室间隔缺损。心电图示:窦性心动过速(150 次/分),心电轴+90°,胸导联 V_1 QRS 波呈 qRs 型,R_{V_1}=3.5mV,为右心室肥大的表现。V_4 导联 Katz-Wachtel 征特别明显,R_{V_4}=4.5mV、S_{V_4}=3.2mV,R_{V_4}+S_{V_4}=7.7mV,符合双侧心室肥大表现。心电图诊断:①窦性心律(150 次/分);②双侧心室肥大

表 29-1　室间隔缺损类型、分流程度、血流动力学改变及相应心电图表现

缺损	分流程度	血流动力学改变	心电图表现
孤立膜部小缺损	少量左向右分流,无肺动脉压升高	基本正常,偶见心腔扩大	基本正常
	中度左向右分流伴轻度肺血管阻力升高	1. 左心室舒张期负荷加重,左心房扩大	1. Ⅰ、Ⅱ导联 P 波增宽或正常,V₁ 导联 P 波双向 2. Ⅱ、Ⅲ、aVF、V₅、V₆ 导联可见深而窄的 Q 波 3. V₅、V₆ 导联可见高 R 波 4. ST 段轻度抬高 5. T 波直立且振幅有所增加
		2. 除左心室舒张期负荷加重,右心室收缩期负荷也加重	1. 除以上表现外,还有右心室负荷增大的表现,如:V₁ 导联 R 波振幅增加,呈 qR 形或 QRS 波起始部出现切迹 2. T 波直立或倒置
	重度左向右分流伴高度肺血管阻力	双心房、双心室肥厚/扩大	1. Ⅱ、Ⅲ、aVF 导联 P 波增宽 2. 电轴右偏＞+120° 3. 双心室肥厚/扩大表现:V₃、V₄ 导联呈 RS 图形,振幅增大,V₄ 导联出现高 R 波,V₅、V₆ 导联呈 qR 图形 4. V₁ 导联 T 波倒置
	肺血管阻力增大引起右向左逆向分流	双心房、双心室肥厚/扩大,右心室内压大于左心室	1. 与上述相同的双心室肥厚表现 2. V₁ 导联高 R 波或 qR 图形 3. 电轴极度右偏 4. 明显顺钟向转位,V₁~V₃ 导联 T 波呈对称性倒置
膜部缺损伴主动脉瓣脱垂	主动脉瓣脱垂引起主动脉瓣反流	左心室舒张期及收缩期负荷均增大且更明显	1. V₁、V₂ 导联 S 波加深,V₅、V₆ 导联 R 波增高,达到左心室高电压标准(如 R_{V5}＋S_{V1}＞35mm) 2. P-R 间期延长 3. 逆钟向转位

第三节　二尖瓣狭窄与心电图

心脏瓣膜病常导致相关心腔发生机械性重构,继而发生电重构,引起心脏电生理基质改变。心电图上常能反映出这种疾病的电学改变,二尖瓣狭窄(mitral stenosis)就是最常见的心脏瓣膜病的代表。

一、二尖瓣狭窄的血流动力学变化与心电图改变

二尖瓣狭窄最常见的病因是风湿性心内膜炎,其次为老年退行性改变、先天畸形和结缔组织疾病。二尖瓣狭窄多见于青壮年,女性多于男性(2:1)。单纯二尖瓣狭窄约占 1/3,合并关闭不全占 40% 以上。二尖瓣狭窄早期心电图可以正常,病变发展到一定程度(瓣口面积＜1cm²)时,血液从左心房流入左心室时阻力急剧增大,引

起左心房肥大。由于肺循环压力逐渐升高,引起右心室肥大,其中以右心室腔扩张更常见。当二尖瓣狭窄合并心房颤动时,左心房肥大无法诊断,但可从电轴右偏、右心室肥大作为诊断二尖瓣狭窄的一个线索。

二、二尖瓣狭窄的心电图表现

1. **左心房肥大**　Ⅰ、Ⅱ、aVL、aVR 导联 P 波增宽、出现切迹或双峰,峰间距离≥0.04s,P 波时限≥0.11s 者,心电图上称为"二尖瓣型 P 波",是二尖瓣狭窄的特征性改变。此外 V₁ 导联的 P 波双向,先正后负,负向 P 波电压(深度振幅)与时间(P 波宽度)的乘积 Ptfv₁(绝对值)≥0.04mm·s 者,也是左心房肥大的标准(图 29-6)。

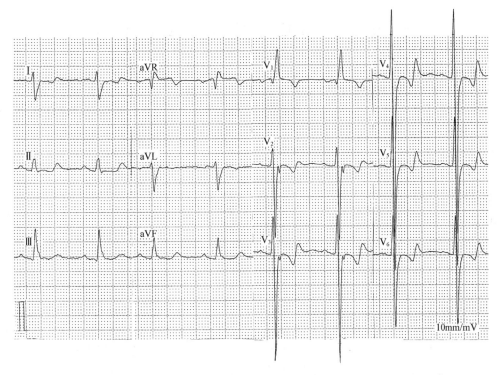

图29-6　二尖瓣狭窄心电图

患者女性,40岁,风湿性心脏病、二尖瓣狭窄。心电图示:窦性心律(心率68次/分),P波双峰,峰间距大于0.03s,P波时限0.12s,$Ptfv_1<-0.04m\cdot s$,即左心房肥大。心电轴右偏(110°),QRS波在V_1导联呈qR型,V_5、V_6呈RS型,即右心室肥大。另外本图还有ST段下斜型压低和T波倒置或负正双向改变。心电图诊断:①左心房肥大;②右心室肥大;③ST-T改变

2. **右心室肥大**　V_1导联R波增高≥1.0mV,QRS波呈Rs型甚至qR型,电轴右偏,均为右心室肥大的表现。右心室肥大心电图与右心室收缩压相关,右心室收缩压<70mmHg时,心电图不出现右心室肥大图形;右心室收缩在70~100mmHg时,心电图上有半数出现右心室肥大图形;右心室收缩压>100mmHg时,心电图上几乎都出现右心室肥大图形(图29-6)。

3. **QRS波形态演变**　二尖瓣口狭窄程度不同,心电图变化也不同。

(1)轻度二尖瓣狭窄:V_1、V_2导联QRS波的正向波及负向波减少;V_5、V_6导联QRS波无变化,多呈qR或qRs型。

(2)中度二尖瓣狭窄:V_1、V_2导联R波振幅增至与S波振幅相同;V_5、V_6导联R波振幅降低,S波振幅加深。

(3)重度二尖瓣狭窄:V_1、V_2导联R波高尖,QRS波呈qR或RS型,R/S>1,提示右心室负荷加重;V_5、V_6导联QRS波呈rS或RS型及S波增深,提示以右心室肥大为主。

(4)Ⅰ导联P波≥R波:这个指标是左心房肥大合并右心室肥大的综合心电图表现,由于右心室肥大额面QRS波电轴往往右偏,使原Ⅰ导联QRS波呈Rs或qR型演变为RS或rS型,QRS波的振幅明显降低,而左心房肥大时Ⅰ导联的P波振幅和时限增加优于其他肢体导联,因而Ⅰ导联P波相对宽大,QRS波相对低小,容易形成$P_I≥R_I$的现象。

三、二尖瓣狭窄的鉴别诊断

1. 二尖瓣型P波多见于二尖瓣狭窄患者(90%)的心电图上,可以说是二尖瓣狭窄的特征表现。但是它还见于房间阻滞、主动脉瓣疾病、高血压病、急性心肌梗死、急性肺水肿、慢性左心衰竭等。因此,对心电图上出现的二尖瓣型P波,要综合考虑,不能都当成二尖瓣狭窄看待。

2. 二尖瓣狭窄发展到一定程度,患者发生心房颤动,失去了二尖瓣型P波的特征。遇此情况,如心房颤动合并QRS波电轴右偏(右心室肥大)可作为诊断二尖瓣狭窄的一条线索。但是,还应想到先天性房间隔缺损、老年人高血压合并肺源性心脏病发生了心房颤动,也会出现心房颤动合并心电轴右偏,所首先以要密切结合临床。如果遇到40~50岁的女性患者心电图上出现心房颤动合并心电轴右偏,要考虑二尖瓣狭窄。

第四节　动脉导管未闭与心电图

动脉导管是胎儿期连接肺动脉主干与降主动脉沿脐动脉到胎盘进行氧气交换的主要通道,出生7个月后95%以上的婴幼儿动脉导管自行关闭。如果出生后动脉导管关闭机制有缺陷,便成为具有临床意义的动脉导管未闭(patent ductus arteriosus,PDA)。PDA的发生率为0.05%,女性和男性比为3:1。

一、动脉导管未闭血流动力学变化与心电图改变的关系

一般情况下主动脉内压力远高于肺动脉压力,不论在收缩期还是舒张期,血液分流均自左而右,故肺循环的血液流量增多。动脉导管细小时,分流量小,肺动脉压力正常或接近正常,对房室大小无影响,心电图也不会有改变;动脉导管直径中等大小,主动脉血液向肺动脉分流增加,肺血流量增多,肺动脉压力增高,回流左心房的血液增多,导致左心房肥大;当动脉导管直径粗大时,主动脉压直接转移到肺动脉,右

心室负荷加重,导致右心室肥大,随着右心室压力进一步增高,左向右分流反而减少,甚至出现右向左分流,左心室也由舒张期负荷过重转变成收缩期负荷过重,此种情况左心室也发生肥大。左胸导联T波直立增高显示左心室舒张期负荷过重,左心室容量负荷过重引起 V_1 导联S波增深和 V_5、V_6 导联R波增高、T波异常特征性改变。肺动脉高压仅双向或反向分流时,可出现右心室肥大或双室肥大。根据PDA血流动力学变化和心室肥大程度分为三种类型,心电图也具有特征性改变。

二、动脉导管未闭心电图表现(图29-7)

1. PDA伴轻度肺动脉高压　心电图上Ⅱ、Ⅲ、aVF导联和 V_5、V_6 导联R波异常升高,$R_Ⅱ > R_{aVF} > R_Ⅲ$,$R_{V5、V6} \geqslant 2.5mV$,ST段抬高伴T波直立,即左心室肥大的表现。同时Ⅱ、Ⅲ、aVF导联P波增宽,表现为左心房肥大的特点。

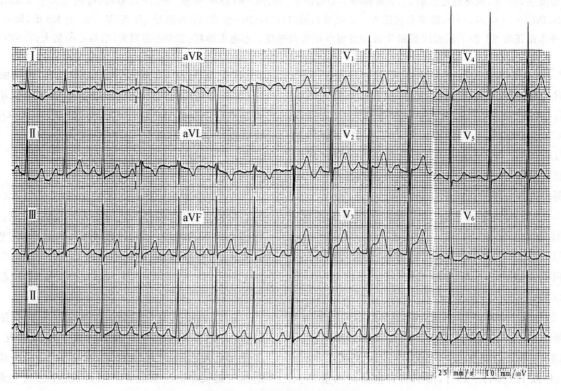

图 29-7　动脉导管未闭心电图

患者男性,10岁,动脉导管未闭。心电图示:窦性心律(心率97次/分),P波增宽,时间0.12s,$P_Ⅱ > 2.5mV$,P_{V1} 正负双向,正向振幅增高。V_1 导联QRS波呈qRS型,$R_{V1} = 2.1mV$,$S_{V1} = 4.0mV$。V_6 导联QRS波呈R型,R_{V6} 振幅高达6.0mV。心电图诊断:①窦性心律(心率97次/分);②双侧心室肥大;③提示:双侧心房肥大

2. PDA 伴中度肺动脉高压 心电图上除有上述左心室肥大和左心房肥大表现外,还出现 V_1、V_2 导联 R 波增高呈 qR、Rs 形伴 ST 段压低、T 波低平、双向或倒置的右心室肥大图形。

3. PDA 伴重度肺动脉高压 心电图表现为左心房肥大和双侧心室肥大,且右心室肥大更明显。由于右心室肥大伴顺钟向转位部分掩盖了左心室肥大的改变,即 V_5、V_6 导联 R 波较前降低呈 RS 或 rS 形,并伴 QRS 波电轴右偏。

第五节 左心室假腱索与心电图

左心室假腱索(left ventricle false tendon)是指左心室内除正常连接乳头肌和左房室瓣叶的腱索以外,还存在一种类似腱索的纤维条索结构悬于左心室内,称左心室条索,属于一种先天性解剖变异。1893 年 Turner 首次在尸解中发现并报道,此后也有不少报道,但均为在尸解中发现。在二维超声心动图应用于临床之后,Nishmura 等首次利用超声心动图证实活体心脏左心室假腱索的存在。

一、发生机制及病理生理变化

左心室假腱索是从原始心肌的心肌内层衍生而来,多数为致密纤维组织,少数由心膜包裹的心肌构成,有单条也有双条或多条。近一个世纪人们认为左心室假腱索是一种解剖学变异,无临床意义。近年人们逐渐认识到一些室性早搏、胸闷、心悸以及心脏杂音可能与左心室假腱索有关。Suwa 等检查 62 例无器质性心脏病患者,超声心动图查出 35 例(56%)左心室有假腱索,这 35 例患者心电图上均出现过室性早搏,强烈提示左心室假腱索是引起室性早搏的主要原因之一。

假腱索引起室性早搏的机制:①组织学亚纤维结构证明,假腱索内存在浦肯野细胞,这种特殊的传导细胞具有自律性,成为异位早搏的起源点;②在心脏舒张时假腱索的附着点受到机械牵拉,可激发异位节律点的兴奋性增高,而成为室性早搏的起因;③假腱索和正常心肌及传导组织之间形成环路,容易出现激动折返,也可能是假腱索出现室性早搏的原因之一。

二、可能与左心室假腱索有关的室性早搏

1. 年轻人出现的室性早搏,无器质性心脏病根据者。

2. 室性早搏存在心率依赖性,即运动后心率加快,室性早搏可减少或消失。

3. 室性早搏多为单源性,但也有出现多源性或室性心动过速。

4. 药物难以控制的室性早搏。

左心室假腱索的主要临床表现是室性早搏,但这种室性早搏很少引起恶性心律失常,不必予以抗心律失常的药物治疗,部分患者症状严重者可采用外科心脏手术切除左心室假腱索,预后良好(图 29-8)。

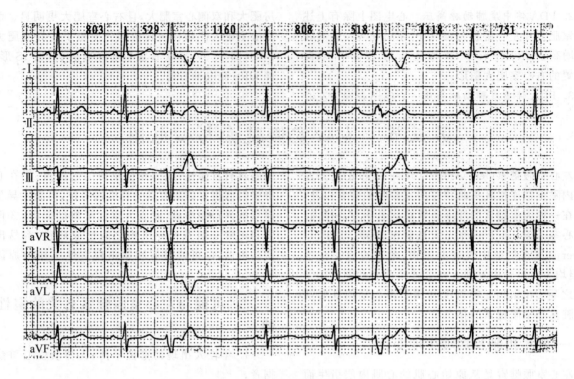

图 29-8　左心室假腱索心电图

患者男性,25 岁,左心室假腱索。心电图示:每 2 个窦性心搏后出现 1 个宽大畸形的 QRS 波,其前无 P 波,其后 T 波与主波相反,即呈室性早搏三联律。患者后经超声心动图检查,提示左心室存在假腱索,室性早搏可能与假腱索有关

第六节　右心室双出口与心电图

右心室双出口(double outlet right ventricle)属于圆锥与大动脉连接异常,主动脉、肺动脉均从右心室发出,大型室间隔缺损是左心室的唯一出口,主动脉与二尖瓣之间无纤维连接。此乃胚胎发育时圆锥动脉干旋转不完全,使之与左、右心室对位连接发生程度不同的偏离所造成,是一种少见的复杂的先天性心脏病。

一、病理生理变化

右心室双出口合并漏斗部及肺动脉狭窄者,血流动力学改变与法洛四联症相同,肺血流量减少,肺动脉压力低,可有缺氧性昏厥及杵状指(趾)。无肺动脉狭窄者,肺血流量增多,易发生肺动脉高压,类似巨大室间隔缺损。室间隔缺损小者,左心室压力较右心室和肺动脉压力高。根据室间隔缺损与大动脉的关系而分为两大型,即右心室双出口而无肺动脉狭窄;右心室双出口伴肺动脉狭窄。

二、心电图表现

1. 无肺动脉狭窄者

(1)室上嵴之下室间隔缺损:表现为电轴在 -30° ~ -170°,也有正常或右偏。右胸导联 QRS 波振幅显著增高,QRS 波时间延长,显示右心室肥大合并完全性或不完全性右束支传导阻滞图形;室间隔缺损小者,V$_5$、V$_6$ 导联出现高 R 波和深 S 波,I、II、III 导联都出现 S 波,可能为非单纯室间隔缺损,多为右心室双流出道(图 29-9)。

(2)室上嵴型室间隔缺损:表现为 QRS 波电轴在 +90° ~ +160°,偶可在 +180° ~ +270°,显示右心房扩大、右心室肥厚。婴儿期可能出现左心室肥大的收缩期负荷过大图形,提示室间隔缺损较小。

2. 伴有肺动脉狭窄者　心电轴显著右偏,显示右心房扩大、右心室肥厚、右束支传导阻滞及一度房室传导阻滞。如出现左心室肥大,多被显著的右心室肥大图形所掩盖。

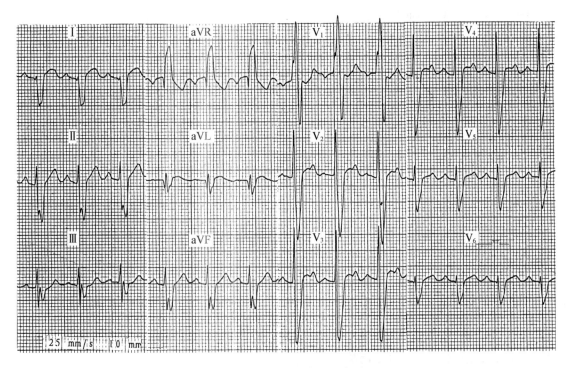

图 29-9　右心室双出口心电图

患者男性,6 岁,右心室双出口。心电图示:窦性心律(心率 115 次/分),额面电轴右偏+225°,V_1 导联 QRS 波呈 RS 型,$R_{V1}=1.7mV$,$S_{V1}=1.4mV$;V_6 导联 QRS 波呈 rS 型,上述表现为右心室肥大。此外,V_2、V_3 导联的 T 波呈圆顶尖角型。QRS 波群时间≥0.12s,既不像左束支阻滞,也不像完全性右束支阻滞图形,故诊断为非特异性室内阻滞。心电图诊断:①窦性心律(115 次/分);②右心室肥大;③非特异性室内阻滞

第七节　心内膜弹力纤维增生症与心电图

心内膜弹力纤维增生症(endocardial fibroelastosis)多在婴幼儿时发病,其病因不明,多认为与柯萨奇 B 组病毒感染有关。此病占全部小儿住院率的 0.3%,占先天性心脏病的 1%~17%。临床表现为心脏扩大、心力衰竭、死亡率较高。

一、病理生理变化

本病以心内膜发生弥漫性弹力纤维增生为主的病理改变,弹力纤维组织呈瓷白色,硬如橡皮,左、右心房和左、右心室均可单独或联合受累,尤以左心房受累最多见,其次是左心室,两者受累占 98%。心脏增大比正常人心脏重量增加 2~4 倍。半数患者合并瓣膜畸形,以主动脉瓣及二尖瓣最多见,常引起瓣膜关闭不全。心电图对心内膜弹力纤维增生症的诊断有很大帮助。

二、心电图表现(图 29-10)

1. QRS 波改变　$R_{V5、V6}$ 导联振幅增大,S_{V1} 导联异常增深,$S_{V1}+R_{V5（或V6）}>4.0mV$。

2. ST 段改变

(1)发病早期左胸导联 T 波出现非对称性倒置伴 ST 段压低。

(2)T 波呈对称性倒置,ST 段无偏移,时日很短 ST 段转为压低。

(3)T 波低平、双向、平坦达数月之久。

(4)T 波渐转为正常。

3. 其他改变　双侧心室肥大、房室传导阻滞、左束支传导阻滞、异常 Q 波、室性早搏及室性心动过速等改变,但均为非特异性。

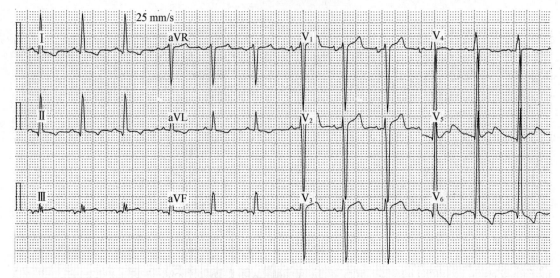

图 29-10　心内膜弹力纤维增生症

患者男性,10 岁,心内膜弹力纤维增生症。心电图示:窦性心律(心率 92 次/分),V₁ 导联 P 波正负双向,Ptfv₁≤−0.04mm·s,即 | Ptfv₁ | >0.04mm·s,P 波时限 0.12s(Ⅰ、aVR 导联明显),Sv₁＋Rv₅＝6.2mV,Ⅰ、Ⅱ、aVL、V₆ 导联 ST 段下斜型压低伴 T 波倒置。心电图诊断:①窦性心律(92 次/分);②提示:左心房肥大;③左心室肥大;④ST-T 改变

第八节　心内膜垫缺损与心电图

心内膜垫缺损(endocardial cushion defect)又称房间隔缺损、房室管畸形和共同房室通道等。占先天性心脏病的 3%~7%,主要解剖畸形有房室瓣上下间隔发育不全或缺如,是由原发孔间隔缺损到合并巨大室间隔缺损所构成的一组复合畸形。心脏传导系统也发生相应的改变,如房室结向下移位,希氏束向上前行走于室间隔嵴与房室瓣结合处,以后沿室间隔嵴至左下瓣叶跨越部分的下方分出左束支,在室间隔中部发出右束支。

一、病理生理变化

心内膜垫缺损的病理生理变化取决于房间隔或室间隔大小和二尖瓣关闭不全的严重程度。主要的病理改变是双侧心室的负荷均增加,而且右心室的负荷容量大于左心室。因而出现右心房、右心室和肺动脉干的明显扩张,肺血流量增多。当肺循环阻力等于或大于体循环阻力时,就会出现右向左分流,患者会出现发绀。上述血流动力学的异常,久而久之会出现心脏的电学异常。

二、心电图表现(图 29-11)

1. 一度房室传导阻滞　P-R 间期延长主要发生在房室结、右房下部及希氏束这些区域。

2. QRS 电轴左偏　一般为−60°~−120°,重者达−180°,单纯型或部分型心内膜垫缺损者电轴左偏较轻,完全型心内膜垫缺损者,电轴左偏严重。由于显著的电轴左偏,Ⅱ、Ⅲ、aVF 导联常出现 S 波。出现电轴显著左偏的机制是:房室结、希氏束、左束支均较正常后移,希氏束和左后分支变短,左前分支及右束支异常延长。

3. 右心室激动时间延长　右心室激动时间(VAT)延长(>0.03s),并非是不完全性或完全性右束支传导阻滞所致,而是右束支异常延长所致。

4. 房室肥大　包括左、右心房肥大,左、右心室肥大。

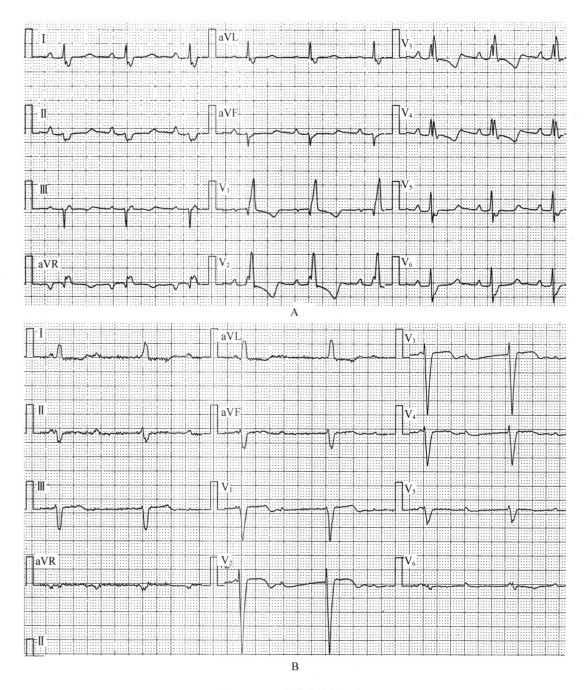

图 29-11 心内膜垫缺损心电图

患者女性,45 岁,心内膜垫缺损。A. 心电图示:窦性心律(心率 65 次/分),完全性右束支阻滞。此外,额面电轴－74°,可提示左前分支阻滞;P 波在Ⅱ、V₃等导联高尖,振幅达 0.2mV,提示右心房肥大。心电图诊断:①窦性心律(65 次/分);②完全性右束支阻滞;③提示左前分支阻滞;④提示右心房肥大。B. 为图 A患者术后记录,心电图示:窦性心律(心房率 86 次/分),三度房室传导阻滞,室性逸搏节律(45 次/分)。同一个患者由术前的完全性右束支阻滞到术后转变为完全性房室传导阻滞,可能与手术时损伤了右束支或手术后左束支发生水肿暂时失去了传导功能有关

第九节　单心室与心电图

单心室(single ventricle)是一种少见的紫绀型先天性心脏病,属于室间隔缺损的特殊类型。室间隔完全缺失形成三腔心(单心室),如无大血管错位且房室瓣也无畸形,则其临床表现类似巨大室间隔缺损,如同时伴有肺动脉瓣下狭窄,则临床表现类似法洛四联症。

一、病理生理变化

单心室是严重的室间隔缺损型先天性心脏病,左、右心室腔无室间隔存在,左、右心房的血液分别通过各自的房室口流入共同的心室腔,尔后由共同的心室腔分别流入主动脉和肺动脉再分流到体循环和肺循环。这种不合乎常规的血流动力学改变和解剖结构的异常,成为心脏电学改变的原因。

二、心电图表现(图29-12)

1. 右心室或左心室肥大心电图改变。

2. 双侧心室肥大心电图改变。

3. 所有胸导联出现深S波或异常高大的R波,无间隔性q波。

4. 有时可出现QRS波电轴偏移与心室肥大呈矛盾现象,即左心室肥大图形伴电轴右偏;右心室肥大图形出现电轴左偏。

国内学者张玉威等报道65例单心室心电图分析,认为具有以下心电图改变者,可提高心电图在单心室中的诊断价值:①电轴右偏右心室肥大图形;②出现QRS波电轴偏移和一侧心室肥大矛盾现象;③胸导联呈一致型rS型伴重度电轴左偏或+150°以上的电轴右偏;④校正型大血管转位图形伴电轴右偏和aVR导联主波向下;⑤胸导联呈Rs、RS和qRs一致型伴电轴左偏;⑥胸壁导联一个或几个导联S波增深或R波增高,或QRS波形变异较大。

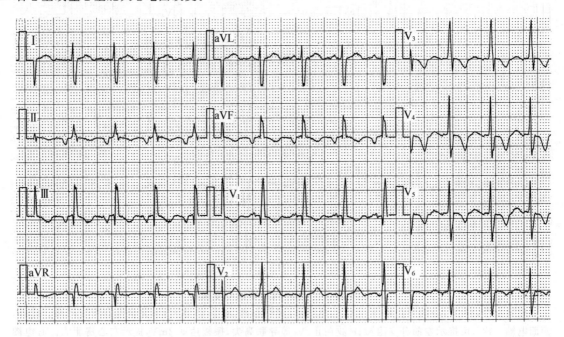

图29-12　单心房、单心室心电图

患者女性,6岁,单心房、单心室。心电图示:P波在Ⅱ、Ⅲ、aVF以及V₄～V₆导联倒置,aVR导联直立,PR间期>0.12s,应属于房性节律(心率103次/分)。额面电轴右偏约+116°,V₁导联QRS波呈qR型,R_{V1}=1.3mV,V₅、V₆导联QRS波呈RS型,S_{V6}=0.7mV,QRS波形的改变具有右心室肥大心电图特征。T波在V₃～V₆导联呈冠状形倒置

第十节　法洛四联症与心电图

法洛四联症(tetralogy of Fallot)系指联合的先天性心血管畸形,包括室间隔缺损、肺动脉瓣狭窄、主动脉右位与右心室肥大四种异常,其中以室间隔缺损与肺动脉瓣膜狭窄为主。本症室间隔缺损多在其上部膜部,有时整个室间隔可以完全消失。肺动脉瓣狭窄则可能为瓣膜部、漏斗部或肺动脉狭窄型,亦可能为合并型,而以漏斗部型居多。右心室肥厚其壁厚于左心室壁,在漏斗部型狭窄的病例,亦可以形成第三心室。主动脉的右位程度变化很大,最多见的是主动脉骑跨在缺损的心室间隔之上,主动脉弓的位置则可能在左侧,亦可能在右侧。

一、病理生理变化及临床表现

本症由于肺动脉狭窄的存在,右心室压力增高,负荷加重而致肥厚。右心室的静脉血流通过室间隔缺损而进入骑跨的主动脉。主动脉同时接受左心室的血液和部分右心室的血液,因而动静脉血流在主动脉混合而被送到身体各部,造成动脉血氧含量的降低,临床上出现发绀与红细胞增多症。由于肺循环血流减少,在肺部氧化的血量也减少,因而整个循环的氧合血液减少,遂使发绀更为显著。发绀在婴幼儿即开始,发绀出现数月、数年后伴随杵状指(趾)。劳累后出现气喘与乏力,迫使病人采取下蹲姿势,部分病人可有头晕、阵发性昏厥,甚至有癫痫样抽搐。

二、心电图表现

主要改变为右心室肥大,即 V_1 导联有突出的正向波(Rs)型,V_2 或 V_3 导联突然变为以负向波为主的 rS 型,或 $V_2 \sim V_6$ 导联呈 rS 型,V_5、V_6 无 Q 波。V_1 导联的 T 波倒置在婴幼儿可能为右心室肥大的表现,余胸前导联 T 波均直立。P 波异常增高,为右心房负荷的表现。QRS 波电轴在 $+90° \sim +150°$,绝无心电轴左偏。如有房间隔缺损,可表现为不完全或完全性右束支传导阻滞(图 29-13)。

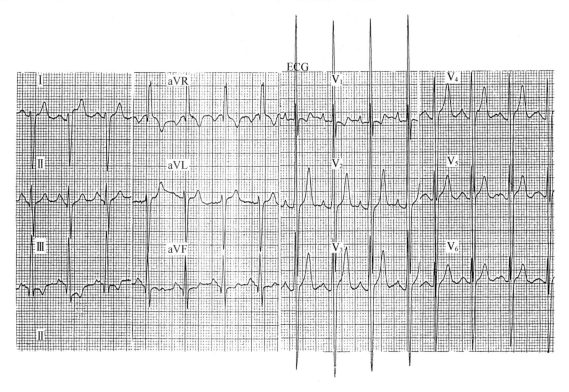

图 29-13　法洛四联症心电图

患者男性,16 岁,法洛四联症。心电图示:窦性心律(心率 103 次/分),额面电轴+145°,P 波在 Ⅱ 导联振幅达 0.25mV,时间达 0.12s,V_1 导联出现高达 0.15mV 的 P 波,均说明双房肥大。QRS 波在 V_1 导联呈 Rs 型,$R_{V_1}=3.9mV$,V_6 导联 QRS 波呈 rS 型,$S_{V_6}=2.5mV$,说明右心室肥大。此外 V_2 导联 QRS 波呈 RS 型波,R+S 达 6.3mV,提示符合双心室肥大条件(即 Katz-Wachtel 征)。心电图诊断:①窦性心律(103 次/分);②双侧心房肥大;③双侧心室肥大

第十一节　右位心与心电图

右位心(dextrocardia)属于心脏异位,广义而言,指心脏在胸腔的位置移至右胸侧。心尖朝向右下方,上、下腔静脉位于左侧,从解剖学上分为三型。

一、镜像右位心

镜像右位心(mirror-image dextrocardia)是临床上常指的真正的右位心,为原始血管向左前方扭曲,向右侧旋转移位,使左右心室的解剖学关系发生了颠倒,心脏及其他器官也随之左右移位,心尖偏右,恰似正常的镜中像,所以称镜像右位心。仅心脏右位而不伴其他脏器的器官转位者称之为单纯右位心。右位心生理性左心房、左心室及心尖部在解剖上位于右侧,右心室位于左侧,但心尖由生理性左心室所组成。

(一)心电图特征(图 29-14,图 29-15)

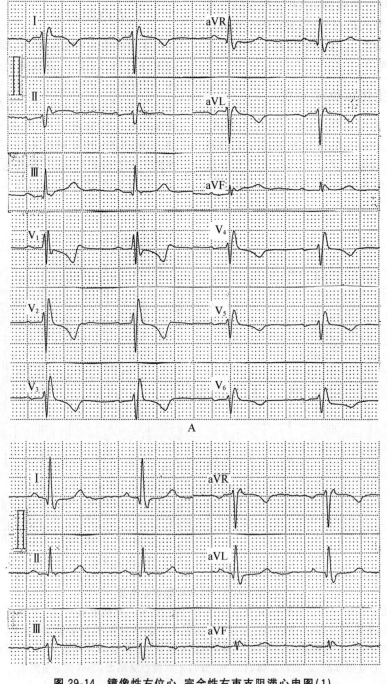

图 29-14　镜像性右位心、完全性右束支阻滞心电图(1)

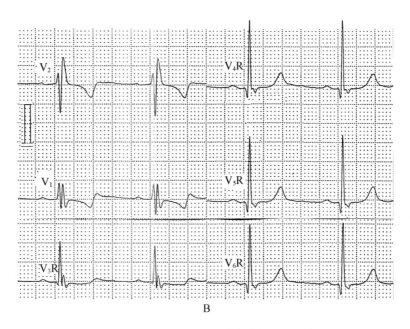

图 29-14　镜像性右位心、完全性右束支阻滞心电图(2)

A. 患者男性,70 岁,临床诊断:心脏转位。心电图示Ⅰ导联 P 波倒置,QRS 波负向为主,aVR 导联 P 波直立、QRS 波呈 qRs 型,S 波宽钝;胸导联 V₁～V₆ 导联 QRS 波呈 rsR′型,且 r 波递减,QRS 波时限 0.13s。从整幅心电图分析,符合镜像性右位心、完全性右束支阻滞改变。B. 该图为患者左、右上肢导联互换和胸导联移至右胸对应位置后心电图。可见Ⅰ导联 P 波直立,QRS 波直立为主,aVR 导联 P 波倒置,QRS 波负向波为主;右胸导联 P 波与 QRS 波均为直立为主,且各导联波形符合右束支阻滞改变,证实图 A 心电图改变为镜像右位心、完全性右束支阻滞心电图。仔细观察可见图 A、B 中Ⅱ、Ⅲ导联图形互换,aVR 与 aVL 图形互换,Ⅰ导联图形上下反转

1. 肢体导联类似左右上肢接反图形,Ⅰ导联 P-QRS-T 综合波全部负向,即Ⅰ导联图形以 X 轴为对称轴翻转;Ⅱ导联图形和Ⅲ导联图形互换;aVR 导联图形和 aVL 导联图形互换。

2. 胸导联左右图形互换,V₁～V₆ 导联 R 波递减、S 波递增;V₃ᵣ～V₆ᵣ 导联 R 波递增,S 波递减。V₁ 导联 QRS 波= V₂ 导联 QRS 波,V₂ 导联 QRS 波=正常的 V₁ 导联 QRS 波。

3. 为验证是否为真正的镜像右位心,最好描记左右上肢导联互换、左右胸导联互换的两份心电图,进行对照分析。

4. 镜像右位心如伴发其他心脏畸形或异位节律,心电图将变得不典型甚至变得更加复杂,需结合其他心电图特征,再结合临床资料,可避免误诊。

(二)镜像右位心和其他心电图鉴别

1. 注意左右上肢导联接错所造成的伪差。左右上肢导联接错时,会出现Ⅰ导联 P 波、QRS 波及 T 波倒置,aVR 导联 QRS 波直立类似镜像右位心,但胸导联绝对不会出现递减现象,据此可作为两者的鉴别。

2. 镜像右位心时,Ⅰ,aVL 导联可出现 Q 波,易误诊为高侧壁心肌梗死,如能掌握好镜像右位心的心电图特征,再结合临床资料,可避免误诊。

3. 先天性右旋心可出现心电轴右偏、重度逆钟向转位,但不会出现镜像右位心那样的Ⅰ导联 P 波、QRS 波及 T 波倒置,以及胸导联 R 波从右向左的递减现象。

二、右旋心

右旋心(dextroversion of heart)是一种少见的心脏畸形,心尖位于右下,左右心室都位于胸腔右侧,与正常心脏位置相比,左右关系正常,前后关系相反,左心室位于右心室左前方。如不伴其他内脏转位可称为孤立性右旋心。心电图表现类似镜像右位心,但由于心脏右旋程度不同,使典型的右胸导联 QRS 波电

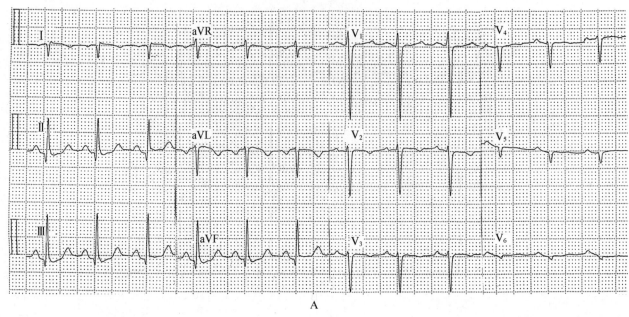

A

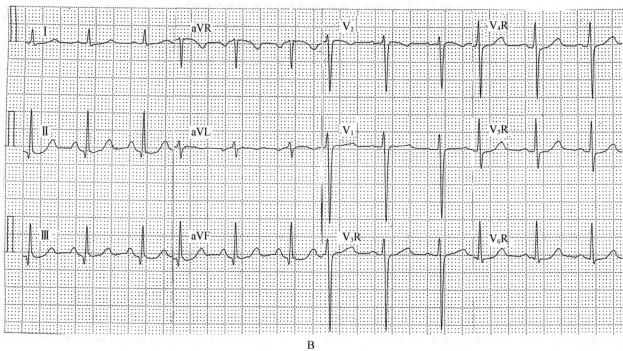

B

图 29-15　镜像性右位心心电图

A. 患者女性，52 岁，临床诊断：镜像性右位心。心电图示：Ⅰ导联 P 波和 QRS 波均为负向波，V₁~V₆ 导联 R 波递减，V₄~V₆ 导联 QRS 波呈 rS 或 QS 型。从上图分析应属于镜像性右位心心电图改变。为进一步证实镜像性右位心的存在，下图特描记了左右上肢导联互换和左右胸导联互换心电图。B. 为图 A 左右上肢和左右胸导联互换后记录的心电图，证实了图 A 为镜像性右位心的心电图改变。仔细观察可见图 A、B 中Ⅱ、Ⅲ导联图形互换，aVR 与 aVL 图形互换，Ⅰ导联图形上下反转

压大于左胸前导联的特点不明显。

（一）产生机制

心脏仍处于胚胎位置，心脏并不移位，如同正常心脏由左向右逆钟向旋转，心脏向右偏位，心尖向右

移，主动脉结仍在胸腔左侧，左心室在左前，右心室在右后，只产生逆钟向转位，各导联 P-QRS-T 均在正常范围。在临床上和镜像右位心很相似，因而两者易于混淆。由于右旋心的病理和生理与镜像右位心迥然

不同,心电图可对此做出明确鉴别。

（二）心电图特征（图 29-16）

1. 由于心房位置基本正常,Ⅰ、Ⅱ、aVF 导联 P 波直立,aVR 导联 P 波倒置。

2. 因心脏沿长轴在横面上发生逆钟向转位至右胸,使过渡区（V_3、V_4）图形右移出现在 V_1、V_2,重度逆钟向转位可使左心室外膜面（V_5、V_6）图形出现在 V_1、V_2。

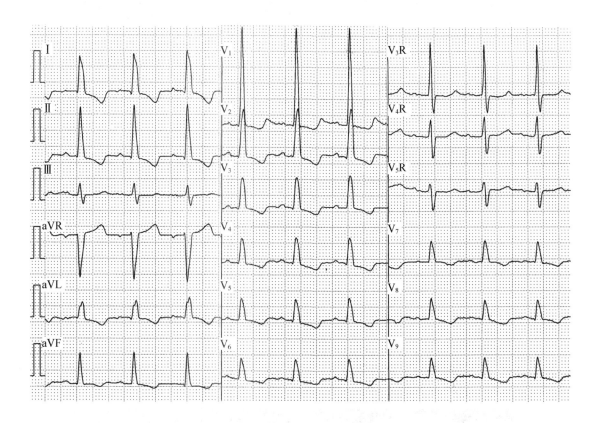

图 29-16 右旋心心电图（崔建供图）

患者女性,49 岁,糖尿病。彩超示:心脏位于右侧胸腔,左心室居前,心尖指向右侧,心腔内结构未见异常,诊断:右旋心。心电图可见Ⅰ、Ⅱ、aVF 导联 P 波直立,胸导联 QRS 波均呈 qR 型,V_1、V_2 导联 R 波振幅高大,右胸导联 R 波不递增

（三）心电图鉴别诊断

1. 右旋心时有逆钟向转位,左胸导联 QRS 波电压降低,右胸导联 R 波不递增;而镜像右位心则有顺钟向转位,V_1～V_5 导联中 R 波有明显递减现象,而右胸导联 R 波明显递增。

2. 右旋心时,Ⅰ导联中的 P 波直立,而镜像右位心则相反,P 波在Ⅰ导联倒置。

三、心脏右移

心脏右移（dextroposition of heart）多数是胸腔或

肺脏疾病所造成,如胸膜渗出、肿瘤、肺脏缺损等外因牵引或挤压致心脏位于右胸,故有称为假性右位心。由于其左右胸腔的解剖位置无改变,血液循环的生理关系正常,X 线可发现其原发改变。

心电图特征:

1. Ⅰ导联 P 波极性正常,胸导联过渡区左移。偶有Ⅱ、Ⅲ、aVF 导联 q 波增深,Ⅱ导联 T 波倒置。

2. 心电轴右偏。

3. 少数病例出现类似高侧壁心肌梗死图形样改变。

第十二节 左旋心与心电图

心脏的位置是左位、右位还是中间位,是根据心尖的指向来决定的。心尖指向左侧则称为左位心（le-vocardia）,指向右侧则称为右位心,心尖指向中间则称为中位心。正常心脏位置应主体在左侧胸腔,心尖

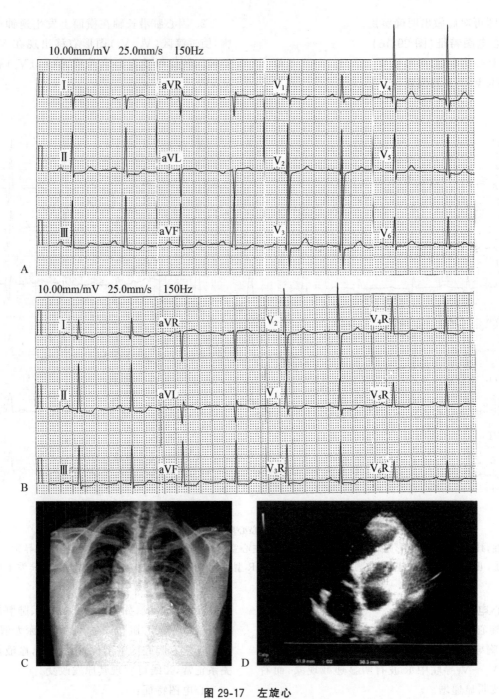

图 29-17 左旋心

患者男性,61 岁,临床诊断:胸闷原因待查。A. 正常描记心电图,示:心率 70 次/分,Ⅰ、aVL 导联 P 波及 QRS 主波均向下、aVR 导联 P 波浅倒或平坦,此表现与镜像右位心相似。V₁ 导联 QRS 波呈 qRs 型,V₂ 导联呈 qRS 型,从 V₁、V₂ 波形可见左、右室与正常位置不同。V₃、V₄ 分别高 3.8mV 和 3.2mV,V₅、V₆ 呈 qRs 型,胸导联表现与镜像右位心不同。B. 为图 A 患者左、右上肢反接,胸导联置右胸对应部位描记,Ⅰ 导联 P 波和 QRS 波主波均向上,aVL、aVR 导联图形与图 A 相比互换,证明了该患者与正常人相比左、右心房位置颠倒。胸导联 V₃R~V₆R 电压递减,与镜像右位心不同。C. 左旋心患者胸部正位片可见心尖仍位于左下。D. 左旋心患者超声心动图可见左、右心房位置与正常人相反,左、右心室位置与正常人相反指向左侧,如果打开胸腔应该首先看到的是位于前面的右心房、右心室,翻过来才能看到后面的左心房、左心室。如果心尖指向左侧,左心房、左心室在前面,右心房、右心室在后面也是不正常的,多伴有完全性内脏转位或不同程度的内脏异位,此种情况称为左旋心(levoversion of heart),或称单发左位心。

Anselmi G. 于 1972 年在 Br Heart J 发表一篇名为《Systematization and clinical study of dextroversion,mirror-image dextrocardia and levoversion》的论文,认为左旋心为内脏反位,即肝大叶、上下腔静脉及静脉右心房在左侧,心脏位于左侧胸腔内,心尖向左下,即镜面右位心之心轴线旋向左下方时的心脏位置。对左旋心和孤立性左位心合并的心血管畸形凭超速 CT 和超声心动图基本上可明确诊断,具有无创、便宜的特点,很少需要行心导管造影等有创检查。

左旋心虽然心尖仍在左下,但与正常心脏相比,左心房与右心房、左心室与右心室位置相反,故心电图出现如下特征(图 29-17)。

1. 肢体导联心电图表现类似镜像右位心心电图,即Ⅰ导联 P-QRS 呈负向。Ⅱ和Ⅲ导联、aVR 和 aVL 导联似与正常时互换了图形。

2. 右胸导联电压增高,即 V_1、V_2 导联 QRS 波主波向上。但与镜像右位心不同,V_4~V_6 导联 QRS 波振幅高,主波方向亦向上。镜像右位心则胸导联 QRS 波振幅递减,V_5、V_6 导联呈 rS 型或 QS 型。

注:对左旋心的诊断,B 超和 X 线胸片可确诊。

心脏右位与转位解剖示意图见图 29-18。

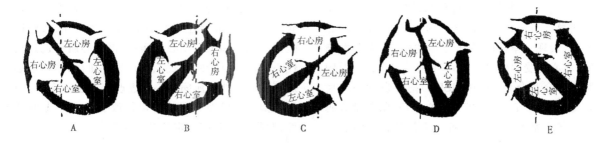

图 29-18　心脏右位与转位解剖示意图
A.正常;B.镜像右位心;C.右旋心;D.心脏右移;E.左旋心

第30章

心肌疾病心电图

心肌疾病包括心肌炎和心肌病。19世纪中叶，法国病理学家首次描述了肥厚型心肌病（hypertrophic cardiomyopathy，HCM）的病理解剖特征。直到20世纪50年代末期，其特征才得到系统的研究。HCM是指无明显压力及容量负荷增加的情况下，发生的心肌肥厚，常表现为室间隔的非对称性肥厚，主要影响左心室，右心室受累较少。1995年世界卫生组织及国际心脏病学会联合会（WHO/ISFO）把原发性心肌病分为四型：肥厚型心肌病、扩张型心肌病、限制型心肌病和致心律失常型右室心肌病。随着对心肌病的认识不断深入，2006年美国心脏病协会（AHA）将心肌病分为原发性心肌病和继发性心肌病。其中原发性心肌病又分为遗传性、混合性和获得性三种。遗传性心肌病包括肥厚型心肌病、致心律失常型右室心肌病、致心律失常型左室心肌病；混合性心肌病包括扩张型心肌病和限制型心肌病；获得性心肌病包括炎症性心肌病、应激性心肌病、围产期心肌病、酒精性心肌病等。原发性心肌病的心电图改变虽多种多样，但不同类型的原发性心肌病心电图改变尚有一定的特异性，对临床诊断有一定的参考作用。

第一节 心 肌 炎

心肌炎（myocarditis）是心肌的本身炎症性疾病，细菌、真菌、病毒与全身性疾病如红斑狼疮、免疫缺陷综合征、药物中毒等均可引起心肌炎，其中以柯萨奇B组病毒最常见。急性心肌炎可导致多个炎症病灶广泛且不规则分布，常引起心肌缺血、损伤甚至坏死。在心肌炎的急性期可影响到心房和心室的传导系统以及引起心室扩张。在急性心肌炎的前后患者可能出现心慌、心悸、乏力等不适症状，心电图上可能出现系列变化，但这些变化是非特异性的，应密切结合临床。

一、常见的心电图表现

1. ST-T异常 Lang报道一组心肌炎患者，其ST-T改变占70%。心外膜损伤时出现ST段抬高与直立的T波形成单向曲线，类似急性心肌梗死早期改变，即表现为暂时性心肌缺血、损伤和坏死性变化；心内膜损伤时出现T波低平、平坦或浅倒，有些患者仅表现ST段压低。

2. 出现一过性Q波 在急性心肌炎的早期，部分心肌严重缺血出现顿抑，除极时暂时无电位活动而出现Q波。

3. 心电轴左偏 心肌炎症或水肿组织压迫了左前分支，致额面QRS电轴左偏（$<-30°$），表现左前分支阻滞图形，也可能出现不规则的室内阻滞，表现为QRS波不光滑，有切迹或粗钝。

4. Q-Tc间期延长 由于心肌炎导致心肌除极和复极过程减慢，心电图表现为Q-Tc间期延长。国内资料统计心肌炎患者Q-Tc间期延长发生率30%左右。

5. QRS波低电压 因心肌炎症心肌电活动减弱，表现为QRS波低电压。

6. 心律失常 各种心律失常均可出现，其中房性早搏最常见，其次是窦性心动过速，10%～60%的患者出现一度房室传导阻滞，严重者出现二度或三度房室传导阻滞以及左束支传导阻滞，反映心肌炎症广泛，是心肌炎猝死的主要原因之一。房室传导阻滞通常是暂时性的，治疗后大多数可消失，仅有极少数变为持久性房室传导阻滞。

二、急性心肌炎与急性心肌梗死的鉴别

急性心肌炎出现的病理性Q波与急性心肌梗死的Q波相似，根据临床和心电图演变有如下不同。

1. 心肌炎好发于儿童和青壮年,而心肌梗死好发于中老年。

2. 急性心肌炎常无明显易患因素,但有病毒感染史,而心肌梗死常有高血压、糖尿病、肥胖病、吸烟等易患因素和冠心病史。

3. 心肌炎以心悸、胸闷为主要症状,而心肌梗死则以胸骨后压榨性疼痛及放射性疼痛为主,伴发大汗淋漓等难以形容的不适症状。

4. 心肌炎引起的心肌电位丧失呈一过性和可逆性改变,一般1周内可消失。由于心肌炎心肌损害的程度比较均一,形成的坏死性QRS波多呈QS型,ST段抬高的导联无对应性导联ST段压低;而心肌梗死为冠状动脉阻塞引起的心肌坏死,坏死的程度不均一,坏死性QRS波多呈QS、Qr或QR等多种形态,损伤性ST段抬高有对应导联ST段压低改变,出现的病理性Q波绝大多数持久存在。

三、临床意义

根据心电图改变诊断心肌炎有一定的价值,有时较之临床和其他检查更为敏感,但心电图改变缺乏特异性,急性冠状动脉综合征、心脏神经综合征、β受体高敏综合征等均可出现类似心肌炎的心电图改变,一定要结合临床综合判断。不要轻易根据心电图上ST-T改变或出现几个早搏,给患者戴上"心肌炎"的帽子。

第二节 肥厚型心肌病心电图

肥厚型心肌病(HCM)的病理改变以心室肌肥厚为主,是一种由心肌肌小节基因突变所致的心肌病。组织学改变的特点是心肌细胞显著肥大,心肌排列紊乱。主要累及左心室和室间隔,大多是非对称的左心室肥大,以室间隔肥厚最为显著而伴有左室流出道狭窄的属梗阻性肥厚型心肌病;少数呈对称型左心室肥大,为非梗阻性肥厚型心肌病,另有单纯为心尖肥厚的类型。绝大多数肥厚型心肌病患者心电图有异常表现,Ryan等报道肥厚型心肌病患者心电图正常者仅有8%～18%。因此,心电图异常是肥厚型心肌病的特征之一。

一、左心室肥大心电图改变

(一)非对称性室间隔肥厚心电图改变

由于室间隔增厚引起的自左向右的心室初始除极向量增大,出现深而窄的Q波。肥厚梗阻性心肌病患者病理性Q波的发生率可达20%～32%。肥厚型心肌病的患者心电图上出现类似前壁或下壁心肌梗死的表现,是一种常见的心电图现象,也是诊断肥厚型心肌病的重要依据之一。Q波形态可呈QS、QR、Qr型,或QS波中有顿挫的"W"形,多窄而深,振幅≥R/4波,时限通常<30ms,且同导联T波常直立。出现病理性Q波的导联ST段可有压低,T波负正双向,但大部分导联无偏移,T波直立。不出现病理性Q波的导联可合并ST段下移,T波负正双向,呈所谓的"Q波和T波分离现象"。这一特点是肥厚型心肌病与心肌梗死的重要区别。此外,肥厚型心肌病的异常Q波可以减小或消失,也可以由浅变深或出现新的异常Q波,这种现象表明肥厚型心肌病的异常Q波不是心肌坏死的表现,此点也是与心肌梗死的不同点。

病理性Q波既可出现在梗阻型心肌病的心电图上,也可出现在非梗阻型心肌病的心电图上。在肥厚型心肌病发展过程中Q波可能出现从无到有、由浅变深以及逐步减少甚至消失。病理性Q波变化的原因是,在发病初期仅有室间隔肥厚,继之因左心室流出道梗阻而引起左心室游离壁肥厚,从而部分抵消室间隔肥厚的除极向量,使原有的病理性Q波减少或消失。在疾病的晚期由于肥厚的室间隔被纤维组织取代,病理性Q波也会发生减小。

(二)左心室游离壁肥厚心电图改变

左心室游离壁的肥厚可以是流出道梗阻的结果,也可以是疾病本身的病理过程。心电图上出现V_5、V_6导联的高R波,V_1、V_2导联出现的深S波,是经典的左心室游离壁肥厚的表现,是由于左心室收缩期负荷过重所引起。ST段压低、T波倒置,可能与心肌相对性缺血有关。

(三)心尖肥厚型心肌病心电图改变

心尖肥厚型心肌病(apical hypertrophic cardiomyopathy,AHCM)是肥厚型心肌病的一种特殊类型,首先由日本学者Yamaguchi(1976年)报道。肥厚的心肌以左心室乳头肌以下的心尖部心肌肥厚为特征。心电图的特征表现是对称性的巨大倒置T波。以胸前导联V_3～V_4为主,最深可达4.0mV以上,酷似"冠状T波",呈$Tv_4 > Tv_5 > Tv_3$的改变关系。同时伴有R波增高,以胸导联为主,呈$Rv_4 > Rv_5 > Rv_3$的规律变化。马文英等报道29例心尖肥厚型心肌病患者,其心电图均有T波倒置,以胸导联

$V_3 \sim V_5$ 为主,其倒置深度也呈现 $Rv_4 > Rv_5 > Rv_3$ 的规律,且与 ST 段下降程度呈正相关。部分病例在 I、II、aVL、aVF、V_2、V_6 导联亦可出现 T 波倒置,但深度较浅。有研究表明 T 波倒置最深振幅和 R 波最高振幅分别与心尖部厚度、心尖部厚度与左心室后壁厚度之比显著有关。

Hiroshi 等认为肥厚性心肌纤维排列紊乱,自心内膜至心外膜的动作电位时间明显延长,可能是产生巨大 T 波的电生理基础。运动时巨大倒置 T 波变浅或直立,即出现"伪改善",同时可伴有 ST 段水平型或下斜型下移 $0.05 \sim 0.4mV$。ST 段下移与 T 波倒置的导联可以不一致,但 ST 段下移程度与 T 波倒置深度呈正相关。Q-T 间期可轻度延长,可伴有左心室高电压 $Rv_5 \geq 2.5mV$,$Rv_5 + Sv_1 \geq 3.5mV$,而且 $Rv_4 > Rv_5 > Rv_3$。心尖肥厚型心肌病的肥厚部位主要在心室壁下 $1/3$。由于心室除极先从室间隔开始,故一般无异常 Q 波。极少数病例左心室心尖部形成室壁瘤时,R 波电压由高逐渐变低,并出现异常 Q 波。

心尖肥厚型心肌病多在中年呈现典型表现,发病原因不明,可能是多种因素的结果,包括高血压、剧烈运动、慢性缺氧、酗酒、儿茶酚胺和遗传因素。发病年龄以 $30 \sim 50$ 岁居多,男性高于女性,$1/3 \sim 1/2$ 的患者有心肌病家族史,因对血流动力学影响比经典肥厚型心肌病小,患者多无自觉症状,仅在体检或超声心动图检查中发现。

(四)室间隔和左心室游离壁混合性肥厚心电图改变

非对称性室间隔肥厚主要表现为前侧壁和下壁导联 Q 波,左心室游离壁肥厚表现为左侧胸前导联高 R 波,右侧胸前导联深 S 波。此外,还出现相应的 ST-T 改变,如 ST 段呈弓背向上型抬高,T 波倒置。

二、病理性 Q 波及 ST-T 改变

肥厚型心肌病(HCM)患者的心电图虽都有异常表现,但缺乏特异性。最常见的异常有深而窄的病理性 Q 波,胸导联有巨大倒置 T 波、ST 段压低以及左心室高电压等。国内不少心血管病专家对 HCM 的心电图特征和产生机制都有专题论述,这里简要概述如下。

(一)肥厚型心肌病的病理性 Q 波的特点、发生机制、临床意义

1. 肥厚型心肌病的病理性 Q 波的特点

(1)Q 波出现的导联:Q 波多导联分布在 II、III、aVF、I、aVL、$V_4 \sim V_6$ 导联,常伴胸前导联以及左心室前壁巨大倒置 T 波(心尖肥厚型)最具有诊断意义。

(2)Q 波形态:Q 波形态呈 QS、QR、Qr、qR 或 W 型。Q 波呈窄而深(振幅 $\geq R/4$,时限常 $<0.03s$)且伴同导联 T 波直立,即 Q 波与 T 波常出现分离现象。

(3)Q 波的动态变化:在 HCM 的发展过程中,病理性 Q 波可表现为从无到有,由浅变深的变化,也可从大逐渐变小甚至消失。其变化的机制是疾病早期患者仅有室间隔肥厚,随后因左心室流出道梗阻而引起左心室游离壁肥厚,从而部分抵消室间隔肥厚的除极向量,使原有的病理性 Q 波减小或消失。

2. 病理性 Q 波发生机制

(1)室间隔增厚引起的自左向右的心室除极向量增大。

(2)由已肥厚的心室除极顺序发生改变所致,研究发现病理性 Q 波多出现在非对称性室间隔肥厚的患者心电图上,而无病理性 Q 波多出现在对称性室间隔肥厚者。这种 Q 波不是心肌坏死所致,常出现 Q 波与 T 波分离现象。

3. 病理性 Q 波的临床意义 肥厚型心肌病心电图上出现的病理性 Q 波是室间隔肥厚的表现,但引起 Q 波的原因很多,缺乏特异性,尤其肥厚型心肌病合并急性心肌梗死、陈旧性心肌梗死都会出现病理性 Q 波伴 ST-T 改变,因此要注意不要顾此失彼,要密切结合临床症状,特别是年龄和既往病史对鉴别有一定的帮助。

(二)肥厚型心肌病 ST 段改变特征

肥厚型心肌病一般早期不伴 ST-T 改变,随着病情的进展,可以出现继发性 ST 段改变。由于其肥厚部位和肥厚程度不同,心电图 ST 段改变也不完全相同。

1. 肥厚型心肌病 ST 段改变的特点 ST-T 改变是肥厚型心肌病常见的心电图表现,但不具有特异性,还见于左心室肥大、室内传导阻滞、心肌缺血等多种情况。根据肥厚型心肌病对血流动力学的影响,心电图有如下的表现。

(1)无 ST-T 改变:肥厚型心肌病早期仅有心肌代谢异常,如糖耐量异常或乳酸代偿异常,因而心电图基本正常或仅有 T 波改变。

(2)继发性 ST-T 改变:肥厚型心肌病发展到中期,肥厚的心肌纤维变粗大,且排列紊乱。$1/2 \sim 2/3$ 室间隔肥厚而出现病理性 Q 波,同时伴有左心室肥大,在心内膜至心外膜除极尚未结束时,心内膜已开始复极,造成 QRS 向量和 ST-T 向量的方向相反,形成倒置的 T 波。

(3)原发性 ST-T 改变:肥厚型心肌病的晚期,心

肌出现进行性肥大,可因心肌缺血引起原发性 ST-T 改变,加重继发性 ST-T 改变。左心室肥大时心肌纤维体积增大,营养心肌的血管数目并未相应增加,而是相对减少;肥厚纤维的直径增粗,其与毛细血管间的距离增加,造成原发性心肌缺血,因而 ST-T 改变。

2. 不同类型肥厚型心肌病的 ST-T 改变特点

(1)室间隔肥厚型:以 R 波为主的导联 ST 段下移最明显,如 V_5～V_6、aVL 或 aVF 导联 ST 段压低≥0.05mV,同导联 T 波可直立、倒置或负正双向。

(2)心尖肥厚型:V_3～V_6 导联 ST 段压低≥0.05mV,T 波深倒可达 1.0mV,在 V_2～V_5 导联最明显。

(3)对称性肥厚:以 R 波为主的 V_4～V_6、Ⅰ、Ⅱ、aVL、aVF 导联 ST 段压低≥0.05mV,同导联 T 波倒置。

3. 肥厚型心肌病 ST 段改变的鉴别诊断 ST-T 改变的最常见原因是冠心病心肌缺血,此外尚有多种原因也可引起 ST-T 改变,肥厚型心肌病是其中之一。临床上肥厚型心肌病的误诊和漏诊率高达 64.9%,尤其易误诊为冠心病(占误诊的 70%)。例如心尖肥厚型心肌病易误诊为心内膜下心肌梗死;室间隔肥厚型心肌病易误诊为下壁、侧壁心肌梗死。在心电图上可初步进行鉴别。

(1)心尖肥厚型心肌病的 ST 段压低,可长时间不变,而心内膜下心肌梗死的 ST 段有动态变化;心尖肥厚型心肌病在 ST 段压低的导联(V_5、V_6)R 波振幅显著增高,而心肌梗死时,V_5、V_6 导联 R 波振幅往往降低(图 30-1)。

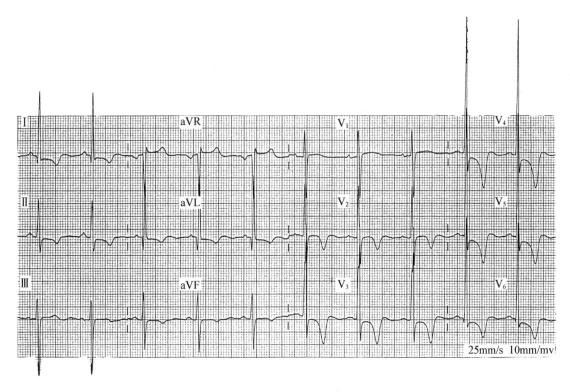

图 30-1 心尖肥厚型心肌病心电图

患者男性,50 岁,临床诊断:心肌病。心电图示:窦性心律(心率 71 次/分),本图特征性改变是胸导联出现巨大倒置 T 波(T_{V_4}＞T_{V_5}≥T_{V_3})伴 ST 段压低;V_5、V_6 导联 R 波显著增高,分别达 4.8mV、3.7mV,Ⅰ、aVL 导联 R 波电压达 2.5mV 和 2.3mV,而且伴 ST 段压低和 T 波倒置,上述心电图改变符合心尖肥厚型心肌病

（2）室间隔肥厚型心肌病的异常 Q 波常出现在前壁导联，Q 波深度虽达同导联 R 波的 1/4，但时限＜0.04s；而前侧壁心肌梗死的 Q 波时限一般≥0.04s。此外肥厚型心肌病的患者，其 V_5、V_6 导联 R 波振幅增高，而心肌梗死的患者 R 波振幅减低。

（三）肥厚型心肌病 T 波改变的特点（图 30-2，图 30-3）

T 波异常是肥厚型心肌病最常见的心电图改变之一，在异常 T 波中，T 波倒置约占 3/4，常为对称性倒置，貌似"冠状 T 波"，而且多数（93.5%）同时伴有 ST 段压低，常误诊为冠心病。如为年轻患者，无冠心病易患因素，长时间存在，应多考虑为肥厚型心肌病。

巨大倒置 T 波是心尖肥厚型心肌病的特异性心电图表现，主要出现在中胸及左胸导联，最深可达 4.0mV，典型 T 波倒置表现为 $T_{V_4} > T_{V_5} > T_{V_3}$，酷似"冠状 T 波"。部分病例在 Ⅰ、Ⅱ、aVL、aVF、V_2、V_6 导联也可出现 T 波倒置，但深度较浅。倒置 T 波最深振幅和 R 波最高振幅分别与心尖部厚度、心尖部与左心室后壁厚度之比显著相关。Hiroshi 认为肥厚心肌纤维排列紊乱，自心内膜至心外膜面的动作电位时程明显延长，可能是产生巨大倒置 T 波的电生理基础。运动时，巨大倒置 T 波可出现变浅或变直立等"伪正常"改变。倒置 T 波的导联可伴 R 波高电压，且多呈 $R_{V_4} > R_{V_5} > R_{V_3}$。Koga 等对日本心尖肥厚型心肌病患者进行了 10 年以上随访，随着 R 波振幅的降低，巨大倒置 T 波可逐渐消失。Sugishita 等发现心尖肥厚型心肌病患者的倒置 T 波在运动后变浅，服用普萘洛尔后加深。随诊还显示胸导联巨大倒置 T 波及高大 R 波振幅可随时间发生变化，而患者可无任何症状。极少数病例 R 波振幅由高变低，最后出现异常 Q 波，此可能与心尖部室壁瘤形成和心肌纤维化有关。

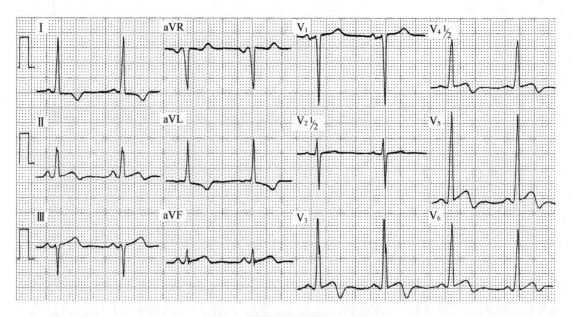

图 30-2　肥厚型心肌病 T 波改变

患者男性，40 岁，体检时心电图改变。心电图示：窦性心律，其特征性改变是 QRS 波电压增高，表现在 V_1、V_2 导联 S 波增深，$R_{V_4、V_5}$ 增高，$S_{V_1} = 2.3mV$，$R_{V_5} = 2.9mV$，$S_{V_1} + R_{V_5} = 5.2mV$，再一个是 Ⅰ、aVL 导联 T 波倒置，$V_3 \sim V_6$ 导联 T 波呈正负双向，倒置部分大于直立部分。患者无任何心脏方面的自觉症状，经 B 超证实为肥厚型心肌病。故肥厚型心肌病 T 波多为对称性倒置，亦可呈正负双向（如本图）

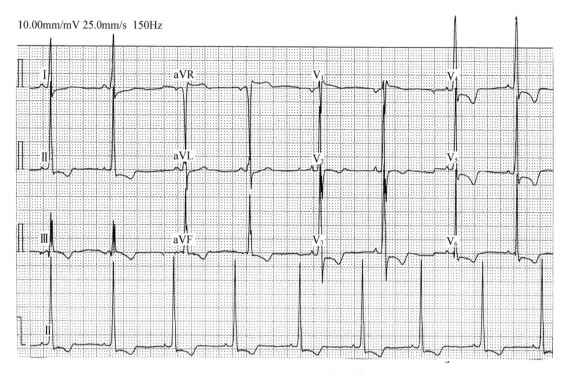

10.00mm/mV 25.0mm/s 150Hz

图 30-3　肥厚型心肌病心电图

患者女性,23 岁,临床诊断:肥厚型心肌病。心电图示:窦性心律(心率 65 次/分),Ptfv$_1$＝－0.04mm·s,提示左心房负荷过重;R$_{V5}$＋S$_{V1}$＝4.0mV,ST-T 波改变(以 R 波为主的导联 ST 段压低、T 波倒置),提示左心室肥大。上述心电图改变符合肥厚型心肌病的诊断

第三节　致心律失常型右室心肌病心电图

1978 年 Frank 和 Fontaine 首次命名了"致心律失常右室发育不良"(arrhythmogenic right ventricular dysplosia,ARVD)。1994 年世界卫生组织(WHO)和国际心脏联盟(ISFC)将 ARVD 正式更名为致心律失常型右室心肌病(arrhythmogenic right ventricular cardiomyopathy,ARVD/C)。其特征为部分或全部右心室心肌被脂肪组织或纤维组织所代替,临床表现为左束支传导阻滞型的室性心律失常(室性早搏、持续性或非持续性室性心动过速)、心室颤动(VF)甚至猝死(SCD)、伴或不伴右心室衰竭。

一、病理生理改变

ARVD/C 为常染色体遗传性疾病,多见于中青年,多数病例初诊年龄在 40 岁以下。不同人种的发病率不同,据报道为 0.02%～0.1%,50%～70%的病例是家族性的。发病存在性别差异,男女比例为 2.7∶1。在个别地区(意大利、希腊、Naxos 岛)发病率高达0.4%～0.8%。目前认为 ARVD/C 是一种细胞连接

性疾病,基因突变造成的桥粒蛋白功能不全,至今已发现与之相关的有 6 个基因。活检或尸检的组织学检查发现弥漫性或节段性右心室心肌的丧失,脂肪组织局灶或弥漫性浸润,其间残存条状心肌组织和散在纤维化,斑片状心肌炎症、局灶性心肌细胞坏死和炎症细胞浸润并存。这些病理改变造成心室壁变薄、心脏形态和容积的变化,形成多个折返径路,成为心律失常和心脏性猝死的基础。由于室壁压力和室壁厚度的反向关系,导致右室壁变薄和"发育不良三角"——右心室流入道、流出道和心尖部。在影像学上表现为"发育不良三角"囊性或瘤样改变和肌小梁排列紊乱,右心室非特异性扩张和收缩功能降低。病理学可见萎缩的心肌细胞与脂肪沉着和间质纤维化并存。

二、临床表现

ARVD/C 病程可分为 4 个阶段。

1. 隐匿期　可能有轻微的室性心律失常,没有

显著的解剖结构变化。患者往往无症状,但在剧烈运动时有猝死的危险。病变轻微仅限于"发育不良三角"。

2. **显性电紊乱期** 可见症状性室性心律失常,伴有明显的右心室形态和功能异常。心律失常表现室性早搏、呈左束支传导阻滞图形的非持续性或持续性室性心动过速。

3. **右心室衰竭期** 右心室病变进展,左心室功能相对保持正常。

4. **双心室衰竭期** 病变已累及左心室,发生双心室衰竭,类似于扩张型心肌病(DCM)的表现,仅有少数患者进展为晚期。

三、电生理特征

ARVD/C的心肌病变具有电不稳定性,是导致室性心律失常和猝死的主要原因。其电生理特征有:

1. 大多数室性心动过速是折返机制,82%的患者程控期前刺激可诱发室性心动过速。

2. 有较广泛的致心律失常基质,如有多个折返环路或折返出口,71%的患者可诱发出一种以上形态的室性心动过速。

3. 纤维脂肪代替了心肌组织,形成缓慢传导或曲折传导区,构成了心律失常的基质,电生理检查可记录到碎裂电位。

四、心电图表现

1.30%的患者在 $V_1 \sim V_3$ 导联、特别是 V_1 导联可见特征性的 Epsilon 波,又称后激动电位或右室晚电位。此波出现在 QRS 波终末和 ST 段起始部位,为低振幅的棘波或震荡波,常不被注意而漏诊。

2.50%~70%的患者右胸导联($V_1 \sim V_3$)的 T 波倒置。

3. 近20%的患者出现不全性或完全性右束支传导阻滞。

4. V_1 导联 QRS 波时间延长或正常。

五、诊断标准

1994 年 ARVD/C 专家工作组制定了典型病例诊断标准,具有很高的特异性,但对隐匿性的 ARVD/C 和临床表现不完全者缺乏敏感性。2006 年 Peters 建议对典型病例的诊断进行了修订,提高了检出率(表30-1)。

表 30-1　ARVD/C 诊断标准

	主要指标	次要指标
临床表现	单形性左束支传导阻滞型 VT	(1)频繁室性早搏 (2)心动过速(或传导阻滞)导致晕厥 (3)室上性心动过速 (4)多形性 VT
右心室形态学	"发育不良三角"囊性或瘤样改变和肌小梁排列紊乱	右心室非特异性扩张和 EF 降低
心电图	(1)标准电压或增高电压记录到 Epsilon 波 (2)右胸导联 QRS 波延长:QRS 时程($V_1 + V_2 + V_3$)/($V_4 + V_5 + V_6$)≥1.2 (3)右胸导联 S 波升支≥55ms	(1)$V_1 \sim V_3$ T 波倒置 (2)$V_1 \sim V_3$ ST 段抬高,不同于 Brugada 综合征穹隆样改变
家族史	尸检或心内膜活检证实家族中有 ARVD/C 患者	(1)临床检查发现家族中有 ARVD/C 患者 (2)家族中有不明原因的<35 岁的死亡病例
心内膜活检	心肌萎缩且残留心肌细胞<45%,纤维脂肪取代心肌细胞	残留心肌细胞为 45%~70%

诊断标准为 2 项主要指标,或 1 项主要指标加 2 项次要指标,或 4 项次要指标。

六、治疗选择

ARVD/C 的治疗措施有:抗心律失常药物,置入 ICD,射频消融,治疗心力衰竭,心脏移植。

1. **药物治疗** 有研究表明索他洛尔的疗效优于其他 β 受体阻滞药和胺碘酮,但能否预防猝死尚无定论。

2.导管射频消融治疗　用于对药物治疗不能耐受或无效的患者,多个研究结果显示射频消融即刻成功率满意,但远期复发率很高(60%～75%)。近年采用三维电解剖标测技术对 ARVD/C 的解剖和电生理基质有了进一步的了解,导管射频消融的改进取得了较好的疗效。Fontaine 等报道消融 50 例,平均随访5.4 年,经第一次、第二次和第三次消融后的成功率分别为 31%、45% 和 66%。另一组研究报道 32 例,射频消融的即刻成功率为 88%,但有 2 例术中发生心

肌穿孔,随访中 29% 的患者室性心动过速复发。

3.ICD 治疗　适用于猝死高危患者或猝死生还者,对抗心律失常药物无效或不能耐受者;一级亲属中有猝死家族史者,采用 ICD 是预防猝死的最有效措施,但 ARVD/C 患者的心律失常比较复杂,ICD 程控很困难,手术的并发症亦高。

4.心脏移植　当 ARVD/C 患者发生右心衰竭或全心衰竭时,采用利尿药、β 受体阻滞药、血管紧张素转化酶抑制药(ACEI)和抗凝药等,无效时则心脏移植是生存的唯一希望。

第四节　致心律失常型左室心肌病心电图

早在 1995 年,Okabe 等曾报道过 1 例多年来反复发生起源于左室的心律失常、最终猝死的男性患者,尸检发现正常心肌组织被局灶性纤维脂肪代替,病理检查不符合心肌缺血及炎症病变,而右心室正常。2001 年 CGDepasqudle 等报道 1 例 32 岁既往无任何病史突发心源性猝死的病例,尸检冠状动脉正常,左室心肌中外 1/3 周围有 1～2mm 厚的脂肪浸润,右室无明显的病灶,组织学表现具有类似致心律失常性右室心肌病的特征。分析猝死原因可能为左心室发育不良所致心律失常引起,病变仅仅累及左心室。Norman 等报道一个大家族,先证者是一个 19 岁的白人男性,表现为心源性猝死,尸检发现左心室部分心肌细胞的丧失和分布在心包下局灶性纤维化。对其家族 27 个成员进行了筛选评估,其中 10 人符合左心室受累为主要表现的心肌病特点。认为可能是一种不同于经典右心室心肌病的新疾病,因此命名为这种新发现的桥粒珠蛋白移码突变引起的疾病为致心律失常型左室心肌病(arrhythmogenic left ventricular cardiomyopathy,ALVC)。

一、心电图表现

1.V_4～V_6、Ⅰ、aVL 导联或 Ⅱ、Ⅲ、aVF 导联 T 波倒置。

2.左心室起源的右束支传导阻滞型室性心动过

速或频发的右束支传导阻滞型室性早搏。

3.在右心室功能受损之前就有左心室功能异常,信号平均心电图晚电位阳性。

二、临床特点

发病年龄从 10 余岁到 80 岁不等,患者可没有任何症状和特征,或仅有轻微胸痛、憋气、心悸等症状。有的患者首发症状表现为室性心动过速或心室颤动引起的阿-斯综合征发作,心脏骤停可以是初次或最终表现。猝死者生前可无任何症状,于休息和睡眠中均可发生,也可因情绪激动、体力劳动或剧烈运动所诱发。由于年轻人多发,反而被忽视。冠状动脉造影正常伴左室功能异常。临床诊断非常困难,目前认为可能是新型的桥粒珠蛋白基因突变所致。组织学检查可见正常心肌组织由局灶性纤维脂肪组织代替和炎症细胞的浸润,造成心肌组织学和心肌形态学改变,从而成为心律失常和心源性猝死的基础。如果患者主要表现为心律失常、心脏骤停,心电图出现低电压、右束支传导阻滞、T 波倒置等,而超声显示左心室侧壁异常运动、心肌瘢痕形成等,又不能诊断心肌炎和常见心肌病时,应考虑罹患本病的可能。磁共振、核素心肌显像、心肌内膜活检、免疫功能等检查有助于本病的确诊。

第五节　扩张型心肌病心电图

扩张型心肌病(dilated cardiomyopathy,DCM)为原发性心肌病中最为常见的类型,其主要特征是一侧或双侧心腔扩大,心室收缩功能减退,产生充血性心

力衰竭。心脏扩大、心力衰竭、心律失常是扩张型心肌病的临床特点。本病的心电图虽有异常,但无特异性(图 30-4)。

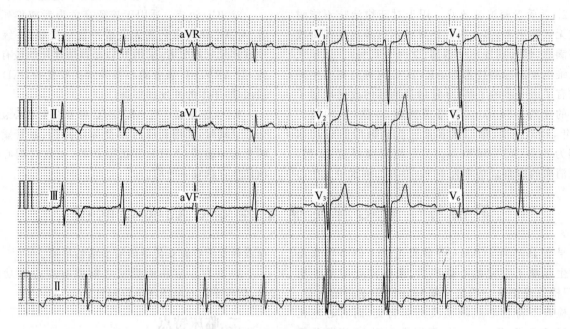

图 30-4 扩张型心肌病心电图

患者男性,40 岁,临床诊断:扩张型心肌病。心电图示:窦性心律(心率 66 次/分),V_1～V_3 导联 QRS 波呈 rS 型,$S_{V1～V2}$ 分别深达 2.1mV 和 4.0mV,$R_{V5、V6}$ 分别为 1.0mV 和 1.5mV,符合左心室肥大心电图改变;$ST_{V1～V3}$ 分别抬高 1～2mm 伴 T 波高耸,$ST_{V5、V6及Ⅱ、Ⅲ、aVF}$ 压低 0.5mm 伴 T 波倒置;V_1～V_3 导联 r 波呈 rS 型,r 波递减,S 波增深,V_4 呈 QS 型,V_5、V_6、Ⅰ、aVL 导联呈 QR 型,Q 波时限均>0.04s。上述心电图改变符合扩张型心肌病心电图改变

一、心房肥大

扩张型心肌病由于心脏收缩功能减退,心室射血障碍而引起心房负荷加重,出现心房肥大。P 波异常者达 14%～32%,以左心房肥大最常见。个别可见 V_1 导联 P 波正负双向均增大,提示双房肥大。

二、ST-T 改变

ST-T 改变是扩张型心肌病患者常见的心电图异常之一,发生率为 39.3%～50%。ST 段压低大多数呈水平型;T 波改变中半数为倒置,其余为低平或双向。T 波电交替是扩张型心肌病中一项预测室性心律失常和猝死的有效指标。

三、QRS 波异常

扩张型心肌病在心电图上表现为左心室肥大者约为 1/3,明显低于肥厚型心肌病,这与扩张型心肌病以扩张为主而心室壁不增厚有关。但也可能是其他异常(左束支传导阻滞、室内阻滞、完全性房室传导阻滞、低电压等)掩饰了左心室肥大的心电图诊断。由于广泛的心肌细胞退行性变、坏死、纤维化及正常心

肌细胞丧失,心室激动产生的电位明显减少,肢体导联出现低电压以及胸导联出现 R 波递增不良十分常见。室内阻滞是扩张型心肌病常见的改变,左束支传导阻滞发生率高于缺血性心脏病。由于室间隔纤维化,左侧胸导联 q 波缺失,出现的左束支传导阻滞多是不完全性的,左前分支阻滞(电轴左偏<−30°)是常见的表现之一,发生率大约 42%。

四、病理性 Q 波

病理性 Q 波在扩张型心肌病中也较常见,反映心肌已经有严重的病理改变,Q 波常出现在 Ⅰ、aVL 导联、右胸导联和中胸前导联。但病理性 Q 波振幅明显低于肥厚型心肌病,大多数患者的心肌纤维化是出现类似心肌梗死样 Q 波的主要原因。异常 Q 波时限大多≥0.04s,半数患者伴有同导联 T 波倒置,个别病例还伴有 ST 段弓背向上抬高以及 ST-T 动态改变,酷似心肌梗死,而与肥厚型心肌病的异常 Q 波不同。少数患者未见心肌纤维化,表现为传导功能异常。一度房室传导阻滞较常见,文献报道发生率为 6%～30%,在活检病例发生率更高。

五、室内阻滞

室内阻滞是扩张型心肌病常见的心电图改变,发生率为10%～15%,尤其左束支阻滞发生率高于临床其他缺血性心肌病患者。另有一些扩张型心肌病患者表现为QRS波时限延长的非特异性室内阻滞,Marriott认为这种QRS波时间延长的室内阻滞高度提示扩张型心肌病。

六、心律失常

扩张型心肌病心律失常的发生高于任何一种心脏病,而且复杂易变。有报道心律失常总检出率为92.17%,有两种及两种以上者占心律失常总数的61.18%。其中室性心律失常占65.11%,严重室性心律失常率为56.70%。随着病情的加重,心功能降低,心律失常发生率还会升高。发生传导阻滞的部位包括窦房结、房室结、心室内各束支,少数尚合并窦房阻滞、窦性暂停及病态窦房结综合征。

七、诊断扩张型心肌病的新理念——三联征

诊断扩张型心肌病的心电图电压标准有多种,如Spodick标准：R_{V_6}/S_{V_5}比值＞1；Comstant标准：QRS总电压V_6＞V_5；Momiyama标准：R_{V_6}/R_{max}比值≥3(R_{max}是指R_I、R_{II}、R_{III}中R波振幅最高的导联)。上述4种标准中前3种标准与其他原因引起的左心室肥大比较,其敏感性和特异性不高,而R_{V_6}/R_{max}比值增大(≥3),对扩张型心肌病及其预后具有重要价值。吴祥等学者通过对扩张型心肌病、心脏瓣膜病、高血压引起的左心室肥大电压分析,认为R_{V_6}/R_{max}比值对判断扩张型心肌病的左心室扩大敏感性、特异性最高,R_{V_6}/R_{max}比值可以作为扩张型心肌病患者心电图的特征性表现。吴祥等学者同时提出：①左胸导联高电压；②肢体导联低电压；③胸前导联R波递增不良。此3项可作为扩张型心肌病心电图表现的三联征。

第六节 限制型心肌病心电图

限制型心肌病(restrictive cardiomyopathy,RCM)的基本病理改变是心内膜和内层心肌的纤维化和附壁血栓形成。引起心内膜明显增厚、室壁变硬,导致心室腔缩小,心室的舒张和充盈受限,充盈压升高,心排血量降低和房室瓣关闭不全。限制型心肌病的心电图表现主要是非特异性ST-T波改变,绝大多数患者胸导联可见ST段轻度倾斜型抬高,但也有部分患者ST段压低。T波异常大多表现在胸导联T波切迹或双向,T波高峰出现延迟,Q-T间期延长。限制型心肌病的最常见心律失常是心房颤动,但亦不是特异性的。此外限制型心肌病还可见反映双心室肥大的QRS波高电压；反映双心房增大的P波增高、增宽和V_1导联的P波双向增大。

第七节 应激性心肌病心电图

应激性心肌病(stress cardiomyopathy,SCM)是一种由精神刺激所诱发的左心室功能不全,影像学与心电图呈一过性改变的综合征。临床表现为发病早期患者胸骨后疼痛,左心室造影及超声心动图均有左心室心尖和前壁下段运动减弱或消失,基底部心肌运动代偿性增强,左心室心尖呈球囊状的特殊心肌运动不协调改变；左心室射血分数降低,而冠状动脉造影正常。心电图表现为ST段抬高、病理性Q波等异常变化,一些患者还伴有心肌酶学升高。2006年世界卫生组织(WHO)心肌病指南中,将该病单独划为一种特殊的心肌病。

一、心电图改变

应激性心肌病心电图改变,出现在症状发作2～24h,可持续数小时至数天。因此,重视心电图改变的时间及特点对应激性心肌病早期诊断和鉴别诊断有重要的临床意义。

1. ST段抬高 心电图ST段抬高大都发生在急性期(1～48h),一般在出现症状后的4～24h。绝大多数患者胸前导联表现ST段抬高,以V_1～V_3最多见,抬高幅度为2～3mm,最高可达4.69～6.44mm(V_4～V_6导联)。仅有少数患者单纯表现为肢体导联ST段抬高,半数ST段抬高与ST段压低交替出现。

2. T波倒置 有64.3%的患者T波在急性期和亚急性期倒置。Abe等观察到在ST段抬高后的2～18d,T波逐渐倒置。Tsuchibashi等发现,88例患者中,T波倒置达97%,其中8例无ST段改变者也出现了T波倒置。心电图上出现深倒的T波,是应激性心肌病恢复期的特征性表现。

3. 病理性Q波 病理性Q波仅占31.8%,常见于胸前导联,多在病程的亚急性期(14～46d)出现。

4. **Q-T 间期延长** 症状起始后 48h 出现 Q-Tc 延长(平均 0.542s),绝大多数患者在 1~2d 恢复正常。

5. **肢体导联低电压** 在 ST 段抬高的导联常伴有 R 波低电压。

6. **其他心电图改变** Tsuchibashi 等报道 88 例中,房室传导阻滞 4 例,窦性心动过速 9 例,室性心动过速 8 例(其中 2 例发生心室颤动)。还有报道出现心房颤动。

7. **心电图转归** Abe 等在随访中观察到,这些异常心电图改变随着疾病本身的恢复,在发病后 97~191d 可以完全恢复正常。

二、发病特点与临床表现

1. **发病年龄与性别** 多发生于老年绝经期后的女性,女性发病率是男性的 6 倍。最近资料表明,女性发病率有进一步提高的趋势。

2. **病史** 患者发病前有强烈的心理或躯体应激状态。例如:家庭成员死亡、运动、吵架、饮酒过量、过度兴奋、其他疾病(脑血管意外、癫痫、支气管哮喘、急腹症、急性肺栓塞、严重低血糖、外伤)等。

3. **症状** 大多数患者出现类似急性心肌梗死的剧烈疼痛和呼吸困难,且持续时间较长,可达数小时。

4. **辅助检查** 超声心动图和左心室造影均提示一过性的室壁运动异常,左心室心尖部和前壁下段运动减弱或消失,基底部运动增强,冠状动脉造影没有明显固定狭窄;心电图异常;心肌酶学正常或轻度异常。

三、病理生理机制

1. **心肌顿抑假说** 目前认为儿茶酚胺对心肌细胞的直接毒性所介导的心肌顿抑,在发病中起关键作用。Wittstein 等发现应激性心肌病患者,住院的第 1 天或第 2 天,血浆中多数儿茶酚胺水平较急性心肌梗死者高 2~3 倍,较健康人高 7~34 倍。住院第 7~9

天血浆儿茶酚胺、神经代谢产物和神经肽恢复到峰值的 1/3~1/2,但仍高于急性心肌梗死患者的血浆浓度。发病早期血浆脑钠肽水平升高明显,随后迅速下降,与左室收缩功能的快速恢复一致,住院 7~9d 血浆脑钠肽水平降到急性心肌梗死血浆浓度以下。左心室心尖部易受到儿茶酚胺介导的心脏毒性物质的作用而发生顿抑的现象支持该假说。

2. **冠状动脉痉挛学说** 应激可以引起冠状动脉痉挛,因此,有学者提出应激性心肌病与冠状动脉痉挛有关。但与冠状动脉痉挛特点不同的是,在疾病发作开始时,多数患者的心电图正常,症状发作 4~24h 才出现 ST-T 异常改变,这种心电图变化的特点不支持该学说的观点。

3. **非典型心肌梗死假说** 目前很多学者认为应激性心肌病不符合急性心肌梗死心电图改变,因冠状动脉造影未见冠状动脉狭窄和闭塞,酶学变化也不支持心肌梗死引起的大面积心肌无运动。心脏磁共振成像检查,患者室壁运动异常与超声心动图一致,应用钆增强磁共振成像检查无心肌坏死的证据。多项检查结果不支持心肌梗死的假说。

4. **左室流出道梗阻假说** Villareal 等认为,某些患者(尤其是女性)在交感神经刺激或低血容量时出现室间隔弯曲、左室流出道缩小、左室容量减少、左室心尖部和前壁室壁张力增加,左室充盈压增加,而体循环压力减少,冠状动脉灌注不足。但心肌需氧量增加,导致心肌缺血、心肌顿抑、局部室壁运动障碍,引起心电图 ST-T 改变。

四、预后

预后一般良好,左室功能常常在数天或数周恢复正常。但罕有报道发生心脏破裂、心室颤动、休克、室性心动过速、一过性脑缺血发作、心尖部血栓形成的病例。多数无复发,但亦有可疑复发的报道。

第八节 心动过速性心肌病

临床上各种快速性心律失常与心脏扩大、心力衰竭并存,多年来一直认为心律失常是继发于心脏病,治好了原发心脏病,心律失常就会消失,因而治疗的重点放在心脏原发病上。但心脏电生理和射频消融根治快速性心律失常后,原扩大的心脏和心力衰竭得到完全或部分的逆转这个事实,使临床医生不得不对心脏扩大、快速性心律失常的关系重新认识。

1917 年 Coleman 等首先报道心动过速可能导致进行性心肌病变和心力衰竭;1962 年 Whipple 等建立

了第一个心动过速致心肌病的动物模型;1985 年 Gallagher 等正式将其命名为心动过速诱发的心肌病,即心动过速性心肌病(tachycardiac cardiomyopathy,TCMP),这意味着心动过速可以是心肌病的原因,而并非只是结果。心动过速也不单纯是心肌病变的伴发症状,而是一个独立的临床心血管疾病。

一、定义

心动过速性心肌病是一个由于长期慢性心动过

速,引起心脏扩大并最终导致心力衰竭的临床综合征。在心率或节律得到控制后,心脏功能和心脏扩大可以部分或全部恢复和逆转。

二、分类

Fenelon 第一次提出 TCMP 分为"单纯型"与"不纯型"两类。单纯型指心动过速是导致心脏扩大、心功能不全的唯一原因。患者在发病前无基础器质性心脏病。患者从心动过速发展到 TCMP 一般需要数年或更长时间,对心动过速的耐受性较好,出现的症状较轻。不纯型指患者已有器质性心脏病和心功能不全,二者对心肌损害起双重作用,因而患者从心动过速到 TCMP 的过程容易出现症状。

三、病因

心动过速性心肌病的病因就是心动过速,心动过速包括慢性持续性心房颤动、心房扑动、房性心动过速、无休止性房室折返性心动过速、房室结折返性心动过速以及室性心动过速(包括右室流出道心动过速、自发性室性心动过速、束支折返性心动过速)。此外,频发交接性早搏、室性早搏也是引起 TCMP 的原因之一。

四、发病的条件

心动过速性心肌病的发生高度依赖于心室率,心室率越快发病越早,持续发作的时间越长,发病也越早。快速性心律失常引起 TCMP 的时间可以在心动过速发作后几周到 20 年不等。一般认为心动过速每天发作持续时间超过总时间(24h)的 10%～15% 可诱发心肌病,有报道每天室性早搏的数目超过总心搏数的 24%,即可诱发心动过速心肌病。

五、临床特点

心动过速心肌病可发生在任何年龄以及正常心脏和异常心脏,发生于正常心脏,则对慢性心动过速的耐受性较好,可以无症状;发生于器质性心脏病患者,易产生症状。TCMP 最大的特点是具有可逆性,即心动过速终止后,心功能和心脏扩大能够部分或完全性逆转。

六、临床诊断

TCMP 的诊断,主要靠病史和临床特征,是一种

排除性、回顾性诊断。诊断的主要依据是发生心动过速、心脏扩大、心功能不全的时间顺序,结合影像学检查、心电图及心动过速终止后,心功能恢复等序列变化综合判断。如具有下列几点诊断为心动过速性心肌病:①发病前心脏正常;②频发或持续性的心动过速发作后心功能有进展性损害,并能排除其他导致心功能减退的因素;③心动过速或心率控制后,心功能得到改善或恢复。

七、鉴别诊断

心动过速性心肌病与扩张性心肌病、甲状腺功能亢进性心肌病、致心律失常性右心室心肌病等相鉴别。上述心肌病单从一次影像学检查鉴别有困难,需动态变化结合临床进行考虑。扩张性心肌病合并快速性心律失常多表现以室性为主,而且多发生在扩张性心肌病的晚期,药物治疗常不能改善,而 TCMP 的心肌病变发生于心动过速之后,控制心率后可以部分或完全恢复正常。甲亢可引起心动过速,心动过速反过来与甲亢对心肌的毒性作用相协同,共同参与甲亢的发生。此种情况通过其他手段或实验室检查可鉴别;致心律失常性右心室心肌病,是一种以右心室源性室性心动过速、易发生晕厥、右心室扩张和右心室衰竭为特征的原发性心肌病。结合影像学、电生理检查不难鉴别。

八、心脏扩大的机制

动物实验模型证实:持续快速起搏 1 周,双室 EF 值从基线水平开始显著下降;2 周后出现双心室显著扩张和舒张末期变薄;3～5 周后心排血量进一步下降进展为终末期心力衰竭。心脏超微结构改变在快速持续起搏 2 周后即发生,其表现为细胞外基质增加,心肌细胞数减少(约 40%)。心脏大体形态改变在继续起搏 3～4 周后出现,表现为心房、心室扩大,左右室壁变薄,但心脏重量几乎没有变化。参与心肌机械重构的因素有神经激素活性改变、血流动力学改变、心肌能量代谢异常以及心肌细胞死亡增加等。

九、治疗

TCMP 的根本治疗是控制和消除快速性心动过速,最好能恢复到窦性节律,纠正心动过速诱发的心脏扩大和心功能不全。目前最好的治疗方法是在控制快速性心律失常的同时,进行射频消融。

第31章

心包疾病与心电图

第一节　急性心包炎

心电图上 ST 段抬高,常作为急性冠状动脉综合征的表现之一,然而急性心包炎(acute pericarditis)是另类致 ST 段抬高的一种疾病,它的发病与冠状动脉无任何联系,但两者易相互混淆。急性心包炎分期及心电图特征如下。

一、急性心包炎各期的心电图变化

Spodick 将心包炎演变过程分为 4 期,1 期:面对心室外膜表面的导联 ST 段抬高;2 期:ST 段的 J 点回到基线,T 波振幅开始降低变平;3 期:T 波倒置;4 期:T 波逐渐正常化或回至等电位线,心电图恢复正常。如果能追踪监测从发病到恢复的整个过程,可以记录到心包炎各个阶段的心电图变化(图 31-1)。

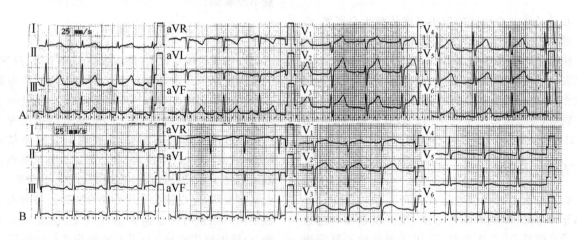

图 31-1　急性心包炎心电图改变

患者男性,30 岁,临床诊断:外伤性心包炎。A. 心脏外伤后 3d 的心电图记录,Ⅰ、Ⅱ、Ⅲ、aVF、$V_2 \sim V_6$ 导联 ST 段 J 点型或凹面向上型抬高,T 波振幅较高。B. 心脏外伤后 7d 的心电图记录,Ⅰ、Ⅱ、Ⅲ、aVF、$V_2 \sim V_6$ 导联 J 点仍高于基线,但 ST 段形态未见明显异常,T 波振幅降低。值得注意的是 A 图胸导联为 1mV=10mm 标准电压,B 图为 1mV=5mm 电压,两条图看似胸导联振幅相差不大,其实 B 图胸导联振幅约为 A 图胸导联振幅的 2 倍。仔细观察 A 条图中肢体导联 QRS 波振幅亦小于 B 图。急性渗出性心包炎由于心包积液致 QRS 波振幅降低

二、急性心包炎心电图特征

1. ST 段和 P-R 段改变　心包积液使心包与其相邻的心外膜发生炎症改变,产生损伤电流,表现在心电图上是 ST 段呈凹面向上抬高。由于心包炎是弥漫性改变,而非某一支冠状动脉病变所致,因此 ST 段抬高是普遍性的(除外 aVR 导联和 V₁ 导联),并非局限在某一组导联上,无对应性 ST 段压低改变。由于心包炎的深层心肌无损伤,故 ST 段抬高的幅度较小,一般≤0.5mV,也不出现病理性 Q 波。Spodick 于1971 年首先发现急性心包炎 P-R 段偏移(压低)的现象,指出心包炎患者 P-R 段偏移与 ST 段抬高的发生率相仿,且 P-R 段偏移持续时间比 ST 段抬高的时间还长,具有同等诊断价值。Baljepally 强调 P-R 段偏移是急性心包炎最早期的心电图表现。

急性心包炎时 P-R 段偏移在 Ⅱ、Ⅲ、aVR、aVF、V₄~V₆ 导联最明显,除 aVR 导联 P-R 段抬高外,其他导联 P-R 段均为压低。P-R 段偏移幅度范围为0.05~0.15mV,P-R 段偏移方向与 ST 段相反,故 ST段抬高的导联 P-R 段压低,反之 ST 段压低的导联(如 aVR 导联)P-R 段抬高。当患者出现胸痛时,心电图上出现 P-R 段压低,可作为早期诊断急性心包炎的敏感而又特异性的指标。据此可排除正常人早期复极(ST 段抬高)现象与 ST 段抬高的急性心肌梗死,因这两种疾病均不出现 P-R 段压低现象。急性心包炎早期出现 PR 段偏移的原因,可能与心房肌较薄容易损伤而产生复极变化有关。心包炎早期炎症仅限于表层心肌,故 PR 段偏移出现可早于 ST 段,甚至是唯一的心电图表现。在急性心包炎时多数导联 P-R 段压低,唯 aVR 导联 P-R 段抬高,对诊断急性心包炎具有较高的诊断意义。

2. T 波改变　大多数急性心包炎患者在 ST 段抬高的导联同时出现 T 波振幅升高,极少数患者仅有一过性 ST 段抬高而无 T 波变化。随着 ST 段的下降,T 波振幅出现渐低→平坦→双向→对称性倒置的演变过程。

3. QRS 波低电压　QRS 波低电压是心包炎产生渗出液,心肌激动产生的电流发生"短路"所引起。心电图上每个肢体导联 QRS 波电压和均低于0.5mV,每个胸导联 QRS 波电压和均低于 1.0mV,即可诊断 QRS 波低电压。当炎症消退,渗出液吸收后,QRS 波振幅会渐增高至原来水平。QRS 波低电压不是心包炎所特有,如甲状腺功能低下、慢性缩窄性心包炎、胸腔积液、肺气肿、气胸等均可出现 QRS 波低电压。

4. 电交替　急性心包炎时由于心包内积液过多,心脏悬在液体中,随着心脏的搏动,心脏易出现转动或钟表样运动,心脏激动的除极和复极向量也会出现有规律的变化。表现在心电图上是 QRS 波和 ST-T 的交替性改变。仅有 QRS 波或仅有 T 波形态出现交替性改变,称为不完全性电交替,或分别称为 QRS 波电交替或 T 波电交替;P-QRS-T 综合波都有电交替,称为完全性电交替,或全心电交替。电交替只有在心包内有大量积液、有心脏压塞现象和心包壁有很多浸润病变时才能见到,可作为心包积液的证据之一,但心脏的电交替是一过性的,没有进行心电图追踪检查也难发现。

心包积液是否出现心脏电交替与病因关系不大,主要取决于心包积液量、心包腔内压力、积液黏稠度和心率。一般认为积液量多、心包腔内压大、黏稠度高和心率快者易出现心脏完全性电交替。Usher 等报道一例 Hodgkins 病并发心包积液,心电图与超声心动描记术同步记录显示窦性心率 100 次/分,P-QRS-T 波段电交替,而心脏呈 50 次摆动,刚好是心率的半数,经抽液 450ml 后心脏摆动消失,电交替也随之消失。

三、鉴别诊断

急性心包炎时广泛导联 ST 段呈凹面向上抬高,须与早复极综合征鉴别。早复极综合征心电图主要表现为 ST 段凹面向上抬高,但常局限于胸导联,运动后抬高的 ST 段可回到等电位线,J 波明显及 T 波高大直立,无急性心包炎时 ST 段的演变过程。1998 年 Marinlla 等研究发现 V₆ 导联 ST/T 比值对两者有鉴别意义。早复极综合征者 V₆ 导联 ST 段抬高不明显或为等电位,该导联 ST/T 比值<0.25;而急性心包炎者 ST 段抬高较显著,V₆ 导联 ST/T 比值>0.25,有助于两者的鉴别,且有高度的敏感性和特异性。

第二节　慢性缩窄性心包炎

慢性缩窄性心包炎(chronic constrictive pericarditis)是急性心包炎的迁延,其心电图变化是从急性心包炎演变而来,如窦性心动过速、ST-T 改变、QRS 波低电压等。由于心包钙化心肌伸展受限,心房、心室往往出现代偿性肥大,心电图上异常的项目可能多一些,例如:①左心房肥大(少数患者出现二尖瓣型 P 波);②心房颤动;③房室传导阻滞或室内传导阻滞;④假性梗死性 Q 波(心包钙化或 QRS 波低电压、起始 r 波被淹没);⑤约有 50% 出现右心室肥厚。

慢性缩窄性心包炎患者的心电图并无特异性,但如果出现下列表现不能用其他病因解释者,应考虑慢性缩窄性心包炎的可能性:①长期存在原因不明的窦性心动过速,伴有活动时气短者;②QRS 波低电压或低电压倾向;③非特异性 ST-T 改变;④心房颤动;⑤左心房或右心房肥大;⑥异常 Q 波;⑦临床没有其他任何原因解释的活动时气喘、肝大、水肿、腹水或原因不明的窦性心动过速、心房颤动的患者,而且有颈静脉充盈度增加。

第32章

Lev病与Lenegre病的心电图表现

第一节 Lev 病

Lev 病(Lev's disease)由 Maurice Lev 于 1964 年首次描述而得名。Lev 病是一种老年退行性病,是心脏左侧纤维支架硬化症或老年心脏钙化症。

一、Lev 病的病理学基础

心脏纤维支架是围绕在心室底部、房室口(二尖瓣、三尖瓣环)和主动脉口周围一套致密结缔组织形成的复合支架,有以下生理功能:①房室之间的电绝缘作用,将心房肌和心室肌之间的电活动分割开,起到绝缘作用;②协助将心脏的瓣膜固定在心室上;③是普通心肌纤维的起始点和机械活动的支点。心脏纤维支架与普通心肌不同,血液供应差,容易发生硬化或钙化;其承受的压力也大,是心脏活动的中心,长年累月地受到机械性牵拉与磨损,随着年龄的增长(尤其 40 岁以后)更容易出现进行性纤维化和钙化。心脏左侧纤维支架与心脏特殊传导系统的房室传导组织更加靠近,其病变使特殊传导系统更易受累。与右侧纤维支架相比,心脏左侧纤维支架承受的压力负荷更高,随年龄的增长发生变化,硬化、钙化的概率比右侧高。左侧纤维支架不断硬化和钙化的过程中,其会压迫、分割邻近的房室传导组织,部分病例可能发生希氏束或束支起始部的断裂,引发 Lev 病(图 32-1)。

左侧纤维支架硬化症的进一步发展,常选择性地损害传导系统的较远端,包括希氏束远端、双侧束支及其周围传导网。使受损部位出现节段性、多发性特殊传导组织细胞进行性减少,束支的轮廓萎缩,最终被纤维组织替代,表现在心电图上为双侧束支阻滞。

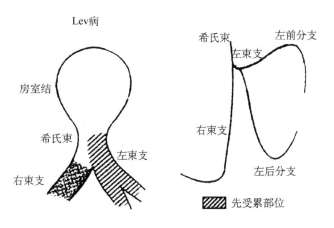

图 32-1 Lev 病的病变部位

Lev 病的病变位于传导系统的近端、左束支起始部位及邻近的希氏束

二、Lev 病的临床特点

(一)左侧纤维支架硬化症

主要临床特征表现为老年退行性瓣膜病,其中最常见的是原发性二尖瓣及主动脉瓣钙化。其好发部位依次为二尖瓣后叶、主动脉瓣叶、二尖瓣前叶、三尖瓣及左室乳头肌、腱索等。由于这些瓣叶钙化,其形态和功能发生改变,可引起血流动力学异常,严重时可引起心脏扩大和心功能不全。尤其多见的是二尖瓣后叶钙化,在收缩时不能很快地闭合引发二尖瓣关闭不全。二尖瓣环钙化约占老年退行性心脏瓣膜病的 70%,其中 60% 表现为关闭不全,15% 表现为二尖瓣轻度狭窄。老年退行性主动脉瓣膜病占老年退行性心脏瓣膜病的 30% 左右,其主要病理改变为主动脉瓣叶的钙化,引起主动脉瓣关闭不全,并引起左心房、

左心室的扩大。在左侧纤维支架硬化的患者中85％同时伴有冠状动脉钙化、主动脉钙化、左室乳头肌钙化、腱索的钙化。当同一个患者同时存在心脏的多处钙化时,则构成老年心脏钙化综合征。左侧纤维支架硬化症的临床症状无特异性。根据钙化部位、程度及范围可出现:①胸闷、心悸、气短等表现;②约80％的患者同时合并心律失常,包括病态窦房结综合征、房性心律失常、房室阻滞等;③部分患者出现左心房、左心室扩大,引起心功能下降及充血性心力衰竭等。

(二)双侧束支阻滞

在双侧束支阻滞未出现二度或三度房室传导阻滞时,很少引起心脏方面的临床症状,一旦出现二度或三度房室传导阻滞时,患者可出现以急性脑缺血为主的一些症状,如黑矇、先兆晕厥及阿-斯综合征的反复发作,猝死的危险性较高。Lev病伴发的房室传导阻滞的部位比房室结阻滞的部位更低,室性逸搏的起搏点功能常不稳定,发生急性脑缺血综合征及心脏猝死的危险度大大提高。

三、Lev病的心电图表现

Lev病最基本、最重要的心电图表现是双侧束支阻滞同时发生,其表现形式有以下几种。

1. 双侧束支存在同程度、同速度传导延迟,心电图仅表现P-R间期延长。

2. 单侧束支完全阻滞,对侧束支不完全性阻滞,心电图上表现一侧完全性阻滞图形,另一侧可表现为一度房室传导阻滞(完全性束支阻滞＋P-R间期延长)或二度房室传导阻滞(完全性束支阻滞＋二度房室传导阻滞)。

3. 双侧束支完全阻滞,心电图表现为三度房室传导阻滞(房室完全分离状态)。

4. 双侧束支阻滞交替出现,心电图表现为左束支阻滞和右束支阻滞交替出现。

5. 完全性左束支阻滞伴有HV间期延长,提示右束支也同时存在阻滞。这型左束支阻滞伴隐匿性右束支阻滞,如出现在高龄患者又无明显器质性心脏病时,常是Lev病的表现。

四、Lev病的诊断

患者出现慢性双侧束支阻滞又伴有以下特征时,应高度怀疑Lev病:①发病率年龄＞40岁;②有双侧束支阻滞逐渐进展为房室传导阻滞的病史和心电图资料对照;③阻滞部位在希氏束以远的传导束;④不伴有明显的心血管病,尤其能排除冠心病、心肌病等器质性心脏病;⑤X线或超声心动图检查出现二尖瓣环、主动脉瓣、冠状动脉等部位钙化。对Lev病的诊断可归纳为一句话:双侧束支阻滞＋老年心脏钙化综合征。

第二节　Lenegre病

Lenegre病(Lenegre's disease)由法国学者Jean Lenegre于1964年首先报道,他报道62例有双侧束支阻滞的患者,其中11例仅有心脏特殊传导系统的孤立性病变,而不伴器质性心血管疾病。此后把这种孤立性双侧束支阻滞的病症称为Lenegre病。

Lenegre病与Lev病的区别是:Lenegre病是一种原因不明的心脏特殊传导系统束支水平的特发性疾病,因而又称为原发性双侧束支硬化症、原发性双侧束支纤维化、孤立性心脏传导阻滞等名称。而Lev病则是左侧纤维支架硬化症伴发的双侧束支阻滞。Lenegre病的特点是,最早、最多累及右束支,其次是左前分支。右束支阻滞与左前分支阻滞组合是最常见的双束支阻滞类型。年轻健康人中单纯右束支阻滞很常见,男性发病率约1.31％,女性约0.64％。流行病学的研究结果提示,单纯右束支阻滞很多属于家族性心脏传导障碍,而老年人新发生的右束支阻滞常因冠心病心肌缺血、老人慢性支气管炎引起,多数右束支阻滞为孤立性病变,不伴有基础心脏病。右束支阻

滞比较稳定,较少发展为多支病变,而有家族遗传因素存在者,比例较高的患者将发展为双侧束支阻滞或完全性房室传导阻滞。

一、Lenegre病的病理改变

Lenegre病是一种原发性心脏传导系统疾病,其本质是传导系统发生组织纤维变性,使单位区域中特殊传导纤维数量下降,胶原纤维逐渐取代正常的传导纤维,出现传导系统远端进行性纤维化。累及传导系统最早的部位是希浦系统,其病理学的基本改变为纤维变性包括钙化、萎缩等改变。最早的病理损害是右束支及左束支的中段和远端,并可累及更远的浦氏纤维网,引起浦氏纤维的萎缩、变性、弥漫性受累的传导系统逐渐被纤维组织代替。但这种弥漫性病理改变只限定在特殊传导系统内,邻近的心肌组织仍然正常而无纤维化(图32-2)。

传导系统的病理损害常呈缓慢性、进行性加重,当房室传导系统最后全部或绝大部分被纤维组织代

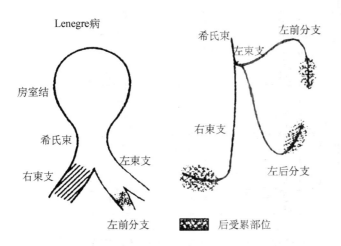

图 32-2 Lenegre 病的病变部位

Lenegre病的病变部位位于传导系统偏远端,右束支和左前分支先受累,病变逐渐扩展到希-浦系或更远

替时,则会发生高度和三度房室传导阻滞。如与Lev病相比,Lenegre病的进展速度相对更快,某些患者在新生儿及儿童期则可发病,到青春期则可能已进展为三度房室传导阻滞,发生晕厥或猝死。但不同的患者发展的速度仍有明显的差别。

二、Lenegre 病的发病机制

Lenegre病的发病年龄多数<40岁,又有明显的家族聚集性,因此很早人们就将其归为遗传性心脏传导系统疾病,直到1999年才真正得到基因水平的病因证据。1999年,Scott通过一个家系成员的遗传学检测,发现Lenegre病的致病基因为*SCN5A*。2001年Hanno报道*SCN5A*基因突变还能引起心房和心室传导阻滞、严重心动过缓。截至目前已发现*SCN5A*基因的突变位点11处。

三、钠离子通道功能降低

钠离子通道是心肌细胞膜控制Na^+跨膜进出的一种结构,根据钠离子通道失活速度分成快慢通道,快钠通道激活时需电压高,持续时间仅$1\sim2ms$,失活速度快,引起动作电位0相变化,使膜电位从$-70mV$上升到$+20mV$;慢钠通道激活时所需电压较低,通道开放的持续时间长,失活速度慢,其参与2相和3相复极。在病理情况下,*SCN5A*的基因突变可使钠离子通道发生功能性的增强和降低。功能增强时Na^+内流增强和失活减慢;相反,功能降低时Na^+内流减少和失活加速。而钠离子通道的功能降低是引发传

导障碍的主要原因,Lenegre病的*SCN5A*基因突变可导致钠离子通道功能的降低,功能降低的最终结果将导致心肌细胞除极时的Na^+内流减少,因而0相除极的速度与峰值都降低,使传导减慢,即能使浦肯野细胞、心房、心室肌细胞的0相除极速度和幅度降低,并直接影响细胞的传导性,因而导致心脏传导系统的希浦系统阻滞,心房内、心室内阻滞。心电图表现为QRS波增宽、束支阻滞、双侧束支阻滞,最后发展为完全性房室传导阻滞。

四、Lenegre 病的心电图表现

Lenegre病突变基因的患者不是全在出生时就发生阻滞,而是随着年龄的增长传导系统的功能障碍逐渐恶化。心电图改变多数集中在束支传导障碍,除束支阻滞外最多的是P-R间期延长、P波增宽。

1. **右束支阻滞** 这是Lenegre病最早的心电图表现,也是该病纤维化病变的起始部位。右束支阻滞常是完全性的,也可以是不完全性的;可以单独存在,也可以合并左束支阻滞。遗传性和家族性右束支阻滞存在两型:①近端右束支完全缺如,不伴有传导异常的进展;②传导系统广泛和进行性丧失,即最初为右束支阻滞,以后出现双侧束支阻滞,最后发展为完全性房室传导阻滞。Lenegre病的患者属于这一类型(图32-3)。

2. **双侧束支阻滞** 双侧束支阻滞可由右束支阻滞发展而来,也可能初期就存在。左束支受累部位多在远端,多数为左前分支阻滞。右束支阻滞合并左前分支阻滞的双侧束支阻滞很常见,右束支阻滞合并左束支主干阻滞或左后分支阻滞很少见。

3. **三度房室传导阻滞** 三度房室传导阻滞是Lenegre病的最后结果,可以与高度房室传导阻滞先后交替出现,也可能是突然转变为三度房室传导阻滞。

4. **P-R间期延长与P波时限增宽** 如果最初为束支阻滞,此后传导阻滞进行性加重,即逐渐发展为双侧束支阻滞或三度房室阻滞;或者右束支阻滞QRS波时限逐渐增宽,就应考虑Lenegre病。P-R间期进行性延长是Lenegre病的另一个特征。但受累的不在传导系统近端的房室结及希氏束,而在远端部分表现为HV间期延长。

5. **窦性心动过缓** 窦性心动过缓可在疾病的早期和中期出现,其发生原因与窦房结本身变性和萎缩有关,还可能与心房肌传导缓慢有关,心房肌传导缓慢发生在窦房交接区而使窦性激动传导障碍。有时窦性心动过缓可在同一家系的不同成员中发生。

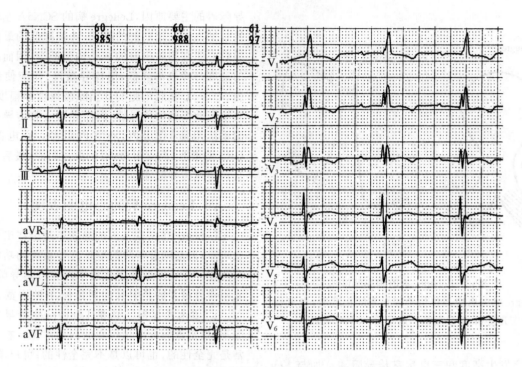

图 32-3　完全性右束支合并左前分支及一度房室传导阻滞

患者男性,58 岁,临床诊断:Lenegre 病。心电图示窦性心律(心率 60 次/分),P 波后均继有 QRS 波,P-R 间期 0.27s,额面电轴左偏−68°。V₁导联 QRS 波呈 rR′型,V₂、V₃导联呈"M"型,V₅、V₆呈 RS 型,S$_{V_5、V_6}$终末部增宽,QRS 波时限 0.12s。心电图诊断完全性右束支阻滞、左前分支阻滞、一度房室传导阻滞,符合 Lenegre 病的心电图改变

五、Lenegre 病的临床特征

在单束支阻滞或双侧束支阻滞阶段多数无自觉症状,当发生间歇性或慢性高度和三度房室阻滞时,因心率减少可突然出现脑缺血症状,发生黑矇、晕厥、阿-斯综合征等。束支阻滞患者的死亡 70％为猝死,此与突然发生的高度和三度房室传导阻滞有关。双侧束支阻滞患者的死亡率高,多数与缓慢心律失常和继发性恶性室性心律失常有关。

六、Lenegre 病的鉴别诊断

(一)与 Lev 病鉴别

Lenegre 病与 Lev 病就如一对孪生兄弟,两位发现者同年(1964 年)分别发表了"与完全性心脏阻滞相关的双侧束支阻滞的病因及病理学"、"完全性房室阻滞的病理学",两者临床表现极为相似,早期心电图都表现为高度与三度房室阻滞,并伴晕厥及猝死,病理改变也十分相似,病理改变都局限在特殊传导系统,表现为传导系统进行性纤维化,组织学以局部硬化为特点。而这两个病终末期时的病理表现更为相像,以致病理检查都很难区分,因此有学者将两病合称为 Lenegre-

Lev 病。但是这两种病还存在下列显著的不同。

1. **发病年龄不同**　Lenegre 病发病年龄低,新生儿都可以发病,青春期就有可能发生单束支或双侧束支阻滞,大多数在 40 岁前发病,提示遗传因素在发病机制中作用较大,不属于老年退行性病变。相反,Lev 病发病年龄高,绝大多数发生在中老年人,是一种老年性退行性病变。常与其他老年退行性瓣膜病、老年钙化综合征等共存。由于发病年龄偏高,不少人常把 Lev 病误诊为冠心病。

2. **病变初始部位不同**　Lenegre 病初发部位不局限在双侧束支,常累及心脏特殊传导系统较广的范围,包括窦房结、房室结、浦肯野纤维等,可能还是部分病态窦房结综合征患者的病因。而 Lev 病累及传导系统的范围相对局限,主要累及左束支近端以及邻近的希氏束。

3. **家族聚集性不同**　Lenegre 病的遗传倾向明显大于 Lev 病,患者有明显的家族聚集性。

4. **心电图表现不同**　Lenegre 病多表现为右束支阻滞伴左前分支阻滞,病程迁延,发展缓慢,可逐渐发展为三度房室传导阻滞;Lev 病多数表现为左束支阻滞伴右束支阻滞,出现三度房室传导阻滞。

（二）与原发性扩张性心肌病伴束支阻滞鉴别

原发性扩张性心肌病患者常伴传导系统受损，与Lenegre病相似。远端的束支系统受损更为常见，两者的鉴别主要依靠超声心动图。超声心动图可发现心肌病患者的心腔扩大，心功能降低，而Lenegre病则没有心腔扩大。此外前者常伴有心力衰竭，而Lenegre病常无心力衰竭征象。

第33章

小儿心电图

小儿心脏的解剖结构和电学活动与成人基本相同,但也有以下不同之处:①小儿右心室占优势,在心电图上表现为右胸导联 R 波电压增高,有些 R/S 比值>1,这对成人来说可能是右心室肥大的表现,而在小儿则可能是正常的。②小儿的胸壁薄,心脏和胸壁之间的间隙小,左胸导联可出现 R 波高电压,而不是左心室肥大。③小儿的 T 波和成人的 T 波不同,有些导联特别是 $V_1 \sim V_3(V_4)$ 导联 T 波可以倒置。④小儿心脏比成人心脏小,心脏的除极和复极以及传导系统的传导等都比成人快,因而心电图各波段的时限值相对比成人短。⑤小儿 Ⅱ、Ⅲ、aVF 导联常见窄而深的 Q 波。上述不同随着年龄的增长,各波段的时间和电压常数逐渐接近成人。

小儿心电图描记时应注意:①可用哄逗方式,使小儿安静或在小儿睡眠状态下描记心电图。②先将纽扣电极扣在一次性电极片上,再粘贴一次性电极片,去除电极时,动作要轻柔,以防损伤皮肤。③如使用小型金属钟形吸附电极,吸力要适中,避免吸力过大引起皮下出血。

第一节　小儿心电图正常值

一、P 波正常值

(一)P 波形态

P 波出现切迹在各年龄组的不同导联均可见到,但以 I、aVL、$V_2 \sim V_4$ 导联出现率较高,5~8 岁的出现率最高,是右心房和左心房除极电位在生理上出现的时间差所引起。P 波两切迹之间距<0.03s,一般无临床意义。

(二)P 波时限

P 波时限比成人短,平均 0.04~0.08s。据湖南大学资料:6 个月以内婴儿的 P 波时限≤0.07s;6 个月至 5 岁 P 波时限≤0.08s;5~14 岁 P 波时限≤0.09s。婴儿 P 波时限>0.09s,儿童期 P 波时限>0.10s 为异常。正常小儿 $Ptfv_1 \geqslant -0.02$mm・s,即 $Ptfv_1$ 绝对值≤0.02mm・s $Ptfv_1$ 绝对值增大与左心室受累和左心房传导阻滞有关。

(三)P 波电压

年龄越小,P 波电压相对越高,新生儿可达 0.21~0.25mV,甚至 0.3mV,此可能与新生儿生理性肺动脉高压和右心房相对大有关。3 个月后 P 波电压逐渐降低。即 P 波的电压于新生儿较高,以后则较成人为低。小儿 P 波电压在肢体导联不超过 0.2mV,胸导联不超过 0.15mV。除新生儿外,各年龄组 P 波电压若>0.2mV 作为异常。

二、P-R 间期

小儿 P-R 间期在 0.10~0.17s,随着年龄增长而延长,随心率增快而缩短,最短 0.08s,最长为 0.18s。1~6 岁时,年龄与心率、P-R 间期显著相关;7~14 岁时,年龄与心率仍显著相关,但 P-R 间期与年龄和心率关系却不明显。

三、心电轴

新生儿平均电轴约+120°,随年龄增长,电轴右偏程度减小。出生后 6 个月接近成人标准(60°~90°),12~16 岁后趋于稳定。出生后 1 个月>+100°或<+30°为不正常右或左偏倾向。资料统计:新生儿 97.4%≥+90°;1~3 个月<+100°,绝大多数在+40°~+90°;5~14 岁>+100°者仅 6%。湖南医科大学资料提示 1~3 个月婴儿电轴>+140°;3~14 岁>+120°考虑异常心电轴右偏;新生儿电轴<+60°,1~3 个月<+20°;3 个月至 14 岁<0°,应考虑不正常的

左偏。

四、QRS 波时限

儿童期 QRS 波时限在 $0.04\sim0.08s$，随年龄增长略有延长。一般 10 岁以内儿童 $\leqslant0.08s$，10 岁以上 $\leqslant0.09s$，成人为 $0.06\sim0.10s$。

五、室壁激动时间（VAT）

V_1 导联 $VAT\leqslant0.03s$；V_5 导联 1 岁以内 $VAT\leqslant0.03s$；1 岁以上 $VAT\leqslant0.04s$。V_1 导联 VAT 有随年龄而递减倾向，5 岁以后各年龄基本无差别；而 V_5 导联的 VAT 则有随年龄增长而延长倾向。

六、Q 波

3 个月以内的婴幼儿 Ⅱ、Ⅲ、aVF 导联常出现 Q 波，Q 波比成人深，Q/R 比值较成人大，Q 波 $>R/4$ 并不少见。但在 Ⅰ、aVL、V_5 和 V_6 常不出现 Q 波，而多出现深 S 波。正常婴儿右胸导联（V_1）偶见 Q 波，其发生机制：①生理性右心室优势，使心脏顺钟向转位，室间隔的右心室面向左前方（正常右前方），左心室面向右后方（正常左后方），室间隔起始除极向量向左前（正常右前），故右心前导联出现 Q 波；②QRS 除极初始向量与右胸导联轴垂直，使室间隔除极的 r 波消失在等电位线上。右胸导联呈 QR 型者，实际上是 rsR′ 波型，其 Q 波是原 r 波落在等电位线的表现。

七、R 波

婴幼儿较年长儿右心室占优势，在新生儿期 V_1 导联呈 Rs 型波，出生后 1 周内 $R_{V1}>R_{V5}$，V_5 导联有半数呈 rS 型或 RS 型波，随着年龄增长 R_{V1} 渐低，S_{V1} 渐深；R_{V5} 渐增，S_{V5} 渐变浅。胸导联过渡区左移，R 和 S 的最高振幅在 V_4 导联。5 岁以内 $R_{V1}>1.0mV$ 并不少见，3 岁以内 $79\%\sim100\%$ V_1 的 R/S 比值 >1.0。

八、S 波

新生儿和婴幼儿电轴右偏，Ⅰ、aVL 导联 S 波较深，因伴顺钟向转位，V_5、V_6 导联也可见较深的 S 波。3 岁后 S 波渐变浅，$12\sim16$ 岁接近成人。

九、ST 段

小儿胸导联 ST 段抬高是常见现象，右胸导联 ST 段抬高比左胸导联明显，胸导联 ST 段抬高 $<0.2mV$ 无临床意义。ST 段压低比 ST 段抬高少见。1 岁以下 V_1、V_2 导联 ST 段压低 $0.1mV$ 并不少见，2 岁以上

$V_1\sim V_4$ 导联压低 $0.1mV$ 以上为异常。在肢体导联 ST 段抬高均 $<0.1mV$，压低均 $<0.05mV$。左胸导联和肢体导联 ST 段抬高 $>0.1mV$ 或压低 $>0.05mV$ 属于异常。

十、T 波

新生儿出生后至 24h，肢体导联 T 环长轴在 $+80°$ 左右，T 波在 Ⅰ、aVL 导联常表现为低平、平坦甚至倒置。胸前导联 T 环长轴偏向前，V_1 等右胸导联 T 波多直立，V_6 等左胸导联 T 波往往低平或倒置。出生后 $24\sim48h$，T 波长轴转向后方，V_1 导联 T 波起始部先倒置呈正负双向，出生后 $4\sim7d$ T_{V1} 完全倒置，同时 V_6 导联 T 波直立。随着年龄增长，T 环长轴向后偏移角度逐渐减少而开始偏向左，接近成人 T 环长轴。从出生后数日到儿童期，不仅 V_1、V_2 导联 T 波倒置，甚至 V_3、V_4 导联也出现 T 波倒置。

此外，小儿胸导联 T 波多呈负正双向或双峰型。负正双向 T 波的正向部分易被误认为 U 波；双峰 T 波又称多向性 T 波，因后峰较窄尖易被误认为是未下传的 P 波。小儿从 3 岁至 12 岁上述 T 波多出现在胸导联的过渡区。

十一、Q-T 及 QTc 间期

小儿 Q-T 间期较成人短，但由于心率快，QTc 间期较成人略长（$QTc=Q-T/\sqrt{RR}$）。

十二、U 波

小儿 $3\sim5$ 岁后可见到 U 波，出现率与成人相同，多出现在 V_2、V_3 导联。

总之，由于小儿的生长发育迅速，其心电图变化较大，诊断需密切结合临床。可归纳为以下几个特点。

1. 小儿心率较成人为快，至 10 岁以后即可大致保持为成人的心率水平（$60\sim100/min$）。小儿的 P-R 间期较成人短，7 岁以后趋于恒定（$0.10\sim0.17s$），小儿的 QTc 间期较成人略长。

2. 小儿的 P 波时间较成人稍短（儿童 $<0.09s$），P 波的电压于新生儿较高，以后则较成人低。

3. 婴幼儿常呈右室占优势的 QRS 图形特征。Ⅰ 导联有深 S 波；V_1（V_{3R}）导联多呈高 R 波而 V_5、V_6 导联常出现深 S 波；R_{V1} 电压随年龄增长逐渐减低，R_{V5} 逐渐增高。小儿 Q 波较成人为深[常见于 Ⅱ、Ⅲ、aVF 导联和（或）$V_4\sim V_6$ 导联]；3 个月以内婴儿的 QRS 初始量向左，因而 V_5、V_6 导联常缺乏 q 波。新生儿期的心电图主要呈"悬垂型"，心电轴 $>+90°$，以后与成

人大致相同。另外,小儿胸壁薄,左胸导联可表现为高电压。

小儿心电图正常值可参见表 33-1、表 33-2 及图 33-1～图 33-3。

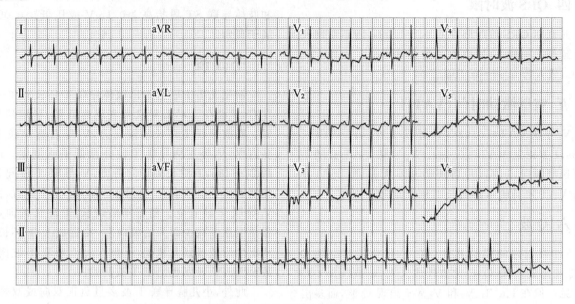

图 33-1 小儿正常心电图(一)

患儿,女,3d,唇裂修补术前。窦性心律,140～150 次/分。P 波时限 0.04s,振幅 0.1mV。PR 间期 0.11s。QRS 波于 I 导联呈 RS 型,V₁呈 Rs 型(R/S>1),Ⅱ、Ⅲ、aVF 导联呈 qR 或 QR 型,Q 波深窄,V₅、V₆呈 qR 型,T$_{V1～V3}$倒置,T$_{V4}$正负双向,T$_{V5、V6}$直立。诊断:小儿正常心电图

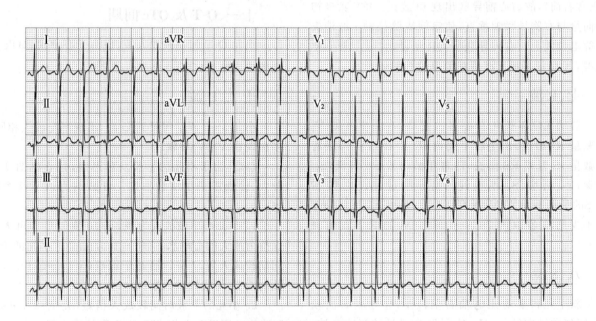

图 33-2 小儿正常心电图(二)

患儿,男,10 个月,脑瘫。窦性心律,130 次/分。P 波时限 0.06s,P 波振幅于肢体导联<0.2mV,胸导联<0.15mV。PR 间期 0.12s。QRS 波于 I 导联呈 RS 型,V₁导联呈 Rs 型(R/S>1),Ⅱ、Ⅲ、aVF、V₄～V₆导联 Q 波较深。T$_{V1}$倒置。为正常右心室优势。诊断:小儿正常心电图

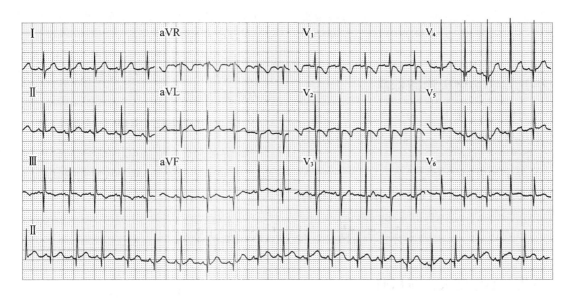

图 33-3　小儿正常心电图(三)

　　患儿，男，13 个月，斜疝术前检查。窦性心律，124 次/分。P 波时限 0.06s，振幅于肢体导联<0.2mV，胸导联<0.15mV。P-R 间期 0.11s。Ⅱ、Ⅲ、aVF、$V_4 \sim V_6$ 导联 Q 波较深，V_1 导联 QRS 波呈 RS 型(R/S≈1)，$T_{V_1、V_2}$ 倒置，表现为正常右心室优势。诊断：小儿正常心电图

表 33-1　不同年龄段小儿心电图心率、电压正常值

年龄	心率(次/分)	电压(mV)		
		R_{V5}	$R_{V5}+S_{V1}$	$R_{V1}+S_{V5}$
<1 岁	110~150	<3.0	<4.5	<4.0
1~3 岁	90~130			
3~5 岁	80~120	<3.5	<5.0	<2.0
5~10 岁	70~110			
10~13 岁	60~100			

表 33-2　小儿心电图正常最大 P-R 间期随年龄、心率变化值(s)

	70/min 以下	71~79/min	91~110/min	110~130/min	130/min 以上
0~2 岁	0.16	0.15	0.145	0.135	0.125
2~6 岁	0.17	0.165	0.155	0.145	0.135
7~13 岁	0.18	0.17	0.16	0.15	0.14

第二节　小儿心房肥大

一、小儿右心房肥大诊断标准

　　1. P 波电压增高。Ⅱ、Ⅲ、aVF 及 V_1 导联最明显，新生儿期电压>0.30mV，儿童>0.2mV。

　　2. Ⅱ、Ⅲ、aVF 导联 P 波呈尖峰型，P 电轴>+80°。

　　3. PR 段下降，Ⅱ、Ⅲ、aVF 导联较显著，Ta 波明显时，常使 PR 段后各波段压低，且使 J 点下移，P/P-R 段<1.0。

　　4. 肢体导联 QRS 波低电压时，P 波电压大于同导联 R 波振幅的 1/2，呈尖峰型。

右心房肥大常见于先天性心脏病,引起右心房肥大的疾病有房间隔缺损、肺动脉狭窄及法洛四联症等。

二、小儿左心房肥大诊断标准

1. P波时限延长。婴儿≥0.08s,儿童>0.10s。
2. P波出现切迹或双峰。切迹或双峰的间距,儿童≥0.04s,婴儿≥0.03s。
3. Ⅱ导联P波时间/P-R段比值>1.6。
4. V_1导联P波呈双向,先正后负,负向P波振幅≥0.1mV,或时间≥0.04s,负向增大,$Ptfv_1$<-0.02 mm·s(绝对值>0.02mm·s)。

左心房肥大反映房内传导时间延长,常见于风湿性二尖瓣狭窄,尚见于动脉导管未闭、室间隔缺损及心内膜弹力纤维增生症等。

三、小儿双侧心房肥大诊断标准

同时具有左心房和右心房肥大的特点,即P波振幅增大(见右心房肥大)和P波时间延长(见左心房肥大)。

第三节 小儿心室肥大

一、小儿左心室肥大诊断标准

(一)胸导联

1. R_{V5}、R_{V6}振幅增高,3岁以下R波振幅>3.0mV,3～13岁>3.5mV,13岁以后女性≥3.0mV,男性诊断标准仍为≥3.5mV。R_{V6}>R_{V5}对诊断左心室肥大有意义。
2. S_{V1}振幅增大,5岁以下S_{V1}>2.0mV;5岁以后S_{V1}>3.0mV。S_{V1}不用作诊断新生儿左心室肥大的指标。
3. R_{V5}+S_{V1}振幅5岁以下>4.5mV;5岁以上>5.5mV。13岁以后女性≥4.0mV,男性仍≥5.5mV。
4. V_5、V_6导联Q波振幅≥0.5mV。
5. 左胸导联ST段下移和T波倒置。
6. V_5导联R波峰值时间(即VAT)≥0.04s。

(二)肢体导联

1. R_{aVL}≥1.5mV,R_{aVF}≥2.5mV。
2. $R_Ⅱ$+$R_Ⅲ$>4.5mV,$R_Ⅰ$+$S_Ⅲ$>2.0mV。
3. R_{aVL}+S_{V3}(也称Comell电压标准)除新生儿外,男性≥3.0mV,女性13岁前≥2.5mV,13岁后≥2.0mV。
4. 婴儿心电轴<+30°,儿童心电轴<0°,一般不超过-30°。

(三)∑QRS振幅

男性>30.0mV,女性13岁前≥27.0mV,13岁以上女性≥20.0mV。∑QRS振幅不用作诊断新生儿左心室肥大的指标。

二、小儿右心室肥大诊断标准

(一)胸导联

1. V_1、V_{3R}导联呈qR、qRs或R波型,R波电压不限(纠正型大血管转位除外)。
2. V_1、V_{3R}导联为Rs、RS波型,1个月至4岁,R波电压>2.5mV;5～17岁,R波电压>2.0mV。
3. V_1导联R/S比值:3～6个月,R/S>7.2;6～12个月,R/S>5.1;1～2岁,R/S>4.6;2～3岁,R/S>2.6;3～5岁,R/S>1.9;5～10岁,R/S>1.4;10～14岁>1.1。
4. V_5导联S/R>1.0。
5. 出生后5d至6岁T_{V1}波直立。
6. 年长儿童右胸导联ST段下移,T波倒置。
7. V_1导联R波峰值时间(VAT)>0.03s。

(二)肢体导联

1. 心电轴右偏,婴儿>140°,儿童>120°。
2. aVR导联R/Q比值>1.0,或R波电压>0.5mV。
3. $P_Ⅱ$、P_{V1}高尖,提示可能为右心室肥大所致的右心房扩大(三尖瓣狭窄和闭锁除外)。
4. $S_Ⅰ$、$S_Ⅱ$、$S_Ⅲ$>同导联R波振幅。

三、小儿双侧心室肥大诊断标准

双侧心室肥大有时因电压互相抵消而无心室肥大表现,或仅表现一侧心室肥大(图33-4～图33-6)。下列任何一条均提示双侧心室肥大。

1. 左侧及右侧胸导联分别出现左心室肥大及右心室肥大的心电图表现。
2. 胸导联有左心室肥大的表现,但额面QRS电轴右偏(>120°)。
3. 有左心室肥大的明显表现,但V_5导联S>R,aVR导联R>Q。
4. 心电图有确切右心室肥大的表现,但左胸前仍表现正常儿童的高R波振幅。

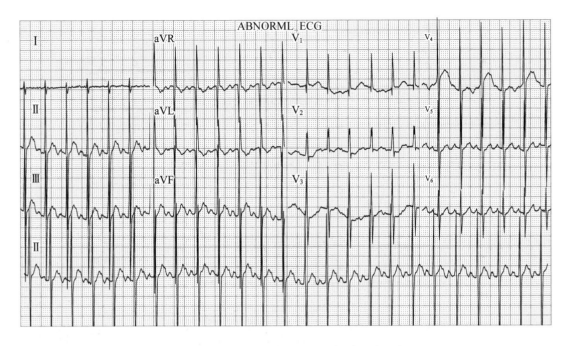

图 33-4 右心房肥大、左心室肥大、右心室肥大

患儿,男,1 岁 6 个月,先心病室间隔缺损。窦性心率 145 次/分。P_{II} 0.25mV(加长 II 导联明显)。QRS 电轴右偏,V_1 呈 rsR′型(R′达 1.7mV),V_2 呈 Rs 型,R 波顶部挫折,R_{V_4} 3.2mV,V_5、V_6 导联呈 qRS 型,S 波较深。T_{V_1,V_2} 倒置,$T_{V_4 \sim V_6}$ 双峰,呈圆顶尖角形。诊断:①右心室肥大;②提示:右心房肥大;③提示:左心室肥大

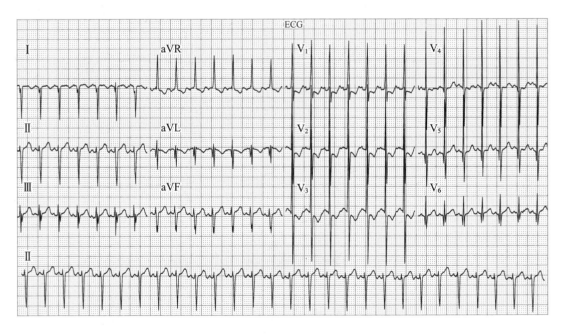

图 33-5 右心室肥大

患儿,男,2 个月,先心病室间隔缺损。窦性心率 164 次/分。QRS 电轴显著右偏。QRS 波于 aVR 导联呈 R 型,V_1 呈 Rs 型,$R/S \approx 5$,I、aVL、V_5、V_6 导联 Q 波较深,诊断:右心室肥大

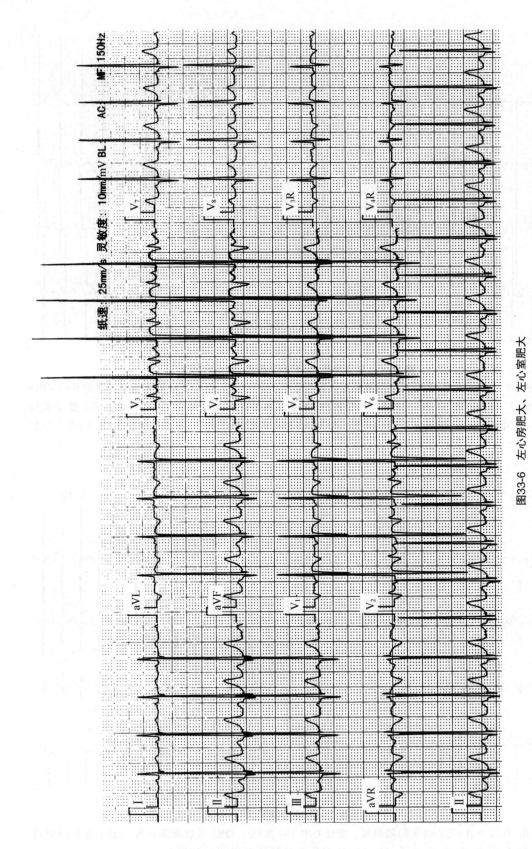

图33-6 左心房肥大、左心室肥大

患儿，男，2岁，动脉导管未闭。窦性心率117次/分。左心室电压显著增高。Ⅱ导联P波时间/P-R段比值＞1.6，V₁导联P波正负双向，PtfV₁＜−0.02mm·s（绝对值＞0.02mm·s）。诊断：①左心房肥大；②左心室肥大

5. 心电图有明显右心室肥大的表现,但在 V_3、V_4 导联和(或)两个以上肢体导联有大的双向 QRS 波。或在左胸导联和(或)Ⅱ、Ⅲ、aVF 导联出现窄而深的 Q 波。

6. 有右心室肥大的心电图表现,但 V_1 导联 P 波终末电势增大(即 $Ptfv_1 < -0.03mm \cdot s$)。

第四节　小儿心律失常

小儿心律失常的种类和心电图表现与成人一样,都有相同的特点,所不同的是心率较快、时限值较成人略短,熟悉成人心律失常也就会分析小儿心律失常,这里介绍几种小儿常见的心律失常。

一、窦性心动过速

符合窦性心律心电图表现,频率较快,不同年龄小儿窦性心动过速诊断标准见表 33-3。

表 33-3　不同年龄窦性心动过速诊断标准参考表

年龄	心率(次/分)	年龄	心率(次/分)
婴儿	150	出生 6~7d	160
2 岁	125	1 个月	150
4 岁	115	1~2 岁	140
6 岁	105	2~3 岁	130
>6 岁	100	4~5 岁	120
		6~10 岁	110
		11~16 岁	100

二、窦性心动过缓

符合窦性心律心电图表现,频率较慢,不同年龄小儿窦性心动过缓诊断标准见表 33-4。

表 33-4　不同年龄窦性心动过缓诊断标准参考表

年龄	心率(次/分)
出生 1~6d	<110
7d 至 1 个月	<90
2 个月至 1 岁	<90
2~5 岁	<80
6~10 岁	<70
11~16 岁	<60

三、窦性心律不齐

符合窦性心律的条件,P-P 间期不匀齐,差值 >0.12s(或 >0.16s)。小儿窦性心律不齐很常见,多与呼吸有关,称为呼吸性窦性心律不齐。呼吸反射性地使窦房结的自律性发生变化,即呼气时,迷走神经兴奋,心率变慢;吸气时,交感神经兴奋,心率变快。呼吸性窦性心律不齐是小儿心脏生理的正常反应,无临床意义。小儿非呼吸性心律不齐很少见,可见于心脏疾病或使用洋地黄等药物的影响。

四、游走性心律

游走性心律多指窦房结内游走和窦房结至房室结游走。窦房结内游走是指具有窦性心律的特点,但 P 波振幅由高渐低再由低渐高,心率也随之变化;窦房结至房室结内游走是指 P 波的极性发生周期性变化,即 P 波由高渐低、平坦至倒置,再由倒置渐低平至直立,P-R 间期和心率也随之发生相应的变化。

游走性心律也是儿童常见的心律失常,比成人高 1 倍以上,绝大多数是迷走神经张力变化所引起,临床意义与窦性心律不齐相同。

五、窦性暂停

窦性暂停是在窦性心律中突然出现较长间歇内无窦性 P 波,这个长间歇不是窦性周期的倍数,见于迷走神经张力增高、急性心肌炎、高钾血症、病态窦房结综合征以及药物的毒副作用。

六、室性早搏

小儿室性早搏和成人室性早搏表现形式相同,仅在 QRS 波时限上略有差异,成人早搏的 QRS 波时限 ≥0.12s,而小儿 QRS 波时限 ≥0.10s,婴儿 QRS 波时限 ≥0.08s。

七、预激综合征

1. P-R 间期缩短　成人 P-R 间期 ≤0.12s;婴儿 P-R 间期 <0.08s;年长儿 <0.10s。

2. QRS 波时限增宽,起始部有 δ 波　成人 QRS 波时限 ≥0.11s;初生儿至 6 个月 >0.06s;6 个月至 5 岁 >0.08s;年长儿 >0.09s。

3. P-J 时间正常　成人 P-J 时间 ≤0.26s;婴儿 ≤0.20s;年长儿 ≤0.24s。

八、束支阻滞

不管是完全性左束支阻滞还是右束支阻滞,QRS 波时限均增宽,成人 ≥0.12s;婴儿 ≥0.09s;年长儿 ≥

0.10s。

不完全性右束支阻滞，阻滞部位主要发生在右束支的周围部分，即浦肯野纤维及该纤维与右心室壁心肌间，使右心室除极速度减慢。正常小儿 QRS 波 V_1 导联呈 M 型者占 1.2%～10%。因此多数学者认为正常小儿右胸导联呈 rsR'、rSr'、rR' 和 Rsr's' 型波，是室上嵴处的肺动脉圆锥部发生最后除极所形成，故称之为"室上嵴形 QRS 波"属于正常变异。在考虑不完全性右束支阻滞的临床意义时，一定要结合临床。

此外，正常小儿右胸导联 QRS 波出现挫折、粗钝以及不完全性右束支阻滞图形很常见，有资料报道 40%～60% 的年长儿右胸导联粗钝或挫折多出现在 R 波降支及 S 波上，婴幼儿多出现在 R 波的升支。R 波降支及 S 波上出现的粗钝易受呼吸、体位等的影响而变化或出没。由于右胸导联 QRS 波形态易变性较大，诊断右束支阻滞时要慎重。当 V_1、V_{3R} 导联出现 rsR' 型波，并伴有 V_5、V_6 导联 S 波粗钝或增宽时，方可确定为不完全性右束支阻滞图形，V_1 导联 QRS 波不典型时，一般诊断为"室上嵴形 QRS 波"，如还伴有以 R 波为主的导联 S 波粗钝或增宽，可诊断为"室内终末传导延迟"。

九、阵发性室上性心动过速

阵发性室上性心动过速也是小儿常见的心律失常，房室旁道、房室结双径路是引起的常见原因。有报道 1 岁以下的婴儿室上性心动过速约 70% 无明确心脏疾病。原发性室上性心动过速见于室间隔缺损、埃布斯坦综合征、主动脉狭窄等先天性心脏病。有报道称室上性心动过速有随年龄增长而减少的趋势，此与心脏传导系统逐渐发育成熟以及房室旁道逐渐吸收有关。慢性紊乱性房性心律失常在儿童中也不少见，多数查不到病因，随年龄增长发作次数有减少倾向。

十、室性心动过速

小儿室性心动过速常见的为阵发性室性心动过速，其与成人阵发性室性心动过速有相同的特点：QRS 波增宽；额面 QRS 电轴偏移；QRS 波形态改变，如 V_1 呈 qR 型、左兔耳 RR'（R＞R'）型，V_5、V_6 导联呈 rS 型等；可见到房室分离、室性融合波等现象。但 QRS 波时限较成人为窄，成人 QRS 波时限≥0.12s，小儿 QRS 波时限≥0.10s，婴儿 QRS 波时限≥0.08s。小儿心律失常图例见图 33-7～图 33-10。

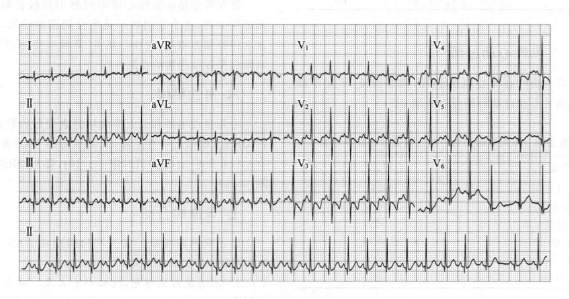

图 33-7　窦性心动过速、窦性心律不齐

患儿，男，2 岁，尿道下裂术前检查。窦性心律，因哭闹，开始时心率 176 次/分，哄逗后平静，心率减慢且不齐，平均心率 162 次/分。Ⅱ、Ⅲ、aVF、V_5、V_6 导联 Q 波明显。R_{V_5} 约 2.8mV，$T_{V_1～V_4}$ 倒置。诊断：①窦性心动过速；②窦性心律不齐

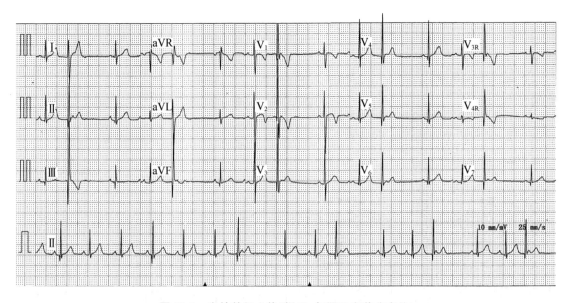

图33-8　室性并行心律(提示:起源于左前分支处)

　　患儿,女,2岁,心律不齐就诊。窦性心率100次/分。提前出现的略宽大畸形之QRS波于Ⅰ导联呈rS型,Ⅱ、Ⅲ、aVF导联呈qR型,V₁呈qRs型,即呈典型的左后分支阻滞图形,提示:该类QRS波起源于左前分支处。最下条加长描记的Ⅱ导联可见该类QRS波与其前正常QRS波联律间期不等,但该类QRS波本身的R-R间距规则,基本相等。诊断:①窦性心律;②室性并行心律(提示:起源于左前分支处)

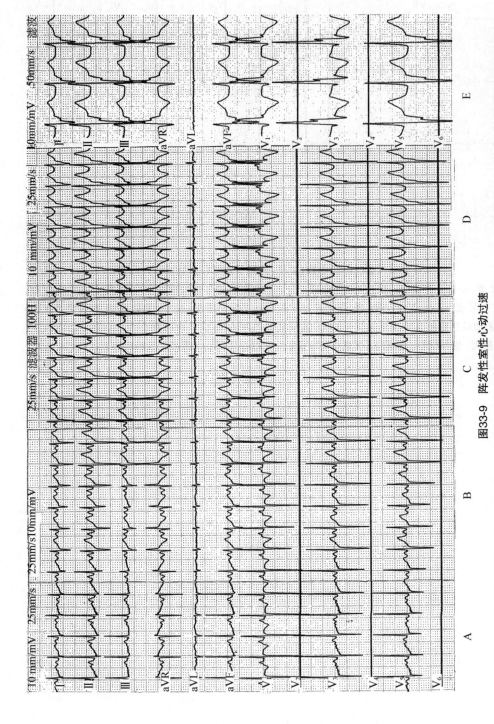

图33-9　阵发性室性心动过速

患儿，男，8个月，肺炎，发热。图A、B、C、D、E为连续描记的同步9导联心电图（未描V₂、V₄、V₆导联）依时序截取的片段。其中A、B、C、D走纸速度为25mm/s，E为50mm/s。A. 为窦性心律（170～176次/分），QRS电轴正常，PR间期0.12s，V₁、V₅导联QRS波分别呈rS、Rs型。B、C. 可见QRS电轴逐渐偏移，终呈无人区电轴（Ⅰ、aVF导联QRS波均向下为主），PR间期渐短，QRS波渐呈宽QRS波时限0.10s，频率170次/分。E.50mm/s窦-室性融合波，V₁、V₅导联分别呈qR、rS型。D. P波渐埋入宽QRS波中不显现，宽QRS波时限0.10s，频率170次/分。E.50mm/s走纸速度，可更清晰观察宽QRS波

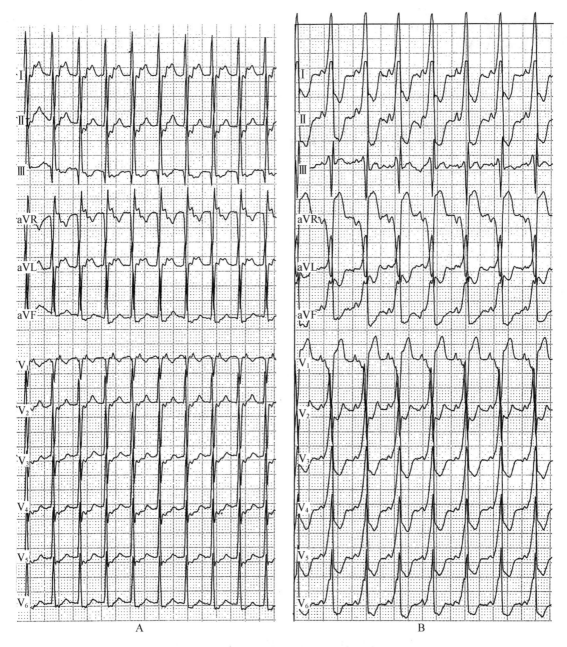

图 33-10 预激综合征、阵发性室上性心动过速

患儿,女,4 岁,阵发性心慌就诊。A、B 图为该患儿同次动态心电图记录的不同时刻心电图片段。A. 阵发性室上性心动过速(166 次/分)发作时,每个 QRS 波后可见逆行 P^- 波,RP^- 间期 90ms,考虑为顺向型房室折返性心动过速。B. 心动过速发作终止后,为窦性心动过速(128 次/分)伴 B 型心室预激。诊断:①预激综合征;②阵发性室上性心动过速(顺向型房室折性心动过速)

第34章

胎儿心电图

胎儿心电图(fetal electrocardiogram,FECG)根据描记方式不同可分为两种:直接胎儿心电图和间接胎儿心电图。直接胎儿心电图即直接从胎儿体表测得的心电图,必须在胎膜破裂后,将电极置于胎儿头皮或臀部等体表部位测得。间接胎儿心电图即应用胎儿心电图机在母体腹壁记录的胎儿心电活动图形。

由于间接胎儿心电图是一种非侵入性操作,对母婴无害,操作简便,在整个孕期可多次检测,了解胎儿心脏电学的动态变化,比听胎儿心音获取的胎儿心脏信息相对较多,故近年在国内逐渐推广应用于临床,本章着重介绍间接胎儿心电图。

第一节 胎儿心脏发育与胎儿心电图

人类胚胎的第一次心脏跳动和有效血循环的首次建立至今还没有直接观察到,而其他哺乳动物中已观察到胎体心脏在受精后第18～19天在生心区开始发生,即左右分别出现一条细胞密集的心索,以后演变为管状的心内皮管,此二管互相接近并融合,到妊娠第22天合并成一条心管。心管头尾两端未融合,各与成对的动静脉相接,其周围间质形成一厚的细胞层,即心肌心外膜层,以后分化为心肌层和心外膜。不久心管发育成"U"形,以后又形成"S"形,约在第5周分化为左右房室管,妊娠10周末左右心房心室形成。推测在受精21d左右,一对原始的心内膜管融合

成心管时开始有心跳,但心跳很弱,未能推动血液流动。孕6周窦房结开始发育,心跳逐渐增强,为蠕动样,开始了血液循环。孕8周房室结发育,孕12周时,胎儿心脏及传导系统发育完善。

1936年 Heard 和 Burkley 从子宫切开或人工流产的胎儿中,直接测出孕9～15周胎儿的心电图,孕13周的胎儿可以测出与成人相同的心电图图形。有报道经母体腹壁最早可测出孕12周的胎儿心电图,孕18～22周及37～41周检出率96%以上,而28～32周检出率最低,约76.69%。

第二节 胎儿心电图描记和测量方法

一、胎儿心电图描记

(一)导联连接

1. 单导联胎儿心电图机导联连接 单导联胎儿心电图机仅有三个圆扣形电极,红色为正极,白色为负极,黑色为接地极。每次描记均为单导联胎儿心电图,但根据正、负电极放置位置不同,可分别为纵轴导联、横轴导联和对角导联,具体放置位置如下。

(1)纵轴导联:正极(红色)置于宫底,即母体脐上部约2cm处,负极(白色)置于母体耻骨联合上方2cm处。

(2)横轴导联:正、负电极分别置于子宫体两侧,此导联在胎儿横位时,易测出胎儿电位。

(3)对角导联:正、负电极分别置于子宫右上、左下或左上、右下。此导联一般在纵轴、横轴导联都测不出胎儿电位的情况下才使用。

黑色圆扣电极(接地极)置于母体下肢内侧或前臂内侧等任何部位都可以。

如果上述导联仍测不出胎儿心电信号,可在母体腹部多部位探测,以测出胎儿心电信号为止。因为胎儿在宫内的位置并非固定不变,而且还受母体内羊水

多少、腹部厚薄等因素的影响，所以电极的位置可以变更。

2. **多导联同步胎儿心电图机导联连接**　目前，多导联同步胎儿心电图机可同步描记母体 V_1/V_5 导联、左耻、耻中、右耻 4 个导联，它有 6 个电极，可用吸球固定于胸腹壁，具体放置位置如下：绿色电极置宫底；红色电极置左腋前线第 5 肋间（V_5）或右胸骨旁线第 4 肋间（V_1）；黑色电极置右腋前线第 5 肋间；黄色电极置耻骨联合上方 2cm；棕色电极置左侧耻骨联合上方 5cm，距黄色电极 5cm 外；蓝色电极置右侧耻骨联合上方 5cm，距黄色电极 5cm 处。

胎儿心电图导联具体连接详见表 34-1。

表 34-1　胎儿心电图导联连接

单导联胎儿心电图机	多导联同步胎儿心电图机
正极（红色）置脐上（宫底部）	正极（绿色）置脐上（宫底部）
负极（黄色）置耻骨联合上方 2cm	负极 1（黄色）置耻骨联合上方 2cm
接地电极（黑色）置前臂内侧	负极 2（棕色）置耻骨联合上方左侧 5cm
	负极 3（蓝色）置耻骨联合上方右侧 5cm
	接地电极（黑色）置右腋中线第 5 肋间（或前臂内侧）
	成人对比电极（红色）置左腋前线第 5 肋间

前臂内侧为左、右臂均可。

(二)注意事项

由于胎儿心电图机对信号的放大倍数较普通心电图机高，所以为减少干扰和伪差应做到以下几点。

1. 孕妇要先排尽膀胱内尿液，舒适放松地仰卧于检查床上。

2. 孕妇体表安放电极的部位，应用 75% 酒精棉球或生理盐水棉球擦洗清洁，擦至皮肤微微发红最佳。

3. 圆扣形电极内放入生理盐水棉球。

4. 圆扣形电极放好后用医用双面贴固定或用小沙袋压住固定。

二、分析和测量方法

(一)时间和电压的标准

描记胎儿心电图和成人心电图的图纸规格相同，即有纵横细线及粗线组成许多小方格及大方格，每个小方格的长宽各为 1mm，每个大方格的长宽各为 5mm。横向距离代表时间，记录走纸速度为 25mm/s，故每大格（5mm）代表 0.2s，每小格（1mm）代表 0.04s。走纸速度也可为 50mm/s。图纸纵向距离代表电压，定标电压为 $50\mu V$。

灵敏度分三档："1/2"——$10\mu V/mm$（常规操作用），"1"——$5\mu V/mm$，"2"——$2.5\mu V/mm$。

(二)胎儿心电信号的识别

在记录的胎儿心电图中，等电位线上必须出现两种心电信号，即一种是振幅较大、频率较慢的母体心电图波 M，类似体表心电图上的 P-QRS-T 综合波；另一种为胎儿心电图波 F，其振幅很小、频率较快，类似心电图上的"胚胎性"r 波，有些心搏常重在母体心电图波中，或淹没在其他肌电干扰波中，需要仔细辨识（图 34-1，图 34-2）。

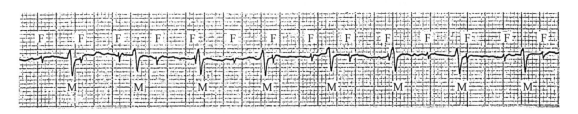

图 34-1　单导联胎儿心电图机描记的胎儿心电图

M 为母亲心电信号（MQRS 波），F 为胎儿心电信号（FQRS 波），胎心率 143 次/分

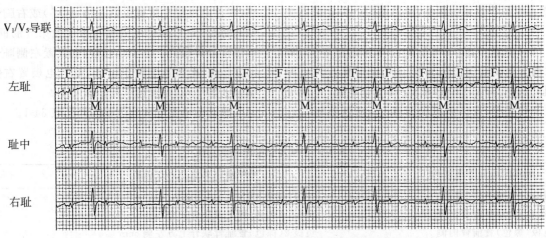

图 34-2　多导联同步胎儿心电图机描记的胎儿心电图

4 个导联同步描记，V_1/V_5导联（吸球置母亲常规心电图 V_1 或 V_5 位置），主要显示母亲 P-QRS-T 波；左耻、耻中、右耻导联清晰显示胎儿心电信号（F），同时显示母亲心电信号（M）

(三)胎心率的测量

凡是在任何一个导联出现有规律的时限为 0.02~0.05s 的波，或≥5μV 有规律的波，与母体心电信号无关，即为胎儿心电图波。测量若干个（5 个以上）R-R 间隔，求其平均值，这数值就是一个心动周期的时间（秒数），每分钟的胎心率可按公式计算：胎心率＝60/平均 R-R 间隔(s)。一般在测得 R-R 间隔的平均值后，可查 R-R 间距与心率对照表即得出胎心率。

(四)胎儿心电图各波高度和宽度的测量

与常规心电图测量方法相同，高度的测量以基线上缘至波的顶点为准，根据所选灵敏度将测得的 mm 换算成 μV。宽度的测量以波的上升肢前缘至下降肢前缘为准，按每小格 0.04s 换算成时间。

第三节　胎儿心电图正常值

一、P 波和 T 波

由于胎儿心电图 P 波及 T 波的电压很低，在直接 FECG 中约为 20μV，传至母体腹壁时电压已很微弱，因此间接 FECG 上看不到 P 波及 T 波。

二、QRS 波电压和时限

胎儿 QRS(FQRS)波，平均为 10~30μV（范围6~71μV）。由于胎儿在子宫内活动，胎心电轴的改变使 FQRS 波形态变化无一定规律，国外学者认为测量 FQRS 振幅及形态意义不大。也有认为在羊水过少时，FQRS 时限与胎龄和胎儿体重呈正相关。

三、ST 段

ST 段为 QRS 波群终点到 T 波起始处的一段等位线，代表心室除极完毕到复极开始的一段时间。FECG 的 T 波虽不能显示，但可以见到 ST 段，ST 段的压低或抬高不能超过 5μV。

四、胎心率

正常胎心率为 120~160 次/分，可有 10~25 次/分的变异。由于胎心率有正常生理性的变异及受胎动或子宫收缩影响的变异，故胎心率可描写为 XXX~XXX 次/分。

正常胎儿心电图举例见图 34-3、图 34-4。

第四节　胎儿心电图异常与临床意义

一、振幅及时限异常

(一)FQRS 波时限增宽

FQRS 波时限≥0.06s 为 QRS 波增宽。若心率正常应考虑室内传导阻滞：束支阻滞或不定型室内阻滞；心动过速时出现 QRS 波增宽，应考虑阵发性室性心动过速、室上性心动过速合并室内传导阻滞等；若心动过缓时 QRS 波增宽，则可能为完全性房室传导阻滞或严重胎儿宫内窘迫。

(二)FQRS 波电压变化

QRS 波振幅正常在 $10 \sim 30\mu V$,大于 $30\mu V$ 为高电压,见于巨大胎儿、羊水过少、胎儿心电轴与导联轴平行等。电压小于 $10\mu V$ 为低电压,见于羊水过多、母体水肿、腹壁过厚、胎儿心电轴与导联轴垂直等。

不能根据 QRS 波电压来推断心脏的大小。

(三)ST 段改变

正常 ST 段在等电位线上,如 ST 段抬高或压低大于 $5\mu V$ 为异常。见于心肌病变、药物影响、脐带因素及胎儿窘迫等。

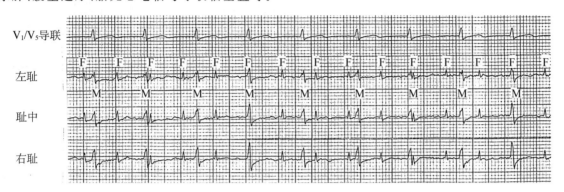

图 34-3 正常胎儿心电图

女,31 岁,孕 32 周＋1。胎儿心电信号 FQRS 波振幅 $30\mu V$,时限 0.05s,胎心率 143～150 次/分,为正常胎儿心电图

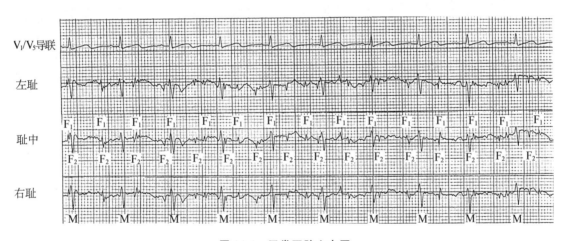

图 34-4 正常双胎心电图

女,29 岁,孕 24 周＋5。同导联可见 2 个不同的胎儿心电信号 F_1 和 F_2,F_1 频率 136 次/分,F_2 频率 146 次/分,FQRS 振幅、时限均正常,为正常双胎心电图

二、胎儿心律失常

(一)胎儿心律不齐

1. 诊断条件 胎儿正常生理情况下心律也不十分匀齐,有时快时慢,但变动范围为 10～25 次/分,如果变动范围大于 10～25 次/分,为胎儿心律不齐。

2. 临床意义 胎儿心律不齐多为生理性,如胎儿活动和睡眠交替时可出现胎儿心律不齐,如果在心动过缓时出现心律不齐,常见于脐带因素、羊水浑浊、胎儿窘迫及胎儿缺氧等。

(二)胎儿心动过速

1. 诊断条件 胎儿正常心率在 120～160 次/分,大于 160 次/分为胎儿心动过速。这里需注意的是胎儿心率很不稳定,如受子宫收缩、胎动及母体心率等多种因素的影响。如果心率大于 160 次/分持续 10min 以上,或让受检者休息 10min 再测一次,心率仍大于 160 次/分方可诊断为胎儿心动过速(图 34-5)。

2. 临床意义 胎儿心动过速持续 10min 以上者,是胎儿宫内窘迫的先兆,在胎儿脐带受压、脐绕颈、脐脱垂致胎儿循环受阻时,可持续代偿性心动过

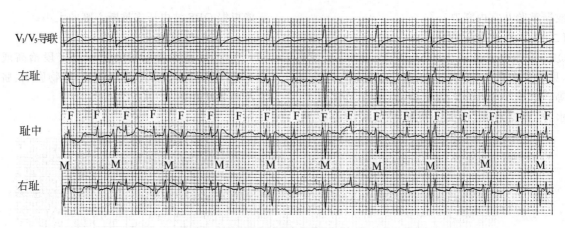

图 34-5　胎儿心动过速

女,29 岁,孕 34 周。胎心率 162～167 次/分(＞160 次/分),为胎儿心动过速

速。

(三)胎儿心动过缓

1. 诊断条件　胎儿心率小于 120 次/分为心动过缓;小于 100 次/分为显著心动过缓。首次测定心率小于 120 次/分,可休息 10min 再测一次,若仍小于 120 次/分方可诊断为胎儿心动过缓(图 34-6)

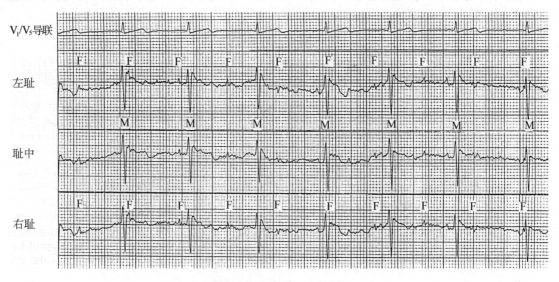

图 34-6　胎儿显著心动过缓

女,30 岁,孕 39 周＋1。胎心率 92 次/分,为胎儿显著心动过缓

2. 临床意义　胎儿心动过缓见于胎儿窘迫、脐带因素以及胎儿缺氧等,持续心动过缓可引起一系列代谢紊乱,影响胎儿存活。

(四)胎儿早搏

1. 诊断条件　提前出现的胎儿心电信号,形态与正常心电信号不同,QRS 波时限≥0.06s,代偿间歇完全者,为室性早搏;提前出现的胎儿心电信号形态与正常心电信号相同,代偿间歇不完全者,为房性早搏。房性早搏与心律不齐相比,其区别是早搏突然出现,其后有代偿间期;心律不齐则多是规律性的 R-R 间期渐短

而后又渐长。早搏频发者可形成联律,一般≥6 次/分为频发;≤5 次/分为偶发(图 34-7,图 34-8)。

2. 临床意义　胎儿早搏多是暂时性的,其诱因见于迷走神经兴奋。胎儿交感神经与迷走神经发育不成熟,神经核传导功能不健全,是引起早搏的常见原因。此外,还见于脐带因素、胎儿缺氧以及病毒感染和心肌炎等。

(五)显著过速性心律失常

胎儿心电信号过速且无规律性,或听诊胎心率极快,频率在250次/分以上,提示胎儿心率极显著过

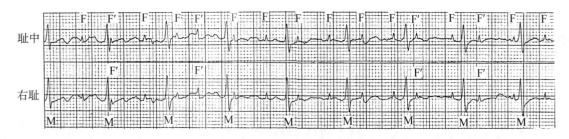

图34-7　胎儿房性早搏

女,35岁,孕33周+3。F′提前出现,与正常F形态相同,代偿间歇不完全,诊为胎儿房性早搏

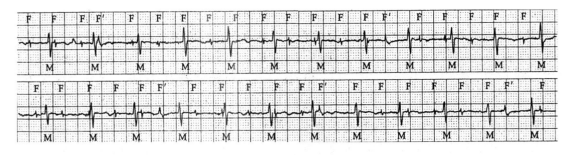

图34-8　频发室性早搏

女,26岁,孕36周。连续描记的长条胎儿心电图,孕妇(M)和胎儿(F)QRS波各按其规律出现,孕妇心率83次/分,胎儿心率143次/分,胎儿心电信号F基本形态为rs型,　时限0.03s,振幅25~30μV,在规律的F中可见提前出现宽大畸形的F′,时限≥0.06s,代偿间歇完全,诊断为胎儿室性早搏

速,但要除外肌电干扰造成的伪波。若胎儿心电信号规律,频率180~250次/分,过速性心律失常;若胎儿心电信号规律,频率＞180次/分,QRS波时限≥0.06s者,提示胎儿阵发性室性心动过速;若胎儿心电信号规律,频率≥200次/分,QRS波时限正常者,提示胎儿阵发性室上性心动过速。

(六)房室传导阻滞

胎儿心率慢至40~80次/分,且规则者,多为完全性房室传导阻滞,此与先天性房室传导系统病变有关。

第五节　胎儿心电图机与腹臂导联

胎儿心电图机一般用于检测胎儿的心电信号,它是一种高灵敏度的电子仪器。应用其于腹臂导联,可提高心房波振幅,有助于心律失常的诊断(详见本书第35章"提高心房波振幅的新导联——腹臂导联")。

第35章

提高心房波振幅的新导联——腹臂导联

众所周知,在诊断心律失常中,心电图具有不可替代的地位,心房波的辨别在心电图诊断中又具有重要意义。但实际诊断心律失常的过程中,常常会遇到一些低小或不能明视的心房波(如 P 波、FL 波或 F 波),这给确定心律失常的性质带来困难。常规方法常采用一些附加导联,例如 S_{V5} 导联、胸腹导联及头胸导联。然而这些特殊导联对心房波振幅的提高都很有限,不够理想;食管导联虽对有无心房波的判定比较满意,但患者往往难以接受。我们在实践中发现胎儿心电图机具有放大心房波的作用,后经大量的对比分析和统计学处理,差异具有显著性,并将此方法命名为提高心房波振幅的新导联——腹臂导联。采用胎儿心电图机腹臂导联描记的心房波振幅显著高于常规心电图描记的心房波振幅;前者是后者的 7.4 倍,比食管导联描记出的心房波还要大。并于 2001 年将该发现总结成文,发表于 2001 年 5 月第 3 期《中华心律失常学杂志》(吕聪敏、李莉、崔天祥、冯海新)。

一、导联连接方法

胎儿心电图机一般用于检测胎儿的心电信号,它是一种高灵敏度的电子仪器。它有两个探查电极(正极、负极)和一个接地电极,在描记胎儿心电图时,探查电极的正极放置在脐上(或宫底部),负极放置在耻骨联合处,接地电极放置在左或右前臂内侧。在记录胎儿心电信号的同时,母体的心电信号也同时被记录下来,但一般母体心房波很小,不易观察。若将探查电极的负极放置在臂部,而接地电极放置于耻骨联合处(即负极和接地电极互换位置),孕妇(或正常人)P 波、QRS 波、T 波振幅较常规心电图显著升高,此为腹臂导联。即探查电极的正极置于脐上,负极置于左或右前臂内侧处。具体方法见表 35-1、表 35-2。

表 35-1 腹臂导联心电图与胎儿心电图电极连接方法对比
(单导联胎儿心电图机)

电　极	腹臂导联	胎儿心电图
正极(红色)	脐上 2cm	脐上(宫底部)
负极(黄色)	前臂内侧	耻骨联合上方 2cm
接地电极(黑色)	耻骨联合上方 2cm	前臂内侧

前臂内侧于左、右臂均可。

表 35-2 腹臂导联心电图与胎儿心电图电极连接方法对比
（多导联胎儿心电图机）

电 极	腹臂导联	胎儿心电图
正极（绿色）	脐上 2cm	脐上（宫底部）
负极1（黄色）	前臂内侧	耻骨联合上方 2cm
负极2（棕色）	前臂内侧	耻骨联合上方左侧 5cm
负极3（蓝色）	前臂内侧	耻骨联合上方右侧 5cm
接地电极（黑色）	耻骨联合上方 2cm	右腋中线第 5 肋间（或前臂内侧）
成人对比电极（红色）	左腋前线第 5 肋间	左腋前线第 5 肋间

前臂内侧为左、右臂均可。

二、提高心房波振幅机制

腹臂导联放大心房波振幅的机制尚不完全清楚。胎儿心电图机虽然有较高倍数的放大系统，可以将微弱的胎儿心电信号描记出来，但因正负电极放置于腹部，两极间距离较近，母体心电信号较小，P 波振幅低，不易观察。腹臂导联利用了胎儿心电图机的放大系统，又将正负电极间距离拉大（正极放在腹部，负极放在前臂）。而前臂距心脏较远，电位较低，正负极间电位差大，即描记出的波形振幅就放大。此应该是腹臂导联提高心房（包括心室）波振幅的原因。

三、腹臂导联心电图举例

腹臂导联 P 波、QRS 波、T 波振幅较常规心电图均显著升高，因心房波在心律失常诊断和鉴别诊断中具有重要意义，我们着重观察和对比了心房波（图35-1～图 35-6）。

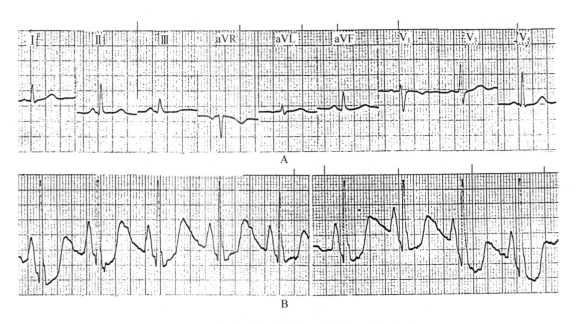

图 35-1 腹臂导联心电图与正常常规心电图对比

A. 常规心电图，各波段均在正常范围内；B. 采用胎儿心电图机描记的腹臂导联心电图，各波段都有明显的放大，便于测量分析（与 A 图是同一患者）

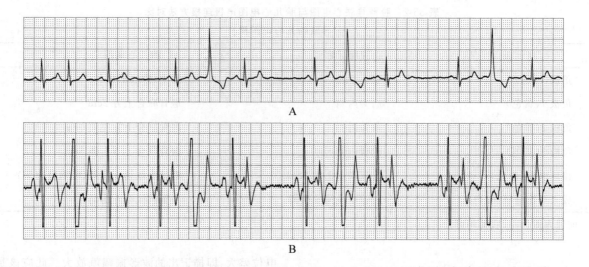

图 35-2　腹臂导联诊断房性早搏伴心室内差异传导和房性早搏未下传心室比常规心电图更清晰

A. 房性早搏伴心室内差异传导,表现为房性早搏二联律,2:1下传心室,P′波下传的 QRS 波呈现心室内差异传导;B. 腹臂导联记录的心电图,进一步证实正常心搏的 T 波中重有 P′波(与 A 图是同一患者)

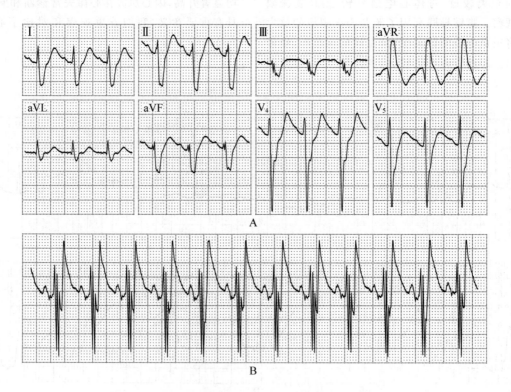

图 35-3　先心病患者腹臂导联心电图与常规心电图对比

A. 常规心电图记录的一例 12 岁女性先心病室缺、肺动脉高压患者的心电图,窦性 P 波振幅低,有些导联 P 波不能明示;B. 腹臂导联记录的心电图,P 波非常清晰(与 A 图是同一患者)

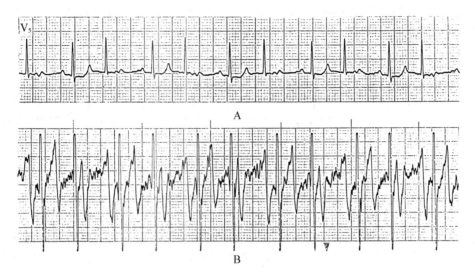

图 35-4 腹臂导联与常规心电图描记的 3∶2 房室传导阻滞对比

A. 常规心电图 3∶2 房室阻滞文氏现象；B. 腹臂导联心电图 3∶2 房室传导阻滞文氏现象（与 A 图是同一患者）

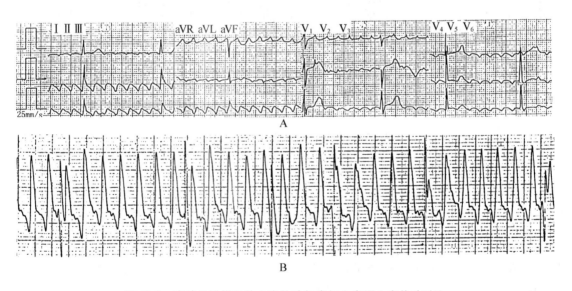

图 35-5 腹臂导联描记的心房扑动与常规心电图心房扑动对比

A. 常规心电图描记心房扑动；B. 胎儿心电图机腹臂导联描记心房扑动（与 A 图是同一患者）

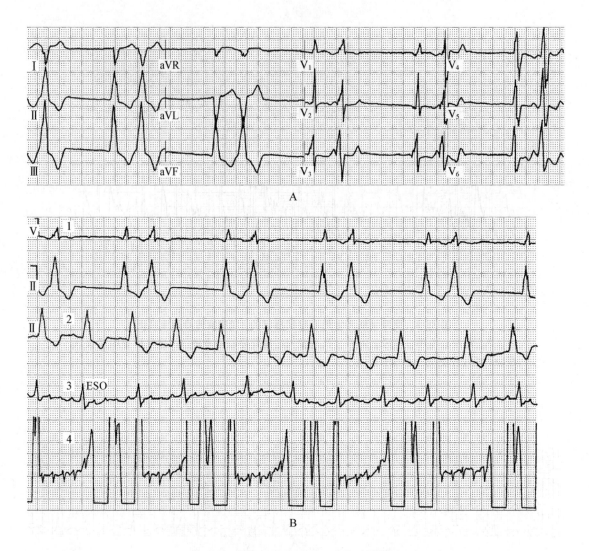

图 35-6　腹臂导联诊断为心房扑动的例子

　　A. 隐匿性心房扑动、非特异性室内阻滞，提示：室性早搏二联律。患者男性，50 岁，临床诊断：风湿性心脏病。彩超显示全心增大，肺动脉增宽，左室后壁与室间隔同向运动，二尖瓣、三尖瓣、肺动脉反流。心电图上心房波基本消失，QRS 电轴右偏，V_1 导联 QRS 波呈 qR 型，等电位线上似可见较规则的微波。V_5、V_6 导联 QRS 波呈 RS 型，$S_{V_5、V_6}$ 分别为 1.0mV 和 0.7mV。QRS 时限增宽，结合病史应考虑全心增大伴非特异性室内阻滞。宽 QRS 波成对出现，第 2 个 QRS 波与第 1 个形态略异，起始部顿挫，时限更宽，提示室性早搏二联律。下图是用特殊检查方法反映心房的电学活动情况。B. 食管导联和"腹臂导联"明确诊断为心房扑动。本图与上图为同一患者的心电图：1. 为连续描记的 V_1 和 Ⅱ 导联，V_1 导联可见规则的微小心房波；2. 活动后早搏消失；3. 食管导联可见明确的心房扑动 F 波频率 300 次/分；4. 利用胎儿心电图"腹臂导联"记录的心电图心房扑动 F 波比食管导联振幅更高，成对出现的宽 QRS 波因振幅更大，超越记录纸宽度，不能完整表现

四、临床意义

　　由于腹臂导联描记的心房波振幅高大，能使微小心房波得以明示，对心房静止的诊断、室上性心动过速 P 波的定位、反复搏动的识别、心房扑动和房性心动过速的鉴别以及房性早搏伴室内差异传导与室性早搏等心律失常的鉴别，比食管导联和其他附加导联更为优越。且患者无任何痛苦，乐于接受，减轻患者的医疗负担，为临床针对性治疗提供可靠的保证。利用胎儿心电图机采用腹臂导联，是目前对心律失常进行鉴别诊断有很大实用价值的检查方法。

第36章

心脏移植与心电图

心脏移植（heart transplantation，HT）心电图是指把患者已衰竭的心脏切除，在相应切口处移植供体心脏，或者是保留患者自身心脏并列再连接一个供体心脏后，记录的心电图。

心脏移植始于1967年12月，南非的 Barnard 医师在开普敦完成了人类第一例同种异体的原位心脏移植术，术后病人仅存活18d，死于肺部感染。目前全球已有10万心力衰竭患者接受心脏移植手术。手术成功率达95%以上，5年生存率达76%，最长存活者已达30余年。心脏移植已成为终末期充血性心力衰竭患者的治疗方法。

一、心脏移植术的分类

（一）原位心脏移植术

原位心脏移植术是将受体衰竭心脏切除，再原位移植同种异体者的供体心脏，此型术式简单，并发症少（图36-1）。

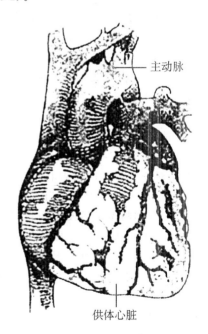

主动脉

供体心脏

图 36-1　原位心脏移植术

（二）异位心脏移植术

异位心脏移植术是不切除受体衰竭的心脏，将供体心脏与受体心脏并列缝合，移植后患者体内存在两个心脏，按各自的心率不同步地收缩射血。其优点是发生排斥反应时，受体心脏仍可维持循环，等待再次心脏移植术。缺点是术式复杂，并发症多。因此，这一术式一般仅在患者有肺动脉高压，或受体体重＞供体体重的20%，又找不到合适供体等特殊情况时才应用（图36-2）。

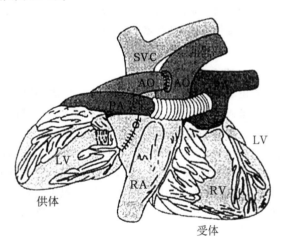

供体

受体

图 36-2　异位心脏移植术
SVC. 上腔静脉；RA. 右心房；AO. 主动脉；PA. 肺动脉；RV. 右心室；LV. 左心室

二、心脏移植后几种特殊心电图表现

（一）双窦房结心律（两种 P 波）

原位心脏移植是采用心房标准吻合术，当受体心脏残余的右心房面积较大时，则保留受体的窦房结，再加上移植的供体心脏的窦房结，患者心脏上就有两个窦房结。这两个窦房结都有独立的起搏功能，都能激动一部分心房，因而心电图上表现两种互不相关的P波。一种是受体保留的窦房结发出激动引起残留的心房除极所形成的 P 波，其 P 波振幅较低、频率较慢，容易被忽略；另一种是供体心脏窦房结发出的激动引起心房除极所形成的 P 波，一般振幅较高、频率较快，其后都跟随一个 QRS 波，成为心脏的主导节律。由于受体心脏的心房与供体心脏的心房无解剖学连接，两者处于电绝缘状态，各自按自身频率发出激动。有时两种 P 波可以重叠在一起，但绝不会形成

房性融合波，也不会出现心房夺获，此可作为与房性并行心律的鉴别点。此外，两个窦房结出现两种 P 波，各自按自己的规律出现，互不干扰，类似病理性心房分离现象。不同之处是心脏移植的两种 P 波均为窦性，一个来自供体，一个来自受体，而病理性心房分离的两种 P 波，一个为主导节律（一般为窦性），另一个为病理情况下的心房异位节律点（图 36-3）。

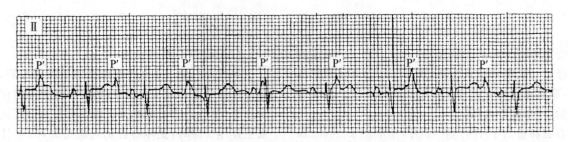

图 36-3　原位心脏移植术后心电图（引自《心电信息报》）

患者男性，45 岁，临床诊断：扩张型心肌病。原位心脏移植术采用心房标准吻合术，受体心脏保留窦房结和部分心房组织。描记的长 II 导联心电图可见两种形态的 P 波，第一种形态稍圆钝，振幅较小，约 0.15mV，P-P 间期 0.64s（94 次/分），且均能下传心室，形成正常 P-QRS-T 波群序列，为供体心脏窦房结节律。第二种 P 波（P′波）形态高尖，振幅约 0.35mV，P-P 间距 0.80s（75 次/分），该种 P 波均不能下传心室，为受体心脏残留的窦房结节律

（二）双心室节律

异位心脏移植术是把供体心脏与受体心脏缝合在一起植入患者体内，即一个人体内有两个心脏，它们各自有完整的房室传导系统，两个心脏的窦房结分别发出冲动激动心房和心室，导致两个心脏不同步的收缩和舒张。心电图上表现为两种 P-QRS-T 波共存，各自独立活动，有时两者可以重叠，但不会形成融合波（图 36-4）。国内有学者把这种心电现象称为双心室节律。双心室节律类似室性并行心律、心室分离现象，应注意加以区别。原位心脏移植术则无两种 QRS 波，仅有双重 P 波。

（三）特殊的窦性激动伴"房间"传导同步激动

一般情况下，心脏移植术将受体与供体心脏的心房吻合后，双房的电活动变为各自独立，形成电绝缘。但近年来越来越多的资料表明，受体与供体心脏之间可能出现"房间"传导。1983 年 Bexlon 首次报道了这种情况，即在起搏时，受体和供体心脏的两个心房持续同步，持续存在着房间传导。1994 年 Anselme 又报道了 2 例同类情况，即心脏移植术后出现心房的电同步，并推测"房间"传导的产生是两个心房长期机械耦联、电张传递和传导的结果。简单地说两个心房只表现出一个 P 波。近几年这种特殊心律的报道，在心脏

移植术后 5 年，至少有 10% 可出现受体心房到供体心房之间的间歇性"房间"传导。

三、心脏移植后常见的心律失常

（一）病态窦房结综合征

接受心脏移植者最常见的心律失常之一是心动过缓型心律失常，在心脏移植术后的最初几周发生率高达 40%～50%（20%～40%），引发病态窦房结综合征的原因包括低温保存时的心肌缺血，手术对窦房结、结周围心房组织和窦房结中央动脉的损伤、排斥反应等，也有报道本型心律失常与同种移植体排斥反应无关。正常时心脏移植患者的窦性心率应有增高的现象，即窦性心率应当＞80～100 次/分。由于去神经作用，阿托品对心脏移植的患者心动过缓无效，因此，术后患者窦性心率"相对性缓慢"时则可诊断病态窦房结综合征。有趣的是术后发生病态窦房结综合征者，在术后 3 个月时有 55% 窦房结功能可恢复正常。如再观察一段时间又会有一部分人的窦房结功能恢复正常。因此有人主张无症状不引起严重后果者可不必干预治疗。

（二）心脏传导阻滞

心脏移植术后最常见的是不完全性或完全性右

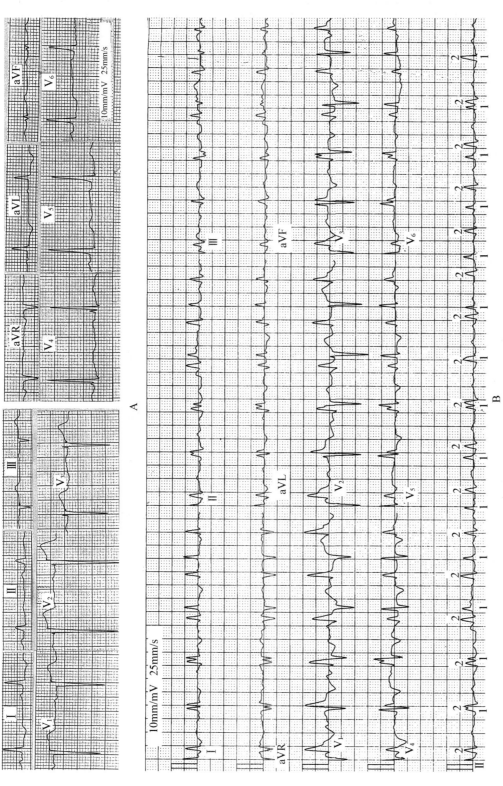

图 36-4 心脏异位移植术前（A）及术后双心脏心电图

A. 心脏异位移植术前心电图。患者男性，71 岁，冠心病、高血压病、2 型糖尿病合并全心衰竭，心功能 III 级，于 6 年前行心脏异位移植术。本图为心脏移植术前心电图：窦性心律（心率 63 次/分），P 波增宽，时限 0.13s，双峰，峰间距≥0.04s，PR 间期 0.22s。V₁~V₃ 导联小，起始部有 q 波，伴 ST 段 J 点型抬高，于 QRS 终末部形成小 "J" 波。I、aVL、V₅、V₆ 导联 ST 段水平型压低 0.05~0.1mV，伴 T 波低平或倒置。心电图诊断：窦性心律；左心房肥大；一度房室传导阻滞；陈旧性前间隔部心肌梗死，ST-T 改变。B. 为 A 图患者行心脏异位移植术后的心电图。心脏异位移植术即保留自体心脏，植入供体心脏（移植术后 6 年），现心脏彩超显示：两心脏心尖皆向左（此与图 36-2 异位心脏移植示意图不同），自体心脏于右胸腔并和自体心脏相应血管吻合。供体心脏左室收缩基本正常，频率 91 次/分，右室缩小且收缩舒动，心包积液，心房、心室，心室收缩正常，频率 79 次/分；供体心脏左室收缩双峰，时限 0.13s，PR 间期约 0.22s，用 "2" 标记为供体 QRS 波，频率 91次/分，其前 P 波在 II 导联直立，圆小，其前 P 波和心包积液有关。本图可见两种不同的 P-QRS-T 波群，用 "1" 标记自体心脏的 P-QRS-T 波群，自体心脏非正常位置放置，故各 QRS 波在 V₁~V₅ 导联均呈 qR 型、V₆ 导联呈qRs 型，供体心脏 QRS 波在 V₄~V₆ 导联振幅偏较低，可能与心脏位置和心包积液有关。两种 P-QRS-T 波群各按自己的频率出现，时有相互重叠，给各波段测量带来一定困难。两种 P-QRS-T 波群是两个心脏各自独立的电信号，它们相互重叠，但不形成融合波束支阻滞,早期发生率高达70％,多数为完全性。此可能与肺血管的阻力增加或与手术损伤引起心肌缺血致右心房压力增加有关。一般而言新发生的右束支阻滞与急性排斥反应、移植心脏冠心病或死亡率无关。有两个报道随访1年与2年后显示,接受心脏移植者若出现逐渐加重的右束支阻滞,则其后易发生左心功能障碍,且死亡率也增高。左束支阻滞发生率＜4％。房室一度阻滞或二度阻滞在术后比较少见,因此需植入起搏器者＜10％,但术后1年发生房室传导阻滞更为多见,成为植入心脏起搏器的重要原因。晚期发生三度房室传导阻滞的原因可能与排斥反应有关。

(三)室上性心律失常

1. **房性早搏** 心脏移植后50％以上出现房性早搏,此与术后移植物排斥有关。移植早期出现的房性早搏多是良性过程,无其他临床意义。

2. **心房颤动** 心脏移植后房颤的发生率为3％～24％。发生原因包括儿茶酚胺药物的高敏感性、部分排斥作用引起的微折返、移植后心房的异常解剖、活检、导管的机械作用及移植心脏的冠脉病变等。对于长期快速的心房颤动控制方面可慎用β受体阻滞药或非二氢吡啶类钙拮抗药。

3. **心房扑动** 心脏移植后房扑的发生率为12％～30％。一项对50例患者的研究表明,心房扑动风险增加8倍,Cui等认为83％的心房扑动患者存在排斥反应。治疗上与心房颤动相似。

(四)室性心律失常

1. 心脏移植后室性早搏发生率高达100％,自从应用环孢素以来未见此类心律失常与排斥反应相关的报道。如移植后数月或几年后出现室性早搏应考虑与排斥反应和心肌缺血有关。

2. 非持续性室性心动过速和加速性室性自主节律性心动过速也很常见,与对儿茶酚胺的高敏反应有关。当发生多形性室性心动过速或心室颤动时,几乎都有严重的排斥反应。但也有报道,由于心脏的去神经状态,移植心脏较少发生室性心律失常。对心脏移植后长期存活者研究发现,与正常心脏者比较,去神经的心脏较少发生室性异位心律。

(五)猝死与晕厥

心脏移植后心性猝死的发生率10％,令人奇怪的是猝死均发生在远期,80％发生在1年后,20％发生在移植5年之后,而且猝死与排斥反应无关,与伴发冠心病有关。

(六)Q-T间期延长

接受心脏移植者Q-T间期进行性延长是发生血管病变和急性排异反应的信号;治疗排异反应有效的表现是QTc间期缩短。接受心脏移植后QTc间期正常或无改变,提示未发生排异反应。

四、小结

心脏移植后由于解剖、自主神经、排斥反应及移植物冠心病等特殊因素会影响到术后心律失常的诊断和治疗。移植后心律失常常提示缺血或排斥反应,房性和室性心律失常较常见,而前者与排斥反应的联系更密切。心脏移植后的早期出现的窦性心动过缓与围术期因素有关,而晚期出现的窦性心动过缓可能与排斥反应或移植物冠心病有关。心房颤动和心房扑动与总体生存率下降和排斥反应相关。当出现上述心律失常时,应当评估有无可逆行因素,并且需预防血栓栓塞。持续性室性心动过速虽不常被发现,但它是心脏移植患者术后猝死的主要原因,应引起足够的重视。

第**37**章

电解质及药物对心电图的影响

第一节　钾与心电图

钾是人体内最重要的电解质之一,正常情况下细胞外钾浓度低于细胞内钾浓度,98%的钾存在于细胞内,细胞外液钾极微。一般血清钾浓度是反映细胞外钾浓度,细胞外浓度的微小变化即可改变细胞内外钾浓度的梯度。临床血钾变化对心脏影响最明显的主要是对心肌细胞电位的影响,对心肌细胞的应激性和传导性也有一定的影响。轻度钾紊乱心电图上表现为 ST-T-U 变化;严重的钾紊乱不但引起应激起搏和传导的异常,甚至引起心室颤动和心脏停搏。

一、低钾血症与心电图

正常人体中血清钾的浓度为 3.5~5.5mmol/L,当血清钾浓度<3.5mmol/L 时,称为低钾血症(hypokalemia)。低钾血症在心电图上的特征性表现是 U 波增高、T 波降低。U 波增高是发现、监测低钾血症的重要指标。

(一)低钾血症的原因

1. 钾摄入不足,如长期少食、禁食。

2. 排出量过多,如使用利尿药、腹泻、呕吐、胃肠道引流等。

3. 血清钾进入细胞内,如大剂量使用葡萄糖和胰岛素而未能及时补充钾。

4. 碱中毒,周期性低钾麻痹。

(二)低钾血症的临床表现

1. 常表现为神经肌肉系统症状,如软弱乏力,严重者可出现弛缓性肌肉瘫痪。

2. 胃肠道症状,如恶心、呕吐、肠蠕动减弱、肠麻痹等。

3. 代谢性紊乱,如低钾性碱中毒。

(三)低钾血症的心电图演变过程

低钾血症在心电图上首要表现是 U 波增高,等于或大于同导联 T 波,U 波增高不是低钾血症所特有,只有当 U 波≥同导联 T 波时,或 U 波较前增大才考虑低钾血症的存在。U 波增高、T 波降低伴有 ST 段压低同时存在时,才能高度提示低钾血症。随着低钾血症程度的加重,U 波可异常高大,致使 T-U 融合或 T-U-P 融合,导致 Q-T 间期延长而不易测量。当低钾血症严重时 P 波增高,P-R 间期轻度延长。一般低钾血症的心电图改变与血钾水平呈较好的相关性。血钾在 3.0~3.5mmol/L 时,10%的患者出现心电图改变;血钾在 2.7~3.0mmol/L 时,35%的患者出现心电图改变;血钾低于 2.7mmol/L 时,78%的患者出现心电图改变。

(四)低钾血症的心电图特点(图 37-1~图 37-4)

1. U 波增高,振幅≥0.1mV。

2. U 波≥同导联 T 波,有些 T-U 融合形成假性双峰 T 波。

3. T 波平坦 U 波明显,ST 段上斜型压低。

4. QT(U)间期延长。

5. 心率增快,P 波增高,可能出现 P-R 间期延长、假性"肺型 P 波"。

6. 个别出现快速性心律失常。

(五)T-U 重合和双峰 T 波的鉴别

低钾血症时心率一般增快,T-U 波容易重合形成双峰波,与 T 波双峰或切迹难以区别。由于 T-U 波重合难以确定 T 波终点和 U 波起点,致使 Q-T 间期不易精确测定。Lepeschkin 建议先测量两峰间的距离,如两峰间距<自 QRS 波开始至第二峰顶点的40%,则为 T 波切迹;超过 40%则第二峰为 U 波。这种方法可作为 T-U 重合时形成的双峰波和真正的双峰 T 波鉴别的参考。另一种方法是测定 T 波顶峰与 U 波顶峰(Ta-Ua)间距,正常两峰间距 0.16~0.24s,

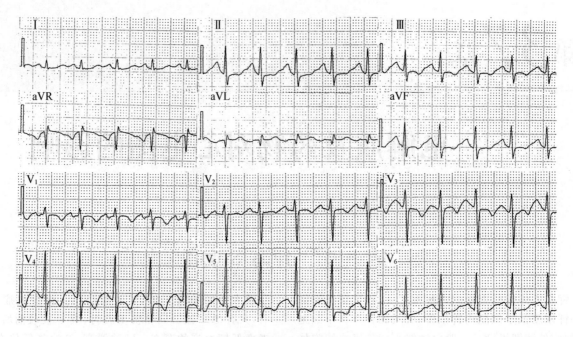

图 37-1　低钾血症心电图

患者女性,22 岁,临床诊断:腹泻。心电图示:窦性心律(心率 120 次/分),多导联 T 波倒置、U 波直立、形成 T-U 矛盾现象;部分 U 波和 P 波重合类似高宽 P 波。上述心电图改变结合临床符合低钾血症诊断,是典型的低钾血症心电图改变

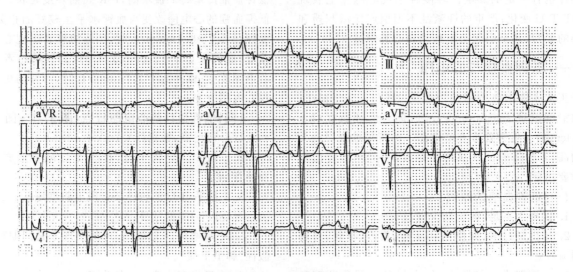

图 37-2　低钾性肺型 P 波

患者女性,32 岁,临床诊断:腹泻原因待查,无慢性支气管炎和哮喘病史。心电图示:窦性心律(心率 97 次/分),Ⅱ、Ⅲ、aVF 导联 P 波高尖≥0.25mV;Ⅱ、Ⅲ、aVF、V₃~V₆ 导联 T 波倒置、U 波直立形成 T-U 矛盾;肢体导联和胸导联 V₄~V₆ QRS 波低电压。本例 P 波高尖,结合 T 波和 U 波变化以及临床,符合低钾性肺型 P 波

无论 Q-T 间期延长或缩短,T 波呈双峰时,其两峰间距均≤0.15s,而≥0.16s,则为 T-U 重合形成的双峰波。

(六)诊断低钾血症时的注意事项

血清钾浓度低于正常值时,可出现心电图特征性改变,但血清钾浓度高低与心电图改变并不是绝对的平行关系。有时血清钾降低时,心电图上并无特征性改变;相反,有时心电图上显示低钾血症特征,而血清钾浓度正常。其主要原因是血清钾浓度并不能真正反映细胞内钾的含量;而心电图主要是反映细胞内外

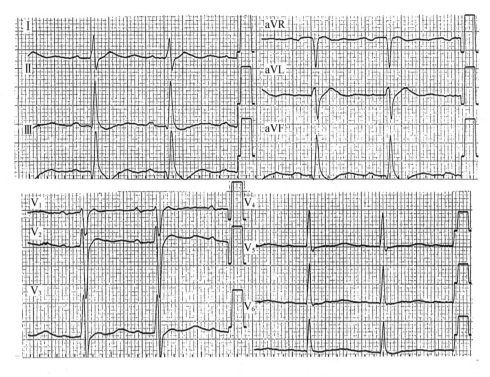

图 37-3　周期性低钾血症性麻痹心电图

患者男性,28 岁,临床诊断:周期性麻痹。心电图示:窦性心律(心率 73 次/分),Ⅱ、Ⅲ、aVF 导联 ST 段轻度上斜形压低伴 T-U 融合,Q-U 间期 0.56s,胸导联 V_2～V_6 T 波浅倒或平坦,U 波宽阔直立,符合周期性低钾血症性麻痹心电图改变

钾浓度的比例变化,并不能真正反映血清钾的浓度。因而在分析低钾血症心电图时应注意以下几点。

1. 低钾血症心电图改变取决于细胞内外钾浓度的比例变化,有时血清钾浓度虽已降至正常水平以下,但还未引起细胞内钾浓度显著改变,心电图可表现正常。

2. 血清钾浓度早期降低,心电图上仅表现 T 波低平,此 T 波低平是非特异性的,如不结合临床,往往漏掉对低钾血症的早期诊断。

3. 急性低钾血症时,心率多较快,U 波降支多与 P 波升支重合,形成假性宽大 P 波,易误诊为心房异常而忽视低钾血症的诊断。

4. 电解质异常并非都是单一的,如低钾血症伴有低钠时,可减轻低钾血症对心肌的影响,心电图上的低钾血症特征可以不明显。

5. 肺心病合并低钾血症时往往把高尖 P 波作为肺心病进展的表现,实际上高尖 P 波可能是低钾血症的表现而被忽略掉。

(七)低钾血症心电图改变机制

当细胞外钾离子浓度降低时,细胞膜对钾的通透性减少,细胞内外钾离子浓度差更为显著,因而细胞静息膜电位增加(负值增大),但膜电位一般不会超过 −90mV,所以不会发生传导障碍。由于 2、3 相动作电位钾离子逸出减慢,因而使动作电位时程延长而且浦肯野纤维细胞动作电位延长超过心室肌细胞,反映在心电图是 Q-T 间期延长,T 波低平,U 波增高,T-U 融合成驼峰状。此外,血钾低使起搏细胞舒张期除极迅速增加,而产生各种心律失常。

(八)低钾血症与心律失常

严重低钾血症可引起多种心律失常,常见的有窦性心动过速、各种早搏、室性心动过速、心房颤动、窦房阻滞、一度房室传导阻滞、二度房室传导阻滞,严重者可出现尖端扭转型心动过速,甚至心室颤动而死亡。有关临床研究发现低钾血症与室性早搏呈相关性,血钾每下降 1.0mmol/L,室性早搏的发生率增加 28%。临床上用排钾利尿药所致的低钾血症,与早搏的发生率有相关性。一些实验和临床研究表明,急性心肌梗死时发生的室性心动过速、心室颤动与低钾血症有关。低钾血症使梗死的室颤阈值降低,血钾由正常降至 1.9mmol/L 时,室颤阈值从 40mA 降至 27mA,血钾恢复至正常水平后,室颤阈值也随之恢复。在急性心肌梗死患者中,血钾低于 3.5mmol/L

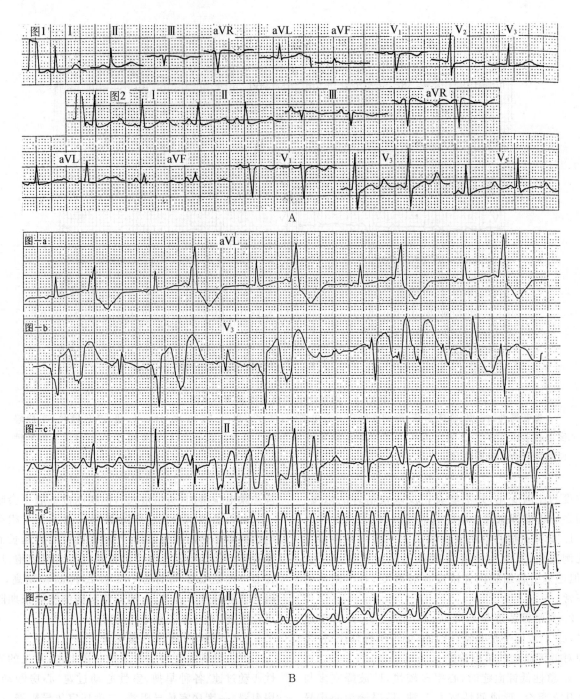

图 37-4 低钾血症患者出现紊乱性室性心律失常

　　A. 患者女性，临床诊断：肝硬化腹水。心电图 1 显示 Q-T 间期 0.40s，T 波较宽，提示低钾血症。图 2 是次日记录的心电图。U 波＞T 波，可明确诊断低钾血症 B. 为 A 图患者 6h 后心电图记录，图 a 条室早二联律；图 b 条多源性室性早搏；图 c 出现短阵尖端扭转型室速；图 d 心室扑动；图 e 自动转为窦性心律。上述心电图间歇性出现，经用抗心律失常药物，补钾效果不明显，后经补镁，室性心律失常渐控制，提示除低钾外还存在低镁

时，室颤的发生率为 8％；血钾 3.5～3.8mmol/L 时，室颤的发生率为 4％；血清钾为 3.9～4.2mmol/L 时，室颤的发生率为 2％；血钾在 4.3～4.6mmol/L 时，室颤的发生率为 1％。因此，急性心肌梗死患者应该常

规补钾治疗。

（九）低钾血症发生心律失常的机制

　　正常情况下细胞内钾离子明显高于细胞外钾离子浓度，钾离子顺其浓度梯度向细胞外扩散，形成细

胞内约−90mV的静息电位。当细胞外钾或血清钾浓度降低时,膜内外的钾浓度差增大,而膜的钾通透性降低,可以出现以下几种电学变化。

1. 兴奋性增高　细胞外钾或血钾浓度降低时,膜内外的钾浓度差增大,静息电位与阈电位之间的距离增大,按照理论是钾外流增多,心肌细胞的兴奋性降低。但实际自律性细胞,如浦肯野纤维,细胞超级化是短暂的,由于舒张期自动除极化率增加使膜电位负值减少,膜电位接近阈电位,而使兴奋性增加。实际上低钾时,膜对钾的通透性减少,复极2时相坡度变陡而3时相平缓延长,膜电位接近阈电位,兴奋性升高,易于产生异位节律。

2. 自律性增高　由于自律性细胞膜电位降低,从复极后的舒张期电位到达阈电位的时间缩短,因而自律性增高。

3. 传导性降低　由于静息电位降低、钠离子的内流及除极速度和幅度减低,因而兴奋的传导减慢。低钾血症对浦肯野纤维细胞膜钾离子的通透性的抑制作用程度大于对心室肌细胞的作用,因此低钾血症时浦肯野纤维与心室肌的动作电位离散增大,有利于折返性心律失常的产生。低钾血症的早期,动作电位时限的延长同时伴有不应期的延长,但随后由于3相的延长,2相相应的缩短使细胞较正常血钾浓度时更早地达阈电位,导致不应期的缩短。临床观察同样提示低钾血症缩短有效不应期,因为低钾血症患者房性或室性早搏常具较短的配对时期。由此可见,由于低钾血症时兴奋性升高,自律性升高而传导性降低,故容易形成兴奋折返、诱发心律失常。

二、高钾血症与心电图

一般血清钾是反映细胞外钾的浓度,正常血清钾在3.5～5.5mmol/L,当血清钾＞5.5 mmol/L时,即称为高钾血症(hyperkalemia)。

(一)高钾血症的原因

1. 摄入钾过多,如补钾过快过多,或输入大量库存血。

2. 排钾减少,各种肾功能不全患者长期使用潴钾利尿药螺内酯、氨苯蝶啶等。

3. 溶血、外科手术、创伤性细胞内钾移向细胞外。

(二)高钾血症的临床表现

1. 神经肌肉系统表现为表情淡漠、四肢肌肉无力、肌张力下降、呼吸肌麻痹。

2. 心律失常,如出现室性心动过速、心室颤动、心室停搏。

(三)高钾血症的心电图演变过程

血清钾＞5.5mmol/L时心电图可出现相应的改变。随着血钾浓度的升高,使细胞膜对钾离子的通透性增加,复极3相时间缩短,坡度变陡,整个动作电位时程也缩短,此时心电图表现为T波高耸,Q-T间期缩短。T波高耸可以说是高钾的最早心电图改变。当血钾升至6.5mmol/L时,心肌细胞静息膜电位(负值)减少,0相阶段上升速度减慢,心室内传导延迟,此时心电图除T波高耸外,QRS时限增宽,有时出现左前分支阻滞图形。由于QRS时限增宽Q-T间期也相应延长。当血钾浓度＞7.0mmol/L,静息膜电位更高(负值更小),可从−90mV升至−80mV,此时心房肌的激动和传导受到抑制,P波振幅降低时限延长,心电图上出现P波增宽P-R间期延长。当血钾＞8.0mmol/L时,心房肌和心室肌均受到明显抑制,心电图上表现为P波消失,QRS波时限越来越宽,R波渐低S波渐深,ST段下移,有些导联QRS波呈QS型,类似心肌梗死。此种情况的心律可能为窦室传导。血钾＞10mmol/L时房室传导系统完全被抑制,室内自律点启动,但自律点不固定,心室率不规则。血钾＞12～14mmol/L时,心室停搏或心室颤动。

临床所见血钾浓度水平和心电图变化并不完全一致,因为患者常同时存在其他电解质紊乱,可互相影响,例如钠、钙离子可对抗钾离子的某些电生理作用,可使心电图表现不典型。高钾血症心电图改变可被高血钙和高血钠纠正,也可被低血钙和低血钠加重。因此,在判断是否为高钾血症时要密切结合临床,血清钾和心电图改变要综合考虑,避免片面性。

(四)高钾血症的心电图特点(图37-5、图37-6)

1. T波高尖,升支和降支对称,基底部变窄,呈帐篷状T波,以Ⅱ、Ⅲ导联和胸导联最为明显,即使原有T波低平、平坦或倒置,当出现高钾时T波也会变为直立、高尖。

2. QRS波的R波降低、S波增深、QRS波增宽,出现室内阻滞图形。

3. ST段下移。

4. P波振幅降低,时限变宽,类似房内阻滞,甚至P波消失出现窦-室传导。

5. 可出现各种缓慢性心律失常和传导阻滞。

(五)窦-室传导

心房肌对血钾特别敏感,当血钾浓度增高时,在窦房结、结间束与房室结尚未受抑制之前,心房肌首先被抑制,电活动静止。窦房结发出的冲动不能激动心房,但仍能循三条结间束传至房室结,从而下传激

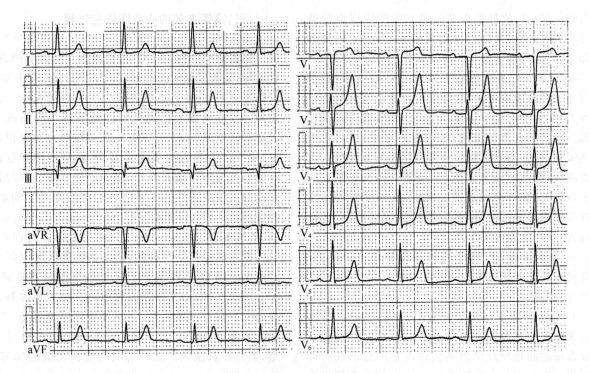

图 37-5 高钾血症心电图(一)

患者女性,70 岁,临床诊断:肾功能不全。心电图示:窦性心律(心率 77 次/分),各导联(除外 aVL 导联)
T 波高尖,类似急性心内膜下缺血,但结合临床和血清钾浓度为 6.3mmol/L,故明确诊断为高钾血症心电图

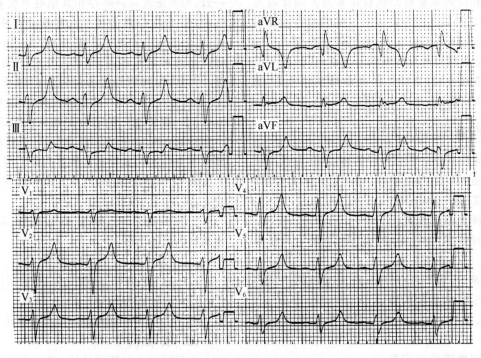

图 37-6 高钾血症心电图(二)

患者男性,40 岁,临床诊断:肾衰竭。心电图示:窦性心律(心率 98 次/分),各导联 T 波高尖,胸导联 $V_1 \sim V_3$ 为 1/4
电压,V_2、V_3 导联 T 波电压分别高达 2.0mV 和 1.8mV。巨大高尖 T 波常见于急性心肌梗死前期、高钾血症、早复极综
合征等。本例患者为肾衰竭,血清钾为 6.7mmol/L,可明确诊断高钾血症心电图

动心室,在心电图上只见心室搏动而看不到 P 波,推测心室激动是由窦房结发出的激动隐匿性地经过心房、结间束、房室交接区而激动心室,故称之为窦-室传导(sino-ventricular conduction)。也有学者认为是弥漫性完全性心房肌阻滞(diffuse complete atrial muscular block)。(详见本章第四节窦-室传导节律)

(六)高钾血症心电图改变的电生理机制

1. 自律性降低　细胞外钾浓度升高时,心肌细胞膜对钾的通透性增高,钾外流加快,3 相复极速度加快而使动作电位时限缩短,心电图上出现 T 波高尖基底部狭窄。细胞外液钾浓度过高,4 相复极钠-钾泵将钾泵入细胞时间延长,导致 4 相复极化速率降低,此时快反应细胞(包括心房、心室肌细胞、结间束及浦肯野纤维)的自律性明显下降。

2. 对兴奋性的影响　高钾血症对心肌细胞兴奋性具有双重作用,这种双向性是由静息膜电位与阈电位差值的大小决定的。当血钾逐渐增加时,细胞外钾或血钾浓度升至 5~7mmol/L 时,静息膜电位负值减少,即膜发生了部分去极化,静息膜电位和阈电位之差值减少,与兴奋阈值接近,故可使心肌兴奋性升高。

随着血钾浓度的逐渐升高,当血钾浓度大量升高＞7~9mmol/L,阈电位负值减少,膜去极化到达更低数值,使静息膜电位与阈电位之差值增大,钠通道不被激活,兴奋阈值升高,甚至消失。因此,在血钾升高的过程中,心脏的兴奋性可出现迅速升高,但其兴奋性随即降低或消失。不同类型的心肌细胞对钾的敏感性不同。其中心房肌对高钾血症的敏感性最高,心室肌次之,窦房结、希氏束及浦肯野纤维最低。此为高钾血症时窦-室传导的电生理学基础。

3. 传导性降低　高钾血症时由于静息电位绝对值减小,动作电位的极化幅度和速度降低,兴奋的扩布减慢,因而传导性降低。因此,在高钾血症时心房内、房室间或心室间均可发生传导延缓或阻滞。血钾增高对细胞电生理特性影响的双向性,决定了血钾增高具抗心律失常和致心律失常的双重作用。高钾血症可能通过抑制异位起搏点的自律性,使传导改善或传导受损而抑制折返,减少心室肌之间及心室肌与浦肯野纤维之间不应期的离散度,消除超常传导,从而具有抗心律失常的作用。

第二节　钙与心电图

钙对心脏作用主要有两个。首先是对心肌细胞电生理的影响,在快反应心肌细胞、动作电位 2 相的钙内流是维持 2 相平台的主要离子流,在慢反应心肌细胞,0 相除极化及 4 相自动除极化均依赖于钙的内流。其次,钙是触发心肌细胞兴奋与收缩偶联的信使,可改变心肌收缩力而影响心肌氧供及代谢,间接影响心律失常。血钙的正常浓度为 2.25~2.75mmol/L。

一、低钙血症与心电图

血清钙低于 1.75mmol/L,称为低钙血症(hypocalcemia)。低钙血症对心肌动作电位的影响使 2 相延长,而对 3 相坡度无明显的影响,反映在心电图上是 Q-T 间期延长。

(一)低钙血症的心电图特点

细胞外钙降低使心肌细胞动作电位 2 相延长,整个动作电位时限随之延长。动作电位的这些变化在心电图上表现为 ST 段平坦延长,Q-T 间期延长。但 QTc 间期很少超过正常值的 40%,如超过此值很可能把 U 波包括在内。低钙对 T 波无影响。低钙血症并高血钾时心电图特征性的表现为 ST 段延长、帐篷样 T 波,常见于慢性肾病患者。低钙血症并低血钾时同样出现 ST 段延长,但终末部有明显的 U 波,Q-T

间期明显延长(图 37-7)。

(二)低钙血症心电图改变的机制

1. 兴奋性升高和传导加快　细胞外低钙时,细胞膜对 Na^+ 内流的竞争性抑制作用减弱,即膜屏障作用减弱。快反应细胞阈电位负值增大,细胞的兴奋性升高,0 相除极化速度加快,传导性也增高。

2. 自律性增强　细胞外低钙时,钙对 Na^+ 内流的屏障作用减弱,使背景电流加速,4 相自动除极化加快,阈电位负值加大,快反应自律性细胞的自律性增高。慢反应细胞钙内流的 0 相除极化和 4 相自动除极化速度减慢,导致慢反应细胞兴奋性和传导性降低。但在临床上因低血钙引起心律失常的概率极少。

(三)低钙血症的病因

1. 维生素 D 缺乏,主要见食物中维生素 D 摄入不足,吸收障碍。

2. 甲状旁腺素缺乏,如甲状旁腺功能减退症。

3. 皮质激素过多、骨质疏松症、肝昏迷、急性胰腺炎、肾小管性酸中毒、肿瘤等。

4. 高磷血症。

(四)低钙血症的临床表现

1. 神经肌肉系统应激性增加。

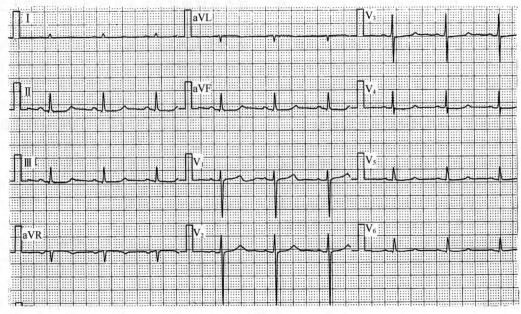

图 37-7 低钙血症心电图

患者女性,60 岁,临床诊断:甲状腺占位。心电图示:窦性心律(心率 73 次/分),ST 段平坦延长达 0.26s。ST 段延长(>0.12s)见于心肌缺血和低钙血症,结合临床和血清钙偏低(1.75mmol/L),本图诊断为低钙血症心电图

2. 精神症状,如焦虑、烦躁、记忆力减退。

3. 白内障、牙齿脱落和发育不良、皮肤干燥、角化。

二、高钙血症与心电图

血清钙的含量超过 3.0mmol/L 称为高钙血症(hypercalcemia)。高钙血症使心肌细胞动作电位的 2 相平台期缩短,而 3 相不受影响,反映在心电图上是 Q-T 间期缩短。

(一)高钙血症的心电图特点

高钙血症的基本心电图表现是 ST 段缩短,T 波可起始于 QRS 波末端而无 ST 段存在。高钙血症的这种作用使 QTc 间期缩短,但 QTc 间期的缩短程度与血钙浓度不成比例。高钙血症对房室传导有一定的抑制作用,心电图上表现 P-R 间期延长。

(二)高钙血症心电图改变的机制

1. 兴奋性和传导性降低 高钙时对 Na^+ 内流的膜屏障阻力加大,Na^+ 内流减少,快反应细胞 0 相除极化产生困难。高钙血症使心肌细胞阈电位升高,兴奋性下降。钠内流的抑制使 0 相除极化速度和幅度降低,传导性随之降低。对快反应自律性细胞,因背景 Na^+ 内流受抑制而使 4 相自动除极化速度减慢,自律性降低。对慢反应自律性细胞,高钙使细胞内外离子浓度梯度加大,Ca^{2+} 内流加快,导致慢反应细胞 0

相除极化及 4 相自动除极化速度加快,其自律性和传导性均增高。对快反应工作细胞,高钙使 2 相 Ca^{2+} 内流加快,使 2 相平台期缩短。

2. 心肌细胞复极加快 Ca^{2+} 内流增快可使膜对 K^+ 的通透性增高,K^+ 外流加速使复极加快。钙超负荷时细胞发生短暂除极化,触发肌浆网释放 Ca^{2+}。释放的 Ca^{2+} 激活细胞膜钙通道或经 Na^+-Ca^{2+} 交换机制,使细胞膜短暂的除极化,在细胞受到快速刺激时,延迟后除极可达到阈电位而引起触发活动性心律失常。

(三)高钙血症的病因

1. 恶性肿瘤,最为常见,如多发性骨髓瘤、转移性骨瘤。

2. 甲状旁腺功能亢进。

3. 维生素 D 中毒。

4. 其他,如摄入维生素 A 过多、甲状腺功能亢进、肢端肥胖症。

(四)高钙血症的临床表现

1. 神经肌肉系统应激性下降。

2. 消化系统表现为腹胀、便秘、吞咽困难。

3. 泌尿系统主要为肾结石、肾实质化、高钙性肾病。

4. 急性高钙表现为严重的恶心、呕吐、无力、酸中毒、神志不清、肾衰竭。

第三节 镁与心电图

镁是体内的主要阳离子之一,对心肌细胞而言,其重要性仅次于钾。镁与心脏的关系密切,血镁浓度的改变对心脏,尤其是电生理功能的影响已引起人们的重视。正常人体内镁半数以上以磷酸盐及碳酸盐的形式贮存于骨骼肌、心肌和脑组织中。心肌中的镁主要分布于细胞内,约为17.8mmol/L,正常人血清镁浓度为0.8~1.2mmol/L。

一、低镁血症与心电图

血镁低于0.8mmol/L称为低镁血症(hypomagnesemia)。

(一)低镁血症的心电图特点

由于血镁的水平改变往往会影响钠、钾和钙的血浓度,因此临床上单纯的低镁血症很少见。由于镁、钠、钾、钙对细胞电生理的共同作用,使得对单纯低镁的认识较为困难。在低镁血症早期,心电图上表现为QRS波变窄、T波高尖,但不对称,T波底部正常或增宽。当发生严重低镁血症时,可同时发生低血钾。心电图上表现低血钾改变,ST段下移,T波振幅减小,U波增大。由于低镁血症的心电图表现是非特异性的,而且与血镁浓度不成比例,加之临床上低镁血症常常合并有低钾,因此仅靠心电图较难确诊单纯低镁血症。

(二)低镁血症与心律失常

低镁血症所致的心律失常主要为房性或室性早搏、室上性心动过速、室性心动过速和传导阻滞。低血钾常合并低镁血症,单纯补钾不能纠正低血钾及其相关的心律失常,而补镁却可纠正低血钾,相应的心律失常明显减少。补镁不仅可以治疗低镁血症引起的心律失常,而且对血镁正常时的心律失常也有效,特别是长Q-T间期的尖端扭转型室性心动过速。

(三)低镁血症发生心律失常的机制

镁有抑制慢通道的内向电流(Ca^{2+}和Na^+)的作用,低镁时该作用减弱,Ca^{2+}和Na^+经慢通道进入细胞内加速,使其动作电位2相缩短,有效不应期离散度加大,易产生心律失常。所以当低镁血症时,心肌细胞兴奋性和自律性增高,传导减慢,有效不应期缩短,易发生心律失常。

(四)低镁血症的原因

1. 胃肠道丢失,如肠瘘、小肠广泛切除。
2. 进食中镁含量过少。
3. 完全性静脉营养中镁含量不足。
4. 肾小管疾病,对镁的吸收障碍。
5. 原发性醛固酮增多症。
6. 长期使用利尿药。

(五)低镁血症的临床表现

1. 中枢神经系统表现为抑郁、肌肉震颤、抽搐、精神错乱等。
2. 消化系统表现为食欲减退、慢性腹痛、腹泻。
3. 心血管系统主要为心律失常,如早搏、室上性心动过速、室性心动过速、心室颤动等。

二、高镁血症与心电图

血镁高于1.2mmol/L时,称为高镁血症(hypermagnesemia)。

(一)高镁血症的心电图特点

高镁血症对心电图的影响无特异性。主要表现为P-R间期延长,QRS波增宽。

(二)高镁血症与心律失常

血镁高于5mmol/L时,会引起房室传导阻滞和室内阻滞,心电图上表现为P-R间期延长和QRS波时限增宽,T波可降低;当血镁高于15mmol/L时,出现完全性房室阻滞。高镁血症所致的房室传导阻滞部位在希氏束以上,即房室结及其周围部位。当血镁浓度高于25mmol/L时,发生心脏停搏,类似高血钾的作用。补镁要注意检测血镁浓度,不能高于5mmol/L。在连续补镁过程中要经常检查肌腱反射,肌腱反射消失往往是呼吸抑制的先兆。

(三)高镁血症的原因

临床上高镁血症并不常见,主要见于肾功能不全、大面积烧伤、严重酸中毒及镁盐输入过多的患者。

(四)高镁血症的临床表现

高镁血症在临床上主要表现为疲乏无力,腱反射减弱、血压下降。严重者可出现呼吸抑制。

第四节 窦-室传导节律

窦-室传导(sino-ventricular conduction)又称弥漫性完全性心房肌阻滞(diffuse complete atrial muscular block),是指在心房肌丧失兴奋性的状态下,窦房结发出的激动经结间束传至房室结,继而再下传心室形成 QRS 波,未显示心房肌除极的一种心电现象。窦-室传导是一种推断性诊断,为了证实推断性诊断的可靠性必须具备以下三条:①有引起高钾血症相关的疾病;②具有高钾血症的心电图改变;③经深吸气、仰卧起坐活动以及使用阿托品后 R-R 间期和 QRS 波形态有明显的变化。

一、心电图表现

1. T 波渐高尖呈帐篷状,ST 段逐渐缩短直至消失。

2. 心率渐慢,P 波时限渐增宽,振幅渐低,直至 P 波逐渐消失,形成"窦-室传导"现象。但其心室率与有 P 波时的窦性心率基本一致(图 37-8)。

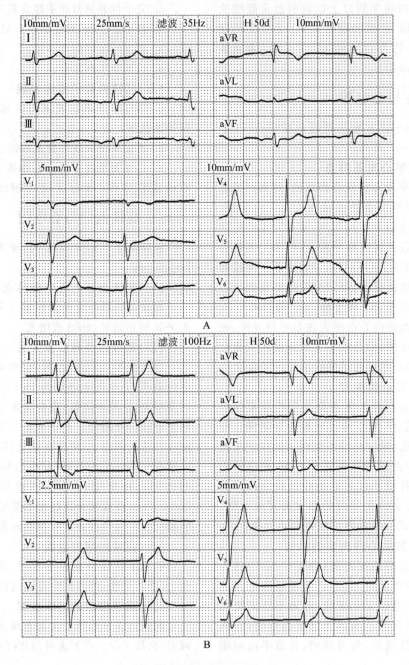

图 37-8　高钾血症、窦-室传导

A. 窦性心律、提示高钾血症。患者男性,50 岁,临床诊断:尿毒症。心电图示:窦性心律(心率 60 次/分),除 $V_3 \sim V_6$ 导联 T 波稍高耸外,未显示特殊异常,故心电图仅提示高钾血症。B. 为图 A 患者次日记录的心电图,显示各导联 P 波消失,出现时间宽达 0.12s 的 QRS 波,心率 58 次/分,同时多导联 T 波高耸,胸导联 V_3、V_4 T 波分别高达 2.0mV 和 1.6mV。结合临床,对比图 A,根据 P 波消失、QRS 波时间增宽、T 波明显高耸,明确诊断为高钾血症引起的窦-室传导心电图

3. QRS 波中的 R 波振幅渐低，S 波渐增宽加深，QRS 波时限渐宽，＞0.12s，直至 QRS-T 融合形成正弦波。

上述心电图改变程度与血清钾浓度相关，但有个体差异。同一水平的血清钾浓度，有的病例特征性心电图改变明显，有的不明显。

二、发生机制

目前证实高钾血症时心房肌的应激性受到抑制早于结间束、房室交接区和心室肌，由于心房肌过早受到抑制失去兴奋性，对窦房结发出的激动不应激，故而不再产生 P 波。然而窦房结发出的激动仍能通过房内结间束等心脏传导组织下传心室产生 QRS 波。

三、临床表现

窦室传导心电图绝大多数有高血钾背景的疾病，例如慢性肾炎、尿毒症以及肾移植等。当血清钾高于 7.5mmol/L 时，心电图上可能会出现"窦-室传导现象"。引起高钾血症的原因往往是钾盐摄入增加，钾由细胞内转移到细胞外（如代谢性酸中毒、高血糖和胰岛素缺乏等）或肾脏排钾减少（急性或慢性肾功能不全）。高钾血症时，同一血钾水平，心脏各组织对高血钾的敏感性也有差别，例如心房肌对高血钾最敏感，心室肌次之，窦房结、希-浦系纤维、房内结间束以及房间束对高血钾的敏感性最低。由于心脏传导系统对高血钾存在的敏感性不同，这样可解释高血钾时为何先出现房内传导延迟，继而室内传导延长，最终 P 波消失 QRS 波宽大畸形，出现类似室性节律的"窦-室传导"现象。

第五节　洋地黄制剂对心电图的影响

洋地黄应用于临床已有 200 余年，近年虽不断有新的治疗心力衰竭和抗心律失常的药物问世，可至今洋地黄仍不失为治疗心力衰竭和心律失常的重要药物。洋地黄通过增强心肌的收缩力，提高心脏排血量；通过对心脏传导系统的直接影响或间接通过迷走神经兴奋作用，起到对某些快速性室上性心律失常的治疗作用。然而事物都有两面性，过之会产生负面影响，在应用洋地黄的治疗过程中仍不可避免地发生洋地黄中毒现象，有统计洋地黄中毒发生率为 15%～20%，伴有严重心脏病者发生率尤其高，其中表现为心律失常者高达 80%～90%，因洋地黄中毒而死亡者占 3%～21%。

一、洋地黄效应

应用洋地黄的患者，早期表现为 T 波振幅降低或平坦，继而出现以 R 波为主的导联 ST 段呈滑梯样逐渐下降，在 ST 段下降至一定深度与先负后正的双向 T 波融合，难以分清 ST 和 T 波的界限；最后 T 波完全倒置，仅 T 波终末部略上翘超出等电位线，形成一个像鱼钩状形态的 ST-T 波，同时伴有 Q-T 间期缩短。这种鱼钩状的 ST-T 伴 Q-T 缩短，就是典型的所谓洋地黄效应在心电图上的表现，也有称洋地黄作用曲线（图 37-9）。

洋地黄效应仅说明近期或正在应用洋地黄，并不意味应用洋地黄过量或中毒，更不是停用洋地黄的指标。洋地黄中毒与剂量不一定成正比，个体差异很大，与剂型、年龄、心率、用药时间、心肌本身情况都有一定的关系。在分析心电图时，洋地黄效应与洋地黄中毒不能混为一谈，洋地黄效应引起的鱼钩形心电图改变，也不能与心肌劳损、心肌缺血出现的 ST-T 改变相混淆。

二、洋地黄中毒心电图改变

洋地黄中毒最常见的是各种心律失常，即激动起源异常及传导异常，或激动起源与传导异常同时存在。其中以室性早搏最常见，其次是不同程度的传导阻滞、非阵发性室上性心动过速，室性心动过速比较少见。

(一)室性心律失常

1. 室性早搏　室性早搏是洋地黄中毒最常见、也是最早出现的心律失常，发生率约占洋地黄中毒的 50%。室性早搏可呈单源性、多源性或多形性，可呈偶发性也可呈频发性，最具有特征意义的是多源性和室性早搏二联律。房性早搏、房室交接性早搏相对少见。

2. 室性心动过速　室性心动过速多出现在洋地黄中毒的晚期，发生率约占洋地黄中毒引起心律失常的 10%，持续性室性心动过速易转化为心室颤动而危及生命。室性心动过速的先兆表现为多源性室性早搏、二联律室性早搏或 R on T 现象，个别病例室性心动过速呈洋地黄中毒的首发表现。此外，双向性心动过速（包括宽QRS波和窄QRS波）常是洋地黄中毒

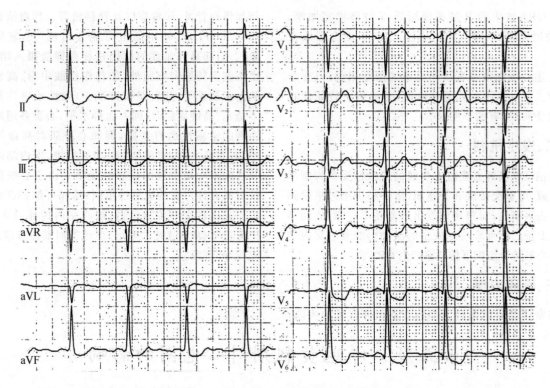

图 37-9 窦性心律、左心房肥大、洋地黄效应

患者男性,80 岁,临床诊断:心力衰竭,患者正在服用洋地黄制剂。心电图示:窦性心律(心率 83 次/分),P 波增宽,时间 0.12s,双峰,峰间距>0.03s;以 R 波为主的导联 ST 段下斜型压低,与其后倒置的 T 波形成鱼钩样改变

的特征性表现,由多源性室性早搏和二联律室性早搏发展而来,易发展为心室颤动,死亡率极高。

3. **室性自主心律** 当洋地黄过量对主导节律点产生抑制或引起激动传导障碍,室内节律点代偿性地形成室性自主心律。心室率在 30～40 次/分者称为室性逸搏心律,心室率在 60～110 次/分者则称为非阵发性室性心动过速,也有称加速性室性自主节律。

4. **心室颤动** 心室颤动是洋地黄中毒后晚期的一种表现,多发生在洋地黄静脉给药者。洋地黄中毒引起的心室颤动与原发性心室颤动不同,洋地黄中毒引起的心室颤动表现为频率缓慢、颤动波稍规则,形态一致,而后者出现的颤动波形态不一、形态各异、极不规则。

(二)房性心律失常

1. **房性早搏** 洋地黄中毒出现房性早搏较少见,洋地黄虽可增强心房肌的自律性,但同时又抑制房室传导性。即使出现房性早搏,P-R 间期也显著延长,甚至不能传至心室。

2. **房性心动过速** 洋地黄是治疗快速性房性心动过速的最有效药物,但过量又可引起快速性心律失常。此因洋地黄有增加心房肌的自律性、缩短心房肌的不应期和抑制房室传导的联合作用。当应用洋地

黄剂量过大时,心房的自律性显著增加,而对传导的抑制作用也相对增强,其结果是快速的心房率半数受阻于房室交接区,心电图上表现房性心动过速伴房室阻滞。因而认为房性心动过速伴房室传导阻滞是洋地黄中毒的特征表现之一。若此种情况继续用药,其死亡率可达 100%。洋地黄中毒时偶有心房内出现两个异位节律点,形成双重性房性心动过速;少见的还有房性与交接性同时存在,形成双重性室上性心动过速。

3. **心房扑动** 洋地黄中毒引起心房扑动非常少见,Breast 等认为原有心房颤动或房性心动过速伴房室传导阻滞者,在应用洋地黄过程中转为心房扑动,应视为洋地黄中毒的表现。

4. **心房颤动** 窦性心律在应用洋地黄过程中转为心房颤动,应考虑为洋地黄中毒,如同时伴有室性早搏二联律等,则可确定是洋地黄中毒的表现。

(三)房室交接性心律失常

1. **房室交接性心律** 窦性心律在应用洋地黄的过程中,由于洋地黄对窦房结的抑制或由于窦房传出阻滞,房室交接区异位灶便代偿性地发出激动。房室交接区发出的激动 40～60 次/分者,称为交接性逸搏心律,是洋地黄中毒表现之一;若心率 70～150 次/分

者,称为非阵发性交接性心动过速,诊断洋地黄中毒更为可靠。

2. 双重性房室交接性心动过速　此为洋地黄中毒的又一表现,即房室交接区内存在两个异位激动灶,一个在房室交接区的上部,另一个在房室交接区的下部,分别控制心房和心室,形成一种少见的房室分离现象,如无完全性房室阻滞,部分心房激动可夺获心室,心室激动可夺获心房。

(四)房室传导阻滞

1. 一度房室传导阻滞　服用洋地黄的患者心电图上 P-R 间期延长是常见的现象,与迷走神经张力增高有关,一般不作为洋地黄中毒看待,如继续应用洋地黄,P-R 间期进一步延长＞0.24s 者,提示洋地黄中毒。

2. 二度房室传导阻滞　二度房室传导阻滞文氏现象是洋地黄中毒的常见现象,二度Ⅱ型房室传导阻滞较少见,二度房室传导阻滞是向三度房室传导阻滞转变的过程,因此应该考虑停用洋地黄。

3. 三度房室传导阻滞　原有心房颤动的病例,心律较快而显著不齐,如突然出现心律缓慢而整齐,应想到是洋地黄中毒引起的房室传导阻滞。洋地黄中毒引起的三度房室传导阻滞,阻滞部位多在房室交接区,QRS 波为室上性(房室交接性逸搏节律),心室率较快(60 次/分左右),对血流动力学影响较小,一般不会引起阿-斯综合征。

(五)窦性激动的形成和传导障碍

洋地黄能增强迷走神经的张力,反射性影响窦房结的自律性。洋地黄应用过量可抑制窦房结的自律性和传导功能,表现为窦性心动过缓、窦房阻滞、窦性暂停、游走性节律。当出现以上情况时,房室交接区往往被动地发出激动控制心室,形成短暂的干扰性房室脱节。是否停药应根据情况而定。值得注意的是洋地黄过量尚可引起窦性心动过速,还可使心房颤动病例心率突然增快,此时易误诊为洋地黄用量不足或心功能不全加重。

(六)洋地黄中毒的识别

在应用洋地黄过程中,哪些心律失常是疗效,哪些心律失常是中毒引起,两者有时很难绝对分清。洋地黄疗效是在接近中毒量或已中毒时才能显示其疗效,因此,要慎重看待洋地黄中毒的心电图表现。例如一个风心瓣膜病合并心力衰竭的患者,洋地黄治疗的目的是除增加心肌收缩力外,还利用洋地黄对窦房结与房室结的抑制,产生一种有治疗作用的窦性心动过缓或房室传导阻滞,将快的心室率降至 50 次/分左右,使患者心力衰竭得到控制。如果不考虑患者的具体情况而认为是洋地黄中毒而停药,反而达不到治疗目的。洋地黄的毒性作用还受其他因素的影响,如年龄、心肌情况、电解质、酸碱平衡紊乱等。因此洋地黄使用剂量要"个体化",对待洋地黄中毒反应也要"个体化"。

第六节　抗心律失常药物对心电图的影响

抗心律失常药物的治疗作用有直接和间接两种。直接作用是药物通过对心肌的兴奋性、应激性、传导性、自律性等生理性能的影响来实现;间接作用是药物通过自主神经或血管的舒缩反应来实现。抗心律失常药物种类很多,根据电生理作用分四大类型。

一、Ⅰ类药物

Ⅰ类药物又称为膜稳定剂,分为三个亚型,I_A 类代表药物有奎尼丁、普鲁卡因胺;I_B 类代表药物有利多卡因、美西律;I_C 类代表药物有普罗帕酮(心律平)、莫雷西嗪等。

1. 奎尼丁　直接作用于心肌和间接作用于自主神经,使心肌有效不应期延长,传导速度减慢,是奎尼丁转复心房颤动、心房扑动及室性心动过速的药理机制。常见的心电图表现有 Q-T 间期延长、QRS 波增宽,T 波降低、U 波增高。在用药过程中 QRS 波时限超过用药前的 25％宜停药。严重的副作用可出现窦

房阻滞、窦性暂停、高度房室传导阻滞及室性心律失常,特别是室性心动过速、尖端扭转型室性心动过速及心室颤动。

2. 普鲁卡因胺　电生理作用与奎尼丁相似,治疗室性心动过速有效率达 70％。其副作用较奎尼丁小,有窦性心动过缓、房室传导阻滞者慎用。普鲁卡因剂量过大或静脉给药过快,可出现血压下降过快,严重者出现室性心动过速、心室颤动及猝死。

二、Ⅱ类药物

Ⅱ类药物属于 β 受体阻滞药,其代表药物为盐酸普萘洛尔(心得安),其药物作用主要是通过选择性阻断交感神经受体而起作用。大剂量对膜有抑制作用、拟交感活性以及抑制 4 相除极。通过阻断交感神经受体起到抗心律失常作用。β 受体阻滞药不改变心房电生理功能,但对影响房室结传导的交感神经兴奋有阻滞作用,表现为 P-R 间期延长。当房室结有潜在的

传导障碍时可加重房室传导阻滞;当窦房结功能下降时,普萘洛尔对窦房结直接的膜抑制作用和阻断交感神经的作用更明显,会导致窦房阻滞、窦性停搏。有学者认为普萘洛尔通过β受体阻滞作用而抑制交感神经对心脏的影响,使心率减慢、心肌复极同步化,T波可以恢复正常,因此普萘洛尔试验常作为功能性T波改变的一种鉴别方法。

三、Ⅲ类药物

Ⅲ类药物是一组能延长动作电位时间的药物,胺碘酮就是这一类药物的代表。20世纪60年代由Charlier研究发现,1968年在法国上市,早年用于治疗心绞痛,在临床应用过程中偶然发现有抗心律失常的作用,1973年作为一种新的抗心律失常药物用于临床。其抗心律失常的疗效是当今最好的一种,但据

西方报道,长期服用胺碘酮的患者有6%~8%发生慢性肺间质炎症及纤维化,这是最严重的毒副作用。其次,极少数出现甲状腺功能紊乱。

胺碘酮主要作用于动作电位2相、3相,阻断钾离子外流,延长心室复极而致Q-T间期延长。口服胺碘酮的患者心电图上几乎都出现Q-T间期延长,这种Q-T间期延长代表胺碘酮的作用,并不预示着会发生尖端扭转型室性心动过速(Tdp),其原因是胺碘酮也同时降低了Q-T离散度。但是,患者如存在弥漫性心肌损害、低钾或合并应用一类抗心律失常药物,这种Q-T间期延长也会导致尖端扭转型室性心动过速。此外,口服胺碘酮的患者大部分出现窦性心动过缓,T波降低,u波升高,甚至形成双峰T波,但不影响继续用药(图37-10)。

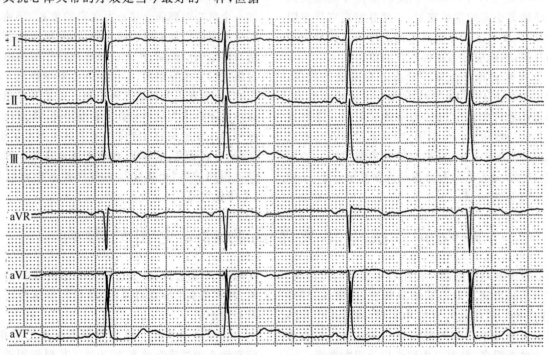

图37-10　窦性心动过缓、胺碘酮效应

患者男性,73岁,临床诊断:心律不齐。心电图示:窦性心动过缓(心率45次/分),各导联T波双峰,
Q-T间期延长。经了解患者正在服用胺碘酮治疗室性早搏,心电图改变符合胺碘酮效应

四、Ⅳ类药物

此类抗心律失常药物是一种钙离子拮抗药,以维拉帕米为代表,常用于抗心律失常、降血压、治疗心肌缺血。其电生理作用是阻止钙离子经过慢通道进入细胞内,作用于窦房结和房室结细胞动作电位零相,减慢窦房结的传导,使窦房结的自律性降低;减慢房室结的传导,使房室结的不应期延长,可控制快速性

心房颤动的心室率。

应用钙离子拮抗药治疗的患者,心电图上常出现窦性心动过缓、一度房室阻滞。原有房室传导阻滞者可进一步加重。

五、抗心律失常药物的致心律失常作用

抗心律失常药物的致心律失常作用是指抗心律失常的药物又促发心律失常,这是抗心律失常药物的

特性所决定的。可以说抗心律失常药物是一把双刃剑,熟练掌握好应用方法,可以取得满意的疗效,使患者起死回生;掌握不好用法犹如"按下葫芦浮起瓢",一种心律失常压下去了,另一种心律失常又浮出来了,不但没有得到预想的疗效,甚至还会导致严重后果。促发心律失常的因素,常见的如下。

1. 药物剂量没有"个体化",药量不足者疗效不佳,药物过量者,出现毒副作用(心律失常)。

2. 心肌存在严重损害,损害的心肌血流量降低,有些抗心律失常药物进一步降低了损害心肌的血流量,加之缺血心肌药物分布与正常心肌之间存在差异,容易引起折返性心动过速。

3. 各种抗心律失常药物的特性不同,每种药物对心肌的电学影响不同。引起 Q-T 间期延长的药物容易诱发尖端扭转型室性心动过速;抑制心脏搏动过快的药物容易引起窦性停搏、房室阻滞等过缓性心律失常;兴奋心脏的药物容易引起早搏、心动过速等快速性心律失常。

六、抗心律失常药物致心律失常的判定

(一)已存在的心律失常进一步恶化

1. 心律失常持续时间及发作次数明显增加。

2. 早搏或连发性早搏次数明显增加。

3. 心律失常的心室率发生了变化,如原过快的心率更快,过缓的心率更慢。

(二)出现新的心律失常

1. 室上性心律失常 ①心动过速伴发房室传导阻滞;②出现非阵发性交接性心动过速,多与洋地黄过量有关。

2. 室性心动过速 ①非持续性室性心动过速移行为持续性室性心动过速;②多形性室性心动过速;

③尖端扭转型室性心动过速;④心室颤动。

3. 心动过缓 ①窦性停搏、窦房阻滞、窦性心动过缓;②房室传导阻滞。

4. Velebit 等根据动态心电图,提出了以下诊断标准

(1)每小时室性早搏比用药前增加 4 倍以上。

(2)二连发早搏或室性心动过速发作频度增加 10 倍以上。

(3)出现新的持续性室性心动过速。

5. Moroganroth 等考虑到在用抗心律失常药物前,室性早搏的自然变动,制定以下标准

(1)1~50 个早搏/小时,增加 10 倍以上。

(2)51~100 个早搏/小时,增加 5 倍以上。

(3)101~300 个早搏/小时,增加 4 倍以上。

(4)301 个以上早搏/小时,增加 3 倍以上。

七、如何预防及减少药物的致心律失常作用

1. 使用抗心律失常药物时,应对患者做出全面、正确的评估,严格掌握药物的应用指征。

2. 尽量先用一种药物,并从小剂量开始,治疗前后应给予动态心电图监测。

3. 多种抗心律失常药物联合治疗仅适用于单一药物最大耐受量治疗无效者或有致命性心律失常的患者需要额外保护时,且需注意这些药物可协同和拮抗作用。

4. 注意抗心律失常药物和其他药物相互不良作用及配伍禁忌。

5. 使用抗心律失常药物前后应测定并及时纠正电解质紊乱、酸碱平衡失调。

第38章

心电图的有关试验

第一节　多巴酚丁胺试验

多巴酚丁胺是 β_1、β_2、α_1 肾上腺素受体兴奋剂，对正常心肌和有冠状动脉病变的心肌血流灌注有不同效应。试验证实，大剂量多巴酚丁胺可使显著冠状动脉狭窄患者的心率明显加快、心肌收缩力增强、收缩压升高、心率血压乘积增大，导致心脏舒张期缩短，冠状动脉灌注不足，尤其是心内膜下侧支供血不足，并使心脏后负荷增加，加之冠状动脉血流分布不均匀，心肌耗氧量增加，从而诱发心肌缺血，故在怀疑冠心病时可做多巴酚丁胺诱发试验。

一、试验方法

1. 多巴酚丁胺首剂量为 $2.5 \sim 5.0 \mu g/(kg \cdot min)$，每间隔 3min 递增 $5.0 \mu g/(kg \cdot min)$，极量为 $30 \sim 40 \mu g/(kg \cdot min)$，或出现下列情况之一者为停药指征：①ST 段下移≥0.2mV；②出现心绞痛；③收缩压下降＞15mmHg；④显著的副作用或心律失常；⑤达到年龄预测心率80%；⑥严重高血压。

2. 静脉滴药前记录心电图，给药中心电图监护，每一剂量给药后 3min 和终止滴注后各记录心电图，测量心率与血压。

二、阳性标准

1. 出现典型心绞痛。
2. ST 段压低≥0.1mV。

三、副作用

主要有头痛、恶心、心律失常。

四、临床评价

多巴酚丁胺试验检测冠状动脉多支病变狭窄的敏感性为 84%，特异性为 64%。多巴酚丁胺半衰期短，用药剂量易控制，引起心肌缺血的作用肯定，其引起的副作用可被 β 受体阻滞药所拮抗，因此可以作为检测冠心病的一种安全有效的方法。

第二节　阿托品试验

阿托品是抗胆碱药物，不同剂量的阿托品对心脏的作用也不同，一般小剂量（＜0.04mg）对心脏迷走神经有刺激效应，可引起窦房结的起搏功能降低，出现逸搏性心律；大剂量（＞0.5mg）阿托品，可解除迷走神经对窦房结的抑制作用，使窦房结的起搏频率增快。为判断迷走神经对过缓性心律失常的影响程度，临床常采用阿托品试验，作为对病态窦房结综合征诊断的方法之一。

一、阿托品试验方法

1. 剂量　取针剂阿托品 2mg，或 0.04mg/kg，用生理盐水或 5%～10% 的葡萄糖稀释至 5ml 备用。

2. 用药方法　在心电图监视下，采用静脉推注，1min 内推注结束后描记 1、2、3、5、7、10、15、20、30min 的心电图，观察窦性心律的变化。阿托品增快心率的峰值在 15min 内,一般注完后 2～3min 时心率最快。

二、阿托品试验阳性标准

1. 在全部观察时间内,心率≤90 次/分,或心率增加<原心率的 20％～50％为阳性。提示窦房结内病变,属于病理性改变。心率>90 次/分为阴性,提示窦房结外病变,即迷走神经张力增高引起的功能性改变。

2. 出现交接性逸搏心律,或原交接性心律持续存在者为阳性。

3. 出现心房颤动或窦房阻滞者为阳性,说明窦房结存在严重病变。

三、对阿托品试验评价

1. 阿托品试验简便易行,有较大的辅助诊断价值,但偶有引起室性心动过速、心室颤动的报道。进行此项试验时仍需备用急救设施。

2. 阿托品试验阴性不能完全排除病态窦房结综合征;阿托品试验阳性也不一定完全是病态窦房结综合征,应结合临床和其他方面的检查资料综合判断。

四、禁忌证

1. 青光眼患者禁用此项试验。

2. 前列腺肥大慎用此项试验,因为能引起暂时性排尿困难。

第三节 潘生丁试验

潘生丁(双嘧达莫)试验是德国学者 Tauchert 于 1976 年首先提出并肯定了对冠心病的诊断价值。目前认为此项试验对不能进行运动试验的患者,对冠心病患者治疗措施的选择与疗效评估或对无症状心肌梗死恢复期患者危险度的分析是较准确、简易而安全的检测方法。潘生丁试验已从单一口服用药方法,发展到了静脉途径给药。

一、潘生丁试验的机制

潘生丁是一种较强的扩冠药物,大剂量静脉注射时,对正常或病变轻微的冠状动脉有明显的扩张作用,使其阻力突然降低,导致由这部分血管所供血的心肌血流量明显增加,而对已阻塞或已狭窄的冠状动脉,特别是已狭窄的侧支循环血管,则很少有扩张作用,结果使缺血心肌的血液向非缺血的心肌转移,这种冠状动脉"窃血"现象,进一步导致已缺血的心肌更加缺血。

二、试验方法

1. 试验前 2d 停用氨茶碱类药物、血管活性药物,禁饮浓茶、咖啡及含茶碱的饮料。

2. 试验前描记 12 导联心电图以作对照,准备好氨茶碱及硝酸酯类药物。在潘生丁试验过程中或试验后,如出现心绞痛和心肌缺血 ST 段改变,应立即用氨茶碱 50～150mg(稀释 10ml)于 1～2min 静注,以减轻或缓解潘生丁的作用,如用氨茶碱不能终止心绞痛、头晕、心慌等不适症状,可立即给予硝酸酯类以缓解症状。

3. 用 0.6mg/kg 潘生丁加入生理盐水(或葡萄糖)20ml 稀释后静注,在 10min 内静注完,或采用前 3min 注入 1/2 量,后 7min 注入余下量。注射完后即刻、2min、4min、6min、8min、10min 分别描记 12 导联心电图,同时记录血压、心率。在试验过程中持续心电图监护,并注意患者症状反应。

三、阳性结果判定

1. 诱发心绞痛后,经注射氨茶碱后 30min 内缓解者。

2. ST 段呈水平型或下斜型压低≥0.1mV,持续 2min 以上。

3. 原有 ST 段下移者,在原有基础上再下移 0.1mV,持续 1min 以上。

4. ST 段抬高≥0.2mV。

5. ST 段呈水平型或下斜型下降<0.1mV,但>0.05mV,同时有下列阳性标准之一者:①出现心绞痛,未经用氨茶碱自行缓解者;②出现不典型心绞痛,但在注射氨茶碱后 3min 之内缓解者;③在试验中 R 波占优势的导联上 T 波由直立变低平、倒置或双向者。

四、适应证

1. 可疑冠心病而不宜做运动试验者。

2. 对择期进行心血管或非血管大手术的中老年患者,作为冠状动脉血流储备能力及可能发生心脏事件的评估。

3. 从无症状或无并发症的心肌梗死恢复期的患

者中,筛选出高危患者。

五、禁忌证

包括不稳定型心绞痛;有并发症的心肌梗死;心力衰竭及严重心律失常未控制者;不能停用黄嘌呤类药物的重症肺病或支气管病患者。

六、临床评价

国内外多数学者认为敏感性为 45%～67%,特异性约为 80%。随着病变血管支数的增多,潘生丁试验的敏感性亦增加,对冠状动脉单支病变或狭窄程度≤50%的患者潘生丁试验结果可为阴性。近年潘生丁负荷试验多与放射线核素心肌断层显像相结合,其敏感性和特异性进一步提高,适应证更广。

第四节　氯化钾试验

功能性 T 波与原发性 T 波的鉴别比较困难,Wasserburg 报道,口服氯化钾 10g 可使功能性 T 波全部正常,而心肌肥大、心包炎及洋地黄作用曲线等所引起的 T 波改变,氯化钾不能使其改善。Surawicz 等报道,心得安(普萘洛尔)和氯化钾有同样作用,这两种药物的机制不完全明了,可能与用药后选择性地使动作电位恢复正常,消除了心室复极过程的不均一性有关。

一、氯化钾试验的方法

服氯化钾前先描记一次心电图作为对照用,然后口服 10% 的氯化钾 100ml 后,30min、60min、90min、120min 各描记一次心电图,原异常 T 波恢复正常者为阳性,T 波变化不大者为阴性。

二、氯化钾试验的价值

一般认为口服钾盐可使过度换气、神经循环衰竭以及心脏神经官能症引起的 T 波异常正常化,而左心室肥大、左束支阻滞、心肌梗死、慢性冠状动脉供血不足等器质性 T 波异常无明显变化。据我们观察口服钾盐后对各种原因引起的 T 波异常都有改善,缺血性心脏病的非倒置性 T 波异常,口服钾盐后,大多数也能恢复正常。98% 的病例随着 T 波改善,ST 段也向基线靠近,少数病例出现高钾型 T 波,因此认为钾盐试验对 ST-T 波异常的鉴别价值有限(图 38-1)。口服钾盐出现假阳性,可能与引起一过性高钾型 T 波有关。

三、氯化钾试验的适应证和注意事项

本试验不宜空腹进行,由于口服钾盐量较大,易引起胃部不适、恶心呕吐以及头晕等不适症状,有消化道疾病的患者最好不做此试验,对有明显心脏疾病而有肾功能不全的患者应列为禁忌。有报道称口服大量钾盐有引起心脏停搏、室性心动过速和其他心律失常的危险。Wenolkos 反对 60 岁以上的病人进行口服钾盐试验,还有人不主张临床常规使用钾盐试验。根据我们的经验,60 岁以下、心率较慢(<70 次/分)或不宜做心得安试验者,可进行氯化钾试验。不过,不能将氯化钾试验作为鉴别功能性和病理性 T 波异常的"金标准",只能作为参考,更确切地说,只能把口服钾盐试验作为一种治疗时的参考。

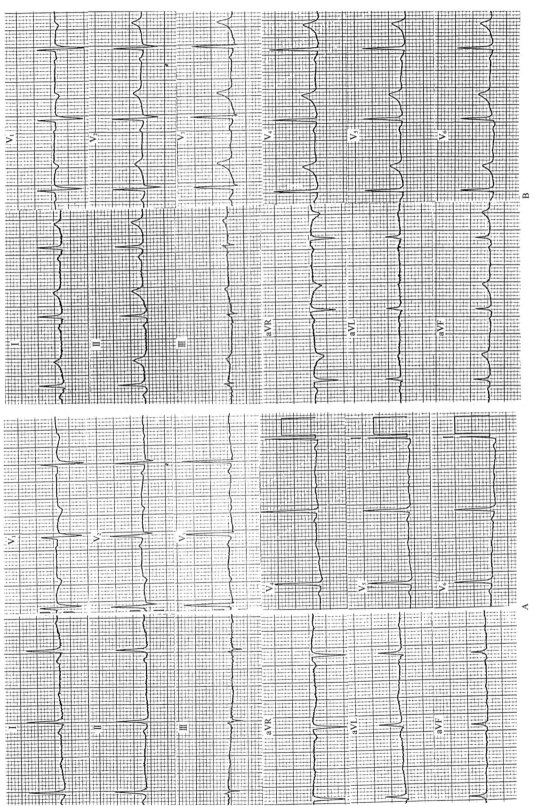

图38-1 氯化钾试验，服氯化钾前后的心电图变化

A.服氯化钾前。患者女性，56岁。心电图示：窦性心律（心率73次/分），下壁、广泛前壁T波低平或浅倒置改变。B.服氯化钾后60min。该患者服用10%氯化钾合剂100ml后60min时记录的心电图，心率基本不变，但各导联T波T波除V₁外均转为直立，振幅正常，即氯化钾试验阳性。建议患者如无氯化钾的禁忌证，可适量口服氯化钾，以改善心肌的复极

第五节　心得安试验

心得安(普萘洛尔)对 β_1、β_2 受体均有阻断作用。对窦房结、房室结、心房肌、浦肯野纤维等均有减慢舒张期除极速度、降低自律性、降低氧耗量、降低心肌收缩力的作用,因而被广泛用于心律失常和冠心病的治疗,也常用于临床药物试验,尤其常用于鉴别自主神经紊乱引起的非特异性 ST-T 改变与心肌缺血或心肌病变引起的原发性 ST-T 改变。

一、试验方法

1. 在试验前 2～3d 受检者停用影响 ST-T 改变的药物,如洋地黄制剂、β 受体阻滞药、利尿药等。

2. 服心得安前描记常规 12 导联心电图以作对照,然后受检者口服 20～30mg 心得安,分别描记 30min、60min、90min、120min 心电图,与用药前心电图对比分析。

二、结果判定

1. 原 ST-T 异常,服心得安后 ST 段恢复到等电位线,T 波变为正常者,判定为阳性。提示用药前 ST-T 异常是由交感神经功能亢进所致。

2. 原 ST-T 异常,服心得安后部分 ST-T 恢复正常或 T 波较前增高 50％者,可判定为改善,提示用药前 ST-T 异常部分与交感神经功能亢进有关。

3. 原 ST-T 异常,服心得安后 ST-T 无明显变化者,可判定为心得安试验为阴性。提示 ST-T 异常与心肌缺血有关。

三、适应证

临床上经常遇到一些中青年人,特别是中年女性,主诉心悸、气短、多汗、胸闷、心前区阵痛等症状。心电图检查示:ST 段轻度压低,T 波低平、平坦。上述症状和心电图改变,除见于心肌缺血外尚见自主神经功能紊乱、内分泌紊乱、心脏神经官能症等。为鉴别 ST-T 改变是心肌缺血引起,还是功能性改变,适合做心得安试验加以鉴别。

四、禁忌证

包括:严重器质性心脏病合并心力衰竭者;严重低血压者;严重窦性心动过缓(心率<60 次/分)者;房室传导阻滞者;慢性肺部疾病、支气管哮喘、肺源性心脏病、肺动脉高压者;糖尿病患者;孕妇以及肝肾功能不全者等,皆不宜做心得安试验。

五、临床评价

心得安试验的临床意义评价不完全一致,Bcher 认为本试验的价值比较大,心得安试验阳性者可否定心肌缺血;阴性者则表示冠状动脉有病变。Polak 认为心得安试验对鉴别心脏器质性损害与功能性改变并无决定性作用,阳性者仅提示受检者可能存在交感神经功能亢进,但此在健康人或有心脏病患者中,包括冠心病患者均可存在,故不能据此确定心脏神经官能症而否定冠心病;阴性者亦仅说明不支持受检者存在交感神经功能亢进的因素,亦不能据此确定为冠心病或某种器质性损害,因尚有交感神经亢进以外的因素亦可引起功能性 ST 段或 T 波改变,而不能用心得安消除。还有人认为心得安试验对冠心病所致的以及功能性的 ST 段或 T 波变化的鉴别诊断,具有一定的参考价值,但两者存在交叉重叠现象,心得安试验阳性者,多考虑心脏神经官能症,然而不都是心脏神经官能症,也不能完全排除冠心病的可能,需要结合临床和其他资料进行具体分析,因为冠心病中亦有一定比例(40％～59.3％)的患者出现阳性结果。另一方面,心得安试验阴性者,可多考虑为冠心病,但亦不能据此而确诊,同样需要结合临床和其他资料才能正确判断。

心得安试验的更大参考价值,在于其对指导治疗(包括冠心病在内)、对决定是否采用心得安治疗以及对心得安疗效的初步估计具有较大的临床意义,若心得安试验阳性者,采用心得安治疗,则预计能取得良好效果。交感-儿茶酚胺系统可引起心脏及大血管严重损害,促进动脉硬化的发展,甚至会引起心肌梗死,心得安试验阳性者,应用 β 受体阻滞药心得安后,短时间内能使原 ST 段或 T 波异常恢复正常(图 38-2)。交感神经活力增加是冠心病发病机制中的因素之一,或为其重要环节,故采用心得安等 β 受体阻滞药进行治疗亦是合理的。对于心脏神经官能症的患者,即所谓的 β 受体高敏症,应用心得安治疗可以减轻患者症状,解除精神压力,亦有利预后。

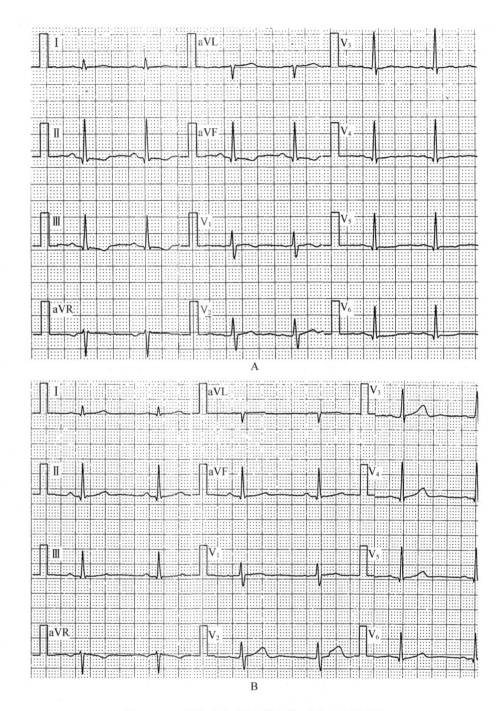

图 38-2　心得安试验,服心得安前、后的心电图变化

患者女性,44 岁,常规体检。A. 心电图示:窦性心律(心率 85 次/分),Ⅱ、Ⅲ、aVF、V₄、V₅、V₆ 导联 ST 段轻度压低伴 T 波低平、浅倒置改变。B. 为图 A 患者口服心得安 30mg 后 90min 记录的心电图,示:窦性心律(心率 61 次/分),各导联 ST 段和 T 波均正常,即心得安试验阳性

第六节　洋地黄试验

在应用洋地黄制剂的心房颤动病例中,心电图上出现宽大畸形的 QRS 波,是洋地黄过量引起的室性早搏,还是生理性的室内差异传导,两者鉴别时可进行洋地黄试验,此外,如出现心率过快(≥150 次/分)是洋地黄过量还是用量不足,也可进行本试验。

洋地黄试验方法:毛花苷 C 0.4mg 加入 5% 葡萄

糖 100～250ml 静脉推注,观察心电图变化。注射毛花苷 C 后宽大畸形 QRS 波减少是生理性室内差异传导,反之应考虑为室性早搏;注射毛花苷 C 后心率进一步增快是洋地黄过量引起的房室交接区兴奋性增高,心率较前明显下降是洋地黄不足。

第七节　异丙肾上腺素负荷试验

异丙肾上腺素为拟肾上腺素药物,能与肾上腺素受体结合表现强烈的兴奋心脏作用,使心率增快,心肌糖原分解增强,心肌收缩力增加,从而使心肌耗氧量增加,故可作为增加心脏负荷的药物,用以进行负荷试验,使隐性缺血显性化。该试验与冠状动脉造影对照显示,其敏感性为 60%～80%,特异性为 80%～100%。

一、试验方法

1. 先记录 12 导联常规心电图作为对照。

2. 用异丙肾上腺素 0.2mg 加入 5%～10% 葡萄糖液 200ml 中,在心电图的监护下,静脉滴注 1～2μg/min(1～2ml/min),直至心率增加至 130 次/分以上,或出现缺血型 ST-T 改变、心绞痛而终止试验,分别描记即刻、2min、4min、6min、8min 心电图。

二、阳性标准

1. 出现典型心绞痛。

2. ST 段水平型或下斜型压低≥0.1mV,持续1min 以上者。

3. T 波由直立转为倒置或负正双向且持续15min 未恢复原来状态者。

三、适应证

临床疑冠心病患者,但不适宜进行运动试验。

四、禁忌证

凡近期发作心绞痛、急性心肌梗死、快速性心律失常、明显的心功能不全及血压超过 150/100mmHg 者应禁用这种试验。

五、注意事项

异丙肾上腺素负荷试验对冠心病诊断的阳性率约 75%,但也有一定的假阳性和假阴性,如心肌炎、风湿性心脏病、高血压等也可能出现假阳性改变,在判定其临床意义时要结合其他资料。该试验有诱发异位心律,甚至有诱发心室颤动的危险,故应严格掌握适应证与禁忌证。亦有报道异丙肾上腺素负荷试验能使交感神经过度兴奋,反射性引起迷走神经张力增高,诱发心动过缓和血压下降。所以在做本试验时必须在医师指导下并严密观察心电图变化,做好充分急救准备。

第八节　心电图运动试验

心电图运动试验(ECG exercise test)是通过运动增加心脏负荷,使心肌耗氧量增加,观察心电图的改变,间接了解心肌有无缺血的一种方法。例如在安静状态下冠状动脉虽有狭窄,心肌对血液和氧的需求并未超过供给,在常规心电图上不会出现缺血性改变,当运动时心肌代谢显著增加,狭窄的冠状动脉入不敷出,心肌便出现供血不足,心电图上表现为心肌缺血改变;如果冠状动脉没有病变,血氧供求平衡,心电图上便不会出现心肌缺血改变。因此可以说心电图运动试验对于冠心病的诊断、鉴别诊断以及对预后的评估都具有重要的临床价值。

一、运动试验的适应证及禁忌证

(一)运动试验的适应证

1. 诊断目的　①不明原因的胸痛;②存在冠心病易患因素;③糖尿病患者;④无症状的 45 岁以上男性和无症状的 55 岁以上女性;⑤与运动有关的头晕、心悸、胸闷及晕厥者。

2. 评价目的　①评估冠心病的预后;②评估心肌梗死的预后;③评估各种治疗冠心病的措施和方法的效果;④评估冠心病人的冠脉储备情况。

3. 研究目的　①评估抗心律失常药物;②了解心血管病对运动的反应。

4. 康复治疗目的　①指导冠心病人的康复治疗;②指导心肌梗死后病人的康复治疗;③指导其他心血管疾病患者的治疗。

(二)运动试验的禁忌证

1. 绝对禁忌证　①急性心肌梗死(2d 内);②高危不稳定型心绞痛;③急性心肌炎、心包炎;④未控制的、伴有症状或血流动力学障碍的心律失常;⑤严重的主动脉瓣或瓣下狭窄;⑥未控制的严重充血性心力衰竭、心源性休克;⑦急性肺栓塞;⑧急性主动脉夹层;⑨严重的高血压和低血压;⑩运动能力障碍。

2. 相对禁忌证 ①冠状动脉左主干狭窄;②肺动脉高压;③电解质紊乱;④快速性或缓慢性心律失常;⑤高度房室传导阻滞;⑥肥厚型心肌病或其他原因所致的心室流出道梗阻;⑦其他严重的心脏病;⑧洋地黄治疗期或洋地黄中毒;⑨较轻的主动脉瓣或瓣下狭窄;⑩精神或身体异常不能配合。

二、运动试验负荷量

心率增快是造成心肌耗氧量增加,冠状动脉血流增加的主要指标,过去临床曾广泛应用的二级梯运动试验,由于负荷量小、心率增加不足,对检出冠状动脉

供血不足的敏感性较低,已被目前国内外所采用的极量和次极量(亦叫亚极量)运动试验所代替。所谓极量运动试验,是指心率达到自己生理极限的负荷量,亦即受检者达到最大的耗氧量。目前国内多采用统计所得的各年龄组的预计最大心率指标(表38-1),简化的计算方法是年龄预计的最大心率=220－年龄。所谓的次极量运动试验是指运动时心率达到最大心率的85%～90%,简化计算方法是年龄预计的最大心率=195－年龄。目前应用最广泛的活动平板运动方案是 Bruce 方案(表38-2)预估心率,即极量运动试验达到受检者该年龄组最大心率的100%。次极量运动试验达到受检者该年龄组最大心率的90%,次极量运动试验是一个人为的指标,一般取平均预计最大心率的85%或90%。

表 38-1 国内通用的最大心率(次/分)

	25 岁	30 岁	35 岁	40 岁	45 岁	50 岁	55 岁	60 岁	65 岁
平均最大心率	200	194	188	182	176	171	165	159	153
85%最大心率	170	165	160	155	150	145	140	135	130

表 38-2 活动平板试验预估心率(次/分)

	20 岁	25 岁	30 岁	35 岁	40 岁	45 岁	50 岁	55 岁	60 岁	65 岁	70 岁	75 岁	80 岁
极量级	197	195	193	191	189	187	184	182	180	178	176	174	172
90%次极量级	177	175	173	172	170	168	166	164	162	160	158	157	155

三、运动试验的终止指征

运动试验过程中,可通过心电监视示波屏对受检者的心电图和血压进行连续监视,每3min记录一次 V_1、V_5、aVF 导联的心电图及测量一次血压,并按方案每3min增加一次速度及一次坡度,一般运动6～12min达到预期最大负荷量(目标心率)为运动试验终止指标。还有两种情况需终止运动试验:①症状限制运动试验。有些受检者运动负荷未达到预期心率目标,出现了严重症状和体征,如血压下降、心绞痛、严重心律失常、呼吸困难、头晕、步态不稳等症状之一者,如继续运动将会出现不良后果,此时应立即停止运动试验。②出现阳性标准。例如出现 ST 段下降达0.2mV 等,应终止运动试验。

1. 绝对指征 ①中、重度心绞痛;②收缩压较基础血压水平下降>10mmHg伴其他缺血征象;③出现共济失调、眩晕,近似晕厥状态;④面部出现发绀或苍白;⑤持续性室性心动过速;⑥除 V_1、aVR 导联外其他导联出现 ST 段抬高≥0.1mV;⑦受试者要求终止试验。

2. 相对指征 ①收缩压较原基础血压水平下降>10mmHg 不伴其他缺血现象;②ST 段下移>0.2mV 或显著的电轴偏移;③出现多源性室性早搏、室性早搏呈联律、室上性心动过速,心脏阻滞或心动过缓;④劳累气促、哮喘、跛行、下肢痉挛;⑤束支阻滞或室内阻滞与室性心动过速无法鉴别;⑥胸痛加重;⑦高血压反应,收缩压>220mmHg 和舒张压>115mmHg。

四、运动试验前准备

1. 描记受试者12导联常规心电图,测量血压以便对照,根据病人整体情况以及病史和其他检查资料,确定运动方案。

2. 检查前一天禁酒,检查当日需吃早饭,饭后至少2h进行。运动试验前不得饮酒、喝浓茶和咖啡、吸烟,不能剧烈活动。

3. 备好心肺复苏设备及急救药品,防止检查过程中出现意外。

4. 向患者说明此项检查的目的、步骤、运动方法、可能出现的症状,消除受试者的紧张心理,取得受

试者的配合。

5. 室温保持在 18～26℃,令受试者充分暴露前胸,把测试电极放在恰当位置,然后穿好鞋套进行运动。告知受试者运动中如出现胸痛、头晕等不适症状及时告诉身边的医师。

五、运动试验中的注意事项

1. 连续监视心电图,每分钟记录一次心电图,必要时可多次记录。

2. 每 3min 测量一次血压,如发现异常每分钟测量一次。

3. 运动中注意观察病人的情况,如呼吸、神态、面色、步态等。受试者如主诉有胸痛、头晕、下肢关节痛等情况,符合运动试验的终止指征,要立即终止试验,防止意外发生。

六、运动试验后的注意事项

1. 每分钟描记一次心电图,至少观察 6～10min,如果 6min 后 ST 段改变未恢复到运动前水平,应继续观察至恢复运动前心电图图形。

2. 每 3min 测量一次血压,至少观察 6～10min,6min 后血压仍波动,应继续测量血压恢复到运动前状态。

3. 检查结束后进行结果分析,包括运动量、临床表现、血流动力学以及心电图改变 4 个方面,然后写出运动试验结果报告。

七、运动试验的种类和方法

运动试验负荷量的不同,心电图反映心肌缺血的敏感性亦不同。下面介绍几种运动试验的仪器和方法。

1. 活动平板试验(treadmill test) 是一种多级运动试验,是目前器械运动中引起心肌耗氧量最高方式并能人为控制进程与运动耐量的试验。受检者在一定坡度和转速的活动平板上行走,根据所选择的运动方案受检

者可以自由调节坡度和转速,也可以在一定时间内提高一定的坡度和(或)速度,根据极量和次极量调节负荷量直到心率达到受检者的预期目标作为终点。目前常用的平板运动方案是 Bruce 方案(表 38-3),对年龄较大和已有冠心病的受检者,可采用修订的 Bruce 方案(表38-4)。

表 38-3 Bruce 活动平板试验方案

级别	时间(min)	速度 mi/h	坡度
1	3	1.7	10°
2	3	2.5	12°
3	3	3.4	14°
4	3	4.2	16°
5	3	5.0	18°
6	3	5.5	20°
7	3	6.0	22°

1mi(英里)=1609m。

表 38-4 Bruce 活动平板试验修正方案

级别	时间(min)	速度 mi/h	坡度
1	3	1.7	0°
2	3	1.7	5°
3	3	1.7	10°
4	3	2.5	12°
5	3	3.4	14°
6	3	4.2	16°
7	3	5.0	18°
8	3	5.5	20°
9	3	6.0	22°

2. 踏车运动试验(bicycle ergometer test) 让受检者在装有功率计的踏车上做踏车运动,以速度和阻力调节负荷大小,负荷量分级递增。负荷量以(kg·m)/min 计算,每级运动 3min。男性由 300(kg·m)/min 开始,每级递增 300(kg·m)/min;女性由 200(kg·m)/min 开始,每级递增 200(kg·m)/min,直至心率达到并稳定于该年龄组最大心率的 85%(相当于190-年龄),见表 38-5。

表 38-5 踏车运动试验方案

级别	男性		女性	
	(kg·m)/min	运动时间(min)	(kg·m)/min	运动时间(min)
1	300	3	200	3
2	600	3	400	3
3	900	3	600	3
4	1200	3	800	3
5	1500	3	1000	3

3. 马氏特二级运动试验 马氏特(Master)在1938年首先用心电图运动试验,1942年 Master 等将二级运动试验标准化,故称为马氏特二级运动试验。这种试验方法简便安全,可以提高诊断冠心病的阳性率,后被临床心电图学者广泛采用。后来发现二级运动试验很难达到最大心肌耗氧量,因此阳性率较低,假阴性率较高。随着检查仪器的进展,目前完全被运动量大的活动平板和踏车试验所代替。在欧美国家马氏特运动试验这一项检查已"光荣退休"进入了历史博物馆。

八、运动试验判断标准

(一)阳性标准(图 38-3)

1. 出现典型的心绞痛。

2. 运动中心电图出现 ST 段下斜型或水平型下移,J 点后 80ms 处压低≥0.1mV,持续时间≥1min。

3. 如运动前心电图已有 ST 段下移,则运动后 ST 段在原水平上再下移≥0.1mV。

4. 运动中或运动后在 R 波占优势的导联上,ST 段呈弓背向上型抬高≥0.1mV。

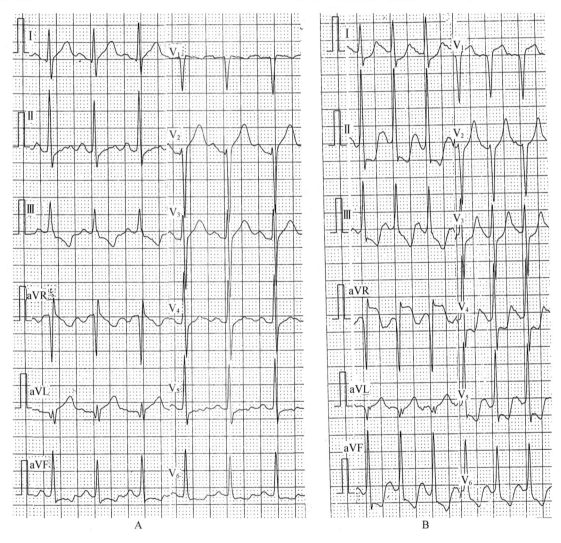

图 38-3 运动试验前(A)及运动试验阳性(B)的心电图

A. 患者男性,43 岁,胸闷不适查因。运动前心电图示:窦性心律(心率 110 次/分),Ⅲ、aVF、V₅、V₆ 导联 ST 段水平型压低 0.05～0.15mV,T$_{Ⅱ,aVF,V5,V6}$ 低平或浅倒置。B. 为图 A 患者运动心率 149 次/分时的心电图,可见Ⅱ、Ⅲ、aVF、V₄、V₅、V₆ 导联 ST 段水平或下斜型压低 0.2～0.4mV,aVR 导联 ST 段水平型抬高 0.3mV,运动试验阳性

(二)可疑阳性标准

1. 在运动中或运动后以 R 波为主的导联上,J 点后 80ms 处出现 ST 段水平型或下斜型下移≥0.05mV 而<0.1mV,持续时间≥1min。

2. ST 段上斜型下移,J 点后 60ms 处下移≥0.15mV,或 ST 段斜率<1mV/s(25mm/s 走纸速度),持续至少 1min。

3. 孤立性 U 波倒置。

4. 出现严重心律失常,如多源性早搏、室性心动过速、房室传导阻滞、窦房阻滞、心房颤动、心房扑动。

5. 异常心率恢复,即指从运动峰值心率到 2min 后心率的变化≤12 次/分。

6. 运动后延迟的收缩压反应,即指恢复期第 3 分钟的收缩压与第 1 分钟的收缩压比值>1。

7. 运动中收缩压较安静时或前一级运动时下降≥10mmHg。

九、运动试验心电图改变的临床意义

(一)ST 段压低

运动诱发心肌缺血的 ST 段有压低或抬高。运动中出现的 J 点下移是一种正常反应,J 点后 ST 段快速(>1mV/s)上移型压低<1.5mV 也视为正常。J 点后 ST 段缓慢上斜型压低≥1.5mV,并持续到 J 点后 80ms 视为异常。ST 段水平型压低或下斜型压低≥0.1 mV,并持续到 J 点后 80ms 为异常,是诊断心肌缺血的重要指标,即为运动试验阳性标准。运动前已存在 ST 段压低者,运动后诱发的 ST 段下移如在原有基础上再下移 0.1 mV,并持续 2min 以上方可作为运动试验阳性,但其特异性较运动前无 ST 段下移者低。

(二)ST 段抬高

多数冠心病患者运动试验出现 ST 段压低,少数可出现 ST 段抬高,其发生率为 1%~6%。运动试验中出现 ST 段抬高≥0.1mV,提示严重透壁性心肌缺血。ST 段抬高出现在心肌梗死的导联,是由于局部心肌运动障碍或有室壁瘤;ST 段抬高出现在无异常 Q 波的导联,则提示局部心肌有严重的透壁性缺血或心外膜缺血,缺血区域相对应的冠状动脉有高度的狭窄;也可以是运动试验诱发了左冠脉主干痉挛致变异型心绞痛。运动试验出现 ST 段抬高的患者,更容易引起室性心律失常。

(三)U 波变化

运动试验 U 波倒置比较少见,但具有较高的特异性,高度提示心肌缺血,是左冠脉前降支严重狭窄的标志。U 波倒置尚可出现于左心室肥厚、主动脉及二尖瓣反流患者,是左心室舒张功能异常的表现。此外,服用抗心律失常药物的患者,也可能出现 U 波异常。

(四)T 波改变

运动试验时 T 波振幅的变化差异很大,大部分健康的年轻人可随运动量的增加 T 波振幅进行性增高,反映 T 波振幅增高与心率增快有一定关系。但也有部分健康人运动时出现 T 波倒置或低平,这种现象可能由循环血液中儿茶酚胺增高所致,与心肌缺血无明确关系。我们曾遇到 2 例体育爱好者多次心电图检查左胸前导联 T 波倒置或双向,进行运动试验时随负荷量增加 T 波极性渐逆转至 T 波直立,试验结束心率渐恢复运动前水平,T 波也随之恢复运动前的倒置或双向。过去曾经把运动试验出现 T 波倒置作为心肌缺血的指征之一,近年认为运动试验单纯 T 波倒置无诊断意义。

(五)QRS 波变化

1. QRS 波振幅改变 运动试验 QRS 波幅度改变是多种多样的,1978 年 Bonoris 和 Greenbeg 等曾提出运动试验时 R 波振幅增加是冠心病心肌缺血的又一指标,以后也有人支持这一观点。后来研究发现在健康人和病人中,运动试验时 R 波振幅呈现多样性改变,运动试验心率达 120~150 次/分时 R 波振幅一般均升高,超过 150 次/分时则 R 波振幅降低,而病人一般均在 120~150 次/分心率范围内终止试验,故 R 波振幅增高的发生率亦高,而健康人则常在更高心率时终止试验,故 R 波振幅常降低。运动试验时 R 波振幅变化的机制尚不清楚,曾有人提出冠心病患者运动试验 R 波振幅增高,是因为心肌缺血引起左心室容积增加所致,但近年研究认为 R 波增高与左心室容积改变无关。目前认为运动试验引起的 R 波振幅改变,对心肌缺血的诊断和预测无价值。

2. 运动试验引起 QRS 时限改变 运动试验能引起多种室内阻滞,包括左束支阻滞、右束支阻滞和分支阻滞(主要是左前分支)。健康人运动试验中亦可出现室内阻滞。因此,运动试验引起孤立性室内阻滞并不能作为心肌缺血的指标。另有学者认为:当心率<125 次/分时出现左束支阻滞且伴典型心绞痛,提示心肌缺血;心率≥120 次/分时出现左束支传导阻滞不能提示冠状动脉病变。运动引起一过性、非频率依赖性左前分支阻滞,常提示冠脉左前降支近端病变或三支血管病变。

(六)Q-T 间期

Q-T 间期延长与冠心病、高血压性心脏病相关性比较密切。正常人运动试验可引起 Q-T 间期缩短,冠心病患者运动试验Q-T间期往往延长或不变。

(七)传导阻滞

运动试验前存在室内阻滞,运动后消失,或原无室内阻滞,运动后出现室内阻滞,这两种室内阻滞应视为频率依赖性阻滞。左束支阻滞者不能用运动试验诊断心肌缺血,因为正常人存在左束支阻滞时,在静息状态下,就有ST段压低,运动试验同样可出现明显的ST段压低,这种ST段压低不能反映是否有心肌缺血。左束支阻滞出现在心率<125次/分并伴典型心绞痛发作,常表示有冠心病;当左束支阻滞出现在心率>125次/分时,提示冠状动脉正常。右束支阻滞并不影响运动试验的结果判定,当下壁与侧壁导联ST段压低者,并不需要过早作为阳性处理,应进一步检查。

运动试验对房室传导也有一定影响,一般运动使心率加快,P-R间期缩短,原有一度房室阻滞消失者,应考虑一度房室传导阻滞是迷走神经增高引起,属于功能性;如运动出现P-R间期延长,多考虑与心肌炎或服用洋地黄和β受体阻滞药等有关。运动诱发二度房室传导阻滞临床意义尚不清楚,心室率>150次/分,提示属于频率依赖性,没有临床意义;心室率<150次/分,提示房室传导病理性降低。已有完全性房室传导阻滞者不宜做运动试验。

十、活动平板运动试验与冠状动脉造影比较

1. 活动平板运动试验的敏感性为60%～70%,即30%～40%证实有冠状动脉供血不足,其试验阴性者,常见于单支冠状动脉病变,表示预后良好。

2. ST段异常出现的时间与冠状动脉病变有一定的关系,相当一部分病人运动后即刻就出现ST段下降,有人研究认为ST段下降出现得越早,冠状动脉病变程度越重。

3. ST段压低若呈水平型或下斜型压低≥0.3mV,冠状动脉造影常显示严重的冠状动脉病变,而且往往属于3支病变或左冠状动脉主干病变。

4. ST段下降持续时间,亦即运动试验停止后ST段恢复时间的长短与冠状动脉的病变程度有关。若运动后ST段即刻压低持续8min或8min以上,冠状动脉造影结果显示2支或3支冠状动脉病变。

十一、运动试验中出现的假阳性和假阴性

假阳性是指运动试验心电图异常,冠状动脉造影没有发现冠状动脉狭窄的证据。假阴性指运动试验心电图正常,而冠状动脉造影有明显的狭窄。常见的原因如下。

1. 假阳性原因

(1)药物:洋地黄类、排钾利尿药、降压药、镇静药、雌激素。

(2)心脏病变:二尖瓣脱垂、预激综合征、心肌病、主动脉瓣及瓣下狭窄、心包炎、冠心病、高血压。

(3)电解质紊乱:低血钾。

(4)心电图原有异常:左心室肥大、左束支阻滞、右束支阻滞、非特异性ST段异常、右心室肥大。

(5)其他:育龄妇女、过度通气、糖摄入、漏斗胸。

2. 假阴性原因

(1)药物:心得安、硝酸盐等抗心绞痛药,普鲁卡因酰胺、奎尼丁等。

(2)心电图异常:电轴左偏或左前分支阻滞。

(3)冠心病:陈旧性心肌梗死、单支冠状动脉病变。

(4)运动方法不当:过早结束运动试验、运动员体质。

(5)导联不当:单导联或3导联记录应同步12导联或更多导联记录、导联放置不当。

十二、运动试验对心律失常出没的评价

运动试验中以室性早搏(VPC)出现的频率最高,有统计缺血性心脏病出现率约30%,其他心脏病15%,非心脏病疾病约7%。VPC之外的心律失常比较少见,室性心动过速(VT)在缺血性心脏病患者中发生率为2%,室上性心动过速无论有无心脏病发生率均低,最高发生率为3%,室上性早搏发生率2%～6%。一般日常生活中,安静状态出现过VPC者,运动试验多数不再出现,具有消失的倾向。然而在日常生活中,劳动时出现过VPC者,运动试验再现性很高。

(一)室性早搏出现和消失的意义

过去文献曾报道,运动试验出现VPC是心肌损害的表现,1968年规定严重心律失常可作为运动试验阳性的标准,单纯VPC不作为阳性标准。根据多数学者经验:缺血性心脏病患者运动试验VPC出现率高是确切无疑的,然而心肌炎、心肌病也易出现VPC,甚至非心脏病患者VPC出现率亦不低,因而认为运动试验中出现VPC还是不作为心肌缺血反应为妥。

运动试验中VPC消失历来作为良性反应,VPC增加作为异常表现。日本的村山正博报道,非心脏病患者运动试验,有95.7%的VPC消失,缺血性心脏病患者的VPC也有63.6%消失,故认为运动中VPC消失不一定是良性表现。

运动试验中 VPC 增多者可以说是异常反应,运动试验中 VPC 消失和发生机制为①心率增加,心率增加时心肌局部不应期的差值减少,使原有的 VPC 消失;②交感神经兴奋,交感神经兴奋时浦肯野纤维的 4 相除极增强,促进了心肌的自律性;③心肌局部缺血,局部缺血的心肌在除极与复极过程中,出现的传导时间差异,是产生自律性与折返激动的基础。

上述三个方面的综合因素与 VPC 的产生和消失有关。

(二)室性早搏与心肌缺血程度的关系

村山正博对缺血性心脏病患者运动试验的病例进行了预后调查,因心肺原因而猝死的 33 例与生存的 113 例对比分析结果:运动试验 ST 段压低判为阳性的病例,1min 有 10 个以上 VPC 者猝死率非常高,指出缺血性心脏病患者运动试验中 ST 段压低伴多发性 VPC 者预后不容乐观。Goldschager 对缺血性心脏病进行试验,对出现 VPC 和不出现 VPC 的患者分别进行了冠状动脉造影对比,结果出现室性心律失常者多为 2~3 支病变,而且左心室异常者居多。他还指出,在运动前已有 VPC 者,运动时虽然消失,也未必说明冠状动脉病变程度轻,即使有 3 支病变,运动中 VPC 也常消失。在安静状态下不出现 VPC 的患者,运动试验诱发出 VPC 者,病变多在左冠状动脉前降支,此点耐人寻味。村山正博通过对缺血性心脏病患者的预后调查,认为运动试验中出现明确的 ST 段压低伴发 VPC 者,或存在心肌梗死等缺血性心脏病的患者,在运动试验中出现 VPC 成为预后的决定因素,应作为重症病例看待。

十三、出现室性心动过速的意义

运动试验诱发室性心动过速(VT)很少见,村山正博发现在连续 1000 人次的运动试验中只发现 3 人(0.3%),均系缺血性心脏病患者。Ellestadt 采用活动平板对 4028 例患者进行极量运动试验,在试验中出现一过性 VT 者 9 例(0.2%),除一例电除颤恢复窦性心律外,其余 8 例均系自然恢复窦性心律。运动试验中出现 VT 不仅是心肌缺血的反应,亦是心肌炎、心肌病的表现之一。此外,VT 尚可发生在健康人中,特别是心脏正常的青年人中,如分支型 VT、源于右室流出道的 VT 等,这类 VT 的发生机制可能与运动引发循环血流中儿茶酚胺分泌增多有关。已有报道运动试验诱发心室颤动的病例,运动试验诱发心室颤动者,大多数有多支冠状动脉病变。

十四、出现室上性心律失常的意义

运动试验出现室上性心律失常的频率比室性心律失常少得多,其机制尚不清楚,故诊断意义也难确定。从室上性早搏发生率分析,高龄者发生率有偏高的倾向,但未见室上性早搏与 ST 段压低等心肌缺血改变的相关性。运动试验出现室上性心动过速、心房颤动亦不多见。原有一过性室上性心动过速或心房颤动的患者,运动试验中易被诱发。一般运动试验中诱发的室上性早搏、室上性心动过速、心房颤动、心房扑动,要确定其诊断意义还有困难,然而出现上述快速性室上性心律失常,不要忘记排除二尖瓣脱垂综合征。

十五、运动试验血压反应

健康人运动试验时,血压反应是收缩压随运动量增加而进行性升高,舒张压改变很小。升高的收缩压直至接近极量运动峰值才慢慢下降,在运动终止后随心排血量降低而恢复至运动前水平。大多数健康人运动时的峰值在 162~216mmHg,收缩压超过 220mmHg 是异常。运动期间早期舒张压可轻度升高,但应<10mmHg。中老年人在运动试验期间舒张压可有轻度升高而无下降,正常人在运动试验中及运动后舒张压上升或下降均不超过 10mmHg。

1. 运动试验低血压反应 收缩压较运动前降低≥10mmHg 即为异常,收缩压降低常见于正常女性,尤多见于精神焦虑或交感神经亢进的人。健康人在高运动负荷及极量心率时,有的亦可出现短暂的收缩压下降 10mmHg,如不出现其他缺血反应仍视为正常反应。如果受检者正在应用 β 受体阻滞药、钙拮抗药及其他血管扩张药,运动试验期间出现低血压反应是一种常见现象,无诊断意义,如不存在上述情况,能除外高血压、心肌病及瓣膜病,则是冠心病的重要诊断依据。如无心肌梗死的患者,运动试验时收缩压降低,反映左主干或三支冠状动脉病变;有心肌梗死者出现收缩压降低,反映存在大面积心肌缺血损伤而引起左心功能不全。运动试验时血压显著降低,反应心脏负荷能力降低,病变严重。

2. 高血压反应 运动试验期间收缩压>200mmHg,则认为是异常反应。运动试验期间血压异常升高的临床意义尚不清楚,不少学者认为是不稳定高血压的表现,可能存在潜在性高血压。正常人有时在运动试验期间亦可出现血压异常升高,这是因为精神过度紧张或在运动中的等长运动所致。运动试验收缩压>220mmHg,是终止运动试验的指标。

3. 心肌梗死患者血压反应 运动试验中收缩压未能升高 10~30mmHg,被认为是心肌梗死后发生不良心脏结局的独立预测指标。有 Q 波的心肌梗死患者收缩压未能超过 110mmHg,提示预后不良。

十六、运动试验对心肌梗死恢复期的意义

急性心肌梗死后恢复期的患者,仍可能发生不稳定型心绞痛、再次心肌梗死或猝死。这类患者的死亡多数是突发性的,且多发生在心肌梗死后最初的 6 个月之内,第一年的死亡率约 20%,以后逐年下降至每年 3%~4% 的水平。非致死心肌梗死的再发率第一年为 11%,以后亦逐年减少。为此临床工作者希望能早日找到、鉴别心肌梗死后的高危病人,予以积极治疗。近年认为较为理想的方法是心肌梗死后早期进行运动负荷试验。

以往曾认为心肌梗死后早期运动试验危险性大,不敢施行,自从 Aterhog(1971 年)报道 12 例心肌梗死患者在心肌梗死后第 3 周和第 18 个月进行运动试验是安全的,还可以评估患者的预后,继之 Ericsson 等又报道了心肌梗死早期运动试验,可预测梗死后半年内猝死的可能性,于是各国大量地开展了此项研究工作,目前心肌梗死后患者进行运动试验,已成为一项常规工作。

Throux 等对急性心肌梗死后第 2 周的病人进行运动试验,出现缺血性 ST 段压低≥0.1mV 者达 30%,随访中发生猝死者占 90%,死亡的病人 85% 发生于运动试验呈阳性反应组的患者。随访一年的统计显示:活动平板试验阳性者死亡率 27%,阴性者仅为 2.4%,前者死亡率是后者的 13 倍。心肌梗死后的预后还与达到运动的强度和运动中的血压反应有关。运动负荷如能达到 5~6MET,或达到年龄预测心率的最大心率的 70%~80%,一年内死亡率仅为 1%~2%,运动负荷量 4MET 以下者,死亡率是达到 7MET 者的 3.5 倍。Gissi-2 研究报道,在接受溶栓的患者,运动试验中峰值心率(次/分)与血压(mmHg)的乘积少于 21 700,是心肌梗死后 6 个月内死亡率的独立预测指标(相对危险 1.71)。运动试验中诱发心肌缺血 ST 段压低,有 Q 波心肌梗死患者的死亡率比无 Q 波心肌梗死患者的死亡率明显增高。研究证明心肌梗死后运动试验诱发的缺血型 ST 段压低,是心脏死亡的一个很重要预测指标。大规模的溶栓试验数据证实,不能进行运动试验的心肌梗死患者,不良心脏事件的发生率最高。

十七、心电图运动试验小结

心电图运动试验是各种负荷试验中最常用而且是最重要的一种,因其最符合人的生理负荷,通过一定的负荷量进行生理运动,可以了解人的生理变化。通过运动试验对冠心病人或可疑冠心病人进行临床诊断和预后评估,对健康人的体能以及特殊职业人员体能的全面了解,已成为诊断、筛选和评估冠心病不可少的检查项目。随着医疗诊断技术的发展,对冠心病诊断的技术手段不断增多,如冠状动脉造影、64 排螺旋 CT、磁共振、超声心动、核素等广泛地用于临床,通过影像、视波屏幕能够清晰地观察到冠状动脉的狭窄程度以及部位,特别是冠状动脉造影已成为诊断冠状动脉病变的金标准。但是,上述检查方法是在静态下施行的,不能反映冠状动脉狭窄程度与临床症状和特征(心绞痛、心率、血压、左心功能等)之间的密切关系。而且检查方法烦琐、价格不菲,有些检查还有创伤性。心电图运动试验属于动态检查方法,虽看不到病变血管的部位和狭窄程度,但可通过心电图的改变,间接地判断心肌缺血程度、血流动力学变化以及人的整体对各种负荷量的承受能力,评估冠心病的危险度和预后,还与临床症状和体征存在较强的相关性,而且检查方法简便快捷、价廉且无创伤性。目前各医院普遍开展了心电图运动试验,有些医院还开展了运动超声图、心动核素心肌显像、运动门控血池扫描、运动心功能检查等。不会因为先进的心血管检查技术的出现,冷落了心电图运动试验。

十八、运动试验非冠心病出现的 ST 段压低原因

1. **短暂性 ST 段压低**　运动前 ST 段正常,运动达峰值时出现 ST 段压低,但运动后几乎立即恢复正常。运动中出现的 ST 段压低程度一般亦较轻,持续时间有时可达 1min,但大多数几乎在停止运动后几秒钟即恢复正常,此种 ST 段压低并不一定是心肌缺血所致。

2. **运动前或运动时 ST 段均正常**　运动后出现 ST 段压低,如 ST 段轻度下斜型压低<0.1mV,并不伴其他心肌缺血表现,也无胸痛症状,患者常能忍受极量或次极量运动,这样的患者常无冠状动脉病变,是假阳性。

3. **交替性 ST 段压低**　运动时或运动后出现交替性改变,并不一定反映冠状动脉本身的病变,而是心肌受损的表现。随呼吸运动出现的 ST 段压低和正常的交替,常是左心室顺应性降低的表现,也不一定反映冠状动脉本身病变。

4. **血管调节无力性 ST 段压低**　许多健康人在安静状态下,心电图上出现非特异性 ST-T 改变,如站立或过度呼吸时,ST-T 改变加重,这种现象是"血管调节无力"的表现,可出现不同性别的任何年龄组,但多见于青年女性,常有过度的感情活动伴有胸痛及阳

性家族史。这一类患者在运动开始 3～6min ST-T 改变显著,运动量进一步增加、达次级量心率时或在运动终止的时刻,异常的 ST 段或 T 波反而正常。这类病人并无冠状动脉病变,其 ST-T 异常多为血管调节功能降低所致。

5. Reynold 综合征 指一些健康人在安静状态心电图完全正常,站立和过度通气时出现 ST 段压低,运动时 ST 段压低进一步加重,但达到运动终点时,ST 段却又恢复正常。这类人冠状动脉造影结果正常,心导管检查发现心排血量高于正常人,而动静脉氧差较小,心率易变性大,常因站立或轻度活动就会出现过度窦性心动过速和 ST-T 改变,究其原因亦可能为血管调节无力。

6. 室内激动顺序异常 如左束支阻滞、左前分支阻滞、预激综合征等。间歇性预激综合征运动试验时,常引起假阳性结果;右束支阻滞时,运动试验也可有 ST 段压低。

7. 高血压或左心室流出道梗阻 常引起左心室负荷过重、心肌肥大,使心肌需氧量增加,从而导致心内膜下冠状动脉血流灌注相对减少,当达到一定程度,即使无冠状动脉病变,也可引起 ST 段压低,此时的 ST 段压低仍反映心内膜下心肌缺血。在有左心室后负荷增加,心电图上有左心室肥大或压力负荷过重表现者,运动试验时可引起 ST 段进一步压低,反映左心室内膜下心肌缺血加重或左心室功能不全,但并不反映冠状动脉本身病变,而呈假阳性结果。

8. 二尖瓣脱垂 有二尖瓣脱垂的患者出现安静时 ST 段压低、运动时压低加重,或安静时 ST 段正常、运动时 ST 段压低。引起 ST 段压低的原因尚不清楚。

9. 药物作用 洋地黄类药物可引起 ST-T 异常,是洋地黄效应的表现,洋地黄的这种效应长达 1 周以上,因而需停药后才能进行运动试验,如病情不允许停用,则不宜做运动试验。三环类或其他抗抑郁药物常在运动试验中出现假阳性和假阴性,其机制不清楚。某些降压药物如甲基多巴胺和排钾利尿药能引起运动试验 ST 段压低;β受体阻滞药能使运动后 ST 段压低的程度减轻;硝酸酯类及钙离子拮抗药等扩张血管药物,能增加冠心病病人运动耐受量,而不能预防运动试验的心肌缺血。

第 39 章

动态心电图

第一节 概 述

一、动态心电图发展简史

1961 年美国科学家 Norman Jefferis Holter(Norman J. Holter)发明了动态心电图(ambulatory electrocardiograph,AECG),即长时间连续、动态记录心电图,又称 Holter 心电图。动态心电图系统包括记录器、电极、导线和回放系统,其中记录器是核心部分,是通过导联线与受检者体表相连的、随身携带的心电信息采集和存储设备。记录器实际上是一个体积小、重量轻、电源功耗低,能够连续工作 24h 以上的由病人佩戴的心电图机。其工作原理,甚至内部的电路和普通的心电图机相比没有区别,仅是记录设备和输出的方式不同。普通心电图机将心电波形输出到心电图纸上,而动态心电图记录器将心电波形记录到存储器中,24h 记录完毕后再输出到计算机中,利用动态心电图分析软件提取浏览、分析或将心电图打印在纸上进行分析。

动态心电图应用于临床近 50 年来,随着电子学和计算机技术的进步,记录器的记录介质从盒式磁带发展为电子硬盘、闪存卡和电子优盘。目前以闪存卡存储器应用较为普遍,它具有体积小、耗电低、有记忆功能、断电后数据不丢失的优点。监测导联由单道、3 导联发展到了 12 导联同步实时监测。回放分析系统软件功能越来越强大,包括栅状图、动态波形叠加图、趋势图、全览图、心搏模板、直方图、心率变异性、心房颤动总负荷、心率振荡、心肌缺血总负荷、微伏级 T 波电交替、睡眠窒息危险分析、心率减速力等功能。近些年来植入性 Holter 的临床应用,大大延长了记录时间,实现了人机对话,心律失常检出率更高,可更好地为临床治疗提供指导。

二、动态心电图与常规心电图比较的优点

1. 信息量大,可捕捉记录到一过性心律失常和短暂的心肌缺血 24h 即 1440min 的信息量较常规 12 导联每次仅收集 10～20s 的信号相比,信息量是足够大的。如果把动态心电图比作大海,常规心电图似"大海中的一滴水"。动态心电图诊断一过性心律失常、短暂心肌缺血的阳性率,常规心电图是无法比拟的(图 39-1)。

2. 可纵观 24h 心率变化趋势、心律失常类型和频度、ST 段、Q-T 间期变化等(图 39-2～图 39-4)

3. 衍生了心电图一些新概念,帮助揭示心律失常发生机制 比如:ST 段分析、心肌缺血总负荷、心房颤动/心房扑动总负荷、心率变异性、心率振荡、微伏级 T 波电交替、Q-T 间期及 Q-T 间期离散度等。

4. 派生出动态热,并随电子技术不断进步而深入发展 例如:动态心电图与动态血压同盒记录、植入式 Holter、起搏器、ICD 等。

三、临床意义

动态心电图应用广泛,最常用于:

1. 窦房结功能和病态窦房结综合征的诊断。

2. 各种心律失常的定性诊断和定量分析,例如:各类停搏、早搏、心动过速、传导阻滞、心房颤动等。

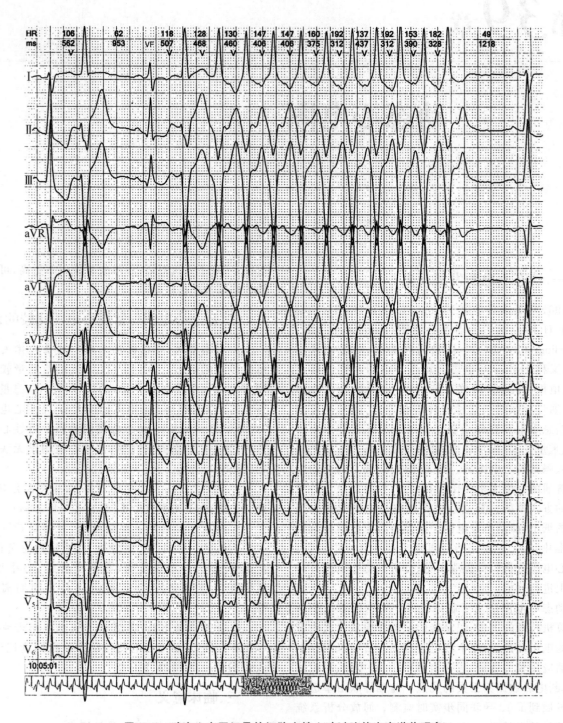

图 39-1　动态心电图记录的短阵室性心动过速伴室房逆传现象

第 2 个心搏为室性早搏,图中部为短阵室性心动过速,其 QRS 波形态与室性早搏形态相同。仔细观察 Ⅰ、V_1 导联可见除室速之第 1、2、6 个 QRS 波外,每个 QRS 波后有逆传心房形成的 P^- 波,即室速伴室房逆行传导现象。室速开始的第 1 个 QRS 波为窦-室性融合波

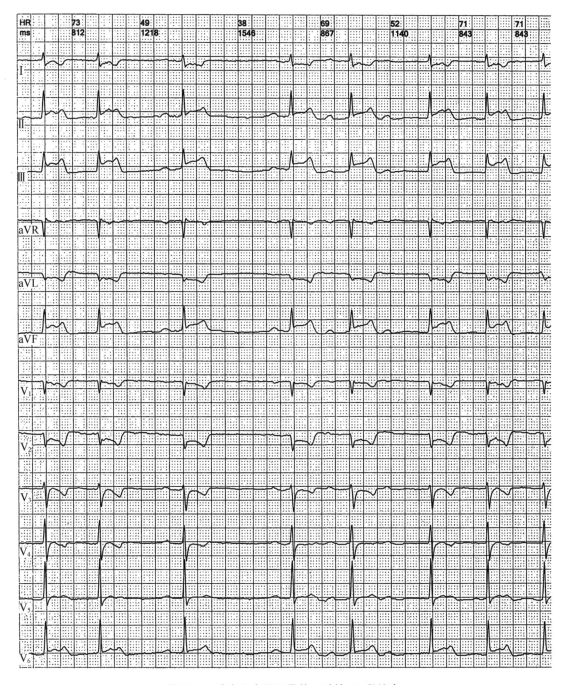

图 39-2 动态心电图记录的一过性 ST 段抬高

患者女性,73 岁,自诉"后背痛"时,动态心电图记录到一过性 Ⅱ 、Ⅲ 、aVF、V₆ 导联 ST 段抬高,I、aVL、V₁～V₄ 导联 ST 段压低,且发作时伴有二度 Ⅰ 型房室传导阻滞,偶发房早,诊断为急性心肌供血不足。后冠状动脉造影证实右冠状动脉严重狭窄,置入冠脉支架

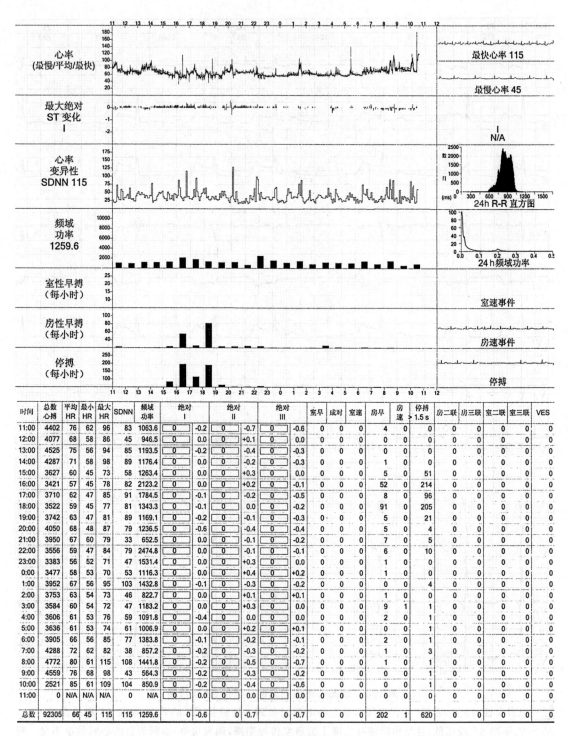

图 39-3　24h 趋势报告

24h 趋势报告,可纵观 24h 心率变化、ST 段变化、心率变异性、心律失常的分布情况等

时间	总数心搏	平均HR	最小HR	最大HR	SDNN	频域功率	绝对I		绝对II		绝对III		室早	成对	室速	房早	房速	停搏>1.5s	房二联	房三联	室二联	室三联	VES
11:00	4402	76	62	96	83	1063.6	0	-0.2	0	-0.7	0	-0.6	0	0	0	4	0	0	0	0	0	0	0
12:00	4077	68	58	86	45	946.5	0	0.0	0	+0.1	0	0.0	0	0	0	0	0	0	0	0	0	0	0
13:00	4525	75	56	94	85	1193.5	0	-0.2	0	-0.4	0	-0.3	0	0	0	0	0	0	0	0	0	0	0
14:00	4287	71	58	98	89	1176.4	0	0.0	0	-0.2	0	-0.3	0	0	0	1	0	0	0	0	0	0	0
15:00	3627	60	45	73	58	1263.4	0	0.0	0	+0.2	0	-0.3	0	0	0	5	0	51	0	0	0	0	0
16:00	3421	57	45	78	82	2123.2	0	0.0	0	+0.2	0	-0.1	0	0	0	52	0	214	0	0	0	0	0
17:00	3710	62	47	85	91	1784.5	0	-0.1	0	-0.1	0	-0.5	0	0	0	8	0	96	0	0	0	0	0
18:00	3522	59	45	77	81	1343.3	0	-0.1	0	0.0	0	-0.2	0	0	0	91	0	205	0	0	0	0	0
19:00	3742	63	47	81	89	1169.1	0	-0.2	0	-0.1	0	-0.1	0	0	0	5	0	21	0	0	0	0	0
20:00	4050	68	48	87	79	1236.5	0	-0.6	0	-0.1	0	-0.4	0	0	0	5	0	5	0	0	0	0	0
21:00	3950	67	60	79	33	652.5	0	0.0	0	-0.1	0	-0.2	0	0	0	7	0	5	0	0	0	0	0
22:00	3556	59	47	84	79	2474.8	0	0.0	0	-0.1	0	-0.1	0	0	0	6	0	10	0	0	0	0	0
23:00	3383	56	52	71	47	1531.4	0	0.0	0	+0.3	0	0.0	0	0	0	1	0	0	0	0	0	0	0
0:00	3477	58	53	70	53	1116.3	0	0.0	0	+0.4	0	+0.2	0	0	0	1	0	0	0	0	0	0	0
1:00	3952	67	56	95	103	1432.8	0	-0.1	0	-0.1	0	0.0	0	0	0	1	0	4	0	0	0	0	0
2:00	3753	63	54	73	46	822.7	0	0.0	0	+0.1	0	+0.1	0	0	0	1	0	0	0	0	0	0	0
3:00	3584	60	54	72	47	1183.2	0	0.0	0	+0.3	0	0.0	0	0	0	9	1	0	0	0	0	0	0
4:00	3606	61	53	76	52	1091.8	0	0.0	0	0.0	0	0.0	0	0	0	2	0	0	0	0	0	0	0
5:00	3636	66	53	74	61	1006.9	0	0.0	0	+0.2	0	0.0	0	0	0	1	0	0	0	0	0	0	0
6:00	3905	66	56	85	77	1383.8	0	-0.1	0	-0.1	0	-0.1	0	0	0	2	0	1	0	0	0	0	0
7:00	4288	72	62	82	38	857.2	0	-0.2	0	-0.3	0	-0.3	0	0	0	1	0	3	0	0	0	0	0
8:00	4772	80	61	115	108	1441.8	0	-0.2	0	-0.5	0	-0.7	0	0	0	1	0	0	0	0	0	0	0
9:00	4559	76	68	98	43	564.5	0	-0.2	0	-0.2	0	-0.2	0	0	0	0	0	0	0	0	0	0	0
10:00	2521	85	61	109	104	850.9	0	-0.2	0	-0.4	0	-0.6	0	0	0	0	0	0	0	0	0	0	0
11:00	0	N/A	N/A	N/A	0	N/A	0	0.0	0	0.0	0	0.0	0	0	0	0	0	0	0	0	0	0	0
总数	92305	66	45	115	115	1259.6	0	-0.6	0	-0.7	0	-0.7	0	0	0	202	1	620	0	0	0	0	0

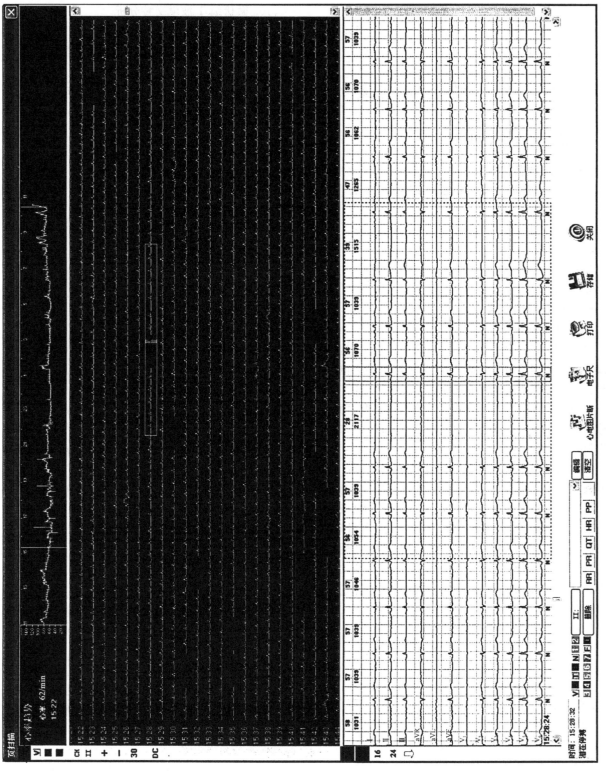

图39-4 从页扫描中找出并直接观察异常片段

3. 监测心肌缺血,诊断心肌梗死。

4. 心率变异性分析。

5. 评定起搏器功能。

6. 睡眠呼吸暂停综合征检测。

7. 测量 Q-T 间期离散度。

8. 揭示特殊心电现象。

9. 心率减速力和连续心率减速力分析。

10. 微伏级 T 波电交替分析。

11. 窦性心率振荡分析。

12. 绘制时间散点图及 Lorenz 散点图。

第二节　动态心电图的佩戴、回放分析和报告书写

一、动态心电图的佩戴

(一)物品准备

1. 记录器,包括导线和闪光卡(记录卡)。

2. 一次性电极片。

3. 碱性电池。

4. 胶布、绷带或橡皮筋。

5. 95％的酒精。

6. 生活日志单。

(二)记录器的安装

1. 局部皮肤处理

(1)剃去胸毛:胸毛多者必须认真剃掉胸毛,这样电极片才能牢固粘贴于胸壁,同时又可避免揭去电极片时会拔掉粘住胸毛引起的疼痛。

(2)皮肤脱脂:提倡用已除臭的汽油或乙醚、丙酮等棉球擦拭电极安放部位。但临床常用 95％或 75％的酒精,应稍用力擦至局部皮肤微红。

2. 将电极导线固定于电极片上并粘贴电极　先将电极导线扣在电极片上,再粘贴电极,这样可避免扣导联线时给受检者造成的按压疼痛。粘贴电极应避免肌肉多的部位,女性受检者,贴胸导联电极片时,应将乳房上掀,将电极片贴在胸壁上,不要贴在乳房上,以避免活动时产生伪差。目前常用 12 导联动态心电图,具体电极粘贴位置(图 39-5)如下。

RA:位于右锁骨中线第 2 肋间;

LA:位于左锁骨中线第 2 肋间;

LL:位于左锁骨中线第 7 肋缘;

RL:位于右锁骨中线第 7 肋缘;

CM1:位于胸骨右缘第 4 肋间;

CM2:位于胸骨左缘第 4 肋间;

CM3:位于 CM2 和 CM4 连线的中间点;

CM4:位于左锁骨中线第 5 肋间;

CM5:位于左腋前线平 V4 水平;

CM6:位于左腋中线平 V4 水平。

3. 固定电极导线　将电极导线按规定颜色扣牢在电极上,用胶布固定,再用绷带将胸前导线捋顺系牢,最后把电缆顺腰围固定好。

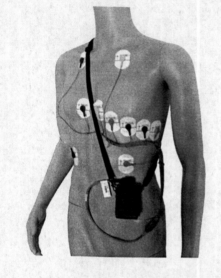

图 39-5　同步 12 导联动态心电图电极粘贴位置

4. 安装电池　用正规厂家生产的碱性新电池(在使用期范围内)装入记录器。

5. 观察记录器的运行情况　记录器启动后,注意观察运行是否正常,闪光卡的记录器要观察屏幕上的显示状况或指示灯(根据记录器不同而定),确认正常运行后,在生活日志上记录开始时间,再将记录器装入盒套给病人斜肩佩戴。

6. 患者应注意的事项

(1)佩戴仪器后,日常工作及活动可照常进行。期间出现的症状、发生时间以及当时活动填入生活日志。

(2)佩戴期间,可正常生活、睡眠和工作。不要让记录盒进水,如淋雨、洗澡、游泳等。

(3)佩戴期间,不能做理疗、透视、拍摄 X 线片、CT、超声波检查,不要使用电热毯、磁疗用具,同时应远离强磁场及强电场。

(4)不要打开记录盒,更不可取出电池或闪光卡。

(5)睡眠窒息危险分析时,要求病人晚上 10 点前入睡,次日早晨 6 点半起床。期间喝水及大小便等活动可做回顾性记录,若失眠应告知分析医师。

二、动态心电图的回放与分析

(一)回放分析时应注意的问题

1. 回放分析的方式 目前国内外均采用自动分析和人工修改方式。回放和自动分析是固定模式,仪器生产厂家不同,略有差异。人工修改方式要求操作人员细心分析、认真鉴别、正确编辑,才能完成正确的报告。

2. 伪差的识别和排除 动态心电图记录时间较常规心电图长,并受到记录器、电极导线、电极片质量以及体位、运动、呼吸等许多因素的影响,可出现各种各样的干扰,引起多种伪差心电图的改变,易造成错误诊断。例如伪差性房性心律失常如"房性心动过速"、"心房扑动"或"心房颤动"、房性早搏等,或者伪差性室性心律失常如"室性心动过速"、"心室扑动"或"心室颤动"、室性早搏等。尚有伪差性缓慢性心律失常(图 39-6)。

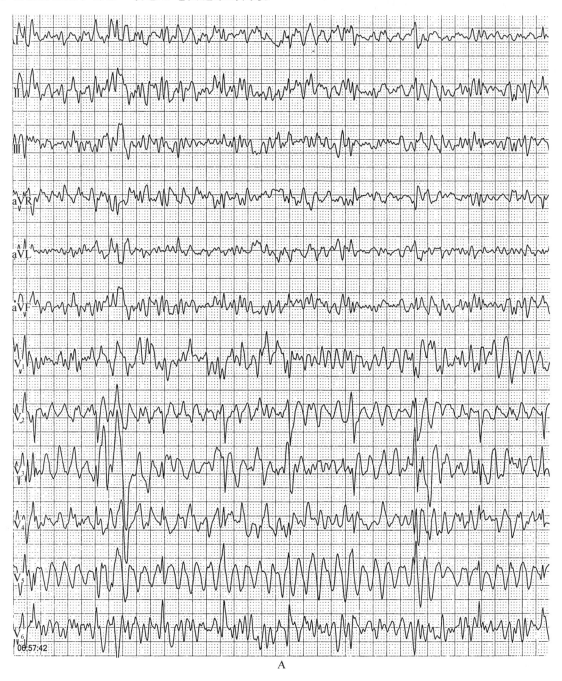

A

图 39-6 伪差貌似室性心动过速(A→B)(1)

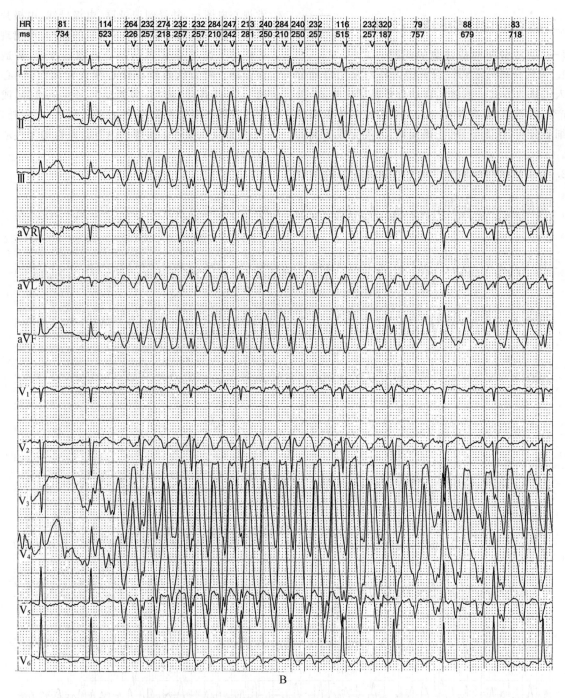

图 39-6　伪差貌似室性心动过速(A→B)(2)
　　A. 伪差貌似心室颤动,仔细观察 V₂、V₃ 导联可见规律的 QRS 波;B. 窦性心律、伪差貌似室性心动过速,仔细观察 I、V₁、V₆ 导联即可明确是伪差所致

(二)回放分析有关细节

　　1. 观察 P 波形态　排除呼吸、体位造成的伪差 P 波影响,确定心律的性质。

　　2. 长间歇　仔细辨认,排除伪差后,留出最长 R-R 间期心电图,鉴别有否房性早搏未下传心室、窦性停搏、窦房阻滞、逸搏及逸搏心律部位等,可为临床安

装起搏器时提供参考。

　　3. 快速性心律失常　将发生前和终止时的心电图摘录下来。

　　4. PR 间期的变化　如有 PR 间期缩短或延长的变化,摘录变化过程的心电图,分析原因做出诊断,例如预激、房室结双径路、文氏型传导阻滞或为迷走神

经张力改变所致。

5. ST 段改变　记录改变过程和 ST 段抬高或压低幅度最大时的心电图。

6. 病人日志对照　病人日志上记录有不适症状时的心电图，无论正常与否，均应打印出来，提供给临床。

7. 最快心率与最慢心率　留出样图。

三、动态心电图报告的书写

(一)书写的内容

1. 基础心律性质(窦性、房颤、起搏节律等)、最小心率、最大心率、平均心率、心率动态变化、心搏总数等，起搏节律应注明起搏方式和起搏心搏数。

2. 房性早搏及房性心动过速数目，并注明起源部位，必要时标明发生的时间。

3. 室性早搏、成对室早及心动过速数目，并注明起源部位，必要时标明发生的时间。

4. 是否有 ST 段异常动态变化、异常程度及总分钟数。

5. 心率变异性分析。

6. 长 R-R 间期分析：发生时间、数目、原因及逸搏性质等。

7. 有无传导阻滞及频率依赖性传导阻滞，是否存在迷走神经张力增高所致的传导阻滞。

8. 病人自述不适时的心电图变化情况。

9. 睡眠窒息危险分析结果。

10. 窦性心率振荡分析结果。

11. 是否有 T 波电交替现象。

12. 心率减速力及连续心率减速力分析结果等。不同动态系统及软件不同，报告可适当增减条目。

(二)举例

1. 基础心律为窦性心律＋心房颤动，最小心率、平均心率、心率动态变化、心搏总数降低。

2. 24h 房性早搏 2426 个，起搏点位于右心房上部。有 6 阵房速和 210 次成对房性早搏，有 12 阵房性二联律和 88 阵房性三联律。

3. 24h 室性早搏 4118 个，起搏点位于右心室流出道，部分呈间位性。

4. ST-T 未见异常动态变化。

5. 心率变异性降低。

6. 睡眠窒息危险分析正常(因有心房颤动，睡眠窒息危险分析仅供参考)。

7. 窦性心率振荡检查异常(TS：2.3ms/RRI，正常值大于 2.5ms/RRI)。

8. 24h 心电图可见大于 1.5s 的长 R-R 间期 10 881 次，其中大于 2.0s 的长 R-R 间期 10 次(最长 2.085s)，为早搏后代偿间期和房颤后窦性停搏及窦性心动过缓并不齐所致。

9. 可见窦性心动过缓并交接性逸搏-房性早搏二联律及窦性心动过缓并交接性逸搏-室性早搏二联律。

10. 24h 共有心房颤动(心房扑动)12 阵，总时间 136min，第 1 阵发生于 12：03。

11. 自述不适时为心房颤动。

12. 提示：病态窦房结综合征。

第三节　正常动态心电图

一、心搏总数及心率

1. 正常人为窦性心律　24h 心搏总数为 8 万～12 万次。

2. 最小心率　平均 40～60 次/分，以≥38 次/分为正常范围。

3. 平均心率　一般在 60～80 次/分。

4. 最大心率　与活动情况有关，若不从事剧烈运动，一般＜130 次/分，安静状态下，最大心率可＜100 次/分。从事剧烈运动者，最大心率可达 160～170 次/分，或更高。

5. 心率动态变化　即最大心率与最小心率之差值，一般＞40～50 次/分。

二、心律失常

正常人的动态心电图可见多种心律失常。

1. 窦性心律不齐　就动态心电图而言，心率随时间和活动状态、休息状态、运动量大小的不同不断变化着。就某一时刻而言，若相邻的窦性 P-P 间期长度互差＞0.12s，即为窦性心律不齐，这在动态心电图中很常见。青年人尤其儿童更多，窦性心律不齐为正常动态心电图表现。

2. 偶发房性早搏和交接性早搏　动态心电图检查中，50%～75% 的正常人可出现房性早搏，偶见交接性早搏，尤其是老年人房性早搏更常见，一般认为房性早搏＜100 次/24h，即为正常。

3. 偶发短阵房性心动过速　正常人，特别是老年人,动态心电图常可见到短阵房性心动过速。若发生阵数极少,24h内<5次,亦可认为正常。

4. 偶发室性早搏 动态心电图检查中,30%~50%可见到室性早搏,多为右心室流出道早搏。一般认为室性早搏<100次/24h或<5次/h,即为正常。

5. 房室阻滞 少数人由于迷走神经张力增高,休息或睡眠状态下,可见到一度或二度房室传导阻滞

(多为二度Ⅰ型),活动后即消失,可认为是正常动态心电图(图39-7)。

6. 窦性停搏或窦房阻滞 动态心电图中,特别是老年人中常见到P-P间距>1.5~2.0s的窦性停搏或少数为窦房阻滞引起,可认为正常。但若P-P间距>2.0~2.5s,不应视为正常。

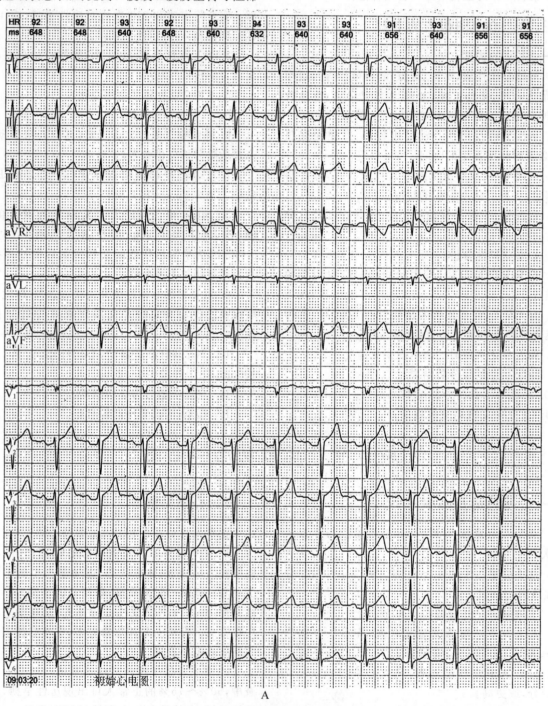

图39-7 迷走神经张力增高致二度房室传导阻滞(1)

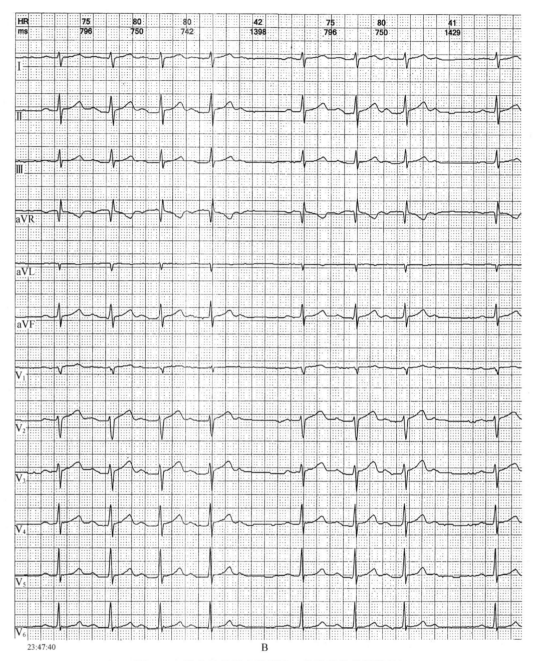

图 39-7 迷走神经张力增高致二度房室传导阻滞(2)

A. 患者,女性,60 岁,白天清醒状态下未见房室传导异常。例如:心率 91～93 次/分时,P-R 间期 0.17s。B. 该患者晚上入睡后,出现二度 I 型房室传导阻滞,为迷走神经张力增高所致

第四节　病态窦房结综合征

病态窦房结综合征(sick sinus syndrome,SSS)是窦房结及周围组织病变造成起搏和(或)冲动传出障碍,从而产生窦性心动过缓等多种心律失常,导致心、脑、肾器官供血不足引起的一系列临床表现的综合征,简称病窦综合征。

一、动态心电图表现

1. 24h 心搏总数降低　严重持久的窦性心动过缓或窦性停搏、窦房传导阻滞的存在,使心搏总数下降,一般<8 万次/24 小时。

2. 心率动态变化，即波动范围变小 正常人 24h 心率波动明显。活动时，心率明显增快，休息时心率下降；昼夜节律明显，白天心率快，夜晚睡眠后心率明显降低；最大心率－最小心率≥50 次/分。而病窦综合征患者常为持久的窦性心动过缓，活动时心率不能明显增加，最大心率－最小心率<50 次/分。

3. 平均心率降低 正常人 24h 平均心率 60～80 次/分，病窦综合征患者由于持久的窦性心动过缓或窦性停搏、窦房传导阻滞的存在，平均心率常<55 次/分。

4. 最大心率降低 正常人由于心率随运动、日常生活活动而增加，最大心率常≥100 次/分，而病窦综合征患者最大心率常<90 次/分。

5. 最小心率降低 正常人最小心率≥40 次/分，病态窦房结综合征患者最小心率<35 次/分。最小心率降低是病态窦房结综合征患者一个重要的动态心电图特征。

6. 窦性停搏 窦性停搏是病态窦房结综合征患者典型而严重的动态心电图表现。表现为多次出现长的 P-P 间期，长 P-P 间期与窦性 P-P 间期无整数倍关系，以长 P-P 间期≥2.0s 诊断病窦综合征意义较大（图 39-8）。

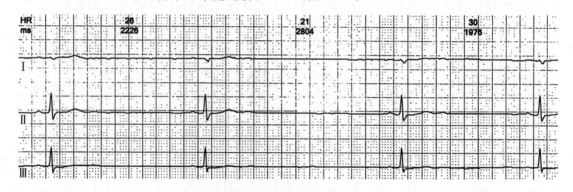

图 39-8 窦性心动过缓并不齐和窦性停搏

病态窦房结综合征患者，动态心电图表现为显著窦性心动过缓并不齐和窦性停搏

7. 窦房阻滞 病态窦房结综合征患者在动态心电图中可出现典型的二度I型和二度II型窦房阻滞，即

Ⅰ型：P-P 间期逐次缩短，出现 1 次 P-QRS-T 漏搏（即成为长 P-P 间期），长 P-P 间期小于该周期中任何 P-P 间期的 2 倍。此后 P-P 又逐次缩短，此现象周而复始。

Ⅱ型：在窦性心律中，P-P 间期突然延长，长 P-P 间期距是短 P-P 间距的整数倍。

8. 慢-快综合征 在窦性心动过缓、窦性停搏、窦房阻滞的基础上，反复发生房性心动过速、心房扑动、心房颤动等快速性心律失常。

9. 逸搏与逸搏节律 严重而持久的窦性心动过缓、窦性停搏、窦房阻滞形成长 P-P（R-R）间期，继而出现交接区或心室的代偿性逸搏，甚至三个以上连续逸搏形成逸搏节律。如果逸搏周期>1.5s 或交接性逸搏的频率<35 次/分者，或出现室性逸搏心律（25～40 次/分）或过缓的室性逸搏心律（频率<25 次/分）者，反映出交接区自律功能减退或衰竭，应考虑窦房结、房室结双结病变（图 39-9）。

10. 全传导系统障碍 当病变涉及整个传导系统时，可出现窦性停搏、窦房阻滞、房内阻滞、房室传导阻滞和室内阻滞（图 39-10）。

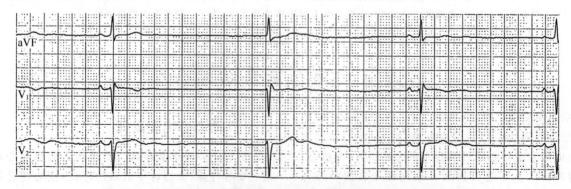

图 39-9 动态心电图记录的窦性心动过缓、窦性停搏与房室交接区性逸搏

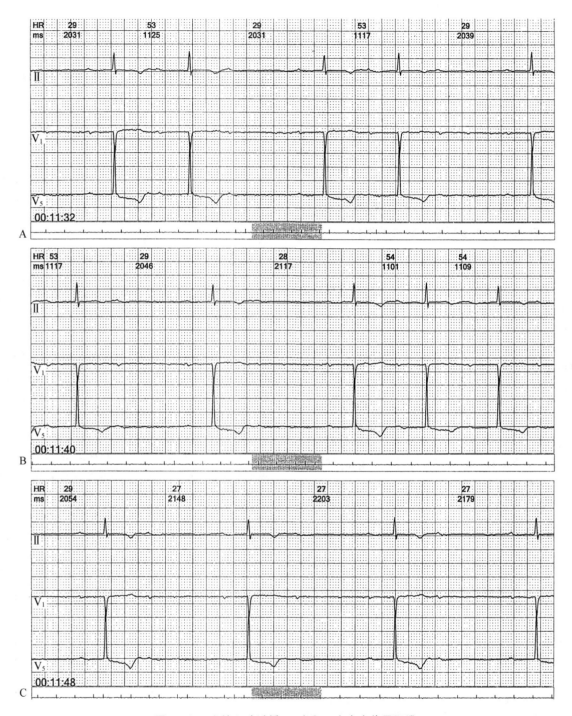

图 39-10 窦性心动过缓、一度和二度房室传导阻滞

患者男性,76 岁,全传导系统障碍,A、B、C 三条为连续记录。可见窦性心动过缓、一度和二度房室传导阻滞(房室传导比例 2∶1、3∶2 和 4∶3)

二、发生机制及临床意义

详见本书第 44 章与心电图有关的综合征第七节与心律失常有关的综合征"十一、病态窦房结综合征"。

第五节 动态心电图诊断心肌缺血的价值

AECG 检出的心电信息量远大于普通心电图,尤其是对短暂性心律失常的捕捉和一过性心肌缺血的检出,普通心电图是不可比的。AECG 的临床应用,大大拓宽了心血管医生的眼界,特别是诊断和治疗无症状心肌缺血增添了新的手段。本节重点介绍 AECG 诊断心肌缺血的一些问题。

一、心肌缺血的 AECG 诊断标准

(一)普通心电图诊断心肌缺血的根据

1. ST 段水平型压低≥0.5mm 或 ST 段抬高≥1.0mm。

2. T 波方向或形态改变。T 波的改变,对提示心肌缺血没有足够的证据。

(二)AECG 的诊断标准

AECG 诊断心肌缺血主要是观察 ST 段改变,由于 AECG 的影响因素比较多,ST 段异常的标准不太一样。

1. 1999 年 ACC/AHA 指南规定,AECG 诊断心肌缺血至少达到下列标准 ①ST 段水平或下斜型压低≥1mm(0.1mV),逐渐出现并消失。②持续时间最少 1min。③每次短暂心肌缺血发作的间隔时间至少1min(指南推荐的间隔时间为 5min),在此期间 ST 段回到基线(即 3 个 1 标准)。一般健康人 ST 段降低达到 3 个 1 标准仅有约 2%。

2. 心率变化对 ST 段的影响及校正 正常心率时,ST 段下移点(L 点)在 J 点之后 80ms,当心率增快至 120 次/分以上时,L 点应自动变为 J 点后 50ms;并以 ST/HR 的比值消除心率的影响。ST/HR≥1.2 为异常[ST 段单位为 μV,HR(心率)的单位为次/分]。

3. 诊断心肌缺血应排除下列因素的影响 可引起 ST 段改变的有:高血压、左心室肥大、左心功能异常、束支传导异常、过度通气、体位改变、预激综合征、交感神经功能异常、抗心律失常药物影响以及电解质异常等。为减少假阳性,Voller 等除"3 个 1"诊断标准外附加补充排除条件:①ST 段压低前 10 个 R 波的平均幅度高于 ST 段压低最明显的 R 波幅度的 20%时,则不考虑 ST 段压低为病理性改变,可能与体位改变有关;②突然发生的 ST 段下斜型压低,可能属于伪差或体位变化有关;③伴随 P-R(Q)段压低,常因心动过速所致,不考虑心肌缺血。

二、对冠心病的诊断价值

(一)AECG 检测可以提供冠心病患者心肌缺

血准确而有临床意义的信息,增加早期诊断的可靠性

Tzivoni 等对 201 例典型或不典型心绞痛患者行 AECG 检查,并与冠状动脉造影对比,结果发现 AECG 对冠心病心肌缺血的敏感性为 87%,特异性为 95.3%。检出心肌缺血并对心肌缺血进行量化的最理想、最可行的记录时间是 48h。AECG 变异对判断治疗效果的影响很大,如患者治疗前后检测 48h,缺血事件需减少 75%才能达到统计学意义。

(二)AECG 与运动试验比较

运动试验心电图对冠心病心肌缺血的诊断价值已为公认,但还存在一定的假阳性和假阴性。AECG 检测不受日常活动的限制,尤其对老年体弱行动不便者更适宜。如果运动试验心电图与 AECG 相比较:Raby 等研究证明疑有冠心病而运动试验未能做出诊断者,AECG 检测 ST 段下移可以检出一部分有心脏事件危险的患者。运动试验不是心脏事件的预报因素,而 AECG 检测 ST 段无压低,即使有冠心病,心脏事件发生率也很低。结果提示 AECG 检测 ST 段下移和心脏事件主要发生在冠心病患者,说明 AECG 的假阳性率较低。Samniah 等对 29 例冠心病(运动试验阳性)和 19 例非冠心病(运动试验阴性)患者进行 AECG 检测发现,48 例患者中有 47 例两项检测结果相似,提示 AECG 对心肌缺血的诊断及其严重程度的评定,与运动试验 12 导联心电图的准确度相近。

另有报道,运动试验比 AECG 更容易检出冠心病患者心肌缺血,发生这种差异的原因是日常活动中的心肌缺血的发作次数较少,而在运动试验时较容易诱发心肌缺血,这并不是说 AECG 不能准确检测心肌缺血。在冠状动脉造影证实的胸痛和冠心病患者中,AECG 检测的 ST 段压低的敏感性为 62%,特异性61%,均轻度低于运动试验的 67%和 65%。

AECG 检测的心肌缺血和运动试验诱发的心肌缺血不完全相同,此不同可用日常活动的 AECG 和运动试验诱发的心肌缺血的阈值不同来说明。AECG 检测的是日常活动中仅伴轻微和中等程度的心率增加引起的心肌缺血,和剧烈活动的运动试验相比,日常活动中心肌缺血阈值(即出现 ST 段压低 1mm 时的心率)明显低于运动试验时。心率相差 15~30 次/分提示冠状动脉张力增加(使心肌缺血阈值降低),这在日常活动中的心肌缺血发生中起重要作用。即使同一个人日常活动中心肌缺血阈值亦有变化,这可能

是运动试验与 AECG 缺血参数的相关性差的原因。

三、动态心电图诊断心肌缺血的优势

冠心病心绞痛发作时间短暂,很多患者心绞痛发作时赶不到医院胸痛已消失。一般心电图很难捕捉到心绞痛发作时的 ST-T 改变。许多研究者证明,如果不用 AECG 进行评估,约 80％ 发生在日常生活中的无症状心肌缺血不能被诊断和及时治疗。AECG 可证实心绞痛发作时有 ST-T 变化的起始、持续时间、形态、心率情况以及与日常生活的关系,根据其发作特点可确定心绞痛类型及程度,对劳累性、变异型、自发性心绞痛作出判断。也可观察到心肌缺血时诱发的心律失常情况,特别是快速性室性心律失常与心、脑缺血症状出现的关系,提高对高危患者的识别率。

近年来随着 AECG 广泛应用于临床,发现无症状心肌缺血存在于各种类型的冠心病患者中。据初步统计:稳定型冠心病患者无症状性心肌缺血的发作约占心肌缺血发作的 75％,而不稳定型心绞痛患者无症状性心肌缺血的发作高达 84％。应用 AECG 能及早检出冠心病患者的无症状性心肌缺血,尤其老年人冠心病发病率高而临床症状不典型。AECG 对老年人更具有独特的应用价值。

四、动态心电图 3 导联和 12 导联诊断心肌缺血的比较

(一)3 导联 AECG 的不足

1. 3 导联 AECG 没有模拟Ⅰ、aVL 导联,对侧壁心肌缺血和梗死容易漏诊。文献报道,急性下壁心肌梗死中,aVL 导联 ST 段压低对右心室梗死的诊断有较高的敏感性(85％ ～ 100％)和特异性(87％ ～ 93％)。12 导联心电图 aVL 导联的 ST 段压低≥0.1mV 诊断右心室梗死敏感性甚至高于 V_{4R} 导联的 ST 段抬高。模拟 aVL 导联的缺乏,也降低了对右室

梗死的识别率。

2. 3 导联 AECG 没有模拟 aVR 导联,对 aVR 导联的特殊作用难以显示。近年研究发现,当 V_4 ～ V_6 导联和Ⅱ、Ⅲ、aVF 导联 ST 段压低,而 aVR 导联 ST 段抬高＞V_1 导联 ST 段抬高时,高度提示左主干及前降支开口处有严重病变。aVR 导联 ST 段抬高＞V_1 导联 ST 段抬高对判断左主干闭塞的敏感性 81％,特异性 80％。越来越多的资料证实,aVR 导联 ST 段抬高在冠脉左主干病变的诊断中具有重要价值。Yama 发现 88％ 左主干闭塞患者的 aVR 导联明显抬高,43％前降支近端病变也出现 aVR 导联 ST 段抬高。急性前壁心肌梗死患者伴发 aVR 导联 ST 段抬高时,发生心脏性猝死或心功能不全的概率较高,故急性心肌梗死时 aVR 导联 ST 段抬高,不仅具有诊断价值,还有预后的意义。3 导联 AECG 没有模拟 aVR 导联,会漏掉不少心电信息。

3. 3 导联 AECG 没有模拟 V_4 导联。而 V_4 导联在心肌缺血、心肌梗死诊断中对前壁、广泛前壁的定位有较大价值。3 导联 AECG 缺少 V_4 导联使精确诊断受到影响。

(二)12 导联 AECG 的优点

12 导联 AECG 与常规 12 导联心电图反映的导联基本一致,可以确定心脏不同部位的心肌缺血,特别是心脏前壁、下壁(图 39-11)及前间壁等部位。12 导联 AECG 系统提供符合人性化设计的 ST 段趋势图对比扫描技术,可动态地根据 ST 段趋势图的变化情况,观察到心肌缺血发生时各导联之间 ST 段抬高或下降的形态及相互关系,从而进一步确定心肌缺血发生的部位和程度。国内外学者发现 12 导联 AECG 检测心肌缺血的敏感性高于 3 导联 AECG,后者对无症状心肌缺血以及下、后壁心肌缺血的诊断率低。前者可以发现无症状心肌缺血,也对不同部位心肌梗死和心绞痛合并的心肌缺血有明确的诊断价值,弥补 3 导联 AECG 的不足。

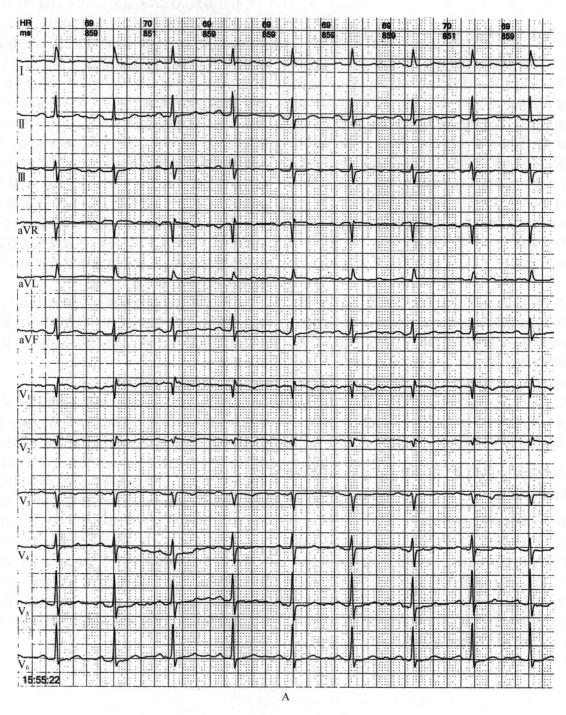

图 39-11　同步 12 导联 AECG 检测到的急性下侧壁心肌供血不足(A→B)(1)

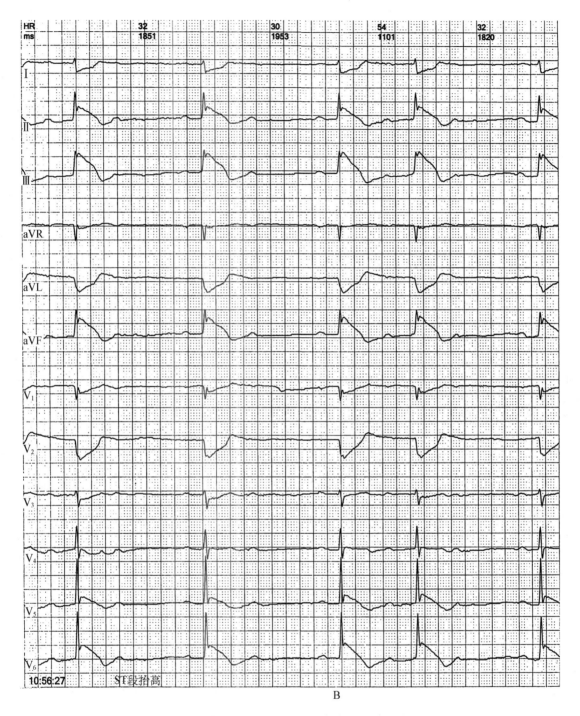

图 39-11　同步 12 导联 AECG 检测到的急性下侧壁心肌供血不足(A→B)(2)

　　A. 患者女性,73 岁,初始心电图未见明显异常。B. 患者自诉胸痛不适时可见 Ⅱ 、Ⅲ 、aVF、V₅、V₆ 导联
ST 段明显抬高,形成"λ"波和"J"波样改变,Ⅰ 、aVL、V₁、V₂、V₃ 导联 ST 段压低改变且伴有二度房室传导阻
滞,为急性下侧壁心肌供血不足。持续数分钟后症状消失,心电图恢复正常。冠脉造影证实,右冠状动脉严
重狭窄

第六节　动态心电图其他功能分析

一、Q-T间期

(一)Q-T间期的测量

Q-T间期是指Q波起点至T波终点的时间。受心率的影响,需根据心率进行校正。常用的为平方根校正法(Bazett):$QTc = QT/\sqrt{RR}$。QTd及Q-T间期离散度是指体表12导联同步心电图最大Q-T间期(QT_{max})与最小Q-T间期(QT_{min})的差,即$QTd = QT_{max} - QT_{min}$。

动态心电图可以长时程监测Q-T间期,并可对每搏、1h和24h Q-T间期离散度(QTd)和校正Q-T间期离散度(QTcd)进行测量和统计分析。某些公司生产的12导联动态心电图Q-T分析软件其趋势图记录保存了24h 12导联同步心电图,还可以根据需要选择QTup(以Q点为起点,以T波上升支最大斜率与等电位线交点为终点)、QTp(以Q点为起点,以T波最大波峰为终点)、QTdown(以Q点为起点,以T波下降支最大斜率与等电位线交点为T波终点时,测量的Q-T间期)、JTup(以J点为起点,以T波上升支最大斜率与等电位线交点为终点)、JTp(以J点为起点,以T波最大波峰为终点)、JTdown(以J点为起点,以T波下降支最大斜率与等电位线交点为终点)等参数,计算机可自动测量该参数每搏心跳的离散度及心率校正值,并绘制Q-T间期离散度和校正离散度24h趋势图(图39-12)。

(二)临床意义

有助于冠心病、长Q-T间期综合征、心律失常药物疗效及致心律失常作用的评估,原发性高血压、特发性心肌病、糖尿病自主神经病变等疾病的早期诊断和恶性心律失常的预测,动态观察抗心律失常药物的作用疗效及其致心律失常作用。同时还可评价药物溶栓及PTCA治疗效果。

QTd正常范围为35~50ms,50~65ms为可疑不正常,>65ms为异常,>80ms则有重要的临床诊断和预测严重室性心律失常价值。

二、心率变异性

心率变异性(heart rate variability,HRV)分析是近年发展起来的用于评定心血管自主神经调节功能的一种无创、定量的分析方法,已被心电及临床工作者广泛应用。HRV是指心率快慢随时间改变而发生变化的情况,主要反映支配人心脏的自主神经系统对心血管系统的调控,及对该系统各种相关因素的影响和心血管效应,反映到心率上就表现为心动周期长短的变异程度。HRV时域分析可对自主神经系统对心率的调控作用做出总的概括性评价。迷走神经张力增大,HRV增大,交感神经张力增强则HRV降低。HRV大小取决于交感神经和迷走神经张力相对变化及两者的平衡情况。SDANN Index和SDNN Index与心率缓慢变化成分相关,反映交感神经张力大小,交感神经张力增高时,其值降低;SDNN反映交感神经和迷走神经总张力的大小。rMSSD和PNN50与心率快速变化成分相关,反映迷走神经张力大小,迷走神经张力降低时,其值降低(图39-13)。

(一)动态心电图心率变异性分析方法

动态心电图HRV分析方法包括时域分析法、频域分析法和非线性(混沌)分析法。从理论上讲动态心电图HRV的测定应当是分析P-P间期的变化,但是Holter识别P波有困难,故以RR间期代替P-P间期。

1. 时域分析法

(1)SDNN:24h全部窦性RR(NN)间期的标准差。单位:ms。用于评定总体HRV。SDNN值越大,表示HRV越大;SDNN值越小,表示HRV越小。

(2)SDNN Index(SDNN指数):24h记录全程按5min分成连续的时间段,先计算每个5min RR(NN)间期标准差,再计算这些标准差的平均值,单位:ms。

(3)SDANN:24h记录中全部正常窦性心搏RR(NN)间期按5min分成连续的时间段,先计算每个5min RR(NN)间期平均值,再计算所有平均值的标准差,单位:ms。

(4)RMSSD:24h记录全程相邻RR(NN)间期之差的均方根值,单位:ms。

(5)SDSD:24h全部相邻RR(NN)间期之差的标准差,单位:ms。

(6)NN50:24h全部RR(NN)间期中,相邻的RR(NN)间期之差大于50ms的心搏数,单位:个。

(7)PNN50:NN50除以总的RR(NN)间期个数,再乘以100%,单位:%。

(8)HRV index(心率变异指数,HRVI)或叫三角指数:24h AECG记录中全部正常RR(NN)间期总数与占比例最多的RR(NN)间期的个数之比。即HRVI=24h RR(NN)间期总个数/24h中占比例最多的RR(NN)间期的个数。

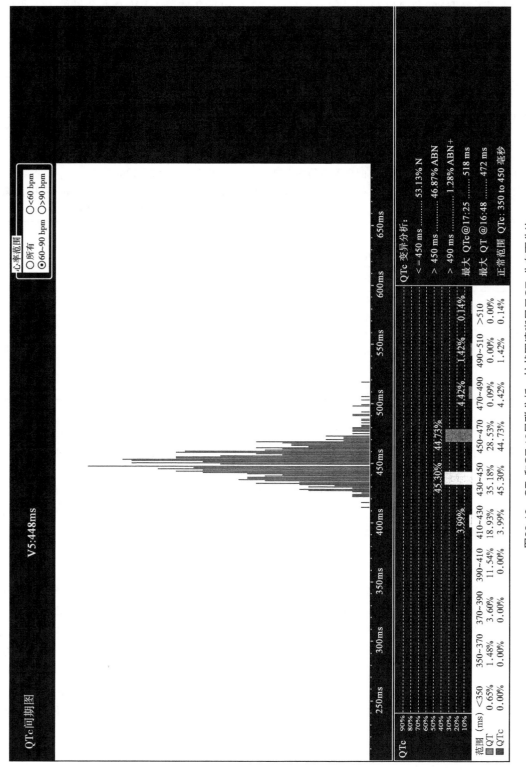

图39-12　QTc和QT 12号联分析，柱状图清晰显示QTc分布百分比

动态心电图 HRV 的时域指标具有计算简便、指标直观明确的优点。它在反映 HRV 时间规律的同时,能够帮助我们了解 HRV 与 AECG 记录的心脏事件的相关性。然而它却存在敏感性与特异性差、不能明确反映交感神经和迷走神经的活性水平及其平衡性变化的缺点。

1996 年欧美 HRV 专委会提供了一组时域分析的正常参考值,如表 39-1、表 39-2 所示。

表 39-1　长程(24h)HRV 时域分析常用指标正常参考值

指　标	定　义	正常范围(x±SD)
SDANN	全部窦性心搏每 5min RR 间期平均值的标准差	127±35ms
SDNN	全部窦性心搏 RR 间期的标准差	145±39ms(<100ms 为轻度降低,<50ms 为明显降低)
RMSSD	相邻窦性心搏 RR 间期差值的均方根	27±12ms
HRV 三角指数	全部窦性心搏 RR 间期总数除以 RR 间期直方图的高度	37±15ms(<20ms 为中度降低,<15ms 为明显降低)

表 39-2　短程(5min/安静平卧状态)HRV 频域分析常用指标正常参考值

指　标	定　义	频率范围	单　位	正常范围(x±SD)
总功率	所选时段内 RR 间期的变异		ms^2	3466±1018
LF(低频)	LF 范围内的功率	0.04～0.15Hz	ms^2	1170±416
HF(高频)	HF 范围内的功率	0.15～0.4Hz	ms^2	975±203
LF norm	标化的 LF 功率		nm	54±4
HF norm	标化的 HF 功率		nm	29±3
LF/HF	LF 与 HF 的比值			1.5～2.0

2. 频域分析法　在 24h AECG 记录的基础上,通过计算机用快速傅里叶转换法(FFT)或自动回归法(AR)将心搏间期转变为频谱,计算功率谱密度(power spectral density,PSD)的分析方法。功率谱密度单位,建议使用 ms^2/Hz。

24h AECG 频域分析常用指标有以下几种。

(1)总功率(TP):所有 RR 间期的变异,单位:ms^2,≤0.4Hz。

(2)超低频功率(ULF):ULF 范围内的变异,单位:ms^2,频段≤0.003Hz。

(3)极低频功率(VLF):VLF 范围内的变异,单位:ms^2,频段 0.003～0.04Hz。

(4)低频功率(LF):LF 范围内的变异,单位:ms^2,频段 0.04～0.15Hz。

(5)高频功率(HF):HF 范围内的变异,单位:ms^2,频段 0.15～0.4Hz。

与时域指标相比,频域指标具有敏感、精确、定量性强的优点。它能定量分析出交感神经和迷走神经活性的综合情况,以及被检者自主神经的昼夜变化规律。当然,频域分析法是基于对 24h 十万余次的心电信号进行识别和叠加,它受到的影响因素极多,不仅有来自外界的各种噪声、干扰,而且 AECG 分析软件识别噪声、干扰与剔除非窦性心率的能力强弱,以及人为因素都会对结果产生影响。

3. 非线性(混沌)分析法　AECG HRV 分析分为 RR 间期散点图(Lorenz 散点图)和 RR 间期差值散点图。

(1)RR 间期散点图(Lorenz 散点图):详见 Lorenz 散点图分析一节。

(2)RR 间期差值散点图:以相邻的前一个 RR 间期差值为横坐标,以后一个 RR 间期差值为纵坐标,依此继续绘成 24h 全部相邻 RR 间期差值的散点,构成 RR 间期差值散点图。围绕坐标原点分为四个象限(Ⅰ、Ⅱ、Ⅲ、Ⅳ),此图反映 RR 间期差值的离散度。分布Ⅰ、Ⅳ象限的越多,说明其离散度越大,HRV 也大。正常成年人 RR 间期差值散点图在Ⅰ、Ⅳ象限的分布多于Ⅱ、Ⅲ象限的分布。

用 AECG HRV 分析,其时域分析与频域分析在很多方面是高度相关的。

(二)动态心电图心率变异性分析的影响因素及检测的注意事项

1. 影响因素

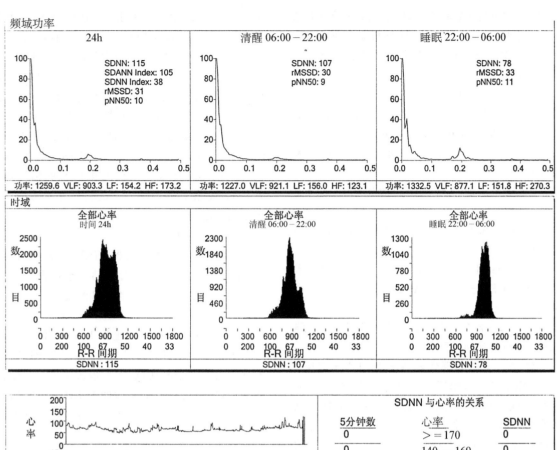

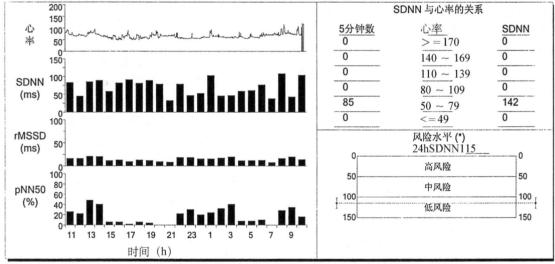

图 39-13 心率变异性分析

(1)性别、年龄、呼吸、血压、体温、睡眠、饮食、烟酒嗜好等。有研究表明,老年人 HRV 的时域及频域指标均低于年轻人。

(2)环境因素、昼夜节律以及影响自主神经的各种药物。

(3)体位改变、情绪变化、体力活动以及心理因素。

(4)各种心律失常直接影响 HRV 的准确性。例如快速型心律失常者(如心房颤动、心房扑动等)不能用于 HRV 分析。由于 HRV 软件分析系统使用 RR 间期代替了 P-P 间期,所以二度房室传导阻滞也会影响 HRV 的检测。

2. 检测时的注意事项

(1)患者前一天晚上应睡眠充足,如有失眠者,不要进行 HRV 分析,否则影响结果的正确性。

(2)检测前 24h 不应做剧烈活动,同时应避免大的情绪波动。

(3)AECG 记录时应避免剧烈的运动和体位变化。

(4)检测前 12h 禁烟、酒、饮茶和咖啡,停止使用心血管活性药物。

(5)做 AECG HRV 分析时,应对所采用的技术方法有充分的了解,合理选用 AECG 采集记录的心电信号时段,明确 HRV 检测分析各项指标的定义、条件和年龄特征,结合临床及 AECG 等相关资料,才能做出 HRV 分析的诊断与评价。

(三)动态心电图心率变异性分析的临床应用

虽然 HRV 各项指标还存在这样或那样分歧,但它作为唯一的一种能够定量反映自主神经活性及其调节功能的检测方法,对评价许多心血管疾病和神经内分泌疾病过程中自主神经的变化具有非常重要的价值;它具有无创伤、可重复、不能为其他任何检查所代替的特点,已得到公认。

有关研究已证实的临床应用为:

1. HRV 是预测心肌梗死后心源性猝死最有价值的独立因素。

2. 对充血性心力衰竭(CHF)患者总体死亡率以及 CHF 患者心源性猝死都有一定的预测价值。

3. HRV 是判断糖尿病患者是否伴有自主神经系统损害最准确、最敏感的指标,以便早期防止糖尿病自主神经病变的进展,对临床治疗和控制糖尿病具有重要的意义。

4. HRV 对高血压的发病具有预测价值。

5. HRV 的监测可以帮助判断心脏移植后的排斥反应。

6. HRV 有助于诊断血管迷走神经晕厥以及对有关药物治疗的疗效进行监测和判断。

(四)临床意义

HRV 降低提示心肌梗死者发生心脏事件的危险性较大,糖尿病患者合并有糖尿病性自主神经病变,且预后不良。

三、Lorenz 散点图

Lorenz 散点图是心电检测领域的新技术,它是使用计算机手段,对 AECG 记录到的长时间体表 RR 间期信号,进行自动作图的无创性心电检测方法。它是由众多的散点组成,故也被称为散点图、Scattergram、Scatterplot、Poincare 图等。它反映相邻 RR 间期的变化,是在直角坐标上标记全部相邻 RR 间期数据位置的点图,具有非线性混沌特性的多维"空间结构"的截面图,用于观察和研究非线性系统的变化规律。因方法由 Poincare 首先建立,也称 Poincare 截面。近年来将 Lorenz 散点图用于连续心电信号的描记,可发现不同 HRV 和某些心律失常的特异性图形,具有传统无创伤心电检测方法无法替代的特征。

(一)制图方法

目前动态心电图仪器 HRV 分析板中装载的 Lorenz 散点图软件可进行自动快速作图。分析系统利用计算机自动测定相当数量的连续心搏的 RR 间期,先以第一个 RR 间期为横坐标(X 轴),第二个 RR 间期为纵坐标(Y 轴),在坐标上定出第一个心搏点。再以第二个 RR 间期为横坐标,第三个 RR 间期为纵坐标定出第二个心搏点,然后依次类推。X 轴代表期 RR_n,Y 轴代表紧随其后间期 RR_{n+1}。定出一定时间内(短程 1h,长程 24h)的全部心搏点,取窦性心律分析 HRV。

(二)图形特征(图 39-14)

1. 正常的 RR 间期 Lorenz 散点图是用连续窦性心搏制作的长轴沿斜率为 1 的直线纵向分布的"棒球球拍状",也称"彗星状"图形。目前认为,图形长度代表 24h 心率的总体变异度,宽度代表相邻 RR 间期的差异,表达瞬时心率的变化。窦性心搏的 Lorenz 散点图呈多态性,心电图正常的年轻人和健康人的图形多呈棒球球拍状,而高龄和患有各种疾病的人群中,多呈现各种各样非"棒球球拍状"图形。

2. 频发房性早搏多表现为叶状的 3 分布图形。

3. 频发室性早搏伴完全性代偿间歇为叶状的 4 分布图形;频发室性早搏部分呈二联律时为叶状的 5 分布图形;频发间位性(插入性)室性早搏呈近似叶状的 4 分布图形。

4. 心房颤动为开阔的"扇形";心房颤动伴有房室结双径路时,散点图呈双扇形和双底边,心房颤动合并预激综合征时呈水平状。

5. 具有不同房室传导比例的心房扑动呈"格子状"。

6. 起搏心律时,呈紧密的圆形。

(三)临床意义

Lorenz 散点图既能显示 HRV 的整体特征,又能直观地显示逐个心搏之间的瞬间变化,揭示 HRV 的

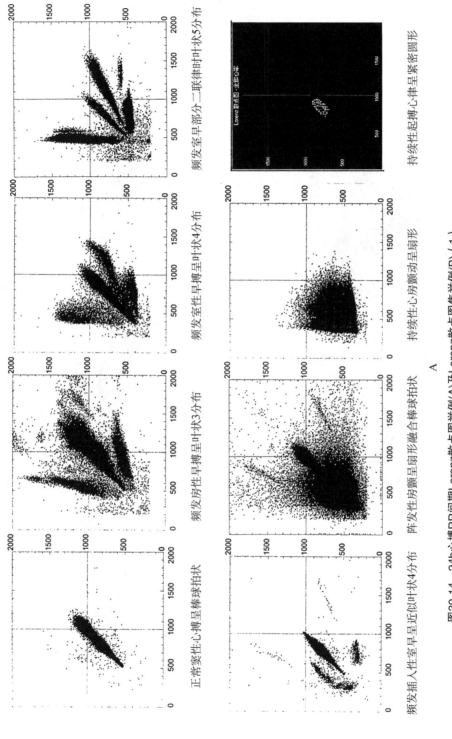

频发室性二联律时呈叶状5分布

持续性起搏心律呈紧密圆形

频发室性早搏呈叶状4分布

持续性心房颤动呈扇形

频发房性早搏呈叶状3分布

阵发性房颤呈扇形融合棒球拍状

正常窦性心搏呈棒球拍状

频发插入性室早呈近似叶状4分布

A

图39-14 24h心搏RR间期Lorenz散点图举例(A)及Lorenz散点图集举例(B)（1）

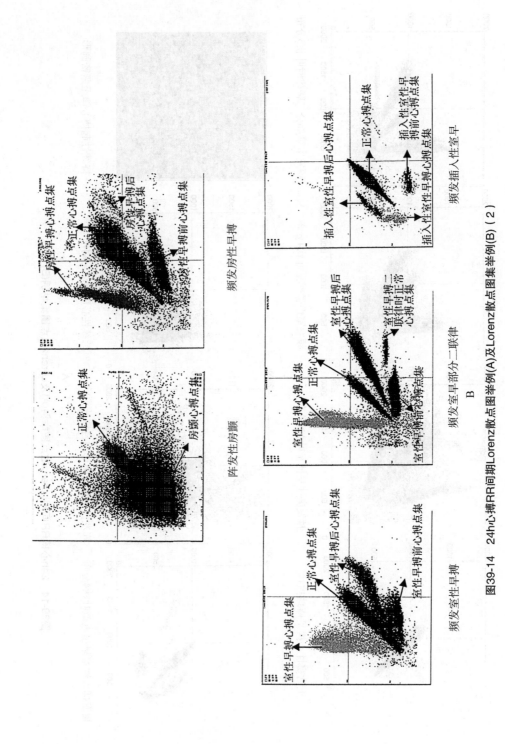

图39-14 24h心搏RR间期Lorenz散点图举例(A)及Lorenz散点图集举例(B)（2）

非线性特征。一般认为散点图的浓密核心表示相邻RR间期一致,反映交感神经活性,其分散稀疏部分代表相邻RR间期差异较大,反映迷走神经活性。

RR间期的Lorenz散点图具有混沌系统"空间结构"的几何形态;散点在确定的图形中"随机"分布;在不同时段测量到的图形与24h总图形的形态具有一致性。Lorenz散点图对RR间期关系的变化反应敏感,以此实现对HRV和心律失常的表达。

对于HRV分析,Lorenz散点图比时域、频域指标更加敏感,但缺乏精细的数值指标。分析心律失常时,AECG依据实时心电波形和RR间期变化,为心律失常定性,而Lorenz散点图则根据RR间期动态的变化规律,将24h的RR间期用一幅图形进行宏观的表述。其对长程大样本数据的快速诊断功能,优于传统的AECG分析技术。若将二者紧密结合应用,能更快准确地诊断心律失常。

近年来,国内外学者都观察到散点图用于HRV分析的结果与时域、频域分析结果有相关性,用于预测心肌梗死后的心脏意外事件,其准确率高于时域分析法。

散点图是一种高数据量心电信息动态变化相的空间轨迹图。它对HRV的表达,同传统的方法(如时域、频域)一样,意义在于评定自主神经功能;在心律失常分析方面,意义在于对心律失常的定性诊断,例如激动起源部位、心率快慢及变化规律等。散点图通过自动显示众多心搏(RR间期)变化的图形,表达HRV和心律失常的性质。在HRV方面,散点图是一种非数字化、非线性表达方式;在心律失常方面,能快速地将高数据量心电信息用一枚图形显示出来,在一定范围内,数据越大,图形越清晰,可信度越高。这是它的显著优势,具有不可替代性。同时Lorenz散点图的应用也具有局限性,它不能替代心电图和AECG对P波、QRS波及ST-T的识别,即不能替代心电图和AECG对各种心律失常的准确判定和心肌缺血的诊断。

四、ICD和起搏器功能

随着电子技术日新月异的发展,新型起搏器和植入型心律转复除颤器(ICD)不断问世。起搏器的特殊功能也不断增多,常规心电图因记录时间短,无法满足起搏器心电图检测,AECG则显示了长程记录的优点,弥补了常规心电图的不足,对于起搏器的起搏和感知功能,AECG可以作为很好的监测手段。它是评估ICD放电治疗是否恰当的有效辅助检测手段,并能评估药物辅助治疗的效果。对安装了DDD起搏器的

患者,随着自身窦性节律快慢的变化和房室传导功能及PR间期的变化,人们可以在AECG上观察到多种的工作方式(例如DDD方式、VAT方式、AAI方式、ODI方式等)。对于具有频率适应性功能的起搏器,在AECG上可清楚地观察到频率适应功能。现有的较好的分析软件能识别:心室起搏信号、心房起搏信号、房室程序起搏信号、并能识别心室起搏能否夺获心室或心室融合现象。同时还能测量起搏间期和起搏逸搏间期,甚至能测定DDD起搏中的AV间期。

(一)起搏器动态心电图的报告应包括的项目及举例

1. 项目

(1)基础心律(窦性心律、窦性心律加心室起搏节律、心房起搏节律或双腔起搏节律等)。

(2)最小心率及其发生时间、最大心率及其发生时间、平均心率及心搏总数、自主心搏总数及其在总的有效心搏中所占的百分比。

(3)起搏总心搏数及其在总的有效心搏中所占的百分比。

(4)心房起搏次数、心室起搏次数、双腔起搏次数、最低起搏频率及最高起搏频率。

(5)心房脉冲次数、心室脉冲次数、心房起搏失效次数、心室起搏失效次数、心室感知不足次数、心室感知过度次数等。

(6)起搏器工作方式及其起搏感知功能如何。

(7)起搏器特殊功能。

(8)真假室性融合波的次数。

(9)自身的心律失常及与起搏器有关的心律失常。

(10)提供有价值的起搏心电图片段、多种间期直方图、事件直方图等相关信息。

2. 起搏分析报告

(1)基础心律为起搏心律,最小心室起搏心率60次/分,最大心率(为窦性心律伴心室起搏)87次/分,平均心室率63次/分,起搏心搏数83 708个,自主心搏数1070个,总心搏84 778个,起搏率98.7%。

(2)24h房性早搏23个,起搏点位于右心房上部。

(3)ST-T可见动态变化(窦性心律时下壁、前外侧壁导联T波倒置)。

(4)24h心电图可见:①DDD、VAT起搏方式;②真伪室性融合波。

(5)提示:①起搏器起搏功能正常;②偶见心房过感知(肌电干扰信号)触发快速心室起搏。

(6)患者自述不适时心电图显示房室顺序起搏、窦性心搏(伴心室起搏)、室性融合波。

（二）起搏器和ICD动态心电图检测的临床意义

1. 评估起搏器功能，可排除肌电干扰和起搏器介导的心动过速，以便从事心脏起搏的心血管临床医师及可能接触到起搏器病人的相关医务人员，充分了解植入起搏器的各种功能，及时进行临床处理。

2. 对植入起搏器或ICD的患者，评估药物辅助治疗的效果。

3. 评估起搏器或ICD存在的可疑部件故障或功能失常。例如患者心率变慢，预示可能发生电池耗竭或感知异常。

4. 评估ICD放电治疗是否恰当有效。

5. 评估室上性心律失常的程度。

6. 减少起搏系统并发症。

7. 了解患者反应和治疗效果。

五、睡眠窒息危险

睡眠窒息是指各种原因导致睡眠状态下反复出现呼吸暂停或低通气，引起低氧血症、高碳酸血症、睡眠中断，从而使机体发生一系列病理生理改变的临床综合征。病情逐渐发展可出现肺动脉高压、肺源性心脏病、呼吸衰竭、高血压、房性及室性心律失常、脑血管意外等严重并发症。

具有睡眠窒息危险自动分析功能的AECG，除准确提供常规心率变异性（HRV）的各种时域、频域等指标外，还将HRV时域和频域分析指标用于睡眠窒息危险分析，可筛选可疑的阻塞性睡眠呼吸暂停综合征（OSAS）患者。

（一）常用的指标（图39-15）

1. 时域指标

（1）白天/夜晚的SDNN差异，阈值＞－11。

（2）白天/夜晚的SDNN index差异，阈值＞－20。

（3）白天/夜晚的r-MSSD差异，阈值＞－13。

2. 频域指标

（1）全天/夜晚的总功率差异，阈值＞－500。

（2）全天/夜晚的极低频功率差异，阈值＞－400。

（3）% 极低频和总功率差异，阈值＞70%。

（4）白天/夜晚的LF power差异，阈值＞－70%。

（5）白天/夜晚的低频和高频比率差值，阈值＞0.5%。

3. 其他指标

（1）室性心律失常，阈值＞10/h。

（2）白天/夜晚QTc差异，阈值＞－20ms。

（3）睡眠QTc改变，阈值＞40ms。

（4）平均心率，阈值＞72/min。

（5）睡眠心率变化大于15/min，阈值＞30。

（二）动态心电图对睡眠窒息危险分析常见的心电图改变

1. 一过性的心肌缺血改变。

2. 室性心律失常，如室性早搏、室性心动过速及心室颤动等。

3. 房性心律失常，如房性早搏、短阵房性心动过速及阵发性房性心动过速等。

4. 二度及高度房室传导阻滞、窦房阻滞及窦性停搏。

5. 每隔30～60s的周期性变化的窦性心律失常（显示间歇性窦性心动过缓-窦性心动过速）。

6. 多呈阵发性，且发生在窦性节律变化的基础上。体位改变（仰卧→侧卧）后心律失常明显减少甚至完全消失。

7. 夜间最慢心率30次/分左右。

（三）对睡眠窒息危险分析的临床意义

1. 用来筛选临床上可疑的睡眠呼吸暂停综合征患者。

2. 有助于睡眠呼吸暂停综合征患者的诊断、了解患者病情轻重和观察治疗效果。

六、窦性心率振荡的分析

窦性心率振荡见图39-16。详见本书第43章心电现象"第二十二节　窦性心率振荡"。

七、心率减速力和连续心率减速力

（一）心率减速力

心率减速力（deceleration capacity of rate，DC）是2006年德国慕尼黑心脏中心Georg Schmidt教授定义并提出的一种新的定量监测自主神经张力的方法，是进行猝死高危人群筛选与预警的一项无创心电技术，能单独定量分析和测定迷走神经作用的强度。

交感神经兴奋性增加时，心率加速力（acceleration capacity of heart rate，AC）增强，心率加快。相反，迷走神经兴奋性增加时，心率减速力增强，心率变慢。

1. 检测方法

（1）AECG记录：受检者记录24h的AECG。

（2）AECG分析软件自动分析、计算心率减速力结果。

（3）原理与计算

①将24h AECG转换为以RR值为纵坐标的序列图。

②确定减速及加速周期，并做标志（比前一心动周期）延长者为减速周期。

因素：	临界值	实际值	
男性打鼾：			———
肥胖打鼾：			———
白天／夜晚的SDNN差异：	>−11	29.0	
白天／夜晚的SDNN INDEX差异：	>−20	1	
白天／夜晚的r-MSSD差异：	>−13	−3	
全天／夜晚的总功率差异：	>−500	−72.9	
全天／夜晚的极低频功率差异：	>−400	26.2	
%极低频和总功率：	>70%	71.7%	✔
白天／夜晚的LF power差异：	>−70	4.3	
白天／夜晚低频和高频比率差异：	>0.5	0.7	✔
室性心律失常：	>10/hour	0	
白天／夜晚QTc差异：	>−20ms	2	
睡眠QTc改变：	>40ms	105	✔
平均心率：	>72bpm	66	
睡眠心率变化大于15／min	>×30	53	✔

图 39-15 睡眠窒息危险分析

③确定心率段的长短值：以每一个减速点为中心，取两侧的数值。

④各心率段位相整序：以入选的减速点为中心，进行不同心率段的有序排列。

⑤对应序号的周期进行信号平均并计算值：X(0)：中心点；X(1)：中心点后1周期；X(−1)：中心点前1周期；X(−2)：中心点前2周期。

⑥代入公式计算：心率减速力 DC＝[X(0)＋X(1)−X(−1)−X(−2)]×1/4

2. 心率减速力（DC值）临床意义的判定

(1)低危值：DC值>4.5ms 为低危值，提示患者迷走神经调节使心率减速的能力强（图39-17）。

(2)中危值：DC值2.6～4.5ms 为中危值，提示患者迷走神经调节使心率减速的能力下降，患者属于猝死的中危者。

(3)高危值：DC值≤2.5ms 为高危值，提示患者迷走神经的张力过低，对心率调节的减速力显著下降，即对心脏的保护作用显著下降，患者属于猝死的高危者。

3. 心率减速力检测的临床意义

(1)较低的心率减速力DC值是心肌梗死患者猝死与全因死亡的较强预测指标。心率减速力较好（DC值>4.5ms)的心肌梗死患者，全因死亡的危险性十分低。相反，心率减速力较低时（DC值≤2.5ms)，即使左室EF值>30%也有较高的死亡危险。

(2)较低的心率减速力DC值对心肌梗死患者猝死及全因死亡的预测能力优于其他指标(包括LVEF值、平均心率、SDNN、心率变异性)。当检测值较低<2.4ms时，提示其为心肌梗死后死亡的高危者。这一结果对LVEF≤30%和>30%患者的预警都有重要作用，意味着被其他危险预警技术(例如LVEF)漏掉的高危者，可经心率减速力的检测而被发现。

(3)DC检测方法简单易行，可定量测定迷走神经

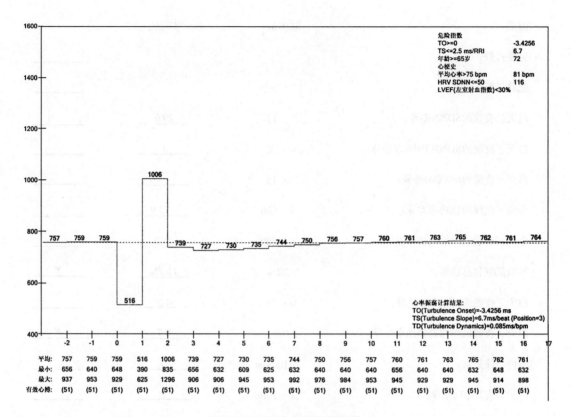

图 39-16 窦性心率振荡分析

横坐标 0 为早搏前第 1 个心搏,1 为室性早搏心搏,2、3 分别为早搏后第 1、2 个心搏,-1、-2 分别为早搏前第 2、3 个心搏。纵坐标为 RR 间期。本例清楚可见室性早搏后窦性心率先加速后减速现象。TO、TS、TD 值通过计算机自动读出

和交感神经作用强度。DC 检测的低、中、高危值的预警作用与随访期的相关性强,结果可靠。DC 检测的特异性强,更适合一般人群中低危者的筛查与识别。DC 检测结果的影响因素少,尤其与 LVEF 检测联合做预测猝死高危者的指标,敏感性更强。

(二)连续心率减速力

2012 年 Georg Schmidt 教授在该基础上,又推出了名为"连续心率减速力"(heart rate deceleration runs,DRs)测定的又一新技术,该技术同样用于心肌梗死后猝死高危者的预警与危险分层。心率减速力和连续心率减速力是颇为相似的心率生理性调节过程,心率减速力显示的是心率单周期减速的平均强度;而连续心率减速力是指 AECG 记录中连续出现 RR 间期逐跳延长的现象,是连续减速的调节结果,是窦性心律在短时间内受到迷走神经调整的表现。连续心率减速力与心率减速力反映了心率减速的两个不同方面并相互补充(图 39-18)。

1. **检测方法**

(1)AECG 记录:受检者记录 24h 的 AECG。

(2)AECG 分析软件自动分析、计算连续心率减速力结果。

(3)计算:DRn 值＝CDn/N,(n＝1,2,3,4,5,6,7,8,9,10),CDn 是对窦性心动周期中 n 个连续心动周期渐进增加的片段的数目,N 是所有窦性节律 RR 间期的数目。

2. **连续心率减速力(DRs 值)临床意义的判定**
正常:$DR_2 > 5.4\%$,$DR_4 > 0.05\%$,$DR_8 > 0.005\%$;异常:$DR_2 \leq 5.4\%$,$DR_4 \leq 0.05\%$,$DR_8 \leq 0.005\%$。猝死低风险组:DR_2、DR_4、DR_8 的相对值均在边界值以上(正常);中度风险组:DR_4 正常,而 DR_2 或 DR_8 的相对值低于边界值;高风险组:DR_4 异常(即 DR_4 的相对值低于边界值)。

3. **连续心率减速力检测的临床意义** 心率连续减速的储备能力和良好的预后相关,心率减速的低出现率预示着猝死的高风险,DRs 的猝死风险分层与实际死亡率高度一致。

心力减速力(DC)检测报告

1.检测心率段（11：20-10：53）

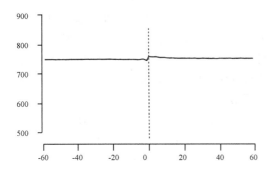

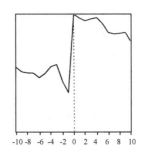

2.检测结果：DC = 5.9626

3.结果判定：低风险

DC风险度提示

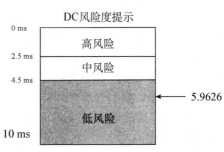

图 39-17 心率减速力检测报告
本例结果判定为低风险

1.检测结果：

DRs	DR计数相对值
DR1	17.0%
DR2	7.4%
DR3	2.0%
DR4	0.57%
DR5	0.27%
DR6	0.11%
DR7	0.05%
DR8	0.03%
DR9	0.0065%
DR10	0.0019%

3.结果判定：低风险

2.预警流程结果：

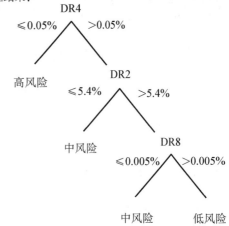

DRs风险判定

高风险
中风险
低风险

图 39-18 连续心率减速力检测报告
本例检测结果和预警流程清晰明确,风险度提示结果为低风险

八、T波电交替

大规模临床试验表明,T波电交替是预测发生恶性心律失常具有统计学意义的指标。

体表心电图上同一导联T波形态、振幅、极性出现逐搏交替变化,其中振幅交替变化大于1mm者,称为T波电交替。

(一)动态心电图诊断标准

动态心电图目前采用的是微伏级T波电交替(图39-19),其诊断标准为:

1. 静息、心率≤110次/分时X、Y、Z、V_4导联或心电轴方向V_{alt}≥1.0μV,K≥3且持续≥1min为T波电交替阳性;或运动时、心率105次/分左右时V_{alt}≥1.9μV及K≥3,持续≥1min为T波电交替阳性。

2. 心率≥105次/分时,运动负荷试验中无持续≥1min的V_{alt}>1.9μV的T波电交替为阴性。

3. 未达到上述阳性或阴性诊断标准者为不确定型。

(二)微伏级T波电交替检测的适应证与禁忌证

1. 微伏级T波电交替检测的适应证

(1)对于已经明确或高度怀疑有心律失常的患者进行评价:①晕厥或先兆晕厥;②非持续性室性心动过速、频发室性早搏及心悸等症状明显者;③有猝死家族史,或长Q-T间期综合征或肥厚型心肌病等容易出现猝死等疾病家族史;④与反复出现的急性心肌缺血发作等可能反复出现有关的室性心动过速或心室颤动。

(2)判断左室功能不全患者的预后:①心力衰竭;②心肌病;③左室射血分数≤0.40。

(3)有心肌梗死病史者。

(4)进行心脏电生理检查者:①在心室程序刺激后,作为附加试验;②评价室上性心律失常及器质性心脏病患者发生射血心律失常危险性。

2. 微伏级T波电交替检测的禁忌证　不能进行运动负荷者均为禁忌。如急性心肌梗死、严重的室性心律失常、先天性心脏病、急性肺栓塞等都在禁忌范围内。

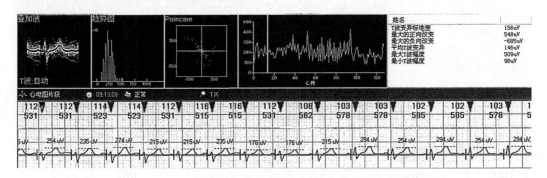

图39-19　微伏级T波电交替检测

可选择不同的时间段,逐波进行微伏级T波振幅测量

(三)临床意义

1. 作为发生恶性室性心律失常及猝死的预测指标。

2. 对心肌梗死后危险性预测。

3. 对心肌病发生恶性室性心律失常危险性的预测。

4. 对充血性心力衰竭发生恶性心律失常危险性的预测。

5. 对长Q-T间期综合征发生致命性心律失常危险的预测。

九、心肌缺血总负荷

1987年美国学者Cohn首先提出了"心肌缺血总负荷"(total ischemia burden,TIB)的概念,即24h内有症状和无症状性心肌缺血者ST段下移幅度、总阵次数和总时间的乘积。AECG是监测日常生活心肌缺血的唯一方法。

(一)心肌缺血总负荷的动态心电图分析

人工去除伪差等非ST段下移等因素,由软件自动分析、计算出24h心肌缺血总负荷(图39-20)。

(二)心肌缺血总负荷的临床意义

TIB是心肌缺血定量评价的唯一指标,可以充分地反映心肌缺血的程度以及临床预后,对评估冠心病患者的预后有重要意义。TIB≥60(mm·min)/24h者预后比TIB<60(mm·min)/24h者差,对无症状心肌缺血的预后价值更大。同时TIB≥60(mm·min)/24h者,常有广泛的冠状动脉血管病变,近期易发生急性冠状动脉综合征。TIB是急性冠脉综合征的独立预测因子。

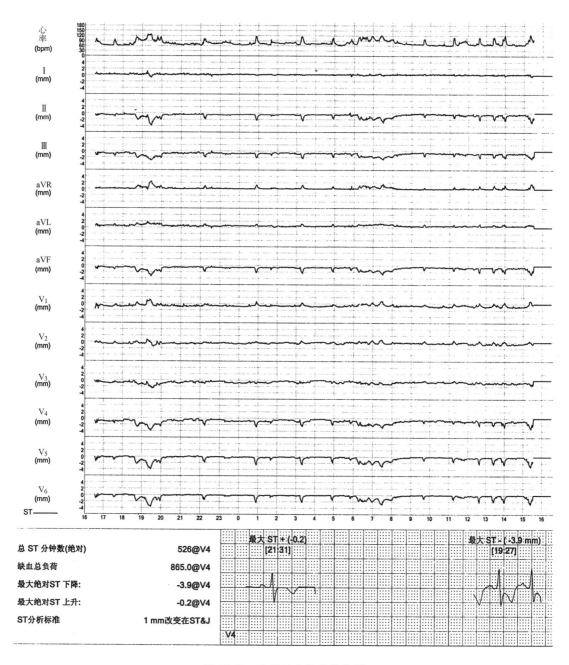

图 39-20 心肌缺血总负荷分析

可选择不同导联计算心肌缺血总负荷,心肌缺血总负荷＝ST 段下降幅度×发作阵次×持续时间。本图选择 V₄ 导联,缺血总负荷为 865.0(mm·min)/24h

第七节 动态心电图的诊断标准

AECG 对于心律失常、ST 段改变的诊断一般可根据体表心电图的诊断方法及标准进行。但 AECG 的导联体系不同,某些改变,不宜采用体表心电图的标准。由于 AECG 具有长时程连续记录、计算机定量检测分析等特点,对于心律失常、心肌缺血、药物疗效评价、心率变异性分析等可参照以下标准做出诊断和评价。

一、室性心律失常的诊断及疗效评价

1. 正常人室性早搏每 24h≤100 次,或每小时 5

次,超过此数只能说明有心脏电活动异常,是否属病理性应综合临床资料判断。

室性早搏以 Lown 法分级,3 级及 3 级以上,即成对室性早搏、多形性室性早搏、短阵室性心动过速、多形性室性心动过速均有病理意义。

2. 室性心律失常药物疗效评价,可采用 ESVEN 标准,即患者治疗前后自身对照,达到以下标准才能判定治疗有效。

(1)室性过早搏动减少≥70%。

(2)成对室性早搏减少≥80%。

(3)短阵室性心动过速消失≥90%,15 次以上室性心动过速及运动时≥5 次的室性心动过速完全消失。

注:抗心律失常药物治疗经 AECG 复查,若室性早搏增加数倍以上或出现新的快速心律失常,抑或由非持续性心动过速转变为持续性室性心动过速,出现明显的房室传导阻滞及 Q-T 间期延长等,应注意药物的致心律失常作用。

二、心肌缺血诊断及评价

1984 年美国国立心肺血液研究院根据 Deanfild 等研究结果,最先提出“三个一”诊断标准,1986 年我国部分心血管专家建议接受该标准。目前多数学者仍沿用此标准。1999 年 ACC/AHA 进一步修改和确定的诊断心肌缺血的标准如下:ST 段呈水平或下斜型压低≥1.0mm(0.1mV),持续≥1.0min,2 次发作间隔时间≥5.0min。正常心率 ST 段下移测量点为 J 点后 80ms,当心率>120 次/分时将自动变为 J 点后 50ms。

三、心率变异性分析评价

(一)心率变异性时域分析评价标准

以 24h AECG 连续记录进行心率变异性时域分析,主要诊断指标有:①24h R R 间期标准差(SDNN)<50ms,三角指数<15,心率变异性明显降低;②SDNN<100ms,三角指数<20,心率变异性轻度降低。

(二)心率变异性频域分析评价标准

以 500 次心搏、5min 短程记录或 24h AECG 连续记录进行心率变异性频域分析,以下指标提示心率变异性降低。

1. 所有频带均有功率下降。

2. 站立时无低频率成分增加,提示交感神经反应性减弱或压力感受器敏感性降低。

3. 频谱总功率下降,低频/高频比值可不变;但低频下降时,此比值可减少,高频下降时,比值可增大。

4. 低频中心频率左移。

心率变异性降低提示心肌梗死者发生心脏事件的危险性较大,糖尿病者合并有糖尿病性自主神经病变且预后不良。

四、病态窦房结综合征诊断

AECG 是评价窦房结功能较可靠的检查方法,能证实窦性心动过缓、窦房阻滞、窦性停搏以及快速心律失常(慢-快综合征)的存在,并能证实心律失常与症状之间的相关性,其诊断指标如下。

1. 持续缓慢的窦性心律,24h 总心搏数小于 8 万次,24h 平均心率小于 55 次/分,最快心率小于 90 次/分,最慢心率小于 35 次/分。

2. 窦性停搏甚至短暂的全心停搏。

3. 二度Ⅱ型窦房阻滞伴交接性或室性逸搏及逸搏心律。

4. 窦性心动过缓伴有短阵或阵发的心房扑动、心房颤动或室上性心动过速,终止时的窦房结恢复时间大于 2s 以上。

5. 常伴有过缓的交接性逸搏心律(提示双结病变)。

五、动态心电图检测中长间歇的鉴别

1. 当长 PP 间期小于基本窦性心律的 2 倍时可参考以下 3 种诊断。

(1)房性早搏未下传心室:长 PP 间期中可见房性早搏 P′波,有时可重叠于 T 波内(图 39-21)。

(2)二度Ⅰ型窦房阻滞:PP 间期呈文氏型缩短又继以延长,长 PP 间期<基本窦性最短 PP 间期的 2 倍(图 39-22)。

(3)如长 PP 间期排除以上两个诊断,基本窦性心律 PP 间期慢而不规则,方可诊断窦性心动过缓并不齐(如>2s 以上,不排除窦性停搏)。

2. 长 PP 间期与基本窦性 PP 间期呈整倍数,可诊断为二度Ⅱ型窦房阻滞(图 39-23)。

3. 长 PP 间期大于基本窦性 PP 间期 2 倍以上,而不成整倍数,可诊断窦性停搏(图 39-24)。

4. 当长 PP 间期>3s 以上,其间无交接性或室性逸搏者,可诊断为短暂的全心停搏(图 39-25)。

5. 如长 RR 间期>3s 以上,但其间可见规律的窦性 P 波,可诊断为房室传导阻滞(二度或高度)伴心室停搏。

6. 在阵发性室上性心动过速、心房扑动、心房颤动终止时出现的长 RR 间期,是因为超速抑制所致,

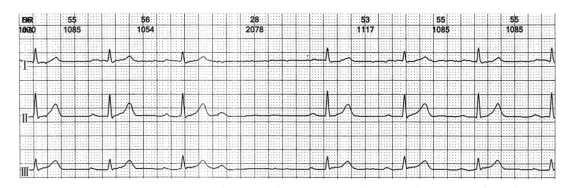

图 39-21 房性早搏未下传心室致长 PP(RR)间期

第 3～4 个 QRS 波为长 RR 间期,仔细观察可见第 3 个 QRS-T 波后有 1 个未下传的房性早搏 P′波。该房性早搏的代偿间期形成长 PP(RR)间期

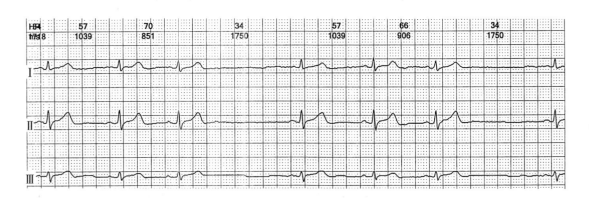

图 39-22 二度 I 型窦房阻滞致长 PP 间期

PP 间期缩短后继以延长,长 PP＜短 PP 的 2 倍,为二度 I 型窦房阻滞

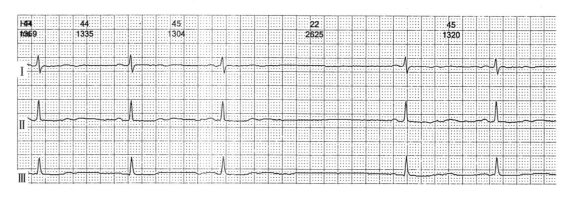

图 39-23 二度 II 型窦房阻滞致长 PP 间期

长 PP 间期为基本窦性 PP 间期的 2 倍

可诊断为继发性窦性停搏或继发性短暂的全心停搏。

7. 二度以上房室传导阻滞是引起长 RR 间期的常见原因,仔细观察规律出现的 P 波及相应 PR 间期的变化诊断并不困难(图 39-26)。

8. 在起搏器心电图中出现较长的 RR 间期且基线上有干扰杂波,应首先考虑起搏器过度感知现象,为起搏器感知肌电活动,抑制了起搏脉冲发放所致(图 39-27)。

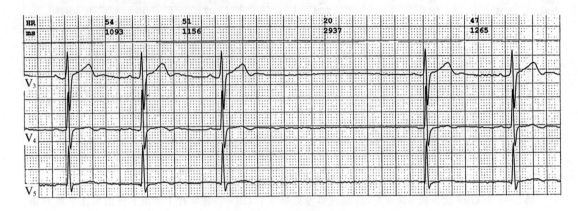

图 39-24　窦性停搏

长 PP 大于基本窦性 PP 间期的 2 倍,不成整数倍,为窦性停搏

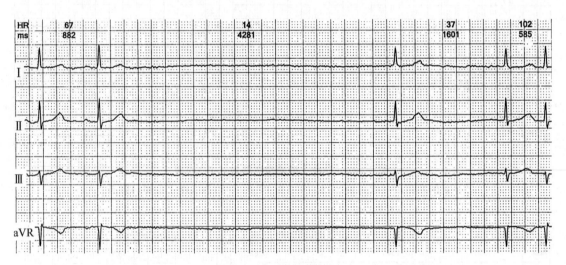

图 39-25　短暂的全心停搏

RR 间期长达 4.281s,为短暂的全心停搏后出现交接性逸搏。最后 1 个心搏为窦性夺获伴干扰性 PR 间期延长

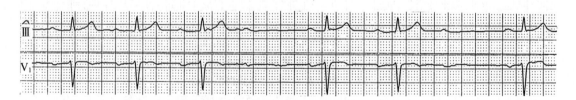

图 39-26　二度 I 型房室传导阻滞致长 RR 间期

窦性 P 波规律显现,PR 间期渐长至 P 波后无 QRS 波,为二度 I 型房室传导阻滞,形成长 RR 间期

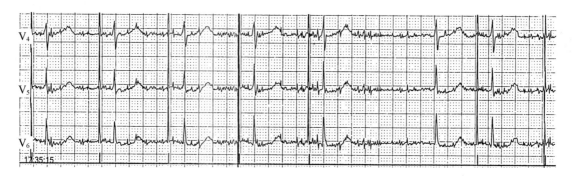

图 39-27　心房和心室过感知致长 RR 间期

病态窦房结综合征患者,男,75 岁。DDD 起搏器呈 AAI 工作方式,起搏节律 60 次/分,由于上肢活动产生肌电干扰,动态心电图记录可见基线上干扰杂波,起搏器感知肌电干扰,抑制心房和心室起搏脉冲发放,长间歇后出现交接区逸搏

注:镜像右位心患者佩戴动态心电图时,建议将左胸电极贴至右胸部,即 V_1、V_2 互换位置,V_3 至 V_3R、V_4 至 V_4R、V_5 至 V_5R、V_6 至 V_6R 处,RA 与 LA 互换位置,RL 与 LL 互换位置。这样记录出的图形与心脏位置正常者相同,多数导联 QRS 波以正向 R 波为主,胸导联 R 波递增,有利于观察 ST 段和 T 波的变化。书写动态心电图报告时,注明镜像右位心患者,电极位置放置右侧即可。

第40章

经食管心脏电生理检查

第一节　经食管心脏电生理检查临床应用及仪器设备

食管与心脏均位于中纵隔内,食管下端的前壁与心脏紧邻,其中左心房后外侧大部分紧贴食管前壁,两者之间仅有心包相隔。经食管心脏电生理检查是利用食管与心脏解剖关系十分密切的特点,将电极导管经鼻腔送入食管内,通过食管电极间接地对心房或心室进行直流电脉冲刺激,用以检测心脏各部位的电生理参数,解释某些心律失常的发生机制,诊断和治疗某些心律失常的无创性心脏电生理检查方法。

一、经食管心脏电生理检查临床应用范围

随着心电生理学的深入研究和医疗技术的飞速发展,特别是射频消融技术和人工心脏起搏器的临床应用,经食管心脏电生理检查成为一项重要的心电学检查和诊疗手段,临床应用越来越广泛,主要应用范围如下。

1. 窦房结功能检查。
2. 测定心脏各部位的前向不应期。
3. 诊断房室结双径路和多径路。
4. 诱发和终止阵发性室上性心动过速。
5. 鉴别诊断各种窄 QRS 波心动过速和宽 QRS 心动过速。
6. 房室旁道电生理检查。
7. 诱发和研究一些电生理现象,如拖带现象、裂隙现象、超速抑制现象、蝉联现象、1:2房室传导现象、电交替现象、折返现象、旁道同侧束支阻滞致 R-R 间期延长现象(Coumel 定律)等。
8. 心房扑动的纠治。
9. 对射频消融治疗快速性心律失常术后的疗效评估。
10. 对抗心律失常药物的疗效评估。
11. 预防及抢救心脏骤停。
12. 利用食管导联 P 波高大的特点,明确诊断心律失常。

二、仪器设备

经食管心脏电生理检查,仪器设备简单,价格便宜,多数医院均有条件开展此项检查,需要仪器设备如下。

1. 记录仪(心电图机)。
2. 多功能心脏电生理程控刺激仪。
3. 食管电极导管与连接线。
(1)食管电极导管,可用二极、四极、六极或八极导管,最经济实用的是四极导管。
(2)导管延长线(红端正极,黑端负极),用于连接刺激仪与食管电极。
(3)电极导管连接线(两端为鳄鱼夹),用于连接食管电极与记录仪。
4. 必要的抢救设备和药品。经食管心脏电生理检查比较安全,但也应备有吸氧设备、抢救复律药品(如阿托品、去甲肾上腺素等)和抢救设备如心脏除颤器等,以防止发生意外。

新型经食管心脏电生理检查设备利用计算机技术,将心脏电生理刺激仪与记录仪合为一体,直接在显示屏上观察刺激过程和保存心电图形,更为方便、安全,如 FD5A 电生理刺激记录设备。

第二节　经食管心脏电生理检查方法学

一、食管心电图与食管电极插入方法

通过食管中放入的电极导管描记出的心电图,称为食管导联心电图,简称食管心电图。

(一)食管导联心电图图形

食管导联心电图图形随电极于心脏相应位置改变而不同。通常大多数人由上而下,可描记到4种不同图形。

1. **心房上部区域图形**　食管电极距鼻前孔30~35cm,相当于食管电极位于心房上部,食管心电图表现为P波倒置,QRS波群呈Qr型或QS型,T波倒置。

2. **心房区域图形**　食管电极距鼻前孔35~40cm,相当于食管电极位于心房中部,食管心电图表现为P波正负双向,振幅较大,QRS波群呈Qr型或QR型,Q波宽而较深,T波多倒置。

3. **心房下部区域图形**　食管电极距鼻前孔40~45cm,相当于食管电极位于心房与心室过渡区,食管心电图表现为P波正负双向或直立,振幅较小,QRS波群呈QR型或qR型,Q波变小,R波增高,T波倒置或双向。

4. **心室区域图形**　食管电极距鼻前孔约45cm以上,相当于食管电极位于左心室区,食管心电图表现为P波正向圆钝,振幅较小,QRS波群通常呈qR型或Rs型,与V_5、V_6导联的波形相似,若心脏呈横位时,也可出现一个rS型,T波常直立(图40-1)。

(二)食管电极插入方法

1. **麻醉**　常选用盐酸丁卡因胶浆作为麻醉药。患者仰卧,一侧鼻孔和咽部滴入少量盐酸丁卡因胶浆,10min后开始插管。

2. **食管电极导管插入**　将电极导管顶端略做弯曲,蘸少量盐酸丁卡因胶浆,从麻醉侧鼻孔缓慢插入,动作要轻、慢、稳,尽量减小电极导管头部对鼻及咽喉部的刺激,当电极导管插入约20cm处时,嘱患者做吞咽动作,配合将电极导管送入食管至35~40cm处。

3. **食管电极定位(确定最佳起搏点)**

(1)经验法:视患者身高,导管深度一般为女性35~40cm,男性37~42cm。

(2)耳剑距法:导管深度为患者耳垂下缘至剑突上凹厘米数+8cm。

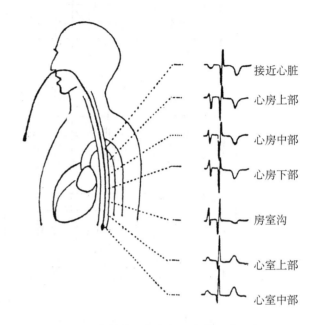

图40-1　食管电极与各部位食管导联心电图

(3)食管心电图定位:选择P波正负双向、振幅最高大处。

二、检查方法

停用影响心脏电生理的药物3d或5个半衰期以上,将食管电极按上述方法插入食管,检测食管心电图,确定最佳起搏点,以高于患者自身心率10~20次/分,脉宽10ms,输出电压10V开始,由低到高逐渐起搏,直至起搏成功,外接心脏刺激仪作程控刺激。具体如下。

1. 描记常规心电图以备对照。

2. 放置食管电极,并确定最佳起搏位置。

3. 连接食管导联至心电图描记仪,并描记心电图。

4. 连接心脏电生理刺激仪至食管电极,开始起搏。

5. 起搏阈值的测定。用高于患者自身心率10~15次/分,S_1S_1刺激,至有效起搏即每个刺激信号后均跟随相应的P'-QRS-T波。有效起搏的最小电压值即起搏阈值。

6. 实际起搏电压。起搏阈值+2V为实际起搏电压。

7. 发放与终止刺激(图40-2和图40-3)。

（速度 25mm/s，体表 10mm/mV，食管 10mm/mV）

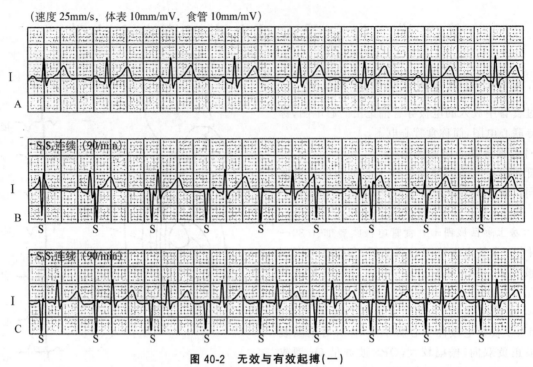

图 40-2 无效与有效起搏（一）

A. 患者基础心率 77 次/分。B. 用 S_1S_1 90/min，输出电压 12V 刺激，刺激信号 S 后无相关 P′波，QRS 波仍是自身 P 波下传形成，与刺激信号无关，为无效起搏。C. 仍用 S_1S_1 90/min，输出电压增加至 15V 刺激，每个刺激信号后均跟随相关的 P′-QRS-T 波群，为有效起搏

（速度 25mm/s，体表 10mm/mV，食管 10mm/mV）

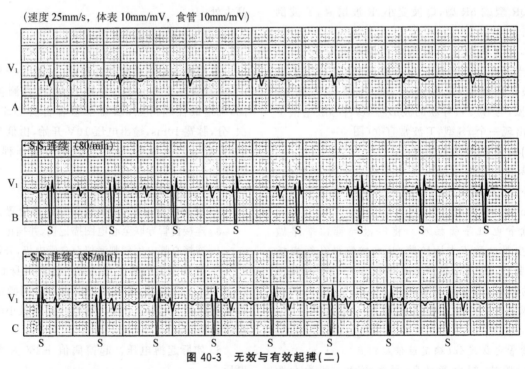

图 40-3 无效与有效起搏（二）

A. V_1 导联心电图，心率 71 次/分。B. 用 S_1S_1 80/min，输出电压 10V，不能有效起搏，即自身 P-QRS-T 波群与刺激信号无固定关系。C. 将 S_1S_1 频率增加至 85/min，输出电压增加至 12V，有效起搏，即每个刺激信号 S 后均继有相关的 P′-QRS-T 波群

三、刺激方法

(一)基础刺激法(S_1S_1 刺激法)

基础刺激法是一种固定频率的刺激脉冲,可分为 S_1S_1 连续刺激、S_1S_1 定数刺激、S_1S_1 分级递增刺激、S_1S_1 定时刺激等,可用于测量窦房结恢复时间、房室传导文氏阻滞点和2:1阻滞点、诱发折返性心动过速、终止折返性心动过速(图 40-4)。

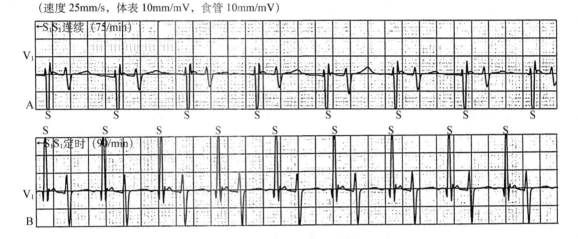

(速度 25mm/s,体表 10mm/mV,食管 10mm/mV)

图 40-4 S_1S_1 刺激法

A. S_1S_1 连续刺激。B. S_1S_1 定时刺激,可根据需要定时 15s、30s、60s 等

(二)程控刺激法(早搏刺激法)

程控刺激法是在发放 4~10 次(多用 8 次)S_1S_1 基础刺激后,程控发放 1 次期前收缩刺激,称为 S_1S_2 刺激,在此基础上发放第 2 个早搏刺激,称为 $S_1S_2S_3$ 刺激……采用自身 R 波触发的早搏刺激,称为 RS_2 刺激。通常用联律间期逐渐缩短的负扫描方法(步长-10ms)进行程控刺激,也可用联律间期逐渐延长的正扫描方法(步长+10ms)进行程控刺激,主要可用于心脏各部位不应期的测量、诱发和终止折返性心动过速(图 40-5)。

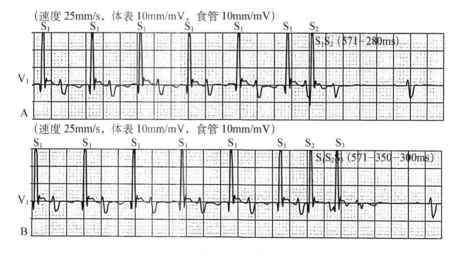

(速度 25mm/s,体表 10mm/mV,食管 10mm/mV)

(速度 25mm/s,体表 10mm/mV,食管 10mm/mV)

图 40-5 程控刺激法(早搏刺激法)

A. S_1S_2 刺激方法:n 个(常用 8、6 或 4 个等)基础 S_1 刺激(本图显示 6 个),1 个早搏 S_2 刺激。本例图中 S_1S_1 间期为 571ms,S_1S_2 间期为 280ms。B. $S_1S_2S_3$ 刺激方法:n 个(常用 8、6 或 4 个等)基础 S_1 刺激(本图显示 6 个),2 个早搏 S_2、S_3 刺激。本例图中 S_1S_1 间期为 571ms,S_1S_2 间期为 350ms,S_2S_3 间期为 300ms

四、食管心脏电生理常用英文缩写及含义

AAVRT	逆向型房室折返性心动过速
AP	旁道
AVNRT	房室结折返性心动过速
AVRT	房室折返性心动过速
CAP	隐匿性旁道
DAVNP	房室结双径路
EB	双极食管导联
ERP	有效不应期
ESO	食管导联
FP	快径路

FRP	功能不应期
FSAVNRT	快慢型房室结折返性心动过速
OAVRT	顺向型房室折返性心动过速
PJRT	持续性交接性反复性心动过速（慢旁道逆传的顺向型房室折返性心动过速）
RRP	相对不应期
SACT	窦房传导时间
SFAVNRT	慢快型房室结折返性心动过速
SNRT	窦房结恢复时间
SP	慢径路

第三节　窦房结功能检查

食管心房调搏测定窦房结功能是一种无创性电生理检查的方法。其主要指标有窦房结恢复时间、窦房传导时间、窦房结有效不应期和心脏固有心率测定。

一、窦房结恢复时间的测定

(一)测定原理

采用食管电极快速起搏心房，使窦房结处于快速抑制状态，持续一定时间后，停止心房起搏，窦房结便经过一定的时间恢复自律性而发放冲动。停止刺激到窦房结自律性恢复所用的时间即窦房结恢复时间（sinus node recovery time，SNRT）。

(二)测定方法

1. 停用影响窦房结功能或影响自主神经张力的药物 48h 或 5 个半衰期。

2. 采用 S_1S_1 定时或定数刺激，刺激频率递增的方法，以高于自身心率 10～15 次/分的频率开始逐级递增刺激，如 70 次/分、80 次/分、90 次/分……130 次/分、140 次/分、150 次/分……多用每级刺激 30s 后停止刺激，测量最后一个刺激信号至窦房结恢复的第一个窦性 P 波的时间。一般以刺激递增至 150 次/分或窦房结恢复时间缩短为止。

3. 停止起搏后应记录 10 个心动周期，以防遗漏窦房结恢复时间继发性延长，当窦房结恢复时间超过 4000～5000ms 时，应立即给予起搏治疗，以确保患者安全。

(三)结果判定

1. 以最大的窦房结恢复时间（SNRTmax）作为检测结果。SNRTmax 正常值是 800～1500ms。SNRTmax＞1500ms 为阳性即窦房结恢复时间延长，老年人以 SNRTmax＞1600ms 为阳性；若 SNRTmax＞2000ms，可诊断病态窦房结综合征。

2. 当窦房结恢复时间＞2000ms 时，仍无交接区逸搏出现，提示房室交接区自律性降低，考虑为双结病变。

3. 若出现继发性延长现象，即最长 P-P 间期出现在第 2、第 3 个甚至是第 4、第 5 个心动周期，是窦房结功能受损特异性较高的指标，其价值高于窦房结恢复时间。

(四)校正窦房结恢复时间

由于窦房结恢复时间受心率的影响，故应计算校正窦房结恢复时间（corrective sinus nodal recovery time，CSNRT）。

校正窦房结恢复时间＝窦房结恢复时间－起搏前 P-P 间期。校正的窦房结恢复时间＞550ms，老年人＞600ms 为异常。

(五)测定窦房结恢复时间的临床意义

由于窦房结恢复时间测定存在一定的假阴性，因此在诊断病态窦房结综合征中测定窦房结恢复时间仅有肯定诊断的意义，而没有排除诊断的意义。如果高度怀疑病态窦房结综合征，而测定窦房结恢复时间正常时，应结合动态心电图检查，不能因窦房结恢复时间正常而排除病态窦房结综合征（图 40-6～图 40-8）。

（速度 25mm/s，体表 10mm/mV，食管 10mm/mV）

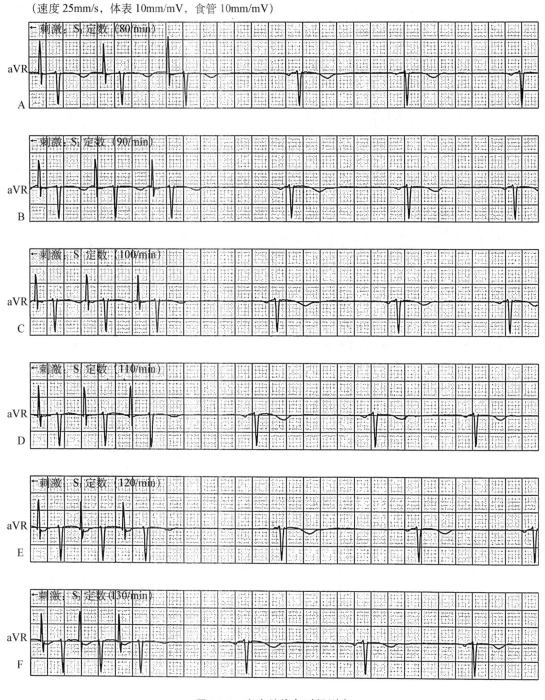

图 40-6　窦房结恢复时间测定

用 S_1S_1 定数（30 次）刺激，最后 1 个刺激信号至第 1 个恢复的窦性 P 波的时距，即窦房结恢复时间 SNRT。A. S_1S_1 80/min 时，SNRT 为 1400ms。B. S_1S_1 90/min 时，SNRT 为 1480ms。C. S_1S_1 100/min 时，SNRT 为 1480ms。D. S_1S_1 110/min 时，SNRT 为 1340ms。E. S_1S_1 120/min 时，SNRT 为 1720ms。F. S_1S_1 130/min 时，SNRT 为 1330ms。患者最大窦房结恢复时间 SNRTmax（80-130）1720ms，窦房结恢复时间延长

（速度 25mm/s，体表 10mm/mV，食管 10mm/mV）

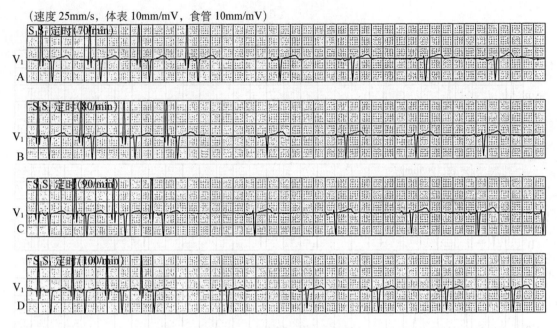

图 40-7　窦房结恢复时间测定

用 S_1S_1 定时（30s）刺激。A. S_1S_1 70/min 时，窦房结恢复时间 SNRT 为 1470ms。B. S_1S_1 80/min 时，窦房结恢复时间 SNRT 为 1620ms。C. S_1S_1 90/min 时，窦房结恢复时间 SNRT 为 1650ms。D. S_1S_1 100/min 时，窦房结恢复时间 SNRT 为 1320ms。患者最大窦房结恢复时间 SNRTmax（70-100）1650ms，窦房结恢复时间延长

（速度 25mm/s，体表 10mm/mV，食管 10mm/mV）

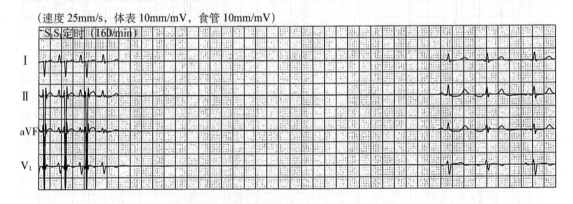

图 40-8　窦房结恢复时间测定，提示：双结病变

同步 Ⅰ、Ⅱ、aVF、V_1 导联记录，S_1S_1 定时刺激 30s，当 S_1S_1 刺激 160/min 时，SNRT 长达 6144ms。期间未见交接区逸搏，提示：窦房结、房室结双结病变

二、窦房传导时间的测定

（一）测定原理

房性早搏激动传入窦房交接区和（或）窦房结时，随着房性早搏与窦性心搏联律间期由长渐短，窦房交接区和（或）窦房结可出现 4 种不同的反应，又称窦房交接区和（或）窦房结对房性早搏的 4 个反应区，在心电图上表现为 4 种不同的代偿间期，即完全性窦房交接区或窦房结周干扰（房性早搏伴完全性代偿间歇）、窦房结内干扰（房性早搏伴不完全性代偿间歇）、窦房结不应区（插入性房性早搏）、窦性回波（房性早搏伴窦房折返）。如下图所示。

（1）P_0 为早搏刺激前的窦性 P 波，P_0P_0 为窦性周期。

（2）P_1 为基础刺激夺获的心房波，P_1P_1 为基础刺激形成的心房激动周期。

（3）P_2为早搏刺激夺获的心房波，P_3为早搏刺激后恢复的第1个窦性P波，P_2P_3为早搏刺激后的代偿间期。

（4）P_4、P_5分别为早搏刺激后恢复的第2、第3个窦性P波。

1. Ⅰ区　又称完全性窦房交接区（窦房结周）干扰区，即房性早搏伴完全性代偿间歇。心电图上表现为$P_1P_2 + P_2P_3 = 2P_0P_0$。产生机制为房性早搏刺激激动到达窦房交接区时，窦房结的激动已经发出，两者在窦房交接区相遇发生完全性干扰，房性早搏激动未能侵入窦房结，该窦性激动也未除极心房形成P波，产生完全性代偿间歇。

2. Ⅱ区　又称窦房结内干扰或窦房结节律重整区，即房性早搏伴不完全性代偿间歇。心电图上表现为$P_1P_2 + P_2P_3 < 2P_0P_0$。产生机制为逐渐提前的房性早搏刺激激动通过窦房交接区并侵入窦房结，此时窦房结的固有冲动尚未形成，窦房结被传入的刺激提前除极，然后窦房结按自身的固有节律发放下一次激动，从而产生了代偿间期。代偿间期（P_2P_3）包括刺激激动从心房传入窦房结和下一个窦性周期后激动自窦房结传回心房的时间。即$P_2P_3 - P_0P_0 =$窦房的传入时间＋窦房的传出时间，或称总窦房传导时间。假设窦房的传入时间和传出时间相等，则窦房传导时间（SACT）$= (P_2P_3 - P_0P_0)/2$。

3. Ⅲ区　又称窦房结不应区或房性早搏插入区，即早搏刺激形成插入性房性早搏。心电图上表现为$P_1P_2 + P_2P_3 = P_0P_0$。产生机制为进一步提前的早搏刺激激动到达窦房结时，窦房结处于有效不应期，激动未对窦性周期产生影响，形成插入性房性早搏。

4. Ⅳ区　又称窦房折返区或窦性回波区。心电图上表现为$P_1P_2 + P_2P_3 < P_0P_0$。产生机制为更早的房性早搏刺激激动心房时，窦房结处于有效不应期，窦房交接区也处于相对不应期，其组织存在不应期和传导速度的不一致，早搏激动虽不能进入窦房结，但可在窦房交接区中折返，形成窦性回波（图40-9）。

（二）测定方法

测定方法包括程控早搏刺激法（Strauss法）和连续刺激法（Narula法）。

1. **程控早搏刺激法（Strauss法）**　用程控扫描的心房早搏刺激扫描至Ⅱ区并出现稳定的代偿间期时，用公式窦房传导时间（SACT）$= (P_2P_3 - P_0P_0)/2$。有人认为因连续的S_1刺激会对窦房结的自律性产生抑制作用，可用P_3P_4代替P_0P_0以减少影响。窦房传导时间（SACT）$= (P_2P_3 - P_3P_4)/2$。

2. **连续刺激法（Narula法）**

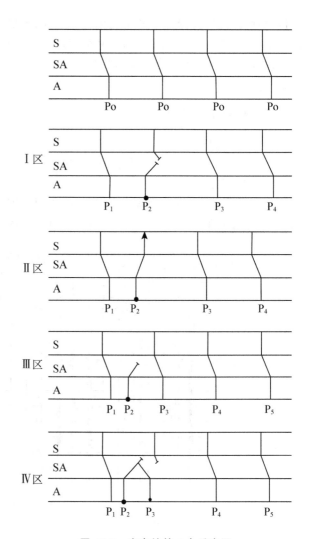

图40-9　窦房结的4个反应区

（1）记录10个窦性周期，计算10次窦性周期的平均值P_0P_0。

（2）用高于窦性频率5～10次/分的S_1S_1刺激，刺激8～10次，间隔20个周期后，重复刺激，如此反复5次。计算5次平均的P_1P_3值和P_3P_4值（P_1为末次S_1刺激产生的P波，P_3、P_4分别为刺激终止后第1个、第2个窦性P波）。

（3）计算公式为窦房传导时间（SACT）$= (P_1P_3 - P_0P_0)/2$ 或 （SACT）$= (P_1P_3 - P_3P_4)/2$。

（三）结果判定

窦房传导时间正常值：SACT$<150ms$。当SACT$\geq 150ms$时，为窦房传导时间延长，即窦房传导时间测定阳性。或总窦房传导时间（$P_1P_3 - P_0P_0$）$\geq 300ms$，为阳性。

（四）测定窦房传导时间的临床意义

窦房传导时间对病态窦房结综合征的诊断价值低于窦房结恢复时间和校正的窦房结恢复时间，但窦房传导时间可以反映窦房结至心房的传导功能,窦房结恢复时间反映的是窦房结的自律功能,将两者结合起来分析,有助于提高病态窦房结综合征诊断的准确性。

三、窦房不应期的测定

(一)测定原理

见窦房传导时间测定(一)测定原理中的"3"。

(二)测定方法

当心房 S_1S_2 程控早搏刺激负扫描至 P_2P_3 间期突然缩短,P_2 波呈现插入性房性早搏时($P_1P_3=P_0P_0$)的

最长 S_1S_2 间期即为窦房结不应期。

(三)结果判定及临床意义

由于多数人在食管心房调搏中不出现窦房结Ⅲ区反应,仅 19%~46% 的人可检测到窦房结有效不应期。窦房结有效不应期的正常值各家报道不一,多数学者认为窦房结有效不应期的正常范围为 330~430ms。>500ms 为异常。窦房结有效不应期是窦房结及窦房交接区传导功能的重要指标。窦房结有效不应期延长,可反映窦房传导功能减退(图 40-10)。

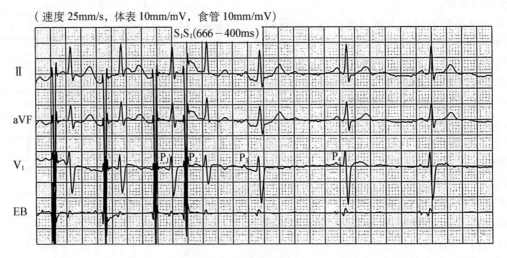

(速度 25mm/s, 体表 10mm/mV, 食管 10mm/mV)

图 40-10 窦房结不应期

最后 1 个 S_1 刺激信号引起 P 波为 P_1,S_2 刺激产生的 P 波为 P_2,P_2-QRS-T 波群后第一个窦性 P 波为 P_3 波,之后窦性 P 波为 P_4 波。S_1S_2 负扫描,当 S_1S_2 666-400ms 时,$P_1P_3=P_3P_4$(正常窦性周期),即 P_2 呈插入性房性早搏,即房性早搏激动未侵入窦房结,未干扰窦房结的电活动,窦房结不应期为 400ms(666-400ms)

四、心脏固有心率(IHR)的测定

心脏固有心率(intrinsic heart rate,IHR)是指应用阻断交感神经和迷走神经的药物去除交感神经和迷走神经对窦性心率的影响后,记录的安静状态下的窦性心率。测定心脏固有心率,可以评价自主神经对窦房结自律性的影响。

(一)测定方法

1. 用药前,描记安静状态下的心电图,并注明心率。

2. 普萘洛尔或美托洛尔 0.2mg/kg 稀释后,以 1mg/min 的速度静脉推注后,描记心电图,并注明心率。

3. 10min 后,静脉推注阿托品 0.04mg/kg,2min 静脉推注完毕,描记心电图,注明心率。

4. 每 2min 描记一次心电图,并注明心率,直至 15~30min。

5. 两种药物用药后最快而稳定的心率即为实测的心脏固有心率,一般出现在静脉推注阿托品后 5~10min。

(二)正常值与结果判定

1. 实测固有心率≥80 次/分,提示窦房结自律性正常;实测固有心率<80 次/分,提示窦房结自律性低下。

2. 自主神经张力计算

$$自主神经张力=\frac{用药前心率}{实测固有心率}-1$$

正值(即用药前心率>实测固有心率)提示交感神经占优势;负值(即用药前心率<实测固有心率)提示迷走神经占优势。

第四节　心脏不应期的测定

兴奋性是指心肌细胞或组织对附近组织传导来的兴奋或外来的刺激能够发生反应,而产生激动的特性。是心肌细胞四大生理特性(兴奋性、自律性、传导性和收缩性)之一,心肌细胞发生激动反应后,在一段时间内,完全地或部分地丧失兴奋性,这一特性称为不应性,激动后不应性所持续的时间,称为不应期。能稳定引起激动反应的最低刺激强度,称为阈刺激。阈刺激是衡量兴奋性的指标,阈刺激值越高,提示该组织的兴奋性越低,阈刺激也是衡量不应性程度的指标。

一、不应期的分类

1. 绝对不应期(absolute refractory period,ARP)　应用大于阈刺激值 1000 倍强度的刺激,也不能引起兴奋反应的时期称为绝对不应期。临床电生理检查时,不可能应用如此强的刺激检查患者,超高强度的刺激只能用于动物实验,称为生理学的绝对不应期。临床心电生理学几乎不用绝对不应期这一术语。

2. 有效不应期(effective refractory period,ERP)　应用比阈刺激值高 2～4 倍的刺激不能引起兴奋反应的时期,称为有效不应期。一般持续时间为 200～300ms,相当于单细胞动作电位的 0 相、1 相、2 相和 3 相的前部,在体表心电图上,相当于从 QRS 波群开始至 T 波前支的时间。

3. 相对不应期(relative refractory period,RRP)　应用比阈刺激值高 2～4 倍的刺激能够引起扩布性激动反应的间期,称为相对不应期。一般持续时间为 50～100ms,相当于单细胞动作电位的 3 相的后半部分,在体表心电图上,相当于从 T 波顶峰至 T 波结束的时间。

4. 功能不应期(functional refractory period,FRP)　允许连续两次激动通过心脏某组织的最短间期,称为功能不应期。

二、不应期的影响因素

1. 性别　在其他因素等同的情况下,女性比男性的不应期长。

2. 年龄　随着年龄的增长心肌组织的不应期延长,相反,年龄越小,不应期越短。

3. 不同部位心肌组织的不应期不同　心房肌、心室肌和房室结不应期的差别较大,其中心房肌不应期最短,房室结不应期最长,心室肌居中。一般情况下,右束支比左束支不应期长。对预激综合征患者,绝大多数患者(90% 以上)预激旁道不应期大于房室结不应期,适时的房性早搏使旁道率先进入不应期,出现功能性前向单向阻滞,引发房室结前传旁道逆传的顺向型房室折返性心动过速,故顺向型房室折返性心动过速远较逆向型房室折返性心动过速常见。对房室结双径路的患者,大多数快径路的不应期大于慢径路的不应期,故慢-快型房室结折返性心动过速远较快-慢型房室结折返性心动过速常见。

4. 自主神经张力变化的影响　交感神经兴奋,心率增快,不应期缩短,迷走神经张力增加,心率减慢,不应期延长。

5. 心率对不应期的影响　心房肌、心室肌、旁道不应期与前心动周期呈正变规律,即前心动周期越长,不应期越长。对房室结不应期来讲,前周期越长,则不应期越短。在前心动周期(S_1S_1 间期)固定的情况下,随着早搏刺激 S_1S_2 联律间期的缩短,S_2R 间期逐渐延长,至 S_2 后有起搏心房 P' 波,但无 QRS 波跟随时,便进入了房室结的不应期。

三、心脏各部位不应期的测定

心脏不应期的测定用 S_1S_2 程控刺激方法。

(一)窦房结不应期

因食管心房调搏电生理检查中,不能直接记录到窦房结的电活动,故无法测量窦房结的相对不应期,只能间接地测量窦房结的有效不应期。

1. 特点与测量方法　当心房 S_1S_2 程控早搏刺激负扫描至 P_2P_3 间期突然缩短,P_2 波呈现插入性房性早搏时($P_1P_3 = P_0P_0$)的最长 S_1S_2 间期即为窦房结有效不应期。

2. 正常值　窦房结有效不应期的正常范围为 330～430ms(图 40-10)。

(二)心房不应期

1. 特点与测量方法

(1)相对不应期:在当心房 S_1S_2 程控早搏刺激负扫描过程中,出现 P_2 波时限大于 P_1 波时限时最长的 S_1S_2 间期即为心房的相对不应期。

(2)有效不应期:心房 S_1S_2 程控配对间期继续缩短,当 S_2 后不再出现 P_2 波时的最长 S_1S_2 间期即为心房有效不应期。

（3）功能不应期：在心房 S_1S_2 程控早搏刺激负扫描过程中，能出现 P_2 波时（P_2 波消失前）的最短 P_1P_2

间期即为心房的功能不应期。

2. 正常值　心房有效不应期的正常范围为 170～360ms（图40-11）。

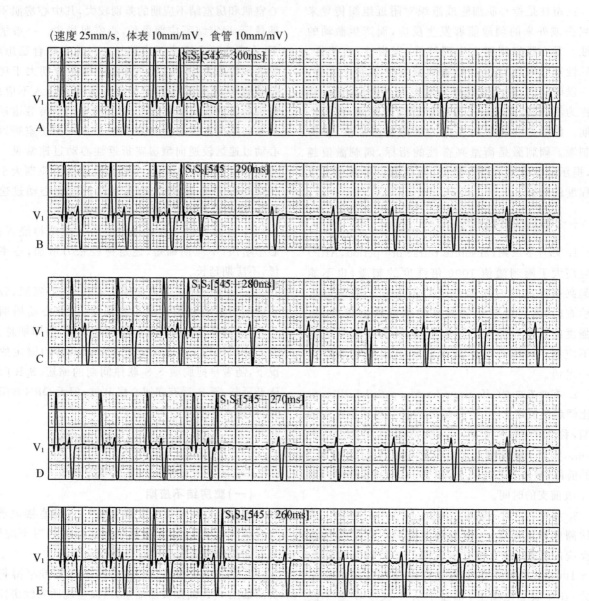

（速度25mm/s，体表10mm/mV，食管10mm/mV）

图40-11　心房不应期

S_1S_2 负扫描，S_1S_1 间期545ms（110/min），步长-10ms。A. S_1S_2 545－300ms 时，S_2 后继有相关的 P'-QRS-T 波群。B. S_1S_2 545－290ms 时，S_2 后继有相关的 P'-QRS-T 波群。C. S_1S_2 545－280ms 时，S_2 后无相关的 P'-QRS-T 波群。D. S_1S_2 545－270ms 时，S_2 后无相关的 P'-QRS-T 波群。E. S_1S_2 545－260ms 时，S_2 后无相关的 P'-QRS-T 波群。本图显示心房有效不应期为280ms（545－280）

（三）房室交接区不应期

食管法心脏电生理检查无法记录到希氏束电图，不能区别房室结和希浦系统不应期，只能了解整个房室交接区的不应期。

1. 特点与测量方法

（1）相对不应期：在心房 S_1S_2 程控早搏刺激负扫描过程中，当出现 P_2-R_2 间期大于 P_1-R_1 间期或 P_2-R_2 间期发生延长时最长的 P_1P_2 间期（因直观和测量方便，常以 S_1S_2 间期为准）即为房室交接区的相对不应期。

（2）有效不应期：心房 S_1S_2 程控配对间期继续缩短，直至 P_2 波后不再出现 R_2 波时的最长 P_1P_2 间期（因直观和测量方便，常以 S_1S_2 间期为准）即为房室交接区的有效不应期。

（3）功能不应期：在心房 S_1S_2 程控早搏刺激负扫描过程中，出现 P_1P_2 能连续下传（R_2 波群消失前）时产生的最短 S_1S_2 间期即为房室交接区的功能不应期。

2.正常值 房室交接区的有效不应期的正常范围为 $230 \sim 430 \mathrm{ms}$（图 40-12、图 40-13）。

（速度25mm/s，体表10mm/mV，食管10mm/mV）

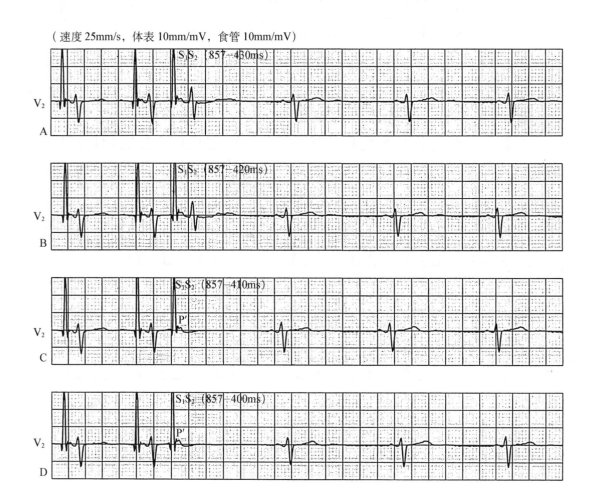

图 40-12 房室交接区不应期（房室结-希浦系统不应期）

S_1S_2 负扫描，S_1S_1 间期 857ms（70/min），步长-10ms。A. S_1S_2 857－430ms 时，S_2 后继有相关的 P'-QRS-T 波群。B. S_1S_2 857－420ms 时，S_2 后继有相关的 P'-QRS-T 波群。C. S_1S_2 857－410ms 时，S_2 后仅有相关的 P' 波，而无 QRS-T 波。D. S_1S_2 857－400ms 时，S_2 后仅有相关的 P' 波，而无 QRS-T 波。本图显示房室结-希浦系统的不应期为 410ms（857－410ms）

3.房室传导文氏点

（1）房室传导文氏点的测定：房室传导文氏点即房室发生文氏型阻滞时的 S_1S_1 刺激频率。

（2）房室传导文氏点测定的临床意义：正常房室传导文氏点大于 130 次/分，若小于 130 次/分为房室传导文氏点降低，表明患者有隐匿性房室传导障碍，若患者需安装人工心脏起搏器，则不能用 AAI 单腔起搏器（图 40-14）。

（四）束支不应期

1.特点与测量方法

（1）相对不应期：心房 S_1S_2 程控早搏刺激负扫描过程中，R_2 波群呈不完全性左束支或右束支阻滞型时的最长 P_1P_2 间期（因直观和测量方便，常以 S_1S_2 间期为准）即分别为左束支或右束支的相对不应期。

（2）有效不应期：心房 S_1S_2 程控配对间期继续缩短，当 R_2 波群呈完全性左束支或右束支阻滞型时的最长 P_1P_2 间期（因直观和测量方便，常以 S_1S_2 间期为

（速度 25mm/s，体表 10mm/mV，食管 10mm/mV）

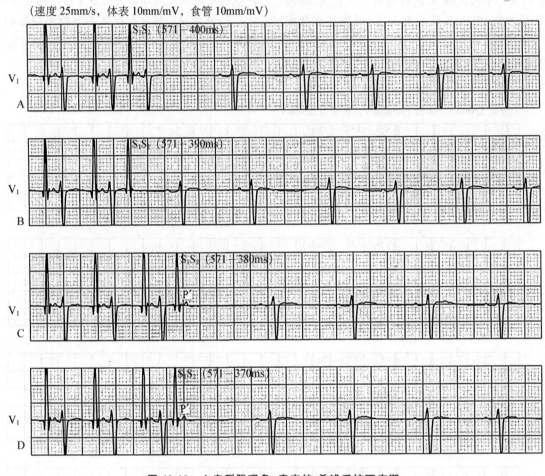

图 40-13　心房裂隙现象、房室结-希浦系统不应期

$S_1 S_2$ 负扫描，$S_1 S_1$ 间期 571ms（105/min），步长-10ms。A. $S_1 S_2$ 571－400ms 时，S_2 后继有相关的 P'-QRS-T 波群。B. $S_1 S_2$ 571－390ms 时，S_2 后无相关的 P' 波及 QRS-T 波群。C. $S_1 S_2$ 571－380ms 时，S_2 后再现相关的 P' 波，但无相关的 QRS-T 波群。D. $S_1 S_2$ 571－370ms 时，S_2 后继有相关的 P' 波，仍无相关的 QRS-T 波群。本图显示心房裂隙现象，房室结-希浦系统有效不应期为 380ms（571－380ms）

准）即分别为左束支或右束支的有效不应期。需指出的是完全性束支阻滞型 QRS 波群也可在该束支处于相对不应期时出现，当一侧束支处于相对不应期时，只要传导速度比对侧束支慢 40～60ms（穿间隔所需时间）即可出现该侧束支完全性传导阻滞图形。另外，当希氏束内存在纵行分离或损伤时，因希氏束内传导不同步也可致双侧束支传导不同步，出现束支阻滞图形。

（3）功能不应期：R_2 波群呈束支阻滞图形前 $S_1 S_2$ 能连续下传的最短 $S_1 S_2$ 间期。

2. **正常值**　右束支有效不应期的正常范围 230～480ms；左束支有效不应期的正常范围 200～450ms（图 40-15）。

（五）房室旁道前向不应期

1. **相对不应期**　旁道传导速度快，呈"全或无"现象，相对不应期短，不易或无法测出。

2. **有效不应期**　心房 $S_1 S_2$ 程控早搏刺激负扫描过程中，呈预激图形的 R_2 波群形态突然恢复为正常形态 QRS 波（房室旁道有效不应期大于房室结-希浦系统）或呈预激图形的 R_2 波群突然消失，S_2 后无 QRS 波群跟随（房室旁道有效不应期小于房室结-希浦系统）时的最长 $S_1 S_2$ 间期即为房室旁道有效不应期。

3. **功能不应期**　心房 $S_1 S_2$ 程控早搏刺激负扫描过程中，R_2 波群连续呈预激图形时最短的 $S_1 S_2$ 间期即为房室旁道的功能不应期（图 40-16）。

（速度 25mm/s，体表 10mm/mV，食管 10mm/mV）

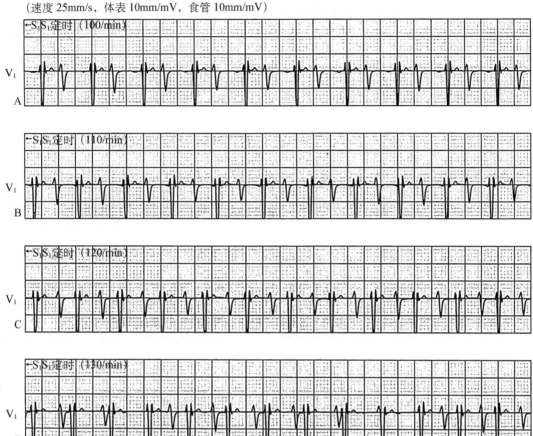

图 40-14　房室结文氏点测定

用 S_1S_1 定时（15s）刺激 A. S_1S_1 100/min 时，每个 S_1 刺激后均有一个相关的 P'-QRS-T 波群，P'R 间期固定。B. S_1S_1 110/min 时，每个 S_1 刺激后均有一个相关的 P'-QRS-T 波群，P'R 间期固定。C. S_1S_1 120/min 时，每个 S_1 刺激后均有一个相关的 P'-QRS-T 波群，P'R 间期固定。D. S_1S_1 130/min 时，P'R 间期逐跳延长直至心房起搏 P'波后无 QRS 波跟随，即房室间呈文氏型传导。该患者房室结文氏点为 130ms

（六）心室不应期

1. 特点与测量方法　经食管稳定起搏心室时，心室 S_1S_2 程控早搏刺激负扫描过程中，紧跟 S_2 后的宽大畸形 R_2 波群脱漏时的最长 S_1S_2 间期即为心室有效不应期。

2. 正常值　心室有效不应期的正常范围为 170～290ms。

四、临床意义

（一）研究心律失常的发生机制

1. 窦房结不应期延长，提示病态窦房结综合征。

2. 心房不应期延长，易造成心房复极不同步而形成房内折返，引起房性早搏或房性心动过速。心房不应期缩短，在发生房性心动过速、心房扑动或心房颤动时，则心房率较快。

3. 房室结不应期延长，提示房室结传导功能降低，易造成房室传导阻滞。房室结不应期缩短，类似房室结加速传导，发生心房扑动或心房颤动时心室率往往较快。

4. 束支不应期延长，易导致束支阻滞。束支不应期不一致，房性早搏时易出现室内差异传导。

5. 房室结双径路的患者，快径路不应期延长，易诱发慢-快型房室结折返性心动过速。

6. 预激综合征时旁道不应期延长者，心房颤动的发生率较低，心动过速时心室率不太快。旁道不应期过短（<270ms）时，心房颤动发生率较高，心室率较快，且多呈旁道下传。

（速度 25mm/s，体表 10mm/mV，食管 10mm/mV）

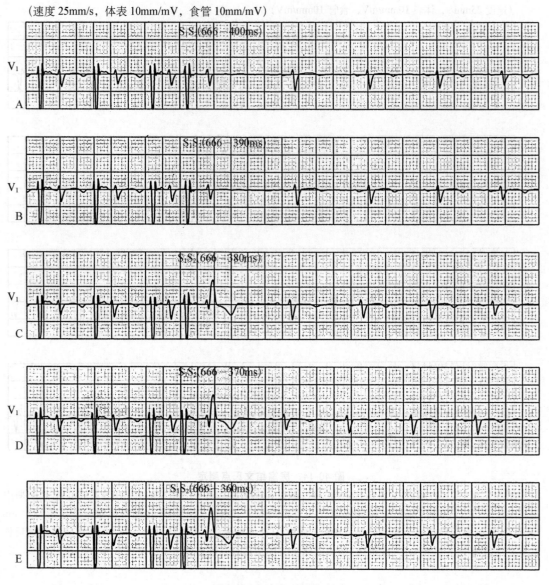

图 40-15　右束支不应期

S_1S_2 负扫描，S_1S_1 间期 666ms（90/min），步长-10ms。A. S_1S_2 666－400ms 时，S_2 后继有正常室上型 QRS 波。B. S_1S_2 666－390ms 时，S_2 后仍继有正常室上型 QRS 波。C. S_1S_2 666－380ms 时，S_2 后继有完全性右束支阻滞型 QRS 波，即右束支进入有效不应期。D. S_1S_2 666－370ms 时，S_2 后继有完全性右束支阻滞型 QRS 波。E. S_1S_2 666－360ms 时，S_2 后继有完全性右束支阻滞型 QRS 波。本例右束支有效不应期为 380ms（666－380ms）

（二）观察药物对不应期的影响

将用药前测定的不应期作为对照，根据药物进入峰值的时间再用相同的基础刺激频率测定其不应期，根据不应期是否发生变化及变化的部位来判断该种药物的电药理作用。

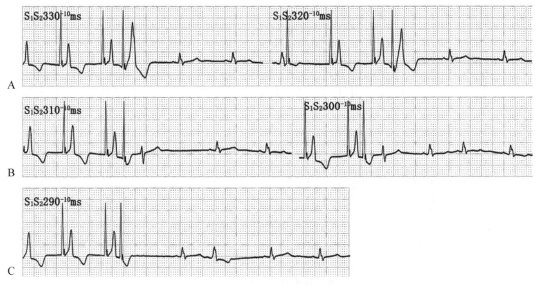

图 40-16　房室旁道与房室结不应期

用 S_1S_2 负扫描，S_1S_1 间期 750ms(80/min)，步长-10ms。A. S_1S_2 750－330ms 时，S_2 后 QRS 波呈完全性预激图形，为激动由旁道下传心室形成。S_1S_2 750－320ms 时，S_2 后 QRS 波呈完全性预激图形，为激动由旁道下传心室形成。B. S_1S_2 750－310ms 时，S_2 后 QRS 波呈正常室上性，为心房刺激激动由房室结下传心室形成，此时房室旁道进入不应期而不能下传心室，旁道不应期即为 310ms。S_1S_2 750－300ms 时，S_2 后 QRS 波呈正常室上性，为心房刺激激动由房室结下传心室形成。C. S_1S_2 750－290ms 时，S_2 后无 QRS 波跟随，即房室结也进入不应期，心房刺激激动不能下传心室。之后窦性 P-QRS-T 后可见一个 P'-QRS-T 波群，QRS 稍增宽，为房性早搏伴心室内差异传导所致。此图显示房室旁道有效不应期 310ms(750－310ms)，房室结有效不应期 290ms(750－290ms)，房室旁道有效不应期＞房室结有效不应期

第五节　房室结双径路及多径路的检测

心房电激动通过房室结传入心室，房室结的细胞结构为纵横交叉的网状，其纵向传导速度比横向传导速度快，正常情况下，房室结两侧的纵向传导虽略有差异，但横向传导起到一定的缓冲调节作用。由于体内生理或病理性的改变，使房室结两侧的纵向传导速度和不应期存在明显的差异，犹如分成两条纵向分离的径路，称为房室结双径路。它是引起房室结内折返性心动过速的基础，极少数人还存在房室结多径路。

一、房室结双径路的电生理特点

随着射频消融术和电生理研究的发展，人们发现房室结双径路有一定的解剖部位，在房室结周围的心房组织存在传导纤维束，与冠状静脉窦平行的传导束，被纤维组织分割成传导特性不同的快径路与慢径路，快径路位于致密房室结的前上方，慢径路位于致密房室结的后下方，快径路和慢径路的纤维分别沿致密房室结两侧走行，解剖上都在致密房室结之外，选择性射频消融术在上述部位可以分别阻断快慢径路

传导，以治疗房室结折返性心动过速，证实了房室结双径路具有一定的解剖学基础。

房室结快径路传导速度快，不应期长，房室结慢径路传导速度慢，不应期短。当快径路进入不应期后，慢径路才可显露。

二、食管心房调搏检测房室结双径路及多径路

(一)常用 S_1S_2 或 RS_2 刺激负扫描法检测房室结双径路或多径路

一般用程控早搏 S_1S_2（一般用 8:1，步长-10ms 负扫描）或 RS_2 刺激负扫描法检测房室结双径路或多径路。房室结传导正常时，随着早搏刺激和联律间期的缩短，表现为 S_2 刺激后，SR 间期逐渐延长，若突然跳跃性延长≥60ms，即为房室结有快径路传导变为房室结慢径路传导，即检测出房室结双径路；若连续跳跃性延长≥60ms，则为房室结多径路（图 40-17 和图 40-18）。

（速度 25mm/s，体表 10mm/mV，食管 10mm/mV）

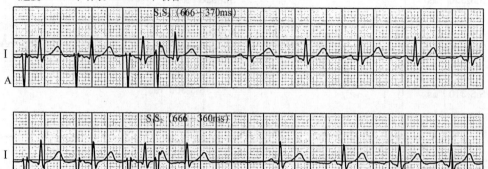

图 40-17　S₁S₂ 刺激显示房室结双径路

　　S₁S₂ 负扫描，S₁S₁ 间期 660ms（90/min），步长-10ms。A. S₁S₂ 666－370ms 时，S₂R 230ms，心房激动沿房室结快径路下传心室。B. S₁S₂ 666－360ms 时，S₂R 390ms，与 A 相差 160ms（＞60ms），S₂R 跳跃性延长，即心房激动沿房室结慢径路下传心室

（速度 25mm/s，体表 10mm/mV，食管 10mm/mV）

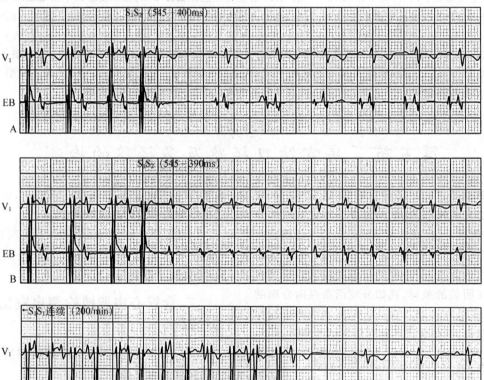

图 40-18　房室结双径路、慢-快型房室结折返性心动过速

　　S₁S₂ 负扫描，S₁S₁ 间期 545ms，步长-10ms。A. S₁S₂ 545－400ms 时，S₂R 210ms。B. S₁S₂ 545－390ms 时，S₂R 370ms，跳跃性延长 160ms，同时诱发出心动过速，频率 162 次/分，V₁ 导联 QRS 波呈 rsr′型，其中 r′波为逆行 P⁻ 波位于 QRS 终末所致，RP⁻＜70ms，为慢-快型房室结折返性心动过速。C. 用 S₁S₁ 200/min 刺激终止心动过速，恢复窦性心律

(二)电生理检查过程中出现以下现象,亦可判定房室结双径路

1. 若同一频率 S_1S_1 刺激时,出现两种固定的 S_1R 间期,且两种 S_1R 间期相差≥60ms,可诊断房室结双径路(图40-19)。

2. 若 S_1S_1 分级递增刺激时,连续的频率递增过程中,S_1R 间期跳跃延长≥60ms,也可诊断房室结双径路。

3. S_1S_1 或 S_1S_2 刺激后出现1:2房室传导,两个QRS波均非预激图形时,亦可判定房室结双径路(图40-20和图40-21)。

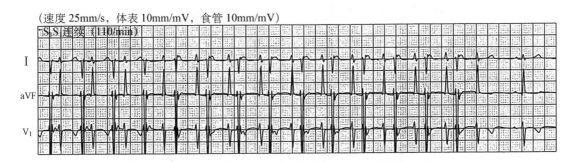

图 40-19 S_1S_1刺激显示房室结双径路

S_1S_1 110/min 刺激,可见每个 S_1 刺激后均有相关 P'-QRS-T 波群,短 S_1R 间期160ms,稍延长至200ms后,呈现跳跃性延长并固定于长 S_1R 间期350ms,揭示了房室结双径路现象

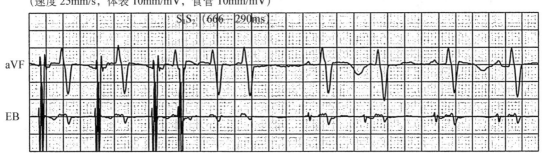

图 40-20 1:2房室传导

S_1S_2(666-290ms),可见 S_2 后呈现 P'-QRS-QRS 波群,即一个心房激动下传引起两个 QRS 波,为1:2房室传导

房室结双径路是房室结折返性心动过速的发生基础,存在房室结双径路的患者未必均发生房室结折返性心动过速,这与双径路的不应期差异的大小及双径路顺向性和逆向性的传导功能有关。

房室结折返性心动过速的电生理特点及心电图表现见本章第六节"三、房室结折返性心动过速"。房室结双径路在体表心电图上的表现详见第10章房室结双径路在体表心电图上的表现。

（速度 25mm/s，体表 10mm/mV，食管 10mm/mV）

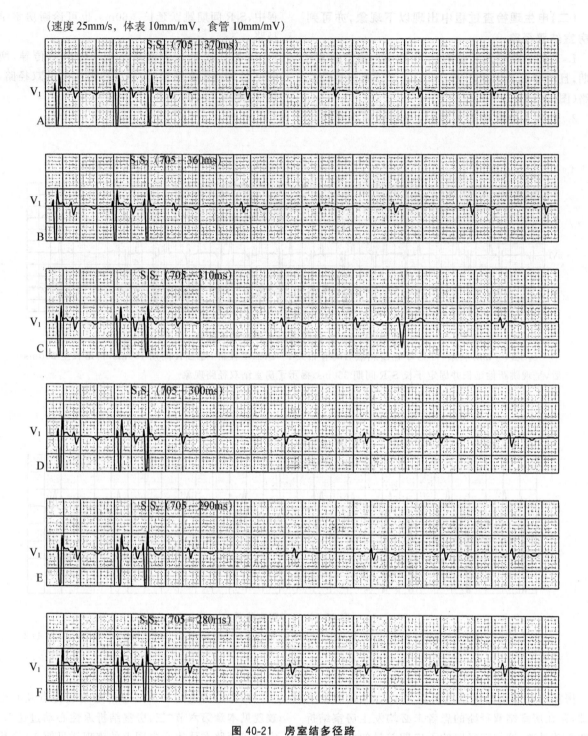

图 40-21　房室结多径路

　　S_1S_2 负扫描，S_1S_1 间期 705ms（85/min），步长 -10ms。A. 705－370ms 时，S_2R 224ms。B. 705－360ms 时，S_2R 320ms，跳跃性延长 96ms（＞60ms）。C. 705－310ms 时，S_2R 344ms。D. 705－300ms 时，S_2R 408ms，跳跃性延长 64ms（＞60ms）。E. 705－290ms 时，S_2R 504ms，跳跃性延长 96ms（＞60ms）。F. 705－280ms 时，S_2R 504ms。本图 S_2R 间期多次跳跃性延长，显示房室结多径路现象

第六节　折返性室上性心动过速电生理检查

阵发性室上性心动过速（paroxysmal super ven-tricular tachycardia，PSVT）是指异位激动起源的部位在希氏束分叉以上或折返环路不仅局限于心室的一组快速性心律失常。常具有突然发作和突然终止的特点，大多数是由折返机制形成。

折返激动的形成需具备折返环路、单向阻滞、传导延缓3个基本条件。适时的早搏刺激进入折返环路，环路中的一条径路发生单向阻滞，激动在另一条径路中缓慢传导，沿原阻滞的径路折返形成折返激动。折返激动的维持必须具备折返环各部分心脏组织的有效不应期均小于折返周期。

根据折返激动形成的部位将折返性室上性心动过速分为窦房折返性心动过速、心房内折返性心动过速、房室结折返性心动过速、房室折返性心动过速，自律性增强和触发活动以及局灶性折返引起的心动过速常见的有自律性房性心动过速、心房扑动和心房颤动。

一、窦房折返性心动过速

窦房折返性心动过速（sinoatrial reentrant tachy-cardia，SART）是指折返环路仅局限在窦房结及其周围心房组织的折返性心动过速。

窦房结和窦房结周的心房组织均参与了折返，由于生理或病理性原因，窦房结与邻近的心房组织间存在不应期和传导速度的差异，当适时的房性早搏遇到窦房结周围的心房组织的相对不应期传导延缓，窦房结脱离了有效不应期后对该早搏发生反应，与其周围心房组织共同引起折返。

（一）电生理特征及心电图表现

1. 适时的房性早搏、窦性早搏能重复地诱发及终止。

2. P′波与窦性P波相似，P′-R间期一般正常，心率快时可延长，P′波位于QRS波之前，即P′-R间期＜R-P′间期（出现一度房室传导阻滞或沿房室结慢径路下传心室时，P′-R间期可＞R-P′间期）。心率在100～180次/分，一般＜150次/分。

3. 可发生一度或二度房室传导阻滞。

4. 可伴有温醒现象和冷却现象。即心动过速起始时，心率可逐渐加快，经过几个或数个心动周期后趋于稳定；心动过速终止前的几个或数个心动周期可逐渐延长，心率逐渐减慢而终止。

5. 心动过速常有自限性，可在短时间内自动终止，也可通过电生理刺激终止。

6. 兴奋和刺激迷走神经时，心动过速可逐渐减慢或突然终止，终止后间歇等于或略长于窦性周期（图40-22 A～D和图40-23 A～F）。

（二）鉴别诊断

1. 与窦性心动过速的鉴别

（1）窦性心动过速时常逐渐发生，逐渐停止；窦房折返性心动过速突发突止。

（2）电生理刺激无法诱发和终止窦性心动过速，但可诱发和终止窦房折返性心动过速。

（3）刺激迷走神经，如按压颈动脉窦，窦性心动过速心率可逐渐减慢而不能突然终止；窦房折返性心动过速则可突然终止。

2. 与心房内折返性心动过速的鉴别

（1）窦房折返性心动过速的P′波与窦性P波相似；心房内折返性心动过速的P′波与窦性P波多有明显不同（右心房上部房内折返性心动过速的P′波与窦性P波相似）。

（2）窦房折返性心动过速终止时，代偿间期等于1个窦律周期；心房内折返性心动过速终止时，代偿间期长于1个窦律周期。

（3）窦房折返性心动过速持续时间和频率一般小于心房内折返性心动过速的时间和频率。

3. 与房室结折返性心动过速的鉴别

（1）与慢-快型房室结折返性心动过速的鉴别：窦房折返性心动过速的P′波位于QRS波之前，即P′-R间期＜R-P′间期；慢-快型房室结折返性心动过速形成的P波为逆行P⁻波，P⁻波位于QRS波之后，即R-P⁻间期＜P⁻-R间期。

（2）与快-慢型房室结折返性心动过速的鉴别：窦房折返性心动过速的P′波位于QRS波之前，即P′-R间期＜R-P′间期，P′波与窦性P波相似；快-慢型房室结折返性心动过速形成的P波为逆行P⁻波，虽然P⁻波位于QRS波之前，即P⁻-R间期＜R-P⁻间期，但P⁻波明显异于窦性P波，且在Ⅱ、Ⅲ、aVF导联倒置。

4. 与房室折返性心动过速的鉴别

（1）与顺向型房室折返性心动过速的鉴别：窦房折返性心动过速的P′波位于QRS波之前，即P′-R间期＜R-P′间期；顺向型房室折返性心动过速P⁻波位于QRS波之后，即R-P⁻间期＜P⁻-R间期。

（2）与逆向型房室折返性心动过速的鉴别：窦房折返性心动过速的P′波位于QRS波之前，即P′-R间

（速度 25mm/s，体表 10mm/mV，食管 10mm/mV）

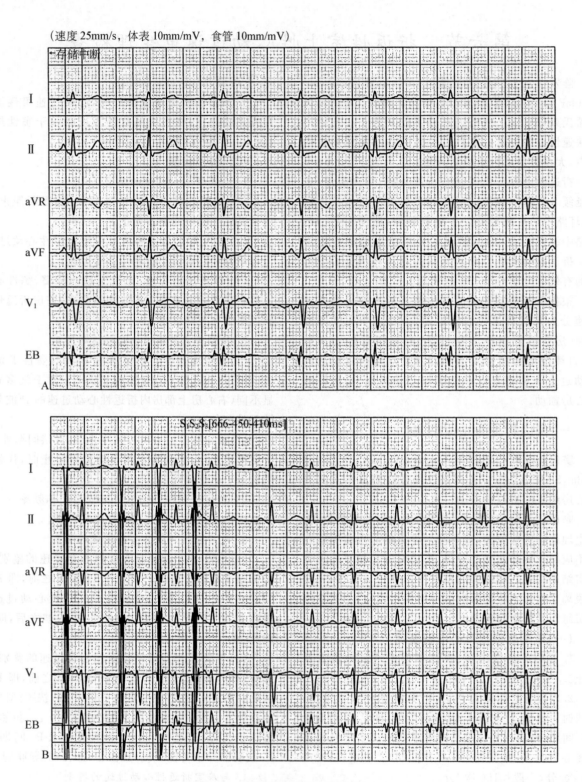

$S_1S_2S_3$ [666-450-410ms]

图 40-22　窦房折返性心动过速(1)

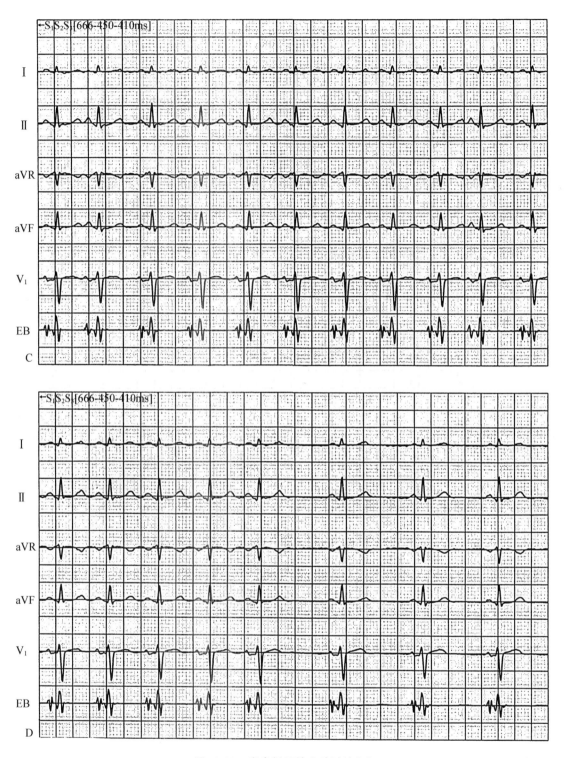

图 40-22　窦房折返性心动过速(2)

　　A. 常规描记的体表和食管心电图,$P_{I、II、aVF}$直立,P_{aVR}倒置,PR 间期 0.13s,为正常窦性心律 67 次/分。B. $S_1S_2S_3$ 666－450－410ms 刺激诱发心动过速,P 波形态与 A 图中相似,$P_{I、II、aVF}$直立,P_{aVR}倒置,心率 110 次/分,PR 间期 0.13s。C. 心动过速过程中可见房性早搏(第 2 和倒数第 2 个 P'-QRS-T 波群),房性早搏重整了心动过速的节律,表现为房性早搏伴不完全性代偿间歇,但未终止心动过速。结合 B,可推测为窦房折返性心动过速。D. 心动过速自行终止,终止后间期基本等于正常窦性周期,综合 A、B、C、D,本例诊断为窦房折返性心动过速

（速度 25mm/s，体表 10mm/mV，食管 10mm/mV）

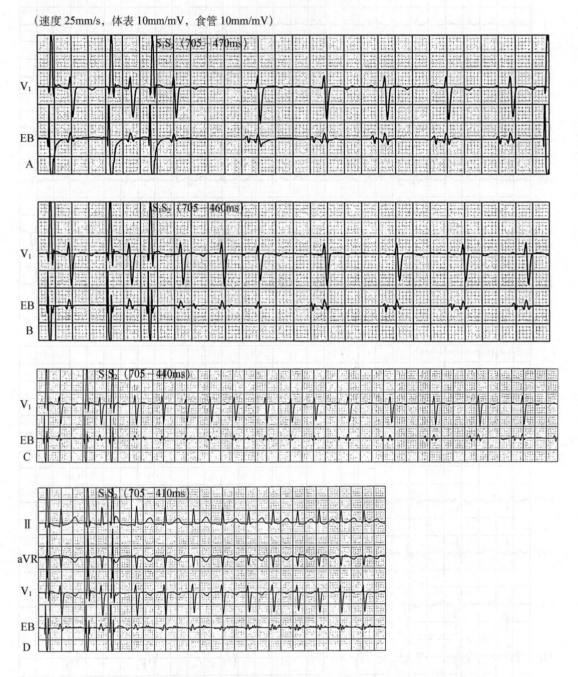

图 40-23　房室结双径路、窦房折返性心动过速伴房室结慢径路下传心室（1）

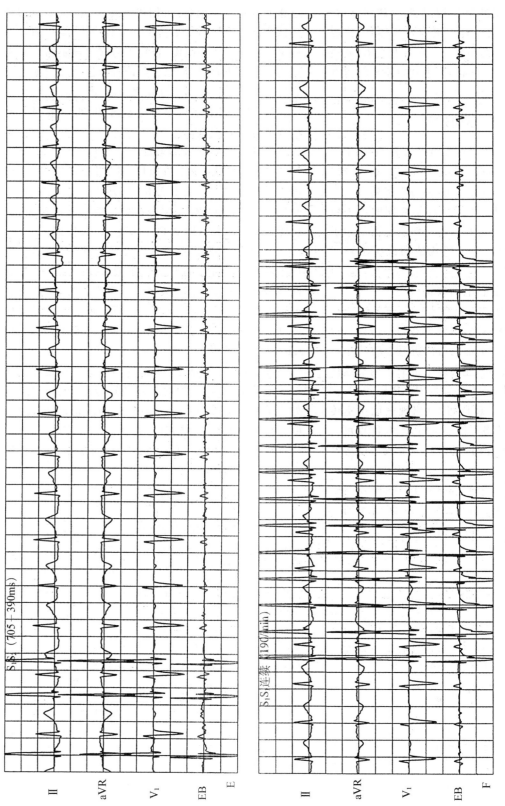

图40-23 房室结双径路、窦房折返性心动过速伴房室结慢径路下传心室（2）

S_1S_2 负扫描，S_1S_1 同期705ms（85次/分），步长－10ms。A. S_1S_2 705－470ms时，S_2R 280ms，B. S_1S_2 705－460ms时，S_2R 370ms，跳跃延长90ms（>60ms），诊断为房室结双径路。EB导联可见S_2R后两次心房折返激动（第2个P'振幅偏小），RP'不固定，但$P'R$固定为0.30s，心房激动沿治房室结慢径路下传心室。C. S_1S_2 705－440ms诱发心动过速，即窦房折返激动的特征。D. S_1S_2 705－410ms再次诱发心动过速，仍为心房激动通过房室结慢径路下传心室，但$P'R$同期仍固定为0.30s，自行终止后，可见等周期代偿，即窦房折返激动的特征。E. S_1S_2 390ms又一次诱发心动过速，仍可见于RR间期不固定，RP'不固定，但$P'R$固定为0.30s，并可见心动过速频率可渐快渐加速现象。E. S_1S_2 390ms又一次诱发心动过速，仍可见于RR间期不固定，RP'不固定，但$P'R$固定为0.30s，表现出窦房折返心动过速频率可渐快渐慢的特点，即窦房结的变时性特点，心房激动仍沿治房室结慢径路下传心室。F. 每次诱发心动过速，均可以S_1S_1 190次/分终止心动过速，表现出折返心动过速的电生理特点。综上所述，本例诊断：①房室结双径路，②窦房折返性心动过速伴房室结慢径路下传心室期<R-P′间期,P′波与窦性P波相似,频率较慢,QRS波多呈正常室上性,少数伴有心室内差异传导;而逆向型房室折返性心动过速虽然P⁻波位于QRS波之前,即P⁻-R间期<R-P⁻间期,频率快,QRS波呈宽大畸形的完全预激图形。

二、心房内折返性心动过速

心房内折返性心动过速(intra-atrial reentrant tachycardia,IART),是指折返环路位于窦房结区域以外的心房部位的折返性心动过速,多与心房局部组织病变造成的心房内组织的传导性和不应期的不一致有关。心动过速可由左、右心房内有解剖依据的大折返环路形成,也可由局部心房肌构成的微折返环形成。

(一)电生理特征及心电图表现

1. 电刺激能重复地诱发及终止。

2. P′波形态与窦性不同,P′波形态与心房内折返的部位有关,比如右心房上部的房内折返心动过速P′波在Ⅰ、Ⅱ、aVF导联直立,左心房下部的房内折返性心动过速P′波在Ⅰ、Ⅱ、aVF导联倒置。P′R≥0.12s。

3. 一般P′-R间期<R-P′间期(出现一度房室传导阻滞或沿房室结慢径路下传心室时,P′-R间期可>R-P′间期),心动过速发作时,可伴有一度或二度房室传导阻滞。

4. 心动过速频率变化大,常在120~240次/分,偶尔在心动过速自行终止前出现P′-P′间期逐渐延长,此系折返环路内发生传导延缓所致。

5. S₁S₂法扫描时,可看到孤立的房内折返P′波(图40-24~图40-26)。

(二)鉴别诊断

1. 与自律性房性心动过速的鉴别 自律性房性心动过速发生时,频率常逐渐加快,即温醒现象,不能被早搏刺激诱发或终止;心房内折返性心动过速发生突然,且频率整齐,可被早搏刺激诱发或终止。

2. 与窦房折返性心动过速的鉴别 见窦房折返性心动过速的鉴别诊断。

3. 与房室结折返性心动过速的鉴别

(1)与慢-快型房室结折返性心动过速的鉴别:心房内折返性心动过速的P′波位于QRS波之前,即P′-R间期<R-P′间期;慢-快型房室结折返性心动过速P⁻波位于QRS波之后,即R-P⁻间期<P⁻-R间期。

(2)与快-慢型房室结折返性心动过速的鉴别:心房内折返性心动过速的部位位于心房下部时,P′波在Ⅱ、Ⅲ、aVF导联倒置,与快-慢型房室结折返性心动

过速的鉴别较为困难,可用以下方法鉴别:①使用药物或刺激迷走神经,快-慢型房室结折返性心动过速可突然终止或频率减慢;若发生房室传导阻滞后心动过速仍不终止时,应考虑心房内折返性心动过速。②心室刺激时逆行心房激动顺序与心动过速时相同,提示为快-慢型房室结折返性心动过速,否则表明为心房内折返性心动过速。

4. 与房室折返性心动过速的鉴别

(1)与顺向型房室折返性心动过速的鉴别:心房内折返性心动过速的P′波位于QRS波之前,即P′-R间期<R-P′间期;顺向型房室折返性心动过速P⁻波位于QRS波之后,即R-P⁻间期<P⁻-R间期。

(2)与逆向型房室折返性心动过速的鉴别:心房内折返性心动过速的P′波位于QRS波之前,即P′-R间期<R-P′间期,QRS波多呈正常室上性,少数伴有心室内差异传导;而逆向型房室折返性心动过速虽然P⁻波位于QRS波之前,即P⁻-R间期<R-P⁻间期,但QRS波呈宽大畸形的完全预激图形。

(3)与慢传导旁道参与的顺向型房室折返性心动过速的鉴别:心动过速时折返环路包括心房和心室,如给予心室早搏刺激,不激动心房即终止心动过速表明为房室折返性心动过速。快速心房起搏时,如发生房室传导阻滞不终止心动过速,则有利于心房内折返性心动过速的诊断。

三、房室结折返性心动过速

房室交接区存在解剖或功能性的两条及多条具有传导速度不同和不应期不一致的传导径路,是引起房室结折返性心动过速(atrioventricular nodal reentrant tachycardia,AVNRT)的电生理基础。根据折返激动在折返环中的传导方向,将房室结折返性心动过速分为慢-快型房室结折返性心动过速(S-FAVNRT)、快-慢型房室结折返性心动过速(F-SAVNRT)、慢-慢型房室结折返性心动过速(S-SAVNRT)。

(一)慢-快型房室结折返性心动过速

慢-快型房室结折返性心动过速:(slow-fast atrioventricular nodal reentrant tachycardia,S-FAVNRT)占AVNRT的90%左右。该类型特征为心动过速发作前后能检出房室结双径路。快通道的传导速度快,不应期较长,慢通道的传导速度慢,不应期短。适时的房性早搏遇到快径不应期,只能由慢径下传,当激动传到两径路的共同下端时,快径已恢复应激性,激动通过快径逆行传回心房。此时慢径又恢复了应激性,能够使激动再次下传。如此周而复始产生了房室

（速度 25mm/s，体表 10mm/mV，食管 10mm/mV）

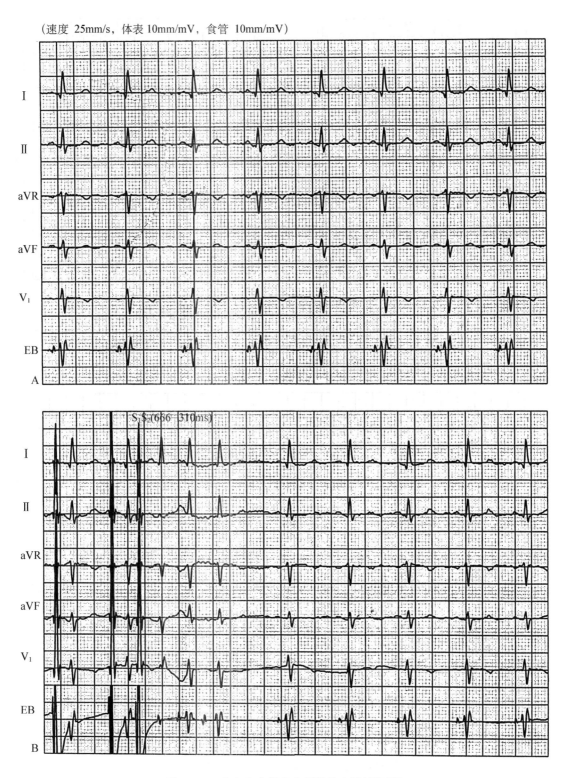

图 40-24　右心房上部房内折返性心动过速(1)

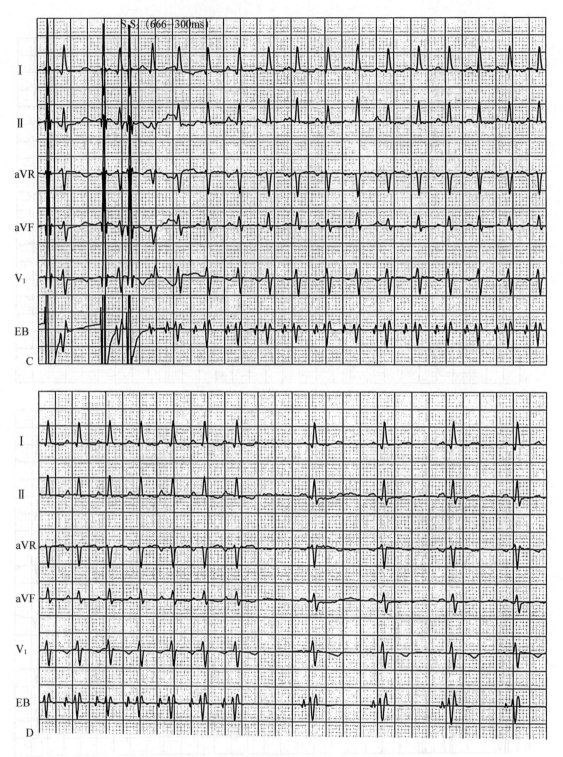

图 40-24　右心房上部房内折返性心动过速(2)

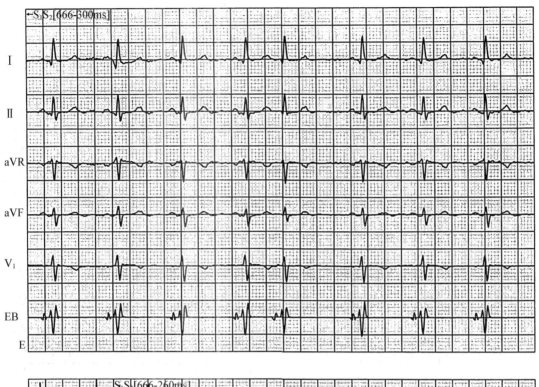

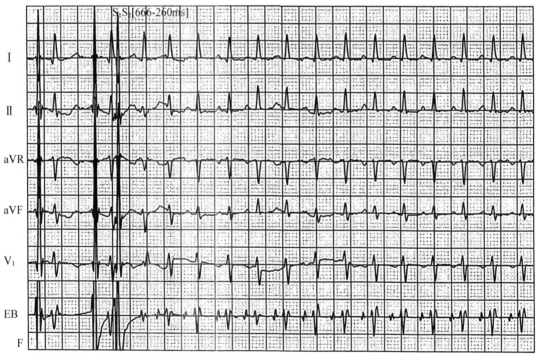

图 40-24　右心房上部房内折返性心动过速(3)

A. 电生理刺激前,正常窦性心律心电图。B. S_1S_2 负扫描 666－310ms 时,S_2R 后可见两次心房内折返激动且均下传心室。C. S_1S_2 负扫描 666－300ms 时,诱发心动过速,QRS 波呈室上型伴电交替现象(Ⅱ、aVF 导联较明显),心率 166 次/分,$P'R<RP'$,$P'R>120ms$,$P'_{Ⅰ、Ⅱ、aVF}$ 直立,P'_{aVR} 倒置,为右心房上部折返性心动过速。D. 心动过速持续数分钟后自行终止,恢复正常窦性心律。E. 心动过速终止后描记心电图,可见房性早搏。F. 采用 S_1S_2 步长＋10ms 扫描,当 S_1S_2 666－260ms 时,诱发心动过速,性质同前,该心动过速的诱发窗口为 S_1S_2 260－300ms。本例诊断:①右房上部房内折返性心动过速;②QRS 波电交替现象

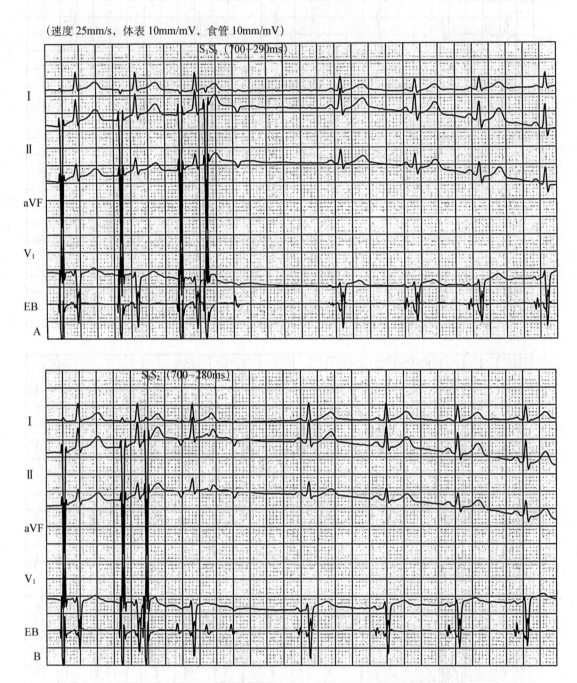

（速度 25mm/s，体表 10mm/mV，食管 10mm/mV）

图 40-25　左心房下部房内折返性心动过速、右束支阻滞蝉联现象（1）

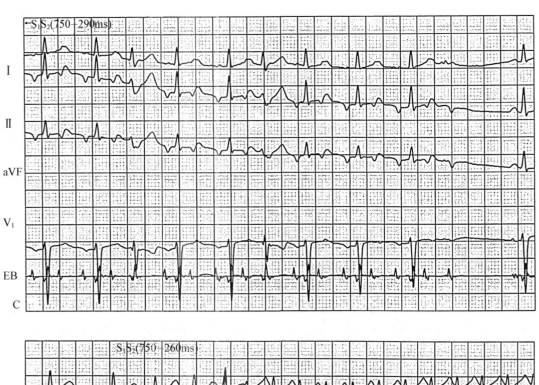

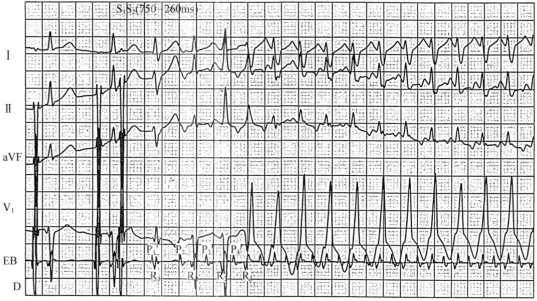

图 40-25　左心房下部房内折返性心动过速、右束支阻滞蝉联现象(2)

A. S_1S_2 负扫描 700－290ms 时,可见单个心房内折返激动 P' 波,$P'_{I,II,aVF,V1}$ 均倒置。B. S_1S_2 负扫描 700－280ms 时,可见连续 3 个心房内折返激动,仅第 1 个下传心室。C. S_1S_2 负扫描 750－290ms 时,诱发短阵房内折返性心动过速,呈 3:2 和 2:1 下传心室(据此可排除 PJRT),数秒后自行终止,恢复正常窦性心律。D. S_1S_2 负扫描 750－260ms 时,诱发房内折返性心动过速。S_2 后第 1 个 QRS 波中重有 1 个 P'_1 波,P'_2 波下传心室时,$P'R$ 较短,P'_3 波下传心室时,$P'R$ 较长,故 R_2-R_3 较长,之后 $P'R$ 较短,R_3-R_4 间期缩短(在此过程中 $P'R$ 间期和 RP' 间期及 R-R 间期发生变化,而 P-P 间期不变,据此排除了快-慢型房室结折返性心动过速)。长-短 R-R 间期后(从 R_4 开始),QRS 波呈右束支阻滞型,为房速 1:1 下传心室伴右束支阻滞蝉联现象。由于单个折返与持续性房内折返时,P' 波在 I、II、aVF、V1 导联均倒置,考虑为左心房下部房内折返性心动过速。本例诊断:①左心房下部房内折返性心动过速;②右束支阻滞蝉联现象

（速度 25mm/s，体表 10mm/mV，食管 10mm/mV）

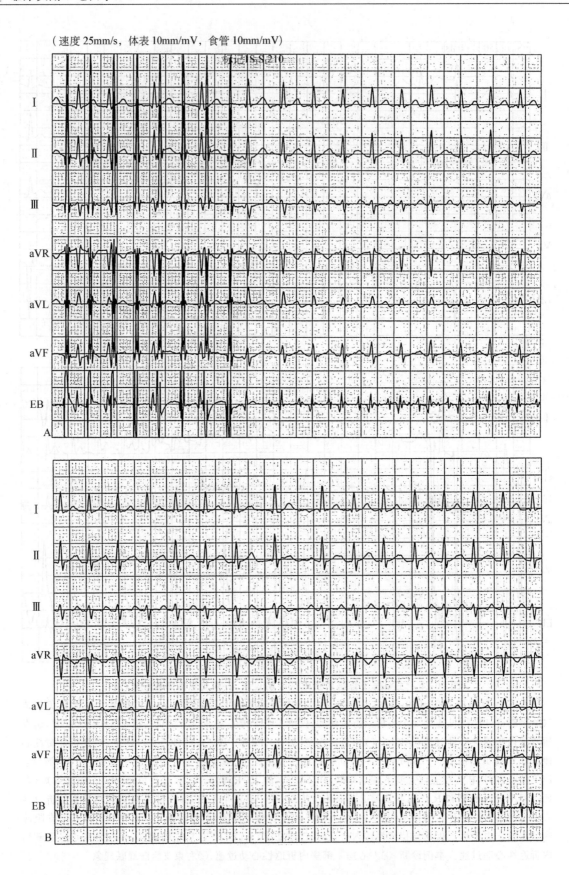

图 40-26　左心房上部房内折返性心动过速伴房室传导文氏现象,拖带现象(1)

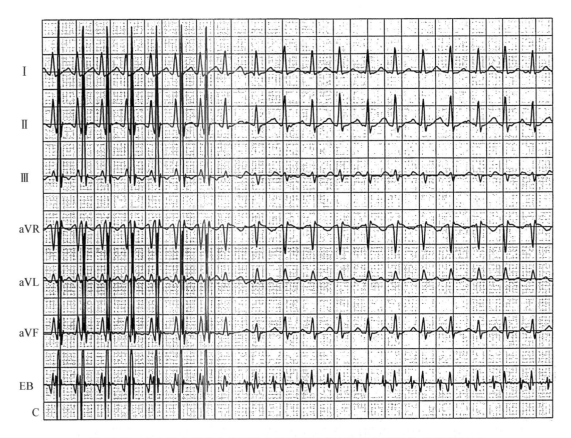

图 40-26　左心房上部房内折返性心动过速伴房室传导文氏现象,拖带现象(2)

A. S_1S_1 210/min 刺激诱发心动过速,心率 180 次/分,P'R＜RP',P'R＞120ms,P'_{I,aVL}倒置,P'_{II、III、aVF}直立。B. 心动过速持续过程中,可见 P'R 逐跳延长直至 P'波后无 QRS 波跟随,即房室传导文氏现象。在此过程中 P'P'间期固定不变,诊断为左心房上部的房内折返性心动过速。C. 心动过速持续过程中再次用 S_1S_1 210 次/分刺激,房性心动过速频率增加至 210/min,刺激停止后,房性心动过速频率恢复至 180 次/分,即 S_1S_1 快速刺激拖带房性心动过速。本例诊断:①左房上部房内折返性心动过速;②房室传导文氏现象;③拖带现象

结折返性心动过速(AVNRT)(图 40-27)。

1. 电生理特征及心电图表现

(1)常由心房程控早搏刺激诱发,扫描过程中可见 S_2R 间期突然延长≥60ms,同时出现折返性心动过速,即为早搏激动落入房室结快径路不应期,而沿慢径路缓慢下传心室,快径路脱离不应期后,即可逆行上传,形成折返性心动过速。

(2)心动过速频率多为 150～250 次/分,QRS 波多呈正常室上性,也可伴有束支差异性传导而呈宽型 QRS 波。

(3)心动过速发生时,逆行 P⁻波在 QRS 波内或波尾形成假性 s 波或 r'波,也可位于 QRS 波起始部,形成假性 q 波,R-P⁻ 间期＜P⁻R 间期,R-P⁻ 间

期＜70ms。

(4)由于折返环位于房室结及其周围房室交接区域(希氏束下部与心室肌不在折返环径路内)可出现 2:1 房室阻滞,此时心室率成倍减慢,并能显示逆行 P⁻ 波,R-R 间期正好为 P⁻-P⁻ 间期的 2 倍,P⁻-P⁻ 间期与发生阻滞前完全一致。理论上讲也可出现 2:1 室房传导,此时心房率成倍减慢,P⁻-P⁻ 间期正好为 R-R 间期的 2 倍,R-R 间期与发生阻滞前完全一致,但实际罕见,有人认为这是由于心房下部参与了折返。

(5)电刺激能重复地诱发和终止。

(6)常规心电图上有时可见长短不等的两种 P-R 间期(图 40-28～图 40-33)。

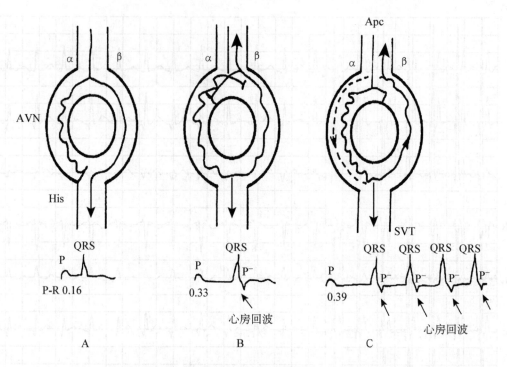

图 40-27　慢-快型房室结折返性心动过速

A. 房室结内存在 α、β 两条径路，α 为慢径路，传导速度慢，不应期短；β 为快径路，传导速度快，不应期长。正常心房激动沿两条径路下传心室，由于快径路传导速度快，先到达房室结下部快、慢径路共通道，并形成不应期；沿慢径路下传的激动到达时，共通道处于不应期，即不能下传 His 束和心室。激动经快径路下传 His 束和心室，形成正常 P-R 间期 0.16s。B. 较早的心房激动下传房室结时，因快径路（β 径路）不应期长，遇到快径路不应期，仅能沿不应期短的慢径路（α 径路）缓慢下传。当到达房室结下部共通道时，快径路脱离了不应期，激动一方面沿 His 束下传心室形成 QRS 波，另一方面激动沿快径路逆传至心房形成心房回波 P⁻ 波。当逆传激动到达房室结上部两条径路的共通道时，由于慢径路仍处于不应期，不能再次下传激动，折返终止。由于该次折返是由慢径路下传心室、快径路逆传心房形成，故形成 PR 较长 0.33s，RP⁻ 较短，位于 QRS 波终末部。C. 更提前的适时的房性早搏下传时，遇到快径路不应期，更缓慢地沿慢径路下传心室，形成更长的 0.39s 的 P-R 间期。当激动到达房室结下部快、慢径路共通道时，快径路已脱离不应期，激动沿快径路逆传至心房，形成短的 RP⁻ 间期，P⁻ 位于 QRS 波终末部。当逆传激动到达房室结上部快、慢径路共通道时，慢径路已脱离不应期，激动便再次沿慢径路下传心室，并从房室结下部共通道再次沿快径路逆传至心房。周而复始，形成沿慢径路下传心室，快径路逆传心房的长 P⁻-R、短 RP⁻ 的慢-快型房室结折返性心动过速

2. 鉴别诊断

（1）与窦房折返性心动过速的鉴别：见窦房折返性心动过速的鉴别诊断。

（2）与心房内折返性心动过速：见心房内折返性心动过速的鉴别诊断。

（3）与顺向型房室折返性心动过速的鉴别：两者的 P⁻ 波均可位于 QRS 波之后，即 R-P⁻ 间期＜P⁻-R 间期；顺向型房室折返性心动过速 R-P⁻ 间期＞70ms（多≥90ms）；慢-快型房室结折返性心动过速 R-P⁻ 间期＜70ms。若慢-快型房室结折返性心动过速的逆行

P⁻ 波在 QRS 波内（食管导联不显示 P⁻ 波）或位于 QRS 波起始部，形成假性 q 波，则更易于与顺向型房室折返性心动过速的鉴别。

（4）与逆向型房室折返性心动过速的鉴别：慢-快型房室结折返性心动过速多呈窄 QRS 波形（正常室上性），少数可伴有束支差异性传导而 QRS 波增宽，P⁻ 波可位于 QRS 波内或前或后，形成假性 q 波或 r′ 波；而逆向型房室折返性心动过速 QRS 波呈宽大畸形的完全预激图形，P⁻ 波位于 QRS 波之前，即 P⁻-R 间期＜R-P⁻ 间期。

(25mm/s，体表 10mm/mV，食管 10mm/mV)

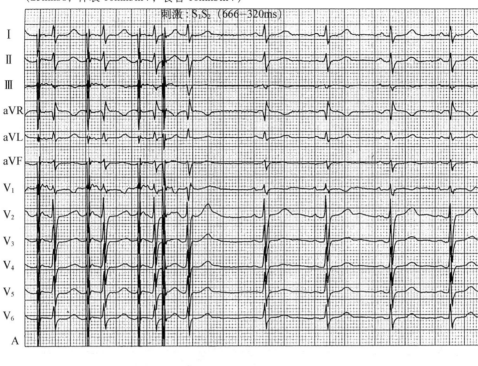

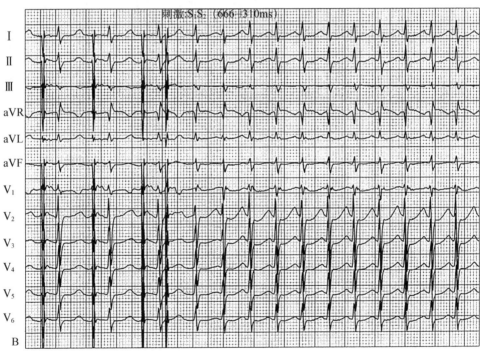

图 40-28 慢-快型房室结折返性心动过速

S_1S_2负扫描刺激，步长-10ms。A. S_1S_2 666—320ms 时，S_2R 296ms。B. S_1S_2 666—310ms 时，S_2R 376ms，出现跳跃延长现象，时差 80ms(＞60ms)，同时诱发窄 QRS 波心动过速，心室率 178 次/分；V_1导联呈 rsr′型(未发生心动过速时呈 rs 型)，RP^-＜P^-R，RP^- 50ms(＜70ms)，诊断为慢-快型房室结折返性心动过速

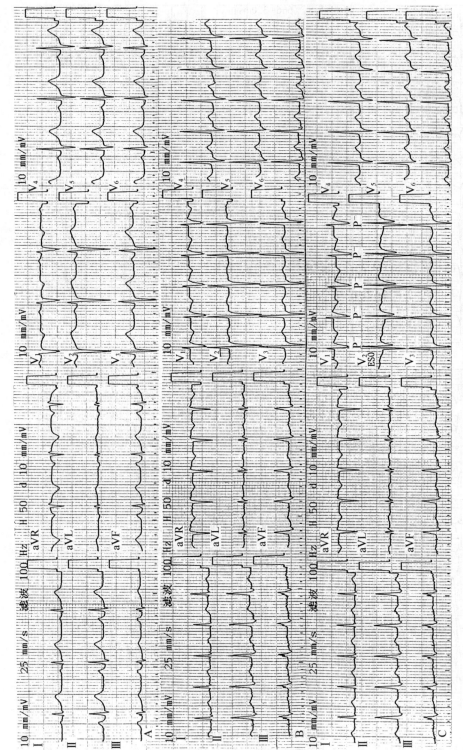

图40-29　慢-快型房室结折返性心动过速

A.未发生心动过速时，窦性心律88次/分，正常心电图。B.心动过速发生时，心率146次/分，与A条图对比Ⅱ、Ⅲ、aVF、V₄～V₆导联QRS终末部S波稍宽钝、V₁导联QRS波由rS型变为rSr′型，r′较小，考虑为逆行P′波所致。C.插入食管电极，用V₂导联记录食管导联心电图，清楚地显示了心房P′波，RP′<P′R，RP′<70ms，诊断为慢-快型房室结折返性心动过速

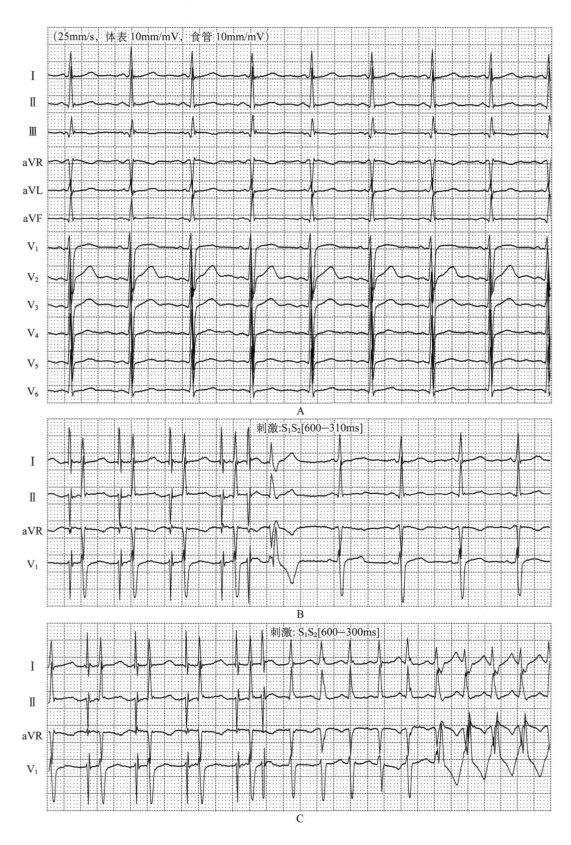

图 40-30 慢-快型房室结折返性心动过速,间歇性右束支阻滞蝉联现象(1)

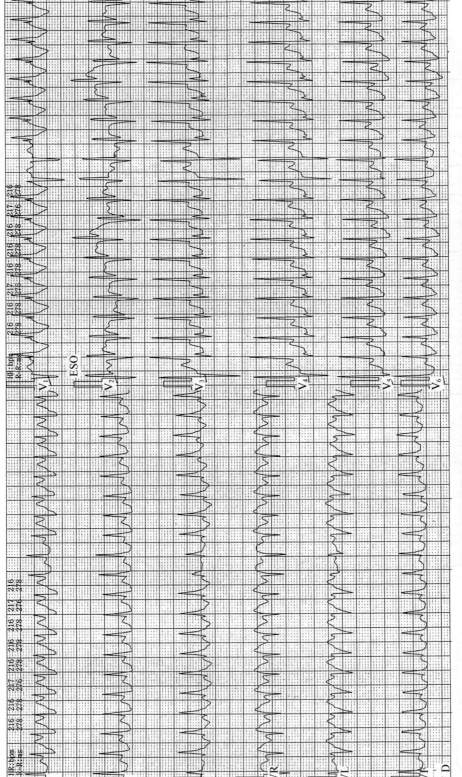

图40-30 慢-快型房室结折返性心动过速、间歇性右束支阻滞蝉联现象（2）

A.心动过速发生前心电图。S₁S₂负扫描，步长−10ms。S₁S₁S₂ 600~310ms时，S₁R 270ms，且该QRS呈右束支阻滞型。C. S₁S₁S₂ 600~300ms时，S₂R 360ms，出现跳跃延长现象，相差90ms（>60ms），并诱发窄QRS波心动过速，心室率220次/分，心动过速于第5个QRS波后变为宽QRS波心动过速，呈完全性右束支阻滞型。D.同步12号联心电图和食管导联心电图（V₂导联）描记，心动过速时，QRS波时宽时窄，但RP⁻不变，R-R间期不变，RP⁻<P⁻R，RP⁻<70ms。诊断：①慢-快型房室结折返性心动过速；②间歇性右束支阻滞蝉联现象

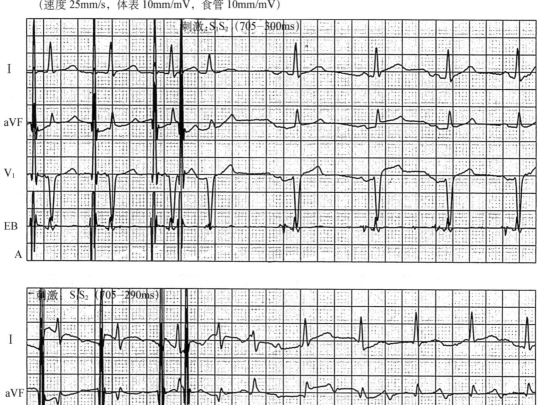

（速度 25mm/s，体表 10mm/mV，食管 10mm/mV）

图 40-31　慢-快型房室结折返性心动过速伴 2∶1 房室传导现象

S_1S_2 负扫描刺激，步长-10ms。A. S_1S_2 705－300ms 时，S_2R 330ms，未诱发心动过速。B. S_1S_2 705－290ms 时，S_2R 390ms，跳跃性延长 60ms，同时诱发窄 QRS 心动过速，心动过速发作后，与 A 图相比 I、aVF 导联 q 波加深，V_1 导联起始 r 波降低，仔细观察食管导联可见每个 QRS 起始部重有 1 个逆行 P^- 波，R_2 后 R-R 间距为 P^--P^- 间距的 2 倍，即每 2 个 P^- 波下传 1 个 QRS 波。诱发时 S_2R 间期跳跃性延长和诱发后逆行 P^- 波落在 QRS 波起始部，均为慢-快型房室结折返性心动过速的特点。慢-快型房室结折返性心动过速常可出现 2∶1 房室传导现象，说明心室不是折返环的必需部分。诊断：慢-快型房室结折返性心动过速伴 2∶1 房室传导现象

（二）快-慢型房室结折返性心动过速

快-慢型房室结折返性心动过速（fast-slow atrioventricular nodal reentrant tachycardia，F-SAVNRT）少见。是房室结快径路前向传导、慢径路逆向传导的房室结内折返性心动过速。

1. 电生理特征及心电图表现

（1）窦性心律加快或快速 S_1S_1 刺激或 S_1S_2 早搏刺激可诱发心动过速。S_1S_2 早搏刺激诱发心动过速时，

无 S_2R 间期突然延长现象。

（2）心动过速频率多为 150～250 次/分，QRS 波多呈正常室上性，也可伴有束支差异性传导而呈宽型 QRS 波。

（3）心动过速发生时，逆行 P^- 波位于 QRS 波之前，P^--R 间期＜R-P^- 间期，Ⅱ、Ⅲ、aVF 导联 P^- 波深倒置。

（4）由于折返环位于房室结及其周围房室交接区

（速度 25mm/s，体表 10mm/mV，食管 20mm/mV）

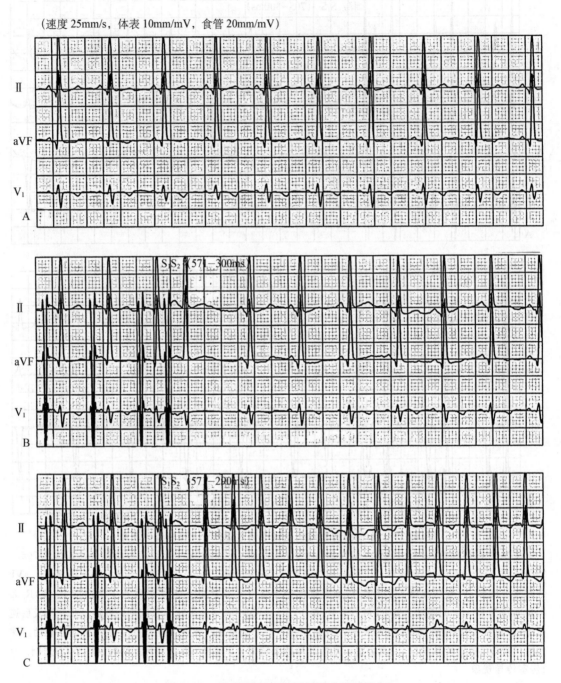

图 40-32　慢-快型房室结折返性心动过速(1)

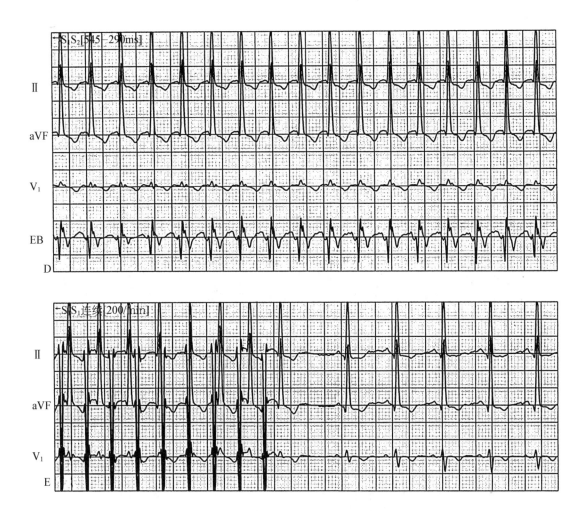

图40-32 慢-快型房室结折返性心动过速(2)

A. 食管心房调搏术前心电图正常。S_1S_2负扫描刺激,步长-10ms。B. S_1S_2 300ms时,S_2R 230ms,未诱发心动过速。C. S_1S_2 290ms时,S_2R 440ms,跳跃延长210ms($>$60ms),同时诱发窄QRS波心动过速,频率176次/分,可见V_1导联QRS波由诱发前的rS型变为rsr'型。D. 双极食管导联(EB)显示P^-波居QRS波终末部,$RP^-<P^-R$,$RP^-<70ms$。诊断为慢-快型房室结折返性心动过速。E. 用S_1S_1 200/min刺激终止心动过速,恢复为窦性心律

域,希氏束下部与心室肌不在折返环径路内,可出现2:1房室传导阻滞,此时心室率成倍减慢,并能显示逆行P^-波,R-R间期正好为P^--P^-间期的2倍,P^--P^-间期与发生阻滞前完全一致;理论上讲也可出现2:1室房传导,此时心房率成倍减慢,此时P^--P^-间期正好为R-R间期的2倍,R-R间期与发生阻滞前完全一致,但罕见。有学者认为这是由于心房下部参与了折返。

(5)电刺激能重复地诱发和终止。

(6)常规心电图上有时可见长短不等的两种P-R间期,食管电生理检查有或无房室结双径路S_2R跳跃现象。

因室上性刺激诱发快-慢型房室结折返性心动过速要求快径路的不应期短于慢径路的不应期,同时慢径路具有良好的逆传功能,故其很少见。但室性早搏或心室刺激逆行上传时,快径路处于不应期,激动沿慢径路逆传心房,并沿快径路下传心室则易形成快-慢型房室结折返性心动过速。对于P^--R间期$<$R-P^-间期且P^-波在Ⅱ、Ⅲ、aVF导联倒置的折返性心动过速,需排除心房下部房内折返性心动过速和慢旁道引起的顺向型房室折返性心动过速(PJRT)后,才能诊断为快-慢型房室结折返性心动过速。

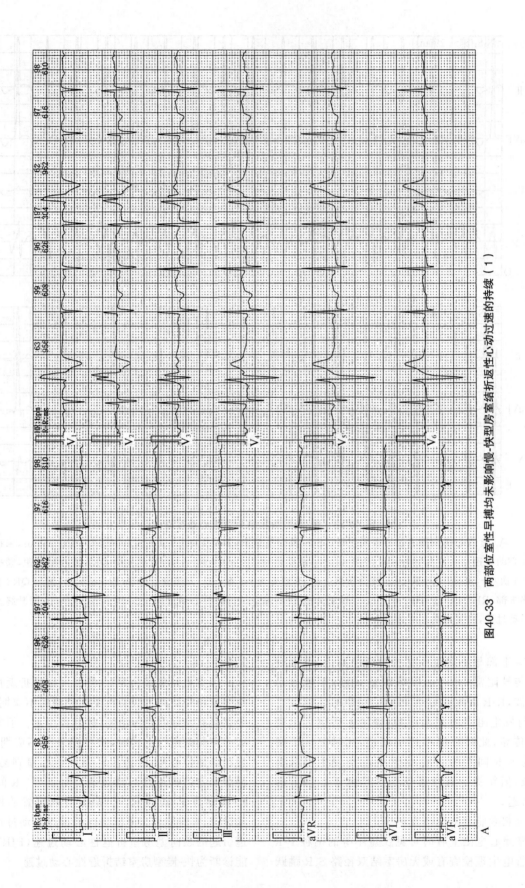

图40-33　两部位室性早搏均未影响慢-快型房室结折返性心动过速的持续（1）

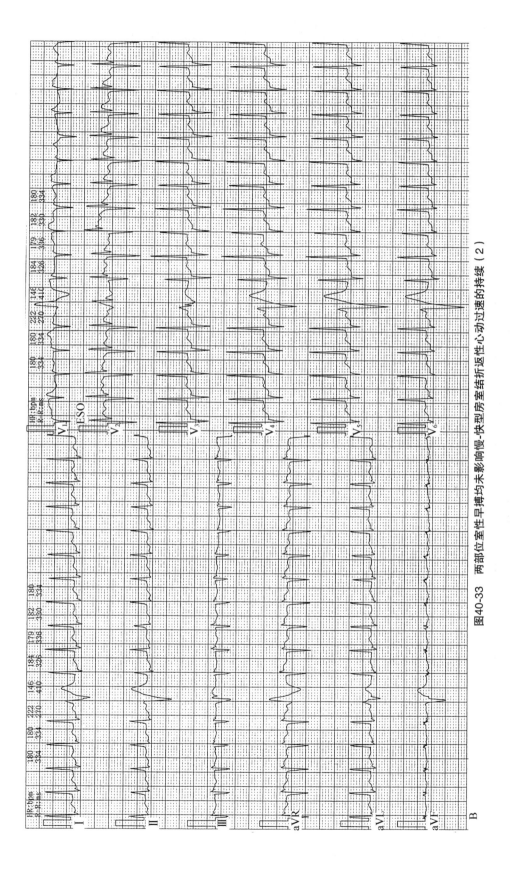

图40-33 两部位室性早搏均未影响慢-快型房室结折返性心动过速的持续（2）

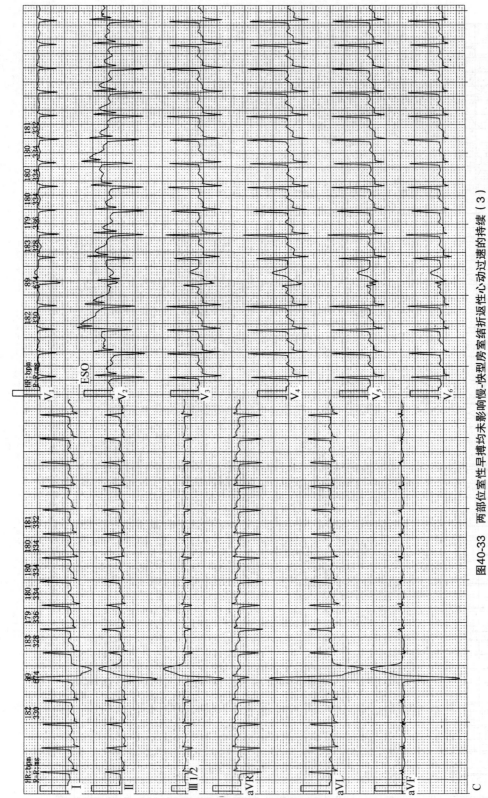

图40-33 两部位室性早搏均未影响慢型房室结折返性心动过速的持续（3）

A.未发生心动过速时，心电图可见频发室性早搏（起源于左心室侧壁）。B.心动过速发作时心电图，V₂为食管导联，RP⁻<P⁻R，RP⁻<70ms。诊断为慢-快型房室结折返性心动过速。仍可见频发室性早搏（与心动过速前起源部位相同），室性早搏对心动过速的持续无影响。C.心动过速发作时心电图，V₂仍为食管导联，可见室性早搏（起源于右心室下部）形态发生变化，与A、B中不同，此时室性早搏仍对心动过速的持续无影响。因心室不是房室结折返性心动过速的必需部分，故两个部位的室性早搏均未影响心动过速的持续

C

2. 鉴别诊断 快-慢型房室结折返性心动过速与心房下部房内折返性心动过速和慢旁道引起的顺向型房室折返性心动过速均表现为 P'(P⁻)-R 间期＜R-P'(P⁻)间期，Ⅱ、Ⅲ、aVF 导联 P'(P⁻)波倒置，在心电图上鉴别比较困难，可参考以下条件鉴别。

(1)若出现房室传导阻滞，即可排除慢旁道引起的顺向型房室折返性心动过速。

(2)快-慢型房室结折返性心动过速在常规心电图上有时可见长短不等的两种 P-R 间期，食管电生理检查有时可有房室结双径路现象。

(3)心房下部心房内折返性心动过速更易出现房室传导阻滞，特别是文氏型房室传导阻滞，快-慢型房室结折返性心动过速虽可出现房室传导阻滞，但很少呈文氏型房室传导阻滞，可表现为 2:1 房室传导阻滞。

(4)心房下部心房内折返性心动过速 P'-P' 间期固定，P'-R 间期及 R-P' 间期不一定固定，而快-慢型房室结折返性心动过速 P⁻-R 间期及 R-P⁻ 间期一般固定不变。

(5)使用药物或刺激迷走神经，快-慢型房室结折返性心动过速可突然终止或频率减慢，若发生房室传导阻滞后心动过速仍不终止时，应考虑心房下部心房内折返性心动过速。

(6)心室刺激时逆行心房激动顺序与心动过速时相同，提示为快-慢型房室结折返性心动过速，否则表明为心房下部心房内折返性心动过速。

(7)慢旁道引起的顺向型房室折返性心动过速多见于青年和儿童，常反复发作，有时间隔几次窦性心搏后重复发作；R-P⁻ 间期常逐渐延长，导致心动过速终止于旁道逆传心房。

(三)慢-慢型房室结折返性心动过速

慢-慢型房室结折返性心动过速(slow-slow atrio-ventricular nodal reentrant tachycardia，S-SAVNRT)少见，心房早搏刺激时可见 2 次或 2 次以上 S₂R 突然延长的跳跃现象，即房室交接区存在 3 条或多条径路，当快径路进入有效不应期后，若早搏刺激激动沿一条慢径路顺向传导，再沿另一条慢径路逆向传导，便可形成慢-慢型房室结折返性心动过速。

1. 电生理特征及心电图表现

(1)心房早搏刺激时可见 2 次或 2 次以上 S₂R 突然延长的跳跃现象，即房室交接区存在 3 条或多条径路。

(2)心动过速发生时，P⁻-R 间期及 R-P⁻ 间期均较长。

2. 鉴别诊断 慢-慢型房室结折返性心动过速与后间隔房室慢旁道引起的频率较慢的顺向型房室折返性心动过速均可表现为较长的 P⁻-R 间期及 R-P⁻ 间期，不易鉴别，需结合心内电生理检查鉴别。但慢-慢型房室结折返性心动过速在心房早搏刺激时可见 2 次或 2 次以上 S₂R 突然延长的跳跃现象，检测房室交接区存在 2 条或 2 条以上房室结慢径路，可作为重要的鉴别依据。

四、房室折返性心动过速

房室折返性心动过速(atrioventricular reentrant tachycardia，AVRT)，是指房室旁道参与的折返性心动过速，心房肌、心室肌是折返环的必需部分，是阵发性室上性心动过速的常见类型，约占所有阵发性室上性心动过速的 50％。

预激综合征患者除正常房室传导系统外，房室之间还存在着房室旁道，房室旁道是形成房室折返性心动过速的解剖基础。根据激动在折返环路中运动方向的不同可分为顺向型房室折返性心动过速和逆向型房室折返性心动过速。

(一)顺向型房室折返性心动过速

顺向型房室折返性心动过速(orthodromic atrio-ventricular reentrant tachycardia，OAVRT)是折返激动从心房→房室结→心室→房室旁道→心房，是房室折返性心动过速的常见类型，占房室折返性心动过速的 90％～95％。

1. 电生理特征与心电图表现(图 40-34～图 40-36)

(1)心动过速突发突止，可由心率加快或早搏刺激诱发，频率较快，一般在 140～250 次/分。

(2)程控早搏刺激诱发心动过速时，无 S-R 间期延长，QRS 波多呈正常室上性，少数可发生束支差异传导，QRS 波增宽。

(3)逆行 P⁻ 波位于 QRS 波之后，R-P⁻ 间期＜P⁻-R 间期，R-P⁻ 间期＞70ms(通常≥90ms)。

(4)未发生心动过速时，显性预激综合征患者在常规心电图上表现为典型的预激图形；隐匿性预激综合征患者(旁道仅具有逆传功能，而无前传功能)心电图表现正常。

(5)心动过速时，可伴有 QRS 波电交替现象，有时 ST 段压低明显。

(6)快速 S₁S₁ 刺激或程控早搏刺激能重复地诱发和终止心动过速。

2. 鉴别诊断 顺向型房室折返性心动过速主要应与慢-快型房室结内折返性心动过速相鉴别(表 40-1)。

（速度 25mm/s，体表 20mm/mV，食管 10mm/mV）

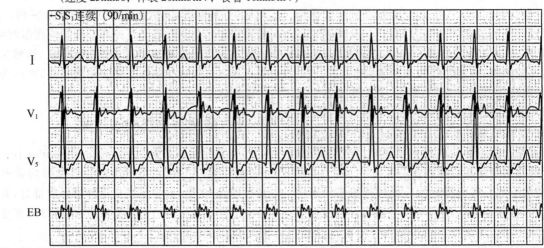

图 40-34　顺向型房室折返性心动过速（左侧旁道）

S_1S_1 90/min 刺激诱发窄 QRS 波心动过速，频率 143 次/分，$RP^-<P^-R$，RP^- 110ms（>70ms），食管导联 P^- 波出现早于 V_1 导联之 P^- 波，即 P^-_E 领先 $P^-_{V_1}$，诊断为顺向型房室折返性心动过速（左侧旁道）

（速度 25mm/s，体表 20mm/mV，食管 10mm/mV）

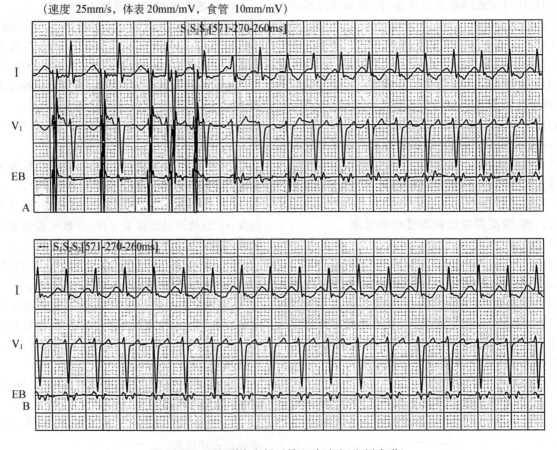

图 40-35　顺向型房室折返性心动过速（左侧旁道）

$S_1S_2S_3$ 刺激诱发心动过速，QRS 波为室上型，频率 194 次/分，RP^- 间期<P^-R 间期，RP^- 间期 110ms（>70ms），P^-_I 倒置（B 比 A 更清晰），P^-_E 领先 $P^-_{V_1}$，诊断为顺向型房室折返性心动过速（左侧旁道）

（速度 25mm/s，体表 10mm/mV，食管 10mm/mV）

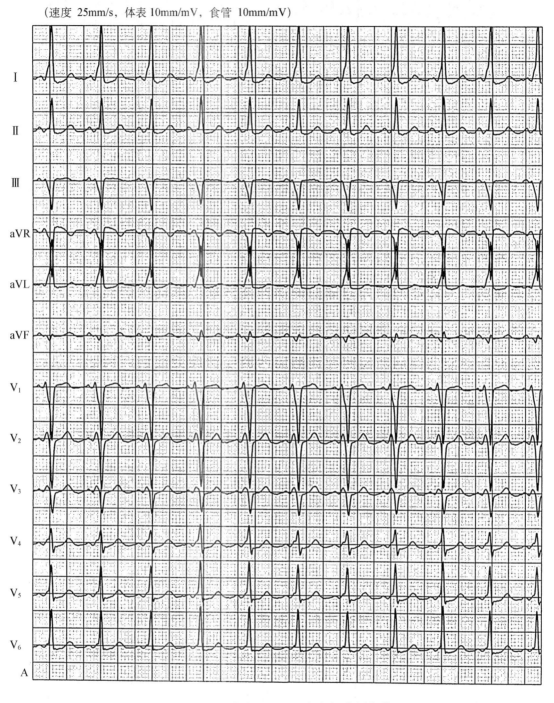

图 40-36　顺向型房室折返性心动过速（右侧旁道）（1）

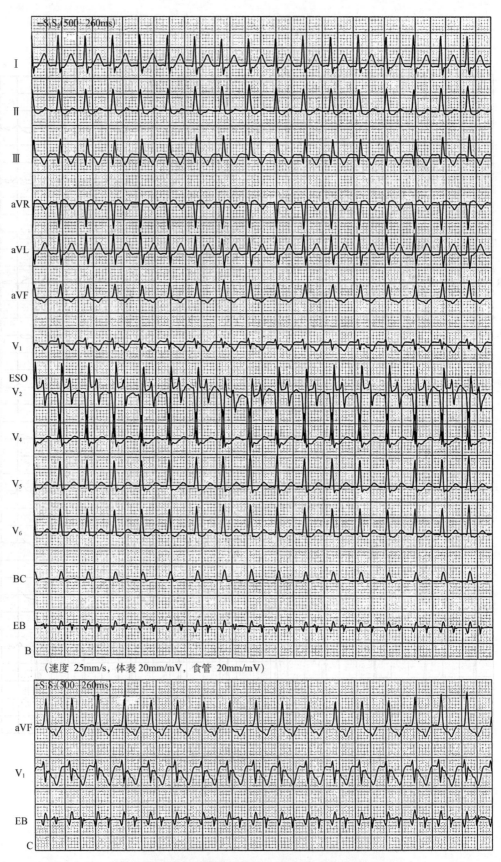

（速度 25mm/s，体表 20mm/mV，食管 20mm/mV）

图 40-36　顺向型房室折返性心动过速（右侧旁道）（2）

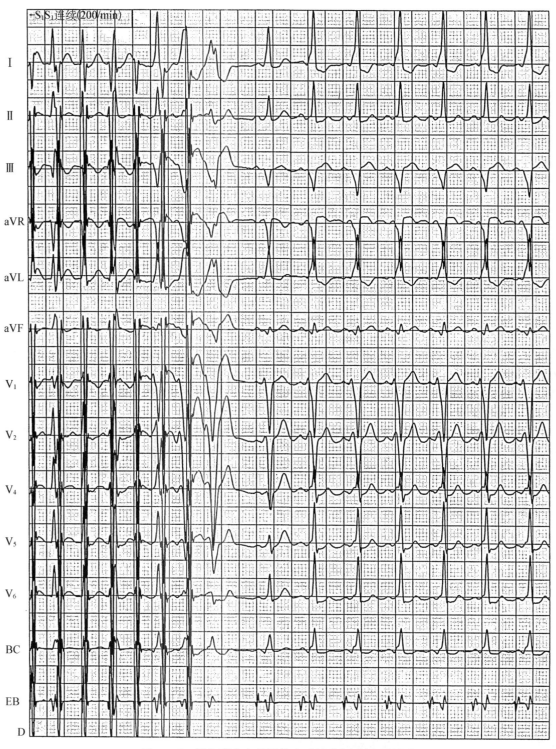

图 40-36 顺向型房室折返性心动过速(右侧旁道)(3)

A. 同步 12 导联体表心电图显示 B 型预激心电图。B. S_1S_2 500—260ms 时,诱发窄 QRS 波心动过速,频率 176 次/分,食管导联(ESO 为单极食管导联,EB 为双极食管导联)显示 RP^- 间期<P^-R 间期,RP^- 间期 144ms,诊断为顺向型房室折返性心动过速。C. 将 aVF、V_1 导联电压增益加大为原来的 2 倍,与 EB 导联相比,清晰可见 P^-_{V1} 领先 P^-_{EB},提示:右侧旁道。D. S_1S_1 200/min 终止心动过速,恢复为窦性心律,仍为 B 型预激心电图。本例诊断:①显性预激综合征(B 型);②顺向型房室折返性心动过速(右侧旁道)

表 40-1　顺向型房室折返性心动过速与慢-快型房室结内折返性心动过速的鉴别

鉴别要点	顺向型房室折返性心动过速	慢-快型房室结内折返性心动过速
诱发心动过速时 R-P⁻ 间期	无 S-R 间期跳跃式延长 ＞70ms(一般≥90ms)	S-R 间期呈跳跃式延长 ＜70ms
逆行 P⁻ 波	一定有 P⁻ 波出现,居 QRS 波之后	P⁻ 波可居 QRS 中,不能明示;可居 QRS 波后,形成假性 S 波或 r′波;少 数居 QRS 波前,形成假性 q 波
心动过速 R-R 间期	1. 一般固定 2. 伴有旁道同侧束支阻滞时,可延长约 30ms 3. 伴有房室结快、慢径路交替前向传导时,可有长、短交替出现	1. 一般固定 2. 出现 2:1 房室传导阻滞时,R-R 间期为未出现房室阻滞时的 2 倍
房室阻滞	无	可有
病理基础	显性或隐匿性房室旁道	房室结双径路

(二)逆向型房室折返性心动过速

逆向型房室折返性心动过速(antidromic atrioventricular reentrant tachycardia,AAVRT)是从房室旁道顺向传导,沿房室结-希浦系统或另外一条旁道逆向传导时形成的房室折返性心动过速。折返环路为激动从心房→房室旁道→心室→房室结→心房或激动从心房→房室旁道→心室→另一条房室旁道→心房。临床上逆向型房室折返性心动过速少见,因为形成此类心动过速需要诸多条件。①单旁道:A. 房室旁道能顺向传导;B. 旁道前传不应期＜房室结-希浦系统前传不应期;C. 房室结-希浦系统逆向不应期比较短,同时具有良好的逆传功能。在心室起搏周长≤300ms 时,房室结-希浦系统能保持 1:1 逆行传导者,大多能形成逆向型房室折返性心动过速。但因大多数房室结-希浦系统的逆传功能较差,不易形成逆行折返,故单旁道者较少引起逆向型房室折返性心动过速。②逆向型房室折返性心动过速多见于房室多旁道,尤其左、右两侧旁道间存在一定的距离时,往往折返环长于折返周长,有利于形成折返。另外,旁道具有比房室结-希浦系统逆向不应期短、逆传速度快的特

点,更容易逆传形成逆向型房室折返性心动过速。

1. 电生理特征与心电图表现(图 40-40)

(1)心动过速发生时,无 S-R 延长。

(2)QRS 波宽大畸形,与窦性心律的预激波形相似,但更宽大呈完全预激图形。

(3)频率较快,常＞200 次/分,酷似阵发性室性心动过速。

(4)逆行 P⁻ 波在 QRS 波之前,P⁻-R 间期＜R-P⁻ 间期,但 P⁻ 波常与宽大畸形 QRS 波融在一起,不能明示。但双旁道或多旁道时,可为一条房室旁道前向传导,另一条房室旁道逆向传导形成的折返性心动过速,此时 P⁻-R 间期与 R-P⁻ 间期谁长谁短,要看哪侧旁道传导的速度快,故可出现 R-P⁻ 间期＜P⁻-R 间期,特别是右侧旁道前传,左侧旁道逆传时(图 40-37～图 40-39)。

(5)常规心电图上可见典型预激图形。

(6)快速 S₁S₁ 刺激或程控早搏刺激能重复地诱发和终止。

2. 鉴别诊断

(1)与室性心动过速的鉴别(表 40-2)。

表 40-2　逆向型房室折返性心动过速与室性心动过速的鉴别

鉴别要点	逆向型房室折返性心动过速	室性心动过速
窦性心律时	呈显性预激心电图改变	P-R 间期、QRS 波群时限与形态正常
R-R 间期	绝对规整	一般非绝对规整
R-P⁻ 和 P⁻-R 间期	固定	不固定,常出现房室分离
心动过速时室房逆传	室房 1:1 逆传,一旦室房逆传阻滞,心动过速立即终止	可见多种形式:室房分离、逆传文氏或 1:1 逆传
QRS 波形态	呈完全预激图形	多变*

*室性心动过速的 QRS 波形特征可具有下列一项或多项:①无人区心电轴;②心电轴左偏伴右束支阻滞;③心电轴左偏伴左束支阻滞;④胸导联 R 波递减;⑤左前分支阻滞加右束支阻滞或左后分支加右束支阻滞(分支型室速);⑥aVR 导联 QRS 呈 R 型。

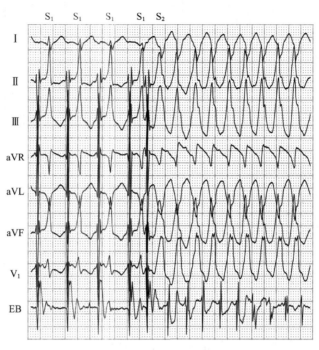

图 40-37　逆向型房室折返性心动过速（引自李忠杰）

心房 S_1S_2 刺激 500－270ms（S_1S_1 间期 500ms，S_1S_2 联律间期 270ms），诱发宽 QRS 波心动过速。S_1 刺激后 QRS 波呈不完全性心室预激图形，S_2 刺激后 QRS 波呈完全预激图形。食管导联清晰可见心动过速时 $P^-R<RP^-$，P^-R 极短，P^- 波重于 QRS 波起始部，为典型的逆向型房室折返性心动过速。因心动过速时 QRS 波在 V_1 导联呈 R 型，I 导联呈 QS 型，Ⅱ、Ⅲ、aVF 导联呈 R 型，故为左前游离壁旁道前传的逆向型房室折返性心动过速

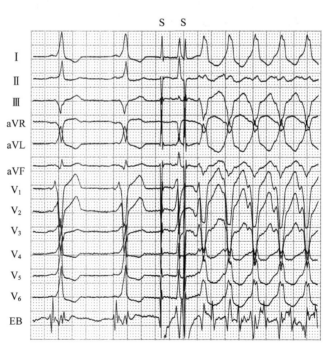

图 40-38　逆向型房室折返性心动过速（引自李忠杰）

S_1S_1 定数刺激诱发心动过速。刺激前 QRS 波呈不完全性心室预激图形，V_1、V_2 呈 rS 型，I 导联呈 R 型，为典型的右侧游离壁旁道。心动过速时 QRS 波呈完全预激图形，形态与不完全预激时 QRS 波形态极相似，为右侧游离壁旁道前传的逆向型房室折返性心动过速。食管导联显示 RP^- 间期＜P^-R 间期，RP^- 间期为 0.16s，P^-R 间期为 0.20s，P_E^- 领先 $P_{V_1}^-$，故诊断为右侧游离壁旁道前传、左侧旁道逆传的房室折返性心动过速。因左侧旁道逆传时间短于右侧旁道前传时间而形成 RP^- 间期＜P^-R 间期

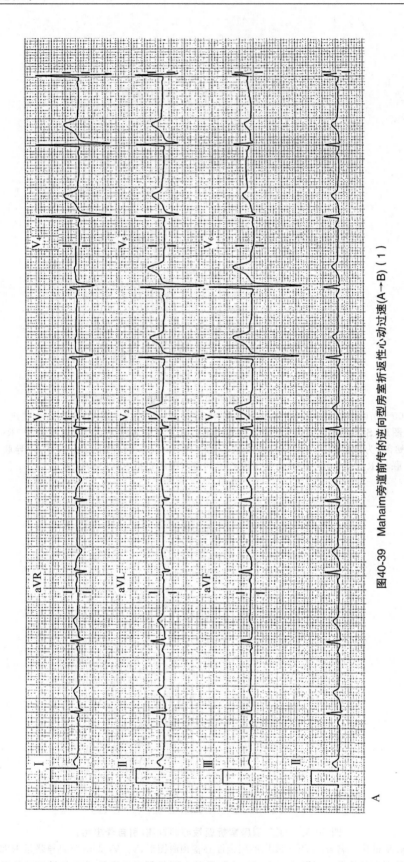

图40-39　Mahaim旁道前传的逆向型房室折返性心动过速(A→B)（1）

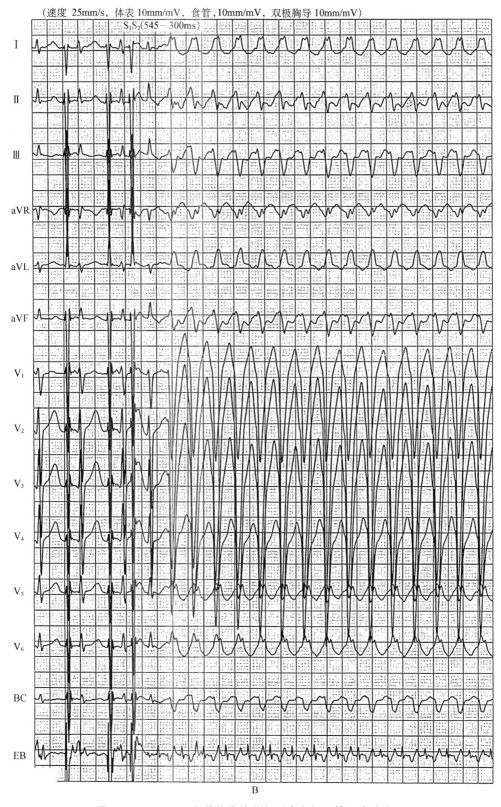

（速度 25mm/s，体表 10mm/mV，食管，10mm/mV，双极胸导 10mm/mV）

$S_1S_2(545-300ms)$

I

II

III

aVR

aVL

aVF

V_1

V_2

V_3

V_4

V_5

V_6

BC

EB

B

图 40-39　Mahaim 旁道前传的逆向型房室折返性心动过速（2）

A. 电生理检查前描记的常规体表心电图未见异常。B. S_1S_2（545－300ms）诱发宽 QRS 波心动过速，频率 205 次/分，S_2R 后心动过速起始处可见 PR 短，QRS 起始部有预激 δ 波，心动过速发生后 QRS 波呈完全预激图形。食管导联可见 P⁻R 间期＜RP⁻间期。诊断为逆向型房室折返性心动过速。由于体表心电图未显示预激图形，心动过速发作时频率快，心电轴左偏，QRS 波呈左束支阻滞型，胸导联 QRS 波过渡晚，（V_1～V_4 均为 QS 型），故考虑为 Mahaim 预激旁道（房束旁道）前传的逆向型房室折返性心动过速。射频消融证实为 Mahaim 房束旁道前传的逆向型房室折返性心动过速

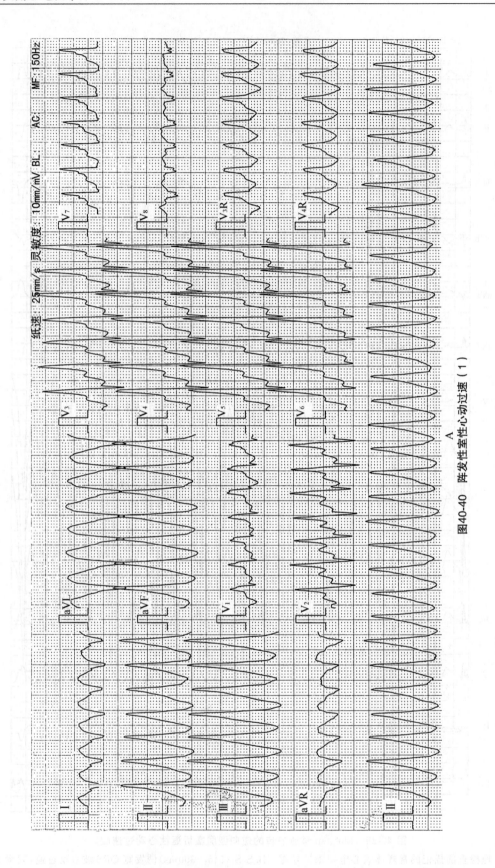

图40-40 阵发性室性心动过速（1）

A

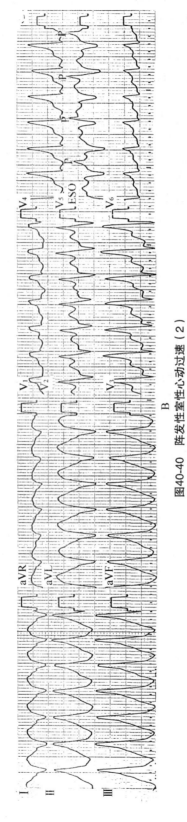

图40-40　阵发性室性心动过速（2）

A.宽QRS波心动过速，频率180次/分，QRS波时限>0.16s，心电轴右偏，胸导联联QRS波主波全部向上，V₁导联似房室分离现象。B.插入食管电极，于V₅导联描记食管心电图，清晰可见P波与QRS波分离现象，明确诊断为阵发性室性心动过速

（2）与其他室上性心动过速伴束支差异传导的鉴别：逆向型房室折返性心动过速 QRS 波宽大畸形，与窦性心律的预激波形相似，但更宽大呈完全预激图形，频率较快，常＞200 次/分；室上性心动过速伴束支差异传导呈典型的右束支或左束支阻滞图形，并具有相应的各自室上性心动过速的特点。

（三）慢旁道逆传的顺向型房室折返性心动过速

这是一种特殊的顺向型房室折返性心动过速，是具有递减传导功能隐匿性房室慢旁道参与的房室折返性心动过速（AVRT），折返激动从心房→房室结→心室→房室慢旁道→心房，由于早年不明确其发生机制，心电图上表现为持续反复发作的特点，且 P⁻-R 间期较短，故称为持续性交接性反复性心动过速（permanent junctional reciprocating tachycardia, PJRT），也有称为无休止性交接区折返性心动过速。心动过速的频率在 130～260 次/分，发作形式可以为连续发作的无休止型，也可以为阵发性。

慢旁道多位于右后间隔部，无前传功能，仅有缓慢的逆传功能，且常表现为递减传导的特点。有学者认为是由于旁道的纤维不仅比较细而且走行迂曲，同时慢旁道由类房室结样组织构成，故有传导速度慢且呈递减传导的特点。

1. 电生理特征与心电图表现（图 40-41）

（1）常见于儿童和青少年，心动过速反复发作。房性早搏、室性早搏和正常的窦性激动均可诱发心动过速。

（2）心动过速时呈 1:1 室房关系，P⁻ 波和 QRS 波群呈 1:1 关系。

（3）心动过速中，心房激动呈逆行 P⁻ 波，多为 P⁻-R 间期＜R-P⁻ 间期，P⁻-R 间期≥0.12s，R-P⁻ 间期在 110～370ms。P⁻ 波在 Ⅱ、Ⅲ、aVF 导联倒置。

（4）R-P⁻ 间期常逐渐延长，导致心动过速终止于旁道逆传心房。

（5）因房室慢旁道仅有逆传功能，故正常窦性心律时，P 波形态、PR 间期及 QRS 波形均正常，心电图不显示预激图形。

2. 诊断标准

（1）旁道室房传导速度慢时间长，VA 间期为 100～370ms。

（2）旁道有递减传导特性。

（3）心动过速时在希氏束不应期给心室早搏刺激，可典型的提前激动心房，而不改变逆传心房激动顺序。

（4）旁道一般不显示前传功能，但在阻滞房室结或 His 束后，可揭示其房室旁道的存在。

（5）心室起搏心动过速被拖带。

（6）房性早搏、室性早搏致心房、心室、房室结及旁道发生阻滞可终止心动过速。

（7）压迫颈动脉窦或静注 ATP 等致房室结阻滞时可终止心动过速。

3. 鉴别诊断　需与心房下部房内折返性心动过速和快-慢型房室结折返性心动过速相鉴别，请参看本节房内折返性心动过速和快-慢型房室结折返性心动过速有关鉴别诊断内容。

（四）双旁道参与的房室折返性心动过速

1. 双旁道逆传的顺向型房室折返性心动过速　折返激动从心房→房室结→心室→一条房室旁道→心房→房室结→心室→另一条房室旁道→心房，具有顺向型 AVRT 的特点，R-P⁻ 间期＜P⁻-R 间期，两种形态 P⁻ 波及长短 R-P⁻ 间期交替出现，且两种 R-P⁻ 间期均＞70ms。

2. 双旁道参与的逆向型房室折返性心动过速　折返激动从心房→房室旁道→心室→另一条房室旁道→心房，心电图表现为呈完全预激图形的频率较快的宽 QRS 波心动过速，P⁻ 波常与宽大畸形 QRS 波融在一起，不能明示。食管导联显示 P⁻-R 间期＜R-P⁻ 间期或 R-P⁻ 间期＜P⁻-R 间期，R-P⁻ 间期＞70ms。此时对比心动过速发生前或终止后显性预激心电图更有利于明确诊断。

（五）房室结快慢径路交替前传的顺向型房室折返性心动过速

心房激动经房室结慢快径路交替顺向传导至心室形成长短两种 P⁻-R 间期，心室激动经房室旁道逆传回心房，R-P⁻ 间期＞70ms，为顺向型房室折返性心动过速，QRS 波多呈正常室上性，少数可伴有心室内差异传导，R-R 间期随 P⁻-R 间期长短交替变化，但 R-P⁻ 间期固定不变（图 40-42、图 40-43）。

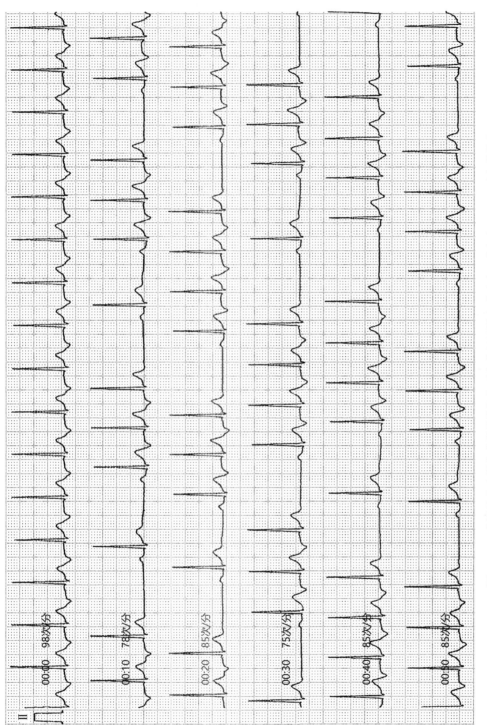

图 40-41 隐匿性房室慢旁道逆传的顺向型房室折返性心动过速（过去称 PJRT）（引自楚英杰）

心动过速反复发作，每阵心动过速均由 RP⁻ 逐渐延长而终止，过去称这种心动过速有反复发作特点，且具有反复发作特点，过去称该种心动过速为隐匿性房室慢旁道逆传。近年来，电生理研究证实该种心动过速为隐匿性房室慢旁道逆传，该种旁道具有递减传导的特点，因此 P⁻ 在 Ⅱ（Ⅲ、aVF）导联倒置，该种旁道逆传的顺向型房室折返性心动过速

断：隐匿性房室慢旁道逆传的顺向型房室折返性心动过速

心动过速反复发作，每阵心动过速均由 RP⁻ 逐渐延长而终止，又由 1 或 2 个正常窦性心搏诱发。心动过速时，P⁻R＜RP⁻。由于 P⁻ 在 Ⅱ（Ⅲ、aVF）导联倒置，且具有反复发作特点，过去称该种心动过速为持续性交界性反复性心动过速（permanent junctional reciprocating tachycardia, PJRT）。近年来，电生理研究证实该种心动过速为隐匿性房室慢旁道逆传，房室结顺传的房室折返性心动过速。隐匿性房室慢旁道多位于右后间隔部，因此 P⁻ 在 Ⅱ（Ⅲ、aVF）导联倒置，每阵心动过速均由 RP⁻ 逐渐延长而终止。本例诊断：隐匿性房室慢旁道逆传的顺向型房室折返性心动过速

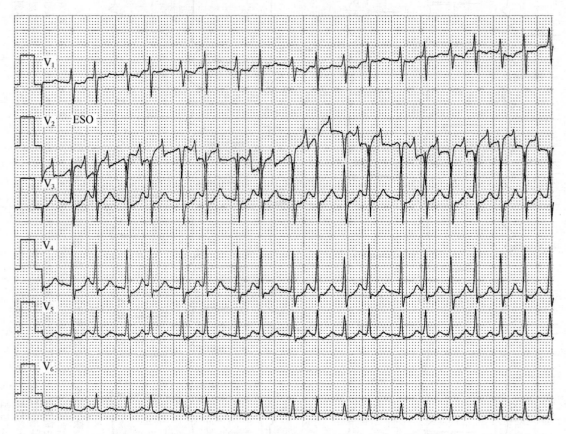

图 40-42　房室结慢快径路交替前传的顺向型房室折返性心动过速（右侧旁道），QRS-T 波电交替现象

　　阵发性心动过速，QRS 波呈室上型伴电交替现象。食管（V_2）导联清楚显示 RP^- 间期固定为 160ms，图的前、中部 P^-R 间期长-短交替致 R-R 间期长-短交替，长、短 P^-R 间期分别为 280ms 和 180ms。$RP^- <$ P^-R，RP^- 固定为 160ms，说明该心动过速为顺向型房室折返型心动过速，从心室激动开始经房室旁道逆传至心房激动开始的时间为 160ms。P^-R 间期长-短交替为 280ms 和 180ms，QRS 波呈正常室上型，显示心房激动是分别沿房室结慢径路和房室结快径路下传心室的，从心房激动开始至心室激动开始的时间分别为 280ms 和 180ms。图后部 R-R 间期相等，P^-R 间期均为 180ms，即心房激动均沿房室结快径路下传心室。P^-_{V1} 领先 P^-_E，故该房室旁道为右侧旁道。本例诊断：①房室结慢快径路交替前传的顺向型房室折返性心动过速（右侧旁道）。②QRS-T 波电交替现象

（速度 25mm/s，体表 10mm/mV，食管 10mm/mV）

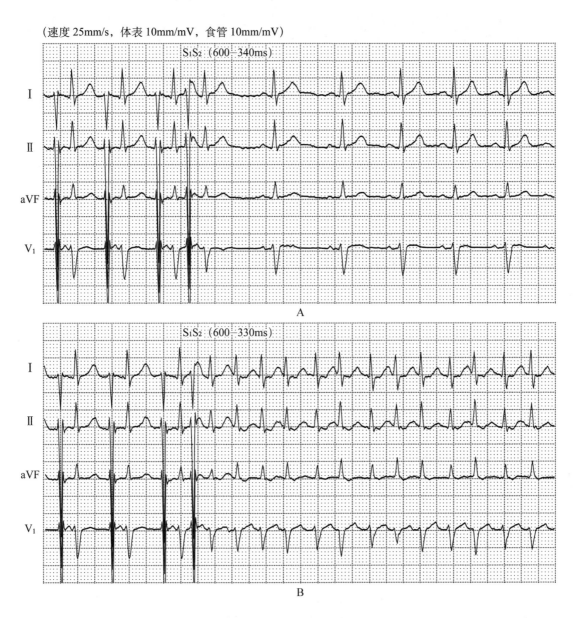

图 40-43　房室结快慢径路交替前传的顺向型房室折返性心动过速（左侧旁道），QRS-T 波电交替现象（1）

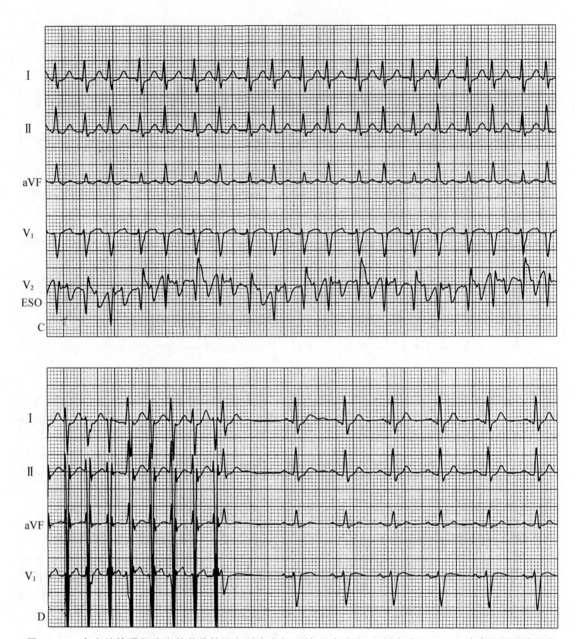

图 40-43 房室结快慢径路交替前传的顺向型房室折返性心动过速(左侧旁道),QRS-T 波电交替现象(2)

S_1S_2 负扫描,步长-10ms。A. S_1S_2 600－340ms 时,S_2R 210ms,未诱发心动过速。B. S_1S_2 600－330ms 时,S_2R 仍为 210ms,诱发窄 QRS 波心动过速,心室率 223 次/分,QRS 波呈电交替现象。心动过速持续 4 跳后出现 RR 间期长、短交替现象。C. 加描单极食管导联(V_2),清晰可见 RP′间期固定为 140ms,P^-R 呈 210ms 和 130ms 长-短交替致 RR 长-短交替,P^-_E 领先 $P^-_{V_1}$,故为经左旁道逆传的顺向型房室折返性心动过速,长 P^-R 210ms,短 P^-R 130ms,为房室结慢-快径路交替前传所致。D. S_1S_1 240/min 刺激,终止心动过速,恢复窦性心律。本例诊断:①房室结快慢径路交替前传的顺向型房室折返性心动过速(左侧旁道);②QRS-T 波电交替现象

第七节 经食管心室起搏

经食管心室起搏在临床抢救、治疗和诊断上,有重要的价值。经食管心室起搏经鼻孔插入食管电极的深度因身高而异,一般在(45±5)cm,男性一般45～50cm,女性 40～45cm,从远端电极起顺序描记单极食管心电图,选取 P 波小而直立,QRS 波呈 QR 或 qR 型处为起搏点,用快于受检者心室率 10～20 次/分的 S_1 S_1 刺激,输出电压从 15～20V 开始,逐渐升高直至有效心室起搏。起搏过程中,常先出现心房起搏,逐渐

增高电压后,转为心室起搏。有效心室起搏的心电图表现为每个刺激信号后,可见宽大畸形呈右束支阻滞型的 QRS 波,若伴有室房逆传现象,可在宽大的 QRS 波后,见到逆行 P^- 波。

由于经食管心室起搏,所需电压较高,一般在 $30\sim36V$,存在一定的危险性,应给患者建立并保持一条静脉通路,做好心电监护,备好电除颤仪、气管插管和抢救药品等。

经食管心室起搏,可用于心脏骤停患者的抢救、缓慢性心律失常及某些严重心律失常患者的临时保护性心脏起搏、终止阵发性室性心动过速,特别是终止尖端扭转型室速(图 40-44)。

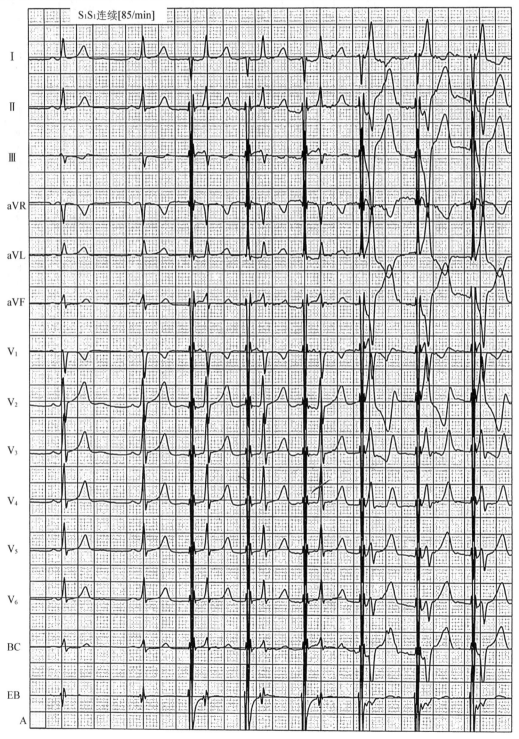

图 40-44　心室起搏(1)

（速度 25mm/s，体表 10mm/mV，食管 10mm/mV）

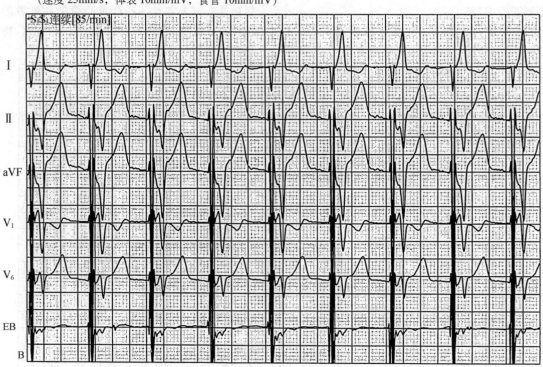

图 40-44　心室起搏(2)

　　A. 食管电极选择 P 波低小直立处，S_1S_1 85/min 连续刺激过程中，逐渐升高刺激电压，可见心房起搏后转为心室起搏。B. 起搏信号后紧跟 1 个宽大的心室波，为食管电极起搏心室，形成心室起搏

第八节　食管心电图诊断心律失常

　　利用食管导联 P 波高大的特点，可明确诊断常规心电图不易明确诊断的心律失常，前几节已述的各类折返性心动过速的诊断及鉴别诊断，不再赘述。另附心房扑动、室性心动过速图如下（图 40-45 ～ 图 40-48）。

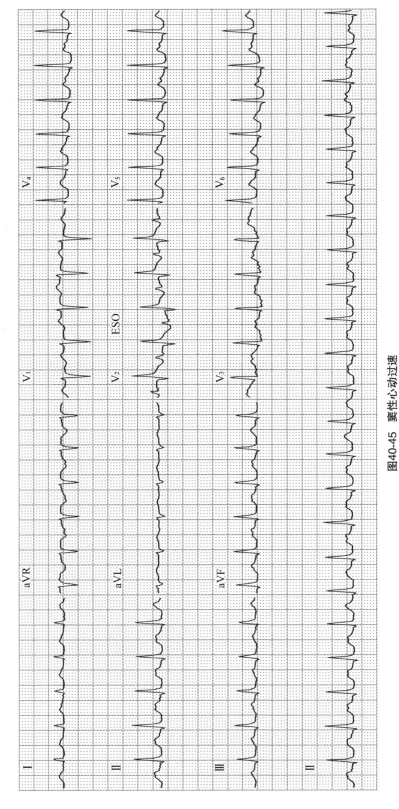

图40-45　窦性心动过速

心动过速心电图，心率134次/分，食管导联(V₂)，清晰显示P波，测量PR间期为0.17s，T波顶峰后有直立P波，aVR导联T波谷底后有倒置P波，再观察测量Ⅰ、Ⅱ、aVF导联，P-P稍不规整。诊断：①窦性心动过速；②一度房室传导阻滞

（速度 25mm/s，体表 10mm/mV，食管 10mm/mV）

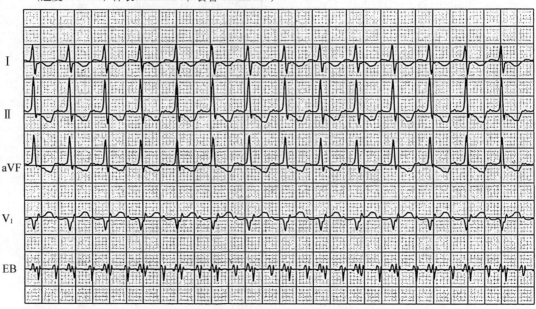

图 40-46　心房扑动 2:1下传心室

　　窄 QRS 波心动过速，频率 143 次/分，食管导联清楚显示匀齐规则的扑动 F 波，频率 286 次/分。诊断：心房扑动 2:1房室传导

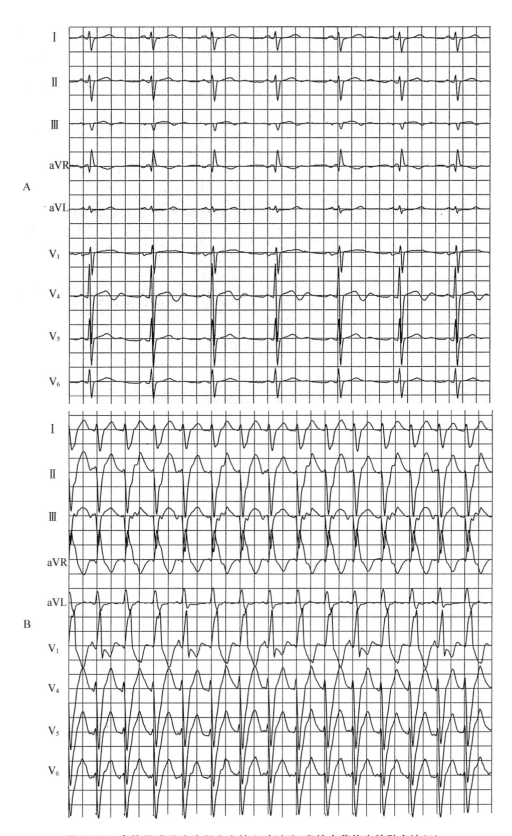

图 40-47　食管导联明确诊断为室性心动过速、窦性夺获伴室性融合波(1)

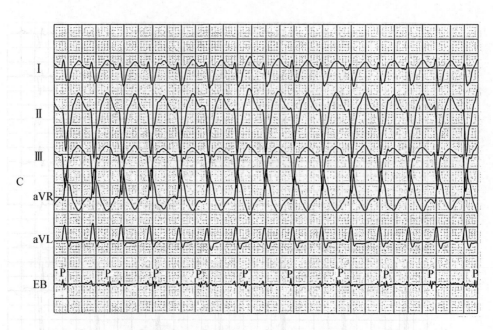

图 40-47 食管导联明确诊断为室性心动过速、窦性夺获伴室性融合波(2)

A. 未发生心动过速时,心电图诊断:①窦性心律(68 次/分);②提示右心室肥大。B. 心动过速发作时,心电图:宽 QRS 波心动过速,第 2 个、5 个、8 个、11 个、14 个 QRS 波稍窄(V₁ 导联较清晰),考虑为窦性激动夺获心室形成的室性融合波。C. 食管导联清楚显示房室分离现象。本例诊断:①阵发性室性心动过速;②窦性夺获心室伴室性融合波

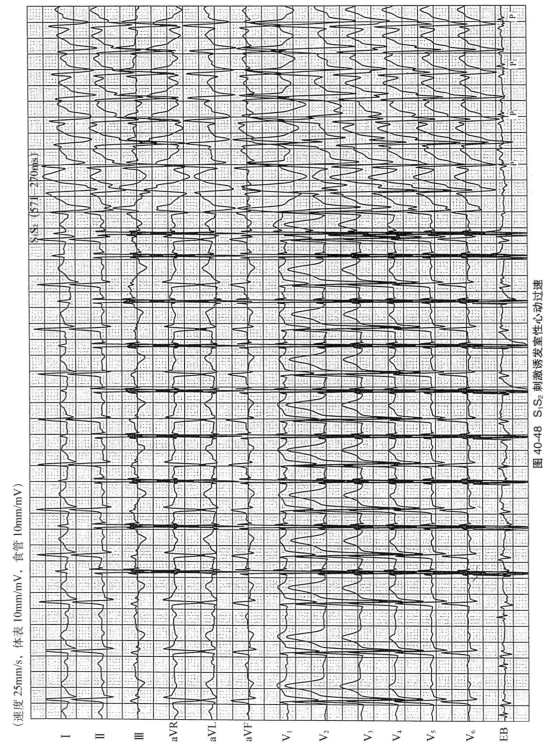

（速度 25mm/s，体表 10mm/mV，食管 10mm/mV）

I　II　III　aVR　aVL　aVF　V₁　V₂　V₃　V₄　V₅　V₆　EB

S_1S_2（571～270ms）

图 40-48　S_1S_2 刺激诱发室性心动过速

图前部为正常窦性心律（97 次/分）；中部为 S_1S_2（571～270ms）刺激过程；后部为 S_1S_2 刺激诱发的宽 QRS 波心动过速，心室率略有不齐，约 188 次/分，食管 EB 导联显示 QRS 波与 P 波分离现象，诊断为阵发性室性心动过速

第 *41* 章

心脏起搏器与起搏心电图

第一节　起搏器概况

一、起搏器的发展阶段

人工心脏起搏器就是利用低能量的电脉冲,暂时性或长期(永久性)刺激心脏,使之激动和收缩,以治疗严重心动过缓。近年来,随着电子技术的飞速发展,人工心脏起搏器又有了抗快速性心律失常的功能,还能进一步改善血流动力学、心功能和生活质量。心脏起搏技术是工程技术和心脏电生理相结合,生物医学工程在临床应用中最成功,但又在进一步发展的技术。它是现代心血管疾病治疗学上取得的一项伟大成就。

起搏器(pacemaker)的发展经历了几个重要的阶段:第一个阶段是 20 世纪 50 年代至 20 世纪 60 年代初,以固定频率发放脉冲非同步的心室起搏;第二个阶段是 60 年代中叶至 70 年代初,按需型具有感知功能的起搏器应用于临床,从而避免了非同步的起搏器可能发生有害的甚至危险的竞争心律;第三个阶段是 70 年代埋藏型可程控性起搏器应用于临床,起搏器具有一项或多项参数可在体外无创性调节,使起搏方式能更好地适应病人的需求;第四个阶段是 70 年代末期双腔起搏器广泛地应用于临床,其功能使心房、心室顺序起搏,较好地适应生理性起搏的要求;近年来,抗快速性心律失常起搏器已应用于临床,如埋藏式自动转复除颤器、抗心动过速起搏器。总之,起搏器经历了由体外到体内,由单腔到多腔,由非生理性到生理性,由简单到智能化的发展过程。2011 HRS 年会上报道了微型无导线起搏器临床前实验研究和无导线除颤起搏器的临床试验的最新结果,使心脏起搏器的电极导线从"有形"走向了"无形",带来了心脏起搏技术的新革命,成为心脏起搏技术领域令人瞩目的亮点。

二、心脏起搏器的分类方法

人工心脏起搏系统包括脉冲发生器和通过导线(或无导线)与之相连的电极组成。

根据起搏器应用时间可分为临时性起搏和永久性起搏。

根据起搏电极的置入部位可分为心内膜起搏、心外膜起搏、心肌内起搏和心后静脉起搏。

根据起搏电极顶端的电极组成可分为单极起搏和双极起搏。

根据起搏心腔可分为心房起搏、心室起搏、心房心室起搏、三腔起搏、四腔起搏。

根据起搏方式可分为生理性起搏和非生理性起搏。

根据起搏器功能可分为抗心动过缓型起搏器、抗心动过速型起搏器、频率适应性起搏器及置入型心律转复除颤器。

根据起搏器电极导线的有无可分为"有形"起搏器(有导线起搏器)和"无形"起搏器(无导线起搏器)。

三、心脏起搏治疗的目的

主要是通过不同的起搏方式纠正心率和心律的异常,以及协调左、右心室的收缩,提高患者的生存质量,减少病死率。

第二节　起搏器名称代码、常见类型及英文缩写

一、起搏器名称代码

随着传感器及心脏起搏技术的发展,起搏器的工作方式或类型日新月异,功能更趋复杂。1985年由北美心脏起搏与电生理学会(NASPE)与英国心脏起搏和与电生理工作组(BPEG)共同编制了NBG代码,并于2002年进行了修订(表41-1)(引自第8版《内科学》)。另外,起搏器制造商用S代表单心腔(心房或心室)。

表41-1　NBG起搏器编码

Ⅰ	Ⅱ	Ⅲ	Ⅳ	Ⅴ
起搏心腔	感知心腔	感知后反应	程控功能/频率应答	抗快速心律失常功能
V=心室	V=心室	T=触发	P=程控频率及(或)输出	P=抗心动过速起搏
A=心房	A=心房	I=抑制	M=多项参数程控	S=电击
D=双腔	D=双腔	D=T+I	C=通讯	D=P+S
O=无	O=无	O=无	R=频率适应	O=无
			O=无	

二、起搏器常见类型

(一)固定频率型心脏起搏器(AOO、VOO)

固定频率型心脏起搏器即AOO或VOO起搏器,起搏电极置入心房或心室,起搏器只能按规定的频率发放脉冲刺激,无感知功能。起搏脉冲按固定频率发放,除了在自身节律心房或心室的不应期内,均能起搏心房或心室,心电图表现为并行心律的特征。起搏节律与自身节律竞争,有引起室性心动过速和心室颤动的危险。临床上已不再使用。

(二)按需型心脏起搏器(AAI、VVI)

1. AAI　心房按需型起搏器,起搏电极置入心房,起搏器具有心房感知和心房起搏功能,自身心搏夺获心房时,起搏器被抑制并重新安排发放脉冲周期;无自身心搏出现时,起搏器按起搏器设置的间期发放心房脉冲。

2. VVI　心室按需型起搏器,起搏电极置入心室,起搏器具有心室感知和心室起搏功能,自身心搏夺获心室时,起搏器被抑制并重新安排发放脉冲周期;无自身心搏出现时,起搏器按起搏器设置的间期发放心室脉冲。

(三)全自动型心脏起搏器(DDD)

DDD起搏器是具有心房起搏、心房感知、心室起搏、心室感知等功能的双腔起搏器,是比较符合生理要求的房室顺序起搏,适应范围广,除心房颤动外,一般需要置入起搏器的患者均可使用DDD起搏器。根据自身心房率和房室传导功能,可表现为DDD、ODI、AAI、VAT四种常见的工作方式,还可程控为VVI、VDD、DVI等工作方式。

(四)三腔起搏器(CRT)

根据治疗目的不同,可分为如下。

1. 左心房+右心房+右心室的三腔起搏　用于治疗和预防心房颤动。随着心房颤动射频消融术的开展,心房颤动可通过射频消融得到治疗,该类三腔起搏器现已很少使用。

2. 右心房+右心室+左心室的三腔起搏　用于治疗顽固性心力衰竭、某些扩张型心肌病。

(五)四腔起搏器

四腔起搏器是指双心房+双心室起搏,主要用于治疗心力衰竭伴发阵发性心房颤动。

(六)频率应答式起搏器(VVIR、AAIR、DDDR)

利用不同传感器功能(分别对应的呼吸频率、静脉血pH、右心室血液的温度、心电图Q-T间期、平均心房率及人体运动量等)作为调节起搏器的控制参数。

(七)抗心动过速起搏器

在目前射频消融术广泛应用下,该起搏器不作为首选。它仅适用于阵发性室上性心动过速。

(八)置入型心律转复除颤器(ICD)

置入型心律转复除颤器可适时监测室性心动过速和心室颤动的发生并自动放电进行除颤,可有效地预防和减少心室颤动引起的猝死。

三、起搏器常用英文缩写及含义

AAI　　　心房起搏、心房感知、P波抑制型起搏器

AAIR　　心房起搏、心房感知、P波抑制、频率应答

	型起搏器	LVCM	左心室起搏阈值管理
ABP	心房空白期	LVP	左心室起搏
ACM	心房夺获管理	MPV	最小化心室起搏
AEI	起搏房性逸搏间期	MTR	上限跟踪频率
AICS	自动自身传导搜索	MVP	心室起搏管理
AMS	自动模式转换	NCAP	非竞争性心房起搏
AP	心房起搏	NMO	噪声反转功能
APP	心房优先起搏	NPAVD	非生理性房室延迟
API	心房保护间期	ODI	心房、心室感知,而心房、心室起搏均被抑
APVP	心房、心室顺序起搏		制的工作方式
APVS	心房起搏、心室感知	PAV	起搏 AV 间期
ARP	心房不应期	PM	起搏器
AS	心房感知	PMCG	起搏心电图
ASP	心房同步起搏	PMRT	起搏器介导的折返性心动过速
ASC	感知灵敏度自动调整	PMT	起搏器介导性心动过速
ASVP	心房感知、心室起搏	PMOP	模式转换后超速起搏
ASVS	心房感知、心室感知	PPR	房性早搏后反应
ATP	抗心动过速起搏	PVAB	心室后心房空白期
ATR	心房跟踪恢复	PVARP	心室后心房不应期
AVI	房室间期	RAAV	频率适应性房室间期调整
CRT	心脏再同步治疗,即三腔起搏器	RAP	精确的心房起搏
CRT-D	心脏再同步治疗除颤器	RAS	右心房间隔起搏
CRT-P	心脏再同步治疗起搏器	RP	不应期
DAO	动态心房超速起搏	RVOT	右心室流出道起搏
DDD	心房、心室顺序起搏,心房与心室双腔感	RVP	精确的心室起搏
	知起搏器	SAV	感知房室延迟
DDI	心房、心室顺序起搏,心房与心室双腔感	TARP	总心房不应期
	知的工作模式	URI	起搏上限频率间期
DFT	除颤阈值	URL	上限频率
DVI	心房、心室顺序起搏,心室感知的工作模式	VAT	心房感知、心室起搏的工作模式
EOL	电池耗竭	VBP	心室空白期
ER	刺激除极波	VDD	心室起搏、心房与心室双腔感知的工作模式
ERI	择期更换指征	VIP	心室自身优先功能
FFP	远场保护	VP	心室起搏
ICD	置入型心律转复除颤器(埋藏式心脏复律	VRP	心室不应期
	除颤器)	VS	心室感知
LRI	起搏下限频率间期	VSP	心室安全起搏
LRL	下限频率	VSR	心室感知反应

第三节 起搏器的临床应用及适应证

一、永久性起搏器的适应证

病态窦房结综合征、完全性房室传导阻滞、高度房室传导阻滞、二度Ⅱ型房室传导阻滞伴有症状(晕厥、黑矇)、不完全性或间歇性双侧束支或三分支房室传导阻滞。

二、临时性起搏器的适应证

(一)急性心肌梗死患者发生的下列情况之一

1. 完全性房室传导阻滞。

2. 二度Ⅱ型房室传导阻滞。

3. 间歇性双侧束支阻滞。

4. 右束支阻滞伴左前分支或右束支伴左后分支阻滞。

5. 反复发生的窦性停搏,阿托品治疗无效。

6. 显著窦性心动过缓伴有持续性全身性灌注不足的表现。

(二)快速性心律失常和严重传导障碍

洋地黄过量引起、心导管术、心血管造影或电生理检查过程中持续的及心脏直视手术中或术后发生的快速性心律失常和严重传导障碍。

(三)药物治疗无效的快速性心律失常

(四)在置入永久性起搏器前进行生理评定和保驾作用

近年来,通过起搏器已开始治疗心电紊乱,如预防和治疗心房颤动、长 Q-T 间期综合征伴发的恶性室性心律失常。另外,起搏器还能辅助治疗非心电性心血管疾病,如治疗肥厚型梗阻性心肌病、神经介导性晕厥、顽固性心力衰竭及通过刺激颈动脉窦治疗顽固性高血压等。

三、各类起搏器置入的适应证

(一)AAI、AAIR 起搏器的适应证

AAI 起搏器的适应证是伴有黑矇、眩晕、晕厥等症状的严重的窦性心动过缓、窦性停搏、窦房阻滞、颈动脉窦过敏,同时房室传导功能正常,即房室结文氏点>130 次/分,希氏束电图 H-V 间期<55ms,心电图无房室及束支阻滞的表现,无心房颤动或心房扑动。AAIR 起搏器的适应证是除具有 AAI 起搏器的适应证外,同时患者心脏变时性功能不全。但由于病态窦房结综合征的患者,其房室结也常有病变或随年龄增长出现房室传导阻滞或室内阻滞。目前对病态窦房结综合征的患者,大多数采用 DDD 或 DDDR 双腔起搏器。

(二)VVI、VVIR 起搏器的适应证

VVI 起搏器的适应证是各类需要置入起搏器的患者,尤其是慢性心房颤动伴长 R-R 间歇者。VVIR 起搏器的适应证是除具备 VVI 起搏器适应证外,尚适用于患者心脏变时性功能不全。

(三)DDD、DDDR 起搏器的适应证

DDD 双腔起搏器的适应证是除心房扑动、心房颤动外的各类需要置入起搏器的患者。DDDR 起搏器的适应证是除具备 DDD 双腔起搏器的适应证外,尚适用于患者心脏的变时性功能不全。

(四)CRT 的适应证

2012 年美国心脏病学会基金会(ACCF)、美国心脏学会(AHA)和美国心律协会(HRS)联合发布了最新心脏再同步治疗(CRT)的适应证。

1. Ⅰ类适应证　药物治疗基础上左心室射血分数(LVEF)≤0.35、窦性心律、LBBB 且 QRS 时限≥150ms、心功能Ⅱ～Ⅳ级(NYHA 分级)的患者(心功能Ⅲ～Ⅳ级者证据级别:A;心功能Ⅱ级者证据级别:B)。

2. Ⅱa 类适应证　①药物治疗基础上 LVEF≤0.35、窦性心律、LBBB 且 QRS 时限 120～149ms、心功能Ⅱ～Ⅳ级的患者(证据级别:B);②药物治疗基础上 LVEF≤0.35、窦性心律、非 LBBB 且 QRS 时限≥150ms、心功能Ⅲ～Ⅳ级的患者(证据级别:A);③药物治疗基础上 LVEF≤0.35 的心房颤动节律患者,若需心室起搏或符合 CRT 标准;或者房室结消融/药物治疗后导致近乎 100%心室起搏(证据级别:B);④药物治疗基础上 LVEF≤0.35、预期心室起搏比例>40%的新置入或更换起搏器的患者(证据级别:C)。

3. Ⅱb 类适应证　①药物治疗基础上 LVEF≤0.30、窦性心律、LBBB 且 QRS 时限≥150ms、心功能Ⅰ级的缺血性心肌病患者(证据级别:B);②药物治疗基础上 LVEF≤0.35、窦性心律、非 LBBB 且 QRS 时限 120～149ms、心功能Ⅲ～Ⅳ级的患者(证据级别:B);③药物治疗基础上 LVEF≤0.35、窦性心律、非 LBBB 且 QRS 时限≥150ms、心功能Ⅱ级患者(证据级别:B)。

4. Ⅲ类适应证　①CRT 不适合用于心功能Ⅰ～Ⅱ级、非 LBBB,QRS 时限<150ms 的患者(证据级别:B);②CRT 不适合用于因合并症或其他原因导致的预期寿命不足 1 年者(证据级别:C)。由此前的心脏性死亡导致的预期寿命不足 1 年扩展至任何原因导致的死亡。

(五)ICD 的适应证

最早置入的适应证是:顽固性室性心动过速或心室颤动,药物治疗无效,并且至少 2 次发生心脏停搏。后来这个严格的标准被进一步放宽,2012 年 ACCF/AHA/HRS 再一次制定了 ICD 置入的适应证,见表 41-2。

表 41-2　2012 年 ACCF/AHA/HRS ICD 置入的适应证

适应证	证据等级
Ⅰ类	
1. 非可逆性原因引起的室颤或血流动力学不稳定的持续室性心动过速所致的心脏骤停	A
2. 伴有器质性心脏病的自发性持续性室性心动过速,无论血流动力学是否稳定	B
3. 原因不明的晕厥,在心电生理检查时能诱发出临床相关的、具有明显血流动力学障碍的持续性室速或室颤	B
4. 心肌梗死所致 LVEF≤35%,且心肌梗死 40d 以上,NYHA Ⅱ或Ⅲ级	A
5. NYHA Ⅱ或Ⅲ级,LVEF≤35% 的非缺血性扩张型心肌病患者	B
6. 心肌梗死所致 LVEF≤30%,且心肌梗死 40d 以上,NYHA Ⅰ级	A
7. 陈旧性心肌梗死伴非持续室速,LVEF≤40% 且心电生理检查能诱发出室颤或持续性室性心动过速	B
Ⅱa类	
1. 不明原因的晕厥,伴有明显左心室功能障碍的非缺血性扩张型心肌病	C
2. 心室功能正常或接近正常的持续性室性心动过速	C
3. 肥厚型心肌病,有一项或一项以上心脏性猝死(SCD)主要危险因素	C
4. 致心律失常性右心室发育不良/心肌病,有一项或一项以上 SCD 主要危险因素	C
5. 服用 β 受体阻滞药期间发生晕厥和(或)室速的长 QT 综合征	B
6. 在院外等待心脏移植的患者	C
7. 有晕厥史的 Brugada 综合征患者	C
8. 没有引起心脏骤停,但有明确室性心动过速记录的 Brugada 综合征患者	C
9. 儿茶酚胺敏感性室性心动过速,服用 β 受体阻滞药后仍出现晕厥和(或)记录到的持续性室性心动过速	C
10. 心脏结节病、巨细胞性心肌炎或美洲锥虫病	C
Ⅱb类	
1. 非缺血性心脏病,LVEF≤35%,NYHA Ⅰ级	C
2. 有 SCD 危险因素的长 QT 综合征	B
3. 有晕厥和严重器质性心脏病,有创或无创检查均不能明确晕厥的原因	C
4. 有猝死史的家族性心肌病患者	C
5. 左心室心肌致密化不全患者	C
Ⅲ类	
1. 符合 ICD 指征(Ⅰ、Ⅱa、Ⅱb),但预期寿命短于 1 年	C
2. 无休止性的室性心动过速或室颤	C
3. 存在明显的精神疾病,可能被器械置入术加重,或是不能进行系统的随访	C
4. 没有条件行心脏移植或 CRT-D 治疗,药物难以控制的 NYHA Ⅳ级心力衰竭患者	C
5. 原因不明的晕厥,既没有诱发室性快速性心律失常也没有器质性心脏病者	C
6. 经手术或导管消融术可治愈室性心动过速者	C
7. 无器质性心脏病,由完全可逆病因导致的室性快速性心律失常(如电解质失衡、药物或创伤)	B

第四节　常见起搏器与起搏器心电图

一、AAI 起搏器

AAI 起搏器,即心房起搏、心房感知,起搏器感知自身信号后的反应是抑制起搏脉冲发放的起搏器,又称心房按需起搏。是一种理想的、简单价廉的生理性起搏器。

(一)AAI 起搏器的计时周期

1. AAI 起搏周期(基本起搏间期,S-S 间期)　是指在无自身心律的情况下,连续两个起搏信号间的时距。

2. AAI 逸搏周期(逸搏间期,P-S 间期)　是指在起搏信号与前一个自身 P 波之间的时距。若起搏器无滞后功能或未打开滞后功能,则逸搏周期等于起搏周期(P-S 间期=S-S 间期)。通常情况下,AAI 起搏器设有频率滞后功能,其逸搏周期大于起搏周期(P-S 间期>S-S 间期),其目的是给患者更多的自身心律下传的机会。

3. **心房不应期**（atrial refractory period，ARP）是指起搏器发放一次电脉冲后或感知一次自身 P 波后,感知线路关闭,不感知任何心电信号的间期,通常为 300～500ms。心房不应期的设置是为了防止感知起搏脉冲本身及自身 QRS 波群。

（二）AAI 起搏器的正常心电图

1. **AAI 起搏器起搏功能** 是指当窦性停搏或者严重窦性心动过缓时,即 P-P 间期＞S-S 间期或 P-S 间期时,AAI 起搏器按照设置的一定周期、电压、脉宽发放心房刺激脉冲使心房除极,然后沿正常房室交接区下传激动心室。起搏功能正常时,每个脉冲信号 S 后跟有起搏心房形成的 P'波。

2. **AAI 起搏器感知功能** 是指 AAI 起搏器可感知自身 P 波的功能,感知后的反应方式是抑制心房起搏脉冲的发放。当自身 P 波出现时,心房电极感知了自身 P 波,抑制心房起搏脉冲的发放,并以自身 P 波为起点,将起搏周期的时距后延,即 P-S 间期＝S-S 间期,有滞后功能时,表现为 P-S 间期＞S-S 间期。当某一时段内窦性频率超过基础起搏频率时（即 P-P 间期＜S-S 间期）,起搏器的脉冲发放完全被抑制,而表现为相对"静止状态",AAI 起搏器似乎"停止"工作。

3. **AAI 起搏器的正常心电图**

（1）起搏脉冲信号之后紧随 1 个异形的 P'波。

（2）因起搏电极位于右心房上部（右心耳）,故 P'波形态酷似窦性 P 波。在 Ⅰ、Ⅱ、aVF、V_3～V_5 导联 P'波直立,aVR 导联 P'波倒置。

（3）P'-R 间期与自身窦性 P-R 间期相同。一般为 120～200ms。

（4）P'波下传的 QRS-T 形态呈室上型,或与自身窦性 P 波下传的 QRS-T 相似。

（5）窦性频率超过起搏频率后,出现窦性的 P-QRS-T,起搏心律的 P'-QRS-T 波群被抑制。

（6）与窦性心律竞争者可见真性或假性房性融合波。

①真性房性融合波:窦性激动或自身心房激动与 AAI 起搏器心房电极同时或略有先后激动心房不同部位,在心房内相互融合,形成融合波。其形态介于自主 P 波和起搏引起的 P'波之间,根据融合程度不同,可表现为多种形态。

②假性房性融合波:心房完全由窦性或自身房性激动除极,形态为自身 P 波形态,AAI 起搏器心房起搏脉冲正好落在自身 P 波中,成为一次无效的起搏信号。

注意:出现真性或假性房性融合波,均不能认为是心房感知功能不良。因为 P 波感知在 P 波的类本位曲折处或 P 波顶部,而不在 P 波的起始处（图 41-1～图 41-3）。

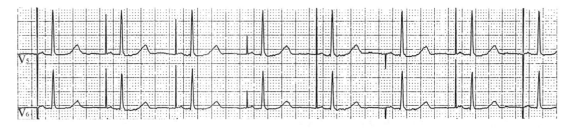

图 41-1 AAI 起搏心电图

　　患者女性,70 岁,因病态窦房结综合征置入 AAI 起搏器。心电图分析:图中未见窦性 P 波,每个心房起搏脉冲信号后,均继有起搏心房 P'波,P'波经房室结下传形成正常 QRS 波。心电图诊断:AAI 起搏心电图（AAI 起搏心律 60 次/分）

（三）AAI 起搏器的异常心电图

1. **AAI 起搏器起搏功能异常** 是指起搏信号 S 后无相应的心房起搏 P'波,即无 P'-QRS-T 波群。在电池耗竭的情况下,可表现为间歇性或持续性心房起搏停止,心电图表现为起搏周期长于起搏器设置的基础起搏周期或逸搏周期（即实际的 S-S 间期＞设置的 P-S 间期或 S-S 间期）。

2. **AAI 起搏器感知功能异常** 可分为感知功能不良和感知过度。

（1）感知功能不良:可分为间歇性及持续性感知不良,指对自身正常 P 波不能感知,仍按自身的基础起搏周期发放起搏脉冲。当 AAI 起搏感知不良时,其起搏节律不受正常心律的抑制,而按设置的频率发放脉冲。当起搏频率高于窦性心律时,可使窦性心律完全被抑制;当起搏频率等于或低于窦性心律时,则起搏节律和窦性节律形成两个并行节律点,可形成多种形式的相互干扰。感知不良的原因主要是起搏器的感知灵敏度设置不合适和心内电信号的振幅和

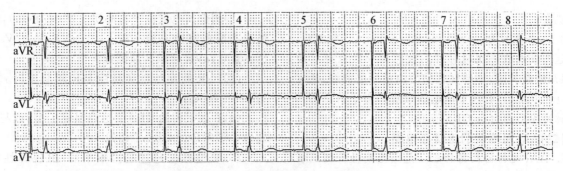

图 41-2 AAI 工作模式、真性房性融合波

患者男性,80 岁,因病态窦房结综合征置入 DDD 起搏器 2 年。心电图分析:第 2、8 个心搏为窦性激动形成,其余均为 AAI 工作模式。第 1、7 个心搏中,起搏信号后 P′波形态异于窦性 P 波,起搏信号位于 P′波起始部,为心房起搏形成的 P′波。第 3、6 个心搏的 P′波形态与第 1、7 个 P′波不同,也与第 2、8 个窦性 P 波不同,起搏信号位于 P′波稍已开始处,为真性房性融合波,第 4、5 个 P′波为心房起搏或为真性房性融合波,不易分辨。心电图诊断:①窦性心搏;②AAI 工作模式;③真性房性融合波

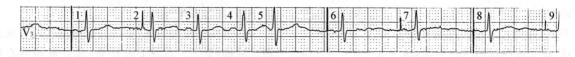

图 41-3 AAI 起搏心律、偶发房性早搏、假性房性融合波

患者女性,72 岁,因窦性心动过缓、窦性停搏置入 AAI 起搏器 6 年。心电图分析:本图第 1、6、9 个心搏为心房起搏通过自身房室结下传形成 QRS 波。第 3、4 个心搏为正常窦性心搏,第 5 个心搏为房性早搏,第 3、4、5 个心搏均被起搏器感知,暂时抑制了起搏脉冲的发放,显示了心房按需起搏功能。第 2 个心搏 P 波为正常窦性 P 波,其中后部落有心房起搏信号,形成假性房性融合波。心电图诊断:①窦性心律;②AAI 起搏心律;③偶发房性早搏;④假性房性融合波

(或)斜率不够高。因为 P 波的振幅较 QRS 波低得多,临床上 AAI 起搏器感知不良较 VVI 起搏器多见。

(2)感知过度:是指 AAI 起搏器对振幅较低或不应该感知的信号发生感知,例如 QRS 波、T 波、肌电信号等。在心电图上可见起搏周期延长。由于 P 波振幅低,AAI 起搏器的感知灵敏度通常设置得较 VVI高,感知过度也较 VVI 起搏器常见。

二、VVI 起搏器

VVI 起搏器,即心室起搏、心室感知,起搏器感知自身信号后的反应是抑制起搏脉冲发放的起搏器,又称心室按需型起搏器。VVI 起搏器的电极常置入右心室心尖部,此处电极容易固定。因心室除极形成的 QRS 波振幅较大,故该起搏器的感知功能比较稳定,临床应用最广泛。由于右心室起搏,心房和心室顺序性收缩被打乱,左、右心室收缩不同步,故 VVI 起搏是一种非生理性起搏。

(一)VVI 起搏心电图基础

心室起搏的心电图表现为在起搏信号后紧跟着一个宽大的 QRS 波群,T 波方向常与 QRS 波主波方向相反。QRS 波群形态取决于心室起搏的部位。右心室起搏可分为右心室心尖部起搏、右心室流出道起搏两种,最常见的部位是右心室心尖部。

1. 右心室心尖部起搏 是指起搏器电极发放电脉冲,先兴奋右心室,心肌除极自右心室心尖部开始向左、向上扩散,起搏之 QRS 波在 Ⅱ、Ⅲ、aVF 导联主波方向向下,呈类似左束支阻滞型。右心室心尖部起搏时,易产生电张调整性 T 波。右心室心尖部起搏图形与电极在心腔内的位置及心电生理变异有关,右心室心尖部起搏图形大致分为以下两种。

(1)额面 QRS 波电轴左偏,Ⅰ、aVL 导联 QRS 波主波方向向上,呈类似左束支阻滞型。Ⅱ、Ⅲ、aVF 导联 QRS 波主波方向向下,胸导联 QRS 波主波方向均向下,QRS 波宽大畸形,T 波与同导联 QRS 波主波方向相反(图 41-4,图 41-5)。

(2)额面 QRS 波电轴左偏,Ⅰ、aVL 导联 QRS 波主波方向向上,呈类似左束支阻滞型。Ⅱ、Ⅲ、aVF 导联 QRS 波主波方向向下,胸导联 $V_1 \sim V_3(V_4)$ QRS波主波方向向下,V_5、V_6 导联 QRS 波双向或主波向上,呈类似左束支阻滞型(图 41-6)。

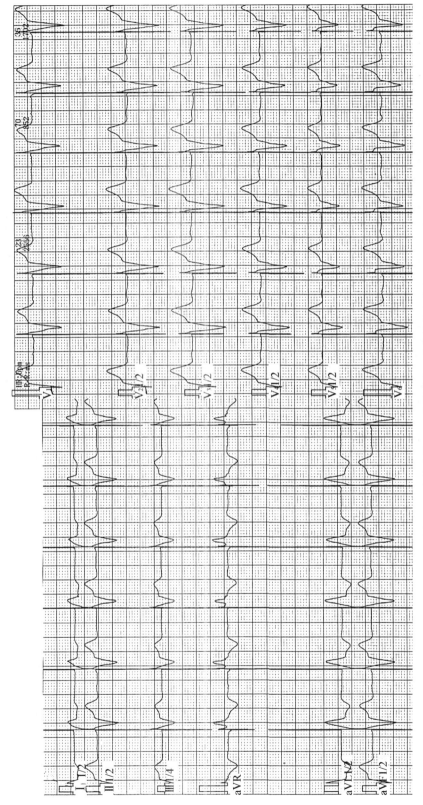

图41-4　窦性心律、VVI起搏节律、竞争性房室分离

患者男性，79岁，因病态窦房结综合征置入VVI起搏器。心电图分析：同步12导联心电图，Ⅱ、aVR、aVF、V₁等导联可明显示窦性P波（起搏信号前，紧邻起搏信号），PP间距0.85s，均未下传心室。QRS波宽大，起始部可见起搏脉冲信号，频率72次/分。额面QRS波电轴左偏，Ⅰ、aVL导联QRS波向上呈R型，Ⅱ、Ⅲ、aVF导联主波方向均向下，均呈QS型，胸导联QRS波主波方向均向下。T波与同导联QRS波方向相反。此图为典型的右心室心尖部起搏心电图，本图窦性P波末下传心室的原因应为起搏器竞争性起搏心室。心电图诊断：①窦性心律（心房率71次/分）；②VVI起搏节律（心室率72次/分）；③竞争性房室分离

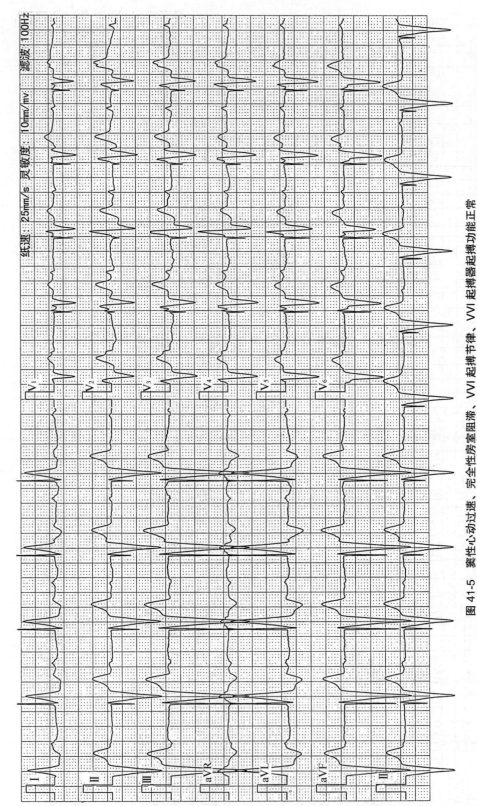

纸速: 25mm/s 灵敏度: 10mm/mv 滤波: 100Hz

图 41-5 窦性心动过速、完全性房室阻滞、VVI 起搏节律、VVI 起搏器起搏功能正常

患者男性, 55 岁, 因完全性房室阻滞置入 VVI 起搏器。心电图分析: 窦性 P 波规律显现, P-P 间距 0.56s, 均未下传心室。QRS 波宽大, 起始部可见起搏脉冲信号, 频率 60 次/分。额面 QRS 波电轴左偏, Ⅰ、aVL 导联 QRS 波向上呈 R 型, Ⅱ、Ⅲ、aVF 导联 QRS 波向下, 均呈 QS 型。胸导联 QRS 波主波方向均向下, 因第 3 个 QRS 波的 r 波振幅增高, 貌似 r 波, 故图为右心室尖部起搏心电图。此图为右心室尖部起搏心电图, T 波与同导联主波 QRS 波方向相反。心电图诊断: ①窦性心动过速 (心房率 107 次/分), ②完全性房室阻滞, ③VVI 起搏节律 (心室率 60 次/分), ④VVI 起搏器起搏功能正常

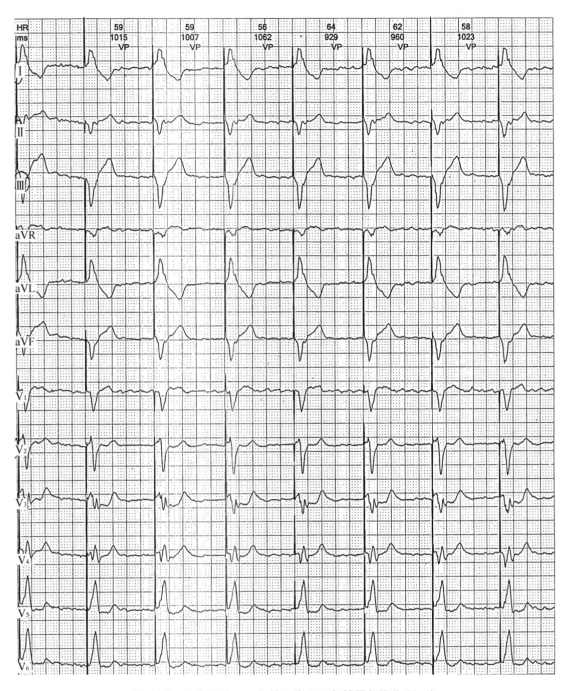

图 41-6 心房颤动、VVI 起搏心律、VVI 起搏器起搏功能正常

患者男性,80 岁,因心房颤动伴慢心室率置入 VVI 起搏器。心电图分析:P 波消失,代之以大小、形态均不一致的颤动 f 波,QRS 波起始部均可见起搏脉冲信号,频率 60 次/分。额面 QRS 波电轴左偏,Ⅰ、aVL 导联 QRS 波向上呈 R 型,Ⅱ、Ⅲ、aVF 导联 QRS 波向下,呈 QS 型;胸导联 $V_1 \sim V_3$ QRS 波主波方向向下,V_5、V_6 导联主波方向向上,呈类似左束支阻滞型。本图亦为右心室尖部起搏心电图。心电图诊断:①心房颤动;②VVI 起搏心律(60 次/分);③VVI 起搏器起搏功能正常

2. **右心室流出道起搏** 该部位起搏所用的电极是一种特制的螺旋固定电极,用定位器送入右心室流出道,然后将电极向室间隔方向进行固定,与右心室心尖部起搏所用的翼状电极不同。其起搏的图形是额面

QRS 波电轴多右偏,aVL 导联 QRS 主波向下,Ⅱ、Ⅲ、aVF 导联 QRS 主波向上,呈类似左束支阻滞型。右心室流出道起搏时,不易产生电张调整性 T 波(图 41-7)。

①右心室流出道间隔部起搏的心电图表现:呈现

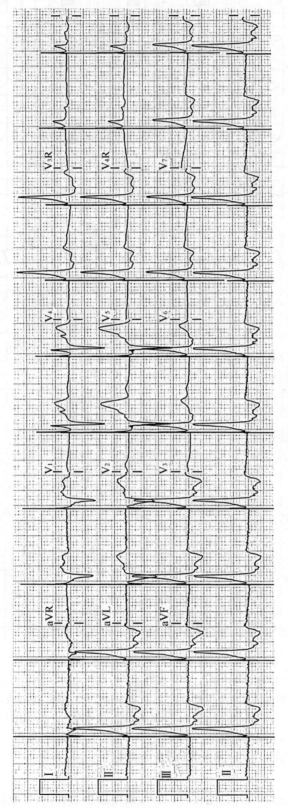

图 41-7　右心室流出道起搏伴室房 1：1 逆向传导

　　患者女性，80 岁，因病态窦房结综合征置入 VVI 起搏器。心电图分析：每个宽大畸形的 QRS 波起始部均有心室起搏脉冲信号，额面 QRS 波电轴右偏，I、aVL 导联 QRS 波主波向下，Ⅱ、Ⅲ、aVF、V₄～V₆ 导联 QRS 主波向上呈类似左束支阻滞图型，为典型的右心室流出道起搏心电图。每个 QRS 波后均可见逆行 P⁻波，为室房 1：1 逆行传导除极心房所致。心电图诊断：①右心室流出道起搏；②室房 1：1 逆向传导现象类似左束支阻滞图形,电轴右偏,Ⅱ、Ⅲ、aVF 导联主波向上,同时单相 R 波振幅高,Ⅰ导联低平或主波向下(右后间隔起搏时,Ⅰ导联主波可向上为主),QRS波时限较短。胸前 R/S 移行发生较早。

②右心室流出道游离壁起搏的心电图表现:呈现类似左束支阻滞图形,电轴正常,Ⅰ、Ⅱ、Ⅲ、aVF 导联主波向上,其中Ⅱ、Ⅲ、aVF 导联上 R 波大多有切迹,且 QRS 波宽大畸形图 41-7。

(二)VVI 起搏器的计时周期

1. 起搏周期(S-S 间期)　是指起搏器以心室按需方式工作时,连续两个刺激信号间的时距。

2. 逸搏周期(R-S 间期)　是指刺激信号与其前的自身心室搏动之间的时距。起搏器感知功能正常时,R-S 间期＝S-S 间期。在实际的心电图上,逸搏周期略长于基础起搏周期,这是因为起搏器的感知并非

发生在 QRS 波群的起始部,同时激动到达感知电极所在部位心肌需要一定的时间。

3. 频率滞后(rate hysteresis,RH)　是 VVI 起搏器一个可程控的参数,是受自身 QRS 波抑制的按需心室起搏器重新开始发放脉冲时的临界频率比它连续发放刺激脉冲的频率低,即 VVI 起搏器的逸搏周期大于起搏周期,即正性周期滞后(因频率减慢,也称为负性频率滞后)。该功能的好处是允许患者的心率在起搏器发放刺激脉冲之前有较长的变化余地,从而达到模拟正常心脏功能的目的。相反 VVI 起搏器的逸搏周期小于起搏周期,即负性周期滞后(因频率增快,也称为正性频率滞后)。

注意:应该明确滞后频率(hysteresis rate)与频率滞后是两个不同的概念,滞后频率是指起搏器逸搏频率,即与滞后逸搏间期相对应起搏器重新开始发放脉冲的临界频率(图 41-8)。

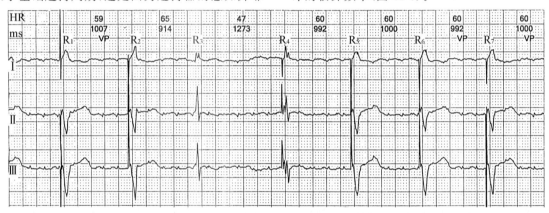

图 41-8　心房颤动、VVI 起搏心律、真性室性融合波、起搏器频率滞后功能

患者男性,75 岁,因心房颤动伴长 R-R 间期而置入 VVI 起搏器 3 年。心电图分析:P 波消失,代之以颤动 f 波。$R_{1,2,5,6,7}$ 为心室起搏 QRS 波,R_3 为心房颤动波下传形成的 QRS 波,R_4 起始部有心室起搏信号,形态介于自身 QRS 波和起搏 QRS 波之间,为真性室性融合波。本图起搏器基本起搏间期即 S-S 间期(连续两个起搏信号间的时距)为 1.0s,逸搏间期 R-S 间期(R_3 至 R_4 前的起搏信号时距)为 1.20s,提示起搏器感知了 R_3,并具有频率滞后功能。心电图诊断:①心房颤动;②VVI 起搏心律(起搏节律 60 次/分);③真性室性融合波;④起搏器频率滞后功能;⑤起搏器起搏、感知功能正常

4. 不应期(refractory period,RP)　VVI 起搏器不应期也称心室不应期或心室反拗期,是指 VVI 起搏器在发放一次电脉冲后或感知一次自身心律的 QRS 波群后,感知放大器关闭,不感知任何心电信号的间期。通常设置为 300ms 左右。该功能的设置是为了防止感知起搏脉冲本身、起搏的极化电位及 T 波。

(三)VVI 起搏器的正常心电图

1. VVI 起搏器起搏功能　是指不论出现何种心律失常,只要引起长 R-R 间期,VVI 起搏器可按照自身设置的频率发出脉冲刺激,其后有相应宽大畸形 QRS 波。通过起搏脉冲信号后有无相应宽大畸形的

QRS 波可判断刺激是否夺获心室。当自身心率与起搏心率相近时便会形成不同程度的室性融合波。

2. VVI 起搏器感知功能　是指当室上性激动夺获心室或出现室性早搏时,心室电极感知自身 QRS波群,抑制心室起搏脉冲的发放,以自身 QRS 波群为起点,起搏周期的时距向后顺延(R-S 间期＝S-S 间期),此过程也称为起搏器节律重整。如起搏器设有滞后功能,R-S 间期＞S-S 间期。当自身心室率连续超过设置的起搏频率时(R-R 间期＜S-S 间期),起搏器处于连续的感知和节律重整状态,起搏器的脉冲发放完全被抑制,而表现为相对"静止状态",VVI 起搏器似乎"停止"工作(图 41-9)。

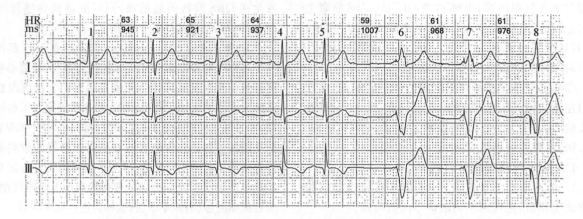

图 41-9　窦性心律、VVI 起搏心律、房性早搏、真性室性融合波、竞争性房室分离

患者男性,68 岁,因窦性心动过缓伴窦性暂停置入 VVI 起搏器。心电图分析:本图前半部分窦性心律 64 次/分,未显示起搏器工作,是起搏器感知自身 QRS 波结果。第 4 个心动周期后出现 1 次房性早搏正常下传心室,并形成代偿间期,方显示 VVI 起搏节律 61 次/分。第 8 个 QRS 波前有窦性 P 波和较正常短的 P-R 间期及心室起搏信号,形态介于自身 QRS 波和起搏 QRS 波之间,为真性室性融合波。第 6～8 个心搏心室起搏信号前均可见窦性 P 波,但因心室起搏而未下传心室或虽下传但未能激动全部心室,为竞争性房室分离。心电图诊断:①窦性心律;②VVI 起搏心律;③房性早搏;④真性室性融合波;⑤竞争性房室分离;⑥起搏器起搏、感知功能正常

3. 与窦性心律竞争者可见真性或假性室性融合波

(1)真性室性融合波:通过房室结下传的窦性激动与 VVI 起搏器心室电极同时或略有先后激动心室不同部位,在心室内相互融合,形成融合波。其形态介于自身 QRS 波和起搏形成的宽大畸形的 QRS 波之间,根据融合程度不同,可表现为多种形态。

(2)假性室性融合波:心室完全由通过房室结下传的室上性激动除极,其形态为自身 QRS 波形态,VVI 起搏器心室起搏脉冲正好落在 QRS 波中,成为一次无效的起搏信号。形成假性室性融合波的原因为窦性激动(或室性激动)已开始除极心室,但起搏电极周围心肌尚未除极或已除极但除极电位很低,起搏器未感知到心室内电活动,仍发放起搏脉冲所致。

注意:出现真性或假性室性融合波,均不能认为是心室感知功能不良。因为心室感知在 QRS 波的类本位曲折处或 QRS 波顶部,而不在 QRS 波起始处。有时真性与假性室性融合波不易分辨,可观察其后 T 波有无改变,若 T 波未改变,则为假性室性融合波,否则为真性室性融合波,这是因为除极改变会发生复极改变(图 41-10)。

(四)VVI 起搏器的异常心电图

1. VVI 起搏器起搏功能异常　主要表现为不起搏或间歇性起搏,即起搏信号不能按时发放或不能有效地夺获心室。心电图表现为仅有起搏信号,但其后无相关 QRS 波群,或起搏脉冲后虽有 QRS 波群,但其起搏周期大于基础起搏周期或逸搏周期。

2. VVI 起搏器感知功能异常　可分为起搏器感知不足和起搏器感知过度。

(1)起搏器感知不足:是指起搏器对心脏自身发出的 QRS 波(或室性早搏)不能感知,仍按设置的基础起搏频率发放起搏脉冲,大多数是由于起搏器感知阈值设置不当或电极导线断裂等。

(2)起搏器感知过度:是指当起搏器感知灵敏度过高或体内外信号过强时,通过心室电极感知,抑制 VVI 起搏器起搏脉冲的发放,表现为起搏的暂停或起搏周期延长。多见于 T 波感知或肌电干扰的感知,大部分都可以通过体外程控调整感知灵敏度和不应期来解决。

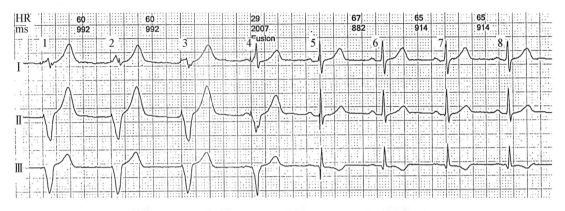

图 41-10　窦性心律、VVI 起搏心律、真、假室性融合波

患者男性,68 岁,因窦性心动过缓并窦性暂停置入 VVI 起搏器。心电图分析:本图 $R_{1,2,3}$ 为心室起搏 QRS 波。$R_{6,7,8}$ 为自身窦性心律 QRS 波。R_4 前可见窦性 P 波和较正常短的 P-R 间期及心室起搏信号,其形态介于自身 QRS 波和起搏 QRS 波之间,为真性室性融合波。R_5 前有正常窦性 P 波和正常 P-R 间期,心室起搏信号落在 QRS 波起始后,其形态与 $R_{6,7,8}$ 相同,为假性室性融合波。心电图诊断:①窦性心律;②VVI 起搏心律;③真、假室性融合波

三、DDD 双腔起搏器

DDD 双腔起搏器,即心房感知、心房起搏、心室感知、心室起搏,起搏器感知自身信号后的反应是可触发又可抑制起搏脉冲的发放的起搏器,又称房室顺序按需型起搏器。例如心房电极感知自身心房信号后,抑制心房起搏脉冲的发放,触发心室起搏脉冲在 A-V 间期后发放。它可根据自身心率、P-R 间期变化等自动地以 AAI、VAT、DDD 和心房心室起搏均被抑制的 ODI 方式工作。无论起搏形式如何变化,它始终保持良好的房室同步性,维持较好的血流动力学效应。

(一)DDD 双腔起搏器的计时周期和各种不应期(图 41-11)

1. 下限频率(V-V 间期)(lower rate limit,LRL) 是指起搏器连续发放脉冲之间的最长周期。

2. 上限频率(upper rate limit,URL) 是指起搏器连续发放脉冲之间的最短周期。它是起搏器设置的最高起搏频率,该频率的设置限制了快速心房率被感知后下传心室的次数。当心房率高于起搏器设置的上限频率时,起搏器将出现文氏现象或 2:1 传导,使心室率限制在起搏器设置的上限频率以下的水平。

3. A-V 间期(AV interval)又称 AV 延迟(AV delay) 是指心房起搏信号至心室起搏信号之间的时距。广义的房室延迟包括如下。

(1)心房电极感知自身 P 波至心室起搏脉冲的间期(P-V 间期)。

(2)起搏心房刺激脉冲至心室自身 QRS 波间期(A-R 间期)。

(3)心房起搏到心室起搏的时间间期(A-V 间期)。

(4)自身的窦性或房性激动经房室交接区顺传心室所需要的时间(P-R 间期)。

P-V 间期略大于 A-V 间期,因 P 波感知需要达到一定高度和斜率时方被起搏器感知。A-R 间期小于 A-V 间期,因只有这样,才有自身下传的 QRS 波。A-V 间期的数值可通过程控仪调节,通常为 140～250ms 时,房室顺序收缩的协调功能和血流动力学效果最好。

4. V-A 间期(心房逸搏周期)(VA interval) 是指心室激动(心室起搏或自搏)至下一次预置的输出心房脉冲之间的间期。V-A 间期 =(V-V 间期)-(A-V 间期)。

5. 心室后心房不应期(post-ventricular atrial refractory period,PVARP) 是指心室起搏或感知后心房对任何信号不感知的一段时间。它可以程控调节,其功能是防止误感知由心室逆传至心房 P^- 波而引起的心动过速。PVARP 的设计是预防起搏器介导性心动过速的一个重要参数。

6. 总心房不应期(total atrial refractory period,TARP) 是指房室延迟与心室后心房不应期的总和,总心房不应期 = A-V 间期 + 心室后心房不应期。

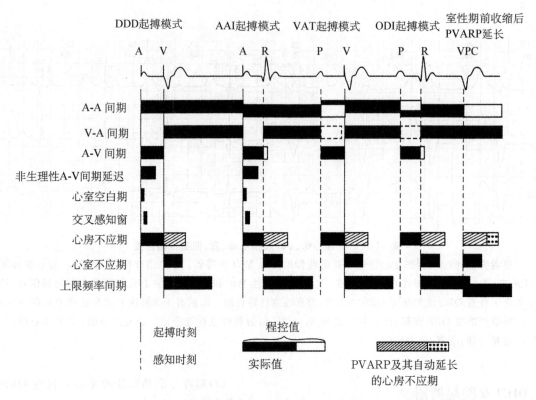

图 41-11 DDD 起搏器各种工作模式及不应期和计时周期

7. 心室不应期（ventricular refractory period, VRP） 是指心室起搏脉冲发放后或起搏器感知自身 QRS 波群后，心室不发生感知的一段时间。

8. 心室空白期（ventricular blanking period, VBP） 是指心房脉冲发生后心室感知电路内设置的 10～60ms 的空白期。

9. 安全起搏（safety pacing） 是指心室感知心房脉冲后 110ms 内发放的心室脉冲。安全起搏的房室延迟（A-V 间期）小于房室顺序起搏的房室延迟（A-V 间期）。

10. 回退频率（fallback rate） 当心房率 1∶1 下传超过上限频率时，便会出现一种频率，将心室率限制在上限频率以下，出现的这种频率，称为回退频率。

（二）DDD 起搏器常见的工作模式及心电图特征

DDD 起搏器可根据自身心房率或心室率及 P-R 间期的动态变化，自身转化为以下几种常见的工作模式：房室起搏均被抑制工作模式、类 AAI 工作模式、VAT 工作模式、心房心室顺序起搏工作模式。

1. DDD 起搏器的房室起搏均被抑制工作模式（ODI 模式）

（1）患者自身心律特点：患者自身心房率＞DDD 起搏器的下限频率，自身的 P-R 间期＜DDD 起搏器

设置的 A-V 间期，房室传导呈 1∶1 的比例。

（2）心电图特征：心房、心室皆无起搏信号，为自身 P-QRS-T 波群，无起搏器工作迹象。

2. DDD 起搏器的类 AAI 工作模式 所以称之为类 AAI 工作模式，是因为该模式不是真正的 AAI 模式，真正的 AAI 模式对心室是不感知的。对 DDD 起搏器而言，心房起搏后，通过正常房室结下传心室形成的 QRS 波群被心室电极感知而抑制了心室脉冲发放。

（1）患者自身心律特点：患者自身心房率＜DDD 起搏器的下限频率，自身的 P-R 间期＜DDD 起搏器设置的 A-V 间期。

（2）心电图特征：可见心房起搏和心房感知，自身房室传导系统下传形成 QRS 波。若出现自主心房率高于起搏器设置的下限频率时，如窦性 P 波或房性早搏 P′波下传心室，起搏器感知自身心房活动，抑制心房起搏脉冲发放，起搏器显示心房按需起搏功能（图 41-12）。

3. DDD 起搏器的 VAT 工作模式 心房电极感知自身 P 波后，抑制心房刺激脉冲发放，触发心室刺激脉冲在 A-V 间期后释放起搏心室。

（1）患者自身心律特点：患者自身心房率在起搏

器下限频率与上限频率之间,自身的 P-R 间期＞DDD 起搏器设置的 A-V 间期。

(2)心电图特征(图 41-13)

①在窦性 P 波或房性 P′波后跟有起搏的 QRS 波。

②心房颤动波后跟有心室起搏 QRS 波,且心室率绝对不齐。

4. DDD 起搏器的心房心室顺序起搏工作模式(DDD 工作模式)

(1)患者自身心律特点:患者自身的心房率、心室率均小于 DDD 起搏器的下限频率,自身的 P-R 间期＞DDD 起搏器设置的 A-V 间期。

(2)心电图特征:心电图上出现心房、心室顺序起搏(图 41-14,图 41-15)。

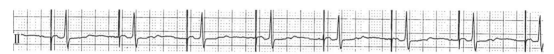

图 41-12 AAI 工作模式

患者女性,70 岁,因病态窦房结综合征置入 DDD 起搏器。心电图分析:心房起搏通过自身房室结下传心室形成 QRS 波。AAI 工作模式为 DDD 起搏器自动形成的一种工作模式。形成条件为自身心房率＜DDD 起搏器的下限频率,自身 P-R 间期＜DDD 起搏器设置的 A-V 间期。心电图诊断:AAI 工作模式(心房起搏伴房室结下传节律)

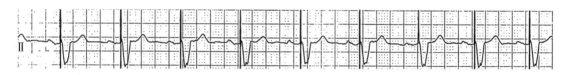

图 41-13 VAT 工作模式

患者男性,81 岁,因病态窦房结综合征置入 DDD 起搏器 3 年。心电图分析:P 波为自身窦性 P 波,频率 70 次/分,P 波后跟有心室起搏 QRS 波。VAT 工作模式也是 DDD 起搏器自动形成的一种工作模式。该模式形成条件为自身心房率在起搏器的上、下限频率之间,自身的 P-R 间期＞DDD 起搏器设置的 A-V 间期。心电图诊断:VAT 工作模式(心室跟踪心房起搏)

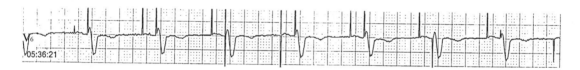

图 41-14 DDD 工作模式

患者男性,81 岁,因病态窦房结综合征置入 DDD 起搏器 3 年。心电图分析:房室顺序起搏,P 波、QRS 波均为起搏形成。该工作模式亦为 DDD 起搏器的一种自动工作模式。形成的条件为患者自身的心房率、心室率小于 DDD 起搏器的下限频率,自身的 P-R 间期＞DDD 起搏器设置的 A-V 间期。心电图诊断:DDD 工作模式(房室顺序起搏)

(三)DDD 起搏器心电图中的融合波

DDD 起搏器心电图中常可见到房性融合波和室性融合波。

1. 房性融合波　可分为真性房性融合波和假性房性融合波。

①真性房性融合波:窦性激动或自身房律与 DDD 起搏器的心房电极同时或略有先后激动心房不同部位,在心房内相互融合,形成融合波。其形态介于自主 P 波和起搏引起的 P′波之间,根据融合程度不

同,可表现为多种形态(图 41-2)。

②假性房性融合波:心房完全由窦性或自身房性激动除极,形态为自身 P 波形态,DDD 起搏器心房起搏脉冲正好落在自身 P 波中,成为一次无效的起搏信号(图 41-16)。

2. 室性融合波　可分为真性室性融合波和假性室性融合波。

①真性室性融合波:通过房室结下传的室上性激动与 DDD 起搏器的心室电极同时或略有先后激动心室不同部

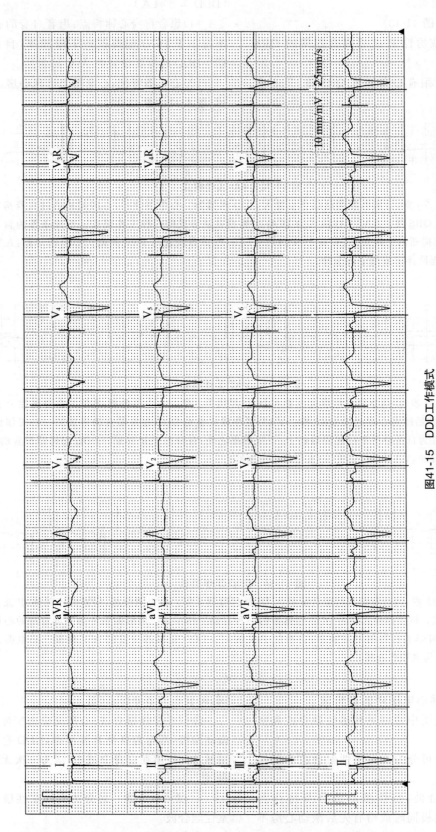

图41-15 DDD工作模式

患者女性，80岁，因病态窦房结综合征植入DDD起搏器3年。心电图分析：房室顺序起搏，P波、QRS波均为起搏波形成，该模式形成的条件为患者自身的心房率、心室率均小于DDD起搏器的下限频率。心电图诊断：DDD工作模式（房室顺序起搏）

心房率、心室率均小于DDD起搏器的下限频率，自身的P-R间期>DDD起搏器设置的A-V间期。

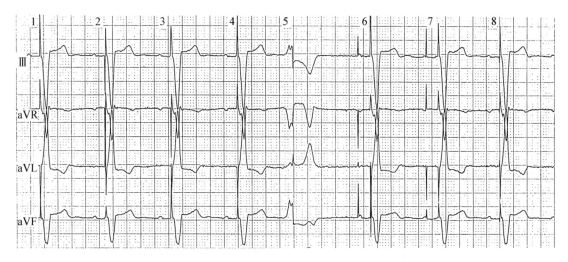

图 41-16 窦性心律、VAT 和 DDD 工作模式、偶发室性早搏、假性房性融合波

患者男性,70 岁,因病态窦房结综合征置入双腔起搏器。心电图分析:第 1、2、3、4、8 个心搏为心室跟踪心房起搏,即 VAT 工作模式,第 5 个心搏为室性早搏,代偿间期后可见第 6、7 个心搏为 DDD 工作模式,第 7 个心搏的 P 波已经出现,但尚未被起搏器感知,起搏器的心房起搏脉冲信号落在这个窦性 P 波中,形成假性房性融合波。心电图诊断:①窦性心律;②VAT 和 DDD 工作模式;③偶发室性早搏;④假性房性融合波

位,在心室内相互融合,形成融合波。其形态介于自身 QRS 波和起搏形成的宽大畸形的 QRS 波之间,根据融合程度不同,可表现为多种形态(图 41-17)。

②假性室性融合波:心室完全由通过房室结下传的窦性激动除极,形态为自身 QRS 波形态,DDD 起搏器心室起搏脉冲正好落在自身 QRS 波中,成为一次无效的起搏信号(图 41-18,图 41-19)。

注意:同前已述及的,出现房性或室性融合波不能认为是心房或心室感知功能不良,因为感知在 P 波或 QRS 波的类本位曲折处或顶部,而不在起始处。

(四)DDD 起搏器的基本和常见功能

1. DDD 起搏器起搏功能 是指当自身心房率低于 DDD 起搏器下限频率时,DDD 起搏器发放心房起搏脉冲,使心房除极,此时若自身 P-R 间期小于起搏器设置的 A-V 间期时,则 QRS 波是自身 P 波下传形成的;若 A-V 间期小于 P-R 间期时,则心室脉冲发放而起搏心室。

2. DDD 起搏器感知功能 是指心房感知器和心室感知器分别感知心房及心室自主除极产生的心房波、心室波。

3. DDD 起搏器传导功能 是指置入起搏器后,起搏器具有"房室传导"功能,心房电活动可由起搏器"下传"心室。

4. DDD 起搏器文氏型房室传导及 2:1 房室传导

DDD 起搏器文氏型传导是指当室上性激动(窦性或房性)频率高于上限频率,同时心房激动间期长于起搏器设置的总心房不应期时,出现的文氏型房室传导。DDD 起搏器 2:1 传导是指当室上性激动进一步增快,心房波的周期短于起搏器心房总不应期,但其频率又低于起搏器自动模式转换频率时,出现的 2:1 房室传导。

5. 起搏器模式自动转换功能 在一些新型 DDD 起搏器中,具有模式自动转换功能。该功能是指当患者发生快速房性心律失常时,可使心室跟踪心房方式转换成非跟踪方式,即从 DDD 或 VAT 起搏模式转换成 VVI(DDI)模式,当患者快速房性心律失常终止时,又可转为 DDD 工作模式。

6. DDD 起搏器心室安全起搏功能(ventricular safety pacing,VSP) DDD 起搏器的心室电极发生交叉感知后,引起的心室输出被抑制将导致心室停搏,为防止此种现象的发生,DDD 起搏器将在心房脉冲发出后 110ms 处(百多力公司的起搏器为 100ms,美敦力公司的起搏器为 110ms,圣犹达公司的起搏器为 120ms)发放一个心室刺激脉冲,该功能称为 DDD 起搏器心室安全起搏功能或称非生理性 AV 延迟(non-physiological AV delay)。

在 A-V 间期内紧随空白期之后的短时间被设置为"交叉感知窗",在此期间起搏器的心室电极感知了电信号,若所感知的信号确实是交叉感知,这个发生

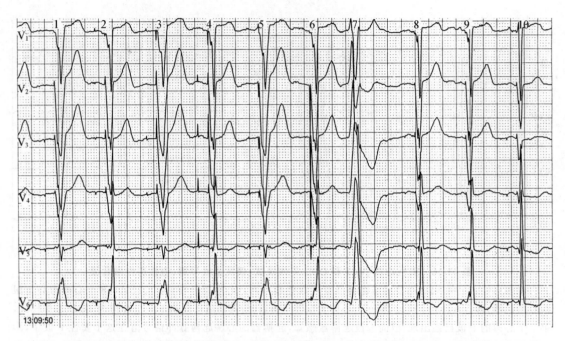

图 41-17　DDD 工作模式、间歇性心房起搏功能不良、偶发室性早搏、真性室性融合波

患者女性,68 岁,DDD 起搏器置入后。心电图分析:第 1、3、5 个心搏心房起搏脉冲后无起搏形成的 P′波,为心房起搏功能不良,因无心房激动下传心室,正常 A-V 间期时,起搏器发放心室起搏脉冲起搏心室形成宽大畸形 QRS 波。第 10 个(最后 1 个)QRS 波较窄,由心房起搏后激动沿房室结下传形成(不排除有心室起搏成分形成的室性融合波)。第 2、4、6、8、9 个 QRS 波均为心房起搏后激动经房室结下传心室和心室起搏形成的真性室性融合波。第 7 个 QRS 波提前出现,宽大畸形,为室性早搏,此室性早搏被起搏器感知,并以较设置的基础 V-A 间期长的 V-A 间期发放心房起搏脉冲,提示起搏器具有室性早搏后自动延长 PVARP 功能。心电图诊断:①DDD 工作模式;②间歇性心房起搏功能不良;③偶发室性早搏;④真性室性融合波;⑤提示起搏器具有室性早搏后自动延长 PVARP 功能

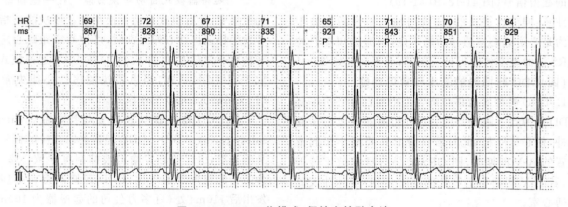

图 41-18　VAT 工作模式、假性室性融合波

患者男性,70 岁,DDD 起搏器置入后。心电图分析:窦性 P 波规律显现,P-P 间期略有不齐,波动于 0.83～0.93s,每个 P 波均被起搏器感知,表现为起搏器启动 A-V 间期(P-V 间期)发放心室起搏脉冲,由于自身 P-R 间期略小于 P-V 间期,QRS 波呈正常室上性,心室起搏信号落在 QRS 波稍已起始部,成为无效起搏信号,QRS 波为假性室性融合波。心电图诊断:①窦性心律;②VAT 工作模式;③假性室性融合波

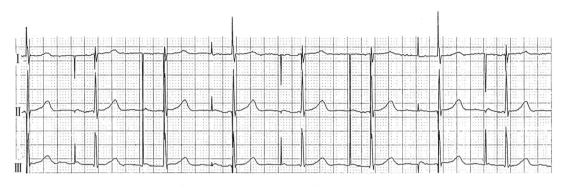

图41-19　DDD工作模式,假性室性融合波

　　患者女性,75岁,DDD起搏器置入后。心电图分析:房室顺序起搏,心房起搏后,激动沿房室结下传心室,形成A-R间期。心房起搏同时,起搏器启动A-V间期起搏心室,由于A-R间期稍小于A-V间期,心室起搏信号落入QRS波中,成为无效起搏信号,形成假性室性融合波。心电图诊断:①DDD工作模式;②假性室性融合波

早的或者说发生在非生理性A-V间期后的心室刺激便起搏心室,从而防止心室停搏;若此时感知到的是自身心室电活动,则起搏器提前发放的心室刺激便会落入自身的QRS波之内或紧随其后,此时心室正处于有效不应期,刺激信号便不会引起心室除极(防止了竞争),并且由于这个心室刺激发放过早,也不会落入心室复极期内或易损期内。心室安全起搏功能的启动通常是心房失感知的标志。

　　(1)心电图特征

　　①距离很近的连续2次的起搏脉冲,第一个起搏脉冲常为心房起搏信号,100～120ms后出现的第二个起搏脉冲为心室安全起搏信号。

　　②可表现为短A-V间期伴起搏的QRS波群或短A-V间期伴心室起搏脉冲(图41-20,图41-21)。

　　(2)临床意义:防止心室电极交叉感知心房脉冲和其他电信号而抑制心室脉冲输出导致心室停搏现象,是一种保护性功能;除室性早搏诱发外,其出现往往与心房电极感知功能低下或起搏器参数设置不当有关。

　　(3)常见诱发原因:心房电极感知功能不良、室性早搏、起搏器参数设置不当、交接区性逸搏、心房颤动或紊乱性房性心律失常、心房延迟除极、心室电极移位等。

　　(4)起搏器在发放心房脉冲后可能出现的情况:由于心室安全起搏功能的存在,起搏器在发放心房脉冲后可能出现的情况。

　　①在心室空白期内对任何信号不感知。

　　②在交叉感知窗内若心室电极感知到任何信号(如自身心室事件、肌电信号等),将在110ms或120ms处触发心室安全起搏脉冲。

　　③在正常感知窗内,若感知到任何信号,起搏器将抑制V脉冲发放。若未感知到任何信号,则按程控的A-V间期发放V脉冲。

　　7. DDD起搏器频率滞后功能(rate hysteresis,RH)　可分为频率负滞后功能和频率正滞后功能。当起搏器的逸搏间期＞起搏间期时,称为频率负滞后,这种功能可使患者保持在低于起搏频率的自身心律之下,充分利用患者的自身窦性节律,因为窦性节律更具生理性;当起搏器的逸搏间期＜起搏间期时,称为频率正滞后,以保证连续起搏心脏,降低左心室流出道的压力差;当起搏器的逸搏间期＝起搏间期时,则表明DDD起搏器未开启频率滞后功能(图41-22)。

　　(五)DDD起搏器的异常心电图

　　1. DDD起搏器起搏功能异常　可分为心房起搏功能障碍、心室起搏功能障碍、心房起搏和心室起搏功能障碍3种,表现为持续的或间歇性的无效起搏。

　　心电图表现

　　起搏频率(心房起搏频率或心室起搏频率)下降或起搏脉冲(心房起搏脉冲或心室起搏脉冲)后无相应的心房波、心室波(图41-23,图41-24)。

　　2. DDD起搏器感知功能异常

　　(1)DDD起搏器感知不足:可以表现为持续的或间歇性的,可以单独发生在心房、心室或同时发生在心房和心室,自身信号不引起起搏器节律重整。心房感知不良时,不能形成VAT、AAI、ODI工作模式。

　　心电图表现

　　DDD起搏器不能感知患者自身正常的P波或QRS波,仅按基础起搏频率发放脉冲,易引起竞争性心律失常。心房感知功能不良,可引发心室安全起搏或功能性心室起搏功能不良(图41-25)。

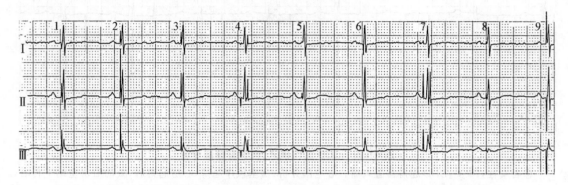

图 41-20　VAT 工作模式、假性室性融合波、间歇性心房感知功能不良、心室安全起搏

患者女性,75 岁,因病态窦房结综合征置入 DDD 起搏器。心电图分析:窦性 P 波规律显现,略有不齐,平均 68 次/分,第 1、2、3、5、6、8、9 个 P 波被起搏器感知促发心室起搏,即 VAT 工作模式,但由于 P-R 间期略小于 A-V 间期,故 QRS 波为假性室性融合波。第 4、7 个 P 波未被起搏器感知,起搏器以低限频率发放心房起搏信号,由于通过自身房室结下传的 QRS 波落入交叉感知窗中,DDD 起搏器在心房起搏脉冲后 110ms 处发放心室安全起搏脉冲,此起搏脉冲落入窦性激动下传的正常 QRS 波形成的心室绝对不应期内而未引起心室激动。心电图诊断:①窦性心律 68 次/分;②VAT 工作模式;③假性室性融合波;④间歇性心房感知功能不良;⑤心室安全起搏

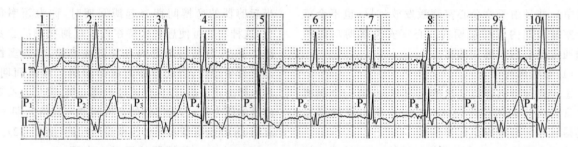

图 41-21　间歇性心房感知功能不良、心室安全起搏

患者男性,56 岁,因二度房室传导阻滞置入 DDD 起搏器。心电图分析:同步记录的 Ⅰ、Ⅱ 导联可见窦性 P 波规律显现,P-P 间期 0.83s(72 次/分),第 1、2、4、6、7、8、10 个 P 波被起搏器感知,促发心室起搏,即 VAT 工作模式,其中第 4、6、7、8 次心搏形成室性融合波(包括真性与假性)。第 3、9 个 P 波未被起搏器感知,也未能下传心室,起搏器在设置的 V-A 间期 0.85s 处发放心房起搏脉冲,尔后于设置的 A-V 间期 0.17s 处发放心室起搏脉冲,表现为 DDD 工作模式。第 5 个窦性 P 波也未被起搏器感知,但其较缓慢地下传了心室形成正常 QRS 波(P-R 间期 0.20s),此时起搏器已按设置的 V-A 间期 0.85s 发放了心房起搏脉冲,该正常 QRS 波落入了交叉感知窗,起搏器在心房起搏信号后 110ms 处发放心室安全起搏脉冲,即心室安全起搏。由于该心室起搏脉冲落入窦性激动下传的正常 QRS 波形成的心室绝对不应期内,未能起搏心室。心电图诊断:①窦性心律 72 次/分;②二度房室传导阻滞;③不完全性右束支阻滞;④VAT、DDD 工作模式;⑤心室安全起搏;⑥间歇性心房感知功能不良

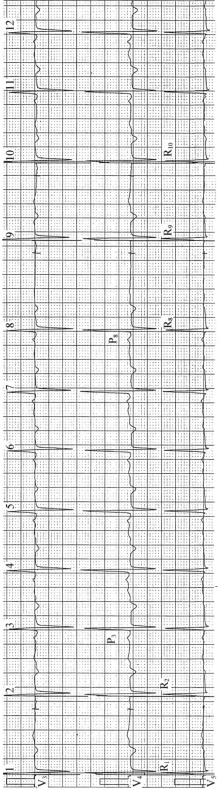

图 41-22　DDD 起搏器滞后功能

患者男性，76 岁，因病窦置入 DDD 起搏器 3 年。心电图分析：窦性心律伴窦性暂停。图中第 3、4、5、6、7、8、11、12 为自身窦性节律，因此时窦性频率快于起搏器设置的低限频率而未显示起搏器工作。图中第 2、9、10 个心搏为 DDD 起搏模式因窦性暂停所致，又因 A-R 间期略小于 A-V 间期，心室起搏脉冲落在自身房室结下传形成的 QRS 波的稍已开始处，形成假性室性融合波。R₁－R₂＝R₉－R₁₀，显示基本起搏间期。R₁－R₂＝R₉－R₁₀ 同期较基本起搏间期延长 0.20s，即逸搏间期长于起搏间期，为起搏器开启了频率滞后功能。心电图诊断：①窦性心律伴窦性暂停；②DDD 起搏器开启频率滞后功能。

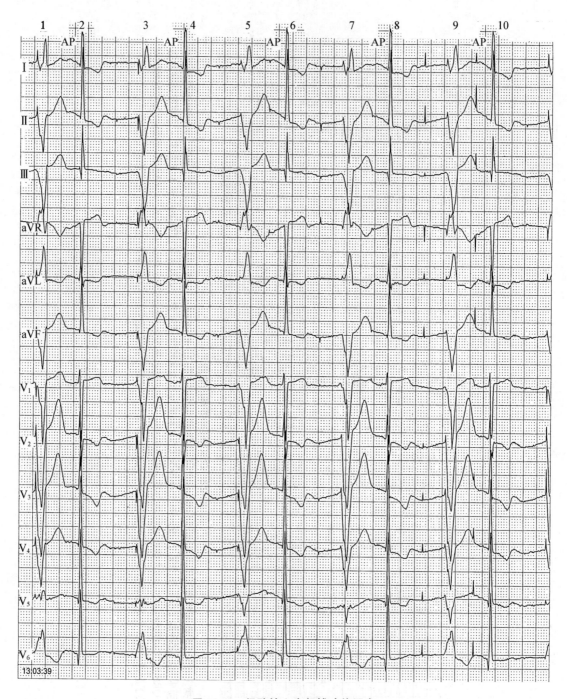

图 41-23　间歇性心房起搏功能不良

患者女性,72岁,因病态窦房结综合征置入 DDDR 起搏器。心电图分析:自身 P 波不能明示,由于活动,起搏频率增快,为80次/分。心房起搏脉冲2:1有效起搏心房,即第2、4、6、8、10个心搏心房起搏信号后有心房起搏 P′波(Ⅰ、Ⅱ、V₄、V₆导联较明显),P′波后继有经房室结下传的正常形态 QRS 波,P′R 间期(A-R 间期)0.21s,起搏器显示 AAI 工作模式。第1、3、5、7、9个心搏心房起搏脉冲后无心房起搏 P′波,起搏器按设定的 A-V 间期(本图为 0.32s)发放心室起搏脉冲并有效起搏心室,形成宽大畸形的 QRS 波,表现为 DDD 工作模式。本图因间歇性(2:1)心房起搏功能不良而造成 DDD 工作模式与 AAI 工作模式1:1交替出现。心电图诊断:①间歇性(2:1)心房起搏功能不良;②DDD 与 AAI 工作模式(1:1交替)

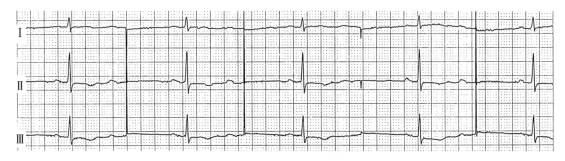

图41-24 心室起搏功能不良

患者女性,56岁,因高度房室传导阻滞置入DDD起搏器。心电图分析:窦性P波规律显现,P-P间期0.84s(71次/分),P波呈2:1下传心室,P-R间期0.19s;因每间隔1个P波未下传心室,起搏器按设定的P-V间期(A-V间期,本图为0.26s)发放心室起搏脉冲,显示出心房感知促发心室起搏的VAT工作模式,但心室脉冲信号后无QRS波跟随,为心室起搏功能不良。心电图诊断:①窦性心律(心房率71次/分);②2:1房室传导阻滞;③心室起搏功能不良;④VAT工作模式(未能起搏心室)

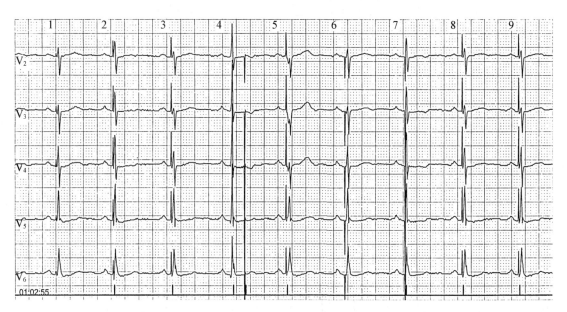

图41-25 间歇性心房感知功能不良、心房感知功能不良引起的功能性心室起搏功能不良

患者女性,75岁,因病态窦房结综合征置入DDD起搏器。心电图分析:窦性心律71次/分,第1、2、3、5、6、7、8、9个心搏均为心房感知促发心室起搏模式(VAT工作模式),因P-R间期略小于A-V间期而呈假性室性融合波;第4个P波未被起搏器感知,起搏器以低限频率发放心房起搏脉冲,此心房起搏脉冲落入QRS波(R_4)中,并在其后A-V间期(160ms)处发放心室起搏脉冲,该心室起搏脉冲落在其前QRS波(R_4)形成的心室不应期内而未起搏心室,为功能性心室起搏功能不良。心电图诊断:①窦性心律;②VAT工作模式;③假性室性融合波;④间歇性心房感知功能不良;⑤心房感知功能不良引起的功能性心室起搏功能不良

注意:当心房率过快,P波落入心室后心房不应期(PVARP)内,可形成正常功能性心房不感知或虽感知但不促发心室起搏,非心房感知功能不良。

总心房不应期(TARP)=房室间期(AVI)+心室后心房不应期(PVARP),上限频率=60 000/TARP(图41-26)。

(2)DDD起搏器感知过度:是指起搏器对不应该感知的信号发生感知。它分为内源性(T波、肌电信号、心电的交叉感知等)和外源性(电磁信号、交流电、静电磁场信号等)。

心电图表现

1. 心房感知过度后,经A-V间期(房室延迟)触发快速的心室起搏。

2. 起搏频率减慢或出现房室起搏功能被完全抑制(图41-27,图41-28)。

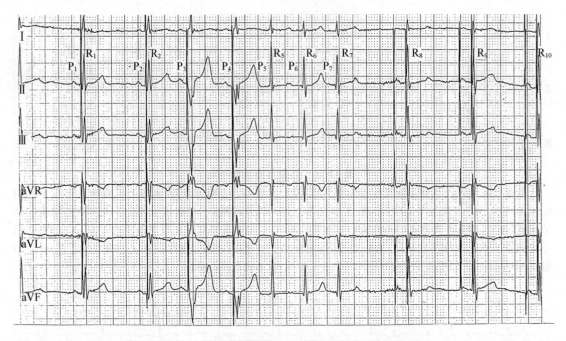

图 41-26　快速心房波落入 PVARP 中,未促发心室起搏

　　患者男性,76 岁,因病态窦房结综合征置入 DDD 起搏器。心电图分析:P_1、P_2 为窦性 P 波,$P_{3\sim7}$ 为房性 P′ 波,形成短阵房性心动过速。$P_{1\sim4}$ 均被起搏器感知,并以 VAT 方式起搏心室,由于自身 P-R 间期略小于 A-V 间期,R_1、R_2 形态同正常自身 QRS 波,为假性室性融合波。P'_3 与 P'_4 下传时形成的 P′-R 间期基本等于 A-V 间期,R_3、R_4 较 R_1、R_2 增宽,为真性室性融合波。P'_5、P'_6、P'_7 下传心室形成了较长的 P′-R 间期,此时 P′-R 间期明显大于 A-V 间期,R_5、R_6、R_7 理应为心室起搏形成宽大畸形 QRS 波,但事实上 R_5、R_6、R_7 却为正常形态 QRS 波,原因在于 P'_5、P'_6、P'_7 落入 PVARP 中,未被起搏器感知,起搏器未启动正常的 A-V 间期,故 $P'_{5\sim7}$ 以自身 P′-R 间期下传心室。但 R_5、R_6、R_7 被心室线路感知,R_7 后(房性心动过速代偿间期后)以正常 V-A 间期启动了 DDD 工作模式。第 8、9、10 次心搏为 DDD 起搏节律,$R_{8,9,10}$ 为假性室性融合波。心电图诊断:①窦性心搏和 DDD 起搏节律;②短阵房性心动过速;③VAT 和 DDD 工作模式;④真、假室性融合波;⑤快速心房波落入 PVARP 中,未促发心室起搏

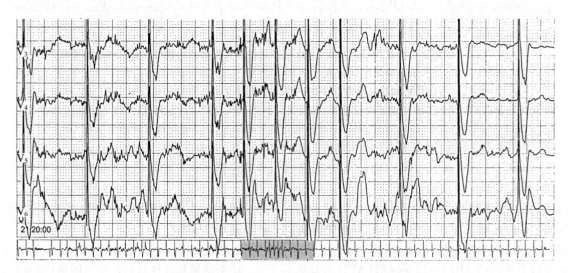

图 41-27　心房过感知

　　患者男性,78 岁,因病态窦房结综合征置入 DDD 起搏器。心电图分析:肌电干扰被起搏器心房线路感知,促发心室起搏,即 VAT 工作模式。由于被感知的肌电信号间期不一致,故心室率快-慢不整齐。心电图诊断:①VAT 工作模式;②心房过感知

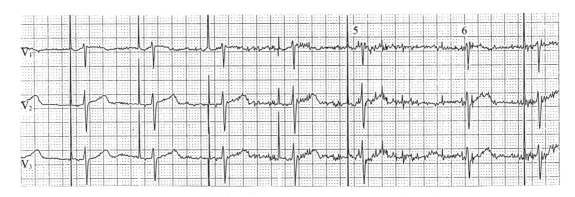

图41-28　过感知引起心房、心室起搏功能暂时被抑制

患者男性,73岁,因病态窦房结综合征置入DDD起搏器。心电图分析:前5个及最后1个心搏为AAI工作模式,即心房起搏,自身房室结下传心室,基本起搏周期(A-A间期)为1.0s。第6个心搏出现较晚,第5~6个心搏的间距1.54s,明显长于基本起搏间期。原因为肌电活动干扰被起搏器心房和心室线路感知,房室起搏功能均暂时被抑制。由于肌电干扰,第6个心搏为窦性激动下传心室抑制或房室交接性逸搏,不易分辨。心电图诊断:①AAI工作模式;②心房和心室过感知形成长R-R间期;③窦性夺获心室或房室交接性逸搏

四、频率应答式起搏器(AAIR、VVIR、DDDR)

频率应答式起搏器是一种生理性起搏器,是通过生物感受器,感知人体内部固有的某些生理、生化或物理指标来随时调节设定起搏频率,又称为频率适应性起搏器。它可以根据患者的体能情况、活动量大小,将起搏频率调节于最佳状态,起搏频率在上限频率和下限频率之间动态变化。它的主要适应证为心脏变时性功能不全者。心脏变时性功能不全虽然主要发生在病态窦房结综合征的患者,但房室传导阻滞以及束支阻滞的患者也可能同时伴有变时性功能障碍。频率应答式起搏器对于绝大多数起搏器患者均适用。

注意:心脏变时性功能是指心率能够跟随机体代谢需要的增加而适宜增加的功能。人体运动后心率的增快通过多种机制完成,包括副交感神经的减弱、交感神经活动的增加、循环中儿茶酚胺水平的增加、静脉回流增加导致右心房扩张时的Bainbridge反射、骨骼肌运动对心率的调节、左心室负荷降低等机制。

(一)频率应答式起搏器心电图上表现的图形

频率应答式起搏器心电图上有3种图形。

1. 基础起搏频率心电图　患者在睡眠或休息状态下,起搏器处于基础状态,此时的心电图表现与一般的起搏心电图一样。

2. 起搏器上限频率时的心电图　患者在剧烈运动状态下,起搏器感知人体生理、生化指标变化以及肌肉噪声等,起搏器以上限频率发放起搏信号。

3. 动态起搏心电图　起搏频率随运动量变化而呈动态变化。运动量增加时,起搏器的起搏频率逐渐加快;运动量减小时,起搏器的起搏频率逐渐减慢。

(二)频率应答式起搏器的类型

频率应答式起搏器常见的有AAIR、VVIR、DDDR 3种,心电图上除具有AAI起搏器、VVI起搏器和DDD起搏器的心电图特点外,还具有其特有的起搏频率随人体体能或代谢的变化而动态变化的特征(图41-29,图41-30)。

五、三腔起搏器与心脏再同步治疗(CRT)

三腔起搏器又称为心脏再同步治疗(cardiac re-synchronization therapy,CRT),是近年来非药物治疗慢性心力衰竭领域的重要发展,是一项有效的治疗慢性难治性心力衰竭的方法,大规模的临床研究表明,CRT可改善心力衰竭患者临床症状,提高运动耐力和生活质量,降低住院率及全因死亡率。这些主要得益于CRT能有效改善房室、心室间、心室内的收缩不同步性,提高心脏舒缩功能、改善血流动力学、逆转心室重构。近年研究还发现,CRT能增强心房、心室的收缩功能,改善心房顺应性,进而促进左心房逆重构,预防心房颤动的发作。

(一)CRT的种类

1. 从起搏部位可分为　双房单室(左心房+右心房+右心室)的三腔起搏器、单房双室(右心房+右心室+左心室)的三腔起搏器两种,前者主要用于治疗和预防心房颤动。随着心房颤动射频消融术的开展,心房颤动可通过射频消融得到治疗,该类三腔起搏器现已很少使用;后者主要用于治疗顽固性心力衰

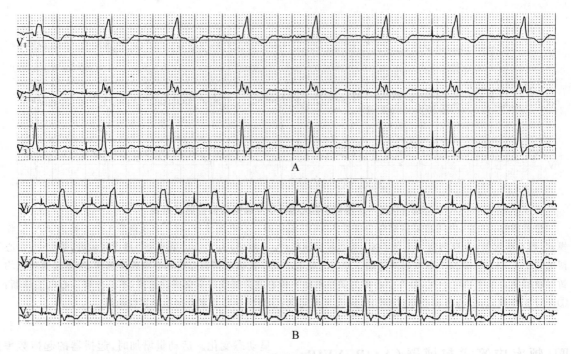

图 41-29　AAIR 起搏工作模式

患者男性,70 岁,因病态窦房结综合征置入 DDDR 起搏器。心电图分析:A. 患者睡眠时,心房起搏节律 60 次/分。QRS 波终末部增宽,V_1 导联呈 rsR′型,为右束支阻滞所致。B. 患者适度活动时,心房起搏节律增快至 81 次/分,QRS 波仍呈右束支阻滞型。心电图诊断:①AAIR 起搏工作模式;②完全性右束支阻滞

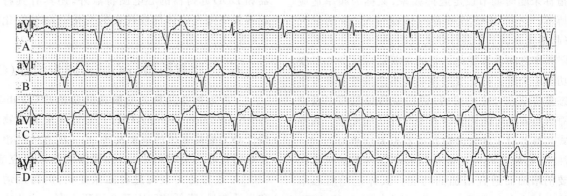

图 41-30　VVIR 起搏工作模式

患者男性,72 岁,因心房颤动伴长 R-R 间期置入 VVIR 起搏器。心电图分析:A. 基础心律为心房颤动(平均心室率 69 次/分)和 VVI 起搏节律 60 次/分。B. 心房颤动,未见房颤波下传心室,VVI 起搏节律 60 次/分。C. 患者适度活动后,VVI 起搏节律增快至 76 次/分。D. 患者剧烈活动后,VVI 起搏节律增快至 113 次/分。心电图诊断:①心房颤动;②VVIR 起搏工作模式

竭、扩张型心肌病及肥厚型心肌病等。本章所述的内容主要是后者。

2. 从功能上可分为　心脏再同步治疗起搏器(CRT-P)和心脏再同步治疗除颤器(CRT-D),前者仅具有起搏器功能,而后者除具有起搏器功能外,还具有心律转复除颤器(ICD)的功能。

(二)CRT 起搏电极的位置

单房双室(右心房＋右心室＋左心室)的三腔起搏器电极安放位置一般为:右心房于右心耳处,右心室可于右心室心尖部或流出道,但现多采用主动螺旋电极固定于右心室中下室间隔 1/3 处,左心室电极钩挂于冠状窦静脉左心室分支远端。

(三)CRT 的正常心电图

右心室起搏心电图表现在前 VVI 起搏器心电图基础中已述及。右心室心尖部或室间隔中下 1/3 处起搏时,QRS 波类似左束支阻滞图形,QRS 波额面电轴左偏;右心室流出道起搏时,QRS 波呈类似左束支阻滞图形,QRS 波额面电轴正常或右偏。

左心室起搏时,在心电图上表现为 QRS 波呈现类似右束支阻滞图形,QRS 波额面电轴方向随电极在左心室壁的位置不同而有所不同。

双心室起搏时,心电图上的表现是多变的,它取决于左心室先起搏还是右心室先起搏及起搏器程控的室间间期(V-V 间期)的长短。多数情况下,左心室先起搏对心室运动再同步化的作用优于右心室先起搏,故除存在右束支阻滞患者采用右心室先起搏外,绝大多数患者均采用左心室先起搏。

1. 心房起搏脉冲后紧随 P′波,其极性与窦性 P 波一致,起搏周期可在起搏逸搏周期与上限频率间期之间波动。

2. 可见自身的窦性 P 波,可出现房性融合波或伪融合波。

3. 两个心室起搏脉冲后紧随类似左束支阻滞或右束支阻滞图形的 QRS-T 波群(时限多<0.16s),可

出现室性融合波或伪融合波;其起搏周期可在起搏逸搏周期与上限频率间期之间波动。

4. 若有自身节律夺获心室,则出现起搏器节律重整。

5. A-R 间期与窦性 P-R 间期基本一致或略长,多在 0.12～0.20s;A-V 或 P-V 间期与原设置的一致或有动态变化;治疗肥厚型心肌病时,其 A-V 或 P-V 间期较短,多设置在 0.11～0.12s。

(四)CRT 的异常心电图

心电图上除出现类似于 DDD 起搏器异常时的心电图特征外,因左心室起搏电极易于脱位,故呈现双腔起搏器的心电图特征。先左后右起搏时,若左心室起搏电极脱位,则其 QRS 波群由类似右束支阻滞图形突然变为类似左束支阻滞图形;先右后左起搏时,若左心室起搏电极脱位,则其 QRS 波群仍呈类似左束支阻滞图形,但更宽大畸形。

(五)双心室起搏的指标

有学者认为 I 导联是否存在 Q(q)波或呈 QS 型是判断是否真正双心室起搏的一个可靠指标;同时 QRS 波形相对变窄是判断真正的双心室起搏的另一个指标,但显著变窄时,应首先排除室性融合波(图 41-31～图 41-33)。

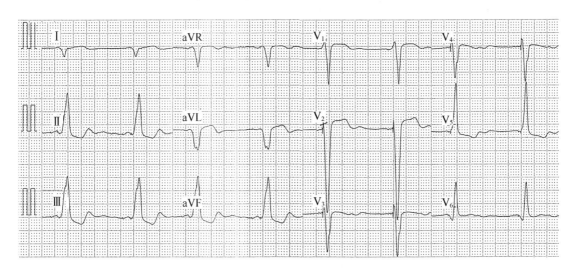

图 41-31 三腔起搏心电图

患者男性,58 岁,因扩张型心肌病置入三腔起搏器 3 个月后复查心电图。心电图分析:心房起搏伴心室起搏,频率 56 次/分。心室波前可见微小的距离很近的双心室起搏信号。QRS 波时限较单心室起搏为窄,I 导联呈 QS 型,为左心室夺获特征。心电图诊断:三腔起搏器心房起搏、双心室起搏

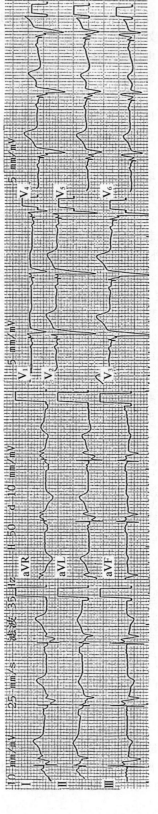

图 41-32 三腔起搏器双心室起搏、VAT 工作模式

患者男性，45 岁，因扩张型心肌病，心功能 II ~ III 级置入三腔起搏器。起搏器参数：基础起搏频率 60 次/分，A-V 同期 140ms，左心室领先右心室 10ms 起搏，起搏电极置于右心房：冠状窦静脉左心室分支远端。心电图分析：患者自身窦性心律频率 79 次/分，高于起搏器基础起搏频率，故 P 波为窦性 P 波，未显示心房起搏。由于 A-V 同期 <自身 P-R 同期，所以显示双心室起搏，QRS 波波前可见 2 个相距 10ms 的心室起搏信号，第 1 个为左心室起搏信号，第 2 个为右心室起搏信号。QRS 波宽度 0.10 ~ 0.12s（不同导联略有差异），明显窄于单侧心室起搏。心电图诊断：①三腔起搏器双心室起搏；②VAT 工作模式

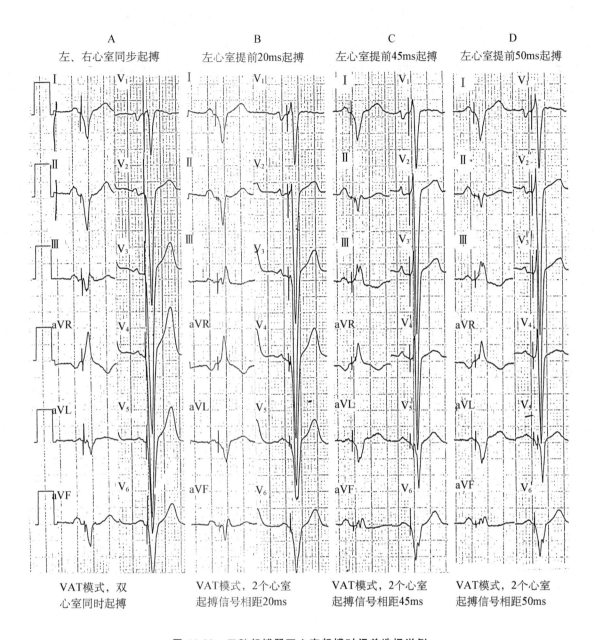

A	B	C	D
左、右心室同步起搏	左心室提前20ms起搏	左心室提前45ms起搏	左心室提前50ms起搏

VAT模式，双心室同时起搏

VAT模式，2个心室起搏信号相距20ms

VAT模式，2个心室起搏信号相距45ms

VAT模式，2个心室起搏信号相距50ms

图 41-33　三腔起搏器双心室起搏时间差选择举例

　　患者男性，55岁，因扩张型心肌病 CRT-D 置入术后。三腔起搏（单房双室）置入后，为达到最好的心室同步治疗，要选择使起搏 QRS 波最窄的双室起搏时间，此时可描记各双室起搏时间的同步 12 导联心电图，寻找最佳双室起搏时间差。比较图 A、B、C、D 可见当左心室领先右心室 45ms 起搏时，QRS 波最窄，以 Ⅱ、aVR、V_1、V_5 导联明显，故选择左心室领先右心室 45ms 起搏

六、置入型心律转复除颤器（ICD）

（一）概述

　　置入型心律转复除颤器（implantable cardioverter defibrillator，ICD）也称埋藏式心脏复律除颤器，是目前最有效、最可靠的预防心脏性猝死的治疗手段，可最大限度地挽救有心脏性猝死高危因素患者的生命。

　　ICD 可以感知危及生命的室性心动过速和心室颤动，在它们发生的 10～20s 做出有效的反应，放电除颤（终止恶性心律失常），除颤成功率几乎 100%，有效地防止心脏性猝死（SCD）。自从 1980 年应用于临床以来，ICD 发展迅捷，体积从大到小，功能从少到多，置入从难到易，寿命从短到长，数量从少到多。ICD 防治 SCD 的功能和价值已十分明确，但仍需掌握适应

证,避免过度治疗(ICD 电风暴)。现代的 ICD 一旦感知了室性心动过速,先以抗心动过速起搏(ATP)方式终止,即使对于频率较快的室性心动过速目前也提倡首先尝试 ATP 治疗,只有在多次 ATP 治疗后再给予放电治疗,这样可以明显减少 ICD 的放电次数,减少患者由于 ICD 放电带来的痛苦,同时也节约了 ICD 电池的能量,延长了 ICD 的寿命。需要指出的是 ICD 防止室性心动过速和心室颤动引起的猝死仅属于补救措施,并非一项根治方法。

(二)ICD 的基本功能

ICD 除了与单腔起搏器、双腔起搏器及心脏再同步治疗的三腔起搏器一样具有心房和(或)心室及双心室同步化起搏的起搏功能外,还具有室速和室颤的识别功能、抗心动过缓心脏起搏功能、抗心动过速起搏、低能量复律、高能量除颤以及信息储存记忆功能。

(三)ICD 的分类

ICD 主要包括单腔 ICD、双腔 ICD 及三腔的心脏再同步治疗除颤器(CRT-D)。

(四)ICD 过度治疗(ICD 电风暴)

ICD 过度治疗,也称 ICD 电风暴,是指由严重的室性心律失常引起,需要多次转复快速室性心动过速或心室颤动。以前的定义是置入者 24h 内发生需要 ICD 干预的≥3 次的室性心动过速和(或)心室颤动事件。目前指南多数学者公认 ICD 电风暴定义是置入者 24h 内发生需要 ICD 干预的≥2 次的室性心动过速和(或)心室颤动事件。

ICD 电风暴事件反映了电不稳定性的增强。具有恶性室性心律失常的患者,电风暴可发生于任何时间。反复发作的室性心动过速、心室颤动及 ICD 电击可致血流动力学障碍,多器官衰竭甚至死亡。多次电击可导致心肌损伤,引起肌钙蛋白升高。病理研究表明,近期电除颤后可导致心肌纤维化和急性细胞损伤,反复发作心室颤动事件,使心肌细胞内的钙增加,从而引起进行性的左心室功能不全、心肌凋亡和心律失常易感性增加。

(五)ICD 电风暴的预防

胺碘酮或索他洛尔均可减少 ICD 放电的频率,β受体阻滞药、血管紧张素转化酶抑制药(ACEI)、调脂药物和螺内酯可减少心脏性猝死,冠状动脉血管重建是缺血性左心室功能不全患者重要的治疗,有益于减少心律失常风险和改善左心室功能。对部分患者,射频消融也可降低室速的发生率。

七、起搏器电池耗竭

(一)起搏器电池耗竭的状态

起搏器的寿命与起搏器的电池容量成正比,起搏器电池耗竭是心脏起搏器更换的主要原因,它一般有两种状态。

1. 择期更换指征(elective replacement indicator, ERI) 在该期内,电池电压降至制造商设定的水平。处于此阶段的起搏器一般仍能正常工作 3～6 个月,心电图上表现正常,然后才出现不稳定起搏或系统功能全面障碍。

2. 耗竭期(end of life, EOL) 这是电池耗竭的另外一种状态,在 EOL 期内,电池的电压已错过起搏器寿命中的 ERI 状态。此时起搏器的功能变得不稳定且不可预知,出现诸如起搏周期延长、起搏频率减慢、起搏功能或感知功能异常甚至无起搏脉冲信号等心电图表现。此期是医疗急症,对起搏器依赖的患者来说,必须立即住院,尽早更换新的起搏器,否则可能危及生命。我们常说的起搏器电池耗竭一般是指 EOL 期。

(二)AAI 起搏器电池耗竭

AAI 起搏器电池耗竭(EOL 期)时,可出现间歇性或持续性的起搏或感知功能不良;电池完全耗竭时,起搏脉冲完全消失,患者心电图表现为安装起搏器前的心电图。

(三)VVI 起搏器电池耗竭

VVI 起搏器电池耗竭时,可出现间歇性起搏功能障碍,感知功能障碍;起搏频率快慢交替出现,造成起搏周期不相等;心室起搏脉冲发放障碍并逐渐加重;早年的起搏器可出现奔放现象。

(四)DDD 起搏器电池耗竭

DDD 起搏器电池耗竭,可出现起搏脉冲增宽、基础起搏频率下降、起搏方式由 DDD 工作模式自动转为 VVI 工作模式(VVI 起搏频率下降)、间歇性心室起搏障碍及心室完全不起搏。

(五)频率应答式起搏器电池耗竭

频率应答式起搏器,如 AAIR、VVIR、DDDR 起搏器,当电池耗竭(EOL 期)时,将首先出现起搏器模式转换,频率应答功能丧失,自动转换为 AAI、VVI、DDD 起搏模式;随着电池进一步耗竭,DDD 起搏器自动转换为 VVI 起搏模式及出现 VVI、AAI 起搏器电池耗竭时的各种心电图表现(图 41-34)。

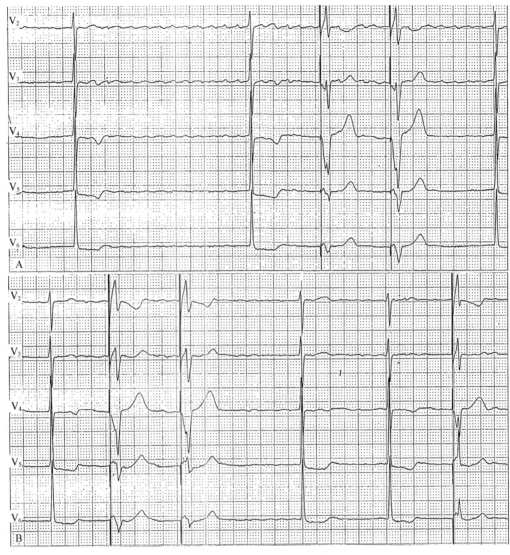

图 41-34　起搏器电池耗竭

患者女性,69 岁,因心房颤动伴长 R-R 间期置入 VVI 起搏器 13 年,做动态 ECG 检查。心电图分析:A. 心房颤动,长 R-R 间期 2.5s 内无心室起搏信号即起搏信号缺失,而后起搏器以 R-S 间期、S-S 间期 1.0s(频率 60 次/分)发放两次心室起搏信号且有效起搏心室。B. 仍为心房颤动,R-R 间期不齐,起搏器基础起搏间期(S-S 间期)为 1.0s(频率 60 次/分),第 1 个 R-S 间期为 0.85s(<S-S 间期),最后 1 个 R-S 间期 0.96s,略小于 S-S 间期,为起搏器感知功能不良。中部长 S-R 间期为 1.70s,远大于 S-S 间期,为间歇性起搏信号缺失(起搏周期延长)。心电图诊断:①心房颤动。②起搏器间歇性感知功能不良。③间歇性起搏信号缺失(起搏周期延长)。④提示起搏器电池耗竭

八、与起搏器有关的其他名词

1. **夺获安全比(起搏安全界限)**(capture safety ratio)　是指程控电压与实测起搏阈值电压的比值,一般设置在 2~3,即程控电压为实测起搏阈值的 2~3 倍,以确保有效起搏。

2. **P-S 现象**(P-S phenomenon)　P-S 现象中的 P 是指 P 波,S 是指刺激信号(stimulus signal),是由于心房收缩、深呼吸以及体位改变等原因造成起搏电极与心内膜接触不良而产生移位,使起搏器心室起搏失夺获。在心电图上表现为 P 波出现后,心室起搏脉冲没有夺获心室成为无效脉冲或起搏 QRS 波形发生改变,通常表现为间歇性心室起搏功能不良。该现象一般发生在起搏器置入的早期。

3. **生理频率带**(physiological rate band)　是根据实时的平均心房率定义的,其上、下限由实时的平均心房率±15 次/分确定,平均心房率是动态改变的。生理性频率带的下限是启动飞轮功能的起始频率,超

过生理性频率带的上限,可启动模式转换功能。

4. 除颤保护(defibrillation protection) 现代起搏器专门设计了可防止高压脉冲对起搏器电路的破坏保护电路,称之为除颤保护。一般可承受 300J 的电击能量,电击后起搏器功能不受影响。但反复应用 300J 左右的能量进行电击除颤,则可能损坏起搏器的电路,使起搏器失去起搏功能。

5. 最小化心室起搏(minimizing pacing of ventricle) 是指 DDD 或 DDDR 起搏器置入后,通过 DDD 或 DDDR 起搏器的一些特殊功能(比如起搏器的频率滞后功能、A-V 间期自动搜索功能等)最大限度地降低心室起搏比例,以达到减少不必要的心室起搏及防止发生持续性心房颤动的目的,降低起搏器综合征的发生率。同时还可以节约起搏器电池能量,延长起搏器的使用寿命。

6. 休息频率(rest rate) 是指在患者没有活动时,将起搏器的起搏频率降到设定的频率。其目的是能适应患者的生理性心率变化,起到鼓励自身激动、减少心室起搏的目的。

7. 窦性优先(sinus preference) 是指在双腔频率应答模式下尽可能增加对自身 P 波跟踪以减少心房起搏,使并非特别慢(相当于传感器驱动的起搏频率)的窦性激动来除极心房。

8. 疲劳现象(fatigue phenomenon) 国外学者 Narula 等将快速起搏后一定时间内,希浦系统传导功能暂时受到抑制的现象称为疲劳现象。他们认为受影响侧心室的重复刺激可能是导致传导阻滞的原因。另外心房、心室起搏时的超速抑制也是疲劳现象所致。

9. 心房脉冲加速现象(atrial pulse accelerated phenomenon) 是指起搏器以 DVI 模式工作时,由于患者自身心率快于起搏频率、房性逸搏间期短于自身 R-R 间期或起搏器无心房感知所出现的心房起搏加速现象。可诱发房性心动过速。

10. 心房跟踪模式(atrial tracking mode) 是指起搏器能够在程控的下限频率与上限频率之间调节起搏频率。通过"跟踪"或追随心房电活动,心室起搏的频率由窦房结的频率决定。每个被感知的 P 波触发 1 次 A-V 延迟期,在它的末尾如无自身心室电活动被感知,就起搏心室,即 VAT 工作方式。

11. 过冲现象(overshoot phenomenon) 是指当起搏电压过高时,起搏信号可呈双向形状,即在心电图上振幅较高的起搏信号后出现一方向相反,占时较长的电位衰减指数曲线,并使 QRS 波甚至 ST 段轻度或明显变形的现象,也称超射现象。

12. 起搏阈值(pacing threshold) 是指起搏脉冲能引起心脏持续有效起搏所需的最小能量。通常用电压和脉宽来表示。

13. 交叉感知(cross talk) 又称远场感知,是指一个心腔的电极不适当地感知到另一个心腔的心电信号。对单腔起搏器而言,它可使计时周期发生重整;对双腔起搏器而言,它可能会触发心房和(或)心室提前发放起搏脉冲。

14. 交叉刺激(cross evoke) 是指一个心腔发出的起搏脉冲交叉性刺激了另一个心腔,并使其产生有效收缩。多见于双腔起搏器的心房、心室电极导线错接或电极脱位

第五节 起搏器的特殊功能与心电图

随着起搏工程技术的快速发展,起搏器的功能也不断增加,如自动模式转换功能、频率平滑功能、自动阈值管理功能等,这些特殊功能的增加在给患者、医生带来益处的同时,也使起搏心电图变得越来越复杂,往往令心电图工作者费解,甚至无从下手。因此充分了解起搏器的一些特殊功能以及特殊功能之间的鉴别诊断,将有助于起搏心电图的分析。

一、频率平滑功能

频率平滑功能(rate smoothing,RS)是一种心室率稳定功能,它既能防止患者自身发生的"慢心率",还能预防起搏器介导的"快心率",起到平滑心率的作用。当自身节律突然增快或减慢时,心室跟踪起搏周期就按前一起搏周期的某一百分率(如 6%)逐渐延长或缩短起搏周期,起搏频率呈逐渐减少或增加,但仍保持 1:1 跟踪,以避免患者心率突然变化造成的不适感。

早期起搏器的飞轮功能,其实是频率平滑功能的一种,是指起搏器以较快的频率发放起搏脉冲,来防止自身节律的骤降。当患者自主心率突然下降,与实时的平均心室率相差大于 15 次/分时,起搏器启动飞轮功能,同时以与实时平均心室率相差 15 次/分频率发放脉冲,多次后以每跳降低 2 次的频率起搏,直至降到起搏器的下限频率或自主心室率超过飞轮频率为止(图 41-35)。

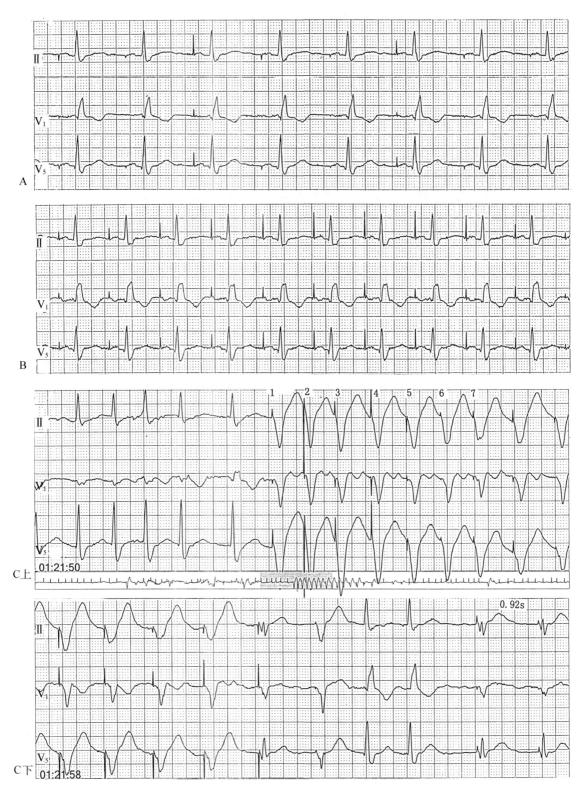

图41-35 自动模式转换、频率平滑功能(1)

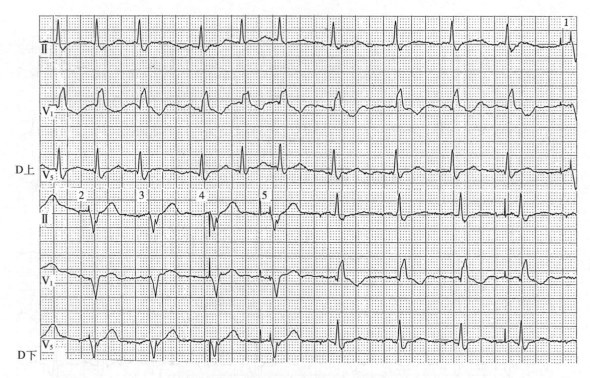

图 41-35　自动模式转换、频率平滑功能(2)

患者男性,75 岁,因病态窦房结综合征置入 DDDR 起搏器。心电图分析:A. 睡眠时,AAIR 工作模式,起搏频率 60 次/分。B. 适当活动时,AAIR 工作模式,起搏频率 80 次/分。C. 上、下两条为连续描记。患者发生心房颤动,连续 7 个快速心室起搏后,心室不再跟踪心房,而以 DDIR 模式工作,即起搏器发生了自动模式转换,且心室起搏频率逐搏降低,显示出频率平滑功能,使心室率平稳下降,图中最后 1 个 S-S 间期 0.92s,即心室起搏频率下降至 65 次/分。D. 上、下两条为连续描记。房颤持续一段时间后,自行终止。起搏器 5 次连续房室顺序起搏后,转换为原来 AAIR 工作模式,即起搏器工作模式的反向转换。心电图诊断:①DDDR 起搏器以 AAIR 模式工作;②心房颤动时,起搏器自动模式转换,以 DDIR 模式工作;③起搏器频率平滑功能;④心房颤动终止,模式反向转换为 AAIR 工作模式;⑤完全性右束支阻滞

二、自动模式转换功能

自动模式转换功能(auto mode switching,AMS)是指置入体内的起搏器的起搏模式(主要在单、双腔模式之间)可以自动进行转变。它包括以下几种。

1. **房性快速性心律失常的自动模式转换**　是指 DDD(R)起搏器在监测到房性快速性心律失常后起搏模式自动由 DDD(R)转换为 VVI(R)或 DDI(R),而当房性快速性心律失常终止后,起搏模式又由 VVI(R)或 DDI(R)自动恢复到 DDD(R)。其转换的启闭由监测到的心房频率控制,当自主心房激动间期小于起搏器设置的自动模式转换频率间期(心房率增快)时,启动自动模式转换;当自主心房激动间期大于起搏器设置的自动模式转换频率间期(心房率减慢)时,恢复原有的 DDD(R)工作模式(图 41-35)。

2. **减少右心室起搏的自动模式转换**　是指双腔起搏器起搏模式在 AAI(R)和 DDD(R)之间的自动相互转换。详见本节"七、心室起搏管理功能"。

3. **起搏器电池耗竭或遇到强磁场干扰**　起搏器由 DDD(R)起搏方式自动转换为 VVI(R)方式,以保证心室有效起搏。但影响因素消除后,起搏器不能自动恢复为原来的 DDD(R)工作方式。

三、自动阈值管理功能

起搏器自动阈值管理功能(auto threshold management,ATM)包括心室自动阈值管理功能和心房自动阈值管理功能,都是能随时或定时自动测定起搏阈值,并以仅略高于起搏阈值的能量起搏,以最低的起搏功率工作,达到安全、节能、延长起搏器寿命的目的,还可避免高输出引起的交叉感知、减少对心脏周围组织的刺激等。不同厂家自动阈值管理功能的原理、实现的方法及心电学特点各不相同。

自动测试功能带来的起搏心电图改变包括:规律心电图改变、双起搏信号、短 A-V 间期等。一般测试时都需要有稳定的心跳节律,在室早多时或在特殊功能运作时都不能进行测试。测试时间一般都在休息时,所以往往在 Holter 报道夜间时发现异常心电图图形。

(一)心室自动阈值管理功能

心室自动阈值管理功能主要是用于心室起搏,该功能是根据测试脉冲发出后是否有刺激除极波(evoked response,ER)来实现的,ER 波是测试脉冲发放后刺激心脏产生的除极波,而非心脏自身除极波,测试脉冲发放后是否有 ER 波被感知即是对心室是否被夺获的判断。

1. St Jude(圣犹达)公司的自动夺获功能(auto capture,AC)

心电图特点

(1)多脉冲现象:单腔起搏器出现双脉冲(常规起搏脉冲+备用脉冲);双腔起搏器出现三个脉冲(心房脉冲+心室脉冲+备用脉冲)。

(2)DDD 起搏器的 A-V 间期会出现间歇性缩短

(阈值测试)和延长现象(备用脉冲后的下一次 A-V 间期);VVI 起搏器会出现 R-R 间期延长现象(备用脉冲后的下一次 R-R 间期)。

(3)当非心房起搏时,会发现心室发放两个脉冲信号,前一个心室脉冲发放时 P-V 间期很短(25～40ms),距后一个心室脉冲间隔为 80～100ms。

(4)当心房起搏时,会发现一个心动周期内会发生 3 个脉冲信号,前两个脉冲间隔很短(50ms),后两个脉冲间距为 80～100ms。

(5)大多数情况下,起搏状态改变均为成对出现(图 41-36)。

注意:圣犹达公司较早生产的起搏器,自动阈值夺获功能的运作必须满足起搏器本身所设定的频率范围内,一旦 V-V 间期达到了起搏器设定的上限频率,起搏器会认为不符合自动阈值夺获功能运作的条件,从而发生 P-V 间期呈长、短交替的改变,易被误诊为起搏器感知功能不良。最新的圣犹达公司的起搏器,自动阈值夺获功能的运作时可达到甚至超过起搏器设定的上限频率,以此避免出现 P-V 间期呈长、短交替改变的心电图表现(图 41-37)。

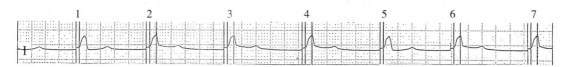

图 41-36　起搏器心室自动夺获功能(圣犹达起搏器自动夺获功能)

患者男性,73 岁,因病态窦房结综合征置入圣犹达双腔起搏器。心电图分析:每个心房起搏脉冲信号后 50ms 均可见第 1 个心室起搏脉冲信号,第 2、3、4、6、7 个心搏在第 1 个心室起搏脉冲信号后 100ms 发放第 2 个心室起搏脉冲(安全备用脉冲)。心电图诊断:起搏器心室自动夺获功能

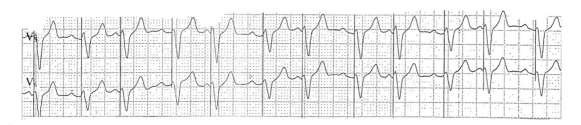

图 41-37　自动阈值测试及上限频率限制致 P-V 间期呈长短交替现象

患者男性,73 岁,因病态窦房结综合征置入圣犹达双腔起搏器。心电图分析:窦性 P 波,P-P 间期 0.63s(65 次/分),起搏器工作模式为 VAT。P-V 间期 0.20s 和 0.11s 长短交替,同时 V-V 间期呈短长交替。该现象的产生是由于起搏器试图将 P-V 间期缩短至 25ms 开始进行自动阈值测试,但受上限频率的限制,P-V 间期只能缩短至 110ms,因此时短 V-V 已达 0.545s,即心室率已达上限频率 110 次/分,由于 A-V 间期不能短至 25ms,不满足自动阈值测试条件,下一次 P-V 间期恢复至程控值 0.20s,重复此过程,即形成 P-V 间期长短交替现象。心电图诊断:①窦性心律;②起搏器以 VAT 模式起搏;③自动阈值测试及上限频率限制致 P-V 间期呈长短交替现象

2. Medtronic(美敦力)公司的自动心室阈值管理功能(ventricular capture management,VCM) 早期Medtronic(美敦力)公司的起搏器称此功能为capture management(夺获管理),后期产品由于推出自动心房阈值管理功能(ACM),故将此功能改为自动心室阈值管理功能(VCM),ACM功能和VCM功能统称阈值管理功能(threshold management,TM)。

(1)VVI/VVIR起搏器VCM的心电图特点

①阈值检测前,脉冲发生器会连续检测8个V-V间期,如心室节律稳定,则开始起搏阈值搜索。

②V-V间期呈现3长1短的规律,3个长的V-V间期相等(可以是自主心律或心室起搏)。

③长、短V-V间期的频率相差约15次/分或间期缩短150ms,即起搏器测心室阈值时测试脉冲的频率比支持频率快15次/分或间期缩短150ms。

④较短的V-V间期处有2个相隔110ms的脉冲,前一个为测试脉冲,后一个为备用脉冲,即每次测试脉冲后110ms发放备用脉冲。

注意:为了保证测试时心室起搏,起搏器设定每次测试脉冲发放前有连续3个起搏心搏或自主心搏,每个心搏的频率称为支持频率。它们对应的周期称为支持周期(见图41-70)。

(2)DDD/DDDR起搏器VCM的心电图特点

①阈值检测前,脉冲发生器会连续检测8个V-V间期,如心室节律稳定,则开始起搏阈值搜索。

②A-V间期呈现3短1更短的规律,3个长的A-V间期相等(可以是自主心律或心房、心室起搏)。

③V-V间期基本一致。

④当心房起搏时,A-A间期表现为3短1长,短A-V间期前的A-A间期延长。短A-V间期处有3个脉冲,依次为心房脉冲、心室测试脉冲和心室备用脉冲。

⑤起搏器测心室阈值时房室间期比支持周期短125ms(支持周期为心房起搏时),或短110ms(支持周期为窦性心律时),以便超速起搏心室,减少融合波。但A-V间期的缩短会产生支持周期为心房起搏时P-P间期延长的现象。

⑥当心房感知时,短A-V间期处有2个相隔110ms的脉冲,前一个为心室测试脉冲,后一个为心室备用脉冲,即每次测试脉冲后110ms发放备用脉冲。

注意:在下列情况下,可提示VCM工作。①DDD/DDDR起搏器,会出现A-V间期间歇性缩短的现象,而在VVI/VVIR起搏器中,则会发现起搏频率突然升高15次/分;②间歇性出现的心室备用脉冲,两个脉冲相隔110ms。若第1个脉冲能夺获,则为无效脉冲,第2个脉冲通常都能夺获(图41-38)。

3. Biotronic(百多力)公司的动态阈值监测功能(active threshold monitoring,ATM)

心电图特点

(1)信号质量检测:可分为两个阶段,在这两个阶段时PAV间期、SAV间期分别缩短为50ms、15ms。

①在第一个阶段先发放5个最大振幅的单个心室起搏脉冲,确保每一个脉冲均夺获心室,建立夺获模板。

②第二阶段发放5个最大振幅的双起搏脉冲(两脉冲之间的距离为100ms),基于第2个无效脉冲,最大的人工起搏极化信号被确定,建立失夺获模板。

(2)阈值搜索

①搜索时脉宽固定为0.4ms,电压从最大动态控制(active capture control,ACC)电压开始递减,每两个心跳降低一次,当测试脉冲失夺获心室时,备用脉冲以在测试脉冲后130ms处发放。

②如连续出现3个失夺获事件,起搏电压被设定为最大ACC电压,并开始一个新的阈值搜索过程。

(二)心房自动阈值管理功能

心房自动阈值管理与心室自动阈值管理在心电图上的表现不同点主要是,心房自动阈值管理测试的是心房的起搏阈值,而心室自动阈值管理测试的是心室的起搏阈值。其电压的调整规律、阈值、输出确定方法与心室阈值基本一致。

1. Medtronic(美敦力)公司的心房夺获管理功能(atrial capture management,ACM)

(1)房室传导法(atrioventricular conduction,AVC):适用于窦房结功能障碍,但房室传导功能正常的情况。

心电图特点

①首先检测8个A-A周期(起搏频率须≤90次/分),且自身下传的A-R间期均<296ms。

②连续发放6~8个测试脉冲,频率为心房起搏频率+15次/分。

③往往午夜发生。

④皆为心房起搏心室下传状态。按3:1的规律,即每隔3个正常心房起搏后出现1次快速心房起搏(比基础起搏频率快15次/分),后者为连续2个脉冲信号,而脉冲间隔为70ms,前为测试脉冲,后为备用脉冲。即第1个测试脉冲后70ms发放备用脉冲,并确认3个脉冲-VS(心房起搏-心室自身下传)事件,才开始第2个测试脉冲发放。

⑤起搏器通过观察自身下传的QRS波群出现时间来判断是测试脉冲还是备用脉冲夺获心房下传(图41-39)。

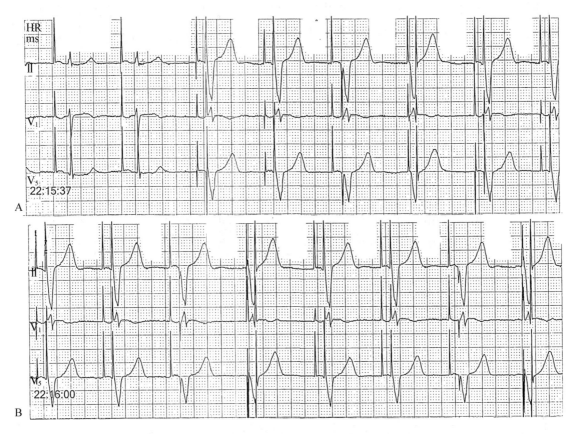

图 41-38 Medtronic(美敦力)心室自动夺获管理功能

患者男性,78 岁,因病态窦房结综合征置入美敦力公司 DDD 起搏器 3 年。心电图分析:A. 测试前起搏器以 AAI 模式工作(前 2 个心搏),A-R 间期 200ms,测试开始时连续 3 次双腔起搏;A-V 间期较前 A-R 间期缩短,为 3 个支持事件,第 6 个心搏可见测试脉冲发放,110ms 后备用脉冲发放。B. 可见每 3 个支持事件后,自动检测 1 次心室阈值,即测试脉冲发放和 110ms 后备用脉冲发放。心电图诊断:起搏器开启心室自动夺获管理功能

(2)心房重整法(atrial chamber reset,ACR):适用于 AS-V(心房自身事件-心室起搏或自身事件),即感知心房后,不论房室传导功能正常与否,都将启动该法。

心电图特点

①首先检测到连续 8 个心动周期都是自身心房事件(AS),且 AS-AS 频率<87 次/分。

②往往午夜发生。

③按 5:1 的规律出现自身窦性心律和心房起搏信号,心房起搏频率明显快于窦性心律间期,即每个测试脉冲后需要重复观察 5 个自身心房周期再次确认。

④测试脉冲方法后,起搏器通过观察脉冲与 V(心室起搏或自身事件)之间的自身心房事件逸搏窗口是否出现心房感知事件,来判断心房测试脉冲是否夺获。

⑤不会出现心房双脉冲。

起搏器自动测定心房阈值前先进行节律稳定性检测并选择合适的算法,如果患者存在稳定的窦性心律,则采用 ACR 方法;如果患者存在不稳定的窦性心律但房室传导稳定,则采用 AVC 方法;如果以上两种情况均不存在,起搏器则尝试 AVC 方法。通常每天午夜 1 时开始 ACM 运算(此时房率慢)。如果当时不能满足开启 ACM 运算的条件(如房率过快等),则会在 30min 后重新进行尝试,但每种方法每日最多尝试 3 次(即每天进行 6 次 ACM 运算)。

(3)心房自动阈值管理的条件:自身窦性心律<87 次/分或心房起搏频率<90 次/分 、SAV 间期<296ms,且无室性期前收缩等。

2. St Jude(圣犹达)公司的心房夺获确认功能(atrial capture confirm,ACap™ Confirm) 该功能是通过起搏除极积分的运算法则(只有当患者的起搏心率<120 次/分时,才进行积分运算)来确认夺获,是基

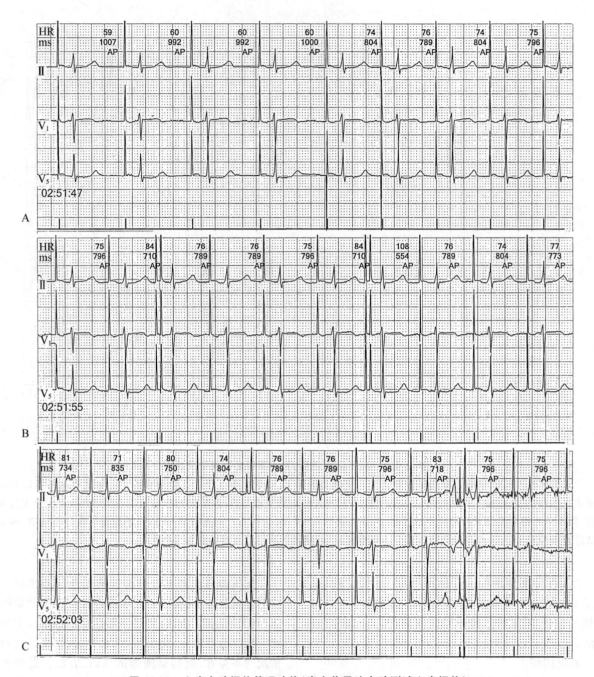

图 41-39　心房自动阈值管理功能(房室传导法自动测试心房阈值)

患者男性,80 岁,因病态窦房结综合征置入 DDD 起搏器 2 年。心电图分析:A、B、C 三条图为连续记录,AAI 起搏模式,A-A 间期 1.0s(频率 60 次/分),A-R 间期 0.21s,自 R₆ 开始,连续发放 6 个频率为 75 次/分的心房起搏脉冲,之后以 A-A 间期 0.71s(频率 84 次/分)稍提前地发放 1 次心房测试脉冲,之后 70ms 又发放 1 次备用脉冲(B 图中第 3 个心搏),确认 3 个心房起搏-心室下传事件后,发放第 2 次测试脉冲,之后 70ms 发放备用脉冲(B 图中第 7 个心搏),后又开始第 2 个测试周期(B 图后部至 C 图)。心电图诊断:①AAI 工作模式;②起搏器开启心房自动阈值管理功能

于夺获心跳波形下方的面积,将该面积值与未夺获心跳波形下方的面积值进行阈值测试。

心电图特点

(1)若程控电压>3.875V,则阈值测试从 3.875V 开始;若程控电压<3.875V,则阈值测试从当前程控的电压开始,在随后的测试过程中,电压逐步降低,直至连续 3 个相同脉冲失夺获,失夺获时,备用脉冲在测试脉冲后 40ms 处发放。

（2）连续 3 个相同脉冲失夺获时，测试电压将逐步升高，直至连续 2 个相同电压确认夺获，在失夺获期间，A-V 间期将缩短为 120ms。

四、频率适应功能

频率适应功能（rate adaptive，RA）又称频率反应性功能，包括频率应答功能和频率回退功能两种。

（一）频率应答功能（rate responsive）

根据机体的需要，起搏器能模仿窦房结功能在上限频率（高限频率）和下限频率（低限频率）之间自动增快或减慢起搏频率的功能称为起搏器的频率应答功能。即起搏器根据人体内不同生理和（或）物理信号，随机体代谢的需求而自动调节起搏频率。上限频率（高限频率）：运动时发放的最快频率。下限频率（低限频率）：休息时最慢的起搏频率。

该型起搏器的特点是设置了较高上限频率，可根据机体运动或代谢需求，感知肢体运动、每分钟通气量、中心静脉血液温度、血氧饱和度、Q-T 间期、阻抗等进行频率适应，起搏频率自动发生相应的变化（自

动加速或减慢），以尽可能模仿正常窦房结的变时功能。可分为频率适应性心房起搏器（AAIR）、频率适应性心室起搏器（VVIR）、频率适应性双腔起搏器（DDDR、VDDR、DVIR 和 DDIR）。单腔频率适应性起搏器只有运动感知反应频率，活动后起搏器以适应方式驱动心房或心室。双腔频率适应性起搏器不仅具有运动感知反应频率，而且还伴有频率适应性 A-V 间期变化（即动态 A-V 间期）。一般情况下，在起搏频率＞90 次/分后，A-V 间期与起搏心率呈负线性关系，心率每增加 10 次/分，A-V 间期自动缩短 5ms。

心电图特点

1. 随着心房感知频率的增加（多＞90 次/分），SAV 逐渐缩短。

2. 随着心房起搏频率的增加，PAV 逐渐缩短。

3. 患者存在房室阻滞时，心电图表现明显。

4. 当其他影响 A-V 间期的功能（如 A-V 间期自动搜索功能）同时工作时，则较难判断。

5. 对于房室传导正常的患者，其工作时可能间断性呈现心室起搏融合波（图 41-40）。

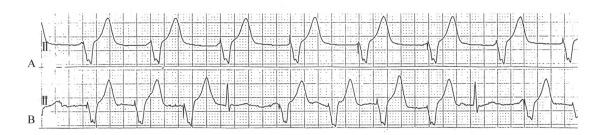

图 41-40 频率应答功能

患者男性，72 岁，因病态窦房结综合征置入 VVIR 起搏器。心电图分析：A. 休息时，VVI 起搏节律 60 次/分，第 1、2、3、7 个心搏前可见窦性 P 波，因遇到起搏脉冲起搏心室，均未能下传心室。B. 活动时，VVI 起搏节律增快至 83 次/分，第 4、9 个心搏为窦性激动夺获心室，该两次心室激动均被起搏器感知以后 R-S 间期（逸搏间期）再次起搏心室。心电图诊断：①窦性心动过缓；②VVIR 工作模式（VVI 起搏器频率应答功能）；③不完全性竞争性房室分离；④窦性夺获心室；⑤起搏器起搏、感知功能正常

（二）频率回退功能（rate fallback）

频率回退功能也称频率回降反应（rate fallback response），是用来限制心室以上限频率起搏的时间。当检测到的心房频率高于程控的上限频率时，就启动该功能。然后回降反应机制将起搏的心室率逐渐降至病人能够耐受的水平。

当心房以 1:1 下传心室超过了所设定的高限频率时，起搏器便出现文氏型房室阻滞，2:1～3:1 房室传导或三度房室传导阻滞，使心室率降至高限频率以下，起搏器的该种功能称为起搏器的频率回退功能（图 41-67）。

五、自动睡眠反应或睡眠频率功能

基础起搏频率不是夜间睡眠时的最佳频率。夜间睡眠后因迷走神经占优势，故心率低于白天。起搏器的自动睡眠反应（auto sleep response，ASR）（睡眠频率）功能（sleep rate，SR）是根据患者的日常休息时间而设置的一种起搏频率自动下降反应，睡眠频率低于起搏器所设置的基础起搏频率。使人睡眠后的起搏频率接近正常人夜间心率生理性变化规律，减少患者因夜间起搏频率偏快的心悸感，同时也减少了起搏器的耗电量，延长了起搏器的寿命。可分为程控睡眠频率和自动睡眠频率，前者是起搏器根据设置时间自

动减慢频率;后者是起搏器自动测量和判断患者的活动强度,当患者睡眠或休息一定时间后(常为 15~

20min),起搏器开始以睡眠频率起搏(图 41-41)。

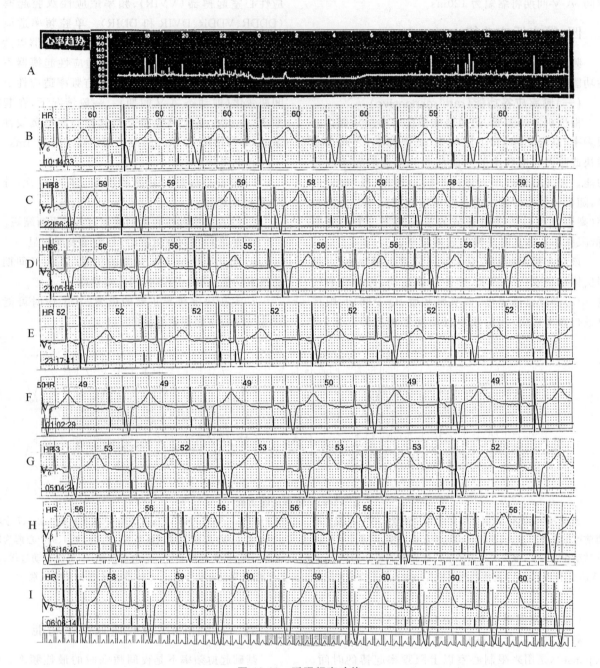

图 41-41　睡眠频率功能

患者女性,80 岁,因病态窦房结综合征置入 DDDR 起搏器。心电图分析:A. 24h 动态心电图心率趋势图可见白天未睡眠时心率 60 次/分;22 点 50 分患者睡眠后,起搏频率自动下降,0~5 点,起搏频率 49 次/分,5~6 点,起搏频率逐渐增高至 60/次分。B. 白天未睡眠时,DDD 起搏模式,起搏频率 60 次/分。C. 22 点 56 分入睡,DDD 起搏模式,起搏频率 59 次/分。D. 23 点 05 分,DDD 起搏模式,起搏频率 56 次/分。E. 23 点 17 分,DDD 起搏模式,起搏频率 52 次/分。F. 睡眠 01 点 02 分,DDD 起搏模式,起搏频率 49 次/分。G. 睡眠 05 点 04 分,DDD 起搏模式,起搏频率 53 次/分。H. 睡眠 05 点 16 分,DDD 起搏模式,起搏频率 56 次/分。I. 苏醒起床 06 点 06 分,DDD 起搏模式,起搏频率渐增至 60 次/分。
心电图诊断:DDDR 起搏器睡眠频率功能

六、AV 间期滞后搜索功能

A-V 间期滞后搜索功能（A-V interval hysteresis with search，AVIHS）是指起搏器能够自动搜索心室电活动，并自动延长 A-V 间期或缩短 A-V 间期，以维持最佳的血流动力学状态。A-V 间期滞后搜索功能可分为 A-V 间期正滞后搜索功能和 A-V 间期负滞后搜索功能。起搏器感知到自身 QRS 波后使下一次心跳的 A-V 间期自动延长或每隔一定时间 A-V 间期自动延长来搜索自身 QRS 波，称为 A-V 间期正滞后搜索功能，主要是鼓励更多的自身房室传导，减少心室起搏比率。起搏器感知到自身 QRS 波后使下一次心跳的 A-V 间期自动缩短，以保证心室常处于夺获状态，称为 AV 间期负滞后搜索功能，主要用于梗阻性肥厚型心肌病患者。

（一）A-V 间期正滞后搜索功能

1. Medtronic（美敦力）公司的 Search A-V＋或 Search A-V

（1）Search A-V＋功能为每 16 个 A-V 间期为一组，自动搜索自身心室事件，每搜索 1 次，A-V 间期在程控值基础上延长 31ms、62ms、124ms……直至设定的最大值。Search A-V 功能为每次搜索后，A-V 间期只能延长 31ms。

（2）一旦搜索到 8 个以上的自身心室事件，起搏器将在此 AV 基础上逐渐 8ms 的递减，直到略大于自身下传的 A-V 间期，并维持 A-V 间期继续工作。

（3）Search AV＋功能为当搜索的 16 个间期中有 8 个以上的心室起搏事件时，则 A-V 间期或 P-V 间期立即恢复到程控值，并在 15min 后重新搜索，若仍无自身心室事件，则按照 15min、30min、1h、2h、4h、8h、16h 的时间间隔来搜索，若连续 10 次间隔或 16h 搜索不到自身心室事件，则 Search AV＋ 功能将关闭。Search AV 功能若无自身心室事件，则按照 15min、30min、1h、2h、4h、8h、16h、16h、16h……的时间间隔来搜索，不会自动关闭（图 41-42）。

2. St Jude（圣犹达）公司的 A-V 间期正滞后搜索功能

（1）自动自身传导搜索（autointrinsic conduction search，AICS）：正 A-V 间期滞后＝程控的 A-V 间期＋程控的正滞后值。如果在 A-V 间期内感知到一个心室事件（不感知室性早搏），A-V 间期将自动延长；若未搜索到自身的 QRS 波，搜索功能在 5min 或每 256 次/分心搏后按设定的滞后值自动延长 A-V 间期 1 次，若仍无自身 QRS 波下传，A-V 间期将回到原设

置的 A-V 间期，周而复始；若在延长的 A-V 间期内搜索到自身的 QRS 波，起搏器将以搜索到的 A-V 间期工作，起搏器以搜索到的 AV 间期工作过程中如发生房室传导阻滞，A-V 间期将回到原设置的 A-V 间期。（图 41-43，图 41-44）。

（2）心室自身优先功能（ventricular intrinsic preference，VIP）：St Jude（圣犹达）公司起搏器的心室自身优先功能是指起搏器通过调整 A-V 间期来搜索自身 QRS 波群，以鼓励自身传导的功能。VIP 搜索时间可设置为每 30s、1min、5min、10min 和 30min 一次，搜索周期数可为 1、2、3 个心动周期。

①VIP 功能激活（开启）方式：在搜索周期内若搜索到 1 个自身 QRS 波群或在搜索周期外搜索到连续 3 个自身 QRS 波群，A-V 间期或 P-V 间期就延长至搜索值并维持下去，以鼓励更多的自身心搏下传。

②VIP 功能失活（关闭）方式：以延长的 A-V 间期或 P-V 间期工作时，在设定的周期内均未发现自身下传的 QRS 波群，则 A-V 间期或 P-V 间期缩短至原程控值（图 41-45）。

注意：需要指出的是，Medtronic 公司起搏器 AV 间期正滞后搜索功能实现时，A-V 间期可多次延长，Search AV＋较 Search AV 功能更强大；St Jude 公司起搏器 A-V 间期正滞后搜索功能实现时，A-V 间期只能延长一定值，VIP 功能较 AICS 功能更强大。

3. Vitatron 公司的精确心室起搏功能（refined ventricular pacing，RVP） 当 RVP 功能开启时，它可自动进行房室传导扫描。A-V 间期可延长的数值为 60～120ms，最大的 A-V 间期为 365ms。当一个心室感知（VS）后，该情况下的 A-V 间期即固定。每 30～120 个心室起搏（VP）后，A-V 间期将依据程控数值延长 60～120ms，而一次心室起搏后，起搏器回到原来设置的 A-V 间期。

（二）AV 间期负滞后搜索功能

该功能主要是指 St Jude（圣犹达）公司起搏器的 A-V 间期负滞后功能。在程控的 AV 间期内检测到自身的 QRS 波时，A-V 间期将缩短一定值，此时 A-V 间期＝感知到自身的 P-R 间期－程控的滞后值的绝对值，缩短的 A-V 间期持续 32 个周期，如果在 32 个周期内或结束时再次检测到自身 QRS 波，A-V 间期将在缩短的基础上再次缩短相同值；如果在 256 个周期结束时仍未搜索到自身 QRS 波，A-V 间期缩短一次，此时 A-V 间期＝程控的 A-V 间期－程控的滞后值的绝对值，然后 A-V 间期回到原设置的 A-V 间期

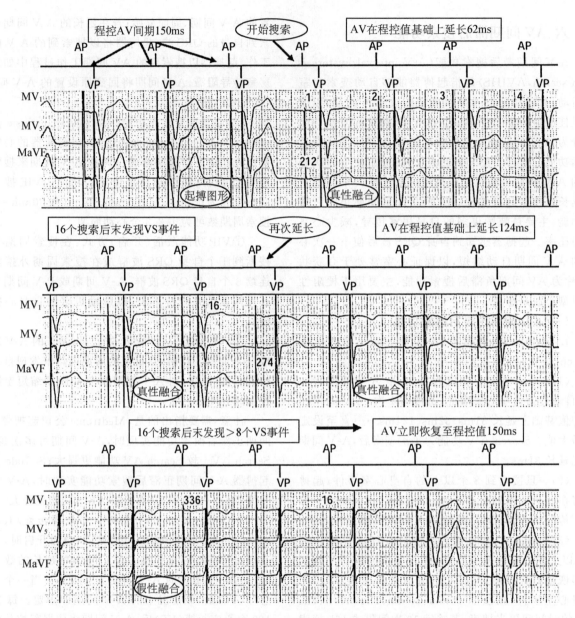

图 41-42　起搏器开启 AV Search＋ 功能（引自蔡卫勋）

　　患者男性，79 岁，置入 DDD 起搏器 3 年。心电图分析：动态心电图示 A-V 间期在原先的程控值 150ms 基础上延长了 62ms，达到 212ms，心室起搏图形较原先略窄，为真性室性融合波。A-V 间期在 212ms 的状态下搜索 16 个间期后未能发现自身心室事件，即开始第 2 次延长 A-V 间期 62ms，达到 274ms。此时心室起搏脉冲与自身心搏融合程度更多，但仍为真性室性融合波，所以再次延长 A-V 间期 62ms，达到所设定的 A-V 间期最大值 336ms。可见 V 脉冲与自身 QRS 波群重叠形成假性室性融合波，故继续同样的 16 个间期搜索后，起搏器仍认为无自身心室事件，A-V 间期随即恢复至程控值 150ms。15min 后将重新搜索。心电图诊断：起搏器开启 AV Search＋功能

值。该功能主要用于肥厚型梗阻性心肌病，因为较短的 A-V 间期能改善患者的血流动力学状态。St Jude 公司起搏器 A-V 间期负滞后搜索功能实现时，A-V

间期可以在程控的 A-V 间期基础上多次缩短（图 41-46，图 41-47）。

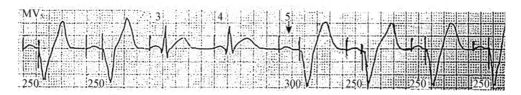

图 41-43　起搏器开启 A-V 间期正滞后搜索功能（感知到一个心室事件）（引自刘晓健）

患者男性,49 岁,因病态窦房结综合征置入 DDD 起搏器 2 年。心电图分析:起搏器设置的基础频率 60 次/分,A-V 间期 250ms,滞后值 50ms。第 3 个心搏为心房起搏经自身房室结下传心室,即被起搏器感知到在 A-V 间期内有 1 个心室事件,起搏器按设定的滞后值自动延长 A-V 间期,第 4 个心搏仍为自身下传,第 5 个心搏正滞后维持期间因无自身下传心搏(箭头示),A-V 间期达 300ms 后心室起搏,此后 A-V 间期恢复到基础的 250ms。心电图诊断:起搏器开启 A-V 间期正滞后搜索功能

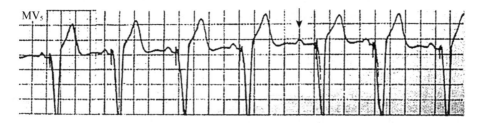

图 41-44　起搏器开启 A-V 间期正滞后搜索功能（未感知到一个心室事件）（引自刘晓健）

患者女性,67 岁,因病态窦房结综合征置入 DDD 起搏器半年。心电图分析:起搏器设置的基础频率 60 次/分,A-V 间期 160ms,滞后值 80ms。前 4 个心搏为心房感知触发心室起搏,P-V 间期 140ms,箭头所指处为 A-V 间期搜索开始,A-V 间期自动延长为 240ms,因仍未见自身心搏下传,嗣后起搏器重新开始按照所设置的 A-V 间期工作,每 256 次心搏延长一次 A-V 间期,周而复始。心电图诊断:起搏器开启 A-V 间期正滞后搜索功能

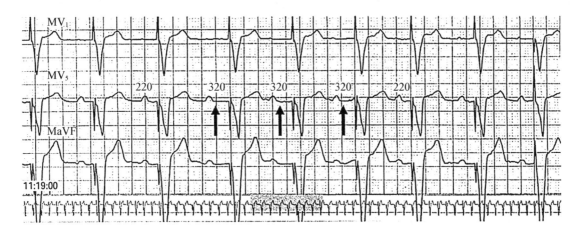

图 41-45　起搏器开启心室自身优先功能（VIP 功能）（引自蔡卫勋）

患者男性,73 岁,DDD 起搏器置入后 1d。(起搏参数:基础频率 60 次/分,A-V 间期 240ms,上限频率 110 次/分)。心电图分析:动态心电图 11:19:00 时示前两个 P-V 间期固定为 220ms,随着搜索开始,出现 3 个 P-V 间期延长至 320ms(↑处),但在延长的 P-V 间期内未发现自身下传的 QRS 波群,所以在 3 个搜索周期后恢复至原有的 P-V 间期 220ms。若在 3 个延长的任何一个 P-V 间期中出现自身下传的 QRS 波群,则起搏器将维持延长的 P-V 间期工作,以鼓励自身房室结传导。心电图诊断:起搏器开启心室自身优先功能(VIP 功能)

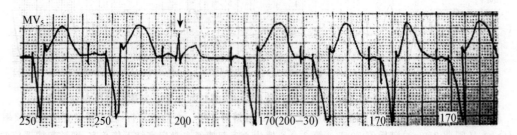

图 41-46　起搏器开启 A-V 间期负滞后搜索功能(感知到一个心室事件)(引自刘晓健)

患者男性,59 岁,因病态窦房结综合征置入 DDD 起搏器 8 个月。心电图分析:起搏器设置的基础频率 60 次/分,A-V 间期 250ms,滞后值-30ms。第 3 个心搏为负滞后搜索到的自身心室事件,A-V 间期自动转换为自身 P-R 间期减去程控的负滞后值(200-30=170ms),以保持较短的起搏 A-V 间期。负滞后将维持 255 个起搏周期,在第 256 个起搏心搏时 A-V 间期才会恢复到程控的 A-V 值。心电图诊断:起搏器开启 A-V 负滞后搜索功能

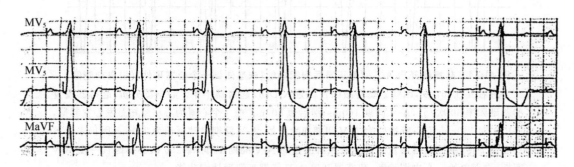

图 41-47　起搏器开启 A-V 间期负滞后搜索功能(未感知到一个心室事件)(引自刘晓健)

患者女性,60 岁,因病态窦房结综合征置入 DDD 起搏器 3 个月。心电图分析:起搏器设置的基础频率 60 次/分,A-V 间期 250ms,滞后值-100ms。前两个心搏为房室顺序起搏,第 3 个心搏的 A-V 间期缩短为 150ms,因未检测到自身心室事件,从第 4 个心搏起 A-V 间期又回到程控值 250ms,直至下一次 256 个心搏后 A-V 间期再开始缩短。心电图诊断:起搏器开启 A-V 负滞后搜索功能

七、心室起搏管理功能

心室起搏管理(managed ventricular pacing,MVP)是美敦力公司研发的一种起搏器程序,是在患者房室传导正常时以 AAI(R)模式工作,该方式工作时,允许较长的 A-V 间期及偶尔出现单个不能下传的心房激动;而发生暂时或永久房室传导阻滞时,则以 DDD(R)模式工作,其目的是为了减少不必要的心室起搏。该功能适用于房室传导功能正常或间歇性房室传导功能障碍者。MVP 的模式转换包括如下。

(一)AAI(R)→ DDD(R)的模式转换

在连续 4 个心房有效事件中有 2 个心房波未下传心室时,则起搏模式由 AAI(R)转化为 DDD(R),在 AAI(R)模式时,当出现间歇性或暂时性房室传导丧失时,起搏器心室备用脉冲的发放时间为心房逸搏间期计时结束后的 80ms 处(即在预定的心房起搏频率后 80ms 时)。

心电图特点

1. 大部分时间为 AAI(R)起搏。

2. 出现暂时性房室传导阻滞时,即出现 1 次心房事件不能下传心室,在心房起搏信号后 80ms 发生心室起搏,紧接着再出现 1 次心房事件不能下传心室,在心房起搏信号后 80ms 又发生 1 次心室起搏,也就是说连续 4 个心房有效事件中有 2 个心房波未下传心室时,即转换成 DDD(R)模式,此后 A-V 间期为设定的正常 A-V 间期。

3. 心电图中的 A-V 间期及 R-R 间期都可以不等。短 A-V 间期为 80ms,且出现在 1 次心房事件不能下传心室后;长 A-V 间期为正常设定的 A-V 间期。

R-R间期不等是由于 AAI(R)模式时,房室传导时间不固定所致(图41-48)。

(二)DDD(R)→AAI(R)的模式转换

在转变的 DDD(R)模式下,每 1min、2min、4min、8min……16h 临时性应用 AAI(R)间期检测有无自身心室事件,只要检测到 1 个自身心室事件,起搏模式即刻从 DDD(R)转为 AAI(R)。

心电图特点

DDD(R)工作模式时,有自身 QRS 波出现之后,转为 AAI(R)模式,鼓励自身房室结下传(图41-49)。

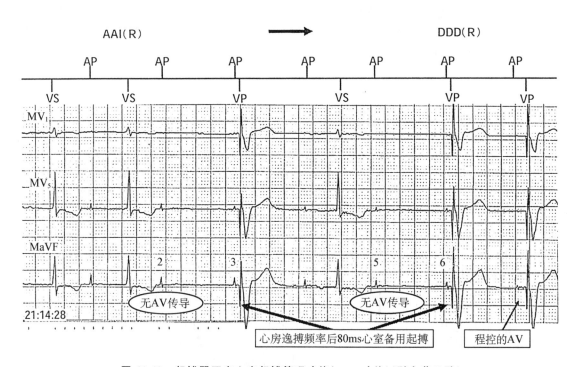

图 41-48　起搏器开启心室起搏管理功能(MVP 功能)(引自蔡卫勋)

　　AAI(R)→DDD(R)患者男性,75 岁,DDD 起搏器更换术后 1d(起搏参数:基础频率 60 次/分,A-V 间期 160ms)。心电图分析:动态心电图示 A-A 间期规则发放,频率 60 次/分。前 2 个 QRS 波群为 AAI 模式起搏心房下传心室形成,A-R 间期较长,达 480ms。第 2、5 个 A 脉冲后因出现暂时性房室传导阻滞而无下传的 QRS 波群,且未见心室起搏事件,故在第 3、6 个 A 脉冲后 80ms 发放了心室备用脉冲,强制起搏心室以避免心室停搏。由于 4 个 A-A 间期中有 2 个 A 脉冲未能下传心室,所以在第 4 个 A-A 间期后由 AAI(R)模式转换成 DDD(R)模式,A-V 间期恢复至程控值 160ms。心电图诊断:起搏器开启心室起搏管理功能

　　MVP 功能是一项降低心室起搏比例的新技术,它通过起搏模式在 AAI(R)和 DDD(R)之间发生自动转换减少右心室起搏,是近年来起搏器领域具有里程碑意义的循证医学研究,据《新英格兰医学杂志》报道,MVP 可减少心室不同步,并可适当减少持续性心房颤动危害。但也有学者报道 MVP 功能进行自身房室传导搜索时的心室漏搏会增加患者的不适,心室漏搏造成的长短周期序列可能会诱发心律失常,即使起搏器能搜索到自身房室传导,但如果自身房室传导间期过长,则失去了房室顺序收缩对心排血量的改善。如存在心房起搏功能或心房感知功能不良,两个脉冲之间出现的自身 QRS 波均被起搏器认为是脉冲经房室结下传产生,即使自身 QRS 波在下一个脉冲前很短的时间内出现,也会造成严重的房室不同步。有些病窦综合征患者置入有 MVP 功能的起搏器后,AAIR 起搏模式下如果心房通道发生超感知,会导致漏搏;MVP 功能打开时会抑制心室安全起搏功能。如室性期前收缩或交接区早搏的 QRS 波位于脉冲后 80ms 内,不会被起搏器感知,使起搏器判断错误,起搏器误认为心室发生了漏搏,触发心室备用脉冲在心房逸搏间期结束后 80ms 处发放。上述缺点限制了 MVP 功能在临床上的使用。

八、噪声反转功能

噪声反转(noise mode operation,NMO)是指起搏器在连续相对不应期内感知的噪声会重整 VRP(心

室不应期),但不会重整低限频率,起搏器将以低限频率或传感器驱动的频率起搏的现象。噪声反转功能的设置是为防止远场 R 波感知或其他噪声、电磁信号感知后,抑制起搏脉冲的发放而抑制起搏功能,主要用于心室的起搏保护。当连续噪声被感知时,不应期可连续发生重整,当延长的不应期已达基本起搏间期时,起搏器就按起初设置的起搏间期发放起搏脉冲,并落在自身 QRS-T 波群不同部位上,形成假性室性融合波或夺获心室引发宽大畸形 QRS-T 波群,以致

出现竞争性心律失常,心电图上酷似起搏器感知不良。其设计原理系将空白期之后的一段不应期称为噪声采样期。在噪声采样期内,若有感知事件反复出现,起搏器将不断重整新的空白期和噪声采样期,直至起搏器以低限频率或传感器驱动频率发放起搏脉冲。在心电图上,噪声反转与起搏器感知不良难以鉴别。该功能常见于具有 VVI 起搏功能的起搏器中,多发生在快速型心房颤动患者,尤其是当患者心室率超过 150 次/分时更易出现(图 41-50,图 41-51)。

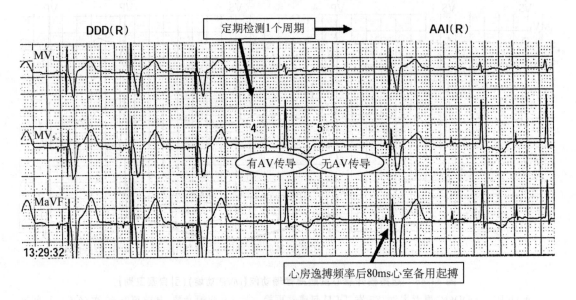

图 41-49　起搏器开启心室起搏管理功能(MVP 功能)(引自蔡卫勋)

　　DDD(R)→AAI(R) 患者资料同图 41-48。心电图分析:动态心电图显示 A-A 间期略不等,频率 60～63 次/分。前 3 次均为房室顺序起搏,A-V 间期 160ms。第 4 个 A 脉冲时开始定期检测到有自身房室传导,临时性转变为 AAI 模式,此时在距 A 脉冲 400ms 后出现了自身 QRS 波群,起搏器就立刻转变为 AAI(R) 模式。第 5 个 A 脉冲后无下传的 QRS 波,也无心室起搏事件,故在第 6 个 A 脉冲后 80ms 处发放了心室备用脉冲,强制起搏心室以避免心室停搏。第 5 个 A 脉冲后虽发生了房室传导阻滞,但在随后的几次 A-A 间期中均能以较长的 A-R 间期下传心室。即 4 个 A-A 间期中仅有一次未下传的心房激动,未达到 2 次房室传导阻滞,故不会转换成 DDD(R) 的模式,因此依旧以 AAI(R) 模式继续工作。心电图诊断:起搏器开启心室起搏管理功能

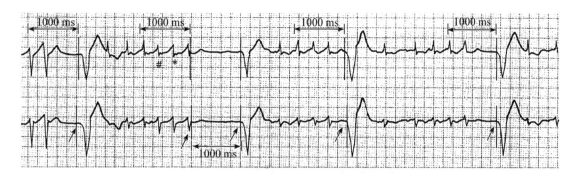

图 41-50　噪声反转心电图(引自宿燕岗)

　　显示快室率心房颤动。箭头所示为心室起搏信号,可见除第 3 个起搏信号发放时机正常外,其余 4 个均提前发放,且第 2 个起搏信号未能夺获心室。仔细观察心电图,可发现第 1、2、4 个和第 5 个心室起搏脉冲信号与前面的某个 R 波的距离正好是 1000ms,起搏器感知到该 R 波,但其后的一个快速下传的自身 R 波正好落入起搏器设定的相对不应期内,从而引发噪声转换,在下限频率结束时释放心室脉冲

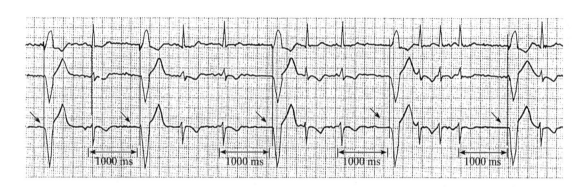

图 41-51　心室率控制后心电图(引自宿燕岗)

同一患者用美托洛尔和地高辛控制心室率后显示起搏、感知功能正常(每一个起搏信号距前一个 QRS 波为 1000ms)

九、非竞争性心房起搏功能

　　在心室后心房不应期(PVARP)内的心房事件(P波或 P′波)不能使起搏器节律重整,若下一个心房脉冲落在该心房激动的相对不应期内,可能会引起快速性房性心律失常包括心房颤动、心房扑动。为了避免此种情况发生,在 PVARP 内感知心房事件后,设置一个 300ms 的非竞争性心房起搏(non-competitive atrial pacing,NCAP)间期。在这个间期内不发放心房起搏脉冲,避免心房竞争性起搏。NCAP 结束时才发放心房脉冲。为维持相对稳定的心室率,紧接着的起搏心房 A-V 间期(PAV)将缩短。

　　心电图特点

　　1. 常见于双腔起搏器 DDD(R)模式时。

　　2. 心房感知正常时,常由房早启动。

　　3. 在不应期的心房感知后,心房起搏延迟至此感知后 300ms 才发放。

　　4. 随后的 PAV 缩短。

　　5. 心室起搏频率基本不变。

　　6. 出现 NCAP 时依次表现为:A-A 间期延长,PAV 变短,V-V 间期稳定(图 41-52,图 41-53)。

十、心室安全起搏功能

　　详见本章第四节三、DDD 双腔起搏器(四)DDD起搏器的基本功能和常见功能 6.DDD 起搏器心室安全起搏功能。

十一、预防室性早搏诱发起搏器介导性心动过速的特殊功能

　　心室激动通过房室结逆传心房,被心房电极感知又促发心室起搏,如此连续则发生起搏器介导性心动过速(PMT)。室性早搏逆传心房激动是诱发 PMT的常见原因。起搏器对室性早搏的定义为:被感知的心室事件与其前面的心室事件之间没有起搏或感知的心室事件。起搏器介导性心动过速需要心房和心室的共同参与才有可能发生,因此只有双腔(或三腔)

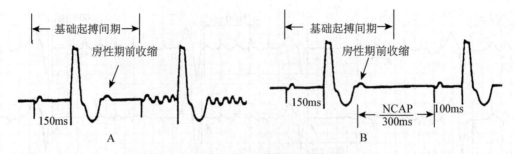

图 41-52 非竞争性心房起搏(NCAP)模式图

A. 系不具备 NCAP 功能的双腔起搏器,房性早搏落在心室后心房不应期(PVARP)内未能被心房电极感知,双腔起搏器按照设定的起搏周期发放心房起搏脉冲,该脉冲若刚好落入房性早搏后心房的易损期内可诱发心房颤动。B. 系具备 NCAP 功能的双腔起搏器,房性早搏落在PVARP 内仍能被心房电极感知并触发一个 300ms 的 NCAP 期,NCAP 期结束时才发放心房起搏脉冲,该心房起搏脉冲则不会诱发快速性房性心律失常。为了维持相对稳定的心室率,紧接着的起搏 AV 间期(PAV)将缩短

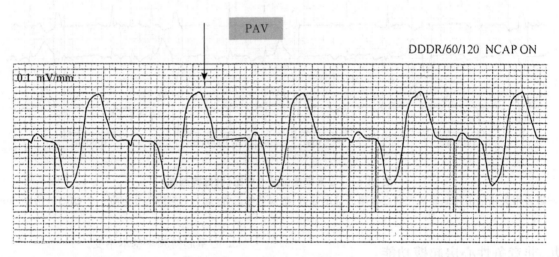

图 41-53 非竞争性心房起搏(NCAP)

箭头处为落入 PVARP 内被感知的 P 波,启动一个 300ms 的 NCAP,即被感知的 P 波后 300ms 处发放心房起搏脉冲,为了维持相对稳定的心室率,紧接着的 PAV 缩短

起搏器才可能发生。为预防室性早搏诱发 PMT,起搏器生产公司设计了一些自动程序,主要包括如下。

(一)延长 PVARP

新型 DDD 起搏器具有心室后心房不应期(PVARP)的程控功能,因此将 PVARP 间期延长至大于 VP$^-$ 间期,使逆行 P$^-$ 波落在 PVARP 内,起搏器不感知该 P$^-$ 波,也就不会发生起搏器介导性心动过速。

1. 室性早搏反应功能(PVC response) Medtronic(美敦力)公司对室性早搏的反应称为室性期前收缩反应功能(PVC response 功能)。该公司的双腔起搏器在检测到室性早搏后,将心室后心房不应期(PVARP)暂时延长到 400ms,随后的心房逸搏间期等于程控的 V-A 间期。如自身 P 波出现在室性早搏 400ms 后、VA

间期结束之前可被起搏器感知,起搏器感知自身 P 波后在程控的 SAV 间期结束时如自身心室激动仍未出现,起搏器发放心室脉冲,由于受上限跟踪频率的限制,如心室脉冲距其前室性早搏的间期短于上限跟踪频率间期,心室脉冲需在上限跟踪频率间期结束(而不是在 SAV 间期结束)时发放,从而造成心室脉冲延迟出现的现象;如自身 P 波在 VA 间期结束时仍未发生,起搏器发放心房脉冲。由于 PVARP 延长,P$^-$ 波就会落入心房不应期中而不会引起心室跟踪现象,从而避免了起搏器介导性心动过速的发生(图 41-54)。

2. 室性早搏后自动延长 PVARP 功能(＋PVARP on PVC) St Jude(圣犹达)公司将 Affinity、Verity、Identity、Integrity 双腔起搏器对室性早搏的

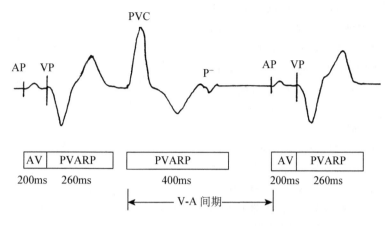

图 41-54　（美敦力）室性早搏反应功能模式图

室性早搏后 PVARP 自动延长至 400ms，如有房室结逆传 P⁻ 波，P⁻ 波将会落入室性早搏后 PVARP 内，避免此 P⁻ 波被起搏器感知而诱发 PMT。如果自身 P 波在室性早搏 PVARP(400ms)结束后、V-A 间期结束前出现，它可被起搏器感知并重整起搏器计时周期；如果自身 P 波在 V-A 间期结束时仍未出现，起搏器发放心房起搏脉冲

反应称为＋PVARP on PVC 功能。该功能是指在检测到室性早搏后，将 PVARP 自动延长到 480ms，在这个 480ms 内起搏器不感知任何心房波，起搏器不会发生心室跟踪。在 PVARP 结束后紧跟有一个长 330ms 的心房待命期（警觉期）。此时心房的逸搏间期即 V-A 间期＝480ms＋330ms＝810ms。若这个心房待命期（330ms）内未感知到自身心电活动，在其计时结束时发放心房起搏脉冲；若这个警觉期内感知到自身的 P 波，则抑制心房脉冲的发放，在程控的 SAV 间期结束时如自身心室激动尚未出现，起搏器发放心

室脉冲(图 41-55)。

3. **室性早搏后的一次起搏功能（A PACE on PVC）**　St Jude(圣犹达)公司将 Victory、Zephyr 双腔起搏器、Atlas 双腔 ICD 对室性早搏的反应称为 A PACE on PVC 功能。该种起搏器或 ICD 在检测到室性早搏后，将 PVARP 自动延长至 480ms。其中前 150ms 为绝对不应期，后 330ms 为相对不应期，如果在 330ms 的相对不应期内检测到心房激动，起搏器或 ICD 将其定义为 P⁻ 波。此时在检测到 P⁻ 波时并不触发心室起搏，而在感知 P⁻ 波的 330ms 后发放一个

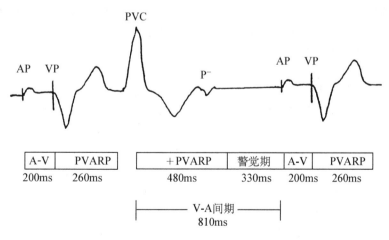

图 41-55　（圣犹达）＋PVARP ON PVC 功能模式图

室性早搏后 PVARP 自动延长至 480ms，如有房室结逆传 P⁻ 波，P⁻ 波将会落入室性早搏后 PVARP 内，避免此 P⁻ 波被起搏器感知而诱发 PMT。室性早搏后 PVARP(480ms)结束后的 330ms 时间段内为心房通道感知警觉期，如果自身 P 波在这一时间段内出现，将被起搏器感知；如果在 330ms 的警觉期结束时仍未出现自身 P 波，若起搏器的 V-A 间期≥810ms，心房脉冲在室性早搏后 810ms 处发放，若起搏器的 V-A 间期＜810ms，由于受 V-A 间期的限制，心房脉冲在 V-A 间期结束时（而不是在室性早搏后 810ms 处）发放

心房脉冲,此时心房已脱离易损期,心房脉冲不易诱发心房颤动,此后是正常起搏。如果在心房脉冲前的330ms 间期内检测到心房波或心室波,则抑制心房脉冲。如果在 330ms 相对不应期内未感知到 P 波,且在V-A 间期结束前也未感知到 P 波,在 V-A 间期结束时发放心房脉冲。当起搏器的 V-A 间期≥810ms时,Victory、Zephyr 双腔起搏器、Atlas 双腔 ICD 在室性早搏后 330ms 的相对不应期内感知到逆传 P⁻波后,心房脉冲在 P⁻波后 330ms 处发放,因此心房脉冲可能在室性早搏后 480ms(150ms+330ms)至 810ms(150ms+330ms+330ms)之间发放;当起搏器的 V-A 间期<810ms 时,在室性早搏后 V-A 间期结束时仍无自身 P 波出现,起搏器的心房脉冲均在 V-A 结束时发放。起搏器对室性早搏的这一反应不仅可以避免室性早搏后逆传的 P⁻波被感知,而且还可以避免心房脉冲落入心房易损期内诱发心房颤动,同时还可使室性早搏后尽快恢复房室顺序传导功能(图 41-56)。

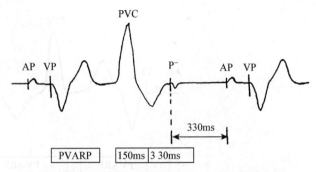

图 41-56　(圣犹达)A PACE ON PVC 功能模式图

室性早搏后开启 480ms 的 PVARP,其中前 150ms 为绝对不应期,后 330ms 为相对不应期,在 330ms 相对不应期内感知到的 P 波被定义为逆传 P⁻波,起搏器感知逆传 P⁻波后并不触发 VP 发放,而是在感知 P 波后 330ms 处发放 AP,此时心房已脱离易损期,因此 AP 不易诱发心房颤动。如果在 330ms 相对不应期内未感知到 P 波,且在 VA 间期结束前也未感知到 P 波,AP 在 VA 间期结束时发放

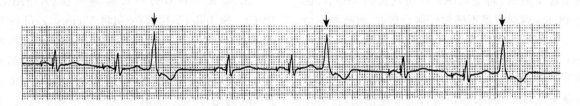

图 41-57　室性早搏同步心房起搏脉冲心电图(引自宿燕岗)

显示每个室性早搏的 QRS 波上有一个心房刺激脉冲(箭头所示),且室性早搏后 V-A 间期明显延长

(二)延长 VA 间期

起搏器感知到室性早搏后延长 V-A 间期(延长数值为一个 A-V 间期),以等待窦性 P 波的出现,减少心房被起搏的可能。

(三)发放室性早搏同步心房脉冲

该功能由 Vitatron 公司开发,也称室性早搏后心房同步起搏功能,是指室性早搏发生的同时使心房除极并使心房进入不应期,避免后续发生逆传 P⁻波被感知引起心室跟踪形成 PMT。室性早搏同步心房脉冲引起的心房激动发生在室性早搏后 40ms 内,心室还处于不应期内,即使此心房激动能经房室结下传也不可能夺获心室,该心房激动因在 PVARP 内,也不会诱发 PMT(图 41-57)。

十二、起搏器特殊功能的鉴别诊断

起搏器特殊功能的诊断,一般要参考该特殊功能的定义、原理及心电图表现。下面介绍一些容易混淆的起搏器特殊功能的鉴别诊断。

(一)起搏器的噪声反转功能与起搏器感知不良的鉴别诊断

噪声反转现象的特点是,起搏脉冲多呈间歇性发放,脉冲与其前某一个 QRS 波群的时距恰好是起搏器的基本周期,心室率减慢后,该现象消失。起搏器感知不良时,起搏脉冲多呈固定性发放,心室率减慢后,起搏器始终呈固定性发放脉冲,以致出现竞争性心律失常。

(二)心室安全起搏功能与起搏功能不良的鉴别诊断

心室安全起搏功能这种现象很常见,多由心房感知不良、室性早搏、交接区逸搏等诱发,如不熟悉该功能,可被误诊为起搏功能不良。心室安全起搏功能必须是在心房脉冲发放以后才可能出现,出现时应为前后相距 110ms 的两个脉冲,前面一个脉冲为心房脉冲,后面一个脉冲为心室安全起搏脉冲。由于该功能的存在,起搏器在发放心房脉冲后可能出现 4 种情况:①在心室空白期内起搏器对任何信号不感知;

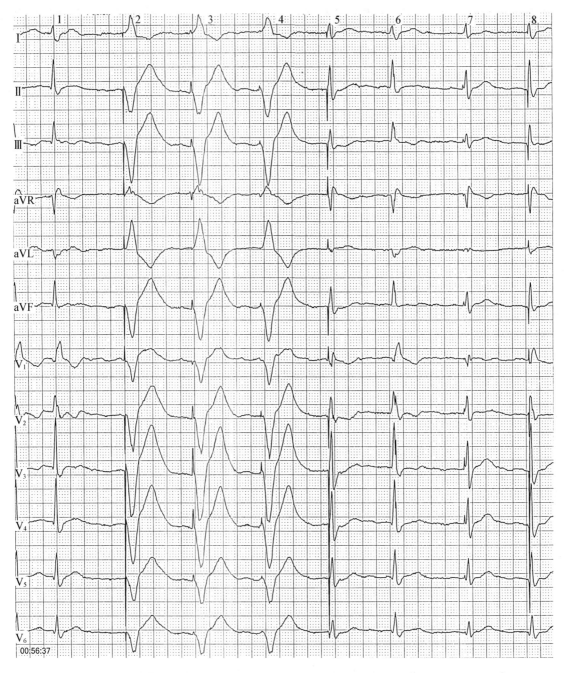

图 41-58　竞争性房室分离、心室内干扰现象、室性融合波使 QRS 波接近正常化

　　患者男性,75 岁,因心房颤动伴长 RR 间期置入 VVI 起搏器。心电图分析:心房颤动、起搏器呈 VVI 工作模式。第 1 个 QRS 波为心房颤动经自身房室传导系统下传形成,呈完全性右束支阻滞型。第 2、3、4 个 QRS 波均为心室起搏形成,此时心房颤动波不能下传心室,形成竞争性房室分离。第 6 个 QRS 波之 R 波降支上重有心室起搏信号,QRS 波形态与第 1 个 QRS 波相同,为假性室性融合波。第 5、7、8 个 QRS 波起始部有心室起搏信号,QRS 时限较第 1 个 QRS 波变窄,为心室起搏与心房颤动波经自身房室传导系统下传形成心室激动的融合波,以第 7 个 QRS 波最窄。融合波为什么会较经自身房室传导系统下传形成的 QRS 波窄呢?这是因为该患者为完全性右束支阻滞,右心室除极是左心室除极开始后经室间隔、左室壁心肌激动传导形成的,除极晚于左心室,起搏时由于右心室心尖部先除极,右心室除极和经自身房室传导系统下传的左心室的除极同时进行,使左、右心室的除极"再同步化",故 QRS 波较窄。心电图诊断:①心房颤动;②完全性右束支阻滞;③VVI 起搏模式;④竞争性房室分离;⑤真、假室性融合波;⑥真性融合波使 QRS 波接近正常化现象;⑦完全性心室内干扰现象(真性室性融合波)

②在交叉感知窗内,若心室电极感知到任何信号(如自身心室事件、肌电信号等),将在110ms处触发心室安全起搏脉冲;③在正常感知窗内,若感知到任何信号,起搏器将抑制心室脉冲发放;④若未感知到任何信号,则按程控的A-V间期发放心室脉冲。起搏功能不良则是正常A-V间期时,起搏信号未落入心房或心室不应期内,但其后无P波或QRS波跟随。

(三)心室自动阈值管理功能与心室安全起搏功能的鉴别诊断

心室自动阈值管理功能是在窦性心律时,P波后发放测试脉冲,测试脉冲后110ms处(Medtronic公司的为110ms,St Jude公司的为80～100ms,Biotronic公司的为130ms)发放心室备用脉冲,易与心房感知功能不良时,心房起搏脉冲后110ms处(百多力公司的起搏器为100ms,美敦力公司的起搏器为110ms,圣犹达公司的起搏器为120ms)发放心室安全起搏脉冲的心室安全起搏功能相混淆。鉴别点

在于心室安全起搏时,心房起搏脉冲以低限起搏频率发放,即前一个窦性P波或心房起搏信号至安全起搏脉冲前的心房起搏脉冲时距为正常S-S间期。而心室自动阈值夺获功能时,前一个窦性P波或心房起搏信号至测试脉冲信号前的心房起搏信号的时距较短,小于基本起搏S-S间期。自动阈值夺获功能时,有较快的支持周期(高于下限频率),备用脉冲的发放时间和支持周期相同;测试脉冲发放时间比备用脉冲发放提前110ms(不同公司的起搏器提前数值不完全相同)。

(四)心室自身优先功能与心室起搏管理功能的鉴别诊断

两者的共同点是鼓励房室结优先传导,不同点是A-R或P-R按设定延长一定时间后即有保护性心室起搏的为心室自身优先功能,而心房起搏或自身P波后无QRS波出现,即出现QRS波脱漏后才保护性双腔起搏的为心室起搏管理功能。

第六节 与起搏器有关的心律失常

与起搏器有关的心律失常主要包括:起搏器与自身心律相互影响引起的心律失常、置入起搏器的患者发生自身心律失常、起搏器系统故障而引起的各种心律失常(最常见的是起搏器感知功能低下或起搏功能低下及起搏器介导性心动过速)。

一、竞争性心律失常

1. **竞争性房室分离** 是指患者自身心律的窦性激动或异位房性激动(心房颤动、心房扑动、房性心动过速)控制心房,起搏器控制心室,两者形成房室分离,两者在心电图上各自独立而相互无关系。房室电活动的分离必然导致房室机械活动的分离状态,房室间失去正常的激动顺序(图41-58)。

2. **竞争性心房内分离** 是指患者自身心房激动与心房起搏或心室起搏激动逆传夺获心房,形成的一系列房性融合波(完全性心房内干扰现象)(图41-59)。

3. **竞争性心室内分离** 是指房室传导功能良好的VVI起搏器置入患者,窦性心率与起搏器起搏频率接近或相等时,两者的激动在心室内相互干扰,形成的一系列室性融合波(完全性心室内干扰现象)。双腔起搏器A-V间期与A-R间期接近时,可形成持续的室性融合波(图41-60,图41-61)。

4. **起搏-夺获心律和成对出现的起搏器夺获心室** 使用VVI起搏器的患者,若有比较缓慢的窦性P波出现在起搏心律后的有效不应期之外,就会夺获心室

(无房室传导阻滞),这种现象如果是连续出现,即一个起搏心律伴一个下传的窦性激动心搏,便形成起搏器起搏心室-窦性夺获心室二联律。AAI起搏器或DDD起搏器AAI、VAT工作模式下,可有室性或房性激动夺获心房和心室,形成二联律(图41-62,图41-63)。

5. **房室传导系统的干扰现象**
(1)VVI起搏室房逆传与窦性心律在窦房交接区相遇可形成窦房交接区干扰。
(2)VVI起搏室房逆传与窦性心律在心房内相遇可形成心房内干扰,出现房性融合波。
(3)VVI起搏室房逆传与窦性心律在房室交接区相遇可形成房室交接区干扰。
(4)VVI起搏心室与窦性心律在心室内相遇可形成心室内干扰,出现室性融合波。

二、起搏器诱发的心律失常

1. **室房传导** 在VVI起搏的患者,房室结具有逆传功能时,可发生室房逆传,特别是在窦性心率较慢时。在心电图上表现为逆行的P⁻波出现在QRS波群后,有时不太容易辨认(请参看本章图41-7,图41-59)。

2. **反复搏动** 房室结双径路患者安装起搏器后可以出现房性反复搏动或室性反复搏动。房性反复搏动常见于AAI起搏,表现为P'波-QRS波-逆行P⁻波序列。室性反复搏动常见于VVI起搏,表现为

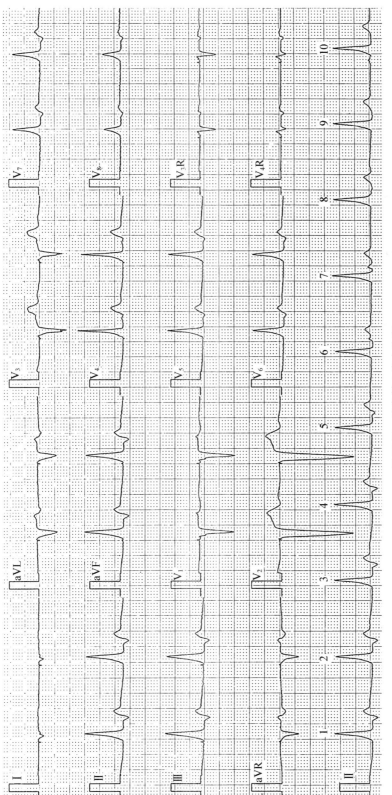

图41-59 竞争性心房内分离

患者女性，53岁，VVI起搏器（主动螺旋电极固定于右心室流出道间隔部）置入术后半年。心电图分析：VVI起搏节律60次/分。同步16号联心电图记录可见每个心室起搏信号后继有起搏QRS波，且在Ⅱ、Ⅲ、aVF、V4～V6号联直立，Ⅰ、aVL号联倒置，符合右心室流出道间隔部起搏心电图特征。起搏之QRS波后可见逆行P波位于T波起始部，为室房逆行传导所致。P波逆行传导于Ⅱ、Ⅲ、aVF号联倒置，aVR、V1号联直立。最下行的加Ⅱ号联可见第5、6、7、8个QRS波后的逆行P波与室性P波发生融合，形成连续4个房性融合波，即竞争性心房脱节（完全性心房内干扰现象），第10个QRS波较同号联前9个略窄，且其前可见正常室性P波，但PR间期较短，考虑为室性融合波。第9、10个QRS波后未见室房逆传P波，考虑为室房逆行上传过程中在心房或房室交接区形成不应期，使室房逆行传导暂时中断。长Ⅱ号联前部未见室性P波出现，考虑此时窦性心动过缓，心房已被从心室逆行上传激动所除极，窦性激动在其不应期内不能再激动心房或患者本身有窦性停搏，亦为心室起搏形成的竞争性房室分离（完全性房室分离）。⑥竞争性室房逆传导伴窦-室房性干扰所致。本图连续的室性P波不能下传心室，亦为心室起搏所致室房传导伴窦-室房性干扰现象。心电图诊断：①室性心律不齐或窦性停搏；②VVI起搏心律（60次/分）；③起搏所致室房传导伴窦-室房性分离（完全性心房内干扰现象）；⑥竞争性房室分离

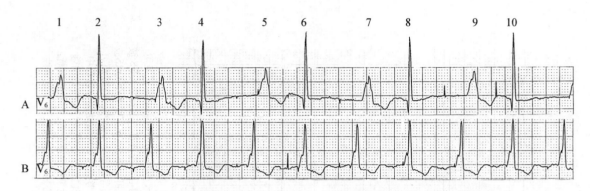

图 41-60 间歇性心房起搏功能不良、竞争性心室内分离（完全性心室内干扰现象）

患者女性,72 岁,因病态窦房结综合征置入 DDDR 起搏器。心电图分析:A. DDD 起搏器,由于间歇性心房起搏功能不良,第 2、4、6、8、10 个心搏为心房起搏后通过自身房室传导系统下传心室形成正常 QRS 波(AAI 工作模式,A-R 间期＜A-V 间期),第 1、3、5、7、9 个心搏为房室顺序起搏(DDD 工作模式,因心房起搏脉冲信号后无起搏 P′波,不能通过自身房室传导系统下传心室形成 QRS 波),心室波为心室起搏形成的宽大畸形 QRS 波。B. DDD 工作模式通过起搏器程控缩短 A-V 间期至与 A-R 间期基本相等,且每个心房起搏脉冲均起搏了心房,心房激动通过房室传导系统下传心室,与心室起搏形成真性室性融合波(A 图相比 QRS 波形态是介于起搏与自身 QRS 波之间的)。一系列的真性室性融合波为心室起搏和激动经房室传导系统下传心室形成竞争性心室内分离,即完全性心室内干扰现象。心电图诊断:①间歇性心房起搏功能不良;②竞争性心室内分离(完全性心室内干扰现象)

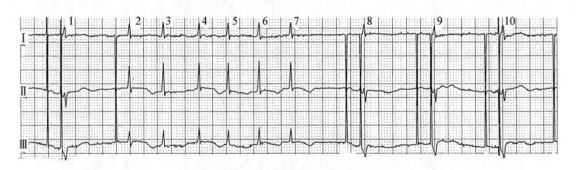

图 41-61 连续的真性室性融合波形成竞争性心室内分离（完全性心室内干扰现象）

患者女性,89 岁,因病态窦房结综合征置入 DDD 起搏器。心电图分析:第 1、8、9、10 个心搏为房室顺序起搏,第 3～7 个心搏为房性心动过速自身房室传导系统下传心室形成。第 1、8、9、10 个心搏中的 QRS 波比正常右心室心尖部起搏图形窄,为真性室性融合波。连续的第 8、9、10 个真性室性融合波形成竞争性心室内分离,即完全性心室内干扰现象。第 2 个心搏心房波起始部有心房起搏脉冲,为房性融合波。心电图诊断:①房性心动过速;②DDD 工作模式;③房性融合波;④真性室性融合波;⑤连续的真性室性融合波形成竞争性心室内分离

心室起搏的 QRS 波群-逆行 P⁻ 波-室上性 QRS 波序列。

3. **房室结内折返性心动过速** VVI 起搏时,激动可沿房室结一条径路逆传心房,再沿另一条径路下传心室,完成一次折返,持续性折返便形成房室结折返性心动过速。

4. **快速性房性心律失常** 置入 AAI 起搏器的患者,若起搏器感知功能降低,心房电极不能感知自身的 P 波,心房脉冲仍按时发放,可形成房性并行心律,若心房起搏脉冲落入心房的易损期,可诱发房性心动过速、心房扑动或心房颤动。置入 VVI 起搏器的患者,心室起搏经房室结双径路或房室旁道逆传心房,逆传激动落入心房易损期,可诱发房性心动过速、心房扑动或心房颤动。

5. **室性早搏** 起搏激动在心室内折返形成早搏(图 41-64)。

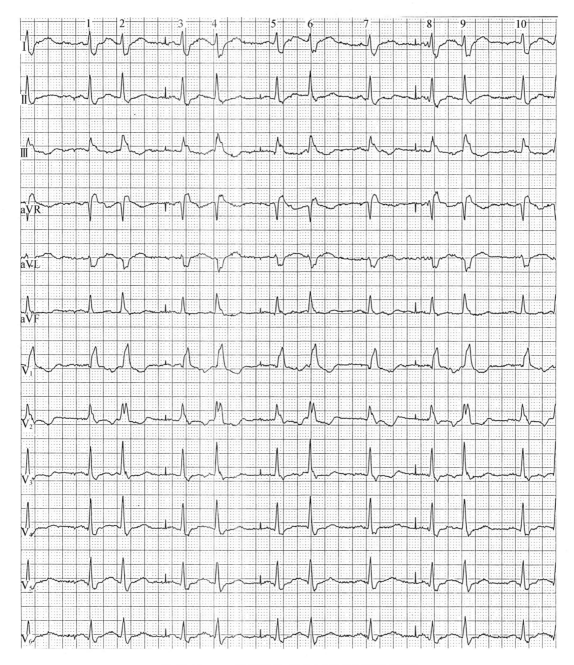

图 41-62　AAI 起搏模式,窦性(或房性)夺获二联律

患者男性,78 岁,因病态窦房结综合征置入 DDD 起搏器。心电图分析:第 1、3、5、7、8、10 个心搏为心房起搏经房室结下传心室,即 AAI 起搏模式;第 2、4、6、9 个心搏为自身心房激动经房室结下传心室。前 6 个心搏形成 AAI 起搏夺获心房并下传心室和自身心房激动夺获心室二联律。QRS 波均呈右束支阻滞型,但略有差异,为长-短周期现象造成的右束支阻滞程度交替所致。此图中的自身心房激动可能为窦性激动,也可能为起源于心房的激动,从与心房起搏联律间期相等和在 aVF、V₁～V₃ 导联似倒置来看,起源于心房的可能性较大,且可能与心房起搏在房内形成折返有关。心电图诊断:①DDD 起搏器 AAI 工作模式;②完全性右束支阻滞;③心房起搏-窦性(或房性)夺获二联律

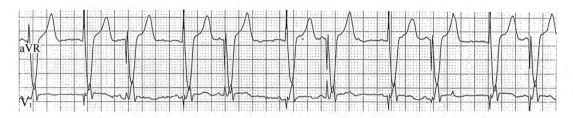

图 41-63 成对出现的起搏器夺获心室

患者男性,78岁,因病态窦房结综合征置入 DDD 起搏器。心电图分析:房性期前收缩二联律时,心房感知促发心室起搏(VAT 工作模式),形成成对出现的起搏器夺获心室。心电图诊断:①房性期前收缩二联律;②DDD 起搏器 VAT 工作模式;③成对出现的起搏器夺获心室

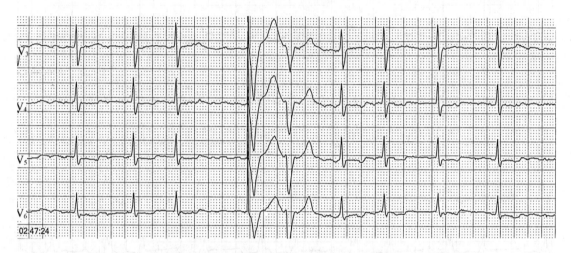

图 41-64 起搏激动在心室内折返形成室性早搏

患者男性,70岁,因心房颤动伴长 R-R 间期置入 VVI 起搏器。心电图分析:心房颤动,VVI 起搏模式,1 次心室起搏后继有 1 次与起搏 QRS 波形态近似的室性早搏。动态心电图记录到多次该现象,考虑为起搏激动在心室内折返形成室性早搏。心电图诊断:①心房颤动;②心室内折返形成室性早搏

6. **快速性室性心律失常** VVI 起搏器感知功能降低时,心室电极不能感知到自身 QRS 波群,心室脉冲按时发放,形成室性并行心律,若心室脉冲起搏脉冲落入心室的易损期,可诱发室性心动过速、心室扑动或心室颤动。

7. **起搏器介导性心动过速(PMT)** 是指置入双腔起搏器的患者,当心室起搏发生室房(V-A)传导时,心室电活动通过室房逆传形成逆行 P⁻波,逆行 P⁻波被起搏器感知,再经程控的房室(A-V)延迟触发心室起搏,该过程周而复始。该心动过速心电图特征为:突然发生快速、整齐的心室起搏 QRS 波群,频率常在 90~起搏器设置的上限频率之间。该 QRS 波群常由房性早搏、室性早搏等诱发,可突然停止,恢复双腔起搏器心电图(图 41-65)。

广义的起搏器介导性心动过速还包括:患者原有快速性房性心动过速、心房颤动、心房扑动,因伴有房室传导阻滞而不能下传,但置入双腔起搏器后可以起搏器为媒介而下传心室。即心室跟踪心房起搏,形成快速性心律失常。广义的 PMT 的心电图特征为:突然发生快速的心室起搏 QRS 波群。若心房频率大于上限频率,则可出现起搏器呈文氏型阻滞以 2:1~3:1 传导,即频率回退现象(图 41-66~图 41-68)。

注意:起搏器介导性心动过速的处理

(1)将起搏方式 DDD 或 VDD 改变为 VVI、DVI 或 DOO,使心房感知功能消失。

(2)延长心室后心房不应期,使逆传 P⁻波落入心房不应期内,不被感知。

(3)降低心房感知灵敏度。

(4)在起搏器上方放置磁铁,使起搏器丧失感知功能,即可终止其发作。

(5)启动 PMT 治疗:具有自动化功能的起搏器能够迅速检测逆传的 P⁻波及 PMT,并将其及时终止。

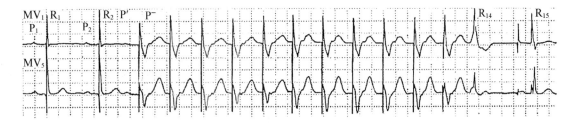

图 41-65 起搏器介导性心动过速(引自刘晓健)

　　患者女性,66 岁,因病态窦房结综合征置入 DDD 起搏器 3 年余。心电图分析:P_1、P_2 为窦性 P 波,且均经自身房室传导系统下传心室形成 R_1、R_2,P-R 间期 0.23s。R_1、R_2 稍已开始处重有心室起搏脉冲,形成假性室性融合波。P′为提前出现的房性早搏并诱发了一阵宽 QRS 波心动过速,频率 118 次/分,每个宽 QRS 波均由心室起搏形成,其 T 波起始部可见逆行 P^- 波。该心动过速的发生是由于起搏器感知了房性早搏 P′波,并触发心室起搏,心室起搏激动经自身房室结逆传回心房形成 P^- 波,P^- 波又被起搏器感知,再次触发心室起搏。连续的起搏感知 P^- 波且触发心室起搏,便形成了起搏器介导性心动过速(PMT)。R_{14} 为室性早搏,且终止了 PMT,其代偿间期后,起搏器以房室顺序起搏模式工作。R_{15} 起始部重有心室起搏脉冲,其形态介于 R_1(或 R_2)与起搏形成的宽 QRS 波之间,为真性室性融合波。心电图诊断:①窦性心搏;②一度房室传导阻滞;③房性早搏诱发起搏器介导性心动过速;④室性早搏终止起搏器介导性心动过速;⑤双腔起搏器 VAT 和 DDD 工作模式;⑥真性及假性室性融合波

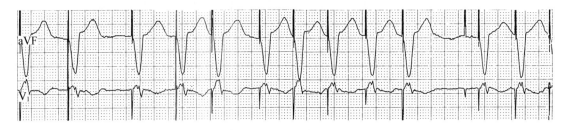

图 41-66 心房颤动伴快速心室起搏(起搏器 VAT 工作模式)

　　患者男性,75 岁,因病态窦房结综合征置入 DDD 起搏器。心电图分析:发生心房颤动时,快速心房激动被起搏器感知,促发心室快速起搏跟踪形成快速心室激动(VAT 工作模式),属广义的 PMT。心电图诊断:心房颤动伴快速心室起搏(起搏器 VAT 工作模式)

　　8. 心室停搏　置入 AAI 起搏器的患者,发生心房扑动或心房颤动时,高大的扑动波或颤动波可被心房电极间歇感知,抑制心房脉冲发放,若患者自身存在房室传导阻滞,可形成较长的 R-R 间期,造成心室停搏。心电图表现为 A-A 间期不规则,可见较长 R-R 间期。

　　VVI 起搏器感知过度时,不适当的感知自身 P 波、T 波或肌颤波,抑制心室脉冲发放,形成心室停搏。心电图表现为 V-V 间期不规则,可见较长 R-R 间期。

　　另外,濒死患者由于心肌细胞电生理特性(包括自律性、兴奋性、传导性和收缩性)的丧失,起搏器对心肌的刺激无法形成心肌同步电活动和协同收缩,可形成电-机械分离甚至无效起搏,患者将发生全心停搏(图 41-69)。

　　9. 频率奔放　早期的起搏器电池耗竭或电子元件失灵时,起搏频率异常增快,可达 100~800 次/分,甚至可达 1000 次/分,若快速的刺激脉冲夺获心室,可形成危险的室性心动过速甚至导致心室颤动。

　　注意:频率奔放的处理:①立即切断起搏器系统。②在起搏器上方放置磁铁,恢复基础频率。③采用体外超速抑制方法,终止起搏源性心动过速。

　　10. 心脏再同步化治疗(CRT)致室性心律失常　双心室起搏后 QRS 波时限比术前 QRS 波时限明显缩短,而单独右心室内膜或左心室外膜起搏后 QRS 波时限则较术前明显延长。CRT 后由于心室激动顺序发生改变,使 Q-T 间期延长、跨室壁复极离散度增加,可导致室性早搏、单形性或多形性室性心动过速的发生。虽然已有证据显示单纯左心室起搏疗效等同于或优于双室起搏,但著名学者 Kantharia BK、Albert CM、Mykytsey 等报道病例 CRT 导致的室速在

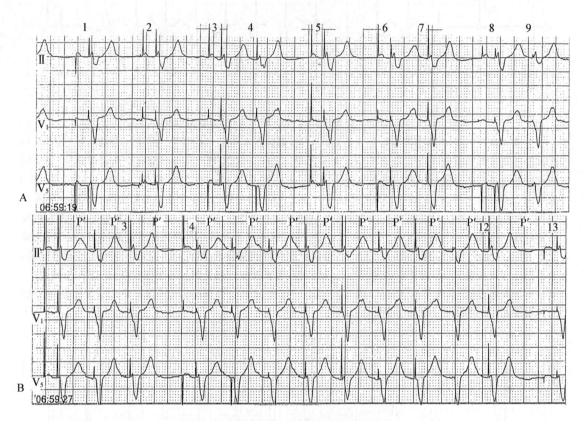

图 41-67　起搏器文氏现象(频率回退功能)

患者男性,73 岁,因病态窦房结综合征置入 DDD 起搏器。心电图分析:A. 第 1、2、3、5、6、8 个心搏为房室顺序起搏(DDD 工作模式),第 4、7、9 个心搏为起搏器感知房性早搏促发心室起搏(VAT 工作模式)。仔细观察 V_1 导联的 T 波,在第 1、4、9 个心搏 T 波顶部有自身心房波,未被起搏器感知而未引起心室跟踪,也未经房室结下传心室,原因为该心房激动在心室后心房不应期(PVARP)中和房室传导不应期中(或患者本身存在房室传导阻滞)。B. 为 A 图连续描记。可见连续快速的心房激动被起搏器跟踪起搏心室,结合上条分析,应为房性心动过速,起搏器 VAT 工作模式。仔细观察和测量 P′V 间期逐搏延长,且在第 3、12 个心搏 T 波降支上有未被起搏器跟踪、也未经房室结下传心室的 P′ 波。由于心室率达到起搏器的上限频率 110 次/分,发生文氏型跟踪,出现 P′V 间期逐搏延长,致最后一个 P′ 波落入心室后心房不应期(PVARP)中未被感知和跟踪所致,也就是起搏器发生了频率回退现象。此后(第 4、13 个心搏)起搏器以下限频率 60 次/分房室顺序起搏。心电图诊断:①频发房性早搏;②短阵房性心动过速;③起搏器 DDD 和 VAT 工作模式;④起搏器文氏现象(频率回退功能)

CRT 术后数小时至数天内发生,左心室起搏关闭可迅速完全抑制室速的发生,而左心室起搏的开启可导致室速的再发。

CRT 致室性心律失常的预防

①采用除颤功能的 CRT;②口服胺碘酮;③电生理检查及射频消融术;④降低左心室输出电压,甚至关闭;⑤双心外膜电极安置。

11. 起搏介导的短-长-短心律可以诱发室性心律失常　VVI/VVIR 起搏器,打开频率滞后功能的情况下,如果起搏器感知到一个联律间期较短的自身节律时,起搏器将以较长的滞后频率间期发放脉冲,如随

之再出现提前的自身心律,可能会触发快速性室性心律失常。DDD/DDDR 起搏器,如果自身的房性早搏落入心室后心房不应期(PVARP),心室不跟踪,出现较长的间歇,在较长间歇后的心房起搏心室跟踪心律后,如果再出现联律间期较短的室性早搏,则可能会诱发室性心律失常。也可以是房性早搏心室跟踪造成联律间期,随后是较长的起搏间期,此时如出现室性早搏,则易诱发室性心律失常。

注意:预防与解决办法:①取消频率滞后功能;②缩短心室后心房不应期(PVARP),避免房性早搏落入 PVARP 致心室不跟踪引起较长间歇。

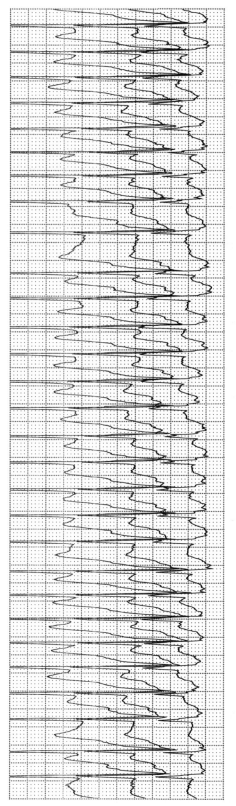

图 41-68 极速型心房颤动伴极速快速的心室起搏

患者男性，91岁，置人 DDD 起搏器 5 年。心电图分析：极速型心房颤动，平均心室率 197 次／分。快速心房激动被心房线路感知而促发心室起搏（VAT 工作模式），形成极快速的心室起搏，属于广义的 PMT。心电图诊断：①极速型心房颤动；②DDD 起搏器 VAT 工作模式

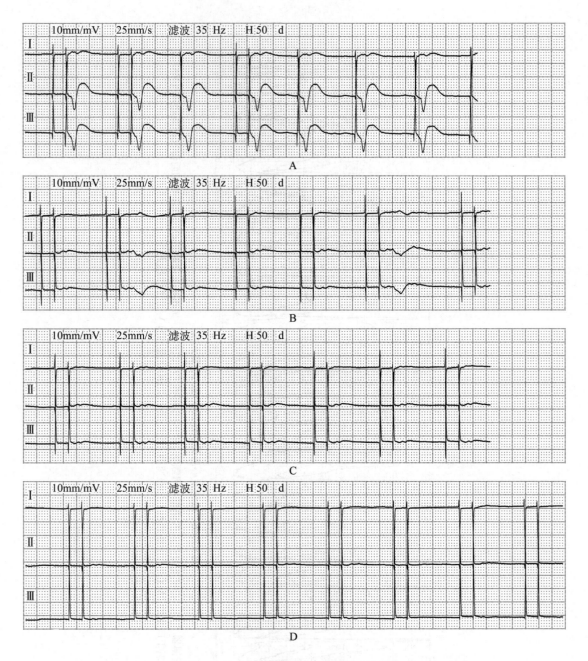

图 41-69　DDD 起搏器无效起搏、全心停搏

　　患者女性,93 岁,因病态窦房结综合征置入 DDD 起搏器。心电图分析:A. 可见房室顺序起搏和心室跟踪心房起搏(心房波低小,但 Ⅱ 导联可见),即 DDD 工作模式和 VAT 工作模式。B. 房室顺序起搏模式,但心房起搏信号后未见 P 波,心室起搏信号后可见低小的心室除极波。此时已听不到患者心音,无心室收缩,测不到血压,形成电-机械分离。C. 同图 B,但心室除极波更低小。D. 同 C 图,心室除极波更小,部分心室脉冲信号后无心室除极波。心电图诊断:①DDD 起搏器的 VAT 和 DDD 工作模式;②DDD 起搏器无效起搏;③全心停搏

第七节　起搏器综合征

　　起搏器综合征也称房室不同步收缩综合征,是指安装人工起搏器的患者,出现头晕、乏力、晕厥、颈动脉异常搏动及出现低血压现象的一组病征,是心脏起搏后由于血流动力学及电生理方面的异常而出现的一组临床表现。有关详细内容请参看本书第 44 章与心电图有关的综合征"第十三节　与起搏器有关的综合征"。

第八节　起搏器功能试验

一、起搏器磁铁试验

磁铁试验是将磁铁放置于起搏器脉冲发生器上，起搏器应以厂家设置的磁铁频率进行起搏，即以AOO或VOO方式工作，其作用包括：①显示起搏功能。②测试起搏器电池状态。③终止起搏器介导性心动过速。④识别双腔起搏器。

电池耗竭和起搏器过度感知均可造成起搏间期延长，可用磁铁试验来鉴别，前者磁铁频率下降，后者起搏频率正常。

二、收音机听诊试验

将一个半导体收音机放置于起搏器的皮表部位，当调谐旋钮转到低频端时，便可听到起搏器的起搏脉冲音，因收音机具有方向性，故应细加调整。本试验方法简便易行，在无仪器的条件下，可借助收音机测试起搏器是否在发放脉冲的一种可行的方法，如能再配合心音或脉搏，还可测试起搏器的起搏功能和按需功能。

第九节　起搏心电图的分析方法

安装起搏器的患者，最主要的问题是起搏器是否工作正常，起搏器是否起到了应有的作用。最为有效、最为简单的方法是进行动态心电图检查，通过动态心电图来分析起搏器起搏功能、感知功能是否正常，为临床心血管医生提供患者起搏器的第一手资料。由此可见心电图对分析起搏器的功能至关重要，这就要求心电图及心血管医务工作者掌握一定的分析方法。

一、常规分析方法

1. 仔细阅读起搏器生产厂家的使用手册，充分了解起搏器的生产厂家、起搏器类型、起搏器的技术特性、工作特点及程控方式。

2. 了解起搏器的置入时间、起搏器设置的心电参数及起搏器的计时周期。

3. 了解起搏器的电极种类（单极电极还是双极电极）及电极埋藏的位置（心房或心室的哪个部位）。

4. 记录合格的12导联心电图，挑选起搏信号振幅高的导联分析。

5. 最好可将起搏器置入前后的心电图进行对比分析。

6. 分析起搏心电图时，应注意如下情况。

（1）首先要识别起搏器脉冲信号，起搏脉冲信号的宽度多为0.5ms，常规心电图记录速度为25mm/s，起搏脉冲信号呈一条垂线，类似"钉子形"，其后紧跟心房或心室激动波。双极起搏时，体表心电图上的起搏信号较小；单极起搏时，起搏信号较大。当起搏电压过高时，起搏信号可呈双向形状，即在心电图上振幅较高的起搏信号后出现一方向相反，占时较长的电位衰减指数曲线，并使QRS波甚至ST段轻度或明显变形，该种现象称为超射现象或过冲现象。

（2）找出所有自身的和起搏的P波及QRS波群。根据起搏脉冲与P波及QRS波群的关系以及P波和QRS波群的形态变化，判断起搏的心腔、感知的心腔及感知后的反应方式。

（3）如果是心室起搏心电图，在起搏脉冲信号之后紧跟一个类似室性异位搏动的宽大畸形QRS波，T波的方向与QRS的主波相反，QRS波的形态取决于心室起搏的部位。

（4）如果是心房起搏心电图，则心房有效起搏由人工起搏信号和其后的心房波（P'波）组成。此时若房室传导完好，则每一个起搏的P'波后跟随着一个自身的QRS波；若发生传导比例不是1:1，则起搏的P'波中一部分下传心室，而未下传心室的P'波其后无紧随的QRS波。

7. 有些新型双腔起搏器可经程控仪显示或再通过打印机打印出计时周期及脉冲标记，为起搏器心电图分析提供了极大便利，但分析结果不能代替人工分析。

8. 了解起搏心电图的两种节律，即自主心律和起搏节律。当自主心律高于基础起搏频率时，心电图表现为自主心律；当自主心律低于起搏频率时，心电图表现为起搏节律；当两种节律的频率近似相等时，两种节律交替出现或出现融合波。

二、具体分析方法

(一)对 AAI 起搏器心电图的分析

1. 一定要了解 AAI 起搏器的起搏和感知使用的是单极还是双极。单极导线的起搏信号大,容易识别;而双极起搏信号小,不容易识别。此外,单极感知时,起搏器容易发生感知过度。

2. 判定起搏功能。有效起搏在电脉冲 S 后有形态略异的 P′波,然后经正常房室传导至心室产生窄的 QRS 波群,所以心房有效起搏为 S-P′-QRS 型;若只有 S 信号而无 P′波,说明该刺激为无效起搏。无效起搏早期多见于阈值升高或电极移位,晚期为电池耗竭或电极断裂等。

3. 判定感知功能。AAI 起搏时心房电极感知到比起搏频率快的窦性 P 波或房性早搏后,即抑制发放电脉冲,并从 P 或 P′波感知后,逸搏间期得到重整。在无滞后功能时,逸搏间期＝基本起搏间期。

4. 仔细分辨心电图上在起搏信号后有无 P 波及相应的 QRS 波群。如果 P 波不能清楚地显示,但每一个起搏信号后跟随有 QRS 波群,也能说明 AAI 起搏器工作正常,而心房激动产生的 P′波在心电图上不能清楚地显示。

(1)当逸搏间期(P-S 间期)＝基础起搏间期(S-S 间期)时,则起搏器感知功能正常。

(2)当 P-S 间期＜S-S 间期时,则可能是:
① 自身的 P 波未被感知,需寻找原因。
② 起搏器开启了频率正滞后功能。

(3)当 P-S 间期＞S-S 间期时,则可能为:
① 起搏器开启了频率负滞后功能,一般可见相等的 P-S 间期略长于 S-S 间期。
② 起搏器过度感知,一般可见有干扰信号且 P-S 间期明显长于 S-S 间期。
③ 起搏器电池耗竭,起搏信号发放不规律。

(二)对 VVI 起搏器心电图的分析

1. 基础起搏间期是最重要的一把标尺　对于 VVI 起搏而言,基础起搏间期是最重要的一把标尺,心室起搏脉冲就是这把标尺的终点。其起点可以是起搏事件也可以是感知事件。确定了终点后,向回测量一个基本起搏间期,就可以观察到起搏脉冲发出前发生了什么事件。同时起搏脉冲也是测量下一事件的标尺的起点,向前观察一个基本起搏间期,则可观察到在标尺终点处起搏脉冲是否按时发放,还是有感知事件使其提前终止。理解了起搏器的计时周期,就能迅速而准确地判断起搏器的工作状态。

2. 判定是否有效起搏　心室刺激脉冲后心室应

激,则有宽大畸形的 QRS′波群,即 S-QRS′-T 为有效起搏;反之 S 信号后不伴有 QRS′波群,说明心室没有应激,是无效起搏。

(1)当逸搏间期(R-S 间期)＝基础起搏间期(S-S 间期)时,则起搏器感知功能正常。

(2)当 R-S 间期＜S-S 间期时,则可能为:
① 自身的 QRS 波未被感知,需寻找原因。
② 起搏器开启了频率正滞后功能。

(3)当 R-S 间期＞S-S 间期时,则可能为:
① 起搏器开启了频率负滞后功能,一般可见相等的 R-S 间期略长于 S-S 间期。
② 起搏器过度感知,一般可见有干扰信号且 R-S 间期明显长于 S-S 间期。
③ 起搏器电池耗竭,起搏信号发放不规律。

(三)对 DDD 起搏器心电图的分析

对于分析 DDD 起搏器而言,需要掌握 3 个标尺:A-V 间期、上限频率间期、下限频率间期。

1. A-V 间期:可帮助我们判断心房到心室的时间关系,即判断心室起搏脉冲的发放是否适时。

2. 上限频率间期:这是心室起搏脉冲发放的最小间距,可以协助我们了解房室 1:1 传导的最大频率,若心房率超过了上限频率,则起搏器可发生文氏型房室传导阻滞或 2:1 房室传导阻滞,更高的心房率则可引起起搏器自动模式转换。

3. 下限频率间期:根据计时方式的不同可以将简化为 V-A 间期(心室计时)和 A-A 间期(心房计时和改良的心房计时),可以确定心室到心房的时间关系,即判断心房起搏脉冲的发放是否适时。

4. 要掌握 DDD 起搏器的 4 种基本工作模式和这些工作模式对应的条件。

5. 安装 DDD 起搏器的患者,若出现阵发性或持续性心房扑动或心房颤动时,F 波、f 波振幅的高低、频率的快慢及下传心室等因素可使 DDD 起搏器自动转换为 ODI、VAT、VDD、VVI、AAI、DDD 等起搏模式,加上起搏器设置的上限频率、下限频率及各种特殊功能(如频率平滑、睡眠频率、频率滞后搜索、心室安全起搏等功能),导致心室起搏频率变化极不规则,需仔细分析,方能得出正确心电图结论。

总之,分析 DDD 起搏心电图时,首先确定计时方式就能够为进一步判断找到一个恰当的切入点,从而达到迅速准确评估的目的。

(四)对 CRT 起搏器的分析

1. 全面掌握 DDD 起搏器心电图的分析要领。

2. 重点注意左心室起搏脉冲是否真正夺获左心室,若左心室提前起搏并夺获左心室,则 V₁ 导联呈类似右束支阻滞图形,并且波形相对变窄,Ⅰ、aVL导联出现Q(q)波或呈QS型,额面电轴右偏。

3.Ⅰ导联是否存在Q(q)波或呈QS型是判断是否真正双心室起搏的一个可靠指标;同时QRS波形相对变窄是判断真正的双心室起搏的另一个指标,但显著变窄时,应首先排除室性融合波。

第十节 起搏器心电图的正常变异

1.因受心电图机或动态心电图系统频响范围的影响,在心电图同一导联中,起搏信号的振幅有高有低,极性向上或向下,均为正常表现,不要误认为起搏器功能不良(图41-70)。

2.固定的相等的略大于起搏间期的逸搏间期,是由于起搏器为鼓励自身心室除极而设有负性频率滞后功能的正常表现,不要误认为是起搏周期异常。

3.起搏间期出现长短变化

(1)具有频率应答功能的起搏器,患者活动时,起搏频率加快;患者休息时,起搏频率减慢。

(2)设有睡眠频率功能的起搏器,当患者睡眠时,起搏频率逐渐减慢;黎明时,起搏频率逐渐增快。

(3)设置频率平滑功能的起搏器,当自身心房率增快或减慢时,为防止起搏周期的突然变化,阻止心室跟踪的起搏周长差异过大,心室跟踪起搏周期按前一起搏周期的某一百分率(如6%)逐渐延长或缩短起搏周期,起搏频率呈逐渐减少或增加,但仍保持1:1跟踪,以避免患者心率突然变化造成的不适感,使起搏心律处于比较平稳的变化状态。不要认为起搏器功能异常。

4.起搏器文氏型阻滞、2:1阻滞甚至三度房室传导阻滞或起搏模式转变,是由于自身心房率高于起搏器上限频率,起搏器不再1:1跟踪心室或完全不跟踪心室,使心室率降至高限频率以下以保护心室,不能误认为起搏器功能异常。

5.DDD起搏器依据患者自身的心房率和P-R间期的变化,可自动转变4种工作模式,即DDD、AAI、VAT、ODI工作方式。

6.真性室性融合波与假性室性融合波。当起搏脉冲的发放和自身节律基本同时发生,它们各自激动一部分心室肌时,心电图上便出现真性室性融合波,有时融合波的QRS波形、时间呈渐进性变化,即"手风琴样"效应。有时自身心电信号已激动心室,起搏信号会落入自身QRS波中,形成假性室性融合波。当心室内传导正常时,自身心电信号传至心内膜电极约需0.05s,右束支阻滞、左心室早搏及不定型心室内传导阻滞时,自身心电信号达到右心室心尖部电极的时间更加延迟,可出现起搏信号落在整个QRS波群之中的伪融合波,属正常现象。还有一种少见的假融合现象,即右束支伴左前分支阻滞时或高钾血症引起严重的心室内传导阻滞时,起搏信号可落在自身QRS波群之后的ST段前半部分。若心室内传导正常时,起搏信号落在QRS波群之外,则属感知不良。出现真性或假性室性融合波,均不能认为是心室感知功能不良。因为心室感知在QRS波的类本位曲折处或QRS波顶部,而不在QRS波起始处。有时真性与假性室性融合波不易分辨,可观察其后T波有无改变,若T波未改变,则为假性室性融合波,否则为真性室性融合波,这是因为除极改变会发生复极改变。

7.真性或假性房性融合波。出现真性或假性房性融合波,均不能认为是心房感知功能不良。因为P波感知在P波的类本位曲折处或P波顶部,而不在P波的起始处。

8.AV间期突然缩短为110ms左右,心房起搏信号后,可见QRS波或伪差信号,为起搏器心室安全起搏功能,不要误认为A-V间期异常缩短。自动阈值检测时,A-V间期也会自动缩短,一般为25~100ms,不要误认为是起搏器功能异常。

9.对AAI起搏器模式注意

(1)当阵发性心房扑动、心房颤动发作时,扑动波、颤动波高大时可抑制心房脉冲发放,低小时多不能被起搏器所感知,使AAI心房脉冲不规则发放或呈无效刺激,使DDD起搏器心室起搏频率较快且极不规则,此时不能误认为起搏器功能异常。

(2)房性早搏未下传心室,却可被起搏器感知而抑制AAI起搏脉冲的发放,出现较长的R-R间期,致心房起搏周期长短不一,不要误认为起搏器感知功能不良,应注意识别T波上的P'波。

10.深呼吸和体位改变时,可出现起搏QRS波形改变。

11.起搏器在调试过程中,心电图上起搏频率可出现突然加快或不规则,不要误诊为起搏器故障。

12.起搏器为了防止电磁干扰或其他信号干扰而导致起搏脉冲发放抑制,设置了噪声反转功能。当起搏器遇到反复连续快速的干扰信号后,可连续发生不应期重整,直至启动噪声反转功能,此时心电图不论有无自身心搏出现,起搏器将以下限频率发放起搏脉冲。此时也不要误诊为起搏器故障。

13. 起搏器（特别是 VVI 起搏器或具有 VVI 工作模式的起搏器）在发放一次心室电脉冲后或感知一次自身 QRS 波群后，起搏器感知放大器关闭，设有 300～400ms 的不应期，在此期间发生的自身节律，不被心室电极感知或部分感知，这是起搏器的正常现象，不属于起搏器感知功能不良。

14. 起搏器感知功能不良时，起搏信号可在自主的 P 波或 R 波后出现，有可能落在心房或心室刚除极之后的有效不应期中而不能有效地夺获，也表现为起搏信号后无相应的心脏除极波，这种情况应认为是感知功能不良，不能认为是起搏功能不良。

15. 当 A-V 间期滞后功能开启时，P 波跟踪频率将可能同传感器指示频率产生竞争，此时，在心电图上可以同时看到 P 波跟踪现象和心房起搏。A-V 间期可延长或缩短。

16. 动态心电图检查时，有时发现 MV_1、MV_3、MV_5 导联起搏 QRS 波形出现多变，很可能是由于被检者体位改变引起。

17. 右心室起搏后 QRS 波群由类似左束支阻滞图形变为类似右束支阻滞图形时，则可能是心室电极发生移位。

18. 心室自动阈值管理功能打开时，起搏器逐跳对起搏脉冲进行夺获监测，由于 ER 波（刺激除极波）检测窗存在初始空白期，如心室初始脉冲发放后自身 QRS 波也出现，则自身 QRS 波可落入空白期内不被感知，起搏器误认为脉冲未夺获心室，备用脉冲将在初始脉冲后 100ms 处发放，但此时心室处于有效不应期，备用脉冲不能夺获心室，这一特殊的心电现象产生的原因是心室 ER 波检测窗存在初始空白期所致，并不是心室感知、起搏功能不良（图 41-70）。

19. 对于起搏心电图上规律出现的起搏和感知的异常现象，不要轻易做出起搏和感知功能不良的诊断。需要对起搏器的基本参数进行测试，若参数测试在正常范围内，则需要考虑是否为起搏器的特殊功能在起作用。

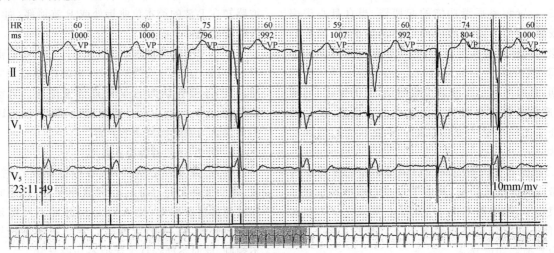

图 41-70　VVIR 起搏器自动心室阈值管理功能

本图可见 V-V 间期呈现三长一短的规律，长-短 V-V 间期对应的心室率相差 15 次/分，短 V-V 间期处有 2 个相隔 110ms 的脉冲，前 1 个为测试脉冲，后 1 个为备用脉冲

第42章

少见的心电波及征

一、Brugada 波

Brugada 波(Brugada wave)是 Brugada 综合征在心电图上的一种表现。Brugada 综合征是 1991 年西班牙学者 Brugada 两兄弟首次报道的一种新发现的心脏结构正常而引起猝死的一个综合征。该征最主要的表现为心电图右胸导联上出现特征性 J 波、ST 段抬高和 T 波倒置三联症,常因伴发心室颤动导致一些青年人猝死而备受关注。然而有些患者心电图上右胸导联虽出现了 J 波、ST-T 段特征性改变,但未发生过自发性恶性室性心律失常或猝死。据此不少学者提出仅有心电图上右胸导联出现 J 波、ST 段抬高、T 波倒置改变而没有出现恶性室性心律失常不应称为 Brugada 综合征,应称为 Brugada 波。

(一)Brugada 波的心电图分型

根据右胸导联 $V_1 \sim V_3$ 任何一个或一个以上的导联出现 J 波、ST 段抬高和 T 波改变所组成的 Brugada 波的形态不同,分为以下三型(图 42-1,图 42-2)。

1. 一型 ST 段呈拱形抬高,J 波和 ST 段融合抬高≥2mm(0.2mV)伴 T 波倒置,几乎无等电位线。这一型通常称穹窿形,类似右束支阻滞图形。

2. 二型 右胸导联 J 波抬高≥2mm(0.2mV)继之下降与抬高的 ST 段(高于等电位 1mm)相连续,T 波正向或双向,这一型通常称高马鞍形。

3. 三型 右胸导联 ST 段抬高<1mm,T 波正向,这一型通常称低马鞍形。

(二)Brugada 波的特性

Brugada 波不是出现后恒定不变,有很大的不稳定性,具有以下特性。

1. 隐匿性 一般情况下不会出现,应用药物激发试验方可出现。

2. 间歇性 不同次的心电图记录时有时无。

3. 易变性 同一患者不同次记录的心电图波形可有变化,甚至变为正常。

4. 频率依赖性 心率慢时 Brugada 波出现,已有者变得更典型;心率快时消失,已有者变得不典型。

(三)获得 Brugada 波的方法

改变探查电极放置位置:对疑有 Brugada 波者,应把原探查电极位置(第 4 肋间)垂直上移至第 3 肋间或第 2 肋间记录,能提高 Brugada 波的检出率。上移探查电极提高了 Brugada 波的检出率,是否会出现假阳性,尚需进一步探讨。

(四)Brugada 波的形成机制

简单地说,Brugada 波是由于面对探查电极板的心外膜与心内膜之间存在的显著复极离散度而形成的。目前认为,Brugada 综合征患者编码钠通道的 SCN5A 基因异常,使部分右心室外膜细胞复极 1 相 I_{Na^+} 减少,Ito 电流相对增加、复极 2 相平台期全部或部分丢失。进而该部位心外膜和心内膜之间复极离散度增加,电位差异常增大,表现在心电图上即 J 波异常和 ST 段抬高。心外膜丧失了平台期的部分与平台期正常的部分之间存在电位差。当上述心外膜表面不同部位之间或心内膜和心外膜之间电位差足够大时,即可形成新的动作电位,即发生 2 相折返。这可能就是 Brugada 综合征容易发生多形性室性心动过速或心室颤动的原因。

(五)Brugada 波的发生率和临床意义

在一般人群心电图普查中,Brugada 波二型和三型检出率最高,是一型的 5 倍,男性高于女性。在已确诊的 Brugada 综合征中,一型占 60% 以上,因而一型 Brugada 波与 Brugada 综合征有密切的相关性,而二型和三型 Brugada 波不能作为诊断 Brugada 综合征的依据,尚需随访观察。如果 Brugada 波患者的心电图中出现了碎裂 QRS 波,是心肌传导障碍的表现,其具有猝死高危的警示作用。

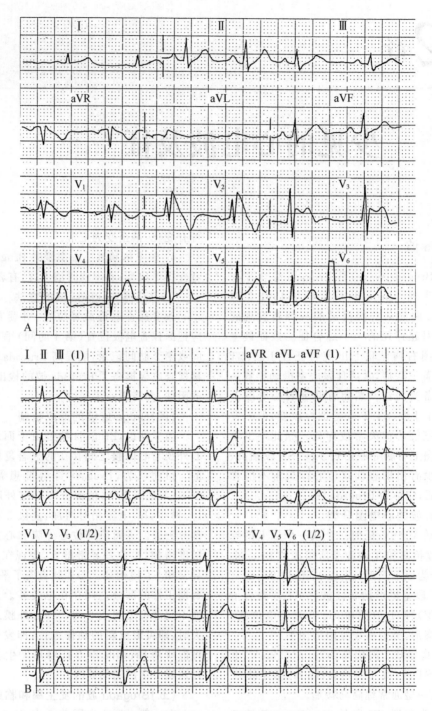

图 42-1　Brugada 波心电图 25 年后对比

图 A 患者男性,30 岁,平时无任何心脏方面的临床症状,体检时心电图示 V_1、V_2 导联呈 rSr' 和 rsR' 型,$ST_{V1,V2}$ 呈下斜型抬高伴 T 波倒置,ST_{V3} 抬高呈马鞍型,QRS 波时限<0.12s,肢体导联和左胸导联无 S 波增宽的右束支阻滞特征,我们当时把 V_1～V_3 导联 ST 段抬高作为右心室早复极综合征在《中华内科杂志》进行报道。图 B 是本患者 25 年后描记的心电图。患者描记这份心电图时已 55 岁,25 年期间患者未发生过心脏事件,这份心电图除 V_1～V_3 导联 QRS 波形态、ST-T 段转为正常外,其他导联各波段与 25 年前比较基本无变化。早复极综合征随着年龄增长,有些 ST 段和 J 波可变为正常,Brugada 波也有与早复极综合征相同的心电图规律,两者的发生机制是否相同尚需探讨

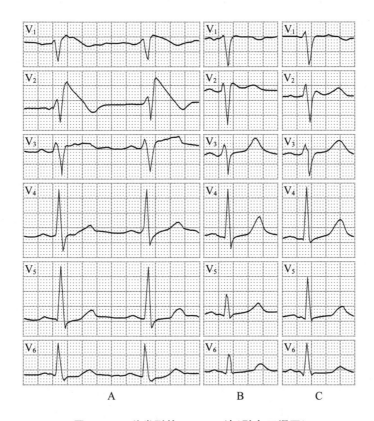

图 42-2　3 种类型的 Brugada 波（引自王福军）

A. 穹窿型；B. 高马鞍型；C. 低马鞍型。根据 V₁~V₃（V₄）导
联 J 波和不同形态的 ST 段、T 波组成 3 种类型的 Brugada 波，3 种
类型中穹窿型最典型，容易识别，其他两型容易与正常混淆

二、Dow（舒张期振荡波）

Dow 是舒张期振荡波（diastolic oscillatory waves）的缩略词。有学者认为此波为 U 波，在室性早搏之后或室性心动过速之前 U 波往往增大或伴电交替，Orinius 和 Ejvinsson 称之为舒张期振荡波。

（一）心电图表现

Dow 在紧接 T 波之后出现，类似 U 波，时隐时现，忽高忽低。当频繁出现时，其后常伴发室性心律失常（图 42-3）。

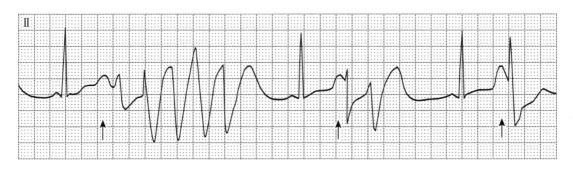

图 42-3　Dow 和室性节律（引自蒋健）

此图为一冠心病患者心电图监护时记录。箭头所指之处示 Dow。Dow 出现引发一阵室性心动过速和 2 次孤立性室性早搏

(二)发生机制和临床意义

Dow 的发生机制和性质尚不完全清楚,可能是后除极电位振荡在体表心电图上的反映,是心电不稳定的表现。因其同时伴有 Q-T 间期延长,可引发孤立性室性早搏,也可引发阵发性室性心动过速,特别是尖端扭转型室性心动过速,因而被临床重视。

三、Epsilon 波

Epsilon 波(Epsilon wave)是位于胸导联 QRS 之后 ST 段起始处出现的低振幅的棘波或震荡波。此波是右心室部分心肌细胞延迟除极的电位,故又称右心室晚电位。最早(1977 年)记录到 Epsilon 波的是 Fontaine。他在给一例致心律失常型右心室心肌病(arrhythmogenic right ventricular dysplasia/cardiomyopathy-ARVD/C)并伴有持续性室性心动过速患者,施行外科手术时进行心外膜电位标测,发现在整个心室除极之后记录到迟发电位,这些晚来的激动电位是患者右心室游离壁延迟除极产生。后来 Fontaine 应用胸前双极导联,在致心律失常型右心室心肌病患者的心电图中,也发现了这种迟来的除极波,并命名为 Epsilon 波。Epsilon 波的发现为诊断致心律失常型右心室心肌病提供了重要线索,同时,也是预测室性心律失常的一个高危因素。因此,Epsilon 波渐被心电图工作者和临床医师重视。

(一)Epsilon 波特征和心电图表现

在致心律失常型右心室心肌病患者的心电图上,约 30% 可记录到低振幅的小棘波或碎裂波,即所谓的 Epsilon 波,特异性 100%。体表心电图及其他记录方法有如下表现(图 42-4)。

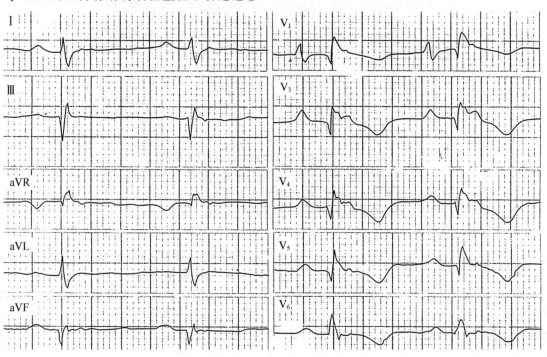

图 42-4 Epsilon 波、右心室肥大(引自唐咏)

患者男性,46 岁,突发心悸、胸闷、呼吸急促。心电图显示,$V_1 \sim V_6$ 导联 QRS 波终末部与 ST 段连接处可见小棘波的 Epsilon 波

1. 心外膜电极或胸前双极导联、信号平均叠加等方法,可以在 QRS 波末 ST 段初始部位清楚地记录到 Epsilon 波。

2. 体表心电图上 V_1、V_2 导联偶可在 V_3、V_4 导联的 QRS 波末 ST 段起始部见到 Epsilon 波,由于棘波低小,常被忽视,多数情况被漏诊。

3. 局限性 QRS 波增宽,如 $V_1 \sim V_2$ 导联 QRS 波时限 $\geqslant 110ms$;($V_1 + V_2 + V_3$)QRS 波时限/($V_4 + V_5 + V_6$)QRS 波时限 $\geqslant 1.2$;$V_1 \sim V_3$ 导联 S 波升支时限 $\geqslant 55ms$;$V_1 \sim V_3$ 导联 QRS 波时限比 V_6 导联 QRS 波时限 $\geqslant 25ms$。

4. $V_1 \sim V_3$ 导联 ST 段自发性抬高,$V_1 \sim V_3$ 导联的 QRS 波时限比 V_6 导联 QRS 波时限 $\geqslant 25ms$。

5. 常表现右心室肥大伴不完全性右束支阻滞或完全性右束支阻滞。但并非是右束支本身病变所引起,而是右心室内心肌传导延缓的结果。

6. 患者如发生室性心动过速,QRS 波多呈左束支阻滞图形。

(二)Epsilon 波的发生机制

在正常情况下,左、右心室的心肌除极几乎是同步的,心室除极所产生的 QRS 波时限在 60～100ms (0.06～0.10s)。在某些病理情况下,右心室的部分心肌细胞萎缩、退化,被纤维组织或脂肪组织替代,产生了脂肪组织包绕的岛样的存活心肌细胞。在心肌除极时与正常的心肌细胞相比除极滞后,除极波便落在 QRS 波末 ST 段起始部,表现为碎裂的小棘波(Epsilon 波)。由于碎裂的小棘波发生在延迟除极的右心室心肌细胞,故在右心室导联 V_1、V_2 最清楚。

(三)Epsilon 波的记录方法

Epsilon 波是反映右心室激动延迟的一个指标,是诊断 ARVD/C 的一个主要指标,对 ARVD/C 的诊断特异性很高,但是不敏感。

常规心电图仅有 30% 能记录到 Epsilon 波,因该波低小很容易漏掉。应用 Fontaine 率先提出的双极胸前导联能更清楚记录到 Epsilon 波。该导联系统是采用肢体导联,即将红色肢体导联线的电极放在胸骨柄作为阴极,黄色肢体导联线的电极作为阳极放在剑突处,绿色肢体导联线的电极放在常规胸前 V_4 导联的部位作为阳极。上述 3 个电极组成 3 个双极导联,分别称为 F_I、F_{II} 和 F_{III} 导联。导联电极放置好后,将心电图的记录方法设置在 I、II、III 导联的位置,则可记录到 F_I、F_{II} 和 F_{III} 的心电图。Fontaine 双极胸前导联记录的 Epsilon 波比常规心电图的敏感性提高 2～3 倍。

(四)Epsilon 波的临床意义

ARVD/C 病人合并右束支阻滞和右心室受累的程度相关联,Peters 则认为,右束支阻滞和 ARVD/C 合并心力衰竭相关联,ARVD/C 合并右束支阻滞的预后差。Turrini 等研究表明,12 导联心电图 QRS 波离散度≥40ms 是 ARVD/C 病人发生心脏猝死的一个独立危险因子。右胸导联 S 波升支时限≥70ms 对于 ARVD/C 室性心动过速的诱发也是一个独立预测因子。心电图对 ARVD/C 的诊断虽有很好的特异性和敏感性,但 ARVD/C 的诊断不能仅靠单一的检查手段,尚需结合临床、家族史及影像学、心内膜活检等技术。

四、Lambda 波

Lambda 波(λ)(Lambda wave)是一个心室除极和复极均有异常的心电图波。是继长 Q-T 间期综合征、Epsilon 波、Brugada 波、短 Q-T 间期、致恶性心律失常的特发性 J 波之后又一个被认识和提出的与心源性猝死相关的一个心电图波。已被作为一个独立的识别猝死高危患者的心电图标志。

(一)心电图特征

1. Lambda 波表现为 II、III、aVF 导联出现 ST 段下斜型抬高,近似于不典型"墓碑样"QRS-ST 的复合波。这种特殊形态的复合波由 ST 段的缓慢下降,其后伴随的 T 波倒置组成。右胸导联不出现 Brugada 波。

2. 该波的另一个显著特点是:R 波降支和(或)升支的终末部有切迹,并与下斜型抬高的 ST 段及倒置 T 波组合在一起,类似希腊字母 λ(Lambda)形态,故称 Lambda(λ)波。

3. 左胸前导联 ST 段存在镜像性反应,即 ST 段水平压低,服用硝酸甘油对上述心电图改变无影响。

4. 可伴发恶性心律失常,即短阵性心室颤动及心脏骤停(图 42-5)。

(二)临床特征

1. 常见于年轻的男性患者,有晕厥史和有晕厥或猝死的家族史。

2. 各种相关检查,证实不伴有器质性心脏病。

3. 有过恶性室性心律失常的心电图记录。

4. 猝死常发生在夜间。死于原发性心肌电疾病。

(三)Lambda 波与 Brugada 波的区别

1. Lambda 波心电图特征是 II、III、aVF 导联 J 点上抬伴 ST 段下斜型抬高及 T 波倒置,右胸导联出现对应性 J 点下移伴 ST 段下斜型压低及 T 波直立。而典型的 Brugada 波主要表现在 V_1、V_2(V_3)导联 J 点上抬伴 ST 段下斜型抬高并 T 波倒置,II、III、aVF 导联无明显改变。

2. Lambda 波患者同时有心室除极和复极异常;Brugada 波多表现为复极异常。

3. Lambda 波患者的猝死属于原发性心脏骤停;Brugada 综合征患者主要死于心室颤动。

近年不断有报道,不典型 Brugada 综合征临床症状酷似典型 Brugada 综合征而心电图不典型,即 J 波及 ST 段抬高不是发生在右胸导联而是下壁导联(II、III、aVF),或者是右胸导联伴下壁导联同时出现因而有学者认为 Lambda 波与不典型 Brugada 波的关系不清楚,这种仅出现在下壁导联 J 波及 ST 段改变可能与 Brugada 综合征属于同一类型的心电疾病,只不过是 J 波及 ST 段改变的程度和发生的导联不同而已。但也有学者认为,下壁导联出现的 Lambda 波可能是猝死高危患者一个新的心电图标志,代表一个新的临

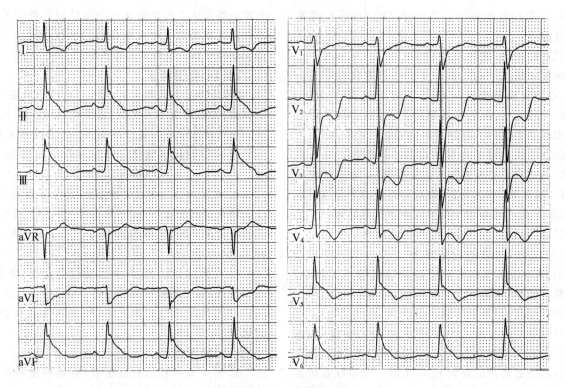

图 42-5　Lambda 波(λ 波)

Ⅱ、Ⅲ、aVF、V₅、V₆ 导联出现 ST 段下斜型抬高,ST 段与 QRS 波组成近似于不典型"墓碑样"QRS-ST 的复合波。R
波降支切迹,ST 段缓慢下降,与其后倒置的 T 波组合在一起,类似希腊字母 λ 形态

床范畴,或新的致心律失常综合征。

(四)Lambda 波与患者猝死的发生机制

1. 原发性心脏停搏。一般情况下,心脏停搏之前总有一段极不规则的电活动,如尖端扭转型室性心动过速、心室颤动等,在心脏停搏前也会发生一段时间的"电风暴"。但伴有 Lambda 波的部分年轻人的猝死却没有电风暴发生的过程,而是突然发生心脏各级电活动的全部停止。这种突发事件发生几乎是不可逆的,这与心室颤动持续相当一段时间而猝死的形式迥然不同。确切地说,患者发生的是心脏停搏和心脏骤停,而不是原发性心室颤动后的猝死形式。例如:一例 Lambda 波的患者,从原来正常窦性心律出现两次室性早搏即引发心室颤动,仅 4s 之后心脏电活动便完全停止。这种无明确原因引起的心脏自主电活动突然完全停止,表现为无逸搏节律的窦性暂停,可以称其为原发性或特发性心脏停搏。文献中报道的伴 Lambda 波患者的猝死形式,属于原发性心脏停搏。

2. 心脏突然停搏的可能原因。原发性心脏停搏的可能原因很多,既有原发性心电疾病又表现为原发性心脏停搏时,其原因可能与遗传性离子通道的异常有关。心脏自律细胞自动除极过程中钠通道起着重要作用,钠通道动力学的原发性缺陷有可能是电活动突然停止的原因,而钙通道的缺陷引起心脏停搏的可能性也不能除外。然而,在极短时间内心脏内多级节律点的活动同时丧失,也不能除外心脏机制。迷走神经对心脏发生强烈抑制作用也有可能。突然强烈的迷走反射引起意料不到的心脏抑制,有学者称其为"迷走风暴"。在心律失常性猝死例中,20% 属于过缓性心律失常及心脏停搏,而 80% 属于恶性快速性室性心律失常。前者与迷走神经张力过度增强有关,后者与交感神经风暴有关。

3. Potet 等近年证实,*SCN5A* 基因上 G752R 位点发生突变时,可以出现下壁导联的 ST 段抬高和明显 J 波,提示 Lambda 波的形成和产生与 *SCN5A* 基因有关。

五、特发性 J 波

J 波在心电图上经常见到,由于过去对它的存在认识不足,常常不受关注。自从 1920 年 Kraus 报道高血钙出现 J 波以来,不断有报道动物实验和临床低温时也常出现 J 波。1991 年 Brugada 报道 V₁ 导联 J 波增高,能诱发恶性室性心律失常或猝死引起了医学界的广泛关注。继而特发性 J 波、急性冠状动脉综合征、心肌梗死超急性期出现的 J 波均可引起心室颤动及猝死的报道多起来。1994 年 Bierregrrd 和日本学者 Aizawa 分别报道,特发性心室颤动患者心电图可出现 J 波,并称之为特发性 J 波(idiopathic J wave)。他们认为这类患者如出现反复型心室颤动、室性心动过速甚至猝死,又查不出与心脏相关的疾病或其他系统的病因学根据,应考虑与特发性 J 波有关。目前临床医师对 J 波越来越重视,已把 J 波作为评估预后的一个指标。

(一)特发性 J 波特点

1. 心电图出现明显的 J 波,常表现在胸导联上。

2. 在心动周期的长间歇后 QRS 波末 J 波更明显。

3. 反复发作晕厥或猝死,找不到与心脏病有关的病因(图 42-6)。

对于心电图上长年存在的低小 J 波,可能是心室早复极的表现之一,绝大多数属于良性。

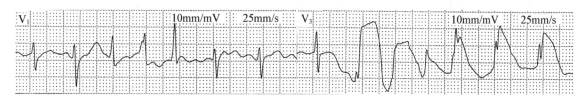

图 42-6 特发性 J 波

患者女性,69 岁,临床诊断:冠心病。心电图显示:P 波消失,代之以颤动 f 波(V_1 导联明显)。多数导联 ST 段间断抬高,本图仅选 V_3 导联,可见 R 波与 ST 段之间形成圆顶状特征的 J 波

(二)J 波的临床意义

仅有 J 波而没有反复晕厥或家族中猝死的病例,可能是早复极综合征,J 波属于良性。

近年发现,冠状动脉阻塞性病变或功能性痉挛引起严重急性心肌缺血时,可见出现新的 J 波或原存在的 J 波振幅增高,时限延长,称之为"缺血性 J 波"。在急性冠状动脉综合征的患者心电图上出现 J 波,应当作为心脏性猝死的高危患者,进行严格观察以防不测(见图 5-3A 和图 39-11B)。

六、交感性肺型 P 波

肺型 P 波是指 Ⅱ、Ⅲ、aVF 导联的 P 波高尖,振幅 ≥0.25mV,因这种 P 波改变多见于慢性肺部疾病而冠名。交感性肺型 P 波(sympathetic lung type P wave)是指无明确肺部疾病和右心房肥大及右心房阻滞的情况下,因为情绪激动、运动和较大的体力活动等引起交感神经兴奋性增加、心率加快时出现的高尖 P 波,简称"交感 P 波"。

(一)心电图表现

患者在安静状态下,心电图上的 P 波正常,当运动、情绪激动、体力过劳等引起心率增快时记录的心电图上 P 波出现高尖,在 Ⅱ、Ⅲ、aVF 导联 P 波振幅≥0.25mV。同时可伴有 PR 段缩短、Ta 波后移、J 点压低,造成假性 ST 段压低。这些改变呈一过性,患者安静后心率降低,P 波可恢复正常(图 42-7)。

(二)发生机制

正常人的 P 波振幅高低存在着生理变化,当心率增快时 P 波振幅相应增高,心率减慢时 P 波振幅相应降低;白天 P 波振幅增高,夜间 P 波振幅降低。自主神经对 P 波的振幅、时限有很大影响。交感神经兴奋时,房间激动传导速度加快,使左心房除极提前,两房除极近于同步化,形成左、右两房向量叠加,综合 P 向量指向左下方。投影在 Ⅱ、Ⅲ、aVF 导联的正电段,故 Ⅱ、Ⅲ、aVF 导联 P 波窄而高尖,形似肺型 P 波。

(三)临床意义

引起肺型 P 波的原因很多,但有真、假肺型 P 波之分。凡由慢阻肺及先心病引起的肺型 P 波,是真肺型 P 波,属于病理性的,需要治疗原发病。凡由交感神经兴奋性增强、电解质紊乱等心外因素引起的肺型 P 波,是假肺型 P 波,属于生理性的,消除诱因,肺型 P 波可以消失,不需要特殊治疗。两者不同之处是真肺型 P 波 V_1、V_2 导联的 P 波正向部位多 >0.15mV,假肺型 P 波 V_1、V_2 导联的 P 波正向部位 <0.15mV。

七、喜马拉雅 P 波(巨型 P 波)

喜马拉雅 P 波(Himalayan P wave),是指先天性心脏病右房压力负荷过重引起某些导联的 P 波高尖,当 P 波振幅 >0.5mV 时,称为喜马拉雅 P 波或巨大 P 波。1966 年 Raul Gamboa 等报道,三尖瓣闭锁患者的 86% 和肺动脉瓣闭锁患者的 70% 心电图上 Ⅰ 和 Ⅱ 导联的 P 波高尖,振幅 >0.25mV,Gamboa 称其为三尖瓣 P 波,而后文献将这种 P 波称为 Gamboa P 波。2003 年 Subashc、Reddy 将这种巨大 P 波(giant P wave)命名为喜马拉雅 P 波。

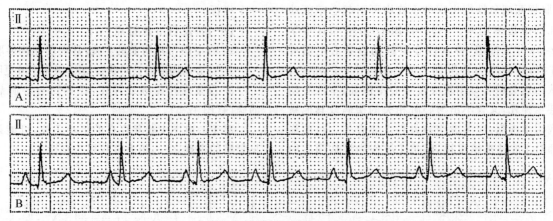

图 42-7　交感性肺型 P 波

　　患者无明确的肺部疾病,本图展示的是 II 导联,心电图显示窦性心律。A. 是患者睡眠中记录的心电图,心率 50 次/分,提示迷走神经占优势,此时显示 P 波低平;B. 是患者活动后记录的心电图,此时交感神经占优势,心率增快至 80 次/分,P 波显著增高,达 0.25mV,呈"肺型 P 波"改变

(一)心电图表现

1. II、III、aVF 导联 P 波高尖,振幅>0.5mV。

2. $V_4 \sim V_6$ 导联 P 波振幅>0.15mV。

　　实际上喜马拉雅 P 波是肺型 P 波的一个特例,它与肺型 P 波不同点是:喜马拉雅 P 波几乎无例外的均见于先天性心脏病患者,故也称先天性心脏病 P 波(图 42-8)。

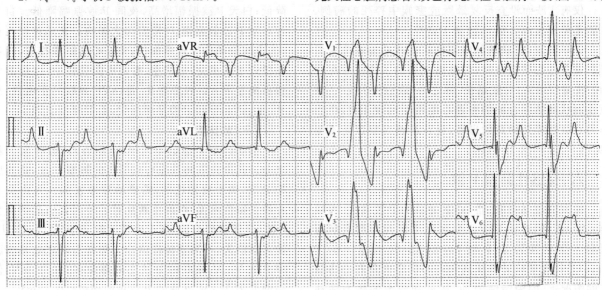

图 42-8　喜马拉雅 P 波

　　患者男性,35 岁,临床诊断:Ebstein 畸形。心电图示窦性心律,本图特征性改变是 P 波高尖,部分导联 P 波振幅高达 0.7mV、0.8mV(>0.5mV),符合喜马拉雅 P 波诊断条件。此外 P-R 间期延长、电轴左偏-60°、V_2 导联呈 qR 型、V_5 导联呈 RS 型。QRS 波终末部增宽。符合右心房、右心室肥大的心电图特点。此外本图还有一度房室传导阻滞、完全性右束支阻滞,左前分支阻滞

(二)发生机制

　　右心房极度扩张时,除极向量环的环体向右、前、下显著增大,额面 P 环与 II、III、aVF 导联轴正电段接近平行,使这些导联 P 波振幅异常增高。横面 P 环向量向前增大,与 V_1 和 V_2 导联接近平行,故 P 波也异常高耸。

(三)临床意义

　　临床肺型 P 波常见于引起右心房负荷过重的肺心病、肺栓塞及一些先天性心脏病;喜马拉雅 P 波见于右心房压力负荷过重引起右心房极度扩大的先天性发绀型心脏病,如三尖瓣闭锁、肺动脉瓣闭锁、Ebstein 畸形等。喜马拉雅 P 波是先天性心脏病患者心

电图上一个十分特异的表现,认识喜马拉雅P波对先天性心脏病的诊断有重要参考价值。

八、圆顶尖角型P′波

圆顶尖角型P′波(dome and dart P′ wave)是指V_1(或V_2)导联P′波的前半部分呈圆顶形,后半部分呈尖角形,常由起源于左心房后下部的房性激动形成。圆顶形部分代表左心房除极,尖角形代表右心房除极。圆顶尖角型P′波的译名很多,如圆顶标枪形P′波、圆顶尖锋形P′波、先圆后尖形P′波等。

(一)心电图表现

圆顶尖角型P′波见于左心房心律,尚可见于:

1. 源自左心房后下部的房性早搏的P′波。

2. 源自左心房后下部的短阵性房性心动过速。

3. 心房扑动折返激动源自左心房后下部时,形成的圆顶尖角型F波。

4. A型预激综合征发作AVRT时,中隔后旁路逆传先激动左心房后下部,所形成的P′波(图42-9)。

5. 房P有切迹呈双峰,双峰时距0.03~0.06s,前峰低圆(0.1~0.2mV),后峰高尖(0.2~0.6mV)。

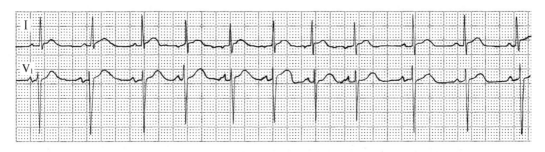

图42-9　窦性心律、短阵性左心房性心动过速、圆顶尖角型P′波(引自时志诚)
患者女性,48岁,子宫肌瘤,拟手术治疗。术前心电图显示,Ⅰ和V_1导联同次非同步记录,系窦性心律(心率79次/分)。P_4~P_8提前出现,频率约103次/分,V_1导联P′波呈圆顶尖角型,Ⅰ导联P′波倒置,符合短阵性加速性左心房心动过速

(二)发生机制

圆顶尖角型P′波的出现,是整个心房激动程序发生了改变,即除极先从左心房后下部开始,其形成的向量是向前、向右再向上。先除极左心房形成P′波的前半部呈圆顶形,代表左心房向量,然后除极右心房形成P′波的尖角形。除此之外,心电图上还出现Ⅱ、Ⅲ、aVF和Ⅰ、V_6导联上的P′波倒置,P′-R间期≥0.12s,即所谓的左心房心律。

(三)临床意义

V_1导联出现圆顶尖角型P′波多发生于器质性心脏病,但也可见于健康人。不少患者出现一过性圆顶尖角型P′波,在发作时对血流动力学无明显影响。

九、单心房激动P波

正常情况下P波是双房激动波,它是由窦房结发出的激动经房内结间束和房间束使双房先后除极所形成。1985年Bayes de Luna等通过电生理研究,证明心房内的房间束发生完全性阻滞时,可出现单心房激动P波(single atrium movement P wave),其表现为:①左心房未能顺序除极。此时的窦性激动先抵达右心房的底部后又遂向左心房除极,形成"伴有左心房逆传活动的房间束传导障碍"的心电图改变,即Ⅱ、

Ⅲ、aVF导联P波呈先正后负的双向波;②窦性激动传抵右心房底部并除极右心房,但未能通过下房间束传向左心房,仅右心房除极形成窄小顶尖P波。左心房异位激动点发出的激动只能除极左心房,未能将左心房激动经房间束传入右心房,在心电图上表现为单纯左心房激动的小波。房间束阻滞造成这些心电现象,称为"左右心房分离"。房室交接区或心室发出的异位激动逆行传至右心房或左心房,形成窄小的逆向小波,也可能是单房激动波。

(一)单房激动的P波特征

双侧心房激动的电位相加P波振幅一般高而圆钝,心房激动先右心房后左心房,除极时间相对较长。相比之下,单侧心房激动P波振幅一定较低、时限较短,其特征是矮窄而尖,其极性与激动起源部位有关,起源于窦房结或心房上部者,P波为正向型;起源于心房下部或来源于心室或房室交接区者,P波为逆向型。

(二)单心房激动P波的诊断

单心房P波诊断标准目前尚未出台,国内外报道的病例不多。国内龚仁泰等学者所编著的《心电图P波形态诊断学》一书中,初步提出右心房激动P波诊断标准,即"矮、小、窄、尖",振幅不足0.1mV,时限

0.04~0.06s,形态为顶尖。在同一导联的心电图出现间歇性单纯右心房激动 P 波或有心电图对比,诊断的可信度会更大一些。如果"矮、小、窄、尖"P 波出现在婴幼儿和儿童心电图上,不宜作为单心房激动 P 波。

(三)单心房激动 P 波的临床意义

单心房激动 P 波的出现与慢性心脏病引起的心肌纤维化、钙化及房间束传导阻滞、双侧心房肥大存在内在关系。原发病多见于慢阻肺、慢性心肌炎、心肌病及风湿性心脏瓣膜病。一旦出现单心房激动 P 波,容易演变为心房颤动或心房扑动。

十、逆行 P⁻波

逆行 P⁻波(retrograde P wave)是指该直立的 P 波(Ⅰ、Ⅱ、V₅等导联)却倒置;该倒置的 P 波(aVR 导联)却直立。通常认为窦性节律引起的 P 波是直立的,房室交接区及心室节律引起的 P 波是倒置的。这是因为心脏传导系统既有前向性传导功能,也有逆向性传导功能。窦房结处在右心房的高端部位,发出的激动只能前向性传导,心房激动所产生的 P 波必然是正向直立波,即所谓的窦性 P 波;心房下部、房室交接区、心室的激动,逆向性传导可达心房上部,所产生的 P 波一定是倒置的负向波,这是传统的看法。

(一)逆行 P⁻波窦性化

能引起逆行 P⁻波的异位节律点有:①心房下部、房室交接区、心室内所产生的早搏、心动过速、逸搏、并行心律等;②各种节律点所出现的反复搏动或反复心律;③以房室结快慢径路或房室旁道作为逆传通道的各型室上性心动过速等。然而,在极少的情况下,低位节律点夺获心房产生的 P⁻波却是直立的正向波,即所谓的"正向型逆行 P⁻波"(Positive retrograde P wave)或称"逆向 P⁻波窦性化""正向型心房回波"。1956 年 Dressler 曾报道一例房室交接性节律逆向夺获心房,在Ⅱ导联上 QRS 波后的 P⁻波是直立的。此后 Waldo 直接刺激左、右心房下部及房室交接区,在Ⅱ、Ⅲ、aVF 导联产生的 P⁻波酷似窦性直立波。为此改变了房室交接区搏动所产生的 P⁻波一定是逆行的传统观念。逆向 P⁻波窦性化的可能原因如下。

1. 房室交接区的激动逆行传导,可以通过位于房间隔的前结间束快速逆传至房间束(Bachmann 束)及窦房结,先激动心房上部而后顺序激动心房,与窦性激动心房相类似,从而产生直立 P⁻波。

2. 可能是房室交接区或心室异位激动逆行传导受阻,激动可通过 James 束或从出口位于心房上部的 Kent 束逆传,使心房除极顺序与窦性激动相似而出现直立 P⁻波。

3. 激动通过房室旁路向心房逆传时,房室旁路的出口位于心房的上部也可产生逆向传导正向 P⁻波。

上述一些解释激动在心房内逆向传导产生正向 P⁻波的机制,是根据房内结间束、旁路束的分布和生理功能推理性的,这种推理是否能反映真实性还有待验证。动物实验及临床心电图都证实,激动在心房内前向传导产生正向 P⁻波,逆向传导产生负向 P⁻波。极少数人激动在心房内逆向传导产生正向 P⁻波,有悖基本常识。除非这类人心房内有个潜在的具有逆向传导的"绝缘隧道",低位心房激动沿这条"绝缘隧道"逆行上传至右心房上端出口,再沿房内正常传导途径前传,使心房肌应激而产生正向 P⁻波。

(二)逆行 P⁻波与 QRS 波的关系

逆行 P⁻波与 QRS 波是"同根生"(同一个节律点)而且大部分共存。起源于心房下部节律点的激动,上传心房产生逆行 P⁻波,下传心室产生 QRS 波。节律点在心房近端,距心室较远,一般先出现逆向 P⁻波后出现 QRS 波,因而逆行 P⁻波总是在 QRS 波之前。又因心房下部激动需经正常生理传导途径下传心室,P⁻-R 间期常≥0.12s,此与正常窦性节律前向传导时间无明显差别;起源于房室交接区的激动,上传心房产生的逆行 P⁻波可以出现在 QRS 波之前、之中或之后。出现这种情况与激动前传和逆传的速度及激动点距心房和心室的远近有一定关系。例如:前向传导速度和逆行传导速度相等时,则取决于距离远近。激动距心房近、距心室远,则先出现逆行 P⁻波后出现 QRS 波,相反,则先出现 QRS 波后出现逆行 P⁻波;激动点距心房和心室相等,决定传导速度。逆行传导速度快、前向传导速度慢,则先出现逆行 P⁻波后出现 QRS 波;相反,则先出现 QRS 波后出现逆行 P⁻波;两者传导速度相等时,逆行 P⁻波常重在 QRS 波之中,难以显示。必须指出的是,看不见逆行 P⁻波,并非都是逆行 P⁻波重合在 QRS 波中,也可能是逆行传导发生了完全性阻滞,激动未能进入心房,故未产生逆行 P⁻波,而只有 QRS 波。有时还会出现另一种情况,即只出现一个孤立的逆行 P⁻波,而其前后无 QRS 波,此种情况说明异位激动点发出的激动仅有逆向传导而前向传导完全受阻。还有一种罕见的情况是该出现异位搏动的时段心电图上既无逆行 P⁻波,也无 QRS 波,此称为隐匿性搏动,如隐匿性房室交接性早搏,就无逆行 P 波和 QRS 波。此时依据 QRS 序列、有显性房室交接性早搏存在予以推断。

房室交接区发放的激动有双向传导功能,可进行前向和逆行传导,若是心房先激动,心室后激动,逆行 P⁻波在 QRS 波前,组合的 P⁻-R 间期应<0.12s。此时的 P⁻-R 间期仅代表心房激动比心室激动提早的时间,而不是房室传导时间;若是心室先激动,心房后激动,QRS 波在前,逆行 P⁻波在后,组合的 R-P⁻ 间期应<0.20s。此时的 R-P⁻ 间期也仅代表心室激动比心房激动提早的时间,而不是室房传导的时间。

十一、Pardee 波

Pardee 波(Pardee wave)是指急性心肌梗死超急性期出现的巨大直立 T 波与 ST 段弓背抬高形成的融合波,亦称 Pardee 征(Pardee's sign)。这个波是 Pardee(1922 年)首次详细描述了急性心肌梗死早期出现的典型 ST-T 段改变,后称 Pardee 波或 Pardee 征。广义的 Pardee 波包括 Pardee T 波和 Pardee Q 波。Pardee T 波指心肌梗死超急性期的高耸 T 波和心肌缺血期两支对称的深倒 T 波;Pardee Q 波指急性心肌梗死新出现的病理性 Q 波。

(一)心电图诊断标准

1. 2 个相邻的胸导联 ST 段抬高≥2mV,或 2 个相关的肢体导联 ST 段抬高≥1mV。

2. T 波高耸,与弓背向上抬高的 ST 段形成融合波。

3. 新出现的 Pardee Q 波时限≥0.03s,深≥0.1mV。

4. Pardee T 波直立高耸或深而对称倒置。

(二)发生机制与临床意义

急性心肌梗死时 ST 段抬高,可能机制是心肌细胞的 ATP 敏感性 K⁺ 通道开放而形成。ST 段呈弓背型向上抬高与高耸的直立 T 波融合,是急性心肌梗死早期大面积心肌缺血损伤的表现。出现新的病理性 Q 波,说明心肌缺血→损伤→坏死已经形成。介入治疗可减少心肌坏死的面积,降低恶性心律失常的发生率。

注意:1941 年 Pardee 发现Ⅲ导联 Q 波的振幅>R 波的 25%,认为是陈旧性下壁心肌梗死的典型改变。后来把Ⅲ导联 Q 波时限>0.04s,诊断为"Pardee Q 波"。但这种改变可见于其他很多情况,如左心室肥大、预激综合征、体位改变等,而下壁心肌梗死则往往没有表现"典型 Q 波"。目前已不再使用 Pardee Q 波这一术语。

十二、等位性 Q 波

2000 年 ACC/ESC 等学术组织将病理性 Q 波的时间规定为≥0.03s(30ms),深度定为≥0.1mV (1mm)。然而临床上有些患者却有引起病理性 Q 波的基础,而心电图上出现的 Q 波尚不够病理性 Q 波的诊断条件,常常使部分心肌梗死患者漏诊。于是有学者把这种不够诊断病理性 Q 波条件的"病理性 Q 波"称为等位性 Q 波(isopotential Q wave)或等同性 Q 波(图 41-10)。

(一)诊断等位性 Q 波的条件

1. 临界性 Q 波或微 Q 波

(1)左胸前导联的 Q 波未达到病理性 Q 波标准,但宽度和深度超过下一个导联的 Q 波。如 Q$_{V_3}$>Q$_{V_4}$,或 Q$_{V_5}$>Q$_{V_6}$。

(2)右胸导联 V₁、V₂呈 qrS 型,或 V₁~V₃导联均出现 q 波,排除右束支阻滞或左前分支阻滞。

2. 进展性 Q 波　同一导联同一体位动态观察,原 Q 波进行性增宽、增深,或原先无 Q 波的导联出现的新 Q 波,并排除预激综合征、束支阻滞。

3. R 波丢失

(1)V₁~V₄导联 R 波递增不良,使 R 波逐渐递增的规律打乱。如 R$_{V_3}$<R$_{V_2}$、R$_{V_4}$<R$_{V_3}$、R$_{V_5}$<R$_{V_6}$。

(2)两个连续的胸导联 R 波振幅递增百分率<50%。

(3)同一导联的 R 波振幅进行性下降。

4. QRS 波起始不光滑　起始 Q 波出现切迹、迟钝或呈蚁穴状波,或起始的 r 波呈针尖状。

5. 病理性 Q 波区周边出现 q 波　在心肌梗死区的周边导联(上下肋间或左右导联)记录到的 q 波,虽不足诊断心肌梗死标准,也应视为病理性 Q 波。

(二)等位性 Q 波发生机制

等位性 Q 波的出现反映了心肌除极发生了病理性改变,与病理性 Q 波相比较,只是程度的差异。下列情况可能是出现等位性 Q 波的原因。

1. 小灶性心肌梗死,心肌坏死的面积不足以形成典型的病理性 Q 波。

2. 陈旧性心肌梗死,心肌坏死区的组织挛缩被坏死周围的正常肥厚心肌组织所掩盖。

3. 多发性心肌梗死的起始向量互相抵消,导致 Q 波不典型。

4. 心内膜下心肌梗死,心肌除极向量减小,使相关导联 Q 波振幅降低。

5. 点状心肌坏死逐渐融合,使原无 Q 波的导联出现了 Q 波,原小 Q 波变成大 Q 波。

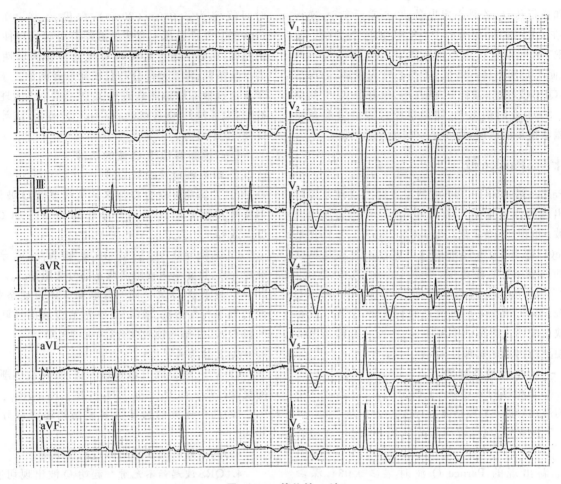

图 42-10　等位性 Q 波

　　患者男性 40 岁,临床诊断:胸闷原因待查。心电图示窦性心律(心率 73 次/分)。此图特征性改变是 V₁~V₃ 导联 QRS 波呈 rS 型,V₄ 导联呈 rSR′s′型,r 波如针尖状,同时 V₁~V₆ 导联 ST 段弓背向上抬高伴倒置的冠状 T 波。此外 Ⅱ、Ⅲ、aVF 导联 T 波亦出现倒置。上述心电图虽未出现明确异常 Q 波,也应视为急性前间壁心肌梗死、下壁、侧壁心肌缺血

十三、隔性 Q 波

　　隔性 Q 波(interval Q wave)是指室间隔前、中 1/3 部位除极所产生的向右前初始向量,心电图表现为右胸导联 QRS 波的初始 r 波及左胸导联 QRS 波的初始 q 波。隔性 Q 波分两种类型,一种是正常隔性 Q 波,一种是肥厚型心肌病引起的室间隔肥厚型 Q 波。

(一)心电图表现

　　1. 正常隔性 Q 波其时限<30ms,振幅一般<R/4,常见于 Ⅰ、V₅、V₆ 等导联,有时可出现于 V₃、V₄ 等导联,胸导联出现 q 波规律是 qV₃<qV₄<qV₅<qV₆。由于室间隔起始向量可偏上或偏下,任何导联都可以出现隔性 Q 波,但时限均不会>30ms,深度可有某种程度的变化。

　　2. 室间隔肥厚型 Q 波深度≥0.3mV,Q 波时限不增宽或轻度增宽(≤0.03s)。在室间隔肥厚的早期隔性 q 波比较明显,随着病程进展,后壁或心尖部肥厚后,隔性 Q 波可以缩小或消失(图 42-11,图 42-12)。

(二)发生机制

　　正常人室间隔除极的初始向量自左后指向右前,投影在 V₁、V₂ 导联轴正侧出现 r 波,投影在 Ⅰ、aVL、V₅、V₆ 导联的负侧,因而在这些导联产生隔性 Q 波。由于室间隔除极向量可偏上、偏下,许多导联均有可能出现隔性 Q 波,是一种生理现象。室间隔肥厚出现的 Q 波,是由于室间隔肥厚导致起始除极向量增大,激动传导延迟。此种隔性 Q 波往往增宽、增深,Q 波时限≥30ms,Q 波振幅>R/4 或≥0.3mV,酷似陈旧性心肌梗死,但其 T 波仍为正常的直立。

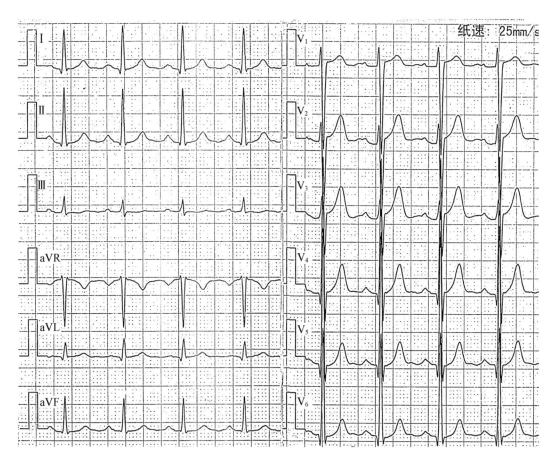

图 42-11　隔性 Q 波

患者男性,40 岁,常规体检。心电图示窦性心律(心率 88 次/分),左心室高电压伴 T 波高耸,V_4 ～
V_6 导联出现明显的 q 波,但 q 波时限<0.04s,深度 0.3～0.4mV,应属于隔性 Q 波

(三)隔性 Q 波消失的常见原因

室间隔除极异常可使 V_1、V_2 导联的隔性 r 波及 I、aVL、V_5、V_6 导联的隔性 q 波消失。引起隔性 Q 波消失的原因如下。

1. **左束支阻滞**　左束支阻滞时,右束支先激动,起始 QRS 波向量与正常相反,指向左前或左后方,V_1、V_2 导联甚至 V_3 导联的 r(R)波消失呈 QS 型,I、aVL、V_5、V_6 导联 q 波消失呈 R 型。但左束支阻滞时,QRS 波时限延长且伴有继发性 ST-T 段改变,不难识别。

2. **B 型预激综合征**　B 型预激旁路在右侧,QRS 起始向量向左、向后,投影在右胸导联(V_1、V_2 或 V_3)轴的负侧及左侧导联(V_5、V_6)轴的正侧,V_1、V_2(V_3)导联出现 QS 型、V_5、V_6 导联无 Q 波。类似前间隔心肌梗死,但 P-R 间期<0.12s,QRS 波时限≥0.12s,并伴有 ST-T 段继发性改变,可资区别。

3. **前间壁心肌梗死**　前间壁心肌梗死室间隔向右前的 QRS 起始向量消失,V_1～V_3 导联呈 QS 型。

前间隔坏死以后,不再有除极能力,梗死向量背离梗死区,V_1～V_3 导联便出现坏死型 Q 波,即呈 QS 型、qR 型、QrS 型,V_5、V_6 导联原有的隔性 q 波减少或消失。

4. **右冠状动脉病变**　隔性 q 波消失对右冠状动脉近端病变诊断的敏感性为 50%,特异性为 91.7%,阳性预测值为 88.9%,阴性预测值为 57.9%($P<$ 0.01)。如果有隔性 Q 波消失,多为右冠状动脉近端病变。

5. **右心室梗死**　隔性 Q 波消失是急性下壁心肌梗死累及右心室,右心室心肌缺血、损伤、梗死的敏感而特异的指标。利用常规心电图比较隔性 Q 波的变化,在右心室梗死的诊断中敏感性、特异性均较高,阳性预测值为 66.7%,阴性预测值为 94.7%。

(四)临床意义

肥厚型心肌病患者中,隔性 Q 波发生率 20%～50%,儿童高于成年患者,往往在超声心动图显示室间隔肥厚之前就已经出现。因此,心电图上出现异常

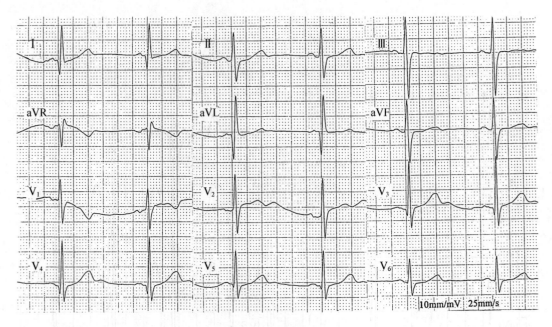

图 42-12　隔性 Q 波

患者男性,25 岁,健康体检。心电图显示:窦性心律(心率 50 次/分),本图特征性改变是 Ⅰ、aVL、V₃～V₅导联出现隔性 Q 波。正常隔性 Q 波一般 Q 波<0.03s,深度<R/4。而本图 Ⅰ、aVL 导联的 Q 波时限等于 0.04s,深度>R/4,符合陈旧性高侧壁心肌梗死条件,但患者 ST-T 正常,无胸痛病史,提示为室间隔肥厚的心电图表现。此外,胸导联过渡区右移,V₁、V₂导联 QRS 波呈 RS 型、V₃导联呈 qRs 型,为心脏沿纵轴逆时针转位

隔性 Q 波可为肥厚型心肌病早期诊断提供线索。生理性隔性 Q 波无临床意义,准确识别隔性 Q 波,以免将其误诊为心肌梗死。

十四、位置性 Q 波

位置性 Q 波(position Q wave)是指在正常人群中某些导联可出现异常 Q 波,这种 Q 波不是病理性的,而是由心脏位置、体位及探查电极放置部位变化引起的,位置改变后异常 Q 波可以缩小或消失。最常出现位置性 Q 波的导联有 aVL、Ⅲ、aVF 及 V₁、V₂导联。

(一)心电图表现

1. 垂位心时 aVL 导联可出现 QR 型或 QS 型波,但 Ⅰ、V₅、V₆导联不出现异常 Q 波。

2. 横位心时 Ⅲ 导联会出现>0.04s、>R/4 的 Q 波,此与横膈上升及体位改变有关,如妊娠、肥胖、腹水等引起横膈上升等。此种 Q 波在深吸气时由于横膈下移,Q 波可减小或消失。此外,只要 Ⅱ、aVF 导联无明确异常 Q 波,Q_Ⅲ 再大甚至呈 QS 型波,也无诊断意义。

3. aVF 导联在正常人群中也偶见 Q 波≥0.04s、≥R/4,此见于横位心伴心尖向前移,心底向后移者。

aVF 导联出现此种异常 Q 波时,aVR 导联应呈 QR 型或 Qr 型波,不应呈 rS 型波,否则 aVF 导联的异常 Q 波可能是病理性的。

4. 有部分无心肌梗死者的 V₁、V₂导联呈 QS 型波,此种情况可把 V₁、V₂导联的探查电极下移一肋间描记,往往出现起始的 r 波,形成 rS 型 QRS 波,可排除心肌梗死。如果此时加描 V₃ᵣ、V₄ᵣ导联 QRS 波仍呈 QS 型波也要考虑位置性 Q 波,若 V₃ᵣ、V₄ᵣ呈 rS 型波,应高度提示前间壁心肌梗死。V₁、V₂导联出现位置性 Q 波多见于左前分支阻滞、胸廓畸形、室间隔纤维化,也见于 V₁、V₂导联位置的改变。

(二)临床意义

位置性 Q 波系心脏位置或电极位置改变所致,与心肌坏死不相关,是一种生理现象。正确认识位置性 Q 波与坏死性 Q 波可避免引起患者的精神紧张和不必要的治疗。

十五、特宽型 QRS 波

正常人 QRS 波时间<0.12s,当心室内某侧束支发生阻滞或室内阻滞时 QRS 波时间多在 0.14～0.15s,如果超过 0.16s 时,便称为特宽型 QRS 波(special broad QRS complex)。此类患者基本节律可

以是窦性、房性、房室交接性或室性,见于冠心病、缺血性心肌病、复杂性心血管畸形、心力衰竭、高钾血症及临终前,以高钾血症和临终前最多见。

(一)心电图表现

1. 心脏无论何种节律 QRS 波时间≥0.16s,多在0.20s 左右。

2. QRS 波形态可以呈完全性左束支阻滞、完全性右束支阻滞、右束支阻滞加左前分支或左后分支阻滞及不定型心室内阻滞。

3. Q-T 间期延长≥0.49s(图 42-13)。

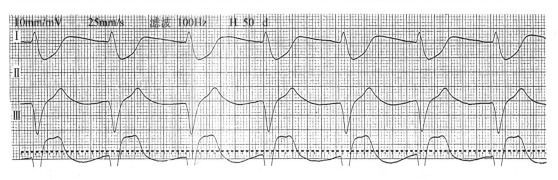

图 42-13 特宽型 QRS 波

本图为患者临终前心电图,QRS 波明显增宽,达 0.20s,Q-T 间期亦明显延长,达 0.68s

(二)发生机制

QRS 波时间明显增宽≥0.16s,反映心室内传导系统和心室肌弥漫性受损,导致激动在室内传导异常缓慢。其病理基础是心室内传导系统纤维化及严重心肌缺血、坏死,使心肌细胞动作电位 0 相上升速度缓慢,反映在心电图上是 QRS 波时间延长。

(三)临床意义

特宽型 QRS 波的出现,提示心室收缩和舒张的同步性协调差,易发生排血功能严重降低和折返性室性心动过速。高钾血症或临终心电图上出现特宽型 QRS 波,常是心室停搏的先兆,应积极采取救治措施。

十六、碎裂 QRS 波

碎裂 QRS 波(fragmented QRS complex)是由 Das 等首先于 2006 年提出的无创伤性心电学指标,指心肌梗死患者心电图上新出现或已经存在 QRS 波的三相波(RSR′型)或多相波。使心电图领域又增加了一个等位性 Q 波样改变,对陈旧性心肌梗死的诊断多了一项指标。当时仅限于窄 QRS 波群,2008 年 Das 等又发现宽碎裂 QRS 波群(>0.12s)亦为死亡的独立预测因子,具有特殊的临床价值。

(一)窄碎裂 QRS 波群

1. 心电图特征

(1)QRS 波呈三相波或多相波,典型者呈 RSR′型,但也有多种变异。多相波常由 R 波或 S 波的多个顿挫或切迹形成,S 波切迹多数发生在 S 波底部;R 波的切迹多发生在 R 波顶部。

(2)伴有或不伴有 Q 波,Q 波可能存在单个或多个切迹或顿挫,可形成 QR 或 Qr 型 QRS 波。

(3)QRS 波时限多数<0.12s。

(4)除外完全性或不完全性束支阻滞及室内阻滞,当 RSR′形态的 QRS 波出现在右胸 V₁、V₂ 导联时,诊断为不完全性右束支阻滞(<0.10s)或完全性右束支阻滞(>0.12s);然而 RSR′型的 QRS 波出现在左胸前 V₅、V₆ 导联时,诊断为完全性或不完全性左束支阻滞。

(5)三相或多相碎裂 QRS 波常出现在冠状动脉供血区域对应的 2 个或 2 个以上的导联。

(6)同一患者同次心电图的不同导联碎裂 QRS 波可表现不同形态。

2. 窄碎裂 QRS 波的发生率 目前已有资料表明,心肌梗死时碎裂 QRS 波的发生率明显高于病理性 Q 波,而前壁、侧壁、下壁等不同部位的心肌梗死患者中,下壁导联心肌梗死时出现碎裂 QRS 波最多。碎裂 QRS 波在女性不典型心绞痛症状的患者、糖尿病和老年痴呆患者中发生率最高。

3. 窄碎裂 QRS 波出现的时间和演变 窄碎裂 QRS 波的临床意义犹如等位性 Q 波,与胚胎性 r 波的发生机制和临床意义相似。多出现在急性缺血或急性冠状动脉综合征发生时,但比心肌梗死超急性期 T 波及损伤性 ST 段改变较晚,多数在心肌缺血发生后的几小时或十几小时出现(Q 波出现时间 6~14h,平均 9h),与胚胎性 r 波相似,碎裂 QRS 波还可能在急性心肌缺血发生后几天内出现。

4. 窄碎裂 QRS 波演变的 3 种情况

(1)从无到有,长期稳定存在,提示该部位存在陈旧性心肌梗死。

（2）自碎裂 QRS 波出现随心肌缺血的加重，进展为病理性 Q 波。

（3）一过性出现，碎裂 QRS 波随急性缺血而出现，随缺血改善而消失。

（二）宽碎裂 QRS 波群

心电图特征

（1）碎裂束支阻滞波：完全性左束支阻滞或完全性右束支阻滞时，在一条主要冠状动脉分支的相应支配区域，相邻两个导联中出现多形性 RSR′ 波，包括至少 2 个 R(R′) 波，或 R 波切迹≥2 个，或 S 波升支或降支中出现顿挫或切迹≥2 个，可伴或不伴有 Q 波。

（2）碎裂室性早搏 QRS 波群：相邻两个导联的室性早搏（排除室性融合波）QRS 波中出现≥2 个 R(R′) 波，或 S 波切迹≥2 个，且 2 个切迹的距离应＞40ms。

（3）碎裂起搏 QRS 波群：相邻两个导联的宽 QRS 波群（窦性融合波除外）起始有起搏器或 ICD 发出的钉样标记，出现至少 2 个 R(R′) 波，或 S 波切迹≥2 个。

（4）Brugada 综合征碎裂 QRS 波群：根据 Morita H 等规定须具备，$V_1 \sim V_3$ 导联中至少出现 4 个棘波，或 $V_1 \sim V_3$ 导联导联棘波总数至少达到 8 个。

（5）致心律失常型右心室心肌病碎裂 QRS 波群：Peters 等描述为，一个右胸导联或 12 个导联中≥2 个导联出现 QRS 波群起始部、R 波顶部、S 波底部错折顿挫。因此，提出宽碎裂 QRS 波可作为诊断致心律失常型右心室心肌病的重要指标（图 42-14）。

（三）碎裂 QRS 波的分布

碎裂 QRS 波可在不同的导联出现，但绝大多数情况下与按照冠状动脉主支分布的供血区域相关的导联一致，出现在 $V_1 \sim V_5$ 导联提示前壁心肌梗死；出现在 Ⅱ、Ⅲ、aVF 导联提示下壁心肌梗死。仅有部分病例的碎裂 QRS 波与所在导联供血区域不符，可能与跨越动脉供血区域有关。

（四）碎裂 QRS 波的诊断

在心电图上只要出现三相或多相形态的 QRS 波特征，除外束支阻滞，便可诊断碎裂 QRS 波，探讨碎裂 QRS 波的临床意义，需密切结合临床，具备以下条件。

1. 有过急性心肌缺血或心肌梗死的病史。

2. 有冠心病的易患因素，影像学检查证实有过无症状性心肌梗死、心肌瘢痕或心肌运动异常区。

3. 患有糖尿病、冠心病的中老年人，原心电图上无碎裂 QRS 波。

4. 心电图上出现 2 个或 2 个以上相关导联有碎裂的 QRS 波，并且有定位诊断意义。

5. 碎裂 QRS 波或蚁穴状 QRS 波发生在低电压的导联上，也有病理意义。

绝大多数碎裂的 QRS 波是心肌梗死特别是陈旧性心肌梗死留在心电图上不易抹掉的印记，但在少数情况下，如心脏外科手术、晚期心肌病伴严重心力衰竭及先天性心脏病患者也有可能出现碎裂 QRS 波，诊断时要结合临床综合判断。

（五）碎裂 QRS 波的发生机制

各种原因导致的心肌纤维化瘢痕，可使心肌除极化过程不连贯，心肌梗死后梗死区散在的存活心肌，也会因缺血而传导缓慢从而使心肌电活动出现不同步。表现在心电图上不仅 QRS 波振幅降低，还会因心肌坏死形成的瘢痕组织失去电功能，造成心内除极方向不断变化，结果面向坏死区电极将记录到振幅和时间不等的多个 R 波或 S 波的顿挫，即所谓的碎裂 QRS 波。目前认为出现碎裂 QRS 波的机制有下列假说。

1. **梗死区内阻滞** 梗死区内阻滞的理论最早由 Wilson（1935 年）及 Barker 和 Wallace（1952 年）提出，1959 年 Cabrera 将其命名为梗死区内阻滞。该理论认为心肌梗死犹如在墙壁上开了个窗户洞，心肌坏死区内的心肌组织坏死均匀，没有残存的岛状心肌组织，在面对坏死区表面已录到的是光滑而规整的 Q 波或 QRS 波，没有任何切迹或顿挫。这种光滑的 Q 波或 QS 波是坏死区存在没有遮挡的开窗效应的结果。"开窗效应"是指透壁性心肌梗死的心肌坏死区不存在任何电活动，如同在心室壁上开了一扇窗。相反，如果心肌梗死区存在存活的岛状心肌组织，当心肌除极时，将发生传导迟缓或曲折，而形成的病理性 Q 波或 QS 波振幅会比较低、S 波降支或升支出现切迹或顿挫，即形态不规整的碎裂 QRS 波。

2. **梗死区周围阻滞** First 于 1950 年最早提出梗死区周围阻滞的理论，认为在心内膜梗死时，覆盖在坏死组织上方的正常心肌组织也会存在一定程度的缺血。当坏死心肌除极时不能按正常从心内膜向心外膜的方向除极，而是沿迂回的途径环绕心肌坏死区，并以切线或倾斜方向除极，激动覆盖在其表面相对正常的心外膜下心肌组织。这种异常的除极方向使面对心内膜下坏死区域的导联记录到晚发的 R 波，形成 QR 型波或 QRS 波后半部分出现多相或单相的 R 波。

3. **多灶性心肌梗死** 多灶性心肌梗死见于冠状动脉严重病变者冠状动脉近端的闭塞，也见于小血管

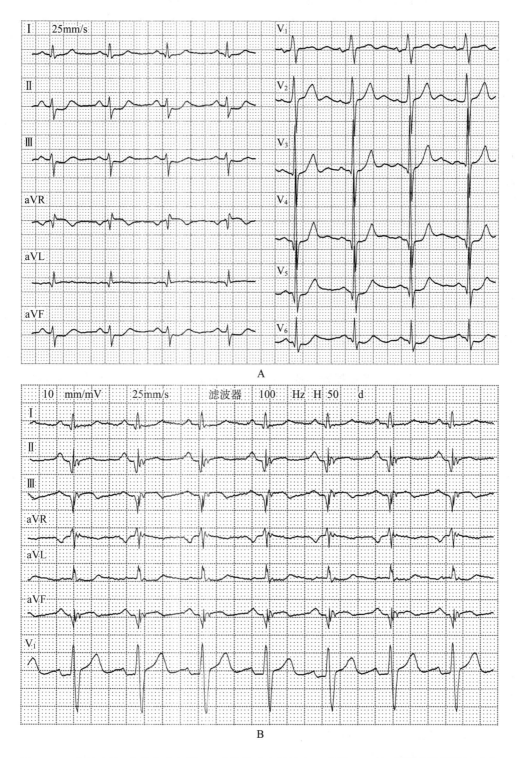

图42-14 窦性心律、左前分支阻滞、下壁及前壁心肌缺血 碎裂QRS波、下壁心肌梗死演变期

患者男性,73岁,临床诊断:冠心病、糖尿病。图A心电图示窦性心律(心率71次/分)、左前分支阻滞(额面电轴−58°),Ⅱ、Ⅲ、aVF导联及前侧壁导联ST段呈水平型或下凹型压低≥0.5mm。V₁导联R/S等于1,V₃～V₆导联QRS波呈qRs型。图B与图A为同一患者相隔7个月后描记的心电图,示下壁导联QRS波完全不同,呈现心肌梗死改变,除出现初始的异常Q波外,其后还出现多相胚胎样碎裂QRS波疾病,如糖尿病、免疫性血管炎、冠状动脉小血管病变。当发生心肌梗死时,梗死的数量不多、面积小时,仅出现 QRS 波电压降低,很少产生心电图上可识别的心肌梗死改变。当心肌梗死灶较大(2~3mm)并存在多灶性梗死时,QRS 波将出现显著的高频顿挫和 QRS 波碎裂。当对应导联多个 R 波顿挫或小 q 波时,应考虑多灶性心肌梗死。多灶性梗死的理论适合解释 R 波有多个顿挫的碎裂 QRS 波。

4. 局灶心肌瘢痕理论　心肌核素灌注显像新技术应用于临床后,发现核素检查能敏感地确定陈旧性心肌梗死的瘢痕区域,其对应导联 QRS 波出现多相波改变,甚至碎片状改变,跟心肌坏死瘢痕有密切关系。可以说,碎裂 QRS 波是陈旧性心肌梗死患者常有的心电图改变。该理论认为,缺血性心肌坏死的形成过程中,如缺血严重而持续,心肌坏死进展快而彻底,心肌坏死厚度＞室壁的 50% 将出现透壁性心肌梗死,心电图上出现病理性 Q 波。如心肌缺血程度较轻,心肌坏死进展缓慢或发病后能及时得到再灌注,心肌缺血能很快缓解,则出现非透壁性心肌梗死或散发性心肌梗死。除极延迟、传导能力差、动作电位 0 相超射值降低,心电图上除表现 QRS 波振幅降低,还因心肌坏死形成的瘢痕组织完全丧失电功能,室内除极方向不断变化,面对梗死区的导联将记录到振幅、时限不等的多个 R′波或 S 波的顿挫,形成碎裂 QRS 波。

5. 心室碎裂电位　心室碎裂电位的诊断标准是:心室电位的电压(mV)与持续时间(ms)的比值＜0.005,当其出现在 QRS 波群终末,称晚发的心室电位。这些异常的碎裂电位都在心肌梗死或心室壁运动明显异常的区域出现。心内电生理和解剖病理研究证实,心室碎裂电位与一些存活的心肌纤维被周围的结缔组织包绕、分割,从而引起一种特殊的病理状况。

6. 细胞间阻抗的变化　研究证实,心肌细胞间阻抗的变化可引起心肌激动传导的改变,进而产生碎裂 QRS 波群。

(六)碎裂 QRS 波的临床意义

碎裂 QRS 波的临床意义在于提高陈旧性心肌梗死的诊断率及对心肌梗死高危患者有预警作用。病理性 Q 波虽是诊断急性心肌梗死和陈旧性心肌梗死的依据,但有相当一部分心肌梗死者随时间的推移,病理性 Q 波将逐渐减小或消失,尤其在溶栓和冠状动脉介入治疗后,心肌梗死后病理性 Q 波的消失已从原来的 6% 上升到 25%~63%。非 ST 段抬高型和非 Q 波型心肌梗死者,在其陈旧期几乎没有心电图特征性

的诊断指标。因此对陈旧性心肌梗死患者,需要在心电图中寻找价值更高的新指标。晚近资料证实碎裂 QRS 波,能明显提高陈旧性心肌梗死的诊断率。陈旧性心肌梗死的心电图诊断中,这一指标明显优于病理性 Q 波指标。有学者统计传统的 Q 波敏感性 36%,碎裂 QRS 波敏感性高达 85.6%,而诊断的特异性两者相反,分别为 99.2% 和 80%。

碎裂 QRS 波的临床意义还在于提高对高危心肌梗死患者的预警性。心肌梗死患者是心脏事件及心脏性猝死的高危人群,75% 的心脏猝死患者既往有心肌梗死病史,而心肌梗死病史作为单一的危险因素可增加 5% 的心脏性猝死的危险,而且随着时间的推移,心肌梗死患者心脏事件及死亡率明显增加(1 年猝死风险 14%,3 年 38%)。及时检出和识别心肌梗死后心脏事件及猝死的高危患者并给予相应的治疗与预防,会有更好的转归。

近年研究还表明,碎裂 QRS 波不仅见于心肌梗死,还是致心律失常型右心室心肌病、Brugada 综合征、非缺血性心脏病如心肌炎、心肌病(扩张型心肌病)的重要心电指标,是心肌存在较严重病理生理异常的标志之一。一些研究指出,心电碎裂 QRS 波的出现还与冠状动脉病变范围及程度有一定关系,可作为预测冠心病程度的指标,对于多支病变有一定预测价值。然而健康人的心电图也常发现碎裂 QRS 波(8.6%),任何一个病种的心电图上都会出现碎裂 QRS 波,只不过是多寡而已。在看待碎裂 QRS 波的临床意义时,必须结合临床。

十七、室上嵴型 QRS 波

室上嵴型 QRS 波(supraventricular crest QRS complex)指 V_1 导联出现迟晚的 r′波,形成 rSr′型 QRS 波,类似不全性右束支阻滞图形。在心电图上高一肋间描记 V_1 出现迟晚的 r′波,低一肋间描记 V_1 迟晚 r′波可消失,这种随电极位置高低而出没的 r′波,可称谓室上嵴型 QRS 波。该波是一种正常形态变异,但需与不完全性右束支阻滞相鉴别。

(一)心电图表现

1. V_1 导联 QRS 波呈 rSr′型。

2. r′振幅＜r。

3. r＜0.8mV,r′＜0.6mV。

4. QRS 时限≤0.08s。

5. 其他导联 S 波不增宽(图 42-15)。

(二)发生机制

正常情况下,室上嵴是心室除极的最后部分,除极向量常被左心室侧后壁基底部向左、向后的除极向

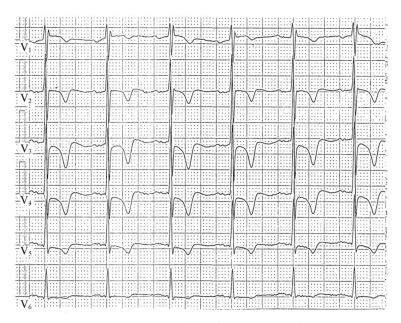

图 42-15 室上嵴型 QRS 波、广泛前壁 T 波倒置

患者男性,82 岁,临床诊断:冠心病。心电图显示,窦性心律(心率 75 次/分),此图最显著的特征是冠状 T 波。其次是 V₁ 导联 QRS 波呈 rSr′ 型,r′<r,r 波 0.5mV,r′ 波 0.2～0.3mV,QRS 波时限≤0.08s,S$_{V5、V6}$ 不增宽,符合室上嵴型 QRS 波。另外本图 P 波增宽,Ptfv₁<-0.04mm/s,提示左心房肥大

量所掩盖而未显露。在少数情况下室上嵴远端部位心肌除极出现生理性延迟而显露,表现在 V₁ 导联是迟晚的 r′ 波。r′ 波出现还可见于下列情况。

1. V₁ 导联电极位置变化 高一个肋间容易出现 r′ 波,低一肋间描记原出现的 r′ 波可消失。高一肋间记录的电位接近右肩,类似 aVR 导联的电位,故容易出现 rSr′ 型波。

2. 漏斗胸和直背综合征 这两种胸廓畸形可使心脏解剖位置也相应变化,V₁ 导联 QRS 波容易呈 rSr′ 型波,但 r′<r,P 波常倒置。

3. 正后壁心肌梗死 正后壁心肌梗死,除表现为 V₁ 导联 R 波增高外,少数患者 QRS 波可呈 rSr′ 型。与右心室肥大及不全性右束支阻滞相比,心肌梗死时 V₁ 的 T 波多直立,常伴有下壁心肌梗死。

(三)临床意义

正常人室上嵴图形发生率约为 2.5%,多与右心室流出道生理性除极延迟有关,无病理意义。但也有少数室上嵴图形演变为典型不完全性右束支阻滞,因此对一些新出现的室上嵴图形,尚需长期观察有无动态变化。

十八、R 波递增不良

R 波递增不良(poor R wave progression,

PRWP),是指胸前 V₁～V₆ 导联的 R 波振幅不是正常顺序的递增或递增量很小。该现象多是心肌梗死的一种特殊表现,如不注意,容易漏诊。

(一)心电图表现

1. R$_{V1}$>R$_{V2}$>R$_{V3}$>R$_{V4}$;或 R$_{V2}$>R$_{V3}$;或 R$_{V3}$>R$_{V4}$。

2. 两个连续的胸导联 R 波振幅递增百分率<50%。

3. Ⅲ、aVF 导联 r<0.25mV,伴 Q$_{Ⅱ}$。

上述 3 条中符合 1 条即可诊断,最常见的是 1、2 条(图 42-16)。

(二)临床意义

R 波递增不良一般是指胸导联 R 波出现的反常现象,这种 R 波突然跌落提示该部位存在无 Q 波性心肌梗死,也就是过去常说的心内膜下心肌梗死。由于该部位心肌严重缺血导致心肌坏死,坏死心肌虽没有透过心室壁,但其除极时的电位已显著降低,反映在心电图上是局部 R 波振幅降低,临床意义如同等位性 Q 波。胸导联 R 波递增不良除常见于陈旧性前壁及间壁心肌梗死外,尚见于完全性左束支阻滞、右心室肥大、左心室肥大伴不完全性左束支阻滞、慢性肺源性心脏病、左侧气胸或电极位置放置不当等。文献报道左胸导联低电压伴 R 波递减,见于左侧胸腔积液

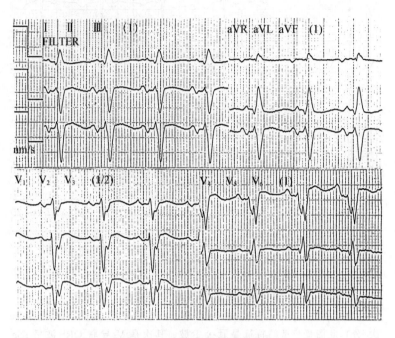

图 42-16　胸导联 R 波递增不良

患者男性,74 岁,临床诊断:冠心病、陈旧性心肌梗死。心电图显示,窦性心律(心率 95 次/分)、心电轴左偏约 −70°。胸导联 V_1～V_4 QRS 波呈 rS 型,r 波递增不良、V_1～V_3 导联 S 波升支均有挫折,S_{V_4} 降支有较大挫折,V_5、V_6 导联 QRS 波呈 qRS 型,q≥0.04s,QRS 波时限 0.14s,为非特异性室内阻滞,$ST_{V_1～V_4}$ 抬高 0.1～0.2mV,T 波平坦。上述心电图改变提示前壁陈旧性心肌梗死合并室壁瘤。另一特殊表现是 Ⅰ 导联 P 波双峰,Ⅱ、Ⅲ、aVF 导联 P 波呈先正后负双向型,P 波时限≥0.12s,是一种特殊类型的房间阻滞,即右心房前传左心房逆传型房间阻滞

或积气;无明显左胸导联低电压,仅胸导联 R 波递减(R_{V_3}＞R_{V_4}＞R_{V_5}＞R_{V_6})多为悬垂位心。

十九、钩形 R 波

钩形 R 波(crchetage on R wave)即下壁导联 Ⅱ、Ⅲ、aVF 的 R 波升支或顶峰或个别于降支出现的一个明显切迹,因其形状呈钩形,故称钩形波,常见于先天性心脏病心电图。

(一)钩形 R 波的特点

1. 钩形 R 波主要见于 Ⅱ、Ⅲ、aVF 下壁导联,可单独 1 个导联出现或 2～3 个导联同时出现。

2. 钩形 R 波出现在 QRS 波起始 0.08s 以内,即 R 波升支或 R 波的峰尖。

3. 钩形 R 波并非是不完全性或完全性右束支阻滞的一部分,可以单独出现也可以与之共存(图 42-17)。

(二)发生机制

钩形 R 波发生机制还不太清楚,可能与先天性心脏病引起的心脏压力和容量负荷过重、心脏解剖位置相对改变,引起心室除极发生差异有关。

(三)临床意义

虽然目前心脏彩超已成为诊断先天性心脏病的重要手段,但心电图对早期发现或筛选先心病患者仍有重要价值。

二十、胚胎性 r 波(线性 r 波)

胚胎性 r 波(embryonic r wave)俗称胚芽 r 波或线性 r 波,是指心肌梗死后的 QS 波中或病理性 Q 波前生成的小 r 波,或在急性心肌梗死的恢复过程中(数天至数周),原有的 Q 波中又新长出高于基线或接近基线的小 r 波。前者的小 r 波表明心肌坏死组织中尚有残留的能除极的活细胞,如果心肌缺血进一步加重,残存的活细胞也坏死,这个 r 波就不复存在;后者新长出的小 r 波是心肌梗死再灌注后,坏死心肌区域内的顿抑心肌获得血供又恢复了除极形成的。

(一)心电图表现

1. 胚胎 r 波占时很短,一般为 10～20ms(0.01～0.02s)。

2. 可出现在 Q 波的前、中后部位,使原有的 Qr

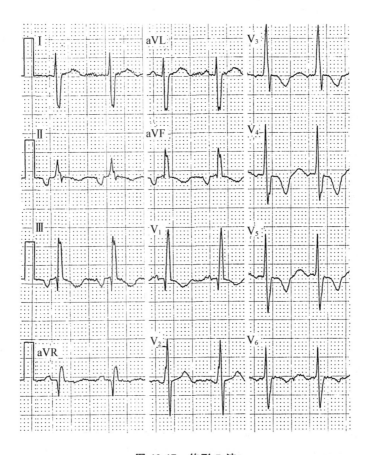

图 42-17　钩形 R 波

患者女性,6 岁,临床诊断:先心病单心房、单心室。P 波在 Ⅱ、Ⅲ、aVF 导联倒置,aVR 导联直立,P-R 间期 0.14s(>0.12s),考虑此种 P 波为窦性激动在单心房内除极顺序与正常双心房除极不同所致。P 波后均继有室上性 QRS 波。仔细观察 Ⅲ、aVF 导联QRS 波顶部,Ⅱ 导联降支出现明显切迹,即形成钩形 R 波

型演变为 rSr′型,QS 型演变为 rS 型、W 型、Qr 型等。

3. V_1~V_3 导联长期存在的"针尖"状 r 波(时限<10ms)并不代表有效的除极,应等同于等位性 Q 波(图 42-18)。

(二)临床意义

心电图上存在胚胎性 r 波是心肌梗死的一个标志,急性心肌梗死早期在指示梗死导联出现胚胎性 r波,提示岛状心肌顿抑后又获得了血供恢复了电活动。胚胎性 r 波振幅逐渐增大提示存活心肌的面积逐渐扩大或侧支循环的建立。胚胎性 r 波逐渐缩小或消失,提示心肌梗死的面积扩大或者出现再梗死。保护胚胎性 r 波的增长,就是持续改善心肌的供血。

二十一、Niagara 瀑布样 T 波

T 波是心室肌的复极波,一般分为普通 T 波和巨大 T 波;直立 T 波和倒置 T 波。心电图上 3 个以上的导联出现倒置 T 波幅度>10mm(>1mV),称为巨大倒置 T 波(giant T wave inversion)。根据形态可以分成对称性及非对称性倒置;根据病因又可分为原发性及继发性倒置等。2001 年美国波士顿哈佛医学院著名的 Hurst JW 教授将脑血管意外患者出现的形态特异的巨大倒置 T 波命名为 Niagara 瀑布样 T 波(Niagara fall T wave)。

(一)历史的回顾

早在 1954 年 Burch 报道,脑血管意外患者容易出现巨大倒置 T 波,常见于颅内出血,尤其是蛛网膜下腔出血,以及颅内损伤、急性脑梗死、大脑静脉血栓、脑外科手术、垂体冷凝破坏术后等患者。脑血管意外出血的巨大倒置 T 波,还可出现在各种原因引起的阿-斯综合征,交感神经兴奋性异常增高的急腹症,故称之为"交感神经介导性巨大倒置 T 波"。Hurst JW 认为当体内发生了儿茶酚胺风暴时,交感神经强烈而广泛的刺激能引起心肌细胞的直接损害,并可引起心外膜冠状动脉痉挛,导致广泛的心外膜缺血,出

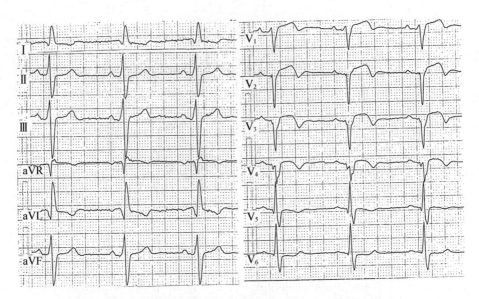

图 42-18　胚胎性 r 波

患者男性,86 岁,心肌梗死 20 余年,复查心电图显示:窦性心律(心率 56 次/分),额面电轴约−41°,高侧壁及前壁陈旧性心肌梗死。此图特征性改变是 $V_2 \sim V_4$ 导联 QRS 波呈 QS 型,Q 波的起始部不光滑,冒出针尖状 r 波,即所谓胚胎性 r 波。此外,梗死导联 ST 段抬高 1～2mm,提示存在心室壁瘤

现巨大倒置 T 波。这种形态特异的 T 波酷似美国与加拿大边界上世界最大的 Niagara 瀑布样。脑血管意外患者出现的"Niagara 瀑布样 T 波",与文献中交感神经介导性 T 波是同义词。

(二)心电图表现

1. 巨大倒置 T 波的振幅多数＞1.0mV,部分可达 2.0mV 以上,倒置 T 波多出现在中胸及左胸导联 $V_4 \sim V_6$,也可出现在肢体导联。

2. T 波演变迅速,持续数日后,可自行消失。

3. T 波宽大畸形,其形成与 T 波前肢和 ST 段融合有关,也与 T 波后肢和倒置的 U 波融合有关。T 波的开口及顶部增宽,T 波的最低点常呈钝圆形。

4. 不伴有 ST 段的偏移及病理性 Q 波。

5. Q-Tc 间期显著延长是其重要特征,常延长 20%或更多,最长可达 0.70～0.95s。

6. U 波幅度常＞0.15 mV。

7. 常伴有快速性室性心律失常(图 42-19)。

(三)发生机制

有许多资料证明,Niagara 瀑布样 T 波发生机制与交感神经过度兴奋有关。交感神经过度兴奋的多种情况可引起巨大倒置 T 波,最典型的是:①脑血管意外(尤其是蛛网膜下腔出血)、各种脑血管病、各种原因引起持续时间较长的阿-斯综合征之后,均可出现持续数日的巨大倒置 T 波。这些涉及颅脑自主神经损伤的疾病常伴有交感神经的过度兴奋,以及大量的交感胺释放入血液中,进而形成体内的儿茶酚胺风暴。过量的儿茶酚胺能刺激下丘脑星状交感神经节,引起 T 波的改变及 Q-T 间期的显著延长;过量的儿茶酚胺还可直接作用于心室肌,使心肌复极过程明显受到影响。②急腹症,部分胃溃疡患者进行迷走神经干切除术后,可出现 Niagara 瀑布样 T 波改变,包括巨大倒置 T 波,Q-Tc 明显延长等。业已证明这种 T 波改变是自主神经中枢兴奋后,产生的儿茶酚胺大量释放入血液的结果。

Niagara 瀑布样 T 波的出现,可能与中枢神经介导的交感神经张力改变,引起心肌持续较长时间的电功能性障碍,类似于心肌严重缺血后出现的心肌顿抑现象。心肌顿抑现象逆转后,可以不遗留器质性心肌损伤,同时 T 波转为直立,恢复正常。此外,儿茶酚胺风暴促发心外膜的冠状动脉痉挛,造成左心室透壁性缺血,是造成心外膜复极时间延长的又一原因。

(四)临床意义

不管何种原因(包括颅脑病变、完全性房室传导阻滞、急腹症等)引起的 Niagara 瀑布样 T 波,大多数尸检者的心肌正常,有少数可见心内膜下心肌缺血,小面积的心肌坏死。提示心肌发生功能性改变的同时,有可能伴程度不同的心肌组织的器质性损害。对存活者长期随访发现,巨大倒置 T 波者的死亡率比对

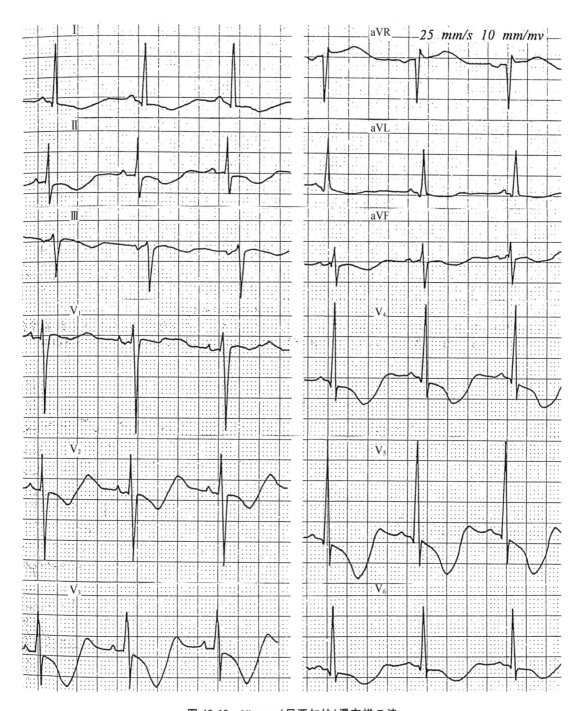

图 42-19 Niagara(尼亚加拉)瀑布样 T 波

患者男性,63 岁,临床诊断:脑卒中。心电图显示:窦性心律(心率 66 次/分),心电图特征改变是 T 波宽大畸形不对称性倒置,Q-T 间期延长,即 Niagara 瀑布样 T 波

照组增加 22％,而轻度 T 波倒置患者的死亡率比对照组增加 16％。说明巨大倒置 T 波者心肌存在损害的可能性较大,常引起恶性心律失常。

(五)鉴别诊断

巨大倒置 T 波常出现在冠心病心肌梗死、心尖肥厚型心肌病、脑血管病等的心电图上,由于其发病机制不同,心电图也有区别,三者的鉴别不难。冠心病心肌梗死患者的巨大倒置 T 波,表现为两支对称,形态变窄,顶端变锐似箭锋状;心尖肥厚型心肌病患者巨大倒置 T 波电压异常高,两支不对称,基底部变窄,常出现在 $V_4 \sim V_6$ 导联,并伴有 $R_{V_4} > R_{V_5} > R_{V_6}$ 及 ST 段压低;脑型 T 波,即 Niagara 瀑布样 T 波者的基底部宽阔,两支明显不对称,倒置部分降支或升支不光滑伴 Q-T 间期延长。

二十二、圆顶尖角型 T 波

圆顶尖角型 T 波(dome and dart T wave)指在 12 导联中,有部分导联($V_1 \sim V_3$ 或 V_{3R})的 T 波呈现特征性的双峰,其前半部分呈圆顶形,后半部分呈尖角形。

这种特征性的 T 波多见于先天性心脏病室间隔缺损和房间隔缺损的患儿,在个别健康小儿中也可见到。

(一)心电图表现

1. T 波呈双峰状,其前半部分呈圆顶形,后半部分呈尖角形。

2. 该种 T 波常出现在右胸导联。

3. T 波电压≥0.2mV,时限≤0.16s(图 42-20)。

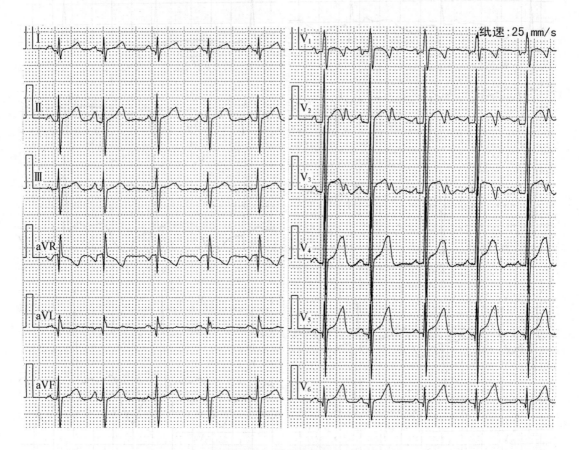

图 42-20　圆顶尖角形 T 波

患者女性,2 岁,临床诊断先心病室间隔缺损。心电图示窦性心律,偶发房性早搏。本图特征性改变是在 V_2、V_3 导联出现"圆顶尖角形 T 波"或称为"屋顶上烟囱形 T 波"。此外 V_1 导联 R/S≥1,V_5 导联 QRS 波呈 qRS 型,R/S<1.0,电轴显著右偏,提示右心室肥大

(二)发生机制

先天性心脏病存在左向右分流时,右心室负荷过重常引起右心室肥大。右心室除极发生变化常影响到心室复极 T 波。当心室复极时 T 波第一峰为左心室复极电位,由于左心室位于左后方,T 向量向右向前,投影到右胸导联轴的正侧,形成直立 T 波。因 T 向量振幅不高,T 波的第一峰呈圆顶形。右心室因肥大产生的 T 向量向右向前而且较大,构成了 T 波第二峰高尖。由于右心室复极时间没有明显延长,故而形成一个时间不增宽的圆顶尖角型 T 波。

(三)临床意义

圆顶尖角型 T 波最常见于室间隔缺损者。手术修补了缺损或封堵了缺口,这种特征性的 T 波可消失。

二十三、Wolff 波

Wolff 波(super-wolff)的形态因与预激波相似而得名,因临床心电图很罕见,熟知者不多。仅见于室性心动过速(VT)起源点位于左心室侧壁房室沟的心外膜下心肌时才能见到。由于 VT 激动在心室内的

除极速率较慢,而形成其 QRS 波起始部的一个速率缓慢而有顿挫的波。这种 VT 与左心室侧壁旁路参与的逆向型房室折返性心动过速时的心室激动方向及顺序完全相同,形成形态类似 δ 波的所谓 Wolff 波。

(一)心电图表现

1. 节律规整的宽 QRS 波心动过速,呈右束支阻滞图形,V_1 导联 QRS 波直立,Ⅰ、aVL 导联 QRS 波向下。

2. 具有左心室侧壁旁路参与的逆向型房室折返性心动过速的心电图特征。QRS 波起始部有明显顿挫的类似预激波,即 Wolff 波。

3. 在 V_1 导联可见到房室分离现象(图 42-21)。

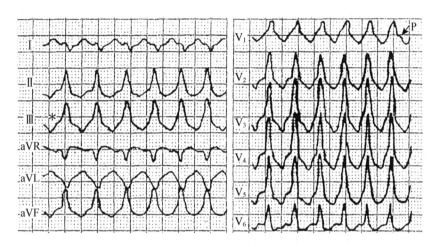

图 42-21 室性心动过速、Wolff 波(引自刘元生)

本图是宽 QRS 波型心动过速,V_1 导联 QRS 波呈 R 型、Ⅰ、aVL 导联呈 QS 型,可见房室分离,V_1 导联箭头处示 P 波,但具有左心室侧壁旁路参与的逆向房室折返性心动过速的特征,即 QRS 波起始部有明显的顿挫(米字所指),类似 δ 波。提示室性心动过速起源点在房室沟靠近侧壁的心外膜下心肌,由于激动在室内除极速度较慢,易形成 QRS 波起始部的慢波-Wolff 波

(二)临床意义

起源于左心室侧壁房室沟心外膜下的室速与左心室侧壁旁路参与的逆向型房室结折返性心动过速对心功能的影响相似,但发生机制不同,药物治疗及预后有差别,特别是射频消融时的部位不同,一个经心外膜消融、一个在心内膜消融。必须明确诊断,采用治疗方法适当,才能取得预期的效果。

(三)鉴别诊断

自发性室性心动过速的异位起源点在左心室侧壁房室沟的心外膜下心肌,心室激动的方向与左侧旁路参与的逆向型房室折返性心动过速心室肌激动的方向完全相同,从图形上看难以分辨,即:①均为宽 QRS 波心动过速;②胸导联 QRS 波均可有同向性;③均有可辨的预激波。如仔细分析,室性心动过速可见房室分离;旁路逆向型房室折返性心动过速 P 波和 QRS 波有固定的关系,不会出现房室分离。

二十四、U 波

U 波是心电图中 T 波之后的一个小波,于 1903 年由 Einthoven 命名,由于 U 波电压太低,很不显眼,常被忽视。但 U 波是心电图家族中的重要一员,它的变化是诊断某种疾病的重要参考指标。随着心电图研究的进展,人们对 U 波的认识在逐步加深。

(一)U 波的形态

U 波是 T 波后一个低小而圆钝的单相波,除 aVR 导联外常呈直立形态,很少出现双向和倒置。其升支相对陡直,降支略缓慢,极性常与 T 波一致,振幅约为 T 波振幅的 1/10,为 0.05~0.2mV。正常情况下 U 波不超过同导联 T 波振幅的 1/2。U 波振幅并不固定,常受心率的影响,心率慢时 U 波振幅相对高些,心率快时振幅相对较低,有时还可能与其后的 P 波重合在一起,貌似变形。

(二)U 波的时限

U 波的时限(宽度)通常为 0.16~0.25s,平均为 0.20s。U 波时间与心率呈负相关,与年龄呈正相关,男性＞女性。由于 U 波振幅低,当心率快时 U 波常与 T 波重合,测量较困难,故有时测定 au 点。au 是 apex of u 的缩写,即 U 波峰顶。当心率在 50~100

次/分时,T 波终末点到 au 点的间期多在 90～110ms。

(三)U 波的出现率

肢体导联以 Ⅱ 导联出现率最高(约 28.5%),胸导联以 V₂(约 64%)、V₃(约 62.1%)导联出现率最高,儿童和中青年 U 波出现率较高。成人中常规 12 导联不出现 U 波者为 2.6%～12.5%。当心率＞80 次/分时,U 波出现率明显降低。U 波的出现与探查电极距心脏中心的远近有一定关系。

(四)U 波的辨认

U 波并不是在每个导联都能看得见,在肢体导联 50%～90% 可看见 U 波,胸导联绝大多数能看到 U 波。U 波的出没与心率有一定关系,有报道心率＜65 次/分时,90% 以上的病例可辨认出 U 波,心率在 65～85 次/分时,75% 的病例能辨认出 U 波,心率＞95 次/分时,U 波难以辨认清楚。U 波与 T 波重合无法测定 Q-T 间期时,可采取同步 12 导联记录,找出无重合、无双峰 T 波的导联进行对照,然后确定 T 波的终末,再测定 Q-T 间期;也可以加大标准电压和走纸速度来辨认 T 波和 U 波。

(五)U 波变化的因素

U 波的形态、振幅不是一成不变的,受多种因素的影响。低钾血症是 U 波振幅增高最常见的原因。室性早搏亦可使 U 波振幅增高,此外,洋地黄制剂、奎尼丁、钙制剂、儿茶酚胺类药物等都可使 U 波振幅增高。U 波倒置比较少见,大多数都有病理意义。U 波倒置见于运动试验阳性、心力衰竭、高血压心脏病、冠心病及人工心脏高频刺激等。U 波倒置与心肌缺血、缺氧有一定的相关性。

(六)U 波的临床意义

U 波是心电图波段中的正常一部分,只要极性、振幅、时限正常,没有什么临床意义。如果 U 波振幅增高或极性改变,往往是某种病征的特有指标,具有重要的指示意义。

1. 电解质紊乱与 U 波改变 U 波的振幅＞0.2mV 为增高,＞0.5mV 为明显增高。U 波增高与血清钾浓度关系比较密切,血清钾浓度正常值为 3.5～5.5mmol/L,当血清钾浓度＜3.0mmol/L 时,U 波振幅开始增高而伴随的是 T 波振幅降低,ST 段下移;当血清钾浓度＜2.5mmol/L 时,除 U 波振幅继续增高外,心肌代谢也发生变化,应激性增强,出现各种心律失常,如室性早搏、房室传导阻滞,甚至心室颤动而猝死。高钙血症可出现 U 波增高,同时伴有 Q-T 间期缩短、T 波低平或倒置。此外,低钾血症、低钙血症、低镁血症及低氧性碱中毒等可出现 T 波和 U 波

电交替,常是严重心律失常的前奏(图 42-25)。

2. 冠心病与 U 波改变 U 波正常是直立的,或是平坦的,U 波只要明确地发生倒置,就要考虑其临床意义。以 R 波为主的导联(Ⅰ、Ⅱ、V₅、V₆ 等)U 波倒置,多与心肌缺血、心肌梗死、心室肥大、瓣膜性反流等心血管疾病有关。U 波倒置具有指示性意义的异常有如下。

(1)静息心电图 U 波倒置,提示左冠状动脉主干病变或多支病变冠脉狭窄＞90%,并提示心功能差。

(2)心绞痛发作时可出现一过性 U 波倒置,随心绞痛缓解 U 波渐直立,一般持续 1～2h,偶有持续 1～2d。心绞痛发作时 U 波倒置是心绞痛的一项心电图指标,U 波倒置易出现于左前降支狭窄,U 波增高易出现于左旋支和右冠状动脉狭窄。

(3)运动试验出现 U 波倒置,有时是运动试验的唯一阳性指标。运动性 U 波增高如出现在左胸导联,常提示左旋支或右冠状动脉狭窄;运动性 U 波倒置出现在胸导联常提示左前降支近端或主干病变。

(4)急性心肌梗死时 U 波异常率为 28%～82%;U 波倒置在前壁心肌梗死中占 10%～60%,下壁心肌梗死为 30%～33%。U 波增高在后壁心肌梗死占 60%～72%。U 波异常多见于 ST-T 段改变和异常 Q 波出现之前,而冠状动脉介入治疗或急性期过后数小时至 24h U 波异常消失。Buke 报道 3 例老年人(65～72 岁)超急性期心肌梗死仅显示孤立性 U 波倒置,18～48h 后开始出现典型的 ST 段抬高、异常 Q 波和心肌酶增高等表现。

3. 高血压与 U 波改变 高血压常伴有左心室肥大或负荷过重,常规心电图左胸导联常出现 U 波和 T 波均倒置;其次显示 U 波倒置伴 T 波直立,较少出现 T 波倒置伴 U 波直立。U 波倒置的程度随血压升高而加深;随血压降低和恢复正常而变浅甚至直立。高血压出现上述 U 波改变可作为判断病情和疗效的参考指标。众多学者观察 U 波倒置与高血压相关性有两点:①血压越高,U 波倒置越深,血压下降恢复正常,U 波倒置变浅或恢复正常,表明 U 波极性转变可作为判断血压控制是否满意的标准之一;②U 波倒置的高血压患者大部存在左心室舒张功能不全,是高血压心肌早期损害的表现。

4. 右心室肥大、右心室负荷过重与 U 波改变 右心室压力和容量负荷过重,均可引起右胸导联 U 波倒置,如肺动脉瓣狭窄、房间隔缺损、法洛四联症和二尖瓣病变者 U 波倒置发生率分别为 50%、80%、80% 和 40%,先天性心脏病肺动脉高压组 U 波倒置 100%,肺栓塞则亦可出现一过性右胸导联 U 波倒

置。

5. 急性脑血管病与U波改变 急性脑血管病的心电图上常出现U波增高,其中出血性脑卒中比缺血性脑卒中更容易引起U波改变,尤以蛛网膜下腔出血最显著。Rudehill等对406例蛛网膜下腔出血患者的心电图进行前瞻性研究,发现U波改变47%,T波异常、Q-Tc间期延长和ST段压低分别为32%、24%和15%,U波异常发生率最高。

6. 药物作用与U波改变 抗心律失常药物奎尼丁、普鲁卡因胺、胺碘酮等引起的心电图最早改变之一是U波增高,继之出现U波和T波融合、U波振幅>T波振幅、U波电交替、Q-T间期延长和中毒性心律失常;洋地黄作用可出现U波增高、Q-T间期缩短和ST-T形成鱼钩样改变,中毒时可出现各种心律失常。

(七)U波的发生机制

U波在心电图中是个可隐可现的小波,但其发生机制有多种学说,目前尚没有一种学说被人肯定,可以说U波的产生机制还是个"迷",人们正期待早日出现破"迷"的人。当前被众多学者认可的学说有以下3种。

1. 机械电耦联学说 机械电耦联引起后电位形成U波的学说,最早由Lab和Lerman提出,认为心室伸展时产生的电活动形成了U波。其依据如下。

(1)心室肌的伸展:心脏的每一个心动周期中,都是电活动在前,机械活动在后,两者相差40~70ms,形成了兴奋与收缩的耦联,即心脏电机械活动的耦联。心房和心室水平都遵循这样一个规律,即收缩期在前,舒张期在后。心室的电除极起始于QRS波,复极波终止于T波末,心室的收缩期开始于QRS波之中,终止于T波末,舒张期从T波末到下一个QRS波的起始。因此T波发生在心室收缩期,而U波发生在第二心音之后的心室舒张期。当心室的舒张压下降到低于心房平均压时,房室瓣开放,进入快速充盈期。可以看出舒张早期及等容舒张期,心室肌都在舒张和伸展。心室肌的伸展能够激活心肌细胞膜对机械敏感的离子通道,实验证实人的心肌细胞膜也存在这种离子通道,这种离子通道能将心肌牵张及伸展力的变化转化成离子的跨膜扩散,引起的内向电流形成一个机械电反馈性"后电位",这个"后电位"出现在心电图上便称为U波。

(2)机械电反馈与U波:目前越来越多的资料证实,机械电耦联的反馈作用是U波发生的最可能机制。这是因为:①U波均出现在第二心音之后,提示U波与心室的舒张活动相关;②心室的舒张前期与等

容舒张期,与U波出现的时间一致;③U波的倒置与心室伸展(舒张功能)的不同步或延长有关;④U波振幅随着心室舒张期容积增加而增加,在心室率缓慢时心电图显示U波增高;⑤心室舒张加快时,U波提前出现。

2. U波是部分心肌复极延迟产生的复极波 T波大部分是心室肌的复极波,U波可能是部分心肌即乳头肌的复极波,或M细胞延迟复极波。Sicouri在犬的心外膜下发现一种具有独特电生理学特征的心肌细胞——M细胞,此后有学者证实人类心肌中也存在M细胞。M细胞的电生理特点是动作电位时程比心内膜、心外膜细胞明显延长,因而U波可能是M细胞复极的表现。其依据如下。

(1)M细胞的动作电位的时程长,具有较强的频率依赖性,与U波特征一致。

(2)M细胞含量较大占心肌细胞的30%~40%,且更靠近胸壁,此可解释正常人的胸前U波明显。

(3)计算机程序控制的模拟研究也提示U波源于M细胞区。

但是不少学者及实验结果不支持上述理论,Surawicz则认为部分心肌延迟复极可能引起T波增宽,或T波产生切迹,而不可能形成另一个不同的独立波。Lazzara在讨论M细胞理论时也指出,心肌复极延迟,只能使T波增宽,没有可能产生独立的完全不同的U波,因而不少学者认为M细胞复极形成U波的学说,是建立在离体动物片段心肌组织动作电位的实验基础上。近期Sicouri等的研究结果,与M细胞学说也不一致,对豚鼠心脏研究发现,T波的终末部分与M细胞的复极明显相关,在犬的心室肌标本也证实M细胞的复极和T波终末相关。当今的结论是:M细胞的存在与U波无关,而与T波切迹、Q-T间期的延长有关。

3. U波是浦肯野纤维复极波 有学者认为浦肯野纤维位于心腔深处,动作电位持续时间相对长,T波后的U波相当于浦肯野纤维复极的T波。支持U波是浦肯野纤维复极波假说的有Kishida等,Kishida在研究U波时发现,U波的时限明显受心室复极波总时间的影响,提示U波产生于浦肯野纤维的复极过程中。Watanabe和De Azevedo的研究表明,左束支阻滞的病例T~au间期延长,支持U波与浦肯野纤维复极有关。但是不同意浦肯野纤维复极是产生U波机制的人也不少。Lepeschkin列举下列事实不同意U波是浦肯野纤维复极波的学说。

(1)两栖动物的心脏没有浦肯野纤维,但心电图上却有U波。

（2）U波的形态是降支缓慢、升支相对陡直,这与浦肯野纤维的复极模式不相符。

（3）U波的时限与心脏周期性机械运动呈明显的依赖性。此外,浦肯野纤维数量太少,其复极电位不一定能形成一个独立的电位波（U波）。Surawicz认为,Watanabe在实验中发现的左束支阻滞时 T～au 间期延长与心室复极的相关性,不能说明 U 波的发生机制。因为 T～au 间期延长可能因左心室浦肯野纤维延迟复极引起,也可能是左心室心肌延迟舒张所造成。

在上述两种相悖的论理中,Hoffman 支持 U 波是浦肯野纤维复极波的学说,他认为:①浦肯野纤维细胞活动电位比心室肌活动电位持续时间长,在时间上其复极位于动作电位 3 相,跟 U 波一致;②浦肯野纤维量虽很少,但其也有方向性,跟心室固有心肌差不多,在体表心电图上均能记录到电位活动;③低钾灌注浦肯野纤维活动电位第 3 相明显长于固有心肌,U 波振幅也出现明显变化;④浦肯野纤维伸展 U 波振幅增大。有学者怀疑浦肯野纤维量很少,体积也小,能否从体表记录到其电位变化,关于这个问题有以下解释:浦肯野纤维量虽少,但有高度一致的方向性,其电位变化不容易受心室肌那样的电位抵消,因此在体表某些适当的部位可以记录到 U 波。而且正因为浦肯野纤维体积小量也少,所以产生的电位也小,故仅在靠近心脏的心前导联 U 波才比较明显。

二十五、Cabrera 征和 Chapman 征

左束支阻滞或右心室起搏者,心电图上出现 Cabrera 征（Cabrera sign）和 Chapman 征（Chapman sign）,是合并心肌梗死的一个指征。左束支阻滞发生心肌梗死时,由于心室除极向量发生改变,使心肌梗死的心电图特征被掩盖,常难以做出心肌梗死的诊断。1953 年 Cabrera 和 Friedland 首先提出完全性左束支阻滞时,V_3、V_4 导联 S 波升支上出现切迹（晚切迹）持续时间≥0.05s,或 V_3～V_6 导联中的 S 波下降支有深宽切迹（早切迹）持续时间≥0.05s,是诊断左束支阻滞合并心肌梗死的可靠指标,其敏感性、特异性均为 91%。这种改变称为 Cabrera 征。

（一）心电图表现

1. Cabrera 征的表现　①在 V_1～V_4 导联中至少有 2 个或 2 个以上的导联,S 波的升支出现切迹（晚切迹）,切迹持续时间≥0.05s;②V_3～V_6 导联中的 S 波降支出现深宽切迹（早切迹）,切迹持续时间≥0.05s。

2. Chapman 征的表现　Ⅰ、aVL、V_5、V_6 导联的 R 波升支出现深宽切迹（≥0.05s）,而且 T 波直立。

Cabrera 征和 Chapman 征的出现,提示左束支阻滞或右心室起搏者还存在心肌梗死,但 Cabrera 征和 Chapman 征出现的导联与心肌梗死的部位并非呈对应关系。

（二）发生机制及临床意义

左束支阻滞时,室上性激动仅能通过右束支下传先到右心室,然后再缓慢经过室间隔向左心室传导。室间隔除极方向与正常相反,变为由右侧向左侧除极,使 QRS 波起始向量受到影响。心肌梗死的特征性改变也出现在 QRS 波的前 0.04s 内,因为在此时间段内同时存在左束支阻滞改变而被掩盖并混淆。所以人们一直在寻找能够明确诊断左束支阻滞合并心肌梗死的指标。Cabrera 征的提出,有助于对完全性左束支阻滞患者及右心室起搏的患者是否合并心肌梗死,做出初步解答。

二十六、室性早搏的丑征

室性早搏丑征（ugly sign PVC）这一概念是 1990 年 Moulton 等首次提出,指的是室性早搏中"发育不良的怪胎",即宽大畸形的 QRS 波表现为明显的低矮顿挫或平段形。当顿挫或平段持续时间≥40ms 时,便可称为室性早搏丑征。

（一）心电图表现

1. 室性早搏的 QRS 波宽矮,中间出现明显的顿挫或平段。

2. 顿挫或平段的持续时间≥0.04s（图 42-22）。

（二）判定室性早搏丑征的方法

先在 QRS 波顿挫的最低点划一条水平线,然后在顿挫的起点和终点各划一条垂直线,像"艹"符号,当两条垂线距离≥1mm,其代表的时间≥40ms（0.04s）时,便可称为室性早搏丑征阳性,也称室性早搏丑征。如果宽大畸形的 QRS 波中间出现一小平段,这个平段持续时间≥0.04s,也为室性早搏丑征阳性。在判定室性早搏阳性时,必须除外室性融合波和室上性早搏合并室内差异传导。

（三）发生机制

1. 室性早搏丑征间接地反映了心肌内部分瘢痕组织或纤维化组织参与了室性早搏的形成,心肌瘢痕组织和纤维组织导致心肌除极不同步性加重,激动传导速度进一步减慢,易形成低矮有切迹或平段的 QRS 波。

2. 心室负荷过重的时间过长,造成心肌细胞间的缝隙连接系统产生病变,使室性早搏激动速度迟缓,导致 QRS 波时间进一步增宽变形。

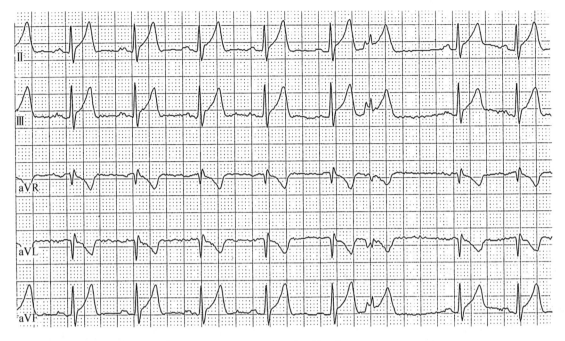

图 42-22 室性早搏丑征

患者男性,40 岁,临床诊断:心律失常待查。心电图显示,窦性心律(心率 79 次/分),心电图特征改变是室性早搏 QRS 波电压低矮且挫折,挫折之间的间距大于 0.04s,符合室性早搏丑征。室性早搏的 T 波与主波同向,应属于原发改变

(四)临床意义

室性早搏丑征阳性见于器质性心脏病者,反映左心室功能降低。Moulton 等将室性早搏丑征阳性与阴性两组患者分别进行超声心动图、放射性核素及血管造影对比,结果室性早搏丑征阳性者左心室体积增大,心肌运动减弱,甚至局部运动丧失。Antunes 等证实,平板运动试验出现室性早搏丑征阳性,提示心室收缩功能障碍。Marriott 将丑征阳性作为诊断室性早搏与室上性早搏合并室内差异传导的鉴别依据之一。

二十七、双心室肥大的 Katz-Wachtel 征

Katz-Wachtel 征(Katz-Wachtel sign)是指双心室肥大患者的心电图中,除右胸导联和左胸导联出现高振幅的 R 波外,中胸导联(V_3、V_4)同时存在高振幅双向型 QRS 波。1937 年 Katz 和 Wachtel 在美国心脏病学杂志发表了相关性的论文。之后,日本学者也在杂志上发表论文,认为 V_3、V_4 导联 R+S≥6.0mV 是本征的重要指标。21 世纪初,瑞士心电图大师 Marc Gertsch 教授主编的《The ECG:A Two-Step Approach to Diagnosis》(王吉云教授主译《心电图诊断速览及详解》)一书中提及 Katz-Wachtel 指数,V_3 导联 R+S≥40mm。

(一)心电图表现

1. V_3、V_4 或两个以上的双极肢导联呈正负或负正的双向 QRS 波,其单向波振幅≥2.5mV。

2. 双向型 QRS 波的正负波或负正波的电压和:成年人男性≥6.0mV,儿童≥6.5mV(图 42-23)。

(二)临床意义

本征是提示和诊断双侧心室肥大的一个重要指标,多见于先天性心脏病的儿童,如室间隔缺损和动脉导管未闭伴肺动脉高压;成人多见于冠心病和风湿性心脏病合并肺动脉高压者。此征诊断双侧心室肥大特异性虽高,但敏感性较差。

二十八、浅 S 征

浅 S 征(shallow S sign)更确切的称法是 V_1 导联的 S 波变浅、V_2 导联的 S 波增深,这种现象偶见于双心室肥大。

(一)心电图表现

1. V_1 导联的 S 波变浅。

2. V_2 导联的 S 波增深。

(二)发生机制

V_2 导联的 S 波增深是左心室肥大的表现,V_1 导联的 S 波变浅是右心室肥大的向量相反的结果。

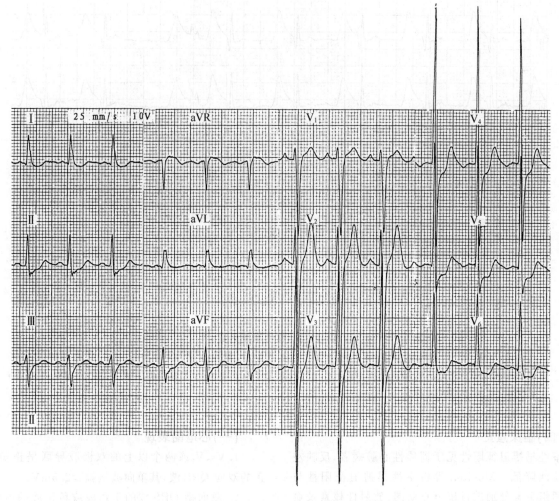

图 42-23 Katz-Wachtel 征

患者男性,8 岁,临床诊断:先天性心脏病。心电图显示,窦性心律(心率 111 次/分),本图显著的特征是 V_3 和 V_4 导联双向型 QRS 波的正、负波的电压特高,以 V_3 为例,正向电压 3.4mV,负向电压 3.2mV,正负电压绝对值之和达 6.6mV,应属于 Katz-Wachtel 征,提示双侧心室肥大

(三)临床意义

浅 S 征和其他诊断双侧心室肥大的标准一样,临床上并不十分可靠,仅作为参考。

二十九、兔耳征

Gozensky 和 Thorne(1970 年)首次提出兔耳征(rabbit ear sign),即室性早搏或阵发性室性心动过速时,心电图 V_1 导联的 QRS 波有时呈三相波,如 RsR′型,而且 R 波的振幅高于 R′波,此征可作为鉴别室性心动过速与室上性心动过速合并室内差异传导的一种指标。

(一)心电图表现

V_1 导联的 QRS 波呈 RsR′型或 qRR′三相波或 RR′型二相波时,R 波>R′波时,称为左兔耳征,常见于室性异位心搏;R′波>R 波时,称为右兔耳征,多见于室上性激动合并束支阻滞和室内差异传导,也可见于室性异位搏动(图 42-24)。

(二)发生机制

右束支阻滞时室上性激动经左束支下传心室,然后激动经心肌传入右心室缓慢除极,在水平向量环最后出现一个向前的附加向量环。投影在右心前导联的正电段,形成一个宽大的 rSR′型波或 R 波,表现为右耳大。室性异位搏动时,由于异位激动点的位置不同心肌除极顺序发生改变,有时在 V_1 导联也可能形成兔耳型 QRS 波。

(三)临床意义

室上性搏动合并室内差异传导时,V_1 导联 70% 出现三相波,而室性早搏仅有 6 %。Wellens 等

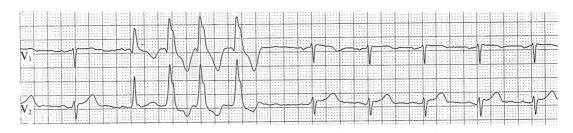

图 42-24 左兔耳征

本图出现一阵宽 QRS 波心动过速,其 V_1 导联 QRS 波呈 qRR′型,R>R′,即左兔耳征,本宽 QRS 波心动过速为室速。第 2 个 QRS 波形态介于正常室上性与室速宽 QRS 波之间,其前 P-R 间期稍小于正常 P-R 间期,为窦性激动下传心室与心室起源激动形成的室性融合波

分析证明 V_1 导联 QRS 波呈左兔耳征者 100% 为室性心动过速;呈右兔耳征者 93% 为室上性心动过速伴室内差异传导。Gulamhusein 用心内及体表心电图分析心房颤动伴宽 QRS 波者,V_1 导联呈左兔耳征者 95% 为室性心动过速(敏感性 51%,特异性 88%);呈右兔耳征者 100% 为室上性搏动伴室内差异传导。认识兔耳征有助于室性心动过速和室上性搏动伴室内差异传导的鉴别。

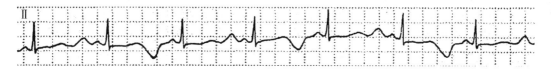

图 42-25 U 波电交替现象(引自陆菊芬)

反复晕厥患者,Q-T 间期延长、U 波直立与倒置交替出现

第43章

心 电 现 象

第一节　文 氏 现 象

文氏现象是文克白现象（Wenckebach phenomenon）的简称，在心电图上指的是二度Ⅰ型阻滞，是二度阻滞的一种特殊形式。不仅发生在房室之间，心脏传导系统的任何部位都可发生。文氏现象的特征是传导时间逐搏延长，直至发生一次完全性阻滞，传导系统得到了休息，恢复了传导功能，又开始一个新的周期，如此重复出现。人们把这种现象称为文氏现象，这个周期称文氏周期。

一、历史回顾

在心电图问世之前，Wenckebach（1899年）使用脉搏记录图首次描述了心房波与心室波之间的一种特殊而有规律的传导异常现象，即心房波与心室波之间的间期逐搏延长，而延长至一定程度出现心室波漏搏。这种现象反复出现，Wenckebach认为是房室间发生了阻滞，值此有了传导阻滞的概念。1906年Wenckebach和Hay又分别描述了另一种类型的脉搏图，即在心室脱漏前房室传导间期并无逐搏延长现象。1924年Mobitz根据心电图表现，分别将Wenckebach记录的两种脉搏图命名为Mobitz一型和Mobitz二型，心电图工作者仍习惯把Mobitz一型称为文氏现象。自从心电图应用于临床和开展希司束电图研究以来，人们不断发现不仅房室结，心脏任何部位的传导系统都可发生文氏现象。

二、文氏现象的发生机制

文氏现象的发生实际上是某部位传导系统的传导功能出现了衰减现象。电生理学的表现是传导系统的相对不应期显著延长，随着每次心搏的发生，激动的传导速度一次比一次缓慢，直至某一次激动落在前一次激动的有效不应期内而被阻滞，结束一个传导

周期。而后传导系统经过短时的休整而恢复了传导能力，又开始一个新的传导周期，如此重复循环。

有些学者认为当激动的频率<180次/分时出现的文氏现象，应考虑是由于传导系统病变引起了不应期延长；而当激动的频率>200次/分时出现的文氏现象，应多考虑是由于传导系统生理性不应期逐渐延长所致，即由于过快频率的激动使传导系统得不到足够的时间恢复所致，属于生理性干扰表现。

三、文氏现象的常见类型

（一）房室传导的文氏现象

房室传导文氏现象也可称为房室交接区传导文氏现象，可分为顺传性房室传导文氏现象与逆传性室房传导文氏现象两种，最多见的是前者。

顺传性房室传导文氏现象是指室上性的激动通过房室交接区下行前向传导时所产生的文氏现象。窦性心律、房性心律、交接性心律下传所产生的房室传导文氏现象，常提示房室交接区存在着病理改变；心房扑动、心房颤动及阵发性房性心动过速产生的房室传导文氏现象，则可能属于生理性传导障碍。

1. 典型的房室传导文氏现象　亦称"P-R间期递增型传导现象"，由周而复始的文氏周期所构成。每个文氏周期具备以下心电图特征。

（1）P-R间期逐搏延长，直至出现1次心室漏搏。

（2）每个文氏周期中第2个P-R间期递增量最大，而后P-R间期递增量逐搏递减，因而R-R间期逐搏缩短，这是典型文氏现象的特征。

（3）R-R间期逐搏缩短突然出现一个长R-R间期。这种R-R间期"渐短突长"是文氏现象最显眼的特征。

（4）含有心室漏搏的长R-R间期，短于文氏周期

中任何两个窦性心动周期的 2 倍。

（5）心室漏搏后的第一个 R-R 间期长于心室漏搏

前的最后一个 R-R 间期（图 43-1）。

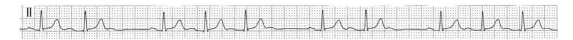

图 43-1 典型的房室传导文氏现象

长 II 导联心电图显示，窦性 P 波规律出现，PP 间距 0.64s（94 次/分），P-R 间期逐搏延长，直至 P 波后 QRS 波脱漏，形成周期性改变。房室传导比例 3∶2 和 4∶3，在 4∶3 周期中可见 R-R 间期递减。含有心室漏搏 的长 R-R 间期小于短 R-R 间期的 2 倍

2. **不典型房室传导文氏现象** 不典型房室传导 文氏现象的表现是除 P-R 间期有逐搏延长外，其他典 型文氏现象的某些条件可以不具备。不典型文氏现 象于 1927 年由 Wenckebach 等首次报道，1975 年 Rosen 分析 24 例自发性的 98 个文氏周期中，有 86 个 属于不典型。在实际工作中发现不典型文氏现象反 较典型文氏现象多见，特别是当房室传导比例超过 6∶ 5 时，绝大多数为不典型文氏现象。此外典型和不典 型文氏现象不是固定不变的，两者之间受某些因素影 响是可以转化的。比较常见的不典型房室传导文氏 现象有下列几点。

（1）凡 6∶5 以上的房室传导比例者，P-R 间期的改 变不典型（图 43-2）。

（2）文氏周期中第一个心搏的 P-R 间期本应缩 短，反而比其前的 P-R 间期延长。甚至使心室漏搏后 的 P 波也被阻，导致连续 2 个 P 波受阻结束文氏周 期，此与心室漏搏的 P 波发生隐匿性传导有关。引起 心室漏搏的 P 波虽未下传心室，但进入房室交接区的 深层，使房室交接区产生了新的不应期，致使下一个 文氏周期中第一个 P 波在房室交接区传导延迟，P-R 间期长于其前心搏的 P-R 间期；若房室交接区处于有 效不应期，心室漏搏后的 P 波也会受阻，造成连续 2 个 P 波受阻。

（3）P-R 间期的递增量不是逐搏减少，而是"递增 不定量"，打破了典型文氏周期中 R-R 间期逐搏缩短 的规律。

（4）心室漏搏后的第一个 R-R 间期，短于心室漏 搏前的最后一个 R-R 间期。

注意：1975 年 Pablo 根据观察 P-R 间期，提出以 下现象属于不典型文氏现象。

①文氏周期中最后一个心搏的 P-R 间期增量，较 前一个心搏的 P-R 间期增量大。

②最后一个心搏的 P-R 间期增量，为文氏周期中 最大者。

③在文氏周期中，P-R 间期出现减量至少一次。

④在文氏周期中，相似的 P-R 间期重复至少一次 以上。

⑤文氏周期中第一个 P-R 间期的增量，不是文氏 周期中最大的增量。

3. **致房室传导文氏现象不典型的因素** 不典型 文氏现象的 P-R 间期无规律的变化，多与自主神经紊 乱有关。窦性心律失常，各种早搏或逸搏，一度房室 传导阻滞、房室结双径路、超常期传导、隐匿性传导等 心律失常均可使文氏现象不典型。

（1）窦性心律失常改变 R-R 间期。

（2）合并二度窦房阻滞时，不继有 QRS 波的 P 波 正好未能出现，心电图表现为 P-R 间期周期性变化的 一度房室传导阻滞。

（3）心室漏搏前出现反复搏动，逆行 P 波终止文 氏周期。

（4）早搏打乱了 P-R 间期逐搏延长的规律性，使 文氏现象变为一度 II 型房室传导阻滞（P-R 间期固 定）。

（5）合并逸搏，在长周期后出现房室交接性逸搏 时，与文氏周期第 1 个窦性 P 波发生干扰，使 P 波及 P-R 间期的规律性被打乱。

4. **变异性房室传导文氏现象**

（1）文氏现象伴逸搏-夺获二联律：在窦性心动过 缓的文氏周期中，P 波受阻后的长间歇常出现房室交 接区逸搏或室性逸搏。逸搏与文氏周期同时发生，两 者在房室交接区发生干扰，掩盖并使文氏序列变为不 典型，如原为 3∶2 房室传导阻滞文氏现象，则可形成酷 似逸搏夺获二联律改变。

（2）文氏现象伴反复搏动终止文氏周期：房室传 导 P-R 间期渐长，由于出现逆传心房激动，如窦性反 复搏动，心房再次激动使窦性节律重整，形成不完全 代偿间歇，而结束一个文氏周期（图 43-3）。

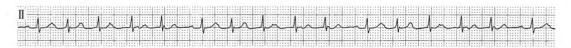

图 43-2 不典型房室传导文氏现象

长 Ⅱ 导联心电图显示，窦性心动过速，P-R 间期逐搏延长，直至 P 波后 QRS 波脱漏，形成周期性改变。房室传导比例 6:5，但每个周期中 R-R 间期非逐搏递减，为不典型房室传导文氏现象

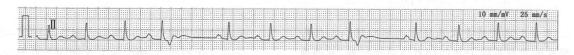

图 43-3 房室传导文氏现象伴窦性反复搏动终止文氏周期

长 Ⅱ 导联心电图显示，窦性心律（70 次/分），每 4 个心搏为一组，每组第 1 个心搏 P-R 间期最短，其后 P-R 间期逐搏延长，R-R 间期逐搏缩短。前两组均以第 4 个心搏之 QRS 波后出现逆行 P⁻ 波结束周期，为房室传导文氏现象伴窦性反复搏动终止文氏周期。由于窦性反复搏动（P-QRS-P⁻ 序列）之 R-P⁻ 间期 160ms（>70ms），故考虑 P⁻ 波为窦性激动下传心室后经房室旁道逆传回心房形成。由于 P-R 间期的延长，心房脱离有效不应期后，激动沿房室旁道逆传可再次激动心房。同时重整了窦性周期形成代偿间期，终止 1 个文氏周期

5. 房室传导文氏现象的特殊表现

(1)房室传导倒文氏现象(反向文氏现象)

①心电图表现：在较规律的窦性心律中，突然出现一个 P-R 间期延长的窦性心搏，然后 P-R 间期又逐搏缩短至恢复正常，这种心电现象被称为房室传导倒文氏现象，也称为反向文氏现象。这种所谓的房室传导文氏现象发生的原因，多是由隐匿性房室交接区早搏所引起。从 P-R 间期突然延长到 P-R 间期恢复正常，一般需要经过数个窦性心搏才能完成。其机制是房室交接区出现的隐匿性早搏虽产生了双向传出阻滞，但对房室结周围造成了新的不应期。当窦性激动下传时，落在了隐匿性早搏的不应期早期，因而产生 P-R 间期明显延长；当第二个窦性激动下传时，落在了前一个窦性激动不应期的后期，因而 P-R 间期有所缩短；当第三个窦性激动下传时，落在了第二个窦性激动的应激期，故 P-R 间期恢复正常。此外，显性早搏有时也会引起房室传导倒文氏现象。例如间位性室性早搏后的第一个窦性心搏的 P-R 间期明显延长，第二个窦性心搏的 P-R 间期比第一个窦性心搏的 P-R 间期缩短，第三个窦性心搏的 P-R 间期又比第二个窦性心搏的 P-R 间期缩短，以此类推直至 P-R 间期恢复正常；又如连续 2 个房性早搏第一个房性早搏的 P-R 间期明显延长，第 2 个房性早搏的 P-R 间期短于第一个房性早搏，早搏代偿后的窦性 P-R 间期恢复正常。

倒文氏现象可能由单次或成对的室性早搏逆向隐匿性传导，引起其后的窦性心搏突然延长，这种传导延迟会持续影响其后的几个窦性心搏，但程度逐渐减轻，绝不会引起心室漏搏（图 43-4）。

②临床意义：房室传导倒文氏现象是隐匿性交接性早搏引起的房室交接区干扰现象，本身不具有临床意义。重要的是查找引起早搏的原因，给予适当处理。

(2)逆向传导文氏现象(室房传导文氏现象)

①心电图表现：房室传导系统既有前向传导功能也有逆向传导功能，低位节律点（房室交接区或心室）发出的激动向心房逆向传导，一般 QRS 波在前、逆向 P 波在后，从心室（或房室交接区）发出激动逆向传导至心房的时间<0.20s，也可以出现不同程度的传导阻滞（一度至三度传导阻滞）。逆向传导文氏现象指的是室房传导递减直至出现一次心房漏搏，心电图表现为 R-P⁻ 间期递增（逐搏延长）直至 P⁻ 波消失，形成室房传导文氏周期。

②临床意义：逆向传导文氏现象发生的机制与前向传导文氏现象的发生机制相同，都反映了房室传导功能减退。引起的病因由功能性的也有病理性的，阻滞部位多在房室结内，主要病因有急性心肌梗死、急性心肌炎、洋地黄中毒及迷走神经张力增高等。

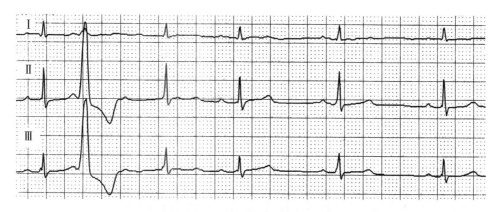

图 43-4　间位性室性早搏引起的房室传导倒文氏现象

　　动态心电图记录的同步Ⅰ、Ⅱ、Ⅲ导联,间位性室性早搏,其后窦性 P 波下传心室的 PR 间期延长,并逐搏缩短至正常。原因为:间位性室性早搏隐匿性传导至房室交接区,在房室交接区形成不应期,其后第 1 个窦性激动下传时遇到房室交接区相对不应期,传导缓慢,形成长的 P-R 间期;第 2 个窦性激动下传时又遇到第 1 个窦性激动在房室交接区形成的相对不应期,以较慢的速度下传心室,形成较长的 P-R 间期;第 3 个窦性激动下传时,房室交接区脱离了不应期,可正常传导,形成了正常的 P-R 间期

(二)折返激动径路的文氏现象

　　某个部位心肌发生一次激动后激动沿一定的径路折返回发生兴奋冲动的原部位,再次兴奋同一心肌组织并引起二次激动。但折返激动的传导也会出现不同程度的阻滞。临床上出现的室性早搏二联律是最常见的折返激动,大多数情况下折返激动始终是沿着同样的途径,按同样的速度进行折返到达同一终点。因此大多数的早搏联律间期固定、其形态一致。然而有些折返早搏的途径和终点虽然固定,但其折返的时间发生变化,心电图表现为早搏的联律间期逐搏延长,直至早搏消失,接着下一个周期又重复上述现象,符合文氏周期,此称为早搏折返径路的文氏现象。折返径路内的文氏现象可以发生在心房、交接区及心室,以室内最常见(图 43-5)。

(三)心房内阻滞文氏现象

　　心房内阻滞文氏现象发生机制和其他部位内的传导系统发生阻滞文氏现象的机制一样,均为生理性和病理性原因出现了传导功能的“疲劳”现象,引起心房内特殊传导系统的不应期延长,直至不能应激。在心电图上表现为正常窦性心律情况下,窦性激动在心房内传导速度逐搏减慢,直至发生一次传导阻滞。传导阻滞后房内的传导系统暂时得到“休息”便又重新恢复了传导功能,如此周而复始。

　　目前认为心房内阻滞分为结间束阻滞和房间束阻滞;按阻滞程度可分为完全性和不完全性心房阻滞;按病变范围可分为局限性左心房或右心房内阻滞及弥漫性房内阻滞;按阻滞的表现形式可分为间歇性、交替性和持续性阻滞。当阻滞形式呈文氏周期规

律特征时,则可称为心房内阻滞文氏现象,属于一种不完全性心房内阻滞。目前临床上诊断心房内阻滞主要依靠心电图上的窦性 P 波形态、时限和极性的动态改变,呈现正常－轻微改变－显著改变的系列变化过程,而且在同帧心电图中重复出现者,方可诊断房内阻滞文氏现象。

　　1. 心电图特征

　　(1)文氏型不完全性左房内阻滞:P 波由正常形态逐渐发展为二尖瓣型 P 波改变,并呈周期性变化。

　　(2)文氏型不完全性右心房内阻滞:P 波振幅由低渐高或由高渐低的周期性变化。

　　(3)左房逆传文氏现象:P 波在Ⅱ、Ⅲ、aVF 导联增宽≥0.12s,呈正负双向,其负向部分由深渐浅或由浅渐深且呈周期性变化,P-R 间期匀齐不变。

　　由于体表心电图上的 P 波振幅低,有些导联 P 波微小,不像心室内阻滞改变的特征明显,容易被忽视。一般在心电图上有 1~2 导联 P 波明显具备文氏现象的变化,P-R 间期和 P-P 间期基本匀齐,排除游走性心律、房性融合波、呼吸影响、钟氏现象(房内差异传导),诊断便可成立。

　　2. 临床意义　心房内阻滞文氏现象,属于心房内阻滞的一种类型,多见于心房内传导系统病变广泛者。常见的病因有风湿性心脏病、先天性心脏病、慢性阻塞性肺病、心肌病、心肌炎、高血压、冠心病以及电解质紊乱、药物中毒等。一般房内阻滞对血流动力学影响不大。但 Leier 等认为右心房内或右至左心房内传导延缓易导致心房扑动、心房颤动等房性心律失常。

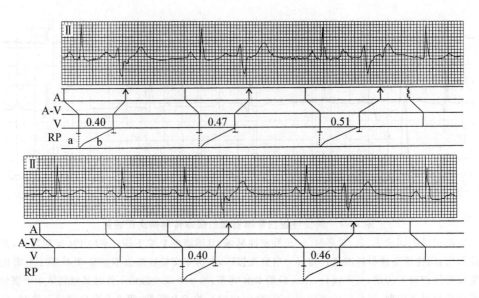

图 43-5　室性早搏伴折返径路及室-房传导双文氏现象(引自周冀杭)

　　图为Ⅱ导联记录:基本心律为窦性,可见室性早搏二联律成组出现,其联律间期逐渐延长,分别为 0.40s→
0.47s→0.51s 和 0.40s→0.46s,随着联律间期的逐渐延长,室性早搏消失,出现几个窦性搏动之后,室性早搏再次
呈二联律出现,联律间期又逐渐延长,提示折返径路中存在文氏现象。另外,在室性早搏的 QRS 波之后均可见一
P⁻波,R'-P⁻间期亦逐渐延长:0.12s→0.16s→0.24s 和 0.12s→0.16s,为室性早搏逆向文氏型室-房传导。上行中
第 4 个窦性 P 波形态异于其他窦性 P 波,系房性早搏或房内差异传导

因此,应积极治疗原发病以减轻心房负荷,避免严重
的房性心律失常发生。

(四)房室交接性心律传导阻滞文氏现象

　　房室交接区自律点发出的激动多为双向传导,顺
向传导可抵心室,逆向传导可至心房。亦可只有顺向
传导逆向传导受阻或只有逆向传导而顺向传导受阻。
无论是顺向传导或逆向传导都有可能发生传导阻滞
文氏现象。

　　1. 房室交接性心律伴顺向传导文氏现象　房室
交接性心律逆向传导功能正常,顺向传导功能受损出
现文氏型传导阻滞,一般称为交-室传导文氏现象。

　　心电图表现

　　(1)QRS 波呈室上性,逆向 P⁻波(倒置 P⁻波)规
律出现在 QRS 波前、后或 QRS 波中。P⁻-P⁻间期不
变。

　　(2)P⁻-R 间期逐搏延长或 R-P⁻间期逐搏缩短,
R-R 间期逐搏缩短,突然出现一个长的 R-R 间歇,长
R-R 间歇小于任何 2 个 R-R 间期的 2 倍。

　　(3)上述现象重复出现,符合文氏现象。

　　2. 房室交接性心律伴逆向传导文氏现象　房室
交接性心律顺向传导功能正常,逆向传导功能受损出
现文氏型传导阻滞,一般称为交-房传导文氏现象。

　　心电图表现

　　(1)窦性 P 波消失,规律的窄 QRS 波后或前伴随
逆向 P⁻波。

　　(2)P⁻-P⁻间期逐搏缩短,R-P⁻间期逐搏延长或
P⁻-R 逐搏缩短,突然出现一次 P⁻波漏搏的长间歇,
长间歇小于任何 2 个短 P⁻-P⁻间期之和,符合文氏型
周期变化。

　　(3)R-R 间期规整不变。

　　**3. 房室交接性心律房-交完全干扰伴交-室阻滞
文氏现象**　心电图上出现某一种心房波(P、P'、F、f
波),但与窄 QRS 波无相关性。然而 R-R 间期却出现
"渐短突长"的文氏周期。这种现象多为洋地黄过量
(中毒)引起房室交接区完全干扰或完全性房室传导
阻滞导致的房室分离。遇到这种情况一般不影响房
性节律的诊断,如心房颤动,完全性房室传导阻滞或
完全性房室结区干扰,房室交接性心律伴交-室阻滞
文氏现象。

　　**4. 房室交接性心律心房停搏伴交-室传导文氏现
象**　心电图上看不到心房波,窄 QRS 波规律出现,R-
R 间期逐搏缩短,突然出现长的 R-R 间歇,长的 R-
R 间歇不是任何一个 R-R 间期的整数倍。上述心电图
表现一般可诊断为:心房停搏,房室交接性心律伴交-
室阻滞文氏现象。

　　5. 房室交接性心律伴双向传导阻滞文氏现象

房室交接性心律双向传导大多数同步且也同速,逆向P波(P⁻波)可出现在QRS波之前,也可出现在QRS波之后,R-P⁻间期或P⁻-R间期是固定的,假如双向传导出现文氏现象,R-R间期和P⁻-P⁻间期会同步逐次进行缩短,直至出现一次R与P⁻波同时漏搏的长间歇。上述现象重复出现符合文氏现象,一般称为房室交接性心律双向传导伴文氏现象。如为非同步、非同速双向传导,心电图表现为R波与P⁻波两者无固定关系,各自组成自己的文氏周期。R-R间期与P⁻-P⁻间期分别出现渐次缩短,直至漏搏一次R波或P⁻波,周而复始出现形成文氏现象,一般称为房室交接性心律非同步性双向传导文氏现象。

6. **房室结双径路传导文氏现象**　电生理测定房室结存在纵向分离的双径路,一条径路传导速度快、不应期长,称为快径路;另一条径路传导速度慢、不应期短,称为慢径路。双径路在房室结的上端(心房端)连结在一起构成逆向性传导双径路,把室内异位激动传入心房;亦可在房室结的下端(心室端)连结在一起构成顺向性传导双径路,将室上性激动传入心室。房室结内的快、慢径路均为慢反应纤维,故是文氏现象的好发部位。

快径路的不应期长于慢径路,是造成双径路传导的必要条件。当文氏周期中快径路先遇到有效不应期而传导中断时,便可显示慢径路传导能力或传导的文氏现象。例如,快径路出现文氏型前向传导阻滞时,慢径路传导得以显现,其与一般的文氏现象不同,特点是文氏周期中的P-R间期逐次延长,后跳跃性延长(慢径路下传)而不是以一个P波后心室漏搏而结束。有时可见慢径路下传后,激动又沿快径路逆传心房,形成一个心房回波。有学者称为"不完全性房室结传导文氏现象"。

心电图表现

①文氏周期中有两种长短不同的P-R间期,长短不同的P-R间期转换时P-R间期突然显著延长,相差>0.06s。

②长短不同的P-R间期有不同的变化特点,如快径路P-R间期增量大,可出现快径路文氏型传导。若持续性慢径路传导,慢径路P-R间期增量小,可表现为慢径路反文氏现象;若快径路传导渐加速,可表现为快径路反文氏现象。快、慢径路各自不规则文氏变化常使P-R间期长短变化不规则。

③文氏周期中第一个P-R间期呈长短两种。

④少数情况下具有两种不同P-R间期,其QRS波形态也会出现小的差异。

⑤房室结双径路参与的房室结3:2传导文氏现象,若不发生反复,很难从心电图上明确诊断(图43-6,图43-7)。

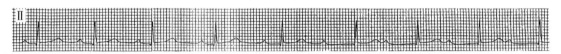

图43-6　房室结双径路快径路传导文氏现象

房室传导P-R间期跳跃性改变,房室结双径路诊断无疑。应注意在快径路下传过程中,P-R间期又渐延长(以第5个心搏延长明显),当快径路不再下传时,才能表现出慢径路下传(自第6个心搏开始),故虽未见到P波后QRS波脱漏,仍应诊断快径路传导文氏现象

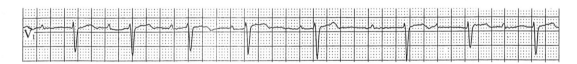

图43-7　房室结双径路快径路传导倒文氏现象

长、短P-R间期相差0.28s,房室结双径路诊断无疑。在慢径路向快径路传导转变中,P-R间期有逐渐缩短的过程,为快径路传导逐渐加快的表现,即快径路传导倒文氏现象

7. **房室传导阻滞文氏现象中伴发的特殊表现**

(1)心电图表现

①时相性室内差异传导:房室传导文氏周期中,第二个窦性心搏容易产生室内差异传导,其发生机制符合Ashman现象。Ashman现象认为心动周期越长,其后的不应期越长。在长心动周期后,如果出现一个较短周期的心搏,这个较短周期的心搏容易落在前一个心搏的相对不应期中,故在心室内双侧束支传导不同速而导致QRS波变形。

②逸搏心室夺获:在房室阻滞文氏周期结束的长

心动周期后,常出现房室交接性或室性逸搏。逸搏后的窦性P波如落在逸搏的T波降支,P波有机会缓慢下传夺获心室,形成逸搏夺获二联律。这种情况多见于窦性心动过缓伴房室传导阻滞文氏周期的心电图中。也常见于不全性房室干扰的心电图中。

③被跳越的P波(F波):当房性心动过速或心房扑动出现房室阻滞文氏现象时,如文氏周期中最后一次心搏的P-R(F-R)间期特别长,超过P-P(或F-F)间期,可能会出现紧邻QRS波的P波(F波)与QRS波无关。而更前面的P波(F波)与QRS波相关,即较远的P波(F波)越过较近的P波(F波)下传形成QRS波。近的P波(F波)与QRS波无关,此种现象称为被跳越的P波(F波)或被跨越的P波(F波)(图43-8)。

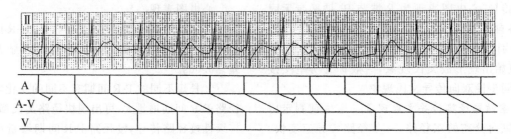

图43-8 P波的双越过式下传(引自吕洪波)

图中PP间距匀齐为0.60s,RR间距不匀齐,P波与QRS波关系不固定,但有多组文氏型二度房室传导阻滞。一些P波是越过1个QRS波再越过1个P波之后才下传心室,如P_6越过R_5和P_7引起的R_6,P_7是越过R_6和P_8才引起R_7的。这种特殊的越过式传导临床虽然少见,但并不违背心脏电激动的传导规则

④文氏现象隐匿性传导:在文氏周期中一般是含有心室漏搏的长R-R间期后的第一个窦性心搏的P-R间期最短。然而有时心室漏搏后第一个窦性心搏的P-R间期却反而明显延长,使文氏现象不典型。其机制是未下传的P波表面看被阻,实际已隐匿性地传至房室交接区,造成新的不应期。当下一个P波下传时,落入房室交接区的相对不应期,导致P-R间期延长;落入绝对不应期,P波被阻,形成连续两个P波后心室漏搏。3:2房室传导阻滞时,第1个P-R间期延长,在房室交接区形成退延的不应期,可使第2个P波下传受阻,形成2:1阻滞。文氏周期出现这种有悖规律的现象不一定是传导阻滞加重,有时是生理性干扰现象。

⑤超常期传导:在房室传导阻滞文氏现象中,P-R间期原本应该是逐搏延长的,然而该延长的P-R间期却意外地缩短下传心室;预期该受阻的P波却下传心室。这种传导功能意外改善的现象,实际上是一种超常期传导。

(2)临床意义:房室传导阻滞文氏现象中伴发的特殊表现,是心电学中出现的生理现象,本身无临床意义。它的出现多是由于自主神经失衡导致心脏节律不齐或传导速度不稳定而引起,但它使文氏周期不典型、心律失常更复杂。不了解上述的特殊现象,容易造成诊断上的失误。

(五)窦房阻滞文氏现象

窦房阻滞指窦房结发出的激动正常而传出时受阻,阻滞部位在窦房交接区。窦房阻滞的文氏现象,亦称"窦-房间期递增型二度窦房阻滞"。窦房间期是指窦房结发出激动通过窦房交接区传出到周围心房肌并引起心房肌除极所需的时间。窦-房阻滞文氏现象意味着窦-房传导时间逐搏延长,最后窦房结的激动完全受阻于窦房交接区,不能传至心房。

由于窦房结发放的激动本身电位很低,在体表心电图上记录不到,只有当窦性激动传入心房引起心房除极而出现P波时,通过分析P波节律性的变化才能推断性诊断窦房阻滞文氏现象。

1. 等同传导间距整倍数规律 窦房结本身没有病变,发出的激动频率基本是规整的。当窦性激动向心房传出在窦房交接区受阻形成文氏现象时,窦-房传导时间是逐搏递增的,但递增的幅度是递减的。在心电图上表现为P-P间期逐搏缩短,直至出现一次心房漏搏而产生一个长P-P间歇。这个长间歇中窦房结发放激动并未停止,因在窦房交接区完全受阻,故长间歇中无窦性P波。在临床心电图工作中,为了比较准确地诊断窦房阻滞类型,可借助于等同传导间距整倍规律,求得起搏点周期长度,计算出窦性激动周期(S-S时间)。

窦房结发出的激动,称为起搏激动;激动向周围

心房肌组织传布,称为传出搏动。当发生文氏型传出阻滞,起搏激动便不能如数的传出。因此,传出搏动的总数总是少于起搏激动数。而每一次传出搏动的心房漏搏可形成一个长间歇,可将一系列传出搏动分隔成几组,每次心房漏搏后第一个P波之间的距离称为"等同传导间距"(即文氏周期),它们之间相等或成倍数关系。在一切具有文氏现象的传导过程中,各组传出搏动的总时间总是该组起搏点周期长度的整倍数,故命名为等同传导间距整倍数规律。窦房阻滞文氏现象中出现的P波漏搏,是由于窦房结激动传出时

经窦-房交接区阻滞逐搏加重引起。P波漏搏后窦-房交接区组织得到充分休息,传导能力得以恢复。因此漏搏后的第一个激动都能按相同的传导时间顺利地传出。具体说窦-房传导呈文氏现象后,各组心房搏动的总时间为窦性周期(S-S)的整倍数。

2. 窦-房传导文氏现象心电图表现

(1)典型窦-房传导文氏现象

①P-P间期逐搏缩短,突然出现一个长的P-P间歇,此长P-P间歇之前的一个P-P间期为周期中最短者。

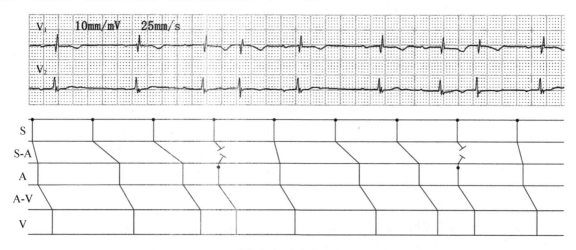

图 43-9　同步窦房、房室传导双文氏现象

窦房、房室呈文氏型传导,房性早搏终止每个文氏周期,使窦房、房室传导形成同步双文氏现象

②长P-P间歇小于任何两个P-P间期的2倍。

③长P-P间歇之后的第一个P-P间期长于长间歇前任何一个P-P间期。

④各相邻的长间歇后的第一个P-P间距相等。

(2)不典型窦-房传导文氏现象

①窦房阻滞发生于窦性心律不齐的慢相,P波漏搏产生的长P-P间歇>2个短P-P间期之和。

②P波漏搏前的最后1个P-P间期不是最短的。

③P波漏搏后的第一个P-P间期,不是文氏周期中最长者。

④P-P间期不是进行性缩短。

⑤P-P间期渐短之后再延长,或P-P间期重复2次不变。

请参见本书"第19章 第二节　窦房阻滞 图19-5"和"第39章第七节　图39-22"。同步窦房,房室传导双文氏现象(图43-9)"

3. 窦性激动周期及窦-房传导增量的计算(图43-10)　常规心电图上不能显示窦房结的激动电位,只能根据心电图上的窦性P-P间期"渐短-突长"的形式周而复始变化规律,来推算出窦性激动(S)的周期(S-S)及每次窦-房传导的递增量,并通过梯形图来证实。计算窦性周期方法如下。

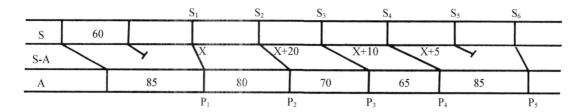

图 43-10　5:4窦房阻滞文氏现象

（1）在等同传导时间的长 P-P 间期中，仅有一次窦性激动 P 波漏搏时，计算窦性周期（S-S）长度公式为：

$$窦性周期 = \frac{等同传导间距（一个文氏周期中 P-P 时间之和）}{等同传导间距的 P-P 间期数 + 1}$$

本图文氏周期中有 4 个 P 波和 1 个长间歇（P 波漏搏），实测的 P-P 间期为：$P_1 \sim P_2 = 0.80$，$P_2 \sim P_3 = 0.70$，$P_3 \sim P_4 = 0.65$，$P_4 \sim P_5 = 0.85$。等同传导间距为 $3.00（0.80 + 0.70 + 0.65 + 0.85 = 3.00）$。带入公式：

$$窦性周期 = \frac{P_1 \sim P_5 总长度（一个文氏周期中 P-P 时间之和）3.00s}{等同传导间距 4 个 PP + 1}$$

$$= \frac{3.00}{4+1} = 0.60，即 S-S 间期为 0.60s。$$

计算出 S-S 间期后，可推算出窦-房传导的递增量。因文氏周期中 S_1-P_1 间期增量无法测量可用"X"表示，S_2-P_2 间期增量是 $0.20s（0.80 - 0.60）$；S_3-P_3 间期增量是 $0.10s（0.70s - 0.60s）$；S_4-P_4 间期增量是 $0.05s$（$0.65s - 0.60s$）；P_4-P_5 间期 = $1.20s$（长 P-P 间期 0.85 + 总增量 0.35s），相当于 2 个窦性周期（$0.60s \times 2 = 1.20s$）。该例心电图符合 5:4 窦房阻滞文氏现象。

（2）如在一个文氏周期中发生 2 次或多次心房波漏搏，可导致很长的 P-P 间期无法确定心房波漏搏次数，则应先求出等同传导间距内有多少个 P-P 间期数。若其结果为非整数，则应升为整数，因为最短的 P-P 间期仍长于心房波漏搏前的 P-P 间期。计算上述公式不再适合，应改为如下公式。

$$窦性周期数 = \frac{等同传导间距}{最短 P-P 间期}$$

$$窦性周期长度 = \frac{等同传导间距}{窦性周期数}$$

如文氏周期中有 3 个 P 波和一个很长的间歇（P 波漏搏）。实测 P-P 间期为 $P_1 \sim P_2 = 0.93s$，$P_2 \sim P_3 = 0.87s$，$P_3 \sim P_4 = 2.16s$，等同传导间距为 $3.96s$（$0.93 + 0.87 + 2.16$），最短 P-P 间期 0.87 s。代入公式为：

$$窦性周期数 = \frac{3.96s（等同传导间距）}{0.87s（最短 P-P 间期）} = 4.53，窦$$

性周期数为 4.53 次，矫正后上升为 5 次。

$$窦性周期（S-S）长度 = \frac{3.96s 等同传导间距}{5 窦性周期数} =$$

0.79s，S-S 间期为 0.79s。

本例窦-房传导递增量：S_1-P_1 间期增量无法计算可用"X"表示，S_2-P_2 间期增量为 $0.14s（0.93s - 0.79s）$；S_3-P_3 间期增量是 $0.08s（0.87s - 0.79s）$；长间歇为 2.38（2.16s + 窦房传导总增量），相当于 3 个窦性周期（$0.79s \times 3 = 2.37s$）。经计算分析该图有 2 次

心房漏搏，属于 5:3 窦房传导阻滞文氏现象。

（六）异位起搏点传出阻滞文氏现象

心肌组织任何部位的起搏点发出的激动，向心房或心室内传导时，都需要经过起搏点与其周围心肌（心房肌或心室肌）的连接处。在连接处都可能出现不同程度的传出阻滞，其中包括文氏型传出阻滞，表现为心房激动波或心室激动波间距逐搏变化和出现漏搏。

1. **异房传出阻滞文氏现象** 指房性节律、房性心动过速、心房扑动等房内异位起搏点发出的激动，向周围心房肌传出时出现的文氏现象。表现为 $P'-P'$（F-F）间距逐渐缩短，突然出现一个长的 $P'-P'$ 间期，长的 $P'-P'$ 间期小于两个短的 $P'-P'$ 间期之和，此现象周而复始。可形成 3:2、4:3、5:4 等异-房传导比例。

2. **交接区异-肌传出阻滞文氏现象** 指房室交接区起搏点与周围组织之间的传出阻滞文氏现象，常见于应用洋地黄、心房停搏、完全性房室传导阻滞等原因引起的房室交接性心律，包括房室交接性心动速、房室交接性逸搏心律。心电图表现下面两种形式。

（1）前向性（顺向性）交接区异-肌传出阻滞文氏现象：规律的 R-R 间期逐渐缩短，突然出现一个长的 R-R 间歇，这个长 R-R 间歇小于任何两个短的 R-R 间期之和，形成 3:2、4:3 等交接性传出阻滞。心电图上存在心房颤动，只要 R-R 间期出现逐渐缩短突然变长，呈周期性改变，仍不影响诊断交接区异-肌传出阻滞文氏现象（图 43-11）。

（2）逆向性交接区异-肌传出阻滞文氏现象：当房室交接性心律双向传导时，逆向传导的 P^--P^- 间期逐搏缩短突然出现一个长 P^--P^- 间歇。这个长 P^--P^- 间歇小于任何两个短的 P^--P^- 间期之和，室房传导比例常为 5:4、4:3 等。这种房室交接性心律伴逆向性交-房传出阻滞文氏现象比较少见。

3. **异-室传出阻滞文氏现象** 是指心室异位起搏点发出的激动，向周围心肌传导过程中出现的文氏型传出阻滞。常见于室性早搏、室性心动过速、室性逸搏等。心电图上表现为宽大畸形的 QRS 波、$R'-R'$ 间期逐搏缩短，突然出现一个长的 $R'-R'$ 间歇，长的 $R'-R'$ 间歇小于任何 2 个 $R'-R'$ 间期之和。

（七）束支阻滞的文氏现象

束支内阻滞是室内阻滞的一种，根据阻滞程度分为三度，束支阻滞的文氏现象属于二度Ⅰ型单侧束支阻滞。即激动在束支内传导速度逐渐减慢，最后出现传导的终止。

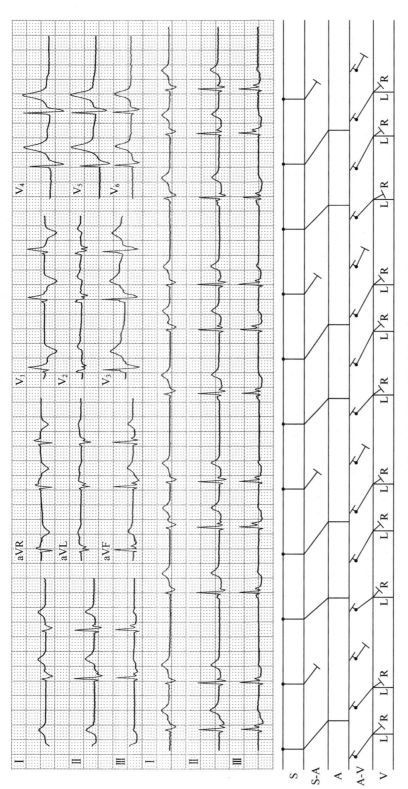

图43-11 窦房、房室交接区前向传出阻滞双文氏现象

患者女性，40岁，风心病二尖瓣置换术后。P-P间距长-短交替为3：2文氏型窦房阻滞所致。QRS波呈右束支阻滞型，为加速的房室交接性逸搏心律伴完全性右束支阻滞，R-R间期呈长-短-突长改变，突长的R-R间期小于短R-R间期的2倍，为加速的房室交接性心律前向4：3传出阻滞现象。本图为同步、不同比例的窦房、房室交接区前向传出阻滞双文氏现象

1. **心电图表现** 主要表现为 QRS 波形态由"窄"逐搏渐变"宽"呈周期性改变,符合室内某传导束(支)阻滞的图形。

2. **发生机制** 束支阻滞文氏现象的发生机制与其他部位发生的传导阻滞文氏现象一样,系该传导系统发生了病理性或生理性传导功能减退。最新观点认为与属于快纤维范畴的希-浦系统在病理状态下转换为慢纤维有关。

3. **分型** 束支内传导文氏现象大致分为三型。

(1)直接显示型束支内文氏现象:电生理研究证实,束支阻滞的程度取决于左、右两侧束支传导速度的时间差。在正常情况下左束支与右束支传导激动的速度几乎是同速的,差值<0.025s,心室除极基本是同步的,不会出现某侧束支阻滞的图形。如某侧束支因某种原因传导速度慢于对侧束支在 0.025~0.04s,传导慢的一侧束支便显示不完全性阻滞图形;慢于对侧束支≥0.04s,便会出现完全性束支阻滞图形。以右束支传导功能受损为例,第 1 个心搏右束支传导速度慢于左束支<0.025s,QRS 波正常,没有明确显示心室除极的差异;第 2 个心搏右束支传导速度慢于左束支在 0.025~0.04s,QRS 波稍有增宽(0.11s),显示不完全性右束支阻滞图形;第 3 个心搏右束支传导速度慢于左束支>0.04s,QRS 波显著增宽(≥0.12s)显示完全性右束支阻滞图形,说明右束支完全受阻没有参与心室除极。当第 4 个心搏激动下传时,右束支因激动完全受阻暂时得到"休整"而恢复正常传导,其与左束支的传导速度差值<0.025s,与第一心搏相似,故 QRS 波正常。在心电图上显示的室上性激动通过受损束支时,激动传导逐搏延缓直至完全受阻后又恢复的周期性变化现象称为直接显示型束支传导文氏现象。请参见本书"第 20 章心室内阻滞 图 20-11"。在一些特殊情况下,还可表现为束支阻滞反文氏现象(图 43-12)。

心电图上诊断直接显示型束支阻滞文氏现象,必须具备以下两个条件。

①文氏周期开始的两个心搏,其左、右束支传导时间相差必须<0.04s,否则开始的两个心搏就可能出现完全性束支阻滞图形。

②文氏周期中最后一个心搏激动通过不阻滞束支下传时,激动不逆传至受损的束支,这样受损的束支才能恢复其应激性,否则不会出现文氏现象。

(2)不完全隐匿性束支内文氏现象:在束支内文氏周期中,第一个心搏其左、右束支的传导速度相差<0.04s者,心电图上 QRS 波难以显示出异常,或呈不完全性束支阻滞图形。以第二个心搏开始左、

右束支传导速度就相差>0.04s,出现完全性束支阻滞图形,第三个心搏、第四个心搏……受损束支传导时间虽有逐搏增加,但 QRS 波时间、形态不再会发生变化,均呈完全性束支阻滞图形,直至下一次文氏周期开始,重复上述表现。

由于在一个文氏周期中除第一个心搏的 QRS 波正常外,其余心搏的 QRS 波均显示束支阻滞图形,未显示出 QRS 波渐变的过程,与间歇性束支阻滞无法区别。如果能从前 1~3 个心搏中查看出 QRS 波时间或 R 波振幅有微小的差异,便可明确诊断为不完全隐匿性束支内阻滞文氏现象。

(3)完全隐匿性文氏现象:在文氏周期的第一个心搏,其左、右束支传导速度的时差已超过了 0.04s,心电图上表现为完全束支阻滞的图形。随后而来的第二个、第三个心搏受损的束支传导速度虽一次次比对侧束支延迟,但 QRS 波的时间和形态却不再发生变化。这种类型的文氏型束支阻滞很难与真正的完全性束支阻滞相鉴别。除非在同一导联中出现心率减慢到足以形成直接显示性或不完全隐匿性束支内文氏现象,才能诊断为完全隐匿性束支内文氏现象。

4. **束支内阻滞文氏现象的鉴别诊断** 束支阻滞文氏现象(直接显示型)的 QRS 波呈进行性加宽突然变为正常,并呈周期性改变。但下列情况也可出现 QRS 波进行性加宽伴畸形程度渐加重现象:①室内差异性传导;②室性融合波;③预激综合征。鉴别如下。

(1)室内差异性传导程度逐渐加重:窦性心律逐渐加速、自律性房性心动过速开始发作时,常可伴室内差异传导程度逐搏加重,表现为 QRS 波由正常变为不完全性束支阻滞及完全性束支阻滞图形。这种 QRS 波变化与心率增快有关,属于频率依赖性束支阻滞,多为一过性。

(2)室性融合波:当窦性心律与自主性室性心动过速共存时,两种心律竞相控制心室,可能出现一系列融合波或房室分离现象。室性起搏点控制心室的成分逐渐增大,室性融合波的宽度逐渐增加,P-R 间期逐渐缩短,最后室性起搏点完全控制心室,出现完全的心室性 QRS 波,形成一个周期。而束支阻滞文氏现象 P-R 间期固定不变,只有一个起源点,不会出现室性融合波,也不会出现房室分离现象。

(3)预激综合征的"手风琴样效应":窦性激动可通过房室旁路和正常房室通路下传心室形成单源性室性融合波。有时窦性激动通过旁道下传控制心室的范围逐渐增大,P-R 间期逐渐缩短,形成"手风琴样效应"。但其 P-R 间期不固定,不会出现正常 QRS 综合波。

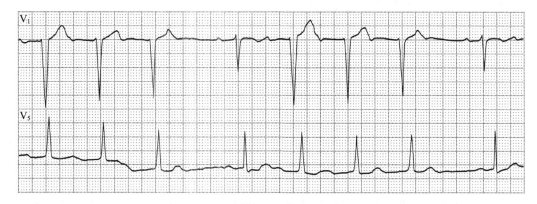

图 43-12 房室传导阻滞文氏现象伴左束支阻滞反文氏现象

本图展示的 V₁、V₅导联心电图显示，P-P 间期基本匀齐，P-R 间期 0.26s、0.36s、0.44s、0.46s 尔后出现 1 次心室漏搏，房室传导呈 5:4 文氏现象。心室漏搏后的第 1 个窦性心搏 P-R 间期 0.26s，提示还存在一度房室传导阻滞。在房室传导文氏现象的同时 QRS 波也有变化。即文氏周期后的第 1 个 QRS 波形态、时限正常，第 2～4 个 QRS 波呈左束支阻滞反文氏现象。由于完全性左束支阻滞图形发生在长-短 R-R 间期后，本图不能完全排除左束支差异传导因素，但 R-R 间期长达 0.8s 仍出现束支阻滞图形，更多考虑左束支本身有病理性阻滞

心电图上诊断束支阻滞文氏现象多属直接显示型或不完全隐匿性文氏现象，完全隐匿性束支阻滞文氏现象在心电图上不能诊断，或根据既往心电图上有过束支阻滞文氏现象推测性地诊断。Freidberg 和 Schamroth 提出的束支阻滞文氏现象的心电图诊断要求如下：①极规律的窦性(或其他室上性)心律；②P-R间期恒定；③周期性出现比较正常的 QRS 波群。

(八)分支阻滞文氏现象

分支阻滞文氏现象是指室内左前分支或左后分支发生二度Ⅰ型阻滞文氏现象。分支阻滞的发生机制与束支阻滞的发生机制基本相同，但两者在心电图上的表现却有明显的不同。束支内阻滞文氏现象出现的是 QRS 波时间逐搏延长突然转为正常呈周期样改变；分支内阻滞文氏现象的主要特征是 QRS 波电轴偏移程度逐搏加重直至不变形成周期性改变。分支内阻滞文氏现象亦分为直接显示型、不完全隐匿型及完全隐匿型 3 种。在心电图上只能诊断直接显示型和不完全隐匿型分支阻滞。心电图诊断直接显示型分支内阻滞文氏现象须具备以下条件。

1. 在某一肢体导联上第一个心搏的 QRS 波电轴相对正常，之后心搏的 QRS 波电轴进行性偏移并呈周期性。例如，Ⅰ导联 QRS 波呈 Rs 型，随心搏逐渐演变为 rS 型并呈周期性变化者，是左后分支阻滞文氏现象的表现；又如Ⅲ导联 QRS 波呈 Rs 型，随心搏逐渐演变为 rS 型并呈周期性变化者，是左前分支阻滞文氏现象的表现。

2. 诊断分支传导阻滞文氏现象，R-R 间期和 P-R 间期必须恒定。R-R 间期不恒定出现的分支阻滞，属于频率依赖性分支阻滞。

(九)交替性文氏现象

交替性文氏现象多是房室交接区多层阻滞引起，故又称为多层阻滞现象，常发生在快速、规则的房性心动过速、心房扑动的心电图中。Slama 等将其中常见的房室结双层阻滞，称为交替性文氏周期。

1. 心电图表现(图 43-13)　在 2:1 房室传导的基础上，下传的 P-R 间期逐搏延长，最后 QRS 波脱漏，造成连续 3 个或 2 个 P 波不能下传心室的现象，根据 QRS 波漏搏的次数不同分为 A、B 两型。

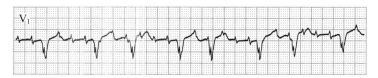

图 43-13 阵发性房性心动过速伴交替文氏现象

从记录的 V₁导联分析，P-P 规律发生，频率 250 次/分，R-R 间期不整，呈长-短交替。长 R-R 间期为 0.92s，P-R 间期 0.16s；短 R-R 间期为 0.64s，PR 为 0.28s。这种心电图改变提示房室结的近端为 2:1阻滞，远端为 3:2阻滞，形成交替文氏传导(梯形图参见 P793 图 43-52)

A 型:房室结上层为 2:1 阻滞,下层为文氏周期,长间期中有 3 个 P 波未下传至心室,公式为:心室搏动数＝(n/2)－1,(n 为心房搏动数)。

B 型:房室结上层为文氏周期,下层为 2:1 传导阻滞,长间期中有 2 个 P 波未下传心室,公式为:心室搏动数＝(n－1)/2。

请参见本章"第二十五节　其他心电现象　五、多层阻滞现象"。

2. 临床意义　多层阻滞多见于房室交接区,并表现为交替性文氏周期的双层阻滞现象,常出现于规则的快速性房性心律失常时。当心房率过快时,还可形成交替性文氏周期的三层阻滞,稍慢又可转为双层阻滞或恢复窦性心律,故三层阻滞常呈一过性。双层阻滞可以是功能性或病理性,应结合临床综合判断。如心房率≤135 次/分时,仍出现交替性文氏现象,则提示房室交接区存在病理性房室传导阻滞。

四、心脏传导阻滞文氏现象的临床意义

心脏传导系统任何部位均可出现文氏现象,但最常见的部位是房室交接区。常发生于急性心肌炎、洋地黄中毒、急性心肌梗死等。亦可见于心脏正常的人,如迷走神经张力增高的运动员,多为一过性,在病因控制后大多可以完全恢复。若发生希-浦系统者,多为病理性,有发展为完全性房室传导阻滞的可能。窦房阻滞文氏现象多伴有器质性心脏病,如冠心病、高血压心脏病、病窦综合征、心肌炎等,亦可见于迷走神经张力增高者。右束支内阻滞文氏现象多见于冠心病、先天性心脏病,部分见于正常人,其预后良好;左束支内阻滞文氏现象较少见,绝大多数由器质性心脏病所引起,如冠心病、高血压心脏病、Lev 病、心肌病等,预后较差(图 43-14 和表 43-1)。

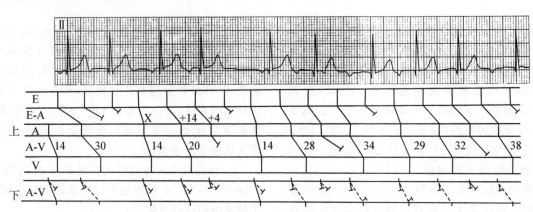

图 43-14　房性心律合并异房及房室双层文氏阻滞、房室结双径路文氏阻滞(引自周从义)

患者男性,21 岁。病毒性心肌炎。Ⅱ导联中 P 波为逆传型。P^--P^- 间距有周期性逐搏缩短并突然延长现象。除第 1 个周期外,其余长间距小于前一间距的 2 倍,长间距后的第 1 个 P^--P^- 间距均大于长间歇前的最后一个 P^--P^- 间距。最短的 P-R 间期为 0.14s,QRS 波为室上性,为心房下部节律伴文氏型传出阻滞。长 P_2^--P_3^- 间距大于 P_1^--P_2^- 间距的 2 倍,提示其中有两个异位激动传出受阻。其后的两个完整的文氏周期异房传导各为 4:3 及 5:4。RR 间距也呈渐短突长。每个周期中 P^--R 间期也呈周期性逐搏延长,说明房室交接区也存在文氏型阻滞。第一个文氏周期是以两个 P^--QRS-T 脱落而结束。从本例房室交接区梯形图,可见 P-R 间期在同一文氏周期中有显著跳跃现象,甚至成倍延长现象,故符合房室结区存在双径路

表 43-1　心脏各部位典型文氏现象的心电图主要特征简表

阻滞部位及名称	心电图主要特征
窦房阻滞的文氏现象	窦性 P-P 间期渐短突长
异-房阻滞的文氏现象	房性 P'-P' 或 F-F 间期渐短突长
心房内折返的文氏现象	房性早搏的联律间期逐渐延长,以至最后房性早搏暂时消失
房室传导或交接区传导的文氏现象	1. P-R 间期逐渐延长
	2. R-R 间期渐短突长
异-交阻滞的文氏现象(传出阻滞)	交接性 R-R 间期渐短突长

（续　表）

阻滞部位及名称	心电图主要特征
交接性搏动前向阻滞的文氏现象 交接性搏动逆行（室房）阻滞的文氏现象	交接性 R-R 间期渐短突长 1. 规则的交接性 R-R 间期 2. R 波之前或后有逆 P⁻，P⁻-P⁻ 间期渐短突长
交接性搏动双向性阻滞的文氏现象	1. 交接性 R-R 间期渐短突长 2. 同时 P⁻-P⁻ 间期渐短突长
异-室阻滞的文氏现象 室性搏动逆行阻滞的文氏现象	室性 R-R 间期渐短突长 1. 一系列室性 R 波的节律规则或基本规则 2. R 波后有逆 P⁻，R-P⁻ 时间渐短突长
心室内折返的文氏现象 束支阻滞的文氏现象	室性早搏的联律间期逐渐延长，以致最后早搏暂时消失 1. 窦性或室上性节律规则 2. P-R 间期固定 3. 周期性出现正常 QRS 波、继以束支阻滞波形逐渐明显者，可以诊断为显性文氏现象 4. 周期性出现正常 QRS 波、多个完全性束支阻滞图形的 QRS 波，是不完全性隐匿性文氏现象

第二节　蝉联现象

　　蝉联现象（linking phenomenon）是指室上性激动经房室结下传到束支时，某侧束支正处于不应期发生功能性阻滞不能下传，或传导速度很慢，激动沿另一侧束支下传，下传的同时跨室间隔向对侧发生阻滞的束支逆向性隐匿性传导。当随后而来的室上性激动再次下传到束支时，激动仍沿前次能够下传的束支下传，而对侧束支依然处于前一次激动跨室间隔隐匿性传导形成的不应期中，继续出现功能性阻滞，这种现象连续发生。表现在心电图上是室上性激动连续呈现某侧束支阻滞图形。

一、电生理机制

　　1947 年 Gouaux 和 Ashman 首次提出心房颤动中出现的连续宽大畸形的 QRS 波，可能是室内差异传导造成，而不一定是室性心动过速。1965 年 Moe 在犬的电生理研究中证实了 Gouaux 和 Ashman 提出的观点。1969 年 Cohen 在人体电生理检查中也发现和证实了上述现象。1972 年 Rosenbaum 首次将束支间连续的跨室间隔发生的隐匿性传导，并引起一侧束支持续性的功能性阻滞现象，命名为蝉联现象。目前认为，只要有 2 条径路不管是解剖学或功能性的，都有可能发生蝉联现象。蝉联现象常见于左、右束支之间、房室结慢快径路之间、预激旁道与房室传导之间。

　　不同部位发生的蝉联现象机制是相同，即激动前传时，一条径路处于不应期而发生前传的功能性阻滞，激动便沿另一条径路下传。激动在下传的同时向阻滞的径路产生隐匿性传导，引起该径路在下次激动达到时再次发生功能性阻滞。当出现这种一侧传导径路下传并向对侧径路连续隐匿性传导，使之发生持续性功能性阻滞时，便称为蝉联现象。

二、常见的几种蝉联现象

（一）左、右束支间的蝉联现象

　　室上性激动下传时遇到一侧束支的不应期，激动便沿另一侧束支下传，并同时经室间隔隐匿性逆向传至对侧束支。当随后而来的室上性激动依然沿着前次下传的束支下传，而对侧束支持续处于前次激动跨室间隔隐匿性传导形成的不应期中，持续出现功能性束支阻滞。束支蝉联现象可分成两型。

　　1. 左束支下传型　即右束支发生蝉联现象，QRS 波呈右束支阻滞图形。

　　2. 右束支下传型　即左束支发生蝉联现象，QRS 波呈左束支阻滞图形。

　　以上两型中，左束支下传型约占 70%，右束支下传型约占 30%。

　　束支间出现蝉联现象多见于窦性心动过速、房性心动过速、心房扑动、心房颤动、顺向型房室折返性心动过速等室上性心动过速时。

（二）预激综合征正路和旁道蝉联现象

1. **旁道蝉联现象**　即房室传导系统下传型，此型旁道的不应期长于房室传导系统，较快的窦性或房性激动下传时，旁道正处于有效不应期不能前传，则激动沿房室传导系统下传。同时又向旁道产生逆向隐匿性传导，这种连续的隐匿性传导，可产生旁道持续性的功能性阻滞。心电图表现为原旁道下传的预激波（δ）消失，QRS综合波变为正常。

2. **正常径路蝉联现象**　即旁道下传型，此型房室传导系统的有效不应期长于旁道的不应期。当较快的心房激动下传时，遇到房室传导系统的有效不应期出现房室传导系统功能性阻滞时，激动沿旁道下传。同时向房室传导系统产生逆向隐匿性传导，引起持续性房室传导系统的功能性阻滞。心电图上表现为原来已有的预激波突然变得更为宽大，即由不完全预激QRS波变为完全性预激波。应当指出，隐匿性预激综合征的旁道无正向传导功能，仅有逆传功能，因此，不存在旁道与房室传导系之间的蝉联现象。

（三）房室结慢快径路之间的蝉联现象

房室结内若存在慢快径路时，由于2条径路的传导速度及不应期不同，心房激动经房室结下传时容易发生快慢径路间的蝉联现象。房室结双径路间的蝉联现象亦分为两型。

1. **慢径路下传型**　此型快径路传导速度快而不应期长，容易先进入不应期，慢径路传导速度慢但不应期短。适时的心房激动下传常遇到快径路的不应期发生功能性阻滞，激动沿慢径路下传，心电图上会突然出现P-R间期跳跃性延长。在慢径路下传的同时还向快径路产生连续性隐匿性传导，使快径路出现持续性的功能性阻滞，即蝉联现象。心电图上表现持续性的P-R间期延长。

2. **快径路下传型**　此型慢径路传导速度慢，有效不应期长，快径路传导速度快、有效不应期短；适时的心房激动首先遇到慢径路的有效不应期，激动沿快径路下传、同时向慢径路产生连续性隐匿性传导，使慢径路出现持续性功能性阻滞，即蝉联现象。心电图表现为持续的正常P-R间期。但是，若慢径路未进入不应期，心房激动沿快、慢径路同时下传，快径路为优势传导径路而下传，慢径路传导情况被掩盖。当慢径路进入不应期发生蝉联后，激动仍然沿快径路下传，与慢径路未进入不应期前的心电图表现相同，因此在体表心电图上不能诊断慢径路有无蝉联现象。

三、发生蝉联现象的基本条件和诱因

1. 必须具备传导速度和不应期不一致的两条径路，两条径路的不应期与传导时间相差0.04～0.06s或以上。

2. 基础心律的突然增快或出现室上性早搏。

3. 心房颤动，引起的R-R间期长短不等，导致传导系统不应期的不断变化。

4. 阵发性室上性心动过速。

四、蝉联现象的心电图表现

1. **束支蝉联现象**　连续出现3个或3个以上的右束支阻滞图形或左束支阻滞图形图43-15，图43-16。

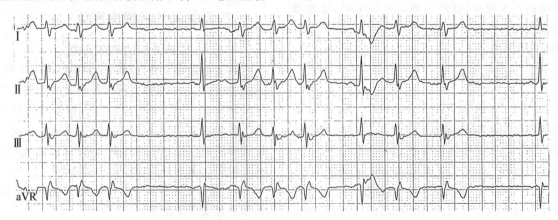

图43-15　右束支蝉联现象

每阵房性心动过速终止后出现1个窦性逸搏，窦性逸搏后又出现房性心动过速。窦性逸搏之QRS波呈正常室上型，而房性心动过速之QRS波均呈右束支阻滞型，连续3次或3次以上功能性右束支阻滞形成右束支蝉联现象

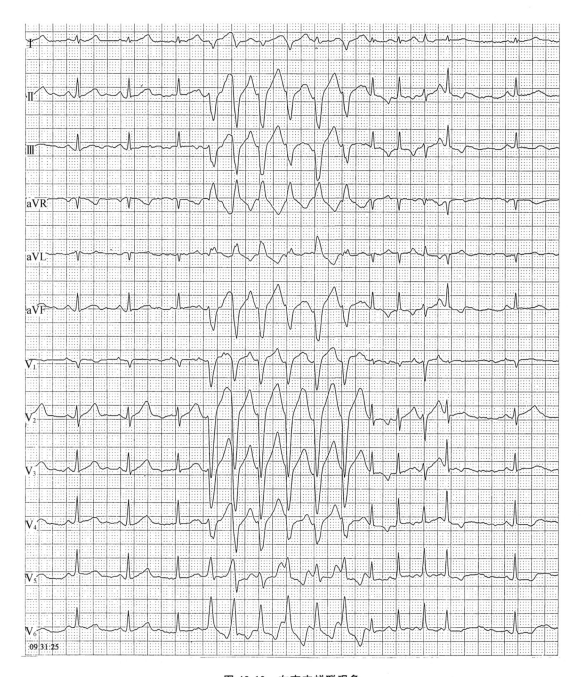

图 43-16 左束支蝉联现象

本图前 2 个心搏为窦性心搏,从第 3 个心搏开始发生一阵房性心动过速。由于心室率突然增快,即 R-R 长-短周期后出现连续的左束支功能性阻滞,即左束支蝉联现象,持续 6 个心搏后蝉联现象消失

2. 预激综合征蝉联现象　旁道蝉联现象,表现为原有预激 QRS 波变为正常化 QRS 波;正常径路蝉联现象,心电图表现为不全预激波突然变为完全预激波,此种情况很少见。

3. 房室结慢快径路间的蝉联现象　快径路蝉联现象,心电图表现为正常 P-R 间期突然出现跳跃性延长,变为一度房室传导阻滞;慢径路蝉联现象,心电图 P-R 间期原本正常,不再出现任何变化。故慢径路是否有蝉联现象,体表心电图无法辨别(图 43-17)。

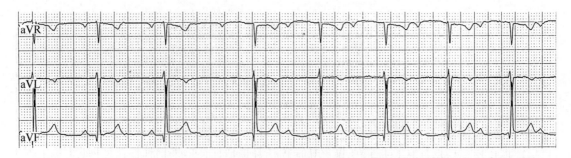

图 43-17　房室结快径路蝉联现象（持续慢径路下传）

患者男性,23 岁,体检发现心电图 P-R 间期长、短不等来我院复查,否认心动过速发作史。本图为窦性心律前 3 个心搏 P-R 间期 0.21s,从第 4 个心搏开始,P-R 间期跳跃性延长至 0.50s（两者相差 0.29s＞0.06s）。前 3 个心搏窦性激动经房室结快径路下传心室,从第 4 个心搏开始,窦性激动连续经房室结慢径路下传心室,即发生快径路连续的功能性阻滞,为房室结快径路蝉联现象（持续慢径路下传）

五、蝉联现象的临床意义

蝉联现象是功能性的传导阻滞,其本身无任何临床意义,关键是应注意与室性心律失常的鉴别。防止蝉联现象的出现,首先是阻断产生蝉联现象的条件。

第三节　窦性心律左心房逆传现象

正常窦性节律时,窦房结发出的激动沿房间隔两侧自上而下除极,右心房先除极左心房后除极,形成的 P 波向量从右上指向左下,反映在心电图上 Ⅱ、Ⅲ、aVF 导联的 P 波呈正向。近期有不少学者报道 Ⅱ、Ⅲ、aVF 导联出现 P 波呈正负双向,被认为是"左心房逆传现象"（atria sinistrum reverse transmission phenomenon）。其形成的原因是窦性激动先除极右心房,再由右心房底部逆传向上除极左心房。

一、心电图表现

1. $V_4 \sim V_6$ 导联 P 波直立,aVR 导联 P 波倒置。

2. Ⅱ、Ⅲ、aVF 导联的 P 波正负双向,有时 Ⅱ 导联终末部分可位于等电位线,正向部分代表右心房除极,负向部分代表左心房逆传除极。

3. P 波时限≥0.12s。

4. P 波前半部分与后半部分的 P 电轴夹角≥90°。

5. 电生理检查可见心房激动顺序为高右心房→低右心房→低左心房→高左心房（图 43-18）。

二、发生机制

近年发现左、右心房之间存在房间束。房间束有上下两条:上房间束是起自窦房结前端的前结间束的两个分支之一,其一支沿着房间前部下行,在房室结与其他结间束交织汇合终止于房室结;另一支则沿房间沟穿过房间隔,呈分散状分布于左心房,即 Bach-

mann 束。下房间束系来自房室结上方相互交织的结间束纤维,向左进入房间隔左侧的左房肌纤维。这两条房间束共同将来自窦房结的冲动自右心房传至左心房。当心房较高水平的 Bachmann 束发生一度阻滞时,房间束传导延缓,左心房除极延后,心电图上可出现二尖瓣型 P 波。当其发生完全性阻滞时,可出现两种情况:①左心房未能顺序除极则为心房分离。此时可能为上下房间束均发生了完全性阻滞,则左心房未能除极;②窦性激动沿结间束先行到达右心房下部后又逆传向上除极左心房而产生"房间传导障碍伴左心房逆传活动"。此时心房传导顺序是窦性激动传至右心房下部,后经下房间束传至左心房下方,再向上逆传完成左心房除极的过程。此时心电图上的特征性改变是 Ⅱ、Ⅲ、aVF 导联上的 P 波呈正负双向,其 P 波时限≥0.12s,其正向部分为右心房除极向量产生,负向部分则为左心房除极向量产生。这可能是 P 波出现正负双向的原因。

三、临床意义

左心房逆传现象的全称为"房间传导障碍伴左心房逆传活动",发作时表现为多种形式,有交替性、间歇性、持续性。临床多见于心脏瓣膜病变,文献报道瓣膜病变的患者几乎 100% 呈持续左心房逆传现象,而且发生心房颤动和心房扑动的概率很高。器质性心肌病变、心房组织纤维化、炎症及退行性病变是房

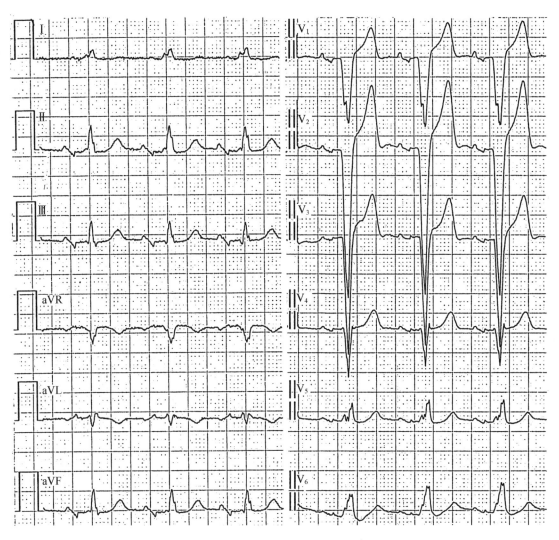

图43-18　窦性心律左心房逆传现象

患者男性,80岁,临床诊断:冠心病。心电图显示,Ⅰ、V₅、V₆导联P波直立,aVR导联P波倒置为主,仍属于窦性心律(75次/分),本图除有完全性左束支阻滞外,另一个特征性改变是Ⅱ、Ⅲ、aVF及V₁~V₄导联P波正负双向,P波时限≥0.12s,符合窦性心律左心房逆传心电图改变

间传导阻滞的病理基础。一般左心房逆传对血流动力学影响不大,但由于心房除极时间的延长,除极的不一致性增加,容易诱发快速性房性心律失常,常见的有心房颤动、心房扑动。

第四节　钩拢现象

钩拢现象(acchrochage phenomenon)是指各自独立的不同心肌或心腔彼此接触,通过相互之间的机械作用、电的作用或两者兼而有之的作用,使原来各自不同频率的心电活动,出现暂时的同步化。Segers据此提出了钩拢现象的概念。

常见的情况是心脏内存在两个节律点,两者发生干扰现象,即副节律点提前出现对一直存在的主节律产生负变时作用("频率"降低或传导变慢)。例如,早搏后的超代偿间期,干扰性传导阻滞等。然而这里所说的钩拢现象与上述的干扰现象不同,其表现为副节律点却能对主导节律点产生暂时性的正性变时作用的干扰,使主导节律的频率增快,甚至在一段时间内,主导节律点的频率与副节律点较快的频率接近或同步化。这种正性变时作用的干扰现象即钩拢现象。

一、心电图表现

1. **室性早搏的钩拢现象** 绝大多数的室性早搏在激动心室的同时还隐匿性逆向传至房室交接区,使房室交接区产生不应期,随后而来的窦性激动P波在房室交接区受阻而不能下传,结果出现了一个完全代偿间歇。在代偿期内的窦性P波产生正性变时作用,P波出现稍有提前,即夹有室性早搏的P-P间期,略短于不夹室性早搏的P-P间期,这种现象称为钩拢现象。在做出钩拢现象的诊断时,一定要先确定室性早搏后的P波是窦性P波,而不是室性早搏引起的逆向

P⁻波。

2. **房室传导阻滞的钩拢现象** 高度或三度房室传导阻滞时,心房激动由窦房结控制,心室激动由室内的自律点控制,心房率快于心室率。两个不同频率的节律点之间可发生明显的正性变时性干扰,即较慢的心室激动发出时,可使其后的窦性心律频率暂时增加。例如,2:1房室传导阻滞或三度房室传导阻滞时,含有QRS波的P-P间期比不含QRS波的P-P间期短,这种情况的出现与QRS波后的P波提前出现有关。以往把这种现象称为室相性窦性心律不齐,实际上这种正性变时作用属于钩拢现象(图43-19)。

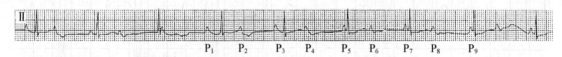

图43-19 三度房室传导阻滞伴钩拢现象(引自柏晓梅)

患者女性,5岁。临床诊断:急性心肌炎。心电图显示,P波与QRS波无关,心房率约100次/分,心室率47次/分,T波宽大倒置,Q-T间期延长至0.52s。P₁~P₂、P₃~P₄、P₅~P₆、P₇~P₈间都含有QRS波,间距0.54~0.66s,而不含QRS波的P₂~P₃、P₄~P₅、P₆~P₇、P₈~P₉间距为0.68~0.74s。前者的P-P间距明显缩短

3. **非阵发性房室交接区性心动过速时的钩拢现象** 房室交接区自律性升高心室率在60~130次/分时,称为非阵发性房室交接性心动过速。心动过速发作时该自律点的电活动及引起的心室机械收缩,都有可能对窦房结产生正性变时性作用,使窦性激动频率增快,甚至发生等频心律或等频房室分离。非阵发性房室交接区性心动过速出现下列情况可考虑钩拢现象:①在发生钩拢现象之前有窦性心律的频率记录;有非阵发性房室交接区性心律的频率记录。②当两种心律存在,经正性变时性作用窦性心律的频率与"①"比较有增快的表现。③心动过速发作时必须是窦性P波,而不是逆行P⁻波。

4. **心室起搏时的钩拢现象** 三度房室传导阻滞心室起搏时,当心室起搏率稍高于窦性频率时,可产生房室同步现象,即窦性频率被动性提高,接近或等于心室起搏的频率。这种窦性心搏频率随心室起搏频率增高而提高的现象,也属于钩拢现象。

二、发生机制

Segers最早发现两个心率不同的蛙心贴靠在一起时,没有真正解剖学连接的心脏却发生了心电频率的相互影响,原来那只跳得频率较慢的蛙心其心率能提高到另一只跳得较快的蛙心水平。Segers将这两只蛙心的心率互相影响的特殊形式的心电干扰现象称为钩拢现象。绝大多数钩拢现象发生在双腔心律

之间,主要是心室腔的电活动通过电和机械的双重作用对窦房结心律产生正性变时性作用。这种正性变时性作用的产生与窦房结"伺服机构"的性质密切相关。窦房结作为一个伺服机构体现以下几个方面。

1. **神经系统和血液循环对窦房结的影响** 心脏的每一次收缩和舒张,血管内压力高低变化,都通过颈动脉窦、主动脉弓和心腔内存在的压力感受器,经迷走神经传入纤维将信息输入给中枢神经系统。大脑立即经传出神经纤维将调节冲动传回给窦房结,窦房结根据反馈信息调整下一次激动的发放。如室性期前收缩使动脉血压暂时下降,将引起机体的升压反射,代偿性使血压和心律增加。

2. **血流动力学和其他物理因素的影响** 窦房结动脉位于窦房结的中央,窦房结动脉的搏动力、搏动频率都能产生节律性的物理运动,牵拉窦房结内的胶原纤维,产生协调性作用,影响窦房结内自律细胞的放电频率。除此,窦房结动脉距主动脉很近,对主动脉内压力的变化及其舒缩活动反应也十分灵敏,使反馈信息可以及时地变为再控制的信息。

3. **房室结对窦房结的影响** 房室结的电活动对窦房结有明显的影响,但其机制还不清楚。有学者将两者的关系称为耦合弛张振荡器。

从以上窦房结的"伺服机构"的性质和特点,可以解释钩拢现象的发生机制。窦房结发放电激动影响心房电活动和机械活动,而心房的电活动和机械活动

影响着心室的心排血量及压力。主动脉内压力作为反馈信息传到窦房结,窦房结进行及时的调整,进而纠正已出现的偏差。以室性早搏为例,室性早搏的心室充盈不充分,收缩后动脉血压比正常低,结果作用于窦房结使其频率提高,借此可以提高心房对心室的充盈,起到纠正和控制主动脉压力变低的偏差。由此看来钩拢现象是体内生理调节的结果,有一定的生理意义。自主神经功能受到损害的患者,这种反射作用将减弱或消失。

第五节　裂隙现象

裂隙现象(gap phenomenon)也称空隙现象,是心电图和心脏电生理中的一种伪超常传导现象。早在1965年,Moe在研究功能性束支阻滞的动物实验中发现了这一现象。1970年,Wit和Damato首次提出裂隙现象的概念。1973年Narula经希氏束电图证实此现象的存在。

在激动或兴奋的传导方向上(正向或逆向),由于心脏传导系统中存在着不应期及传导性显著不同的区域:当传导的远端水平面的有效不应期长,而近端水平面的相对不应期较长时,在心动周期的某一时限内到达的激动不能传导,而比某一时限内较早或较晚来的激动却都能传导,这一现象称为裂隙现象。这一段时限称为裂隙带或裂隙区。

一、电生理机制

早搏联律间期长时,传导系统的近端、远端都处于兴奋期,早搏激动可以正常地从近端下传到远端。早搏联律间期短时,传导系统的近端处于兴奋期,远端处于有效不应期,早搏激动传至远端水平面的有效不应期而被阻。早搏联律间期进一步缩短时,激动落入近端水平面的相对不应期,早搏激动在近端的传导发生延迟。当激动缓慢的传至远端时,远端组织已脱离了有效不应期,使激动得以传完全程。因此可以说,裂隙现象的发生机制不是远端组织发生了意外的传导改变,而是近端组织存在相对不应期,使激动在近端传导缓慢,远端组织有了充足的恢复时间,因而联律间期短的早搏激动能够下传,其本质是一种伪超常传导(图43-20)。

房室结双径路亦会造成裂隙现象。房室结可纵向分离成功能性的快、慢径路,快径路传导速度快但不应期长,慢径路传导速度慢但不应期短。在空隙带内激动沿快径路下传,传导速度快,激动到达共同道时,共同道还处于有效不应期而受阻。较空隙带早的激动遇到快径路的有效不应期而受阻;而慢径路不应期短,激动沿慢径路缓慢下传,激动到达共同道时,共同道已脱离了不应期,激动能下传心室。

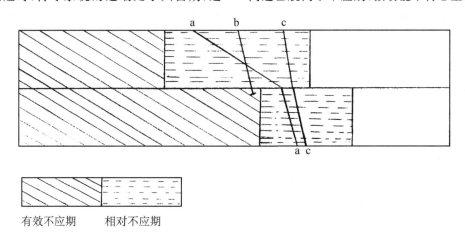

有效不应期　相对不应期

图43-20　裂隙现象的发生机制,以分层阻滞为基础示意图
第1个激动a落在近端相对不应期早期,传导速度很慢,到达远端时,落在远端的相对不应期,可缓慢下传;第2个激动b落在近端相对不应期中期,传导速度比a快,当到达远端时,落在远端有效不应期内,故不能下传。第3个激动c落在近端相对不应期晚期,传导速度快,到达远端时,落在远端相对不应期,可以下传。形成a、c下传,b不能下传,即裂隙现象

二、电生理特征及心电图表现

1. **心房裂隙现象** 心房程控 S_1S_2 刺激负扫描过程中,突然出现 S_2 后无 P' 波跟随,随着 S_1S_2 联律间期的缩短,S_2 后又重新出现 P' 波跟随的现象(图 43-21)。

2. **房室结-希浦系统裂隙现象** 心房程控 S_1S_2 刺激负扫描过程中,突然出现 S_2 后,有心房起搏 P' 波,但无 QRS 波跟随,随着 S_1S_2 联律间期的缩短,S_2 后又重新出现 QRS 波跟随的现象(图 43-22)。

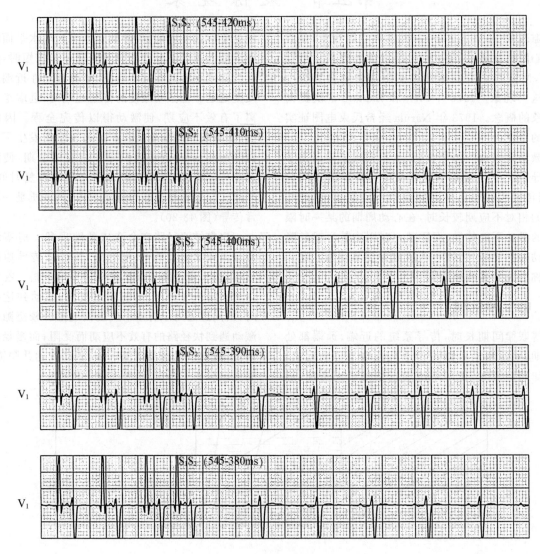

图 43-21 心房裂隙现象

S_1S_2 负扫描(S_1S_1 间期 545ms,步长-10ms)。S_1S_2 545-420ms 时,S_2 后继有相关的 P'-QRS-T 波群;S_1S_2 545-410ms 时,S_2 后仍继有相关的 P'-QRS-T 波群;S_1S_2 545-400ms 时,S_2 后无相关的 P'-QRS-T 波群;S_1S_2 545-390ms 时,S_2 后再次继有相关的 P'-QRS-T 波群;S_1S_2 545-380ms 时,S_2 后仍继有相关的 P'-QRS-T 波群。本图显示 S_1S_2 545-400ms 时,S_2 不能引起有效的心房激动 P' 波,而其前、其后 S_2 刺激均可有效起搏心房形成 P' 波,即揭示了心房裂隙现象

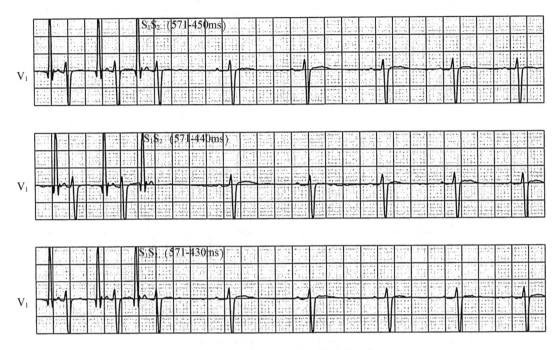

图43-22　房室结-希浦系统裂隙现象

S_1S_2 负扫描（S_1S_1 间期571ms，步长－10ms）。S_1S_2 571-450ms时，S_2 后继有相关的 P'-QRS-T 波群；S_1
S_2 571-440ms时，S_2 后继有相关的 P' 波，但 P' 波后未继有 QRS-T 波群，即心房激动未经房室结-希浦系统
下传心室引起 QRS-T 波群；S_1S_2 571-430ms时，S_2 后再现相关的 P'-QRS-T 波群。本图显示房室结-希浦
系统裂隙现象

3. **束支裂隙现象**　心房程控 S_1S_2 刺激负扫描过程中，突然 S_2 后出现一侧束支阻滞型 QRS 波，随着 S_1 S_2 联律间期的缩短，束支阻滞图形消失（S_2 后 QRS 波恢复正常）的现象（图43-23）。

4. **房室旁道裂隙现象**　心房程控 S_1S_2 刺激负扫描过程中，突然 S_2 后出现预激 QRS 波正常化（预激波消失），随着 S_1S_2 联律间期的缩短，S_2 后重新出现预激波的现象（图43-24）。

心电图表现为激动传导矛盾现象，即联律间期长的激动可以下传，联律间期短的激动不能下传，而联律间期更短的激动又可以下传。

三、临床意义

1. 传导系统中，两层传导屏障区不应期长短的

不一致，是形成裂隙现象的电生理基础。

2. 裂隙现象是一种在电生理检查中常见，常规心电图中少见的心电现象，房室传导系统正向与逆向传导时均可发生，并可以分成数种类型，了解裂隙现象的发生机制和心电图表现，有助于正确解读复杂心电图。

3. 裂隙现象受多种因素影响：①心动周期的长短：心动周期长时容易发生裂隙现象，短时不易发生；②药物影响：服用洋地黄、β 受体阻滞药可促进裂隙现象的发生，服用阿托品时裂隙现象消除；③神经体液因素。

裂隙现象本身的出现没有多大的临床意义，值得重视的是寻找引起裂隙现象的原因，酌情处理。

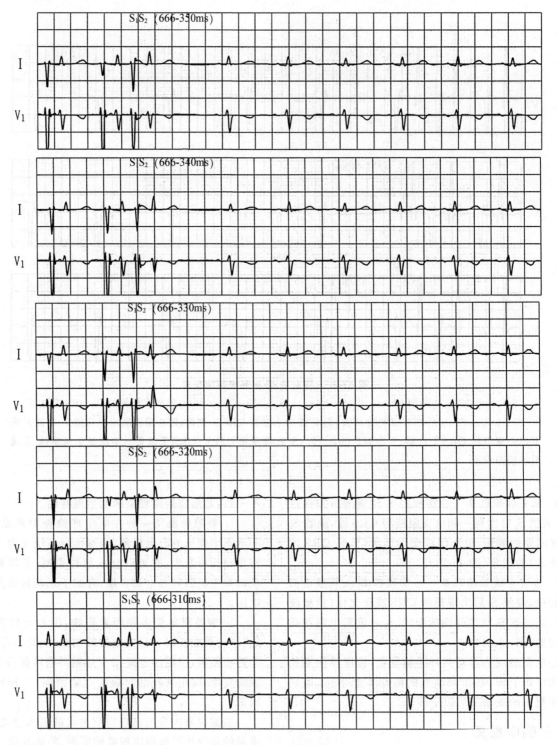

图 43-23　右束支裂隙现象

S_1S_2 负扫描（S_1S_1 间期 666ms，步长 −10ms）。S_1S_2 666-350ms 时，S_2 后 QRS 波呈正常室上型；S_1S_2 666-340ms 时，S_2 后 QRS 波仍呈正常室上型；S_1S_2 666-330ms 时，S_2 后 QRS 波呈完全性右束支阻滞型；S_1S_2 666-320ms 时，S_2 后 QRS 波又恢复至正常室上型；S_1S_2 666-310ms 时，S_2 后 QRS 波仍呈正常室上型；本图 S_1S_2 666-330ms 时，出现完全性右束支阻滞，其前、其后 S_2 刺激均未出现完全性右束支阻滞，显示了右束支的裂隙现象

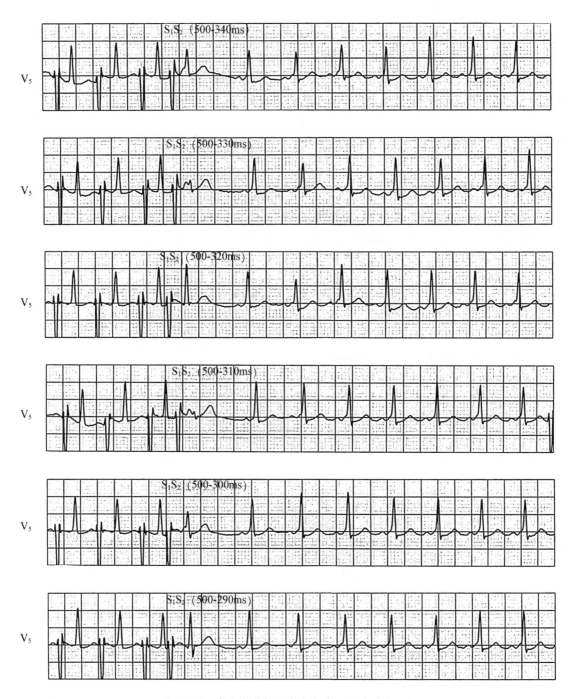

图43-24　房室旁道与正常房室传导系统裂隙现象

S_1S_2负扫描（S_1S_1间期500ms，步长-10ms）。S_1S_2 500-340ms时，S_2后QRS波呈不完全预激图形，为心房起搏激动通过房室旁道和房室结共同下传心室形成；S_1S_2 500-330ms时，S_2后QRS波呈完全预激图形，为心房起搏激动通过房室旁道下传心室形成；S_1S_2 500-320ms时，S_2后QRS波呈正常非预激图形，为心房起搏激动通过房室结下传心室形成；S_1S_2 500-310ms时，S_2后QRS波又呈现完全预激图形，为心房起搏激动再次通过房室旁道下传心室形成；S_1S_2 500-300ms时，S_2后QRS波再次呈现不完全预激图形，为心房起搏激动通过房室旁道和房室结共同下传心室形成；S_1S_2 500-290ms时，S_2后QRS波再次呈现正常非预激图形，为心房起搏激动再次经过房室结下传心室形成。本图反复发生心房起搏激动完全由房室旁道或房室结下传心室的现象，为房室旁道与正常房室传导系统裂隙现象

第六节 钟氏现象

1972 年 Chung 首先报道房性早搏之后的第一个或多个窦性 P 波的形态发生畸形即发生心房内差异传导,后人为了纪念他就把早搏后的窦性 P 波变形现象称为钟氏现象(Chung's phenomenon)。房内差异传导也可分为相性和非相性。

一、房内相性差异传导

房内相性差异传导指的是房内结间束或房间束的 3 相阻滞,在自律性增高的房性心动过速发作时,前几个房性 P 波形态、时限和其后持续性房性心动过速的 P'波形态有差异。或在较快的窦性心律中出现的间歇性 P 波变形均属于房内相性差异传导,多数与心房复极延迟有关,属于生理现象。窦性心律不齐出现的 P 波形态改变,有些与窦房结内游走性节律难以区别,如果是在心律不齐的快相出现的 P 波形态改变也可能是相性差异传导,若连续数个 P 波形态改变考虑为相性差异传导蝉联现象。插入性房性早搏后的第一个窦性 P 波形态改变,亦属于房内相性差异传导,此是由于插入的房性早搏激动造成的房内传导系统的不应期尚未恢复,窦性激动在心房内的传导途径和传导速度发生了改变而导致了 P 波形态改变。

二、房内非相性差异传导

各种早搏代偿间期后及阵发性心动过速终止后,出现第一个或几个窦性 P 波形态、时限、振幅发生变化者,称为房内非相性差异传导,这就是所谓的典型钟氏现象。临床很少见,钟氏在 12 000 份心电图中发现有房内差异传导者,约占全部心电图的 1%,属于一种生理性房内传导障碍。钟氏现象发生于各种早搏尤其是房性早搏后或并行心律后的第 1 个或第 2 个窦性 P 波,长间期后出现的窦性 P 波形态变化即为房内非相性差异传导。

三、发生机制

房内差异传导的发生机制尚不完全清楚,有以下解释。

1. 房性早搏激动逆行至窦房交接区,改变了窦房结激动出口的位置,导致窦性激动在房内传导的径路发生变化,使 P 波变形。

2. 房性早搏引起房内某条结间束或房间束隐匿性传导,使结间束重新进入不应期,虽经较长代偿间期,不应期仍未完全恢复。房性早搏后的窦性激动进入心房发生传导径路改变,故出现窦性 P 波变形。

3. 交接性早搏或室性早搏激动隐匿性逆传至心房,给房内某条结间束造成新的不应期,使其后的窦性激动在心房发生差异传导。

4. 4 相阻滞,房性早搏产生的长代偿间歇,使结间束或房间束发生 4 相阻滞,其膜电位负值减少。窦性激动传至心房时激动受阻于某结间束,使房内传导不协调,产生差异传导。

5. 由于器质性心脏病多伴有心力衰竭、缺血、缺氧、房内压增高等可导致心房肌病变、房内传导系统病变及病理生理变化,使激动在心房内传导途径发生改变,成为产生房内差异传导的主要原因。

四、心电图诊断条件

1. 早搏、阵发性心动过速、心房颤动、心房扑动及各种类型反复搏动后出现的第一个或数个窦性 P 波形态改变。如时间增宽或缩短、振幅增高或减小、切迹、双峰等,但不包括负向 P 波。

2. 早搏后改变的窦性 P 波应是出现在窦性 P 波的序列位置上的。

3. 除外房性逸搏或多源性房性早搏、房性融合波(图 43-25,图 43-26)。

五、鉴别诊断

1. 与房性融合波鉴别 房性融合波发生较早,房内差异传导是在早搏代偿间期后出现。

2. 与游走节律鉴别 不管是窦房结内或是窦房结至心房内游走,P-P 间期出现长短不一的有规律的变化,而房内差异传导的 P-P 间期规则,变形 P 波正是位于窦性 P 波预期出现位置。

3. 与房性逸搏鉴别 房性逸搏的 P'波很像房内差异传导,均在早搏后或窦房阻滞、窦性暂停长间期后出现。房内差异传导可位于不完全代偿间歇后,房性逸搏多发生在过度代偿间歇后或长心动过速后,而且也不位于窦性 P 波预期应出现的位置。此时房性逸搏的 $P_1'P_2'P_3'$……形态一致,而房内差异传导的 $P_1'P_2'P_3'$ 由异常逐搏变为正常。

六、临床意义

房内差异传导多出现在病理情况下,60 岁以上

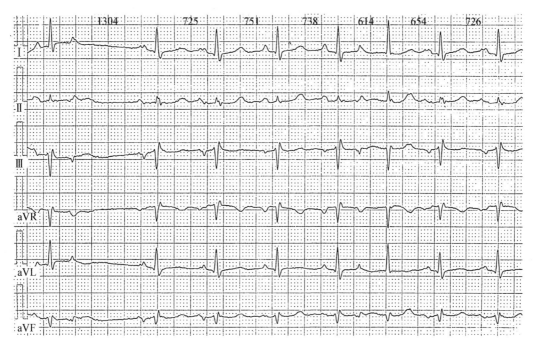

图 43-25　钟氏现象

患者男性,80 岁,临床诊断:脑卒中。心电图显示:窦性心律(83 次/分),第 1、4、5 个 QRS 波前的 P 波为正常窦性 P 波,其在 Ⅰ 导联顶部稍尖。本图出现 2 个房性早搏,第 1 个房性早搏出现在第 1 个窦性心搏的 T 波上未能下传,未下传早搏后的 2 个窦性心搏的 P 波于 Ⅰ 导联呈 M 型,第 2 个房性早搏的 P 波出现在第 5 个 QRS 波后 T 波上下传了心室,其后的窦性 P 波也呈 M 型,说明房性早搏后的窦性 P 波出现了差异传导,即钟氏现象

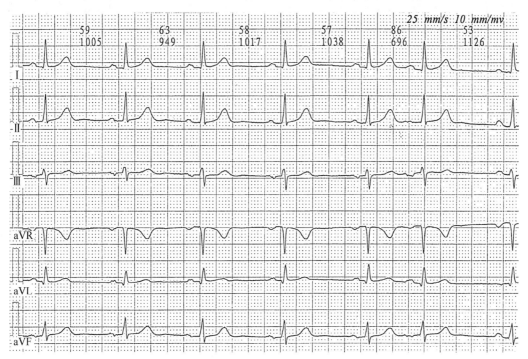

图 43-26　钟氏现象

患者男性,42 岁,临床诊断:心律失常。心电图显示,窦性心律(59 次/分),本图第 6 个心搏系提前出现,其前 P′波与窦性 P 波不同,P′-R 间期>0.12s,QRS 波形态与窦性 QRS 波相同,代偿间期后的窦性 P 波与早搏前的 P 波出现明显差别,考虑为房内差异传导所致,即钟氏现象

者占 70％,50％伴心力衰竭。心房肌缺血、缺氧、房内压增高是产生房内差异传导的主要原因。治疗应着重原发病,改善心肺功能,减少早搏的发生。

第七节　拖带现象

拖带现象(entrainment phenomenon)是指心动过速时给予超速起搏刺激,原有的心动过速频率加快到刺激频率,当刺激停止或刺激频率减慢至原来心动过速频率以下时,心动过速即恢复为原有频率的电生理现象。它是主导节律(人工程序刺激)对折返性心动过速或不存在保护性传入阻滞的异位起搏点的一种调节作用。拖带现象由 Waldo 于 1977 年首次提出,已成为心律失常诊断与治疗过程中的一个重要线索,是现代临床电生理检查和射频消融术治疗中的十分重要的基本概念。

一、电生理特点及心电图表现

心动过速发生时,给予超速起搏刺激,原有心动过速的频率加快到刺激频率。当刺激停止后,心动过速恢复到原来的频率。即心动过速的 R-R 间期与刺激的 S-S 间期一致。

1. S_1S_1 超速刺激时,因刺激激动进入折返环的可激动间隙不断重整折返周期,故心动过速周期缩短至刺激周期。

2. 停止刺激后的第一个周期等于刺激周期。

3. 心房扑动或心房内折返性心动过速或房室折返性心动过速时,心房是折返环的一部分,发生拖带时,可在 S 波后见到房性融合波。

4. 心房扑动和心房内折返性心动过速发生拖带时,常出现不同比例的房室传导,但不影响拖带的持续(图 43-27)。

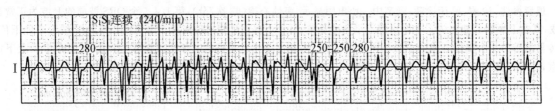

图 43-27　拖带现象

心动过速频率 214 次/分(即 R-R 间期 280ms)。用 S_1S_1 240 次/分(S_1S_1 间期 250ms)刺激,心动过速逐渐被拖带,即心动过速频率增至 240 次/分(R-R 间期缩短至 250ms)。刺激终止后的第 1 个 R-R 间期即回归周期仍为 250ms(240 次/分),从第 2 个 R-R 间期开始又恢复为刺激前的 280ms(214/min)

二、发生机制

拖带现象发生时,需要存在超速起搏刺激、一个正在发生的折返性心动过速及其依赖的折返环路。当比心动过速稍快的刺激进入折返环路的可激动间隙内时,由于刺激周长短于折返激动在折返环路内的环形时间,不但每次折返运动均未能完成,而且连续被下次刺激所重整,环形运动长度便与刺激周长相等。当刺激停止时,这种重整作用消失,心动过速即恢复至原来的频率。

三、确定拖带现象的体表心电图标准

Waldo 等 1986 年提出了如下诊断拖带现象的体表心电图标准。

1. 在发生心动过速部位进行固定频率超速起搏拖带时,体表心电图可出现融合波(比如心房内折返性心动过速时,快频率超速起搏心房进行拖带,可出现房性融合波)。仅仅最后一次起搏夺获折返环并从出口引起的心肌除极波不是融合波,但其仍在被拖带(刺激停止后,第一个心动过速周期等于刺激周期)。

2. 在同一部位用不同超速起搏频率拖带心动过速时,所形成的融合波形态不同,起搏频率越快,形成的融合波程度越大,这一现象称为拖带的进行性融合。

3. 当超速起搏的频率增加到一定程度时,可以进入心动过速的终止区,表现为超速起搏停止后心动过速也同时被终止。

四、临床意义

1. 拖带现象是折返性心动过速的特征性表现,可用于与触发性心动过速相鉴别。

2. 终止心动过速时,应采用稍高于拖带频率的超速抑制。

第八节 节律重整现象

心脏中的节律点大致可分为3类:一类为心脏的中枢节律点,即窦性节律点;另一类为心脏的备用节律点,即各种逸搏节律点;第三类为心脏中的"犯罪"节律点,即各种早搏、心动过速起源点。上述节律点中的任何一个节律点发出的激动,对另一个节律点进行毁灭性的冲击,使其发生无效除极。这个无效除极的节律点还要聚集能量恢复到原有节律的活动。这个从毁灭到再生的过程,称为节律重整现象(rhythmic reset phenomenon)。心电图中提前出现的节律点称为干扰性节律点;后出现的节律点称为节律重整的节律点。

一、心电图上常见的节律重整现象

1. 备用节律点(各种逸搏节律点)重整 备用节律点是为心脏不测而存在的,但在正常情况时窦性节律点发出的激动频率最高,每发出一次激动都能侵入备用节律点内,使其成为无效除极而消失。然而备用节律点仍要重新聚集能量以备发放激动。当备用节律点将要达到发放激动的能量时,又被频率高的窦性激动所侵入而"流产"。结果是备用节律点一次次进行节律重整,又一次次被窦性激动冲消,因此,心电图上表现为窦性节律。

2. 窦性节律重整现象 窦性节律点因某种原因出现过缓、暂停或"犯罪"节律点提前发放激动(各种室上性早搏、心动过速),侵入到窦房结内,使未成熟的窦性激动成为无效除极(灭活)。而后又以无效除极为起点重新积聚能量以备发放有效激动控制心脏,一旦较快的异位节律点停止发放激动,窦性激动便再次控制心脏,此时的窦性激动业已经过节律重整。窦性节律重整的间接证据就是室上性早搏代偿间歇不完全(图43-28)。

3. 交接区节律重整现象 在窦性节律点的自律性降低或传出阻滞时,备用节律点之一的房室交接区代偿性地发出激动控制心脏的活动,此时心电图上往往出现房室分离,即P波和QRS波各按其频率出现。如果出现一个窦性P波夺获了心室,在夺获心室的同时交接区节律点遇到了窦性激动下传,发生了一次无效除极。而后交接区节律点便以无效除极为起点,重新积聚能量恢复原有节律,这个过程就是交接区节律重整现象。心电图表现为窦性激动夺获心室后的代偿间期(R-R'间期)等于窦性激动夺获心室前的逸搏心动周期(R'-R'间期)(图43-29)。

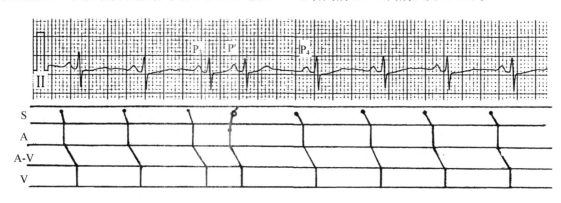

图43-28 窦性节律重整

第4个心搏为房性早搏,P'波侵入窦房结,使窦性节律重整,表现出不完全代偿间歇,即P_3-P'-P_4间期<2倍窦性P-P间期

另一种情况是规整的R'-R'间期中,突然出现一个长的R'-R'间期,不是短R'-R'间期的整倍数,这个长R'-R'间期也是交接区节律重整的表现。其机制是窦性激动夺获心室失败,但夺获了交接区节律点,使交接区节律点重整的另一种表现形式。有学者称之为交接区隐匿性夺获(图43-45)。

4. 起搏器节律重整现象 具有感知功能的起搏器,在无自身心搏激动时,以基本起搏间期(S-S间期)发放起搏脉冲。当感知自身心搏(如1个室性早搏R波)后,则以R波为起点,以R-S间期=S-S间期发放下次起搏脉冲,即起搏器节律重整(图43-30)。

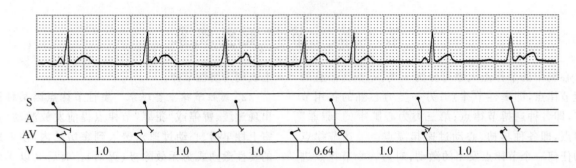

图 43-29　房室交接区节律重整

　　本图为窦性心动过缓,房室交接区逸搏节律(逸搏间期 1.0s),不完全性干扰性房室分离。第 5 个 QRS 波提前出现,其前有窦性 P 波,P-R 间期正常,为窦性激动夺获心室。该窦性激动使房室交接区激动 1 次,交接区以此激动点开始,以 1.0s 周期发放下次逸搏激动,即房室交接区节律重整

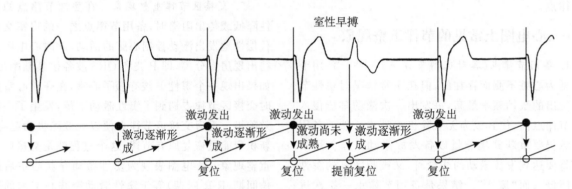

图 43-30　起搏器的节律重整

二、心电图表现

　　1. 心电图上必须存在两个节律点。

　　2. 早搏的代偿间歇不完全。

　　3. 干扰性房室分离或几乎完全性房室传导阻滞时,心室夺获后的 R-R′间期等于夺获心室前的 R′-R′间期,即等周期代偿。或在规整的 R′-R′间期中,突然出现一个长的 R′-R′间期,但长 R′-R′间期＜2 个 R′-R′间期。

　　4. 室性心动过速时,发生窦性夺获心室,夺获心室后的 R-R′间期＝夺获心室前的 R′-R′间期(等周期代偿),此为室性节律重整的表现。

　　5. 心房颤动时,室性早搏后出现的类代偿间期,为交接区传导功能重整的表现。

三、发生条件

　　1. 心电图上同时存在两个节律点,即一个干扰节律点,一个节律重整节律点。

　　2. 干扰性节律点发放的激动必须早于节律重整的节律点,干扰性节律点发放激动较晚或与重整节律点同时发放激动,此时重整节律点已经成熟,会出现自身保护机制而不能被干扰或冲消。

　　3. 重整的节律点必须无保护机制,如存在保护机制,如并行心律,就不会出现节律重整。

四、临床意义

　　1. 认识节律重整可以解释一些心电现象。

　　2. 心脏存在节律重整,是一种保护机制。

第九节　韦金斯基现象、Peeling 现象

　　韦金斯基(Wedensky)于 1886 年研究蛙神经肌肉标本时,发现了韦金斯基效应(Wedensky effect),

1903 年韦金斯基又发现了相应的易化作用(facilitation),后统称韦金斯基现象(Wedensky phenomenon）。1966年Castellanos用高于起搏阈值数倍（7倍或15倍）的右心室刺激，证实了人类心肌存在韦金斯基现象。1968年Schamroth首次报道一例高度房室传导阻滞的患者心电图上出现韦金斯基现象。

韦金斯基现象在心电图上分为韦金斯基易化作用和韦金斯基效应，前者是指房室阻滞区远端一个刺激（如室性搏动），可使近端原被阻滞的一个激动得以下传；韦金斯基效应是指原来处于阻滞状态的传导系统，在阻滞区远端受到一次强大的刺激（如室性搏动）后，通过韦金斯基易化作用，使近端原被阻滞的1个激动下传，这个下传激动又引起其后激动连续通过阻滞区下传的现象。韦金斯基现象可发生在窦房传导、房室传导及束支传导部位，最常见的是发生在房室交接区。各种部位的韦金斯基现象对原被阻滞的激动发挥了促进作用，故又称为促进传导。韦金斯基易化作用可称为对侧促进传导；韦金斯基效应可称为同侧促进传导。

一、韦金斯基现象的概念

韦金斯基现象是一种特殊的促进传导的干扰现象，当心脏同时存在两个节律点时，两者之间可能发生多种干扰现象。多数干扰表现为负性频率和负性传导作用，负性频率作用指一个频率高的节律点通过超速抑制可使另一个节律点受到抑制，使其频率下降或变为隐匿性。但在少数情况下一个节律点对另一个节律点的频率干扰表现为正性频率作用，即频率较快的节律点能使另一个节律点暂时或持续一段时间地增快。心脏组织的传导功能也存在两种相反的干扰作用。但多数情况下一个节律点发放的激动与传导，能使另一个节律点发放的激动传导性降低，表现为传导时间发生干扰性延长或传导中断的负性传导作用；同样在少数情况下表现对另一个节律点激动的传导引起正性传导的干扰现象，即促进传导作用，使传导阻滞得到改善。这种少见的促进传导的干扰作用，称为韦金斯基现象。

二、发生条件

1. **有传导阻滞** 韦金斯基现象一般发生在病理性传导阻滞的心脏病患者，发生阻滞的部位可在房室结、窦房之间、束支及分支之间，最多的是房室交接区。

2. **出现触发性激动** 在主导节律存在传导阻滞情况下，需要出现一个能触发传导改善的激动。这个触发激动可以是一个早搏也可以是一个逸搏，触发性激动经传导进入阻滞区引起一次未穿透的隐匿性传导，随后才能发生韦金斯基现象。

3. **传导功能改善** 早搏或逸搏的触发激动发生在隐匿性传导后的一段时间内，原来存在的传导阻滞可以暂时改善或阻滞消失，为发生韦金斯基现象提供了条件。

上述3条既是韦金斯基现象的发生条件，又是心电图必然出现的表现。可以说，不同程度的传导阻滞、来自不同部位的触发性激动、传导功能改善，是韦金斯基现象特征性心电图的3个基本表现，缺一不会发生韦金斯基现象。

三、心电图表现

1. 在高度或完全性房室传导阻滞时，连续出现P波不能下传心室。如果突然出现一个室性逸搏或早搏，室性异位搏动后的P波夺获一次心室，此现象称为韦金斯基易化作用；如室性异位搏动后连续数个P波下传心室，称为韦金斯基效应。

2. 韦金斯基易化作用可以单独存在，更多的是韦金斯基易化作用常延续为韦金斯基效应。

3. 韦金斯基易化作用常在触发性激动后300～1000ms（R-P间期）出现，触发激动如为房室交接性早搏或逸搏时，常在其后370～700ms时发生。原被阻滞的窦性激动或心房激动常在这些时间段内意外下传，在此时间段之外更早或更晚的室上性激动则不能下传（图43-31，图43-32）。

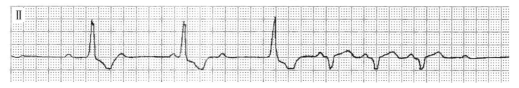

图43-31 韦金斯基效应

患者男性，47岁，临床诊断：心肌炎。心电图显示，窦性心律略不齐，前3个心搏的QRS波宽大畸形缓慢出现，心室率41次/分，P波频率83次/分，P和QRS波两者无固定的时间关系，应为高度房室传导阻滞、室性逸搏心律。在R₃之后突然出现连续3个P波下传心室，然后又发生房室分离，这种心电图改变应考虑为韦金斯基效应

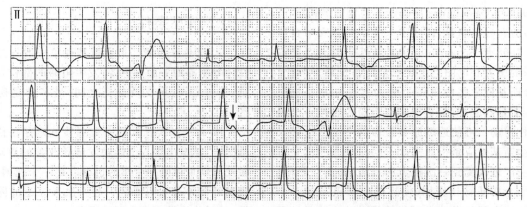

图 43-32　几乎完全性房室阻滞伴房室、束支韦金斯基现象（引自仪忠直）

患者男性,65 岁。临床诊断:阿-斯综合征。心电图显示,Ⅱ导联连续记录,P 波直立,P-P 间距 0.60s,频率 100 次/分,心室率 54 次/分,Q-T 间期 0.64s,T 波宽大畸形。QRS 波呈 3 种形态:①R$_{3,14}$呈 QS 型,提前出现,QRS 波时限 0.12s,主波和 T 波方向相反,为室性早搏;②R$_{1,2,7\sim13,20\sim24}$间隔匀齐,前后无相关 P 波,QRS 波间期 0.12s,呈左束支阻滞图形,为房室交接区逸搏心律伴束支阻滞;③R$_{15\sim17}$呈 Rs 型,其前有直立 P 波,以固定的 P-R 间期下传,束支图形消失,为窦性激动下传。R$_{4\sim6,19}$其前有直立 P 波,R$_{18}$前为 P′波,P-R 间期不固定,QRS 波呈文氏型束支阻滞,间期逐渐增宽。R$_{12}$后为伪差（"↓"处）。该图室性早搏后房室、束支传导一过性正常化,为房室、束支韦金斯基现象

四、电生理机制

高度或几乎完全性房室传导阻滞时,一个室性逸搏或室性早搏后出现偶发窦性夺获或暂时出现传导功能改善现象,有多种解释。Pick 等认为,在高度房室阻滞时,逸搏后出现的传导功能暂时改善,其机制是逸搏发生逆向性隐匿性传导,产生了超常期,使紧随逸搏后的 P 波下传。Rosenbaum 认为,降低阻滞对侧的阈电位不可能在阻滞区对已损伤的传导起有利作用,不如用阵发性 4 相阻滞来解释更合理,即室性逸搏终止了长间期,使 4 相阻滞消失。

持韦金斯基现象观点者认为,在高度或几乎完全房室传导阻滞时,一个强刺激可降低阻滞区心肌的阈电位,窦性激动虽未能通过阻滞区,但可促进阻滞区的应激阈电位降低,原先为阈下刺激的窦性激动变为阈上刺激而意外的通过阻滞区下传心室,这种现象为韦金斯基易化作用。在易化作用下该下传的窦性激动又成为一次强刺激,使阻滞区阈电位再次降低,如此使同一端接踵而至的激动成为阈上刺激穿过阻滞区下传心室,这种现象为韦金斯基效应。

近年越来越多的动物实验及临床电生理研究显示,几乎完全房室传导阻滞时,心室起搏刺激使房室传导发生意外改善,与房室交接区的不应期前移或缩短有密切关系。就在 Schamroth 等发表所谓第一份韦金斯基易化作用和效应的心电图前 1 年年初,Moe 等已报道了 Peeling 机制。Moe 等认为几乎完全房室传导阻滞时,室性异位搏动提前激动了房室交接区,使房室交接区的不应期提前开始,复极也相应提前,所以不应期也提前结束,导致整个不应期前移,故原被阻滞的 P 波能够下传心室。这种现象称为 Peeling 现象,亦称为不应期退缩现象。此后 Peeling 现象进一步得到充实、扩大,如室性异位搏动在房室交接区与室上性激动相碰撞而产生的综合作用,使得房室结区的不应期缩短,此后的室上性激动能顺利地下传心室,亦包括在 Peeling 现象内。

五、对韦金斯基现象或 Peeling 现象的再认识

几乎完全房室传导阻滞时,适时的室性搏动(逸搏或早搏)刺激,可改善房室传导功能的机制有多种解释,最基本的有韦金斯基现象和 Peeling 现象。关于韦金斯基现象方面的知识出现在我国的心电图书中最早,对我国心电图工作者的影响最大。Peeling 现象方面的知识介绍到我国较晚,我国心电图工作者知之者不多。从近年不少报道来看,两种机制均有过实验依据,但从实验数据上看有明显区别。韦金斯基现象的实验证实,人类心脏出现韦金斯基效应,需要采用 7～15 倍的阈值刺激,然而如此强的刺激在临床上绝对不可能自然出现,如室性搏动(逸搏或早搏)绝不可能得到如此大的电流强度,也没有任何一种心脏起搏器使用这样大的强刺激进行起搏。据此可以说明韦金斯基现象是一种实验现象,而不是临床现象,过去曾报道过的韦金斯基现象,也可能属于 Peeling 现象。

六、韦金斯基现象或 Peeling 现象的临床意义

在高度或几乎完全性房室传导阻滞时,心电图上出现韦金斯基现象或 Peeling 现象,是心脏自身的一种保护机制,在一定程度上避免心脏逸搏周期过长或心脏暂停时间过长,造成的血流动力学恶化所致的严重后果。

第十节 T波记忆现象与T波电张性调整

T波记忆现象(T wave memory phenomenon)指心脏经过一定时间的激动顺序改变(例如特发性室性心动过速、右心室起搏)之后,重新恢复原来激动顺序时,心电图上仍显示T波极性异常(与QRS波主波方向相反)的现象。T波电张性调整(Twave electronicmodulation)是把继发于心室异常除极顺序变化时的T波变化,通过调整机制,使T波极性逐步恢复正常的过程。

1982年 Rosenbaum 发现窦性心律时T波极性正常,当发生阵发性心动过速或室性早搏、右心室起搏、心室预激、间歇性左束支阻滞时易发生继发性T波改变。当心动过速、室性早搏或心室起搏等终止后,出现的窦性心搏的T波仍未恢复正常,Rosenbaum 认为这种现象为"T波记忆"现象,也就是所说的心动过速综合征。其发生机制与T波电张性调整有关。故又称为T波电张性调整。从T波倒置到T波恢复正常,需要有一个调整过程,调整快者仅需几分钟,T波便可恢复到原来的水平,调整慢者需数小时至数天才能恢复到原来水平。T波恢复过程称为T波电调整过程,一般无临床意义,不宜作为心肌缺血对待,除非伴有心绞痛症状。

但近年有学者认为,心房起搏可引起心房记忆,使患者更容易发生房性心动过速,而心室起搏引起的T波记忆,提示存在一定程度的跨室壁复极离散度,而后者是室性心律失常发生机制之一。因而,T波记忆并非肯定是良性心电现象。

一、心电图表现

1. 右心室心尖部起搏后电张调整性T波 右心室心尖部起搏时Ⅱ、Ⅲ、aVF、$V_1 \sim V_4$导联QRS波主波方向总是向下的,V_5、V_6导联QRS波方向与心室起搏电极位置有关。胸前导联电张性调整T波在V_3、V_4导联倒置最深,V_1、V_2和V_5、V_6导联倒置较浅,这种深倒T波有别于急性肺梗死的T波倒置($V_1 > V_2 > V_3 > V_4$)及冠心病心肌缺血时的$V_4 \sim V_6$导联T波倒置及ST段改变,亦不同于心尖肥厚型心肌病的T波倒置($V_4 > V_5 > V_3$或V_6),同时伴有ST段明显改变。

2. 特发性室性心动过速终止后电张调整性T波

除Ⅱ、Ⅲ、aVF导联外,电张调整性T波常出现在$V_4 \sim V_6$导联,部分患者累及V_3导联,以V_4或V_5导联较深,V_3、V_6导联较浅。分布特征与冠心病、心尖肥厚型心肌病的T波改变有类似之处,但不伴ST段改变。

3. 后间隔预激综合征伴电张调整性T波 出现在Ⅱ、Ⅲ、aVF导联。

4. T波改变无ST段移位且未经任何处理可自行恢复(图43-33)

二、电生理机制

正常心室激动过程中,由于电张力相互作用,使心室先除极的部位心肌动作电位时限长,不应期长;后除极心肌的动作电位时限短,不应期亦短,故心室先除极的后复极,后除极的先复极。除极从心内膜向心外膜,复极从心外膜开始向心内膜扩展,除极方向与复极相反,致使T波与QRS波同向。

动作电位复极一相的主要电流是瞬时外向性K^+电流 Ito,Ito 在心外膜比在心内膜分布的密度大,且呈频率依赖性,频率越快,Ito 越小。因此,快速刺激下,Ito电流减少,使心外膜和心内膜动作电位时限均延长,但心内膜延长的程度较心外膜小。同时,中层肌细胞 APD 基本保持不变。因此,心脏记忆明显地减少了复极跨膜梯度,造成T波在心电图上的倒置,出现记忆现象。当心室壁的这种跨壁复极离散性由于记忆现象的出现而减少和消失后,心室壁不同位置细胞的复极趋于一致,即先除极的心肌先复极,这样就使QRS波方向向上,T波方向向下,出现T波倒置呈现出记忆特征。

三、临床意义

电张调整性T波是心室除极顺序异常而引起。认识电张调整性T波,根据心室除极顺序异常出现的宽大畸形QRS波特征及心室除极顺序恢复正常时T波倒置的分布及不伴ST段改变的特点,不难作出电张调整性T波的诊断,可避免与其他心脏疾病引起的T波改变相混淆而进行不必要的治疗。

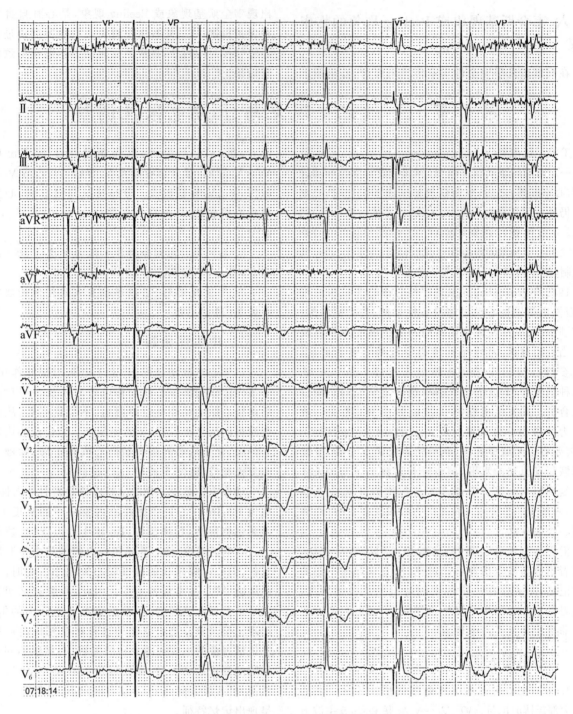

图 43-33　T 波记忆现象与电张调整性 T 波

　　本图为心房颤动＋VVI 起搏节律。第 1、2、3、7、8 个心搏为右心室心尖部起搏形成,第 4、5 个心搏为房颤激动经自身房室传导系统下传心室形成,第 6 个心搏为心室起搏和自身房室传导系统下传激动形成的室性融合波。起搏心搏中,由于心室除极顺序异常,复极方向亦发生改变,表现为 T 波方向与 QRS 波主波方向相反。自身心搏中,T 波方向仍与自身 QRS 波主波方向相反,即表现为 T 波记忆现象。这种 T 波深倒置现象会持续一段时间,通过电张调整作用,渐恢复为起搏前 T 波方向。这个过程中的 T 波倒置不宜作为原发性 T 波异常,称为电张调整性 T 波

第十一节 长-短周期现象

长-短周期现象(long cycle short cycle phenomenon)是指某种原因引起心电图中较长的心动周期(即长周期),而长的心动周期后常出现早搏(构成短周期),两者前后形成一个长、短周期相邻,也就是通常所说的"长周期短配对"现象。这种心电图现象容易诱发快速性心律失常,包括室性和房性。

一、心电图表现

1. 早搏出现在长心动周期之后,即基本心律出现的长心动周期见于显著窦性心动过缓并不齐、窦性静止、窦房阻滞、房室传导阻滞、各种早搏形成的长代偿间期及心房颤动时出现的长 R-R 间期;短周期是指早搏与前一心动周期的联律间期。

2. 长心动周期后出现的是室性早搏,可引发室性心动过速、心室扑动甚至心室颤动;长心动周期后出现的是房性早搏,可引起房性心动过速、心房扑动、心房颤动(图 43-34 和图 43-35)。

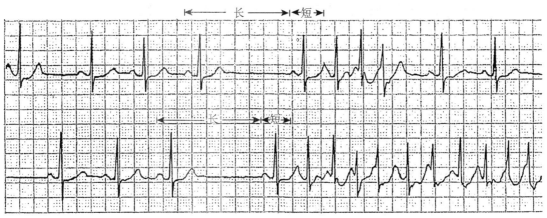

图 43-34 心房水平的长-短周期现象诱发心房颤动

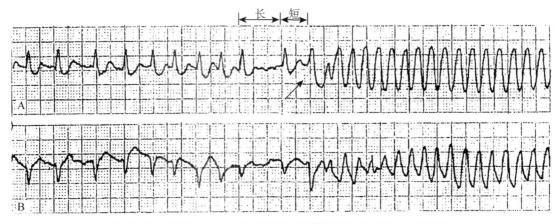

图 43-35 房颤时心室的长-短周期现象诱发心室扑动(引自郭继鸿)
房颤伴快速心室率时,一次心室水平的长-短周期现象诱发了心室扑动(箭头指示)

二、发生机制

(一)与心室电活动相关的长短周期现象

长短周期现象的发生机制仍不肯定,可能与下列因素有关。

1. 心动周期延长时,对不同部位的心室肌纤维电生理特性影响不同,并随心动周期长度的增加而心肌离散度也相应增加。这种心室肌除极的不同步以及复极离散度的增加,是折返性心律失常的促发因素。

2. 浦肯野纤维与心室肌不应期的长度均受心动周期明显影响,但两者相比对浦肯野纤维的影响更大,结果造成局部组织之间不应期的离散,有利于折返和心律失常的形成。

3. 心动周期延长时,心肌细胞舒张期自动除极的时间延长,易引起单向阻滞和传导障碍,为折返提供了条件。

4. 当心动周期延长时,血流动力学也同样会出现"长间歇",引起动脉血压下降,交感神经兴奋性增加,促进心律失常的诱发。

(二)与心房电活动相关的长短周期现象

近年研究发现长-短周期现象在房性快速性心律失常中也起着重要作用,研究还证明长短周期现象是阵发性心房颤动、心房扑动的重要启动机制。

1. 心房肌具有生理性频率自适应,这个特性表现为心房肌每个周期的不应期值与前一个心动周期的长短呈正相关,即前一个心动周期长者,则后一个心动周期中心房的不应期亦长,反之亦然。故长短周期现象中前一个心动周期长度,决定了后面心动周期中心房不应期的长度。

2. 不同部位心房肌不应期在长 P-P 周期后延长的程度也不均衡,因而出现心房不应期的离散度增大,表现为心房肌复极的离散和不同步。当房性早搏发生并在心房扩布时,心房肌处在这种电活动的不均衡状态,极易造成折返或微折返,成为心房扑动或心房颤动的启动因素。

3. 心房肌的不应期延长和缩短对心房肌的兴奋性、传导性都有影响。如不应期延长传导性也相应下降,传导性下降更容易发生传导延缓和单向阻滞,因而增加了心房颤动和心房扑动的发生机会。此外,不应期延长时心房肌的有效不应期、相对不应期、易颤期都相应延长,易颤期的延长,则可增加房性早搏诱发心房颤动的概率。长-短周期现象的短周期(房性早搏与前心动周期 P 波联律间期)较短时,说明房性早搏出现较早,因而易落入心房肌的易颤期或折返窗口,常是发生心房颤动或心房扑动的重要原因。

三、临床意义

1. 动态心电图及临床心脏电生理资料表明,室性心动过速与心室颤动的发生与长-短周期现象有关。有人统计 50％以上的心脏性猝死与该现象有关。在长-短周期发生前常有平均心率增快现象。

2. 长-短周期现象中诱发的恶性室性心律失常多为多形性室性心动过速、尖端扭转型室性心动过速,很少诱发单形性室性心动过速。

3. 运动诱发的室性心动过速与长-短周期有关。

4. 与心房电活动相关的长-短周期现象在心房颤动、心房扑动的启动中也显示重要作用。

四、预防

心电图中出现的长-短周期现象与恶性室性心律失常及房性心律失常都有明显相关性,为预防出现长-短周期现象,当前采用稍快的人工心室起搏,避免恶性室性心动过速的发生。对于与心房电活动相关的长-短周期现象,也可采用稍快的心房起搏频率消除过长的周期,避免长-短周期现象引发的心房颤动。心房起搏频率宜高不宜低,常需程控在 80 次/分以上。这样不仅可改善心动过缓引起的血流动力学改变,还可使早搏数量减少,减少房性早搏后代偿与早搏构成的长-短周期现象,避免诱发心房颤动。

第十二节　心脏电交替现象

心脏电交替(cardiac electrical alternans)现象,是指来自同源节律点发出的激动产生的心电波、段的形态、振幅、极性(方向)及间期出现交替性变化。1910年 Hering 通过实验首先发现心电图上出现电交替现象,同年 Lewis 报道一例阵发性房性心动过速的患者心电图上出现电交替。1936 年 Hamburger 等先后报道持续性电交替的临床病例,1965 年有学者描述期前收缩后出现一过性 QRS 波和 T 波电交替现象。临床心电图上可以单独出现某个波的电交替,也可同时出现几个波、段的电交替。Spodick 在 1 例心脏压塞患者的心电图上发现 4 种电交替,他称之为"全心电交替",也称完全性电交替。根据心电图上波、段、间期出现的先后顺序,可细分:①P 波电交替;②P-R 电交替;③QRS 波电交替;④ST 段电交替;⑤T 波电交替;⑥U 波电交替;⑦Q-T 间期电交替。目前认为 T 波电交替最具有临床意义,常常是出现恶性心律失常的先兆。根据心电图上同一个导联出现电交替波、段的多少,可分为①单纯性电交替,即出现单个波或段的电交替;②复合性电交替,即出现两种以上的波或段的电交替;③全心电交替,即多种的波或段出现电交替。其中最常见的是单纯性电交替,如 QRS 波电交替。根据电交替改变的形式,可以是 1∶1交替、2∶1交替、3∶1交替,也可以是阶梯样渐变呈周期性。最常见的为 1∶1交替改变。

一、P 波电交替

P 波(含 P′、F 波)电交替(P wave electrical alternans)指同一导联同源性 P 波的振幅、时间或形态,每一心搏或数个心搏发生一次改变。

(一)心电图表现

1. 窦性 P 波电交替 ①两种 P 波必须是窦性；②P-P 周期基本匀齐；③P-R 间期固定。

2. 房性 P′波电交替 ①两种 P′波为房性节律；②P′-P′周期基本匀齐；③P′-R 间期固定。

3. AF 波电交替 ①F 波形态、时限及振幅交替改变；②房室比例≥3：1 以上才能显示出 F 波电交

替；③F 波频率 250～350 次/分。

4. 逆向 P 波电交替 ①R-R 周期匀齐；②两种逆向 P⁻波电交替不伴有 R-P⁻间期长短交替。

5. 房波呈阶梯现象 ①起源于任何部位的单源性 P′波；②P′波形态和(或)振幅呈渐大渐小的周期性交替；③每 4～6 个心搏为一周期呈心电阶梯样改变(图 43-36)。

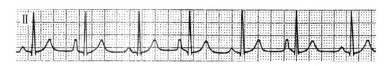

图 43-36 P 波电交替

(二)发生机制

真正原因尚不太完全清楚,可能的解释如下。

1. 不完全性房内结间束阻滞,如后结间束 2：1 阻滞出现的正常 P 和肺型 P 波交替；房间束 2：1 阻滞出现的正常 P 波和二尖瓣型 P 波交替。

2. 心房肌严重缺血影响心房肌细胞膜转运功能,致使跨膜动作电位 2 相和(或)3 相发生交替改变。

3. 交接性或室性逸搏心律逆向传导经不同径路进入心房后,由于出口部位不同,心房除极程序发生改变,导致逆向 P⁻波交替改变。

(三)临床意义

多见于器质性心肌病,如心房肌缺血、心房梗死、心房压力增高和(或)扩张时。此外,心房肌广泛纤维化及炎症影响,使结间束、房束受损导致房内传导束发生间歇性改变。P 波电交替间接地提示心房内电学不稳定,可能是发生心房颤动的前兆。

二、P-R 电交替

P-R 电交替(P-R electrical alternans)包括 P-R 段电交替(P-R segment electrical alternans)和 P-R 间期电交替(P-R interval electrical alternans)两个部分。

(一)P-R 段电交替心电图表现

1. P-R 段正常与抬高电交替；P-R 段正常与压低电交替。

2. P-R 段抬高程度较轻与抬高较重电交替；P-R 段压低程度较轻与压低较重电交替。

3. P-R 段抬高与 P-R 段压低电交替。

(二)P-R 间期长短交替心电图表现

1. 正常范围的 P-R 间期长、短交替。

2. 正常 P-R 间期与短 P-R 间期电交替。

3. 正常 P-R 间期与长 P-R 间期电交替。

(三)临床意义

1. P-R 段抬高与 P-R 段压低出现的电交替,多见于急性心房梗死、心房肌损伤、缺血及电解质紊乱的病例。

2. P-R 间期长短电交替,见于房室结双径路交替传导及交替性房室旁道传导的病例。临床上既可见于正常心脏,也可见于有病变的心脏,可以是生理性的,也可以是病理性的。一般 P-R 间期长短交替不引起任何临床症状和体征。

三、QRS 波电交替

QRS 波电交替(QRS wave electrical alternans),指窦性或异位节律时的 QRS 波振幅、形态、时限以及方向的电交替。

(一)心电图表现

1. QRS 波振幅的电交替 即 QRS 波中的某一单向波电压高低的交替。

2. QRS 波时间在正常范围内的电交替 见于不完全性束支阻滞及分支阻滞的电交替。

3. 正常 QRS 波与宽 QRS 波电交替 宽 QRS 波见于交替性完全性束支阻滞和预激综合征。

4. QRS 波电轴电交替 即正常 QRS 电轴与电轴左偏或右偏的电交替,见于不完全性左前分支阻滞或左后分支阻滞。

5. QRS 波心电阶梯现象 QRS 波振幅由低到渐高,再由高到渐低的周期变化,每 4～8 个心搏为一个变化周期。见于不完全性分支及束支阻滞文氏现象(图 43-37,图 43-38)。

(二)QRS 波电交替诊断条件

1. 必须是同源性的 QRS 波,可以是窦性、房性、交接性或室性节律。

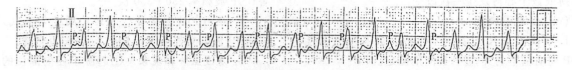

图 43-37　阵发性室性心动过速、QRS 波电交替

增宽的 QRS 波快速规律出现,QRS 波振幅高、低交替出现,P 波和 QRS 波无固定时间关系

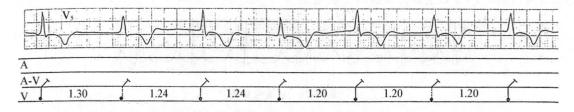

图 43-38　心房停搏、加速性室性逸搏心律、QRS 波电交替

患者男性,50 岁,心电图显示:前间壁亚急性心肌梗死,本图仅展示 V₅导联,心房波消失,QRS 波顺序发生,时限 0.13s,R-R 间期稍不齐,心率平均 50 次/分。QRS 波呈 Rs 型,R 波电压呈高、低交替改变,ST 段弓背向上型压低,T 波宽大倒置,Q-T 间期 0.55s

2. R-R 间距匀齐或基本匀齐。

(三)发生机制与临床意义

1. 急性心包炎时心脏在心包腔内周围性运动,导致心电向量交替性改变。

2. 急性心肌梗死、心肌缺血、损伤时,缺血区域心肌除极过程发生了交替性改变。

3. 心室内束支及分支交替性阻滞,引起 QRS 波形状、时限和电轴交替性改变。

4. 预激旁道交替性阻滞引起的 QRS 波形态、时限交替性改变。

四、ST 段电交替

ST 段抬高与压低,延长与缩短的交替性改变,称为 ST 段电交替(ST segment electrical alternans)。

(一)心电图表现

1. ST 段抬高与 ST 段正常电交替;ST 段压低与 ST 段正常电交替,可伴或不伴 T 波振幅的电交替。

2. ST 段抬高程度不同的电交替,即在心肌损伤的导联上 ST 段抬高程度轻与重的电交替。ST 段抬高愈明显,抬高的轻与重差异越明显。

3. ST 段压低程度不同的电交替,即 ST 段呈水平型、下斜型或上斜型压低的程度轻、重交替。

4. ST 段长与短的交替。

具备上述任何一条便可诊断 ST 段电交替(图 43-39)。

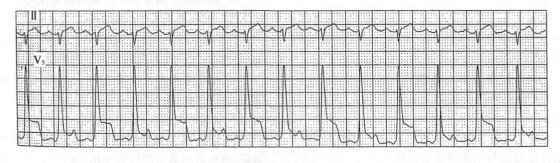

图 43-39　ST-T 电交替

患者心绞痛发作时的动态心电图,V₅导联 ST 段抬高程度呈交替改变,T 波振幅、形态亦交替改变。

ST 段电交替很少表现于每个导联,往往是某一个或几个导联表现明显,本图 II 导联电交替不明显

(二)发生机制与临床意义

ST段电交替几乎与心肌损伤同时出现,ST段抬高的电交替,见于变异性心绞痛发作时,超急性心肌梗死损伤期。心肌损伤的程度越严重,电交替现象越明显。ST段压低的电交替,见于心肌缺血、炎症。急性心包炎、心脏手术后发生的ST段抬高电交替或ST段压低电交替,与心肌损伤引起心室复极交替性异常有关。电解质紊乱所致的ST段长短交替,与动作电位2相和(或)3相发生长短交替有关。发生ST段电交替者,容易发生心律失常,有猝死的危险。

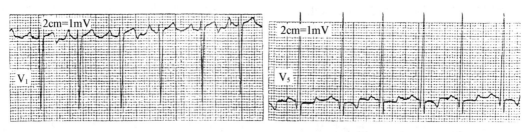

图43-40　P波与T波复合性电交替(引自罗玉兰)

患者女性,54岁,临床诊断:扩张型心肌病。心电图显示:窦性心律(100次/分),展示的放大1倍的V₁、V₅导联,明确显示P波与T波形态出现2∶1交替改变。此外V₅导联T波异常

五、T波电交替

T波电交替(T wave electrical alternans,TWEA)是心室复极的交替。指在规则的心室率时,心电图上的T波形态甚至极性发生逐搏的交替变化。这种T波交替变化与恶性室性心律失常的发生密切相关,常是猝死的前兆。因而人们对T波电交替的发生及临床意义不断深入研究,常规心电图上用肉眼看到的T波电交替,只是少部分以毫伏级计测的T波电交替。对T波电交替来说仅是冰山浮出水面的一角。大部分以微伏级计测的T波电交替,因肉眼看不到而漏诊。由于信号处理技术的发展,一些学者采用常规运动试验经特殊心电信号处理技术,研制出了无创伤性地测出了微伏(μV)级T波电交替。研究表明微伏级T波电交替,是恶性室性心律失常及心性猝死的独立预测因子,其预测价值优于心室晚电位、射血分数(EF)、Q-T间期离散度(QTd)、信号平均心电图(SAECG)、心率变异性(HRV),其预测可信度至少甚至优于经典的心内电生理检查。

(一)T波电交替的历史回顾

1913年心电图首次记录到T波电交替;1981年开始出现一系列的关于T波电交替的文献报道。最早关于电交替与电活动不稳定关系的研究,是在犬的缺血-再灌注实验模型上进行的。结扎犬冠状动脉左前降支造成急性心肌缺血,运动时T波电交替立即增加,再灌注时T波电交替也增加。Nearing和Verrier在犬的缺血-再灌注实验中证实T波电交替与自发的室性心动过速、心室颤动之间具有显著相关性。临床研究发现T波电交替这种异常现象与室性心动过速、心室颤动的发生关系密切,是室性心律失常的前兆。先天性LQTS及由心肌缺血、代谢紊乱、药物等引起的Q-T间期延长往往出现T波电交替;变异性心绞痛、急性心肌梗死、心肺移植术等发生心肌缺血时也可见到T波电交替;儿茶酚胺增多症及多种电解质紊乱情况下,T波电交替可促进恶性室性心律失常的发生。人们发现T波电交替已有百年,至今心电图工作者和临床医师对T波电交替的认识,大多数只限于用肉眼可观察到的毫伏级T波电交替,微伏级的T波电交替的检测及认识还处于起步阶段。

(二)体表心电图诊断标准

1. 同一导联上T波形态、振幅、极性出现逐搏交替变化,T波振幅相差0.1mV。

2. T波电交替的同时,可伴或不伴左胸导联巨大倒置T波、Q-Tc延长,Q-Tc间期长短交替,其变化为0.05～0.28s,平均0.10s。

(三)心电图表现

1. 直立T波电交替　T波均直立,仅为T波振幅高低的交替变化。

2. 倒置T波电交替　T波均倒置,仅为T波倒置的深浅交替变化。

3. T波极性交替　直立T波与倒置T波交替性变化。

4. T波阶梯现象　T波振幅呈周期性渐高、渐低的交替性变化,也可由直立渐倒置或由倒置渐直立,每4～6个心搏为一周期(图43-40)。

(四)微伏级T波电交替测定方法

我们通常所说的T波电交替是毫伏级的电交替,对非常微小的T波电交替,即微伏级的T波电交替,

在常规体表心电图上显示不出来,因而极大地限制了对 T 波电交替的深入研究。1988 年 Smith 等报道,采用频谱分析法检测微伏级水平的 T 波电交替,具有很高的敏感性和可靠性。动物实验发现室颤阈降低时 T 波电交替水平显著增高;室颤阈升高时 T 波电交替水平显著降低,从而得出一个结论:T 波电交替是预测发生室颤的很有意义的指标。但这些研究中 T 波电交替的测量均是应用心房和心室起搏的方法来控制心率,以消除心率或逐搏心率间的差异对 T 波电交替的影响。但这种检查方法限制了临床应用,1993 年一些研究者开始致力于不使用起搏而采用生理运动负荷的方法,研制检测 T 波电交替的技术。1994 年由美高马萨诸塞州技术研究所和剑桥心脏中心改进频谱分析方法和信号平均技术,联合研制出 CH2000 心脏诊断系统,已通过美国食品与药品管理局认证的检测 T 波电交替的仪器设备,可检测活动平板或踏车运动试验中、药物负荷试验及心房起搏时微伏级水平的 T 波电交替。2002 年,Verrier 和 Nearing 用时域法测定 T 波电交替,无须心率限制,无须特殊电极。使用标准 12 导联电极采集信号,对每次心搏的信息进行分析,从而在视屏上显示趋势图和(或)模板心率。通过分析程序来减少噪声、伪差、异位搏动的干扰,从而提高分析的准确性,可以在动态心电图与运动平板试验中记录连续的 T 波电交替。

(五)微伏级水平的 T 波电交替诊断标准

1. 频谱图 T 波电交替诊断标准

(1)静息心率≤110 次/分时,X、Y、Z 或在心前任一导联或向量图(VM)上交替电压(Valt)≥1.0μV,信噪比 K≥3 且持续 1min,为 T 波电交替阳性;或运动心率 105 次/分左右时 Valt≥1.9μV 及信噪比 K≥3 且持续 1min,为 T 波电交替阳性。

(2)心率≥105 次/分,运动负荷试验中无持续≥1min 的 Valt＞1.9μV,为 T 波电交替阴性。

(3)未达到上述阳性或阴性诊断标准者为不确定型。

2. 时域法检测 T 波电交替阳性参考值

(1)发作心率≤110 次/分时存在持续性 T 波电交替。

(2)休息时有持续 T 波电交替,即使此时的发作心率＞110 次/分,T 波电交替＞7.6μV,信噪比 K≥3,持续 1min 以上 T 波电交替为阳性,预测室速(室颤)的敏感性为 88.2%～92%,特异性为 90%～91.2%。

3. 检测 T 波电交替的适应证 在已知或可疑有发生室性心律失常及猝死高危性的患者,均应检查 T 波电交替。临床上缺血性心脏病、先天性 Q-T 间期延长综合征、儿茶酚胺增多症及电解质紊乱等情况下 T 波电交替发生率高,均有发生恶性心律失常的可能,应作为检查 T 波电交替的对象。

(六)发生机制

病因不同引起的 T 波电交替机制也不相同。目前普遍认为心肌缺血时动作电位形态和(或)时程改变,复极不一致的增加及由此引起的不应期的离散,是产生 T 波电交替的电生理基础。对于心肌再灌注出现的 T 波电交替,加剧的复极不一致及早期后除极伴 2:1 传导阻滞,则是 T 波电交替产生的重要电生理基础,而细胞释放的代谢产物如腺苷、CO_2,可能是重要的诱发因素。先天性 Q-T 间期延长综合征、心肌缺血、代谢紊乱、药物等引起的 Q-T 间期延长者中出现的 T 波电交替,提示与 Q-Tc 间期延长、复极延迟有关。动作电位延长,则心肌复极的离散度增加,这成为导致 T 波电交替和室性心律失常的发生原因。

(七)临床意义

目前认为 T 波电交替,对室性心律失常、心脏性猝死的预测价值超过 ST 段或 Q-T 间期电交替,也优于其他无创伤性心电信息检查技术如心室晚电位、Q-T 离散度及心率变异性等。特别是通过运动负荷的方法使心率控制在约 105 次/分时所检测出的 T 波电交替,在多数情况下是患者发生室性心律失常及猝死的强有力的预测指标。因而,对具有发生恶性室性心律失常及有猝死高危性者,检查有无 T 波电交替,对加强猝死的一级预防和二级预防,降低心脏性猝死具有重要的临床意义。

1. 预测发生恶性心律失常及猝死的危险性 临床电生理检查预测心律失常事件有很高的价值,毕竟是一个有创伤的检查方法,有些患者未必愿意接受。大规模临床试验表明,T 波电交替是预测发生恶性心律失常的具有统计学意义的指标。Cambridge Heart 新近研究亦表明,有 T 波电交替者发生致命性室性心律失常及猝死的危险性,是无 T 波电交替的 11 倍之多。Rosenbaum 等观察 83 例电生理检查患者,其中 20 例无器质性心脏病,电生理检查结果均为阴性(未诱发出室性心律失常)。其余 63 例有器质性心脏病,电生理检查结果 32 例阳性、31 例阴性。32 例阳性的患者 T 波电交替测定也为阳性,检测 T 波电交替结果与电生理检查结果相一致。

2. 长 Q-T 间期综合征与 T 波电交替 有不少报道提到长 Q-T 间期综合征(LQTS)者,在发生尖端扭转型室速或心室颤动前后,均可见到 T 波电交替。说明 T 波电交替是 LQTS 发生恶性室性心律失常的前兆。T 波电交替可用于识别 LQTS 中的高危患者。自 1994 年以来的 LQTS 诊断标准中,T 波电交替已被作为 LQTS 的一个主要诊断标准。

3. 心肌病与 T 波电交替 心肌病患者室性心律失常和猝死发生率、死亡率都很高,如何早期发现心肌病中的高危患者,是预防猝死的一个主要目标。T 波电交替,特别是运动引起的 T 波电交替,可以说是目前预测心肌病高危患者的一种安全、无创伤性检查方法。Adachi 等对非缺血性扩张型心肌病患者中 T 波电交替的意义进行了深入研究,应用 CH2000 心脏诊断系统检测 48 例非缺血性扩张型心肌病患者踏车运动时的 T 波电交替,结果 23 例阳性,25 例阴性。单因素分析显示,阳性组室性心动过速发生率及左心室内径均显著高于阴性组。T 波电交替预测室性心动过速的敏感性、特异性和阳性预测值分别为 88%、72% 和 77%。多元分析显示,T 波电交替是室性心动过速的主要独立的决定因素,因而认为 T 波电交替是扩张型心肌病患者发生室性心动过速危险的有意义的预测指标。有报道,运动引起的 T 波电交替,可以作为肥厚型心肌病患者发生室性心动过速的预测指标。

4. 缺血性心脏病与 T 波电交替 急性心肌缺血、急性心肌梗死均可引起 T 波电交替。T 波电交替就是急性心肌缺血、急性心肌梗死发生室性心律失常的前兆。不少变异性心绞痛发作时可记录到 T 波电交替。心绞痛发作次数增多,持续时间明显延长,ST 段抬高显著的患者,更容易发生 T 波电交替。对变异性心绞痛患者预防性地应用钙拮抗药,可减少 T 波电交替及心律失常的发生,提示离子基础也是缺血引起 T 波电交替的一个重要机制。陈旧性心肌梗死患者若出现了 T 波电交替,可能会在某个时期发生心律失常事件,故亦应给予适当的治疗。

六、U 波电交替

心电图上 U 波的振幅、极性出现交替性改变,称为 U 波电交替(U wave electrical alternans)。

(一)心电图表现(见图 42-25)

1. 同一导联 U 波均直立,仅出现振幅、大小的交替改变。

2. 同一导联 U 波均倒置,其倒置的深浅、大小的交替改变。

3. 同一导联直立 U 波与倒置 U 波交替改变。

(二)发生机制

U 波电交替是心室肌细胞复极的终末部分交替性改变,常与心搏出量大小和血压高低的交替性变化有关,即与机械-电反馈有关。

(三)临床意义

U 波电交替见于低钾血症、低钙血症、低镁血症患者。有学者认为巨大 U 波电交替是心肌兴奋性增高的表现,常是严重心律失常的先兆。

七、Q-T 间期电交替

Q-T 间期出现交替性长短改变,称为 Q-T 间期电交替(Q-T interval electrical alternans)。Q-T 间期电交替基本心律可以是窦性、房室交接性或室性。

(一)心电图表现

1. Q-T 间期在正常范围内而出现长短交替性改变。

2. 正常 Q-T 间期与长 Q-T 间期交替性改变。

3. 长 Q-T 间期与长 Q-T 间期交替性改变。

(二)发生机制

主要是动作电位 2 相与 3 相发生交替性改变,2 相动作电位长短交替,导致 ST 段的长短交替而致 Q-T 间期的长短交替;3 相动作电位长短交替,导致 T 波变化而致 Q-T 间期长短改变。也可能是心脏交感神经递质释放失调,心室不能同步复极所致,还有学者认为与血清钙、镁离子减少有关。

(三)临床意义

Q-T 间期电交替见于低钙血症、低钾血症、脑血管意外、急性心肌损伤等,是引起心律失常的原因之一。

八、全心电交替

全心电交替(full cardiac electrical alternans)是指心电图上多种的波和段同时表现为电交替,除外人为因素的干扰和呼吸的影响。

(一)发生机制

1. 心脏传导系统不应期发生改变或伴心肌复极异常。

2. 心包内存在积液或压塞,引起心脏搏动的周期性变动,即所谓摇摆综合征,导致心电向量改变。心包积液抽取后电交替现象可随之消失。

(二)临床意义

主要见于各种原因引起的心包积液和压塞,心包积液量越多、黏稠度越大、心率越快,越容易发生电交替。其次见于严重心肌病变、心动过速和冠心病心绞痛发作时。急性心肌梗死早期等所致的传导功能和复极异常,容易发生室性心律失常。阵发性室上性心动过速心率极快时出现的完全性电交替也可能无重要临床意义。

第十三节　1∶2房室传导现象

1∶2房室传导现象(1∶2 atrioventricular conduction phenomenon)是指1次心房激动同步不等速分别沿2条应激性和传导性不同的传导径路下传至心室,并先后引起2次心室激动的电生理现象,也称为双重心室反应。该现象在电生理检查中常可见到,常规心电图中较为少见。

一、电生理及心电图常见的1∶2房室传导现象

1.**预激综合征1∶2房室传导**　预激综合征患者存在解剖学上的附加房室旁道,与正常房室通道一起形成1∶2房室传导的解剖学基础。一般预激综合征旁道的不应期较长而传导速度明显快于房室结希浦系统。当2条通道传导速度差别足够大时,一次室上性激动可分别沿2条通道前传,先后引起2次心室激动。心电图表现为第1次QRS波群呈完全预激图形,第2次QRS波群形态正常或呈心室内差异传导而QRS波宽大畸形。当预激综合征合并房室结双径路时,房室旁道与房室结慢径路传导速度差别尤其显著,一次心房激动分别沿房室旁道和房室结慢径路同步不等速下传心室,更容易形成1∶2房室传导现象。

2.**房室结双径路1∶2房室传导**　房室结传导纤维可纵向分离成功能性的快、慢2条径路,若2条径路的传导速度相差较为显著,一次室上性激动便能分别沿快慢径路先后到达心室,形成1∶2房室传导。

3.**连续性1∶2房室传导形成阵发性室上性心动过速**　若1∶2房室传导现象连续发生,便可使心室率成倍增加而形成心动过速。该心动过速非折返机制引起,是由连续的1∶2房室传导所致(图43-41)。

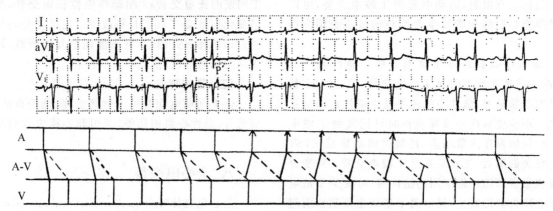

图43-41　1∶2房室传导现象(引自郑新权)
　　本图前部与后部均为1个P波下传2个QRS波,形成1∶2房室传导。由于2个QRS波均呈正常室上型,故为心房激动经房室结快、慢径路同步、不等速先后下传心室所致。中部1个提前的房性早搏P′波缓慢下传心室后形成一阵折返性心动过速,且QRS终末部出现假"r″"波,RP′<70ms,故为慢-快型房室结折返性心动过速。心动过速自行终止于快径路逆传心房途径,即r′波消失,心动过速终止。心动过速终止后再现1∶2房室传导现象

二、发生机制

1.**房室之间存在着解剖或功能性的2条传导径路**　预激综合征患者由于房室旁道的存在,房室间存在解剖学上的2条传导径路。当条件适合时,激动分别沿房室旁道和房室结同步不等速下传心室,若传导时间差足够大,心室在一次激动后脱离不应期,便可再次激动,形成1∶2房室传导。

房室结双径路患者由于房室结存在功能性的2条传导径路,当条件适时时,激动可分别沿房室结快径路和慢径路同步不等速下传心室。若传导时间差足够大,心室在一次激动后脱离不应期,便可再次激动,形成1∶2房室传导。

2.**2条径路传导速度相差显著**　2条径路传导速度快慢相差显著,传到心室所形成的时间差大于心室的有效不应期。当心室在一次激动后脱离不应期,便可再次激动,形成1∶2房室传导。

3.**2条传导径路存在逆向性传导阻滞**　一次心

房激动沿2条径路同步不等速下传过程中,若传导速度慢的径路不存在逆向传导阻滞,传导速度快的径路传导的激动便会沿慢径路逆向传导,激动在传导速度慢的径路中,便发生干扰,造成传导径路慢的激动不能下传心室,则不能形成1∶2房室传导现象。

若传导速度快的径路脱离不应期及不存在功能性逆向传导阻滞,则当慢径路的激动下传至与快径路下端的共通道时,便会沿快径路逆传回心房,形成折返或折返性心动过速,而不发生1∶2房室传导现象或在折返的同时合并1∶2房室传导现象。

4. 希浦系统及心室肌有效不应期小于2条径路前向传导的时间差 当希浦系统及心室肌有效不应期小于2条径路前向传导的时间差时,沿传导速度较慢径路下传的激动至希浦系统及心室肌时,希浦系统及心室肌已脱离有效不应期,才能再次应激,形成再次激动。

双径路传导受诸多因素的影响,如心动周期的改变、自主神经对心脏的作用和药物的影响等。Ⅰ类抗心律失常药物可触发和加剧1∶2房室传导的发生,交感神经β受体阻滞药可延长房室结快慢径路逆传时间,阿托品可缩短房室结快慢径路的不应期,使1∶2房

室传导终止。迷走神经张力过高,可增强房室结单向逆传阻滞,可使快慢径路传导速度差更加明显,而增加传导时间差,更易发生1∶2房室传导。

三、临床意义

理解和掌握1∶2房室传导现象,有助于提高心电图诊断和鉴别诊断能力。

1∶2房室传导现象在电生理检查中时常见到,可帮助判断房室结双径路或房室旁道的存在。若一次心房程控刺激后,下传2次心室激动且2次激动的QRS波均为正常室上型或伴心室内差异传导,则可判定为房室结双径路存在;若2次心室激动中,第一次激动QRS波为完全预激图形,第二次激动QRS波呈正常室上型或伴心室内差异传导图形,则可判定为房室旁道和房室结先后2次激动心室,房室旁道为显性预激旁道。

由于双径路传导受许多因素影响,如心率、迷走神经和交感神经以及药物的影响,并非所有1∶2房室传导均需治疗。若持续存在1∶2房室传导引起的非折返性阵发性室上性心动过速,可采用射频消融术根治。

第十四节 折 返 现 象

正常情况下一次窦性激动,房室传导系统及所有心肌全部除极,此后便处于不应期,表示一次激动周期全部结束。假如某部分心肌存在复极不均匀现象,激动便首先沿复极早的心肌进行传导,当激动最后传至较晚复极的心肌时,先除极的心肌又能应激,激动便又折返至首先激动过的心肌使其再次除极,这样便形成折返激动。因此,一次激动通过折返可产生2次激动。如果折返过程周而复始地循环,则可产生连续不断的快速折返激动,形成折返性心动过速。

早在1921年Boer就提出了一次激动能引起多次收缩的推想,1928年又提出了解释交接区折返机制的模式图,并指出房室交接区内有分离的传导性不等的区域。直到1956年Moe提出了房室结内双径路的概念,认为房室交接区内双径路是产生折返的生理基础。从20世纪60年代开始,尤其是70年代以来,心脏电生理检查的不断发展和完善业已证明折返现象(reentry phenomenon)是产生各种类型心律失常的主要机制之一。目前认为大多数早搏、室上性心动过速、反复搏动及某些室性心动过速,都是激动折返所致。

一、折返必备的3个条件

(一)传导系统在结构上或功能上存在传导的双径路

双径路是指激动传导方向上存在2条径路,2条径路的两端都与心脏的某一节段的心肌相连,构成解剖上和电学上的环行通路。一条径路将激动从该节段心肌传出,称为前传支,一次激动经前传支传出后,该径路在未恢复应激前,激动不能由此传导径路返回。当激动传至心肌的其他部位或节段,此节段还必须有一条径路作为回传支,回传支将前传支的激动传回原来心肌的激动起始部位或节段,使之再次激动,便称为激动折返。简单地说就是以心脏某一节段为基点,激动从一条径路传出,再从另一条径路传回,激动形成一个完整的折返回路,便称为双径路。

双径路可以是解剖上的正常或异常结构,例如窦性激动下传经房室结和希氏束后,则出现了左、右束支的2条径路,激动可沿这2条径路下传,也可在这2条径路之间折返,即束支折返;预激综合征者存在一条房室旁道,和正常房室之间的传导径路,可以构成房室之间的折返。除解剖学上的双径路外,更多的双

径路是激动传导方向上存在功能性双径路。功能性双径路见于以下情况。

1. 原来可以正常传导的组织,由于炎症、缺血或其他损伤,使这些组织的电生理特性发生显著的变化,并可能丧失传导性而变成传导方向上的"单向阻滞",激动传到此后遇到障碍便沿其两侧传导,形成功能性双径路。

2. 原来传导均衡的组织,部分纵向组织因缺血或其他原因而使其传导速度明显下降,结果与邻近组织之间形成了传导方向和传导速度不一致的快慢径路。

3. 人工因素形成的双径路、DDD起搏器、外科手术瘢痕。

(二)双径路中必须有一条具有单向阻滞

当一条径路在一个方向上能够传导,在相反方向上则完全不能传导,则称为单向阻滞。激动传导的双径路均有前向传导功能时,激动同时沿2条径路前传就构不成折返。传导的双径路中必须有一条发生单向阻滞,又可以反向逆传,才能形成激动折返回路,如此形成激动折返。因此可以说单向阻滞是形成折返的一个基本条件。单向阻滞形成的原因如下。

1. 先天性单向阻滞 房室结的主要功能是房室之间的激动传导,一般人群中有20%～32%的人房室结仅有先天性前传而无逆传功能;预激综合征患者的旁道,先天性单向阻滞约为40%,其中前传单向阻滞占10%,逆传单向阻滞占30%。预激综合征的患者,发生折返性心动过速相当常见。

2. 获得性单向阻滞 常见的原因是心肌细胞静息膜电位升高(负值大),发生动作电位时,则有更多的钠细胞被激活,钠离子进入细胞内的速度快,形成快反应电位。静息电位在−80～−90mV时,发生快反应动作电位的传导速度为1～4m/s。当静息电位在−60～−70mV时,动作电位发生时仅有50%的钠通道被激活。钠离子进入细胞内的速度明显减慢,动作电位0相峰值速度和振幅均低于正常,传导速度也就明显减慢。膜电位<−60mV时,可使除极速度明显降低,甚至为0,传导性可能为0,引起单向传导阻滞,引起膜电位水平下降的生理及病理性因素很多,如高钾血症、缺血、炎症、缺氧、洋地黄中毒等。获得性单向阻滞可以是病理性的,也可以是功能性的。

3. 功能性单向阻滞 常见的有预激综合征、房室结双径路。两条径路在同一传导方向上的传导速度常不匀衡,传导快的径路为优势传导路,但其不应期长,安全系数低,一旦有提前的激动,很容易进入"传导的红灯区"。例如,预激旁道的传导速度比房室

结快,但90%以上的旁道有效不应期长,较早的心房激动下传,则会遇到旁道的不应期,发生功能性前向传导阻滞。因此,心房激动多沿房室结下传心室,再沿房室旁道逆传回心房,形成的折返性心动过速为顺向型折返。房室结存在的2条径路,快径路传导速度快,为优势传导路,但是90%以上的快径路其不应期比慢径路长,更易发生单向阻滞即前传阻滞,激动沿慢径路下传心室,沿快径路逆传心房,产生房室结内慢-快型折返。

(三)双径路中前向传导径路必须缓慢传导

发生折返的另一个重要因素是折返环路的一条径路必须存在缓慢传导,缓慢传导常发生在前传支。当不应期长的优势传导径路较早地进入不应期,发生功能性单向阻滞时,而传导速度慢、不应期短的慢径路前向传导,因此,当激动沿慢径路传至2条径路另一端的共通道时,沿原前向传导阻滞的径路逆向传回到原激动出发点时,该点已脱离不应期,又可再次被激动而形成折返。如果折返环中没有缓慢传导区,激动回到原出发点时,该点还处于不应期,就不会引起再激动。

心脏内折返的部位很多,在心肌很小的空间就可发生折返。实验表明,心肌中仅有 0.3mm³ 的空间就能折返,如窦房折返、心房内折返、房室结折返、房室折返、束支折返、心室内折返等等。因此,在生理和病理状态下,各种各样的折返性心动过速很常见。

二、折返维持的条件

折返维持的最重要的条件是折返环路上各部分心脏组织的有效不应期均短于折返周期,使折返激动能够畅通无阻。

三、折返的诱发因素

心动过速和期前收缩均可诱发折返。心脏电生理检查时,应用不同联律间期的早搏 S_2 刺激进行折返或心动过速的诱发。诱发折返的机制是提前发生的激动遇到一条不应期偏长的径路发生单向传导阻滞,沿另一条不应期较短的径路传导,再经单向阻滞的径路返回以诱发折返。

四、折返的分类

1. 按折返环大小分类 折返现象按折返环大小可分为大折返和微折返,含有长的传导束,其折返的环路长者,形成大折返,左、右束支之间的折返就属于大折返。房室旁道与正常房室传导系统之间的折返,也属于大折返或称巨折返。发生在浦肯野纤维周围、

梗死区边缘、并行心律与其周围组织的折返,属于微折返或局部折返。

2. 按心电图上能否显示分类 折返现象按心电图上能否显示可分为显性折返和隐匿性折返,显性折返是指心电图上能直接显示的折返,如心房扑动、房室折返性心动过速等。隐匿性折返是指激动在环行折返穿行了一段受损的心肌纤维,然而未能重新折回到激动区就消失,没有引起再激动。但却使折返环路产生了新的不应期,对下一次激动的传导发生影响,使上述现象未能在心电图上直接显示。还有一种少见的隐匿性折返,如房室结内环行折返伴双向性传导阻滞,虽然环行折返在房室结内持续进行,心电图上却看不到折返性心动过速,仅能从暂时持续的"假性"完全性房室阻滞来推断房室结存在持续隐匿性环行折返。当隐匿性折返终止,房室传导完全恢复正常。

3. 按折返发生部位分类 折返现象按折返发生部位可分为窦房折返、心房内折返、心室内折返、房室结折返、房室折返和束支折返等。

五、折返常见部位和形式

心脏传导系统的各个部位都可能形成折返,常见的有如下。

1. 窦房结内或窦房交接区形成的折返。

2. 房室结内的网状结构形成功能性纵向分离,即快径路和慢径路形成房室结内折返性心动过速。

3. 预激综合征的房室旁道和正常房室传导系统在房室间形成的房室折返性心动过速。

4. 心房内的三条结间束,可构成较大的折返径路,形成房内折返性心动过速。

5. 室内左束支、右束支通过室间隔肌相连,形成束支折返。

6. 室内浦肯野纤维形成室内折返。

7. 在坏死的心肌内,残存的缺血心肌纤维亦可能形成微折返。

六、其他折返形式和机制

折返除以上常见的解剖和功能性折返外,尚有其他形式的折返和机制。

1. 激动的反折 是指激动在传导途径中出现的折返,折返不需要分叉的浦肯野纤维和所谓的折返环路的解剖结构,而常发生在紧紧相邻的两条心肌纤维间。例如两侧并行的侧-侧相连的抑制纤维,一条纤维存在较重的抑制区,则激动传导在此纤维抑制区受到抑制而形成单向阻滞,但激动能在抑制较轻的一条纤维缓慢传导。若传导足够慢的激动缓慢通过,其波

峰扩散到另一条纤维时出现折返,即从抑制较重的一条纤维(已恢复反应激)返回,再次引起一次激动,甚至由此而发生折返性心动过速。此种折返较多见于室内浦肯野纤维束中,例如心肌梗死周围的心肌组织。

2. 螺旋波折返 它是一种功能性折返,兴奋的螺旋波可发生在心肌,表现为一种二维形式的折返。如果螺旋波波弧的形状、大小和位置都不改变,其表现为一个单形性心动过速;如果激动的波弧离开其起源部位,可以形成移动漂流的螺旋波,产生一个图形变化的节律,如尖端扭转型室速和尖端扭转型房扑。

3. 2相折返 传统认为折返产生及其激动的维持,系由动作电位 0 相除极电流沿折返环路传导所致。有学者发现动作电位 2 相平台期电流,也可引起折返激动。

20 世纪 80 年代以来人们相继在不同种属动物和人类的离体心脏发现,心室外膜层心肌与心室内膜层心肌的动作电位特征存在很大差异,最显著的差异是心室外膜层心肌的动作电位具有明显的复极 1 相和 2 相平台期,并呈现特征性尖顶圆穹形态。Antzelevitch 等在 1991 年用钠通道阻滞药做干预试验时发现,钠通道阻滞药多缩短心室内膜层心肌的动作电位时程,而使心室外膜层心肌的 2 相平台期振幅显著增大,导致动作电位时程明显延长;若强化钠通道的阻滞,则使心室外膜层心肌的 2 相平台期消失,呈现全或无的复极模式,导致动作电位时程明显缩短。更深入的研究发现,钠通道阻滞药对心室外膜层心肌不同部位,动作电位的影响并不一致,在某些部位使动作电位时程明显缩短,而在其他部位则使其显著延长。心室外膜层心肌毗邻细胞间在 2 相平台期电压梯度增大,局部电流产生并引起折返。Antzelevitch 等称之为"2 相折返"。

严格地说,2 相折返是指缺血或药物作用等情况下,心室复极离散部分心室外膜层心肌细胞呈现全或无的复极模式,表现为动作电位 2 相平台期丢失,动作电位时程明显缩短;而其他心室外膜层心肌细胞的 2 相平台期明显,动作电位时程甚至延长,心室外膜层心肌细胞的 2 相平台区与平台丢失区之间显著的电压梯度,引起较强的电紧张性扩布,导致折返的发生。2 相折返并非一种新的折返方式,它只是相对于 0 相折返而言,其折返径路可以和 0 相折返一样为环路折返,也可以反折,但肯定可以是非解剖依赖性。2 相折返可以是 0 相折返的始发机制。

2 相折返与心律失常

1. 缺血再灌注 在模拟缺血和缺血再灌注实验下,心室外膜层心肌细胞易发生复极离散产生 2 相折

返,而实验过程中未发现动作电位时程诱导的触发活动,因此,2相折返很可能是心律失常的发生机制。

2. Ic类药物的致心律失常作用 研究表明Ic类药物通过抑制钠通道使Ito电流相对增加,导致心室外膜层心肌细胞复极离散,尤其是在快频率或早搏刺激时更易引起2相折返。而临床上Ic类药物的致心律失常作用,常常发生在运动等引起心率增快的情况下。

3. 特发性J波和Brugada综合征 已知J波在低温和高血钙时明显,此时心室外膜层心肌的动作电位尖顶圆穹形态更明显,1相终末切迹明显加深。此切迹与J波图形和振幅密切相关,使用Ito阻滞剂或改变心室激动顺序,切迹变小,J波也减小或消失。Brugada综合征$V_1 \sim V_3$导联ST段呈尖峰状抬高,提示局部心肌复极异常,可能由于部分心室外膜层心肌细胞2相平台期丢失。

4. 致心律失常性右心室发育不良和特发性右心室流出道室性心动过速 有学者报道发现致心律失常性右心室发育不良患者猝死前2d的心电图V_2导联ST段呈现"鞍背"状抬高,类似Brugada综合征$V_1 \sim V_3$导联ST段变化。致命性心律失常发生在夜间,此时副交感神经张力较高。副交感神经张力增高可引起部分心肌动作电位时程和不应期延长,导致2相折返的发生。绝大多数特发性右心室流出道室速的右心室流出道心肌有微结构异常,特发性右心室流出道室速被认为可能是致心律失常性右心室发育不良的特殊类型。因此2相折返可能是致心律失常性右心室发育不良包括特发性右心室流出道室速以及Brugada综合征室性心律失常发生的共同机制。

七、心肌缺血时的折返

1. 心房内缺血时的折返 心房肌存在缺血和病变,因不应期不同而分离出功能性的不同径路,成为产生心房内折返的原因。激动在心房内的折返,可引起房性期前收缩、阵发性房性心动过速、心房扑动和心房颤动。激动在心房内规则地沿同一条环路往复折返,若折返途径较长、频率较慢,则可形成房性心动过速;若折返途径短、频率较快,则可形成心房扑动;若折返途径极短而又杂乱无规则,则形成心房颤动。

2. 心肌梗死时的折返 Gardner等研究证明,心肌梗死后,在无传导功能的心肌与尚有存活的缺血心肌岛之间,可形成网状通道,成为折返途径和室性心律失常的起源点。网状通道在坏死区周围与正常心肌相连,形成所谓多个门户(通道),这些门户由于缺血而传导缓慢。当正常心肌传来的激动进入所有的"门户"时,因激动在网状结构内相互碰撞而抵消,不

会引起折返。如果有的"门户"存在单向阻滞,有的开放,则激动通过开放的"门户"进入缺血心肌网内缓慢曲折传导,最后从单向阻滞的"门户"中穿出。若此时周围正常心肌已能应激,则可引起再激动,产生一次室性早搏。激动能在缺血心肌网内发生折返传导,需要一个临界心率,若心率较慢,激动通过缺血抑制的通道时传导延缓较小,每一次心搏激动都能进入所有"门户",则不能引起折返。相反,心率增快,激动通过受抑制的通道较快时,则有的"门户"出现单向阻滞,进入"门户"的激动易发生折返引起室性早搏。假如心率过快,这些通道则均不能传导,因此也就不会产生折返。在早搏后的代偿间期,缺血的心肌往往得到改善,折返也可消失。因为缺血心肌通道受抑制程度的不同和心率的差异,有可能每一次窦性搏动后产生一次折返激动,形成早搏二联律。也有可能在心率加速时,每二次窦性搏动或三次窦性搏动后出现一次折返激动,形成早搏三联律或四联律。

八、折返周期

折返周期即折返激动在折返环中运行一周所需的时间,亦即折返激动的心动周期。心动周期与心率成反比,即心动周期(ms)= 60 000÷心率,其中心率单位为次次/分。由于折返环各部位心脏组织的传导时间受多种因素的影响,特别是房室结的不应期和传导速度易受神经、体液等因素的影响,因此,同一患者不同时间发作的心动过速的折返周期可以长短不同。若心动过速折返周期的差别显著,提示可能为不同折返机制所致。

九、折返的可激动间隙

折返的可激动间隙是指折返发生时,折返波波峰前的心肌组织处于应激期或相对不应期,能够被传导中的折返波波峰再次激动,或被外来的刺激侵入引起该部位心肌发生兴奋反应。其具有空间性和时间性。其空间性表现为可激动间隙(cm)= 折返环路周长(cm)-折返波的波长(cm),但在折返过程中可激动间隙和折返波是不断运动着的。其时间性表现为可激动间隙(ms)= 折返周期(ms)-折返部位的有效不应期(ms),例如在房室折返性心动过速发作时,其在心房部位的可激动间隙(ms)= 折返周期(ms)-心房有效不应期(ms),心室部位的可激动间隙(ms)= 折返周期(ms)-心室有效不应期(ms)。

目前认为,凡是折返性心动过速均存在可激动间隙,只是不同类型的折返或折返性心动过速的可激动间隙宽窄不一(图43-42)。

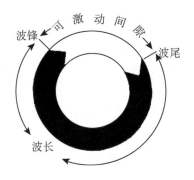

图 43-42 折返的可激动间隙示意图

十、折返的终止

采用破坏折返的 3 个基本条件中的任一条件或诱发因素,均可消除折返。主要包括破坏折返环路、改变折返环路内心脏组织的不应期、消除诱发因素。

1. 破坏折返环路 外科手术、射频消融术等切断折返环路的一部分,治疗心肌缺血或其他病理性改变可降低心肌各向异性传导及消除其他功能性折返。

2. 改变折返环路内心脏组织的不应期 抗心律失常药物及压迫颈动脉窦、压迫眼球、刺激咽喉部等刺激迷走神经的方法,可以延长心肌的有效不应期;另外,心脏超速刺激或程控早搏刺激,使激动进入折返环路的可激动间歇内形成不应期,造成该区域双向阻滞。当不应期长于折返周期后折返即终止。

3. 消除诱发因素 应用药物增快基础心率,消除或减少早搏,可减少折返性心动过速的发生。

十一、折返的临床意义

迄今为止,多数学者认为,除了并行心律、部分早搏和非阵发性心动过速可能是由于低位节律点的自律性异常增高所致外,绝大多数的早搏、阵发性心动过速、心房颤动、心房扑动、各种类型的反复搏动、心室颤动等均由折返机制所致。

第十五节　超常传导现象

超常传导现象(supernormal conduction phenomenon),是指病态心脏的传导系统在抑制状态下,突然出现传导功能暂时性改善,本不能下传的激动却意外地下传,并非是传导功能超过正常的一种现象。一般认为只有病变的心肌组织才有超常传导。

人们对超常传导的认识,经过了漫长过程,早在 1912 年 Adrian 和 Lucas 在对神经组织细胞的研究中发现了"超常应激"现象。1924 年 Lewis 和 Master 等首先报道 1 例高度房室传导阻滞的患者,其传导功能发生了超常传导,提出了超常传导的概念。在生理情况下心肌纤维激动后,兴奋性会逐渐恢复,但在某些情况下心肌兴奋性恢复时期中可出现一段时期,此时期心肌的兴奋性或传导性高于兴奋性完全复原的舒张期,称为超常期。在此期内较小的刺激就能引起心肌的兴奋,称为超常应激现象。此期传导能力和速度大于舒张末期,称为超常传导现象。自从有了"超常传导"概念以来,报道的大量超常期传导病例如韦金斯基现象、裂隙现象、房室结双径路以及房室传导的分层阻滞等,实际上属于伪超常传导的范畴。只有那些原因未明的,不能用已知机制解释的意外传导改善,才是真正的超常传导。

一、心电图表现

超常传导的心电图本质是发生了与正常规则相矛盾的传导改善。大致分为:①P-R 间期出现矛盾性变化;②原本应脱落的 P 波反而意外下传;③异常 QRS 波难以解释的正常化或异常的程度减轻。例如:

1. 一度房室传导阻滞 在长的 R-P 间期之后出现 P-R 间期延长,短的 R-P 间期之后 P-R 间期反而缩短。

2. 二度房室传导阻滞 ①文氏周期不典型,预计应该被阻滞的 P 波却出现意外地下传,本应该延长的 P-R 间期反而缩短,使文氏周期变得不典型;②二度房室传导阻滞由 2:1 下传突然变为 3:2 下传。

3. 三度或高度房室传导阻滞 室性逸搏心律出现窦性夺获心室。

4. 房性早搏联律间期(P-P′间期)改变 房性早搏联律间期短者,P′-R 间期反而短;联律间期(P-P′间期)长者,P′-R 间期亦长。

5. 其他 并行心律节律发放的激动落在主动节律搏动所造成的不应期则被阻滞,然而出现更早的并行节律激动,则反而下传。

6. 室内超常期传导 原有束支阻滞时,出现的房性早搏 QRS 波反而正常(图 43-43 和图 43-44)。

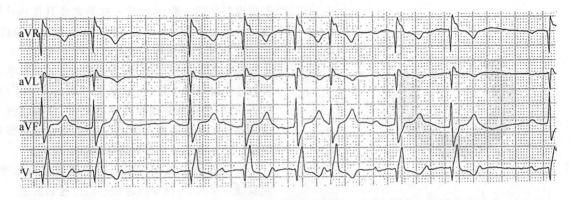

图 43-43 房室超常传导

患者男性,82 岁,临床诊断:冠心病。心电图显示:窦性心律(83 次/分)、一度房室传导阻滞、二度 I 型房室传导阻滞、完全性右束支阻滞。本图有一特殊心电现象,第 6 个 QRS 波前的 P 波预料应该被阻滞不能下传心室,却意外地下传心室而且 P-R 间期是文氏周期心搏中最短的(P-R 间期 0.12s)。房室超常传导在房室传导阻滞中比较罕见

二、发生机制

1. 超常期的时相 在心脏动作电位中存在一个超常兴奋期,相当于体表心电图上 T 波的终末处,即动作电位 3 相复极在 −80～−90mV 时。这时膜电位距离阈电位较近,一个阈下刺激即可以引起扩布的兴奋。尽管可以引起兴奋,但其 0 相除极速度慢、振幅低,因而传导是不正常的,传导速度慢,不应期亦短。正常心脏超常期的时间很短,只有几十毫秒,但可随病人的状况和药物应用而发生变化,短者数毫秒,最长者达近百毫秒。在受抑制的心脏,超常期持续的时间很不一致,可以发生在有效不应期,也可以发生在相对不应期。如存在隐匿性传导,可以长达数百毫秒,甚至占心动周期的广泛区域,且可随病人的状况和药物而变化。也有学者认为超常传导性与超常兴奋性两者并不同步:超常传导是传导性的暂时改善,相当于心电图上 T 波之后 0.28s 左右,而超常兴奋性的暂时加强,常与早搏有关,相当于 T 波的降支。

2. 具有超常传导的部位 超常期传导可发生在动作电位的各个时段的不应期或应激期,其持续时间长短也不一致。

(1)第一超常传导期,位于 2 相的有效不应期,即 ST 段及 T 波前支初始部。

(2)第二超常传导期,位于 3 相末的相对不应期,即 T 波后支与 U 波之间。

(3)第三超常传导期,位于 4 相的应激期,即 T 波结束后的 0.28s(0～0.66s)处或 R-P 间期 0.425～0.78s 内。其中仅第二超常期传导与超常应激期定位比较符合。所以有学者认为超常传导和超常应激性

不是一回事,前者是传导性的暂时改善,定位较分散,而后者是兴奋性增强,与早搏有关,定位相当于 T 波后支末。

超常传导可发生于传导阻滞的任何部位,但在临床心电图上观察到的超常期房室传导,实质上是发生在束支的超常传导,发生在房室结或希氏束者很少,心房和心室的超常应激现象还未能见到。

3. 超常传导与病变组织 超常传导现象并非该时间的传导性高于常人,或高于其他组织,相对而言高于同一组织的动作电位 4 相。超常现象常发生于有病变的组织,并常伴有快频率依赖性或 3 相阻滞及不应期延长。因此在超常期内的应激及传导性常低于正常组织。

4. 超常传导的发生机制 Spear 等指出,阈电位随心动周期而变化,在细胞除极后阈电位最高,3 相时迅速下降,4 相时恢复到舒张期水平。在浦肯野纤维阈电位 3 相末下降特别快,阈电位的恢复较动作电位的恢复更完全,造成动作电位与阈电位之间的差值反而小于 4 相。在这间期内引起激动所需的刺激强度不仅低于 3 相初,而且低于 4 相,这就是超常兴奋的由来。

激动的传导过程也就是一系列细胞顺序兴奋的过程,一系列细胞顺序超常兴奋,便构成了超常传导。低钾血症等病理状态可使动作电位复极减慢,从而使超常兴奋期延长,超常传导亦较明显;高钾血症时超常兴奋和超常传导现象均消失。

三、临床意义

超常传导大部分发生在传导受抑制的心脏,而很

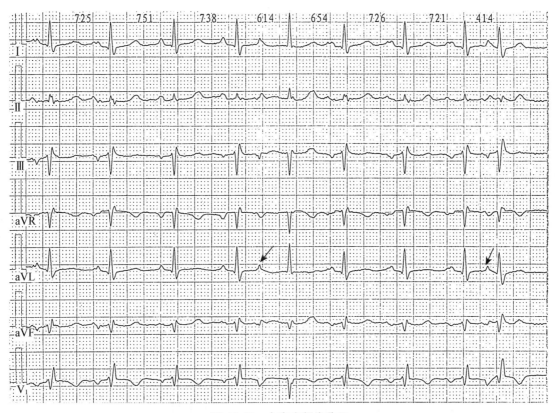

图 43-44　右束支超常传导

　　患者男性,80 岁,临床诊断:脑卒中。心电图显示,窦性心律(81 次/分)、不完全性右束支阻滞,同步记录的心电图中出现两个房性早搏(箭头所指),第一个房早的 P'-R 间期 0.36s,明显长于窦性心搏的 0.16s,房早的 QRS 波与其前 QRS 波的间期 0.61s,明显短于正常 R-R 间期的 0.73s,但房早下传的 QRS 波反而正常(右束支阻滞图形消失),提示右束支出现超常传导。当然,也不能排除由于左束支传导变慢,左、右束支传导再同步化而形成正常的 QRS 波。本图最后一个房早的 P'-R 间期仅 0.14s,短于正常窦性的 P-R 间期(0.18s),右束支阻滞进一步加重,这一现象符合心电的生理反应,此外这幅心电图中尚存在两种形态的 P 波,即一种为二尖瓣型、另一种为高尖型,这可能与房性早搏后出现的房内差异传导(钟氏现象)有关

少存在于正常心肌组织,所以超常传导可使传导性降低或丧失的传导系统部分地恢复其功能,也是一种自身保护现象,借助这一现象可使部分患者摆脱危境。不过真正的超常传导并不多见,临床上遇到的一些意外传导改善现象,应该先用常见的机制解释,只有在常见机制不能解释时,才考虑超常传导的可能性。应该将"超常期传导"与"伪超常传导"区别开来,多数伪超常传导发生于正常心脏。

第十六节　伪超常期传导现象

　　1924 年 Lewis 和 Master 首先提出超常期传导现象,以后不断有文献报道。1968 年 Moe 等发现过去报道的不少所谓超常期传导现象,并非都是真正的超常期传导,还可以用生理和解剖学理论加以解释,故应将其称谓伪超常期传导现象(pseudo supernormal conduction phenomenon)。

一、主要表现形式

　　1. 裂隙现象　不少所谓的超常期传导都是裂隙现象,这是一种特殊类型的双层房室传导阻滞。在心动周期某一时期内(称为空隙带)出现的房性早搏激动下传受阻,而较早或较晚出现的房性早搏激动却能下传心室。这种电生理现象的出现,是由于传导区域由激动近端的传导延迟区与远端的传导阻滞区两部分组成,距激动较近的区域不应期短,但其相对不应期较长,易发生传导延迟,故称近端延迟区;而离激动较远的区域不应期长,尤其是有效不应期较长,易于发生传导阻滞,故称远端阻滞区。较晚发生的房性早

搏激动,因脱离了近端不应期和远端不应期,激动能正常下传。当房性早搏激动稍提前时却落在近端的相对不应期,以较慢的速度传至远端时正好落在远端的有效不应期而被阻滞;当房性早搏激动进一步提前时,落在近端相对不应期的更早期,以更慢的速度向远端传导,待传至远端区域时,远端区域则已脱离了有效不应期,激动又能缓慢通过。上述电生理现象可以在发生前向或逆向房室传导过程中,也可发生在束支内或房室旁道中。

2. **房室交接区分层阻滞** 房室交接区在传导方面可能存在水平分离,交接区上部的不应期比交接区下部的不应期长;上部呈 2:1 传导,下部呈 1:1 传导。故下部平面的有效窦性周期等于两个正常窦性周期,位于交接区下部的节律点便有机会发生逸搏(交接性或室性)。每隔1次窦性下传的激动大部分与交接性逸搏发生干扰而形成房室分离,因此大部分窦性激动不是受阻于交接区上部,便是受阻于交接区下部。只有某个窦性激动前向传导正值上部和下部都脱离不应期时,才能下传夺获心室,出现伪超常传导现象。

3. **房室结内双径路** 房室结区纵向分离形成传导速度不同的双径路和多径路,在二度Ⅰ型房室传导阻滞中如突然出现 P-R 间期变短,曾认为是超常期传导,现证明是房室结双径路中的快径路传导所引起。房室结双径路心电图有以下表现。

(1)基本规则的窦性节律中快径路下传 P-R 间期短,慢径路下传 P-R 间期较长,两者 P-R 间期差值≥0.06s。

(2)P波落在 ST 段和 T 波上,下传的 P-R 间期与落在 T-P 段上是一致的,显示 R-P 与 P-R 不呈反比关系。

(3)二度Ⅰ型房室传导阻滞时,P-R 间期突然缩短或延长(互差 0.06s),致使文氏现象不典型。

4. **隐匿性传导引起的干扰现象** 在文氏型房室传导阻滞或室性早搏时,隐匿性折返引起干扰可出现类似矛盾性房室传导改善的现象。

5. **慢频率依赖性(4 相)阻滞** 心率慢时或早搏长代偿间歇之后,正常的 QRS 波变为束支或分支阻滞时,当心率增快时束支阻滞的图形反而变为正常。这种情况的出现 QRS 波正常化的临界周期不在通常的超常传导区,而是位于 4 相自动除极化的相对早期。

6. **室性心律伴不完全性房室分离** 此种情况出现的窦性夺获心室很像超常期传导,但心室夺获的 P-R 间期较长,此可作为与超常传导的不同点。

7. **双束支阻滞的改善** 一侧束支阻滞传导速度慢于对侧束支,>0.03s 便可出现束支阻滞图形。如心率增快健侧束支也出现传导延迟(3 相阻滞),两侧束支出现同步、同速传导,束支阻滞图形会突然消失,酷似超常期传导。但两侧束支传导速度不会持续同速,因而 QRS 波形态将会多变,以资区别。

二、临床意义

超常期传导现象绝大多数发生于传导受抑制的心脏,很少出现于正常传导情况。然而真正的超常传导现象并不常见,唯用常见的机制不能解释时方考虑超常传导的可能性。伪超常期传导现象在临床心电图上很常见,多为功能性的,多发生在正常心脏的心电图中。两者虽都表现为传导功能改善,但机制不同:伪超常期传导有明确的原因或有确切的发生机制,超常期传导发生意料之外,不能用其他已知的电生理机制去解释。

第十七节　隐匿性传导

隐匿性传导(concealed conduction)是指一个窦性搏动或异位搏动,已激动了心脏的某部位传导系统,并传至一定的深度;但由于传导"能量"的递减或受阻,未能走完全程。故心电图上未出现心房和心室的除极波,然而它却在传导过的径路上留下了不应期,给下一次激动的传导造成阻碍或延缓。人们可通过下次激动传导的变化,来间接证明隐匿性传导的存在。所以隐匿性传导并非真正的"隐匿",而是一种未彰显的"不完全穿透性激动"。

1925 年 Lewis 和 Master 在动物实验中,观察到 1 次被阻滞的激动对下一次房室传导的影响。1948 年

Langendorf 发表《隐匿性传导:受阻激动对随后冲动的形成与传导的影响》一文,列举了隐匿传导的多种心电图表现,并首先倡用隐匿性传导这一名称。嗣后,Ashman,Lewis、Master 和 Durry 等对这一现象进行了详细的动物实验,证实激动在传导组织中的传导可能不完全穿透传导组织,未达目的地——心房和心室。这种部分传导(即隐匿性传导)只能通过对下一次激动的后效应间接地从心电图上获得诊断。1949年 Lins 用微电极标测直接证实了隐匿性传导的存在。1950 年 Soderstorm 等证实,心房颤动的不规则心室率与隐匿性传导密切相关。1961 年 Hoffman 在

离体房室结-希氏束标本中用微电极记录结合电刺激,发现隐匿性传导的实质是递减传导,而非动作电位时限变化所致。

一、发生机制

隐匿性传导的实质是在传导过程中发生了一系列的递减传导。心脏传导系统因生理性干扰或病理性阻滞,发生了激动传导延缓或中断,是形成隐匿性传导的电生理基础。隐匿性传导所产生的影响是通过干扰、折返、重整、超常传导、韦金斯基现象来实现的。例如,一个激动在传导过程中,恰值某部位正处于绝对不应期向相对不应期过度的临界状态时,该部兴奋性较低,所产生的动作电位 0 相上升速率和振幅均低于正常。如连续发生动作电位幅度递减现象,最终激动将不能向周边扩散而淹灭。被淹灭的局部便造成一个新的不应期,这个新的不应期将对下一个激动的形成和传导产生影响。即本应该出现的搏动未按时出现,本应能传导的激动不能传导或传导迟缓。根据心电图的这些现象,可以推测发生了隐匿性传导。

二、心电图表现

隐匿性传导可发生于心脏传导系统的各个部位,以房室交接区的隐匿性传导最常见也最典型。根据隐匿性传导方向可分为前向性隐匿性传导和逆向性隐匿性传导。由于隐匿性传导所产生的影响不同,心电图上可表现如下。

1. 对随后激动形成的影响,表现为起搏点的节律重整,提前出现或延迟出现。

2. 对随后激动传导的影响,表现传导迟缓、阻滞或改善,也可发生蝉联现象。

3. 对随后激动的形成和传导均产生影响,表现为兼有"1"和"2"的心电图表现。

三、常见的隐匿性传导

(一)室性早搏在房室交接区引起的隐匿性传导

室性早搏后的窦性 P 波不能下传造成的完全代偿间歇;插入性室性早搏后的窦性搏动 P-R 间期延长,这些现象是最常见的发生在房室交接区的隐匿性传导。室性早搏激动隐匿性逆行上传激动了房室交接区,使交接区重整不应期。当其后的窦性激动下传时,如恰遇房室交接区的有效不应期,则窦性激动不能下传,表现室性早搏代偿间期完全;如房室交接区正处于相对不应期,窦性激动可以缓慢地通过房室交

接区下传心室,形成一个插入性室性早搏,早搏后的窦性心搏 P-R 间期延长。在少数情况下,早搏后的窦性心搏 P-R 间期出现反文氏现象,即 P-R 间期由长渐短至正常。请参看本书"第 8 章早搏 图 8-33"及本章图 43-4。

(二)房性早搏在房室交接区引起的隐匿性传导

在一次未下传的房性早搏后紧接又一个房性早搏也未下传,后一个房性早搏已过了窦性心搏的有效不应期本该下传而未传。其原因是第 1 个房性早搏虽未下传心室,但已隐匿性传至房室交接区,给房室交接区造成了新的有效不应期,故第 2 个房性早搏下传也受阻。

(三)房性心动过速、心房扑动在房室交接区引起的隐匿性传导

1. 短阵性房性心动过速时,可出现连续 P′ 波未下传,或受阻的 P′ 波之后下传的 P′ 波出现 P′-R 间期延长。

2. 心房扑动时房室传导比例 2∶1 与 4∶1 交替,提示 4∶1 房室传导比例时存在房室交接区隐匿性传导(图 43-52)。

3. 心房颤动时,不规则的心房激动在房室交接区发生隐匿性传导,其后的部分激动落在隐匿性传导的不应期内而受阻,部分则落在不应期之外而下传,此是造成心室激动 R-R 间期绝对不整的主要原因。

4. 心房扑动突然转变为心房颤动时,心室率反而比扑动时减慢,此系心房颤动时心房率较心房扑动时快,在房室交接区造成的隐匿性传导也较多,心房激动下传心室的频率也就相对减少。

5. 心房颤动时发生的室性早搏后都有类代偿间期,这是由于室性早搏激动隐匿性逆传至房室交接区造成了新的不应期,阻挡了较多的颤动波下传的缘故。

6. 心房颤动时常出现较长周期的房室交接区性逸搏,其原因是快速而不规则的心房激动波在房室交接区产生连续不断的隐匿性传导,使房室交接区的逸搏自律点周期重整的结果。请参看本书"第 15 章 心房扑动与心房颤动图 15-14,图 15-15"。

(四)二度房室传导阻滞时房室交接区隐匿性传导

1. 在文氏型二度房室传导阻滞时,P 波未下传之后的 P-R 间期未能恢复至正常值,提示未下传的 P 波隐匿地传导至房室交接区深部,使其不应期发生改变,故下一个 P 波下传出现 P-R 间期延长。

2. 2∶1 房室传导阻滞时,下传的 P-R 间期长短交

替,可能是由于长 P-R 间期心搏之前的被阻滞 P 波发生隐匿下传至房室交接区,使其后下传的 P 波前向传导迟缓所致。

(五)不完全性干扰性房室分离时,窦性激动隐匿性夺获房室交接区

房室交接区性心动过速或加速的房室交接区逸搏节律时,窦性激动可夺获交接区,使交接区节律重整;有时窦性激动隐匿性传至交接区,形成隐匿性夺获,同样可以使交接区节律发生重整,我们从交接区节律重整现象可推知这种隐匿性传导(图 43-45)。

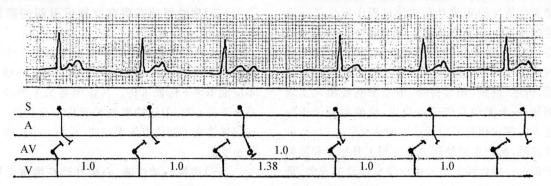

图 43-45 窦性激动隐匿性夺获房室交接区

本图为窦性心动过缓,房室交接区逸搏节律,逸搏周期为 1.0s。R₃-R₄ 间期却长达 1.38s,是由于第 3 个窦性 P 波隐匿性下传至房室交接区,使逸搏节律点除极,重整了逸搏节律所致

(六)窦房交接区隐匿性传导

窦房结与心房之间的传导组织,也可产生类似房室交接区样的前向型与逆向型隐匿性传导,影响窦房结的自律性或传导性,例如:

1. 房性早搏或房室交接性早搏激动逆行隐匿性传导至窦房结,使窦房结发生节律重整,导致早搏代偿间歇不完全(图 43-28)。如早搏发生较晚,早搏激动仅仅隐匿性传至窦房交接区,未能打乱窦房结的自律性,则早搏的代偿间期完全。插入性房性早搏后的窦性心搏 P-P 间期延长,称之为不完全插入性房性早搏,其原因是房性早搏激动逆行传入窦房结周围组织一定的深度,没有侵入窦房结。但已使窦房结周围组织产生隐匿性传导,故窦性激动外传时延迟,导致 P-P 间期延长。

2. 二度窦房阻滞时,突然出现连续性心房漏搏,提示部分窦性激动虽未传到心房,但已使窦房结周围除极,出现前向性隐匿性传导产生了新的不应期,使随后的窦性激动传出连续受阻,可造成长时间的心脏暂停。例如,4:3、3:2 的窦房阻滞突然变为 3:1、4:1,提示窦性激动传出连续发生隐匿性传导而受阻。

(七)室内逆向性束支内隐匿性传导

室上性激动经房室结下传到束支时,某侧束支正处于不应期发生功能性阻滞不能下传,或传导速度很慢,激动沿另一侧束支下传,下传的同时跨室间隔向对侧发生阻滞的束支逆向性隐匿性传导。当随后而来的室上性激动再次下传到束支时,激动仍沿前次能

够下传的束支下传,而对侧束支依然处于前一次激动跨室间隔隐匿性传导形成的不应期中,继续出现功能性阻滞,这种现象连续发生称为蝉联现象,这种现象是最常见的室内逆向性束支内隐匿性传导的表现形式(图 43-15,图 43-16)。另外,室内逆向性束支内隐匿性传导还可表现为房性早搏二联律时,房性早搏的 QRS 波呈正常传导与室内差异传导交替,或左、右束支型室内差异传导交替出现(图 43-47)。

(八)预激旁道的隐匿性传导

旁道的不应期长于房室结时,较快的窦性或房性激动下传时,旁道尚处于不应期不能下传,发生旁道功能性阻滞,激动则沿希-浦系统下传心室。激动下传心室的同时又向旁道产生逆向隐匿性传导,这种连续的隐匿性传导可产生旁道持续的功能性阻滞,故预激波消失,QRS 波时限正常,这种现象又称为旁道蝉联现象。

四、临床意义

隐匿性传导发生在各种各样的心律失常中,由于隐匿性传导使各种心律失常变得更加复杂,规则性被打乱,故认识、分析隐匿性传导在分析复杂心律失常中起着重要的作用。

隐匿性传导在临床上可有两种截然不同的影响:①生理代偿作用,如快速性室上性心动过速,尤其是心房颤动时,由于隐匿性房室传导的存在,可以阻滞过多的室上性激动下传心室,避免了心动过速,减轻

了心脏的负担,有维护血液循环的作用,对身体有利;②可能产生病理生理变化,如心房颤动时连续发生的隐匿性传导(蝉联现象)可导致显著的心动过缓,使本该出现的逸搏延迟出现。容易造成较长时间的心脏停搏,引起头晕、目眩,甚至阿-斯综合征,对身体反而有害。因此,识别隐匿性传导,有利于正确分析和诊断复杂心律失常,为临床提供合理的治疗。

临床工作中应注意:①由于隐匿性传导,轻度的传导阻滞可突然变成严重的传导阻滞,甚至心脏骤停;②干扰现象中隐匿性传导不一定与器质性心脏病直接相关,在正常人中亦不少见;③器质性心脏病患者发生隐匿性传导,可能是传导系统内的器质性损害,也可能系功能性变化;④药物作用,特别是洋地黄中毒时隐匿性传导相当多见;⑤隐匿性传导也常由电解质紊乱引起。

第十八节 差异性传导

差异性传导(aberrant conduction)简称差传,是指激动在传导过程中偏离了正常的传导径路,导致心电图波形发生变异的一种心电现象。差传是一种暂时性异常,为可逆性功能性改变。

差异性传导是 Sir Thoman Lewis 在 1910 年首先提出,他认为室上性激动未能按正常途径在室内传导者即为差异性传导。主要发生于心室内,偶尔可发生在心房内或房室交接区。

一、差异性传导的分类

差异性传导可分为时相性和非时相性两类,时相性差异传导是指心率增快、心动周期缩短出现的差异传导,又称动作电位 3 相阻滞。如室上性早搏、反复搏动、心室夺获及各类室上性心动过速出现的 QRS 波变形。非时相性差异传导是指心率减慢、心动周期延长出现的差异传导,又称动作电位 4 相阻滞。如房室交接性逸搏,也可见于室上性逸搏心律。在临床上 3 相阻滞比 4 相阻滞更多见,而且临床意义也更为重要。

二、发生机制

(一)时相性室内差异传导

1. 3 相阻滞 膜电位 3 相为终末复极期,膜电位 $-60mV$ 之前为有效不应期,$-60mV \sim -80mV$ 为相对不应期。过早出现的激动抵达束支系统时,若落入一侧束支有效不应期,则产生完全性束支阻滞图形,若落入一侧束支的相对不应期,则产生不完全性束支阻滞图形。

2. 生理性双束支和分支不应期不一致 例如,在正常情况下右束支不应期就比左束支不应期长,左前分支不应期就比左后分支不应期长。过早搏动抵达心室时,右束支激动常晚于左束支,所以容易出现右束支阻滞图形;左前分支激动常晚于左后分支,故容易出现左前分支阻滞图形;亦可同时出现右束支阻滞伴左前分支阻滞图形。

3. 心动周期长度对不应期的影响 室内传导系统的不应期与心动周期的长度有关,心动周期越长其后的不应期也越长。长周期后出现的室上性早搏最容易落入心室传导系统的不应期,产生室内差异传导,这就是所谓的 Ashman 现象(长周期短配对,即长-短周期)。例如,室上性早搏二联律时早搏容易发生室内差异传导,心房颤动时心室率不齐的慢相后出现的室内差异传导,多与 Ashman 现象有关。长/短周期比值越大,发生的差异传导越明显。

4. 隐匿性传导对不应期的影响 室上性心动过速发生的连续室内差异传导,与室内传导系统出现连续隐匿性传导有关。例如,室上性心动过速的激动抵达心室时,右束支尚处于不应期,激动只能沿左束支下传,故出现右束支阻滞图形。然后通过左束支下传的激动又穿过室间隔隐匿性逆向传至右束支使其除极,由于右束支除极最晚,复极也最迟,当下一个室上性激动下传时,右束支又处于不应期,激动又只能沿左束支下传,仍出现右束支阻滞图形。如此室上性心动过速连续出现右束支阻滞图形的室内差异传导,心电图上称为蝉联现象。

(二)非时相性室内差异传导

1. 4 相阻滞 在长心动周期后舒张期延长,束支系统 4 相自动除极化坡度逐渐上升,膜电位负值逐渐降低。当室上性激动抵达束支系统时,由于膜电位负值降低程度不同,可出现完全性束支阻滞图形或不完全性束支阻滞图形。这种现象在心电图上可表现为交接性逸搏合并室内差异传导。

2. 偏心学说 异位激动点起源于房室交接区的周边部位,激动传导也呈偏心传导。例如异位激动点偏于右侧,则激动沿交接区右侧的传导速度快,而横向传至交接区左侧下传速度偏慢,结果右束支先于左束支激动,出现完全性或不完全性左束支阻滞图形。

3. 分支节律学说 Rosenbaum 认为逸搏不是起

源于房室交接区,而是起源于心室内的分支水平。分支节律学说的根据是:逸搏多呈右束支阻滞合并电轴左偏(起源于左后分支)或右束支阻滞合并电轴右偏(起源于左前分支)。希氏束电图检查证实逸搏的V波与希氏束电图的H波几乎同时发生,反映其起源于心室。

三、心电图表现

(一)时相性室内差异传导心电图特点

时相性室内差异传导属于3相阻滞,也称快频率依赖性室内差异传导。常见于提前出现的室上性心搏、阵发性室上性心动过速起始的心搏、长-短周期的第2个心搏。其特征如下。

1. 室内差异传导的QRS波的波形 绝大多数呈右束支阻滞,V_1导联呈rsR′型,V_6导联呈qRs型的三相波。也可呈左束支阻滞图形,或呈左前分支阻滞、左后分支阻滞图形。QRS波的宽度(时限)与室内差异传导的严重程度相关,QRS波宽度可≥0.12s,也可<0.12s。

2. 室内差异传导的常见表现形式

(1)提前出现的畸形QRS波,其前有相关的P或P′波,可以明确诊断为室内差异传导(图43-46)。

(2)房性早搏二联律伴交替性左、右束支阻滞图形者,是室内差异传导的少见表现形式(图43-47)。

(3)短阵室上性心动过速中,长心动周期后第2个心搏(心动过速的初始心搏)QRS波变形,因符合长-短周期规律,故应为室内差异传导(图43-46)。

(4)在干扰性房室分离的心电图中,窦性P波夺获心室出现的QRS波变形,亦是室内差异传导。

(5)二度Ⅰ型房室传导阻滞的文氏周期中,第2个心搏符合长-短周期,容易产生室内差异传导。

3. 心房颤动伴室内差异传导 心房颤动时R-R间期不等是形成室内差异传导的基础。但是,心房颤动时使用洋地黄治疗过量,又是容易发生室性早搏的原因。在房颤时对出现的QRS波变形是室内差异传导还是室性早搏需鉴别。一般长周期后第2个心搏QRS波变形,多为室内差异传导;长周期后第2、3个或连续数个QRS波畸形,称为室内差异传导蝉联现象。

(二)非时相性室内差异传导心电图特点

非时相性室内差异传导属于4相阻滞,因其多出现在长周期后的逸搏,也称慢频率依赖性室内差异传导。1963年由Schamroth首先提出,以与时相性室内差异传导相区别。Marriott则把室内差异传导分A、B、C三型,非时相性室内差异传导是其中的B型,多指房室交接区逸搏产生的室内差异传导。其心电图表现如下。

1. 房室交接区性逸搏的QRS波形态不同于窦性心搏的QRS波形态,额面电轴明显左偏或右偏。

2. 心房颤动长间歇末的心搏、二度房室传导阻滞长间歇末的心搏QRS波变形异于窦性QRS波,多为非时相性室内差异传导,但QRS波时限<0.11s。

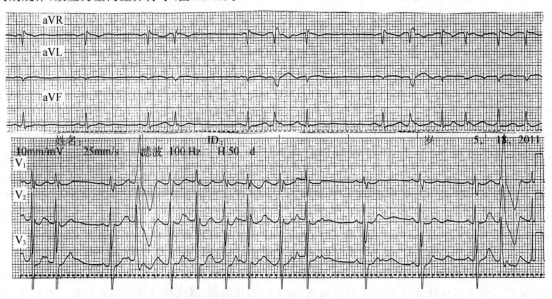

图43-46 室内差异传导

本图示窦性心律、频发房性早搏、短阵房性心动过速,在长间期短偶联出现的房早P′波多重在其前的T波中,其后所继的QRS波呈右束支阻滞图形,为心室内差异传导所致

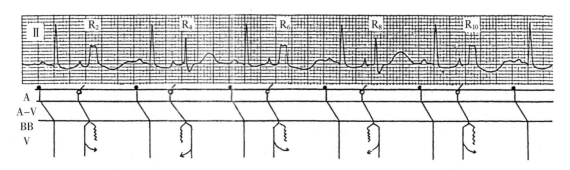

图43-47　房性早搏二联律伴心室内差异传导,左、右束支交替性蝉联现象(引自龚仁泰)

本图房性早搏二联律的代偿间期明显长于联律间期,两者形成一长一短的心搏周期,为房早下传心室发生差异性传导(阿斯曼现象)提供了必要条件。房早下传的QRS波呈左、右束支交替阻滞型,可用隐匿性传导及蝉联现象来解释:第一个房性早搏下传心室时左束支处于不应期,激动只能沿右束支下传,稍后通过室间隔隐匿地逆传至左束支使之除极,这次房性早搏的QRS呈左束支阻滞型,由于左束支除极较晚,其与下一个窦性心搏的间距缩短,故其后的不应期随之缩短;当第二个房性早搏下传心室时,左束支刚度过不应期,而右束支尚处于不应期中,激动只能沿左束支下传,房性早搏的QRS则呈右束支阻滞图形,此时激动又可隐匿地逆传到对侧右束支,使右束支除极延迟,其与下个窦性心搏的间距缩短,其后不应期也随之缩短,再一次房性早搏下传又呈左束支阻滞图形。如此交替循环,使得房早的左、右束支阻滞图形交替出现。

心电图诊断:窦性心律,房性早搏二联律伴心室内差异性传导,左、右束支交替性蝉联现象,ST-T变化

四、鉴别诊断

(一)心房颤动时的室内差异传导与室性早搏的鉴别

心房颤动的患者因心室率不规则而且多伴有器质性心脏病,故常出现室内差异传导,也可出现室性早搏,两者需要鉴别。一般使用洋地黄治疗过程中出现二联律或多源性室性早搏者,多考虑为洋地黄过量或中毒,应暂停使用洋地黄制剂;若单纯心房颤动心室率过快出现的QRS波有变形,可能为室内差异传导,是未用洋地黄或洋地黄用量不足的表现,应增加洋地黄剂量以减慢心室率。因此,在心房颤动中确定宽QRS波是室性早搏还是室内差异传导有重要意义。详见本书"第15章心房扑动和心房颤动第二节心房颤动 四、鉴别诊断"表15-1"。

(二)室性异位心律与室内差异传导的鉴别

两者的鉴别见表43-2。详细鉴别请参见本书"第13章 宽QRS波鉴别诊断"。

表43-2　室性异位心搏与室内差异传导的鉴别

	室性异位心搏	室内差异传导
右束支阻滞图形		
V$_1$导联	R型、Rr′、qR型	rsR′型或rSr′型
V$_6$导联	rS型、QS型	qRs型
左束支阻滞图形		
V$_1$导联	r波"肥大">30ms	r波<正常下传的心搏
	rS间期>100ms	rS间期<70ms
	S波降肢出现顿挫	S波升肢较少出现顿挫
V$_6$导联	qR型、QS型	R型

五、临床意义

时相性室内差异传导一般反映室内生理性干扰。快频率依赖性束支不应期异常延长,日后容易发生持久性束支阻滞。非时相性室内差异传导多为病理性改变所致,在治疗方面应从病因治疗。差异传导本身无临床意义。

第十九节　不　应　期

心肌细胞或组织一旦发生激动反应,则立即在很短的一段时间内,完全或部分地丧失兴奋性,这一特性称为不应性或乏兴奋性,激动后不应性所持续的时间称为不应期(refractory period)。不应期是临床心电图学中应用最多、最广泛的概念,每一份复杂心电图的现象、法则的解释都与不应期息息相关。

从心肌的收缩性特点来说,一个心动周期是由收缩期和舒张期两部分组成。从心肌的兴奋性特点来说,一个心电周期是由兴奋期和不应期两部分组成。具有兴奋性的各种组织不应期长短不同,粗大神经纤维的有效不应期为0.3ms,相对不应期3ms。

一、不应期的分类

1. 绝对不应期(ARP)　应用大于阈刺激值1000倍强度的刺激也不引起兴奋反应时,称为绝对不应期。临床电生理检查病人时,不可能使用如此强大的电刺激,该强度的刺激只能用于动物实验,故称为生理学的绝对不应期。临床上心电图上很少使用该术语。

2. 有效不应期(ERP)　有效不应期也称绝对不应期,即应用比阈值强度高出2～4倍的刺激不能引起兴奋反应的一段时间,称为有效不应期。它与体表心电图的关系,以心室肌为例,相当于从QRS波群开始一直持续到T波的前支。又相当于细胞动作电位0相、1相和3相的前部。

3. 相对不应期(ERP)　相对不应期即应用比阈值强度高出2～4倍的刺激,能够引发缓慢扩布性激动反应的时间称为相对不应期。与体表心电图的关系:相对不应期相当于T波的后支,即T波的顶峰到T波的结束。又相当于细胞动作电位3相的后半部分。

二、易损期与超常期

1. 易损期　在心房肌或心室肌的相对不应期开始之初,有一个短暂的时间间期,在这间期应用较强的阈上刺激容易引起心房或心室颤动,故称为易损期,也称易颤期。心房易颤期为10～30ms,相当于心电图上R波的降支或S波的升支;心室肌易损期为0～10ms,相当于T波升支到达顶点前的20～30ms内。当患者心房或心室肌的易损期有病理性增宽时,易发生心房颤动或心室颤动。

2. 超常期　是指在心肌组织的相对不应之

后,心肌组织复极结束之前的一段时间,应用阈下刺激可引起心肌扩布的兴奋反应。此期处在心肌组织复极之末,膜电位尚未完全恢复到静息膜电位水平,处于低极化电位水平。膜电位与发生兴奋的阈电位更靠近,更容易发生兴奋反应,兴奋性比正常时要高。超常期在心电图的部位是T波之后U波的初期,在这个部位原本该阻滞的激动却意外地传导。

三、不应期的影响因素

心脏组织的不应期不是固定的,受多种因素的影响。除受性别、年龄、不同部位心肌组织等因素影响外,尚有:

1. 神经因素的影响　神经因素尤其是自主神经,对心肌不应期的影响较大。在心率及心动周期固定的情况下,迷走神经张力增加使房室结不应期延长,心房肌不应期缩短,心室肌变化不大。例如,在卧位时有房室传导阻滞(迷走神经占优势),而变站位时房室传导阻滞消失(交感神经占优势);迷走神经性心房颤动的患者,在休息、睡眠、晚餐后迷走神经兴奋时,心房肌不应期缩短,最容易发生心房颤动。又如有些患者在安静状态出现一度或二度Ⅰ型房室传导阻滞,运动时交感神经兴奋,房室结不应期缩短,一度或二度Ⅰ型房室传导阻滞消失。

2. 心率对不应期的影响　心率是对不应期影响的另一个重要因素,心率增快时,心动周期缩短,心房肌、心室肌、预激旁道的不应期也随之缩短,即心动周期的长度与不应期呈正相关。然而,在心率增快心动周期缩短时房室结的不应期却延长,这一特点能使房室结对过快的室上性激动起到"过筛"的作用,不使心室跳动过速,起到保护心室生理功能的作用。

四、不应期与传导的关系

不应期与传导性分别是两个独立的电生理特性,但两者又密切相关。当某一心肌组织处于应激期(兴奋期)时,激动在该组织的传导完全正常;当该组织处于相对不应期时,激动在该组织中的传导变为缓慢;该组织处于有效不应期时,激动在该组织中的传导则中断。根据心电图的传导情况可推测该组织的兴奋性状态;当房室传导中断时可推断房室结或希浦系统此时正处于有效不应期;当房室传导延缓时可推测房室结或希浦系统处于相对不应期。根据不应期与传导的关系,在心电图上还可判断房室传导阻滞是干扰性的,还是病理性的。例如,P波出现较早,下传遇到房室传导系统的生理有效不应期不下传时,称为干扰性阻滞,而二度Ⅱ型的2:1房室传导阻滞时,未下传的P波常位于T波后较远的位置还不能下传,是其下传遇到病理性有效不应期。这种病理性有效不应期延长,造成的房室传导阻滞,称为真正的房室传导阻滞。

五、不应期与心律失常

不应期与心律失常有直接的关系。一个心动周期的不应期缩短时,则兴奋期延长,使期前激动易于发生,激动的折返容易形成。当不应期延长时,则期前激动不易发生,单向阻滞可变成双向阻滞而使折返中断。

第二十节 3相阻滞和4相阻滞

3相阻滞(phase 3 block)和4相阻滞(phase 4 block)也称位相性传导阻滞(phasic conduction block),大量临床和电生理证明心脏的传导阻滞与频率有关,故也称频率依赖性阻滞。当心脏自律性增快时出现的传导阻滞称为3相阻滞;心脏自律性减慢时出现的传导阻滞称为4相阻滞。位相性传导阻滞实质上就是心脏不同部位因心率变化出现的传导阻滞。

一、3相阻滞

3相阻滞是指心率加快、心动周期缩短出现的传导阻滞现象。3相阻滞可发生在心脏的任何部位,如窦房交接区、心房内结间束、房室交接区和束支系统,许多心律失常的发生与3相阻滞有一定关系。

(一)心电图表现

1. 3相窦房阻滞

(1)窦房交接区干扰现象:房性早搏激动向窦房结传入过程中,适遇窦房交接区有效不应期而不能进入窦房结;或房性早搏发生较晚或距窦房结较远,当房性早搏激动传至窦房交接区时,窦房结已发出激动恰遇房性早搏激动在窦房交接区形成的有效不应期而未能传出,但不影响下一个窦性激动的正常传出,在心电图上表现为房性早搏代偿间歇完全。

(2)房性早搏后第一个窦性心搏传出延迟:房性早搏与其后第一个窦性心搏的间距,称为早搏后周期(回转周期)。回转周期与窦性周期大体相等。如果房性早搏与其后的第一个窦性心搏的间距明显长于窦性周期,最可能的原因是窦房结激动传出时间延缓。由于房性早搏通过窦房交接区进入窦房结,使窦性节律重整。重整后的窦性激动传至窦房交接区,该区处于相对不应期,故传出时间延长,P'-P间距>P-P间距。

2. 3相房内阻滞

窦性心律的频率在正常范围时,P波形态、时限、振幅正常。窦性频率超过某一界限时P波形态、振幅、时限发生改变者,多是心房内某结间束处于3相阻滞,导致房内除极发生差异所致。3相阻滞时P波多呈肺型P波,也有呈二尖瓣型P波。

3. 3相房室阻滞

(1)房性早搏的P'-R间期延长或传导阻滞:房性早搏的房室传导有以下3种表现之一,①房性早搏的P'-R间期基本等于窦性心律的P-R间期,说明房性早搏下传时房室交接区处于正常的应激期,传导正常;②房性早搏的P'-R间期明显长于窦性心律的P-R间期,说明房室交接区处于相对不应期,传导延缓;③房性早搏的P'波未下传,说明房室交接区处于有效不应期,传导完全受阻。

(2)隐匿性房室交接区早搏造成假性房室传导阻滞:规则的窦性心律中,突然出现一个心搏的P-R间期延长或P波下传受阻,类似一过性房室传导阻滞。出现这种现象应考虑是隐匿性房室交接性早搏造成的假性房室传导阻滞。隐匿性房室交接性早搏造成的不应期,常引起:①窦性心律的P-R间期延长,说明窦性激动下传遇到了隐匿性房室交接性早搏造成的相对不应期的不全性干扰;②窦性激动的P波下传受阻,说明窦性激动下传遇到了隐匿性房室交接区早搏造成的有效不应期的绝对干扰。心电图中出现显性房室交接性早搏,是诊断隐匿性房室交接性早搏造成假性房室传导阻滞的必备根据。

(3)室性早搏后的窦性P波下传受阻:室性早搏激动逆行传导虽未通过房室交接区进入对侧心腔,但已引起房室交接区不应期,当窦性激动下传遇到房室交接区有效不应期,激动便不能下传,形成室性早搏后完全代偿间歇;当窦性激动下传遇到房室交接区相对不应期,激动便能下传心室,形成插入性室性早搏,早搏后P-R间期延长。

4. 3相束支阻滞 室内的束支传导系统是3相阻滞的好发部位,常见的室内时相性差异传导,就是指的3相束支阻滞。3相束支阻滞多见于以下心律失常。

（1）室上性早搏、反复搏动、心室夺获等任何突然提前出现的室上性搏动，通常以右束支阻滞型 QRS 波最常见。

（2）室上性心动过速伴 3 相束支阻滞，即心室率过快时出现右束支阻滞图形的 QRS 波，心室率减慢时，右束支阻滞图形的 QRS 波恢复正常。

（3）心房扑动、心房颤动时伴 3 相束支阻滞，心房扑动时出现的不同房室传导比例，心房颤动无序的房室传导造成的长-短周期现象，最容易引起右束支 3 相阻滞，即长周期短配对的室上性搏动 QRS 波显著变形。

（4）3 相旁道阻滞，心电图上原有预激波（δ 波），当窦性心率增快至某一频率时出现旁道阻滞，预激波消失；当室上性心率减慢后，预激波则再现。

（二）临床意义

3 相阻滞是一种心电生理现象，可发生在正常人心电图上，更多见的是发生在心脏有病的患者，因为心脏病患者的心律失常发生率比心脏正常者高，故 3 相阻滞的发生概率也高。其临床意义在于如何将 3 相阻滞形成的变形 P 波或 QRS 波与异位房性 P' 波或室性 R' 波进行鉴别；在于寻找引起心律失常的病因，进行适当的治疗，而 3 相阻滞的本身无多大临床意义。

二、4 相阻滞

4 相阻滞是指心率减慢、心动周期延长时出现的传导阻滞现象，又称慢频率依赖性传导阻滞。4 相阻滞在临床心电图上比 3 相阻滞少见得多，常发生在束支系统，也可见于房室传导系统。

（一）心电图表现

1. 4 相束支阻滞　心动周期相对明显延长是产生 4 相阻滞的基本条件，如室性早搏之后的代偿间歇，二度房室传导阻滞 QRS 波脱漏后引起的长 R-R 间期，窦性停搏、窦房阻滞引起的长心动周期，窦性心律显著不齐的慢相等，出现束支阻滞图形，当心室率增快时束支阻滞图形消失，QRS 波转为正常，均属于 4 相阻滞。

2. 4 相房室传导阻滞　凡在心动周期明显延长的情况下，室上性心律突然出现短阵性三度房室传导阻滞者，便称为 4 相房室传导阻滞。例如，心率快时呈 1:1 房室传导，心率减慢时不经过二度房室传导阻滞而直接进入三度房室传导阻滞。这种情况多见于早搏的长代偿间歇后，以及窦性心律失常的慢相时，心率增快后可恢复正常房室传导。发生 4 相房室传导阻滞多需一个先决条件：即在发生房室传导阻滞

前，患者的心电图往往已存在一侧束支阻滞合并一个分支阻滞，当心率减慢时另一侧束支与另一分支发生 4 相阻滞，才容易产生三度房室传导阻滞。

3. 4 相旁道阻滞　心电图原有预激波（δ 波），当窦性心率减慢后，出现房室旁道阻滞，心电图上预激波消失，QRS 正常化，当心率增快时预激波再现。

（二）临床意义

4 相阻滞发生在房室交接区或束支系统，除见于迷走神经张力增高外，更多见于病理性改变，日后可能发展为持久性传导阻滞。此外，房室旁道 4 相阻滞对心脏还有一定保护作用，降低了发生房室折返性心动过速的概率。

三、位相性阻滞的发生机制

心肌细胞的传导性主要取决于激动前的膜电位水平，膜电位愈接近生理状态，激动时动作电位 0 相上升速度（dv/dt）愈快，振幅愈高，传导性愈好。反之，激动前膜电位已降低（负值减少），则 0 相上升速度减慢，振幅降低，传导性差，传导延缓甚至发生传导阻滞。

（一）3 相阻滞的发生机制

在心肌膜电位还未完全恢复时任何过早室上性激动的到达，如落入传导系统 3 相的有效不应期，便被阻滞；落入 3 相的相对不应期，则出现传导延缓。室上性早搏出现的 P'-R 间期延长，P' 波未下传及室内差异传导，均为 3 相阻滞的表现，是一种生理现象。由于心肌病变、心肌缺血、缺氧、电解质紊乱、药物作用影响等，导致不应期异常延长，超过了动作电位时间，造成所谓复极后的不应期。此时稍微提前的室上性激动到达时，虽落在复极过程之后，但仍处在不应期内，此种情况发生的传导阻滞或传导延缓，一般称为病理性 3 相阻滞。

（二）4 相阻滞的发生机制

是指长的心动周期后出现室上性激动落在 4 相（舒张期）后期，出现传导阻滞或传导延缓。4 相阻滞的发生机制尚不完全清楚，可能与以下有关。

1. 舒张期自动除极缩短快，短期内膜电位就明显降低，到达应激水平以下，从而出现传导阻滞。这是 4 相传导阻滞的常见原因。

2. 膜电位普遍降低（负值减小），与 4 相阻滞临界电位之间差值缩小，因此较易发生 4 相阻滞。

3. 阈电位升高（向 0 电位偏移），此时舒张期自发性除极不能达到阈值，无法引起心肌除极，故导致传导阻滞。

4. 膜反应性降低，由于某些药物（抗心律失常药

物)的影响,心肌细胞反应性降低,在同一膜电位水平产生的动作电位 0 相上速度慢,振幅低,因而容易发生传导阻滞。

第二十一节　传　出　阻　滞

传出阻滞(exit block)是指心脏某起搏点的出口与周围心肌组织的连接处出现生理或病理性阻滞,属起搏点发出的激动点向周围心肌组织传导过程发生延缓或传导中断的现象。传出阻滞发生的部位可以在窦房交接区、房室交接区、心房内、心室内及各种异位起搏点和折返环路内。

一、传出阻滞的分类

根据传出阻滞部位可分为:窦-房传出阻滞、交接区异-肌传出阻滞、异-房传出阻滞、异-室传出阻滞。

(一)窦-房传出阻滞

窦-房传出阻滞(sino-atrial exit block)是指窦房结发出的激动向心房传出时,在窦房交接区受阻或传出迟缓。从理论上讲窦房传出阻滞也分为三度,心电图表现如下。

1. 一度窦房传出阻滞　窦房结发出的激动向心房传出时,在窦房交接区传导缓慢。由于窦房结激动电位微小,在体表心电图上不能显示其传出缓慢的程度,心电图上的窦性 P 波仍规律性地出现。是否存在窦房传出迟缓,唯窦房结电图才能确认。

2. 二度Ⅰ型窦房传出阻滞　即文氏型传出阻滞,心电图表现为:①P-P 间期逐渐缩短,直至出现 1 次 P 波脱漏,而形成长 P-P 间期;②长 P-P 间期<最短 P-P 间期的 2 倍。

3. 二度Ⅱ型窦房传出阻滞　规律的 P-P 间期突然出现 1 个长 P-P 间期,这个长 P-P 间期是短 P-P 间期的整倍数。

4. 三度窦房传出阻滞　窦性激动传出时在窦房交接区完全受阻,不能传入心房。心电图表现为窦性 P 波消失,出现房室交接区逸搏心律或室性逸搏心律。三度窦房传出阻滞与完全性窦性停搏无法区别,是一种推断性的诊断,如果在出现三度窦房传出阻滞之前曾有过二度窦房阻滞,可作为提示三度窦房阻滞的依据。

(二)异-房传出阻滞(心房内异-肌传出阻滞)

异-房传出阻滞(ectopic-atrial exit block)是指房内异位激动点发出的激动通过异-房交接区向周围心房肌传出时迟缓或中断。常见于房性并行心律和房性异位心律。由于房内异位起搏点的电位很低,其向周围心肌的传出时间在心电图上无法显示,因此异-房传出阻滞的一度和三度与窦-房传出阻滞一样在心电图上不能明确诊断。

二度Ⅰ型异-房传出阻滞:P'-P'间期逐搏缩短直至出现 1 次心房脱漏,形成 3:2、4:3、5:4 等异-房传出比例,长 P'-P'间期不是任何 P'-P'间期的倍数,符合文氏现象(图 43-14)。

二度Ⅱ型异-房传出阻滞:P'或 F 波规律发生,突然出现 P'或 F 波脱漏,P'或 F 波脱漏后的长间期是短 P'-P'或 F-F 间期的整倍数,形成 2:1、3:1 或 3:2、4:3 等异-房传出阻滞比例。

(三)交接区异-肌传出阻滞

交接区异-肌传出阻滞(ectopic-junctional exit block)是指房室交接区发出的激动向周围心肌组织传出时发生迟缓或中断。交接性逸搏心律、交接性心动过速、交接性并行心律等均可发生不同程度的传出阻滞。交接区异-肌传出阻滞又分为前向性(顺向性)、逆向性、双向性传出阻滞,在心电图上能明确显示的只有一度和二度传出阻滞。

1. 前向性交接区异-肌传出阻滞　是指房室交接区发出的激动向心室传导的阻滞,只能根据传入心室的激动(QRS 波)作出诊断,又称交-室传出阻滞。

(1)一度交-室传出阻滞:逆行 P⁻ 波位于 QRS 波之前者,P⁻-R 间期>0.12s。

(2)二度Ⅰ型交-室传出阻滞:心电图上有以下表现之一者:①室上性 QRS 波,R-R 间期呈逐搏缩短突然变长的特点,长 R-R 间期不是任何 R-R 间期的倍数(图 43-62);②P⁻-R 间期逐波延长,突然出现 QRS 波脱漏;③P⁻-R 间期固定 P⁻-P⁻(R-R)逐搏缩短,突然出现 1 次 P⁻-QRS 脱漏。

(3)二度Ⅱ型交-室传出阻滞:交接性心律突然出现一个长的 R-R 间期,长 R-R 间期是短的 R-R 间期的整数倍。长的表现为 2:1 或 3:1 传出比例,如为持续性 2:1 传出阻滞易误为显著的过缓性交接性逸搏心律,只有当心率成倍增加或原心率成倍减少时,方可诊断。

(4)三度交-室传出阻滞:逆向 P⁻ 波与 QRS 波不相关,表现为完全性房室分离,QRS 波为宽大畸形的室性逸搏心律。

2. 逆向性交接区异-肌传出阻滞　是指房室交接区发出的激动向心房传导的阻滞,根据传入心房的逆向 P⁻ 波作出诊断,因此称交-房传出阻滞。

(1)一度交-房传出阻滞:P⁻ 波在 QRS 波之后,R-P⁻ 间期恒定>0.02s。

(2)二度Ⅰ型交-房传出阻滞:R-P⁻ 间期逐搏延长,直至发生 1 次 P⁻ 波脱漏,形成 4:3、5:4 等交-房传出比例;或是 P⁻-P⁻ 间期逐搏缩短,直至出现 1 次 P⁻ 波脱漏,出现 1 个长 P⁻-P⁻ 间期,长 P⁻-P⁻ 间期不是短 P⁻-P⁻ 间期的倍数,符合文氏现象。

(3)二度Ⅱ型交-房传出阻滞:逆向性 P⁻ 波规律发生,突然出现 P⁻ 波脱漏,长 P⁻-P⁻ 间期是短 P⁻-P⁻ 间期的整数倍,可形成 2:1、3:2 等交-房传出比例。

3. 二度交接区异-肌双向传出阻滞 是指房室交接区发出激动向心室和心房传出均发生不同程度的传出阻滞,心电图上只能显示出二度传出阻滞,三度传出阻滞是推测性的。

(1)二度Ⅰ型交接性异-肌双向传出阻滞:房室交接区发出的激动同步发生前向和逆向传出阻滞文氏现象,心电图上表现为 P⁻-P⁻ 及 R-R 逐搏缩短,直至出现 1 次无 P⁻ 波和 QRS 波的长周期,符合文氏现象。

(2)非同步逆向和前向传出阻滞:心电图表现为 P⁻-P⁻ 间期及 R-R 间期分别逐次缩短,P⁻ 波和 QRS 波非同步脱漏,各自有各自逆向和前向传出比例。

(3)二度Ⅱ型同步双向传出阻滞:在规整的 P⁻-QRS 心动周期中突然出现 1 个长周期,这个长周期是正常间期的整数倍。

4. 三度交接区异-肌双向传出阻滞 心电图上房性停搏,不出现房室交接性逸搏心律,唯有缓慢的室性逸搏心律维持血液循环,提示房室交接区出现了三度双向传出阻滞或房室交接区节律点停搏。

(四)异-室传出阻滞(心室内异-肌传出阻滞)

异-室传出阻滞(ectopic-ventricular exit block)是指心室内异位起搏点发出的激动向周围心肌传出(异位激动→心室肌)时发生阻滞。室性逸搏、加速性室性自主心律、阵发性室性心动过速和室性并行心律,

均可发生不同程度的传出阻滞。其中一度传出阻滞心电图上难以显示,三度传出阻滞意味着心室停搏。

1. 二度Ⅰ型异-室传出阻滞

(1)规律的 R-R 间期逐搏缩短直至出现一个室性 QRS 波脱漏形成一个长周期,周而复始出现,长间期不是短间期的整数倍。

(2)室性早搏(包括室性并行心律)成联律时联律间期逐搏缩短,直至出现 1 次早搏消失,属于室性早搏传出阻滞文氏现象。

2. 二度Ⅱ型异-室传出阻滞

(1)规律的 R-R 间期突然出现 1 个长 R-R 间期,长 R-R 间期是短 R-R 间期的整数倍。

(2)规律的心室率突然成倍增加或成倍的减少,这种心率的突然变化表示室内异位搏动传出阻滞的消失或传出阻滞的出现,即心室率减少 1/2 是 2:1 传出阻滞的出现,心室率增加 1 倍是 2:1 传出阻滞的消失。

3. 隐匿性室性早搏二联律或三联律 在联律性早搏中应出现的室性早搏未能出现,认为也是二度Ⅱ型传出阻滞的表现,其机制可能是室性异位起搏点(含折返激动)与周围心肌之间发生二度Ⅱ型传出阻滞或是折返激动出现二度Ⅱ型折返阻滞(图 8-22)。

二、传出阻滞发生机制

对传出阻滞发生机制尚无统一认识,最可能是一种起搏点发出激动向周围组织传导时,周围传导纤维膜电位水平因舒张期除极而降低,除极的 0 相上升速度慢而振幅小,使传导变慢而受阻。还有学者认为异位节律点发出激动产生传出阻滞,可能是室上性激动通过浦肯野纤维传出时,由于纤维较粗大,电位较强,使异位节律点周围心肌除极处于高阈值状态,异位节律点激动传出遇到绝对不应期而产生传出阻滞;或者是因为主导节律点发出的激动在异位节律点周围产生隐匿性传导,使异位激动周围心肌不应期延长而传出受阻。

第二十二节　窦性心率振荡

窦性心率振荡(heart rate turbulence,HRT)是指一次伴有代偿间期的室性早搏后出现的窦性心率先加速后减速的现象。它通过单次室性早搏这样一个微弱内源性刺激所引起窦性心率的变化,间接地判断受检者体内自主神经调节功能的完整性和稳定性,以预测心肌梗死患者发生猝死的危险性。1979 年 Doehlemann 等首先描述了室性早搏后心率的变异。窦

性心率振荡是德国学者 Schmidt 于 1999 年对室性早搏后心率的双相变时性变化开展临床试验研究后提出的,并认为这是一项心肌梗死后死亡高危患者可靠的预测方法。2004 年以后国内开始陆续发表关于窦性心率振荡的研究论文,对其临床意义和测定方法等进行报道(图 43-48)。

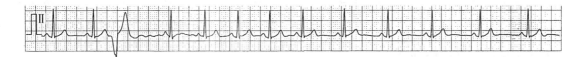

图 43-48　窦性心率振荡现象

室性早搏前窦性心搏间距 0.79s(76 次/分),早搏后窦性心率先增快后减慢,呈现明显振荡现象,提示心脏自主神经调节功能良好

一、发生机制

目前,大部分科学研究认为压力反射及室性早搏对窦房结的直接作用是产生窦性心率振荡现象的重要机制。室性早搏发生时室内充盈量下降,心搏出量锐减。因此早搏后的动脉血压下降,进而引起颈动脉窦、主动脉弓及其大动脉外膜下的压力感受器兴奋,此兴奋经传入神经到延髓,引起迷走神经中枢的兴奋性抑制,交感中枢兴奋性增强,进而使心脏交感神经兴奋性增高,心脏迷走神经的兴奋性下降,因而窦性心率暂时增加。室性早搏后的长代偿间期使心室的充盈期延长,其后第 1 个窦性心搏搏出量增加,动脉血压上升,经压力反射作用,使窦性心率减速。即出现:室性早搏→动脉血压下降→压力反射→窦性心率加速→代偿间期→动脉压上升→压力反射→窦性心率减速的序列变化。

室性早搏后动脉血压下降可使窦房结动脉压力下降,对其自律性产生直接的正性频率作用,而后的动脉压升高则引起负性频率作用。室性早搏除经动脉压力的变化直接作用于窦房结外,其收缩的机械牵张力对心房肌及窦房结区域也可产生直接作用,影响其自律性。室性早搏对窦性心率的直接影响,还可能是室性早搏后一过性增加窦结的血液供应,提高其自律性的结果。

当人体自主神经功能完好时,这种短暂的变化会以心率振荡形式立即得到表现;当人体自主神经功能受损时,这种变化会减弱或消失。如果患者心肌扩张、重构、坏死、凋亡、纤维化,使感受器末端变化、受损,交感和迷走神经传入的紧张性冲动异常,则可造成压力的反射迟钝,从而使窦性心率振荡现象减弱甚至消失。压力反射作用、房室结与窦房结振荡耦联作用及自主神经紧张性变化均参与了窦性心率振荡作用。

二、检测方法

检测窦性心率振荡通常是通过 24h 动态心电图(Holter),选择有单个室性早搏且早搏前后均有窦性

节律的记录。现代的动态心电图机通过计算机软件直接读取窦性心率振荡指标值。也可用常规心电图连续记录室性早搏前 26 个正常窦性心搏和室性早搏后 20 个正常窦性心搏,计算窦性心率振荡指标值。没有记录到室性早搏的心电图不能进行测定,非窦性心律也不能测定。

三、检测指标

临床应用最广泛、研究最多的测量指标为心率振荡起始(TO)和心率振荡斜率(TS)。这两项指标是评估心率振荡的主要参数,一般认为 TO>0%,TS<2.5ms/R-R 间期即为阳性。

1. TO 振荡起始,反映室性早搏后的窦性心率是否加速。室性早搏后的前 2 个窦性 R-R 间期的均值减去室性早搏前的 2 个窦性 R-R 间期均值,两者之差再除以后者。计算公式如下:

$$TO=[(RR_1+RR_2)-(RR_{-1}+RR_{-2})]/(RR_{-1}+RR_{-2})$$

其判定标准为 TO 的中性值为 0,TO 值<0% 时,表示室性早搏后初期窦性心率加速;TO 值>0% 时,则表示早搏后初始心率减速。应注意的是触发因素一定是室性早搏;室性早搏的前后一定是窦性心律。

2. TS 振荡斜率,是定量分析室性早搏后是否存在窦性心率减速现象。首先测定室性早搏的前 20 个窦性心律的 R-R 间期值,并以 R-R 间期值为纵坐标,以 R-R 间期的序号为横坐标,绘制 R-R 间期值的分布图。再用任意连续 5 个序号的窦性心律的 R-R 值计算并做出回归线,其中正向的最大斜率为 TS 的结果。TS 值以每个 R-R 间期的毫秒变化值表示。TS 的中性值为 2.5ms/R-R 间期,当 TS>2.5ms/R-R 间期时,窦性心率存在减速现象,而 TS<2.5ms/R-R 间期时,表示室性早搏后窦性心率不存在减速。

患者在一段时间内存在多次室性早搏,可以先计算出 R-R 间期的平均值,然后再测算 TO、TS,也可以先测算出 TO、TS 值,然后再计算出 TO、TS 的平均值。手工计算一般可取 2～5 个室性早搏,计算机自

动采样分析一般要求每个受试者早搏样本数在 5 个以上。

四、基础心率对 TO、TS 的影响

TO、TS 值受基础心率影响,据文献报道,基础心率越快,TO 越低,这种情况在男、女两性中均存在;基础心率越快,男性 TS 越低,而女性 TS 则不受影响。这种情况的出现反映了自主神经对两性窦性心率的调节作用存在差异。

五、窦性心率振荡检测的临床应用

一次室性早搏对其后的窦性心律存在不同的两种作用:一种是特征性的窦性心律双相涨落式的变化,即室性早搏后窦性心率先加速,随后发生窦性心率减少。这种典型的双相涨落式的变化称为窦性心率振荡现象,见于正常及心肌梗死后猝死的低危者;另一种是室性早搏后窦性心率振荡现象减弱或消失,见于心肌梗死后猝死的高危者。欧洲进行了心肌梗死后胺碘酮治疗试验(EMIAT)和心肌梗死后多中心程序研究(MPIP)这两项多中心临床试验,探讨急性心肌梗死患者死亡率的预测价值,经对 TO、TS、室性早搏频度、左心室射血指数、心率变异指数、平均心率等各项指标的单、多因素分析和评价。单因素显示,EMIAT 研究中 TS 对总死亡率相对危险度的预测价值最高;MPIP 研究中 LEVF 的预测价值最高,TS 次之。无论单因素及多因素分析,两项研究结果一致表明,TO 和 TS 均异常是死亡率最敏感的预测指标。国内学者也就窦性心率振荡现象对急性心肌梗死后患者死亡的预测价值进行了研究。结果显示:单因素分析,TS 是极强的风险预测因子,TO 预测价值低,TO 和 TS 均异常时对死亡具有最强的预测价值;多因素分析,TS≤2.5ms/R-R 间期及左心室舒张末期直径≥5.6cm 是仅有的两个独立风险预测变量,且 TS 的预测价值最高。上述结果进一步肯定了窦性心率振荡指标对急性心肌梗死后死亡高危患者具有独立预测价值,尤其 TO 与 TS 指标均异常时对死亡危险性的预测价值最高。

国内学者刘斌等对 40 例冠状动脉移植术后 2～7d 的心肌梗死患者,进行窦性心率振荡检测,同时选取 23 例正常人进行研究对照。结果显示,冠状动脉移植术后的心肌梗死患者 TO、TS 阳性检出率均高于正常对照组。平均随访 6 个月,冠状动脉移植术后 TO、TS 两项阳性者中 3 例发生猝死,一项阳性者和两项阴性者中无死亡病例。这一结果显示,对于冠状动脉移植术后早期的心肌梗死患者窦性心率振荡异常是一项独立的猝死危险指标。

心率变异性和 TO/TS 指标的检测,都有可能对心脏自主神经状态进行一定的评估,但心率变异性更偏向于外环境及体外刺激而引起的系列生理性反射变化。相反,TO/TS 指标只是反映一次室性早搏这一极弱的内源性刺激而触发的反射性调节结果,因此更加器官化、系统化,特异性更强。这可解释为什么窦性心率振荡现象对猝死高危者的预测价值高于心率变异。

已有学者研究应用 TO/TS 指标评价慢性心力衰竭患者的预后和猝死的危险度。因为慢性充血性心力衰竭与急性心肌梗死患者都存在交感神经的激活,都存在心率变异性的下降,存在压力反射敏感性下降。因此心力衰竭患者存在室性早搏时,也可应用 TO/TS 指标评估预后及预测猝死的危险度。此外,还有学者利用窦性心率振荡检测用于对心肌缺血再灌注的评价、经皮冠状动脉介入治疗及冠状动脉成形术的长期价值预测、急性冠状动脉综合征等。

第二十三节　心房麻痹

心房麻痹(atrial paralysis)又称心房静止(atrial standstill)是以心房机械活动和电活动均消失,对电刺激无任何反应为特征的一种疾病。1897 年 Cushny 在动物实验中首次描述由洋地黄中毒所致的心房麻痹,1946 年 Chavez 等首次报道 1 例持续性心房麻痹患者的心电图。

一、心房麻痹诊断标准

1. **心电图表现**　体表心电图上心房波消失,出现逸搏心律,通常为房室交接性逸搏心律;经二尖瓣和三尖瓣频谱多普勒超声显示 A 峰消失;组织多普勒超声显示心房运动消失,即频谱图 Aa 波消失。

2. **部分型心房麻痹的电生理诊断标准**
(1)左心房或右心房的部分区域心腔内电图无心房电活动。
(2)标测相同区域对高输出(20mA,2ms)电刺激无反应。

3. **完全型心房麻痹的电生理诊断标准**
(1)左心房或右心房的多部位心内电图无心房活动。

(2)标测相同区域对高输出(20mA,2ms)电刺激无反应。

二、心电图和电生理特点

心房麻痹疾病的早期可记录到 P 波、心房颤动波或心房扑动波,随着病情的发展心房波的振幅会逐渐降低直至消失。完全性心房麻痹患者心电图上任何导联均无心房波;部分心房麻痹的患者心房波时有时无,如有 P 波其形态多变、振幅减低,也可表现为房性心律失常。心房麻痹时多出现窄 QRS 波逸搏心律,如出现宽 QRS 波逸搏心律,提示心肌弥漫性损害累及到希-浦系统。

三、临床分型与病因

尚无统一分型。一般根据发作时间分一过型、持续型和永久型;根据病变累及范围分部分型和完全型。心房麻痹多系心房肌发生变性、坏死、纤维化及脂肪细胞浸润等改变,导致心房肌细胞不能产生机械

活动和电活动。一过型多见于药物中毒、高钾血症、心肌炎和心肌缺血;持续型见于器质性心脏病或神经肌肉疾病,如风湿性心脏病、心肌病、淀粉样病变、艾勃斯坦畸形、埃-德肌营养不良、库-威综合征(常染色体隐性遗传)等。无明确病因者称原发性心房麻痹,仅一小部分原发性心房麻痹表现为家族聚集性,但仅限于一代。

四、心房麻痹的临床表现和预后

心房麻痹很少见,至 1991 年全球报道的约 100 例。目前尚无发病率和患病率的报道,由于没有统一的诊断标准,使不少患者漏诊。有报道心房麻痹的患者约有 50% 发生过阿-斯综合征或晕厥。患者多死于缓慢性心律失常或心力衰竭。一过型心房麻痹针对病因治疗,可能会恢复窦性心律;有症状的持续型心房麻痹的患者应置入永久性心室起搏器,并长期口服抗凝药,防止脑卒中。预后主要取决于患者的基础疾病。

第二十四节 心肌顿抑与心肌冬眠

一、心肌顿抑

国外学者 Braunwald 和 Kloner 将心肌顿抑(myocardial stunning)定义为"短暂严重缺血后存活心肌的长时间收缩功能障碍,再灌注后逐渐恢复"。临床上,常见于急性供血不足时。由于心肌细胞在急性心肌缺血发作数秒内即停止收缩,在心肌缺血发作期间,可出现缺血区室壁运动异常。心肌缺血缓解(血栓快速溶解、痉挛松弛、运动停止等)后,存活心肌功能完全恢复需要数小时至数天。心功能恢复时间的长短与心肌缺血持续时间、严重程度和血流恢复是否完全等多种因素有关。

顿抑心肌的一个重要特征是给予变力刺激时能够收缩。例如早搏、外源性变力性药物作用(多巴胺、异丙肾上腺素、多巴酚丁胺、Ca^{2+} 等)均能恢复顿抑心肌的收缩。顿抑本身并不是一种保护机制,短暂缺血发作<15min,可不伴细胞死亡,约 48h 可恢复功能;缺血时间一旦>20min,心内膜下心肌开始死亡,心功能恢复可能需要数天或更长。

(一)发生机制

1. 氧自由基 有研究表明顿抑效应的 50%～70%与动脉血液再灌注的前几分钟爆发性释放氧自由基有关。顿抑效应是再灌注的一种并发症,同时也是再灌注损伤的一种形式。

2. 过亚硝酸盐 再灌注时释放的 NO 能够通过氧化反应形成过亚硝酸盐,这是一种更强的致顿抑自由基。

3. 钙离子内环境稳定性的改变 钙离子浓度的改变和心肌收缩装置对钙离子的敏感性改变有关。

(二)临床意义

心脏手术后心肌顿抑是一个常见的临床现象,术后前几个小时至数日患者常常需要正性肌力药物,直到顿抑恢复。

二、心肌冬眠

Rahimtoola 给心肌冬眠(myocardial hibernation)的定义为:心肌冬眠是静息时由于冠状动脉血流量减少引起的持续性心肌和左心室功能受抑制,如心肌氧供/需关系得到有利的改变,或改善血流供应或减少氧耗,可以部分或完全恢复正常。心肌冬眠是对心肌缺血病理性及生理性反应的一种形式,是对持续血流减少反应的一种保护性适应机制,它是以停止收缩为代价来保存心肌的活性,这点与心肌顿抑不同。

(一)发生机制

目前尚不十分清楚心肌冬眠产生和维持的确切机制。可能与以下 3 点有关。

1. 心肌血流减少导致有效收缩成分下降,引起局部收缩功能不全。

2. 心肌细胞对 Ca^{2+} 的反应性降低。

3. 肾上腺素受体密度改变。

(二)临床意义

存在心肌冬眠的临床综合征有不稳定型心绞痛、稳定型心绞痛、急性心肌梗死、左心室功能不全伴或不伴心力衰竭等。在缺血性心脏病左心室射血分数(LVEF)<30％的患者,52％有明显面积的心肌冬眠。

第二十五节　其他心电现象

一、阿斯曼现象

阿斯曼现象(Ashman phenomenon)是指室上性激动提前出现,落入其前一个心动周期的相对不应期,发生差异传导致 QRS 波变形的现象。心脏传导系统有这样一个规律,即心动周期越长,不应期也越长;相反周期越短,不应期也越短。如果一个较长的心动周期后突然出现一个短周期的室上性早搏,这个期前收缩就会落入其前长心动周期的不应期中。这时可能出现两种情况:一种情况是早搏激动落入有效不应期中未能下传心室;另一种情况是早搏激动落入相对不应期中,在室内的传导速度变慢、传导途径也会有不同程度的差异,形成变形的 QRS 波,在心电图上称为室上性早搏合并室内差异传导,属于 3 相阻滞,这一心电现象最早由阿斯曼(Ashman,1945 年)所描述,所以称为阿斯曼现象。临床心电图中常见的房性早搏 QRS 波变形,在心房颤动的长-短心动周期中,突然出现在短心动周期后的 QRS 波变形,均为阿斯曼现象。阿斯曼现象导致的各种差异传导图形应该说属于功能性改变,但如果存在病理性因素,更容易出现阿斯曼现象。

(一)心电图表现

1. 室上性早搏合并室内差异传导(QRS 波变形)。

2. 心房颤动时出现的长间期短联律的 QRS 波变形。

3. 室性或房室交接性逸搏或逸搏心律出现的窦性夺获心室 QRS 波变形。

4. 室上性心动过速时出现的 QRS 波变形(图 43-49)。

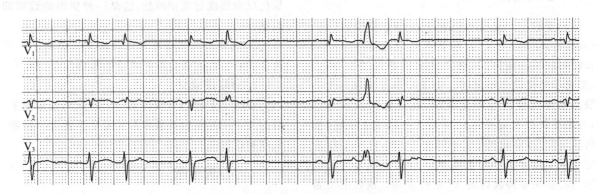

图 43-49　阿斯曼现象和房室交接区干扰现象

本图为频发房性早搏,由于 R-R 间期的长-短变化,形成房性早搏伴心室内差异传导,为阿斯曼现象。在联律间期固定情况下,前 R-R 间期越长,则差异传导越明显,例如第 7 个心搏。第 8 个心搏为窦性心搏,由于其前房性早搏下传时在房室交接区形成不应期而窦性 P 波下传缓慢致 PR 间期延长,即房室交接区干扰现象

(二)发生机制

电生理测定证实心动周期(R-R 间期)越长,室内传导系统的不应期也越长,在长心动周期后出现的室上性早搏激动下传心室,容易落入心室内传导系统的相对不应期。激动在心室内传导不但缓慢,而且也常离开原有的传导径路,所以心室除极形成的 QRS 波就会不同程度失去固有形态,即差异传导。

(三)临床意义

室上性激动落在心室内传导组织的相对不应期出现的差异传导,是一种心电生理现象,其常出现右束支阻滞图形,本身不具有很大的临床意义。但是容易与具有病理意义的右束支阻滞及室性早搏相混淆。尤其是心房颤动的患者,常出现频发的室内差异传导,如果与室性早搏辨别不清,影响治疗方法的选择。

二、连缀现象

连缀现象(beget phenomenon)是指一种心律失常发生的同时,又为下一次心律失常的出现提供了条件;因而一次心律失常容易复制上一次的心律失常,如此一来往往演变为稳定性心律失常。

(一)心电图表现

1. **二联律法则** 在窦性心动过缓、窦性暂停、窦房阻滞等出现的长心动周期后容易出现早搏,早搏后出现的代偿间期又为下一个早搏的出现提供了条件。如此重复性早搏,形成的早搏二联律法则,就是典型的连缀现象。

2. **反复发作的心房颤动** 心房颤动引发心房颤动是连缀现象的典型代表。例如,特发性心房颤动发作过一次后,还会有第2次、第3次……发作,发作间隔的时间一次比一次短,发作的时间一次比一次长,最终发展为持续性或慢性心房颤动。

(二)发生机制

大量资料证明了Allessie等首先提出的房颤可引起房颤的假说,1994年被Wijffels的动物实验证实。Allessie认为房颤的发生可导致心房肌及其电生理学的特征性变化,可引起心房肌的电重构,使房颤更容易发生。此外,房颤的发生与持续还能引起心房肥大,心房肌纤维化加重等形态学重构,也是房颤再发的一个原因。郭飞提到:①房颤时心房不应期缩短,使房颤容易发生;②心房不应期的频率自适应性下降,心房不应期可随心率的变快而变短。当发生房颤和持续时,破坏了这种自适应性,使房颤容易发生;③房颤的发生与持续使房颤的间期逐渐缩短,这为房颤持续存在增加了稳定性。

(三)临床意义

研究表明,房颤发生几分钟后连缀作用就能出现,持续时间越长,该作用越明显。另一个特征是具有与T波记忆现象相同的机制,即房颤停止后遗留的连缀作用持续时间和同次房颤持续的时间相平行,隔一定时间后遗留的连缀作用将会被洗脱和消失。临床医师为了有效预防和控制房颤的再次发生与变为持续存在,应当尽量缩短每次房颤的发作时间,尽量使已恢复的窦性心律维持更长时间,以消除房颤发生时产生的连缀的作用。

三、Q波T波分离现象

通常心电图上某一导联出现病理性Q波,同时还会出现T波倒置。但在少数情况下,某一导联存在病理性Q波而T波却仍然正常地直立,这种情况称为Q波T波分离(Q wave and T wave dissociation)现象。20世纪70年代Goldberger指出,Q波T波分离现象是肥厚型心肌病心电图的特征性表现。

(一)心电图表现

1. Q波常出现在I、aVL或$V_2 \sim V_6$导联,也可见于下壁导联。

2. Q波深而不宽,时限≤0.04s,振幅常≥R/4。

3. Q波与T波向量不一致,即Q波与T波不同向。

(二)发生机制

通常心肌梗死的坏死心肌组织电位活动消失形成Q波,心肌坏死区域的缺血心肌复极延长和异常,出现T波倒置。而肥厚型心肌病患者心电图上出现的病理性Q波,不是心肌坏死所形成,是由于肥厚的室间隔除极向量异常增大,导致心室除极起始的室间隔向量由右前变为右上。投影在某些导联轴的负电段,于是形成Q波。由于这种Q波不是心肌坏死所形成,因而不影响心肌的复极,不会出现ST-T段改变。这种Q波在发展过程中的特点是,由无到有,由浅而深,但也有先大而逐渐减小乃至消失。Q波的动态变化符合疾病的发展过程,即在发病的早期仅有室间隔肥厚。随着左心室流出道的梗阻,而引起左心室游离壁肥厚,可抵消室间隔所产生的方向相反向量,因而Q波可以渐变小,甚至消失。

(三)临床意义

Q波T波分离现象是肥厚型心肌病心电图上的特征性改变,尤其是梗阻性肥厚型心肌病Q波发生率高于非梗阻性心肌病,但Q波时限都在正常范围内。这一点是与心肌梗死Q波的区别。然而也有部分心肌梗死患者,T波演变的终点为直立,Q波持续不变,也可表现为Q波T波分离现象。陈旧性心肌梗死的Q波时限多≥0.04s或呈QS波型,结合病史不难鉴别。

四、短-长-短周期现象

短-长-短周期现象(short-long-short sequence cycle phenomenon)是阵发性心动过速发作前的一种特定心动周期改变,第一个是短周期,指第一个早搏的联律间期;第2个是长周期,指早搏后的代偿间期;第3个又是短周期,指第2个早搏的联律间期。这种短-长-短周期现象常是诱发阵发性心动过速的原因之一。1953年,Kay首先发现尖端扭转型室速发作时,其前常伴有长-短周期现象。1986年Roden认为部分长-短周期现象前面出现的短周期也参与了心动过速的形成。

(一)心电图表现

第一个短周期是早搏的联律间期,长周期是早搏形成的代偿间期,第 2 个短周期是第 2 次早搏的联律间期,第 2 个短周期后往往随之出现一连串的心动过速。短-长-短周期可发生在心房或心室水平,因此它可诱发室上性心动过速,也可诱发室性心动过速。未能诱发心动过速的早搏二联律形成的短-长-短周期,不能称为短-长-短周期现象(图 43-50,图 43-51)。

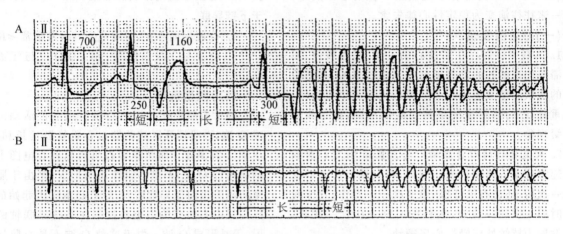

图 43-50　短-长-短周期及长-短周期现象(引自郭继鸿)

A. 心电图上出现的短-长-短周期现象,诱发的尖端扭转型室性心动过速。B. 心房颤动患者心电图上出现的长-短周期现象,诱发的室性心动过速,易引起猝死

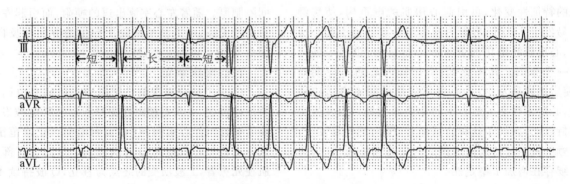

图 43-51　短-长-短周期现象诱发的室性心动过速

(二)发生机制及临床意义

短-长-短周期的突然出现,导致心率变为不规则,引起心室除极不同步和复极离散度异常增加,容易产生折返激动。而且长周期后容易发生早后除极,引起触发性室性早搏或室性心动过速,尤其是尖端扭转型室速或室颤。有学者推测不少人的心源性猝死、运动及激动诱发的室速、室颤与短-长-短周期现象有关。动态心电图记录的室性心律失常中,25%～45% 由短-长-短周期现象诱发。心电图中的短-长-短周期现象不属于长-短周期现象,但临床意义相似,均可诱发室速、室颤。

五、多层阻滞现象

多层阻滞现象(multilayer block phenomenon)是由房室交接区多层阻滞引起,又称交替性文氏现象、交替下传心搏的文氏周期现象、交替性房室传导的文氏周期现象。常发生在快速、规则的房性心动过速、心房扑动的心电图中。Slama 等将其中常见的房室结双层(上层或近层、下层或远层)传导阻滞,称为交替性文氏周期。

(一)心电图表现

在 2∶1 房室阻滞的基础上,下传的 P-R 间期逐搏延长,最后 QRS 波脱漏,造成连续 3 个或 2 个 P 波不能下传心室的现象,根据 QRS 波漏搏的次数不同分为 A、B 两型。

A 型:房室结上层为 2∶1 阻滞,下层为文氏周期,长间期中有 3 个 P 波未下传至心室,公式为心室搏动

数＝n/2－1,(n 为心房搏动数)(图 43-52)。

B 型:房室结上层为文氏周期,下层为 2∶1 传导阻滞,长间期中有 2 个 P 波未下传心室,公式为心室搏动数＝(n－1)/2,(n 为心房搏动数)。

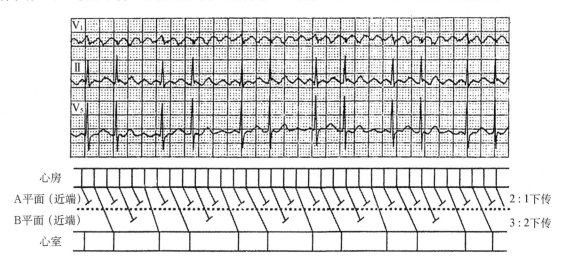

图 43-52　心房扑动伴房室 2∶1、4∶1 交替下传时的心电图现象(引自许原)

患者男性,62 岁,临床诊断为阵发性心房扑动。心电图显示,快速匀齐的 F 波规律出现,每分钟 300 次。由于 F 波的频率过快,房室传导发生了 2∶1 和 4∶1 交替下传,于是形成了 R-R 间期长短交替改变。出现 R-R 间期长短交替的机制一般用房室交接区分层阻滞来解释,即心房激动以 300 次/分的 F 波频率下传至房室结的近端 A 平面时,产生了生理性 2∶1 阻滞,当 F 波激动到达房室结远端 B 平面时,由于生理或病理性原因发生了 3∶2 下传。结果两个平面发生了程度不同的阻滞,表现在心电图上为 2∶1 与 4∶1 房室传导的交替性改变

(二)临床意义

多层传导阻滞多见于房室交接区,并表现为交替性文氏周期现象,常出现于规则的快速性房性心律失常,心房率过快时,还可形成交替性文氏周期的三层阻滞,稍慢又可转为双层阻滞或恢复窦性心律,故三层阻滞常呈一过性。双层阻滞可以是功能性的或病理性的,应结合临床综合判断。如心率≤135 次/分或窦性心律时,仍出现交替性文氏现象,则提示房室交接区存在病理性阻滞。

六、等频现象

等频现象(isorhythm phenomenon)或称等频心律(isorhythmic),是指在一份心电图中存在窦性心律和异位心律,或两种异位心律的频率相等或几乎相等的现象。根据两种心律的等频持续时间可分为 3 种。

1. **短暂性**　即等频现象持续时间<3s。

2. **较长性**　即等频现象持续时间>3s。

3. **持久性**　即一次心电图记录中一直存在着等频现象。

等频心律之间互相形成的干扰性或阻滞性分离称为等频性分离。等频现象是两种心律的频率巧合,

各自为政,两者之间不但没有形成正性变时作用,还往往出现对主导节律的负性变时作用,使主导节律点的节律受到干扰,形成延迟出现、传导减慢、干扰性房室传导阻滞或房室分离等。因此,心电图上的等频心律(除完全性房室传导阻滞)大多数是短暂的。

七、胸壁撞击现象

有些儿童或年轻人心电图上 V_2～V_4 导联 T 波出现双峰或分裂,有学者认为是心脏收缩时撞击胸腔内壁产生的一种波形,故称之为"胸壁撞击现象"(chest wall striking phenomenon)。这种双峰或分裂 T 波出现的位置恰好是心脏收缩撞击胸腔内壁的位置。由于胸壁被撞击导致心室各部位的复极不完全同步,可能是 T 波分裂的原因。

胸壁撞击现象引起的 T 波分裂,多见于儿童和年轻人,且多查不出原发病,也未发现其他心电图异常改变。改变体位描记心电图,T 波双峰或分裂仍然存在。这种心电图现象,也有学者称为"T 波分裂",属于一种正常心电现象。值得注意的是,胸壁撞击现象不是"圆顶尖角形 T 波"的一种表现,不要等同视之。但是,胸壁撞击现象尚需与下列病理现象引起的 T 波

改变相鉴别。

1. 未下传的 P 波　房性早搏未下传的 P 波重在 T 波中,常使 T 波成双峰或有切迹,但房性早搏未下传其后有一个代偿间期,使 R-R 间期突然延长,而胸壁撞击现象不影响 R-R 间期。

2. 2:1房室传导阻滞　2:1房室阻滞被阻的 P 波重在 T 波上易形成双峰 T 波类似胸壁撞击现象或 T 波分裂。但胸壁撞击现象仅限于 V₂~V₄ 导联,肢体导联不会出现,常规 12 导联均出现似 T 波分裂或切迹,应考虑为 2:1房室传导阻滞。

3. 低钾血症　低钾时心率较快,胸导联 T-U 波往往融合形成双峰或切迹 T 波,类似胸壁撞击现象。补钾后或刺激迷走神经心率减慢后 T-U 波可明确分离,而胸壁撞击现象的 T 波不会改变。

4. 药物影响　一些抗心律失常的药物如胺碘酮等,常引起 T 波增宽出现双峰或切迹,并导致 Q-T 间期延长,胸壁撞击现象不会出现 Q-T 间期延长。

5. 圆顶尖角形 T 波　圆顶尖角形 T 波出现的导联与胸壁撞击现象出现的导联基本一致,但前者多见于先天性心脏病室间隔缺损的患儿。胸壁撞击现象是一种正常心电现象,找不出原发病,两者不能等同视之。

八、临界相传导现象

在心电图的术语中临界相(critical phase)多指房室交接区有效不应期与相对不应期之间的短暂过渡期,相当于心电图上 T 波波峰或稍前的区域。激动在此期间可因体内某些细微因素的影响,使其传导性发生动态变化,出现有的 P 波传导中断,有的 P 波却能缓慢下传心室,这种现象称为临界相传导现象(critical phase conduction phenomenon)。例如,R-P′ 间期相同的房性早搏有的能下传心室,有的下传却受阻;有的下传心室出现室内差异传导,有的下传心室 QRS 波则正常(图 43-53)。

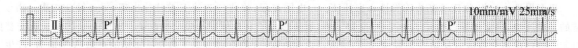

图 43-53　临界相传导现象

本图中第 2、7、11 个 QRS 波后的 T 波顶部均有房性早搏 P′ 波重叠,但分别表现为经房室传导系统正常下传、未下传和缓慢下传心室。因心电图 T 波顶部为房室交接区有效不应期与相对不应期的过渡期,从此图来看又很快进入正常应激期,故表现出以上不同的传导形式,即临界相传导现象

九、加热和冷却现象

加热现象(warm phenomenon)又称起步现象(treppe phenomenon)或温醒现象(warm-up phenomenon),是指某一个起搏点开始起搏或者起搏点被抑制后重新获得起搏时,起搏频率需要经过一段时间的"加热",才能逐渐从慢到快至稳定频率的现象。所谓的"加热"现象就是起搏点的自律性从弱到强,从不稳定到稳定的过程。"冷却"现象(cool phenomenon)是起搏点的自律性从强逐渐减弱,该起搏点心律逐渐减慢甚至终止。加热和冷却现象常见于早搏后的窦性心律,自律性心动过速,更多见于阵发性心动过速产生的超速抑制后的窦性心律。

(一)心电图表现

自律性心动过速或长间歇后出现的数个窦性心律的周期,由较长渐缩短直至心动周期稳定。即心率表现为由缓慢、渐快到恒定不变。相反,在触发性心动过速的病例,心电图上常持续 R-R 间期由短渐长至稳定或心动过速终止(图 43-54,图 43-55)。

(二)临床意义

心率的起步现象是一种生理现象,是在窦房结暂时被抑制后又重新开始释放激动,对自身激动频率进行调整的现象。一般不反映窦房结的功能状况,重要的是查找引起早搏或阵发性室上性心动过速的原因。如果早搏或阵发性心动过速终止后,窦房结恢复激动的时间过长(>1.5s),提示窦房结功能减退。

十、并行心律的逆配对现象

众所周知不等的联律间期是诊断并行心律的重要标准之一,但少数情况下并行心律可表现为相等的联律间期,这种联律间期相等的并行心律主要是由逆配对现象(reversed coupling phenomenon)造成。

并行心律具有单向性、保护性传入阻滞,不受主导节律侵入,以其固有的频率发放激动。该激动可以侵入主导节律点,使主导节律周期重整,于是并行心律心搏与其后主导节律心搏的间距相等,在主导节律

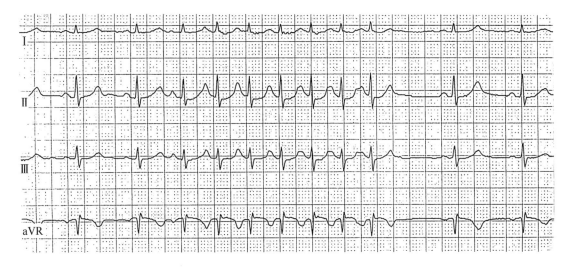

图 43-54　房性心动过速温醒现象

患者男性,80岁,临床诊断:冠心病、脑梗死。心电图显示:窦性心搏后发生一阵自律性房性心动过速,心率由慢逐渐加快,即联律间期由 0.60s、0.54s、0.46s、0.42s 渐稳定在 0.40s,而后心动过速终止,这种某种节律由慢到快至稳定的现象称为"温醒"现象或"加温"现象

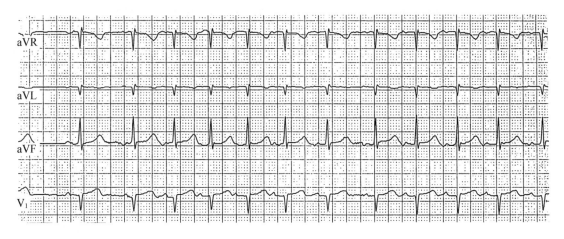

图 43-55　房性心动过速冷却现象

患者男性,72岁,临床诊断:冠心病心律失常。心电图显示,窦性心搏后发生一阵自律性房性心动过速。房性心动过速的 R-R 间期不规整,频率由快渐慢,而后终止,这种现象称为"冷却"现象

点频率固定的情况下,便表现出来并行心律点与其前的主导节律点有固定的联律间期,该现象称为并行心律的逆配对现象(parasystolic reversed coupling phenomenon),也称并行心律性二联律。

容易被并行心律侵入而主导节律又较固定的心律以房室交接区心律最常见。房性并行心律容易侵入窦房结,窦性心律与房性并行心律并存时,容易形成逆配对现象。逆配对现象一般出现时间短暂,若长时间描记心电图,联律间期必然会发生变化,表现为联律间期不等,而异位搏动间距不变,即并行心律的特征(图 43-56)。

十一、超速抑制现象

快频率的刺激不断进入频率相对较慢的自律起搏点,使其周期不断重整。在快速刺激停止后,自律起搏点的自律性会受到抑制,其恢复时间(最后一次刺激至其后第一次自律起搏之间的时间)明显大于自律起搏点的原始周期,这种现象称为超速抑制现象(overdrive suppression phenomenon)。其抑制程度与超速刺激的频率、刺激时间及自律起搏点的特性有关。

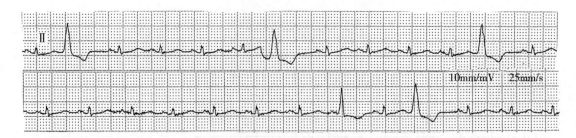

图 43-56　并行心律的逆配对现象

此图为 1 份室性并行心律心电图,加长 Ⅱ 导联可见,上条第 2、7、12 个心搏宽大畸形为室性异位激动,联律间期均为 0.40s。下条第 8 个心搏 QRS 波形态介于正常与室性异位激动之间,联律间期为 0.54s,其前有窦性 P 波,P-R 间期 0.12s,为室性融合波;第 10 个心搏为室性异位激动,形态与联律间期与上条室性异位激动相同

(一)电生理特征与心电图表现

超速抑制是心电图中广泛存在的心电现象,窦房结正是通过超速抑制而成为心脏的主导节律点。阵发性心动过速终止后,出现的长间歇也是阵发性心动过速对窦性心律的超速抑制的表现。窦房结恢复时间的测定就是利用超速抑制的原理进行的。快-慢综合征的病人,快心率终止后,出现的长间歇是超速抑制更显著的表现形式。

(二)发生机制

快频率激动可使 4 相自动除极受抑制,此可能与超速刺激促使乙酰胆碱释放造成的累积有关。乙酰胆碱影响自律性的 3 个因素:①舒张期自动除极倾斜度变小,即上升速度变慢,到达阈电位的时间延长;②静息电位负值增大,即膜电位与阈电位之间的差值增大,最大舒张期电位下移,自律性降低;③阈电位上移,舒张期电位到达阈电位时间延长,自律性降低。

(三)临床意义

超速抑制本身是一种正常的生理表现。但抑制时间过长,则是转化为一种病理性表现。窦房结恢复时间大于 1500ms(或 1600ms),是病窦综合征的电生理表现,若窦结恢复时间≥2000ms,可提示窦房结、房室结双结病变。对于快-慢综合征的病人,应及时起搏治疗。

十二、手风琴样效应

手风琴样效应(accordion like effect)也称为阶梯效应(step effect)。1940 年 Öhnell 曾报道 1 例预激综合征患者的心电图,其 δ 波出现从大渐小直至消失,QRS 波由宽渐变窄或由窄渐变宽,犹如手风琴的风箱逐渐闭合和逐渐拉开一样交替改变,故称为手风琴样效应。

(一)心电图表现

手风琴样效应实际上是传导系统的一种不完全性阻滞文氏现象,除预激综合征旁道外,尚见于房内传导系统、室内传导系统等部位,例如:

1. **房内阻滞文氏现象**　P 波表现为由窄渐变宽或再由宽渐变窄的周期性改变。

2. **左前分支阻滞文氏现象**　Ⅲ导联的 R 波振幅由高渐变为低或再由低变为高的周期性改变;Ⅲ导联的 S 波由浅渐变为深或再由深变为浅的周期性改变。

3. **右束支阻滞文氏现象**　V_1 导联的 r′波由低窄渐变为高宽或再由高宽渐变为低窄的周期性改变。

4. **呼吸性电交替**　QRS 波时限不变,振幅随呼吸周期由高变低或由低渐变高的周期性改变;T 波振幅随呼吸周期由高渐变低或由低渐变高的周期性变化(图 43-57)。

(二)临床意义

手风琴样效应反映了某部位的传导系统发生了病理性或功能性传导阻滞,一般心率在 130 次/分以下发生了手风琴效应考虑为病理性的;>150 次/分发生了手风琴样效应考虑属于功能性的。预激综合征出现的手风琴样效应临床意义不大,呼吸性电交替出现的手风琴效应一般没有临床意义,但部分可能是胸腔积液、肺部疾病引起。室性融合波呈二联律出现的室性融合波程度渐变引发的手风琴效应,其临床意义取决于出现室性异位节律点本身的病因。

十三、房颤样传导

房颤样传导(atrial fibrillation like conduction),顾名思义是房性心动过速心室率不规则,类似心房颤动时的心室率。通常典型的房性心动过速 P 波快速匀齐出现,P 波形态相同、P-P 间期固定、P-P 间有等

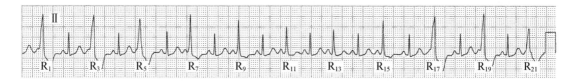

图 43-57 "窦-室"室性融合波呈现手风琴样效应

患者女性,27 岁,心悸查因。图显示长 Ⅱ 导联记录。窦性 P 波外形正常、按序出现,P-P 间距为 0.47～0.50s(120～127 次/分),属窦性心动过速。偶数窦性 P 波下传的 QRS 波呈 Rs 型,时限正常(P-J 间期 0.20s);奇数窦性 P 波相伴随的 QRS 波则外形多变:QRS 波宽度不一,以 $R_{1,3,17}$ 最宽(伴 T 波最深)、$R_{5,19,21}$ 宽度次之(伴 T 波仍为深倒)、$R_{7,9,11,13,15}$ 宽度接近正常(伴 T 波仍和窦性 T 波有异)。从序列看,整个奇数 QRS 波呈现为宽→窄→宽→窄的动态演变过程(伴 T 波的对应性改变),也伴有 QRS 波振幅的相应变化。这一过程酷似手风琴音箱的拉开、闭合,可称之为手风琴样效应,也称为手风琴折叠心电图。心电图诊断:窦性心动过速、室性早搏二联律、"窦-室"不同程度渐变的室性融合波呈现为手风琴样效应。
注:手风琴效应发生机制可以分为单源性和双源性两类:①单源性者有室上性起源的室内差异性传导、文氏型束支阻滞、预激综合征;②双源性者为顺向异位起搏与窦性起源竞相控制心室,形成两者在控制心室时程度不同而又介于窦性、室性之间的外形,且有渐变的过程形成类似手风琴箱的开启与合拢。只有当显示为序列性的渐变时,才可称之。本例奇数心搏是种双重心律中的异位节奏点——室性起源,由完全异位室性控制进而成为与窦性共同控制的室性融合波。此时的两种节律点共同存在,并非先后更迭,属于双重心律的范畴

电位线,心率一般<250 次/分。另有一种房性心动过速在同一个导联至少出现 3 种以上不同形态的 P 波,P-P 间期不整,P-R 间期、R-R 间期不相同,多呈间歇性发作甚至无休止发作。这一类型的房性心动过速有学者诊断为混乱性房性心动过速,Schen 提出一个新名词——房颤样传导。认为房性心动过速伴房颤样传导,貌似心房颤动。

Haissaguerre 等证实,心房颤动可由快速性房性心动过速所引起,如果房性心动过速的频率很快,激动从起源灶向四周传导,不再呈单一的传导形式,会产生房颤样房性心动过速。文献称这种心动过速为"房颤样传导",以与真正的房颤相区别。这种快速的房性心动过速也可能蜕化或诱发为典型的心房颤动,成为心房颤动的局灶性起因。尽管房性心动过速和心房颤动均属于快速性房性心律失常,其发生都属于局灶性,但两者的心电活动不同,主要表现两者频率不同:心房颤动时心房率更快、心房电活动极不规则;而房性心动过速虽存在不规则,但与心房颤动相比频率慢得多。因而提出真性心房颤动和房性心动过速伴房颤样传导的概念有一定意义。

十四、二联律法则

早在 1955 年美国心电学大师 Langendorf 在研究心房颤动患者室性早搏时发现,室性早搏二联律与室性早搏前的心动周期长短密切相关。室性早搏仅在前一个 R-R 周期超过 600ms 时出现,此后人们将这一现象称为二联律法则(rule of bigeminy)及长短周期现象。

二联律法则是指某些早搏容易出现于长的心动周期后。这些早搏引起的长代偿间期又易于下一个早搏的出现,如此重复下去可形成早搏二联律。Schamroth 于 1965 年对多源性室性早搏进行长时间记录发现早搏有两种类型:一种不服从二联律法则,经常单独发生于任何长度的 R-R 间距之后,称为原发性早搏;另一种服从于二联律法则,不会单独发生,经常跟随在原发性早搏代偿间歇之后,称为继发性早搏,并形成二联律。形成较长心动周期的原因很多,包括显著的窦性心律不齐的慢相、心房颤动时的长 R-R 间期、窦房阻滞、房室阻滞、原发性早搏引起的代偿间期等。

(一)心电图表现

1. 早搏前一个周期一般都是长周期。如无原发性早搏诱发,早搏可出现在心率经常变化的心房颤动长周期后,或显著窦性心律不齐的慢相周期后。

2. 原发性早搏与其前周期关系通常不固定,但原发性早搏的代偿期后易出现继发性早搏并形成二联律。继发性早搏很少无规则地单独出现,也就是说没有原发性早搏,也就不会出现继发性早搏二联律(图 43-58)。

(二)发生机制

1. 出现长心动周期意味着主导节律点的自律性下降,频率减慢,对心脏潜在节律点的抑制减弱,潜在

节律点有机会发放激动。

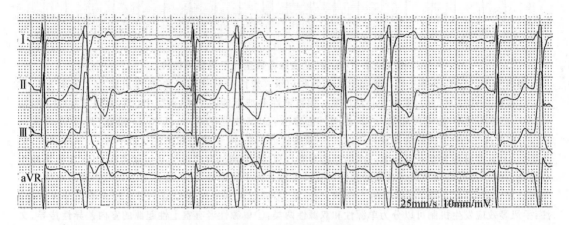

图 43-58　室性早搏二联律

患者男性,70 岁,临床诊断:高血压、冠心病。心电图显示,窦性心搏与室性早搏形成二联律。早搏耦联间期 0.56s,早搏后 R′-R 间期长达 1.54s,长-短周期有利于早搏的形成和持续,即二联律法则。此外窦性 P 波时限 0.13s,R$_{II、III}$电压增高、ST-T 继发改变,反映左心房、左心室肥大

2. 长心动周期时可使其后的心房或心室的不应期延长。不同部位的心肌不应期延长不均匀,导致离散度加大,容易形成折返性搏动或反复性搏动,表现为二联律。

3. 长心动周期后出现的早搏可能与 4 相阻滞有关,当主导心率减慢时一些心肌细胞具有舒张期自动除极功能。长间歇后膜电位降至某临界点,一些细胞出现了单向阻滞,一些细胞出现了缓慢传导,从而为折返激动创造了条件,可引起折返性早搏。由于阻滞部位固定,折返时间固定,一旦形成早搏二联律就趋向持续不断发生。

4. 电生理实验证明,在较长心动周期后不同心肌细胞的动作电位时限和不应期差异增大。如果相邻组织之间动作电位的时限显著不同,复极末期会产生明显的电位差,形成局部电位,使较早的复极组织再兴奋,引起一个新的动作电位,从而发生早搏。

5. 长 R-R 间期后心室肌容易产生早期后除极,从而导致早搏的发生。近期学者提出,早期后复极可能是获得性或先天性长 Q-T 间期综合征患者出现早搏二联律的重要机制。

(三)临床意义

早搏二联律的发生与心动周期过长有一定关系,长周期后发生第一个早搏的机制有多种,并非某一种能够解释清楚的。频发的早搏形成二联律对血流动力学有一定影响,患者会感觉头晕、乏力影响生活质量。知其引起原因者,采取一些应对措施,预后良好。

十五、Bix 法则

瑞典心脏病学家 Harold Bix 在 Baltimore 工作时提出:"当室上性心动过速发作时,如果在两个 QRS 波中间能看到一个心房波(P 波或 F 波),就应该考虑到另一个心房波可能在 QRS 波内"。Bix 法则(Bix rule)的原理是:心动过速房室传导比例为 2:1 时,一个 P 波(或 F 波)位于两个 QRS 波中间,另一个 P 波必然隐藏于 QRS 波内。

(一)心电图表现

1. 节律规整的心动过速,多为窄 QRS 波型,心室率在 150 次/分左右。

2. 两个 QRS 波中间夹的心房波(P 波或 F 波)可直立或倒置。

3. 因 QRS 波内隐藏一个心房波,其形态可能与以往的窦性 QRS 波略有差异。

4. 刺激迷走神经可使房室传导阻滞加重,显露出隐藏在 QRS 波内的心房波(图 43-59)。

(二)临床意义

Bix 法则是识别阵发性心动过速性质的一项法则,为提高诊断率和用药治疗的正确性增加了一个简便方法。

十六、缺血心电图拇指法则

当 V$_1$导联 T 波直立,又能排除患者存在左束支阻滞和左心室肥大时,则是急性心肌缺血的一个心电图表现。根据这个理念为起始,再结合其他心电图改

变进行综合分析,则能快速识别已经发生的急性心肌

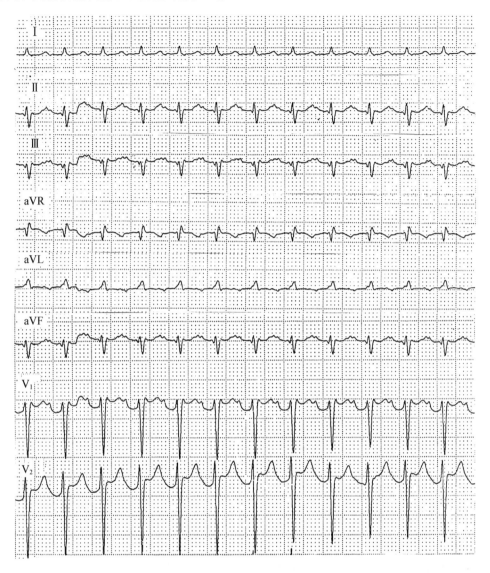

图 43-59 室上性心动过速、Bix 法则

　　患者男性,50 岁,临床诊断:心律失常。心电图显示,节律规整,心室率 150 次/分,QRS
波时间<0.12s,即窄 QRS 波型心动过速。Ⅱ、Ⅲ、aVF、V_1 导联 T 波的降支可见一个心房波,
使 T 波似"双峰"。依据 Harold Bix 法则"当室上性心动过速发作时,如果在两个 QRS 波的
中间看到一个心房波(P 波或 F 波),就应考虑到另一个心房波可能藏在 QRS 波内。"的理论,
仔细观察,Ⅱ、Ⅲ、aVF、V_1 导联的 r′波,就是一个心房波,房波间距 0.20s,即心房率 300 次/
分。故此图诊断为心房扑动 2:1 房室传导

缺血,这一方法称为拇指法则(rule thumb)。这是美
国著名心脏病和心电图学者 Marriott HJ 于 2008 年
提出的一种快速识别急性心肌缺血心电图的新方法。

(一)心电图表现

　　1. V_1 导联 T 波直立,尤其是新出现的直立高大
的 T 波,或者呈先正后负型直立。

　　2. V_2、V_3 导联 T 波直立或双向,部分患者可在

V_2、V_3 导联出现与 V_1 导联相同的 T 波改变。

　　3. 其他可能出现的改变

　　(1)V_1 导联 T 波倒置,ST 段及 J 点抬高。

　　(2)V_1 导联 T 波直立,ST 段上斜型抬高及 J 点抬
高。

　　(3)V_1 导联 T 波直立,ST 段上斜型抬高。

　　(4)V_1 导联 T 波直立,ST 段显著的上斜型抬高,J

点抬高不明显。

(5)V_1导联 T 波对称性倒置(图 43-60)。

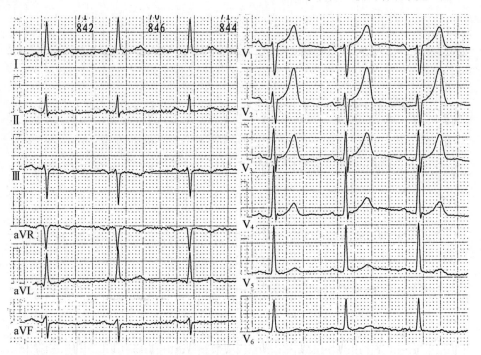

图 43-60　心肌缺血-拇指法则心电图

患者男性,76 岁,临床诊断:冠心病。心电图显示,窦性心律(71 次/分),V_1～V_3导联 T 波直立高大,ST 段上斜型抬高,而胸导联 QRS 波形态、电压、时限均正常,可以排除左束支阻滞、左心室肥大。依据拇指法则,这种 V_1～V_3导联 T 波增高伴 ST 段上斜型抬高,可提示心肌缺血改变,如伴有胸痛,急性心肌缺血便可以确诊,应进行心电监护

(二)发生机制

心肌正常时,心前区导联的 R 波有逐渐递增的特点,T 波也有渐进性改变,心肌缺血时,心肌的除极及复极均可发生病理性改变,可使心前区导联出现 T 波渐进性失衡,使 V_1导联的 T 波变为直立或双向,成为心肌缺血的表现。

(三)临床意义

多数情况下 V_1导联 T 波直立并非特异性改变,排除左束支阻滞、左心室肥大,可能是急性心肌缺血的早期改变。V_1导联 T 波直立又伴有胸痛等心肌缺血症状,临床意义更大。Manno 等认为 V_1导联 T 波直立是左冠状动脉回旋支或右冠状动脉病变引起,异常改变波及 V_2、V_3导联时,则是前降支近端病变的特异性诊断指标;还认为 V_1导联 T 波直立高于 V_6导联 T 波,提示存在前壁及后侧壁心肌缺血,诊断的特异性为 84%,假阳性 16%。此外,拇指法则与 Wellens 综合征在诊断心肌缺血时有异曲同工之作用,两者有重叠也有不同。Wellens 综合征常用于诊断前降支冠状动脉病变,而拇指法则还有诊断其他部位冠状动脉病变的作用。

十七、右 3 左 1 法则

室性心动过速与室上性心动过速合并固定性或功能性束支阻滞,在心电图上的表现均为宽 QRS 波,两者的鉴别方法虽很多,尚没有一种方法能完全划清两者的界限。近年郭继鸿教授推出一个"右 3 左 1 法则"(right three and left one rule)的方法,可进一步提高两者的鉴别水平。

(一)右 3 左 1 法则的内容

右 3 左 1 法则中的"右"指右侧胸导联的 V_1(V_2),"左"是指左侧胸导联的 V_6,而 3 和 1 是指特征性心电图表现的个数,即 3 是 3 种表现,1 是 1 种表现。室性心动过速和室上性心动过速并室内差异传导时,胸导联 QRS 波一般分为两型:一种是类似右束支阻滞图形;另一种是类似左束支阻滞图形。类似右束支阻滞图形指 V_1导联 QRS 波呈直立或 R 波振幅＞S 波振幅;类似左束支阻滞图形指 V_1导联 QRS 波为负向或 S 波振幅＞R 波振幅。两种类似束支阻滞图形的具体表现如下。

1. 类似右束支阻滞图形　V_1导联 QRS 波呈单

向和双向,右 3 标准是:①QRS 波呈兔耳征伴前耳高;②直立的 R 波;③QRS 波呈 qR 型。左 1 标准是 V_6 导联 QRS 波的 S 波振幅＞R 波振幅,可诊断为室性心动过速。

2. 类似左束支阻滞图形 V_1 或 V_2 导联 QRS 波呈双向,右 3 标准是:①r 波时限≥40ms;②S 波有钝挫或明显切迹;③rS 间期＞70ms。左 1 标准是 V_6 导联 QRS 波存在 q 波或 Q 波,符合上述标准可诊断为室性心动过速。

(二)诊断室性心动过速时应注意的问题

1. 类似右束支阻滞图形时,只要 V_1 导联 3 种 QRS 波形中有一种再加 V_6 导联中的一种表现,便可诊断室性心动过速;类似左束支阻滞图形也需要 V_1 导联有一种 QRS 波表现再加 V_6 导联表现,才能诊断室性心动过速。

2. 类似左束支阻滞时,V_6 导联必须有 q 波,才能诊断右心室室性心动过速;类似右束支阻滞图形 V_1 导联必须有单向或双向的 QRS 波(M 波属单向波),才能诊断左心室室性心动过速。

十八、Coumel 定律

Coumel 定律(Coumel law)由法国著名心脏电生理学家 Coumel 于 1973 年首次提出,是一个心电学定律。通过食管程控刺激对预激综合征患者诱发的或自发的心动过速,运用 Coumel 定律对旁道的诊断、旁道的定位及室上性心动过速的鉴别诊断都有实用价值。

(一)心电图表现

1. 预激综合征患者的预激旁道无论位于左侧还是右侧,发生顺向型折返性心动过速时,心房和心室均是折返环路的参与者,折返环路中房室结作为前传支,房室旁道作为逆传支。如果不发生功能性束支阻滞,心室除极顺序不变,QRS 波时限＜0.12s,属于窄 QRS 波型心动过速。

2. 预激综合征患者在发生折返性心动过速时,如某侧束支发生了功能性阻滞,室上性激动沿未发生阻滞的束支下传,心室除极顺序便发生了变化,QRS 波时间≥0.12s,属于宽 QRS 波型心动过速。

3. 预激旁道同侧的束支传导功能正常,旁道对侧的束支发生功能性阻滞,发生心动过速时其折返环路不变,折返速度不变,心动周期的长度相同;如果旁道同侧束支出现功能性传导阻滞时,室上性激动经过对侧束支下传继而在心室中通过心室肌将激动传至旁道一侧,折返环路绕的圈子大一些,因而心动周期长度比不合并功能性束支阻滞的心动周期要长 35ms

以上。

4. 要注意心动过速伴旁道同侧功能性束支阻滞时,R-R 间期延长≥35ms,实际上是折返环在心室内传导延长所致,即 R-P′间期延长,而 P′-R 间期不变。若为 P′-R 间期延长(心房至心室传导时间延长),则是折返激动下传心室时发生了一度房室传导阻滞或激动经房室结慢径路下传心室所致,其导致的 R-R 间期延长,非 Coumel 定律内容,不能用以判定旁道位置(图 43-61)。

(二)临床意义

1. 阵发性心动过速时 QRS 波有时窄有时宽,如宽、窄 QRS 波的心动周期差值≥35ms,可判定是预激旁道参与的折返性心动过速。

2. 宽、窄 QRS 波的 R-R 间期相同,则是旁道对侧的束支发生了功能性阻滞。

3. 若宽、窄 QRS 波的 R-R 间期相差≥35ms,说明旁道同侧束支发生了功能性阻滞。

4. 房室结双径路引起的折返性心动过速,一般不会出现两种形态的 QRS 波,如出现其心动周期(R-R)也是相同的,因为房室结内折返不影响 R-R 间期。

十九、Morris 指数

心电图诊断左心房肥大的标准中,以 Morris 指数的诊断价值最高,其敏感性达 76％、特异性为92％。Morris 指数(Morris index)是 1964 年 Morris 首先提出,该指数是指 V_1 导联 P 波呈双向时,负向部分的振幅与持续时间的乘积,又称 Pv_1 终末电势(Pv_1 terminal index,$Ptfv_1$)或 Pv_1 终末指数(terminal index),简称 $Ptfv_1$ 值。$Ptfv_1$ 的正常值范围尚不统一,多数学者认为≥－0.02mm·s($|Ptfv_1|≤0.02$mm·s)为正常。$Ptfv_1$ 值≤－0.04mm·s($|Ptfv_1|≥0.04$mm·s)时,为左心房肥大的表现。

(一)诊断左心房肥大的心电图 6 项标准

1. $Ptfv_1$ 值≤－0.04mm·s(V_1 导联 P 波负向部分振幅×时间)。诊断左心房肥大敏感性76％,特异性 92％。

2. 标准导联中任一导联的 P 波有切迹,峰间距＞0.04s,诊断左心房肥大敏感性 15％,特异性100％。

3. V_1 导联双向 P 波负向部分 P 波时限＞0.04s,诊断左心房肥大的敏感性 83％,特异性 80％。

4. V_1 导联双向 P 波负向部分振幅≤－1mm(绝对值≥1),诊断左心房肥大的敏感性 60％,特异性93％。

5. 标准导联中任一导联 P 波时限＞0.11s,诊断

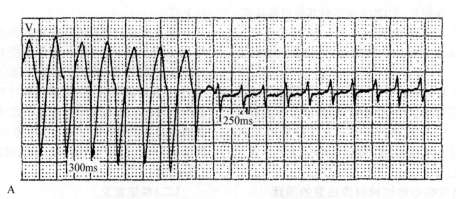

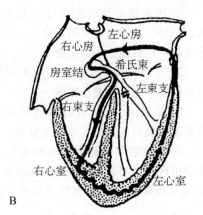

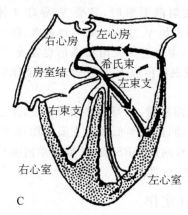

图 43-61　Coumel 定律示意图(引自陈琪)

A. 心动过速发作时 QRS 波呈完全性左束支阻滞图形,R-R 间期为 300ms,束支阻滞消失后,R-R 间期为 250ms,两者差值为 50ms,符合 Coumel 定律。B. 所示心动过速呈左束支阻滞,R-R 间期长于无束支阻滞时的 R-R 间期,说明束支阻滞时在室内传导时间长,故频率慢;束支阻滞消失后频率快,说明激动在室内传导时间短,从而提示房室旁路位于束支阻滞的同侧。C. 束支阻滞时 R-R 间期和窄 QRS 波时的 R-R 相等,说明房室旁路位于束支阻滞的对侧

左心房肥大的敏感性 33%,特异性 88%。

6. P 波总时间/P-R 间期>1.6,诊断左心房肥大的敏感性 31%,特异性 64%。

(二)Morris 指数异常发生机制

Ptfv$_1$ 负值增大的可能机制:①左心房压力增高、左心房肥大和左心房缺血纤维化,左心房除极时间延长,除极向量增大;②右心房负荷过重、右心房肥大及房间传导时间延长时,P 波向量比正常更加指向左后而偏上,投影在 V$_1$ 导联的负侧,使 V$_1$ 导联 P 波终末负向部分振幅增加和时间延长。

(三)Morris 指数异常的临床意义

除见于左心房肥大外,尚见于左心房压力增高、左心衰竭。Ptfv$_1$≤−0.04mm·s 的患者也是左心室肥大的指标之一,比单项 QRS 波电压增高更敏感,特异性更强。另有报道肺心病合并心力衰竭时,Ptfv$_1$ 异常明显高于无肺心病的患者。冠心病 Ptfv$_1$ 异常率也

明显高于非冠心病患者。

二十、草堆原理

宽 QRS 波心动过速包括室性心动过速和室上性心动过速合并束支阻滞,两者鉴别对于确定治疗至关重要。整个心电图发展史中,很多学者"绞尽脑汁"提出不少鉴别两者的方法,但都没有在体表心电图上完全解决鉴别问题。世界心电图大师马里奥特(Henry J. L. Marriott)提出的草堆原理,作为鉴别室性心动过速和室上性心动过速合并束支阻滞的方法之一,已用在临床心电图上多年。他把宽 QRS 波心动过速比作一堆草,在草里要找自己丢掉的东西(P 波),找到了(P 波)就可确定为室性心动过速。然而一大堆草中从何处下手找东西,"聪明人"一定是先从草少的地方下手去找。也就是在心电图这个有 12 个独立导联的"草堆里",肢导联 QRS 波和 T 波电压比较低,P 波电

压相对比较高;而胸导联 QRS 波和 T 波电压比较高、时限比较长,P 波却相对小。当然要先从肢导联Ⅱ、Ⅲ、aVF 中寻找 P 波比胸导联容易,这就是草堆原理(haystack principle)。

(一)心电图表现

在一系列快速比较规则的宽大畸形 QRS 波及 T 波中,特别是Ⅱ、Ⅲ、aVF 导联中,通过对比、分析和测量,找到了隐藏的 P 波或室性融合波,便可 100%的确定宽 QRS 波心动过速是室性心动过速,而不是室上性心动过速合并束支阻滞。

(二)临床意义

室性心动过速发作时,约有 50%的患者不出现室房逆传,不影响窦房结的自律性,因而室性心动过速时 QRS 波与 P 波发生干扰性分离。另有 20%的室性心动过速室房逆传呈文氏现象,表现为部分干扰性房室分离。也就是说约有 70%的室性心动过速存在完全性或不完全性干扰性房室分离,仔细查找隐藏的 P 波,查出 P 波的概率在 50%以上。为了更多地发现隐藏的 P 波,在 QRS 波和 T 波振幅低的导联里寻找,将该导联心电图的走纸速度加快 1 倍,描记的导联长一些,发现 P 波的机会会相对多一些,更有利于鉴别诊断。要是在心电图上找不到你要找的 P 波,可另想别的鉴别方法,必要采用腹臂导联、食管导联等。

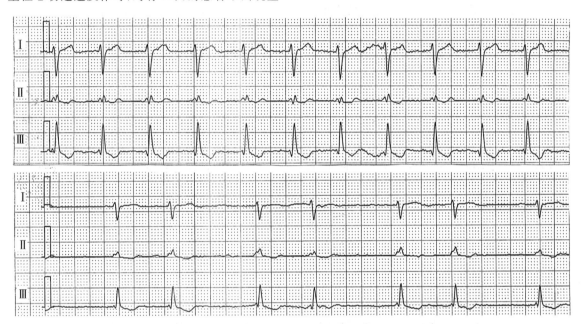

图 43-62 加速的房室交接性逸搏心律伴二度Ⅰ型交-室传出阻滞

患者,女,63 岁,风湿性心脏病,心房颤动,双心房肥大,双心室肥大,心力衰竭,口服地高辛多日。上条图展示同步Ⅰ、Ⅱ、Ⅲ导联,QRS 波室上性(电轴右偏,因右室大),为加速的房室交接性逸搏心律。下条图仍为加速的房室交接性逸搏心律,长、短 R-R 间期各自相等,且交替出现,长 R-R 间期<短 R-R 间期的 2 倍,为加速的房室交接性逸搏心律伴 3:2 的二度Ⅰ型交-室传出阻滞。结合病史分析,该心电图应为患者洋地黄中毒的表现。心电图诊断:①心房颤动;②完全性房室阻滞;③加速的房室交接性逸搏心律(上条图);④加速的房室交接性逸搏心律伴二度Ⅰ型交-室传出阻滞(下条)

第44章

与心电图有关的综合征

各科疾病尤其是心血管科的疾病,综合征繁多,其中大多数都有心电图变化。为了更好地使心电图与临床结合,拓宽心电图的应用范围,我们选择一些临床常见的,而且与心电图有内在联系的综合征,供临床心血管医师和心电图工作者参考。

第一节 与 T 波有关的综合征

一、$T_{V_1}>T_{V_6}$ 综合征

$T_{V_1}>T_{V_6}$ 综合征(T_{V_1} greater than T_{V_6} syndrome)是心电图上一种表现,即 V_1 导联的 T 波电压高于 V_6 导联的 T 波。

(一)发生机制

Fritz(1955 年)首先提出 $T_{V_1}>T_{V_6}$ 综合征可能是心肌缺血的早期表现,对诊断心肌疾病,特别是高血压性心脏病及缺血性心脏病有重要参考价值。有资料统计,病人组 $T_{V_1}>T_{V_6}$ 的发生率皆比正常人组高,且 92% 发生于 40 岁以上的患者;若同时有$T_{V_6}<R/10$者,可作为心肌复极异常看待。在有症状的冠心病例中,$T_{V_1}>T_{V_6}$ 很可能属于病理性改变,提示心肌缺血。若同时存在 R_{V_6} 电压增高,诊断左心室肥大的特异性较高。

(二)心电图及向量图表现

在心电向量图上,横面 T 环显著向右前移位,所致的 R-T 夹角增大,是形成 $T_{V_1}>T_{V_6}$ 综合征的原因。$T_{V_1}>T_{V_6}$者几乎都有原发性 T 环异常。心电图表现:V_1 导致 T 波直立,V_6 导联 T 波低平,V_1 导联的 T 波电压高于 V_6 导联(图 44-1)。

(三)临床意义

在正常人,尤其是在青年男性中,出现 $T_{V_1}>T_{V_6}$ 综合征,可能是一种正常变异。Teichhoiz 对有胸痛的 $T_{V_1}>T_{V_6}$者与冠状动脉造影对照,发现男性以 $T_{V_1}>T_{V_6}$ 诊断冠心病,有 46% 的敏感性,14% 的假阳性。故认为 $T_{V_1}>T_{V_6}$ 可作为男性冠心病的筛选指标。女性除有高血压性心脏病外,不论有无冠心病,$T_{V_1}>T_{V_6}$ 也很少见。如原 $T_{V_1}<T_{V_6}$,随着年龄增长变为 $T_{V_1}>T_{V_6}$,可能是侧后壁心肌缺血或高血压引起继发性 T 波的早期改变,应给予重视。

二、$T_{Ⅲ}>T_Ⅰ$ 综合征

$T_{Ⅲ}>T_Ⅰ$ 综合征($T_{Ⅲ}$ greater than $T_Ⅰ$ syndrome)是指心电图上 Ⅰ、Ⅲ 导联的 T 波均直立,而 Ⅲ 导联的 T 波高于 Ⅰ 导联。

(一)心电图及向量图表现

诊断 $T_{Ⅲ}>T_Ⅰ$ 综合征,要求 Ⅰ、Ⅲ 导联 QRS 波主波和 T 波均向上,故额面 QRS 环和 T 环最大向量均位于 Ⅰ、Ⅲ 导联轴之间的正侧($+30°\sim+90°$)。若 QRS 环的方位在 60°,T 环的方位在 QRS 环以右($>60°$),心电图上即表现 $T_{Ⅲ}>T_Ⅰ$(图 44-2)。

(二)临床意义

关于 $T_{Ⅲ}>T_Ⅰ$ 综合征的临床意义,尚存在不同的看法:一种认为是心肌缺血的表现,另一种认为是心电图的正常变异。我们认为单纯的 $T_{Ⅲ}>T_Ⅰ$ 综合征,大部分无临床意义;如同时伴 $T_Ⅰ<R/8$,或伴有其他心电图异常,应进一步检查或动态观察。

三、两点半综合征

两点半综合征(half-past-two syndrome)是心电图上的一种 T 波正常变异,是指在安静状态下,心电图上同时出现 Ⅱ、Ⅲ、aVF 导联上的 T 波异常。若拿钟表作比喻:QRS 波额面平均电轴在 $+90°$,好似钟表的长针指向 6;额面 T 波平均电轴在 $-30°$,好似钟表的短针指向 2,看起来好像是两点半,故称为两点半综

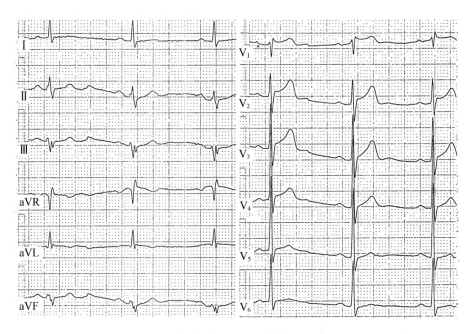

图 44-1　T$_{V1}$＞T$_{V6}$综合征

患者男性,62 岁,临床诊断:冠心病。心电图显示,窦性心律(58 次/分),右心室内传导延迟,其特征性表现是 T$_{V1}$＞T$_{V5、V6}$,Ⅰ、aVL 导联 T 波低平及浅倒,T$_{V5、TV6}$低平。提示侧壁及(或)后壁心肌缺血

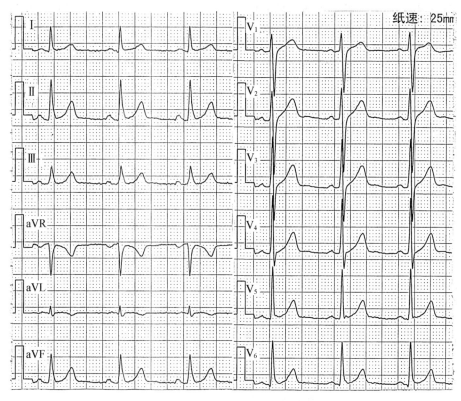

图 44-2　T$_{Ⅲ}$＞T$_{Ⅰ}$综合征

患者男性,40 岁,体检心电图显示,窦性心律(70 次/分),此图各波段均正常,唯一可疑的心电信息是Ⅲ导联的 T 波＞Ⅰ导联的 T 波,即 T$_{Ⅲ}$＞T$_{Ⅰ}$综合征。根据患者无心脏方面的临床症状,心电图上又无其他异常,单纯 T$_{Ⅲ}$＞T$_{Ⅰ}$综合征无临床意义,可作为正常变异

合征。

(一)心电图及向量图表现

1. Ⅱ、Ⅲ、aVF 导联上 QRS 的主波均向上。

2. Ⅱ导联 T 波低平或平坦,Ⅲ、aVF 导联上的 T 波均倒置。

从向量观点看,正常的 QRS 波和 T 波的向量不论在额面或横面,两者的方向基本一致。在额面 QRS-T 夹角一般<45°,极少数>60°。而两点半综合征Ⅲ、aVF、Ⅱ导联的 QRS-T 夹角分别为150°、120°、90°,均>60°,因此在相应导联出现上述 T 波变化(图44-3)。

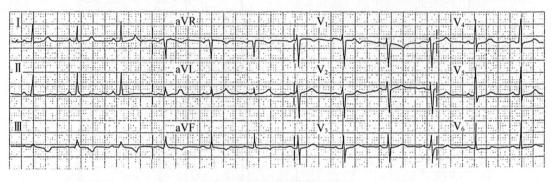

图 44-3　两点半综合征心电图

患者女性,25 岁,平素健康,无任何不适,单位体检心电图诊为下壁心肌缺血,临床诊为心肌炎住院治疗,经用营养心肌药物月余,心电图无改善。患者来我院复查心电图(本图),结合临床认为本图 T 波改变属于正常变异,符合两点半综合征。像本图这样的心电图改变,中、青年女性中并不少见,在诊断时要慎重下"心肌缺血",以免增加患者的精神和经济负担

(二)临床意义

上述 T 波变化可见于有器质性心脏病人的心电图中,也可见于正常人的心电图,两者鉴别比较困难。正常人出现这种 T 波变化可能与瘦长体形、垂位心、顺时针向转位及心肌复极不协调有关。如运动后即描心电图,T 波电轴可顺时针转到+30°,使 QRS-T 夹角变小,T 波Ⅱ、Ⅲ、aVF 可暂时恢复正常;口服钾盐或普萘洛尔,也可使 T 波恢复正常。这种 T 波虽属正常变异,但酷似心肌下壁缺血,对于 40 岁以上或疑有器质性心脏病的人,也可能是下壁心肌缺血的表现。只有结合临床,排除器质性心脏病后方可诊断为两点半综合征。另一方面,也应注意不要把两点半综合征诊断为下壁缺血,使正常人背上"心脏病"的包袱。

四、单纯性 T 波倒置综合征

单纯性 T 波倒置综合征(simple T wave inverse syndrome)是指心电图表现为 $V_1 \sim V_3$(V_4)导联 T 波倒置,V_5、V_6 导联和肢体导联正常的综合征,亦称"幼稚型 T 波"或"幼年型 T 波"。对婴儿及儿童是一种生理现象。随着年龄的增长,倒置的 T 波从左侧导联开始逐渐变浅、平坦、直立,即 $T_{V4} \rightarrow T_{V3} \rightarrow T_{V2} \rightarrow T_{V1}$ 逐渐演变正常。但是,在少数青壮年人、特别是 40 岁以下的女性,仍存留 $T_{V1 \sim V3}$ 倒置,有人把此种 T 波改变称之为"持续性幼年型 T 波"。

(一)发生机制

T 波改变的机制还不太清楚。目前认为与婴幼儿肺脏发育上的差异、肺部充气不足,肺脏未能覆盖心脏的切迹有关。心脏切迹的面积相当于 $V_2 \sim V_4$ 导联部位,当肺部发育不良或肺充气不足时,记录的心电图相当于未被肺脏覆盖的心脏切迹电位,近似记录的心外膜电图,故 $V_2 \sim V_4$ 的 T 波是倒置的。若进行深吸气,肺叶膨胀将心脏切迹覆盖,$V_2 \sim V_4$ 导联倒置的 T 波可望变为直立。

(二)心电图表现

1. $V_1 \sim V_3$(V_4)导联 T 波倒置,V_5、V_6 导联和肢体导联正常。

2. T 波倒置深度<0.5mV。

3. 深吸气或口服氯化钾后,倒置 T 波可转为正常(图44-4)。

(三)临床意义

此种 T 波倒置酷似前间壁心肌缺血,此时如进行深吸气试验(深吸气后描记),若 T 波转为平坦或直立者,可视为 T 波的正常变异。持续型幼年型 T 波发生在 40 岁以下者,且又无心脏病的证据,可认为是一种良性 T 波。近年有人发现持续性幼稚型 T 波可能是致心律失常性右心室发育不良的早期心电图表现,因而需要通过影像学进行鉴别。单从心电图上区别是:右心室病变 T 波倒置较深而宽,T 波两支对称,振幅>0.5mV,而持续性幼稚型 T 波形态、振幅正常,T 波两支不对称,振幅<0.5mV。

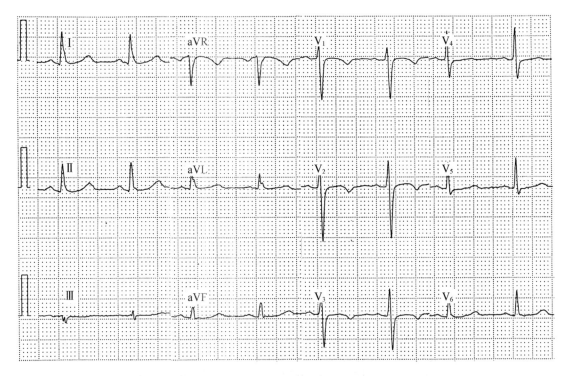

图 44-4　持续性幼年型 T 波

患者女性,43 岁,无不适症状,多次检查心电图均可见 $T_{V1\sim V3}$ 倒置,且 $V_1\sim V_3$ 倒置逐渐变浅,T_{V4} 低平,为持续性幼年型 T 波,应视为正常范围心电图

五、孤立性 T 波倒置综合征

孤立性 T 波倒置综合征(isolated negative T wave syndrome)是心电图上 T 波的一种正常变异,又称心尖现象(apex cordis phenomenon)。

(一)发生机制

可能是心尖与胸壁接触过紧,干扰了心肌复极程序所致。当采取右侧卧位时,消除了胸壁或电极对心尖的压力,可使倒置的 T 波恢复直立。

(二)心电图表现

V_3 或 V_4、V_5 导联上 T 波倒置(图 44-5)。

(三)临床意义

这种 T 波倒置现象见于健康瘦长型的青少年人,右侧卧位时,这种倒置的 T 波可变为直立,为良性 T 波改变。若进行右侧卧位试验,T 波不能阳转,应进一步检查或动态观察。

六、Wellens 综合征

Wellens 综合征(Wellens syndrome)是指不稳定型心绞痛患者在心绞痛发作后,心电图胸前导联出现持续的特征性 T 波改变及演变,伴冠状动脉左前降支近端严重狭窄(＞50％)的一个临床综合征。最早是由 Wellens(1982 年)提出,人们将其命名为 Wellens 综合征,因其病因与左冠状动脉前降支严重狭窄有关,故又称左前降支 T 波综合征(LAD coronary T wave syndrome)。

(一)发生机制

左冠状动脉前降支严重狭窄,导致左心室前壁短暂严重的心肌缺血引起心肌电学上的顿抑或冬眠是持续性 T 波改变的根本原因。倒置 T 波逐渐变浅,表明是顿抑心肌逐渐恢复电学功能。如果心肌缺血时间较长且严重,可发展为 ST 段抬高型心肌梗死,即顿抑心肌已进展为坏死心肌。另一种原因是心肌严重缺血引起了心肌损伤、缺血、坏死,这种坏死仅限于心内膜下,未能引起 QRS 波和 ST 段改变,仅表现为 T 波特征性演变。

(二)心电图表现

1. 特征性 T 波改变,患者心绞痛发作缓解后心电图出现以 V_2、V_3 导联(少数可扩展至 V_1、$V_4\sim V_6$ 导联)为主的 T 波两支对称性倒置或呈正负双向,不伴 ST 段抬高或伴轻微抬高。

2. 心绞痛发作前有 T 波倒置者,发作后 T 波倒置加深或伪改善,不出现病理性 Q 波及胸导联 R 波递增不良。

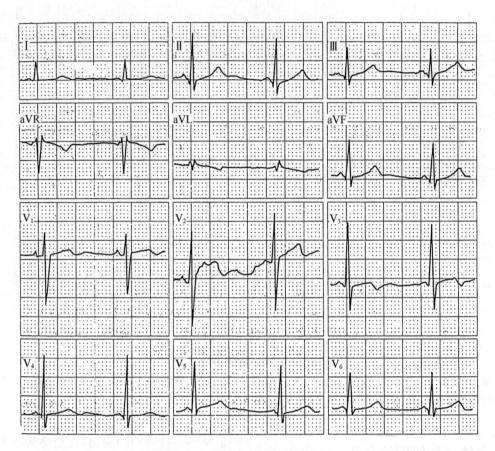

图 44-5　孤立性 T 波倒置综合征

患者男性,41 岁,临床诊断:脑外伤。心电图显示,窦性心律(66 次/分),心电图特征性改变是 V_3 导联 T 波浅倒、V_4 导联 T 波低平,类似心尖部心肌缺血,患者平素健康无心脏方面的症状,出现孤立性 T 波的机制还不清楚。此外患者的 P-R 间期仅 0.10s,作为成年男性 P-R 间期 0.10s 属于短 P-R 间期。有报道脑外伤患者出现短 P-R 间期,其机制详见短 P-R 间期综合征章节

3. 特征性 T 波演变,患者心绞痛发作后的缓解期,T 波倒置的程度逐渐变浅直至恢复正常,这个过程需数小时至数周不等(图 44-6)。

(三)诊断标准

Sobnosky 等提出的 Wellens 综合征诊断标准:

1. 既往有胸痛病史。

2. 胸痛发作时心电图正常。

3. 心肌酶正常或轻度升高。

4. 无病理性 Q 波或 R 波振幅下降或 R 波消失。

5. V_2、V_3 导联 ST 段在等电位线或轻度抬高($<$ 0.1mV),呈凹面型或水平型。

6. 在胸痛消失期间,胸导联 $V_2 \sim V_{5(6)}$ 的 T 波对称性倒置或双向。

7. 冠状动脉造影前降支近端严重狭窄。

(四)临床意义

Wellens 综合征属于高危不稳定型心绞痛,提示冠状动脉前降支近端严重狭窄,经常发作很容易进展为急性心肌梗死。在 T 波持续深倒间期与急性心内膜下心肌梗死的区别是心肌生化标志物正常。为了避免发生急性心肌梗死,应尽早施行介入治疗或冠状动脉移植术。

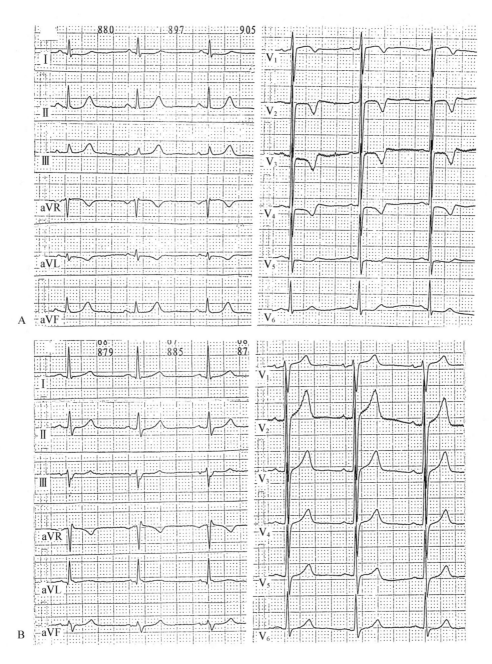

图 44-6　窦性心律、Wellens 综合征

患者男性,75 岁,临床诊断:冠心病。A 是心绞痛发作后 1h 记录的心电图,出现 $V_1 \sim V_4$ 导联 T 波倒置,呈"冠状 T 波"伴 ST 段轻度压低。经心电图监测,2 周后 T 波完全恢复正常(B)。患者心绞痛发作后心电图出现 T 波倒置,持续 2 周,逐渐恢复正常,符合 Wellens 综合征心电图改变

第二节　与 Q 波有关的综合征

一、户山-铃木综合征

户山-铃木综合征（Toyama-suzuki′s syndrome）简称 T-S 综合征,是户山-铃木(1967 年)发现,在某些患者中,出现类似冠心病或肥厚型心肌病的特殊心电图和向量图改变,易误诊为心肌梗死而被注意。

(一)发生机制

引起本综合征的实质还不太清楚,可能与心肌中隔后方除极时间延长有关,能引起这部分心肌除极延长的原因首先考虑左前分支阻滞,但更有可能的是与

心室中隔肥厚引起激动传导方式改变有关。故应考虑本征与不典型左前分支阻滞、室间隔肥厚或不对称性肥厚有某些联系。

（二）心电图及向量图表现

心电图特征是 QRS 时限<0.12s，额面向量图上 QRS 环完全向上，而 T 环则相反，完全向下。心电图上表现为Ⅱ、Ⅲ、aVF 导联 QRS 波呈 QS 型，T 波却直立尖耸，酷似下壁心肌梗死图形。有些病例Ⅰ、aVL、及 V₅、V₆ 导联出现较深的 Q 波，往往大于 0.3mV，V₁、V₂ 导联出现较高的 R 波，此反映心室间隔部起始向量的增大。但此类图形可见于各年龄组，经实验室检查及病史随访均可排除心肌梗死。

（三）临床意义

本征临床表现以胸前区闷痛、心悸、气短为主，个别病例无明显症状，绝无典型心绞痛发作史。本征虽是一个心电图诊断名称，但可作为临床诊断时的一项参考。

二、冠状动脉发育不良综合征

冠状动脉发育不良综合征（coronary artery dysplasia syndrome）是一种罕见的先天性心脏病，即冠状动脉发育不良所引起的一组临床病征。

（一）发生机制

本征因冠状动脉先天性发育不良，使冠状动脉管腔发生狭窄，病变主要损及右冠状动脉，少数可合并左冠状动脉回旋支甚至前降支病变。

（二）心电图表现

心电图可见Ⅰ、aVL、V₄～V₆ 导联出现 Q 波。

（三）临床意义

该征以右冠状动脉发育不良占多数，常引起下壁心肌缺血及心力衰竭症状，少数可引起心肌梗死。以男性为多，年龄自 3～85 岁，常合并心脏肥大、二尖瓣或三尖瓣关闭不全。少数病例可继发心肌梗死或猝死。

三、肌营养不良综合征

肌营养不良综合征（duchenne muscular dystrophy syndrome）是一组原发于肌肉组织的遗传病，始自近端肢体肌群，两侧对称性的消瘦和肌肉萎缩、无力、呈进行性加重。通常在 10 岁前起病，一家兄弟数人可先后罹患，以男性为主。

（一）心电图表现

心电图常出现下后壁或侧壁心肌梗死图形，有以下特征。

1. 右心前导联出现高窄的 R 波，V₁ 导联 R/S>1，示后壁心肌梗死或右心室肥大，V₁ 导联 QRS 波有的呈 Rsr′型或多形性波群。

2. V₅、V₆ 导联或一个及一个以上的肢导联出现深窄的 Q 波，Q 波>R 波的 1/4，Q 波光滑锐利且狭窄常<0.04s，示下壁或侧壁心肌梗死图形。

本征心电图很像心肌病，但特发性肥厚型心肌病的 Q 波比本征宽且不光滑（图 44-7）。

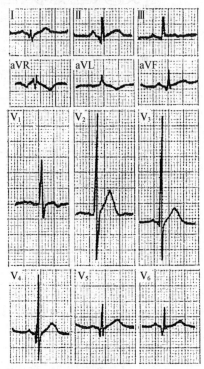

图 44-7 肌营养不良综合征（引自 Schamroth L.）

心电图显示，窦性心律，Ⅰ、Ⅱ、aVF、V₄～V₆ 导联呈现深而窄的 Q 波伴 T 波直立，V₁ 导联 R 波明显增高呈 Rs 型，R_{V1}>1.0mV，V₂、V₃ 导联 R 波也明显增高。类似前侧壁陈旧性心肌梗死

（二）临床意义

该征首先影响骨盆带肌群，因此，奔跑缓慢易于摔倒，行步蹒跚呈鸭子步态，多数在 20 岁前即不能下地走动，发生肢体挛缩和骨干畸形。严重者咳嗽亦无力，如有呼吸道感染可危及生命，部分病人出现心肌损害，晚期可出现心力衰竭。

四、肌强直性营养不良综合征

肌强直性营养不良综合征（myotonic dystrophy syndrome）是遗传性神经肌肉病变，呈常染色体显性遗传。起病年龄大多在 15～25 岁，肌强直通常局限于舌和前臂。此外，尚有始自肢体远端、面部和颈部肌肉的无力和萎缩。病人多有性腺萎缩，男性患有前额秃发，一部分病人有甲状腺功能降低，智能低下或精神障碍、白内障和糖尿病。在患者的家族中常能见

到部分的上述改变，一半病人的心电图异常。

（一）心电图表现

1. 室内传导阻滞和不同程度的房室阻滞。
2. 心律失常，如窦性心动过缓、心房颤动等。
3. 非特异性 ST-T 段改变。
4. 酷似心肌梗死样图形。

本征心电图异常为非冠状动脉原因，尸检可见心肌弥漫性纤维化、脂肪变性、心肌变性，无冠状动脉受累。心肌损害的原因不清，推测假性心肌梗死图形反映心肌广泛纤维化，纤维化组织和脂肪组织增多导致心肌部分电活动消失。本征心电图异常发生率很高，但病人常无心脏症状。

（二）临床意义

部分病例可发生心肌肥大和心力衰竭。本征神经肌肉症状虽发生在心脏症状之前，但心电图是诊断肌强直性营养不良综合征的重要线索。

五、淀粉样变性综合征

淀粉样变性综合征（amyloidosis syndrome）具有家族性，约 50% 的病人伴有全身性淀粉样变性，主要发生在男性。

（一）发生机制

淀粉样蛋白是一种不定型的糖蛋白，它能弥散地浸润心肌或呈结节状分布，往往延伸到心脏瓣膜和腱索内，心脏瓣膜僵硬可导致狭窄、关闭不全或两者皆有。心脏的扩张性能丧失导致限制性心脏病，其特征为顽固性心力衰竭和缩窄性心包炎样改变。心房的淀粉样蛋白浸润往往选择性地损害窦房结，这可能是出现心律失常的原因。淀粉样蛋白能填塞肌纤维和毛细血管，导致心肌细胞坏死和萎缩，引起假性心肌梗死。此外，血管中层淀粉样蛋白沉淀能使冠状动脉狭窄引起胸痛综合征，间或发生真性心肌梗死。

（二）心电图表现

1. QRS 波低电压。
2. 心电轴左偏。
3. 心肌梗死样 Q 波。
4. 尚可出现心律失常、房室传导阻滞等（图 44-8）。

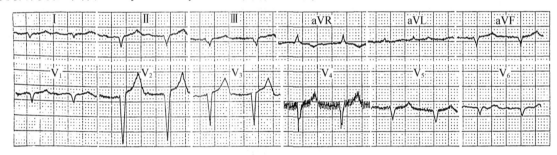

图 44-8　心脏淀粉样变性综合征

患者男性，48 岁，临床诊断：肝硬化。尸检发现肝、肾、心脏等多脏器淀粉样改变。生前心电图显示，QRS 波低电压趋势；电轴假性左偏；下壁、广泛前壁导联呈 QS 型梗死样改变；一度房室传导阻滞。上述心电图反映了心脏淀粉样变化的主要电学特征

（三）临床意义

尸检可见心肌纤维间广泛淀粉沉着，由于心肌被淀粉样物所替代，这种替代心肌的不活物质，可能是产生 Q 波的原因。这种 Q 波是逐渐变为异常，而无 ST-T 演变的急性过程，此点可与急性心肌梗死相鉴别。异常 Q 波和低电压为心脏淀粉样变的特征。低电压和充血性心力衰竭同时存在，提示淀粉样变心肌病。

心脏淀粉样变性是心肌病常见的原因，尤其是在老年人更是如此。某些不明原因的心力衰竭病人，可考虑心脏淀粉样变性。

六、Friedrich 共济失调综合征

Friedrich 共济失调综合征（ataxia syndrome）也称运动失调综合征，是一种遗传性神经变性疾病，属于常染色体隐性遗传。神经缺欠多在 5～18 岁发病，平均年龄 12～13 岁，少数迟至 30 岁。同胞间发病年龄相近，男女患者大致相等。其临床表现为早期走路不稳、步态蹒跚，站立时身体摇晃，两足叉开，闭目难立征阳性。语言障碍，大多数有眼球震颤，偶有神经性耳聋，后期呈轻度痴呆。骨骼畸形是本病又一特征，几乎全部患者均有弓形足，脊柱侧弯，约 1/3 病例发生心脏损害，约 90% 病例心电图异常。

心电图表现

1. 侧壁心前导联或下壁导联有明显的 T 波倒置。这种深倒 T 波多呈拱形，和心肌梗死演变期类似。2/3 以上病人倒置的 T 波运动后可暂时正常化，约 1/2 病例应用神经节阻断药后 T 波可短暂的恢复，一般倒置的 T 波持续一段时间，部分病例 T 波可自

行转为正常。

2. 极少数病例可出现假性 Q 波。Thoren 观察的一组病例有 Q 波者约占 20%，主要发生在侧壁心前导联和下肢导联。Friedrich's 共济失调综合征出现假性 Q 波的机制还不清楚，病理研究表明有广泛的间质纤维化，弥漫性心肌炎和局部心肌变性。有报道冠状动脉分支和肺动脉广泛受损，内膜增生、血管中膜变性和内膜沉积。

3. 窦性心动过速、心律失常、传导阻滞、左右心室肥大（图 44-9）。

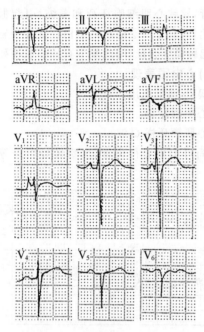

图 44-9　Friedrich 共济失调综合征（引自 Te-Chun Chou）
心电图显示，窦性心律，Ⅰ、Ⅱ、aVF、V₅、V₆ 导联呈 QS 型，Ⅲ、aVF 导联 T 波倒置。类似下壁及侧壁陈旧性心肌梗死

七、皮肤黏膜淋巴结综合征

皮肤黏膜淋巴结综合征（mucocutaneous lymohnode syndrome）或称急性热性皮肤黏膜淋巴结综合征（简称 Mcls 或 MLNS），最早（1962 年）由日本的川崎报道，故又称川崎病。是一种原因不明的小儿热性发疹性疾病，主要症状有：①发热持续 5d 以上，抗生素治疗无效；②四肢末端急性期手足硬性水肿，恢复期掌跖及指（趾）端有红斑，甲床皮肤移行处有膜样脱皮；③多形性红斑以躯干部为最多、无水疱及痂皮形成；④两眼球结膜一过性充血；⑤口唇潮红、草莓舌、口、咽部弥漫性充血；⑥颈淋巴结肿胀，呈一过性急性非化脓性。其次为心血管疾病。

本征多见于 2 个月至 8 岁之小儿，尤多见于 4 岁以下的婴幼儿，男性多于女性。心血管系统病变是该征的一种主要病理变化，冠状动脉有明显的全层性增殖性炎症，有炎性细胞浸润和血栓形成。其结果能导致冠状动脉瘤和血栓形成，并发心肌梗死。本征死因主要是本病的后遗症心脏病。早期死因多见于心脏传导系统的炎症性改变，招致心脏停搏。发病后 14d 死亡的病例，多由于冠状动脉栓塞引起心肌梗死或冠状动脉瘤破裂。急性期过后常因存留冠状动脉瘤或冠状动脉狭窄后遗症，有可能发生猝死。即便没有遗留冠状动脉瘤而仅有心肌炎后遗症，心脏功能也将受到损害，随时都可能成为死亡之原因。在幼儿和青少年期出现的心肌梗死，要考虑川崎病的后遗症。

心电图表现

窦性心动过速，P-R 间期或 Q-T 间期延长，ST 段和 T 波非特异性改变，QRS 波低电压趋势，心肌梗死样异常 Q 波。

第三节　与 QRS 波有关的综合征

一、S_I S_II S_III 综合征

$S_I S_{II} S_{III}$ 综合征（$S_I S_{II} S_{III}$ syndrome）是指心电图上Ⅰ、Ⅱ、Ⅲ标准导联都出现 S 波。

（一）发生机制

由于生理和病理原因，额面 QRS 向量指向右上，投影在 3 个标准导联轴的负侧，因而心电图 3 个标准导联均出现 S 波，且 $S_{II} > S_{III}$。有人称此种现象为心电轴假性左偏、不定轴、电轴极度右偏、无人区电轴。

（二）心电图及向量图表现

1. Ⅰ、Ⅱ、Ⅲ导联均出现 S 波（有人提出 S 波尚需 > 0.3mV）。

2. $S_{II} > S_{III}$。

3. $R_{aVR} > R_{aVL}$。

4. 有顺时针转位。

上述改变表现在向量图上是 QRS 终末向量在额面 $-90° \sim -150°$（图 44-10）。

（三）临床意义

1. **正常变异**　多见于婴幼儿和少数青少年，为生理性右心室肥大的遗留表现，是未到成年的生理性右心室优势的特征之一。随着年龄的增长，左心室逐渐变优势，左心室后基底部的终末向量，逐渐大于右

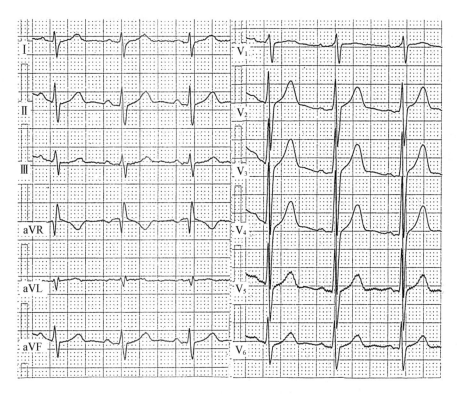

图 44-10　$S_I S_{II} S_{III}$ 综合征

患者男性,45 岁,体检心电图显示,窦性心律(79 次/分),此图特征性改变是 I、II、III 导联均呈 RS
型,且 $S_{II} > S_{III}$,胸前导联呈 RS 型,符合 $S_I S_{II} S_{III}$ 综合征心电图改变

心室后基底部的终末向量。数年后终末向量将逐渐指
向后方,3 个标准导联上的 S 波将变得越来越小。但
是,也有极少数的人 S 波永远存留,有人认为此种现象
可能是一种先天性变异,瘦长无力体型人群更常见。

2. **右心室肥大**　见于有引起右心室肥大的先天
性心脏病,如右心室漏斗部狭窄,右心室流出道肥厚,
均可造成右心室优势,出现 $S_I S_{II} S_{III}$ 综合征。

3. **重度肺部疾病**　如肺气肿,肺心病约 20% 的
病例出现 $S_I S_{II} S_{III}$ 综合征,此与右心室肥大,尤其是
右心室漏斗部和流出道肥厚,出现右心室电优势,以
及因肺气肿使心脏与膈肌和脊柱脱离接触,心室除极
电位通过心脏大血管向上传导,形成 QRS 环向上增
大有关。心电图上常伴有右心室肥大,肺型 P 波等。

4. **前壁心肌梗死**　特别是心尖部梗死,常出现
$S_I S_{II} S_{III}$ 综合征,并在相应导联出现 Q 波及 ST-T 改
变。此征一旦出现,多不再消失。

5. **直背综合征**　由于先天性的上胸段畸形,正
常的生理性弯曲消失、变直,胸廓前后径变小,心尖向
后而引起的心电向量改变。

(四)鉴别诊断

$S_I S_{II} S_{III}$ 综合征最常见的 QRS 波形态是 I、II、

III 导联均有 S 波,且 $S_{II} > S_{III}$,多见于各种原因引起的
右心室肥大,特别是右心室漏斗部和右心室流出道肥
厚形成的右心室优势的患者;左前分支阻滞电轴多
在 $-30° \sim -90°$,QRS 波形态 I 导联以 R 波为主,II、III
导联以 S 波为主,$S_{III} > S_{II}$,多见于左心室病变;无人区
电轴 QRS 波形态 I、aVF 导联以 S 波为主,III 导联可以
R 波为主,$S_I > S_{II}$,多见于心肌梗死等左心病变和慢阻
肺、先天性心脏病致右心室肥大等。在考虑其临床意义
时,一定要结合临床病史及其他资料。

二、窄高 QRS 波综合征

与心电图有关的综合征不断被提出,2009 年有学
者又提出了一个"窄高 QRS 波综合征(narrow and high
QRS wave syndrome)",此综合征是指患者 QRS 波时间
短于正常 QRS 波时间,而下壁、左胸前导联出现 R 波
振幅异常增高伴非特异性 ST-T 段改变,因其临床表现
是反复发作晕厥与猝死而被关注。

(一)发生机制

窄高 QRS 波综合征可能与下列因素有关。

1. 早期表现的左心室肥大,但无他其临床表现。

2. 类似早复极综合征的心电图表现,两者可能

有相同的发生机制。

3. 浦肯野纤维网异常(正常时浦肯野纤维仅穿越室壁厚度的1/3),即浦氏纤维数量增加,传导功能增强,激动跨越室壁传导的时间缩短使 QRS 波变窄。

4. 交感神经高度兴奋,使心室肌的不应期缩短,传导速度加快。

5. 离子通道改变:快 Na^+ 通道功能增强,致 0 相上升速度加快、振幅增大,心室除极速度加快,进而容易产生触发活动。

(二)心电图表现

1. 下壁导联及左胸导联 QRS 波时限狭窄,常为 $55\sim85ms$,短于正常。

2. QRS 波振幅明显增高,上升支陡直,以下壁、左胸前导联最明显。

3. 心电图有 J 波及 J 点抬高。

4. 安静时 ST 段轻度抬高,运动时变为压低,停止运动后 T 波渐恢复至原来静息时的倒置或双向(图44-11)。

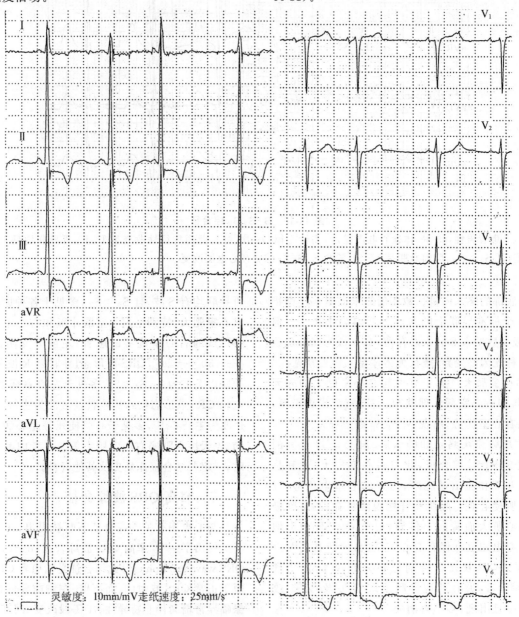

灵敏度: 10mm/mV 走纸速度: 25mm/s

图 44-11　窄高 QRS 波综合征

患者男性,30 岁,反复晕厥,超声检查各房室大小正常。本图特征性改变是 QRS 波变窄(0.05s),肢导联及左胸导联 R 波异常增高(R_{II}3.9mV、R_{V5}3.1mV)伴 ST-T 段异常改变,符合窄高 QRS 波综合征。此外,尚有房性早搏,易引发快速性心律失常

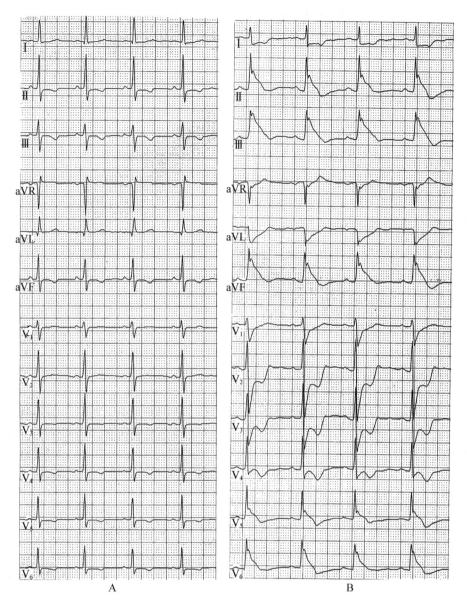

图 44-12　巨型 R 波心电图综合征

患者女,42岁,变异型心绞痛。A图为未发作心绞痛时心电图,可见Ⅱ、Ⅲ、aVF、V₃～V₆导联 ST 段轻度压低伴 T 波浅倒置改变。B图为心绞痛发作时心电图,QRS 波时限增宽,Ⅱ、Ⅲ、aVF、V₅、V₆导联的 QRS 波的 S 波消失,ST 段下斜型抬高,R 波降支、ST 段、T 波融合成一斜线下降。QRS 波、ST 段与 T 波形成峰尖、边直、底宽的大波,难以分辨各波的界线,酷似巨大 R 波

(三)临床特点

1. 影像学检查证实不存在左、右心室肥大,无基因突变。

2. 无器质性心脏病依据。

3. 心脏电生理检查阴性,动态心电图检查无心动过速或过缓现象。

4. 患者多数年轻,常伴有反复晕厥或猝死。

(四)临床意义

窄高 QRS 波综合征是新近提出来的一个综合征,可能代表一个新的临床病种,作为一个新的心电图指标,可预测潜在的致命性室性心律失常的发生。其具有早复极综合征的心电图特点,且伴有猝死的高危倾向,是否就是早复极综合征的亚组病症,尚待进一步研究。

三、恶病质心脏综合征

恶病质心脏综合征(cachexia heart syndrome)是近年认识较多的一种心脏综合征。主要病变是心脏

缩小,心包萎缩,尸解见心肌纤维缩小伴纵、横纹消失,肌纤维之间可见到大的空腔,细胞核周围有脂质颗粒沉着。

心电图表现

1. QRS波群低电压,常见于标准肢体导联和胸导联。

2. QRS波时间变窄。

3. T波低平,低于R波1/10,尤其在$V_1 \sim V_6$导联较明显。

4. 额面P电轴指向+90°左右。

四、巨型 R 波心电图综合征

1960年Prinzmental在变异型心绞痛患者中发现并命名了"巨型R波心电图综合征(giant R-wave syndrome)"。本综合征是以心电图改变为主的病征,当心肌发生大面积急性缺血的早期,包括心肌梗死超急性期、变异型心绞痛、运动试验、冠状动脉球囊扩张阻断血流时,在数秒至数分钟的极早期,面向心肌缺血区的导联,出现以R波时限增宽、振幅增高为主要表现的一组心电图改变,这种改变也叫作"急性损伤性阻滞"。巨型R波多在同导联ST段抬高和高耸T波后出现,使巨型R波表现更为突出。

(一)发生机制

机制尚不清楚,推测为大面积心肌缺血使局部心肌细胞的传导性下降,当激动由正常心肌细胞传至局部缺血区细胞时,传导速度明显减慢,形成一个指向缺血区的缓慢除极向量。缺血区心肌细胞缓慢传导使R波时限增宽;除极延迟使R波振幅增高。当缺血加重引起心肌细胞坏死,传导能力丧失,出现Q波,巨型R波也不复存在;当缺血改善,心肌细胞的传导能力恢复正常,缓慢延迟的除极向量消失,QRS波恢复正常。

(二)心电图表现

在急性大面积心肌缺血的早期,主要表现为面向心肌缺血的导联R波时限增宽、振幅增高、S波消失,QRS波与抬高的ST段和直立T波融合在一起,R波降支与ST-T融合成一斜线下降,致使QRS波、ST段与T波形成单个三角形,呈峰尖、边直、底宽的大波,难以分辨各波的界限,酷似巨大R波。这种巨型R波常出现在以R波为主的面向急性心肌缺血的导联。上述特征性心电图改变出现在缺血的极早期,随着缺血的改善或进一步加重而消失(图44-12)。

(三)临床意义

巨型R波的出现,是心电图上急性心肌缺血最早期的特征标识,也是临床高危的重要表现,及时识别、及时进行溶栓或介入治疗,可减少发生心肌梗死的概率。但在急性损伤期,损伤组织与健康组织之间极化状态不同,心肌电活动紊乱,加之损伤区传导延迟和阻滞,使心肌局部电活动更不稳定,容易出现心室颤动,导致猝死发生。

第四节　与 P-R 间期有关的综合征

一、P-R 间期过度延长综合征

P-R间期过度延长(≥0.35s)综合征(P-R interval prolongation syndrome)是近几年提出的一个新病征。主要临床特点是心脏的电活动和机械活动匹配不良或同步不良,引起心功能不全,属于心电与心脏机械活动耦联紊乱疾病。

正常情况下,心房收缩期位于心室等容收缩期前,使在整个心室舒张期左心房平均压高于左心室内压,二尖瓣始终保持开放状态,血流持续从左心房流向左心室,直到等容收缩期。

当P-R间期过度延长时,心房收缩期距心室收缩期较远,当心房收缩一定时间后开始舒张,左心房的舒张使左心房平均压明显下降,甚至低于左室内压,造成舒张期血液从左心室反流入左心房,还可造成二尖瓣关闭,这种缓慢漂浮式的舒张期提前关闭,可造成二尖瓣关闭不全,形成收缩期血液从左心室反流入左心房。舒张期和收缩期二尖瓣反流可引起心功能下降甚至心力衰竭。

(一)心电图表现

P-R间期>0.35s(>350ms)(图44-13)。

(二)临床表现

常出现心功能不全的症状,如心悸、气短、劳累后症状加重。症状的轻重和P-R间期延长程度有关。心功能不全加重时,可有周围水肿、肝大等相关特征。

(三)治疗

消除P-R间期过度延长。由于房室结双径路引起者,射频消融阻断慢径路。非双径路引起者可置入双腔起搏器。

二、短 P-R 间期(正常 QRS 波)综合征

短P-R间期(正常QRS波)综合征(short P-R interval and normal QRS wave syndrome)是一种不典型或变异型预激综合征。1952年由Lown-Ganong及

Levine 首先报道一种"短 P-R 间期,正常 QRS 波和快速性室上性心律失常"综合征,故称为"短 P-R 间期正常 QRS 波综合征",也称 LGL 综合征、加速传导综合征(详见 第 21 章第六节 LGL 综合征)(图 44-14)。

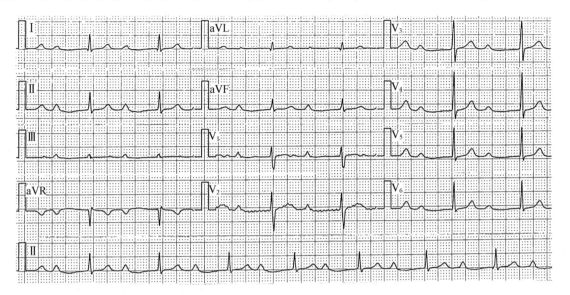

图 44-13　P-R 间期过度延长综合征

患者女性,28 岁,临床诊断:心肌炎。心电图显示,窦性心律(60 次/分),其特征性改变是 P-R 间期明显延长达 0.52s,患者气短胸闷,活动加重,提示 P-R 间期延长已影响了患者的血流动力学

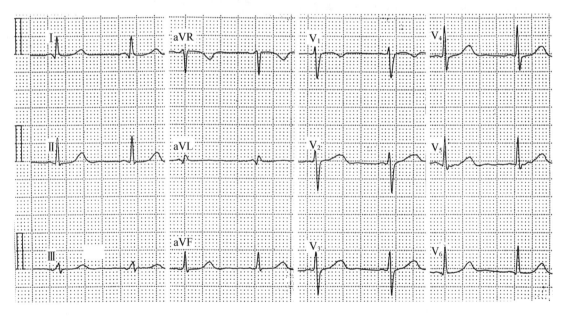

图 44-14　短 P-R 间期心电图

患者女性,49 岁,常规体检。心电图显示,窦性心律(72 次/分),本图特征性改变是 P-R 间期 0.09s(< 0.12s)。仅有短 P-R 间期而不引起阵发性室上性心动过速,不具有临床意义

第五节　与 Q-T 间期有关的综合征

一、长 Q-T 间期综合征

长 Q-T 间期综合征（long Q-T Syndrome, LQTS），亦称 Q-T 间期延长综合征、复极延缓综合征，是一种心室复极延迟的疾病，心电图表现为 Q-T 间期延长超过了心率的预定值，临床上患者易出现晕厥和心源性猝死。1975 年以来这种疾病被统一命名为长 Q-T 间期综合征（LQTS）。

（一）LQTS 的临床表现

20 世纪 70 年代报道的 LQTS 患者以晕厥或心脏骤停为典型的临床症状，在生理和心理应激时诱发，多数患者的心电图上有 Q-T 间期延长。随着对 LQTS 发病机制的研究和认识，除严重病例外，不少患者的病程是良性的，然而猝死的发生目前还不能预测。LQTS 患者出现的头晕、癫痫样发作甚至猝死，都与尖端扭转型室性心动过速（torsade de pointes. Tdp）或心室颤动有关。Tdp 每次发作历时短暂，可自行停止，而快速连续发作则可引起晕厥或猝死。患者发生晕厥大多数是在运动、情绪激动、生气和惊恐时，晕厥一般持续 1～2min。不同家族间的猝死发生率与家族基因型有关。根据国际 LQTS 登记资料，心血管事件的发生率分别为 63%（LQT1）、46%（LQT2）和 18%（LQT3）。40 岁以下 LQTS 患者积累在 3 个基因型中相似，但心血管事件的死亡率不同，LQT3 为 20%，明显高于 LQT1（4%）和 LQT2（14%）。平均 Q-T 间期 LQT3 为（510±48）ms，明显高于 LQT1（490±43）ms 和 LQT2（495±43）ms。

先天性 LQTS 患者心脏性猝死，均与交感神经兴奋性突然增高有关，如体力活动、游泳、听觉受刺激和突发的强烈情感。这些受基因型决定的事件，多丛集于长 Q-T 间期家族中。有趣的是体力活动更容易诱发 LQT1 患者的心血管事件；听觉刺激容易诱发 LQT2 患者的心血管事件；休息和睡眠容易诱发 LQT3 患者的心血管事件，原因还不清楚。已有报道窦性心动过缓、窦性停搏是 LQT3 患者发生心血管事件的诱因，提示与迷走神经兴奋性增高有关。对先天性 LQTS 患者反复发生的晕厥，常规药物治疗无效。对心脏停搏幸存者、先天性耳聋患者、女性 Q-T 间期＞0.60s、严重窦性心动过缓、与有先兆症状的患者存在血缘关系、家庭成员中早年发生过心源性猝死者，应视为猝死的高危人群，均应作为监测的对象。

（二）LQTS 的心电图表现

1. Q-T 间期延长　LQTS 的诊断依据之一是 Q-T 间期和校正的 Q-T 间期（QTc）显著延长（＞0.44s），但延长程度的变异较大，LQTS 患者的 Q-T 间期在 0.41～0.60s，平均 0.49s。LQT1、LQT2、LQT3 的三型 QTc 平均值分别为 0.49s、0.48s 和 0.50s。在三型中 LQT3 的 Q-T 间期和 QTc 延长最大，其中女性 Q-T 间期长于男性。值得注意的是长 Q-T 间期或 QTc 延长仅占 LQTS 总数的 70% 左右，而 30% 左右的 Q-T 间期、QTc 为临界值（0.45～0.46s），12% LQTS 基因携带者的 Q-T 间期、QTc 正常（≤0.44s），其中 LQT1 占 17%、LQT2 占 12%、LQT3 占 5%。

2. T 波电交替　LQTS 患者在休息时可有短暂的 T 波振幅或极性的交替变化，大部分是在心理和生理应激情况下出现，尤其是在尖端扭转型室性心动过速（Torsade de pointes. Tdp）发作前出现，这是心肌电不稳定性和高危风险的标志。1975 年就有人提出 T 波电交替是 LQTS 的第 2 个心电图特征。新近研究发现严重 T 波电交替（逐次心搏的 T 波极性呈双向变化）者，年龄较轻、QTc 间期较长、Tdp 发生率较高，晕厥或猝死发生率也高。一般心电图上不容易发现 T 波电交替，动态心电图发现的机会较多。

3. T 波形态改变　根据临床经验 T 波有多种形态，双向、切迹、双峰等易变性较大。这些 T 波的多变性有助于 LQTS 的诊断，有时比单纯 Q-T 间期延长还更有直接的诊断价值。T 波变化常见于 $V_2 \sim V_6$ 导联，在 V_3、V_4 导联最明显，这些不正常复极现象在伴心脏骤停的患者中最常见（图 44-15 和图 44-16）。

（三）LQTS 基因分型的心电图特点

研究发现，LQTS 病例 ST-T 波形有其特点，与基因类型有一定的联系。识别 ST-T 段改变有助于先天性 LQTS 的基因诊断。2000 年将 LQTS 的 ST-T 改变分为 10 个类型，其中 LQT1 分 4 型，LQT2 分 4 型，LQT3 分 2 型。

1. LQT1 ST-T 改变

（1）婴儿型 ST-T 型，心率较快。ST 段短促与 T 波上升支融合斜直向上，T 波基底部较宽，顶部尖锐，上升支缓慢至顶点处可有切迹，呈非对称状。Q-T 间期可为临界或明显延长，多见于 2 个月至 2 岁的婴幼儿，也可见于 5 岁的儿童。

（2）宽大 T 波，T 波呈单峰状，基底部宽大，ST 段

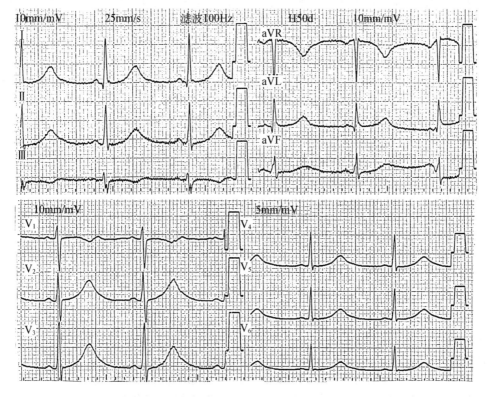

图 44-15　长 Q-T 间期综合征

　　患者女性,58 岁,临床诊断:肝肾综合征。心电图显示,窦性心律(65 次/分),P-R 间期 0.11s,QRS 波正常。此图特征性改变是 T 波宽大、Q-T 间期 0.52s,根据 65 次/分心率校正,校正后的 Q-T 间期 QTc=0.54s(女性最长为 0.44s),故为 Q-T 间期延长

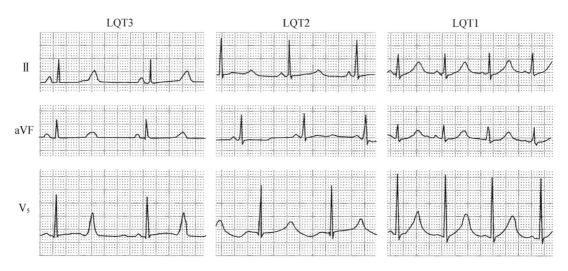

图 44-16　长 Q-T 间期综合征心电图特征(引自文献,作者不详)

　　长 Q-T 间期综合征常见于缓慢心率和长间歇之后发生。临床上常见的长 Q-T 间期综合征(LQTS)是 1、2 和 3 型,LQT1 型常在交感神经兴奋时发生,心电图特点为 Q-T 间期延长、T 波增高,其基底部宽;LQT2 型常在缓慢心律或长间歇之后发生,心电图特点为 T 波低平、出现 U 波;LQT3 型常在夜间无明显交感神经兴奋时发病,易发生夜间猝死,心电图特征为 ST 段延长,T 波窄而高尖

与 T 波上升支融为一体,形成光滑无切迹的胖 T 波。

(3)T 波正常,T 波形态表现正常,Q-T 间期可为正常或明显延长。

(4)晚发正常 T 波,ST 段明显延长,T 波形态正常,Q-T 间期明显延长。

2. LQT2 ST-T 改变　LQT2 的主要心电图特征是多导联双峰 T 波,U 波明显,其表现如下。

(1)明显双峰 T 波,切迹在 T 波顶点。

(2)表浅型双峰 T 波,第二成分(切迹)在 T 波的升支上。

(3)微小双峰 T 波,第二成分(切迹)在 T 波的降支上。

(4)低钾血症双峰 T 波,即低振幅、双峰 T 波、第二成分(切迹)与 T 波融合。

3. LQT3 ST-T 改变

(1)ST 段平直延长伴有晚发的尖窄 T 波。

(2)非对称高尖 T 波,T 波高尖,T 波下降支陡立,呈非对称性,QT 间期正常或明显延长。

(四)LQTS 的诊断标准

1. 积分诊断标准　任何性别的 40 岁以上的人,只要出现发作性晕厥和猝死者均应怀疑为 LQTS;尤其是儿童和年轻人,约 50% 的首发心脏事件在 12 岁前,约 90% 发生在 40 岁以前。运动、情绪激动、愤怒等诱因出现的晕厥和猝死,更应怀疑存在 LQTS 的可能。对怀疑的病例诊断非常复杂,需要评价临床病史和体表心电图以及其他的许多因素。为了比较准确的诊断 LQTS,1985 年提出了积分诊断标准、并在 1993 年进行了修订(表)。分值范围从最小的 0 分到最大的 9 分,把得分值分为三类:≤1 分为低度可能性 LQTS;2~3 分为中等可能性 LQTS;≥4 分为高度可能性 LQTS。但当心率过快时 QTc 可能被过度校正,因此当诊断心率过快的患者或过快心率的婴幼儿时应格外注意。当一个患者根据 Q-T 间期得到 2~3 分时,因其 QTc 值可能随时变化,所以应取得更多的心电图记录对照。在中等可能性 LQTS 的患者中,如近期出现异常征象(Q-T 过度离散、体表标测不正常、运动恢复期出现有切迹的 T 波或超声发现异常)有助于确定诊断。

2. LQTS 的心电图诊断　LQTS 的心电图主要表现是 Q-T 间期长,目前认为女性 QTc≥0.48s,男性 QTc≥0.47s,即可独立诊断 LQTS;女性 QTc<0.43s,男性 QTc<0.41s,即可排除 LQTS;若 QTc 介于 0.41s 到 0.46s 之间,应进一步结合病史、临床表现及其他心电图改变综合判断。心电图上的 Q-T 间期延长和临床上的 LQTS 是两个不同的概念,仅凭 Q-T

间期延长不足以诊断 LQTS,仅可诊断 Q-T 间期延长或结合临床或家族史,诊断为符合 LQTS(某型)的心电图诊断。见表 44-1。

表 44-1　1993 年 LQTS 诊断标准 Schwartz 评分法

	计分
心电图诊断依据特点*	
1. QTc** >0.48s	3
0.46~0.47s(女性)	2
0.45s(男性)	1
2. 尖端扭转型室速(Tdp)***	2
3. T 波电交替	1
4. 3 个导联中有切迹型 T 波	1
5. 静息心率低于同龄的正常值	0.5
临床病史	
1. 晕厥****	
与体力或精神有关	2
与体力或精神无关	1
2. 先天性耳聋	0.5
家族史+	
1. 家族中有确定的 LQTS 患者	1
2. 直系家族中有<30 岁发生不明原因猝死	0.5

评分:≤1 分,LQTS 的诊断可能性小;

2~3 分,LQTS 的诊断为临界型;

≥4 分,LQTS 的诊断可能性大;

* 排除药物或其他疾病对心电图的影响;

** QTc 为采用 Bazett 公式得出的 QT 计算值,即 QTc $=QT/\sqrt{RR}$;

*** 若 Tdp 与晕厥同时存在,计分只取两者之一;

+ 如果某一家族成员同时具备 1、2 两项,计分只取两者之一;

LQTS 计分≥4 分。

(五)LQTS 心律失常的电生理学机制

1. 早期后除极(EAD)　EAD 是复极 2 相或 3 相发生的电位震荡而使复极波畸形、APD(动作电位时间)延长,达到阈值时可诱发触发活动引起心律失常。任何原因导致外向电流减小(如钾电流减少)和(或)内向电流增加(如钠电流、钙电流、钠、钙交换内向增加)均可引起 EAD。已知 LQT1、LQT5、LQT2 的基因突变均使外向钾电流减少,LQT3 为内向钠电流增加,所以三者均可发生 EAD。当 EAD 的振幅达到阈电位时,会引起触发活动,并且 EAD 使 APD 延长,增大心室复极的不均一性,易于折返激动的形成,从而引起 Tdp 的发生。

2. 折返激动　心室存在心外膜、M 细胞、浦肯野纤维和心内膜4种细胞。不同心肌细胞上离子通道的密度不同,所以不同心肌细胞动作电位的形态、时程各异,对细胞外环境及药物的反应不同,形成心室复极的不均一性。由于心肌是一种分化特异的合胞体细胞群,正常情况下耦联很好,各种细胞的复极趋于一致,心室离散度小。但在病理状态下,细胞耦联削弱,心室复极离散度明显增大,其中M细胞尤为突出,由此形成折返环路,诱发心律失常。

3. 肾上腺素能刺激对心室复极的影响 肾上腺素能刺激对复极的影响是双向的,Abildskov从动物实验中发现短暂刺激交感神经或快速注射肾上腺素可引起一过性Q-T间期延长,但是延长刺激交感神经时间或减慢注射肾上腺素的速度可引起Q-T间期缩短。肾上腺素可使正常人的QTc延长并为剂量依赖性。当其注射浓度>80ng/(kg·min)时,可出现血钾降低,低钾也可使复极延长。实验证实当外向电流受阻时,肾上腺素能刺激可诱发EAD。LQT1和LQT2患者存在外向电流障碍,因而肾上腺素能刺激有可能诱发EAD。

4. Tdp发生机制 Tdp是一种多形性室性心动过速,一般有自限性;临床表现为一过性晕厥,也可引起心室颤动而猝死。Tdp的发生可能与EAD的触发活动和(或)复极的不均一性增大引起折返激动有关。动物实验证实多源性EAD的触发活动可产生酷似Tdp的心电图特征,而EAD易在浦肯野纤维和M细胞上发生。

(六)LQTS的治疗

1. 短期治疗 短期治疗的目标主要是预防和终止Tdp的发作。已发作的Tdp不能自行终止而导致血流动力学障碍,应立即施行电复律,并纠正电解质紊乱和补镁、补钾。这对于先天性LQTS和获得性LQTS都适用,临时静滴肾上腺素仅用于获得性LQTS。

2. 长期治疗 长期治疗是针对先天性LQTS患者而采取的治疗措施。治疗的目的是缩短Q-T间期,预防Tdp的发作。先天性LQTS患者所供选择的治疗措施包括口服β受体阻滞药,置入永久心脏起搏器和心脏转复除颤器(ICD)。

(七)临床意义

LQTS是基因型疾病,是心脏性猝死的原因之一。有报道LQTS的患者30%~40%的首发症状是猝死,而且也无法预测那些无症状的患者会不会发生心脏事件。目前一些临床医师和心电图工作者常忽视Q-T间期的重要性,阅读心电图时两眼只盯着ST-T段改变。不少长Q-T间期患者被漏诊,一些严重心

律失常的患者、发生猝死的患者找不到病因,得不到正确的治疗。因此,在阅读心电图时不能忽视Q-T间期的测量,对先天性耳聋的患儿、有晕厥病史者、T波电交替的患者及家族中有猝死的患者等高危人群,应重视Q-T间期的监测和积极治疗。

二、短Q-T间期综合征

短Q-T间期综合征(short Q-T syndrome, SQTS)是指从QRS波起至T波结束的时间过短,且伴有心律失常、晕厥甚至猝死的一组病症,是一种单基因突变引起的心肌离子通道功能异常而导致恶性心律失常的遗传性疾病。短Q-T间期综合征是近几年才被医学界逐渐认识和确定的一个新的有猝死危险的综合征。

早在1993年,Algra提出了短Q-T间期与心源性猝死(SCD)的相关性,未引起临床重视。2000年Gussak等报道一家系3名成员的心电图有短Q-T间期现象,他们结合1例37岁反复晕厥而猝死女性患者的短Q-T间期(262ms)现象,提出了短Q-T间期综合征的命名。2002年Gussak等进一步综述了短Q-T间期现象并提出其可能的分子机制,区分了非频率依赖型短Q-T间期综合征与慢频率依赖型短Q-T间期综合征。前者Q-T间期缩短呈持续性,不随心率变化而改变,后者心率减慢时,Q-T间期反而缩短。2003年Gaita等报道基础心电图Q-T间期短(≤300ms)的两个家系,均有心脏猝死的家族史,证实了短Q-T间期综合征的家族聚集性。家族成员中的症状轻重不等,轻者无症状或仅有心悸、头晕和房性心律失常,重者出现室性心律失常、晕厥或猝死。

(一)短Q-T间期综合征的发生机制

短Q-T间期引起心律失常,尤其是心室颤动和心房颤动的机制,一般认为是由于心脏各个部分的复极不均匀,导致复极离散度增加,容易发生折返从而导致室性心动过速以及心室颤动、心房颤动的发生。

多数学者认为参与心室复极的多种离子通道蛋白的突变,可能是导致Q-T间期缩短的基础。根据现有的基础电生理推测,任何引起心肌细胞复极过程中外向离子流强度与密度增加或动力学过程的加快;任何引起内向离子流强度与密度的降低或动力学过程减慢的基因突变,都可能导致动作电位时限、有效不应期和Q-T间期缩短,进而引起心房肌和心室肌的易损性增加,都可能是短Q-T间期综合征的分子生物学基础。Brugada等研究提示,表达心脏快速激活的延迟整流钾电流(I_{kr})通道的HERG基因(KC-NH2)突变可能与短Q-T间期综合征相关。新近

Chloe 等研究发现基因*KCN1*的突变也可导致短 Q-T 间期综合征，但需进一步的研究证实。Brugada 等以突变基因在人肾胚细胞进行异种表达后，应用膜片钳进行全细胞钳制的研究结果表明：I_{kr} 的功能增益和内向整流性质的丧失，是短 Q-T 间期综合征患者的动作电位时限、不应期和 Q-T 间期缩短的根本原因。有效不应期是代表心房肌和心室肌易损性的参数，但仅有不应期的缩短并不意味着就会出现心律失常，心肌有效不应期的缩短仅是短 Q-T 间期综合征者易于发生室性心动过速、心室颤动和心房颤动的前提之一。室性心动过速、心室颤动和心房颤动的持续，通常还需要折返机制来维持。因此，Brugada 等推测，短 Q-T 间期综合征者除 Q-T 间期和不应期缩短外，心室壁或心房壁跨壁不应期的离散度，也是患者发生室性心动过速、心室颤动和心房颤动的又一个前提。

短 Q-T 间期患者 T 波常表现高而尖、且对称，T 波顶点到终末的延长，表明跨壁复极离散度增加。Extramiana 和 Antzelevitch 在犬左心室楔形组织，利用 Pinacidil 模拟短 Q-T 间期综合征，来验证这一假说，该研究证实了跨壁复极离散度与多形性室性心动过速之间的相关性。

(二)短 Q-T 间期综合征建议诊断标准

1. 心电图必须具备以下 1 项：①Q-T 间期＜300ms；②QT/QTp＜88%，其中 QTp 为 Q-T 间期预测值，QTp(ms)=656/(1+心率/100)；③QTc≤320ms。

2. 临床至少具备以下 1 项表现：①有猝死家族史；②有/可诱发心房颤动/室性心动过速/心室颤动；③有黑矇、晕厥、心脏停搏或猝死史。

3. 必须排除可引起继发性 Q-T 间期缩短的病因或诱因。

4. 心脏各项检查，包括心脏超声、磁共振(MRI)、运动试验及尸检，均未发现器质性心脏病证据。

(三)心电图表现

1. Q-T 间期明显缩短　目前报道的大部分短 Q-T 间期综合征的病例，Q-T 间期均＜300ms。在正常生理情况下 Q-T 间期有频率依赖性，即 Q-T 间期随心率增快而缩短，反之而延长。然而短 Q-T 间期综合征的患者 Q-T 间期无频率依赖性，在心率降低时 Q-T 间期仍然缩短，此为短 Q-T 间期综合征的主要特征。从近年报道的短 Q-T 间期综合征的几种基因及其心电图表现分析，存在着基因型和表现型的交错，即同一基因型患者心电图表现则不同；相同的心电图表现则基因型不同。目前尚未能明确各种基因型的心电图特点。

有学者将短 Q-T 间期综合征的心电图表现分为三型：①A 型，ST 段与 T 波时限均缩短，同时伴高尖 T 波，易发生房性和室性心律失常；②B 型，以 T 波高尖和时限缩短为主，ST 段改变不明显，易发生房性心律失常；③C 型，以 ST 段缩短为主，T 波时限缩短不明显，易发生室性心律失常。这种分型是否有不同的离子通道基础，尚不清楚，在治疗上有没有区别尚待进一步研究。

2. ST-T 改变　短 Q-T 间期综合征患者 ST 段常缺失，半数以上胸前导联 T 波高尖对称，也有非对称的高尖 T 波，T 波降支陡峭。有报道 T 波峰-末间期(T_p-T_E)延长，提示心室肌细胞的跨壁复极离散。

3. 心律失常　主要为心房颤动、室性心动过速、心室颤动。文献报道，从缓慢心律失常到快速心律失常均可发生，提示病变可能累及多种心肌组织。缓慢型心律包括窦性心动过缓、窦性停搏、窦房阻滞、房室阻滞、交接性逸搏等；快速型心律失常包括房性早搏、房性心动过速、心房扑动、心房颤动、室性早搏、室性心动过速、心室扑动和心室颤动。患者可以某种心律失常为主，也可多种心律失常并存(图 44-17)。

(四)特发性与继发性短 Q-T 间期综合征的区别

1. 特发性短 Q-T 间期综合征患者的 Q-T 间期缩短是持续性的终身存在，与心率快慢无关；继发性的 Q-T 间期缩短，仅在相关疾病或某些诱因下的特定时间段内出现，祛除病因或诱因 Q-T 间期可恢复正常，而且有一定的频率依赖性。

2. 特发性短 Q-T 间期综合征患者的 Q-T 间期明显缩短，QTc 间期＜300～320ms，Q-T/QTp＜88%；继发性的 Q-T 间期缩短仅短于正常范围的下限，且为短暂性。

3. 特发性短 Q-T 间期综合征的患者有相关的基因错义突变或异常以及多个临床特点，如猝死家族史、心房颤动史、晕厥反复发作或猝死等；继发性 Q-T 间期缩短无相关基因错义或异常，在相关病症消除或演变后，相应的 Q-T 间期缩短亦随之消失，临床症状可消除。有个别患者临床症状随病情、疾病进展而恶化。

(五)短 Q-T 间期综合征的临床症状

不同家系甚至同一家系患者具有不同的临床特征。短 Q-T 间期综合征患者高发猝死可出现在各个年龄段，发生猝死之前往往没有晕厥和心律失常发生史。从目前小规模调查，约 62% 的患者有症状。心脏停搏发生率高达 34%，其中约 28% 的患者为第一症状。

临床症状取决于所并发的心律失常类型与伴发的其他系统的异常情况，轻者可无症状，或仅有心悸、

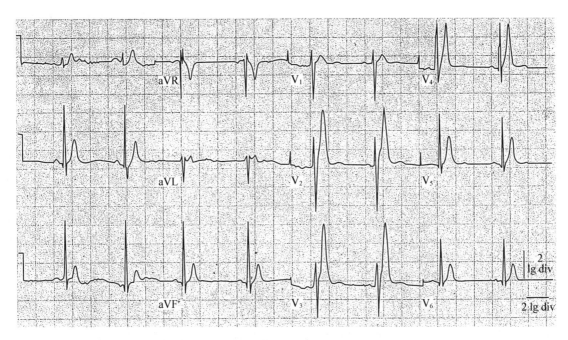

图 44-17 短 Q-T 间期综合征心电图特征（引自文献，作者不详）
ST 段近乎消失，T 波高尖不对称

头晕，重者反复发生晕厥和心脏性猝死。常见的首发症状有心房颤动引起的心悸，或室性心律失常引起的晕厥到猝死。文献报道，短 Q-T 间期综合征患者既可仅有 Q-T 间期持续缩短而不出现症状；又可以心脏性猝死为首发症状。说明短 Q-T 间期综合征和长 Q-T 间期综合征、Brugada 综合征一样，可能有基因突变不完全外显的临床表现型的不均一性，从无症状到猝死之间，说明短 Q-T 间期代表了 1 个较宽的临床病谱。

大部分短 Q-T 间期综合征者具有明显的晕厥和猝死的家族史，但也有散发的病例出现。从性别上看男女发病人数相近，提示短 Q-T 间期综合征是以常染色体显性遗传方式传递。从发病年龄上看，小至婴幼儿，大到 80 岁以上的老人。有些婴儿出生后第 1 年内就发生心脏性猝死，提示短 Q-T 间期综合征可能是新生儿猝死症状的一个重要原因。

(六)电生理检查

短 Q-T 间期患者心房和心室的有效不应期均有明显缩短，程序刺激（$S_1S_2S_3$）期间，在不同的位点和不同基础刺激周长下，接受检查患者（两个家属共 4 例）心室有效不应期均 <0.17s，心室肌易损性增加，诱发单形性室性心动过速的概率增加。对于部分有阵发性心房颤动者，心房的有效不应期也常有明显的缩短，心房程序刺激期间常诱导出心房颤动。

(七)短 Q-T 间期综合征的治疗

短 Q-T 间期的治疗仍在探索中，按治疗对象不同可分为现症治疗与后代治疗。现症治疗的目的在于延长 Q-T 间期，消除心律失常和猝死的危险因素；对后代的治疗在于矫正异常基因，消除遗传学基础。现症治疗的方法有如下。

1. **电复律和除颤** 基于短 Q-T 间期有较高的猝死率，许多学者主张安装置入式心律转复除颤器（ICD），特别是有晕厥史、心脏骤停史和阳性家族史者，但需注意由 T 波误感知所致的不适当的放电，应调节相关触发阈值和敏感性等参数。

2. **药物治疗** 接受置入 ICD 的患者应首先奎尼丁治疗，奎尼丁能延长 Q-T 间期防治发生快速性心律失常。目前报道静脉滴注或口服维拉帕米能成功防治心律失常，静脉滴注利多卡因反而使患者发生频繁晕厥。相反还有报道使用维拉帕米无效，而大剂量利多卡因和普罗帕酮可终止室性心动过速，口服美西律可预防心律失常的发生。

3. **射频消融** 郭成军等报道 1 例男性 22 岁患者 Q-T 间期缩短，其父猝死。因反复发生黑矇和室性心动过速，进行电生理检查，于左心室后乳头肌与室间隔相交处的心室波前后记录到多个高频电位。室性心动过速时高频电位总在心室波前，此处逐一消融多个高频电位后，室性心动过速频率渐减慢，最终终止。消融直至多个高频电位消失后，不再诱发室性心动过速、心室颤动，随访 2 年无心律失常发作。此为治疗短 Q-T 间期综合征新增加了一种治疗手段。

三、继发性短 Q-T 间期综合征

短 Q-T 间期综合征分继发性（获得性）（sencondary short Q-T syndrome）和特发性（遗传性）两种，前者系指后天病因或诱因引起的暂时性 Q-T 间期缩短，去除相关病因或诱因后，Q-T 间期可自动恢复正常。相关的病因及诱因有洋地黄的毒性作用、高钙血症、高钾血症、急性心肌梗死超急性期、变异性心绞痛、脑血管意外、甲状腺功能亢进、高温、低温、酸中毒、有机磷中毒、服用激素类药物（乙酰胆碱、儿茶酚胺、雄激素等）以及自主神经功能失衡等。上述病因和诱因在特别的情况下亦可引起致命性心律失常或死亡，如急性心肌梗死超急性期、心脏骤停复苏后、冠心病心脏停搏前，不明原因心脏骤停复苏后、肺结核大咯血死亡前等，均记录到短 Q-T 间期的报道。

（一）继发性短 Q-T 间期建议诊断标准

心电图上具备下列一条可考虑诊断继发性短 Q-T 间期综合征。

1. 成人心率 60～100 次/分时，Q-T 间期＜270～330ms。

2. QT/QTp＜88%。

3. QTc 间期≤320～340ms。

4. 无猝死家族史 HERG（KCNH2）等基因错义突变。

（二）继发性短 Q-T 间期发生机制

继发性短 Q-T 间期综合征发生机制尚未完全明确。目前认为是一种获得性心脏离子通道病，与相关病因或诱因使心肌细胞动作电位 2 相和（或）3 相时程短暂加速相关。常见的病因或诱因如下。

1. 洋地黄中毒致短 Q-T 间期综合征 洋地黄作用或中毒时所看到的 ST-T 呈鱼钩样改变或出现的各种心律失常多被人关注，而出现的 Q-T 间期缩短常被忽视。事实上 Q-T 间期缩短与洋地黄作用和心律失常是共存的。洋地黄可使心室肌动作电位 2 相缩短以致消失，且可减少 3 相坡度，因而使心室肌动作电位时限和 Q-T 间期缩短。其发生机制可能与洋地黄促进 I_{ca-L} 内流和 I_k 外流有相关。同时在中毒剂量时可增加交感神经系统活性等，亦参与了缩短 Q-T 间期的作用。上述作用机制使中毒细胞静息电位降低，易于发生延迟后除极和异位自律性增高，可致多种心律失常，其中室性心动过速发生率 8%～10%。

2. 高钙血症与短 Q-T 间期综合征 高钙血症可使 Ca^{2+} 内流增快，细胞膜对 K^+ 的通透性增高和 K^+ 的外流加速，导致心室肌细胞动作电位 2 相、3 相和 Q-T 间期缩短。有时 T 波可始于 QRS 波群终末部的 J 点，表现为无 ST 段，甚至出现 J 波。基于心室肌中 M 细胞不仅在 Q-T 间期中起决定作用，而且对细胞内 Ca^{2+} 浓度十分敏感，常可诱发后除极和触发心律失常。故在高血钙危象（血钙＞3.75mmol/L，15mg/dl）时，可出现心室颤动等致命性心律失常。

3. 高钾血症与短 Q-T 间期综合征 高钾血症时 T 波高尖呈"帐篷"状，甚至引起"损伤电流"样巨 R 波。在轻度血钾增高（5.6 mmol/L）时，T 波基底部变狭窄，致 Q-T 间期缩短。其发生机制可能为高钾血症时，心肌细胞对 K^+ 通透性增加，使 3 相复极加速而致动作电位时限和 Q-T 间期缩短。当血钾进一步增高时，Q-T 间期可逐渐延长。高钾血症对心肌细胞的兴奋性和传导性的影响呈双向性，在血钾增高的早期静息膜电位负值减少，使膜电位与阈电位的差距减少，导致心肌细胞兴奋性增高；而当血钾进一步升高时，可使阈电位负值增加，使膜电位和阈电位的差距增大，导致心肌细胞兴奋性降低。同时，动作电位和 Q-T 间期的缩短或延长，均可使心肌细胞间不应期离散度改变。重度高钾血症（≥9～10mmol/L）时，常引起多种心律失常，甚至使全心停搏或心室颤动。

4. 低温与短 Q-T 间期综合征 低温时（如深低温麻醉心外手术等）常出现特征性 J 波，又称 Osborn 波。J 波多出现在以 R 波为主的导联，在复温过程中常伴有 Q-T 间期缩短。其发生机制可能为低温时 Ca^{2+}-ATP 酶和 Na^{2+}-K^+-ATP 酶活性降低，使细胞内 Ca^{2+} 泵和肌浆网对 Ca^{2+} 的摄取能力下降、Na^{2+}-K^+ 交换受限和 Na^{2+}-Ca^{2+} 交换增加，引起细胞内 Ca^{2+} 积聚和细胞膜内电位升高，导致 2 相复极异常，出现 ST 段上抬形成 J 波和 ST 段缩短。低温性 J 波和短 Q-T 间期时，因心肌细胞内 Ca^{2+} 浓度增高，易引起触发激动而诱发室性心动过速和心室颤动。

5. 急性心肌梗死超急性期与短 Q-T 间期综合征 心肌梗死的超急性期以及变异型心绞痛发作时，心电图上常出现 T 波高耸伴 ST 段抬高形成单向曲线，偶有出现 Q-T 间期缩短。其可能机制为心肌急性缺氧、缺血、损伤后，导致 Ca^{2+} 内流增加，促使 M 细胞等动作电位 2 相平台期缩短或消失，3 相快速复极提前。有作者报道动作电位时程缩短 60%～80%，而导致 Q-T 间期缩短。同时，心肌缺血损伤区与非损伤区之间的复极离散度明显增加，极易引起致命性心律失常。根据报道，急性心肌梗死猝死病例 60% 发生在起病后 1h 内，其中大多数与超急性期诱发的心室颤动有关。

6. 其他原因与短 Q-T 间期综合征 继发性短

Q-T 间期综合征中,酸中毒时可能引起细胞内 K^+ 外流和儿茶酚胺分泌增多;高温、合成类固醇激素、早复极综合征、甲状腺功能亢进、心动过速和自主神经失调时亦可能引起儿茶酚胺分泌增多,通过受体离子通道等作用,出现 Q-T 间期缩短而致恶性心律失常,其确切发生机制尚不清楚。

(三)继发性短 Q-T 间期综合征的治疗

1. 病因治疗 除去病因是治疗继发性短 Q-T 间期综合征的根本方法,如立即纠正洋地黄中毒、高钙血症、高钾血症、低温状态及急性心肌缺血等继发性短 Q-T 间期综合征的相关病因和诱因,才是使短 Q-T 间期恢复至正常的关键,亦是防治致命性心律失常的发生和改善预后的根本措施。

2. 抗心律失常治疗 继发性短 Q-T 间期曾发生过或正在发生心律失常时,应实时地进行心电监测,根据情况采取药物、电复律等治疗。

第六节 与 ST 段有关的综合征

Reynold 综合征

Reynold 综合征(Reynold syndrome)是指一些健康人,在安静状态下,心电图上 ST 段完全正常。如果站立或过度通气时出现 ST 段压低,运动过程中 ST 段压低进一步加重,运动达到终点时异常的 ST 段又恢复正常的一种现象。这种状况首先在一名叫 Reynold 的患者中发现,Ellestad 等将此现象称为 Reynold 综合征。

(一)发生机制

交感神经张力增高、血管调节能力差、心率易变性大,是本征患者 ST-T 段容易改变的原因。

(二)心电图表现

1. 安静状态下,心电图 ST 段正常。

2. 站立或过度呼吸时,ST 段压低。

3. 运动试验 ST 段压低进一步加重,运动达到终点时 ST 段又恢复正常。

(三)临床意义

患者站立或轻度活动就能引起窦性心动过速,ST-T 段异常,故常疑有心肌缺血,但冠状动脉造影结果正常。心导管检查发现:心排血量高于正常人,而动、静脉氧差较小,经口服 β 受体阻滞药可改善上述出现的心电现象,预后良好。

第七节 与心律失常有关的综合征

一、R on T 综合征

R on T 综合征(R on T syndrome)是指室性早搏骑跨在前 1 个心搏的 T 波上,即 T 波上的室性早搏引起室性心律失常的一组病征。

(一)发生机制

室性早搏之所以会发生在前 1 个心搏的 T 波上,其原因不外乎如下。

1. 室性早搏提前的程度显著,距前 1 个心搏的距离过短。

2. 由于前 1 个心搏的复极延迟,致使 Q-T 间期明显延长。这种现象之所以被人重视,是因为早搏落在前一个心搏复极相的易损期,有诱发致死性心律失常的危险,故把这种现象称之为综合征。

(二)分型

Pick 及 Langendorf 将本征分 A 型和 B 型。

1. A 型 R on T 综合征 引起的室性心动过速是由配对时间短的室性早搏所诱发,即早搏指数≤1.0[(R-R')/(Q-T)≤1.0]。有报道急性心肌梗死的病例,早搏指数≤0.8 者,77% 发生室性心动过速,早搏指数在 0.8~1.0 者,1/3 的病例在几天或几周内发生室性心动过速或心室扑动。A 型 R on T 综合征基本心律的 Q-T 间期多正常,当早搏的配对时间缩短时,R on T 现象可能是形成室性心动过速的原因。

2. B 型 R on T 综合征 引起的室性心动过速是由于室性早搏前一个心动周期延长所致。其配对时间恒定,早搏前心搏的 Q-T 间期延长,超过配对时间,出现 R on T 现象。当室性早搏的前心动周期延长时,则可发生连续性室性早搏,形成阵发性室性心动过速。当室性早搏的前心动周期缩短时,则发生孤立性室性早搏。B 型 R on T 综合征多发生在高度房室阻滞、应用普鲁卡因酰胺或奎尼丁、低钾血症、低温、颅内疾病、遗传性 Q-T 间期延长综合征的病例中。上述病例易导致室性心动过速、心室颤动或尖端扭转型室性心动过速。

二、P-on-T 综合征

P-on-T 综合征(P-on-T syndrome)是指房性 P 波

落在其前的 T 波上,引起房性心律失常等的一种心电现象。

(一)发生机制

异位 P 波落在 T 波的位置越靠近 T 波的峰顶,发生心房颤动的可能性越大。此时心房肌细胞的不稳定和易变性增大,复极的延缓和非同步性增加,易形成折返现象。异位 P 波落在 T 波降支上,容易诱发联律性早搏或房性心动过速。

(二)心电图表现

根据房性早搏提前程度不同,可有房性早搏未下传心室、房性早搏 P-R 间期延长、房性早搏诱发房性心动过速或心房颤动等表现。

三、R-on-P 综合征

R-on-P 综合征(R-on-P syndrome)是指舒张晚期的室性早搏发生在 P 波上,引起室性心律失常的一组病征。近期不少报道,室性早搏出现在 P 波上发生恶性心律失常的危险性高于 R-on-T 现象。国外一组资料统计,225 例急性心肌梗死的心电连续监护,发生 R-on-T 引起室性心动过速占 20%,而 R-on-P 现象引起室性心动过速者占 44%。国内文献报道,R-on-T 和 R-on-P 现象引起的室性心动过速分别为 17.5% 和 40%。

(一)发生机制

R-on-P 现象引起快速性室性心动过速的机制尚不清楚,可能与下列因素有关。

1. 机械因素,心房的机械收缩牵拉心室,使心室局部儿茶酚胺增高,导致心室内异位兴奋点增高,促发折返性室性心动过速。

2. 心房肌机械收缩拉长了浦肯野纤维,使膜电位和阈电位降低,则发放激动时所需的电位也低,只需 3~8mV 的电位就可以引起室性激动,故容易诱发室性心律失常。

3. 心房和心室同时激动,影响了心脏的正常传导顺序,造成了心肌复极离散,也是诱发室性心律失常的原因。

(二)心电图表现

P 波上出现室性早搏。

(三)临床意义

R-on-P 现象诱发的室性心律失常,大部分见于有器质性心脏病者,尤见于急性心肌梗死时。但是这些病的本身就是造成室性心动过速的主要原因,国内学者黄大显教授则认为 R-on-P 现象,只不过是室性早搏与窦性 P 波在发生时间上的一种巧合,所发生的室性心动过速未必与 R-on-P 现象有关。

四、心动过速后综合征

心动过速后综合征(post-tachcardia syndrome)指持续较久的阵发性心动过速后,转为窦性搏动时出现的 ST 段或 T 波异常改变。

(一)发生机制

该征可能是由于较长时间的心动过速,引起心肌缺氧及代谢障碍,或自律性增高的区域复极过程发生了改变所致。

(二)心电图表现

约 20% 的病人原 T 波正常,心动过速后出现 T 波倒置,酷似心内膜下心肌梗死。部分病人可见 ST 段呈缺血性改变,Q-T 间期延长。

对本征的诊断,必须明确在心动过速发作前,心电图上无 ST 段或 T 波异常改变(图 44-18,图 44-19)。

(三)临床意义

如病人心动过速前无严重器质性心脏病,心动过速后 ST-T 段改变一般在数小时或 3~4d 消失,个别病人可持续 1 周以上。心动过速时如出现心绞痛,心动过速后出现 ST 段或 T 波异常,应视为心肌缺血所致,相当于运动试验阳性。

五、快-慢综合征

20 世纪 60—70 年代 Ferrer 和 Kaplan 等在描述病窦综合征时又命名了两个亚型,即"慢快综合征"与"快慢综合征"。快-慢综合征(tachycardia-bradycardia syndrome)的特点是在以窦性心律为主的基础上经常出现反复性阵发性心房颤动。心房颤动结束后常出现超过 3s 的窦性停搏,或伴有持续时间不等的窦性心动过缓、交接性逸搏或逸搏心律。

(一)发生机制

快-慢综合征的发生机制尚不完全清楚,杨延宗等认为快-慢综合征是"急性或继发性病窦综合征"。其根据如下。

1. 在平时窦房结功能正常的情况下,心房颤动发作时快速的心房率会引起心房肌局部释放乙酰胆碱增多,并在局部蓄积,增加窦房结起搏细胞 K^+ 的外流,细胞外钾离子浓度增加,使舒张期电位负值增大,动作电位 4 相坡度降低,窦房结细胞的自律性下降。

2. 快速的心房率对窦房结细胞的自律性有直接的抑制作用。

3. 快速的心室率会导致窦房结供血不足,也会影响窦房结细胞的自律性。当心房颤动不再反复出

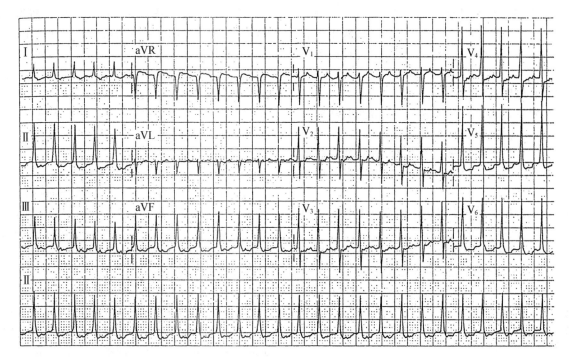

图 44-18 阵发性房室折返性心动过速

患者男性,16 岁,临床诊断:阵发性心慌原因待查。心电图显示室上性 QRS 波快速匀齐出现,R-R 间期绝对规整,心室率 187 次/分,各导联 ST 段和 T 波升支处可见逆行 P⁻ 波,R-P⁻ 间期 0.14s,R-P⁻ 间期<P⁻-R 间期。提示房室折返性心动过速

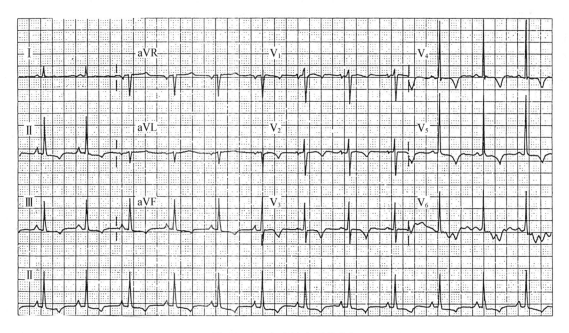

图 44-19 心动过速后综合征

与图 44-18 为同一患者的心电图,心动过速发作后,心电图显示:窦性心律,P 波高尖,P_{II}＝0.25mV,$Ptfv_1$＝-0.03mm/s,T 波广泛倒置,提示这种 T 波改变属于"心动过速后综合征"

现后,窦房结的功能自然会恢复正常,故认为一部分表现为阵发性心房颤动和快-慢综合征的"病窦综合征"是可逆的,心房颤动消除后,快-慢综合征的预后良好,不需要置入永久性心脏起搏器。

(二)心电图表现

1. 在稳定的窦性心律间期,窦房结变时功能正常,即运动后心率可增快至90~100次/分以上。

2. 平时心电图上可见房性早搏、短阵性房性心动过速和心房扑动,病程早期的心房颤动多为阵发性。

3. 在无心房颤动发作时出现间歇性窦性心动过缓或显著窦性心动过缓(<50次/分)。

4. 窦性停搏均出现在心房颤动终止后,窦性停搏时间不等,与心房颤动持续时间长短无关。

5. 对抗心律失常药物敏感,低剂量即可出现严重窦性心动过缓和心房颤动发作后窦性停搏加重。

六、慢-快综合征

慢-快综合征(bradycardia-tachycardia syndrome)是病窦综合征的常见类型之一,是以缓慢心律为基础心律,以阵发性心房颤动为最常见的快速性心律失常,以慢性心房颤动为病窦综合征的终末期表现的一组病征。1975年由Blomer命名,在病窦综合征中约占2/3,以老年人发病率最高。

(一)发生机制

发生机制尚不太清楚,一般认为在窦房结功能降低的情况下,窦房结以外的心房组织甚至心室等组织因疾病原因,电生理特性改变,兴奋性增高。

(二)心电图表现

1. 慢心律时,以显著的窦性心动过缓为最常见。其次为慢心室率性心房颤动。

2. 快心律时,以阵发性心房颤动为最多见,其次为心房扑动、阵发性房性心动过速。

(三)慢-快综合征与快-慢综合征的鉴别

慢-快综合征的主导心律以缓慢的窦性心律为主,在心房颤动、心房扑动或房性心动过速发作前,心电图上有窦性心动过缓、窦性停搏、窦房阻滞的证据,在快速性房性心律失常终止后出现长的间歇也是其特征之一。快-慢综合征的特点是在稳定的窦性心律期间,窦房结的变时功能正常,即运动后心率可增快至90~100次/分以上;在房性心动过速后常出现超过3s的窦性停搏。

(四)治疗

对有症状的窦性心动过缓患者,可选择提高心率的药物,如β受体兴奋剂、茶碱类药物等;对快速性房

性心律失常患者可选用一些抗心律失常药物。但提高心率的药物和降低心率的药物均不宜常用,否则会起到相反作用。有条件的患者可置入VVI或具有自动模式转换功能的双腔、双房或抗心房颤动的永久性心脏起搏器,然后可服用抗心律失常药物。部分患者仍不能满意控制心房颤动等房性心律失常时,可施行导管射频消融消除。

七、Andersen-Tawil 综合征

Andersen-Tawil综合征(Andersen-Tawil syndrome)是指有典型的面部和手足畸形的体征,同时伴发周期性麻痹及心电图表现宽大U波、QTc、QUc间期延长、出现心律失常的一组综合征。

(一)发病机制

绝大多数病例发病机制是KCNJ2基因突变,使钾离子通道2蛋白(Kir2.1)电流减少,引发迟后除极和室性心律失常。KCNJ2基因编码内向整流钾离子通道2蛋白(Kir2.1)是目前唯一被认为是Andersen-Tawil综合征的相关致病基因。

(二)心电图表现

1. 宽大U波、QTc间期轻度延长,QUc间期显著延长。

2. 常伴发室性早搏、多形性室性心动过速或双向性室性心动过速。

(三)临床表现

面部和手足畸形,如眼距宽、低耳郭、小下额,第5指(趾)弯曲畸形,第2、3并指(趾)弯曲畸形,身材矮小和脊柱侧弯等体征。

(四)诊断

具备以下3项中2项便可诊断:①周期性麻痹;②有症状的心律失常或心电图可见宽大U波、QTc或QUc间期延长;③有典型面部及手足两种畸形。

(五)临床意义

Andersen-Tawil综合征比较罕见,患者多在1~10岁或10~20岁时出现心脏症状和运动障碍,如心悸或晕厥,少数没有症状,极少数发生心脏猝死。这些患者在发生周期麻痹时血清钾多有变化,可以是高钾血症,可以是低钾血症,也可以正常。对于高危患者应慎用抗心律失常药物,特别是一类抗心律失常药物;对于室性心动过速伴晕厥者,可行导管射频消融或置入埋藏式心律转复器(ICD)。

八、J波综合征

正常情况下,心肌除极的方向由心内膜向心外膜进行,复极时由于受压力和温度的影响等,则由心外

膜面向心内膜面进行,结果后除极的心肌反而先复极。最后除极和最早复极的过程存在一定的过渡区,持续时间约 10ms,表现在心电图上为 QRS 波与 ST 段交接处的一个突发转折点,即 J 点。J 点通常位于基线水平,标志心室除极的结束和复极的开始。1953 年 Osborn 研究表明,在某些生理和病理情况下过渡区会增宽,即出现 J 点从基线偏移,形成具有一定幅度和宽度的顿挫波,称为 J 波。

(一)J波的流行病学

J 波在普通人群中检出率为 $2.5\% \sim 18.2\%$,多见于早复极综合征,称为"生理性 J 波"。在高钙血症、低体温、急性心肌缺血、脑外伤、蛛网膜下腔出血等特殊病理情况下出现 J 波明显增高($\geqslant 0.1mV$)、增宽($\geqslant 20ms$),称为"病理性 J 波"。在器质性心脏病患者中的检出率高达 $27.3\% \sim 34.6\%$。

(二)J波的病理生理

2004 年以来,严干新和崔长琮研究组研究证明,急性心肌缺血早期发生心室颤动的机制是,瞬时外向钾电流(Ito)增大导致 2 位相折返,并提出了 J 波综合征的概念。J 波成为临床上许多综合征,像 Brugada 综合征、早复极综合征和特发性心室颤动(或称夜间猝死综合征)的心电图标志。J 波的细胞和离子流机制在 Brugada 综合征、特发性心室颤动,甚至 ST 段抬高的心肌梗死所致的心源性猝死的发生中发挥着重要作用。因此这些临床综合征可以统称为瞬时外向钾电流(Ito)介导的 J 波综合征。离子流的基础是 Ito 明显增加,电生理基础都是心外膜与心内膜(包括 M 细胞)电位差增大和产生 2 位相折返,容易诱发心室颤动和心源性猝死。过早复极综合征,在临床表现为一种良性过程,其 J 波形成和 ST 段抬高的离子机制也是 Ito 电流增大,受自主神经和心率的影响,可能 L 型电流等离子机制也参与。他们研究认为,过早复极综合征主要是 Ito 电流增大,是 J 波综合征的一个预后良好的类型,常见于男性青壮年。但是,在交感神经极度异常和特殊情况下,过早复极综合征也有发生室性心动过速、心室颤动的报道。

心脏性猝死的离子流机制、心电图和临床特点区分为如下两类:一类是以长 Q-T 间期综合征为代表的 Ikr、Iks 等外向钾电流外流减少或钙超载,后除极触发机制诱发的 2 位相折返,心电图表现为 Q-T 间期延长、Q-T 间期长短交替、T 波交替、T_P-T_E 延长和 Q-T 离散度增大等。临床常见于心室肥厚、陈旧性心肌梗死、慢性心力衰竭和各种药物所致的 Q-T 间期延长。另一类以 Brugada 综合征为代表,心外膜瞬时外向钾电流(Ito)增加,穹窿消失,与心内膜的电位差增大,诱发 2 位相折返性室性心动过速、心室颤动。心电图特点是 J 点抬高,J 波形成,ST 段抬高,且与 T 波的上升支融合为一体呈弓背向下,Q-T 间期正常或缩短,可同时有 T 波交替、T_P-T_E 延长和 Q-T 离散度增大等。临床常见急性冠状动脉综合征出现 J 波和 Brugada 综合征、特发性心室颤动等 J 波综合征(J wave syndrome)。因此,心电图出现 J 波和 J 波综合征,是心脏性猝死的一个高危指标,须提高警觉。

(三)伴有J波的病症

1. **低温性 J 波** 低温性 J 波很少见,常出现在低温麻醉的患者。全身低温可以减慢、延迟左心室心肌的除极,并影响到心肌的复极,心电图上可出现特异的 J 波。低温性 J 波常伴发窦性心动过缓、Q-T 间期延长、室内传导阻滞,甚至发生恶性室性心律失常。

2. **高钙性 J 波** 高钙血症的 J 波呈尖峰或驼峰状,而无圆顶形状,同时 Q-T 间期缩短,这两点与低温性 J 波不同。在正常情况下细胞外 Ca^{2+} 浓度是细胞内的 1 万倍。当细胞外 Ca^{2+} 浓度升高时,使复极 2 相的 Ca^{2+} 内流加快,2 相平台期缩短,T 波增高,Q-T 间期缩短。

3. **神经源性 J 波** 不少中枢或周围神经障碍可引发 J 波出现,这些疾病包括:①颅内损伤;②蛛网膜下腔出血;③右颈根部外科手术时交感神经的损伤;④脑死亡等。神经源性 J 波的出现与自主神经兴奋性不均衡,或与交感神经系统功能障碍相关。

4. **早复极综合征 J 波** 1936 年 Shiplay 首次报道早复极综合征,心电图的特点如下。

(1)R 波降支与 ST 段连接部位出现 J 波,以胸前 $V_3 \sim V_5$ 导联最明显。

(2)ST 段缩短呈凹面向上、弓背向下型抬高 $0.1 \sim 0.6mV$。

(3)在 ST 段抬高的导联 T 波高耸,T 波升支常与缩短的 ST 段融合。

(4)胸导联 R 波高电压类似左心室肥大图形。

(5)J 波伴 ST 段抬高等心电图表现可持续数年,随年龄增长 ST 段渐回落,70 岁以上的人很少见到早复极综合征。

(6)ST 段和 J 波存在心率依赖性,心率慢时 J 波最明显,ST 段也抬得最高,随着心率增快 J 波振幅和 ST 段抬高可降低或消失。

目前认为早复极综合征的心电图与下列因素有关:①左心室前壁心外膜下心肌复极较早,在整个心室除极还未结束时,前壁心肌已经开始复极,使其动作电位 2 相(平台期)缩短,此为心肌复极不均衡的表现;②与自主神经功能紊乱有关,患者常有窦性心动过缓,在安静状态和睡眠时 ST 段抬高最明显,可能与迷走神经张力增高有关。多数学者认为早复极综合征属于正常变异。但近年国内发现家族性早复极综合征,家族成员有猝死的报道,提示部分早复极综合征可能是特发性 J 波,不能将全部早复极综合征看成正常变异。

5. 缺血性 J 波 因冠状动脉阻塞病变或功能性痉挛引起严重心肌缺血时,心电图可出现新的 J 波或原 J 波振幅增高或时限延长,称为缺血性 J 波。目前缺血性 J 波仅有少数临床个例报道,在心肌缺血实验动物模型中,经连续的心电图记录证实,缺血性 J 波的发生率率为 50%,其心电图特点如下。

(1)缺血性 J 波的形态与其他 J 波如早复极综合征等无法区别,可以在急性心肌缺血时出现,也可能稍有间隔后出现。

(2)缺血性 J 波出现的导联与心肌缺血的导联基本一致,有时出现的导联范围大于心肌缺血改变的范围。因为 J 波向量指向左前下,所以下壁和左胸前导联($V_3 \sim V_6$)更明显。

(3)J 波的持续时间与急性心肌缺血时超急性期 T 波改变一样,即持续时间很短,有时 1min 内就有较大变化。由于 J 波变化快,在短期内振幅从高变低,常引起漏诊。但也由部分病例的缺血性 J 波持续存在几个小时,甚至更长。

(4)缺血性 J 波可以单独出现,也可与其他缺血性心电图改变同时出现。

九、Brugada 综合征

1991 年西班牙学者 Brugada J 和 Brugada P 两兄弟在北美起搏与电生理大会上报道了 4 例具有特殊临床表现和心电图特征的病例,又于 1992 年报道另外 4 例。8 例中有 3 例为儿童,其中 2 例为同胞兄妹,在 2 岁时发生心脏猝死。另一例儿童患者于 8 岁时发生猝死。追溯此 8 例家族史证实 2 例家族中有不明原因猝死者。通过对此 8 例的 5 年随访观察,他们提出为一独特的临床电生理特征,即心电图右侧胸导联 ST 段抬高伴或不伴右束支阻滞及心脏性猝死。后来世界各国又不断报道类似的病例,1996 年日本学者 Miyazaki 等首次将这种心电图异常与猝死的病症,称之为 Brugada 综合征(Brugada syndrome),2001 年 Hurat Jw 把 Brugada 描述的 $V_1 \sim V_3$ 导联出现的具有特征性的心电图而未出现过心室颤动者,称为 Brugada 波。

(一)Brugada 综合征的流行病学

实际上在 Brugada 报道此病症之前,亚洲尤其是东南亚诸国,早已存在身体表面健康而在夜间睡眠中猝死的病例。当时日本学者把这种不明原因而夜间睡眠中猝死的病例称 Pokkari 或猝死综合征,是日本年轻人群(20~30 岁)猝死的主要原因;在菲律宾称 Bangungut;泰国人称 Laitai,都是夜间睡眠中猝死的意思。泰国东北部地区 Brugada 综合征的年猝死率为 40 人/10 万人口,越南、老挝、柬埔寨发生 Brugada 综合征的病例也很常见。因为该综合征多发生在营养状态良好、表现健康的年轻人群中,故又称青年猝死综合征;还因猝死多发生在夜间睡眠中,也有人称夜间睡眠猝死综合征;美国亚特兰大市疾病预防控制中心,把移居在美国的东南亚后裔发生的不明原因猝死的所谓"怪病",称为难以解释的猝死综合征。我国从 1998 年熊凯宁首次报道 1 例 Brugada 综合征后,陆续又有不少报道。

(二)Brugada 综合征发病机制

1. ST 段抬高的机制 Brugada 波 ST 段抬高有多种解释,包括心室局部过早复极、心肌局部存在去极化区、心室内传导延迟及自主神经张力不平衡等,但更倾向与动作电位 2 相平台期丢失相关。

Kasanuke 等研究发现,迷走神经张力增高时,患者 J 波和 ST 段抬高更明显,心室颤动的发生次数相应增加。Lee 等报道 1 例置入 ICD 的 Brugada 患者,4 周内发生 5 次心室颤动,均在清晨睡眠中,发作前都伴有显著的窦性心动过缓,给予 90min 的心室起搏有效防止了室颤形成的发生。Brugada 综合征患者猝死多发生在深夜睡眠中,推测与迷走神经张力增高有关。日本学者 Miyazaki 等发现自主神经活性药物可影响此类患者的 ST 段变化,如 β 受体激动药(异丙肾上腺素)和 α 受体阻滞药(酚妥拉明)可使抬高的 ST 段降低;而 β 受体阻滞药(普萘洛尔)和 α 激动药(甲氧胺)可使 ST 段进一步抬高。Nomura 等报道 1 例 Brugada 综合征患者的动态心电图,其 ST 段呈周期性变化与自主神经功能不平衡有关,即迷走神经张力增高时(心率减慢)出现 ST 段增高;交感神经兴奋时(心率增快)ST 段降低。上述情况说明迷走神经张力增高,交感神经张力降低,可部分解释 Brugada 综合征 ST 段抬高的原因。

2. 多形性室性心动过速的发生机制 Brugada 综合征是一个可致心脏性猝死的独立临床病症,其室性心律失常发作多呈快速性、多形性而无尖端扭转现象的室性心动过速。亦无 Q-T 间期延长,室性心动过速均由短联律间期或 R on T 室性早搏诱发。故认为 Brugada 综合征的室性心动过速系心室内功能性折返,而不是心室内异常兴奋灶增高伴单个折返环形成诱发。目前倾向 2

相折返所导致的室性心动过速。

所谓2相折返是指缺血或药物作用等造成复极离散。20世纪80年代以来，人们相继在动物及人类离体和在体心脏研究中发现，心室外膜层心肌（Epi）与心内膜层心肌（Endo）动作电位的特征存在很大差异。Epi动作电位具有明显的复极1相和2相平台期，呈现特征性的尖峰-圆顶状。1991年Antzelevitch用钠通道阻滞药做动物实验，发现犬的Epi细胞呈现一种特殊的电生理现象，可使2相平台期丢失，表现一种全或无的复极模式。导致Epi动作电位时程明显缩短（缩短40%～70%），甚至完全丢失。右心室流出道相对薄，更能反映心外膜心肌细胞特征，故心电图改变多发生在右胸导联。而其他Epi细胞动作电位呈现明显的2相平台期，其动作电位时程不缩短甚至延长。这种Epi2相平台存在区与平台丢失区之间电压梯度显著增大而产生局部电流，较强的电紧张扩布从平台存在区向平台消失区心肌传播，便产生2相折返性心律失常。

（三）Brugada综合征的心电图表现

Brugada综合征的心电图特点是右胸导联V_1～V_3的ST段抬高、T波倒置伴右束支阻滞图形，即所谓的右胸导联"三联症"。有些学者根据右胸导联QRS-ST-T综合波形态上的差异，将Brugada波分成三型。Ⅰ型：V_1～V_3导联中至少有一个导联ST段呈拱形抬高，J波幅度或ST段抬高≥2mm，其逐渐下降至T波倒置，中间几乎无等电位线；Ⅱ型：V_1～V_3导联中至少有一个导联ST段抬高呈马鞍形，J波幅度抬高≥2mm，继之下降与抬高的ST段相延续，其后T波正向或双向，形成马鞍形；Ⅲ型：右胸导联ST段抬高≤1mm，表现为低马鞍形的ST段抬高，T波直立。见表44-2。

上述三型Brugada波形态可以单独存在，也可以混合出现，并可互相转变。特异的图形表现在V_1、V_2导联，重点是J点抬高把ST带到基线之上，又是这个J点抬高形成了一个假性"r"波，酷似右束支阻滞图形。当Brugada波消失之后，右束支阻滞图形也随之消失（图44-20～图44-22）。

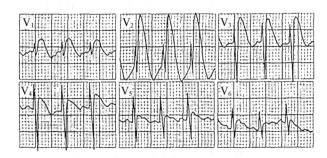

图44-20　小儿Brugada波（引自张邵祺）

患者男性，2岁零6个月，因在家中吸入过多的"灭害灵"气雾剂，出现呕吐、嗜睡而住院，查心电图示窦性心律，Brugada波

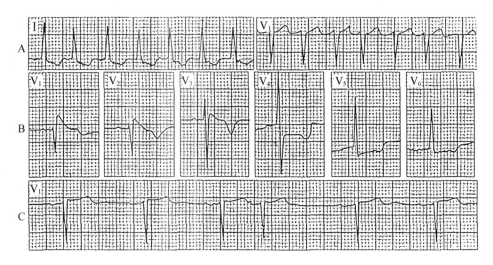

图44-21　Brugada波（引自陈丽萍）

患者男性，84岁，临床诊断：高血压，因鼻出血3h住院，查心电图（A）显示快速性心房颤动。静脉推注毛花苷C 0.4mg、10min后检测心电图显示窦性心律，出现Brugada波（B）；3d后复查心电图显示窦性心律、房性早搏，Brugada波消失（C）

表 44-2　Brugada 波的分型（V_1～V_3 导联）

	Ⅰ型	Ⅱ型	Ⅲ型
J 波幅度	≥2mm	≥2mm	≥2mm
T 波	负向	正向或双向	正向
ST-T 形态	拱形	高马鞍形	低马鞍形
ST 段（终末部分）	逐渐降低	抬高≥1mm	抬高<1mm

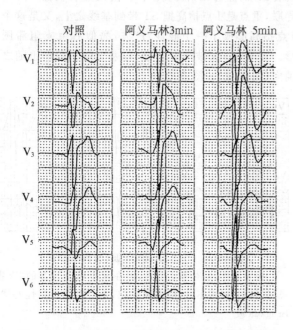

图 44-22　阿义马林诱发Ⅰ型 Brugada 波（引自张萍）

患者男性，35 岁，平素Ⅰ型 Brugada 波不典型，静脉推注 50mg 阿义马林后记录 3min 和 5min 的心电图，与对照相比 3min、5min 后 V_1～V_2 导联出现典型的Ⅰ型 Brugada 波

（四）变异型 Brugada 综合征的心电图表现

变异型 Brugada 综合征的心电图和电生理特点如下。

1. J 波和 ST 段抬高可呈"穹窿形"或"马鞍形"，与典型 Brugada 综合征的 3 种心电图表现相似，但其改变局限于下壁导联。

2. 同一个患者在不同的时间，ST 段抬高程度可发生改变，甚至完全正常，存在心率依赖性，即心率越慢 ST 段抬高越明显。

3. P-R 间期可轻度延长（≥0.20s），但 QTc 和 Q-T 间期在正常范围。

4. 患者可伴发室性早搏、心房颤动。患者头晕症状明显或发生晕厥时心电图可记录到 R on T 室性早搏伴心室颤动。

5. 运动试验心率达高峰时 ST 段抬高幅度减少，甚至正常，运动结束后心率恢复至运动前水平，抬高的 ST 段亦恢复至原来水平。

6. 采用普萘洛尔、丙吡胺等药物激发试验，由于心率降低 ST 段抬高更加明显。

7. 心内电生理检查，在部分患者的右心室心尖部或右心室流出道可诱发出室性心动过速或心室颤动。

（五）Brugada 综合征的诊断

1. 右侧胸前导联（V_1～V_3）出现Ⅰ型 ST 段拱形抬高，并有下列基础条件之一者：①证实患者发生过心室颤动、自行终止的多形性室性心动过速；②有猝死的家族史（<45 岁）、家族成员中心电图上有拱形 ST 段抬高；③电生理检查可诱发室性心动过速或有反复晕厥史。具备上述心电图表现和上述列出的 3 种情况之一者，可诊断为 Brugada 综合征；仅有心电图表现无其他 3 种情况，可视为 Brugada 波。

2. 在基础条件下，超过 1 个右侧胸导联上出现Ⅱ型 ST 段马鞍形抬高，用钠离子通道阻滞药激发后转变为Ⅰ型 ST 段抬高，符合"1"中的情况可诊断为 Brugada 综合征，或存在一个或多个临床标准，药物诱导的 ST 段抬高>2mm，也可考虑 Brugada 综合征。

3. 在基础条件下，任何一个右侧胸导联上出现Ⅲ型 ST 段抬高，钠离子通道阻滞药激发后转变为Ⅰ型 ST 段抬高，应与上述"1"同等看待。

（六）Brugada 综合征的鉴别诊断

右侧胸导联出现 ST 段抬高不限于 Brugada 综合征，尚可见于其他疾病，如右束支阻滞、左束支阻滞、急性前间壁心肌梗死、右心室心肌缺血或梗死、急性肺栓塞、漏斗胸、纵隔肿瘤、心包炎、早复极综合征、致心律失常性右心室发育不良、长 Q-T 间期综合征等。上述情况所致的右侧胸导联 ST 段抬高可类似Ⅱ型和Ⅲ型 Brugada 波，也可出现Ⅰ型心电图改变。药物激发试验可能为正确诊断提供线索，临床诊断 Brugada 波或 Brugada 综合征时，应注意除外上述原因。引起右胸导联 ST 段抬高的原因见表 44-3。

（七）Brugada 综合征的临床表现

心电图上出现 Brugada 波和（或）发生过晕厥的

患者主要见于男性,男女发生率为10:1,有学者认为Brugada综合征的患者几乎无例外的是男性。发病年龄以中青年为主,从2~77岁都有发生,平均年龄为35~41岁。日本Atarashi等报道63例心电图上有典型的Brugada波患者,其室性心动过速/心室颤动发作年龄大多数<50岁,发病高峰年龄在40岁左右。本病常有家族史,患者平素无心绞痛、胸闷、呼吸困难等症状,患者体检、实验室检查、心肌酶谱、超声心动图、X线胸片、放射性核素显像、血管造影、心肌活检甚至尸检也难以查出器质性心脏病。往往在夜间睡眠中猝死为首发症状,而且发作前也无先兆,故东南亚称"夜间猝死综合征"或"夜间意外猝死综合征"。有心电图记录的猝死者几乎都有多形性室性心动过速或心室颤动。在发作前未见有心率、Q-T间期和心肌缺血的改变。

(八)隐匿性Brugada综合征

一般情况患者心电图不出现Brugada波,平素也没有明显的临床症状。只有通过药物激发试验才能出现Brugada波和(或)心室颤动。对突然猝死的中青年病例

应高度提示存在Brugada综合征,对猝死者的家族成员、对反复发作晕厥及猝死存活者,应视为高危对象,进行药物激发试验。有报道静脉滴注阿义马林(ajmaline)或普鲁卡因胺,可使Brugada波显现。国内有报道静脉滴注普罗帕酮也可使Brugada综合征患者心电图由隐匿正常变为典型异常的Brugada波。另有一些Brugada综合征的患者心电图不是固定的,常呈间歇性,心电图检查有时出现Brugada波,有时Brugada波消失,这类患者应作为长期检测对象。

(九)继发性Brugada综合征(获得性Brugada综合征)

平时心电图正常,在一定的条件下引起的有Brugada综合征心电图表现即J波、右胸导联ST段和T波改变的,称为继发性Brugada综合征(获得性Brugada综合征)。常见原因为药物、缺血、发热和饮酒等。如在冠状动脉支架置入过程中,由于一过性严重的心肌缺血,心电图可表现出典型的Brugada波,继而发生心室颤动。

表44-3　右侧胸导联出现ST段抬高的各种情况

左束支阻滞	Duchenne肌营养不良症
左心室肥大	Friendeich共济失调
左心室室壁瘤	维生素B_1缺乏症
运动试验诱发	高钙血症
急性心肌炎	高钾血症
右心室心肌梗死	转移性肿瘤压迫右心室流出道
夹层动脉瘤	可卡因中毒
急性肺栓塞	右心室发育不良
各种中枢或自主神经系统异常	浸润性心肌病
杂环类抗抑郁药过量	急性心包炎

(十)Brugada综合征与心律失常

Brugada综合征是一种有明显遗传倾向的原发性心电疾病,因常伴发心室颤动导致年轻人猝死而被受关注。由于近年不断报道Brugada综合征患者还伴其他快速性和慢律性心律失常,使人们认识到Brugada综合征患者原发性心电病变及基因突变造成的离子通道异常不仅限于心室肌,而且还累及心房肌、传导系统等其他部位,引起相应部位的心律失常。例如:

1. **Brugada综合征与恶性室性心律失常**　Brugada综合征最严重的后果是发生特发性多形性室性心

动过速/心室颤动而致的猝死。心电图只要出现Ⅰ型Brugada波,发现自发性或心内电生理检查诱发出多形性室性心动过速/心室颤动,即可诊断Brugada综合征。其中伴有室性心动过速/心室颤动、晕厥病史或者夜间猝死幸存者的诊断最为确定。然而值得注意的是,有些患者可能发生过无症状的室性心动过速/心室颤动,患者本人并未感觉到而易漏诊。Antzelevitch等报道,Brugada综合征患者自发性心室颤动常发生在夜间,其中的50%为无症状性心室颤动,即心室持续时间缩短或经ICD电极治疗时,患者正处在夜间睡眠中而未能

觉察心室颤动及 ICD 电击。

Brugada 波的形成,是由于心内膜与心外膜之间复极离散度显著增加。目前认为 Brugada 综合征患者编码钠通道的 SCN5A 基因异常,使部分右心室外膜细胞复极 I 相末 I_{Na+} 减少,Ito 电流的相对增加,复极 2 相平台期全部或部分丢失。进而该部位心外膜和心内膜之间复极离散度增加,表现在心电图上即异常 J 波和 ST 段抬高。心外膜丧失了平台期的部分与正常平台期的部分也存在电位差,当心外膜表面不同部位或心内膜和心外膜之间电位差足够大时,即可形成新的动作电位,导致 2 相折返,触发室性心动过速/心室颤动。

2. Brugada 综合征伴发其他快速性心律失常 Brugada 综合征伴发心房颤动、心房扑动、房性心动过速及房室结折返性心动过速和房室折返性心动过速等并不少见,其发生机制可能与 SCN5A 基因突变,累及心房或传导系统其他部位有关。法国学者 Bordachar 等对 59 例 Brugada 综合征患者随访(34 ± 13)个月,发现自发性房性心动过速的发生率为 20%。Eckardt 等观察自发性阵发性心房颤动发生率为 39%,Itoh 等报道有典型 Brugada 波的患者中,自发性心房颤动的发生率 30%。综合目前资料显示,Brugada 综合征伴心房颤动的发生率为 16%。在有心房颤动的 Brugada 患者中,发生心室颤动的危险性更大。Eckardt 等报道 14% 的 Brugada 综合征患者发生了房室结折返性心动过速,6% 合并预激综合征伴房室折返性心动过速,其发生率明显高于正常人群。

(十一)Brugada 综合征的治疗

由于 Brugada 综合征的病因尚未完全阐明,在应用抗心律失常药物方面还有争议,用药不当还会弄巧成拙。如 I 类抗心律失常的药物普鲁卡因胺、美西律、氟卡尼等容易触发心室颤动;II 类抗心律失常药物 β 受体阻滞药索他洛尔等能抑制交感神经活性,降低心率,但能增加跨室壁复极离散度和心室不应期离散度,而促发心室颤动。Brugada 等报道,药物治疗组与未用药物治疗组比较,心律失常发生率无差异。目前尚无抗心律失常药物治疗 Brugada 综合征有效的证据。介入治疗、射频消融不但不能阻止心室颤动的发生,还有促发心室颤动的危险。目前最有效的亦是唯一防治猝死的治疗方法是置入心脏复律除颤器(ICD)。置入 ICD 的适应证是:①患有 Brugada 综合征且有症状者;②有猝死家族史,虽无症状者,但电生理检查 HV 间期延长,可诱发出多形性室性心动过速/心室颤动者;③没有猝死家族史,但电生理检查可诱发持续性多形性室性心动过速者。仅有 Brugada

波,没有猝死家族史,电生理检查也不能诱发室性心律失常的无症状者,可暂不置入 ICD,但应随访观察,有无晕厥发生。

(十二)Brugada 综合征与 SCN5A 基因突变相关的心律失常共存

1. 与长 Q-T 间期综合征(LQT3)共存 目前已经发现 Brugada 综合征与长 Q-T 间期综合征(LQT)中的 LQT3 共存 1 个大家系。Van den Berg MP 等的研究表明:①在 SCN5A 突变的一个大家系中,LQT3 和 Brugada 综合征共存,而且同一个患者可以既表现为典型的 Brugada 波,又伴有 Q-T 间期延长;②突变基因的携带者夜间猝死率高;③其中部分患者电生理检查发现:心动过缓依赖性 Q-T 间期延长,窦房结功能障碍以及心房肌、心室肌及心脏传导系统传导障碍等。

2. 与心脏传导障碍共存 心脏传导功能障碍是与 SCN5A 基因突变相关的原发性心电疾病,表现为房内、房室结、束支及室内传导延迟等,其病变呈进行性。当发展到完全性房室传导阻滞时,患者可发生晕厥甚至猝死。这种房室传导阻滞又称孤立性双侧束支阻滞——Lenegre 病,或称进展性心脏传导阻滞,心电图表现为 P 波、QRS 时限增宽、P-R 间期延长等。心脏传导功能障碍与 Brugada 综合征的突变基因相同,临床表现型可有一定的交叉,即两者可共存于同一个患者。2006 年,Probst 等入选 78 例确定有 SCN5A 基因突变的 Brugada 综合征患者,59 例有室内传导异常,41 例有右束支阻滞,6 例有双束支阻滞,5 例因严重的房室传导阻滞置入了心脏起搏器。SCN5A 基因突变者的 P-R 间期及 QRS 波时限较非 SCN5A 突变基因携带者显著延长,Probst 认为心脏传导障碍——Lenegre 病是 SCN5A 基因突变的 Brugada 综合征患者的最常见表现之一。

3. 与其他 SCN5A 基因突变疾病共存 Takehara 等报道 1 例 Brugada 综合征患者与心房静止共存,其 SCN5A 基因 R367H 发生错义突变,心电图上记录到 II、III、aVF 导联存在 I 型 Brugada 波,并有自发心室颤动,电生理检查发现心房静止伴有室内传导障碍。此外,Brugada 综合征还可能与遗传性窦房结功能障碍共存。上述 Brugada 综合征与其他 SCN5A 基因突变相关的心律失常共存的现象说明,同样是 SCN5A 基因突变,其临床表现型可以有很大的不同,可以出现表现型的交叉,同一患者可以出现多种原发性心律失常的共存现象。

(十三)临床意义

Brugada 综合征的主要临床特征是发生特发性

多形性室性心动过速/心室颤动致猝死。当遇到患者以房性或室上性心动过速为首发症状而经常发生晕厥,用房性或室上性心动过速无法解释发作的晕厥时,应想到可能是 Brugada 综合征,积极寻找诊断依据。当患者已确诊为 Brugada 综合征经常发生心悸等不适时,应想到除发生室性心动过速/心室颤动外,也可能发生的是室上性心动过速或缓慢性心律失常,还要想到与 SCN5A 基因突变相关的一些原发性心电异常疾病而致的多种心律失常。这对 Brugada 综合征的明确诊断、预后评估及治疗方法选择都有重要意义。

十、体位性心动过速综合征

体位性心动过速综合征(postural orthostatic tachycardia syndrome,POTS)指体位由卧位转变为直立时而心率显著增加、血压却无明显变化,同时伴有严重疲劳、头晕、不能耐受运动等症状的一组综合征。POTS 也称特发性直立不耐受综合征、直立性心动过速综合征、慢性疲劳综合征。

早在 1944 年 Maclean 等首先报道在直立体位时心率明显增加,常伴有直立时心悸、轻微头痛、乏力及不能耐受运动等症状,而血压仅有轻度下降病例,并将其命名为直立性心动过速。1977 年 Grubb 等对 28 例 POTS 进行直立倾斜试验(HUTT),进一步证明患者平卧位时心率正常,直立时心率显著增加。在 HUTT 过程中患者倾斜后 10min 心率增加>30 次/分(或最高心率≥120次/分),而血压下降不明显,可伴有先兆晕厥、头晕、眩晕及类似短阵性脑缺血发作的症状。

(一)发生机制

发生机制尚不清楚。正常情况下人体从平卧到直立位,由于重力的作用血液滞留于腹部及下肢,回心血量减少,通过生理反射使交感神经兴奋出现心率增加。而 POTS 患者在生理状态下心率出现过度反应,可能还有以下机制。

1. 血液在静脉系统过度滞留 POTS 患者在倾斜试验过程中心率增加更快而外周阻力正常,心排血量和心脏舒张末容积下降显著。这些发现提示小动脉交感神经功能相对完整,而静脉系统的交感神经功能存在选择性损伤。某些 POTS 患者心脏自主神经正常,而存在末梢神经病变,可能也是心率增快的原因之一。

2. 肾上腺素能受体反应障碍或神经递质障碍 有人认为心脏β肾上腺素受体过敏,对立位时反射性交感神经兴奋反应过度,导致心率增快;或由于α肾上腺素受体低敏,静脉系统过度扩张使回心血量减

少。Shannon 等发现体位性心动过速症状与血浆中去甲肾上腺素浓度及交感神经兴奋传出不成比例,使体内对去甲肾上腺素清除降低,导致直立不耐受。其原因可能与遗传或获得性缺陷引起的去甲肾上腺素灭活有关。

3. 脑干调节障碍或交感神经-迷走神经平衡失调 人体对体位变换的各种适应性生理反射弧(如减压反射)中,神经中枢-脑干调节异常,或交感神经活动过强,而迷走神经活动过弱,均参与直立时心率的过度增快。

4. 病毒或感染造成的自主神经功能异常 部分患者在症状发作前有病毒感染史,提示自主神经异常可能与病毒感染有关。

(二)心电图表现及诊断标准

1. 心电图示窦性心动过速,无明确器质性心脏疾病。

2. 平卧位时心率正常,直立时心率显著增加,并伴有头晕、视觉障碍、恶心出汗等症状,但血压无明显降低。

3. 在体位变为直立或直立倾斜试验时,5min 内心率增加 30 次/分或以上,或心率≥120 次/分,并有持续的不能耐受直立的症状,而血压下降<20/10mmHg。

(三)临床表现

患者多为 15~50 岁的女性,女性与男性发病比例为 4:1,部分女性发病与月经周期有关。主要症状是卧位转为立位时出现头晕、视物模糊或视野缩小、心悸及双下肢无力感。极少数人有通气过度、焦虑、胸痛、肢体发冷及头痛等症状,这类患者常伴头痛和睡眠障碍。有些患者伴随的症状有浑身不适或恐惧及过度通气引起的呼吸困难、胸痛等。

(四)治疗

根据临床症状进行个体化治疗,β受体高敏的患者对β受体阻滞药最敏感,口服普萘洛尔多能治愈。低血容量患者增加钠盐的摄入量(食盐 10~20g/d),每日饮水应达 2~2.5L。急性病毒感染者,可考虑选择泼尼松等治疗方法。

十一、病态窦房结综合征

病态窦房结综合征(sick sinus syndrome,SSS)又称窦房结功能不全、窦房结功能衰竭或窦房结迟钝综合征。临床常用病窦综合征名称,简称病窦。对病窦综合征的认识和研究是在 1906 年 Kith 与 Frach 发现窦房结之后开始的,1906 年 Wenckebach 将心电图上出现心房波脱落现象,称为窦房阻滞,1909 年 Laslett

报道了人的窦房结病变及引起的阿-斯综合征病例，1912 年 Cohn 及 Lewis 两人首先在临床工作中发现病窦综合征。1954 年 Short 报道该病症表现为心动过缓与心动过速交替发生的形式出现。1967 年 Lown 发现心房颤动电复律后出现窦性停搏和传出阻滞，认为窦房结存在电活动不稳定性，而首先提出了"病态窦房结综合征"这一命名。1968 年 Ferrer 和 Rubenstein 著文倡导用病窦综合征这一术语并加以推广应用，自此病窦综合征成为心血管系统的一个独立性疾病。

(一) 病理生理

窦房结的病理变化主要表现有缺血、水肿、坏死、纤维化、退行性变、炎症、脂肪浸润、肿瘤细胞浸润等。病窦综合征多是由于窦房结和心房的退行性变所引起，可波及房室结、希氏束及(或)束支，故病窦综合征为全传导系统疾病。纤维化是窦房结病变的主要病理改变，年龄越大窦房结纤维化愈重，窦房结细胞愈少，但即使窦房结纤维化达 90%，窦房结细胞锐减至正常人的 10%，却仍能维持正常的窦性心律。严重者窦房结细胞所剩少于 5%，方出现激动形成障碍和(或)激动传出障碍，表现为窦性心动过缓、窦性停搏、窦房阻滞。由于居于高位的窦房结激动形成或激动传导发生障碍，低位起搏点(如房室交接区)便被"解放"出来控制心脏的节律活动，构成一系列心律失常，如慢-快综合征。此外，冠状动脉粥样硬化，导致窦房结长期缺血，亦是慢性病窦综合征的主要原因之一。

(二) 发生机制

Bashout 根据病程长短将病窦综合征分为急性和慢性两类。

1. 急性病窦综合征

(1)缺血性：急性冠状动脉综合征为该病最常见的病因，特别是急性下壁心肌梗死，约有半数患者出现病窦综合征的表现。如窦性心动过缓、窦性停搏、窦房阻滞等，多在发病最初 4d 内出现，1h 内最多见。这种急性窦房结功能不全大多数于 1 周后恢复，少数由于心肌梗死瘢痕组织的形成演变为慢性病窦综合征。急性心肌梗死出现窦房结功能不全的机制是：①由于供应窦房结血液的右冠状动脉主干阻塞或左冠状动脉的左旋支阻塞，导致窦房结的供血急骤中断，而致窦房结功能障碍；②窦房结具有丰富的胆碱能神经纤维末梢，急性缺血时胆碱分泌增高，而引起窦性心动过缓。当心率<50 次/分时，可导致心排血量减少，血压下降，甚至发生晕厥。急性下壁心肌梗死发生窦性心动过缓是急性前壁心肌梗死的 3 倍，严重者可出现窦性停搏、窦房阻滞或二度、三度

房室传导阻滞。必要时可放置临时心脏起搏器。

(2)炎症性：由于窦房结是跨多层组织分布，急性心包炎、心肌炎和心内膜炎均可使窦房结受累而发生功能障碍。尚可见于病毒性、风湿性心肌炎等疾病。窦房结可因炎症细胞浸润、纤维组织增生，造成急性窦房结功能不全。因窦房结动脉属于小动脉，累及全身小动脉的结缔组织病变，即胶原性血管病变也可能影响窦房结的供血。

(3)创伤性：心脏外科手术损伤了窦房结或窦房结动脉，有时亦会引起窦房结功能障碍。

(4)浸润性：肿瘤细胞浸润，造成窦房结细胞功能单位减少，如支气管癌细胞转移到窦房结旁的淋巴组织，影响窦房结功能。

(5)功能性：①神经性，迷走神经张力增高是最常见的原因，如睡眠时迷走神经张力增高，窦房结受抑制出现的窦性心动过缓、窦性停搏、窦房阻滞，如房室交接区起搏点也受到抑制，可造成心室长时间停搏而致晕厥；②药物性，急性药物中毒如洋地黄、β受体阻滞药、非二氢类钙拮抗药、胺碘酮、可乐定等因使用剂量不当而抑制窦房结的自律性，而导致激动的形成或激动的传导功能障碍；③代谢性，如高钾血症、高钙血症、阻塞性黄疸等，可抑制窦房结的起搏功能和传导功能；④医源性，如按压眼球、颈动脉窦按压、Valsalva 动作、药物或电复律后、冠状动脉造影术中导管刺激右冠状动脉及右冠状动脉痉挛等，均可造成缓慢性窦性心律失常。

2. 慢性病窦综合征

(1)缺血性：主要见于冠状动脉粥样硬化，慢性冠状动脉供血不足，导致窦房结长期缺血以致纤维化，发展为病窦综合征。窦房结动脉反复栓塞，右冠状动脉主干及左冠状动脉左旋支阻塞，发展为病窦综合征的概率都很高。

(2)特发性：不能肯定病窦综合征的发病原因者，称为特发性病窦综合征，绝大多数是由窦房结本身退行性变所致。经病理研究，窦房结纤维化可波及心房肌、房室交接区和室内传导系统，其特点为心脏无器质性改变、心功能正常。

(3)遗传性：目前研究证明，遗传因素是慢性病窦综合征发生的重要因素。国内外文献中报道家族性病窦综合征，多为常染色体显性和常染色体隐性遗传。

(4)代谢性疾病或淀粉样变：甲状腺功能亢进性心脏病导致的广泛性心肌损害，可累及窦房结；甲状腺功能减低因代谢率低，对儿茶酚胺敏感性下降，可出现窦性心动过缓。淀粉样变性所致心肌病多见于老年人，往往选择性地损害窦房结是引起病窦综合征

的原因之一。

(5)创伤性:心脏手术损伤窦房结,术后纤维组织增生,瘢痕形成累及窦房结,造成窦房结功能不全。

(6)功能性:指窦房结细胞正常,但迷走神经张力明显增高。持续性的室上性心动过速、颈动脉窦高敏综合征等抑制窦房结功能;长期应用对窦房结有抑制作用的药物,均有可能影响窦房结的正常功能,出现过缓性心律失常和一系列临床症状。这种窦房结以外因素造成的窦房结功能障碍,称为结外病窦综合征。

(三)临床特点

1. 年龄 各年龄组均可发病,以老年人居多,其发病率占总数的80%。随着年龄的增长,窦房结的胶原和弹性纤维逐渐增多。Rubenstein 报道伴有临床症状的病窦综合征患者,发病年龄平均65岁,21～30岁和61～70岁呈2个高峰。Thery 等报道,年龄>60岁组,窦房结内纤维组织占60%,年龄<60岁组,窦房结内纤维组织占40%。Radford 曾报道一例9个月的婴儿,因家族性病窦综合征慢-快型,而致心房颤动发生偏瘫。

2. 病程 病窦综合征大多数进展缓慢,从无症状到出现严重症状达5～10年或更长。窦房结细胞不断减少,纤维组织不断增加,可出现显著的窦性心动过缓、较长的窦性停搏、窦房阻滞。早期房室交接区的起搏功能和传导组织受损较轻,房室交接区的逸搏心率在50次/分左右,常无症状或症状较轻。如房室交接区的起搏功能亦受损,逸搏心率<35次/分或长时间不出现逸搏者,可出现以下重要脏器供血不足的临床症状。

(1)脑部症状:头晕、头痛、健忘、烦躁、反应迟钝、轻瘫、瞬间记忆障碍、短时失语。进一步发展约半数出现黑矇、晕厥甚至阿-斯综合征发作。慢-快综合征患者,由于心动过速对窦房结的超速抑制,在心动过速发作终止后,常出现一个长的心动周期,此长心动周期脑供血不足是引起晕厥或阿-斯综合征的重要原因。

(2)心脏症状:无论出现心动过缓、心动过速或心律不齐,患者主要表现为心悸。一般规律是由心动过速转为心动过缓时,由于心脏暂停时间过长,可发生晕厥;由心动过缓转为心动过速发作,则可出现心悸、心绞痛、心力衰竭。特别是发作持续性心动过速时的心室率过快,可突发肺水肿,进行性加重心力衰竭,甚至猝死。

(3)肾和胃肠道症:由于慢-快综合征发作可导致心排血量降低,肾血流量相对减少,主要表现为早期多尿、夜尿多,随病情进展出现腰痛、尿量减少;胃肠道供血不足,表现为食欲缺乏,吸收不良,胃肠道功能紊乱。

(四)心电图特点

病窦综合征的心电图具有复杂多变性,但主要有三大特征:①窦房结发放冲动的频率过低,表现为显著的窦性心动过缓;②窦房结不发放冲动,表现为窦性停搏;③窦房结发出的冲动不能传至心房,表现为窦房阻滞。上述3种原因与继发的起搏点移位及房性快率性心动过速等不同的组合,将会产生复杂多变的心电图。

1. 显著而持久的窦性心动过缓 这是病窦综合征最早也是最常见的单独表现,占病窦综合征的75%～80%。心率的波动范围不大,心率多数<50次/分,少数可<40次/分,伴有黑矇、晕厥者,则应高度怀疑病窦综合征。

2. 窦性停搏 是病窦综合征的严重表现,可以单独出现,也可以发生在阵发性房性心动过速之后。持续停搏时间长短不等,短者数秒钟,长者可达十几秒。在窦性停搏期间无P波出现,常伴有房室交接性逸搏或室性逸搏。在窦性停搏所造成的长P-P间期与窦性P-P间期无固定的倍数关系,可排除窦房阻滞。窦性停搏的间歇>2s不伴逸搏出现,往往出现黑矇、晕厥甚至阿-斯综合征。

3. 窦房阻滞 是指窦房结发出的激动在窦-房交接处受阻不能传入心房,心电图上看不到P波,此种情况约占病窦综合征的20%。窦房阻滞常为二度Ⅰ型和Ⅱ型,尤以二度Ⅱ型最常见。一度窦房阻滞在体表心电图上不能显示,故不能诊断,二度Ⅰ型窦房阻滞很少见,表现为P-P间期逐渐缩短,直至出现一个P波脱落,后随一个长的间歇。这个长的P-P间期不是任何P-P间期的倍数,这种具有周期性P-P间期变化,容易与呼吸性窦性心律不齐相混淆。二度Ⅱ型窦房阻滞临床比较常见,表现为规则的心律中突然出现一个长P-P间期,这个长P-P间期是窦性周期的倍数。三度窦房阻滞体表心电图不能显示,与窦性停搏无法区别。在窦房阻滞出现时,较长的心动周期内常伴有房室交接性逸搏或室性逸搏。

4. 慢-快综合征 也称心动过缓-心动过速综合征。在窦性心动过缓、窦性停搏、窦房阻滞、房室交接性或室性逸搏的基础上,反复出现阵发性室上性心动过速、心房颤动、心房扑动等其中一项快速性心律失常者,尤其是阵发性心房颤动为最常见。使患者的心律经常处于慢-快-慢的交替状态。

5. 病态窦房结-房室结综合征 也称双结病变。在严重的窦性心动过缓、窦性停搏、窦房阻滞的基础上,出现的长心动周期>2.0s时,尚不出现交接性逸搏,或出现的交接性逸搏心律的频率<15次/分,反映出房室交接区的自律功能减退,是双结病变的根据之一。此外,在较长的心动周期出现的是室性逸搏而不是房室交接性逸搏,亦说明房室交接区的自律功能衰竭,是双结病变的另一证据。

6. 全传导系统障碍 这是病窦综合征的一种特殊类型。由于心脏存在广泛的退行性硬化,其病变涉及到整个心脏传导系统,可出现窦性停搏、窦房阻滞、房内阻滞、房室阻滞、室内阻滞,表现在心电图上是室性逸搏心律。

(五)病窦综合征的分型

近年从心电图表现、临床诊断及治疗角度考虑,崔俊玉等把病窦综合征分为缓慢型、慢快型、快慢型和混合型4种类型。分述如下。

1. 缓慢型 此型是病窦综合征的常见型或基本型,占病窦综合征的60%～80%,病变部位在窦房结内,表现为窦房结的起搏功能或传导功能障碍,心电图上表现为症状性心动过缓、窦房阻滞、窦性停搏,主要症状为头晕、胸闷、乏力或黑矇,较少出现晕厥症状。

2. 慢快型 此型的病变除在窦房结内外,还波及心房肌或心房内传导系统。通常情况下表现为症状性窦性心动过缓、窦性停搏,同时伴有各种快速性房性心律失常。房性快速性心律失常均发生在心动过缓性心律失常的基础上,因此可以定义为原发性窦房结功能障碍伴继发性房性快速性心律失常。慢快型病窦综合征伴发的快速性室上性心律失常终止时,又会出现窦性停搏或窦性过缓性心律失常,即所谓的慢-快-慢综合征。

3. 快慢型 此型平时心电图正常,窦房结功能未发现异常,但常伴发阵发性房性快速性心律失常。快速性房性心律失常终止后常出现较长时间的窦性停搏或显著的窦性心动过缓,从而出现暂时性头晕、胸闷、黑矇甚至晕厥等临床症状。既往认为这类患者窦房结内有病理变化,近年认为快慢型病窦综合征缺乏诊断病窦综合征的基本证据,即不伴有症状性窦性心动过缓、窦性停搏、窦房阻滞,快速性房性心律失常是在正常窦性心律的基础上发生,而且终止后的窦房结功能抑制仅为一过性,因此,快慢型病窦综合征被认为是原发性房性快速性心律失常或继发性窦房结功能障碍,有人称其为假性病窦综合征。

快慢型病窦综合征出现的快速房性心律失常,尤其是心房颤动发作后出现的一过性窦房结抑制,表现的窦性缓慢性心律失常,两者可能存在内在的联系。实验证明,长期快速心房起搏可导致窦房结

功能下降,窦房结功能下降很可能是心房电重构的同时延伸到窦房结的结果,即心房颤动引起窦房结重构。Hadiana等对10例患者进行10～15min的右心房起搏,窦房传导时间和校正的窦房结恢复时间明显延长,也提示即是使窦性心动过速的一过性的发作,亦可引起窦房结电重构。Kumagai等研究显示,慢性孤立性心房颤动患者心脏复律后,立即测定校正的窦房结恢复时间,亦较对照组显著延长。有研究还显示阵发性或慢性心房扑动终止后,也可出现窦房结功能重构,且这个过程是可逆的。因此,可以说阵发性心房颤动终止后所伴发的缓慢性窦性心律失常,可能是房性快速性心律失常导致窦房结重构的结果。然而阵发性心房颤动终止后出现的长间歇,是由于窦房结功能器质性异常引起,还是窦房结功能低下或者心房颤动只是病窦综合征的前兆,有待深入研究。

4. 混合型 这一类型的病窦综合征在理论上应该出现,它发作时的表现形式不同于以上任何一种类型,但又可在不同的阶段和时间表现为类似以上任何一种类型。此型多见于药物的影响和病程较长的患者。

(六)病窦综合征的诊断

病窦综合征的病因不同、症状不同、心电图的表现也不同,故诊断既不能仅限临床症状和体征,也不能仅根据心电图一次检查来下结论。要根据患者的各种临床资料前后对比、全面分析、综合判断,才不至于误诊和漏诊。以下几点可供诊断时参考。

1. 心电图或动态心电图多次检查发现有显著的窦性心动过缓性心律失常,24h平均心室率<50次/分。

2. 阿托品试验或异丙肾上腺素试验阳性。

3. 心电图或动态心电图发现过缓性心律失常与房性过速性心律失常交替出现。

4. 经常出现心、脑、肾等重要器官有供血不足的临床表现。

(七)病窦综合征的治疗

治疗原则是维持合适的心室率、促进窦房结功能的恢复和防治并发症的发生。但同一个患者既有心动过缓又有心动过速的存在,如用提高心室率药物则可诱发快速性心律失常;如用治疗快速性心律失常的药物,可加重心动过缓或房室传导阻滞。因此目前尚无特殊的治疗方法,一般采取对症治疗。对于心动过缓者,若无相关的症状可不必治疗;对有症状者,唯一长期有效的治疗方法是安置永久性心脏起搏器。

第八节　与冠心病有关的综合征

一、心肌振荡综合征

心肌振荡综合征(myocardial concussion syndrome)也称一过性 Q 波,多指突然发生严重心肌缺血损伤,心肌暂时失去除极和复极能力形成一个"电静止"区。这个"电静止"区因暂时失去电活动,在心电图上表现为一个 Q 波。随着心肌供血的好转,"电静止"区恢复了电活动后,异常 Q 波便消失。由于异常 Q 波出现的前后还伴有心脏症状,故称为心肌振荡综合征。

1952 年 Roessler 和 Dressler 发现冠心病患者心绞痛发作时,心电图上多导联出现异常 Q 波,心绞痛发作之后异常 Q 波均消失,不符合急性心肌梗死的演变规律。除心肌严重缺血引起一过性 Q 波外,尚见哮喘发作、电解质紊乱、休克、低血压、低血糖、急性胰腺炎、颅脑出血等数十种急性代谢应激时出现一过性 Q 波。

(一)发生机制

心肌振荡综合征发生的机制有以下学说。

1. 电静止学说,即严重心肌缺血缺氧时影响细胞膜通透性及膜电位,导致动作电位活动消失,而心肌细胞并未死亡。

2. 由于心肌一过性水肿,浦肯野纤维或束支出现暂时性传导障碍,心室除极程序发生改变而出现暂时性 Q 波。

3. 部分陈旧性心肌梗死患者因某些因素导致 Q 波暂时被掩盖,在急性代谢损伤时显露出来。

4. 心肌顿抑,短暂心肌缺血再灌注时的一种并发症,即再灌注损伤。在有效的再灌注后需数小时、数日乃至数周才能恢复正常。

(二)心电图表现

1. 异常 Q 波持续时间短,数分钟至数天,一般不超过 7d。

2. Q 波深度常低于同一导联 R 波高度的 1/4,多见于 $V_1 \sim V_3$ 导联。

3. 无心肌梗死的演变规律,无心肌酶谱异常。

二、心肌梗死前综合征

心肌梗死前综合征(preinfarction syndrome)系指在心肌梗死之前,出现临床症状和心电图改变的一组病征。40%～60%的心肌梗死病例,在发病之前数周内出现不同于典型稳定型的心绞痛,往往表现为:①不稳定型心绞痛。胸痛发作多无诱因,在休息时亦可发作,症状一次比一次加重,疼痛的时间持续较久;②出现急性冠状动脉功能不全,疼痛较重,持续 15～30min 或更长,常伴冷汗及恶心;③变异型心绞痛,于休息时发作,疼痛时间较长,应用硝酸酯类药物效果不佳。上述三型心绞痛中的任一种,如发作次数较前频繁,为心肌梗死之前兆,故统称为心肌梗死前综合征。

心绞痛发作时心电图表现:①ST 段压低,T 波倒置,或 ST 段抬高伴直立高大 T 波;②出现各种心律失常。

三、心肌梗死后综合征

心肌梗死后综合征(postmyocardial infarction syndrome)是由 Dressler(1955 年)首先报道,故又名 Dressler 综合征。本综合征的特点是,在急性心肌梗死后 7～10d 心包受累而发病,突然出现高热、胸痛、咳嗽、呼吸困难,继而出现心包炎、胸膜炎和肺炎的相应症状和体征。有些病例临床表现心包炎、胸膜炎、肺炎 3 种炎症兼而有之,也有些病例只出现其中的两种或一种炎症。

(一)发生机制

此征发生率占心肌梗死病例的 3%～4%,为一种非特异性炎症,可能与自身免疫有关,血中抗心肌抗体阳性率达 100%。

(二)心电图表现

1. 在原有心肌梗死的基础上,突然出现缺血损伤性 ST 段抬高,类似再梗死,但酶谱不升高。

2. 窦性心动过速,QRS 波低电压等典型心包炎心电图改变。

(三)临床意义

心肌梗死后综合征是一种自限性疾病,一般预后良好,但有时反复发作。

四、肩-手综合征

肩-手综合征(shoulder-hand syndrome)最先由 Steinbrocker's 等(1947 年)所命名,系指在心肌梗死后出现的肩关节、腕部和手的肿胀、疼痛、强直、运动障碍和手肌萎缩的一组病征。本征又称反射性交感神经营养不良综合征,发生率占急性心肌梗死患者总数的 10%～20%。

(一)发生机制

病因至今未详。一般认为是在心肌梗死后,发生了反射性血管运动障碍,再加上心肌梗死后过度的安静所造成的失用和潜在的关节炎或关节周围炎,是引起本征的诱因。

(二)临床特点

本征多在急性心肌梗死后 2~16 周发病,最长者在心肌梗死 14 个月才发病。发生在左侧肩-手者比右侧或双侧多,但这与心肌梗死的发生部位,或原先疼痛放射的方向并无关系。

(三)心电图表现

本征心电图上必须有陈旧性心肌梗死,如无心肌梗死则可能是别的原因所引起。

五、心脏 X 综合征

心脏 X 综合征(cardio X syndrome)又称冠状动脉造影正常的心绞痛综合征,微血管性心绞痛、Gkrlin 综合征。是指有心绞痛症状,静态心电图或运动试验心电图阳性,而冠状动脉造影正常,麦角新碱激发试验阴性的一组病征。心脏 X 综合征最早(1967 年)由 Likoff 等首先报道,要求临床医师广泛重视,1973 年 Kemp 将此症候群命名为"X 综合征"。临床资料显示本征以女性多见,年龄 30~50 岁为多。胸痛可由劳累或情绪激动诱发,其特点是疼痛时间较为延长,可超过 30min,含硝酸甘油可缓解。

(一)发生机制

1. **冠状动脉储备功能降低** X 综合征不存在大冠状动脉及大分支痉挛,主要为冠状动脉分支中,位于运输动脉与小动脉之间的管径为 100~400μm 的前小动脉对代谢或神经性扩血管刺激反应不足和(或)对缩血管刺激反应敏感,而且冠状前小动脉受累情况不均一。当受累广泛或严重时,可出现心肌缺血的临床表现。目前认为冠状动脉储备能力的降低,主要在于前微动脉异常收缩和舒张受限。

2. **内皮损伤** 近年研究显示内皮素-1 在调节冠状动脉血流和心力衰竭发生中起着非常重要的作用。认为心脏 X 综合征患者内皮功能障碍不仅是内皮依赖性血管舒张功能受损,一氧化氮的合成与释放减少。还包括内皮素-1 的过度释放。内皮素-1 的强烈缩血管作用不能被一氧化氮拮抗,导致患者微血管收缩,心肌供血不足,出现心绞痛症状。

3. **雌激素** X 综合征在女性最常见,已证明雌激素可扩张冠状动脉,此可能与钙通道受阻有关。如缺乏雌激素可导致冠状动脉张力增加。在子宫切除和卵巢激素分泌不足的患者,X 综合征发病率高,提示雌激素缺乏可能是绝经期妇女伴心脏 X 综合征的原因。

(二)X 综合征临床特点

1. 多见于中年以上女性。且与高血压、高血脂、糖尿病等冠心病危险因素无明显相关。

2. 有自主神经功能紊乱的症状,如易激动、心悸、多汗、忧郁、失眠等。多数患者胸痛于劳累或情绪激动后诱发,有时向肩、背及上肢放射,每次发作持续时间较长,舌下含硝酸甘油等药物可以缓解。少数患者的症状不典型,胸痛无明显诱因,且对硝酸甘油反应不一。

3. X 综合征患者胸痛的一个突出的特点是持续时间长(超过 30min),发作时描记的心电图大多数无心肌缺血的表现。超声心动图或核素心室造影检查,也很少发现左心室功能异常,这与冠心病心绞痛有明显的不同。

4. 安静状态记录心电图有 ST 段压低、T 波异常。运动负荷试验 ST 段和 T 波异常加重,呈阳性反应。但未被大多数学者认同。

5. 部分 X 综合征患者于运动、心房调搏、使用血管扩张药如双嘧达莫、硝酸甘油或罂粟碱后,虽然心外膜下冠状动脉无狭窄,但冠状动脉血流量却不能相应增加。这种冠状动脉血流阻力的异常升高,推测发生于冠状动脉前小动脉水平,故 Cannon 将这些患者称为"微血管性心绞痛"。冠状动脉最大血流量与基础血流量之比称之为冠状动脉血流储备力,这一储备力的降低是 X 综合征的重要特点。

6. 冠状动脉造影正常,也无冠状动脉痉挛表现。可排除变异性心绞痛。

7. 心肌梗死发生率很低。

8. 无其他心血管疾病。

(三)临床意义

本综合征预后良好,患者寿命并不比同性别、年龄的人群短。诊断 X 综合征时需与心脏神经官能症、心肌炎、慢性冠状动脉供血不足相区别。

六、心脏摇摆综合征

心脏摇摆综合征(heart wagging syndrome)是指有大量心包积液的患者,超声波检查发现心脏前后运动的幅度增大,犹如一个悬挂的梨在积液中摆动,而同步记录的心电图上 V₃、V₄ 导联的 QRS 波和 T 波出现电交替。这种心脏机械与电交替同时存在的现象,称为心脏摇摆综合征。

(一)电交替的发生机制

大量的心包积液,使心脏与周围组织(壁层心包、肺及纵隔等)隔离,并摆脱其束缚。心脏收缩时沿长轴顺时针旋转,心脏舒张时再反向回复到原位。这种规律性的收缩及舒张的旋转角度远远超过了生理的幅度,因而形成心脏机械活动的交替。心脏这种机械性交替在相应的导联引起电交替,表现为1:1的周期性变化。

(二)心电图表现

1. 具有急性心包炎的常规心电图特征,如窦性心动过速,ST段呈弓背向下型抬高,T波低平,肢体导联低电压。

2. 心脏电交替,最常见的是与呼吸无关的QRS波和T波电交替。心电图表现为QRS-T的振幅或极性交替改变,多见于中胸(V_3、V_4)导联。随着心包积液的减少电交替可变得不明显或消失。

(三)临床意义

心电图上出现电交替可见于急性冠状动脉综合征,是心肌严重缺血损伤的表现,常引起恶性心律失常;另一种是急性心包炎,是由于心脏在液体中机械摆动引起的电场改变所致,预后良好。心包炎引起的电交替,证实了心脏机械活动的交替可产生电交替。一般情况下心脏机械交替的幅度与心包积液量成正比,但当积液量增加引起心脏压塞时,心脏因受严重挤压而位置相对稳定,机械交替幅度相对减弱,电交替也随之减弱或消失。

七、前胸壁综合征

前胸壁综合征(anterior chest wall syndrome)是心肌梗死后1～2个月出现胸壁持续性疼痛,也有早自心肌梗死后数日,晚自心肌梗死后数月才发病。

(一)发生机制

本征发病机制尚不明确,可能是由于心肌梗死后引起了反射性血管运动障碍,并由于心肌梗死后长期卧床,胸壁组织缺血所致。也有人认为可能与变态反应性炎症有关。

(二)临床特点

本征疼痛以胸骨部位和心前区最显著,疼痛并不

向肩部、颈部或上肢放射。疼痛性质与心绞痛不同,比较表浅,且多持续数小时。胸壁可有局限性压痛,常与自觉疼痛部位一致,疼痛的发作与劳累、情绪激动、饱餐等无关。但上肢或胸部的某种动作可作为诱发胸痛的原因。每次发作时间可持续数小时,应用硝酸甘油类药物无效,数小时后疼痛可自行缓解,疼痛可反复发作数月或数年。

(三)心电图表现

疼痛发作时描记心电图,除有陈旧性心肌梗死外无其他变化。

(四)临床意义

因本征的疼痛不放射,持续时间长,胸壁仅有局限性压痛,应用硝酸酯类药物无效。发作时心电图除原心肌梗死波形外,其他导联无ST段和T波异常变化,故可与心绞痛、再梗死相鉴别。

八、急性冠状动脉综合征

冠状动脉综合征是指冠状动脉硬化、狭窄或痉挛等原因引起冠状动脉内部稳定斑块破裂并激活凝血酶的释放,形成完全性或不完全性冠状动脉闭塞,而引起心肌缺血的临床症候群。冠状动脉综合征分急性和慢性两种类型,通常所说的冠状动脉综合征多指急性冠状动脉综合征(acute coronary syndrome)。其表现为不稳定型心绞痛、非ST段抬高型急性心肌梗死、ST段抬高型急性心肌梗死、心脏猝死等。目前较公认的急性冠状动脉综合征的分类如图44-23所示,此图显示了心电图在急性冠状动脉综合征分类中所起的作用。

慢性冠状动脉综合征包括稳定型心绞痛、缺血性心肌病、心脏X综合征和无症状心肌缺血等。急性、慢性冠状动脉综合征的病理基础都是动脉粥样硬化(图44-24～图44-27)。

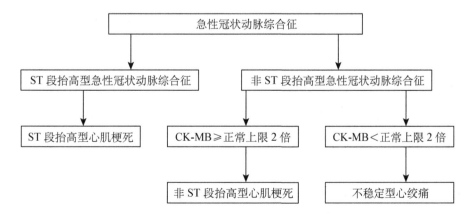

图44-23　急性冠状动脉综合征的分类

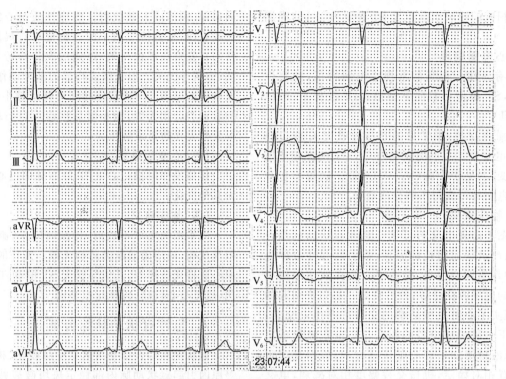

图 44-24　急性冠状动脉综合征早期心电图改变

患者男性,60 岁,临床诊断:冠心病。心电图显示窦性心律(58 次/分),$ST_{V_2、V_3、V_4}$ 上斜型抬高分别为 0.1mV、0.3mV、0.1mV,抬高的 ST 段与 T 波融合

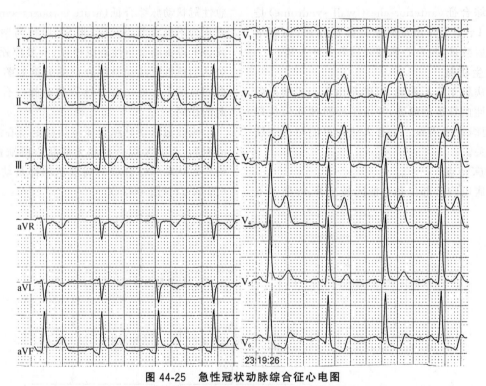

图 44-25　急性冠状动脉综合征心电图

与图 44-24 为同一患者 12min 后记录的心电图,显示窦性心率增速(86 次/分),$ST_{V_2、V_3、V_4}$ 呈凹面向上抬高分别为 0.4mV、0.8mV、0.5mV 伴高耸 T 波,$ST_{II、III、aVF}$ 呈凹面向上抬高分别为 0.2mV、0.1mV、0.2mV 伴 T 波直立,ST_{aVR} 压低 0.1mV,V_6 导联 ST 段下斜型压低伴负正双向 T 波

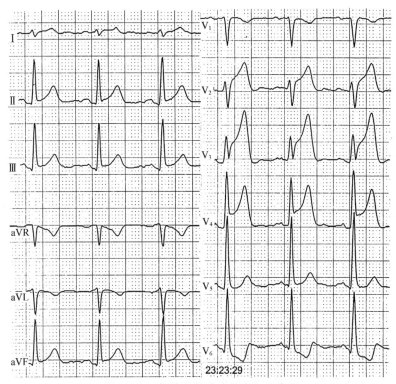

图 44-26 急性冠状动脉综合征心电图

为图 44-24 16min 后心电图,心率 82 次/分,$ST_{V_2、V_3、V_4}$ 上斜型抬高分别为 0.3mV、0.5mV、0.4mV 伴 T 波高耸,$ST_{II、III、aVF}$ 上斜型抬高 0.1mV,V_6 导联下斜型压低 0.2mV 伴 T 波负正双向

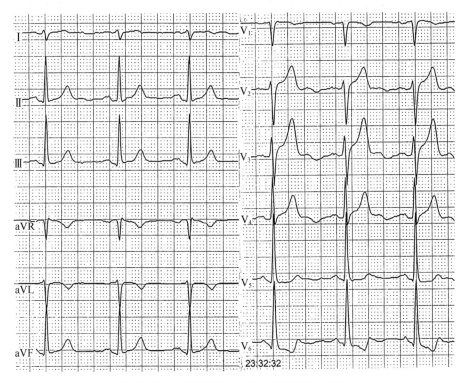

图 44-27 急性冠状动脉综合征缓解后心电图

为图 44-24 25min 后心电图,心率 68 次/分,$ST_{V_2、V_3、V_4}$ 呈上斜型抬高分别为 0.2mV、0.3mV 和 0.1mV 伴 T 波直立、高耸,V_5 导联 T 波低平、V_6 导联 ST 下斜型压低较图 44-25、图 44-26 两图减轻伴 T 波负正双向

第九节 与脏器有关的综合征

一、脑-心综合征

某些脑部疾病如脑出血、椎-基底动脉血栓形成和较严重的脑栓塞、脑软化等,累及自主神经中枢,使神经-体液的调节紊乱,常导致内脏器官的功能、形态改变,若心脏受累,便称为脑-心综合征。有学者统计,急性脑血流循环障碍者,有 25%～30% 可发生急性心肌梗死或冠状动脉供血不足及心律失常。

脑-心综合征(cerebral-cardiac syndrome)有脑部疾病的临床表现,但心脏方面的临床症状不显著,此与痛觉阈值的增高及形成痛觉的各中枢神经组织之间传导发生障碍有关。脑-心综合征的诊断主要依靠心电图动态改变。

(一)发生机制

关于心电图及心肌形态改变的发生机制,是文献争论的主题。有人认为是冠状动脉循环障碍的结果;另有人认为是电解质紊乱的结果;还有人认为与儿茶酚胺及某些神经-体液因素的改变有关。因为在脑部发生急性血液循环障碍时,体内各种器官和组织,特别是代谢旺盛的心肌可发生不同程度的神经-体液及代谢-营养障碍,可能是导致心电图和心肌形态改变的原因。

(二)心电图表现

1. Q-T 间期延长,常伴 U 波增大,U 与 T 波重叠,或与 T 波之后的 U 波完全融合,形成 T 波基底部宽阔的正向或负向的单向大 T 波。

2. U 波增高多在发病后 1 周左右出现,肢体导联振幅一般＞0.3mV,个别患者胸导联可高达 0.5mV。

3. 出现脑型 T 波,即直立高大的 T 波或巨大倒置 T 波("尼加拉瀑布"样 T 波)。

4. ST 段明显下移或抬高,类似急性冠状动脉缺血。

5. 出现各种心律失常,如窦性心动过速、期前收缩、房室传导阻滞、心房颤动等。

上述心电图改变称为"脑源"性心电图异常。这是心肌功能异常、还是心肌器质性损伤,尚无定论。

二、肝-心综合征

肝-心综合征(hepato-cardial syndrome)是指肝脏系统疾病,引起心悸、心绞痛、心功能不全、心律失常及心肌缺血等一系列心脏临床症状。

(一)发生机制

肝脏系统疾病往往通过下列机制影响心血管系统:肝功能不全产生心肌毒作用、心肌炎症、发热、自主神经功能紊乱、心肌局部电解质不平衡、血浆蛋白异常、心肌代谢异常、内分泌功能紊乱、神经反射功能受累引起周围血管调节障碍。

(二)心电图表现

ST 段压低,T 波低平,QRS 波电压降低,Q-T 间期延长,传导障碍和心律失常。

(三)临床意义

有报道病毒性肝炎急性期,有 59.6% 的病例出现心电图异常。但是,上述心电图异常是非特异性改变。若患了肝病后的患者出现心电图异常,要考虑肝-心综合征。

三、胆-心综合征

胆-心综合征(bile cardial syndrome)是指胆道疾病所引起的一系列心脏病征。患有胆囊炎、胆结石等胆道疾病的患者,常可诱发心绞痛、心律失常等,心电图上出现异常,此谓"胆-心综合征"。这种现象称为病在胆,痛在心。有报道胆道疾病表现心绞痛、心律失常和其他心脏病症状者约占 40%。

(一)发生机制

其机制是通过迷走神经影响冠状动脉,使冠状动脉收缩致心肌缺血。心脏受胸 2～6 脊髓神经支配,胆囊受 4～9 的脊髓神经支配,在胸 4～6 脊髓神经处可能有交叉。当胆囊患有疾病时,同节神经反射性地影响心脏的脊髓神经,结果导致冠状动脉收缩,引起心绞痛发作,特别是在原有冠心病时,更易引起心绞痛和心律失常。其次是代谢原因,胆道系统疾病常引起继发感染,一些有害因素可直接损害心肌,也可因胆道疾病反复发作,继发肝功能不全,以致代谢失调,引起心肌缺血致心电图异常。

(二)临床表现

胆-心综合征和冠心病都是中老年人常见病,两者易混淆。胆-心综合征疼痛发作时,不像冠心病心绞痛发作时那样恐慌或有濒死感,发作持续时间可达几小时,甚至十几小时,舌下含硝酸甘油片或内服扩冠状动脉药物无明显效果。心电图异常的程度较冠心病轻,且多为一过性,一旦胆囊病症状消失或切除病灶,则心绞痛症状及心电图异常亦随之消失。

四、胃-心综合征

胃-心综合征（gastro-cardiac syndrome）首先由Roemheld（1912 年）描述，它是一种由胃部疾病而引起的心血管系统的功能紊乱，故称为胃-心综合征。

（一）发生机制

引起胃-心综合征的常见胃部疾病有胃及十二指肠球部溃疡、慢性肥厚性胃炎、胃黏膜脱垂、胃后壁溃疡穿孔等。有些患者出现胃部疼痛、胃脘胀满症状时，通过神经反射引起冠状动脉痉挛出现心绞痛、心前区不适。疼痛可向左肩放射，应用扩张血管药物无效，改用解痉挛、制酸药物可收到良好效果。多见于40 岁以下的人，有的患者可出现一过性血压升高。

（二）心电图表现

ST 段下移，T 波低平或倒置以及心律失常，当患者胃部疾病好转时心电图可恢复正常。

五、胰-心综合征

胰-心综合征（panceratic cardiac syndrome）是指胰腺病引起的心血管功能紊乱，出现心律失常、心肌损害等一系列心脏症状和心电图异常，而心肌本身无原发性损伤，当治愈了胰腺病变，心电图可恢复正常。

（一）发生机制

1. 内脏神经反射　急性胰腺炎时因胰管高压，胰液渗到腹腔后间隙刺激腹腔神经丛，通过内脏-迷走神经反射径路，反射性地引起冠状动脉痉挛，致冠状动脉供血不足。

2. 心肌中毒　重症胰腺炎坏死的胰腺细胞释放多种毒素，如酶类、激肽、心肌抑制因子等，对心肌有直接毒性作用，造成心功能紊乱或衰竭及心肌复极异常。

3. 加压反射　急性胰腺炎时因禁食、呕吐、胃肠减压、浆膜腔渗液等，使血容量减少血压降低，经颈动脉感受器调节（加压反射），出现窦性心动过速，部分患者出现心律失常，甚至心室颤动而猝死。

（二）心电图表现

1. 窦性心动过速。

2. ST-T 段改变，T 波可低平、双向或倒置。

3. 室性早搏、房室交接性心律、房室阻滞等心律失常。

（三）临床表现

心慌气促、胸闷憋气、头晕、乏力、心律失常、急性心力衰竭、心源性休克，甚至可因心脏骤停而猝死。

六、MC Ginn-White 综合征

MC Ginn-White 综合征（MC Ginn-White syndrome）指的是急性肺栓塞时出现的特征性心电图改变，即 $S_I Q_{III} T_{III}$ 改变。1935 年 MC Ginn-White 首次报道急性肺栓塞患者心电图上 I 导联新出现的 S 波、III 导联上新出现的 Q 波，是急性肺栓塞患者心电图上的特征性改变，并探讨了其发生机制及其诊断价值。此后，将肺动脉栓塞时出现的这种特征性心电图改变，称为 MC Ginn-White 综合征。

（一）发生机制

肺动脉突然栓塞及同时出现的神经体液异常，导致肺动脉压力骤然升高，引起急性右心室压力负荷增加，急性右心室扩张，顺时针转位，反映在额面 QRS 向量上。QRS 向量环呈顺时针转位，出现向右的终末向量，表现在心电图上为 Q_{III} 和 S_I 的图形。

（二）心电图表现

1. I 导联出现新的 S 波，开始宽而浅，以后变为深而窄。

2. III 导联新出现的 Q 波，一般达不到病理性 Q 波的标准。

3. QRS 波电轴右偏，多位于 $+90° \sim +100°$。

4. III 导联 T 波倒置。

心电图除以上特点外，胸前导联常出现不同程度的右束支阻滞、顺时针转位、右胸导联（$V_1 \sim V_3$）T 波倒置。应当强调的是急性肺栓塞的特征性心电图改变有逐渐出现和消失的动态演变，多在肺栓塞发病数小时出现，持续数天至数周消失。这里还要提到的是急性肺栓塞患者不都会出现 $S_I Q_{III} T_{III}$ 图形，描记心电图的时机提前或错后都有可能漏掉典型的心电图特征改变。急性肺栓塞时未发现特征心电图改变，也不能否定肺栓塞的诊断。

第十节　与神经反射有关的综合征

一、颈-心综合征

颈-心综合征（cervical-cardiac syndrome）是指颈椎病引起的一组心脏症状，是中老年人的常见病、多发病。1959 年 Froment 发现颈椎病与冠心病并存很常见，以后发现颈椎病常出现心血管系统症状，如心前区疼痛等。

(一)发生机制

颈部交感神经干有上、中、下 3 个神经节,皆有发往心脏的分支,且与迷走神经的分支共同形成心脏、冠状动脉及主动脉的神经丛。颈部突然扭转或颈椎骨刺挤压刺激了神经根,可影响心脏神经丛中的交感神经功能,亦可使迷走神经张力增高,进而引起颈性胸痛、颈性心律失常及颈性完全性房室传导阻滞,甚至晕厥。凡由颈椎病引起的心血管损害,统称为"颈-心综合征",如心前区疼痛者称为"颈性心绞痛",出现心律失常者称为"颈性心律失常"。上述改变多为一过性的。

(二)心电图表现

颈-心综合征患者的心电图上常出现缺血性 ST 段压低和 T 波改变及各种早搏。

(三)颈-心综合征与冠心病的鉴别诊断

颈-心综合征常被误诊为冠心病。两者的区别是:冠心病心绞痛多在运动、劳累及情绪激动时出现,含服硝酸甘油能缓解;颈-心综合征心绞痛常在颈椎负荷增加时出现,如长时间维持过度仰头或低头的姿势,长时间头颈转向一侧,高枕卧位,脊背受凉、损伤、劳累等,含服硝酸甘油不能缓解。最简单的鉴别方法是卧位试验和转颈试验。方法是让患者取坐位,在 1min 内完成 45°以上左右转颈各 30 次,然后对比转颈前后的心电图变化。转颈后 ST-T 出现异常或 ST-T 异常加重,说明 ST-T 改变与颈椎负荷有关。再者,卧位后 ST-T 异常,站起散步后消失,亦可作为诊断"颈-心综合征"的参考。

二、颈动脉窦综合征

颈动脉窦综合征(carotid sinus syndrome)是指颈动脉窦过敏所致的晕厥,又称 Weiss-Baker 综合征、颈动脉窦过敏综合征、颈动脉反射亢进综合征及颈动脉性晕厥。

(一)发生机制

颈动脉窦敏感性增高时,正常情况不会引起颈动脉窦的刺激,如果突然转头,迅速改变体位,衣领扣得过紧、系领带、刮脸压迫颈部,甚至情绪激动却会使颈动脉窦兴奋、迷走神经张力增加,引发血压下降、心率减慢甚至晕厥。意识丧失前往往出现头晕、耳鸣、视物模糊、眩晕、面色苍白、冷汗、恶心等症状。

(二)临床分型

根据颈动脉窦反射过敏的表现,临床可分为 4 型。

1. **心脏抑制型** 系心脏受迷走神经抑制为主,表现心率减慢,窦性停搏,窦房阻滞,房室阻滞。阿托品可防止此型发作。

2. **血管抑制型** 以血压下降为主,无明显心率减慢,临床应用肾上腺素、麻黄碱有效。

3. **中枢型或脑型** 机制不明,推测与反射性大脑缺血有关。此型多见于青年女性,可有意识消失,但不伴有明显的心率减慢或血压下降。

4. **混合型** 既有心率减慢(不超过 60 次/分),又有血压降低。

(三)心电图表现

颈动脉窦性晕厥,轻者每年发作 1~2 次,重者发作数次,发作时心电图上出现心率过缓性心律失常,P-R 间期延长。窦性停搏时间较长者,其长间歇里可有 2~3 个逸搏出现。

三、心神经官能综合征

心神经官能综合征(Dacosta′s syndrome)是由于神经功能失调,引起心脏血管紊乱所产生的一种综合征,又称"心脏神经官能症""神经循环无力综合征"。本征是由 Dacosta 最早提出,故又称 Dacosta 综合征。

(一)发生机制

各种原因引起大脑皮质兴奋和抑制失去平衡,自主神经的正常活动受到干扰,受自主神经系统调节的心血管系统功能发生紊乱所致。

(二)临床症状

本征病理解剖学上心脏血管无器质性病变,临床主要表现有心脏系统和其他系统的症状,如心前区疼痛、心悸、心跳过速、呼吸不畅、头晕、全身无力。心前区疼痛部位多数在左前,胸乳部或乳头下,疼痛部位可经常变换。疼痛时间短者多表现刺痛,大多仅有几秒钟;疼痛时间长者多为隐痛,可持续数小时或数天。并伴有叹息性呼吸。胸痛多在精神刺激后或休息时出现,或在劳累之后出现,而不在劳动的当时。有时在适当的劳动或室外活动后,反倒感到舒适。此外,本征常伴有神经衰弱的症状,如心悸、乏力、失眠等。心慌亦是患者主要症状之一,在安静状态下心率可超过 100 次/分,略加活动可增加至 130~150 次/分,入睡后心率下降,但仍偏快。口服 β 受体阻滞药可使心率下降和自觉症状改善,也有自行缓解和自愈者。

(三)心电图表现

1. 窦性心动过速或心率偏快。

2. Ⅱ、Ⅲ、aVF 导联 ST-T 非特异性改变。

3. 偶有过早搏动。

4. 运动试验多为阳性。

(四)临床意义

本征多发生在青壮年,以女性多见,易误为"心脏病"而精神紧张,重者失去劳动能力。如能除外心脏器质性病变,预后良好。

四、迷走神经张力增高综合征

迷走神经张力增高综合征(vogotonia syndrome)多见于健康人,特别是运动员和从事体力劳动的青年人,女性比较少见。

心电图表现

1. 窦性心动过缓。

2. 左胸导联 R 波增高伴 T 波增高且对称,ST 段可呈凹面向上轻度抬高。

3. 左胸导联常出现深而窄的 Q 波,Q 波的深度可达 3mm 以上,深而窄的 Q 波有时也可出现在 Ⅱ、Ⅲ、aVF 导联(图 44-28)。

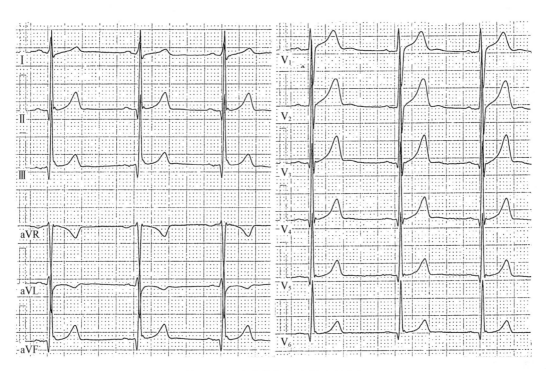

图 44-28　迷走神经张力增高综合征

患者男性,24 岁。体检心电图示 Ⅱ、Ⅲ、aVF 及 V₄~V₆ 导联 ST 段凹面向上抬高伴 T 波增高。另一个特征性改变是左胸导联及 Ⅱ、Ⅲ、aVF 导联出现深而窄的 Q 波,特别是 Ⅱ、Ⅲ、aVF 导联出现的隔性 q 波深达 3mm 以上,易误为心肌梗死。此外胸导联过渡区右移,也多见于迷走神经张力增高的患者

本征虽有酷似心肌梗死样的 Q 波,但病人毫无临床症状,抬高的 ST 段和高耸的 T 波持续不变,无心肌梗死的病史和演变过程,可除外心肌梗死。随着年龄的增长,本综合征的心电图特征便不再明显。

五、迷走神经性心律失常综合征

迷走神经性心律失常综合征(vagus arrhythmic syndrome)是指迷走神经不均匀地缩短心房肌的不应期和动作电位时间,而形成的折返性激动。其心电图表现多呈阵发性房性心律失常,多在白天和夜间迷走神经张力增加时发生,例如吞咽食物、呕吐时出现的阵发性心房颤动、心房扑动等。阵发性房性心律失常的出现,多与窦性心动过缓的阈值有关,即在窦性心律减慢至一定程度时发作。

(一)发生机制

迷走神经不均匀地缩短心房肌的不应期和动作电位时间,而形成激动的折返。

(二)心电图表现

在发作间歇期心电图上常显示。

1. P 波异常,如 P 波增宽、双峰。

2. 发生房颤或房扑前常有窦性心动过缓、房性早搏、房扑和房颤交替出现。

(三)临床意义与鉴别诊断

本征多发生在中年男性的病例中,无明确的器质性心脏病,无需特殊治疗。在诊断时需与特发性心房颤动、病窦综合征相鉴别。

六、更年期综合征

更年期综合征(climacteric syndrome)是女性卵巢功能逐渐衰退到最后消失的过渡期,即停经前后2～3年间出现的一系列的自主神经功能紊乱的症候群,其中心血管症状是更年期重要的临床表现之一,其发生率约占更年期的半数以上。

(一)发生机制

由于女性卵巢功能逐渐衰退到最后消失的过渡期,血管运动失调,心肌代谢不良引起的一种可逆性功能性改变。

(二)心电图表现

1. 非特异性 ST-T 改变。

2. 阵发性窦性心动过速。

3. 各类早搏等心律失常。

(三)临床症状与表现

临床症状有心悸、胸闷、心前区疼痛等。临床表现虽有心前区疼痛,但疼痛部位多局限在乳房区,且为刺痛、烧灼痛,局部有压痛点。常在安静时发生,精神刺激疼痛加重。有些患者疼痛部位不固定,疼痛持续时间较长。疼痛症状与心电图 ST-T 改变不相关,应用硝酸甘油类药物症状不能缓解,服用雌激素、小剂量镇静药与谷维素等调节自主神经的药物则疗效显著,故有人称"假性心脏病"或称更年期综合征性心脏病,简称"更年心"。

(四)临床意义

更年心一般预后良好,但有时也可由于心脏电学不稳定而产生严重的心律失常。此外,女性停经后心血管发病率突然升高,和同年龄组的男性发病率相同,诊断时应注意。

(五)诊断

以下几条可作为诊断更年心时的参考。

1. 41～60岁月经不调或停经,有心血管和神经症状,且症状易变性大多受精神因素的影响。

2. 物理检查心脏不扩大,心功能良好,能除外各种器质性心脏病(包括甲状腺功能亢进、β受体亢进),心电图、动态心电图、心脏超声均无特异的阳性指标;

3. 心血管药物疗效不佳,性激素、镇静药治疗有明显效果。

七、运动员心脏综合征

长期大运动量训练或锻炼的运动员,心血管系统为了适应大运动量常发生解剖和生理改变。例如,力量性运动训练或运动锻炼,可引起心脏向心性肥厚;耐力性运动训练可引起心脏扩张。这种改变使心脏舒张期容量增大,收缩力增强,每搏泵出量明显增大。在静息状态下,以较慢的心率、较大的心搏量以保持与正常人相同的每分钟心搏出量。运动时心率增快,每搏的泵出量较大,以满足机体进行大强度运动的需求。运动锻炼还可使交感神经和迷走神经对心脏的调控作用增强。在静息状态下,迷走神经占优势,心率较慢,运动时交感神经占优势心率可随运动强度的增大而明显增快,呈现出良好的心脏解剖功能的运动适应性改变。

(一)临床症状

运动员心脏综合征(athletic heart syndrome)是长期大运动量训练或大强度体力劳动的人,引起的是一种心血管系统适应性解剖及生理改变,是运动适应性正常变异。一般不会出现明显临床症状。由于在静息状态下,迷走神经张力增高,容易出现窦性心动过缓等慢心率性心律失常,有些人会感到胸闷、叹息性呼吸等乏力症状,心率一经增快自觉症状很快会消失。

(二)心电图表现

1. **代偿性左心室肥大** 有报道出现左心室肥大者为20%～50%,右心室肥大仅为1%,这种肥大属于生理性正常变异。

2. **ST 段和 T 波改变** 有20%～50%的人出现 ST 段 J 点性抬高或出现 J 波,无正常的 S 波。在 ST 段抬高的导联伴 T 波增高,呈现"早复极综合征"的心电图。少数人心前导联出现 T 波倒置或正负双向,呈持续性幼年性 T 波。上述 ST-T 改变,通过运动或静脉注射异丙肾上腺素可恢复正常。

3. **心律失常** 最常见的为窦性心动过缓伴窦性心律不齐。个别人可出现窦性停搏、窦房阻滞。显著心动过缓时可出现交接性或室性逸搏,形成房室分离。

4. **房室传导阻滞** 一度或二度房室传导阻滞很常见,有报道一度房室传导阻滞发生率3%～35%,二度I型房室传导阻滞发生率为0～40%,明显高于一般人群。这些房室传导阻滞可随运动或注射阿托品而消失。

5. **隔性 Q 波** 少数人左胸导联和下壁导联可见≥0.3mV 的窄 q 波(图 44-29)。

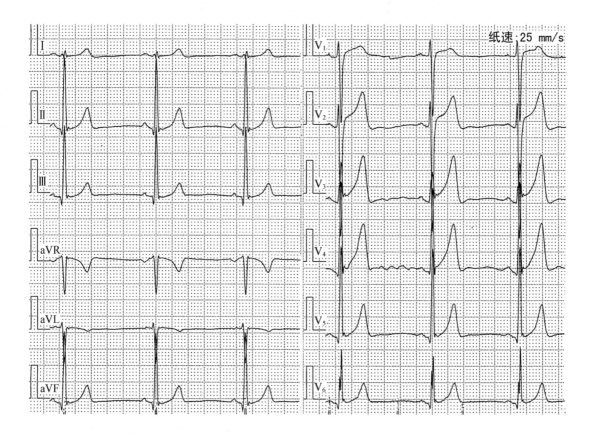

图 44-29　运动员心脏综合征

患者男性,24 岁,足球运动员。心电图除心动过缓(52 次/分),尚可见左心室高电压、ST 段轻度抬高、出现 J 波、高耸 T 波、隔性 Q 波及胸导联过渡区左移。其发生机制与迷走神经张力增高有关

八、β 受体反应亢进综合征

β 受体反应亢进综合征(β receprotors hyperdynamis syndrome)是指体内的 β 受体过度兴奋或敏感时出现的一组病征。当刺激 β 受体时,心肌收缩力增强,心排血量增加,心率增快,外围阻力降低,使用 β 受体阻滞剂后心肌收缩力减弱,心率减慢,心排血量降低。

(一)心电图表现

1. Ⅱ、Ⅲ、aVF 导联出现 T 波低平、平坦、浅倒。

2. ST 段上斜型压低。

3. 普萘洛尔试验阳性。

(二)临床症状

1. 无明确的器质性心脏病,而有明显的循环系统的症状。

2. 多见于 39 岁以下的年轻人,女性病例尤为多见。

3. 安静状态下,心率常＞90 次/分,站立、活动及精神受到刺激时易出现心动过速。

4. 有自主神经功能紊乱的表现,如心慌、头晕、胸闷、胸部刺痛、失眠、手足发麻、四肢发凉等不适症状。

5. 服用少量 β 受体阻滞剂,自觉症状和血流动力学可改善。

(三)临床意义

本综合征大都发生在年轻人,特别是女性。由于出现一些心脏方面的症状和心电图异常改变,常被误诊为"心肌炎或心肌缺血"而进行长期治疗,增加了患者精神负担和浪费了医疗资源。因此,要慎下心肌炎和冠心病的诊断,试用 β 受体阻滞剂治疗,症状会大为改善或消失,预后良好。

第十一节　与形态学有关的综合征

一、悬垂心综合征

1957 年 Evans、Lioyd 和 Thomas 等学者详细描述了本综合征的特点,因此征患者 X 线检查,心脏正位呈悬垂状,故称悬垂心综合征(suspended heart syndrome),亦称 Evans-Lioyd-Thomas 综合征。

(一)临床表现

悬垂心综合征是一种生理变异,无性别差异,体形多瘦长,一般无任何症状。少数有胸痛,疼痛可瞬间即逝,亦可长达一周,可伴有心悸、乏力等,无心血管病证据。

(二)心电图表现

Ⅱ、Ⅲ、aVF 导联 QRS 波呈 Rs 或 qR 型,Ⅰ、aVL 导联 QRS 波呈 rS 型。Ⅲ 导联在深吸气时 ST 段压低,Ⅱ 导联亦有轻度压低,不随直立位置而改变。胸导联往往表现为顺时针转位,应与右心室优势和左后分支阻滞心电图相区别。

二、小心脏综合征

小心脏综合征(small heart syndrome)是神经循环衰弱症的一种特殊类型,其特征是胸部 X 线示心脏阴影缩小,或在轻微活动时显示心搏出量相对不足,从而引起一系列症状的病征。本征为先天性小心脏,在儿童发育过程中心脏体积相对较小,多见于儿童和青年人。

小心脏状态系先天性异常,仅有生理上相对的功能不足,并无器质性改变,亦无心脏功能异常,所以不会出现心力衰竭。但在轻度活动时,患者即感眩晕、头痛、前胸痛、心悸、气短、易疲乏,心绞痛样发作及心律失常等。患者多有自主神经功能不稳定的表现。

心电图表现

1. 窦性心律频率偏快,随体位变动心率变动较大。

2. 可有肺型 P 波,但无肺胸疾病及右心室肥大,无肺动脉高压症。

3. 绝大多数导联 QRS 电压偏低,Ⅰ、aVL 导联 QRS 电压变小,Ⅱ、Ⅲ、aVF 导联电压相对较高,QRS 电轴接近＋90°且不超过＋90°。

4. 胸导联逆时针转位($R/S\ V_3>1$);$R_{V_1,\ V_2}$ 电压低于正常平均值,S_{V_1}、V_6 微小;可有轻度 ST-T 改变。

三、弯刀综合征

弯刀综合征系右肺和右肺动脉发育不全,右肺支气管树异常,心脏向右旋转移位,右肺静脉畸形发育、回流血入下腔静脉。在 X 线片上表现为一种特殊的血管阴影,状如古代土耳其武士佩带的弯刀,附着右心边缘,故称弯刀综合征(sicmitar syndrome)。

(一)发生机制

其发生原因可能归于胚胎早期肺静脉丛与大静脉系统的交通支未萎缩退化,永久残留。右肺发育不全和心脏转位,乃因右肺循环异常供血,引起退化的血管再发育。

(二)心电图表现

右心室肥大,右旋心。

(三)诊断指标

诊断弯刀综合征有 3 个不可缺少的指标。

1. 右肺发育不全。

2. X 线发现有沿右心缘的肺静脉的弯刀状阴影。

3. 心脏向右转位,状似右位心。

该综合征中女性比男性多 2 倍,新生儿至 50 岁均有病例报道,但多见于 10~20 岁。

第十二节　与心血管畸形有关的综合征

一、艾森门格综合征

本征是由德国医生艾森门格(1897 年)最早提出,有广义和狭义的两个含义。狭义者系指一种复合的先天性心脏血管畸形,包括心室间隔缺损,跨位主动脉,右心室肥大与正常或扩大的肺动脉。此即传统所称的艾森门格综合征,其与法洛四联症的不同仅在于无肺动脉狭窄。广义者系指凡有间隔缺损,伴有肺动脉高压,产生右至左的分流而出现发绀的,都归入艾森门格综合征的范围。因此,心室间隔缺损,心房间隔缺损,主动脉、肺动脉隔缺损或动脉导管未闭并发肺动脉高压,有右至左分流者,均可以称为艾森曼格综合征(Eisenmenger syndrome)。从发病率看,心室间隔缺损及动脉导管未闭并发肺动脉高压,引起右向左分流的比较多见;而心房间隔缺损与主动脉、肺动脉隔缺损并发肺动脉高压,引起右向左分流的比较少见。

本征的肺动脉高压系在出生后逐渐形成,待其增高的程度超过体循环的压力后,才使原来的左向右分流转为右向左分流。此种情况多在6～12岁或更晚时出现,此时随之出现发绀。室间隔缺损伴肺动脉高压,原来左向右的分流量大,肺循环的血流量显著增多,肺动脉、左心室与右心室均增大。乃至肺循环压力逐渐增大,右心室及肺动脉的扩大更为显著。肺动脉的压力高至足以使原来的左向右分流转变为右向左分流,多在6岁以后。但如病人有主动脉右位,则在婴儿期即可出现发绀;动脉导管未闭并发肺动脉高压,此病约占所有导管未闭的10%,其中部分病例肺动脉压力超过主动脉而造成右向左的分流,此时出现发绀。

(一)发生机制

由于心脏先天性畸形引起血流动力学紊乱,最终血液双向分流还可累及左心室。但多数患者主要表现为右心负荷增加,其心电图表现右心室肥大及劳损和右心房肥大。

(二)临床症状

婴幼儿先天性心脏病,常有呼吸急促、体重不增,常反复发生肺炎等表现。随着年龄增长,肺动脉压力进一步增高,患儿出现明显呼吸困难、活动受限,并出现皮肤发绀伴杵状指、趾及红细胞增高症。

(三)心电图表现

1. 右心房肥大　70%的患儿出现"肺型P波",即下壁导联特别是Ⅱ导联P波振幅≥2.5mV。

2. 右心室肥大　V_1或V_{3R}导联QRS波呈Rs型或qR型,V_5或V_6导联QRS波呈rS型。Ⅲ导联可出现Q波,V_5、V_6导联q波减少或消失。

3. 左心室肥大　室间隔缺损、房间隔缺损或动脉导管未闭等先天性心脏病出现右向左分流时显示左心室肥大。这种情况发生在疾病的终末期,预后差。

4. 额面心电轴改变　额面QRS电轴轻度和中度右偏者分别占30%和60%左右,重度右偏很少。心电轴右偏是右心室负荷过重的表现。

5. T波改变　大多数合并V_1导联T波浅倒,V_2～V_6导联T波均为直立。若出现前胸壁导联T波倒置,提示右心室心肌弥漫性损害。

6. 心律失常　常见缺氧引起的窦性心动过速,偶见一度房室传导阻滞、房性早搏、室性早搏、交接性节律及心房颤动。

二、房间隔缺损-房室传导延长综合征

房间隔缺损-房室传导延长综合征(atrial septal defect-prolonged AV conduction syndrome)系指继发孔型房间隔缺损,所致的传导系统变化的一组病症。

(一)发生原因

由于房间隔缺损血液从左心房分流到右心房,继而增加了右心室容量负荷和肺血流,导致不同程度的右心房和右心室增大及肺动脉高压。当病程进展到一定程度时,肺动脉高压明显,右心房内压超过左心房时便出现血液从右心房向左心房分流,就会发展为所谓艾森门格综合征。

(二)心电图表现

由于肺血流增多,导致右心房和右心室缓慢地扩张以致肥厚,心电图上首先表现右心房肥大,继之房室传导径路延长而出现P-R间期延长。右心室负荷增加者,还可出现不完全性右束支阻滞,少数患者尚可出现二度房室阻滞。

三、左冠状动脉起始异常综合征

左冠状动脉起始异常综合征(Bland-Garaland-White syndrome)是一种少见的先天性心脏病,1933年始由Bland、Garaland与White作了临床分析并作为一个综合征提出。本征主要异常是左冠状动脉不是起始于主动脉而是起始于肺动脉,由此引起的一组病征。

(一)发生原因

左冠状动脉担负着左心室前壁、部分后壁、左心房和部分心室间隔的血液供应。当这支冠状动脉接受来自血氧饱和度很低的肺动脉血液时,便使这支冠状动脉所营养的心肌长期处于缺氧状态。于是出生后不久,即会发生冠状动脉缺血样的病态和发生心肌营养不良、心绞痛、心肌梗死、心肌纤维化、心脏扩大、乳头肌营养不良及功能不全和二尖瓣关闭不全,以致心力衰竭。

(二)分型

本征以出现症状的时期和主要表现分4型。

1. 新生儿综合征型　多在生后8～16周出现症状。可见消瘦、无精神、心动过速,呼吸增快及哮鸣。偶有心绞痛发作伴有多汗以致严重的呼吸困难。心脏无杂音或仅有Ⅰ～Ⅱ级非常短促的喷射性收缩期杂音。自5～6个月至1岁可出现心室肥大、充血性心力衰竭,并可死于前侧壁心肌梗死。

2. 二尖瓣关闭不全型　由于左心室的明显扩大,发生相对的二尖瓣关闭不全,于心尖部可闻及全程的收缩期杂音,并有心功能不全的症状。

3. 连续杂音综合征型　于胸骨左缘或肺动脉区可闻及连续性杂音,或者是收缩期与舒张期杂音。此种连续性杂音,是因血液由扩张的右冠状动脉通过侧

支循环,向左冠状动脉分流(动脉瘘)而形成。此型可无自觉症状。

4.成人猝死型 此型也可发生于小儿,在无任何症状情况下发生猝死。此种情况多因急性心肌梗死或严重心律失常所造成。

(三)心电图表现

"新生儿综合征型"中,Ⅰ、aVL、$V_4 \sim V_6$ 有深大 Q 波和负向 T 波,呈现前侧壁心肌梗死和左心室肥大图形;"二尖瓣关闭不全型"和一般二尖瓣关闭不全不同,在 aVL 导联有宽深的 Q 波和负向 T 波,$V_2 \sim V_4$ 导联 R 波缺如,或出现心电轴左偏;连续性杂音型心电图可无显著改变。

四、埃勃斯坦综合征(三尖瓣下移综合征)

早在 1866 年德国医生 Ebstein 为一名 19 岁的男性工人尸解时,发现患者三尖瓣畸形,后称埃勃斯坦综合征(Ebstein's syndrome),又称三尖瓣下移综合征。本病发生率约占先心病的 0.5%,男女无差别。

(一)病理生理

本征主要异常为三尖瓣不是起源于正常的三尖瓣纤维环部位,而是下移至右心室壁近心尖部,有的中叶也下移,将右心室分上下两个腔。其瓣膜上部的右心室壁薄向右心室移位,与右心房组成一个巨大的心腔,其功能类似心室,故又称"心房化的右心室"。而瓣膜下的右心室腔具有右心室功能,又称为功能性右心室。由于功能性右心室的容量较小,不能容纳右心室的回流血量,致使右心室排血功能降低,引起右心房肥大。

(二)心电图表现

1. 右心房肥大。
2. 一度房室传导阻滞。
3. 右束支阻滞伴多向 QRS 波及低电压。
4. 右胸导联出现 Q 波及 T 波倒置。
5. 部分可发生阵发性房室折返性心动过速。
6. 部分伴 B 型预激综合征(图 44-30)。

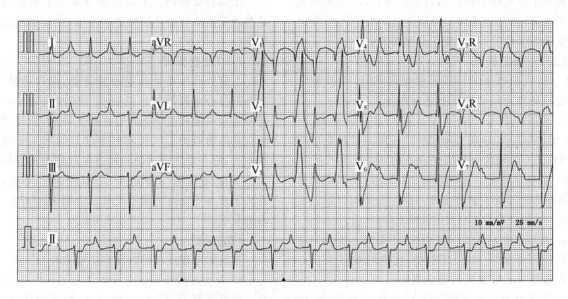

图 44-30 埃勃斯坦综合征

患者男性,35 岁,临床诊断:先心病、埃勃斯坦综合征。心电图显示:窦性心律(80 次/分),P 波高尖重于前一心动周期的 T 波后部,肢体导联振幅于Ⅰ导联高达 0.4mV,$V_1 \sim V_4$ 导联高达 0.6~0.7mV,即呈"喜马拉雅 P 波"。P-R 间期显著延长达 0.39s。QRS 波表示为右束支阻滞型且呈多向性,挫折明显,以胸导联为著。$V_1 \sim V_3$ 导联可见异常 Q 波,$V_4 \sim V_6$ 导联仍有 q 波。$V_1 \sim V_5$ 导联 T 波均倒置。上述心电图改变为典型的埃勃斯坦综合征心电图改变

(三)心电图改变的机制

1. **右心房肥大** 肢体导联及右胸导联 P 波电压明显增高，Tauxsing 称这种特高 P 波为"喜马拉雅 P 波"。引起的原因是，心房收缩时血液射入"心房化的右心室"，由于三尖瓣下移至右心室，形成三尖瓣关闭不全或狭窄，右心室收缩时，部分血液又反流入右心房，使右心房内血量增多，压力增高而显著肥大。P 波如呈进行性增高、增宽的病人，是病情恶化的征象，常在短期内死亡。约 7.0％的患者 P 波增高、增宽，酷似双侧心房肥大的表现，实际上是右心房肥大伴房间传导延迟。

2. **一度房室传导阻滞** 发生率约为 42％，希氏束电图检查显示阻滞部位在右心房、房室结或心室内不同水平，其 H-V 间期延长与心房化的右心室导致的传导系统过度伸展伴束支拉长有关。

3. **右束支阻滞** 右束支阻滞图形占 72％，其主要特点是 QRS 波呈多向性，有挫折伴低电压，此种右束支阻滞图形是三尖瓣下移畸形的突出心电图特点。经心内膜标测证明这种右束支阻滞特征性图形是心房化的右心室和心底部除极延迟的结果，也有人认为是增大的右心房压迫间隔所致。动脉血氧饱和度降低，常是右束支阻滞发生率增高的原因。右胸导联 R′ 波振幅＜0.10mV 的发生率随年龄增长和动脉血氧饱和度降低有关。

4. **B 型预激综合征** 三尖瓣下移畸形合并 B 型预激综合征的发生率高达 20％～40％，旁路在右侧，QRS 波类似左束支阻滞图形。发绀型先心病患者，曾出现过阵发性房室折返性心动过速，并伴有间歇性或持续性 B 型预激综合征的心电图时，首先要考虑埃勃斯坦综合征。

5. **右胸导联有起始的 Q 波伴 T 波倒置** V$_1$ 导联出现 q 波或 Q 波的发生率约为 50％，有的直至 V$_4$ 导联仍有 q 波或 Q 波，并伴有 T 波倒置。这种图形特征是本病的特征性心电图改变，但在小儿不多见。右胸导联上出现 q 波或 Q 波可能与室间隔的后上部纤维化有关。V$_6$ 导联半数无 q 波，但在 V$_7$ 或 V$_8$ 导联往往显示出 q 波。

6. **心律失常** 约 1/3 的患者有交接性早搏、室性早搏、阵发性室上性心动过速、心房颤动或心房扑动。有报道心房颤动患者发病后 5 年内死亡率特高。

五、心脏肌桥综合征

冠状动脉一般位于心外膜下脂肪组织中，然而有不少人的冠状动脉及其分支的一部分被心肌纤维所覆盖，被覆盖的冠状动脉称为心肌桥（myocardial bridge）。冠状动脉造影显示，心肌桥下的冠状动脉比其他部位的冠状动脉更容易发生粥样硬化。有些患者出现的胸痛，不少是心肌桥所引起。

(一)心肌桥的病理生理变化

心肌桥最早（1922 年）由 Grainiciann 首次发现。1960 年，Portmarn 等首先描述了心肌桥影像学的表现为收缩期狭窄，呈现"吮吸现象"，而舒张期冠状动脉正常。一般认为心肌桥是一种先天性畸形，从出生后就开始存在，出现临床症状往往在 30～40 岁，多见于男性。

心肌桥大多数位于左冠状动脉前降支，其他部位比较少见。冠状动脉造影心肌桥的检出率为 0.5％～16％，解剖学研究，心肌桥的发生率高达 50％～85.7％。黄种人和黑种人心肌桥发生率在半数以上，而白种人只有 1/4，与性别无明显关系。同一条冠状动脉可多处出现心肌桥，一处者最多，两处者少见。心肌桥经过的方向与该部位血管长轴成接近于直角（80°～90°）交叉者占多数。心肌桥的宽度由几毫米到几厘米。心肌桥越宽越厚，对该部位冠状动脉挤压越严重，也越容易出现症状。不少患者常因经常胸痛而做冠状动脉造影时，才发现是心肌桥在"作祟"。心肌桥下的冠状动脉都有不同程度的狭窄，此因心肌桥下的血管长期处于高压状态，故比其他部位的血管容易发生硬化，形成斑块，但发生心肌梗死的概率并未增加。Angelini 报道心肌桥 T 波异常发生率为 23％，ST 段异常发生率为 26％，T 波异常较 ST 段异常更常见。国内外不少研究和报道，认为心肌桥不完全是一种良性病变，亦可导致严重的心肌缺血和心肌梗死，其机制可能是心肌桥收缩对冠状动脉的压迫，导致严重的心肌缺血、损伤、局部血小板聚集、冠状动脉痉挛、内皮功能紊乱等。

(二)心电图表现

1. 部分出现窦性心动过速。

2. 非特异性 T 波改变，如低平、双向或倒置。

3. 非特异性 ST 段压低，常出现在心肌桥下的冠状动脉供血的部位。

4. 20％的患者出现早复极综合征的心电图表现，即 J 点处 ST 段呈凹面向上型抬高伴 T 波高耸，多见于 V$_1$～V$_3$ 导联。

(三)心肌桥的治疗

心肌桥压迫血管常引起缺血性胸痛，治疗同慢性心肌缺血。对静息心电图出现 ST-T 段改变，心率偏快、年龄偏大的患者，药物治疗常用 β 受体阻滞药。能减轻血管压迫，导致的收缩期、舒张期冠状动脉狭窄程度均减轻，其负性传导作用使舒张期延长，也可改善冠状动脉血流灌注。钙离子拮抗药对改善心肌桥患者的症状亦有肯定的作用。上述药物治疗效果欠佳时,冠状动脉内支架置入术可作为治疗的重要手段。冠状动脉造影显示,心室收缩时心肌桥下的血管出现不同程度的缩窄,心室舒张时缩窄处消失。根据心室收缩时血管出现的缩窄程度分为三级:Ⅰ级心肌桥下的血管缩窄<50%,一般不出现任何临床症状;

Ⅱ级血管缩窄在50%～75%,可能出现心动过速、心绞痛及心肌缺血;Ⅳ级血管缩窄>75%,可出现胸痛、心肌缺血、心电图异常。Ⅱ级缩窄的治疗首先考虑外科手术切除心肌桥,术后缩窄消失,心肌缺血缓解,心电图恢复正常。Ⅲ级缩窄唯心脏外科手术方可消除症状。有症状的心肌桥患者如心肌桥内有严重的动脉粥样硬化时,应考虑冠状动脉旁路移植术。

第十三节　与起搏器有关的综合征

起搏器综合征(房室不同步收缩综合征)

置入起搏器后,由于存在房室收缩的非生理性,有一小部分患者即使在起搏器工作正常的情况下,也会产生心血管或神经系统症状和体征,如低血压、心悸、胸闷、眩晕、头胀、面红、出冷汗等一组临床表现,称为起搏器综合征(pacemaker syndrome,PMS),又称房室不同步收缩综合征。在 VVI 起搏器中,起搏器综合征比较常见。

(一)引起起搏器综合征的原因

心室起搏时由于生理性房室激动传导顺序丧失,即心房和心室不同步,心房失去"辅助泵"的作用,心排血量减少 10%～30%,还可能引起三尖瓣关闭不全,导致血压下降。此外,还常出现室房传导,1:1室房逆向传导引起心房激动和收缩,由于此时正是心室收缩,二尖瓣和三尖瓣均已关闭,心房血液向上、下腔静脉倒流,此种倒流可反射性地使循环血管阻力及血压下降。可能产生起搏器综合征的原因如下。

1. 心房抑制型起搏(AAI)方式时,患者有长 P-R 间期。

2. 心房同步心室抑制型起搏器(VDD)方式时,窦性频率降至下限频率以下引起房室不同频。

3. 心房和心室抑制型房室顺序起搏(DDI)方式时,心房不感知、房室不同步。

4. DDD 方式时,程控在不合适的房室传导延迟,也可由于房间传导阻滞左心房收缩延迟,左心房、左心室收缩同时发生,此种情况称之为"双心腔起搏器综合征"。

5. 带有起搏器方式转换功能的双腔起搏器(发生不合适的起搏方式转换时)。

(二)心电图表现

1. 如果 VVI 单腔起搏时,出现房室分离或 VVI 起搏伴有 1:1室房逆传。

2. 如果 AAI 单腔起搏时,伴有 A-R 间期或 P-R 间期明显延长。

3. 如果 AAIR 起搏时,将出现心房起搏频率过快而 A-R 间期未相应缩短,有时反而延长。

4. VDD 起搏时,若窦性频率低于起搏器下限频率,出现房室分离或伴有室房逆传。

5. DDI、DDIR 起搏时,当心室频率降到下限频率后,出现 P-V 间期延长或房室分离。

(三)预防

1. 置入起搏器前,行心脏电生理检查,若患者有室房逆传功能,则不宜置入 VVI 单腔起搏器。可置入 DDD 双腔起搏器。

2. 置入 AAI 单腔起搏器患者,若出现长 P-R 间期,则应及时更改为 DDD 双腔起搏器。

第十四节　其他系统疾病累及心脏的综合征

一、库欣综合征

本综合征最早由 Cushing 报道,故名库欣综合征(Cushing syndrome)。是由于皮质醇分泌过多,肾上腺皮质增生或肿瘤及罕见的恶性肿瘤异位分泌促肾上腺皮质激素引起代谢障碍和对感染抵抗力降低所致。如脂代谢障碍出现满月脸、水牛背、躯干性肥胖;糖代谢障碍引起的类固醇糖尿病;蛋白代谢障碍导致

皮肤菲薄、紫纹形成,骨质疏松;电解质紊乱引起低钾血症性碱中毒。本综合征主要发生在女性患者,发病年龄高峰在 30～50 岁。75%～90%的患者并发严重的高血压,常伴有动脉硬化和肾小动脉硬化。长期高血压可引起高血压心脏病、左心衰竭和脑血管意外。实验室检查有高血糖、高钠血症、低钾血症。

心电图表现

左心室肥大,ST-T 改变,低钾血症。

二、原发性醛固酮增多综合征

原发性醛固酮增多综合征(Conn's syndrome)是由于肾上腺皮质腺瘤或两侧肾上腺增殖所致,临床上最突出的征象是周期性肌无力,可发展到瘫痪或伴有神志丧失。这种发作可持续数小时至数星期,多尿及烦渴也是显著的症状,上述症状均与慢性低钾血症有关。心血管方面表现是高血压,高血压视性网膜病变及心脏增大。

(一)病理学与病理生理学

1. 继发于高血压的心肌肥厚。

2. 不同程度的动脉粥样硬化。

3. 很多临床和生化异常系慢性低钾血症所致。

4. 由于低钾血症和低血镁症,心肌神经应激性增高。

(二)心电图表现

1. ST 段压低,T 波低平或平坦,U 波明显增高。

2. 由于低钾血症引起各种心律失常。

心电图出现低钾血症,结合临床表现可确定诊断。切除肿瘤和纠正低钾血症常可缓解轻度的高血压,并且使低钾血症综合征和多数心电图异常消失。

三、结节性动脉周围炎综合征

结节性动脉周围炎综合征(periarteritis nodosity syndrome,PANS)坏死性血管炎的病因不明,它常累及冠状动脉,继而引起心肌纤维化和血栓而发生心肌梗死。Nuzum 所分析的 175 例结节性动脉周围炎的病例中,有心脏症状者 55%,高血压者 54%,有心电图变化者 64%。高血压常继发于肾脏损害,是导致心力衰竭而死亡的主要原因。

心电图表现

1. 常见左心室肥大。

2. 非特异性 T 波改变,可能为心肌纤维化的表现。

3. 束支阻滞、房室阻滞和室上性心律失常。

4. 可见心肌梗死的典型表现,但心绞痛罕见。

四、心肌纤维化综合征

心肌纤维化综合征(myocardial fibrosis syndrome)是指心肌组织结构中胶原纤维过量积聚,其胶原浓度显著升高或胶原容积分数显著增加,是心肌广泛损伤的晚期。近年大量研究表明,心肌纤维化可发生于高血压、心肌梗死及心力衰竭等许多心血管疾病。它是多种心肌疾病发展到一定阶段的共同病理改变,是心肌重构的主要表现之一,可致心肌僵硬度增加,心室舒张功能减退,冠状动脉储备功能下降甚至引起猝死。

由于心肌纤维化的部位不同,心电学的表现部位也各异。在心电向量图上主要表现为 QRS 环低电压,环体扭曲,无间隔向量的综合现象。

心电图表现

1. 心尖部、左心室前壁、前间隔均出现心肌纤维化,则表现 QRS 波低电压。

2. 仅心尖部纤维化,则在 Ⅰ、Ⅱ、Ⅲ、V₅ 导联出现 Q 波伴 R 波低电压,但无相应的 ST 段和 T 波改变。

3. 仅前壁纤维化,则表现为心电轴左偏。

4. 仅前间隔纤维化,则以 Ⅰ、aVL、V₅ 导联无 Q 波为特征。本综合征预后不良。

五、眼肌麻痹伴房室传导阻滞的 Kearns-Sayre 综合征

本病 1886 年首先由 Bristowe 描述,1958 年 Kearns 和 Sayre 报道 2 例,认为是一种独立的疾病。1967 年 Shy 等认为本病以侵蚀神经、肌肉、心脏为主的一种全身性疾病,又称为 Kearns-Sayre 综合征。本病概括起来有眼外肌麻痹、视网膜色素变性和完全性房室阻滞三联症。

(一)发生机制

本病的病因不明,1977 年 Berenberg 认为胚胎期病毒感染所致的神经肌肉缺陷,可能是本病的主要发病机制。其病理改变主要为心肌和骨骼肌细胞空泡变性,渐进性纤维化。脑组织检查见大脑白质、脑干和脊髓严重海绵状退行性改变。此改变在心脏的房室结及房室束-浦肯野纤维传导系统更为严重。

(二)心电图表现

1. 窦性心动过缓,窦性停搏。

2. 一度至三度房室传导阻滞。

3. 单束支或双侧束支阻滞,以右束支阻滞多见。

4. 心电轴左偏。

(三)临床表现

本病多呈散发性,男女之比 1.5:1,男性略多,好发于儿童和青少年,75% 的病人发病于 20 岁之前。表现为眼睑下垂,进行性眼外肌麻痹,可发展为完全性麻痹,几乎 100% 有色素性视网膜炎所致的视力下降;面瘫、四肢无力;耳聋、语言障碍;小脑性运动失调、感觉缺失;智力低下。大部分患者身材矮小、性腺发育不良,可伴糖尿病、脊柱后侧弯、甲状腺功能减退、多毛症等,心血管损害为 80% 的病例有心脏传导阻滞。

（四）临床意义

本病有遗传特征，1979 年 Schnitzle 和 1980 年 Lerlille 等分别报道多个家系呈亲-子代垂直传递的病例，呈常染色体隐性遗传。其散发病例较多，心脏传导障碍出现在眼部疾病之后，呈进行性恶化，有早发致命的高度危险。

第十五节　心源性猝死综合征

一、急性心源性脑缺氧综合征（阿-斯综合征）

急性心源性脑缺氧综合征（阿-斯综合征）（Adams-Strokes syndrome）是一种暂时性脑缺血、脑缺氧引起的短暂的意识消失，并伴有抽搐、面色苍白、青紫的综合征。1827 年 Adams、1845 年 Stokes 相继对本征进行了详细的观察，从而引起了广泛的注意。1889 年 Huchandtt 等倡议，正式命名为"Adams-Stokes"综合征，翌年该氏又命名为"Stokes-Adams 病"。

（一）发生机制

本征的病因很多，主要有：严重的器质性心脏病，如心肌炎、心肌病、风心病、冠心病、病窦综合征等；药物的毒性反应，如洋地黄、奎尼丁、肾上腺素、锑制剂、氯仿等；严重的主动脉瓣狭窄、肺动脉瓣狭窄、梗阻性心肌病、心房黏液瘤等。

其病理机制主要是严重的心室率过缓或严重的心律失常或心室排血机械性受阻，引起心脏一过性排血量显著降低，致脑缺血、缺氧，引起短暂的意识丧失，伴面色苍白、青紫和抽搐。

（二）心电图表现

1. 严重的窦性心动过缓或心脏停搏

（1）病态窦房结综合征时可因窦房结功能低下，而产生窦房阻滞、窦性停搏等严重的心动过缓，心率低于 20 次/分时低位节律点不能及时产生逸搏。

（2）完全性房室传导阻滞异位节律点不稳定时，或二度房室传导阻滞转三度房室传导阻滞，不能及时出现异位逸搏心律时。

2. 严重的快速性心律失常

（1）短阵性心室颤动。

（2）尖端扭转型室性心动过速、折返性室性心动过速，脑血流可降低 40%～75%。

（3）心率极快的室上性心动过速，如伴有心肌严重病变，特别是老年人，可因排血受阻而发生晕厥。

上述心动过缓、心脏停搏和心律紊乱在 2～3s，病人仅感头晕；停搏 4～5s，则面色苍白，神志模糊，停搏 5～10s 或以上则完全晕厥；超过 15～20s 则出现发绀、抽搐甚至死亡。病人症状的轻重除决定于心脏的停搏时间外，与病人平时心率快慢，对缺血的耐受性及发作时心律失常的性质有关。晕厥发作时心电图上有窦性停搏，心室率慢于 30 次/分或有室性心动过速、心室纤颤者，都可确定为本征。发作时无心电图证据者，则需与血管抑制型晕厥，直立性低血压、癫痫、癔病、低血糖昏迷及缺血性中风鉴别，心电图仅有窦性心动过缓或窦性停搏，也需和排尿性晕厥、颈动脉过敏相区别。

二、电-机械分离综合征

电-机械分离综合征（electro-mechanical dissociation syndrome）是指由于不同的病理过程，引起有效心排血量丧失，但其心电图可正常或接近正常的综合征。

（一）发生机制

本征可因左心室前负荷突然剧烈减少而导致继发性心力衰竭；或者由于原发性心力衰竭，以致失去了对正常电兴奋而产生的收缩反应，成为猝死的原因。

（二）分型

本征分原发性和继发性两种。

1. 原发性电-机械分离　系指心肌对适当的电兴奋所产生的反应，仅是微弱的收缩或完全不收缩。此可见于任何原因所致的较长时间的心脏停顿，但又恢复了电活动的心脏，亦可发生于心肌缺血的患者。

2. 继发性电-机械分离　见于多种心肌收缩力并未减损，或仅为继发性受累的疾病，例如：①巨大的肺动脉栓塞，通常与显著的周围静脉充血和动脉血氧饱和不足有关；②流入心脏的血流突然受阻，可由心肌内的栓子或人工瓣膜发生故障所致；③循环容量突然减少，特别是内出血（如主动脉瘤破裂），可一过性的类似电-机械分离；④心脏破裂引起的急性心脏压塞，可表现为突然的血液前流衰竭（血压为零，意识消失），最初心电图可无变化，继而发展为心动过缓和房室传导阻滞。进一步演变为心室颤动或心搏停顿。在大面积前壁或前间壁心肌梗死的病例，出现广泛的 ST 段抬高，持续性胸痛和传导异常，提示心脏破裂的可能性大。如为室间隔破裂，则肺水肿比周围衰竭更为突出。

（三）临床表现和心电图表现

在无心肺衰竭的症状和心律失常的情况下，突然意识消失,扪不到脉搏和听不到心音,而心电图显示正常心律,即可考虑本征。由于心脏停搏紧随着心脏电衰竭,心电图最终由正常演变为房室阻滞、心室自搏心律、缓慢而宽阔的蠕动电波,蠕动电波渐缓而不规则,持续数分钟或数十分钟消失。

第十六节 与心包疾病有关的综合征

一、急性非特异性良性心包炎综合征

急性非特异性良性心包炎综合征(porter's syndrome)是一种病因不详,多发生在青壮年的良性心包炎。约28%的病例在发病前数周曾患过急性上呼吸道感染,急性期与恢复期血清病毒抗体效价可有改变,提示病因可能与病毒有关。

(一)临床特点

多数发病急骤,伴有剧烈的胸骨后或心前区痛,疼痛性质为刺痛、刀割样痛、绞痛或重压感等,呈阵发性或持续性。疼痛可向肩部、背部放射,酷似急性心肌梗死的症状。发病数小时约70%的病例可听到心包摩擦音为主要特征。发病前有呼吸道感染,深呼吸、咳嗽、打喷嚏时胸痛加重,发热、白细胞增加常在发病前或发病时出现。除外风湿性心包炎、淋菌性心包炎、结核性心包炎、尿毒症性心包炎、外伤性心包炎及心肌梗死后心包炎,二尖瓣分离术后心包积液等,才能诊断本征。本征是自限性疾病,经休息和非手术治疗多能自愈,不须做心包穿刺术。心包渗液吸收后,不发生心包肥厚和引起缩窄性心包炎。

(二)心电图表现

心电图可见窦性心动过速、QRS波低电压、ST段普遍抬高伴T波低平或倒置。ST段抬高常局限一组导联,往往出现异常Q波伴酶学异常。

(三)与心肌梗死鉴别诊断

主要鉴别点,在于本征有心包摩擦音;而心肌梗死一般无心包摩擦音。

二、心包切开术后综合征

心包切开术后综合征(postpericardiotomy syndrome)最早被Ito等(1958年)正式命名,指因外科手术或外伤(包括埋藏起搏器、左心室穿刺、左心室导管等)损及心包后,出现发热、胸痛、心包炎或胸膜炎等一组病征。1952年Jaton报道二尖瓣分离术后,有30%的患者术后有心包炎、胸痛等后遗症,随将此病征称为二尖瓣分离术后综合征。Dresdale(1956年)等报道,单纯切开心房亦可发生本征,并称此为心脏术后综合征。心脏手术及心脏外伤损及心包者,约20%可发生本征,关于病因机制,"自身免疫反应"学说颇有说服力。

心电图表现

本征心电图上出现类似急性心包炎的改变,即术后第1天V_5、V_6导联或多导联出现ST段抬高,可高达0.3mV,此为急性心外膜损伤的表现。术后持续3~4d ST段回至等电位,继而T波倒置,但不出现Q波。本征ST段抬高持续时间较长,不出现异常Q波,可与心肌梗死鉴别。

三、左心室心尖球囊综合征

左心室心尖球囊综合征(left ventricular apical ballooning syndrome)俗称"心碎综合征",是一种由强烈精神刺激或躯体应激诱发的应激性心肌病。心电图上出现ST段抬高酷似急性心肌梗死图形,同时伴有心绞痛症状,常被诊断为急性心肌梗死,但冠状动脉造影正常而被临床医师重视的新病种。该综合征最早于1990年由日本学者Hikansato报道,由于其影像学检查在左心室收缩末期的形状类似日本古代一种捕章鱼的工具Tako-tsubo(瓦瓶),故Hikansato又称其为Tako-tsubo心肌病。别名尚有左心室气球样变、安瓿心肌病、急性冠状动脉综合征儿茶酚胺性心肌损害、破碎心脏综合征、Tako-tsubo样短暂左心室功能紊乱现象等,2006年该征被归类为应激性心肌病。本综合征在日本、欧洲、美国、拉丁美洲及我国等都有少量报道。好发于绝经后的女性,可能与雌激素水平降低有关。

(一)发生机制和诱因

左心室心尖球囊综合征发生的病理生理机制有多种假说,但还没有一种能很好地解释所有的现象。以下几种学说可作为参考。

1. **交感神经过度激活学说** 在强烈的精神刺激或躯体等应激状态下,交感神经过度激活并大量释放儿茶酚胺,激活心肌的肾上腺受体,并通过:①心外膜冠状动脉痉挛引起ST段抬高;②冠状动脉微循环障碍,引起广泛的心肌缺血。研究还发现左心室心尖部和心底部心肌的β肾上腺素能受体密度和组织儿茶酚胺水平不同,造成独特的心尖部球形改变。组织学研究证实儿茶酚胺浓度增高,能引起心肌收缩带的坏死。患者的血浆中儿茶酚胺水平是急性心肌梗死患者的 2～3 倍,正常人的 7～34 倍,说明儿茶酚胺在触发本征中可能发挥重要作用。

2. 左心室流出道暂时梗阻 Villareal 等研究发现,在一些女性患者因交感神经刺激或低血容量出现室间隔弯曲、左心室流出道缩小,左心室心尖部和前壁的室壁张力增加,体循环压力减小,导致冠状动脉灌注不足,从而引起心肌缺血、心肌顿抑、局部室壁运动障碍、心电图上 ST-T 段改变等。但目前各项研究检测左心室压力梯度改变的时间点(从症状出现后)并不统一,有待进一步研究。

3. 病毒性心肌炎 病毒性心肌炎可出现类似左心室心尖球囊综合征,但心肌活检尚未发现心肌炎的确凿证据。

4. 女性易患本征的原因 本征的患者 80%～100%是绝经后的老年女性,其中 55 岁以下的女性发病率是同龄男性的 9.5 倍,55 岁以上的女性发病率比年轻女性高 3 倍。目前认为中老年女性发病率高的原因可能如下。

(1)女性对应激相关的心肌功能障碍的生物敏感性高于男性。

(2)性激素可能对交感神经轴及冠状动脉血管反应性具有重要影响,从而使女性更容易发生交感神经介导的心肌顿抑。

(3)女性绝经后内皮功能对雌激素水平反应发生了改变,而雌激素可调控对儿茶酚胺的反应。绝经后雌激素水平下降,因而更容易发生本征。

5. 冠状动脉结构异常 有学者研究发现本征患者的冠状动脉前降支往往绕过心尖,在心脏的膈面走行较长一段距离。前降支从心尖至其终末点的一段叫作前降支"旋段",较长的前降支旋段意味着心尖部大部分心肌的供血来自前降支,而前降支中远端的病变必然影响整个心尖。这与本征患者左心室造影整个心尖部收缩功能减退或消失的结果相一致。此外,在患者应激状态下交感神经过度亢进,儿茶酚胺释放增加,心肌活动加强。在冠状动脉结构异常情况下,肾上腺素受体的激活,更容易引起心尖部心肌的暂时性缺血。

(二)临床特征和影像学改变

本综合征的特点是短暂的左心功能障碍,酷似急性心肌梗死的心电图改变,心肌酶有轻度升高,而冠状动脉造影,无阻塞性冠状动脉病变。多数报道病例为绝经后女性,在症状发作前有精神和躯体应激事件,如亲友猝死、经商失败、与人激烈争吵、家庭虐待、被公司解雇、疾病恶化等。突出的表现是心绞痛样症状,胸骨后疼痛的时间较长,有时持续数小时,常伴有

呼吸困难等急性左心衰竭症状,偶有出现心源性休克、呼吸衰竭、恶性心律失常。患者常有的基础疾病如高血压、高脂血症、糖尿病等。影像学检查可见左心室心尖部的室壁运动减低或不运动,而左心室中部及基底部室壁运动代偿性增强,在收缩期左心室心尖部似气球状。急性期左心室射血分数显著降低,最低可达 20%～30%,少数患者伴有二尖瓣反流。上述改变呈可逆性,数天或数周后可恢复到发病前状态,但临床症状的恢复时间早于心电图恢复时间。

(三)心电图表现

发病早期伴随剧烈胸痛时的 4～24h 出现 ST 段抬高(而无对应性 ST 段压低),数小时内 ST 段恢复正常的同时 T 波倒置伴 Q-T 延长,持续数周至数月心电图异常逐渐消失。ST 段抬高多出现在多个胸导联上,少数病例出现在下壁导联(Ⅱ、Ⅲ、aVF)或侧壁导联(Ⅰ、aVL),偶有出现 ST 段压低或一过性 Q 波。预测本征的 4 项心电图指标包括:无病理性 Q 波、无镜像改变、aVR 导联 ST 段压低、V₁ 导联无 ST 段抬高,这 4 项诊断标准的敏感性为 91%,特异性为 96%,预测的准确性显著优于其他指标。

(四)诊断标准

Mayo 心脏中心提出的诊断标准如下。

1. 一过性心尖部运动障碍或不运动,室壁运动异常。

2. 冠状动脉造影未发现狭窄的证据(狭窄<50%)。

3. 新出现的 ST 段抬高及 T 波倒置。

4. 诊断本征前需排除头部外伤、颅内出现神经源性心脏损害、嗜铬细胞瘤、心肌炎、心包炎、肥厚型心肌病。

5. 心室造影左心室心尖部有特征性的球囊影像。

(五)鉴别诊断

本征与急性冠状动脉综合征(ACS)在心电图上和临床症状上非常相似,在多数的情况往往把本征误诊为 ACS,导致错误的治疗,引起严重的后果。如有的把本征患者误认为急性前壁心肌梗死而进行溶栓治疗,结果会引起出血和死亡。所以两者的鉴别很重要,下面几项可作为鉴别的参考。

1. 心电图上 ST 段抬高和 T 波倒置,本征与 ACS 患者的检出率相同,但 Q 波检出率 ACS 组明显高于前者,而且前者的 Q 波只在急性期存在,短期内均消失。急性心肌梗死的 Q 波则持续存在。

2. 本征心电图上出现的 ST-T 改变、Q 波、Q-T 间期延长可以完全恢复[有报道为(88±111)d],而心肌梗死组只有极少数恢复,特别是异常 Q 波将终身存留。

3. 超声心动图检查,急性心肌梗死组的左心室前壁、下壁、室间隔及心尖部的运动减弱或不运动;本征仅为整个心尖部不运动,而且呈膨隆状态,心尖部还易检测到血栓形成;ACS患者无心尖膨隆状态,心尖部的血栓形成明显少于本征者。本征所有异常改变可在(23±20)d恢复,而急性心肌梗死组在短期内很少恢复。

4. 心功能改变,本征及ACS最初均可发生心功能不全,尤其以EF降低最明显,但本征患者的EF可在3d至3周内恢复。

5. 冠状动脉造影,本征患者血管无明显狭窄及阻塞性改变,而ACS组常有严重的冠状动脉狭窄>50%。

6. 心肌酶学改变,本征虽然心肌酶学有轻度增高,CK-MB峰值为21.5±25,而ACS组CK-MB峰值为307.2±301.7,两组差别显著。

7. 血浆儿茶酚胺浓度,两组患者的发病均与应激因素有关,血浆儿茶酚胺浓度均有升高,但本征的浓度是ACS组的2～3倍,是正常人的7～34倍。儿茶酚胺浓度在起病7～9d降至初始的1/3～1/2,但仍高于ACS组患者。

本征除与ACS进行鉴别外,在心电图上尚需与变异型心绞痛、急性心肌炎、急性心包炎、心室壁瘤、肥厚型心肌病等鉴别,最好的鉴别方法是冠状动脉造影、心脏超声等影像学检查。

（六）临床意义

左心室心尖球囊综合征的患者若无严重基础并存疾病,通过积极治疗,大多数预后良好,左心室功能常在数天或数周内恢复正常。住院病死率很低,不超过1%～2%,复发生率<10%。日本的Soga报道,本征患者1年的生存率为97%,3年为90%,5年为84%,8年为80%。但也有报道少数病例发生心脏破裂、恶性心律失常而猝死。

第45章

心电向量图

心电向量图（vector cardiogram，VCG）和心电图一样，都是从体表记录到的心脏电位变化曲线。心电图记录的是某时间段内心动周期各导联方向上电位变化，而心电向量图记录的是每个心动周期内心脏各瞬间所产生的电位在空间的方向和大小。心电向量图在心脏房室肥大、室内阻滞、预激综合征、心肌梗死及肺源性心脏病等方面，比心电图更能形象地表现出来，弥补了心电图的不足。

第一节　心电向量概念

心房、心室除极和复极时，在生理上形成一定的时间和顺序，在空间上每一瞬间所产生的电位都有大小和方向，简称心电向量。心脏是个立体形结构，位于胸腔内，它所产生的向量，空间里朝向四面八方，有上下、左右和前后3个方向的关系。心动周期全过程的每一个瞬间，产生的电位称为瞬间向量；把瞬间向量叠加起来所得的向量，称为瞬间综合向量。各瞬间向量的轨迹构成空间向量体。用平行的光线把空间向量体投影在额面、横面和矢状面（侧面）的平面上，得到同一立体的不同形状的环，便是各该平面的空间向量图（spatial vectorcardiogram，VCGs），简称心电向量图。

空间瞬间综合向量是在一个主体的空间内不断变动着，空间任何一点的位置都可以通过上下、左右和前后3个方位来确定，空间的方位可以用下述的3个互相垂直的轴表示，即：

贯穿身体左右的为横轴（X轴），左侧为正，右侧为负。

贯穿身体上下的为纵轴（Y轴），下为正，上为负。

贯穿身体前后的为前后轴（Z轴），前为正，后为负。

横轴（X）与纵轴（Y）组成的平面，称为额面（frontal plane，F）；横轴（X）与前后轴（Z）组成的平面，称为横面或水平面（horizontal plane，H）；纵轴（Y）与前后（Z）组成的平面，称为侧面（sagittal plane，S）或矢状面。

一、心电向量的第一次与第二次投影

心脏激动产生的空间向量体，第一次投影在3个平面上，获得的是3个平面的心电向量图。每个面上都有P环、QRS环和T环，此与心电图上的P波、QRS波和T波有很大区别，将P环、QRS环、T环按出现的时间顺序投影在各导联轴上，便形成了心电图。

二、心电向量环的产生

心电向量环包括P环、QRS环和T环，按时间顺序出现，其中P环最小、T环次之、QRS环最大，运行速度以T环最慢。

（一）P环的形成

心房除极过程产生的空间向量投影在各个面上形成的环称为P环，表现在心电图上为P波。窦房结在右心房上部，因此右心房先除极，综合向量向前、向下稍向左；左心房除极稍晚，所形成的综合向量向左后、略向上。正常P向量环就是心房除极过程中综合向量的运行轨迹，P环运行总时间≤100ms。

（二）QRS环的形成

心室最早除极是从室间隔左侧中上1/3开始，自左向右（有时略向上）除极产生0.00～0.015s的向量，在心电图上表现为I、V_6导联的q波和V_1导联的r波。接着心尖部被激动，通过左右束支、浦肯野纤维，使左右心尖附近的室壁开始除极，除极时因左

心室大于右心室,综合向量偏向左下方,但此时向量尚不大,在心电图上表现为 I、V_6 导联 R 波的升支和 V_1 导联 r 波的降支。0.02s 时左心室除极明显大于右心室,综合向量继续偏向左下。0.04s 右心室大部分除极,左心室内膜已除极而左心室壁除极还在进行,因无右心室除极向量的抵消,综合向量相当大,形成一个指向左下或偏后的综合向量,即 R 向量,心电图表现为 I、V_6 导联的 R 波峰和 V_1 导联 S 波的波谷。0.06s 左心室大部分除极结束,心电图表现为 I、V_6 导联的 R 波回至基线,仅有左心室后底部和室间隔后的一小部分心肌仍在除极,产生的向量(基底部向量)显著减小,向量指向左后方,产生 S 向量,心电图表现为 I、V_6 导联 S 波和 V_1 导联 S 波的结束。

把上述心室除极各瞬间综合向量的远点相连,便形成 QRS 向量环。QRS 向量环就是心室除极过程中瞬间综合向量的轨迹,正常 QRS 环总时间 ≤100ms。

(三)T 环的形成

向量图上的 T 环是心室复极产生的,相当于心电图上的 T 波。心室复极始于室间隔及左心室心尖部,形成心室早期复极向量,由于室间隔两侧复极大致同时进行,其电位相互抵消,对 T 环的形成所起作用不大。在复极的中期,室间隔、左心室心尖部与侧壁复极,形成向左下的最大向量。在复极的晚期,左心室心尖部与侧壁继续复极,形成晚期复极向量。在全部复极过程中,右心室复极向量被左心室复极向量所抵消,T 环的形成主要是左心室壁的复极产生,右心室复极对 T 环的产生无大影响。把心室复极的早、中和晚期 T 向量的各远点相连接,便形成空间 T 向量环,也就是心室复极过程中瞬间综合向量的轨迹。

三、心电向量图的导联系统

心电向量图和心电图一样都是从体表记录心脏的电活动,因此也需导联。

(一)理想的导联系统具备的条件

1. 导联要能够构成相互垂直的 X、Y、Z 3 个轴,才能反映空间心电向量在 3 个互相垂直平面的心电向量变化。XY、YZ、XZ 平面上的 3 个分量 X、Y、Z 的向量和,应等于心电偶向量 V,即 V＝X＋Y＋Z。

2. 各导联轴对同一空间电偶向量的检测灵敏度要相等,因而要求各导联测出的心电分量的振幅大小

要相等,即 X＝Y＝Z。

3. 导联数要最少,但又能正确反映空间电偶向量在三维空间向量和的关系,即 V＝X＋Y＋Z。

(二)向量图电极放置位置

电极放置位置有 Grishman 法、Wilson-Burch 和 Frank 法。目前国际上广泛采用 Frank 导联系统,它假定心电偶位置处于胸骨第 5 肋间的水平,所以把 5 个胸导联电极都放在第 5 肋间的水平位置。该导联系统有 7 个电极,分别用 I、E、C、A、M、F、H 表示,其放置位置如下。

I:右腋中线第 5 肋间。

A:左腋中线第 5 肋间。

E:胸骨中线第 5 肋间。

C:E、A 之间各相距 45°。

M:脊柱正中线,与 E 相对应。

H:颈后中线右旁 1cm 与肩上线的交点。

F:左腿。

四、心电向量图的分析方法

(一)心电轴方位标记构成和命名

向量图的坐标纸上有 3 根轴构成 3 个平面,即额面(F)、横面(H)和侧面(S)。每个平面分 4 个象限,0°～＋90° 为 I 象限;＋90°～＋180° 为 II 象限;－180°～－90° 为 III 象限;－90°～0° 为 IV 象限。额面以 X 轴作横轴分左右,Y 轴作纵轴分上下,两轴中心点 0 处交叉分左下(I)、右下(II)、右上(III)和左上(IV);横面以 X 轴分左右,Z 轴做纵轴分前后,两轴在中心点 O 处相交,分左前(I)、右前(II)、右后(III)和左后(IV);右侧面(国内多采用右侧面)以 Y 轴作纵轴分上下,Z 轴做横轴分前后,两轴在中心点 O 处交叉,分前下(I)、后下(II)、后上(III)和前上(IV)(模式图1)。

(二)等电位点

1. E 点　P 环起始点为 E 点,相对于心电图上的 T-P 段基线。

2. O 点　QRS 环的起始点为 O 点,也称原点,相当于心电图上的 P-R 段电位线。

3. J 点　T 环的起点为 J 点。

上述 3 个点在正常情况下多重合在一起,因 QRS 环是分析的重点,故把 O 点作为坐标轴的参考点(模式图2)。

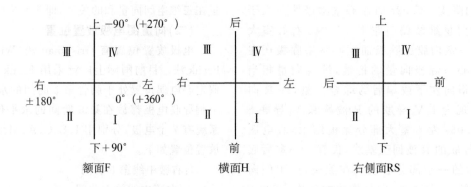

上 −90°（+270°）　　　　　后　　　　　　　　上

|　Ⅲ　|　Ⅳ　|　　Ⅲ　|　Ⅳ　|　　Ⅲ　|　Ⅳ　|

右 ────── 左　　右 ────── 左　　后 ────── 前
±180°　　　0°（+360°）

|　Ⅱ　|　Ⅰ　|　　Ⅱ　|　Ⅰ　|　　Ⅱ　|　Ⅰ　|

下 +90°　　　　　　　　　前　　　　　　　　　下

额面F　　　　　　　　横面H　　　　　　　右侧面RS

模式图1　3个平面方位标记示意图

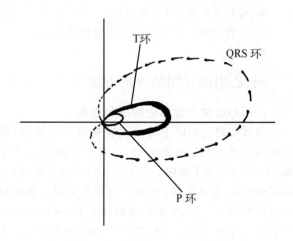

模式图2　空间 P-QRS-T 向量环

（三）向量图的定量分析

定量分析主要测量 QRS 环的数值。

1. 泪点　也称辉点或光点，它是电子束的光线投射时被遮断形成的蝌蚪状小点，若电子束的光线每秒钟被遮断 500 次，每一泪点相当于 2ms，5 个泪点等于 10ms(0.01s)，泪点的钝头表示运行的前方，尖端表示运行的后方。

2. 振幅　1mV 加压在 X、Y 和 Z 轴上，一般振幅标准定为 1mV=20mm。

3. QRS 环的最大向量　自 QRS 环的起点（O）至 QRS 环最远点的距离，称为最大向量，一般最大向量发生在 40ms 左右。

4. QRS 环的标测　测定 QRS 环的起始、最大及终末向量在各平面 4 个象限内的向量。

5. QRS 环时间　是自 QRS 环开始至其终止所运行的总时间，每一光点代表 2ms，QRS 环时间为 2ms×QRS 环光点数。

6. T 向量环　T 环的向量方位与大小及最大宽度等的测量均与 QRS 环的测量方法相同。明确最大 T 向量的方位和大小时应以"E"点代替"J"点，因为后者常受 ST 向量的影响发生移位。此外应测量 T 环的长宽比值（长为最大 T 向量长度，宽为最大向量垂直线至 T 环离心支和回心支交点最远距离）。

7. QRS-T 角度　又称 R-T 夹角，是指 QRS 最大向量和 T 最大向量之间的夹角。最大 T 向量在最大 QRS 向量的顺时针一侧为正，反之则为负（模式图3）。

（四）向量图的定性分析

主要观察 QRS 环的形态，如环呈什么形状，比如柳叶形、卵圆形、类三角形、椭圆形等，环是否圆滑，有无扭曲；所在方位、运行方向，包括顺时针、逆时针或"8"字形运行。"8"字形运行可分为两种，起始向量呈顺时针运行后又变为逆时针方向运行，再与离心支相交回到原者为顺逆"8"字形；与此相反者称为逆顺"8"字形。运行速度快者光点稀疏，运行速度慢者光点密集。

QRS 环分起始、主环体和终末三部分，起始部自 QRS 环起始点至转变方向之前。在开始的 10～15ms 以内，也称为 Q 环。主环体为环的大部分，也称为 R 环，它又可分为离心支与回心支两部分，两者常被转折点所分开，终末部即回原点以前的部分，也称 S 环。QRS 环终止点不一定与原点"O"相重叠，QRS 环终止点称为"J"点，J 点为 T 环的起始点。当 QRS 环不闭合时，从 QRS 环的开始点"O"至其终止点"J"（T 环的开始点）的向量，即为 ST 向量（模式图4）。

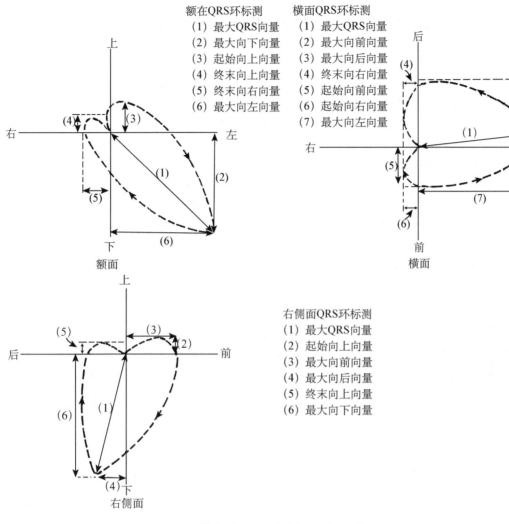

额在QRS环标测
(1) 最大QRS向量
(2) 最大向下向量
(3) 起始向上向量
(4) 终末向上向量
(5) 终末向右向量
(6) 最大向左向量

横面QRS环标测
(1) 最大QRS向量
(2) 最大向前向量
(3) 最大向后向量
(4) 终末向右向量
(5) 起始向前向量
(6) 起始向右向量
(7) 最大向左向量

右侧面QRS环标测
(1) 最大QRS向量
(2) 起始向上向量
(3) 最大向前向量
(4) 最大向后向量
(5) 终末向上向量
(6) 最大向下向量

模式图3 3个平面 QRS 环标测

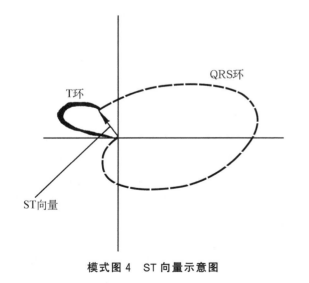

模式图4 ST 向量示意图

五、心电向量图的生理变异

心电向量图因年龄、性别、体型和种族等不同可有不同程度的差异。随着年龄增长成人心电向量图可发生比较明显的变化。Pipberger 等认为，QRS 最大空间向量振幅，在成人每增加 10 岁平均减少 6.5%，其方向也渐向上向前移位。Chou 等认为 40 岁以下的人，97.5% 的平均 QRS 最大向量振幅在横面为 2.0mV、额面为 2.4mV，而 >40 岁者则为 1.9mV 和 2.0mV。T 向量改变更为明显，根据资料，年龄每增长 10 岁其最大 T 向量减少 10%，而且其方向可更向前移位。QRS-T 环均为男性>女性。体型肥胖者则振幅随之减少，方向更向上、向前移位。且随着呼吸和心电位不同也可有一定的改变。因此，在诊断向量振幅改变时，要结合临床。

第二节 正常成人心电向量图

一、P环

P环是心房除极形成的向量环,在3个向量环中是最小的一个,常重合在T环或QRS环中,不易分辨。P环狭长,形状不甚规则,近似椭圆形或梨形,P环方位向左下稍偏前,额面及横面呈逆时针运行,右侧面为顺时针运行。

(一)额面P环

额面P环最大,略不规则,部分正常人离心支常有凹迹形似拳击手套,凹迹前部分为右心房向量,其后为左心房向量。P环方位位于左下方+30°～+90°,振幅<0.2mV。

(二)横面P环

横面P环小于额面,呈长圆形或"8"字形,大部分P环方位在纵轴左侧偏前或偏后+60°～-60°,振幅<0.1mV。向后向量通常大于向前向量,后/前向量比率≥1。

(三)右侧面P环

右侧面P环狭长或呈梨形,P环方位在下方+60°～+120°,振幅<0.18mV。

3个面的P环运行总时间分别<100ms(模式图5)。

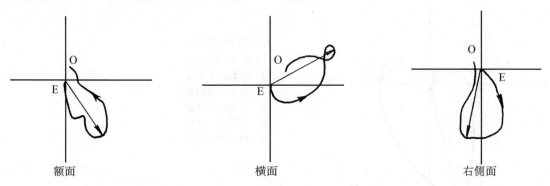

模式图5 3个平面P环示意图,E为P环起始点,O为P环终点

二、QRS环

QRS环是心室各瞬间除极向量尖端形成的轨迹,在3个环中是最大的一个,环体光滑无凹陷,环的起始及终末部运行较慢,但起始缓慢部分<20ms,主体部运行较快,终末运行缓慢部分<30ms。最大向量指向左下并稍偏后,环的最大振幅男性大于女性,环的方位女性较男性偏右后下,成人和老年人较儿童偏左后。

(一)额面QRS环

额面QRS环,环体狭长,似柳叶形有时呈线形或"8"字形;运行方向变化较大,心脏垂位时为顺时针运行,横位时为逆时针运行;最大向量偏下时,多呈顺时针运行;最大向量偏上时,多呈逆时针运行。起始向量始于右上方,20ms向量一般在X轴之下Y轴之左,小的起始向量向右上方,主体则位于左下方。最大向量角多在+38°～+64°(0°～+85°),>+90°为右偏,<+10°为左偏。环的振幅(1.57±0.34)mV。QRS环在4个象限的正常面积:大部分位于左下,左上<30%,右上<5%,右下<20%。

(二)横面QRS环

横面QRS环,环体呈卵圆形或阔叶形或类三角形,环体位于左偏后方,全部为逆时针向运行,顺时针运行为异常。环的起始部向前或向右,20ms在X轴之前,40ms指向左,接近最大向量,60ms指向后方。QRS环的前面积<总面积的40%～60%,QRS最大向量角-10°～22°,QRS环的振幅(1.23±0.3)mV,一般<1.5mV。

(三)侧面QRS环

侧面QRS环环体呈卵圆形略狭长,环的运行方向绝大多数为顺时针运行,小的起始部向前可偏上,以后转向前下、后下,终末部回到后上,20ms在前方,60ms在后方。主体部位于O点的下方略偏后,QRS环最大向量角为+50°～+160°,最大振幅(1.03±0.3)mV,一般<1.5mV。

QRS环3个面最长或最宽向量振幅>1.0mV。若<1.0mV为QRS环低电压。起始部光点密集时间<20ms,若>20ms为异常,多见于预激;终末部光点密集时间<30ms,若>30ms为QRS环终末部传导延迟。

总之,额面 QRS 环大部分位于左下方,右侧面位于后下方,横面大部分位于左后方,各面 QRS 环运行时间<100ms。

三、T 环

T 环为心室复极向量所形成,一般较 P 环大而较 QRS 环为小,多为狭长形。正常人 T 环多与 QRS 环相重叠而略偏前右。T 环运行方向在额面多为顺时针运行,横面绝大多数为逆时针运行,右侧面为顺时针运行。T 环正常值范围如下。

1. T 环方向与 QRS 环方向一致。

2. 至少有一个面 T 环展开,长/宽比值>2.5。

3. T 环与 QRS 环比值(T/R)>1/4(0.25),即 R/T<4/1。

四、QRS 环与 T 环方位关系

正常 T 环与 QRS 环在同一个方位,即 QRS 环最大向量与 T 环最大向量所构成的夹角(R-T 夹角)不大。一般认为额面<+40°、横面<+60°、右侧面<+120°,Beuchimol 认为各平面均应<75°。R-T 夹角增大是诊断心肌缺血、心室肥大的一项标准。

五、ST 向量

ST 向量是 QRS 环不闭合时所形成,即 T 环离心支与 QRS 环终点的连线部分,QRS 环终点"J"点未回到原点"O",由"O"点至"J"点的部分代表 ST 向量。正常 ST 向量位于左前下,与最大 T 向量方向一致,正常无 ST 向量,若有也应<0.1mV(图 45-1)。

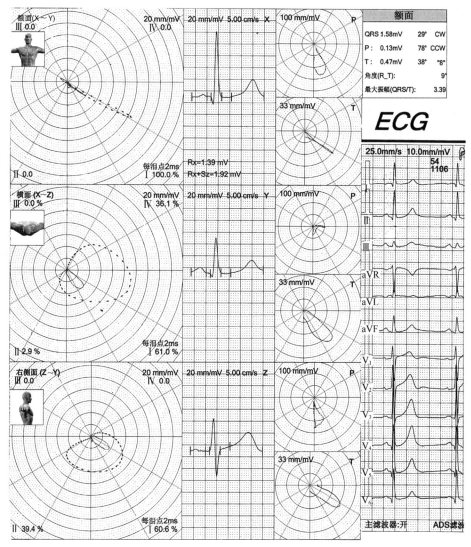

图 45-1　正常心电向量图

患者男性,80 岁,体检。本图表现:P 环、QRS 环和 T 环形状、方位、最大向量角度和振幅均正常,T 环长/宽>2.5,T/R>1/4,QRS-T 夹角正常。诊断:正常心电向量图

第三节 心房肥大心电向量图

心房肥大时,心房除极的综合向量也发生变化,其主要表现为 P 向量增大,运行时间延长,环的形态和电轴的偏移。

一、左心房肥大心电向量图

正常情况下,由于窦房结位于右心房上部,右心房先除极,左心房后除极。左心房肥大时,心房的除极程序不变,但由于左心房扩张、肥厚,以及房间传导束的功能减退,传导时间延长,向量图上表现为 P 环运行时间随之延长,左心房除极向量势必向后、向左及向上相应增大。表现在心电图上是 V_1、V_2 导联 P 波呈正负双向,负向 P 波电压和时间增大;I、aVL 导联 P 波增宽及双峰最明显。

左心房肥大向量图诊断标准

1. P 环位于左后上。

2. P 环运行时间 >100ms。

3. 横面 P 环左后向量明显大于向前向量,有些向前向量完全消失,均位于左后方,环先逆时针后顺时针呈"8"字形,或逆时针运行,最大向后向量/最大向前向量 >2/1,P 环最大向后向量 >0.05mV,最大向左向量 >0.1mV。

4. 额面 P 环向左下,向左的向量比正常稍增大,有呈横置型的趋势。环体扭曲不规则,呈逆时针方向运行,振幅 >0.2mV。P 电轴在 $-10° \sim +60°$,少数 P 电轴可达 $-30°$。

5. 右侧面 P 环更向后,最大向后向量明显大于最大向前向量,即最大向后向量与最大向前向量的比值大于 2.0。P 环呈先逆时针后顺时针呈"8"字形,振幅 >0.18mV,P 电轴在 $+60° \sim +140°$(图 45-2)。

二、右心房肥大心电向量图

右心房肥大时,除极时间虽稍有延长,但除极结束时间仍不晚于左心房,故心房除极时间还在正常范围。右心房肥大除极向量向前增大,但因右心房位于心脏的右前方,P 环只表现在横面向前增大,与 V_1、V_2 导联轴正侧端接近平行,$P_{V1,V2}$ 表现尖高。在右心房肥大时,P 环最大向量仍指向左下。因此,在额面 P 环较正常更偏向下,几乎与 aVF 导联轴平行,aVF 导联 P 波高尖。部分右心房肥大病例 P 环与横面接近垂直且略向后,投影在 V_1、V_2 导联轴的负侧,$P_{V1,V2}$ 表现低平或正负双向。

右心房肥大向量图诊断标准

1. 额面 P 环狭长垂直向下稍偏左,呈逆时针方向运行,偶尔呈"8"字形。最大振幅 ≥0.2mV。P 电轴在 $+90°$ 左右,形成悬垂型 P 环。

2. 横面 P 环向前或左前的向量增大,最大向前量与最大向后向量的比值 >1,有些病例 P 环向量全部向前而无向后的向量。环呈逆时针方向运行或呈"8"字形,最大振幅 >0.10mV,P 电轴在 $+60° \sim +90°$。

3. 右侧面 P 环向前向量增大,大部分位于前下方,环呈顺时针方向运行或呈"8"字形,P 环最大向量振幅 >0.18mV,P 电轴在 $+10° \sim +80°$(图 45-3)。

三、双侧心房肥大心电向量图

左、右心房均肥大时,右心房先除极,左心房后除极的顺序不变,因此,各自增大的向量互不抵消,都能显示各自肥大的特征,即 P 环向量增大,运行时间延长。

双侧心房肥大向量图诊断标准

1. P 环运行时间 >100ms。

2. P 环向前、向后向量均增大,P 环最大振幅:

(1)额面 >0.2mV。

(2)横面 >0.1mV。

(3)右侧面 >0.18mV。

3. 在右侧面可呈烧瓶状或近似三角形改变。

4. P 环开放(图 45-4)。

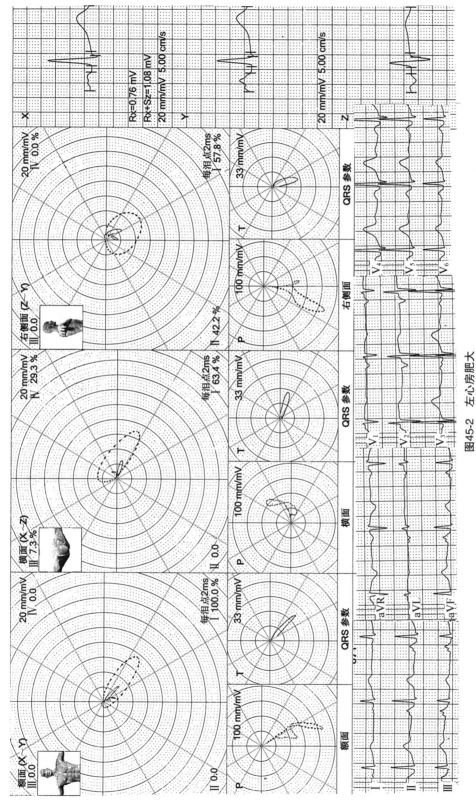

图45-2 左心房肥大

患者女性，52岁，体检。本图表现：P环扭曲，居左后下方，运行时间>100ms，后向量/前向量>2，各面振幅增大。诊断：①左心房肥大；②提示右心房肥大

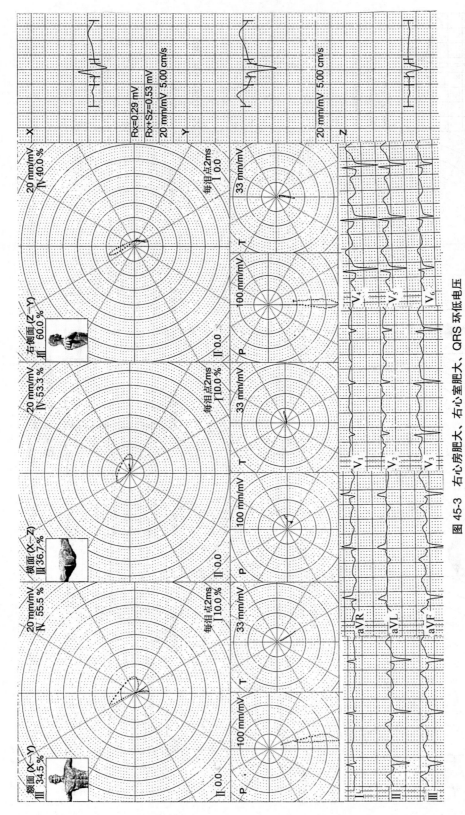

图 45-3　右心房肥大、右心室肥大、QRS 环低电压

患者女性，50 岁，哮喘多年病史。本图表现：P 环垂直向下，振幅增大，额面振幅＞0.20mV，右侧面振幅＞0.18mV，QRS 环振幅较小，右后上面积增大。

诊断：①右心房肥大；②右心室肥大；③QRS 环低电压。符合哮喘病心电向量图改变。

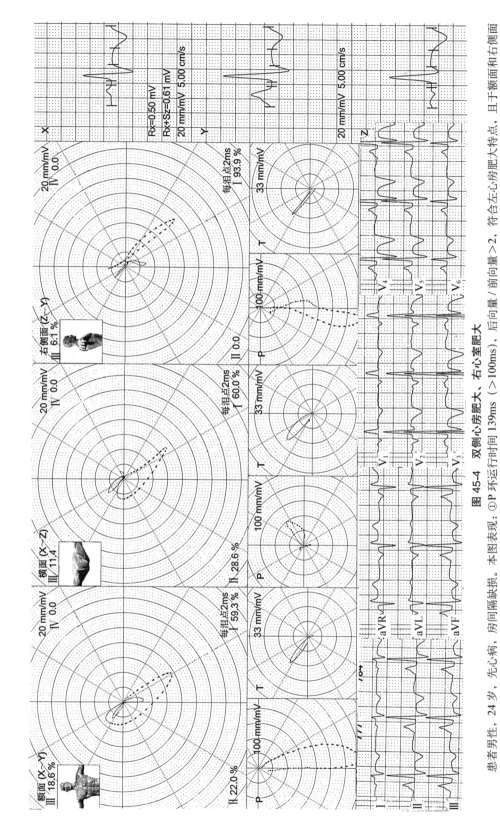

图45-4 双侧心房肥大、右心室肥大

患者男性，24岁，先心病，房间隔缺损。本图表现：①P环运行时间139ms（>100ms），后向量/前向量>2，符合左心房肥大特点，且于额面和右侧面垂直向下，各面振幅均增大，右侧面振幅0.1mV，额面振幅>0.18mV，又符合右心房肥大特点，②QRS环在额面右上面积>5%，右下面积>20%，横面呈顺时针向运行，横面呈顺时针向运行，前方面积88.6%>70%，符合右心室肥大特点，③R-T夹角增大（>75°）。诊断：①双侧心房肥大，②右心室肥大。

第四节　心室肥大心电向量图

一、左心室肥大心电向量图

左心室肥大时，心室除极的顺序无改变，与左心室正常时的除极顺序相似。因左心室位于心脏的左后侧，左心室肥大时向左后的除极向量增大，20ms（0.02s）向量明显偏向左后，最大向量由正常的40ms延迟至60ms左右。又因左心室基底部最后除极，致使终末向量偏向左后上，所以出现QRS环体整个移向左后方。左心室肥大时向量改变主要表现为"量"的变化，即QRS环体增大，运行时间延长。此外，由于左心室肥大时除极时间延长，导致复极的顺序发生改变，使T环的方位也发生变化。

（一）左心室肥大在向量图上的变化

1. QRS环体显著增大（QRS环变长变宽及运行时间延长），其方位较正常向左、向后及向下或向上，且电压明显增大。

2. 横面QRS环主体部分向左且向后，最大向量 $-30°\sim-90°$。QRS环不闭合，T环与QRS环向量相反。

3. 右侧面QRS环主体向后并向上，呈顺时针运行。QRS环可不闭合，T环与QRS环向量相反。

4. 额面QRS环主体偏向左或上，常为逆时针运行。QRS环不闭合，出现ST向量，T环与QRS环向量相反。

（二）左心室肥大的向量图诊断标准

1. QRS环位于左后或左后上，QRS环振幅增大，3个面有2个面超过以下标准：

额面　　　　男>2.1mV　　女>1.7mV

横面　　　　男>1.5mV　　女>1.1mV

右侧面　　　男>1.9mV　　女>1.6mV

R_x+S_z　　男>2.31mV　女>1.73mV

2. QRS环最大角度：横面 $\leqslant-30°$；右侧面 $\geqslant+130°$。

3. T环改变

(1)横面T环向前>+70°。

(2)T/R<0.25；T环长/宽<2.5（至少两个面）。

(3)T环运行方向与QRS环相反，右前出现ST向量。

以上3条都具备或具备第1、3条诊断为左心室肥大伴劳损；仅具备第1条诊断为左心室QRS环高电压；仅具备第3条诊断为左心室劳损（引自姜治忠等《临床心电向量图谱》）。

（三）左心室肥大向量图与心电图的关系

1. 与肢体导联的关系　额面QRS环主体指向左上，环体增大，大部分呈逆时针运行，QRS环不闭合，ST向量稍向右上，T环和QRS环方向相反，指向右下。投影在I、aVL导联轴的正侧，$R_{I,aVL}$电压增高，电轴左偏，ST段呈上凸形压低伴T波倒置，形成 $R_I>R_{II}>R_{III}$；$T_I<T_{II}<T_{III}$ 的所谓左心室肥大型改变。有些细长胸廓者，QRS环最大向量不仅限于向左或左上也有向左下近于垂直方向，T环长轴和QRS环长轴方向相反，投影在II、III、aVF导联轴的正侧，$R_{II,III,aVF}$电压增高，类似右心室肥大的改变。

2. 与胸导联的关系　QRS环最大向量指向左后，QRS环呈逆时针运行，起始向右向量减少，随着左心室肥大进展，T环变小与QRS环的夹角增大可达+180°。QRS环最大向量投影在 V_5、V_6 导联轴的正侧，V_1、V_2 导联轴的负侧，R_{V_5,V_6} 电压可高达3.0mV以上，S_{V_1,V_2} 增深>2.5mV。由于起始向量向右前减少，V_5、V_6 导联q波减少，V_1、V_2 导联r波降低。显著左心室肥大时，V_5、V_6 导联q波和 V_1、V_2 导联r波可消失，T环与QRS环夹角增大可达180°，ST段在 V_1、V_2 导联明显抬高伴T波直立，V_5、V_6 导联ST段压低伴T波倒置。轻度左心室肥大时，仅 V_5、V_6 导联T波低平，ST段压低不明显。

左心室肥大时，QRS环平均向量指向左后方，过渡区多偏左，也有正常者。左心室肥大时的过渡区大多狭窄，仅表现一个导联呈RS型波，有时无过渡区，可以从一个rS型的导联突然转变为Rs型波的导联。过渡区附近的导联轴因与QRS环最大向量近于垂直，其ST段和T波向上还是向下不能确定，与QRS环最大向量的角度相比，小者直立，大者倒置。

【附】　正交心电图

正交心电图（orthogonal electrocardiogram）是心电向量图在心脏的左右（X轴）、上下（Y轴）、前后（Z轴）导联上投影的心电图。3个导联轴互相垂直相交而得名，也称"XZ心电图"。正交心电图和向量心电图都属于标量心电图。

心脏除极的方向有左右、上下和前后之分，正交心电图的X轴作为左右轴分左右，X轴正中线以左为正，以右为负；Z轴作为前后轴分前后，在横面Z轴正中线以上为负，以下为正，右侧面Z轴中间线的右侧为正，左侧为负；Y轴作为上下轴分上下，在横面Y轴的正中线以上为负,以下为正。

正交心电图常用的是 Frank 导联体系,能比较正确的反映空间心电向量的变化,可定量分析,正交心电图的电压不受心脏位置的影响。

正交心电图诊断左心室肥大标准如下。

1. $R_X \geqslant 1.2mV$。

2. $R_X + S_Z > 2.5mV$,或 $R_x + S_z > 2.31mV$(男);$R_X + S_Z > 1.73mV$(女)(图 45-5,图 45-6)。

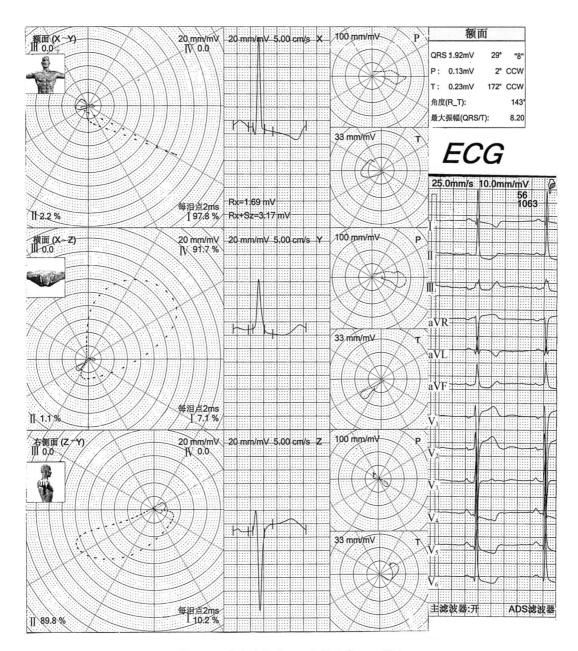

图 45-5 左心室肥大、ST 向量异常、T 环圆小

患者男性,86 岁,高血压病史多年。本图表现:额面 QRS 最大向量 1.92mV,横面 1.96mV($>$1.5mV),右侧面最大向量 1.62mV,Rx$+$Sz $=$ 3.17mV($>$2.31mV),T 环圆小,有明显 ST 向量。R-T 夹角增大,T/R$<$1/4。诊断:①左心室肥大;②ST 向量异常;③T 环圆小

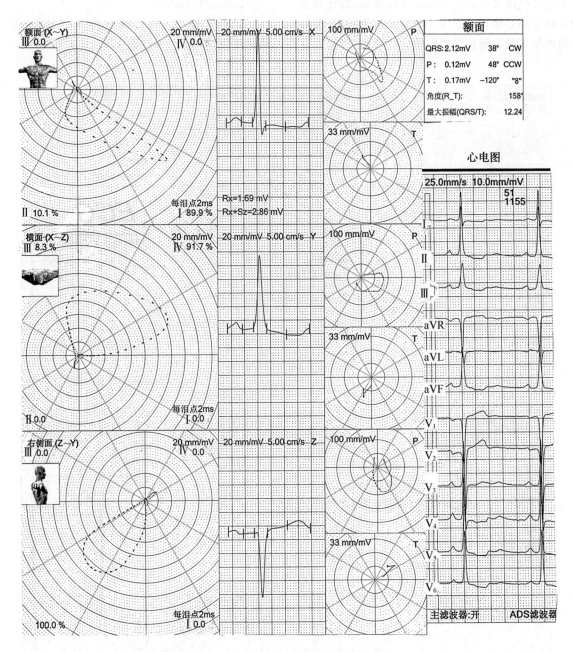

图 45-6　左心室肥大、ST 向量及 T 环异常

　　患者女性,49 岁,高血压病 15 年,本图表现:QRS 环振幅增大,额面 2.12mV(>1.70mV),横面 1.81mV(>1.1 mV),右侧面 1.60mV,Rx+Sz=2.86mV(>1.73mV);QRS 环不闭合,有明显 ST 向量,T/R<1/4。诊断:①左心室肥大;②ST 向量及 T 环异常

二、右心室肥大心电向量图

　　正常心脏左心室不但体积较右心室大,而且室壁厚度是右心室室壁厚度的 2 倍,故左心室除极产生的左后向量较右心室除极形成的右前向量大得多,只有当右心室显著肥大,右心室电势>左心室电势时,才引起左、右心室综合向量的变化,即由正常的指向左后的向量变为指向右前,由原来的逆时针运行变为顺时针运行。此外,左心室除极产生的相反向量抵消一部分,QRS 环一般均比无右心室肥大时小,所以右心室肥大的向量图主要变化表现在"性"上,但"量"的变化也不可忽视。

(一)右心室肥大向量图特征

1. QRS向量环偏右、偏前或偏右后。

2. QRS环运行方向在额面、横面及右侧面,一般均呈顺时针运行。

3. QRS向量环可以不闭合、ST向量指向左后和T向量一致。

(二)右心室肥大向量诊断标准

1. 横面QRS环前方加右后面积＞总面积的70%;或左后象限面积＜总面积的30%。

2. 横面QRS环右后面积＞总面积的20%。

3. 横面QRS环最大向量方位＞＋20°或＜－90°。

4. 额面QRS环右下或右上面积＞总面积的20%。

5. 横面或额面QRS环向右向量＞1.0mV,儿童＞1.4mV,向右向量/向左向量＞1。

上述标准中符合2条即可诊断,但假阳性也不少,如S₁S₂S₃综合征、垂位心综合征,左前或左后分支阻滞等常出现右后或右上面积＞总面积的20%,故诊断时尚需结合临床。

(三)右心室肥大向量图的分型

根据Chou分型,右心室肥大分以下3型。

1. **A型右心室肥大**　A型右心室肥大是典型的右心室肥大,称为前环型右心室肥大。QRS环在3个平面的表现主要为环体向右前下移位,环的大部分位于右前象限,并向下偏移。环体多呈宽大圆形,其大小可正常也可超过正常。

(1)额面:初始向上的向量可有可无,QRS环的大部分位于下方,唯终末常偏向上方,环的形态宽阔多呈顺时针运行,少有逆时针运行,离心支向左下伸展,回心支转向右方,形成一个向右凸出的环。典型右心室肥大则向右的部分占优势,终末向量指向右方偏上或偏下。

(2)右侧面:环巅峰大部分位于前下方,起始有一个小的向上或向下的向量,离心支早期偏前或偏下,继而更向前和向下运行,环的终末部位位于后上方,环呈逆时针或顺时针运行,有的呈"8"字形。

(3)横面:QRS环形态多变,呈圆形或狭长形,有的呈"8"字形。典型A型QRS环大部分位于右前方呈顺时针运行,初始向量仍可正常,但振幅变小,有时初始向量指向左前方,开始呈逆时针继而顺时针运行。环的大部分在X轴之前,右前面积＞左前面积,少数可小于左前面积,终末向量指向右后方,如合并右束支阻滞,终末部运行迟缓,运行时间延长。A型右心室肥大QRS环的运行方向和方位变化较大。

2. **B型右心室肥大**　B型右心室肥大较A型右心室肥大病程短且程度轻。A型QRS环以向前向右偏移明显,而B型则以向前向左偏移明显。

(1)额面:QRS环多狭窄,少数晚期环向右增大,环形宽阔,一般呈顺时针运行。

(2)右侧面:QRS环向前移位突出,环形圆阔偏向下方,呈顺时针运行。

(3)横面:QRS环大部分位于前方,并较正常偏右,但环体仍居前方,QRS环在前方面积＞总面积的70%,QRS环呈逆时针运行。

3. **C型右心室肥大**　C型右心室肥大多见于获得性心脏病如慢性肺心病、二尖瓣狭窄等,此与肺循环压力增高有关。QRS环向右后偏移,右后方面积＞总面积的20%。

(1)额面:QRS环呈垂直或半垂直位,离心支向左的向量减少,而较早地转向右方,回心支偏右,终末向量多偏右上或偏右下。环多呈顺时针运行。

(2)右侧面:QRS环一般位于后下象限,初始向量指向前,然而变异性较大,环的终末部向量明显偏向上方,环呈顺时针运行,少数呈逆时针或"8"字形。

(3)横面:初始向量指向前向左,环呈逆时针运行,少数呈"8"字形,QRS环体位于右后方的面积＞总面积的20%。离心支至最大向左后迅速转向右后方。最大向量指向右后方,终末向量也在右后方。

C型右心室肥大QRS环向右后偏移,投影在心电图胸导联呈现过渡区左移,V₁~V₆呈rS型,若QRS初始向量向前＜＋25°,则V₁出现QS型。终末QRS向量向右前凸出时,V₁则出现R′波。

C型右心室肥大QRS环之所以向右偏移,不只是一种因素引起。肺心病引起的右心室肥大,除右心室肥大本身因素外,尚有膈肌下移,向左呈垂位,沿纵轴顺时针旋转等,使左心室游离壁更转向后方,因而肥大的右心室和左心室所形成的综合向量均转向后、向右。

Schepers通过病理观察证实,早期肺心病主要表现为右心室流出道肥厚,Scott和Bove观察,在许多肺心病的发展过程中,右心室基底部肥厚的程度较心尖部更为明显。肥厚的右心室基底部向量指向右后和向上增大,虽经左心室基底部的向左、后及向下向量的抵消,但其综合向量仍指向右后和上方。晚期肺心病QRS向量从右后方向右前转移形成前环型,同时呈顺时针运行,此时说明右心室已从基底部肥厚而发展为普遍肥大。

由于左心室除极电势比右心室大得多,正常情况右心室电势被抵消,即使出现右心室肥大,QRS最大向量振幅也常在正常范围内或仅轻度增加,因此,在诊断右心室肥大时,多注意"性"的变化,即 QRS 环的形态、方位、转向等。

(四)右心室肥大向量图与心电图的关系

1. 与肢体导联的关系 额面 QRS 环顺时针运行,环的大部分位于右下,投影在 Ⅲ、aVF、Ⅱ 导联轴的正侧,因而 Ⅲ、aVF、Ⅱ 导联的 R 波电压增高,呈 Rs 或 qR 型波,表现为 $R_I < R_{II} < R_{III}$;$T_I > T_{II} > T_{III}$。QRS 环的终末向量向右上,投影在 aVR 导联轴的正侧,I、aVL 导联轴的负侧,因而 R_{aVR} 增大、$S_{I,aVL}$ 增深呈 rS、QS 型波,电轴右偏 $> +100°$。

2. 与右胸导联的关系 横面 QRS 环顺时针运行,环体大部分在右前方,投影在 V_{3R}、V_1(V_2)导联轴的正侧,R_{V_{3R},V_1,V_2} 导联增高呈 qR、Rs、qRs、qR 或 rsR′ 型波,S 波变小或缺如,ST 段上凸压低伴 T 波倒置。严重右心室肥大全胸导联 QRS 波形态和正常相反,$V_1 \sim V_6$ 导联 R 波递减,S 波渐深,V_5(V_6)的 R/S 比值 < 1.0。

(五)右心室肥大和右束支阻滞鉴别

在心电图上,两者均可在 V_1 导联呈 rsR′ 型波,而在向量图上可有明显差别。右心室肥大早期,横面 QRS 环呈逆时针运行,中晚期大部分呈顺时针运行;而右束支阻滞呈逆时针运行,右前形成附加环,两者不难鉴别(图 45-4,图 45-7,图 45-8)。

三、双侧心室肥大心电向量图

双侧心室肥大时,左心室、右心室肥大程度相等,两侧心室所产生的电势互相抵消,向量图上表现为正常图形。当两侧心室肥大的程度不相等时,只能表现肥大程度明显一侧的心室肥大图形,少数情况才能显示不典型的双侧心室肥大图形。向量图诊断双侧心室肥大不仅参考 QRS 环的振幅改变,还要分析心室除极时综合向量环的形态,环体的运行方向及各时间段环体在各方位的量等进行综合判断。

(一)分型

一般认为向量图诊断双侧心室肥大的敏感性比心电图高,根据横面 QRS 环的形态等变化的不同,把双侧心室肥大分为以下 3 型。

1. Ⅰ型 又称前后饼盘型,横面 QRS 环向前向量和向后向量均显著增大,环呈逆时针运行。向前向量振幅 > 0.6mV,是早期右心室肥大的电势表现;向后的向量振幅 > 1.5mV,是左心室肥大的电势表现。

2. Ⅱ型 又称左右饼盘型,横面 QRS 环向左后和右后展开,环呈逆时针运行。向左后的最大向量振幅 > 1.5mV,是左心室肥大的表现,同时 S 向量增大,即右后 QRS 环的面积 $>$ 总面积的 20%,是右心室流出道肥大的表现。

3. Ⅲ型 又称左前环增大型,横面 QRS 环向前移位并向左伸展,环呈逆时针或顺时针运行。QRS 环在左前面积占总面积的 60%,提示右心室肥大;QRS 环最大向左向量 > 1.5mV,是左心室肥大的表现。

Ⅰ型和Ⅱ型多见于先天性心脏病引起的双侧心室肥大,Ⅲ型见于获得性心脏病引起的双侧心室肥大。

(二)Chou 等诊断双侧心室肥大标准

Chou 等分析 60 例获得性心脏病病人,这 60 例在血流动力学或解剖学上均有双侧肥大的证据,在向量图上有以下特征。

1. QRS 环符合左心室肥大图形,同时出现向前向量增大,最大向前向量振幅 > 0.6mV。

2. 3 个平面 QRS 环符合左心室肥大图形,但同时出现较大的右后向量,右后象限面积 $>$ 总面积的 20%。

3. 横面 QRS 环呈顺时针或逆时针运行,QRS 环向前移至 X 轴之前,提示右心室肥大;额面 QRS 环若逆时针运行,则提示左心室肥大(图 45-9)。

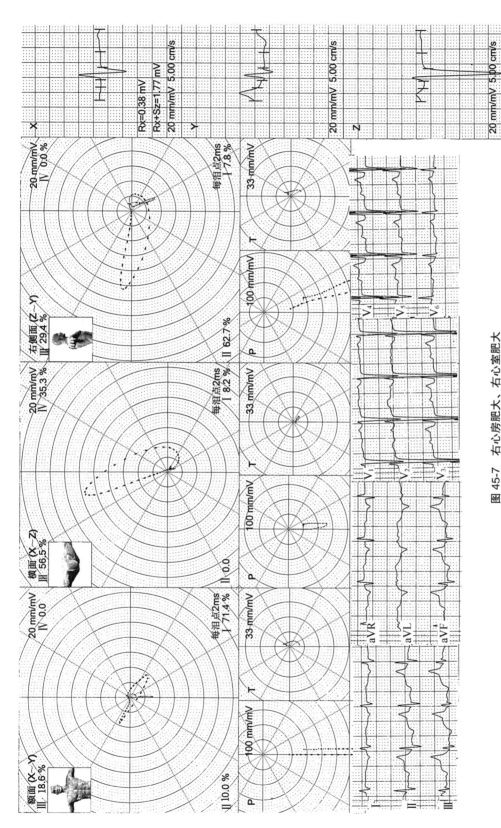

图 45-7 右心房肥大、右心室肥大

患者男性，60 岁，慢阻肺病史多年。本图表现：①P 环运行时间正常 89ms（<100ms），向前下增大，额面和右侧面几乎垂直向下，各面振幅均增大，额面>0.20mV，横面>0.10mV，右侧面>0.18mV，符合右心房肥大；②QRS 环右后面积>5%，额面右上面积>5%，横面右后面积>20%，为右心室肥大表现；③R-T 夹角增大。诊断：①右心房肥大；②右心室肥大

注：对比心电图 I 导联 P 波倒置，即 P 电轴明显右偏

X

Rx=0.38 mV
Rx+Sz=1.77 mV
20 mm/mV 5.00 cm/s

Y

20 mm/mV 5.00 cm/s

Z

20 mm/mV 5.00 cm/s

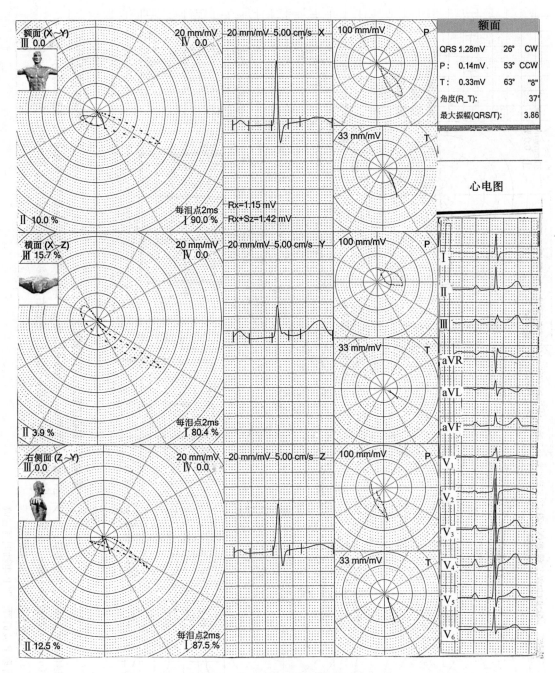

图 45-8　左心房肥大、右心室肥大

　　患者男性,79 岁,慢支、高血压。本图表现:P 环运行时间>100ms,后向量/前向量>2,QRS 环横面呈顺时针运行,前方面积 84.3%(>70%)。诊断:①左心房肥大;②右心室肥大

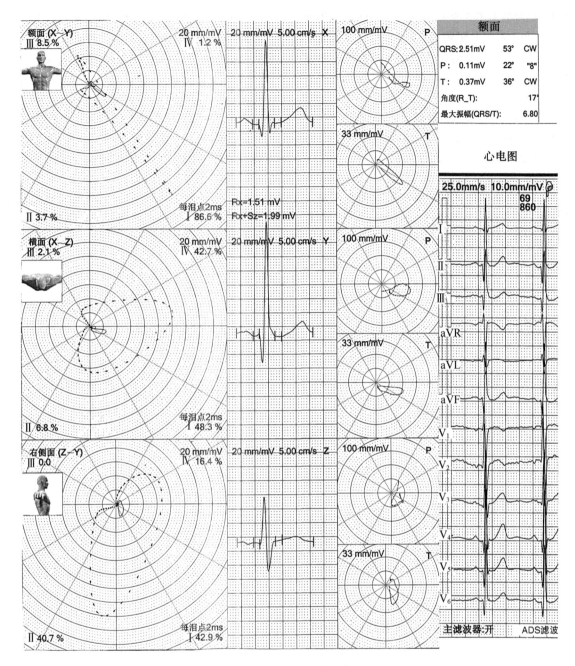

图 45-9　双侧心室肥大

　　患者男性,49 岁。本图表现:3 个面 QRS 环振幅均增大,额面最大向量 2.51mV(＞2.1mV),横面最大向量 1.53mV(＞1.5mV),右侧面最大向量 2.01mV(＞1.9mV),最大向前向量 0.85mV(＞0.60mV),是双侧心室肥大的表现;起始向右向量 0.25mV(横面)、向上向量 0.55mV(额面)均增大,是室间隔肥厚引起的除极向量增大,而非下侧壁心肌梗死的表现。诊断:双侧心室肥大

第五节　慢性肺源性心脏病及肺气肿心电向量图

一、慢性肺源性心脏病心电向量图

　　慢性肺源性心脏病简称肺心病。肺心病是由于

长期阻塞性呼吸,致肺动脉高压、右心室负荷过重,造成右心室肥大和右心房肥大。

　　肺心病所致的右心室肥大与其他原因所致的右

心室肥大,在向量上不完全相同。前者因肺气肿引起心脏呈垂位和心脏沿长轴顺时针转位,使右心室完全占据了心前区,左心室被推向后向右,其产生的向量指向右后方,故右后向量增大,随着病情进展至肺心病的后期,QRS环渐向右前移位,才形成前环型右心室肥大。其他原因如先心病所致的右心室肥厚在向量图上则是向前向右增大,最后向后移位。

(一)肺心病QRS环变化的机制

长期肺循环阻力和肺动脉压力增高,右心室收缩期负荷过重,右心室流出道最先受累而肥厚,其中以室上嵴尤为显著。因为右心室流出道最后除极,所产生向量指向右后,使QRS环的后半部向右后方移位。这种向右

后向量增大的图形,属于右心室肥大C型。随着肺动脉压力的继续增高及右心室血容量的增加,右心室流出道肥厚进一步加重并累及右心室游离壁,左心室向后向右移位,向右后的向量也进一步增大,起始向前的向量进一步减少,QRS环变为"8"字形。晚期右心室肥大时,右心室流出道、流入道及游离壁均受累并伴有右心室扩张,这时的右心室向右前除极向量占优势,QRS环转至右前并呈顺时针方向运行,这种向右前向量增大的图形,属于右心室肥大的A型。

(二)肺心病右心室肥大的分型和诊断标准

肺心病右心室肥大的病程是长期缓慢的,根据右心室肥大进展程度可分为轻、中、重三型(图45-10)。

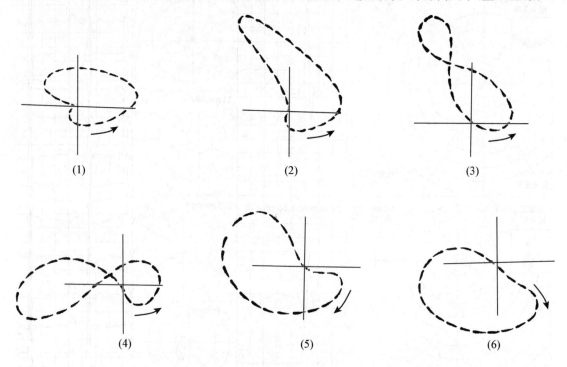

(1)　　　　　　　　(2)　　　　　　　　(3)

(4)　　　　　　　　(5)　　　　　　　　(6)

图45-10　肺心病右心室肥大随病情进展,横面QRS环变化示意图
(1)(2)轻度;(3)(4)中度;(5)(6)重度

1. **轻度**　横面QRS环狭长,呈逆时针方向运行,起始向量多指向左前,初段向前向量减少,离心支略向左但迅速转向后,环体位于左后象限,终末部向右后延伸,使终末右后向量增大,X轴上向右向量与向左向量的比值>0.6,S向量角<-110°,环在右后的面积占总面积的20%以上。额面QRS环呈顺时针方向运行,环体显著向下,最大QRS向量>+85°,向右向量增加,环在右下象限的面积占总面积的20%以上。

诊断标准:轻度右心室肥大符合下列一条即可诊断。

(1)横面QRS环呈逆时针方向运行,环在右后象

限面积>总面积的20%;额面QRS环呈顺时针方向运行,环在右下象限面积>总面积的20%。

(2)横面QRS环呈逆时针方向运行,自左前转向右后,X轴上右向量与左向量的比值>0.6,或S向量角<-110°。

2. **中度**　横面QRS环起始于左前,初段前向力很小,极少数起始于左后,环体呈"8"字形运行,外形一般狭窄,主环体部与终末部均位于右后象限,X轴上右向量与左向量的比值>1。额面QRS环起始向量位于左上或左下,环呈顺时针方向运行,环体的离心支位于左下,归心支位于右下,环在右下象限或右

上象限的面积较轻度右心室肥大增加。

诊断标准:横面 QRS 环呈逆顺"8"字形行,环的主体部及终末部均转向右后。

3. 重度 横面 QRS 环,起始向量位于左前或左后,离心支略向左但迅速转向前再折向右前,最大向量和半面积向量向前,终末向量多移至右后。环体在左前、右前及右后面积之和＞总面积的 70%。额面 QRS 环呈顺时针方向运行,环体较宽阔,位于左下和右下象限。环在右下象限的面积显著增大,终末向量指向右上。

诊断标准:横面 QRS 环向前向右呈顺时针方向运行。

(三)右心房肥大

肺心病右心房肥大的发生是缓慢的,诊断标准与前第三节心房肥大中的右心房肥大诊断标准无大的差别,简述如下。

1. 额面与右侧面 P 环最大向量振幅＞0.18mV。

2. 横面 P 环呈顺时针运行。向前振幅＞0.06mV。

3. 额面 P 环最大向量角＞75°(作为参考)。

(四)肺心病诊断中的几个问题

1. 肺心病与右束支阻滞 肺心病引起的右心室负荷过重,向量图上可出现右束支阻滞图形,但右束支阻滞是由多种原因引起,故右束支阻滞对肺心病诊断价值不大。部分肺心病出现右心室流出道肥厚时,终末向量向右增大,向量角＜−150°,投影在 V$_1$ 导联轴的正侧段,V$_1$ 导联出现 rSr' 或 rsR' 型,类似右束支阻滞图形,但与右束支阻滞有下列不同。

(1)QRS 环终末部无运行缓慢现象。

(2)QRS 时限＜100ms。

(3)r' 或 R' 时有时无,即病情严重时出现,病情转轻时消失,提示与右心室压力变化有关。

2. 肺心病出现心肌梗死图形 有报道肺心病出现酷似心肌梗死图形的发生率 3.4%～4.6%,多见于重度肺心病病例。其发生机制是,当横面 QRS 环起始向量由右前变为左前,甚至转到左后,起始向量＜+25°时,V$_1$ 导联呈 QS 型波,若起始向量前向力进一步减少,V$_2$ 或 V$_3$ 导联也可呈 QS 型波。个别病例右心室前上部显著肥厚时,起始指向前上方的向量增大,额面 QRS 环起始向左上向量增大,初段呈顺时针方向运行,类似下壁心肌梗死。一般肺心病右前的异常 Q 波在肺功能改善后可消失,或低一肋间描记心电图,V$_1$～V$_3$ 导联可呈 rS 型。

3. 肺心病与肢体导联低电压 有报道肺心病肢体导联低电压发生率为 14%～46.7%,多认为是肺气肿所引起。但这些病人的向量虽有向左和向前的量减少,但向右向后的量却有增加,这就不能完全用肺气肿来解释。肺心病后伸向量增大,乃是右心室流出道肥厚所引起,肢体导联低电压可用心电向后向量增大,转向后而上导致额面向下投影量减少来解释。一些二尖瓣狭窄的患者出现的右心室扩张和肥厚,在横面向量图上也可出现类似肺气肿的向量图形,即右后向量增大,但因其主要血流动力学改变是右心室容积负荷过重,致使额面 QRS 环向右下移位,投影量并不减少,因此心电图上并不出现肢体导联低电压(图 45-11 和图 45-3)。

二、肺气肿心电向量图

肺气肿时肺泡弹性降低,肺泡中的含气量(残气或功能性残气)增加,长期导致桶状胸。胸廓的前后径增加,心脏距胸壁的距离增加,电势减少,使心电向量环窄小。此外,由于肺气肿迫使横膈下移,心脏顺钟向转位,使左心室转向后下方,造成 QRS 环向后下移位。上述原因使 QRS 环变小、变窄、环体向后下移位,在横面 QRS 环沿−90°后伸,形成肺气肿特征性向量环——肺气肿环。

(一)肺气肿向量图

1. 横面 QRS 起始向量向右前或左前,环呈逆时针方向运行,环体光滑呈狭长的卵圆形,初段向前向量减小,环体沿 Z 轴向后伸,最大向量角在−80°～−90°。终末可在左后或右后,如在右后绝对值应＜100°,右后面积应＜总面积的 10%,若右后面积≥总面积的 15%者,则提示早期右心室肥大,＞总面积的 20%者,可诊断为右心室肥大。

2. 额面 P 环狭长,方位较正常更向下。QRS 环狭长位于左下,最大向量角度＞+60°,环呈顺时针运行或"8"字形运行,少数呈逆时针运行,起始向量方位多变。终末向量位于左下,少数位于右下,位于右下者,其面积应＜总面积的 10%～15%。

3. 右侧面 QRS 环多宽阔,环体显著向后,多数位于后下象限,少数略偏向上。QRS 环呈顺时针方向运行,初段向前,但起始向前向量减小。

(二)鉴别诊断

肺气肿心电向量图(图 45-12)与肺心病早期的心电向量图鉴别见表 45-1。

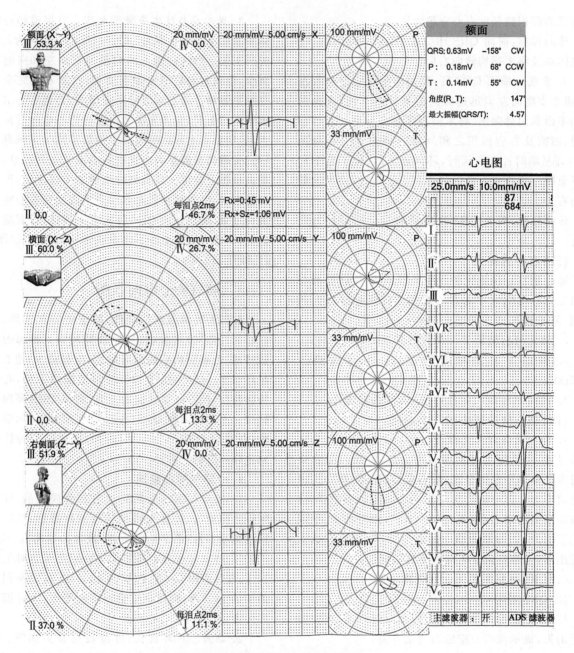

图 45-11　肺心病早期右心室肥大

患者男性,63 岁,肺心病早期,慢性支气管炎病史。本图表现:右后上面积增大,横面右后面积 60.0%(>20%),额面右上面积 53%(>5%),最大向量角横面-137°(<-110°),R-T 夹角增大。符合肺心病心电图改变。诊断:肺心病早期右心室肥大

表 45-1　肺气肿心电向量图与肺心病早期的心电向量图鉴别

鉴别要点	肺气肿向量图	肺心病早期向量图
QRS 环向后向右偏移程度	较小	较大
横面 QRS 环右后面积	<总面积的 20%	>总面积的 20%
横面 QRS 环最大向量角	>-110°	<-110°
横面 QRS 环与 T 环夹角	<30°	>30°

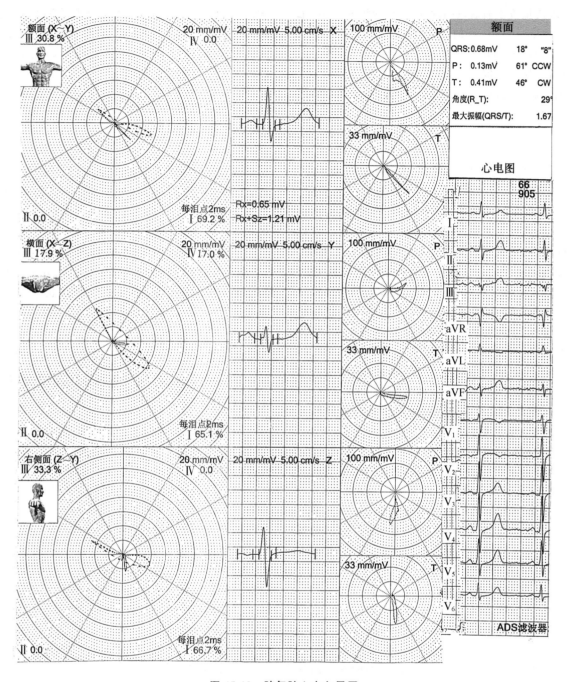

图 45-12　肺气肿心电向量图

患者女性,69 岁,肺气肿。本图表现:额面右上面积增大,横面右后面积＜20％,右后终末向量角－120°,R-T 夹角额面及横面正常,为肺气肿心电向量图改变。诊断:肺气肿心电向量图

(三)肺气肿与假性电轴左偏

除上述介绍的肺气肿向量图外,部分肺气肿还经常出现一种特殊的改变,即额面平均电轴左偏,这种电轴左偏不同于左前分支阻滞所形成的 QRS 向量环,而是环体在左下象限,环体终末在右上象限,有人把出现在肺气肿患者向量图上的电轴左偏,冠以"假性"二字,以示和"真性"左偏相区别。假性电轴左偏在心电图上表现 3 个标准(双极)导联上均出现 S 波,且 $S_{II} ＞ S_{III}$,晚近将这种现象称为 $S_I S_{II} S_{III}$ 综合征。

(四)假性电轴左偏向量图

1. **额面**　QRS 环起始于左下,终末位于右上,QRS 环呈"8"字形运行,斜卧在左下和右上象限之间,右上面积＞总面积的 20％,且多伴有终末运行迟缓。

2. **横面**　QRS 环呈逆时针方向运行,环体多狭

长,终末向量位于右后,右后面积>总面积的20%,最大向量角度<—90°,环的终末多运行迟缓。

3. 右侧面 QRS环起始向量指向前上,环呈顺时针运行,环主体偏向后上方。

电轴假性左偏不仅见于肺气肿,还见于无心肺疾病的"正常"人,如垂位心、孕妇或肥胖等原因,使心尖指向后引起终末向量改变。在判断假性电轴左偏的临床意义时,一定要结合临床其他资料,不能都视为肺气肿和早期右心室肥大。

第六节 心肌梗死心电向量图

正常心脏除极先从室间隔的左侧向右向前进行,产生0.01~0.02s(10~20ms)指向右前上的向量,0.02s之后左心室前壁和外侧壁先后除极,除极向量指向左前方,这一段时间延续到0.04s。继而心室后底部除极,心电向量转向左后方,最后终止于右后方,上述除极向量变化表现在心电图上是右胸导联QRS波呈rS型,左胸导联QRS波呈qRS型,q波占时极短仅为0.02s左右,称为隔性Q波。当左心室前壁发生贯壁性坏死,坏死的部分心肌丧失了除极电位,对侧正常心肌产生的除极电位占优势,心室除极的0.02~0.04s向量必然发生显著变化,比如由原来的左前移向左后,投影在V_2~V_4导联轴的负侧,该导联QRS波变为QS型。这种因心肌梗死产生的与原除极方向相反向量,称为梗死向量。

根据心电向量产生的原理,心室除极最初的0.04s内左心室内膜下心肌除极基本结束,形成的起始0.04s向量大部分指向左前下方。若左心室某一部分发生梗死,坏死区心肌不再除极,0.04s向量必然指向梗死区的相反方向,这种起始0.04s综合向量改变,是心电向量图诊断心肌梗死的依据。在向量图上计时多采用毫秒(ms)。

一、前间壁心肌梗死

前间壁心肌梗死又称前中隔部心肌梗死,是指梗死仅限于心室中隔前部。梗死之后首先影响室间隔的正常除极,即起始10~20ms指向右前的除极向量消失,而变为起始向量向左向后,QRS环在运行中转向左前,形成一个向后凹的蚀缺。

(一)向量图诊断条件

1. 横面 QRS环起始20ms向前向量消失,而直接指向左后,使初始正常QRS环向前凸现象消失,变为向后凹陷,形成QRS环离心支呈顺时针运行,但主体环仍呈逆时针运行。QRS环离心支向左后移位的程度视梗死面积大小而定,20ms后在X轴之前者梗死仅限于前中隔部,若20ms之后仍在X轴之后,则梗死已波及心室前壁。

2. 右侧面 QRS环的起始20ms向量指向后方,偏上或偏下,QRS环开始的正常向前凸起消失而凹向后方,致使QRS环离心支下部分呈逆时针运行,其余部分呈顺时针运行,部分病例起始向量指向后,尔后的向量仍回至E点之前形成一个局限性缺损。

(二)向量图与心电图的关系

V_1、V_2导联QRS波呈QS型者,表示心肌梗死局限于前中隔部,如V_3、V_4导联QRS波也呈QS或QR型,说明梗死已波及左心室前壁。由于室间隔除极的正常向右前向量消失而改为向左向后,故V_5、V_6导联上的正常q波消失(图45-13,图45-14)。

二、局限前壁(心尖部)心肌梗死和前壁心肌梗死

局限前壁心肌梗死是指心肌梗死仅局限于前壁,室间隔心肌并未受累。QRS环起始10~20ms向量仍指向右前,但20~40ms向量移向左后。与前间壁心肌梗死的区别是:局限前壁心肌梗死起始向前向量仍存在,20ms以后向量才移向原点(E点)之后,而前间壁心肌梗死则无起始的向前向量。

(一)向量图诊断条件

1. 横面 QRS环起始向右前的向量减小,20ms向量指向后方,其向后移的程度决定于心肌梗死的范围大小,若向后移明显,致使QRS环离心支呈顺时针运行,此为局限前壁心肌梗死的重要依据。根据QRS环离心支后移的程度不同,表现分为以下4种类型。

(1)横面QRS环起始向右前,逆时针运行,离心支较正常后移,并有一凹面向前凹陷,环体位于左后象限,最大QRS向量虽后移,但不甚显著。

(2)QRS环起始于右前,初段呈顺时针运行,20ms向量在E点之后,30~40ms向量也向后移,但离心支在归心支之前,QRS环呈先顺时针后逆时针的"8"字形,环体位于左后。

(3)QRS环初始段呈逆时针运行,20~30ms向量显著后移,致使离心支位于归心支之后,QRS环呈先逆时针后顺时针的"8"字形,环体位于左后象限。

(4)QRS环起始于右前,20~30ms向量后移,环体位于左后象限,呈顺时针运行。此环形态应与前侧

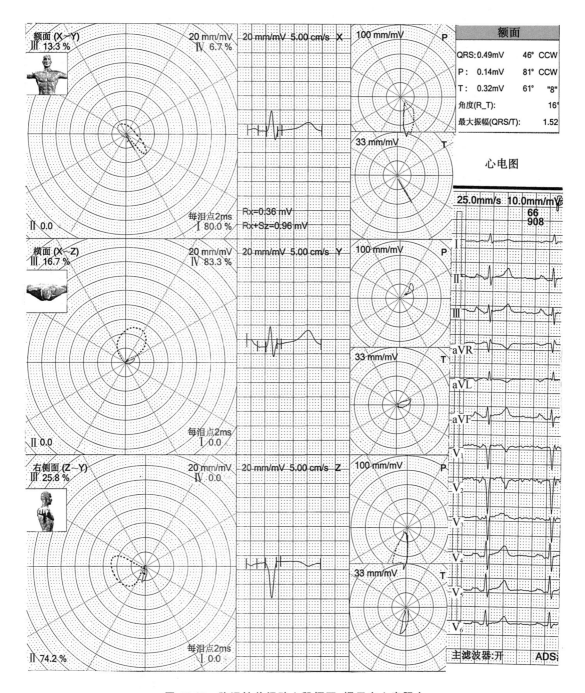

图 45-13　陈旧性前间壁心肌梗死,提示左心房肥大

患者男性,79 岁,心肌梗死。本图表现:QRS 环在横面起始向左后,是由于心肌梗死造成起始向右前向量消失所致,于起始 10~20ms 形成位于左后的小"蚀缺",即起始局部顺时针运行,环体整体仍逆时针运行,无明显 ST 向量,符合陈旧性前间壁心肌梗死的特征性改变。P 环运行时间>100ms,位于后下方。诊断:①陈旧性前间壁心肌梗死;②提示左心房肥大

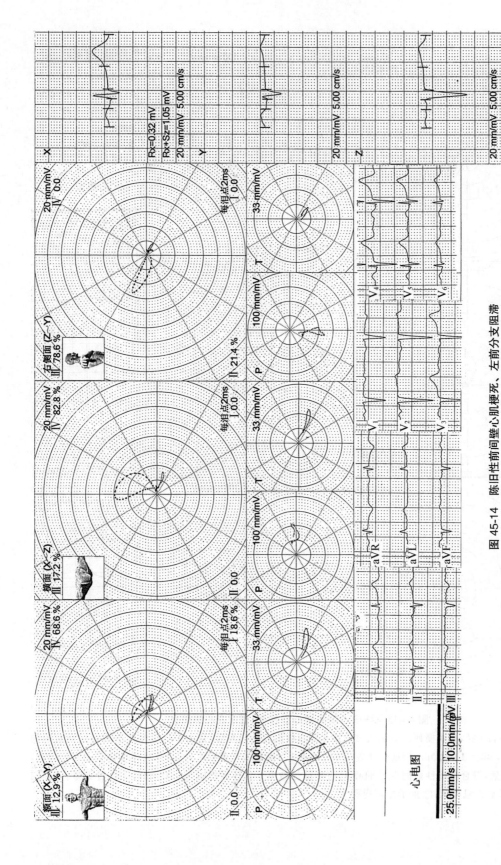

图 45-14 陈旧性前间壁心肌梗死、左前分支阻滞

患者女性，60岁，冠心病史10年。本图表现：横面QRS环起始左后，右前向量消失，是前间壁心肌梗死的表现，各面ST向量较小，为陈旧性心肌梗死。额面QRS环时针向运行，呈"扇形"展开，左上象限面积占总面积68.6%（>2/3总面积），符合左前分支阻滞。左心室前壁和前乳头肌，供血来源于冠状动脉前降支，前降支病变引起前间壁心肌梗死，易合并左前分支阻滞。诊断：①陈旧性前间壁心肌梗死、②左前分支阻滞壁心肌梗死相鉴别,一般局限前壁心肌梗死时,若横向 QRS 环呈顺时针运行时,应考虑梗死累及侧壁心肌,但侧壁心肌受累时,起始右前向量应增大,如不增大或反而减小,一般不考虑梗死累及侧壁心肌,还应作为局限前壁心肌梗死的表现。

2. 右侧面　QRS 起始向量多指向前上,20ms 向量在 E 点之后,环体位于后下象限,最大向量向后移,环呈"8"字形或顺时针运行,部分病例在环的离心支可见一凹面向前的凹陷。

3. 额面　QRS 环无特殊变化。

(二)向量图与心电图的关系

心电图上 V_3、V_4 导联出现异常 Q 波,QRS 形态可呈 QS 型、Qr 型、QR 型或 QrS 型,这是因为 QRS 环离心支向后移位,投影在 V_3、V_4 导联轴的负侧所造成。V_1、V_2 导联仍可保持正常的 r 波,V_5、V_6 导联仍可有 q 波,这是梗死未累及室间隔的表现。

有少数病例起始 20~30ms 向量方位后移不明显,但前壁心肌已有坏死,丧失了部分除极电位而振幅减小。表现在 V_3、V_4 导联上为 q 波窄小,q 波后的 r 波也较正常为小,出现 V_1~V_4 导联的 R 波递减,如能排除肺心病,仍可作为局限前壁心肌梗死的表现。

在心电向量图上局限前壁很少见,最常见的是前间壁心肌梗死和心尖部同时受累,称为前壁心肌梗死(图 45-15,图 46-16)。

三、广泛前壁心肌梗死

广泛前壁心肌梗死是指梗死累及前间隔、前壁和侧壁心肌,使心室除极向前向量完全消失,QRS 环一开始就向后偏右移位,导致起始 40ms 向量位于右后。广泛前壁心肌梗死实际上是前间壁和前侧壁心肌梗死的复合表现,因此横面 QRS 环改变最明显。

(一)向量图诊断条件

1. 横面　起始向前向量完全消失,整个环体转向后偏右。QRS 环呈顺时针运行(此与前壁心肌梗死运行方向相反),少数呈先顺时针后逆时针的"8"字形运行。起始向右向量>0.16mV,QRS 环最大向量在-90°左右。

2. 右侧面　向前向量消失,起始向量向后下或偏上,离心支向后下。环呈顺时针或逆时针运行,归心支在后上或后下,整个环体位于后方。

3. 额面　QRS 环多呈逆时针运行,起始向量和 QRS 环离心支向右移,向右运行时间延长,最大向右向量增加,QRS 环最大向量向下移位。

(二)向量图与心电图的关系

由于广泛前壁心肌梗死起始向量消失,而转向右

后方,投影在胸导联轴的负侧,故 V_1~(V_5)V_6 导联出现异常 Q 波。如梗死累及高侧壁,I、aVL 导联也可出现异常 Q 波(图 45-17)。

四、前侧壁心肌梗死

前侧壁心肌梗死是指左心室的前壁和侧壁发生梗死,不包括前间壁心肌梗死。此型梗死除极在室间隔除极之后才出现变化,因此 QRS 起始向量仍正常指向右前。由于前侧壁心肌梗死向左前的除极向量消失,向后的向量增大,致使 QRS 环起始移向右后方,形成顺时针运行。

(一)向量图诊断条件

1. 横面　QRS 环起始向量正常,但向右运行时间延长>22ms,因前侧壁梗死缺少向左向量的对抗,向右向量相对增大,最大向右向量>0.16mV。离心支先向右向后再折向左,最大向量多在左后象限-80°左右。较前壁梗死离心支更向后偏右。

2. 右侧面　表现前后方向的向量变化,QRS 起始向量位于前上,离心支后移,呈顺时针或先顺时针后逆时针的"8"字形运行,主体环在后下。

3. 额面　QRS 环显示左右方向的向量变化,起始向量位于右上或右下,离心支向右移,右侧运行时间>22ms,最大向右向量>0.16mV。因离心支向右向下再转向左,环多呈逆时针运行。因侧壁梗死向左向量减小,QRS 环趋向垂直,QRS 最大向量向下移位,这样便形成一个趋向垂直,而又逆时针运行的典型侧壁心肌梗死向量图改变,额面 QRS 向量环向右下偏移现象约占前侧壁心肌梗死的 80% 左右。

(二)向量图与心电图的关系

由于横面起始向量正常,V_1、V_2 仍呈 rs 型,离心支向右后移,投影在过渡区以左导联(V_4~V_6)导联轴的负侧,V_4~V_6 导联出现异常 Q 波,R 波降低,形成 QS、QR 或 rS 型等。又因 QRS 最大向量向后移位,梗死导联 QRS 波电压普遍降低。在额面因初始向量和离心支向右移位,投影在 I、aVL 导联轴的负侧,可出现深 Q 波,QRS 环趋向垂直,I、aVL 导联 QRS 波电压偏低,Ⅲ、aVF 导联 R 波增高。

五、高侧壁心肌梗死

高侧壁心肌梗死是指局限于左心室侧壁基底部的心肌梗死,梗死范围小很易漏诊。这部分心肌梗死后起始指向左上的向量消失,向下向右的向量相对增大,这种改变在额面表现最清楚,QRS 环属于上下和左右方向的改变。

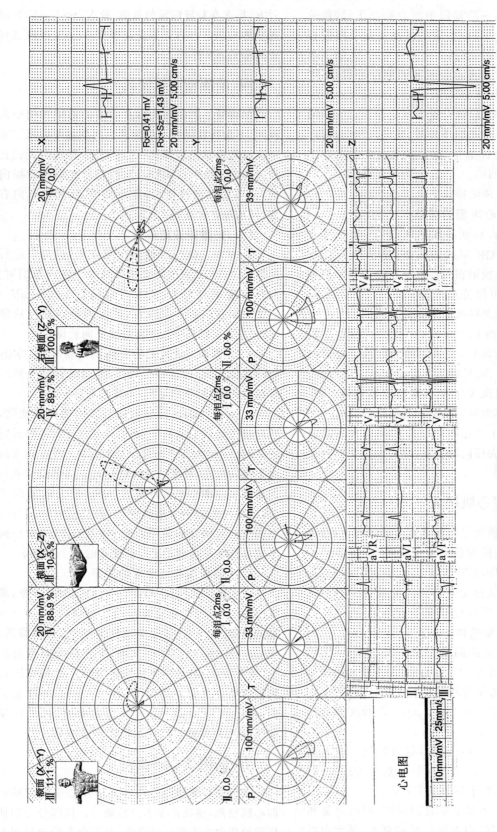

图 45-15 陈旧性局限性前壁心肌梗死，左前分支阻滞，提示双侧心房肥大

患者男性，74 岁，心肌梗死病史。本图表现：①P 环运行时间延长，右侧面呈"烧瓶"状，②额面双侧心房肥大特点，是双侧心房肥大特点，②额面 QRS 环逆时针运行，呈"扇形"展开，左上象限面积 88.9%（>2/3 总面积），③QRS 环横面起始右前，逆时针运行，30～50ms 处稍凹陷，最大向量 −68°，具有局限性前壁心肌梗死特点。无明显 ST 向量，具有陈旧性局限性前壁心肌梗死特点。诊断：①陈旧性局限性前壁心肌梗死；②左前分支阻滞；③提示：双侧心房肥大

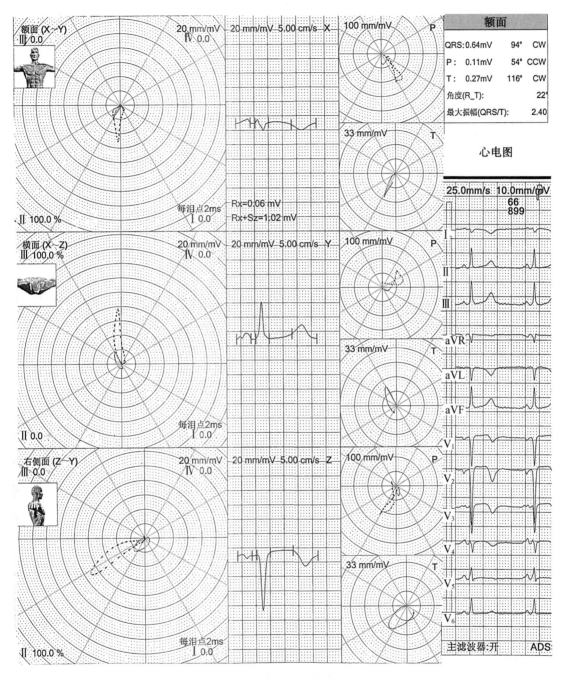

图 45-16 陈旧性前壁心肌梗死、左心房肥大

患者男性,47岁,心肌梗死病史6年。本图表现:①横面QRS环:起始左后,20～30ms处稍凹;逆时针运行,环体变窄,居后方,是前壁心肌梗死特点。无明显ST向量;②P环扭曲,空间运行时间>100ms,后向量/前向量>2。诊断:①陈旧性前壁心肌梗死;②左心房肥大

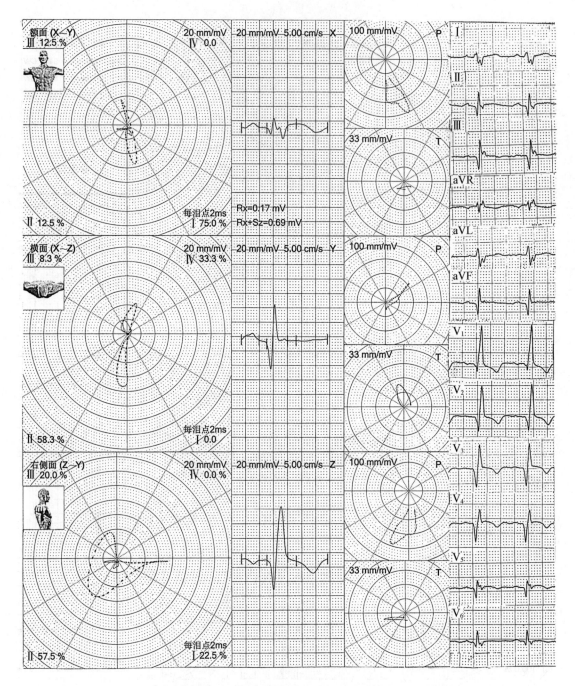

图 45-17　陈旧性下壁、广泛前壁心肌梗死、左心房肥大、完全性右束支阻滞

患者男性,75 岁,心肌梗死病史 10 年。本图表现:①横面 QRS 环起始向右后,呈顺时针运行,右侧面环体向后上,呈逆时针运行,大部分环体位于后方,额面 QRS 环起始与离心支右移,最大向量向下移位。这些特点均是广泛前壁心肌梗死的表现。②额面 QRS 环起始向上运行,X 轴上方运行时间>20ms,最大向上向量>0.20mV,这是下壁心肌梗死的特点。③P 环振幅增大,空间运行时间>100ms,向后向量/向前向量>2,为左心房肥大的特点。④由于心肌梗死 QRS 环空间运行时间明显延长,为 147ms,终末位于右前上方,光点密集、曲折,为完全性右束支阻滞表现。⑤患者心肌梗死病史 10 年,有较小 ST 向量,为陈旧性心肌梗死。诊断:①陈旧性下壁、广泛前壁心肌梗死;②左心房肥大;③完全性右束支阻滞

（一）向量图诊断条件

1. 额面　初始向量和 QRS 环的离心支均位于下偏右，20ms 向量位于右下，起始向右向量≥0.16mV。最大向量＞＋40°，QRS 环保持逆时针运行，环体接近垂直方向。

2. 横面　QRS 环多呈逆时针运行，起始 20ms 向量向右增大，起始向右向量≥0.16mV。

（二）向量图与心电图的关系

高侧壁心肌梗死额面 QRS 环呈逆时针运行，起始向量向右下方增大，投影在 I 和 aVL 导联轴的负侧，I、aVL 导联出现异常 Q 波或呈 Qr 型，如梗死面积较大，则 V_6 导联也可出现异常 Q 波（图 45-18，图 45-19）。

六、下壁心肌梗死

正常下壁（隔面）心肌开始除极时间较早，在室间隔开始除极 10～15ms 开始除极，除极向量指向下方偏右或偏左。如发生梗死指向下方的向量消失，变为起始向量指向上，QRS 环呈顺时针运行，额面 QRS 环大部分横置在 X 轴上。

下壁心肌梗死主要表现在额面向量图上，额面 QRS 环起始向量多在右上或左上，少数在右下或左下，向下偏右运行时间应＜10ms，即转向 X 轴之上。不论 QRS 起始向量的方位在哪个象限，QRS 环的起始段均呈顺时针运行、X 轴之上运行时限≥25ms、X 轴上向左向量（自 E 点到 QRS 环与 X 轴左端相交处）≥0.3mV，是下壁心肌梗死的三大向量图特征。有些病例向上运行时间＜25ms，但 QRS 环初始段呈顺时针运行，最大向量角≤10°也可做出下壁心肌梗死的诊断。

（一）向量图诊断条件

1. 额面　QRS 环起始段呈顺时针运行，同时再具有下列任何一条即可诊断。

（1）QRS 环最大向上向量＞0.2mV，向上运行时限＞25ms。

（2）QRS 环 X 轴上向左向量（QRS 环从 E 点向左与 X 轴相交处之距离）＞0.3mV。

（3）上向指数（最大向上向量/最大向下向量比值）≥0.2，QRS 最大向量角≤10°。

2. 右侧面　QRS 环向上振幅＞0.2mV，向上时限＞25ms，环体呈顺时针运行。

（二）向量图与心电图的关系

额面 QRS 环起始向量向上偏左是 II、III、aVF 导联出现异常 Q 波的原因，但不都是异常 Q 波，应视梗死范围而定。II、III、aVF 导联都有异常 Q 波，对诊断梗死有较大价值，III、aVF 导联有 Q 波较单独 III 导联有 Q 波具有诊断价值。部分肥胖、妊娠后期，由于膈肌升高致心脏呈横位，额面 QRS 环出现在 X 轴之上，可产生假性下壁心肌梗死心电图改变，但这种情况在向量图上 QRS 环多呈逆时针运行，而下壁心肌梗死则呈顺时针运行，向量图诊断下壁心肌梗死比心电图敏感、准确（图 45-20，图 45-21）。

七、下侧壁心肌梗死

下侧壁心肌梗死向下和向左的电势消失，起始 QRS 环 10～30ms 向量向右向上移位，主要表现在额面 QRS 环的变化。

（一）向量图诊断条件

1. 额面　QRS 环呈顺时针运行，起始向上向右向量振幅和运行时间均增加，起始 25～30ms 向量仍在 Y 轴之右，向右向量≥0.16mV，右上运行时间≥20ms。QRS 环的离心支向左可略向下，环体趋于横位，最大 QRS 向量多＜＋30°。

2. 横面　QRS 环呈逆时针运行，起始向量向右向前，向右向量≥0.16mV，右前向量运行时间≥20ms，环的离心支向左后，环体在左后象限，最大向左向量较正常小。

3. 右侧面　QRS 环形态与下壁心肌梗死相似，即起始向上向量增大，25ms 向量仍在 E 点之上。QRS 环呈顺时针运行，若变为逆时针运行，可能合并前壁心肌梗死。

（二）向量图与心电图的关系

下侧壁心肌梗死起始向量向左和向下向量消失，起始 10～30ms 指向右前上，在 II、III、aVF 导联出现异常 Q 波，而且常表现为 $Q_{II}>Q_{aVF}>Q_{III}$，最大向右向量增大时，I、aVL 和 V_6 导联也可出现异常 Q 波，如不注意容易把这些异常 Q 波忽视掉，误为单纯的下壁心肌梗死（图 45-22）。

八、正后壁心肌梗死

正后壁心肌梗死是指左心室基底部梗死，此部位是左心室最后除极部分，约在 40ms 之后开始除极，主要影响 QRS 环的归心支。因为正后壁心肌梗死向后的向量明显减少，相应出现向前向量增大，所以 QRS 环体明显向前移位，起始 40ms 向量在 X 轴之前。这种前后向量的改变，主要表现在横面和右侧面，额面 QRS 环则多无明显变化。

（一）向量图诊断条件

1. 横面向量图表现

（1）QRS 环多数呈逆时针运行，少数当回心支向

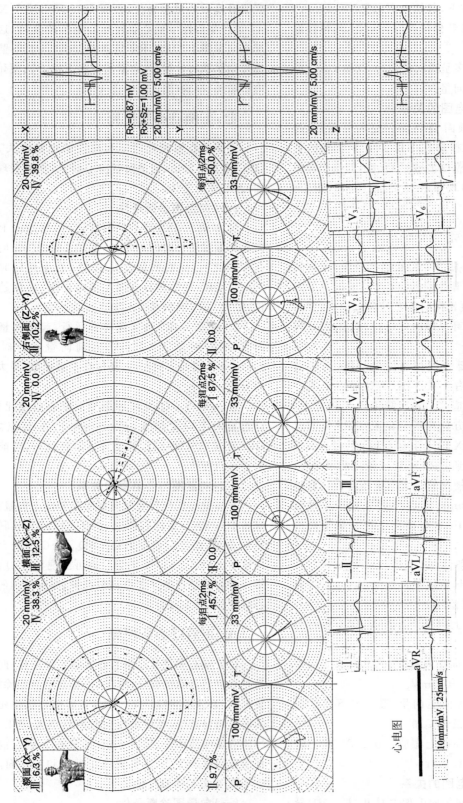

图 45-18　陈旧性高侧壁、正后壁心肌梗死

患者女性，34 岁，心肌梗死。本图表现：额面 QRS 环起始于右下，20ms 向量位于右下，逆时针运行。①向右向量 0.22mV（>0.16mV），最大向量 85°（>40°），环体与 X 轴呈垂直方向；横面 QRS 环逆时针运行，起始 20ms 向量向右增大，向右向量 >0.16mV。这些均为高侧壁心肌梗死特点。②横面 QRS 环逆时针运行，向前面积 >总面积的 70%，前向指数 >1，最大向量为 20°；右侧面 QRS 环逆时针运行，亦表现出向前运行向前面积 >50ms，前向运行时间，向前运行时间 >50ms，前向指数 >1。这些均为正后壁心肌梗死的特点。陈旧性高侧壁、正后壁心肌梗死，各面无明显 ST 向量。诊断：陈旧性高侧壁、正后壁心肌梗死。

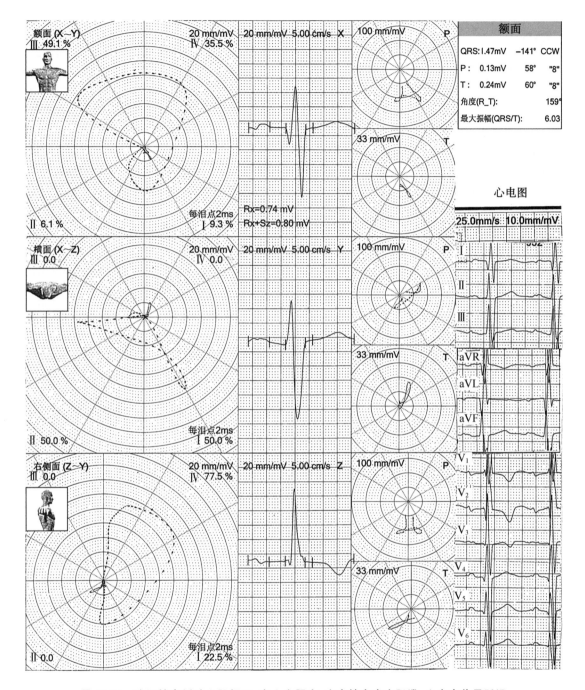

图 45-19 陈旧性高侧壁心肌梗死、右心室肥大、完全性右束支阻滞、心房内传导延迟

患者男性,77 岁,心肌梗死病史。本图表现:①额面 QRS 起始右下,向右向量>0.16mV,逆时针运行,环体与 X 轴接近垂直,为高侧壁心肌梗死表现,且未见明显 ST 向量;②额面 QRS 环、右上象限面积>总面积的 5%,横面主体环顺时针运行,终末居右前,为右心室肥大表现;③各面 QRS 环终末传导时间延长,为右束支阻滞表现;④P 环运行时间显著延长为 148ms,P 环扭曲,但振幅未见增大,为心房内传导延迟表现。

诊断:①陈旧性高侧壁心肌梗死;②右心室肥大;③完全性右束支阻滞;④心房内传导延迟

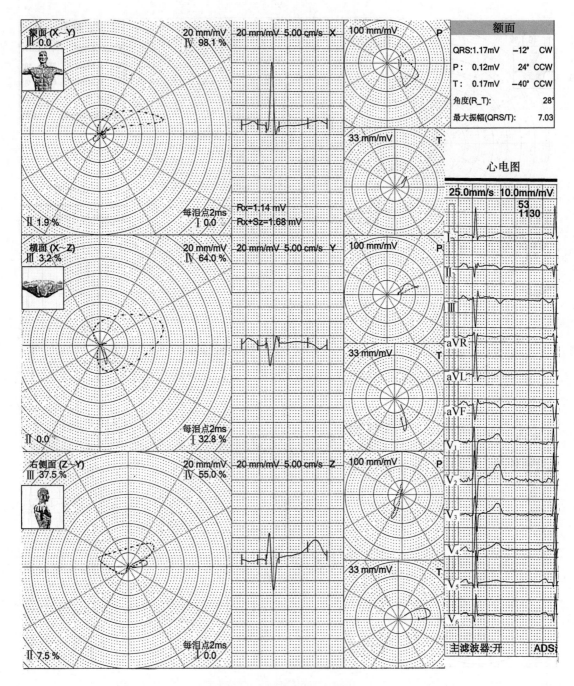

图 45-20　陈旧性下壁心肌梗死

　　患者男性,78 岁,陈旧性心肌梗死病史。本图表现:额面 QRS 环居 X 轴上方,起始左上,顺时针运行,最大向上向量 0.4mV(>0.3mV),为典型下壁心肌梗死表现,ST 向量较小,结合病史,为陈旧性心肌梗死。

诊断:陈旧性下壁心肌梗死

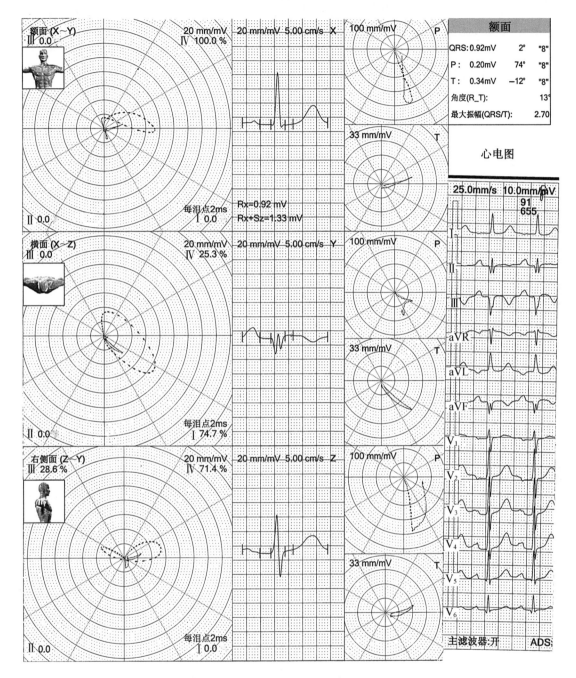

图 45-21 陈旧性下壁心肌梗死、双侧心房肥大

患者男性,45 岁,陈旧性下壁心肌梗死。本图表现:①额面 QRS 环起始左上,X 轴上方运行时间＞25ms,最大向上向量 0.3mV,符合下壁心肌梗死特点,无明显 ST 向量,考虑陈旧性心肌梗死;②空间 P 环运行时间＞100ms,P 环向前下增大,提示双侧心房肥大。诊断:①陈旧性下壁心肌梗死;②双侧心房肥大

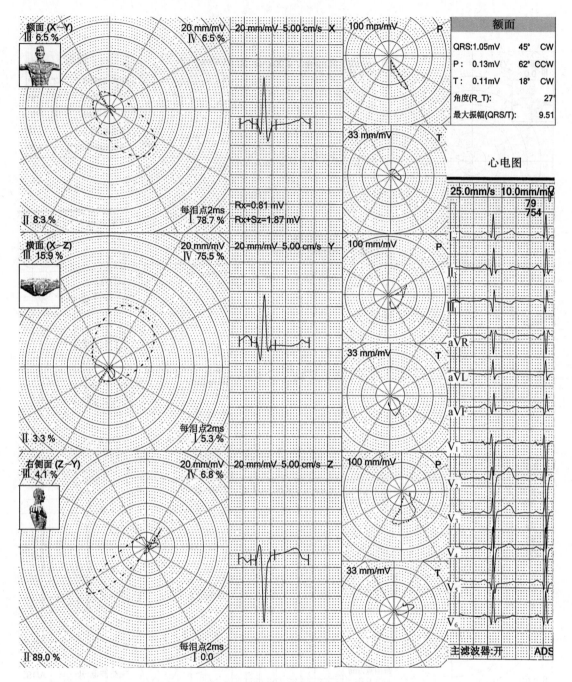

图 45-22 陈旧性下侧壁心肌梗死

患者男性,47 岁,心肌梗死病史。本图表现:QRS 环起始向前上,向上最大向量>0.30mV,起始向右向量>0.16mV,ST 向量较小。诊断:陈旧性下侧壁心肌梗死

前移位明显时,与离心支相交形成"8"字形运行。QRS 环向前运行时限≥50ms。

(2)QRS 环显著向前移位,前方面积>总面积的 70%,即主环体位于 X 轴之前。

(3)QRS 环向前向量>0.6mV,前向指数(最大向前向量与最大向后向量比值)>1。

(4)QRS 环最大向量角≥+20°,或半面积向量>

+10°。

2. 右侧面向量图表现 QRS 环呈逆时针运行,也可呈"8"字形运行,起始 50ms 向量向前,离心支多在归心支之前,环体大部分位于前上,前向指数>1。

(二)向量图与心电图的关系

由于横面 QRS 环与回心支向前移位,投影在 V₁、V₂ 导联轴的正侧,V₁、V₂ 导联的 R 波增高、S 波变

浅，R/S 比值＞1；还由于 QRS 向前的运行时间延长，$R_{V_1、V_2}$ 增宽≥0.04s。若 QRS 环呈"8"字形运行或叠拢交叉，可形成不典型右束支阻滞图形。此外，小儿生理性和少数正常人生理性或病理性右心室肥大，左间隔支阻滞、室间隔与心尖部心肌肥厚，QRS 环均可向右向前移位，需要进行鉴别。

（三）正后壁心肌梗死与右心室肥大的向量图鉴别

1. **横面 QRS 环运行方向** 正后壁心肌梗死横面 QRS 环运行方向多呈逆时针运行，而右心室肥大横面 QRS 环运行方向多呈顺时针运行。

2. **横面 QRS 环最大向量角** 正后壁心肌梗死横面 QRS 环最大向量角＜＋50°，而右心室肥大横面 QRS 环最大向量角＞＋50°。

3. **T 环在横面上的方向** 正后壁心肌梗死 T 环在横面上位于左前，而右心室肥大 T 环在横面上位于右后。

4. **横面 QRS 环右后终末向量** 正后壁心肌梗死横面 QRS 环右后终末向量不增大（图 45-18），而右心室肥大横面 QRS 环右后终末向量增大（图 45-4，图 45-8，图 45-11）鉴别要点见表 45-2。

表 45-2 心电向量图正后壁心肌梗死与右心室肥大的鉴别

鉴别要点	正后壁心肌梗死向量图	右心室肥大向量图
横面 QRS 环运行方向	多呈逆时针	多呈顺时针
横面 QRS 环最大向量角	＜＋50°	＞＋50°
T 环在横面上的位置	左前	右后
横面 QRS 环右后终末向量	不增大	增大

九、侧后壁心肌梗死

侧后壁心肌梗死的梗死部位在左心室后侧壁或后底部，由于该部心肌坏死，向后向左的心室除极向量减弱或消失，出现向右向前的向量增加。

（一）向量图诊断条件

横面 QRS 环呈逆时针运行，环体大部分位于右前方。右侧面起始向量向上增大，环体明显向前移位，环呈顺时针运行。额面 QRS 环一开始指向右侧偏上，运行时间延长，起始向右向量≥0.16mV。

（二）向量图与心电图的关系

由于后侧壁心肌梗死，QRS 环起始和主要向量偏向右前方，所以右胸导联出现高 R 波，左胸导联出现异常 Q 波。在常规导联上 V_1～V_6 导联 R 波逆转，V_1～V_3 导联 R/S 比值≥1，I、aVL、V_5、V_6 导联出现异常 Q 波，加描 V_7～V_9 导联，符合后壁心肌梗死的诊断条件。

第七节 心肌缺血和心肌损伤心电向量图

心肌缺血和心肌损伤在心电图上表现为 T 波异常、ST 段偏移，在心电向量图上表现为 T 环与 QRS 环夹角增大、T 环圆小或与 QRS 环运行方向相反，QRS 环不闭合。

一、损伤性和缺血性 ST 向量改变

QRS 环的起点为 O 点，终点为 J 点，OJ 方向和大小即为 ST 向量。正常人 QRS 环完全闭合，即 QRS 环从 J 点与 O 点重合，无 ST 向量。如果某部心肌出现损伤性改变，ST 向量背离正常心肌，指向损伤心肌。例如左心室前壁心外膜心肌损伤，则 ST 向量便从心内膜指向心外膜，即由后方指向前方，在心电图上表现为前壁 ST 段抬高；相反，若左心室前壁心内膜心肌损伤（缺血），则 ST 向量便从心外膜指向心内膜，即由前指向后，在心电图上表现为前壁 ST 段压低。

同样，下壁心外膜心肌损伤，ST 向量指向下方，若下壁心内膜心肌损伤（缺血），则 ST 向量指向上方。其他部位心肌损伤和缺血 ST 向量改变可以类推。

二、T 向量改变

正常 T 环最大向量方位与 QRS 环最大向量方位接近，如某部位心肌缺血时，T 环的方位、运行方向以及振幅可发生以下改变。

（一）T 环方位变化

前壁心内膜下缺血时，产生一个异常增大的向前 T 向量，前壁心外膜缺血时，产生一个较大的向后 T 向量；下壁心内膜下缺血时，则增大的 T 向量指向下方，下壁心外膜下缺血时，则 T 向量指向上方。QRS-T 夹角增大，额面＞40°，横面＞60°，侧面＞120°。

(二)T环运行方向

正常时,T环运行方向和 QRS 环运行方向一致,当心肌缺血时,可出现 T 环于 QRS 环运行方向相反;此外,正常时 T 环的离心支运行速度慢于回心支,当心肌缺血时,运行速度可以相同。表现在心电图上 T 波两支对称性倒置。

(三)T环大小和形态

正常 T 环狭长呈梭形,心肌缺血时,则 T 环变短变宽呈圆小形态,长宽比值变小。正常 T 环 T/R>1/4,T 环长/宽>2.5。心肌缺血时,T/R<1/4,T 环长/宽<2.5。心内膜缺血时 T 环异常增大。

三、诊断心肌缺血心电向量图的参考标准

1. T 环转向异常,与 QRS 环运行方向相反。

2. T 环圆小,T/R<1/4。

3. T 环长/宽<2.5。

4. QRS-T 夹角增大,额面>40°,横面>60°,侧面>120°。

5. ST 向量>0.1mV,方向与 QRS 环方向相反(图 45-23)。

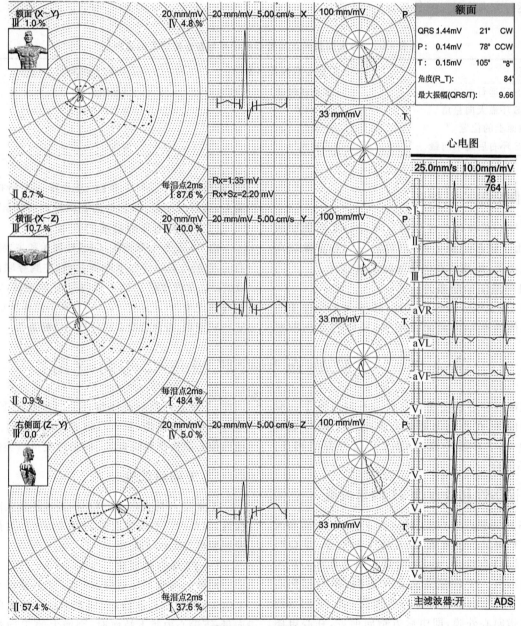

图 45-23 心肌缺血

患者男性,82 岁,冠心病。本图表现:额面 R-T 夹角>40°,T/R<1/4,;横面 T 环与 QRS 环运行方向相反,R-T 夹角>60°,T/R<1/4;右侧面 R-T 夹角>120°。诊断:心肌缺血

第八节　预激综合征心电向量图

预激综合征的病理生理基础是房室之间存在着异常房室传导束(旁路或附加纤维)。激动由心房下传心室有两条路,一条是循正常途径:心房→房室结→房室束→左右束支→浦肯野纤维→心肌;另一条沿异常径路传导:心房→房室旁路→心肌。由于后者不经过房室结,它比循正常途径更早地激动部分心室,故称为预激。

一、预激综合征心电向量图变化

QRS环起始部运行缓慢(泪点密集),可持续20～70ms,QRS环总运行时间＞100ms。ST向量与QRS最大向量方向相反,最大T向量与QRS最大向量夹角增大或方向相反。由于房室旁道部位不同,心肌预激的部位也不同,同一个平面的QRS环形态也不相同。根据QRS环起始向量在横面上的指向方位一般分为A、B、C三型。

(一)A型预激综合征

预激部位在左心室后基底部,激动由后向前传导,预激向量位于左前(I象限)30°～90°,QRS环最大向量在左前(图45-24)。

1. 横面　左心室后壁先预激,QRS环起始向量指向前或稍偏右,多在＋25°～＋100°,环的初段20～70ms运行速度缓慢。QRS环呈逆时针方向运行,少数呈"8"字形或顺时针方向运行。环体向前移位,最大向量多位于前方0°～＋120°,常见范围在30°～＋90°。ST向量向后,T向量与QRS环最大向量夹角增大或二者方向相反。反映在心电图上是:胸导联QRS波以向上为主,起始部有δ波,P-R间期＜0.12s,QRS时限≥0.12s,出现继发性ST压低,T波倒置改变。

2. 额面　QRS环起始向量通常指向左下,或指向左上。起始向量指向左下者,可掩盖真正的下壁心肌梗死;起始向量指向左上者,可造成假性下壁心肌梗死。QRS环运行方向不定,最大QRS环向量位于左或左下,环的起始运行缓慢。

3. 右侧面　起始预激向量向前、偏上或偏下,QRS环呈顺时针方向运行或呈"8"字形运行,环体大部分位于前方,T环多向下。

(二)B型预激综合征

预激部位在右心室基底部外侧缘,激动传导由右下前指向左上后,预激向量位于左后(IV象限)30°～-60°。

横面:旁道位于右心室侧壁起始向量向左后(B₁),旁道位于右心室底部起始向量向左前(B₂),类似左心室后壁旁道预激。最常见的是右心室侧壁(B₁)预激,起始向量指向左偏前或偏后上,QRS环呈逆时针或"8"字形运行,环体大部分位于左后侧(IV象限)0°～-60°,少数位于0°～＋30°,最大向量移至左后0°～-90°。ST与T向量位于右前,T环与QRS环最大向量夹角增大或两者相反。反映在心电图上是:右胸导联QRS波以负向为主,左胸导联以向上为主,呈现继发性ST-T改变。

(三)C型预激综合征

预激部位在左心室侧壁,激动传导由左后向右前(Ⅱ象限)90°～180°,此型少见。

横面:QRS环起始向量指向右前＋90°～＋180°,QRS环呈顺时针方向运行,主体环向右增大,QRS环最大向量位于(Ⅱ象限)右前。此型类似右心室肥大和侧壁心肌梗死,但QRS环起始运行缓慢以资鉴别。反映在心电图上是:V₁～V₄导联预激波和QRS波均以向上为主,V₅、V₆导联呈现异常Q波。C型预激综合征非常罕见。

二、预激综合征向量诊断标准

1. 各平面QRS环初段扭曲传导延缓,泪点密集部分20～70ms。

2. QRS环运行总时间＞100ms。

3. ST-T向量背离QRS环最大向量,T环与QRS环最大向量夹角增大或两者方向相反。

三、预激综合征合并束支阻滞的心电向量图

预激综合征的预激部位(旁道)与束支阻滞同侧,束支阻滞图形被掩盖不能显示,如与束支阻滞不在同一侧,两者的各自特征均显示。

(一)预激综合征合并右束支阻滞的向量

1. A型预激综合征合并右束支阻滞的向量　A型预激综合征合并右束支阻滞,因两者不在同一侧,两者各自的特征在向量图上均能表现,即横面QRS环起始可见运行缓慢的预激向量,环的中段运行速度正常,环的终末向量向右前,运行缓慢,整个环体偏向前。

2. B型预激综合征合并右束支阻滞的向量　B型预激综合征合并右束支阻滞,因两者在同一侧,预激向量代替了束支阻滞的向量,即横面QRS环起始

出现缓慢运行的预激向量,QRS 环的中段及末段运行速度正常,右束支阻滞向量被掩盖。如 B 型预激综合征旁道在右心室后壁,预激程度不大,则横面 QRS 环起始向量运行缓慢,终末部向量运行也缓慢,两者的特征均可显示。

(二)预激综合征合并左束支阻滞的向量

1. A 型预激综合征合并左束支阻滞的向量 A 型预激综合征合并左束支阻滞,因两者在同一侧,提前的预激向量代替了束支阻滞的向量,即横面 QRS 环起始出现缓慢运行的预激向量,QRS 环的中段及末段运行速度正常,左束支阻滞向量被掩盖。

2. B 型预激综合征合并左束支阻滞的向量 B 型预激综合征合并左束支阻滞,因两者不在同一侧,左心室侧预激量较小,两者各自的特征在向量图上均能表现,即横面 QRS 环起始可见运行缓慢的预激向量,QRS 环的中段之后又出现运行缓慢的左束支阻滞向量。

四、预激综合征合并心肌梗死的心电向量图

预激综合征的预激部位不同,改变了房室传导的早期顺序,因此预激的早期向量可造成假性心肌梗死。A 型预激综合征类似后壁梗死,B 型预激综合征类似下壁梗死,C 型预激综合征类似侧壁梗死。向量图上根据起始向量运行迟缓这一特点,可以和真正梗死明确鉴别。如果预激综合征合并了心肌梗死,预激向量和梗死向量一致,可加重梗死的图形;预激向量和梗死向量相反,则可掩盖梗死图形。例如,合并下壁心肌梗死时,预激向量和梗死起始向量都是指向左上,可以加重下壁心肌梗死的图形,如果预激向量指向左下,可以抵消下壁梗死起始向左上的向量,而掩盖下壁梗死。因此,当两者合并存在时,很难对心肌梗死的定位和梗死范围大小做出明确诊断。

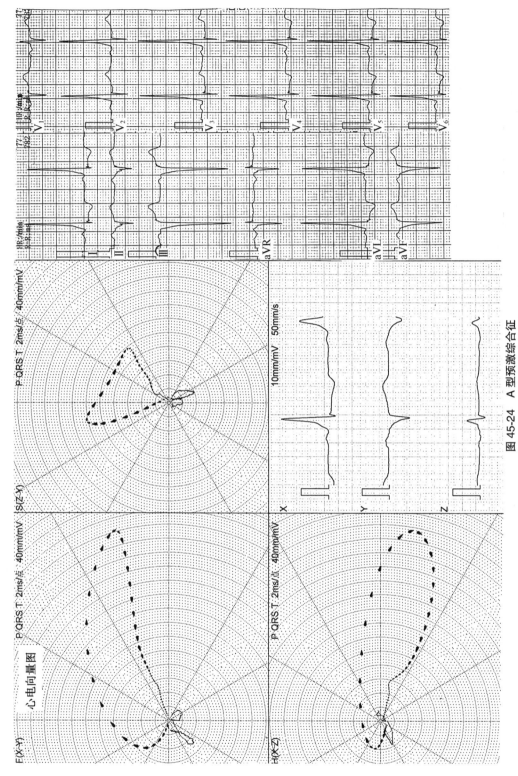

图 45-24　A 型预激综合征

患者男性，45 岁，A 型预激综合征。本图表现：各面 QRS 起始运行缓慢，光点密集部分 60ms，横面可见预激向量和最大向量均位于左前，QRS 环运行总时间 >100ms，R-T 夹角增大。诊断：A 型预激综合征

第九节　束支阻滞心电向量图

希氏束穿过室间隔部在室间隔顶部分成左、右两束支。右束支细长,在右侧心内膜下沿室间隔向心尖伸展逐渐分出细支,分布于右心室内膜下,形成浦肯野纤维。左束支呈扁带状,在左侧心内膜下伸向前方,到达室间隔上 1/3 处分出 3 个分支,一支向上向前分布于左心室前乳头肌及左心室前壁和侧壁,称为左前分支;另一支向下向后分布在左心室后乳头肌及左心室下壁和后壁,称为左后分支;还有一支从左束支主干或左束支两分支分出,分布于室间隔中下部,称为中隔支或左间隔支。上述任何一支发生器质性或功能性传导延迟或阻滞,都可显示出特征性的向量图和心电图变化。

一、右束支阻滞心电向量图

右束支传导迟缓或完全阻滞,出现特征性向量图和心电图改变,称为右束支阻滞。右束支阻滞不影响 QRS 向量环的起始向量,心室除极早期仍从室间隔左侧开始向右前除极,QRS 环的大小仍在正常范围,但右束支阻滞影响 QRS 环的终末部,即在 QRS 主环的右前方又出现一个像"拇指"样的附加环,是右束支阻滞时室间隔右侧底部及右心室壁延迟且异常除极形成的,是右束支阻滞的特征改变。附加环运行迟缓且稍有挫折,表现在心电图上是 V_1 或 V_2、V_{3R} 导联出现一个迟晚的 R′波。

(一)右束支阻滞向量图表现

1. 横面　QRS 环最具有特征性变化,QRS 环起始 $10\sim20ms$ 向量指向前偏右,起始或离心支环呈逆时针方向运行,在 $40\sim60ms$ 移向左后,最大向量在 $+20°\sim-20°$。QRS 环的归心支位于右前,一般阻滞程度越重归心支向右前量越大。归心支前移与离心支相交时形成"8"字形的附加环,附加环运行缓慢(泪点密集),多位于右前方,少数偏向右后。附加环一般<主体环。QRS 最大向量一般比正常为小,但 QRS 环的运行时间延长,$\geqslant120ms$ 者为完全性右束支阻滞;<120ms 者为不完全性右束支阻滞。

2. 右侧面　QRS 环可呈逆时针或顺时针或"8"字形运行,主环偏向前下,各瞬间向量变化不定,60ms 后运行迟缓并形成偏上或偏下的附加环。

3. 额面　QRS 环呈顺时针或逆时针方向运行,起始向量不定,可偏上或偏下,也可偏左或偏右。离心支位于左下方,归心支位于右下或右上方。QRS 最大向量仍偏左下方且狭长,60ms 后运行迟缓可形成

附加环,附加环位于右侧偏上或偏下。

(二)根据横面 QRS 环形态分型

1. Ⅰ型　QRS 环起始正常,仍指向右前或左前,离心支呈逆时针方向运行,终末附加环位于右前。

2. Ⅱ型　QRS 环离心支向左前,归心支向前移至离心支之前,呈顺时针方向运行,终末向量呈逆时针方向运行至右前,形成附加环。

3. Ⅲ型　整个 QRS 环向前移位,呈顺时针方向运行,最大向量与终末向量均位于右前,类似右心室肥大图形,不同点是终末辉点密集和不规则,形成类似附加环的辉点,但此型右束支阻滞大多伴有右心室肥大。

(三)右束支阻滞向量诊断标准

1. 横面出现一个终末附加环,附加环辉点密集且不太规则。阻滞程度越重,附加环越大。

2. QRS 环总运行时间 $\geqslant120ms$。

3. ST 向量和 T 环位于左后上或左后下。

4. 不完全右束支阻滞和完全性右束支阻滞的向量环基本相同,但 QRS 环总运行时间<120ms。有少数附加环不在右前,而偏向右或右后,在 $+180°\sim+210°(-150°)$ 范围。心电图上 V_1 导联 QRS 波呈 rSr′型,$r′\leqslant r$,少数表现为 Rs 型,S_{V_1} 宽钝有挫折,不出现典型的 rsR′型 QRS 波,但终末 QRS 环运行迟缓时间>30ms。

(四)向量图与心电图的关系

右束支阻滞后,室上性激动通过左束支下传心室,使室间隔左侧面和左心室游离壁以正常的顺序除极,然后激动自左心室向右越过室间隔向右心室游离壁扩布,最后肺动脉圆锥部除极,根据心室除极的先后顺序形成以下 4 个主要向量。

1. 第Ⅰ向量　代表室间隔左侧与前乳头肌基底部除极形成的自左向右前的起始向量,心电图表现为 V_1 导联的 r 波和 V_6 导联的 q 波。

2. 第Ⅱ向量　代表左心室游离壁及心尖部除极形成的较大的向左后下向量,心电图表现为 V_1 导联的 S 波和 V_6 导联的 R 波。

3. 第Ⅲ向量　代表左心室游离壁除极接近结束的同时,激动通过室间隔向右使室间隔右下部分除极形成的向右前上的向量,心电图上表现为 V_1 导联终末 R′波的前半部和 V_6 导联的 S 波的前半部分。

4. 第Ⅳ向量　代表右心室游离壁与室间隔上 2/3 的除极形成的向右前上或下的较大向量,心电图

上表现为 V₁ 导联终末 R′波与 V₆ 导联 S 波的后半部分。

　　由于除极顺序发生改变，心室复极也发生变化，心电图上表现为右胸导联 ST-T 继发性异常。因心室除极先从左心室开始，然后穿隔到右心室，右心室除极是通过心室肌缓慢扩布，故 QRS 时间≥0.12s（图 45-25～图 45-28）。

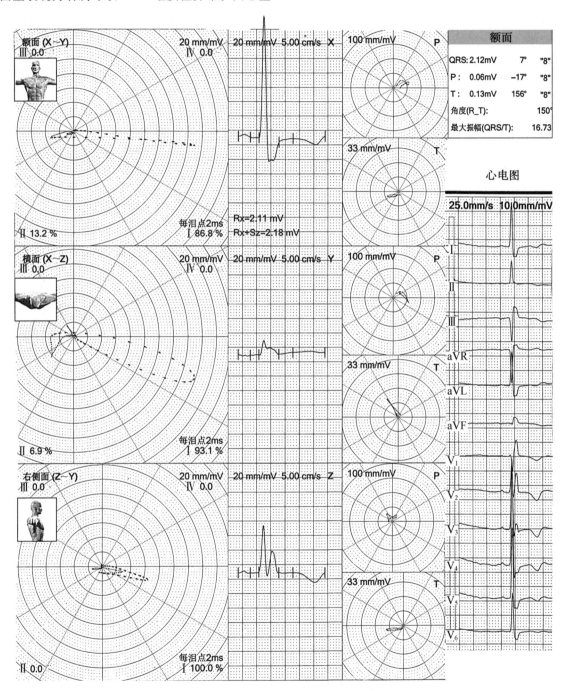

图 45-25　左心室肥大、完全性右束支阻滞（Ⅰ型）

　　患者女性，95 岁，高血压。本图表现：①额面 QRS 最大向量 2.12mV（>1.7mV），横面 QRS 最大向量 2.23mV（>1.1mV），Rx+Rz 为 2.18mV（>1.73mV），为左心室肥大表现；②QRS 环空间运行时间延长达 140ms，各面终末运行缓慢，形成附加环，为完全性右束支阻滞表现。横面 QRS 环逆时针运行，附加环位于右前，为右束支阻滞心电向量图Ⅰ型。诊断：①左心室肥大；②完全性右束支阻滞（Ⅰ型）

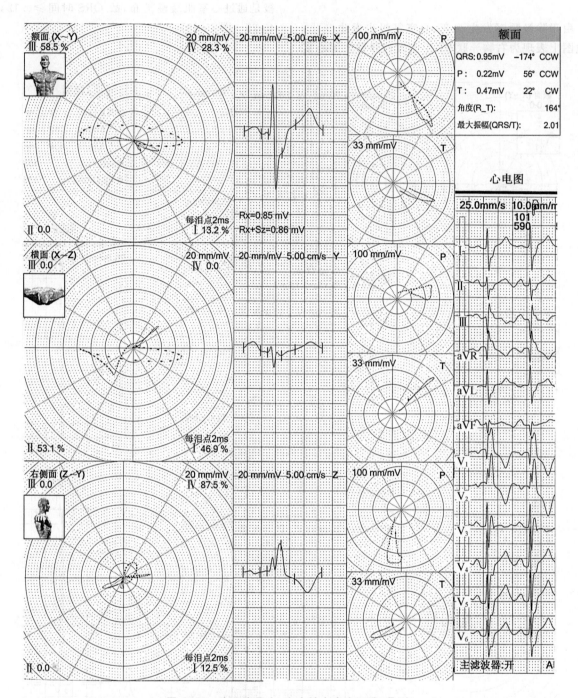

图 45-26　左心房肥大、完全性右束支阻滞（Ⅱ型）

患者男性，80 岁，临床资料不详。本图表现：①P 环位于左后下运行时间＞100ms，振幅增大。②QRS 环运行时间＞120ms，60ms 后运行缓慢，形成位于右前的附加环，ST 向量位于左后下，为完全性右束支阻滞特点，横面 QRS 环离心支顺时针运行，60ms 后呈逆时针缓慢运行，形成附加环，为Ⅱ型特点。诊断：①左心房肥大；②完全性右束支阻滞（Ⅱ型）

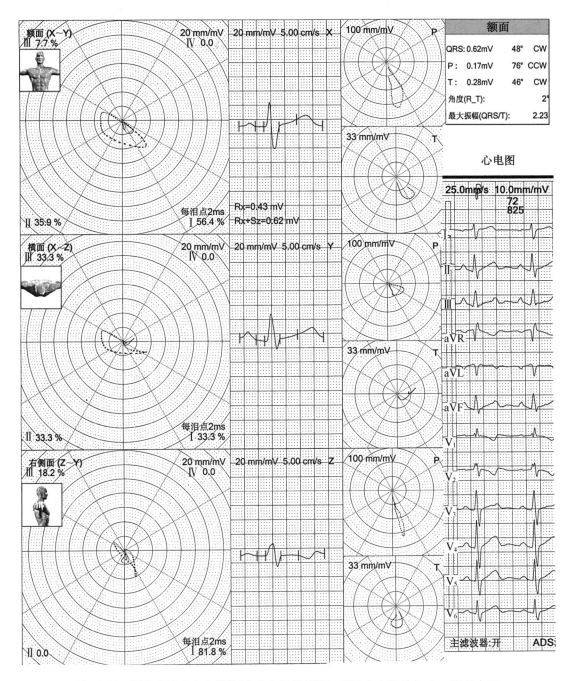

图 45-27　不完全性右束支阻滞（右束支阻滞Ⅲ型），提示右心室肥大、QRS 环低电压

　　患者女性，25 岁，心悸，原因待查。本图表现：①QRS 环 60ms 后运行缓慢，空间运行时间 110ms，横面 QRS 环顺时针运行，为不完全性右束支阻滞（Ⅲ型）表现；②QRS 环前方面积和右下面积增大，为右心室肥大表现，因右束支阻滞，右心室肥大仅提示；③空间 QRS 振幅＜1.0mV。诊断：①不完全性右束支阻滞（右束支阻滞Ⅲ型）；②提示：右心室肥大；③QRS 环低电压

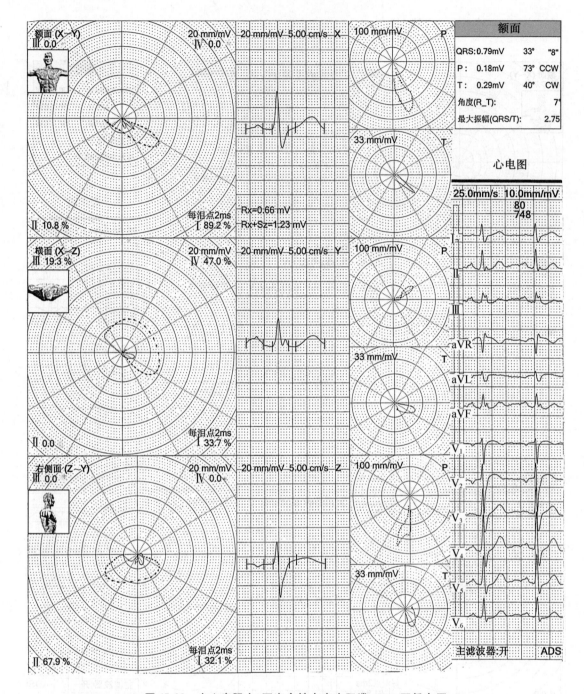

图 45-28　左心房肥大、不完全性右束支阻滞、QRS 环低电压

患者男性，68 岁，临床资料不详。本图表现：①P 环位于左后下，运行时间＞100ms，振幅增大；②QRS 环运行时间 115ms，60ms 后运行缓慢；③空间 QRS 环振幅＜1.0mV。诊断：①左心房肥大；②不完全性右束支阻滞；③QRS 环低电压

(五)右束支阻滞合并心肌梗死向量图

心肌梗死主要影响心肌除极的起始向量，而右束支阻滞主要影响终末向量，两者各自表现，互不抵消。

前间壁、前壁或侧壁心肌梗死合并右束支阻滞时，横面 QRS 环呈逆时针方向运行，离心支的初段或中段出现蚀缺，是心肌梗死的表现，归心支右移，终末部位于右前方，形成一个运行缓慢的附加环，是右束支阻滞的表现。例如，前间壁心肌梗死，反映在心电图上 V₁、V₂ 导联出现 Q 波，形成 QR 型，V₅、V₆ 导联出现宽钝的 S 波。下壁心肌梗死合并右束支阻滞时，右胸导联仍呈 rsR′型，额面 QRS 环仍出现典型心肌下壁梗死改变，即成顺时针方向运行，环体大部分在 X 轴之上(图 45-29)。

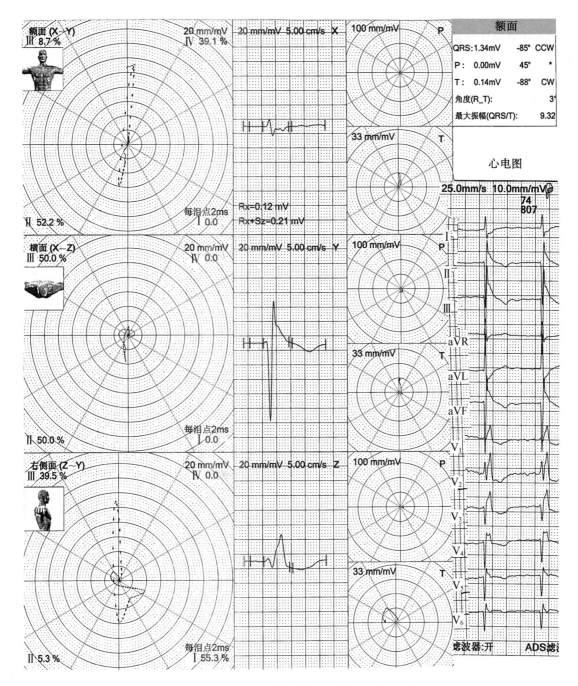

图45-29　完全性右束支阻滞、陈旧性下壁、前侧壁心肌梗死

　　患者男性,76岁,心房颤动。本图表现:①QRS环空间运行时间180ms,60ms后运行缓慢,形成光点密集的位于右前下的附加环,为完全性右束支阻滞心电向量特点;②QRS环起始向上运行时间>25ms,振幅>0.20mV,为下壁心肌梗死向量图特点;③额面QRS环狭长,几乎垂直于X轴,横面QRS环主要位于右后方,向左、向前向量明显减少,为前侧壁心肌梗死心电向量特点;④无明显ST向量。诊断:①完全性右束支阻滞;②陈旧性下壁、前侧壁心肌梗死

二、左束支阻滞心电向量图

　　左束支主干或左前、左后二分支同时阻滞或传导迟缓,室上性激动沿右束支下传心室,然后缓慢地通过室间隔(需40ms)激动左心室。左束支阻滞向量图主要表现在横面QRS环体上的变化,由于左束支阻滞室间隔的激动由正常的从左至右改为从右向左进行,大部分环体呈"8"字形运行,少数呈顺时针方向运

行,环的中段至末段运行迟缓。

(一)左束支阻滞向量图表现

1. 横面 QRS 起始向量 10ms 向右前或左前,少数向左后,QRS 环体大部分呈逆、顺"8"字形运行,少数 QRS 环起始向量向左后,整个环体顺时针运行。无论 QRS 环运行方式如何,QRS 环呈狭长,归心支位于离心支之左(下),离心支运行速度正常,QRS 环的中段与归心支全部或大部分运行迟缓。QRS 环的最大向量增大,运行时间≥120ms,环体基本位于左后象限。

2. 右侧面 起始向量向前、下,少数向上。QRS 环多呈顺时针方向运行而向后,少数呈"8"字形运行,个别呈逆时针方向运行,环体扁平狭长,基本位于后下方,离心支在后下,归心支在后上+150°～+180°,最大向量向后,振幅增大,环的中段至归心支运行迟缓。

3. 额面 起始向量多恒定地指向左下,少数指向左上。QRS 环呈逆时针方向运行,也有呈"8"字形运行,环体狭窄而不规则,此与空间向量体方向与额面接近垂直有关。环体基本位于左方+55°～-20°,环的中部及归心支运行迟缓,最大向量振幅可增大。

(二)左束支阻滞向量诊断标准

1. QRS 环中段至末段运行迟缓,泪点较前段明显密集。

2. QRS 环运行时间≥120ms。

3. 横面 QRS 狭长,呈逆、顺"8"字形或顺钟向时针运行。40ms 之后运行缓慢,一直持续到终末,主体环位于左后-45°～-80°。

4. 额面 QRS 环呈逆时针方向运行,环体狭窄而扭曲,最大向量位于+55°～-20°。

5. QRS 环体不闭合,ST 和 T 向量与 QRS 环最大向量方向相反(图 45-30)。

(三)根据横面起始 10～20ms 指向分为三型

1. Ⅰ型 又称右前型,起始向量指向右前,环呈逆时针方向运行,心电图表现为 V_1～V_3 导联 QRS 波呈 rS 型。

2. Ⅱ型 又称左前型,起始向量指向左前,QRS 环呈逆时针方向运行,心电图上表现为 V_1(V_2)导联 QRS 波呈 QS 型。

3. Ⅲ型 又称左后型,起始向量指向左后,QRS 环呈顺时针方向运行,心电图上表现为 V_1～V_3 导联 QRS 波呈 QS 型,类似前间壁心肌梗死。

(四)向量图与心电图的关系

左束支阻滞后,室上性激动通过右束支下传心室,室间隔除极由原来的从左向右除极,改为由室间隔右侧靠近前乳头肌的室间隔右下 1/3 处心内膜开始,然后右心室间隔及游离壁除极,右心室除极的同时,激动通过室间隔向左心室扩布。根据心室除极的先后顺序,形成以下 4 个主要向量。

1. 第Ⅰ向量 代表室间隔自右前向左后除极产生一个短时向量(Ia),这时激动沿右束支迅速下传,使靠近中隔的右心室前壁心内膜向心外膜除极,产生一个向右前的向量 Ib,两者综合向量指向左下略向前。在心电图上表现为 V_5、V_6 导联 R 波的升支与 V_1、V_2 导联起始的 r 波。

2. 第Ⅱ向量 代表激动通过室间隔使右侧室间隔向左下除极,自右前向左后产生一个较大的左后向量,在心电图上表现为 V_5、V_6 导联 R 波继续上升、V_1、V_2 导联负向波下降。

3. 第Ⅲ向量 代表左室间隔中上 1/3 除极,激动传导缓慢形成的较大左后上向量,心电图上 V_5、V_6 导联 R 波平顶或切迹,V_1、V_2 导联 S 波粗钝。

4. 第Ⅳ向量 代表左心室游离壁中下部和上 1/3 开始除极,形成的向左上并轻度向后的向量。心电图上相当于 V_5、V_6 导联 R 波的降支,V_1、V_2 导联 S 波的升支。

(五)右胸导联无 r 波,左胸导联无 q 和 S 波的原因

左束支阻滞时,有些病例 V_1～V_3 导联无 r 波,V_5、V_6 导联无 q 和 S 波,此与横面 QRS 环的起始向量位置有关。少数起始向量位于左后-45°～-80°,投影在 V_1～V_3 导联轴的负侧,V_1～V_3 导联 QRS 波均呈 QS 型,类似前间壁心肌梗死。若起始向量<+25°,投影在 V_1 或 V_2 导联轴的负侧,V_1、V_2 导联的 r 波可消失而呈 QS 型,由于环体狭长且指向后方,多与 V_1 和 V_2 导联轴的负侧平行,V_1、V_2 导联的 S 波深宽。同样的原因,起始向量左移投影在 V_5、V_6 导联轴的正侧,V_5、V_6 导联无 q 波,环体狭长向后移位,与 V_5、V_6 导联轴之间的角度增大,所以 V_5、V_6 导联 R 波相对低矮。当左心室前侧壁最后除极时,其他部位心室壁早已除极结束,故不再出现指向右后的终末向量,即整个 QRS 环体位于左侧,因而 V_5、V_6 导联不出现 S 波,又因 QRS 环中末段运行迟缓,所以在 V_5、V_6 导联 R 波的顶端和 V_1、V_2 导联的 S 波底部常出现粗钝和切迹,QRS 环的运行时间≥120ms。

额面 QRS 环起始多指向左下,投影在Ⅰ、aVL 导联轴的正侧,Ⅰ、aVL 导联不出现 q 波,Ⅱ、Ⅲ、aVF 导联出现 r 波。偶有起始向量指向左上,则Ⅱ、Ⅲ、aVF 导联呈 QS 型,类似下壁心肌梗死。因为起始向量和整个环体位于左侧,所以Ⅰ、aVL 导联不出现 q 和 S 波,而呈单向的低矮 R 波。

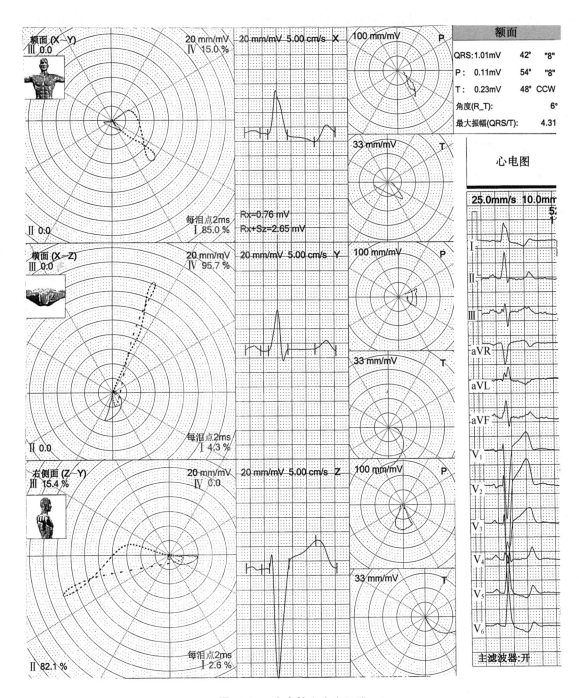

图 45-30　完全性左束支阻滞

　　患者男性,80 岁,本图表现:QRS 环扭曲,中段和末段运行迟缓,运行时间延长,环体大部分居左后下象限,R-T 夹角增大,横面、右侧面最大 T 向量与最大 QRS 向量方向相反。诊断:完全性左束支阻滞

(六)左束支阻滞合并心肌梗死的向量图

　　左束支阻滞和心肌梗死均影响心肌除极的起始向量,而且左束支阻滞还影响心肌除极的后期向量。因此左束支阻滞常掩盖心肌梗死的特征。下列情况考虑左束支阻滞合并心肌梗死。

　　1. 合并前间壁较大面积心肌梗死　由于左束支

阻滞,起始从右向左向量消失,而指向左后,但显示右心室心尖除极的起始向右前的向量,因梗死导致离心支顺时针方向运行至左后,反映在心电图上 V₁ 导联 R 波增高而向左递减,V₅、V₆ 导联出现 q 波。

　　2. 合并前侧壁心肌梗死　左束支阻滞时,前侧壁心肌最后除极,产生向左向量,由于左侧壁梗死,离心支后期向左向量消失，QRS 环呈逆时针运行，归心支完全移至离心支右方，终末向量位于右后方，心电图上表现为 V₁ 导联有宽深伴切迹的 S 波，V₅、V₆ 导联 R 波宽矮伴有挫折的 S 波。

Chou 认为起始向量指向左后者多合并心肌梗死。如果有 ST-T 动态变化是心肌梗死的佐证。

三、左前分支阻滞心电向量图

左前分支细长，仅有左前降支和室间隔动脉供血，其走行于左心室流出道的心内膜下且靠近主动脉瓣，既受到血流的冲击，也易被室间隔弥漫性纤维化、前壁心肌梗死及主动脉病变累及，很容易受阻，因此是心电图中最常见的一种分支阻滞。左前分支阻滞后，其所管辖的前壁成了心室中最后除极的部分，此部位除极不再受其他部位心肌除极向量的影响，向量图上出现一个向左向上或偏后的向量，因此左前分支阻滞向量图在额面表现最典型。

(一)左前分支阻滞除极向量的变化

左前分支阻滞时，左心室除极顺序发生变化，根据向上除极的变化形成 3 个主要向量。

1. 向量 I 室上性激动沿右束支、间隔支和左后分支下传，首先室间隔左侧面中央区（间隔支分布区）和后旁隔区（左后分支分布区）除极，两者除极的综合向量指向右前下，形成向量 I，此向量很小。

2. 向量 II 左心室下壁及右心室游离壁除极，两者综合向量指向左后略偏上，形成向量 II。

3. 向量 III 激动通过浦肯野纤维网的放射状纤维向左上传导，使左心室前壁、侧壁上部的心肌除极，其综合向量指向左上，形成向量 III。

(二)向量图表现

1. 额面①QRS 环起始向量指向右下，少数指向左下，环呈逆时针方向运行，离心支呈水平型向左随之转向上，终末向量指向左上，少数偏右。环体在左上象限呈扇形展开，左上面积＞总面积的 2/3。②QRS 最大向量指向左，偏上或偏下，但均＜＋10°，半面积向量或左右综合向量均应＜－30°。

2. 横面 QRS 环呈逆时针方向运行，环体比正常略向后，最大向量移向左后，终末向量指向左后或右后，指向右后者右后面积常大于＞总面积的 20%。

3. 右侧面 QRS 环呈顺时针方向运行或"8"字形，环体略宽但不甚光滑。起始向量多向前下，环体位于后上象限，最大向量指向后上，典型者 QRS 环在后上面积＞总面积的 50%（图 45-31）。

(三)鉴别诊断

1. 肺气肿 肺气肿可表现为电轴假性左偏，心电图上为 S₁ S₂ S₃ 综合征。其向量图特征是：额面 QRS 环前半部在左下象限，后半部在右上象限，QRS 环狭小不展开，像"哑铃"形，左上象限面积很小。横面 QRS 环多呈长圆形，沿 Z 轴向后，环体小，形成所谓肺气肿环。

2. 下壁心肌梗死 下壁心肌梗死的重要特征之一是：额面 QRS 环初始段呈顺时针方向运行，而左前分支阻滞 QRS 环初始段呈逆时针方向运行。下壁心肌梗死时，QRS 环的初始段向上，25ms 在 X 轴之上，左前分支与此相反，在 X 轴之下。下壁心肌梗死最大向量指向左，左前分支阻滞指向左上。

(四)向量图与心电图的关系

额面环的大部分位于左上象限，投影到 I 导联轴的正侧，II、III、aVF 导联轴的负侧，所以 I 导联出现明显的 R 波，II、III、aVF 导联出现明显的深 S 波。当起始向量指向左下时，I 导联可不出现 q 波，呈单向的 R 型波。由于起始向量恒定的指向下方，故 II、III、aVF 导联均出现 r 波，呈 rS 型。QRS 环恒定在左上象限，因此电轴左偏在－30°～－90°。

QRS 环在横面呈逆时针运行，最大 QRS 环向量指向左后，终末 QRS 向量向后，有时稍向右，心电图上出现过渡区左移。由于 V₅、V₆ 导联向左并轻度向下倾斜，当空间 QRS 环向上移位时，投影在 V₅、V₆ 导联轴的正侧量减少，使 R 波降低。当终末向量向上并向右偏时，投影在 V₅、V₆ 导联轴负侧量增多，V₅、V₆ 导联 q 波消失，S 波增深。因此，左前分支阻滞时，出现顺时针方向转位是常见现象。

左前分支阻滞时，有些病例初始向量向前向上的部分减少，仅指向下方或稍偏后，投影在右胸导联轴的负侧，形成 V₁～V₃ 导联的 q 波，类似前间隔心肌梗死，若将电极向下移一肋间，q 波可消失。但实践证明，前间壁心肌梗死时，低一肋间记录，异常 q 波也可消失变为 rS 型波。因此，低一肋间记录作为两者的鉴别并不可靠，应结合向量图和临床综合判断。此外有资料报告，左前分支阻滞的病例右胸导联出现 q 波，均在 30 岁以上，提示室间隔可能存在纤维化病变。

四、左后分支阻滞心电向量图

左后支短粗，由左冠状动脉前降支和后降支双重供血，走行较深，且分布在血流较缓的左心室流入道，单独受损的机会较少见。左后分支阻滞后，其所支配的左心室下壁和室间隔后壁最后除极，不再受心室其他部位除极的影响，产生一个向右后下的除极向量，其向量的典型特征主要表现在额面上。

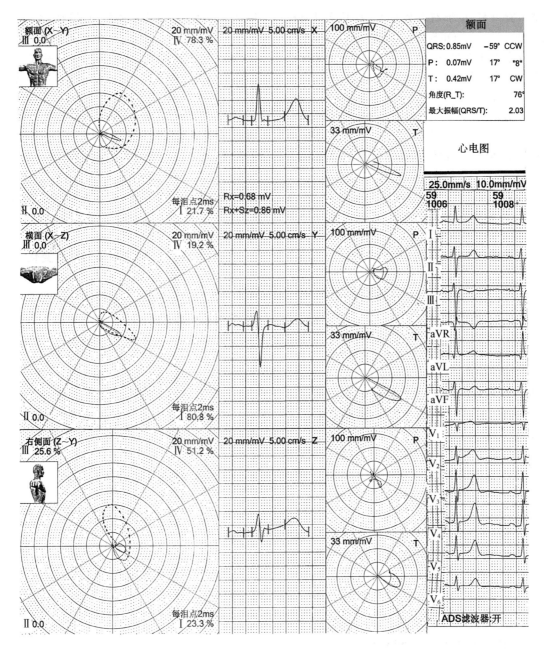

图 45-31　心房内传导延迟、左前分支阻滞

患者男性,67 岁,临床资料不详。本图表现:①P 环在各面振幅均正常,横面后向量/前向量＝1/2(正常),但空间运行时间延长;②QRS 环在额面逆时针运行,呈"扇形"展开,左上面积＞2/3 总面积。

诊断:①心房内传导延迟;②左前分支阻滞

(一)左后分支阻滞除极向量的变化

左后分支阻滞时,左心室除极不能同步进行,根据心室除极变化,形成 3 个主要向量。

1. 向量Ⅰ　室上性激动沿左前分支、间隔支和右束支下传,先激动室间隔下部和前旁隔区,而后激动分别向左前上壁和右心室前壁展开,因前者除极向量大于后者,20ms 综合向量指向左上偏前,产生向量Ⅰ。

2. 向量Ⅱ　左心室前壁及右心室游离壁除极,综合向量指向左下偏后,产生向量Ⅱ。

3. 向量Ⅲ　左心室下壁及后壁最后除极,除极缓慢,产生向量较大,除极从左侧向右,终末 40ms 向量指向右下偏后,产生向量Ⅲ。

(二)向量图表现

1. 额面　①QRS 环起始向量指向左上,环呈顺时针方向运行,离心支位于左下,归心支位于右下。

环体光滑可宽可窄,位于右下和左下,右下象限面积>总面积的20%。②QRS最大向量>+110°,左右综合向量或半面积向量>+90°,环体最大向量右移程度与阻滞程度有关。

2. 横面 QRS环起初10~20ms向量指向左前,环呈逆时针方向运行,离心支向左后随之急转向右后,形成锐角构成归心支,终末传导较迟缓。环体向右后移位的程度不一,右后象限的面积>总面积的20%。

3. 右侧面 QRS环呈顺时针方向运行,起始向量指向前上,离心支早期部分向前,环的大部分位于后下象限,最大向量指向后下。

(三)向量图与心电图的关系

1. 额面 QRS环起始向量指向左上,投影在Ⅰ导联轴的正侧,记录出一个起始向量的r波,由于起始向左上的向量很小,故R_1呈低小的r波,晚期向量异常向下向右,投影在Ⅰ导联轴的负侧,记录出深S波。因起始向量指向左上,投影在Ⅱ、Ⅲ导联轴负侧,记录出一个起始向量的q波,环的主体移向右下,投影在Ⅱ、Ⅲ导联轴的正侧,记录出高R波,形成恒定的qR型波。由于QRS环体向右下移位,电轴右偏平均在90°~130°。

2. 横面 起始向量指向左前,无向右前向量,右胸导联可呈rS型波,而V_5、V_6导联可不出现q波。终末向量指向右后方,V_5、V_6导联的S波加深,而R波振幅往往降低。

左后分支阻滞向量图形不是左后分支阻滞所特有,尚见于右心室肥大、肺气肿、垂位心以及侧壁心肌梗死等。在诊断左后分支阻滞时,一定要先排除上述疾病,靠心电图、向量图都不能做出明确鉴别,在目前唯有结合临床才是最好的鉴别方法。

五、左间隔支阻滞心电向量图

正常情况下,左束支的3个分支几乎同时除极,即左前分支激动高位前间隔旁区,产生的向量指向左前上方,左后分支激动从心尖至心底和距后间隔区1/3处,产生的向量指向左后下方,两者所产生的向量相反并相互抵消。左间隔支激动室间隔左侧面中央区,产生的向量指向右前,不再受左前和左后分支除极所产生的向量影响,因此QRS波起始向量仍正常地自左向右前,反映在心电图上的Ⅰ、V_5、V_6导联出现q波,V_1、V_2导联出现r波。

当左间隔支阻滞时,不但QRS起始向量发生变化,20~40ms向量也受到影响。此种情况左隔面中央区除极延迟,前旁隔区和后旁隔区就成为心室内最

早除极的区域。前者的除极向量指向左前上,后者的除极向量指向左后下,两者除极向量相反而大部分相互抵消,此时右隔面三尖瓣前乳头肌基底部心内膜面在心室开始除极的5~10ms或以后,自右向左开始除极,因此,QRS环起始向量由正常的指向右前,改为指向左前。起始20~40ms内,激动由左前和左后分支的交通支或已激动的邻近心肌传向室间隔支及其分布区域,使之从左后向右前除极,产生一个较大的指向左前向量。此时的左心室前侧壁也正在除极,产生较大的向左前向量,从而使起始20~40ms的综合向量显著向前移位。这种起始向量和20~40ms的向前向量变化,主要表现在横面上。

(一)左间隔支阻滞除极向量的变化

1. 横面 起始向量指向前偏左,QRS环呈逆时针方向运行,环体狭长,大部分位于左前象限,最大QRS环向量在+45°之前。有些在+30°之前,但环在左前象限的面积需≥总面积的2/3。QRS环最大向前向量>最大向左向量,终末向量正常。

2. 右侧面 QRS环显著向前。

3. 额面 QRS环位于左下象限,电轴无偏移。

(二)左间隔支阻滞向量诊断标准

1. 横面 QRS环起始向量指向左前,环呈逆时针运行,主体环在左前最大向量角>45°。

2. 横面 QRS环最大向量角在30°~45°,但QRS环在前方面积应>总面积的2/3。

3. 横面 QRS环最大向前向量>最大向左向量(图45-32)。

(三)向量图与心电图的关系

由于左间隔支阻滞,正常的起始向右前上向量消失,改为向左前下,表现在心电图上是V_2(V_1)、V_3导联R波增高,Ⅰ、V_5、V_6导联q波消失。当激动通过浦肯野纤维传至左侧间隔,使左侧室间隔和左心室侧壁除极,除极向量明显向前移位,反映在心电图上是右胸前导联R波继续升高,R_{V_2}或$R_{V_3} \geqslant R_{V_4}$,$V_5$、$V_6$导联仍不出现q波。少数病例起始向量仍指向右前,但此向量很小,在Ⅰ、V_5、V_6导联仍可见<0.1mV、<10ms的q波。此种现象可能与左间隔支解剖学上的变异或电位变化有关。

(四)鉴别诊断

1. 正常变异 正常成人横面QRS环最大向量偏向左前者并不少见,但向前偏移程度较轻,常在+10°~+30°,且有明显的右前起始向量。扁平胸、直背综合征,因心脏靠近前胸壁,也可出现类似左间隔支阻滞的向量图。

2. 右心室肥大 A型右心室肥大时,横面QRS

环显著向前,但环呈顺时针行,与左间隔支阻滞不同。且在额面 QRS 环明显向下向右,电轴右偏,而单纯性间隔支阻滞无此现象。B 型右心室肥大时,横面 QRS 环大部分位于左前,且呈逆时针运行,此与单纯性间隔支阻滞较难鉴别。但 B 型右心室肥大的终末向右向量增大,QRS 环在横面右后象限的面积以及额面 QRS 环在右下象限的面积均>总面积的 20%,而单纯左间隔支阻滞无此现象。

3. 正后壁心肌梗死 正后壁心肌梗死横面 QRS 向量环的形态与左间隔支阻滞相似,但正后壁心肌梗死有向右前的向量,T 环多向前,有动态 ST-T 段向量改变。此外正后壁心肌梗死多同时伴有下壁或侧壁心肌梗死。

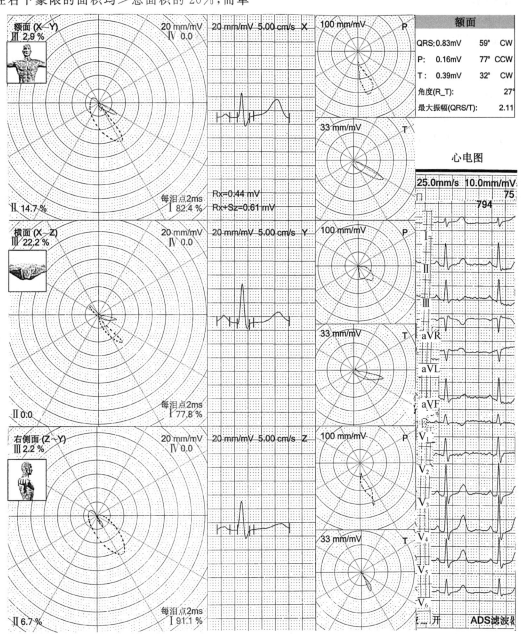

图 45-32 左间隔支阻滞,提示右心室肥大

患者女性,25 岁,临床资料不详。本图表现:①QRS 环起始向量指向左前下,横面左前最大向量角>45°,最大向前向量>最大向左向量,QRS 环前方面积>总面积的 2/3,符合左间隔支阻滞心电向量改变;②横面 QRS 环右后面积>20%的总面积(22.2%),额面右下面积占 14.7%(<20%总面积),故尚可提示右心室肥大。诊断:①左间隔支阻滞;②提示右心室肥大

六、右束支阻滞合并左前分支阻滞心电向量图

右束支与左前分支在解剖部位上很接近而且都接受左冠状动脉的前降支供血，因而易同时损害，所以右束支阻滞合并左前分支阻滞在临床上很常见。

（一）向量图表现

两者的 QRS 环可以分别表现，横面 QRS 环主要表现右束支阻滞图形，额面 QRS 环主要表现左前分支阻滞的图形。

1. 横面 QRS 环可以呈逆时针、顺时针或"8"字形运行，终末部位于右前，运行缓慢，形成终末附加环。QRS 环的形态与单纯左前分支阻滞相比，终末向量向右增加，而与单纯性右束支阻滞图形基本相似。

2. 右侧面 QRS 环多呈"8"字形部分呈顺时针或逆时针运行，起始向量指向前、下，以后转而向上，QRS 环大部分位于 Z 轴之上，60ms 后运行缓慢。

3. 额面 QRS 环起始向右、向下，环呈逆时针运行而移向左上，主体环在左上象限，终末部运行缓慢，70～120ms 向量多在右上方，与未合并右束支阻滞相比，QRS 环更向上偏右。如右束支阻滞程度严重，主体环在 X 轴上方，右上面积可≥左上面积，使左前分支阻滞不典型。

（二）心电图表现

肢体导联平均电轴在 −30°～−90°，Ⅰ 导联 QRS 波呈 qR 或 Rs 型，aVL 导联呈 qR 型，Ⅱ、Ⅲ 导联 QRS 波呈 rS 型，$S_Ⅲ ≥ S_Ⅱ$。

胸导联 QRS 波呈右束支阻滞图形，即 V_1 或 V_2 导联 QRS 波呈 rsR′ 型或 M 型，以 R 波为主导联 S 波增宽。

第十节　心脏起搏心电向量图

本节所讲的心脏起搏心电向量图是指置入心脏起搏器的患者的心电向量图。起搏部位不同，产生的心电向量图也就不同，常见的为右心室心尖部起搏和（心房、心室）双腔起搏。

一、右心室心尖部起搏心电向量图

右心室心尖部起搏即最早心室激动部位在右心室心尖部，整体上讲心室向量指向右后上方，QRS 环起始部有附加的稀疏的光点，为刺激信号所形成。环体运行缓慢，光点密集。

额面 QRS 环起始向量向右上，环体狭长多呈逆时针运行，也可顺时针或"8"字运行，光点密集，特别是中段和末段运行明显迟缓，环体多居右上象限。

横面 QRS 环起始右后，呈逆时针或顺时针或"8"字运行，环体狭长，光点密集，特别是中段和末段，环体居右后象限。

右侧面 QRS 环体狭长，居于后上方，光点密集，特别是中段和末段。

3 个面 T 环均不闭合，均有明显的 ST 向量，T 环最大向量与 QRS 环最大向量方向相反。R-T 夹角接近 180°（图 45-33）。

二、双腔起搏心电向量图

心房起搏部位位于右心耳处，故 P 环一般指向左后下方，受刺激脉冲影响，P 环多不闭合；心室起搏部位多位于右心室心尖部，QRS 环居右后上方，P 环和 QRS 环起始部均可见附加的稀疏光点，为刺激信号所产生，P 环一般振幅较大，QRS 环光点密集，环体狭长。

额面 P 环常位于左方，最大向量指向左下，不闭合；QRS 环起始右上，逆时针或顺时针或"8"字运行，环体狭长，居右上象限，最大向量指向右上方，运行迟缓，特别是中段和末段。

横面 P 环环体不闭合，最大向量指向左后方；QRS 环起始右后，环体狭长，光点密集，特别是中段和末段，环体居右后象限。

右侧面 P 环环体不闭合，最大向量多垂直向下；QRS 环起始后上，最大向量指向后上方。环体光点密集，居后上象限。

3 个面 T 环均不闭合，有明显 ST 向量，R-T 夹角接近 180°，T 环最大向量与 QRS 环最大向量方向相反（图 45-34）。

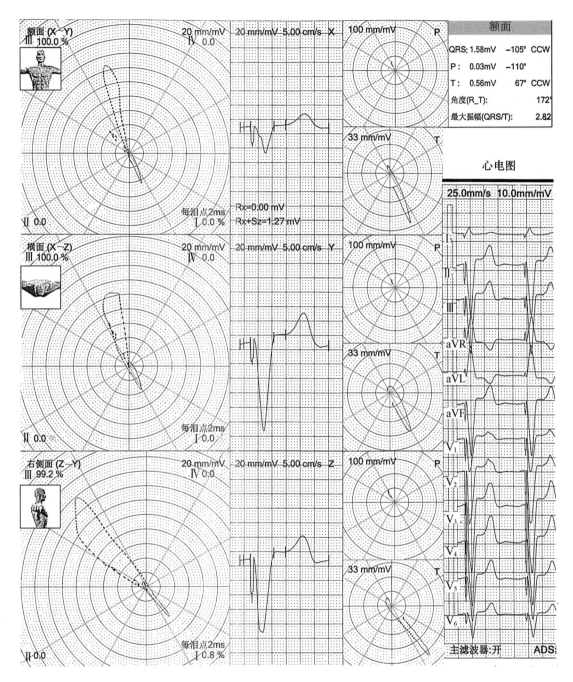

图 45-33 右心室心尖部起搏心电向量图

患者女性,48 岁,置入心脏起搏器。本图表现:QRS 环起始处有附加的稀疏光点,为起搏信号形成。主体 QRS 环起始向右后上方向运行,光点密集,环体狭长,特别是中段和末段运行明显迟缓。QRS 环不闭合,ST 向量位居左前下方。R-T 夹角增大,最大 T 向量与最大 QRS 向量方向相反。诊断:右心室心尖部起搏心电向量图

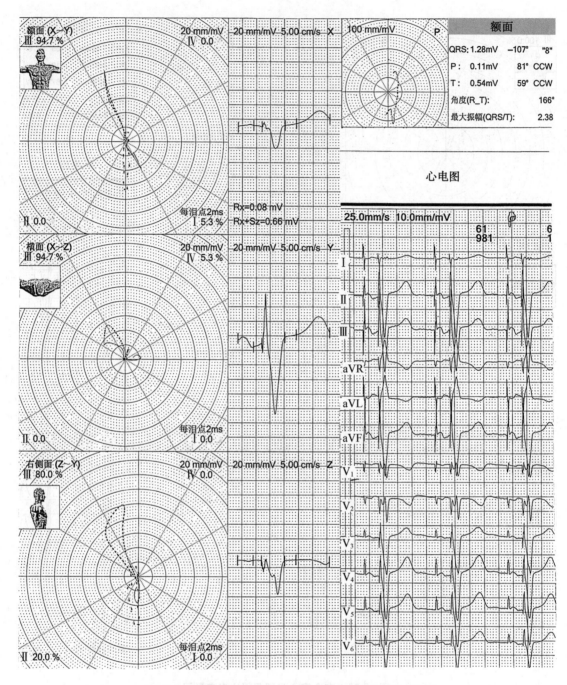

图 45-34　双腔(右心房、右心室心尖部)起搏心电向量图

患者女性,81 岁,置入双腔起搏器。本图表现:P 环和 QRS 环起始处有起搏信号形成的稀疏的光点,P环开放,振幅较大,居左后下方。QRS 环运行迟缓,光点密集,居右后上方。R-T 夹角增大,最大 T 向量与最大 QRS 向量方向相反。诊断:双腔(右心房、右心室心尖部)起搏心电向量图

第*46*章

心电图解析欣赏

例1 室相性窦性心律不齐、房性并行心律、三度房室传导阻滞、房室交接区心律（图 46-1）

患者女性，36 岁，曾患急性心肌炎，现来院复查。

心电图分析：图示 Ⅱ 导联，上中下三条系连续记录。P 波呈现两种外形：①基本窦性 P 波，外形为圆顶直立状，按序呈现，有上条 $P_{2,4,6,8,10,12,14}$，中条 $P_1 \sim P_{14}$，下条 $P_{1 \sim 3,5 \sim 7,9 \sim 11,13}$。P-P 间距 0.68～0.78s（77～88 次/分）。中间夹有 QRS 波的 P-P 间距与未间有者互差＞0.02s，属室相性窦性心律不齐。②异位房性 P′ 波：呈"负正"双相外形、散在出现，有上条 $P'_{1,3,5,7,9,11,13}$，下条 $P'_{4,8,12}$，P′ 波位于基本窦性 P 波之间并取代了一次窦性 P 波。P′ 波与基本窦性 P 波之间的偶联间期为 0.56～0.64s，互差达 0.08s。各 P′ 波之间有最大公分母平均值（1.43±0.07）s（平均 42 次/分），变异范围为±4.89%，可判为房性并行心律。

图中 QRS 波与窦性 P 波、P′ 波之距离不等，P-P（P′）间距＜R-R 间距，QRS 波外形正常，R-R 间距为 1.36～1.48s（41～44 次/分）属房室交接区心律（伴 Q-T 间期延长达 0.64s）。

心电图诊断：窦性心律、室相性窦性心律不齐、房性并行心律、三度房室传导阻滞、房室交接区心律、Q-T 间期延长。

讨论：

（1）完全性（三度）房室传导阻滞中，约 40% 有明显的室相性窦性心律不齐，其机制有 4 种说明：①心室的机械性收缩使窦房结的血液供应有所改善；②心室的收缩反射性地提高了窦房结的自律性；③心室收缩对窦房结发生牵动；④阻滞下方起搏点可逆行传入心房致窦房结节律提前。

（2）心律失常的分析中，心搏外形对于定位、定性固然十分重要，但序列性特点更有重要意义。本例 P′ 波在上条呈间隔一次出现，在中条并不显现，在下条则在每 3 次窦性心搏后出现一次。这和房性并行心律具有传出阻滞有关，也和 P′ 波是否出现在基本窦性 P 波的应激期有关；基于心房肌的不应期及房性并行心律本身的序列特征呈现本图的 P-P 与 P′-P′ 交叉的序列。

（3）本例检查前半年曾有急性心肌炎住院，治疗后始终呈现三度房室传导阻滞。基本窦性 P 波按序呈现，并有异位 P′ 波参与其间。P′、P 波无论位于心动周期的任何时相均不能下传心室，心房率高于心室率。心室波呈现时限、外形正常的窄 QRS 波序列，可判为房室交接区心律，符合三度房室传导阻滞。

（4）诊断三度房室传导阻滞时，要求心房率不可太快，应在生理性文氏阻滞点频率（135～150 次/分）以下，以排除心房率过快致生理性干扰参与影响 P（或 P′）波的下传，本例心房率在 77～100 次/分（含 P′-P′间距）。至于心室率，应该在三度房室传导阻滞平面下方起搏点的固有频率范围之内。例如，阻滞位于房室交接区者，可在 40～60 次/分；起搏点如在心室应为 25～40 次/分。少数情况下，如先天性三度房室传导阻滞，心室率可达 80～90 次/分。

（5）发生在三度房室传导阻滞基础上的室性、房室交接区并行心律报道较多，发生房性并行心律者报道不多。本例符合房性并行心律的特征，P′ 波的外形及序列性特征，为诊断提供了可靠依据。通常房性并行心律并无严重病理意义，但在分析时结合基本疾病，本例系发生在急性心肌炎之后，心房的病变应该是并行心律的发生学基础。

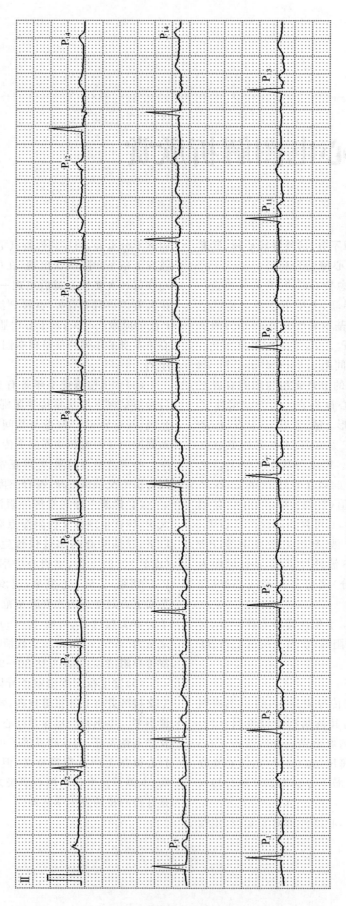

图46-1 窦相性窦性心律不齐、房性并行心律、三度房室传导阻滞、房室交接区心律、Q-T间期延长

例2 左心房逆传性P波伴文氏型房室传导阻滞、窦性反复搏动中止文氏周期、房室结双径路现象（图46-2）

患者男性,81岁。因高血压病、冠心病于2012年8月20日来院检查。

心电图分析:图示6个肢体导联同步记录,图中可见两种P波外形:①窦性P波。时限0.12s,aVR导联呈"负正"双向,Ⅱ、Ⅲ、aVF导联为"正负"双向,有$P_{1\sim3,5,6,8}$,P-P间距$0.98\sim1.02s$($54\sim61$次/分);②逆行P^-波。外形与窦性者截然相反,有$P_{4,7}^-$;均发生在最长窦性P-R(P_3-R、P_6-R)间期即位于R_3、R_5之后,$R-P^-$间期为0.06s。

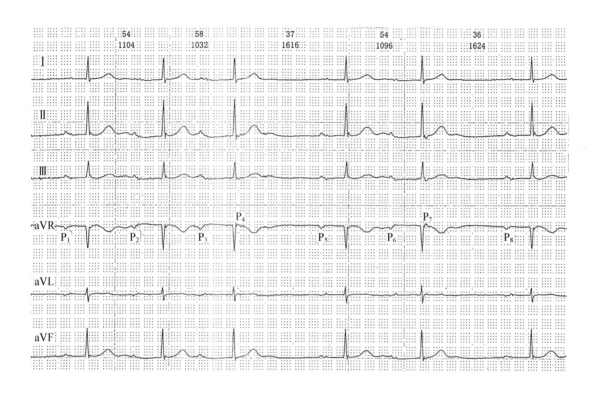

图46-2 窦性心律、左心房逆传性P波伴文氏型房室传导阻滞、窦性反复搏动中止文氏周期、房室结双径路现象

窦性P波下传之QRS波外形正常,P_1至P_3的P-R间期为0.28s、0.40s、0.50s;呈进行性递增,但递增的"量"逐搏变小。P_5、P_6之P-R间期为0.34s、0.46s。这两种序列均以P^-波结束并呈现为长P^--P间距结束文氏周期。P_5及P_8的P-R间期又变为序列中最短者,唯仍大于0.20s。文氏周期末之最长R-R间距,大于其前面任一个R-R间期,且小于其前任一个R-R间期的2倍。

心电图诊断:窦性心律、左心房逆传性P波伴文氏型房室传导阻滞、窦性反复搏动中止文氏周期,房室结双径路现象。

讨论:

(1)心房内的特殊传导路径尽管组织形态学上尚未得到明确的证明,但心房内有优势的传导路径、房内可发生传导异常却是不争的事实。左心房逆传形成的P波特殊形态,便是心房内传导异常中的一种表现。心房内传导异常的前提是激动仍来源于窦房结,它也属于窦性节律的一部分;它是Bachmann束有传导障碍时,心房激动先行除极了右心房、再由底部逆行向上除极左心房的现象,完整的名称应为"房间传导障碍伴左心房逆传活动"(interatrial conduction disturbances with left atrial retrograde action, IACD-LARA)。它的基本心电图表现为$P_{Ⅱ、Ⅲ、aVF}$正负双向,正向部分代表右心房除极,负向部分则代表左心房逆传的向量,因除极延迟,故整个P波$\geq0.12s$。心电图便依据此种特殊的P波外形予以判定,是心电图上的特有诊断。鉴于P波外形本身较小,描记时要充分避免伪差,必要时应加大增益与加快记录速度,或者采用放大复印方法,以确定P波的外形特征。

(2)左心房逆传之异常多见于心脏瓣膜有病变者,或心房组织有炎症、纤维化、退行性变等,都可成为房间传导障碍的病理基础。这些病变使心脏负荷过重,可使左心房壁张力持久增加,加重房间优势传导通路、心房肌的退行性变。多数认为 IACD-LARA 者常有巨大的左心房,虽然心房病变对心脏的血流动力学影响不像心室有病变为大;但心房除极的时限延长,加上左、右心房除极的不一致,极易引致房性心律失常。本例为高龄老年人,患高血压病、冠心病多年,可以理解此种 IACD-LARA 的发生学基础。

(3)本例心电改变尚有 P-R 间期逐搏进行性延长,最终以窦性反复搏动形成的逆行 P 波(P⁻₄,₇)结束,其序列性特点符合不典型文氏周期,或称流产型二度Ⅰ型房室传导阻滞。此时,P⁻波在 aVR 导联呈现"正负"双向的特点,P⁻波起始与终末形态,正与窦性时 IACD-LARA 的极性完全相反。只有当 P-R 间期延长到一定程度(本例为>0.40s)时,始可形成反复搏动,符合反复心搏的特征。P⁻波位于 QRS 波终末部,R-P⁻间期<70ms,为激动沿房室结快径路逆传心房形成。此窦性反复搏动是房室结双径路的心电图表现。

(4)二度Ⅰ型房室传导阻滞有 65% 属不典型者(Levy 1973),此种以窦性反复搏动终止一次文氏周期者并不罕见。此时,主要依据下传心搏有 P-R 间期延缓及变动,并以一次心房激动后无 QRS 波为特点,P⁻波也属一次心房应激。同时,文氏周期结束后,P-R 间期又较 QRS 波漏搏前有所缩短。至于此种缩短是否在正常值以内,则是另一个问题。有认为文氏周期的第一次心搏之 P-R 间期可以>0.20s,也可以正常。也有认为,当文氏周期的第一次心搏的 P-R 间期大于正常最高值时,应附加一度房室传导阻滞的诊断,以和 P-R 间期正常者区别。由于窦性反复搏动证实本例存在房室结双径路,故文氏周期的第一个 P-R 间期较长可考虑是房室结慢径路下传形成,即该图表现为房室结慢径路传导文氏现象伴窦性反复搏动;也不否认文氏周期第一个 P-R 间期较长为房室结快径路下传伴快径路传导延缓,且在文氏周期中 P-R 间期跳跃性延长转为慢径路下传伴窦性反复搏动。当然,由于该周期 P-R 间期每次递增量较大,不排除房室结多径路传导。

例3 房室交接区节律伴间歇性房室前向传导阻滞、房室交接区节律伴逆向传导(图 46-3)

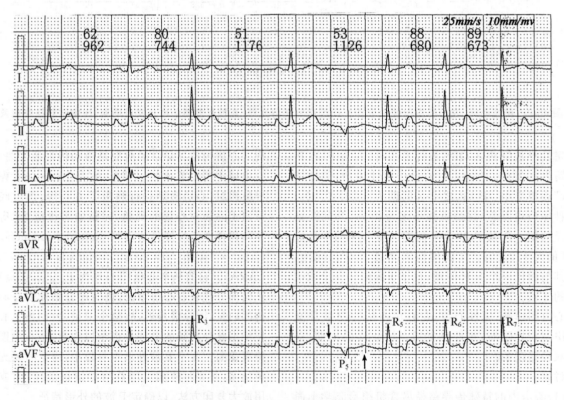

图 46-3 窦性心律、房室交接区节律伴间歇性房室前向阻滞、房室交接区节律伴逆向传导

患者男性,57 岁。因心悸于 2012 年 3 月 26 日就诊。临床检查仅有"心律不齐",无其他心脏疾病的阳性证据。

心电图分析:图示肢体 6 个导联同步记录。窦性 P 波按序出现,$P_1 \sim P_4$ 之间 P-P 间距为 0.96s(63 次/分),R_3 呈提前出现并和按序出现的 P_3 重合(仅显示 P 波的后半部分)。R_3 的振幅较窦性 P 波下传的 QRS 波振幅为高,显示其非时相性室内差异性传导的改变,可定位于房室交接区心搏。R_4 复归于窦性起源,R_4 后呈现一个向下的 P_5(位于 ↓ ↑ 之间)。P_5 后连续呈现 3 次 QRS 波($R_5 \sim R_7$),此 3 次 R-R 间距为 0.67s(89 次/分),$R_5 \sim R_7$ 后均伴有逆 P 波(P^-),R-P^- 间期为 0.18s(>0.16s),构成加速性房室交接区心律伴室-房逆向一度传导延缓。值得注意的是,P_5 适在 $R_5 \sim R_7$ 后 P^- 波的序列位置上,构成 4 次规整的 P^- 波,这绝非偶然。以此 P^--P^- 序列可推导出"↓"处应有一次 QRS 波。试比较 R_3 与 R_2 的偶联时间,在 ↓ 处与其前 R_4 的间期(也即偶联时间),可以得出偶联间期不等(0.44~0.76s)的结论,尽管"↓"处是隐匿不显的 QRS 波预期的位置。$R_3 \sim R_5$ 为 2.30s,$R_5 \sim R_6$ 和 $R_6 \sim R_7$ 为 0.67s,可得到最大公分母平均值(0.6225±0.0475)s,变异范围为±7.6%,不符合并行心律的建议标准,似不支持源于房室交接区并行心律的诊断。

心电图诊断:窦性心律、房室交接区节律伴间歇性房室前向传导阻滞、房室交接区节律伴逆向传导。

讨论:

(1)房室交接区是心脏传导系统中结构上最为复杂的区域。Zipes 认为,它是心脏的"灵魂",对其解剖和生理特性很好地理解是打开了解心脏解剖和电活动的钥匙。它承上启下,不仅有下传功能,也可向心房逆传。本图 R_4 之后突然显现向下的波(P_5)、与窦性 P 波的极性完全相反。P_5 与窦性 P-P 序列比较虽呈提前出现,但以下情况不符合 P_5 为提前出现的房性早搏:①P_5 后未见代偿的长间歇 P-P,P_5 与 R_5 距离为 0.52s,P_5 已位于 R_4 T 波之后,没有理由说明 P_5 何以未下传形成 QRS 波。若认为 P_5 为房室交接区逸搏,$R_3 \sim R_4$ 较 $R_4 \sim R_5$ 为长,似不支持。②P_5 适在 $R_5 \sim R_7$ 的 P^- 波序列位置上,与 P^- 波应为同质性 P 波,据此推断 ↓ 处应有一次房室交接区心搏,与 R_3 的出现提前类同。

(2)Zipes 认为,窦房结除极与传导,以及某些情况下房室结的除极与传导仅仅是假设,它们的活动在体表心电图上不能够记录下来。只能由心房、心室被激动后显示的 P 波、QRS 波来体现。因而对激动的"起源-传导-波形结果"分析,应该成为心律分析时的"总纲"加以把握,这需要逻辑推论作为指导。序列性特征遂成为体现"总纲"的具体形式,在形式中体现内容,达到内容与形式的统一。

(3)尽管本例的变异范围为±7.6%,但接近并行心律建议标准的±7.5%,偶联间期互差达 0.32s,大大超过 0.11s 的要求。似不能完全排除并行心律的可能。何况最短偶联间期/最短最大公分母=0.76s,小于 0.8 的要求。

例 4 一度房室传导阻滞、房性和房室交接区性双重并行心律(图 46-4)

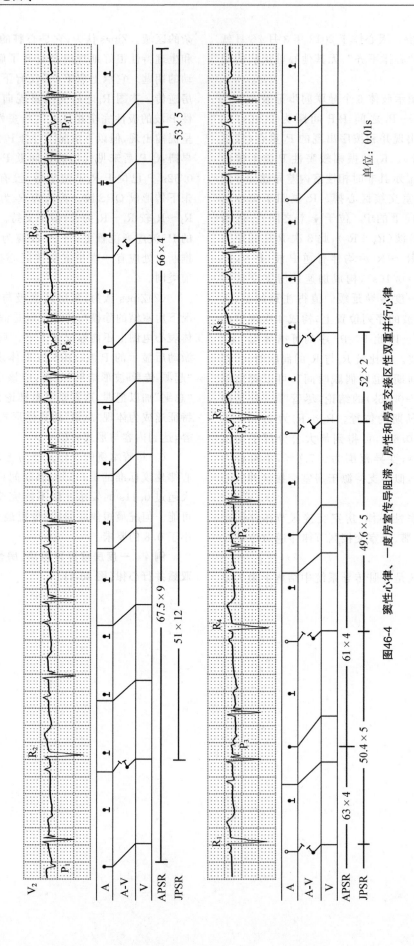

图46-4 窦性心律、一度房室传导阻滞、房性和房室交接区性双重并行心律

单位：0.01s

患者女性,42岁。临床诊断:风湿性心脏病、二尖瓣狭窄。

心电图分析:本图系 V_2 导联,上、下两条是连续记录。窦性 P 波呈正负双向,以正向占优势,正负绝对值总高度>0.20mV,直立部分>0.15mV,提示右心房负荷过重;P-P 间距为 0.82~0.90s(67~73 次/分)。P-R 间期>0.21s,下传 QRS 波呈 rSr′s′型、宽度正常,系伴有一度房室传导阻滞。另可见提前出现呈正负双向(以负向为主)宽度正常的 P′波;有上条 P′$_{1,8,11}$,下条 P′$_{3,6}$。P′波多数位于前一心搏 T 波,P′-R 间期>0.21s,下传 QRS 波外形同窦性者。P′波之间有最大公分母平均值(0.6425±0.0325)s,变异范围在±5.0%之间。P′波的联律间期 0.44~0.60s,最短联律间期/最短公分母为 0.44/0.61s = 0.72(<0.8)。上条 P$_{10}$ 为房性融合波,符合房性并行心律。

此外,尚可见到不同于窦性 P 波、P′波外形多种变形 P 波(梯形图中以"o"表示于 A 行内),有下条 P$_{1,4,7,8,10}$,均发生于房性并行心律心搏后的第一个(或第二个)窦性序列位置上,属房内差异性传导的 P 波变形。

QRS 波分属两种外形。①rSr′s′型:凡窦性 QRS 波和并行心搏 QRS 波都相同。②rS 型(R′):宽度<0.12s 有上条 R$_{2,9}$,下条 R$_{1,4,7,8}$,其属具有非时相性室内差异性传导的房室交接区 QRS 波及 T 波改变,故两者和其前的 P 波均无传递关系,尽管其"P-R"距离已>0.12s 甚或>0.21s(如上条 R$_9$ 的 P-R 间距)。此种房室交接区 QRS 波(R′)的联律间期 0.98~1.04s,各 R′-R′之间有最大公分母平均值(0.513±0.017)s,变异范围在±3.3%之间,最短联律间期/最短公分母 = 0.98s/0.48s>0.8,应高度疑及房室交接区并行心律。

心电图诊断:窦性心律、一度房室传导阻滞、房性和房室交接区性双重并行心律。

讨论:

(1)本图的特点在于 P 波有众多外形:直立为主的双向、以负向为主的双向;向上变宽为主(下条 P$_7$);单独向上(下条 P$_8$);低矮双向(下条 P$_{10}$)。它们有的位于窦性序列,有的自成规律。解读多种 P 波外形的关键在于对提前 P′波的性质判定,当确定了 P′波具有房性并行心律的 4 大特征后即可判定 P′波为附加的心律。

当多变的 P 波外形呈现时,不可因其具有 3 种以上的 P 波外形而诊断为紊乱性心房律。具有 3 种以上 P 波外形固然是诊断紊乱性心房律的重要条件,但必须对它们变形的潜在原因作解读,以明确有否 3 种

起源。当只有一种异位心房起源和基本心房节律时,实际上此时仅有 2 个起源。本例即属此种情况,仅有基本心律与附加的异位房性并行心律。

另外需要判定的是,以房内差异性传导形成的 P 波外形多变,它实际上也是基本心律的 P 波。只是窦性激动在向心房的传播过程中,由于优势通路的不协调带来的心房肌反应性不同形成的 P 波外形多变。决不能理解为"多源性"。

(2)在判定 P 波和后继 QRS 波有否传递关系时,常犯的思维误区是以 P-R 间期数值是否在 0.12~0.21s 作为判断依据。这一标准固然明白易懂、便于记忆,但并不准确。有否同源性质(匹配性),依据同源下传配对律判读传递关系才是首要原则。窦性、房性、房室交接性激动可引发类同的 QRS 波,它们有 3 种不同的 P 波外形特征居前,易于区分。同理,若 QRS 波外形不同,则应有不同的 P 波引发。若在同质的 P 波后有不匹配的 QRS 波,则此种不同质的 QRS 波绝不会和其前的同质性 P 波有传递关系。上条 P$_2$、P$_9$ 属同样的窦性性质,而上条 R$_2$、R$_9$ 为具有非时相性室内差异性传导的 R′波,故从形式上看"P-R"间期虽已>0.12s(甚或>0.21s),也无传递关系。可见,追溯是否同源,具有重要的方法论意义。Marriott 称之为"匹配"关系,是很有见地的。窦性 P 波与房室交接区性 QRS 波是两种不同的起源,系各自经由不同来源的结果。在未经逻辑论证两者具有相关性之前,"P-R"间距只是种表象。心电记录的只是"心电激发电场中的电位变化",并不记录电源本身的电活动。有否"匹配",数值是无法说明的。要依靠 P 波和 QRS 波各自序列的变化中去求解。正如 Zipes 所指出的:窦房结除极和传导及某些情况下,房室交接区的除极和传导仅仅是假设,它们的活动在体表心电图上是不能被记录下来的。换言之,要依赖逻辑方法论证它们之间的传导相关性。在传递关系的判定中,机械地以 T 波波峰作为划分"有效不应期和相对不应期的界限"是不合适的。这种划分看似简单明确,但并不确切和可靠。确实,在大多数情况下它们是合适的,房室交接区的有效不应期约 0.35s,它们是开始于 P 波出现后的 0.04s 处,在通常心率情况下,从 P 波算起的 0.39s 约相当于 T 波波峰附近。设若有一度房室传导阻滞,其 0.39s 处可能在 ST 段、甚或 QRS 波刚刚结束时。本图下条 P′$_3$、P′$_6$ 距前面 P 波已>0.39s,故虽在 ST 段上也可下传心室。

(3)本例的窦性和房性下传的 QRS 波"S"波升支呈挫折,而房室交接区的"S"波并无错折;同时两者的 T 波也有不同,窦性和房性者振幅较房室交接区者 T

波略低。这都是房室交接区的非时相性室内差异性传导带来的,对于区分两者的不同起源可提供帮助,值得关注。

(4)本例既有房性并行心律,又有房室交接区性并行心律构成双重性并行心律。患者有风湿性心脏病,提示多重性并行心律多有临床疾病的背景。心电图分析一定要联系临床。Zipes 语重心长地指出,作为内科医师重要的是牢记你所评估的是患有心律失常的患者,而不是孤立地评估心律失常。

例5 房室交接区性并行心律(图 46-5)

患者男性,16 岁。1984 年 9 月 19 日临床因"心律不齐"申请描记心电图,患者无明显自觉症状。

心电图分析:本图显示 V_1 导联,上、下两条系连续记录。上条末与下条初系重印。窦性 P 波呈"正负"双向,以直立为主。终末部 P 波略显负向。可测出的窦性 P-P 间距为 0.80~1.00s(60~75 次/分),属窦性心律不齐。P-R 间期 0.14s,下传的 QRS 波呈 rS 型、宽 0.09s 伴 T 波倒置。另可见外形与窦性 QRS 波不同、呈 qrS(R')型的 QRS 波,有 $R'_{2,3,6,9,12,15,18,20,21}$,时限正常伴 T 波直立。$R'$ 波的联律间期为 0.40~0.76s,其 QRS 波振幅较窦性 QRS 波振幅的总高度为高,R' 波的 T 波也与窦性 T 波(倒置)不同,属房室交接区性心搏的非时相性室内差异性传导。R' 波除 $R'_{3,6,12,15,18,21}$ 外,$R'_{2,9,20}$ 后伴有直立状逆 P(P^-)波。$R-P^-$ 间期为 0.20~0.34s,P^- 波在 V_1 导联直立是其特征。各 $R'-R'$ 间距之间有最大公分母平均值(1.41±0.05)s,变异范围在±3.55% 之间。最短联律间期/最短公分母 = 0.40s/1.36s = 0.294(<0.8)符合传统标准和建议标准。

心电图诊断:窦性心律、房室交接区性并行心律。

讨论:

(1)室上性下传的 QRS 波外形多数相似,但房室交接区起源者虽属室上性,但多数可以见到与窦性 QRS 波者外形略有不同,仅少数者完全一致。此时,不仅要对比 QRS 波的外形,尚需对比两者的 T 波外形。房室交接区 QRS 波虽宽度仍属正常范围,但对其变异的看法尚不一致。有认为系位于房室交接区的偏心部位,也有认为系源于分支部位。此种改变在分析心律失常时,具有方法学的价值,对于判定其与前面的 P 波有否相关性可提供极为有用的判断价值。

不仅仅是从"P-R"数值去判定。以 $R'_{3,21}$ 为例,两者之前都有窦性 P 波,实际上窦性 P 波与 $R'_{3,21}$ 是发生了干扰,$P-R'_{21}$ 距离虽有 0.12s,却未下传。P 波和 R'_{21} 并非同源匹配。

(2)本图 $R'_{2,9,21}$ 都有 P^- 波出现,且 $R'-P^-$ 间期三者长短不一。何以会有这样差异?应该和 R' 波出现的早迟即窦性 R 波与 R' 波的间距(R-R 间距)有关。三个 R' 波与窦性 QRS 波的间距为 0.40~0.62s,未能呈现 P^- 波的 R-R 间距均>0.68s。R' 波提前出现得早,处于心动周期的早期,距下一次窦性搏动愈早,心房和房室交接区尚处于相对不应期的早期,$R'-P^-$ 间距就长些。无论是 P^--R'、$R'-P^-$ 间期,它是房室交接区逆传与下传的差值。它虽然与逆传、下传有关,但并不单独代表逆传或下传的时间。

(3)房室交接区具有承上启下的激动传递功能,是理解心律失常十分重要的部位和关键所在。通过本例对 QRS 波、P 波、P^- 波的序列性分析前向传导、逆向传导,可以得到有益的启示。

(4)图中 R_{15}~R_{18} 的间距是 2.76s,↓所示处位于 R_{16} T 波的波峰之后,应该属于房室交接区传导性的相对不应期,按序列分析推算,该处应有一次并行激动却未呈现为缓慢下传,属于有传出阻滞。诚如 Zipes 指出的,传出阻滞应该作为并行心律的第 4 个特征。

(5)R_{15}、R_{18} 前的直立状波形,应属窦性 P 波的起始部分,与 R' 波发生干扰,并使 R' 波起始处的 q 波未能显示(可与 R'_{21} 比较)。如作窦性 P 波与 P^- 波的对比,可以明确 R'_{15}、R'_{18} 前的直立状成分则不是 P^- 波(它也不在 P^- 波序列而是位于窦性 P 波的位序上)。一定不要忽视微细变化,于微细处见真谛。

(6)R'_2 与 R'_3、R'_{20} 与 R'_{21} 的序列,呈现为"早搏-逸搏"特征,两者的连续出现,符合以下经验性的判断:当见到一次"早搏"后继以"逸搏"时,若两者的形态相似,极有可能为并行心律。同时,这一间距,常常是并行心律的"一次周期"。

例6 三度房室传导阻滞、房室交接区并行心律伴传出阻滞、交-房逆传致窦房联接区分离及反复心搏伴室内差异性传导、源于右束支阻滞平面下方的室性并行心律伴传出阻滞(图 46-6)

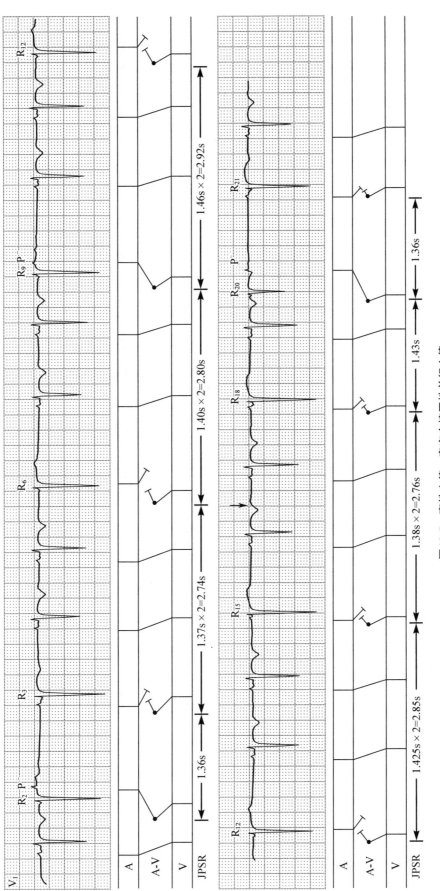

图46-5 窦性心律、房室交接区性并行心律

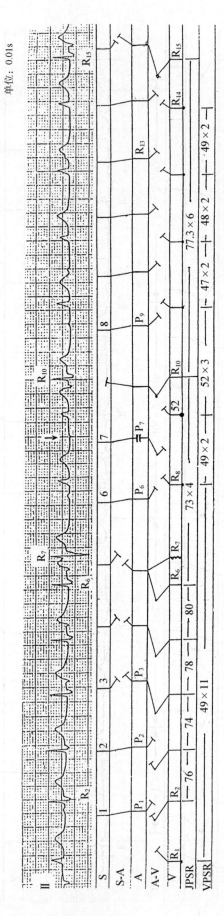

图46-6 窦性心律、三度房室传导阻滞、加速的房室交接区并行心律伴右束支阻滞、传出阻滞、交-房逆传致窦房联接区分离反复心搏伴室内差异性传导、源于右束支阻滞平面下方的室性并行心律伴传出阻滞

患儿女性,9岁。临床诊断心肌炎。

心电图分析:本图显示Ⅱ导联记录。窦性活动(见梯形图S序列)顺序出现,S_8因P_8的侵入致窦房结的节律重整而顺延向后,S_8下传产生P_9。窦性P波有$P_{1,2,6,9\sim13}$,P_7为窦性P波与房室交接区逆P波(P^-)形成的房性融合波,见↓所示。全图未见有窦性P波下传心室者,当属三度房室传导阻滞。

心室的QRS波分属两种外形:①R_s型(R_J),有$R_{2\sim6,10,15}$,其终末S波变宽,综合其他导联(图略),可判为伴有右束支阻滞的房室交接区起源,其QRS波终末部粗钝、时限超过整个QRS波的50%也支持右束支阻滞的判定。联律间期为0.52~0.84s,R_J-R_J之间有最大公分母平均值(0.765±0.035)s,变异范围在±4.57%之间。最短联律间期/最短公分母=0.52/0.73≈0.71(<0.8)。R_3终末S变浅,系有窦性P波(P_2)重合。R_7为R_6(R_J)的反复心搏伴室内差异性传导,可判为房室交接区并行心律伴右束支阻滞、并行灶传出阻滞。②"R"型QRS(R_V):有$R_{1,8,9,11\sim14}$,联律间期1.04~1.08s,R_V-R_V之间有最大公分母平均值(0.495±0.025)s,变异范围在±0.05%之间。可判为源于右束支阻滞平面以下的室性并行心律伴传出阻滞。

值得注意的是,S_1-S_7规整出现,可测出的P_1—P_2间距为0.92s(65次/分),P_2-P_6为3.32s,是0.88s的4倍。从梯形图示可知,从R_4~R_6,其R-P^-间期逐渐延长,当R_6-P^-间期达>0.20s时即发生反复搏动(R_7)。本例虽为三度房室传导阻滞,但心室逆向传导心房犹存。正因为它的存在,R-P^-间期逐搏延长,P^-波尚可传入窦房联接区,并和窦性P波预期出现的位序在窦房联接区发生绝对干扰,且连续维持3次,形成窦房干扰性分离,这是远为少见的一种分离。

R_V位于右束支阻滞平面的下方,故显示为左束支阻滞的图形,其无法通过右束支阻滞区,故无P^-波出现。

心电图诊断:窦性心律、三度房室传导阻滞、加速的房室交接区并行心律伴右束支阻滞、传出阻滞、交-房逆传致窦房联接区分离及反复心搏伴室内差异性传导、源于右束支阻滞平面下方的室性并行心律伴传出阻滞。

讨论:

(1)本例窦性心律平均为66次/分,因有三度房室传导阻滞,窦性激动未能控制两类心室QRS波的

活动,使R_J、R_V可发生自动化除极而起搏。R_J固然可用加速性房室交接区性逸搏心律来说明,但从整个R_J序列性看,无论室性心搏、房室交接区反复搏动均未能影响R_J的规律性,何况R_V的频率较R_J为高,证明R_J存在着保护性传入阻滞,符合传统诊断并行心律的标准。同样R_V虽然也有心室自主节律的可能,但R_V-R_V的序列也未因R_J的出现、房室交接区反复心搏的发生而扰乱R_V的规律性,并可推算出符合变异范围要求的最大公分母平均值,应考虑为室性并行心律。

(2)在三度房室传导阻滞时,出现P^-波并不罕见。Khalilullah、Gupta报道42例完全性房室传导阻滞者中,36%有夺获心房,另有17%为隐匿性逆传至房室交接区。有人认为,属束支系统内的阻滞,室-房传导出现率较房室结或His束内阻滞高得多。如三度房室传导阻滞时呈现P^-波,应更多考虑为束支系统的三度房室传导阻滞。

(3)窦房干扰分离是极为罕见的心电改变,近20余年来文献报道未逾10例。本例窦性P-P间距平均为0.90s,而房室交接区性并行心律的R_J-R_J间距为0.74~0.80s(R_2—R_6)。由于R_J-R_J间距逐渐延长故在P_3-P_5间距恰巧和S_3-S_5的出现位置处于或接近等频状态。S和P^-波互差未>0.09s,即可符合窦房干扰性分离的标准。窦房干扰性分离是我国学者首先关注的心电现象,并率先提出了诊断标准,这完善了心电学上干扰性分离的整个体系(详见本书第26章干扰与分离第四节"二、干扰性窦房连接区分离")。

(4)双重性并行心律多具病理性意义,本例临床诊断为心肌炎,且为幼儿;通常室性并行心律多见于老人,特别是发生在三度房室传导阻滞基础之上。这在幼儿中是少见的。

(5)本例R_2之前有窦性P波,$R_{8,11}$之前也有,但均各出现一次,尽管P-R距离已达0.12s(或以上)。这只是窦性P波和QRS波(R_J、R_V)在时序上的巧合。R_J与R_V各有自身的序列特征,而且从QRS波外形可定位于R_J、R_V。因此,绝不可能与前面窦性P波形成传递关系,即它们之间无同源性。这里再次提醒,不要仅仅依据形式上存在的P-R距离数值来认定其传递关系。

例7　完全性右束支阻滞、左束支阻滞型室性并行心律(图46-7)

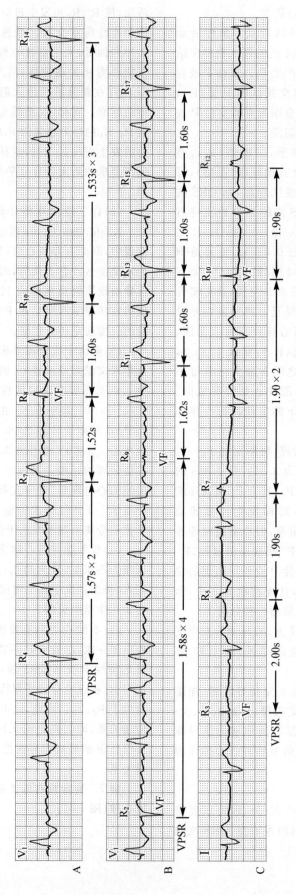

图46-7　A、B.心房颤动伴右束支阻滞、左束支阻滞型室性并行心律；C.窦性心动过缓并不齐、一度房室传导阻滞、右束支阻滞、左束支阻滞型室性并行心律

患者男性,78 岁。临床诊断:高血压性心脏病、心房颤动、支气管肺炎。入院前曾口服地高辛 1.25mg。

心电图分析:本图中 A、B、C 三条系不同时间的记录。A 条为入院当日 V_1 导联记录。P 波消失,代之以大小不等、间隔不匀、方向迥异的 f 波属心房颤动。QRS 波分属两种外形:①rSR′(R)型、宽为 >0.12s,有 $R_{1～3,5,6,9,11～13}$ 其终末部明显增宽,符合完全性右束支阻滞改变,为基本心搏。②rS(R′)型、宽为 >0.12s,属附加心搏,有 $R_{4,7,10,14}'$,R′ 与前面 R 型的联律间期为 0.64～0.72s,R′-R′ 之间有最大公分母平均值(1.56±0.04)s,变异范围在 ±2.56% 之间。R_8 外形介于 R′ 型与基本心搏(R)之间,属室性融合波(VF),但以基本心搏外形为主(呈不完全性右束支阻滞图形)。可判为心房颤动伴完全性右束支阻滞、完全性左束支阻滞型室性并行心律。B 条为入院 5d 后的记录,仍为 V_1 导联。心房颤动依然,QRS 波仍有两种,和图 A 相似。值得讨论的是 R_2'、R_9',宽度变窄,R_2' 呈 rS 型、R_9' 呈"M"型,均在并行心搏的序列位置上,属室性融合波。B 条 R′ 与前面 R 型心搏的联律间期为 0.60～0.90s,R′-R′ 间距之间有最大公分母平均值(1.60±0.02)s,变异范围在 ±1.25% 之间。可判为心房颤动伴完全性右束支阻滞、完全性左束支阻滞型室性并行心律。C 条为入院 11d 服用乙胺碘呋酮 4d 后的记录,图示 I 导联,心房颤动消失转复为窦性心律,窦性 P 波按序出现,P 波外形正常,P-P 间距为 1.04～1.28s(49～58 次/分),属窦性心动过缓并不齐。P-R 间期 0.22s,窦性下传 QRS 波呈完全性右束支阻滞。$R_{5,7,12}'$ 呈 R 型平顶状,属完全性左束支阻滞外形,$R_{3,10}'$ 属室性融合波。$R_{3,5,7,10,12}'$ 之间有最大公分母平均值(1.95±0.05)s,变异范围在 ±2.56% 之间。R_3'、R_{10}' 属 QRS 波正常化的室性融合波。

心电图诊断:A 和 B. 心房颤动伴右束支阻滞、左束支阻滞型室性并行心律。C. 窦性心动过缓并不齐、一度房室传导阻滞、右束支阻滞、左束支阻滞型室性并行心律。

讨论:

(1)本例为高血压性心脏病伴发心房颤动,曾服用洋地黄类药物,未能转复为窦性心律。改用胺碘酮后,心律由心房颤动转复为窦性心律。鉴于图 A、B 基本心律为心房颤动,其平均心室率图 A 小于 60 次/分。有人认为,当心房颤动时平均心室率低于 60 次/分时应考虑有一度房室传导阻滞。从图 C 转复为窦性心律时伴有一度房室传导阻滞,似可佐证此种看法。

(2)本例 3 次不同时间记录均有室性并行心律的 4 个特点,诊断为室性并行心律似无疑义。患者的基

本心律为心房颤动(图 A、B)伴有完全性右束支阻滞,而附加心律的室性并行心律呈完全性左束支阻滞的图形:V_1 导联呈 QS 型、I 导联呈"R"型平顶状。证实 Pick 提出的观点。1976 年他报道了 1 例完全性左束支阻滞伴 P-R 间期延长者的室性并行心律的搏动呈完全性右束支阻滞的图形。Watanabe 证明,束支阻滞时,室性并行心律常发生在束支阻滞区,保护机制也位于该处。当有束支阻滞时,阻滞区下方的潜在起搏点即可发生 4 相自动化除极,而且也可能与病理性阻滞有密切关系。并行心律也多见于房室传导阻滞时,本例不仅有束支阻滞,也有房室传导阻滞。

(3)关于基本心律为心房颤动时出现的室性并行心律,可以有较多的室性融合波呈现,这是基于无序的心房颤动 f 波的下传心室,与有序的室性并行灶冲动可以发生更多的碰撞机会,遂导致更多的室性融合波出现。Schamroth 认为,在心房颤动时,室性融合波较多地发生,成为心房颤动时并行心律的一个特征,较窦性心律时的并行心律更为多见室性融合波。因此,建议标准提出的室性融合波的较多出现不利于并行心律诊断的看法是有限制性前提的。在心房颤动情况下,这一看法就不尽合适。

(4)室性融合波外形的多变性,也是心房颤动并发室性并行心律时的一大特征。室性融合波系两个起源灶的谁先谁后出现,形成了不同比例组合的 QRS 波外形。周知,正常室上性激动沿左右两侧束支传导时的时间差异,决定了 QRS 波的形态。当左右两侧束支传导时间的差异在 <0.025s 时,QRS 波仍呈正常外形;两侧束支传导时间互差在 0.025～0.04s 时,呈现为不完全性束支阻滞的图形;当两侧传导时间互差在 0.04s 以上直至一侧完全未下传时,即呈现完全性束支阻滞图形。本例 A 条 R_8 呈不完全性右束支阻滞,即基本心搏(呈右束支阻滞)占主导,而 B 条 R_2 则为室性并行心搏占优势,表现为不完全性左束支阻滞的室性融合波。至于 B 条 R_9 呈不完全性右束支阻滞(V_1 呈 M 型)与 A 条 R_8 类同。C 条为 I 导联,且为窦性心律,R_{10} 属 QRS 波正常化,表现为 qR 型。这种 QRS 波正常化只是从 QRS 波形态而言的,而不是指它的"定性、定位"的正常。"QRS 波正常化"这一词义的界定本身即意味着是不正常的"起源与定性"。系指在室上性起源伴 QRS 波畸变的前提下,出现室性起源;或室上性起源合并束支阻滞、预激综合征畸变 QRS 波的前提下,和异位心搏构成 QRS 波时反而变窄的情况。有人形容为"两个不正常合成为正常"的矛盾现象。C 条 R_3 虽然 QRS 波变窄,但其终末部 S 波犹存,且 S 波达到整个 QRS 波时限的 1/2 以上,并

非完全"正常"。

(5)C条 R_3、R_{10} 理应显示为完全性左束支阻滞图形,它位于并行心律的位序上,和 R_5、R_7、R_{12} 是同一性质。然而 R_3、R_{10} 前面均有窦性 P 波,两者的 P-R 间期与单纯窦性心搏的 P-R 间期比较,互差小于 0.06s,可判为室性融合波。R_{10} 属完全正常化,而 R_3 可认定为不完全性右束支阻滞,因有终末部 S 波超过 QRS 波的前半部分。

例8 房室交接区心律伴窦房分离、"窦-交"房室分离、房性融合波(图46-8,图46-9)

患者男性,45 岁。因胸闷、心悸做检查,临床体征无阳性发现。

心电图分析:图 46-8、图 46-9 系同次先后记录,因图 46-8 记录 3 导联同步时间较短,行图 46-9 Ⅱ导联长条记录。图 46-8 为Ⅰ、Ⅱ、Ⅲ、aVR、aVL、aVF同步记录,1mV=5mm,P 波无法辨认。仅见 R-R 间期呈"短-长"交替发生,构成两联律。QRS 波宽度正常,唯Ⅱ、Ⅲ导联可见似为异常"Q"波者。Q 波宽达 0.04～0.06s。为排除增益减半带来的不足,判明是否为异常 Q 波于 11min 后以 1mV=10mm 增益作较长时间长Ⅱ导联记录(图 46-9)。A、B、C 三条为非同步记录。

A 条 R_1 振幅变低,原有的"Q"波消失,但 R_2 又恢复图 46-8 时的图形,但图 46-8 的"短-长"序列消失,直至 P_9(见↑所示),P_{10} 明显呈现为直立状、宽度和高度正常。B 条 P 波有改变 P_3(↑)游弋于 R_3 之前,直至 R_7 P 波与 P_3 的位序类同。P_9(↑)则显示直立状,且连发两次以上 P-P 间距并延续至 C 条。B 条中可见酷似异常 Q 波,位于振幅稍高 QRS 波之前,有 B 条 P_6、P_8 及 C 条 P_3～P_8,C 条 P_9、P_{10} 为游弋于 R_9、R_{10} 之前。以可测出明显直立 P 波的 P-P 间距(B 条 P_9～P_{10} 为 0.90s,C 条 P_1～P_2 为 0.96s)。A 条 P_1、P_9、C 条 P_9 为窦性 P 波和房室交接区转变时的 P 波平坦,可考虑为房性融合波。酷似异常 Q 波者实系房室交接区的 P^- 波位于房室交接区 QRS 波之前,P^--R 间期均在 0.08s 以内。房室交接区 QRS 波的振幅均较窦性下传 QRS 波者为高,可资区分。

B 条凡有房室交接区心搏提前者,与其前窦性 QRS 波的联律间期互差未大于 0.08s,可以排除并行心律。

值得注意的是,A 条 P_1 可考虑为有窦性 P 波参与的、和房室交接区 P^- 波构成的房性融合波,自 P_1～P_{10} 为 8.78s,恰为 C 条 P_1～P_2 的接近 9 倍,P_1 至 P_{10} 内除了 P_9 也为房性融合波外,其余为房室交接区节律伴 P^- 波,预期窦性 P 波的位置和 P^- 波的距离十分接近,可符合窦房干扰性分离。C 条也有类似的表现,

存在可重复性,对于窦性心律、房室交接区心律组成的窦房干扰性分离的诊断应无疑问。

由图 46-9 的分析,再看图 46-8 可知,图 46-8 均属于房室交接区性心搏,QRS 波外形和图 46-9 的房室交接区心搏完全相同。其偶数心搏都属提前,成为基础节律为房室交接区心律伴房室交接区性早搏,这是远为少见的。

图 46-9B 条 P_3(↑)至 P_6(伴 P^- 波),窦性 P 波游弋于房室交接区心搏(R_3～R_5)的前后,直至 R_6 完全由房室交接区心搏所取代,构成短暂的"窦-交"干扰性房室分离。P_6 的 P^- 波使窦性 P 波因绝对干扰而不显,P_7 则和房室交接区心搏呈现房室干扰,P_8 又转为窦房绝对干扰。

心电图诊断:图 46-8 房室交接区心律、房室交接区早搏二联律。

图 46-9 窦性心律、房室交接区心律伴窦房分离、"窦-交"房室分离、房性融合波。

讨论:

(1)图 46-8 窦性 P 波消失,全为房室交接区心搏占据,酷似窦性停搏。由图 46-9 窦房联接区绝对干扰影响了窦性 P 波的显示,使其成为隐性的序列存在。可见对于心律失常的分析中,一定要同时关注"形态"和"序列性"。窦房间的绝对干扰,使得窦性 P 波不显即很好地体现了这一看法。证明了干扰在心律失常的发生中具有十分重要的地位,必须给予高度关注。

(2)在基本心律为房室交接区节律的情况下,可以并发房室交接区的早搏。犹如窦性心律时发生的窦性早搏。这是十分罕见的节律异常。这种房室交接区的二联律,如何与房室交接区的节律不齐作区分?前者有"短-长"序列特点,房室交接区节律的不齐无此特点,可资区分。再次证明,序列特征是心律失常的重要内涵。

(3)本图"窦-交"房室分离和窦房干扰性分离的同时存在,也是比较罕见的。国内 2001 年曾有 1 例报道[中华心律失常学杂志,5(6):392]。说明有两个层面(窦-房与房-室)同时存在干扰性分离。需要做长时程的记录,始可发现此种罕见的改变,图 46-8 描记较短,仅有一种起源的存在,无法揭示出两种节律点的并存;而双重节律是发现干扰性分离的重要切入点。

(4)窦房干扰性分离虽是种罕见的心律失常,但只要高度警惕此种改变的存在,将会发现更多的此类病例,也一定会不断丰富对此专题的深入,发掘出更多的内涵。

例9 房性逸搏心律、显性心室预激心电图(图46-10)

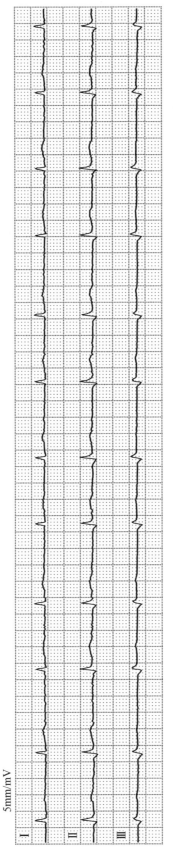

图46-8 房室交接区心律、房室交接区早搏二联律

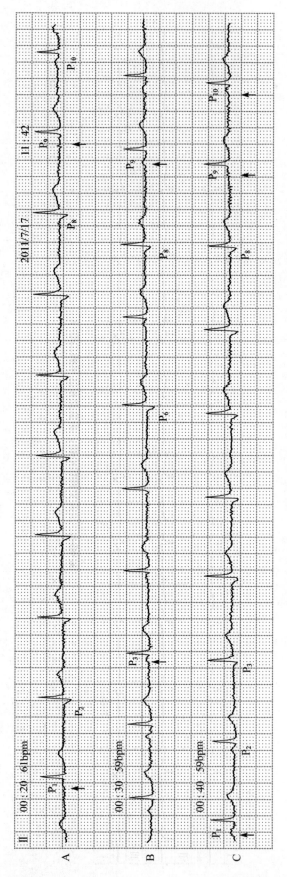

图46-9 窦性心律、房室交接区心律伴窦房房分离、"窦-交"房室分离、房性融合波

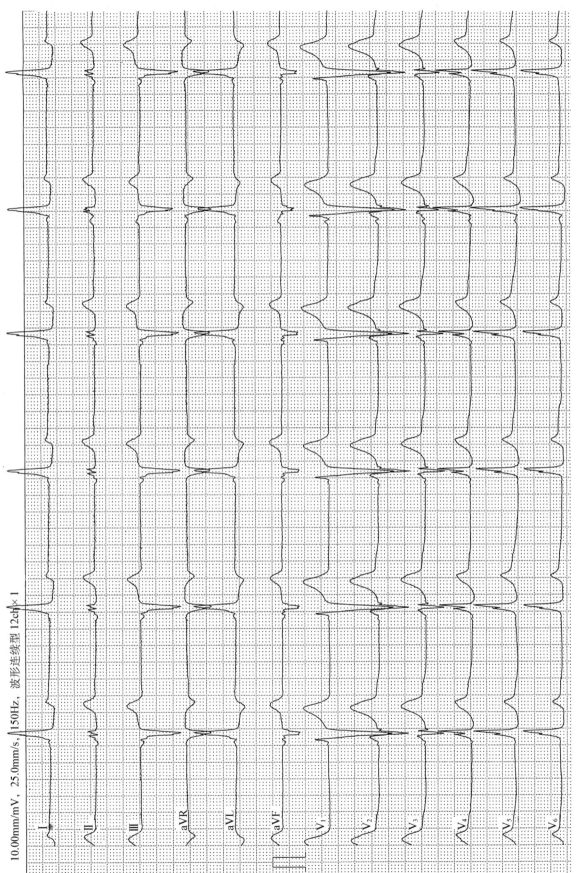

10.00mm/mV, 25.0mm/s, 150Hz, 波形连续型 12ch×1

I

II

III

aVR

aVL

aVF

V₁

V₂

V₃

V₄

V₅

V₆

图 46-10　房性逸搏心律伴心室预激心电图

患者女性,57岁,心律失常。

心电图分析:同步 12 导联记录心电图,P-R 间期缩短,小于 0.12s。QRS 波增宽,时限 0.16s,起始部有明显 δ 波,故为显性心室预激。P 波形态 2 种,第 5 个(倒数第 2 个)心搏之 P 波于Ⅰ、Ⅱ、aVF、$V_4 \sim V_6$ 导联直立,aVR 导联倒置,应为窦性 P 波;其余的 P 波形态一致,于Ⅰ、V_4、V_5 导联直立,Ⅱ、Ⅲ、aVF 导联倒置,应为起源于右心房下部的房性 P′波。由于 P′-P′ 间期长达(1.52~1.64s,37~39 次/分),故考虑为房性逸搏心律。第 4 个与第 5 个心搏之 P-P′间距 1.48s(<P′-P′间距),故第 5 个心搏为窦性夺获心搏。由于本图仅显示 1 个窦性 P 波,考虑为窦性停搏或高度窦房传导阻滞。

心电图诊断:①窦性停搏或高度窦房传导阻滞;②房性逸搏心律伴心室预激心电图;③偶见窦性夺获心室。

讨论:

(1)房性早搏(或逸搏)的定位诊断要牢记各导联轴的方向,比如Ⅰ导联轴为 0°,以右为负,以左为正,若激动自右向左除极,则形成正向波;自左向右除极,则形成负向波,故可用Ⅰ导联判断激动的左、右起源,P'_I 直立,心房激动自右向左,激动起源于右心房;P'_I 倒置,心房激动自左向右,激动起源于左心房。aVF 导联轴为+90°,以上为负,以下为正,若激动自上向下除极,则形成正向波;激动自下向上除极,则形成负向波,故可用 aVF 导联判断激动的上、下起源,P'_{aVF} 直立,心房激动自上向下,激动起源于心房上部;P'_{aVF} 倒置,心房激动自下向上,激动起源于心房下部。本图 P'_I 直立,P'_{aVF} 倒置,故为右心房下部起源的房性逸搏心律。

(2)房室旁道的定位诊断:V_1 导联 QRS 波呈 rS 型,无明显 PR 段,为右侧旁道;V_1 导联 QRS 波呈 Rs 型或 R 型,为左侧旁道。Ⅲ、aVF 导联 QRS 波主波向下,旁道位置靠后;Ⅲ、aVF 导联 QRS 波主波向上,旁道位置靠前。对于右侧旁道,Ⅰ、aVL 导联 QRS 波及 δ 波向上为侧壁(游离壁)旁道,V_1 导联起始 q 波为间隔部旁道。对于左侧壁旁道,Ⅰ、aVL 导联 QRS 波及 δ 波向上,则为间隔部旁道;Ⅰ、aVL 导联 QRS 波及 δ 波向下,则为侧壁(游离壁)旁道。对照此图,则为右侧壁(右侧游离壁)旁道。

(3)仔细观察本图可见 QRS 波起始部略有差异,以Ⅲ、aVF 导联较明显,但不影响 QRS 波主波及 δ 波方向的判定。造成这种差异的原因,考虑为源于窦房结的激动和源于右心房下部的激动在激动房室旁道时方位略有不同。

例 10 窦性心律与交接区逸搏心律形成不完全性阻滞性房室分离伴房室超常传导(图 46-11)

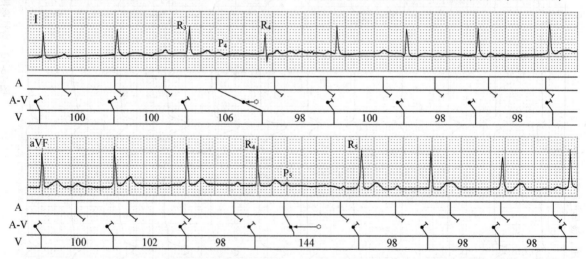

图 46-11 窦性心律与交接区逸搏心律形成不完全阻滞性房室分离伴房室超常传导(单位:0.01S)

患者男性,18 岁,急性病毒性心肌炎。

心电图分析:Ⅰ、aVF 导联图示,P 波形态正常,按序出现,P-P 间期 0.70~0.80s(75~86 次/分)。绝大多数 P 波未下传心室,R-R 间期多数为 1.00s(60 次/分),少数为 1.06s(Ⅰ导联)、1.44s(aVF 导联)。心室由交接性逸搏心律控制。房室交接性 QRS 波在Ⅰ导联中呈 qR 型伴明确直立 T 波,和超常期传导 R_4(呈 Rs 型伴平坦 T 波)不同,系具有非相性室内差异性传导。全图仅一次心搏为下传者,故可判为高度房室传导阻滞伴阻滞性房室分离。凡 R-P 间期大于 0.40s 或小于 0.40s 者均未下传,上条 P_4 刚位于 R_3 后 0.40s(T 波结束)处却能下传,且 P_4-R_4 间期长达 0.66s。aVF 导联 P_5 系隐匿夺获交接区,遂出现长达 1.44s 的长 R-R 间期。

心电图诊断：①窦性心律；②高度房室传导阻滞；③交接性逸搏心律伴非相性室内差异性传导；④不完全性阻滞性房室分离；⑤隐匿性交接性夺获；⑥延迟性显性交接区-心室夺获；⑦房室超常传导。

讨论：

1. 本图 P-P 间期小于 R-R 间期，P 波和房室交接性 QRS 波无传递关系，但因各有一次超常期显性和隐匿性房室交接区夺获，故判为高度房室传导阻滞无疑。I 导联多数房室交接性 QRS 波呈 qR 型，少数（R_4）呈 Rs 型 QRS 波，R_4 稍滞后出现，其前有 P_4 位于 T 波结束处附近，鉴于房室交接性 QRS 波具有非相性室内差异性传导特征，为 R_4 系 P_4 下传提供了证明。P_4-R_4 间期长达 0.66s。P_4 位于超常期的特定时段，又有高度房室传导阻滞的背景，故可判为超常期延迟性显性房室传导。由于其余房室交接性 QRS 波均为交接区逸搏心律，故 R_4 可以排除交接性逸搏、外形特征也不符合室性逸搏。这里再次强调非相性室内差异性传导在定位和房室传递关系的判定中，具有十分重要的价值。

2. aVF 导联中之 P_5，虽出现序列和 I 导联 P_4 雷同，但 P_5 因隐匿性地重整了交接区起搏灶，却未能夺获下传心室，又称交接区隐匿性夺获。由于交接性起搏点被重整，遂使 R_5 于 R_4 后 1.44s 处出现，形成特长的 R-R 间期。

例 11　心房感知不良、房室交接区隐匿性传导和干扰性房室分离致假性二度房室传导阻滞、MVP 功能运作（图 46-12）

患者，女，80 岁，因病态窦房结综合征置入双腔起搏器 3 年。

心电图分析：上条为常规心电图 II 导联记录，第

1、2 个心搏和倒数第 1～4 个心搏为 AAI 起搏模式，由于 AR 间期 0.28s，故可诊断一度房室传导阻滞。第 3 个心房起搏脉冲后可见起搏心房 P′波，但其后无 QRS 波跟随，似二度房室传导阻滞。第 4 个心房脉冲后 80ms 处发放了心室脉冲并起搏了心室。由于 1 次 QRS 波的脱落而致起搏器以 80ms 的短 AV 间期起搏心室，而在其前、后均为 AAI 起搏模式，是起搏器 MVP（心室管理）功能在运作。仔细观察可见第 2 个心搏的 T 波升肢落有 1 个 P 波，该 P 波未下传心室，也未能被起搏器感知，但其在房室交接区发生了隐匿性传导，使第 3 个心房起搏 P′波不能下传心室，形成了假性的二度房室传导阻滞，致 MVP 功能运作。下条图为该患者的动态心电图记录，前 2 个心搏仍为 AAI 起搏模式。第 3 个心房起搏脉冲前可见窦性 P 波，且其下传心室的正常 QRS 波与第 3 个心房脉冲重合形成假性室性融合波。该窦性 P 波已脱离其前的 T 波，离其前心房起搏脉冲已达 0.72s，却未被起搏器感知，可见心房感知功能不良。第 3 个心房脉冲起搏之 P′波重在该窦性心搏的 ST 段上未下传心室，因心室处于不应期中，是干扰性房室分离。由于 P′后 QRS 波脱落致其后起搏器以 80ms 短 AV 间期起搏心室，之后重复该现象，2 次短 AV 间期起搏后，起搏器由 AAI 模式转为 DDD 模式，最后 1 个心搏以正常 AV 间期 150ms 工作，即 MVP 功能运作。

心电图诊断：①双腔起搏器 AAI 和 DDD 工作模式；②一度房室传导阻滞；③窦性夺获心室；④起搏器心房感知功能不良；⑤房室交接区隐匿性传导和干扰性房室分离致假性二度房室阻滞；⑥双腔起搏器 MVP 功能运作。

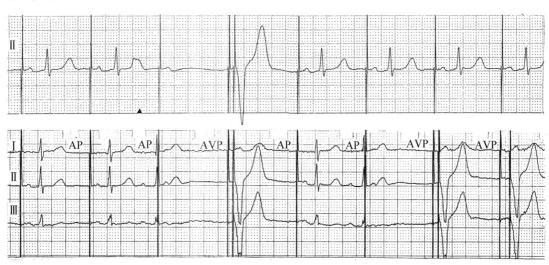

图 46-12　心房感知不良、房室交接区隐匿性传导和干扰性房室分离致假性二度房室传导阻滞、MVP 功能运作

参考文献

蔡卫勋,刘晓健,赵力.2012.起搏器特殊功能的心电图表现.心电与循环,31(2):84-92.

陈清启.2012.心电图学(第二版).济南:山东科学技术出版社.

方炳森,雷同天,朱力华.2011.心电图测量标准化图解.天津:天津科学技术出版社.

方炳森.2000.对并行心律建议标准的一点看法.中华心血管病杂志,28(6):471.

方炳森.1996.混合型房室脱节.中国实用心电学杂志,4(2):65-68.

方炳森.1983.交界区双灶性并行心律合并一度房室传导阻滞和干扰性房室脱节.中华心血管病杂志,11(1):70-71.

方炳森.1998.三度房室传导阻滞、交接性心律合并交接性并行心律.中华内科杂志,26(1):72.

冯海新,姜俊霞,等.1995.急性全心外膜下心肌损伤致假性心室扑动和室性心动过速二例.中国循环杂志,10(12):750-751.

冯海新,李莉,吕聪敏,等.1996.心绞痛引起一过性 Q 波二例.中华老年医学杂志,15(1):52.

冯海新,李莉,王利亚,等.1993.与心电图有关的综合征及试验.郑州:河南科学技术出版社.

冯海新,吕聪敏,张丽华.2004.临床心电学及图谱详解.北京:人民军医出版社.

龚仁泰,方炳森.2005.专题心电图解读.合肥:安徽科学技术出版社.

龚仁泰,张松文.2009.心电图 P 波形态诊断学.合肥:安徽科学技术出版社.

郭继鸿.2002.心电图学.北京:人民卫生出版社.

郭继鸿.2007.新概念心电图(第三版).北京:北京大学医学出版社.

何方田.2012.起搏心电图学.杭州:浙江大学出版社.

黄宛.1998.临床心电图学(第五版).北京:人民卫生出版社.

李莉,吕聪敏.2002.疑似 Brugada 综合征的心电图二例.中华心律失常学杂志,6(4):240-241.

李忠杰.2003.实用食管法心脏电生理学.南京:江苏科学技术出版社.

林文华,邱成业.2012.心脏起搏与除颤.北京:人民卫生出版社.

刘晓健.2006.起搏器若干特殊功能的心电图表现.心电学杂志,25(1):47-52.

卢喜烈,石亚君,帅莉.2004.心律失常心电图(上、下).天津:天津科学技术出版社.

吕聪敏,董同庆,汤建民.2009.老年人不同部位室性期前收缩与动态心电图判定心肌缺血的研究.中华老年心脑血管病杂志,11(2):102-103.

吕聪敏,冯海新,等.2000.房室结双径路在体表心电图上的表现.心脏杂志,12(3):234-235.

吕聪敏,李莉,崔天祥,等.2001.提高心房波振幅的新导联——腹臂导联.中华心律失常学杂志,5(3):176-177.

吕聪敏,汤建民,李莉.2010.急性冠脉综合征患者室性期前收缩发生部位的研究.中国急救医学,30(6):543-546.

吕聪敏,杨丽红,朱涛.2010.急性心肌缺血患者与健康人室性期前收缩发生部位的对比研究.临床心血管病杂志,26(6):477-478.

吕聪敏,张振香.2010.老年常见慢性病患者心脏各部位室性早搏发生率的差异.中国慢性病预防与控制,18(1):59-60.

吕聪敏,郑蔚.2010.561 例老年常见心血管疾病室性早搏发生部位对比.中国老年学杂志,30(5):700-701.

宿燕岗,葛均波.2009.心脏起搏器新功能解析.上海:上海科学技术出版社.

王凤秀,贾邢倩,马伟.2007.实用起搏心电图手册.北京:科学出版社.

王立群,郭继鸿.2012.室性期前收缩与起搏心电图.心电与循环,31(1):41-46.

吴永全主译.2006.心脏起搏器图解阶梯教程.北京:人民卫生出版社.

肖传实,张开滋,刘汉章,等.2009.临床心血管综合征学.北京:科学技术文献出版社.

张振香,吕聪敏,李莉,等.2013.老年心肌缺血总负荷达标者与健康老人室性早搏发生部位的临床对比.中国老年学杂志,33(8):1875-1877.

张振香,吕聪敏,李莉.2011.心肌缺血患者室性早搏起源部位的动态心电图检测及护理.中国实用护理杂志,27(23):25-26.

张振香,吕聪敏,王凯,等.2013.中年高血压病合并无症状心肌缺血患者的室性早搏起源部位分析.现代预防医学,40(18):3520-3522.

张振香,吕聪敏,郑蔚,等.2010.心肌缺血总负荷达标者室性期前收缩发生部位的研究.中国全科医学,13(10B):3283-3285.

朱力华,方炳森,张文簏.2004.专题心电图精解.天津:天津科学科技出版社.

Antzelevitch C ,Brugada P,Borggrefe M ,et al.2005. Brugada syndrome:report of the Second Consensus Conference;endorsed by the Heart Rhythm Society and EuropeanHeart Rhythm Association.Circulation,111:659-670.

Bogun F, Crawford T, Chalfoun N, et al.2008. Relationship of frequent postinfarction premature ventricular complexes to the reentry circuit of scar-related ventricular tachycardia.Heart Rhythm,5:367.

Borys Surawicz,Timothy K.Knilans 主编,郭继红,洪江主译.2004.周氏实用心电图学. 5 版.北京:北京大学医学出版社.

Caroline JC,Giovanni Q,Andrew SF. 2009. Arrhythmogenic left ventricular cardiomyopathy. Circulation，120：2613-2614.

Cascio WE.2001. Myocardial ischemia: what factors determine arrhythmogenesis? J Cardiovasc Electrophysiol,12：726.

Cong-min Lü,Zhen-xiang Zhang ,Li Li,et al.2012. Study on the relationship between myocardial ischemia assessed by 24 hour ambulatory electrocardiogram and ventricular premature beat originating from different positions in older adults.European Geriatric Medicine, 3(3):153-156.

Coronel R,Wilms-Schopman FJ,Dekker LR,et al. 1995. Heterogeneities in [K+]o and TQ potential and the inducibility of ventricular fibrillation during acute regional ischemia in the isolated perfused porcine heart. Circulation,92:120.

De Pasquale CG,Heddle WF.2001. Left sided arrhythmogenic ventricular dysplasia in Siblings.Heart,86:128-130.

Haissaguerre M,Shoda M,Jais P,et al.2002. Mapping and ablation of idiopathic ventricular fibrillation. Circulation，106：962.

Mcmurray JJ,Adamopoulos S, Anker SD, et al.2012. ESC Guidelines for the diagnosis and treatment of acute and chronic heart failure 2012:The Task Force for the Diagnosis and Treatment of Acute and Chronic Heart Failure 2012 of the European Society of Cardiology.Developed in collaboration with the Heart Failure Association (HFA) of the ESC.EUR Heart J, 33:1787-1847.

Meine TJ,Patel MR,Shaw LK,et al.2006. Relation of ventricular premature complexes during recovery from a myocardial perfusion exercise stress test to myocardial ischemia.Am J Cardiol,97:1570.

Miyamoto K,Tsuchiya T,Nerita S,et al.2010. Radiofrequency catheter ablation of ventricular tachyarrhythmia under navigation using EnSite array.Circ J,74:1322.

Nakagawa E,Takagi M,Tatsumi H,et al.2008. Successful radiofrequency catheter ablation for electrical storm of ventricular fibrillation in a patient with Brugada syndrome.Circ J,72:1025.

Norman M,Simpson M,Mogensen J,et al.2005. Novel mutation in desmoplakin causes arrhythmogenic left ventricular cardiomyopathy.Circulation，112:636-642.

Patterson E,Kalcich M,Scherlag BJ.1998. Phase 1B ventricular arrhythmia in the dog: localized reentry within the mid-myocardium.J Interv Card Electrophysiol,2:145.

S.Serge Barold, Bengt Herweg, Anne B Curtis, et al.2006. Electrocardiographic Diagnosis of Myocardial Infarction and Ischemia during Cardiac Pacing. Cardiology Clinics,24:387-399.

Sgarbossa EB,Pinski SL,Gates KB,et al.1996. Early electrocardiographic diagnosis of acute myocardial infarction in the presence of ventricular paced rhythm.Am J Cardiol,77:423.

Stevenson WG,Hernandez AF,Carson PE,et al.2012. Indications for cardiac resynchronization therapy: 2011 update from the heart failure society of America guideline committee.J Card Fail, 18:94-106.

Te-Chuan Chou.1992. Electrocardiography in Clinical Practice.3rd ed.Philadelphia:WB Saunders Co,219-254.

Wu G,Littmann L,Svenson RH,et al.1995. Computerized three-dimensional activation mapping study of spontaneous ventricular arrhythmias during acute myocardial ischemia in dogs.Evidence against macroreentrant mechanism.J Electrocardiol,28:115.

Zhang H,Zhang ZX,Yang L,et al.2005. Relevance of ventricular electrical dispersion to arrhythmogenesis in ischemic myocardium-a simulation study. Gen Physiol Biophys,24:365.

Zhu DW,Maloney JD,Simmons TW,et al.1995. Radiofrequency catheter ablation for management of symptomatic ventricular ectopic activity.J Am Coll Cardiol 26:843.

附　　录

附录A　额面心电轴测定表

I／III	−10	−9	−8	−7	−6	−5	−4	−3	−2	−1	0	1	2	3	4	5	6	7	8	9	10
−10	240	242	244	246	248	251	254	257	261	265	−90	−84	−78	−72	−66	−60	−53	−47	−41	−35	−30
−9	238	240	242	244	247	249	252	256	260	264	−90	−83	−77	−70	−63	−56	−49	−42	−36	−30	−25
−8	236	238	240	342	245	247	251	255	259	263	−90	−82	−75	−68	−59	−51	−43	−37	−30	−24	−19
−7	234	236	238	240	243	245	249	253	257	262	−90	−81	−73	−64	−55	−45	−37	−30	−23	−17	−13
−6	232	234	235	237	240	243	246	251	256	261	−90	−80	−70	−60	−49	−39	−30	−22	−16	−11	−7
−5	229	231	233	235	237	240	244	248	254	260	−90	−77	−65	−53	−41	−30	−19	−14	−9	−4	0
−4	226	228	230	231	234	236	240	244	251	258	−90	−74	−58	−43	−30	−19	−11	−5	−1	3	6
−3	223	225	226	228	230	232	235	240	246	255	−90	−68	−50	−30	−15	−7	−1	4	8	11	13
−2	220	221	222	223	224	227	230	234	240	250	−90	−54	−30	−10	−1	6	11	13	16	18	19
−1	215	216	217	218	219	220	222	225	230	240	−90	−30	−2	8	14	18	20	21	22	23	24
0	210	210	210	210	210	210	210	210	210	210		30	30	30	30	30	30	30	30	30	30
1	206	204	203	202	200	198	194	187	148	150	90	60	50	44	42	40	39	38	37	36	35
2	199	197	195	193	190	185	179	168	150	124	90	70	60	52	50	47	45	43	42	41	40
3	192	190	188	184	180	173	163	150	132	112	90	75	66	60	56	52	50	48	46	44	43
4	186	184	179	175	169	161	150	137	120	106	90	78	70	65	60	56	54	52	50	48	47
5	180	176	172	166	159	150	139	127	114	103	90	80	74	68	64	60	57	55	53	51	49
6	173	169	164	158	150	141	130	120	110	100	90	82	76	71	67	63	60	58	56	54	52
7	167	162	157	150	143	134	125	116	107	99	90	83	77	73	69	66	63	60	58	56	54
8	161	156	150	144	136	129	120	112	105	98	90	83	79	75	71	68	65	62	60	58	56
9	155	150	145	138	131	125	116	110	103	97	90	84	90	76	73	70	67	64	62	60	58
10	150	145	140	135	127	120	114	108	101	96	90	85	81	77	74	71	68	66	64	62	60

注:横列及纵列分别为Ⅰ、Ⅲ导联 QRS 波振幅的代数和(mm)。

　　1.世界卫生组织推荐标准　①−30°～+90°,电轴正常;②−30°～−90°,电轴左偏;③+90°～+180°,电轴右偏;④−90°～+180°,电轴不确定。

　　2.国内常用标准　①+30°～+90°,电轴正常;②+30°～0°,轻度左偏;③0°～−30°,中度左偏;④−30°～−90°,重度左偏;⑤+90°～+120°,轻度右偏;⑥+120°～+180°,中度右偏;⑦+180°～−90°,重度右偏。

附录 B　不同心率 Q-T 间期正常值范围

图中注有 100% 的粗线代表平均值,其上下曲线表示一般的最高及最低范围;Q-T 间期及 R-R 间期的单位为 s,心率单位为次/分(bpm)。

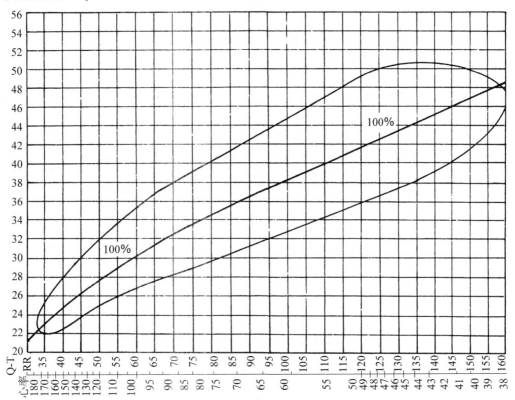

附录 C 小格数、R-R 间期与心率对照表

小格数	R-R 间期 (s)	心率 (次/分)	小格数	R-R 间期 (s)	心率(次/分)	小格数	R-R 间期 (s)	心率 (次/分)
2.5	0.10	600	16	0.64	94	30	1.20	50
	0.11	545	16.5	0.66	91	30.5	1.22	49
3	0.12	500	17	0.68	88	31.5	1.26	48
3.5	0.14	429	17.5	0.70	86	32	1.28	47
4	0.16	375	18	0.72	83	32.5	1.30	46
4.5	0.18	333	18.5	0.74	81	33	1.32	45
5	0.20	300	19	0.76	79	34	1.36	44
5.5	0.22	273	19.5	0.78	77	35	1.40	43
6	0.24	250	20	0.80	75	36	1.44	42
6.5	0.26	231	20.5	0.82	73	37	1.48	41
7	0.28	214	21	0.84	71	37.5	1.50	40
7.5	0.30	200	21.5	0.86	70	38	1.52	39
8	0.32	188	22	0.88	68	39	1.56	38
8.5	0.34	176	22.5	0.90	67	40	1.60	37
9	0.36	167	23	0.92	65	41.5	1.66	36
9.5	0.38	158	23.5	0.94	64	43	1.72	35
10	0.40	150	24	0.96	62	44	1.76	34
10.5	0.42	143	24.5	0.98	61	45.5	1.82	33
11	0.44	136	25	1.00	60	47	1.88	32
11.5	0.46	130	25.5	1.02	59	48.5	1.94	31
12	0.48	125	26	1.04	58	50	2.00	
12.5	0.50	120	26.5	1.06	57	53.5	2.14	28
13	0.52	115	27	1.08	56	57.5	2.30	26
13.5	0.54	111	27.5	1.10	55	62.5	2.50	24
14	0.56	107	28	1.12	54	67.5	2.70	22
14.5	0.58	103	28.5	1.14	53	75	3.00	20
15	0.60	100	29	1.16	52	100	4.00	15
15.5	0.62	97	29.5	1.18	51	125	5.00	12

附录 D　心动周期、心率与 Q-T 间期正常最高值对照表

RR(s)	心率（次/分）	QT(s) 男	QT(s) 女	RR(s)	心率（次/分）	QT(s) 男	QT(s) 女	RR(s)	心率（次/分）	QT(s) 男	QT(s) 女	RR(s)	心率（次/分）	QT(s) 男	QT(s) 女
0.30	200	0.24	0.25	0.60	100	0.34	0.35	0.90	67	0.41	0.43	1.20	50	0.47	0.51
0.32	187	0.25	0.26	0.62	97	0.34	0.36	0.92	65	0.42	0.44	1.22	49	0.48	0.51
0.34	176	0.26	0.27	0.64	94	0.35	0.36	0.94	64	0.42	0.45	1.24	48	0.48	0.51
0.36	167	0.26	0.28	0.66	91	0.35	0.37	0.96	63	0.42	0.45	1.26	48	0.49	0.51
0.38	158	0.27	0.28	0.68	88	0.36	0.38	0.98	61	0.43	0.46	1.28	47	0.49	0.52
0.40	150	0.27	0.29	0.70	86	0.36	0.39	1.00	60	0.43	0.46	1.30	46	0.49	0.53
0.42	143	0.28	0.30	0.72	83	0.37	0.39	1.02	59	0.44	0.46	1.32	45	0.50	0.53
0.44	136	0.29	0.30	0.74	81	0.37	0.40	1.04	58	0.44	0.47	1.34	45	0.50	0.54
0.46	130	0.29	0.31	0.76	79	0.38	0.41	1.06	56	0.45	0.47	1.36	44	0.51	0.54
0.48	125	0.30	0.32	0.78	77	0.38	0.41	1.08	55	0.45	0.47	1.38	43	0.51	0.54
0.50	120	0.31	0.32	0.80	75	0.39	0.41	1.10	54	0.46	0.49	I.40	43	0.51	0.55
0.52	115	0.31	0.33	0.82	73	0.39	0.41	1.12	53	0.46	0.49	1.42	42	0.52	0.55
0.54	111	0.32	0.34	0.84	71	0.40	0.42	1.14	52	0.47	0.49	1.44	41	0.52	0.56
0.56	107	0.32	0.34	0.86	70	0.40	0.42	1.16	51	0.47	0.50	.46	41	0.53	0.56
0.58	103	0.33	0.35	0.88	68	0.41	0.43	1.18	50	0.47	0.50	1.48	40	0.53	0.57

附录 E　正常 P-R 间期的最高限度表

年龄（岁）	心率（次/分） <70	71～90	91～110	111～130	>130
成人（高大）	0.21	0.20	0.19	0.18	0.17
成人（瘦小）	0.20	0.19	0.18	0.17	0.16
14～17	0.19	0.18	0.17	0.16	0.15
7～13	0.18	0.17	0.16	0.15	0.14
1.5～6	0.17	0.165	0.155	0.145	0.135
0～0.5	0.16	0.15	0.145	0.135	0.125

附录 F　不同年龄组儿童 P、QRS、T 波的平均电轴

年龄	P 平均值	P 最小值	P 最大值	QRS 平均值	QRS 最小值	QRS 最大值	T 平均值	T 最小值	T 最大值
出生至 1d	60	−30	90	137	75	190	77	−10	180
1～30d	58	0	90	116	−5	190	37	−10	130
1～6 个月	56	30	90	72	35	135	44	0	90
7～12 个月	55	30	75	64	30	135	39	−30	90
2～5 岁	50	−30	75	63	0	110	35	−10	90
6～12 岁	47	−30	75	66	−15	120	38	−20	70
13～16 岁	54	0	90	66	−15	110	41	30	90

索 引

（名词后的数字为页码）